CB042092

Waschke, Böckers, Paulsen

Sobotta
Anatomia Clínica

Design de capa: Nicola Neubauer, Puchheim; SpieszDesign, Neu-Ulm
Imagem da capa: Stephan Winkler, München

Jens Waschke, Tobias M. Böckers, Friedrich Paulsen

Sobotta
Anatomia Clínica

1ª edição

Com a colaboração de:

Prof. Dr. Wolfgang Arnold, Witten

Prof. Dr. Ingo Bechmann, Leipzig

PD Dra. Anja Böckers, Ulm

Prof. Dr. Lars Bräuer, Erlangen

Prof. Dr. Faramarz Dehghani, Halle (Saale)

Prof. Dr. Thomas Deller, Frankfurt

Dr. Martin Gericke, Leipzig

Prof. Dr. Bernhard Hirt, Tübingen

Dr. Martin Krüger, Leipzig

Dra. Daniela Kugelmann, München

Prof. Dr. Martin Scaal, Köln

Dr. Dr. Michael J. Schmeißer, Ulm

Prof. Dr. Michael Scholz, Erlangen

PD Dr. Stephan Schwarzacher, Frankfurt

Prof. Dr. Volker Spindler, München

PD Dr. Andreas Vlachos, Frankfurt

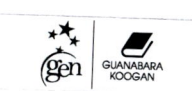

ISBN: 978-85-352-8467-6
ISBN versão eletrônica: 978-85-352-8557-4

ANATOMIE DAS LEHRBUCH 1st EDITION
Alle Rechte vorbehalten
1. Auflage 2015
© Elsevier GmbH, München
Der Urban & Fischer Verlag ist ein Imprint der Elsevier GmbH

This translation of Anatomie Das Lehrbuch 1st Edition, by Jens Waschke, Tobias M. Böckers, Friedrich Paulsen was undertaken by Elsevier Editora Ltda. and is published by arrangement with Elsevier GmbH

Esta tradução de Anatomie Das Lehrbuch 1st Edition, de Jens Waschke, Tobias M. Böckers, Friedrich Paulsen foi produzida por Elsevier Editora Ltda. e publicada em conjunto com Elsevier GmbH
ISBN: 978-3-437-44080-9

Capa
Studio Creamcrackers

Editoração Eletrônica
Rosane Guedes/DTPhoenix/Arte e Ideia

Elsevier Editora Ltda.
Conhecimento sem Fronteiras

Rua da Assembleia, nº 100 – 6º andar – Sala 601
20011-904 – Centro – Rio de Janeiro – RJ

Av. Nações Unidas, nº 12995 – 10º andar
04571-170 – Brooklin – São Paulo – SP

Serviço de Atendimento ao Cliente
0800 026 53 40
atendimento1@elsevier.com

Consulte nosso catálogo completo, os últimos lançamentos e os serviços exclusivos no site www.elsevier.com.br

CIP-BRASIL. CATALOGAÇÃO NA PUBLICAÇÃO
SINDICATO NACIONAL DOS EDITORES DE LIVROS, RJ

W271s

Waschke, Jens
    Sobotta anatomia clínica / Jens Waschke, Tobias M. Böckers, Friedrich Paulsen ; tradução Diego Alcoba ... [et al.]. - 1. ed. - Rio de Janeiro : Elsevier, 2019.
    928 p. ; 28 cm.

    Tradução de: Anatomie das lehrbuch
    Inclui índice
    ISBN 978-85-352-8467-6

    1. Anatomia humana. 2. Neuroanatomia. 3. Medicina - Casos, relatórios clínicos, estatística. I. Böckers, Tobias M. II. Paulsen, Friedrich. III. Alcoba, Diego. IV. Título.

18-53450   CDD: 611
                            CDU: 611

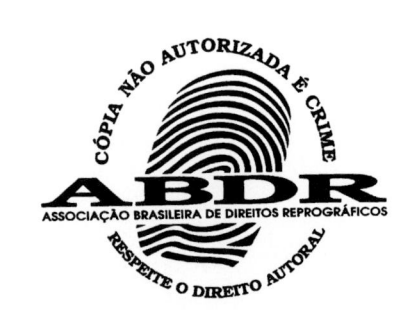

Revisão Científica e Tradução

Revisão Científica

Adilson Dias Salles
Professor Associado II do Setor de Antropologia Biológica do Departamento de Antropologia/Museu Nacional/Universidade Federal do Rio de Janeiro (UFRJ)
Programa de Pós-graduação em Arqueologia do Instituto de Ciências Biomédicas da UFRJ

Tradução

Diego Duarte Alcoba (Cap. 8)
Mestre e Doutor em Fisiologia pela Universidade Federal do Rio Grande do Sul (UFRGS)
Biomédico pela Universidade Federal de Ciências da Saúde de Porto Alegre (UFCSPA)

Eliane Garcia Diniz (Caps. 10 e 12)
Médica Veterinária pela Faculdade de Medicina Veterinária e Zootecnia da Universidade de São Paulo (FMVZ-USP)
Física Médica pelo Instituto de Física da USP (IFUSP)
Membro da Associação Brasileira de Oncologia Veterinária do Colégio Brasileiro de Cirurgia e Anestesiologia Veterinária e da Sociedade Brasileira de Dermatologia Veterinária

Marcelo Sampaio Narciso (Caps. 1 a 7, 9 e 11)
Doutor em Ciências Morfológicas pelo Programa de Pós-graduação em Ciências Morfológicas (PCM) do Instituto de Ciências Biomédicas (ICB) do Centro de Ciências da Saúde (CCS) da Universidade Federal do Rio de Janeiro (UFRJ)
Mestre em Ciências Morfológicas pela UFRJ
Especialista em Histologia e Embriologia pela Universidade do Estado do Rio de Janeiro (UERJ)
Professor Adjunto do Programa de Histologia do ICB da UFRJ

Mariana Villanova Vieira (Cap. 13 e Índice)
Tradutora Técnica Graduada pela Universidade do Estado do Rio de Janeiro (UERJ)
Free-mover do Programa de Mestrado em Biologia Molecular na Universidade Vytautas Magnus (VDU), Kaunas (Lituânia)

Prefácio

Anatomia é o estudo da estrutura do corpo. A estrutura anatômica constitui a base morfológica das funções. Por meio da combinação de métodos morfológicos modernos com técnicas biomoleculares, bioquímicas, biomecânicas, bioinformáticas e eletrofisiológicas, a anatomia atual se tornou uma pesquisa estrutural funcional, com orientação clínica. Sem o conhecimento anatômico, não é possível deduzir as funções e, sem o conhecimento das estruturas e das funções, não é possível compreender qualquer alteração patológica.

- Muitos se perguntam, com frequência, se algo na anatomia realmente muda, pois tudo já parece bem conhecido. Isso vale, principalmente, para a anatomia macroscópica e os materiais didáticos anatômicos. Então por que outro material didático anatômico? Durante a criação do presente livro-texto, diversos pontos foram importantes para nós:
- Um livro-texto que seja bem afinado com um **atlas anatômico** facilita o aprendizado. Recorremos à tradição, porque as primeiras edições de *Sobotta Atlas de Anatomia Humana* eram acompanhadas por um manual. É vantajoso que o atlas e o livro-texto não sejam apenas produzidos pela mesma editora, mas que os editores do atlas também se envolvam na concepção do livro-texto. No campo da neuroanatomia, tivemos sorte de contar com vários autores que atuam na pesquisa do sistema nervoso central e, com isso, contribuíram para a extrema atualidade e relevância do conteúdo correspondente.
- O livro está limitado à **anatomia macroscópica** e ao desenvolvimento dos órgãos e tecidos **(embriologia)** e inclui somente os aspectos histológicos necessários para a compreensão da anatomia macroscópica. Consideramos este ponto importante porque todos os alunos já compram livros de histologia para o aprendizado e porque a histologia não é aprendida por meio de um material didático de anatomia.
- A maioria dos estudantes compra um livro separado de **neuroanatomia**. O principal motivo para isso é o fato de que a neuroanatomia, normalmente, é conduzida nos cursos básicos como um estudo independente, mas é dividida em diferentes capítulos nos tradicionais materiais didáticos de anatomia; os estudantes nunca têm certeza da extensão do conteúdo a ser aprendido nem sabem bem em que local do livro está contemplado esse conteúdo. No presente material didático, a neuroanatomia é apresentada como um bloco independente.
- No capítulo "Cabeça", demos atenção especial aos conteúdos relevantes para estudantes de **Odontologia** – esses conteúdos são representados de forma clara e ampla.
- **Apresentações de casos clínicos** mostram a relevância do conhecimento anatômico para as atividades clínicas posteriores.
- O livro combina intensamente os conteúdos macroscópicos **com os aspectos funcionais e clínicos.** A anatomia não é ensinada de forma imutável, mas por meio de experiências e da transferência do conteúdo para o trabalho futuro como médico clínico e prático.
- Com as indicações de quais competências devem ser desenvolvidas durante o estudo dos capítulos individuais, adotamos as ideias atuais do novo **Nationalen Kompetenzbasierten Lernzielkatalog der Medizin** (catálogo de metas nacionais de aprendizado baseadas em competências para a Medicina, **NKLM**, na sigla em alemão e para a Odontologia (**Nationalen Kompetenzbasierten Lernzielkatalog der Zahnmedizinm, NKLZ**, na sigla em alemão).

Apesar do novo conceito deste material didático, uma questão é essencial: o aprendizado ainda depende dos estudantes. Todos precisam investir tempo no aprendizado. O presente material didático foi estruturado para facilitar o aprendizado por meio de descrições vívidas das estruturas anatômicas; queremos deixar você curioso sobre o futuro da profissão e transmitir o conteúdo de maneira excitante e interessante. Ele foi criado para ser um companheiro bem-vindo ao longo de todo o estudo da Medicina Humana, Odontologia Humana e Medicina Molecular.

Desejamos muita diversão.

Erlangen, Ulm, München, no verão de 2015
Friedrich Paulsen, Tobias M. Böckers e Jens Waschke

Agradecimentos

Gostaríamos de agradecer a todos os colegas que contribuíram neste livro como autores pelo intenso compromisso, pelos conselhos críticos e pelo tempo investido no projeto.

Junto com os autores, gostaríamos de agradecer a todos da Editora Elsevier que participaram do planejamento e da publicação: em especial, à Dra. Andrea Beilmann e Dra. Katja Weimann, que supervisionaram o projeto do livro como membros da equipe de Sobotta, com competência profissional de inúmeros anos e muita paixão pessoal até o fim do projeto. As videoconferências mensais farão falta aos editores.

Além disso, nossos agradecimentos especiais para o senhor Martin Kortenhaus, que trabalhou intensamente em todos os capítulos no setor editorial e, também, a todos os ilustradores, que revisaram inúmeras ilustrações e criaram muitas outras: Dra. Katja Dalkowski, Sonja Klebe, Jörg Mair e Stephan Winkler.

Agradecemos a Sibylle Hartl pela confecção, Dra. Constance Spring e Dra. Dorothea Hennessen pela coordenação geral, e a Alexandra Frntic e Elisa Imbery pelo planejamento inicial.

Pela revisão e atualização dos conteúdos dos capítulos, agradecemos, de coração, ao Prof. Dr. Christopher Bohr (Departamento de Foniatria e Audiologia Infantil, Clínica Universitária de Erlangen), Prof. Dr. e Doutor honoris causa Bodo Christ (Instituto de Anatomia da Universität Freiburg), Prof. Dr. Christoph-Thomas Germer (Klinik und Poliklinik für Allgemein –, Viszeral-, Gefäß- und Kinderchirurgie des Universitätsklinikum – Clínica e Policlínica para Cirurgia Geral, Visceral, Vascular e Infantil da Clínica Universitária de Würzburg), PD Dr. Johannes Gottanka (Institut für Anatomie - Instituto de Anatomia II, Friedrich-Alexander-Universität Erlangen-Nürnberg), Prof. Dr. Norbert Kleinsasser (Universitätsklinik für Hals-Nasen-Ohren-krankheiten, Clínica Universitária para Doenças Otorrinolaringológicas, Julius-Maximilians-Universität Würzburg), Prof. Dr. Stephan Knipping (Städtisches Klinikum Dessau, Klinik für Hals-Nasen-Ohren-Heilkunde, Kopf- und Halschirurgie, Clínica Municipal de Dessau, Clínica de Otorrinolaringologia, Cirurgia da Cabeça e do Pescoço), Prof. Dr. Klaus Matzel (Universitätsklinikum Erlangen, Klinik für Chirurgie, Sektion Koloproktologie – Clínica Universitária de Erlangen, Clínica de Cirurgia, Seção de Coloproctologia), Profa. Dra. Felicitas Pröls (Institut für Anatomie II der – Instituto de Anatomia da – Universität zu Köln) e PD Dr. Nicolas Schlegel (Clínica e Policlínica para Cirurgia Geral, Visceral, Vascular e Infantil da Clínica Universitária de Würzburg – Klinik und Poliklinik für Allgemein –, Viszeral-, Gefäß- und Kinderchirurgie des Universitätsklinikums Würzburg). Ao Dr. Gunther von Hagens (von Hagens Plastination, Guben) gostaríamos de agradecer pela fotodocumentação das plastinações da arcada bucais, que serviram de base para uma ilustração no capítulo Cabeça/Cavidade oral e aparelho mastigatório do Prof. Dr. Wolfgang Arnold. Pelo fornecimento de imagens neurorradiológicas e pelos valiosos comentários, agradecemos à Dra. Stefanie Lescher e ao Prof. Dr. Joachim Berkefeldt (Neuroradiologie, Universitätsklinikum der - Neurorradiologia, Clínica Universitária da Goethe-Universität, Frankfurt). Também gostaríamos de agradecer ao PD Dr. Stephan Schwarzacher pelos comentários críticos e revisões do Item 13.9 Sistema nervoso autônomo. Agradecemos ao PhD Dr. med. Tamas Sebesteny (Johannes Gutenberg Universität Mainz, antes Goethe-Universität Frankfurt) pela criação de excelentes dissecações neuroanatômicas.

Erlangen, Ulm, München, no verão de 2015

Friedrich Paulsen, Tobias M. Böckers e Jens Waschke

Lista de Editores e de Autores

Editores

Prof. Dr. Jens Waschke
Ludwig-Maximilians-Universität München
Anatomische Anstalt – Lehrstuhl I
Pettenkoferstr. 11
80336 München

Prof. Dr. Tobias M. Böckers
Universität Ulm
Institut für Anatomie und Zellbiologie
Albert-Einstein-Allee 11
89081 Ulm

Prof. Dr. Friedrich Paulsen
Friedrich-Alexander-Universität
Erlangen-Nürnberg
Institut für Anatomie II
Universitätsstr. 19
91054 Erlangen

Autores

Prof. Dr. Wolfgang Arnold
Universität Witten/Herdecke
Fakultät für Zahn-, Mund- und
Kieferheilkunde
Alfred-Herrhausen-Str. 44
58455 Witten

PD Dr. Anja Böckers, MME
Universität Ulm
Institut für Anatomie und Zellbiologie
Albert-Einstein-Allee 11
89081 Ulm

Prof. Dr. Lars Bräuer
Friedrich-Alexander-Universität
Erlangen-Nürnberg
Institut für Anatomie II
Universitätsstr. 19
91054 Erlangen

Prof. Dr. Faramarz Dehghani
Martin-Luther-Universität Halle-Wittenberg
Institut für Anatomie und Zellbiologie
Große Steinstr. 52
06108 Halle (Saale)

Prof. Dr. Thomas Deller
Goethe-Universität
Dr. Senckenbergische Anatomie
Anatomisches Institut I –
Klinische Neuroanatomie
Theodor-Stern-Kai 7
60590 Frankfurt

Dr. Martin Gericke
Universität Leipzig
Institut für Anatomie
Liebigstr. 13
04103 Leipzig

Prof. Dr. Bernhard Hirt
Eberhard-Karls-Universität Tübingen
Institut für Anatomie
Bereich makroskopische und
klinische Anatomie
Elfriede-Aulhorn-Str. 8
72076 Tübingen

Dr. Martin Krüger
Universität Leipzig
Institut für Anatomie
Liebigstr. 13
04103 Leipzig

Dr. Daniela Kugelmann
Ludwig-Maximilians-Universität München
Anatomische Anstalt – Lehrstuhl I
Pettenkoferstr. 11
80336 München

Prof. Dr. Martin Scaal
Universität zu Köln
Institut für Anatomie II
Neuroanatomie und Makroskopische
Anatomie
Joseph-Stelzmann-Str. 9
50931 Köln

Dr. Dr. Michael J. Schmeißer
Universität Ulm
Institut für Anatomie und Zellbiologie
Albert-Einstein-Allee 11
89081 Ulm

Prof. Dr. Michael Scholz, MME
Friedrich-Alexander-Universität
Erlangen-Nürnberg
Institut für Anatomie II
Universitätsstr. 19
91054 Erlangen

PD Dr. Stephan Schwarzacher
Goethe-Universität
Dr. Senckenbergische Anatomie
Anatomisches Institut I –
Klinische Neuroanatomie
Theodor-Stern-Kai 7
60590 Frankfurt

Prof. Dr. Volker Spindler
Ludwig-Maximilians-Universität München
Anatomische Anstalt – Lehrstuhl I
Pettenkoferstr. 11
80336 München

PD Dr. Andreas Vlachos
Goethe-Universität
Dr. Senckenbergische Anatomie
Anatomisches Institut I –
Klinische Neuroanatomie
Theodor-Stern-Kai 7
60590 Frankfurt

Colaborador

Prof. Dr. Ingo Bechmann
Universität Leipzig
Institut für Anatomie
Liebigstr. 13
04103 Leipzig

Instruções de Uso

Resumo dos elementos didáticos do livro

Instruções para a utilização, relações importantes e referências clínicas são resumidas em passagens de texto destacadas. Detalhes das identificações:

 ### CASO CLÍNICO

Para ilustrar ainda melhor o estreito relacionamento clínico, no início dos capítulos ou dos subcapítulos (itens), são descritos casos clínicos curtos com sintomas característicos, que introduzem o tema do respectivo capítulo e que ilustram a relevância do conhecimento anatômico.

Notas do estudante sobre o caso

Notas breves sobre o caso oferecem uma visão geral durante o contato com o paciente na residência ou especialização.

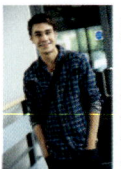

Você é aluno no oitavo semestre e assiste este caso durante o estágio na sala de emergência. Para o relatório que você precisa escrever sobre o estágio, tome as seguintes notas:

Síndrome Coronariana Aguda (SCA)!
(Como proceder em relação à dor no peito?!)

História clínica: paciente com 73 anos, dor torácica aguda logo de manhã, irradiando para o pescoço e braço esquerdo. Falta de ar, sudorese repentina, aperto torácico; dor não melhora com repouso total; fumante (problemas com pulmões!), hipertensão arterial

Achados: suor frio, falta de ar, frequência cardíaca de 120/min, pressão arterial de 100/60 mmHg, sopro sistólico com ponto máximo acima da valva da aorta, pulmões limpos

Métodos de diagnóstico: troponina positiva, mioglobina, CK, CK-MB e CRP ↑ ECG: elevação de ST em I, aVL e V1 - V6 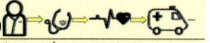 (→ IMEST!*)

Tratamento: cateter cardíaco com PTCA e stent (RIVA)

Procedimento: inibição da agregação plaquetária!

* Nota da Revisão Científica: IMEST = infarto do miocárdio com elevação do segmento ST.

Competências

Nos últimos anos, o conhecimento que deve ser ensinado no estudo da Medicina e da Odontologia Humana foi resumido em um catálogo de metas nacionais de aprendizado baseadas em competências – um para a Medicina (NKLM: Nationaler Kompetenzbasierter Lernzielkatalog Medizin) e outro para a Odontologia (NKLZ: Nationaler Kompetenzbasierter Lernzielkatalog Zahnmedizin). A novidade é que o conhecimento e as habilidades médicas são definidos como competências que uma médica e um médico devem conquistar durante os estudos. O conhecimento factual puro foi integrado nessas competências. Os quadros de competências resumem quais conteúdos da respectiva seção devem ser obtidos durante o curso de dissecação.

Clínica

Nos quadros de clínica, estão resumidas importantes referências clínicas que exemplificam como o conhecimento anatômico é necessário para a prática clínica diária. Os fatos apresentados aqui completam os conteúdos anatômicos de modo que, com base nas referências clínicas, seja possível compreender e explicar o significado e a aplicação do que foi aprendido na seção clínica do estudo e, posteriormente, na profissão médica.

NOTA

Nos quadros de nota, estão os conteúdos que são particularmente importantes para a compreensão e para os exames, que merecem ser memorizados.

Abreviações

Tabela de cores

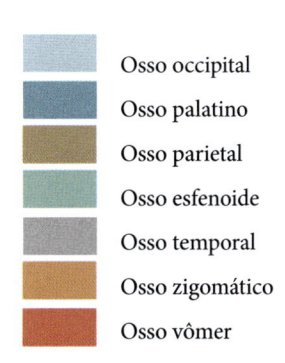

Concha nasal inferior	Osso occipital
Mandíbula	Osso palatino
Maxila	Osso parietal
Osso etmoide	Osso esfenoide
Osso frontal	Osso temporal
Osso lacrimal	Osso zigomático
Osso nasal	Osso vômer

Nos recém-nascidos, os seguintes ossos do crânio estão combinados em uma cor.

- Osso nasal, osso temporal, mandíbula
- Maxila, osso incisivo
- Osso occipital, osso palatino

Créditos das Imagens

A referência à fonte da ilustração se encontra sempre no fim do texto da legenda da respectiva ilustração, entre colchetes.

Todos os gráficos e ilustrações não identificados foram obtidos do *Sobotta Atlas der Anatomie des Menschen*, 23ª ed., Elsevier 2010 e edições anteriores, © Elsevier GmbH, München.

E347-09 Moore KL et al. The Developing Human. 9th ed. Saunders – Elsevier, 2011.

E402 Drake RL et al. Gray's Anatomy for Students. 1st ed. Churchill Livingstone – Elsevier, 2005.

E460 Drake RL et al. Gray's Atlas of Anatomy. 1st ed. Churchill Livingstone – Elsevier, 2008.

E581 Moore KL, Persaud TVN. The Developing Human. 7th ed. Saunders – Elsevier, 2003.

E838 Sharma R, Mitchell B. Embryology. 1st ed. Churchill Livingstone – Elsevier, 2005.

E943 Kanski JJ. Clinical Ophthalmology. A Systematic Approach. 6th ed. Butterworth-Heinemann – Elsevier, 2007.

G210 Standring S. Gray's Anatomy. 40th ed. Churchill Livingstone – Elsevier, 2008.

G394 Schoenwolf G et al. Larsen's Human Embryology. 4th ed. Churchill Livingstone – Elsevier, 2008.

J787 Colourbox.com.

J787-023 Colourbox.com / Phovoir French Photolibrary.

J787-029 Colourbox.com / Pressmaster.

K340 Andreas Rumpf, Ottobrunn.

L106 Henriette Rintelen, Velbert

L126 Dr. Katja Dalkowski, Erlangen.

L127 Jörg Mair, München

L141 Stefan Elsberger, Planegg.

L157 Susanne Adler, Lübeck.

L238 Sonja Klebe, Löhne.

L240 Horst Ruß, München.

L266 Stefan Winkler, München.

M375 Prof. Dr. med. Dr. rer. nat. Ulrich Welsch, München.

O541 Prof. Dr. med. Kurt Possinger, Medizinische Klinik und Poliklinik II mit Schwerpunkt Onkologie und Hämatologie, Charité Campus Mitte, Berlin.

O932 Annegret Hegge, Osnabrück.

R234 Bruch HP, Trentz O. Berchtold Chirurgie. 6. A. Urban & Fischer – Elsevier, 2008.

R235 Böcker W et al. Pathologie. 4. A. Urban & Fischer – Elsevier, 2008.

R236 Classen M, Diehl V, Kochsiek K. Innere Medizin. 6. A. Urban & Fischer, 2009.

R247 Deller T, Sebesteny T. Fotoatlas Neuroanatomie. 1. A. Urban & Fischer – Elsevier, 2007.

R317 Trepel M. Neuroanatomie. 5. A. Urban & Fischer – Elsevier, 2011.

S010-1-16 Benninghoff A. Anatomie, Bd. 1. 16. A. Urban & Fischer, 2002.

S010-2-16 Benninghoff A. Anatomie, Bd. 2. 16. A. Urban & Fischer – Elsevier, 2004.

S010-17 Benninghoff A, Drenckhahn D. Anatomie. Bd. 1. 17. A. Urban & Fischer – Elsevier, 2008.

T719 Prof. Dr. med. Norbert Kleinsasser, HNO-Klinik, Universität Würzburg.

T785 Prof. Dr. med. Wolfgang Arnold, Universität Witten/Herdecke.

T786 Dr. Stefanie Lescher, Prof. Dr. Joachim Berkefeldt, Neuroradiologie, Universitätsklinikum der Goethe-Universität, Frankfurt.

Sumário

III ÓRGÃOS INTERNOS

IV CABEÇA E PESCOÇO

V NEUROANATOMIA

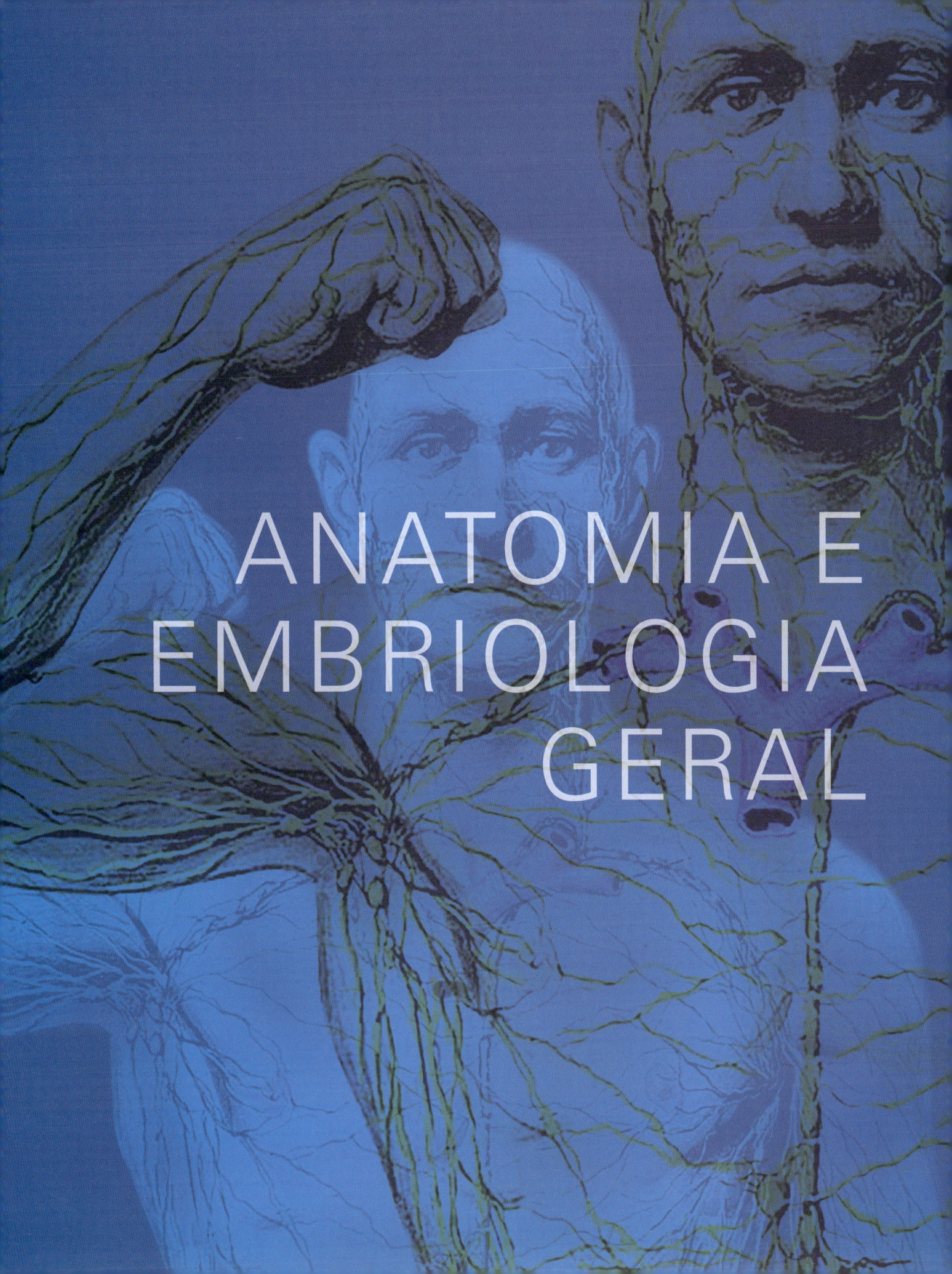

ANATOMIA E EMBRIOLOGIA GERAL

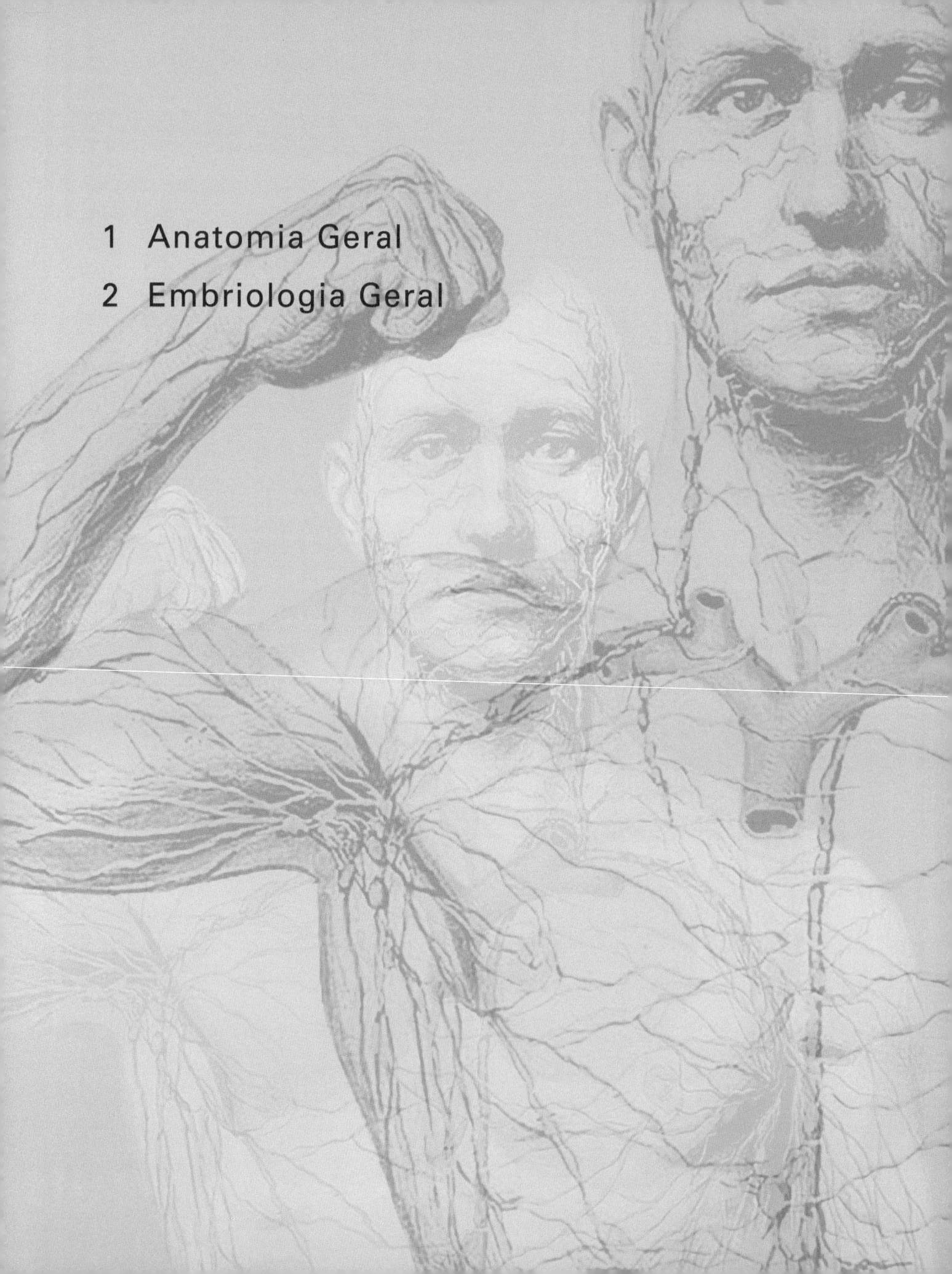

1 Anatomia Geral

Friedrich Paulsen, Faramarz Dehghani

Artrose do Joelho

História

Um paciente de 63 anos queixa-se, há vários anos, de um quadro progressivo de dor no joelho esquerdo, acompanhada de limitação dos movimentos. Ele relatou ter praticado anteriormente uma série de esportes. Devido à prática desses esportes, ele sofreu, por duas vezes, lesão nos meniscos. Analgésicos não conseguem mais ajudá-lo, uma vez que ele passou a apresentar problemas gástricos progressivos.

Exames Iniciais

À avaliação clínica, dentre vários achados, revelou-se que o joelho esquerdo está ligeiramente edemaciado e doloroso quando submetido à pressão sobre margem medial do espaço articular. Durante a movimentação, sons de atrito (crepitação) são percebidos. Há limitação na mobilidade. A flexão do joelho está limitada a cerca de 80°, e ele não pode ser completamente estendido.

Diagnósticos Complementares

O exame radiológico mostra um espaço articular significativamente reduzido, com o osso subcondral (imediatamente abaixo da cartilagem articular) mostrando espessamento e pequenos cistos ósseos podem ser observados. Lateralmente, o exame mostra a formação de osteófitos (neoformações ósseas). O ortopedista fez um diagnóstico de osteoartrite avançada.

Tratamento

Uma vez que a lesão se apresenta em estágio bastante avançado, com dor intensa no joelho e grande restrição na mobilidade, o ortopedista aconselha o paciente a substituir a superfície articular. Nesta cirurgia, a articulação é exposta anteriormente, por meio de uma incisão vertical na pele e na cápsula articular. A visualização direta da cavidade articular confirma o diagnóstico. Os meniscos já se encontram, em grande parte, degenerados e a cartilagem articular foi quase completamente destruída, especialmente na face medial, e já se pode identificar o osso subcondral exposto na superfície articular. Além disso, na margem lateral, duas grandes falhas são visíveis na cartilagem. A face posterior da patela parece macroscopicamente intacta, de modo que os cirurgiões optaram por não realizar a substituição da cartilagem da patela, realizando substituição apenas das superfícies bicondilares. Consequentemente, ao contrário da artroplastia total do joelho com a colocação de uma endoprótese – um procedimento, até então, bem comum –, realiza-se apenas a substituição da superfície articular lisa alterada, de modo a comprometer a estrutura óssea o mínimo possível. Além disso, com a substituição das superfícies bicondilares, as próteses não precisariam ser acopladas, ou podem ser acopladas apenas parcialmente, o que permitirá um movimento mais natural.

Resultado

Após a cirurgia, o paciente é mobilizado já no primeiro dia do pós-operatório. Ele recebe injeções especiais destinadas a prevenir a formação de trombos. Poucos dias após a cirurgia, os médicos observam que a perna está edemaciada. Neste caso, trata-se de um linfedema que regride em poucos dias por meio de procedimentos de drenagem linfática. Doze dias após a cirurgia, os pontos cirúrgicos são removidos e o paciente é liberado da clínica para tratamento de recuperação motora. Neste tratamento, fisioterapia intensiva é implementada para fortalecimento da musculatura local. A mobilidade é progressivamente aumentada e a coordenação motora é estimulada. Oito semanas mais tarde, o paciente se apresenta na clínica para reavaliação do quadro. Ele não apresenta mais dor no joelho e pode flexioná-lo em torno de 95°. A incisão está bem cicatrizada e ele diz que, em breve, quer participar de uma aula de dança.

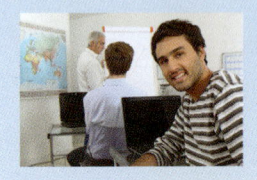

Você, como estagiário, pode auxiliar em sua primeira cirurgia. Sabe-se que o médico-chefe da ortopedia interroga os alunos sobre os pacientes e, deste modo, faz você se preparar melhor.

Hora das perguntas na sala de cirurgia!

<u>Anamnese</u>: paciente de 63 anos (M), há anos com dor de intensidade crescente e limitação dos movimentos do joelho esquerdo; praticou vários esportes → sofreu lesão prévia dos meniscos.

A medicação para a dor não melhora o quadro

<u>Atenção</u>: problemas de estômago!

<u>Avaliação</u>: edema no joelho esquerdo; amplitude de movimento: máximo de 80° de flexão, extensão completa impedida, crepitação, dor à compressão sobre a margem medial do espaço articular

*<u>Diagnóstico</u>: RM/radiografia: redução do espaço articular, cartilagem articular degenerada na região medial, espessamento do osso subcondral, cistos ósseos, osteófitos → **artrose avançada do joelho***

<u>Tratamento</u>: Substituição das superfícies bicondilares

A palavra **anatomia** deriva da palavra grega *anatemnein* (cortar, dissecar) e significa, em termos gerais, **a arte da dissecção**. Trata-se de um ramo da morfologia que estuda a estrutura de um corpo saudável (ou, em sentido mais amplo, do organismo) e é frequentemente referida na patologia e na medicina forense (medicina legal) com o mesmo contexto. No entanto, a patologia explora o surgimento de alterações estruturais do corpo no âmbito das doenças, e a medicina legal tem como objetivos o estudo da origem, o diagnóstico e a avaliação dos efeitos juridicamente relevantes sobre o corpo humano, associados a mortes e ferimentos de vítimas em condições pouco esclarecedoras.

1.1 Subdivisões

A anatomia é organizada em várias níveis do conhecimento:
- **Anatomia macroscópica:** descreve as estruturas visíveis a olho nu
- **Anatomia microscópica:** descreve estruturas que podem ser observadas através de microscopia de luz (microscopia óptica) ou microscopia eletrônica
- **Anatomia molecular:** baseia-se na biologia molecular, mas buscando abordagem morfológica
- **Anatomia sistêmica:** agrupa as estruturas do corpo em sistemas de órgãos funcionalmente relacionados (p. ex., o sistema circulatório)
- **Anatomia topográfica:** descreve a relação das estruturas individuais com estruturas vizinhas, de acordo com a sua posição espacial
- **Anatomia funcional:** descreve as relações entre a estrutura e a função
- **Anatomia descritiva:** mera descrição da estrutura corporal
- **Embriologia:** descreve os processos relacionados ao desenvolvimento humano e, consequentemente, associados ao desenvolvimento de organismos individuais – ontogenia – (descobertas recentes sobre o desenvolvimento embrionário inicial mostram que distúrbios, nesta fase muito sensível [vulnerável], favorecem não somente o surgimento de malformações conhecidas, mas também são responsáveis por numerosos distúrbios metabólicos, causados por modificações epigenéticas na vida adulta)
- **Anatomia comparada:** estuda a estrutura do corpo de diferentes espécies de animais e a compara com a dos seres humanos; deste modo, ela permite a compreensão sobre a relação evolutiva dos organismos (filogenia), considerando o desenvolvimento de órgãos e suas funções no curso da evolução
- **Anatomia *in vivo*:** utiliza os conhecimentos anatômicos sobre os indivíduos vivos, analisando, por exemplo, a palpação de pontos ósseos através da pele, palpação de pulsos etc. Esta mo-

dalidade fornece preparação intensiva para o trabalho com o paciente mais adiante
- **Anatomia clínica:** estabelece a conexão entre a anatomia normal e as doenças mais frequentemente encontradas na prática clínica; as correlações clínicas são provenientes de diversas especialidades da Medicina.

A anatomia humana forma a base de todos os profissionais médicos. A anatomia macroscópica desempenha papel central para o trabalho diário com os pacientes. Além da inspeção externa do corpo e da palpação (avaliação com as mãos), o conhecimento das estruturas internas do corpo é fundamental, por exemplo, por meio da radiologia convencional, da tomografia computadorizada (TC) e da ressonância magnética (RM), das ultrassonografias e da endoscopia, para que se possa identificar as estruturas relevantes no contexto de cirurgias ou para distinguir o "doente" do "saudável". Para a descrição das estruturas, a anatomia utiliza uma nomenclatura padronizada, que se baseia em termos em latim e em grego. Esta é constituída por cerca de 6.000 termos anatômicos que são construídos a partir de cerca de 600 radicais e que estão reunidos na **Terminologia Anatômica**, uma nomenclatura internacionalmente reconhecida. Para sua aplicação, a anatomia tem, desde os tempos antigos, a dissecação de cadáveres como um procedimento fundamental. No estudo da medicina moderna, os cursos de dissecção são indispensáveis, uma vez que o estudo da anatomia não pode substituir o corpo real por modelos anatômicos nem por imagens de atlas. Por meio da dissecção (preparação de cadáveres), adquirimos compreensão do formato, da posição e das relações espaciais entre as estruturas. A expansão dos conhecimentos adquiridos será complementada pelo estudo, no nível microscópico das células (biologia celular), dos tecidos (histologia) e dos órgãos (anatomia microscópica).

1.2 Plano Geral de Estrutura do Corpo Humano

1.2.1 Organização

Organização Topográfica

A construção do corpo humano apresenta simetria bilateral (➤ Fig. 1.1). Sob o ponto de vista topográfico, ele é dividido em:
- Cabeça; representa o ponto mais alto com o corpo em posição ereta
- Pescoço
- Tronco
- Tórax
- Abdome
- Pelve
- Membros
- Membro superior
  - Cíngulo do membro superior (cintura escapular)
  - Clavícula
  - Escápula
  - Membro superior livre
    - Braço
    - Antebraço
    - Mão
- Membro inferior
  - Cíngulo do membro inferior (cintura pélvica)
  - Osso do quadril
  - Osso sacro
  - Membro inferior livre
    - Coxa
    - Perna
    - Pé

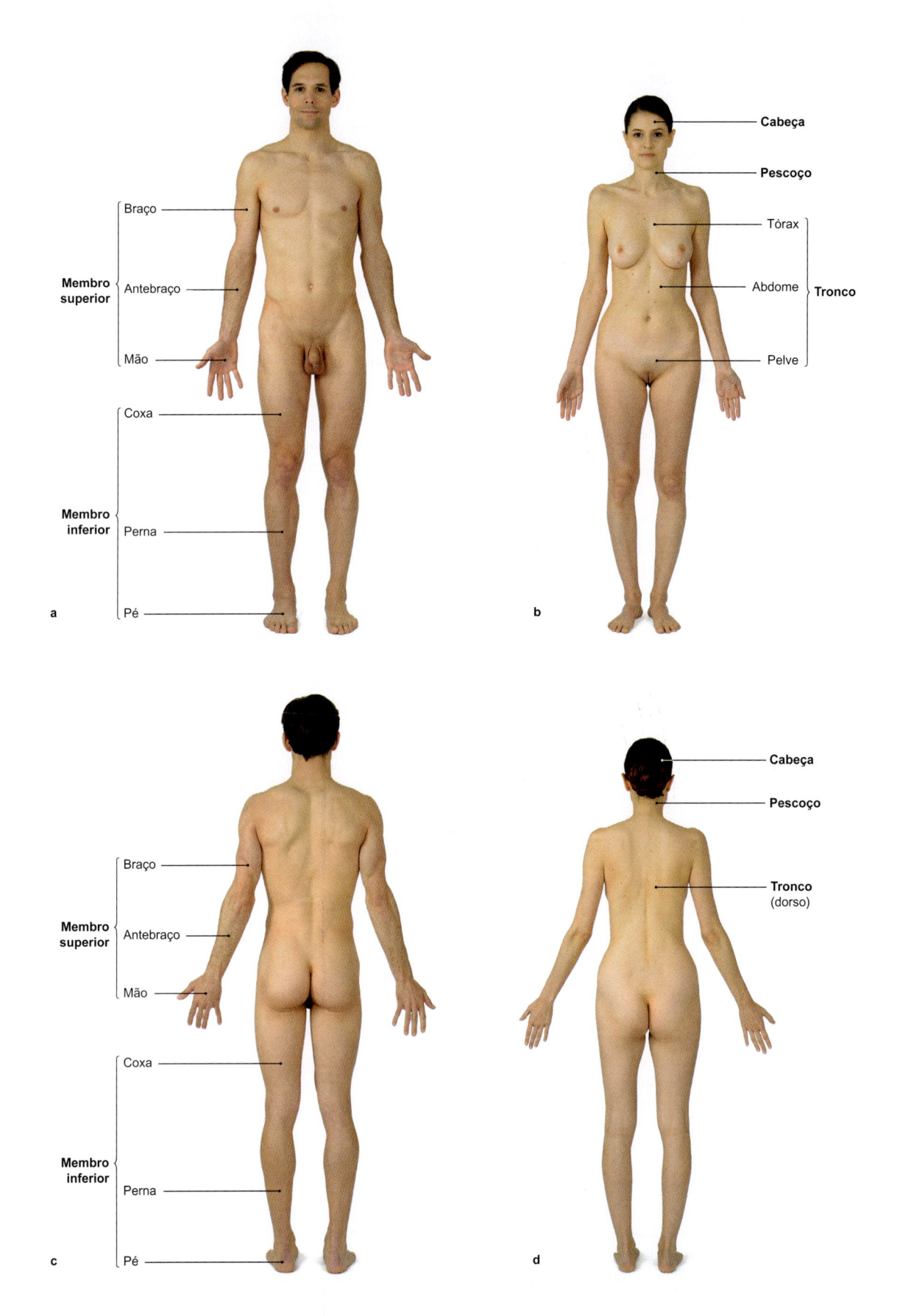

Figura 1.1 Plano de estrutura geral do corpo humano. a. Homem em vista anterior. **b.** Mulher em vista anterior. **c.** Homem em vista posterior. **d.** Mulher em vista posterior.

Organização Funcional

O corpo pode ser dividido segundo sistemas funcionais, que podem ser distinguidos em:

- Sistema locomotor (sistemas esquelético, articular e muscular)
- Sistema respiratório
- Sistema circulatório
- Sistema metabólico
- Sistema reprodutor
- Sistema de comunicação
- Sistema de controle central

Simetria Bilateral e Metameria

O corpo está estruturado segundo uma **simetria bilateral**. As metades direita e esquerda do corpo estão construídas como imagens de espelho. Uma exceção é representada pelos órgãos internos. Entende-se como **metameria** a repetição dos mesmos elementos estruturais (p. ex., as costelas), dispostos ao longo de um eixo (coluna vertebral) (ou **organização segmentar** ou em **metâmeros**). Sua origem se baseia no desenvolvimento dos somitos (segmentos primitivos), que representam unidades segmentares. A aparência temporária de arcos faríngeos (ou arcos branquiais) também é caracterizada como **branquiomeria**.

1.2.2 Parâmetros Corporais

A idade, o sexo, o peso, a altura e a origem (fatores populacionais) influenciam o formato e a estrutura corporal. Deste modo, os membros, os órgãos e as regiões do corpo, em diferentes idades, mantêm uma determinada proporção entre si e crescem em ritmos distintos. Estas relações de proporção são mais pronunciadas em lactentes e na infância, também desempenhando importante papel nestas fases.

Fases do Desenvolvimento

Em pediatria, o período pós-parto é dividido em **fases do desenvolvimento**:

- Período neonatal (2 primeiras semanas de vida)
- Período lactente (até o final do 1º ano de vida)
- Infância (até o final do 5º ano da vida)
- Idade escolar (até o início da puberdade)
- Puberdade (idade de amadurecimento, de duração variável)
- Adolescência (conclusão do desenvolvimento e do crescimento em comprimento do sistema esquelético).

Desde meados do século XIX, houve **aceleração** generalizada do desenvolvimento, em comparação com as gerações anteriores, por exemplo, em relação ao crescimento ou aos processos de amadurecimento corporal. Para tanto, consideram-se como responsáveis a melhoria das condições de vida, de higiene e de nutrição e as mudanças do ambiente social.

Aparência Externa

Para as diferentes fases da vida, as características corporais são próprias, sendo responsáveis pela aparência externa de um ser humano. Diferenças morfológicas são mais evidentes como diferenças de sexo (**dimorfismo sexual**, particularmente após a puberdade/maturação sexual). Nessas circunstâncias, o sistema esquelético, a musculatura esquelética, a distribuição do tecido adiposo subcutâneo, a distribuição de pelos corporais e as proporções do corpo assumem maior participação. Os órgãos sexuais primários, resultantes da programação geneticamente determinada, são responsáveis pela formação das gônadas (testículos ou ovários), que são definidas como as **características sexuais primárias**. As **características sexuais secundárias**, que se desenvolvem durante a puberdade, são, principalmente, responsáveis pela aparência externa. O seu desenvolvimento se encontra sob a influência das gonadotrofinas (hormônios hipofisários), responsáveis pela produção de hormônios sexuais específicos pelas gônadas.

Na *mulher*, incluem-se como características sexuais secundárias:

- Glândulas mamárias
- Distribuição do tecido adiposo subcutâneo (contornos mais uniformes e suaves)
- Pelos pubianos até a altura do monte do púbis
- Linha mais uniforme do couro cabeludo
- Menor altura corporal
- Pelve de contorno transversalmente oval

No *homem*, as características sexuais secundárias são as seguintes:

- Pelos pubianos até a altura do umbigo
- Pelos faciais
- Pilosidade das paredes torácica e abdominal (variação muito individual), bem como no dorso e nas extremidades
- Linha do couro cabeludo reduzida (podendo apresentar calvície ou "entradas")
- Altura corporal maior
- Pelve mais estreita

Entende-se como **constituição** as características corporais e intelectuais de cada ser humano, que são individuais em suas inter-relações. Segundo Kretschmer, podem ser distinguidos três tipos de constituição corporal:

- **Indivíduo ectomorfo (ou leptossômico):** estrutura corporal esbelta e magra, membros com ossos delicados, musculatura delicada
- **Indivíduo endomorfo:** estrutura corporal atarracada e de porte médio, tendência a acumular mais gordura corporal, tórax mais largo na parte inferior do que na parte superior, pescoço curto e face mais larga; temperamento imponente, jovial, bondoso, sociável, e alegre
- **Indivíduo mesomorfo (ou atlético):** estrutura corporal mais forte, ombros largos, tórax mais largo na parte superior; temperamento geralmente alegre, enérgico, ativo.

Esta classificação é atualmente rejeitada pela Psicologia.

Peso Corporal

Para a determinação do peso normal, em adultos, assim como para sobrepeso e baixo peso, utiliza-se o índice de massa corporal (IMC, índice de Quetelet). Tal índice é uma relação obtida entre o peso do corpo e a altura corporal elevada ao quadrado. No entanto, para a avaliação, devem ser considerados a idade, o sexo e a constituição corporal. Um valor abaixo de 16 representa baixo peso expressivo; valores na faixa de 16-20 indicam baixo peso, 20-25 para peso normal, 25-30 para sobrepeso, 30-40 para a obesidade (excesso de peso) e valores acima de 40 para obesidade extrema.

> **NOTA**
> A obesidade (com um IMC acima de 30) é o distúrbio nutricional mais comum em adultos, adolescentes e crianças em países desenvolvidos.

Idade Óssea

Para avaliar a idade óssea em *lactentes* e na *primeira infância*, analisa-se uma radiografia da mão esquerda. Para a idade esquelética de *crianças em idade escolar*, o tamanho e o formato dos centros de ossificação na região do joelho são avaliados. Após o *final da puberdade*, a fusão das epífises, com o desaparecimento das cartilagens epifisiais, é avaliada.

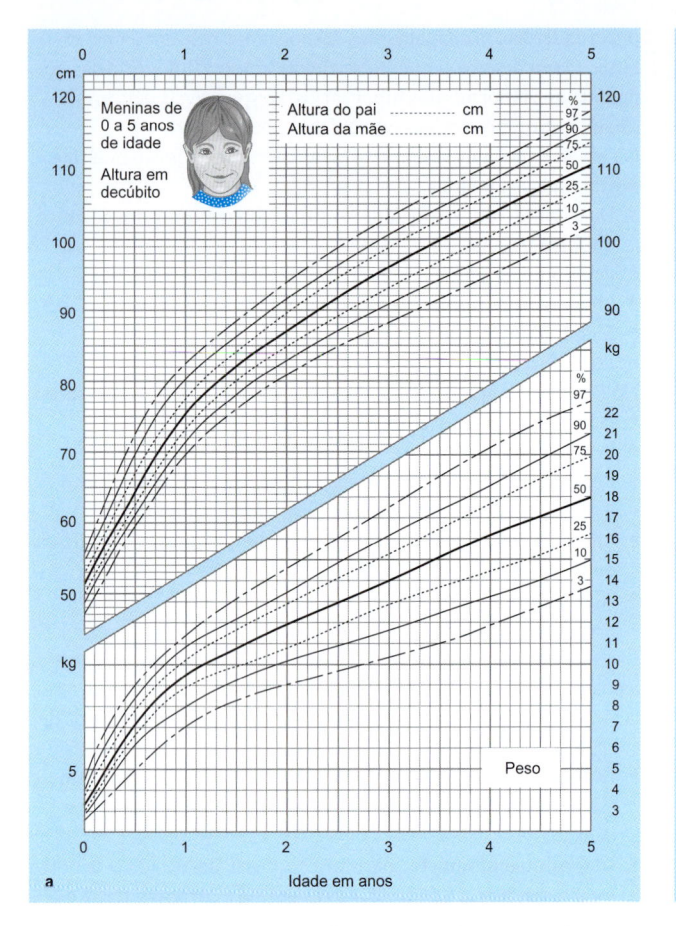
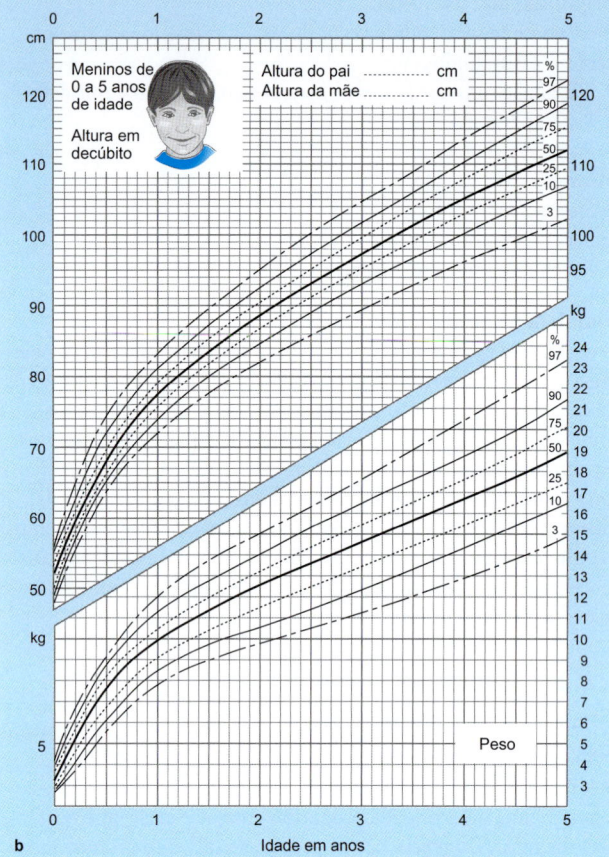

Figura 1.2 Percentis. a. Meninas de 0 a 5 anos. **b.** Meninos de 0 a 5 anos.

Clínica

O crescimento corporal regular (normal) ou desviante do padrão normal (variabilidade) em crianças e a altura, o peso e a circunferência da cabeça, em relação à idade, são avaliados por **tabelas de percentis** (➤ Fig. 1.2).

Altura

A altura corresponde à distância vertical desde o ápice da cabeça até as superfícies plantares; além disso, também é referida como o comprimento do corpo. As alterações no comprimento do corpo estão confrontadas entre si na ➤ Figura 1.3. Deste modo, a extensão da cabeça de um embrião, ao final do segundo mês de gestação, corresponde à altura de todo o restante do corpo. No recém-nascido, esta altura se torna apenas um quarto da extensão da cabeça; aos 6 anos de idade, um sexto; e, no adulto, um oitavo. O umbigo é deslocado da metade inferior do corpo no embrião, pelo crescimento corporal, proporcionalmente em direção à metade superior do corpo.

1.2.3 Descrições de Posicionamento (Localização)

Sob o ponto de vista topográfico, o corpo é dividido em regiões (➤ Fig. 1.4). Elas são extremamente úteis para determinar a localização exata dos órgãos, de modo a descrever alterações visíveis na superfície do corpo ou a documentar a sequência de procedimentos cirúrgicos (regiões da cabeça, ➤ Fig. 9.11).

1.2.4 Conceitos Gerais

Em Medicina, os conceitos de localização (posição) e orientação são transferidos para um sistema de coordenadas de três eixos e planos perpendiculares entre si, que têm como referência o corpo humano, na posição ereta, com a face voltada para a frente, os braços aos lados do corpo, as palmas direcionadas para a frente e com os pés justapostos lado a lado (**posição anatômica**).

Planos

Os planos frontal, transversal, sagital e sagital mediano são distinguidos como os planos principais (➤ Tabela 1.1, ➤ Fig. 1.5).

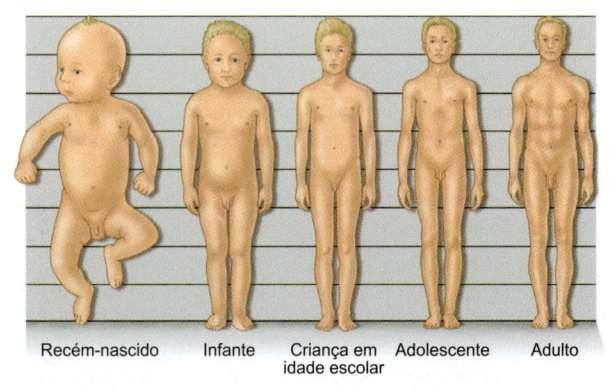

Recém-nascido   Infante   Criança em idade escolar   Adolescente   Adulto

Figura 1.3 Mudanças nas proporções do corpo durante o crescimento.

Os planos principais – com exceção do plano mediano - podem ser deslocados paralelamente de forma arbitrária. Em radiologia, os três principais planos anatômicos são definidos como camadas com sua própria nomenclatura nos procedimentos de imagem (TC e RM).

Eixos

Os eixos longitudinal, transversal e anteroposterior são os principais eixos do corpo (➤ Tabela 1.2).

Conceitos de Orientação e Localização das Partes do Corpo

Os conceitos de localização (posição) e de orientação são usados para descrever a localização, a posição e o trajeto de estruturas individuais. Às vezes, os conceitos também são parte de um termo anatômico. Os conceitos de localização são independentes da posição do corpo. As descrições de posição sempre se referem à posição anatômica. Os principais conceitos estão representados na ➤ Tabela 1.3 e em parte na ➤ Figura 1.5A. A ➤ Figura 1.6 e a ➤ Tabela 1.4 incluem também as linhas de orientação ao longo do corpo.

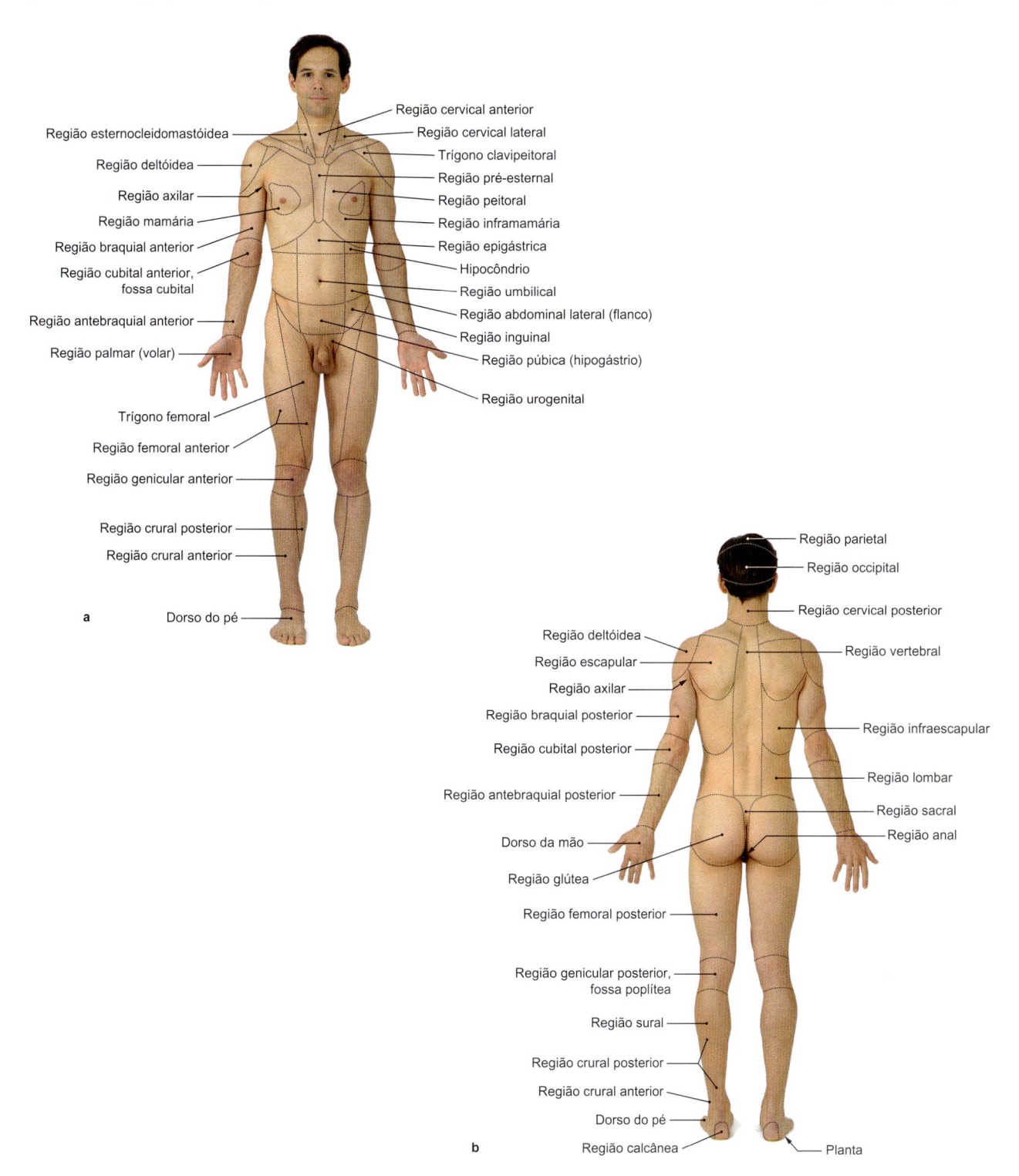

Figura 1.4 Regiões do corpo. a. Vista anterior. **b.** Vista posterior.

Tabela 1.1 Planos principais.

Plano	Plano de corte relativo à imagem radiológica	Descrição
Plano frontal (plano coronal) (➤ Fig. 1.5c)	Corte coronal	• Plano de movimento a partir da vista anterior do corpo humano • Cada plano divide o corpo em anterior e posterior e segue paralelamente à superfície frontal • Movimentos neste plano ocorrem da esquerda para a direita ou de cima para baixo
Plano transversal (axial, horizontal ou transaxial) (➤ Fig. 1.5b)	Corte axial	• Cada plano é perpendicular ao eixo longitudinal • Cada plano é horizontal em indivíduos, na posição ereta
Plano sagital (➤ Fig. 1.5a)	Corte sagital	• Todos os planos que seguem através do corpo da frente para trás • Segue paralelamente ao plano sagital mediano
Plano sagital mediano (➤ Fig. 1.5a)	Corte sagital	• Plano sagital, que passa no centro do corpo da frente para trás e divide o corpo em metades iguais

Tabela 1.2 Eixos principais.

Eixos	Descrição
Eixo longitudinal (eixo vertical) (➤ Fig. 1.5a, c)	Eixo longitudinal através do corpo; projeta-se de cima para baixo (ou vice-versa).
Eixo transversal (eixo horizontal) (➤ Fig. 1.5b, c)	Projeta-se metade esquerda do corpo para a direita (ou vice-versa), cruzando horizontalmente através do corpo.
Eixo sagital (eixo anteroposterior) (➤ Fig. 1.5a, b)	Projeta-se sagitalmente, atravessando o corpo de frente para trás (ou vice-versa)

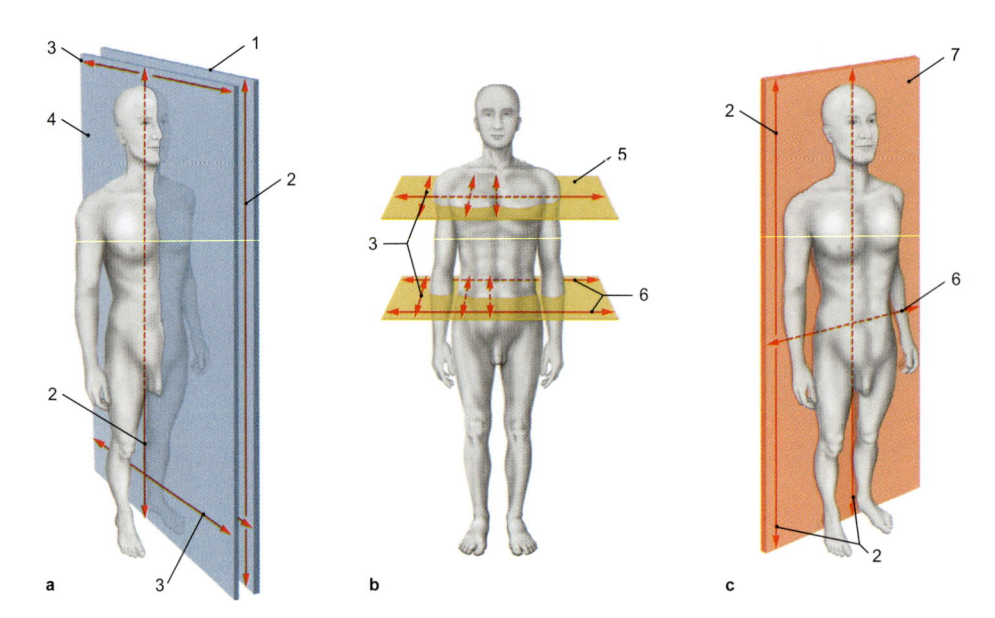

1 Plano sagital
2 Eixo longitudinal
3 Eixo sagital
4 Plano sagital mediano
5 Plano transversal
6 Eixo transversal
7 Plano frontal

Figura 1.5 Planos e eixos. a. Plano sagital, no qual se projetam os eixos sagital e longitudinal. **b.** Plano horizontal = plano transversal, no qual se projetam os eixos transversal e sagital. **c.** Plano frontal = plano coronal, no qual se projetam os eixos longitudinal e transversal.

Nomenclatura dos Movimentos

Para descrever alterações na posição e na localização, nas partes individuais do corpo, em relação aos movimentos corporais que ocorrem em suas articulações, são utilizados termos específicos (➤ Tabela 1.5, ➤ Fig. 1.7). As designações para esses movimentos nem sempre são claramente distinguíveis umas das outras, uma vez que os movimentos, dependendo do tipo de articulação e das articulações envolvidas, permitem diferentes graus de liberdade e, consequentemente, variadas combinações são possíveis. Os termos usados nos movimentos são variados, dependendo da região do corpo.

Amplitude dos Movimentos

A **liberdade de movimento** em uma articulação é o deslocamento máximo a partir da posição neutra: o indivíduo se encontra em posição ereta, com os braços relaxados ao lado do corpo, os pole-

gares estão voltados para a frente, os cotovelos e joelhos não estão totalmente estendidos, mas minimamente flexionados (➤ Fig. 1.8). Esta **posição neutra** se assemelha à posição anatômica, com a exceção de que os polegares estão apontando para a frente. A liberdade de movimento pode ser limitada por ossos, ligamentos e tecidos moles (bloqueio da articulação):

• **Restrição óssea:** dois ossos se encontram em uma determinada posição articular, de modo que o movimento não possa ser continuado; por exemplo, a extensão do cotovelo quando o olécrano penetra na fossa do olécrano.

• **Restrição ligamentar:** o ligamento se encontra muito tenso, de modo que o movimento da articulação fica bloqueado; por exemplo, a retroversão na articulação do quadril devido à tensão no ligamento iliofemoral.

Tabela 1.3 Denominações das orientações e das posições das partes do corpo.

Termo	Significado
Cranial ou superior	Em direção à extremidade da cabeça (crânio)
Caudal ou inferior	Em direção ao cóccix (à "cauda")
Anterior ou ventral	Para a frente ou em direção ao abdome
Posterior ou dorsal	Para trás ou em direção ao dorso
Lateral	Mais distante do centro do corpo
Medial	Mais próximo do centro do corpo
Mediano	No plano mediano
Intermédio	Em um ponto intermediário entre duas outras estruturas
Central	Em direção ao interior do corpo
Periférico	Em direção à superfície do corpo
Profundo	Situado em uma posição profunda do corpo
Superficial	Situado sobre uma superfície
Externo	Mais distante em relação a uma cavidade do corpo
Interno	Mais superficial em relação a uma cavidade do corpo
Apical	Direcionado ou pertencente ao ápice (cranial)
Basal	Direcionado à base (caudal)
Direito	Situado à direita
Esquerdo	Situado à esquerda
Proximal	Mais próximo em relação ao tronco
Distal	Em direção às extremidades dos membros
Ulnar	Em direção à ulna
Radial	Em direção ao rádio
Tibial	Em direção à tíbia
Fibular	Em direção à fíbula
Volar ou palmar	Em direção à região palmar (mão)
Plantar	Em direção à região plantar (pé)
Dorsal	Em direção ao dorso da mão ou ao dorso do pé (membros)
Frontal	Em direção à fronte
Rostral	Em direção à boca ou à extremidade do nariz (apenas para conceitos relacionados à cabeça). Traduzido literalmente como "em direção ao bico"

- **Restrição por tecidos moles (em massa):** tecidos moles se encontram em uma determinada posição articular, de modo que o movimento não possa continuar; por exemplo, uma musculatura hipertrofiada nas faces anterior do braço e do antebraço pode provocar um bloqueio na flexão máxima, na articulação do cotovelo.
- **Restrição muscular:** a disposição da musculatura representa o fator limitante; por exemplo, a incapacidade de fechar o punho em flexão máxima da articulação da mão (➤ Item 1.4.4, insuficiência ativa e passiva).

N O T A

Para descrever a amplitude de movimento de uma articulação e tornar compreensível para o avaliador, pode-se utilizar o **método neutro-nulo** (➤ Fig. 1.8).

Clínica

O **método neutro-nulo** é um sistema de avaliação e de documentação ortopédica padronizado para a descrição da mobilidade das articulações. Ele se inicia a partir da posição neutro-nula (➤ Fig. 1.8) e mede a amplitude máxima de movimento, relacionada a um eixo específico, em graus. Em primeiro lugar, determina-se a extensão do movimento que se distancia do corpo e, em seguida, o movimento realizado em direção ao corpo (➤ Fig. 1.9). Desta forma, a mobilidade é nitidamente compreendida e documentada em diagnósticos e relatórios médicos. Restrições aos movimentos são determinadas e avaliadas a partir de comparação com valores-padrão. Elas podem servir como base para opiniões de especialistas. Por exemplo, a **faixa de amplitude normal de movimento** do joelho atinge 5° na extensão e 140° na flexão. O joelho totalmente estendido ou minimamente flexionado é a posição zero da articulação. Por outro lado, ao caminhar, a posição zero corresponde ao ângulo reto com a perna. Neste caso, são possíveis 20° de extensão e 40° de flexão. A amplitude normal de mobilidade do joelho é, portanto, especificada com 5°–0°–140° (joelho estendido, passando pela posição zero, joelho flexionado, ➤ Fig. 1.9a); ao caminhar, isso corresponde a 20°–0°–40° (extensão dorsal, passando pela posição zero, flexão plantar). **Limitações da mobilidade articular** podem ser reproduzidas com precisão com o método neutro-nulo. Por exemplo, ao realizar uma **flexão na articulação do joelho** a partir de 0°–20°–140° (➤ Fig. 1.9b), a extensão do joelho não será possível, a posição zero não ocorrerá e o joelho está em extensão máxima em 20° de flexão, mas pode ser ainda flexionado até 140°. Em uma **completa rigidez do joelho**, com 0°–20°–20° (➤ Fig. 1.9c), nem uma extensão do joelho, e nem uma flexão do joelho serão possíveis, e a posição zero não é obtida.

Tabela 1.4 Linhas de orientação do corpo.

Linha	Legenda
Linha mediana anterior	Linha média anterior, que divide o corpo em metades simétricas
Linha esternal	Paralela à linha mediana anterior, na margem lateral do esterno
Linha paraesternal	Paralela à linha mediana anterior, exatamente entre as linhas esternal e medioclavicular
Linha medioclavicular	Paralela à linha mediana anterior, exatamente através do centro da clavícula
Linha axilar anterior	Paralela à linha mediana anterior, exatamente através da margem anterior da axila
Linha axilar posterior	Paralela à linha mediana posterior, exatamente através da margem posterior da axila
Linha escapular	Paralela à linha mediana posterior, exatamente através do ângulo inferior da escápula
Linha paravertebral	Paralela à linha mediana posterior, na margem lateral da coluna vertebral
Linha mediana posterior	Linha central posterior, que divide o corpo em metades simétricas

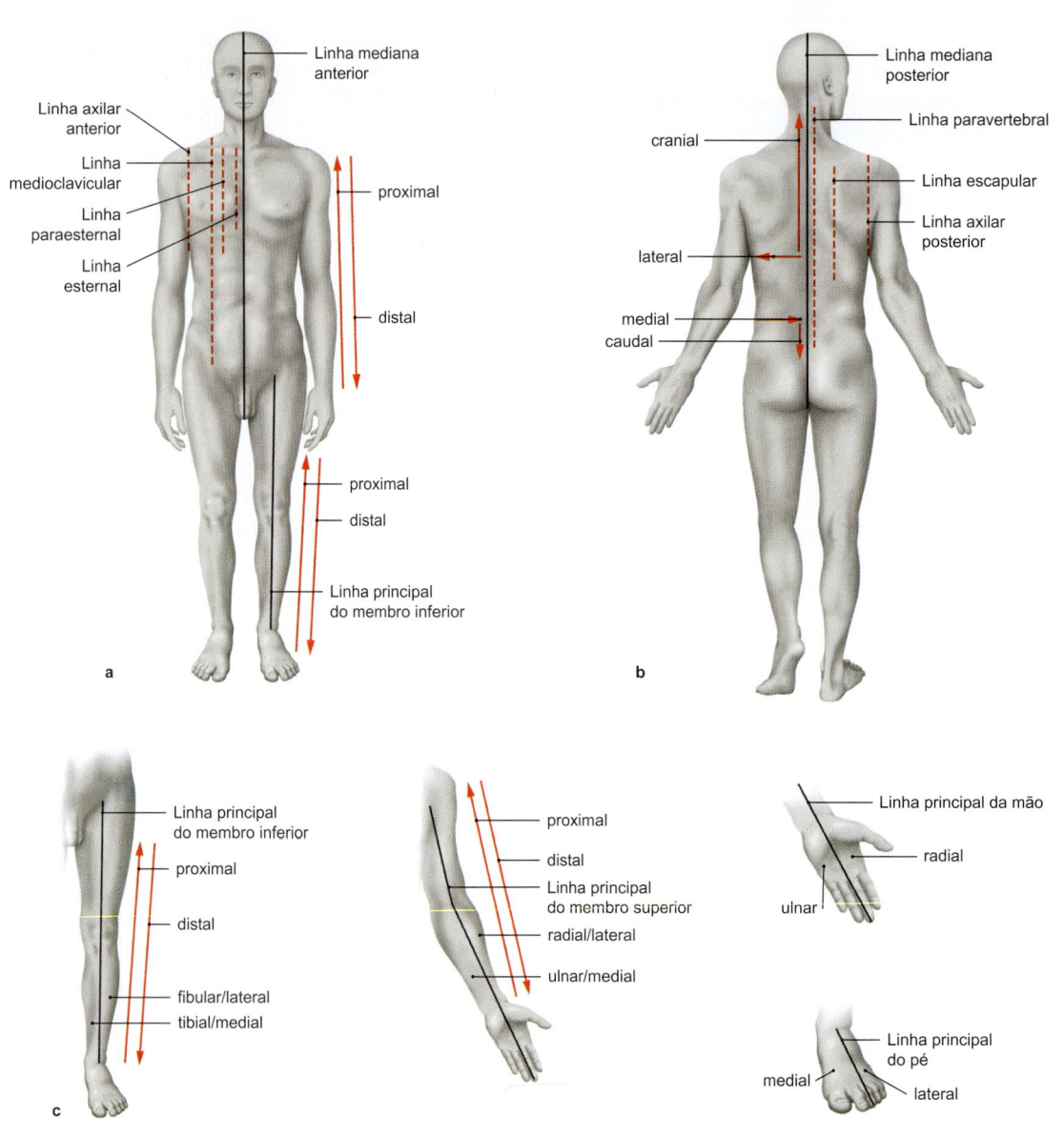

Figura 1.6 Linhas de orientação e termos de orientação, direção e localização.

1.3 Pele e Anexos Cutâneos

A pele, a qual reveste a superfície do corpo com 1,5 a 2 m², possui a maior área dentre todos os órgãos do corpo. No total, a pele pesa em torno de 3 a 4 kg (juntamente com o tecido adiposo subcutâneo, ela chega a 16 kg). Sua espessura, de acordo com a região do corpo, varia de 1 a 2 mm. A pele apresenta as seguintes **funções**:

- Proteção (mecânica, térmica, barreira química, defesa imunológica)
- Sensações de pressão, tato, vibrações, dor, temperatura
- Armazenamento de energia
- Isolante térmico

N O T A

As condições e o aspecto da pele e dos anexos cutâneos influenciam, significativamente, a aceitação social e a impressão subjetiva de um ser humano. Para os médicos, eles fornecem informações sobre idade, estilo de vida, saúde e condições gerais, bem como o humor de uma pessoa.

Clínica

A fim de avaliar as **queimaduras** da superfície do corpo, utiliza-se a **regra de Neuner**, que serve para a avaliação prognóstica da superfície queimada da pele:
- Adulto:
  - Membros superiores e cabeça, 9% cada
  - Tórax/abdome, dorso e membros inferiores, 18% cada
  - Superfície interna das mãos, incluindo dedos e área genital, 1% cada
- Crianças menores de 5 anos:
  - Membros superiores, 9,5%
  - Tórax/abdome, dorso, 16% cada
  - Membros inferiores, 17%
  - Cabeça, 12% (dependendo da idade)

Caso mais de 20% da superfície da pele esteja envolvida em queimaduras, podemos considerar a presença de queimadura grave. Acima de 40%, a probabilidade de o paciente morrer é muito elevada. A partir de 5%, em crianças, e 10% em adultos, existe risco de choque. Internação hospitalar é indicada, sempre que possível, e os pacientes devem ser levados a clínicas especializadas para o melhor tratamento possível.

Tabela 1.5 Termos anatômicos para movimentos.

Região	Nome	Movimento
Extremidades	Extensão	Alongar
	Flexão	Dobrar
	Abdução	Distanciar do centro do corpo
	Adução	Aproximar do centro corpo
	Elevação	Suspensão do braço/cíngulo do membro superior acima do plano horizontal
	Abaixamento	Abaixamento do braço/cíngulo do membro superior, em relação ao plano horizontal
	Rotação interna	Rodar para dentro
	Rotação externa	Rodar para fora
	Pronação	Movimento de reversão da mão ou do pé, com o dorso da mão direcionado para cima ou com o dorso do pé elevado lateralmente
	Supinação	Movimento de reversão da mão ou do pé, com a palma direcionada para cima ou com a margem medial do pé elevada
	Abdução (desvio radial)	Afastamento da mão e dedos em direção ao rádio
	Adução (desvio ulnar)	Afastamento da mão e dedos em direção à ulna
	Flexão palmar/volar	Dobramento da mão em direção à palma
	Flexão plantar	Abaixamento dos dedos do pé
	Flexão dorsal	Elevação dos dedos do pé
	Oposição	Justaposição do polegar ao dedo mínimo
	Reposição	Orientação anterior do polegar em relação ao dedo indicador
	Inversão	Elevação da borda medial do pé (na região inferior do tornozelo)
	Eversão	Elevação da borda lateral do pé (na região inferior do tornozelo)
Coluna vertebral	Rotação	Movimento de giro da coluna vertebral no eixo longitudinal
	Flexão lateral	Inclinação lateral
	Inclinação (flexão)	Inclinação para a frente
	Reclinação (extensão)	Inclinação para trás
Pelve	Anteversão (inclinação anterior/ventral)	Inclinação da pelve para a frente
	Retroversão (inclinação posterior/dorsal)	Inclinação da pelve para trás
Articulação temporomandibular	Abdução	Abaixamento da mandíbula
	Adução	Elevação da mandíbula
	Protrusão/Protração	Projeção da mandíbula para a frente
	Retrusão/retração	Recuo da mandíbula para trás
	Oclusão	Aproximação das coroas dos dentes superiores e inferiores
	Mediotrusão	Deslocamento da mandíbula para a frente e para dentro
	Laterotrusão	Deslocamento da mandíbula para trás e para fora

1.3.1 Tipos de Pele e Camadas da Pele

Pele Delgada e Pele Espessa

Com base na estrutura morfológica, distinguem-se a pele delgada e a pele espessa. A **pele delgada** contém glândulas e folículos pilosos e está presente na maior parte da superfície do corpo e varia em espessura nas diferentes regiões do corpo. A **pele espessa** reveste a superfície das regiões palmares e plantares e é geneticamente determinada – característica para cada indivíduo (impressões digitais). Consequentemente, por meio da análise da pele espessa, torna-se possível a identificação de um indivíduo.

Camadas da Pele

A **pele** consiste em epiderme, derme e hipoderme ou tela subcutânea (➤ Fig. 1.10).

Epiderme

A **epiderme** forma o epitélio de revestimento superficial da pele e possui as seguintes camadas características, a partir da superfície:
- Estrato córneo
- Estrato lúcido (presente apenas na epiderme da pele espessa)
- Estrato granuloso
- Estrato espinhoso
- Estrato basal

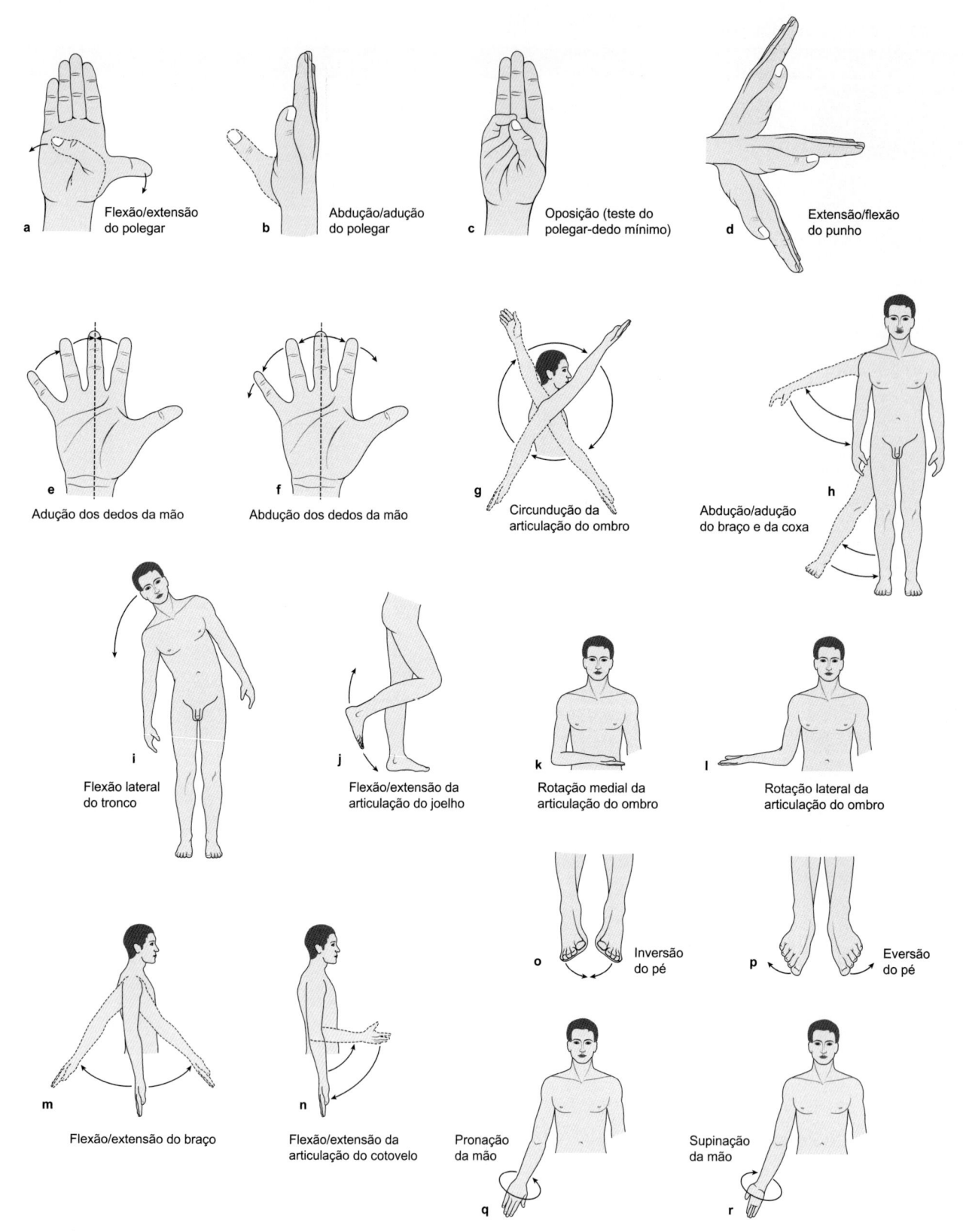

Figura 1.7 Nomenclatura dos movimentos.

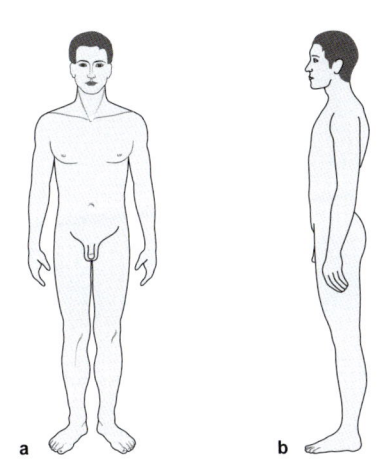

Figura 1.8 Posição neutra. a. Vista anterior. **b.** Vista lateral.

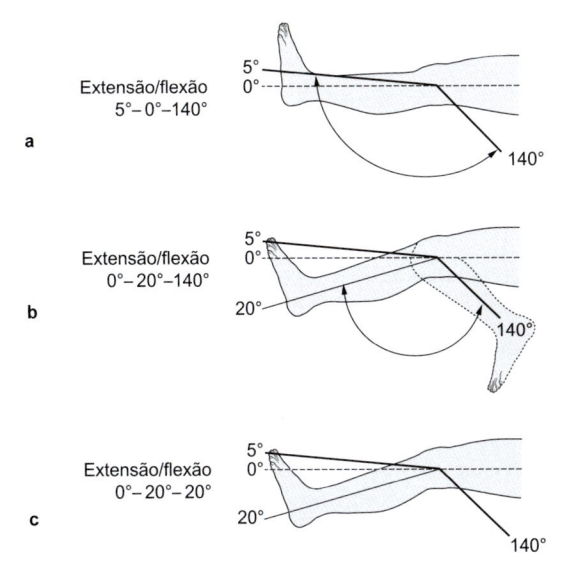

Figura 1.9 Documentação da amplitude de movimento das articulações. a. Amplitude de movimento normal da articulação do joelho. **b.** A extensão do joelho não é possível. **c.** Enrijecimento completo do joelho.

A epiderme é um epitélio estratificado pavimentoso queratinizado (portanto, dotado de várias camadas celulares), avascular, contendo numerosos receptores na forma de terminações nervosas livres (mecânicos, térmicos e/ou para a percepção de dor) e células de Merkel (sensação de pressão). Além disso, melanócitos e células dendríticas (células do sistema imunológico, células de Langerhans) estão presentes.

Derme

A derme, situada imediatamente abaixo da epiderme, é uma camada de tecido conjuntivo propriamente dito, dotada de um plexo capilar (plexo subpapilar), próximo ao limite dermoepidérmico, e um plexo vascular profundo (plexo subcutâneo), no limite da derme com a tela subcutânea subjacente. Os plexos vasculares servem não somente ao suprimento sanguíneo, mas também à regulação da temperatura corporal. A derme contém duas camadas:

- Derme papilar: constituída por papilas de tecido conjuntivo frouxo, rico em fibras colágenas e elásticas, que atuam na

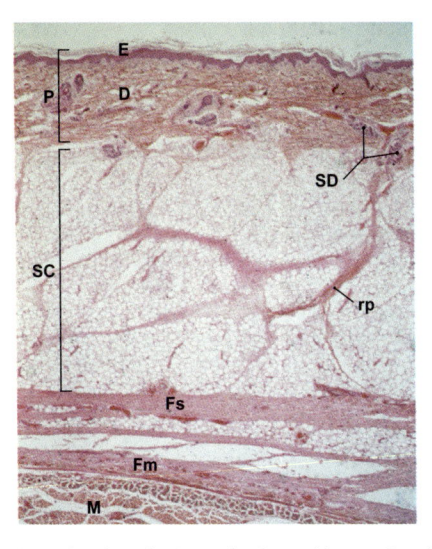

Figura 1.10 Camadas da pele. P = pele, E = epiderme, D = derme, SC = tela subcutânea, Fs = fáscia superficial, Fm = fáscia muscular, M = músculo, rp = retináculo da pele, SD = glândulas sudoríparas écrinas; Coloração de H&E. Aumento: 22x.

fixação da derme à epiderme. Cada papila possui alças capilares do plexo superficial, que seguem até a extremidade das papilas

- Derme reticular: constituída por tecido conjuntivo denso não modelado, rico em fibras colágenas e elásticas.

A derme é bem vascularizada e inervada, abrigando uma série de receptores especializados:

- Células de Merkel, para sensações de pressão
- Corpúsculos de Meissner, para o tato (presentes na derme papilar)
- Corpúsculos de Ruffini, para sensações de distensão (presentes na derme reticular)
- Corpúsculos de Vater-Pacini, para sensações de vibração
- Terminações nervosas livres para sensações mecânicas, térmicas e/ou dor.

Além disso, nervos, vasos linfáticos, células do sistema imunológico, melanócitos (células produtoras de melanina, para proteção contra raios UV), glândulas sudoríparas, folículos pilosos, glândulas sebáceas e células musculares lisas estão presentes na pele.

A epiderme e a derme se encontram intimamente conectadas através das papilas do tecido conjuntivo frouxo da derme papilar. Abaixo da derme papilar, encontra-se a camada da derme reticular. Esta última camada é essencialmente responsável pela elasticidade da pele.

Clínica

A epiderme e a derme papilar, no nível da zona de junção dermoepidérmica, são fixadas entre si por meio de várias proteínas e estruturas. Na ausência de uma ou mais destas proteínas e estruturas de adesão (p. ex., devido a defeitos genéticos) ou no caso de destruição desses elementos (p. ex., devido a traumatismos mecânicos), **bolhas** podem se formar e, em raros casos, pode haver descamação da epiderme em larga escala. Existem também doenças como o **penfigoide bolhoso**, na qual são produzidos anticorpos contra componentes das estruturas de adesão (autoanticorpos). No **pênfigo**, anticorpos interferem na adesão das células em meio à própria epiderme.

Tela Subcutânea (Hipoderme)

Abaixo da derme, encontra-se a tela subcutânea (hipoderme), composta de tecido conjuntivo frouxo e tecido adiposo unilocular.

Clínica

O trajeto principal das fibras colágenas, presentes na camada reticular da derme, constitui as chamadas **linhas de clivagem** ou **linhas de tensão**, que desempenham importante papel na escolha da disposição mais adequada das incisões em cirurgias. Incisões contrárias às linhas de clivagem causam formação mais intensa de cicatrizes e formação subsequente de rugas não funcionais.

1.3.2 Anexos Cutâneos

Os anexos da pele incluem, além de folículos pilosos e de unhas, as grandes e pequenas glândulas sudoríparas, glândulas sebáceas e glândulas mamárias.

Folículos Pilosos e Pelos

Os **pelos** são considerados uma estrutura preciosa para efeitos de isolamento térmico. No entanto, no curso da evolução, esta função tornou-se pouco efetiva e regrediu. Atualmente, eles contribuem substancialmente para a aparência externa do homem e desempenham grande papel na aceitação social e em conceitos estéticos. Além disso, servem de proteção contra raios UV e calor, além de estar envolvidos nas sensações táteis.

Os pelos são resultantes de um processo de queratinização que ocorre nos folículos pilosos, que são invaginações da epiderme e em cuja base se encontram as **células da matriz do pelo** (➤ Fig. 1.11). As células derivadas da matriz do pelo se diferenciem em células queratinizadas, constituindo a haste do pelo.

Tipos Básicos

Na vida pós-natal, são distinguidos dois tipos básicos de pelos:

- **Velos:** são pelos macios que partem de curtos folículos pilosos (ver adiante) em direção à epiderme. Os velos são pelos delgados e quase não pigmentados, não possuem medula (ver adiante) e correspondem aos *pelos do lanugo* ou *lanugem fetal*. Em crianças e mulheres, eles cobrem a maior parte do corpo.
- **Pelos terminais (pelos longos):** são rígidos e longos, cujos folículos atingem a tela subcutânea. Os pelos terminais são espessos e pigmentados, possuem uma medula como camada mais interna e estão presentes nos pelos do couro cabeludo, cílios, sobrancelhas, pelos pubianos, pelos axilares e pelos faciais e, em geral, diferem significativamente dentre os diferentes grupos raciais. Os pelos terminais são subdivididos em pelos curtos (cílios, sobrancelhas) e pelos longos (os demais). Sua configuração depende de fatores genéticos e do sexo.

Folículos Pilosos

Os pelos se originam de invaginações epidérmicas cilíndricas, que se projetam até a derme ou até a tela subcutânea. Estas invaginações são denominadas **folículos pilosos**, sendo nutridos por vasos sanguíneos e que possuem um **bulbo piloso** e uma **papila associada ao bulbo piloso**. A partir desta associação, ocorre o crescimento da haste do pelo. Cada folículo piloso está associado a uma glândula sebácea (com a qual forma a **unidade pilossebácea**) e um feixe de músculo liso, que consiste no **músculo eretor do pelo**. Este último pode promover o eriçamento dos pelos, fazendo com que a epiderme fique com o típico aspecto arrepiado. Em um folículo piloso, são distinguidas as seguintes estruturas (➤ Fig. 1.11):

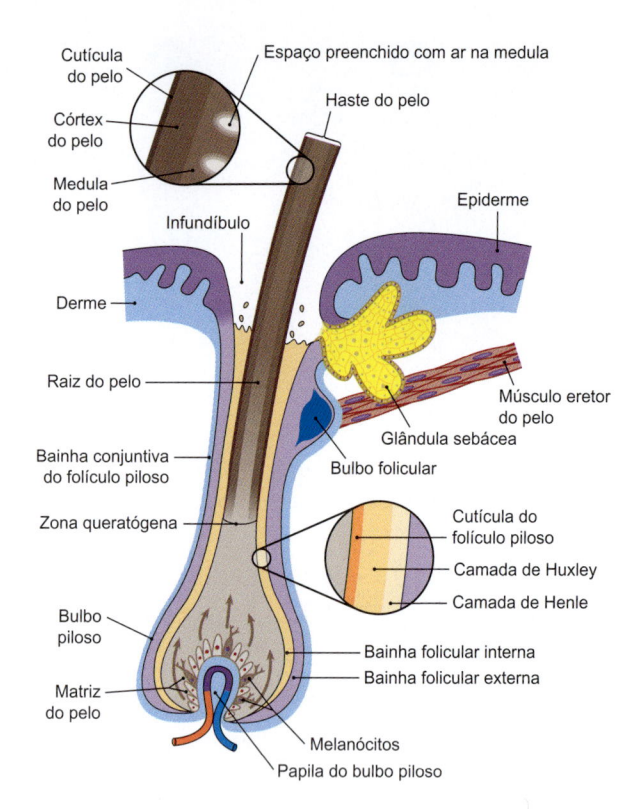

Figura 1.11 Estrutura de um folículo piloso.

- **Haste do pelo:** estrutura completamente queratinizada, no canal do folículo piloso, recoberta por uma cutícula epitelial
- **Bulbo piloso:** porção dilatada e profundamente situada em um folículo piloso, e que contém as células da matriz do pelo ativas sob o ponto de vista mitótico para a formação da haste do pelo
- **Papila do bulbo piloso:** projeção de tecido conjuntivo frouxo da derme, ricamente celularizada, que se insere no centro do bulbo piloso
- **Infundíbulo:** representa a região final do folículo que se abre na superfície da pele; nesta região, desemboca o ducto de uma glândula sebácea associada ao folículo piloso
- **Bainhas epiteliais foliculares:** formam as paredes do folículo piloso, consistindo em uma bainha interna e uma bainha externa:
  - Bainha folicular interna: possui, de dentro para fora, as seguintes camadas:
    - Cutícula do pelo
    - Camada de Huxley
    - Camada de Henle
  - Bainha folicular externa: composta de várias camadas de células não queratinizadas e que sofrem queratinização apenas na região do infundíbulo e aqui se convertem em células da epiderme.

A predisposição genética e o conteúdo de pigmento (melanina) dos pelos são responsáveis pela cor característica em um ser humano. Após o término da produção de melanina, os pelos assumem uma tonalidade que varia de cinzenta à branca.

Unhas

Sobre a superfície superior dos dedos das mãos e dos pés encontram-se as unhas, com cerca de 0,5 mm de espessura. Cada **unha** é uma placa translúcida de células queratinizadas (placa ungueal),

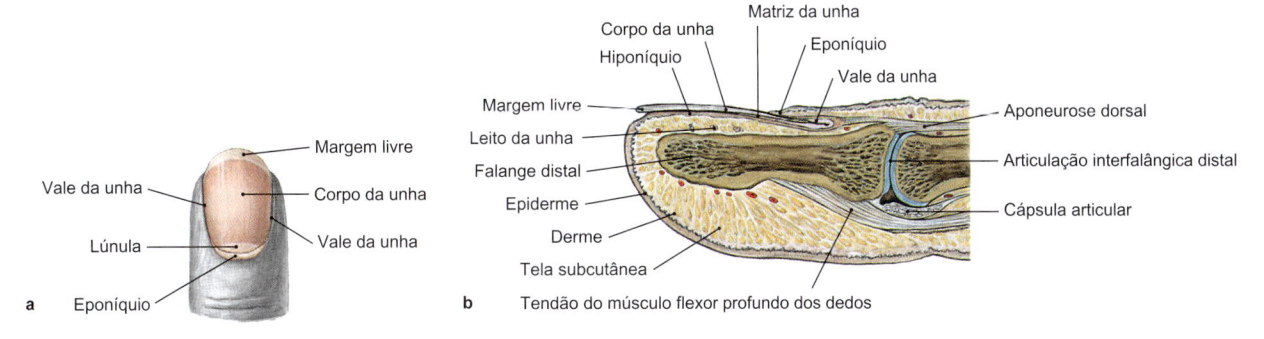

Figura 1.12 Estrutura da unha (falange distal). a. Vista externa. **b.** Corte sagital.

de formato convexo, que serve para proteger as extremidades dos dedos e colaborar na função de apreensão de objetos (➤ Fig. 1.12). As estruturas da unha são:

- **Placa ungueal**
- **Vale da unha:** conjunto de sulcos laterais em que a placa ungueal se apoia
- **Perioníquio:** prega de pele que se projeta sobre o contorno da placa ungueal
- **Eponíquio (cutícula):** parte da epiderme que se projeta por sobre a placa ungueal em sua região proximal
- **Hiponíquio:** parte da epiderme abaixo da porção distal da placa ungueal
- **Matriz ungueal:** epiderme proximal responsável pela produção da placa ungueal
- **Leito ungueal:** tecido conjuntivo abaixo da matriz ungueal, firmemente aderido ao periósteo da falange distal
- **Lúnula:** parte da matriz ungueal, em formato de crescente e tonalidade esbranquiçada, visível através da placa ungueal.

Clínica

Algumas pessoas apresentam **manchas brancas** sob as unhas. Consequentemente, o leito e a placa ungueal se tornam insuficientemente fixadas entre si. Nesses locais, a placa ungueal aparece com tonalidade branco-leitosa devido a alterações na reflexão da luz (da mesma forma que na lúnula). As possíveis causas são os traumatismos contra a placa ungueal, ação de medicamentos ou doenças diversas. Uma deficiência de biotina (vitamina H) é uma causa comum de **unhas quebradiças**, uma vez que a biotina é necessária para a formação da queratina, o principal componente da placa ungueal. Diversas doenças sistêmicas estão associadas a alterações nas unhas. A psoríase, por exemplo, leva à formação de **unhas com aspecto pontilhado** (pequenas depressões, *pitting*), **manchas em óleo**, **unhas esfareladas**, ou **distrofia ungueal**. A **onicomicose** (colonização das unhas por fungos) é uma causa comum observada pelos dermatologistas. O tratamento é, frequentemente, de longa duração.

Glândulas da Pele
Glândulas Sudoríparas

As **glândulas sudoríparas** estão presentes como pequenas e grandes glândulas sudoríparas.

- As **pequenas glândulas sudoríparas** (**glândulas sudoríparas écrinas**) estão distribuídas por toda a superfície corporal. Deste modo, sua densidade varia de 50/cm² no dorso) até 300/cm² (na região palmar). Os ductos excretores desembocam em cristas epidérmicas ou em pontos elevados da epiderme. Sob o ponto de vista funcional, elas atuam na termorregulação: caso haja aumento de secreção de suor, que é uma secreção hipotônica, o

líquido evapora e o calor do corpo é diminuído (resfriamento por evaporação). Normalmente, em 12 horas, cerca de 250 mL de suor são eliminados. Em uma temperatura ambiente elevada, essa quantidade pode aumentar de forma significativa. Bactérias que colonizam fisiologicamente a pele alteram a composição do suor, consequentemente conferindo um odor característico.

- **Glândulas sudoríparas maiores** (**glândulas sudoríparas apócrinas**, ou **glândulas odoríferas**) ocorrem apenas em algumas regiões do corpo humano; por exemplo, na pele da região axilar, ao redor dos mamilos, nas pálpebras, no meato acústico externo e nas regiões perigenital e perianal. Elas se tornam totalmente funcionais somente na puberdade e influenciam – mais uma vez, devido à modificação da secreção pela atuação de bactérias – o odor corporal individual de um ser humano.

Glândulas Sebáceas

As glândulas sebáceas geralmente estão associadas a folículos pilosos, (unidade pilossebácea, ver anteriormente). Entretanto, em algumas partes do corpo, existem glândulas sebáceas sem associação a folículos pilosos; por exemplo, nas pálpebras (glândulas de Meibomio), no meato acústico externo, nas papilas mamárias, nos lábios e na região genital. As glândulas sebáceas produzem secreção oleosa que age na lubrificação dos pelos e da pele ou, por exemplo, recobrindo o filme lacrimal e, consequentemente, protegendo os olhos contra a evaporação (ressecamento).

Glândula Mamária

A glândula mamária está descrita no Capítulo 3.1.2, na parede torácica.

1.4 Sistema Musculoesquelético

O sistema musculoesquelético é composto por elementos passivos (ossos, cartilagens, ligamentos e articulações) e ativos (músculos e tendões).

1.4.1 Cartilagem

A cartilagem, juntamente com o tecido ósseo, faz parte do grupo dos tecidos conjuntivos de suporte do corpo. Aqui, ela será descrita apenas brevemente para maior compreensão. A cartilagem é composta por células cartilaginosas (condrócitos) e matriz extracelular (MEC), cujos componentes principais são os proteoglicanos e as fibrilas colágenas. A cartilagem apresenta elevada resistência a forças de compressão. Isso baseia-se em sua consistência semirrígida, o que faz com que ela se deforme apenas de modo limitado quando submetida a uma pressão e, cessada tal pressão, a cartilagem retorna ao seu antigo formato. Com base na composição de sua matriz extracelular, distinguem-se três tipos diferentes de cartilagem:

- **Cartilagem hialina:** este tipo mais comum de cartilagem (cartilagens articulares, vias respiratórias – nariz, septo nasal, laringe, traqueia, brônquios – costelas, discos [ou placas] epifisiais, esqueleto do embrião antes de ossificação) é constituído por grupos agregados de condrócitos (condrons) e pela MEC. As fibrilas colágenas não são visíveis aos cortes histológicos (são obscurecidas pela quantidade de proteoglicanos).
- **Cartilagem elástica:** tem a mesma constituição da cartilagem hialina, adicionada de uma grande quantidade de fibras elásticas na MEC e condrócitos menores. É encontrada na concha da orelha, no meato acústico externo, na tuba auditiva, na epiglote, em pequenas cartilagens da laringe e em brônquios menores.
- **Cartilagem fibrosa (ou fibrocartilagem):** neste tipo, os condrócitos são encontrados isoladamente, e as abundantes fibras colágenas podem ser nitidamente visualizadas aos cortes histológicos (daí o nome). A fibrocartilagem está presente nos discos intervertebrais, na sínfise púbica, nos discos articulares, nos meniscos, na inserção de alguns tendões nos ossos, e na articulação temporomandibular.

1.4.2 Ossos

Os ossos, constituídos pelo tecido ósseo, formam o esqueleto ósseo do corpo. O esqueleto de um adulto consiste em cerca de 200 ossos individuais, que são ligados entre si, formando as articulações. Apesar da rigidez, o tecido ósseo não é um tecido morto, mas um tecido vivo muito bem vascularizado. Cerca de 10% do tecido ósseo se mantém em constante renovação mesmo após a conclusão do crescimento. Caso os locais de formação e a reabsorção de tecido ósseo ocorram em diferentes pontos, observam-se alterações do formato do osso (modelagem); caso ambos os processos ocorram no mesmo local, o formato não muda (remodelação). Em função dos constantes estresses aos quais o osso é submetido, os eventos de síntese e de reabsorção ósseas mantêm-se em equilíbrio. Apenas quando um dos processos predomina, a estrutura óssea sofre alterações: no caso de predomínio da síntese, ocorre aumento de espessura da estrutura óssea (osteosclerose); caso o tecido ósseo seja mais reabsorvido do que sintetizado, ocorre osteólise ou osteoporose. Consequentemente, tais processos podem ocorrer de maneira localizada ou generalizada. O tecido ósseo consiste em componentes orgânicos (principalmente colágeno do tipo I), em células ósseas (osteócitos, osteoblastos, e osteoclastos) e em matriz inorgânica ou mineral (contendo sais, como fosfato de cálcio, fosfato de magnésio e carbonato de cálcio, além de associações de cálcio, potássio e de sódio com cloro e flúor). Cerca de 99% do suprimento de cálcio do corpo está ligado aos ossos. Isso corresponde a 1-1,5 kg de cálcio por indivíduo. Apenas 1% está fora dos ossos, por exemplo no sangue ou na musculatura. Os componentes orgânicos e inorgânicos da matriz formam uma estrutura composta, cujas propriedades mecânicas dependem da relação dos componentes individuais. Tanto a formação de tecido ósseo quanto a reabsorção óssea são influenciadas por vários fatores, tais como estresses mecânicos, hormônios, fatores de crescimento, citocinas e moléculas da matriz.

As funções dos ossos são:
- **Suporte** (todo o sistema esquelético)
- **Proteção** (crânio e canal vertebral)
- **Reservatório de cálcio** (todo o sistema esquelético)
- **Hematopoese** (todo o sistema ósseo, dependendo da idade).

Clínica

Inatividade, imobilização (p. ex., por aparelho gessado), ausência de gravidade (em astronautas), doenças como osteoporose ou metástases tumorais malignas que migraram para os ossos (metástases ósseas) são **fatores que predispõem à reabsorção óssea**, através da qual a estabilidade do osso é comprometida. O objetivo do tratamento é retomar o equilíbrio alterado através de exercícios ou de terapia medicamentosa que favoreçam a síntese óssea ou a preservação da estrutura óssea. Consequentemente, tem importância muito grande uma mobilização funcional precoce após lesões e cirurgia, através da fisioterapia.

Classificação dos Ossos

Os ossos são subdivididos em diferentes grupos, de acordo com sua estrutura e seu aspecto externo (➤ Tabela 1.6, ➤ Fig. 1.13).

Adaptação Funcional
Princípios Estruturais

O formato dos ossos é determinado geneticamente; no entanto, por sua vez, sua estrutura depende definitivamente do tipo e do tamanho do estresse mecânico que atua sobre eles. Consequentemente, os ossos são moldados a partir de um **princípio estrutural econômico**: com menor custo de material, um nível mais alto de resistência é atingido (princípio do mínimo e do máximo). Deste modo, a diáfise (nos ossos longos) é a estrutura ideal de um corpo submetido a forças de inclinação: internamente oca e maleável em todas as direções (altas tensões no córtex, no interior = 0 = fibra neutra = sem tensão). A **estrutura de baixo peso** é particularmente evidente quando as relações de peso são observadas: sobre os ossos, se concentram apenas 10% do peso do corpo, enquanto sobre os músculos se concentram mais de 40%.

Os ossos apresentam uma camada compacta externa (**substância compacta ou cortical, ou tecido ósseo compacto cortical**), constituída por ósteons (sistemas de Havers) e lamelas ósseas, além de uma estrutura interna leve formada por trabéculas (**substância esponjosa ou tecido ósseo esponjoso**) com espaços entre elas que acomodam a medula óssea (➤ Fig. 1.14). A estrutura dos ossos planos permitiu a distinção entre uma camada cortical externa e

Tabela 1.6 Classificação dos ossos.

Designação	Exemplo	Explicação
Ossos longos (ossos tubulares)	Fêmur, úmero	• Contêm uma diáfise e duas extremidades (epífises) • Na diáfise localiza-se a cavidade medular (canal central)
Ossos planos	Parietal, escápula	Consistem em duas camadas de osso compacto com osso esponjoso entre elas
Ossos curtos	Ossos do carpo, ossos do tarso	Não apresentam uma cavidade medular, mas uma região central de osso esponjoso
Ossos irregulares	Vértebras	Ossos que não se enquadram nas categorias anteriores
Ossos pneumáticos	Maxila, etmoide	Ossos que contêm um ou mais espaços cheios de ar e revestidos por uma mucosa
Ossos sesamoides	Patela, pisiforme	Ossos incorporados na estrutura de tendões
Ossos acessórios	Trígono	Ossos adicionais que não ocorrem regularmente

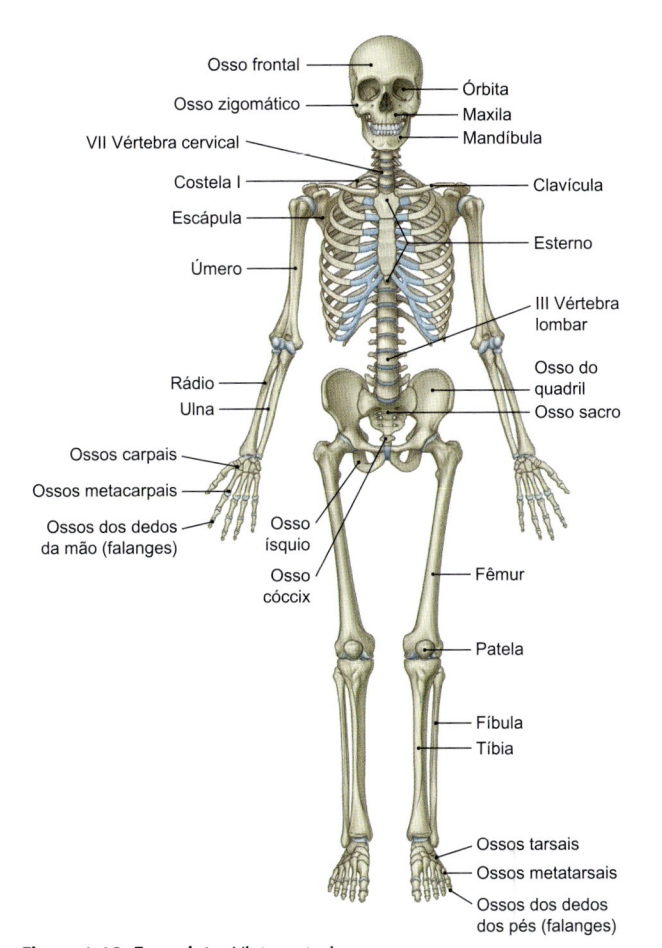

Figura 1.13 Esqueleto. Vista anterior.

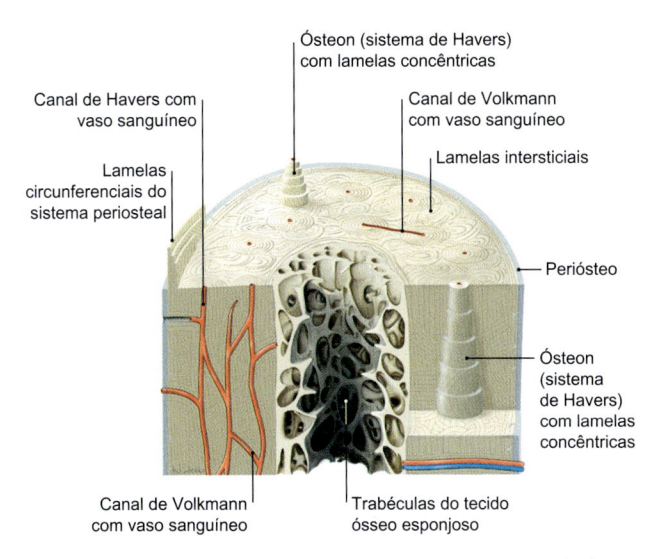

Figura 1.14 Estrutura de um osso, destacando áreas de tecido ósseo compacto e tecido ósseo esponjoso.

uma camada cortical interna, com tecido ósseo esponjoso interposto entre essas duas camadas. Nos ossos planos do crânio, a substância cortical externa é referida como **lâmina externa**, enquanto a substância cortical na parte interna é caracterizada como **lâmina interna**. Nestes ossos, a substância esponjosa é denominada **díploe**. Os ossos pneumáticos possuem cavidades que são revestidas por membranas mucosas. Esta estrutura é encontrada exclusivamente na cabeça e reduz o seu peso.

Adaptação

O tecido ósseo compacto é mais abundante e fortalecido em áreas de maior intensidade de forças (estresses de compressão – **adaptação quantitativa**). Assim, o córtex do fêmur, por exemplo, é mais fortalecido na face medial (córtex mais espesso, linha áspera), uma vez que, neste local, é exercida grande tensão de inclinação no plano frontal (➤ Fig. 1.15a). As trabéculas do tecido ósseo esponjoso são correspondentemente orientadas em conformidade com as forças de compressão e de tração que atuam sobre o osso nesta área (trabéculas de compressão = trajetórias de forças de compressão, trabéculas de tração = trajetórias de forças de tensão) (**adaptação qualitativa**) (➤ Fig. 1.15b). Trabéculas de compressão seguem como trajetórias de forças de compressão, enquanto trabéculas de tração seguem como trajetórias de tração ou alongamento.

Em áreas do osso que não são submetidas a forças ou cargas (a chamada **fibra neutra**, **linha neutra** ou **eixo neutro**), não há a formação de tecido ósseo esponjoso, por exemplo, nas diáfises dos ossos longos.

Clínica

O **ângulo do colo do fêmur** (ângulo entre o colo do fêmur e a diáfise do fêmur; ➤ Item 5.3.1) posiciona-se, normalmente, nas proximidades do plano frontal no adulto e tem cerca de 126°, medido medialmente. Caso o ângulo tenha valor abaixo de 120°, caracteriza-se o que se chama coxa vara. Consequentemente, forma-se uma quantidade aumentada de trabéculas de tração neste osso, de modo a dissipar o estresse elevado (tensões de tração) sobre o colo do fêmur. Este processo de adaptação é possível apenas até certo ponto. Caso as possibilidades de ajustes ósseos aumentem os estresses sobre o colo do fêmur em um indivíduo com coxa vara, é provável que ocorra fratura no colo do fêmur. Para tanto, é importante que uma área de coxa vara seja submetida a forças menos intensas comparativamente a forças exercidas sobre uma área de ângulo do colo do fêmur normal.

Estrutura de um Osso Longo

Nos ossos longos, independentemente do seu comprimento, são distinguidas uma porção central cilíndrica (**diáfise**) e duas extremidades (**epífises** proximal e distal) (➤ Fig. 1.16). As epífises possuem, em suas extremidades, um revestimento formado por cartilagens articulares; em ossos jovens, entre as epífises e a diáfise, estão presentes as placas de cartilagem epifisial (ou discos epifisiais) envolvidas no seu crescimento em comprimento. Após a conclusão do crescimento ósseo, observa-se a linha epifisária nas antigas regiões dos discos epifisiais vistas aos cortes histológicos. Imediatamente adjacente à linha epifisial (ou região da cartilagem epifisial) observa-se a **metáfise**, a qual representa a zona de ossificação formada durante o crescimento. Projeções ósseas adicionais são caracterizadas como **apófises**, que se originam a partir da inserção de tendões e ligamentos e, no contexto do desenvolvimento, possuem seus próprios centros de ossificação. As áreas sobre as quais as superfícies ósseas não são lisas, mas ásperas, são chamadas *tuberosidades*. Além disso, estão presentes *cristas* ósseas, *lábios* ósseos ou rugosidades lineares (*linhas*). Todas as rugosidades servem para a conexão de músculos e de ligamentos. De acordo com a carga a que o osso é submetido, a relação entre a espessura e a estrutura de tecido ósseo compacto e tecido ósseo esponjoso é ajustada (ver anteriormente). A cavidade medular é preenchida com medula óssea que também se estende entre as trabéculas do tecido ósseo esponjoso.

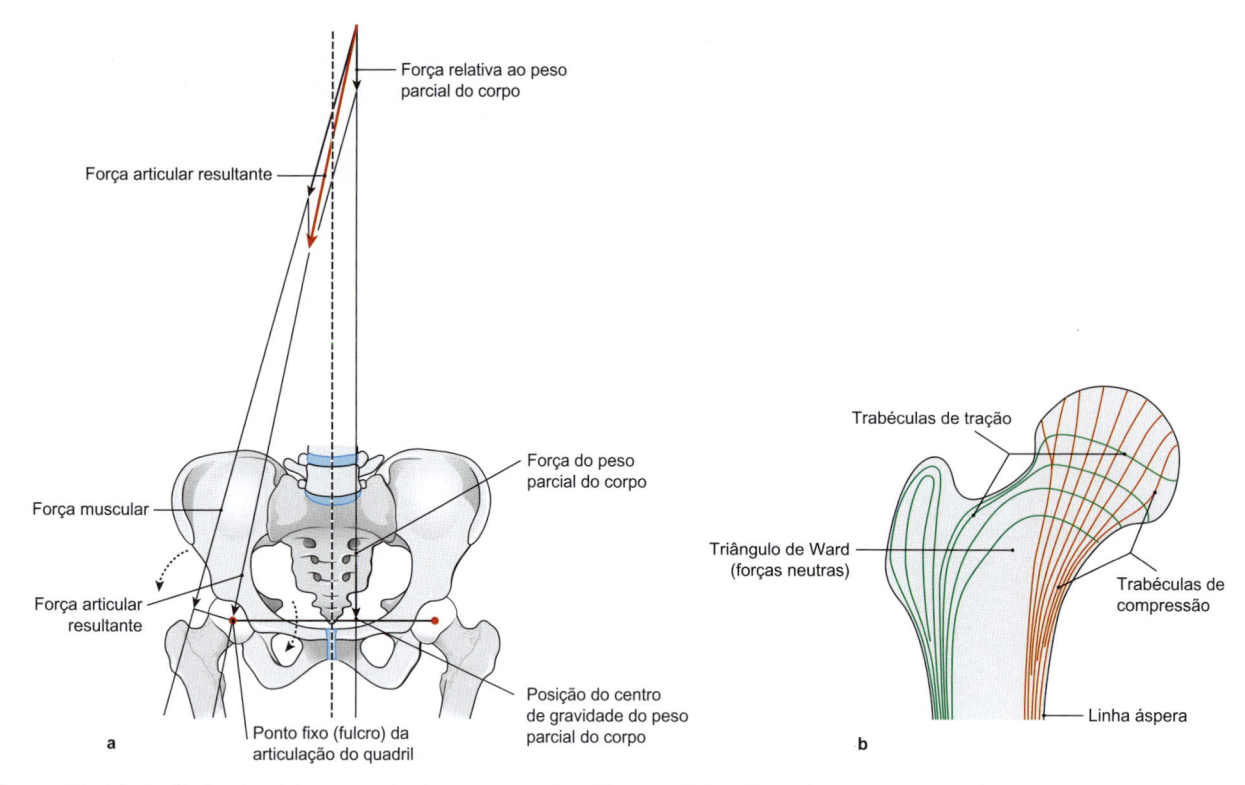

Força relativa ao peso parcial do corpo

Força articular resultante

Força muscular

Força articular resultante

Força do peso parcial do corpo

Posição do centro de gravidade do peso parcial do corpo

Ponto fixo (fulcro) da articulação do quadril

a

Trabéculas de tração

Triângulo de Ward (forças neutras)

Trabéculas de compressão

Linha áspera

b

Figura 1.15 Adaptação funcional dos ossos, tendo como exemplo o fêmur. a. Linhas de tensão para as regiões de córtex medial e lateral da cabeça do fêmur e do colo do fêmur. **b.** Orientação das trajetórias correspondentes.

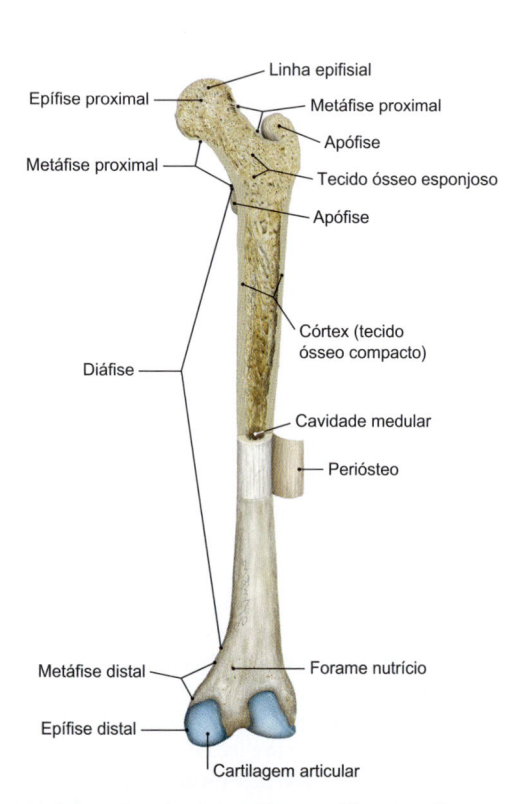

Epífise proximal

Linha epifisial

Metáfise proximal

Apófise

Metáfise proximal

Tecido ósseo esponjoso

Apófise

Diáfise

Córtex (tecido ósseo compacto)

Cavidade medular

Periósteo

Metáfise distal

Forame nutrício

Epífise distal

Cartilagem articular

Figura 1.16 Estrutura de um osso longo utilizando o fêmur como exemplo. Vista posterior.

Clínica

Se a carga a que um osso é submetido exceder a sua resistência, ocorre **fratura óssea**. Com isso, originam-se dois ou mais fragmentos, os quais podem ser deslocados. Além de dor, mobilidade anormal, ruídos durante o movimento (crepitação), desalinhamento e fraqueza muscular inicial (ausência de atividade muscular) são considerados como sinais de confirmação de uma fratura. A comprovação é radiográfica. A consolidação da fratura deve ocorrer, de maneira ideal, sob condições de completo repouso de cargas e de movimentos. Deste modo, nos ossos longos, os fragmentos da fratura se consolidam até que a capacidade de suporte total seja atingida, com recuperação da cavidade medular, por exemplo, por meio da utilização de dispositivos em gesso, placas ou parafusos. Em fraturas com espaços estreitos (< 5 mm), sem o desenvolvimento de inflamação, é possível **consolidação primária da fratura**, sem a formação de calo ósseo. No entanto, isso é conseguido quase exclusivamente após a fixação cirúrgica com placas e parafusos, caso as extremidades ósseas estejam adequadamente adaptadas. A **consolidação secundária de uma fratura** ocorre pela formação de um calo ósseo que, gradativamente, vai sendo funcionalmente remodelado. Em adultos, a **medula óssea vermelha** é encontrada nas epífises, enquanto a **medula óssea amarela** é encontrada na diáfise. A medula óssea vermelha está envolvida na hematopoese; a medula óssea amarela consiste essencialmente em tecido adiposo e tecido conjuntivo propriamente dito. Sob condições patológicas (p. ex., hemorragia grave), a medula óssea amarela pode ser rapidamente substituída por medula óssea vermelha na diáfise. O diagnóstico de distúrbios do sistema hematopoético (p. ex., leucemia) pode ser determinado com o auxílio de punções de medula óssea, realizadas a partir do tecido ósseo esponjoso da crista ilíaca (punção da crista ilíaca) ou do esterno (punção esternal – atualmente pouco empregada).

Ossificação (Osteogênese)

Sob o ponto de vista do desenvolvimento, os ossos são formados a partir da condensação de áreas de **tecido conjuntivo mesenquimal** (blastemas) ou a partir de alterações em modelos de **cartilagem hialina**. Ambos os processos de **ossificação intramembranosa** (a partir do mesênquima, portanto, um processo mais direto) e de **ossificação endocondral** (a partir da cartilagem, um processo indireto) determinam, inicialmente, a formação de **tecido ósseo imaturo** (ou **tecido ósseo primário**, ou **tecido ósseo não lamelar**) para, em seguida, este tecido ser reabsorvido e no seu lugar surgir o **tecido ósseo maduro** (ou **tecido ósseo secundário** ou, ainda, **tecido ósseo lamelar**). Os eventos sucessivos que ocorrem nas áreas dos discos epifisiais são discutidos em detalhes nos livros-texto de histologia. No entanto, a formação óssea não ocorre simultaneamente em todos os segmentos do esqueleto. Ela se inicia na clavícula, no segundo mês de gestação e termina aos 20 anos de idade, com o fechamento das epífises, caracterizado pelo desaparecimento dos discos epifisiais em alguns ossos longos. No contexto do desenvolvimento, formam-se **centros de ossificação** secundários por ossificação endocondral tanto nas epífises quanto nas apófises. De forma geral, eles são formados em um período limitado em uma típica ordem cronológica para cada elemento do esqueleto. A partir do aparecimento sequencial dos centros de ossificação e do padrão de ossificação, é possível determinar a idade do esqueleto (➤ Fig. 1.17). Com isso, podem-se distinguir centros de ossificação que se originam na diáfise durante o período fetal (**centro primário de ossificação** ou **ossificação diafisária**) e centros de ossificação que surgem, por exemplo, na segunda metade do período fetal e nos primeiros anos de vida em meio às epífises e apófises cartilaginosas (**centros secundários de ossificação** ou **ossificação epifisária** e **apofisária**). Com o fechamento dos discos epifisiais (formação de sinostoses, ver adiante), o crescimento em comprimento é completado. Centros de ossificação isolados não são mais visíveis em radiografias.

Clínica

Em ortopedia, a **determinação da idade óssea** e a reserva de crescimento ocasionalmente presente para o planejamento do tratamento e do prognóstico de doenças ortopédicas e malformações na infância desempenham papel importante.

Periósteo e Endósteo

Os ossos são envolvidos por um **periósteo**, em todos os locais em que não existem superfícies articulares e nos locais nos quais os tendões diretamente se irradiam. O periósteo consiste em uma camada externa de tecido conjuntivo denso não modelado (*periósteo fibroso*) e em uma camada interna de regeneração (*periósteo osteogênico*). As fibras colágenas do periósteo fibroso seguem, preferencialmente, em direção longitudinal. A partir daí, fibras colágenas ramificadas se projetam e atravessam o periósteo osteogênico densamente inervado, inserindo no tecido ósseo compacto como fibras de Sharpey, ancorando firmemente o periósteo ao osso. O periósteo é muito bem inervado e vascularizado. As superfícies internas dos ossos (incluindo as trabéculas ósseas) são recobertas por uma delgada camada de células pavimentosas, similar a um epitélio simples, caracterizado como **endósteo**. O suprimento de sangue do osso e da medula óssea ocorre através dos vasos maiores que penetram no osso, via canais ósseos (**vasos nutridores**). Eles são visíveis no esqueleto como forames (orifícios) nutrícios nos ossos.

> **NOTA**
>
> Devido à rica inervação do periósteo, traumatismos nos ossos sempre são extremamente dolorosos (p. ex., um golpe na parte anterior da tíbia). Após as fraturas ósseas, a regeneração óssea ocorre a partir do periósteo e do endósteo.

Suprimento Sanguíneo

Os constantes processos de remodelação óssea, a hematopoese na medula óssea vermelha e o metabolismo de cálcio na estrutura óssea tornam necessário um bom suprimento de sangue ao osso. Por essa razão, o osso possui vasos sanguíneos aferentes e eferentes (**vasos nutridores**) que entram e saem através de locais de passagem específicos no osso (**forames nutrícios**). O tecido ósseo cortical dos ossos longos dispõe de um sistema vascular especial a partir de canais de Havers e de Volkmann.

1.4.3 Articulações

As articulações são associações móveis entre elementos cartilaginosos e/ou ósseos do esqueleto. Elas permitem movimentos e transmitem forças sem que valores de deformação críticos atinjam os ossos, o que levaria a uma fratura.

Associações Articulares

Os ossos adjacentes do sistema esquelético se associam de maneira contínua ou descontínua e estão, consequentemente, em associação entre si através de dois tipos gerais de articulações:

- **Falsas articulações** (**sinartroses**, associações contínuas)
- **Verdadeiras articulações** (**diartroses**, associações descontínuas).

As falsas articulações são caracterizadas pela presença de tecidos conjuntivos de preenchimento entre os elementos esqueléticos; nelas não há um espaço articular, o que faz com que sejam chamadas sinartroses (sinostoses, sindesmoses e suturas). Em contrapartida, as verdadeiras articulações apresentam um espaço articular (cavidade articular) entre os elementos do esqueleto.

Falsas Articulações

As **sinartroses** (➤ Tabela 1.7, ➤ Fig. 1.18) são distinguidas pelo tipo de tecido conjuntivo de preenchimento, formado por tecido conjuntivo propriamente dito, cartilagem ou tecido ósseo. Normalmente, as sinartroses permitem apenas movimentos pequenos a moderados (no caso de o tecido interposto entre os ossos ser tecido conjuntivo propriamente dito ou cartilagem) ou não permite qualquer tipo de movimento (no caso de tecido ósseo no preenchimento) entre os elementos esqueléticos. Neste caso, a possibilidade de movimento depende do tipo e da quantidade de tecido interposto, o que, por sua vez, se desenvolve no sentido de uma adaptação funcional de acordo com a sobrecarga mecânica a que a sinartrose está sujeita. Deste modo, sindesmoses são submetidas a trações; nas sincondroses, de acordo com o tipo de estresse, estão presentes cartilagem hialina (tensões de compressão) ou fibrocartilagem (tensões de cisalhamento ou deslocamento). Um exemplo é a sínfise púbica (➤ Fig. 1.19), a qual é reforçada acima e abaixo por dois ligamentos (ligamentos púbicos superior e inferior) que absorvem as forças de tração; no espaço articular da sínfise, está presente uma cartilagem hialina, para resistir às forças de compressão, e fibrocartilagem, para resistir às forças de cisalhamento atuantes.

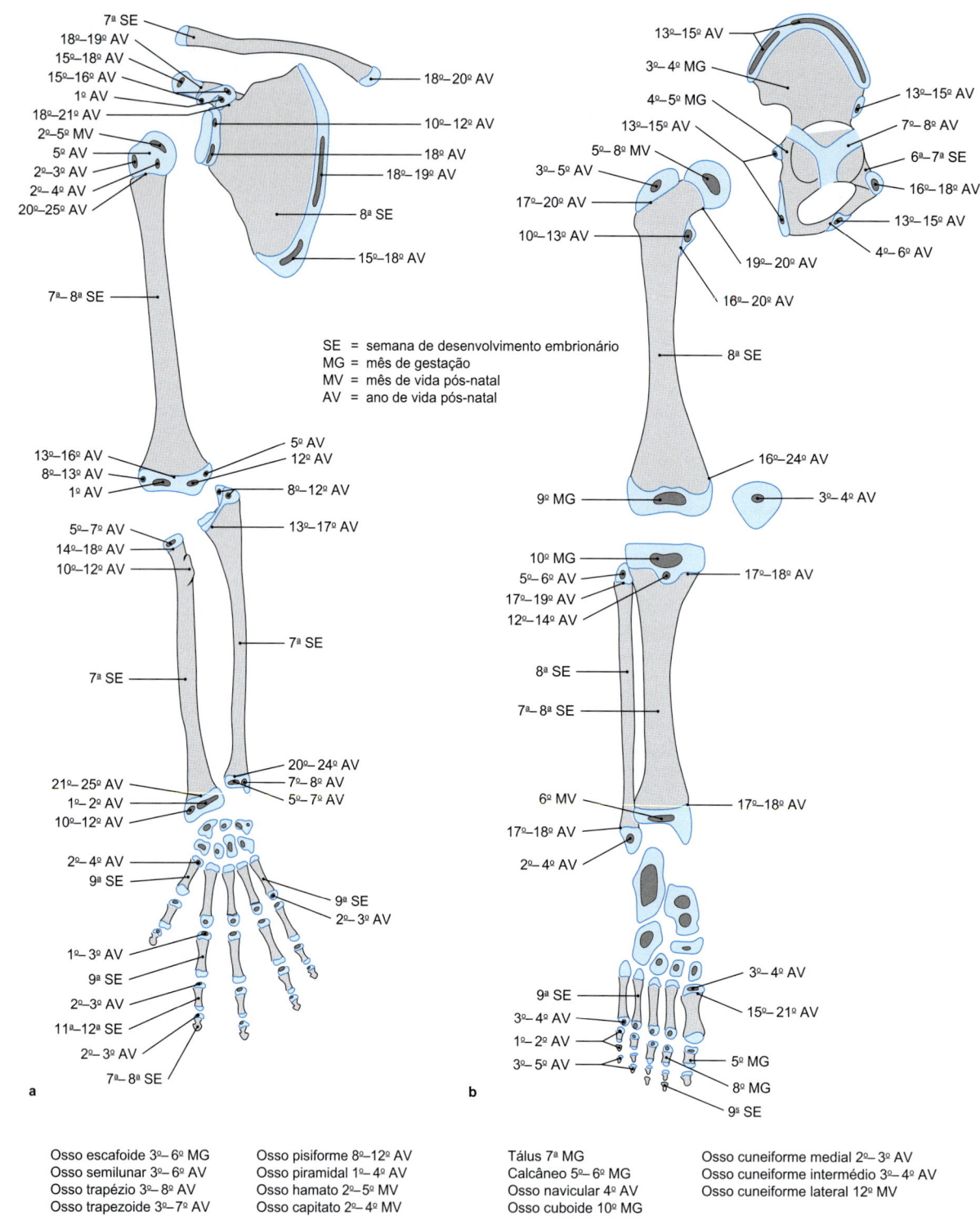

Figura 1.17 Períodos de ossificação do esqueleto. a. Membro superior. **b.** Membro inferior.

SE = semana de desenvolvimento embrionário
MG = mês de gestação
MV = mês de vida pós-natal
AV = ano de vida pós-natal

Osso escafoide 3º–6º MG   Osso pisiforme 8º–12º AV
Osso semilunar 3º–6º AV   Osso piramidal 1º–4º AV
Osso trapézio 3º–8º AV   Osso hamato 2º–5º MV
Osso trapezoide 3º–7º AV   Osso capitato 2º–4º MV

Tálus 7ª MG   Osso cuneiforme medial 2º–3º AV
Calcâneo 5º–6º MG   Osso cuneiforme intermédio 3º–4º AV
Osso navicular 4º AV   Osso cuneiforme lateral 12º MV
Osso cuboide 10º MG

Sindesmoses (Articulações Fibrosas)

Os ossos adjacentes estão conectados através de:

- Tecido conjuntivo denso não modelado, rico em fibras colágenas – por exemplo, membrana interóssea do antebraço, entre o rádio e a ulna
- Tecido conjuntivo denso elástico, rico em fibras elásticas – por exemplo, ligamentos amarelos, entre os arcos vertebrais adjacentes.

A membrana interóssea da perna (na sindesmose tibiofibular e os fontículos e as suturas do crânio, que são sindesmoses). As

suturas do crânio são, inicialmente, constituídas por um tecido conjuntivo que se desenvolveu a partir de tecido conjuntivo embrionário (mesênquima) e que, logo após o nascimento, mantém os ossos unidos sob a forma de fontículos (ou fontanelas) em grandes áreas entre os ossos do crânio em desenvolvimento (➤ Item 9.1.3).

De acordo com seu formato, podem ser distinguidos os seguintes tipos de suturas:

- **Sutura serrátil** ou **denteada**: conexão em disposição dentada, muito firme (p. ex., sutura lambdóidea)

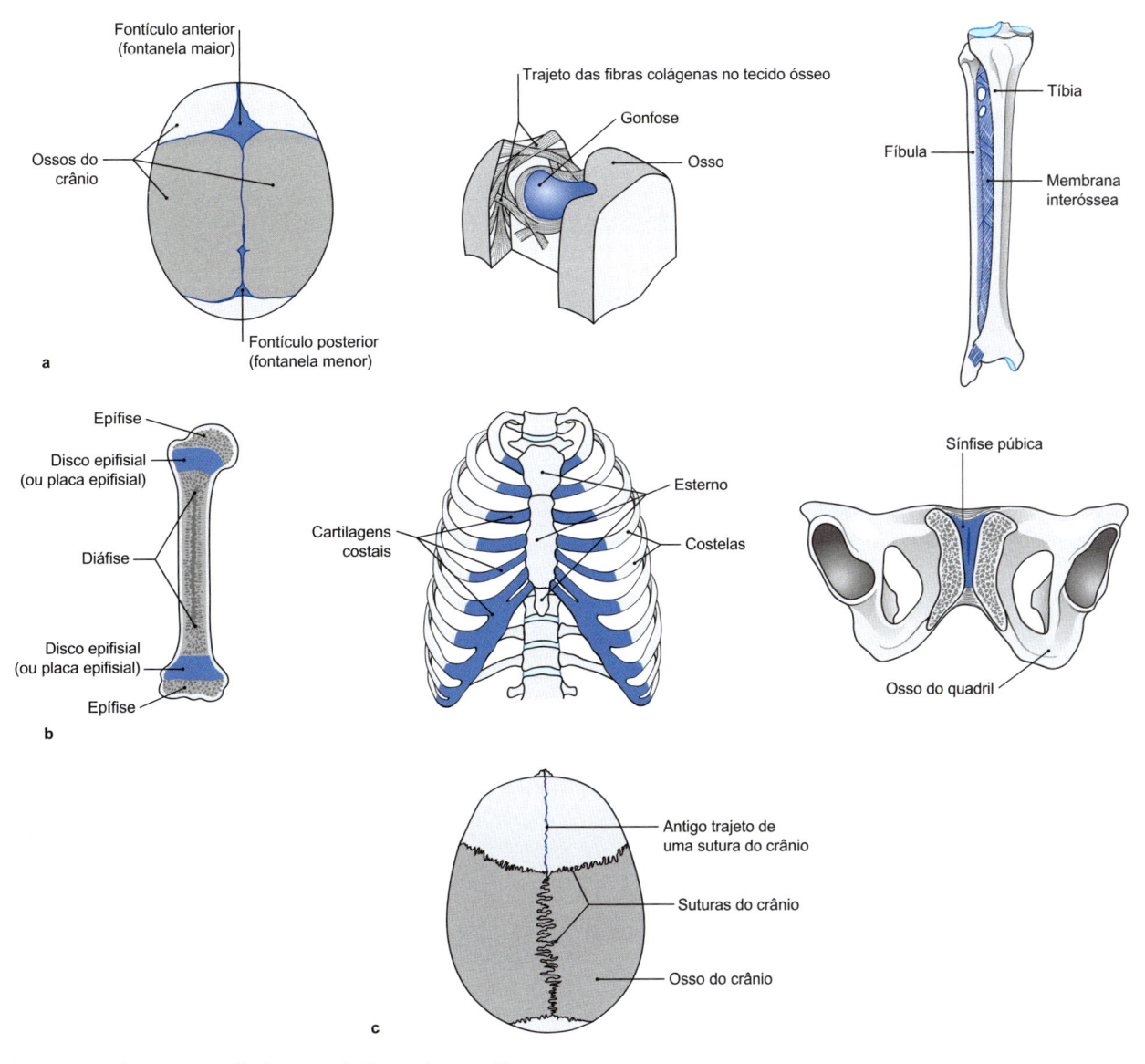

Figura 1.18 Sinartroses. a. Sindesmose. **b.** Sincondrose. **c.** Sinostose.

Tabela 1.7 Sinartroses.

Tipo de Sinartrose	Sinônimo	Tecido de preenchimento entre os ossos	Descrição	Exemplos
Sindesmose (➤ Fig. 1.18a)	Articulação fibrosa	Tecido conjuntivo propriamente dito (com fibras colágenas ou fibras elásticas)	Dois ossos interligados por tecido conjuntivo propriamente dito	• Membrana interóssea, sindesmose tibiofibular, fontículos do crânio • Forma especial: gonfose (inserção dos dentes no alvéolo dentário)
Sincondrose (➤ Fig. 1.18b)	Articulação cartilaginosa	Cartilagem (cartilagem hialina, fibrocartilagem)	Dois ossos são unidos entre si por cartilagem	Discos epifisiais (ou placas epifisiais), cartilagens costais, sínfise púbica
Sinostose (➤ Fig. 1.18c)	Articulação óssea	Tecido ósseo	Dois ossos são fundidos secundariamente por meio de tecido ósseo	Sacro, osso do quadril, placas epifisiais, após o término do crescimento, fechamento das suturas cranianas

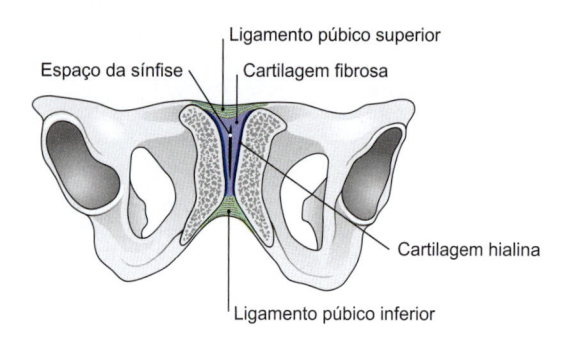

Figura 1.19 Adaptação funcional por meio de tecidos conjuntivos e de suporte, usando o exemplo da sínfise púbica.

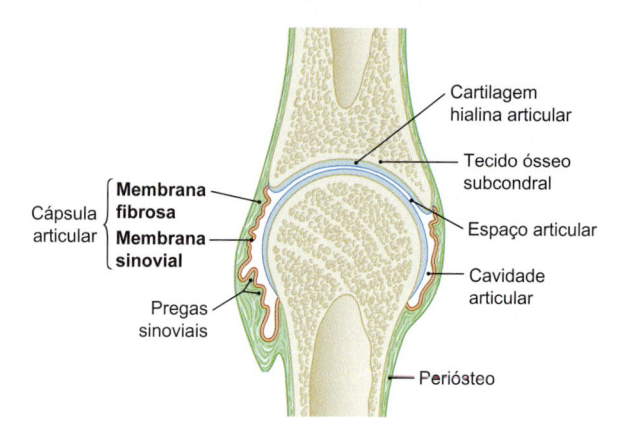

Figura 1.20 Articulação verdadeira (articulação sinovial ou diartrose). A musculatura que movimenta a articulação e o sistema ligamentar que reforça a cápsula articular não foram mostrados.

- **Sutura escamosa**: com superfícies ósseas imbricadas ou chanfradas (p. ex., parte escamosa do osso temporal ou entre os ossos parietais)
- **Sutura plana**: as margens ósseas são quase lisas e paralelas (p. ex., sutura palatina mediana)
- **Esquindilese**: uma crista óssea se encontra inserida em um recesso em formato de fenda (p. ex., o osso vômer no osso esfenoide)
- **Gonfose**: inserção da raiz do dente no espaço (alvéolo) do osso alveolar.

Sincondroses (Articulações Cartilaginosas)

Os ossos adjacentes são mantidos unidos entre si por peças de cartilagem hialina. Entre estas estão incluídas as cartilagens costais (entre as costelas e esterno), os discos epifisiais dos ossos em crescimento e a sincondrose esfenoccipital no crânio. Uma **sínfise**, como a sínfise púbica, representa uma forma especial. Como nos discos intervertebrais, essas articulações possuem fibrocartilagem na união entre os ossos.

Sinostoses (Articulações Ósseas)

Dois ossos são unidos um ao outro de forma secundária por tecido ósseo, por exemplo, o osso sacro e o osso do quadril.

> ### Clínica
>
> Caso dois ossos sofram fusão em uma articulação preexistente, por exemplo, após uma infecção articular ou devido a uma imobilização, esta condição é chamada **anquilose**.

Verdadeiras Articulações

As características de uma diartrose são as seguintes (➤ Fig. 1.20):
- Elementos esqueléticos articulados
- Um espaço compartilhado
- Superfícies articulares recobertas por cartilagem hialina (faces articulares)
- Uma cavidade articular
- Um envoltório formado por uma cápsula articular
- Ligamentos que promovem o reforço da cápsula articular
- Músculos que movimentam e estabilizam a articulação.

As estruturas formam uma unidade funcional. As verdadeiras articulações – que devido à presença de uma cápsula articular particularmente resistente possuem mobilidade muito limitada – são chamadas **anfiartroses** ou articulações fixas (p. ex., articulação sacroilíaca, várias articulações do carpo e do tarso).

Desenvolvimento das Articulações

Os primórdios dos membros (➤ item 4.2) consistem em um blastema mesenquimal, derivado do folheto parietal do mesoderma da parede do corpo (somatopleura). Em meio ao mesênquima ocorrem condensações celulares (blastemas pré-cartilaginosos), a partir das quais se desenvolvem elementos cartilaginosos do esqueleto. Nos locais das futuras articulações ocorre uma condensação celular mais intensa. Nestes locais, podem se originar articulações sob duas formas:

- **Organização por afastamento ou abjunção**: nesta forma mais frequente, trata-se da formação de espaços em meio a um elemento do esqueleto pré-formado, por exemplo, articulação do quadril e articulação do joelho
- **Organização por aposição**: dois elementos esqueléticos pré-formados crescem um sobre o outro. Na região de contato, forma-se, inicialmente, desenvolvimento de uma bolsa, a qual se transforma, subsequentemente, em uma cavidade articular. Além disso, formam-se discos articulares (ver adiante), por exemplo, na articulação temporomandibular, na articulação esternoclavicular e na articulação sacroilíaca.

Durante o desenvolvimento de uma estrutura articular por afastamento, ocorrem os seguintes processos:
- Dentro do blastema, sob a influência de genes *Hox*, organizam-se condensações celulares, a partir das quais **estruturas pré-cartilaginosas** (futuras cartilagens articulares) se diferenciam com uma **zona intermediária** homogênea pobre em células (futura cavidade articular)
- Devido aos eventos sincronizados no desenvolvimento das articulações, já na 6ª semana de desenvolvimento embrionário pode-se identificar o formato característico dos elementos esqueléticos pré-cartilaginosos
- Na 8ª semana de desenvolvimento embrionário, na zona intermediária ocorre a formação de espaços para a configuração da **cavidade articular**. As áreas periféricas da zona intermediária se diferenciam na **cápsula articular**, cujas porções internas iniciam a formação da membrana sinovial (ou sinóvia). As estruturas pré-cartilaginosas, imediatamente adjacentes ao espaço articular, diferenciam-se, subsequentemente, na **cartilagem hialina articular**
- Os eventos são concluídos na metade do 3º mês de gestação. O progressivo aumento no tamanho das peças cartilaginosas ocorre a partir de então, através de crescimento intersticial e aposicional. No entanto, a nutrição da cartilagem – obtida por

difusão a partir do pericôndrio e do líquido sinovial da cavidade articular – após um curto período de tempo, não é mais suficiente; por isso, na 13ª semana de desenvolvimento embrionário ocorre a **vasculogênese** (formação de vasos sanguíneos) na cartilagem hialina. Apenas regiões próximas ao pericôndrio e no espaço articular permanecem avasculares. Um crescimento adequado da estrutura articular, portanto, depende, em grande parte, do suprimento sanguíneo. No entanto, este suprimento não está relacionado ao início da ossificação endocondral, determinado geneticamente.

Estruturas intra-articulares como meniscos, ligamentos, lábios articulares e discos articulares (ver adiante) se originam a partir do blastema da zona intermediária. Nas **sinartroses**, ao contrário das diartroses, não ocorre a formação da zona intermediária. O futuro tecido de preenchimento da respectiva sinartrose (tecido conjuntivo propriamente dito ou cartilagem) se diferencia a partir de células da zona intermediária.

Clínica

Nos distúrbios do desenvolvimento das articulações podem ocorrer eventuais fusões de elementos esqueléticos (**sinostoses**), uma alteração mais frequentemente observada nos esqueletos das mãos e dos pés.

Tipos de Articulações

As articulações sinoviais (ou diartroses) geralmente têm uma faixa significativa de movimentos e que podem ser classificados de acordo com os seguintes critérios:

- Número de eixos de movimento (correspondente aos eixos do corpo) ou grau de liberdade:
  - Uniaxiais
  - Biaxiais
  - Multiaxiais
- Número de elementos do esqueleto na articulação:
  - Articulações simples: dois ossos articulados entre si (p. ex., articulação do quadril)
  - Articulações compostas: vários ossos articulados entre si (p. ex., articulação do cotovelo, articulação do joelho).
- Formato das superfícies articulares (➤ Fig. 1.21):
  - **Articulações cilíndricas**:
    – **Articulação em dobradiça** (ou **gínglimo**): articulação uniaxial, em que flexão e extensão são possíveis (p. ex., articulação talocrural, ➤ Fig.1.21a);
    – **Articulação cilíndrica**: articulação uniaxial, na qual apenas movimentos rotacionais são possíveis (p. ex., articulação radioulnar proximal, ➤ Fig. 1.21b); a cabeça da articulação, uma estrutura em formato cônico, gira em uma cavidade glenoidal
    – **Articulação trocóidea**: articulação uniaxial, na qual os movimentos rotacionais são possíveis (p. ex., articulação atlantoaxial mediana, ➤ Fig. 1.21c); a cavidade glenoidal é girada em torno de um pivô fixo
  - **Articulação ovoide** ou **articulação elipsoide**: articulação biaxial, na qual flexão, extensão, abdução e adução, além de ligeiros movimentos centrífugos, são possíveis (p. ex., articulação do carpo, ➤ Fig. 1.21d)
  - **Articulação em sela**: articulação biaxial, na qual flexão, extensão, abdução e adução, além de ligeiros movimentos centrífugos, são possíveis (p. ex., articulação carpometacarpal do polegar, ➤ Fig. 1.21e)
  - **Articulação esferoide**: articulação triaxial, na qual flexão, extensão, abdução e adução, rotação medial e lateral, além de movimentos centrífugos, são possíveis (p. ex., articulação do ombro, ➤ Fig. 1.21f)

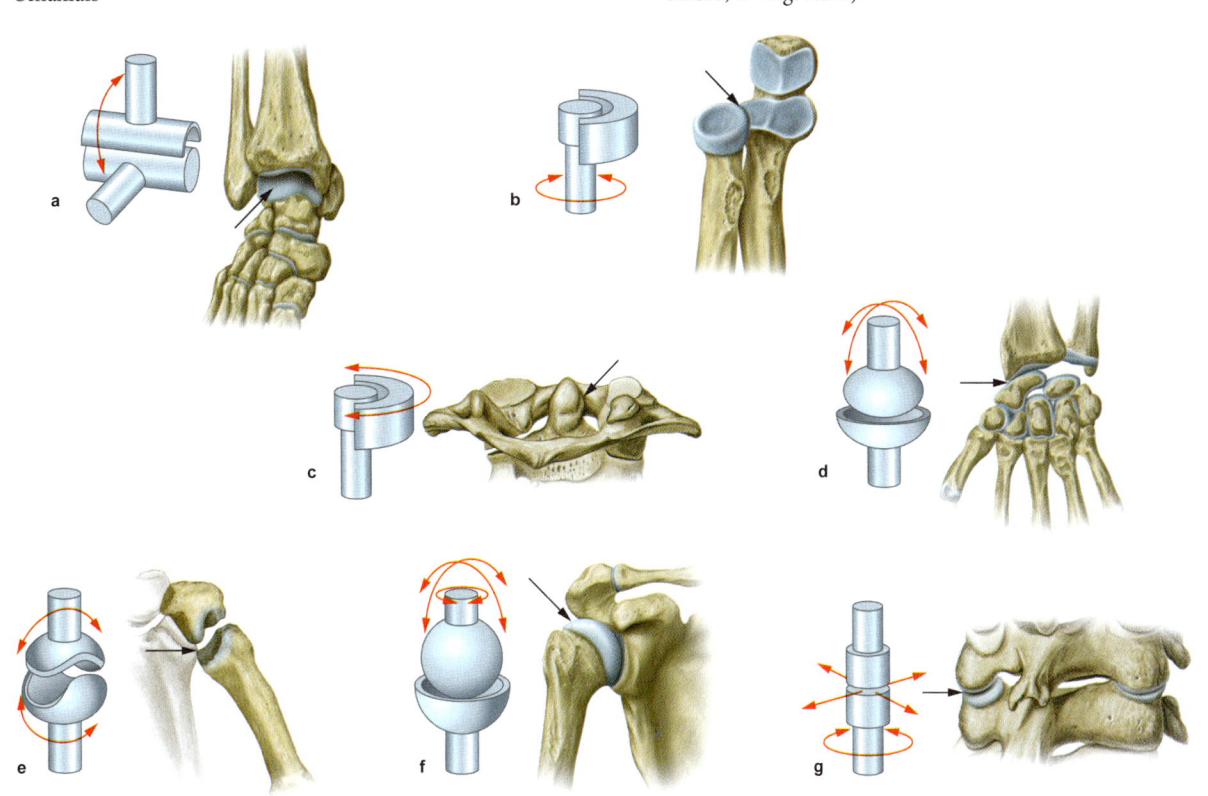

Figura 1.21 Tipos de articulações sinoviais. a. Articulação em dobradiça (gínglimo). **b.** Articulação conóidea. **c.** Articulação trocóidea. **d.** Articulação elipsóidea. **e.** Articulação em sela. **f.** Articulação esferóidea. **g.** Articulação plana.

- **Articulação plana**: articulação, na qual movimentos simples de deslizamento em diferentes direções são possíveis (p. ex., articulações dos processos articulares da coluna vertebral, ➤ Fig. 1.21g).

Uma forma especial é representada pelas **articulações bicondilares**. Elas possuem curvaturas de superfície semelhantes, como as articulações ovoides e cilíndricas. Sua principal característica é a presença de rolos articulares biconvexos (côndilos), que se articulam com superfícies côncavas. Trata-se de articulações biaxiais, nas quais movimentos rotatórios, de translação e de rolamento são possíveis (p. ex., articulação temporomandibular, articulação femorotibial).

NOTA

Nas articulações uniaxiais, o movimento ocorre em torno de um eixo, cuja orientação é responsável pela natureza do movimento. Consequentemente, ela possui apenas um grau de liberdade. Nas articulações biaxiais, o movimento ocorre em torno de dois eixos perpendiculares um ao outro, os quais se cruzam no centro da articulação. A mobilidade da estrutura da articulação é, portanto, maior nas articulações biaxiais do que nas uniaxiais e menor do que nas articulações triaxiais.

Estrutura das Verdadeiras Articulações

A principal característica das diartroses é a presença de um espaço articular – a **cavidade articular** – preenchido com líquido sinovial. Graças a essa estrutura, o movimento dos componentes articulares é possível.

Estrutura Geral

Apesar dos diferentes formatos das articulações individuais, características estruturais fundamentais podem ser distinguidas:

- Uma **cabeça articular**
- Uma **cavidade articular** (cavidade glenoidal)
- **Revestimento das superfícies articulares por cartilagem hialina** (cartilagens articulares na cabeça e na cavidade articular).

NOTA

Exceções à regra de um revestimento formado por cartilagens articulares são encontradas na articulação temporomandibular e na articulação entre a clavícula e o esterno (articulação esternoclavicular). Essas articulações são recobertas por fibrocartilagem.

Cartilagem Articular

As extremidades articulares dos ossos (superfícies ou faces articulares), componentes de uma articulação sinovial, são recobertas por **peças de cartilagem hialina**, caracterizadas como **cartilagens articulares** e que variam de espessura, de acordo com o estresse mecânico aplicado. Neste contexto, a patela possui uma cartilagem articular particularmente espessa, com até 7 mm; a articulação sacroilíaca, com o revestimento de cartilagem da superfície articular do sacro de 4 mm, sendo, consideravelmente, mais espessa do que na superfície da articulação do ílio (1 mm). Na articulação do quadril, a espessura da cartilagem articular é de 2 a 4 mm, enquanto nas articulações interfalângicas a espessura das cartilagens articulares atinge apenas 1 a 2 mm. Uma cartilagem articular saudável apresenta aspecto esbranquiçado e não possui pericôndrio nem vasos sanguíneos. Ela é nutrida por difusão e convecção através do líquido sinovial presente na cavidade articular, assim como também ocorre com o osso subcondral. De acordo com o estresse mecânico aplicado, a cartilagem articular possui a seguinte estrutura: fibrilas colágenas, constituídas por colágeno do tipo II – específico do tecido cartilaginoso – com uma orientação definida na cartilagem articular; células da cartilagem (condrócitos), que produzem as fibrilas colágenas e a substância fundamental (proteoglicanos e glicosaminoglicanos, sendo o agrecan o principal tipo de proteoglicano da cartilagem, para ligação com moléculas de água), apresentando diferentes morfologias em áreas distintas da cartilagem articular. Por esta razão, a cartilagem articular pode ser dividida em diferentes zonas (➤ Fig. 1.22a):

- A **zona de fibrilas tangenciais** (zona I) é a zona superficial e imediatamente adjacente à cavidade articular. Os condrócitos são fusiformes, e as fibrilas colágenas se encontram orientadas paralelamente à superfície. Devido à composição da matriz extracelular, a absorção de água, nesta região, é particularmente elevada
- Na **zona de transição** (zona II), as fibrilas colágenas se dispõem obliquamente em relação à superfície da cartilagem e cruzam em ângulo reto com as fibrilas colágenas opostas. Os condrócitos se encontram organizados em grupos isógenos (cada um contendo várias células dispostas em uma fileira ou pilha)
- A **zona radial** (zona III) é a camada mais ampla, em que as fibrilas colágenas se orientam radialmente em direção às camadas inferiores. Os condrócitos estão dispostos em pequenos grupos formando colunas. O limite caudal forma uma linha de demarcação (*linha da maré*) como o limite entre a cartilagem não mineralizada e a cartilagem mineralizada subjacente
- A **zona de cartilagem mineralizada** (zona IV) corresponde à cartilagem calcificada, que estabelece a união da cartilagem articular com o osso subcondral subjacente e transmite as forças compressivas sobre o osso, na biomecânica osteoarticular.

Sob o ponto de vista funcional, a cartilagem articular apresenta uma superfície lisa e serve para reduzir o atrito entre os componentes da articulação. As cargas de compressão aplicadas nesta cartilagem são distribuídas ao osso subcondral. As diferentes zonas de cartilagem articular se ajustam aos diversos módulos de elasticidade dos tecidos entre si e evitam sobrecarga das estruturas. Durante o estresse de compressão sobre a cartilagem, a água se desprende da matriz extracelular do tecido cartilaginoso em direção à cavidade articular; após o término da compressão, a água retorna à matriz (convecção). Com isso, as superfícies articulares podem se deformar em um determinado grau de maneira reversível.

Clínica

As alterações degenerativas das articulações são denominadas **artroses** (doença articular degenerativa ou osteoartrite). A artrose é a causa mais comum para um paciente consultar um médico clínico geral. Na Alemanha, aproximadamente 5 a 6 milhões de pessoas sofrem de artrose. Em todo o mundo, ela é a doença articular (artropatia) mais comum. Basicamente, qualquer articulação pode ser acometida; especialmente comuns são as artroses do joelho e do quadril. As causas podem envolver uma sobrecarga na articulação (p. ex., aumento do peso corporal), bem como alterações congênitas e traumáticas (p. ex., mau alinhamento articular, deformidades ósseas). No entanto, as artroses podem também ocorrer como resultado de outras doenças (p. ex., inflamações nas articulações, ou artrites) (artrose secundária). Sob o ponto de vista morfológico, o espaço articular é estreitado e ocorrem as seguintes alterações:

- Formação de fibrilações superficiais e desmascaramento (exposição) das fibrilas colágenas (estágio 1)
- Fissuras na cartilagem e agregação de condrócitos (estágio 2)
- Esclerose subcondral (estágio 3)
- Exposição do osso e formação de cavidades de reabsorção (estágio 4)

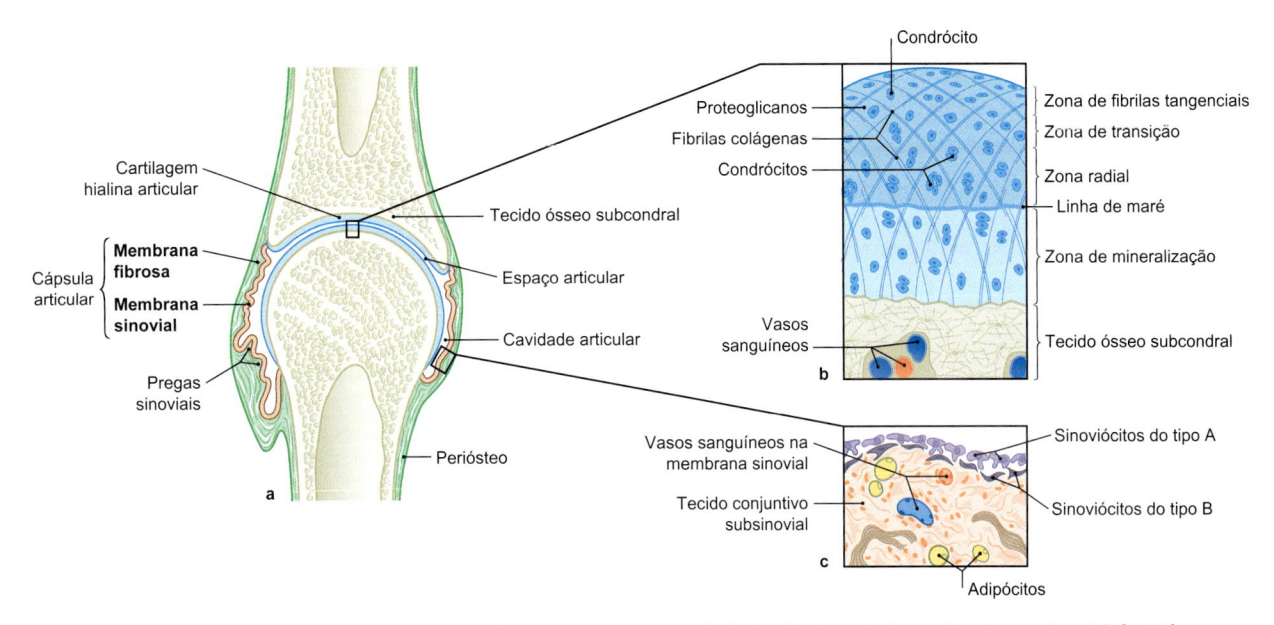

Figura 1.22 Estrutura geral de uma articulação sinovial. a. Componentes gerais. **b.** Cavidade articular. **c.** Membrana sinovial. [L126]

Os sinais radiográficos de uma artrose são:
- Estreitamento do espaço articular (1º sinal radiológico)
- Esclerose subcondral
- Osteófitos (formações ósseas periféricas)
- Pseudocistos (cistos subcondrais)

Cápsula Articular

A cavidade das articulações verdadeiras é completamente envolvida por uma cápsula articular (➤ Fig. 1.22b), que fecha completamente a cavidade articular. Em uma cápsula articular distinguem-se os seguintes componentes:

- **Membrana fibrosa:** esta camada externa de tecido conjuntivo fibroso denso modelado é composta, principalmente, por fibras colágenas (colágeno do tipo I), contendo algumas fibras elásticas, sendo ainda reforçada por ligamentos em muitas articulações; ela continua perifericamente com o periósteo do osso adjacente
- **Membrana sinovial (ou sinóvia):** o revestimento interno – altamente celularizado da cápsula articular e, portanto, adjacente ao espaço intra-articular – é ainda subdividido em:
  - **Camada íntima sinovial** (composta por duas populações celulares):
    – *Sinoviócitos do tipo A*, que apresentam muitos vacúolos e são capazes de realizar a fagocitose, absorvendo produtos do metabolismo derivados dos condrócitos e dispondo-se superficialmente à cavidade articular
    – *Sinoviócitos do tipo B*, semelhantes a fibroblastos, possuindo abundante retículo endoplasmático e responsáveis pela produção do líquido sinovial, situando-se abaixo dos sinoviócitos do tipo A
  - **Tecido subsinovial** (constituído por fibroblastos, adipócitos, macrófagos, mastócitos, nociceptores e mecanorreceptores, além de uma grande quantidade de vasos sanguíneos e linfáticos).

Devido à presença de pregas e vilosidades sinoviais, a superfície da membrana sinovial é aumentada, movendo-se suavemente e acompanhando os movimentos da articulação.

Clínica

Doenças imunológicas como **artrite reumatoide** se desenvolvem, especialmente, a partir da cápsula articular. Elas levam à produção de substâncias prejudiciais à articulação, liberadas no líquido sinovial, podendo destruir a cartilagem articular.

Líquido Sinovial

O **líquido sinovial**, altamente viscoso, é um líquido límpido, levemente amarelado, derivado a partir de um transudato do sangue e contendo grandes quantidades de ácido hialurônico (hialuronato), semelhante ao soro sanguíneo. Normalmente, existe apenas volume muito pequeno de líquido sinovial em uma articulação (p. ex., apenas 3 a 6 mL na articulação do joelho).

O líquido sinovial é produzido pelos sinoviócitos do tipo B da camada íntima da membrana sinovial e possui pH de 7,3 a 7,7, sendo composto por ácido hialurônico (2 a 3 mg/mL), proteínas (10 a 30 mg/mL), glicose (0,5 a 0,7 mg/mL), água, e células esfoliadas.

Suas **funções** são:
- **Nutrição** da cartilagem articular e de partes das estruturas intra-articulares
- **Lubrificação** (deslizamento sem atrito das superfícies articulares)
- **Amortecimento contra impactos** (distribuição uniforme das forças de compressão aplicadas).

Clínica

Lesões ou inflamações das articulações podem levar a uma irritação da membrana sinovial, com produção aumentada de líquido sinovial. O resultado é a formação de uma **efusão** (ou **derrame**) **articular**, que pode ser tão volumosa que toda a articulação se encontra sob tensão, dolorida, edemaciada e os contornos da articulação são perdidos. Dependendo da causa, pode ocorrer derrame com líquido sinovial de tonalidade normal, ou efusão tonalizada, devido, por exemplo, a uma contusão (ou seja, por hemorragia ou hemartrose).

Carga Articular

Sob condições fisiológicas, a cartilagem articular é submetida a cargas compressivas na direção axial, considerando que a transmissão de forças de uma superfície articular para outra ocorre perpendicularmente à superfície da cartilagem. As forças que atuam sobre as articulações são os seguintes:

- **Peso corporal parcial** (p. ex., sobrecarga unilateral da articulação do quadril aplicada pelo tronco, pescoço, cabeça e membros superiores);
- **Forças musculares e ligamentares** (p. ex., sobrecarga unilateral da articulação do quadril pelo trato iliotibial e pelos músculos inseridos nele, como os músculos tensor da fáscia lata, glúteo máximo e vasto lateral).

Consequentemente, o peso corporal parcial é reduzido devido ao efeito neutralizante das forças musculares e ligamentares. O resultado é, na verdade, a **carga articular** atuante sobre a respectiva articulação (➤ Fig. 1.15), caracterizada como uma **força articular resultante (R)** e que pode ser representada como uma soma vetorial da força da gravidade (peso corporal parcial) com a força dos músculos e ligamentos. As cargas mecânicas seguem as leis do equilíbrio através do respectivo ponto de rotação (fulcro) momentâneo da articulação (➤ Fig. 1.15). Durante os movimentos da articulação, a intensidade, a direção e a localização da força resultante são alteradas. A real pressão sobre a cartilagem articular (pressão articular, pressão de superfície) não depende apenas do tamanho da força articular resultante (carga articular), mas também do tamanho da superfície de recepção da força. Quanto menor a área, maior é a pressão: por outro lado, um salto agulha com uma pequena área de superfície deixa pequenas depressões em um assoalho novo de madeira, enquanto uma base plana, com uma superfície maior, não causa o mesmo efeito.

Clínica

Em uma **coxa valga** (ângulo do colo do fêmur aumentado), a pressão sobre a articulação aumenta e a superfície de recepção de forças diminui. Isso predispõe ao desenvolvimento de uma artrose.

Estruturas Auxiliares

Em várias articulações existem estruturas intra-articulares essenciais para a função mecânica e para a amplitude dos movimentos das articulações. Como dispositivos auxiliares, encontram-se as seguintes estruturas:

- **Acopladores:**
  - Discos e meniscos articulares
- **Lábios articulares**

Além disso, existem **bolsas sinoviais** que possibilitam o deslizamento de tendões e de músculos contra os ossos, agindo como coxins elásticos que absorvem a pressão, juntamente com **ligamentos** que atuam no reforço, orientação ou inibição.

Discos Articulares

Essas estruturas atuam na acomodação de irregularidades (incongruências) entre as superfícies articulares e estão sujeitas a forças de compressão. Elas podem existir como discos completos, de formato arredondado (discos propriamente ditos) ou discos em formato de meia-lua (meniscos).

- Os **discos articulares** são compostos por tecido conjuntivo denso e fibrocartilagem. Eles preenchem completamente a cavidade articular e estão frequentemente associados à cápsula articular (p. ex., disco da articulação temporomandibular)

- Os **meniscos articulares** também são compostos por tecido conjuntivo denso e fibrocartilagem. Eles possuem na parte superior o formato de uma foice, uma conformação em cunha ao corte, e se sobrepõem às superfícies articulares nas regiões marginais (meniscos medial e lateral da articulação do joelho).

NOTA

Os discos recobrem completamente a superfície articular, ao contrário dos meniscos.

Lábios Articulares

Estas são estruturas formadas por tecido conjuntivo e fibrocartilagem, ampliando a área das cavidades articulares glenoidais. Nos humanos, os **lábios articulares** existem na articulação do ombro (lábio glenoidal) e do quadril (lábio acetabular) e são reforçados por um anel ósseo (limbo) da respectiva cavidade.

Bolsas Sinoviais

Uma **bolsa sinovial** tem a mesma estrutura, em princípio, da cápsula articular. Ela se assemelha a uma almofada cheia de líquido. Cada bolsa sinovial é delimitada por uma camada de tecido conjuntivo (membrana fibrosa) e internamente encontra-se uma membrana sinovial, com produção de líquido que preenche o espaço da bolsa. A composição do líquido é quase idêntica à do líquido sinovial das articulações sinoviais. As bolsas são elásticas à pressão e permitem o deslizamento de tendões e de músculos sobre ossos e tendões. Elas podem se comunicar com a cavidade articular (p. ex., a bolsa subescapular na articulação do ombro) ou podem ocorrer como bolsas independentes (p. ex., bolsa pré-patelar).

Clínica

Se, devido a uma sobrecarga, inflamação ou traumatismo, ocorrer **bursite** (inflamação da bolsa) e esta bolsa aumentar muito de tamanho, as estruturas adjacentes (p. ex., nervos) podem ser afetadas pela compressão ou ter os movimentos restritos. Caso a bolsa esteja associada a uma cavidade articular, o processo pode se disseminar para a articulação.

Ligamentos

Os **ligamentos** são compostos por tecido conjuntivo denso modelado, rico em fibras colágenas. As fibras, em geral, são dispostas paralelamente. Os ligamentos podem ter formato plano ou alongado e atuam na conexão de elementos esqueléticos móveis. Além de ligamentos densos no sistema locomotor (p. ex., o ligamento cruzado anterior, na articulação do joelho), existem ligamentos delicados e finos, que unem as estruturas no interior das cavidades corporais (p. ex., o ligamento hepatoduodenal, um ligamento entre o fígado e o duodeno). Os ligamentos do sistema locomotor existem como **ligamentos intra-articulares** (p. ex., o ligamento cruzado anterior) no interior das articulações e **ligamentos extra-articulares**, fora das articulações (p. ex., ligamento colateral lateral do joelho). Caso ligamentos extracapsulares façam parte da cápsula articular, estes são chamados **ligamentos capsulares**, e são diferentes de ligamentos que estão separados da cápsula articular por tecido conjuntivo frouxo.

De acordo com a função, os ligamentos extracapsulares são classificados como:

- **Ligamentos de reforço**, para reforçar a cápsula articular, por exemplo, o ligamento pubofemoral, na articulação do quadril

- **Ligamentos de orientação**, que servem para garantir a orientação da articulação, por exemplo, o ligamento anular do rádio, na articulação do cotovelo
- **Ligamentos de inibição**, para restringir o movimento de uma articulação, por exemplo, o ligamento iliofemoral, na articulação do quadril.

Em geral, os ligamentos não apresentam uma única função, mas várias das três funções mencionadas.

1.4.4 Miologia Geral

Existem três diferentes tipos de tecido muscular:
- Tecido muscular esquelético estriado
- Tecido muscular estriado cardíaco
- Tecido muscular liso

A **musculatura estriada esquelética** faz parte do sistema locomotor. Ela inclui cerca de 300 músculos com seus tendões e seus envoltórios de tecido conjuntivo propriamente dito. O tecido muscular estriado esquelético existe também na estrutura da língua, faringe, laringe, partes do esôfago e do canal anal. Cada músculo consiste em uma quantidade extremamente variável de fibras musculares estriadas esqueléticas, as menores unidades estruturais independentes da musculatura esquelética. Os músculos esqueléticos movem os ossos em suas articulações. Os músculos esqueléticos podem ter **funções adicionais**, tais como:
- Estabilização das articulações (manutenção da postura)
- Faixas de tensão (redução da tensão de inclinação nos ossos longos)
- Armazenamento de energia durante o estiramento (estabilidade da articulação durante uma atividade dinâmica).

Clínica

Após esforços intensos e inesperados (principalmente durante práticas desportivas), o tecido muscular pode dilacerar ou romper. Considera-se a ocorrência de **ruptura de fibras musculares** ou, no caso de lesão maior, uma **ruptura muscular** (dependendo exclusivamente do grau de lesão muscular). Mais frequentemente, os músculos da coxa ou da perna são mais afetados. Estas lesões são diferentes da distensão muscular, na qual não há alterações estruturais macroscópicas, como a destruição de células musculares ou hemorragia.

A **dor muscular** é um sintoma que aparece após um esforço físico, principalmente quando determinados grupos musculares são submetidos a cargas elevadas. Em geral, a dor é percebida apenas algumas horas após a atividade. Antigamente, pensava-se que isso era causado por uma acidificação excessiva do respectivo músculo, devido ao acúmulo de ácido lático (lactato). No entanto, tal ideia foi abandonada. Na verdade, trata-se da ocorrência de abundantes microfissuras nas fibras musculares, seguida de uma resposta inflamatória.

Estrutura de um Músculo Esquelético

Em um músculo esquelético, podem ser distinguidas as seguintes estruturas:
- **Ventre muscular**: de diferentes formatos
- **Tendão**: transmite a tração muscular direta ou indiretamente aos elementos do esqueleto ou do tecido conjuntivo:
  - **Origem**: tendão de origem; local de inserção próximo ao tronco (proximal)
  - **Inserção**: tendão de inserção; local de inserção distante do tronco (distal)

- **Ponto fixo**: local de inserção em um elemento imóvel do esqueleto
- **Ponto móvel**: local de inserção em um elemento móvel do esqueleto

N O T A

A origem e a inserção musculares são definidas de forma arbitrária (conceitual). Elas não devem ser confundidas com o ponto fixo e o ponto móvel.

Nem sempre o ponto fixo e a origem de um determinado músculo se situam no mesmo lugar, uma vez que o ponto fixo e o ponto móvel – dependendo do movimento – também podem mudar. A contração dos músculos da região posterior da coxa (músculos isquiotibiais) pode, por exemplo, realizar uma flexão do joelho (o ponto fixo situado na origem dos músculos) ou realizar uma retroversão da pelve, quando o ponto fixo se localizar na inserção (distal).

Tipos de Músculos

Existem várias maneiras de classificar os músculos:
- **Disposição das fibras musculares:**
  - Trajeto paralelo das fibras musculares (na direção de tração do tendão); são possíveis amplos movimentos com pouca força
  - Trajeto peniforme, ou seja, trajeto oblíquo das fibras musculares em um determinado ângulo agudo (ângulo de penação), para longos e amplos tendões, com elevada resistência muscular
- **Número de cabeças (origens):** uma, duas, ou mais cabeças
- **Diferenças de acordo com o envolvimento das articulações:** dependendo se um músculo está envolvido em movimentos em uma ou duas articulações, ou se não tem qualquer relação com uma articulação, podem ser distinguidos:
  - Músculos monoarticulares
  - Músculos biarticulares
  - Músculos faciais (sem envolvimento articular).
- **Formato:** de acordo com seu formato, os músculos são divididos em (**➤** Fig. 1.23):
  - Músculos de fibras paralelas e uma cabeça (músculos fusiformes)
  - Músculos de fibras paralelas e duas cabeças (músculos bíceps)
  - Músculos de fibras paralelas e dois ventres (músculos digástrico)
  - Músculos achatados com múltiplas cabeças (músculos planos)
  - Músculos divididos por tendões intermediários e múltiplas cabeças (músculos poligástricos)
  - Músculos semipeniformes
  - Músculos peniformes

Tendão

Os tendões são compostos por tecido conjuntivo denso modelado e apresentam particularidades no nível da junção miotendínea e nas zonas de inserção aos elementos do esqueleto. São estruturas extremamente resistentes ao desgaste e podem se deformar plasticamente. Ao mesmo tempo, são apenas ligeiramente distensíveis (5% a 10%). Os tendões possuem a função de transferir a tração de um músculo aos elementos do esqueleto durante a contração muscular. A transferência de trações ocorre principalmente na junção miotendínea. O formato dos tendões difere de um músculo para outro. Alguns tendões são tão curtos, de modo que eles não possam ser vistos macroscopicamente (inserção carnosa), enquanto outros são extremamente delgados e planos, sendo denominados aponeuroses.

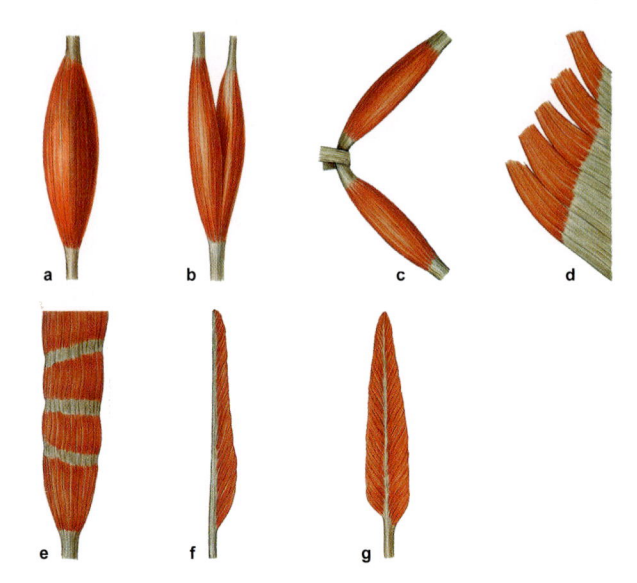

Figura 1.23 Tipos de músculos. a. Músculo com fibras paralelas e uma origem. **b.** Músculo com fibras paralelas e duas origens. **c.** Músculo com fibras paralelas e dois ventres (músculo biventre). **d.** Músculo plano com múltiplas origens. **e.** Músculo subdividido em tendões intermediários e com múltiplos ventres. **f.** Músculo semipeniforme. g. Músculo multipeniforme.

Tipos

Sob os pontos de vista estrutural e funcional, são distinguidos os tendões de tração e os tendões deslizantes:

- Os **tendões de tração** se projetam na direção principal do músculo e são submetidos apenas a trações. Eles apresentam a estrutura típica dos tendões
- Os **tendões deslizantes** ou **de pressão** mudam seu trajeto de direção, uma vez que eles se projetam ao redor de um osso ou de uma estrutura de tecido conjuntivo. Deste modo, o tecido ósseo/conjuntivo serve como um ponto de rotação (hipomóclio ou fulcro, ou seja, um ponto de apoio de uma alavanca). Sobre as faces voltadas para a estrutura óssea ou conjuntiva, o tendão é submetido à pressão e desliza neste ponto. No local de fixação, existe uma cartilagem fibrosa inserida no tendão.

Junção Miotendínea

A região juncional denominada junção **miotendínea**, entre as fibras musculares estriadas esqueléticas e as fibras colágenas das regiões de origem e de inserção musculares, é caracterizada por aumento acentuado na área de superfície (em até 10 vezes) da membrana citoplasmática, nas extremidades das fibras musculares. Na região de aumento da superfície, a membrana basal da fibra muscular encontra-se envolvida por uma rede de microfibrilas (delicadas fibrilas colágenas). As fibrilas da rede se entrelaçam intimamente com fibrilas do tendão, levando a uma firme ancoragem.

Zonas de Inserção Tendínea

As **zonas de inserção tendínea** ajustam os diferentes módulos de elasticidade do tecido conjuntivo, da cartilagem e do tecido ósseo entre si, de modo que não ocorram avulsões ou rupturas do tendão na área de inserção. Considere esta região como uma espécie de mola incorporada na região da inserção. De acordo com a estrutura e a posição, é possível distinguir dois tipos de zonas de inserção tendínea (➤ Fig. 1.24):

- **Zonas de inserção condroapofisárias**: ocorrem em todos os músculos que inserem na região de apófises inicialmente cartilaginosas no campo, mas também em alguns outros músculos (p. ex., tendões dos músculos da mastigação no esqueleto do crânio). Uma característica é a presença de fibrocartilagem na região de inserção, cuja camada situada imediatamente sobre o tecido ósseo é mineralizada. Na região de inserção, o periósteo está ausente e as fibras colágenas inserem diretamente no tecido ósseo.
- **Zonas de inserção periosteais-diafisárias**: são típicas das diáfises dos ossos longos. As fibrilas colágenas de tendões extensos irradiam para o interior do periósteo e ancoram o tendão no córtex do osso. Com isso, a força é transmitida através de uma área muito grande. Em alguns casos, as fibras colágenas inserem diretamente no osso. Nestes locais, o periósteo está ausente. As inserções periosteais-diafisárias são caracterizadas pela presença de rugosidades no osso (tuberosidades).

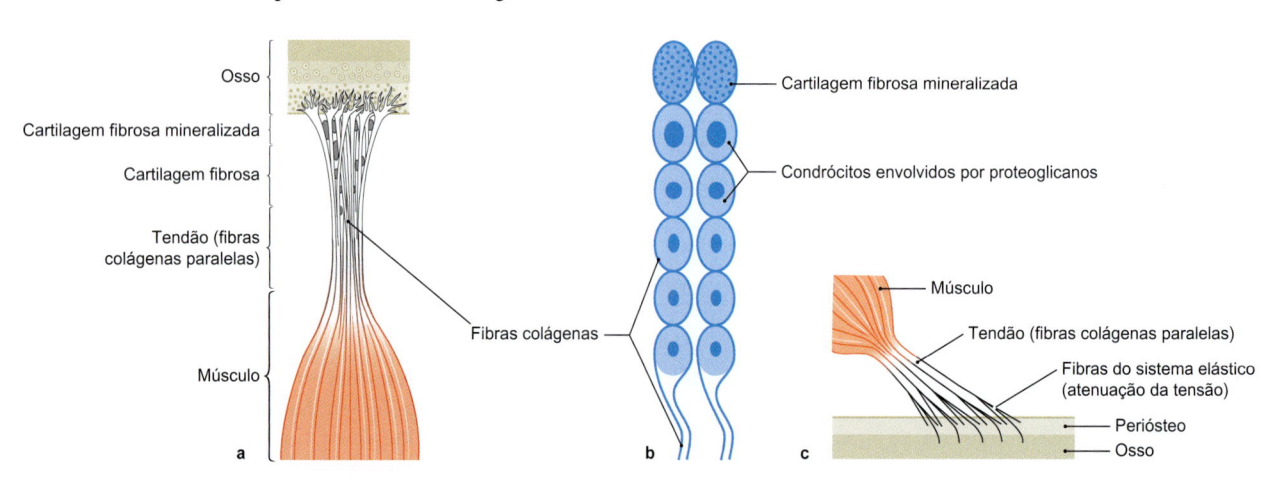

Figura 1.24 Estrutura das zonas de inserção tendinosa. a. Zona de inserção condroapofisária. **b.** Esquema de uma zona de inserção condroapofisária, com condrócitos, proteoglicanos e fibras colágenas. **c.** Zona de inserção periosteal-diafisária.

Estruturas Auxiliares de Músculos e Tendões

Todos os músculos e tendões necessitam, em diferentes graus, de estruturas adicionais, de modo que eles possam:

- Ajustar-se ao ambiente
- Proteger-se contra lesões mecânicas
- Impedir as perdas por atrito
- Reduzir o declínio da força

As estruturas adicionais são:

- **Fáscias** (envoltórios ou bainhas de tecido conjuntivo propriamente dito)
- **Retináculos** (ligamentos de suporte de tecido conjuntivo propriamente dito)
- **Bainhas tendíneas**
- **Bolsas sinoviais**
- **Ossos sesamoides**

Fáscias

As **fáscias** são envoltórios de tecido conjuntivo denso modelado e rico em fibras colágenas que recobrem um músculo individualmente, um grupo muscular (vários músculos) e os tendões, como uma espécie de bainha ou cápsula. As fáscias podem ser consideradas como a camada externa da musculatura. Por meio das fáscias, uma contração de músculos quase invisível é possível, sem que o tecido circunjacente também contraia.

Podem ser distinguidos os seguintes tipos de fáscias:

- **Fáscias individuais**: envolvem um único músculo
- **Fáscias grupais**: envolvem vários músculos de um grupo muscular (mas cada músculo do grupo muscular possui sua própria fáscia individual)
- **Fáscias corporais**: originam-se a partir da fáscia geral do corpo (fáscia superficial) e recobrem os músculos imediatamente subjacentes (que já se encontram inseridos em suas respectivas fáscias individuais e grupais).

N O T A

Particularmente na região das pernas (membros inferiores), as fáscias grupais formam **canais osteofibrosos**, juntamente com o periósteo dos ossos adjacentes, com a membrana interóssea, ou com o septo intermuscular (também uma fáscia), nos quais se encontram grupos musculares individuais. Estes canais são conhecidos como **compartimentos musculares**. Cada compartimento muscular é suprido por vasos sanguíneos e linfáticos independentes.

A importância das fáscias para o corpo é maior do que geralmente se imagina. Isso fez com que as fáscias se mantivessem à sombra da ciência. Somente nos últimos anos o foco científico tem mudado e considerado essas questões. Uma vez que são inervadas, dores podem ser transmitidas através das fáscias. Sob o ponto de vista paramédico, atualmente existem tendências para um "*fitness fascial*".

Clínica

Traumatismos de vasos sanguíneos em compartimentos musculares individuais, no contexto de traumatismos maiores (p. ex., acidente de trânsito), podem fazer com que o sangue que extravasa se acumule no respectivo compartimento muscular (canal osteofibroso) e comprima o tecido muscular. Isso é conhecido como uma **síndrome do compartimento muscular**. Caso o canal osteofibroso não seja aliviado (aberto) o mais rapidamente possível, o músculo pode ser danificado de forma irreversível.

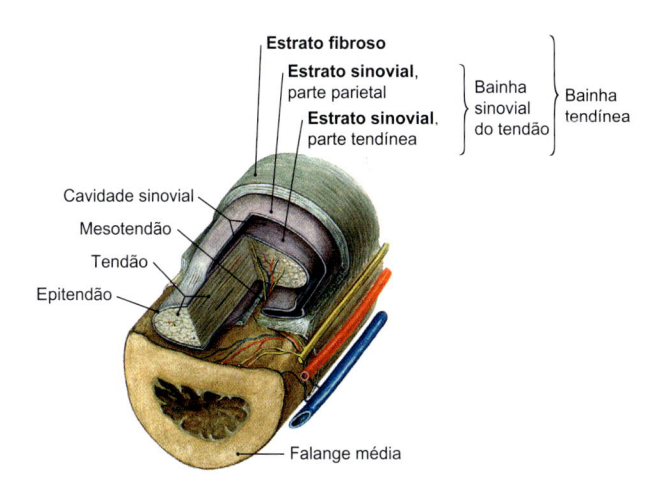

Figura 1.25 **Estrutura de uma bainha tendínea.**

Retináculos

Os retináculos são faixas fibrosas de tecido conjuntivo, para a sustentação de camadas de tecidos ou órgãos. Nos membros eles estão envolvidos, por exemplo, nas articulações das mãos e dos pés, de modo que os tendões não se afastem dos ossos durante a contração muscular. Eles podem ser considerados como cinturões, que mantêm os tendões em sua posição normal.

Bainhas Tendíneas

Uma **bainha tendínea** envolve totalmente um tendão, no local em que ele se segue imediatamente ao osso ou gira ao seu redor (hipomóclio). Ela protege o tendão e permite o seu melhor deslizamento. Em termos estruturais, as bainhas tendíneas se comparam às cápsulas articulares (➤ Fig. 1.25). O **folheto interno da bainha tendínea** (**parte tendínea do estrato sinovial**) é fundido ao tendão, enquanto o **folheto externo da bainha tendínea** (**parte parietal do estrato sinovial**) adere ao estrato fibroso da bainha tendínea. Na **cavidade sinovial**, encontra-se um líquido similar ao líquido sinovial. A nutrição do tendão é proporcionada por pequenos vasos sanguíneos que entram através de pequenos ligamentos do mesotendão (vínculos tendíneos curtos e longos) no tendão.

Clínica

Sobrecargas podem levar a uma **tenossinovite** dolorosa (**tendinite** ou **inflamação da bainha tendínea**) e que são particularmente frequentes na mão e no pé. Uma **tenossinovite estenosante** é característica da sobrecarga dos músculos flexores da mão. Ela ocorre de forma especialmente frequente devido a atividades com movimentos estereotípicos, por exemplo, em artesãos, atletas, pianistas ou em trabalhos de longa duração em um teclado de computador (nestes casos, a doença é parcialmente reconhecida como doença de caráter profissional). A sobrecarga leva a pequenas lesões no tendão, contra as quais o corpo promove tentativas de reparo, por meio de uma reação inflamatória. O inevitável edema (inchaço) do tendão promove o estreitamento da bainha tendínea (tenossinovite estenosante) e leva à formação de nódulos no tendão, os quais, durante cada flexão dos dedos, podem passar através dos pequenos ligamentos anulares (ligamentos que fixam as bainhas tendíneas ao osso), podendo ficar encarcerados nesses locais. Isso provoca o fenômeno secundário conhecido como **"dedo em gatilho"**.

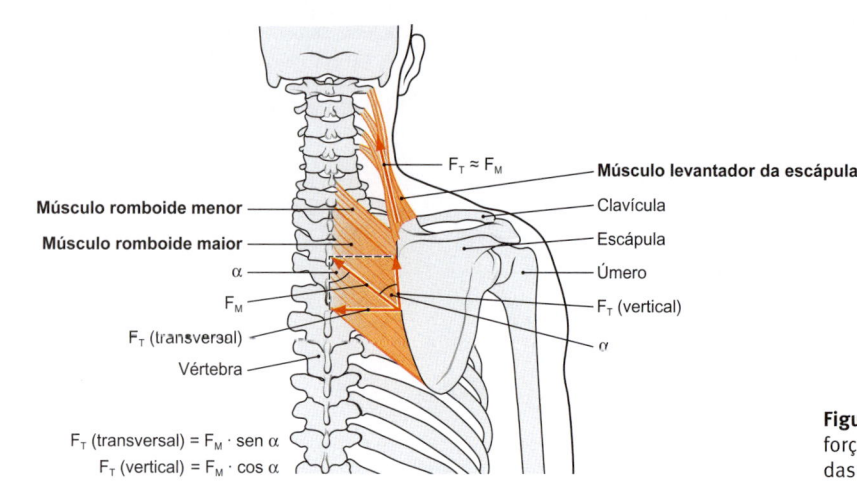

$$F_T \text{ (transversal)} = F_M \cdot \text{sen } \alpha$$
$$F_T \text{ (vertical)} = F_M \cdot \cos \alpha$$

Figura 1.26 Trabalho muscular; transferência da força muscular ao tendão, de acordo com o trajeto das fibras musculares em relação ao tendão.

Bolsas Sinoviais

As bolsas sinoviais, resistentes a pressões, permitem o deslizamento dos tendões e dos músculos sobre os ossos e tendões (➤ item 1.4.3).

Ossos Sesamoides

Os **ossos sesamoides** são ossos que se encontram incluídos nos tendões e sob o ponto de vista funcional:

- Protegem os tendões de um atrito excessivo ou
- Alongam o braço de alavanca, economizando, assim, a força muscular.

De modo geral, eles representam adaptação funcional do tecido na região do tendão submetida a pressões. Alguns exemplos são: a patela, na articulação do joelho, e o osso pisiforme, na articulação do carpo.

Princípios Gerais da Mecânica Muscular
Ativação e Coordenação Muscular

O sistema nervoso central coordena os movimentos por meio do envio de impulsos, ao longo dos nervos, para os músculos. Comumente, vários músculos são estimulados simultaneamente, promovendo um determinado movimento em uma mesma direção (**sinergistas**) ou em direção contrária (**antagonistas**). A ativação de músculos sinergistas é associada à inibição dos músculos antagonistas. Fisiologicamente, os impulsos nervosos alcançam os músculos de forma constante e, deste modo, garantem que uma parte das fibras musculares se mantenha em estado de tensão. Assim, desenvolve-se uma tensão, a qual é caracterizada como **tônus básico** (ou **tônus de repouso**).

A visível contração de um músculo começa quando uma resistência inicial contra o tônus do(s) antagonista(s) é superada. Inicialmente, apenas o estado de tensão no músculo aumenta, sem que as fibras musculares se encurtem (**contração isométrica**). Somente, então, ocorre encurtamento das fibras musculares sob tensão constante (**contração isotônica**), o que leva a um movimento visível.

Trabalho Muscular
Força de Elevação e Altura de Elevação

O trabalho de um músculo depende:

- Da elaboração/desenvolvimento de sua força (força de elevação) e
- Da magnitude do seu encurtamento (altura de elevação),

O trabalho muscular pode ser calculado de acordo com a fórmula simples: trabalho = força (F) × distância. A força é denominada força de elevação, enquanto a distância é referida como altura de elevação.

- **Força de elevação**: depende da seção transversal fisiológica (secção transversal total) e do ângulo de penação (o ângulo através do qual as fibras musculares inserem no tendão, ver anteriormente)
- **Altura de elevação**: depende do comprimento das fibras musculares e do ângulo de penação.

A força muscular e a secção transversal fisiológica de um músculo (força de elevação de um músculo em função da secção transversal de todas as fibras musculares perpendicularmente à direção de suas fibras, ver adiante) se comportam como diretamente proporcionais: caso o tendão do músculo siga paralelamente à sua direção de tração (p. ex., músculo levantador da escápula, ➤ Fig. 1.26), a força gerada completa (*força muscular absoluta*) será transferida para o tendão. Consequentemente, a força muscular (F_M) e a força do tendão (F_T) são quase idênticas. No entanto, caso as fibras musculares sigam obliquamente à direção de tração do tendão (p. ex., músculos romboides maior e menor, ➤ Fig. 1.26), apenas uma parte da sua força contrátil é transferida ao tendão. Com isso, a força vertical do tendão (F_T [vertical]) em oposição à força muscular (F_M) é reduzida em torno do fator cos α e a força transversal do tendão (F_T [transversal]) é reduzida em torno do fator sen α.

Seção Transversal do Músculo

Podem ser distinguidas em um músculo:

- Uma **secção transversal anatômica** (perpendicular à linha principal na parte mais espessa do músculo) e
- Uma **secção transversal fisiológica** (idêntica à superfície da secção transversal de todas as fibras musculares e, portanto, uma medida para a força de contração absoluta de todas as fibras musculares).

As secções transversais anatômica e fisiológica apenas raramente coincidem (somente com músculos de fibras paralelas e músculos fusiformes).

Braço de Alavanca e Efeito Muscular

Para compreender o trabalho muscular, é necessário incluir nas considerações a distância do local de inserção do tendão até o ponto de rotação da articulação (fulcro). De forma simplificada, a força necessária pode ser estimada a partir da dinâmica das alavancas e determinar a extensão do movimento. Tal como acontece com uma alavanca, são definidos para o esqueleto:

- Um **braço de resistência** (segmento móvel da estrutura)

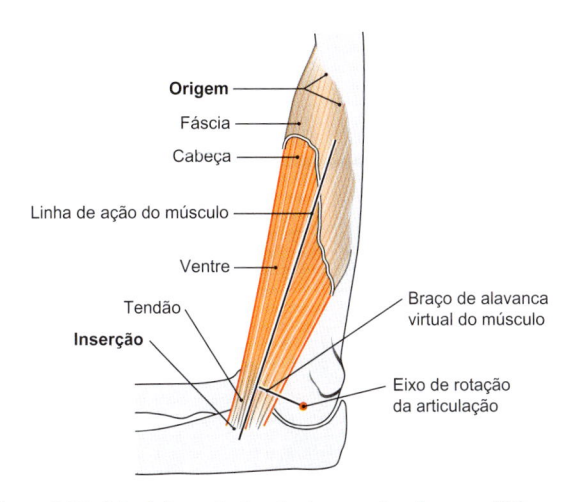

Figura 1.27 Princípios estruturais de um músculo esquelético.

- Um **braço de potência** (músculos atuantes sobre a articulação com seus tendões) e
- Um **ponto de apoio (fulcro) ou de rotação** (na articulação)

A forma como um músculo pode transmitir uma grande quantidade de força sobre uma articulação depende do comprimento do respectivo braço de alavanca (a distância perpendicular da linha de ação do músculo em relação ao eixo de rotação da articulação = braço de potência) (➤ Fig. 1.27). Dependendo da articulação, o braço da alavanca apresenta um comprimento variável e é referido como um **braço de alavanca virtual**. O momento de rotação (torque ou momento) de um músculo é calculado usando a fórmula simples: torque = força (F) × braço de alavanca virtual.

À medida que os ossos se movimentam em torno do eixo de rotação de uma articulação, um músculo deve estar posicionado – conforme descrito – em um braço de alavanca anatômico (= real) e, deste modo, produzir um torque ou momento. O comprimento do braço de força de um determinado músculo corresponde à distância da linha de ação do músculo até do eixo de rotação da articulação. Por exemplo, o **músculo braquiorradial** possui um longo braço de alavanca anatômico, enquanto o **músculo braquial** possui um braço de alavanca anatômico curto, quando o braço é movido em direção ao corpo (➤ Fig. 1.28). Caso haja apenas uma alavanca, o elemento do esqueleto é movimentado na direção de tração do músculo (p. ex., músculo braquiorradial, músculo bíceps braquial, músculo braquial, ➤ Fig. 1.28). Em ala-

vancas de dois braços, o ponto de inserção muscular é movido em direção à tração muscular, enquanto a parte principal do elemento esquelético é, consequentemente, deslocado na direção oposta (p. ex., músculo tríceps braquial, ➤ Fig. 1.28, compare com a ➤ Fig. 1.27).

Trabalho e Desempenho

O produto obtido entre a altura de elevação e a força de elevação corresponde ao **trabalho mecânico** de um músculo e é medido em *joules*. O **trabalho desenvolvido** por um músculo por unidade de tempo é medido em *watts*.

Insuficiência Ativa e Passiva

Quando um músculo já se encontra completamente encurtado, embora a articulação ainda não tenha atingido a posição final – o que seria possível pela contração máxima do músculo –, ocorre o que se denomina **insuficiência ativa**. Assim, por exemplo, a articulação do joelho não é flexionada além de 125° (a partir da posição neutro-nula na articulação do quadril). Apenas com uma flexão adicional no quadril pode-se permitir que o joelho alcance 140° de flexão. Considera-se como **insuficiência passiva** quando um músculo impede a adoção de uma posição articular ativa, devido à sua distensibilidade limitada (o músculo pode ser ainda mais encurtado, mas ele vai ser inibido por seus antagonistas). Por exemplo, com a articulação do punho flexionada, os dedos não podem atingir a flexão máxima (a mão não pode ser fechada).

1.5 Sistema Circulatório

Calor, gases respiratórios, nutrientes, produtos residuais do metabolismo, hormônios, dentre outros, além de células do sistema imunológico, devem ser distribuídos por todo o organismo. Para garantir que essas ações ocorram, o corpo possui diferentes sistemas circulatórios, tais como:

- Circulação sistêmica
- Circulação pulmonar
- Circulação porta do fígado
- Circulação pré-natal (ou fetal)
- Circulação linfática.

1.5.1 Circulações Sistêmica e Pulmonar

Sangue

O sangue é o mais importante meio de transporte de gases respiratórios, medicamentos, nutrientes, resíduos metabólicos e

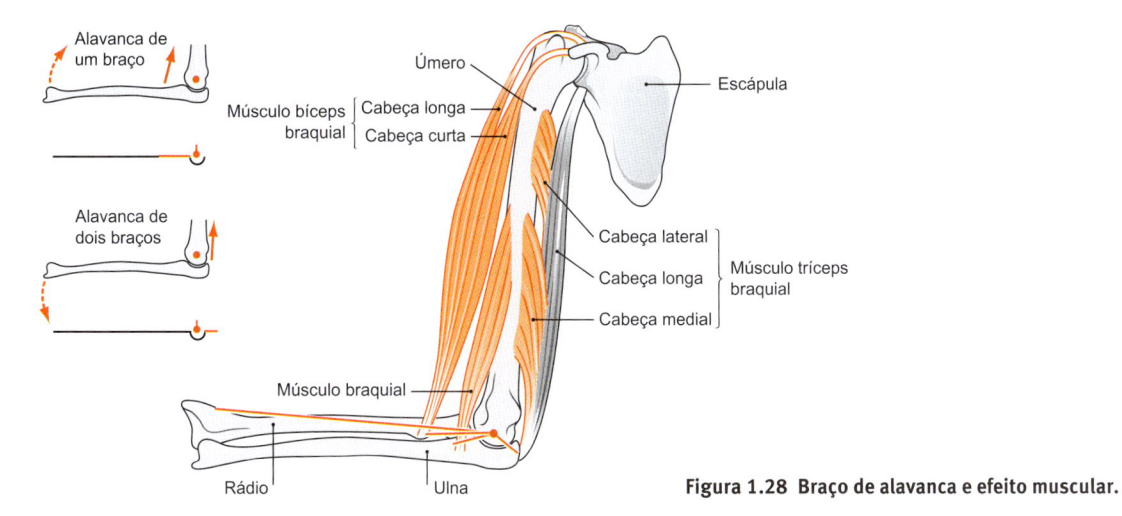

Figura 1.28 Braço de alavanca e efeito muscular.

calor. Trata-se de um verdadeiro tecido líquido. O volume de sangue no adulto atinge entre 4 e 6 litros. Aproximadamente 44% deste volume corresponde a componentes sólidos (elementos figurados, como as células e fragmentos celulares). O tipo celular mais comum é representado pelos eritrócitos (ou hemácias), que atuam no transporte dos gases respiratórios (O_2 e CO_2). Em segundo lugar, ocorrem as plaquetas, que atuam na coagulação do sangue. Os leucócitos consistem em um grupo heterogêneo de cinco diferentes tipos de células nucleadas no sangue circulante, todas elas envolvidas nas funções do sistema imunológico (três tipos de granulócitos, além de monócitos e linfócitos). Os leucócitos se utilizam do sangue apenas como um meio de transporte e todos, comumente, deixam o sistema vascular – e, consequentemente, a corrente sanguínea – e, através de movimentos ameboides ativos, atingem o seu destino no tecido circunjacente.

Sistema Vascular Sanguíneo

O sangue é transportado em um sistema tubular formado pelos vasos sanguíneos. O elemento motor para a propulsão contínua do fluxo sanguíneo é dividido entre um ventrículo esquerdo e um ventrículo direito, ambos situados no coração. O ventrículo esquerdo faz parte da circulação sistêmica, que supre os órgãos individuais com sangue; o ventrículo direito faz parte da circulação pulmonar para a eliminação de CO_2 e a captação de O_2 (➤ Fig.1.29).

Circulação

O **coração** é um órgão muscular oco. Em cada contração do coração, cerca de 70 mL de sangue são bombeados, a partir dos ventrículos, em uma grande artéria. No caso do ventrículo esquerdo, esta artéria é a aorta, enquanto no ventrículo direito a artéria é o tronco pulmonar, do qual emergem as artérias pulmonares direita e esquerda. Por meio de uma extensa rede de ramos, as artérias principais originam **artérias** e **arteríolas** cada vez menores; estas últimas fazem a transição para um extenso leito capilar, no qual ocorrem as trocas gasosas e de substâncias entre o sangue e os tecidos. O retorno do sangue a partir da rede capilar é feito através de vênulas, e daí para **veias** cada vez maiores e que transportam o sangue da circulação sistêmica através da veia cava superior e da veia cava inferior para o átrio direito, e no caso da circulação pulmonar através das veias pulmonares para o átrio esquerdo. A partir dos átrios, o sangue segue subsequentemente para os respectivos ventrículos (do átrio esquerdo para o ventrículo esquerdo, do átrio direito para o ventrículo direito) e todo o processo se repete. As arteríolas, os capilares, e as vênulas são, coletivamente, referidos como **vasos da microcirculação**. Juntos, esses vasos formam a maior área de superfície do sistema vascular. Na região do leito capilar, em que ocorrem as trocas metabólicas e a transferência de substâncias e de fluidos, embora uma grande quantidade de líquido seja perdida, a maior parte do líquido acaba sendo recuperada, de modo que aproximadamente 98% do volume de líquido conduzido pelas circulações sistêmica e pulmonar a partir do coração atinja novamente o leito venoso. Os cerca de 2% restantes são drenados através da circulação linfática (ver adiante) e, desta forma, por meio de tal desvio, este volume chega ao coração a partir da circulação venosa e, assim, novamente se incorpora à corrente sanguínea.

Sistemas de Alta Pressão e de Baixa Pressão

Considerando os valores de pressão sanguínea no sistema circulatório, são distinguidos um sistema de alta pressão (ventrículo

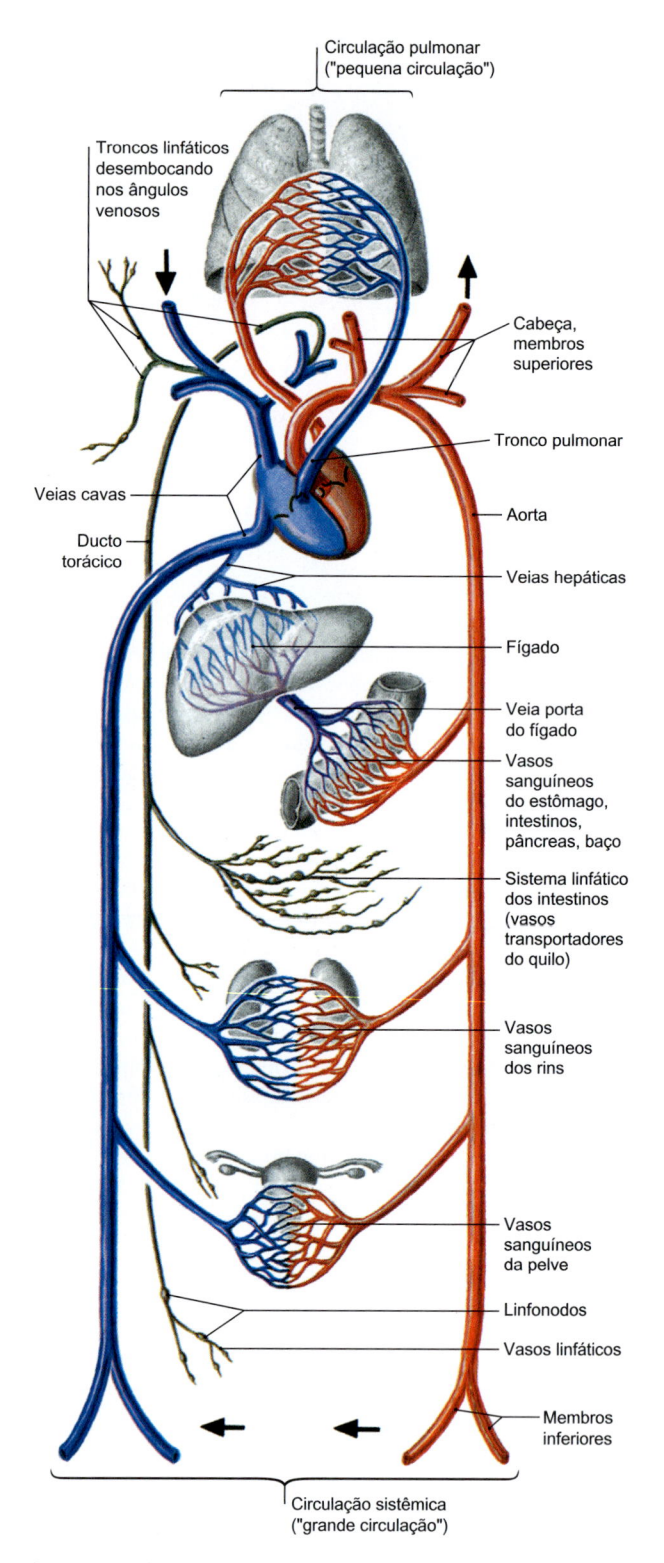

Figura 1.29 Circulações sistêmica e pulmonar.

esquerdo e artérias) e um sistema de baixa pressão (capilares, veias, átrio e ventrículo direitos, circulação pulmonar e átrio esquerdo). No sistema de alta pressão, a pressão arterial (RR = segundo Riva-Rocci), sob condições fisiológicas, atinge valores entre 60 e 130 mmHg (milímetros de mercúrio); no sistema de baixa pressão, a pressão arterial, no nível do coração, varia entre 9 e 12 mmHg.

Vasos Públicos e Vasos Privados

Alguns órgãos como, por exemplo, os pulmões ou o fígado possuem dois sistemas vasculares funcionalmente independentes entre si:

- **Vasos públicos**: possuem função relacionada a toda a circulação sanguínea (nos pulmões, eles servem às trocas gasosas – artérias e veias pulmonares)
- **Vasos privados**: atuam na perfusão específica de um determinado órgão (nos pulmões, eles fornecem o suprimento sanguíneo ao parênquima pulmonar – ramos bronquiais).

Em outros órgãos (p. ex., nos rins), as artérias (renais) têm dupla função e atuam simultaneamente como vasos públicos e vasos privados.

Coração

O coração é a bomba muscular da circulação sanguínea. Ele produz contrações musculares ritmicamente coordenadas. A musculatura cardíaca é composta por células musculares cardíacas especializadas. Nas câmaras cardíacas, as contrações musculares desenvolvem uma pressão que, através da abertura e do fechamento de valvas cardíacas entre os átrios e ventrículos e entre os ventrículos e as artérias correspondentes (aorta e tronco pulmonar), segue em um determinado sentido (dos átrios para os ventrículos e dos ventrículos para as artérias). A fase de contração do coração é chamada **sístole**, enquanto a fase de relaxamento é referida como **diástole**.

Parede do Coração

A parede do coração é composta por três camadas:

- **Endocárdio**: endotélio (epitélio de revestimento interno) e tecido conjuntivo frouxo
- **Miocárdio**: tecido muscular estriado cardíaco e tecido conjuntivo frouxo
- **Epicárdio**: tecido conjuntivo frouxo e mesotélio (epitélio de revestimento externo especializado)

O coração encontra-se envolvido por um saco fibroso (**pericárdio**). Entre o pericárdio fibroso e o epicárdio encontra-se uma delgada cavidade serosa (➤ item 1.6.3).

Valvas Cardíacas

Cada ventrículo possui duas aberturas (óstios), nas quais estão situadas as valvas cardíacas (➤ Tabela 1.8) – uma para o átrio correspondente e a outra na origem de cada artéria correspondente. As valvas entre os átrios e os ventrículos são denominadas **valvas atrioventriculares**. De acordo com a sua estrutura, as valvas atrioventriculares são referidas como *valvas de folhetos velamentosos*, ou *cúspides*, sendo a **valva mitral** (do lado esquerdo) formada por dois folhetos ou cúspides, e a **valva tricúspide** (do lado direito) formada por três folhetos ou cúspides. As valvas associadas às artérias (aorta e tronco pulmonar) são referidas como *valvas semilunares*, uma vez que seus folhetos ou cúspides possuem formato em bolsa ou meia-lua, havendo a **valva da aorta** (do lado esquerdo) com três cúspides semilunares, e a **valva do tronco pulmonar** (do lado direito), também com três cúspides semilunares. Todos os quatro óstios relacionados às valvas estão localizados em um plano comum (**plano valvar**), no qual também se encontra o esqueleto cardíaco de tecido conjuntivo e que atua como um local de inserção para a musculatura cardíaca.

As valvas cardíacas abrem e fecham, seguindo o gradiente de pressão produzido nas cavidades (➤ Tabela 1.9). Durante o fechamento das valvas, as margens livres das valvas atrioventriculares e semilunares se justapõem umas às outras. Ao contrário das valvas semilunares, as valvas atrioventriculares possuem um aparelho extra de fixação representado pelos **músculos papilares**, que inserem nas faces inferiores livres das cúspides por meio de **cordas tendíneas** e impedem sua eversão em direção ao átrio correspondente. Em comparação, as valvas semilunares atuam como valvas de retenção.

Artérias e Veias

O sistema vascular sanguíneo se apresenta macroscopicamente como uma rede tubular envolvendo artérias e veias, distribuída por todo o corpo (➤ Fig. 1.30). A nomenclatura dos vasos sanguíneos é determinada de acordo com o sentido do fluxo sanguíneo em relação ao coração. As artérias transportam o sangue do coração para a periferia do corpo ou para os pulmões (➤ Fig. 1.30a), enquanto as veias conduzem o sangue da periferia do corpo ou dos pulmões de volta ao coração (➤ Fig. 1.30b).

Estrutura

A estrutura das artérias e das veias é basicamente similar, considerando que estes vasos maiores possuem três túnicas em sua parede, de dentro para fora:

- **Túnica íntima**: nela estão presentes uma camada de células endoteliais e uma delgada camada de tecido conjuntivo subendotelial, separada da lâmina limitante elástica interna (esta última presente essencialmente nas artérias) por uma membrana basal

Tabela 1.8 Valvas cardíacas.

Tipo de Valva	Nome	Número de folhetos ou cúspides	Posição
Valva atrioventricular	Valva mitral (valva atrioventricular esquerda)	2	Entre o átrio esquerdo e o ventrículo esquerdo
	Valva tricúspide (valva atrioventricular direita)	3	Entre o átrio direito e o ventrículo direito
Valva semilunar	Valva da aorta	3	Entre o ventrículo esquerdo e a aorta
	Valva do tronco pulmonar	3	Entre o ventrículo direito e o tronco pulmonar

Tabela 1.9 Batimentos cardíacos.

Fase do ciclo cardíaco	Definição	Comportamento das valvas cardíacas	
		Valvas atrioventriculares	**Valvas semilunares**
Sístole	Fase de contração isovolumétrica do miocárdio ventricular	Fechadas	Fechadas
	Fase de ejeção do miocárdio ventricular	Fechadas	Abertas
Diástole	Fase de relaxamento isovolumétrico do miocárdio ventricular	Fechadas	Fechadas
	Fase de enchimento (com o miocárdio ventricular relaxado)	Abertas	Fechadas

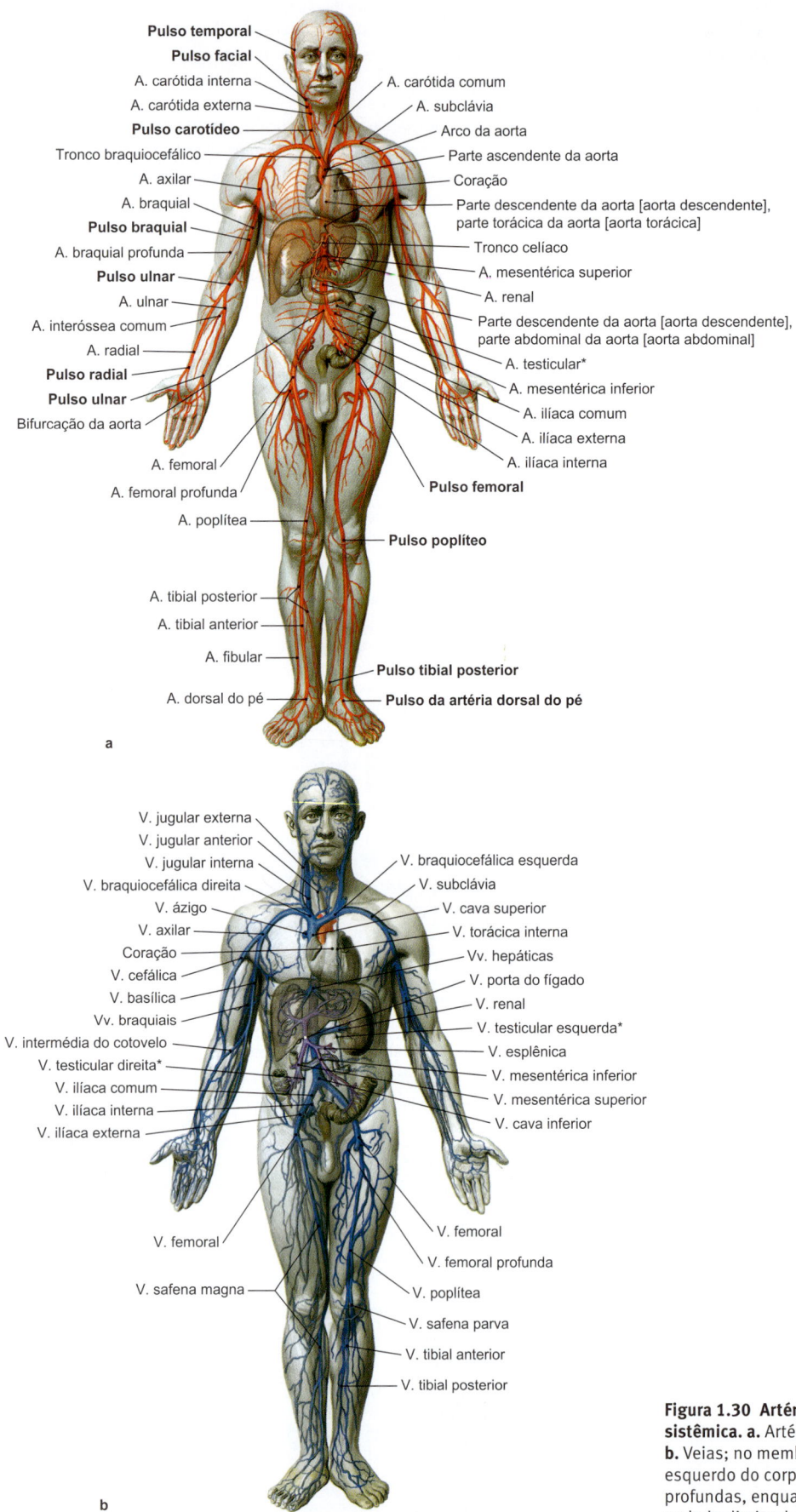

Pulso temporal
Pulso facial
A. carótida interna
A. carótida externa
Pulso carotídeo
Tronco braquiocefálico
A. axilar
A. braquial
Pulso braquial
A. braquial profunda
Pulso ulnar
A. ulnar
A. interóssea comum
A. radial
Pulso radial
Pulso ulnar
Bifurcação da aorta
A. femoral
A. femoral profunda
A. poplítea
A. tibial posterior
A. tibial anterior
A. fibular
A. dorsal do pé

A. carótida comum
A. subclávia
Arco da aorta
Parte ascendente da aorta
Coração
Parte descendente da aorta [aorta descendente],
parte torácica da aorta [aorta torácica]
Tronco celíaco
A. mesentérica superior
A. renal
Parte descendente da aorta [aorta descendente],
parte abdominal da aorta [aorta abdominal]
A. testicular*
A. mesentérica inferior
A. ilíaca comum
A. ilíaca externa
A. ilíaca interna
Pulso femoral
Pulso poplíteo
Pulso tibial posterior
Pulso da artéria dorsal do pé

a

V. jugular externa
V. jugular anterior
V. jugular interna
V. braquiocefálica direita
V. ázigo
V. axilar
Coração
V. cefálica
V. basílica
Vv. braquiais
V. intermédia do cotovelo
V. testicular direita*
V. ilíaca comum
V. ilíaca interna
V. ilíaca externa

V. braquiocefálica esquerda
V. subclávia
V. cava superior
V. torácica interna
Vv. hepáticas
V. porta do fígado
V. renal
V. testicular esquerda*
V. esplênica
V. mesentérica inferior
V. mesentérica superior
V. cava inferior

V. femoral
V. safena magna

V. femoral
V. femoral profunda
V. poplítea
V. safena parva
V. tibial anterior
V. tibial posterior

b

**Figura 1.30 Artérias e veias da circulação
sistêmica. a.** Artérias; *na mulher: artéria ovárica.
b. Veias; no membro superior esquerdo e no lado
esquerdo do corpo, estão representadas as veias
profundas, enquanto no membro superior direito e
no lado direito do corpo estão representadas as
veias superficiais.

- **Túnica média**: formada por um número variável de camadas de fibras musculares lisas que, nas artérias do tipo elástico (ver adiante), estão presentes densas redes de componentes do sistema elástico. Por meio de sua contração, as células musculares lisas regulam o diâmetro vascular e, consequentemente, a resistência ao fluxo sanguíneo. No limite com a túnica adventícia, está presente, em algumas artérias, uma "lâmina elástica externa"
- **Túnica adventícia**: a túnica externa das artérias e veias é composta por tecido conjuntivo frouxo, rico em fibras colágenas, que ancora o vaso sanguíneo em meio à área circundante. Nesta túnica seguem nervos e pequenos vasos sanguíneos (*vasa vasorum*) para o suprimento sanguíneo de vasos sanguíneos de maior diâmetro.

N O T A

Comumente, as artérias apresentam aproximadamente a mesma circunferência que as veias. No entanto, sua parede é muito mais espessa e, portanto, o lúmen é mais estreito.

As paredes das arteríolas, dos capilares e das vênulas apresentam estrutura diferente. Essas referências podem ser obtidas em livros-texto de histologia, enquanto os livros-texto de fisiologia podem abordar melhor no que diz respeito às condições de pressão nos vasos individuais, além do número de vasos, o diâmetro dos vasos, a atividade vasomotora, a resistência vascular e a área de secção transversal.

Alguns vasos possuem estruturas específicas no sistema vascular (p. ex., os sinusoides do fígado). Mais uma vez, livros-textos de histologia devem abordar estes aspectos.

Em algumas partes do corpo ou dos órgãos, o sangue é desviado do leito capilar através de ligações diretas entre artérias e veias, caracterizadas como **anastomoses arteriovenosas**. Tais anastomoses desempenham função importante, por exemplo, na pele, para a termorregulação.

Artérias

Com base em sua estrutura histológica, as artérias podem ser distinguidas em dois tipos:

- **Artérias do tipo elástico** (ou **artérias elásticas**): nestas artérias (p. ex., aorta, e outras artérias próximas do coração), a estrutura elástica da parede atua como local de armazenamento de parte da energia que é liberada durante a sístole, na forma de um estiramento passivo por um curto período de tempo para, em seguida, retornar novamente à posição inicial (função de reserva de pressão). Isso é para assegurar que o fluxo sanguíneo, inicialmente descontínuo devido às contrações do coração, seja convertido em um fluxo de sangue mais contínuo
- **Artérias do tipo muscular** (ou **artérias musculares** – a maioria das artérias, por exemplo, artéria braquial, artéria femoral)
- **Artérias bloqueadoras**: estas artérias especializadas possuem uma camada de músculo longitudinal irregularmente organizada. A túnica íntima se projeta para o lúmen do vaso e, durante a contração, faz com que o fluxo de sangue para as áreas subsequentes seja reduzido ou suspenso. Elas estão presentes, por exemplo, nos órgãos genitais (p. ex., corpos cavernosos do pênis).

Entre as artérias do tipo elástico e as artérias do tipo muscular ocorre transição gradual. As artérias do tipo muscular se ramificam progressivamente em artérias cada vez menores em direção à periferia para, finalmente, por meio das arteríolas (as menores artérias), alcançarem o leito capilar. A estrutura da parede das arteríolas contribui significativamente para a manutenção da pressão sanguínea. Em sua totalidade, elas respondem, aproximadamente, por metade da resistência periférica.

N O T A

Em muitas regiões do corpo, artérias de grande e médio calibre seguem próximo à superfície corporal. Nestes locais, podemos sentir, de forma intermitente, os efeitos da contração do coração, na forma de **pulso** (➤ Fig. 1.30a), quando a artéria é levemente pressionada contra uma estrutura subjacente mais resistente (p. ex., os ossos). O pulso palpável mais distalmente situado e, portanto, mais afastado do coração, é o pulso da **artéria dorsal do pé** sobre o dorso do pé. A palpação do pulso fornece numerosas informações, por exemplo, em relação à frequência dos batimentos cardíacos, sobre uma possível diferença na perfusão sanguínea entre os membros superior e inferior ou envolvendo condições gerais de fornecimento de sangue a uma determinada área do corpo.

Veias

As veias transportam o sangue da periferia do corpo e dos pulmões de volta ao coração. Sua parede pode ser facilmente expandida e funciona como um reservatório. As veias da circulação sistêmica transportam sangue pobre em oxigênio, enquanto as veias da circulação pulmonar transportam sangue rico em oxigênio. A maioria das veias segue paralelamente às artérias (**veias acompanhantes**). Em geral, o trajeto das veias é muito mais variável do que o de artérias e pode ser notavelmente diferente de um indivíduo para o outro. No entanto, os grandes troncos venosos ocorrem de forma mais regular em todas as pessoas. As veias, juntamente com os capilares e as vênulas, fazem parte de um sistema de baixa pressão do sistema circulatório sanguíneo (ver anteriormente). Pelo fato de que a maior parte das veias deve transportar o sangue contra a gravidade, na posição ereta, as grandes veias dos membros e as veias da região inferior do pescoço possuem **valvas venosas** (➤ Fig. 1.31) que impedem que o sangue retorne aos segmentos mais distais. Elas devem assegurar que o fluxo de sangue seja possível apenas em direção ao coração. As valvas venosas são constituídas por projeções em forma de bolsa (válvulas), constituídas por duplicações da túnica íntima do vaso. Quando o sangue flui em direção ao coração, elas se mantêm abertas; caso o fluxo sanguíneo se direcione para os segmentos distais, devido às mudanças nas pressões, ele se acumula temporariamente nas válvulas e as valvas se fecham, impedindo esse refluxo.

A maior parte das regiões do corpo possui um sistema venoso superficial em meio ao tecido adiposo subcutâneo e um sistema venoso profundo, em sua maior parte, paralelo às artérias. Ambos os **sistemas venosos** se mantêm em conexão, por meio de veias menores (comunicantes), mas o sangue venoso flui apenas das veias superficiais para as veias profundas, uma vez que existem valvas venosas nessas veias de conexão orientando o fluxo.

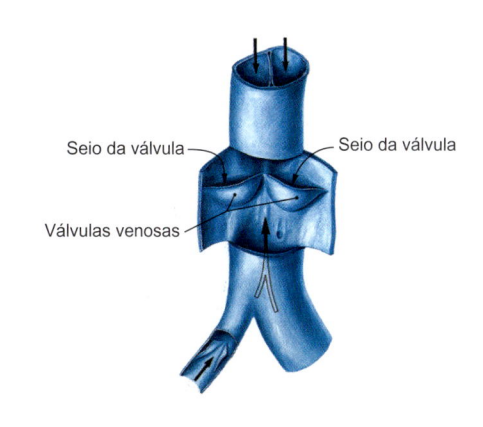

Seio da válvula — — Seio da válvula

Válvulas venosas

Figura 1.31 Válvulas venosas.

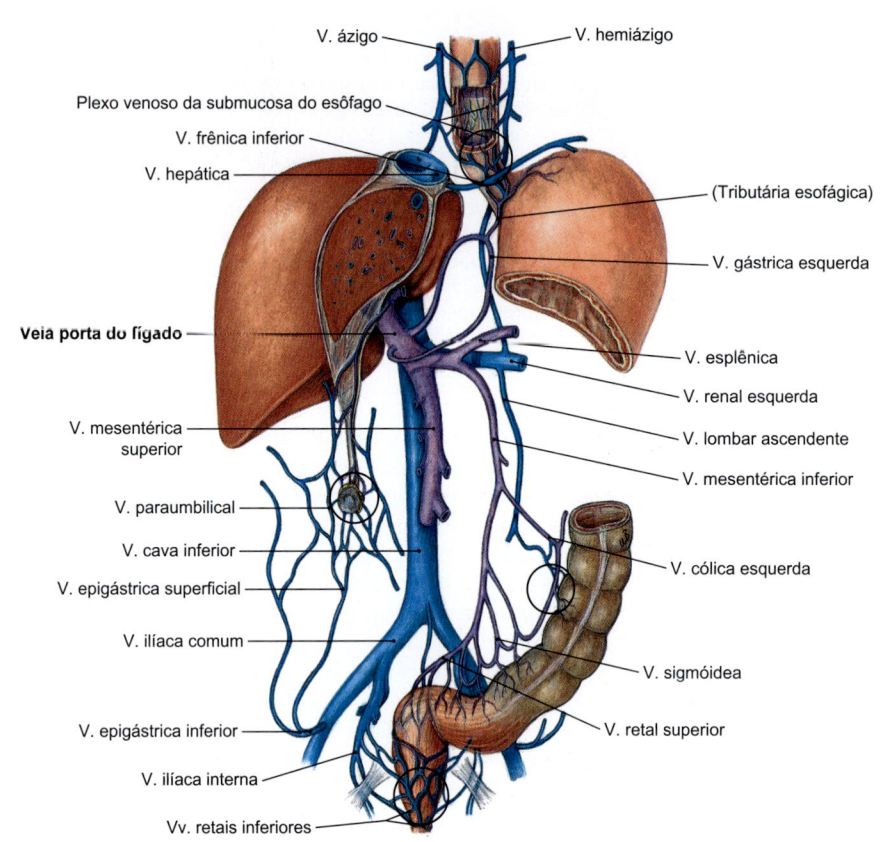

V. ázigo

V. hemiázigo

Plexo venoso da submucosa do esôfago

V. frênica inferior

V. hepática

(Tributária esofágica)

V. gástrica esquerda

Veia porta do fígado

V. esplênica

V. renal esquerda

V. mesentérica superior

V. lombar ascendente

V. mesentérica inferior

V. paraumbilical

V. cava inferior

V. cólica esquerda

V. epigástrica superficial

V. ilíaca comum

V. sigmóidea

V. epigástrica inferior

V. retal superior

V. ilíaca interna

Vv. retais inferiores

Figura 1.32 Circulação porta do fígado.

NOTA

O **retorno venoso ao coração** é assegurado por:
- As valvas venosas (asseguram o retorno direcionado)
- O pulso arterial, que comprime as paredes das veias acompanhantes (acoplamento arteriovenoso)
- A contração da musculatura circundante (bomba muscular) que produz uma compressão nas paredes das veias
- Aspiração (diástole atrial) do coração (apenas nas proximidades do coração)
- Alterações nas pressões na cavidade torácica (durante a inspiração e a expiração)

Clínica

Defeitos das valvas venosas nas veias comunicantes entre os sistemas venosos superficial e profundo dos membros inferiores levam à formação de **veias varicosas (varizes)**, que podem ser identificadas nas pernas como vasos tortuosos e grandemente expandidos sob a pele.

Algumas veias possuem uma estrutura especializada:
- **Veias de capacitância**: correspondem a segmentos venosos com a túnica média muito delgada e, ao mesmo tempo, com um grande diâmetro. Elas podem armazenar grandes volumes de sangue e, comumente, estão conectadas a artérias bloqueadoras e desempenham papel em áreas de tecido erétil (p. ex., na mucosa das conchas nasais ou nas vias lacrimais)
- **Veias bloqueadoras**: assim como artérias bloqueadoras (ver anteriormente), elas possuem feixes musculares longitudinais dispostos de forma irregular na túnica média. Elas são veias de capacidade frequentemente acompanhantes, mas também ocorrem de forma independente (p. ex., na medula da glândula su-

prarrenal). Durante a contração da musculatura lisa, a drenagem sanguínea é reduzida ou suspensa, de modo que o sangue se acumula nos segmentos vasculares anteriores.

1.5.2 Circulação Porta do Fígado

A circulação porta do fígado (➤ Fig. 1.32) ocupa posição especial na circulação sistêmica. Ela conduz ao fígado os nutrientes absorvidos a partir do trato gastrointestinal, por um trajeto mais curto, para dar seguimento ao processamento metabólico. Para esta finalidade, o sangue de órgãos abdominais ímpares (estômago, intestino, pâncreas, baço) não é conduzido, através de veias, diretamente para a circulação sistêmica, mas, inicialmente, passa do sistema capilar para um sistema venoso intermediário que drena o sangue para a veia porta do fígado, que conduz o sangue diretamente para o fígado. Após este sangue ter passado pelo interior do fígado (e os nutrientes terem sido metabolizados), ele atinge a veia cava inferior e, assim, retorna à circulação sistêmica.

Clínica

Dentre as doenças/condições que mais acometem o fígado (p. ex., uso abusivo de álcool), pode ocorrer o desenvolvimento de cirrose hepática. Consequentemente, o fluxo normal de sangue, a partir da veia porta do fígado, é comprometido, com o subsequente acúmulo de sangue no sistema porta e o refluxo/estase de sangue nas veias situadas previamente à veia porta do fígado. **A pressão na veia porta do fígado é aumentada** (hipertensão portal). O organismo tenta compensar este aumento de pressão, acionando a circulação colateral. Com isso, o sangue é drenado por fora do fígado através de **anastomoses portocavas** (ou **anastomoses portossistêmicas** – vias de conexão extra-hepáticas entre a veia porta do fígado e as veias cavas superior e inferior).

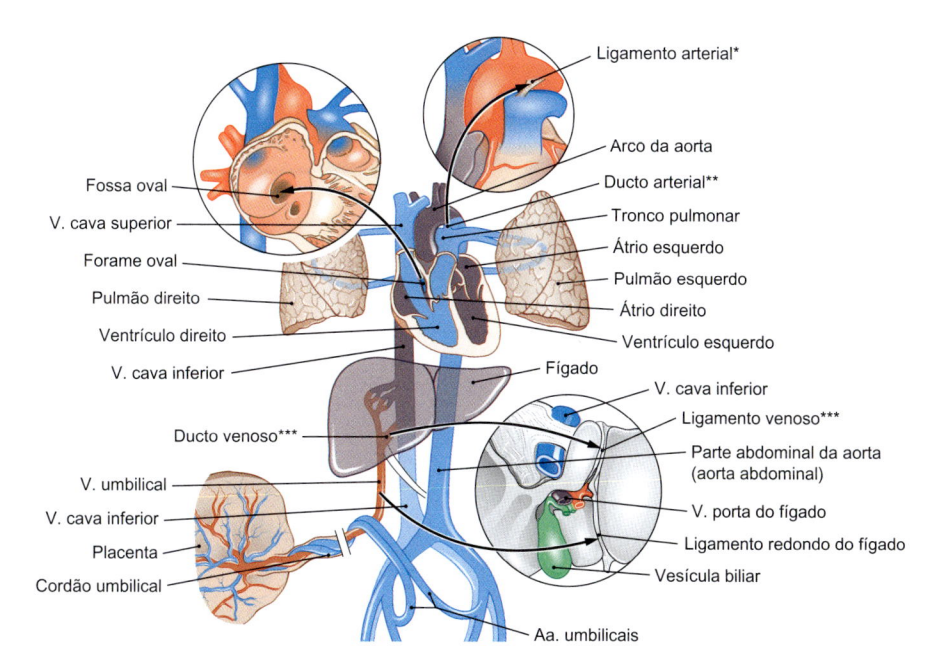

Figura 1.33 Sistema cardiovascular pré-natal;
* Lig. arterial,
** Ducto arterial,
*** Ducto venoso,
**** Lig. venoso.

Entretanto, as veias que participam dessas regiões anastomóticas não ajustam, de forma efetiva, o fluxo de sangue aumentado. Elas apenas se dilatam e se tornam varicosas. Essas **varizes** (veias dilatadas, altamente tortuosas) podem se desenvolver nos seguintes locais:

- Na transição do estômago para o esôfago (varizes da submucosa esofágica podem ser facilmente lesadas durante a ingestão de alimentos e causar hemorragias fatais)
- Nas veias ao redor do umbigo (veias paraumbilicais), em que se forma a imagem da chamada "cabeça de medusa" (da mitologia grega)
- No reto/canal anal.

1.5.3 Circulação Pré-natal

A circulação pré-natal difere da circulação pós-natal (➤ Fig. 1.33). Antes do nascimento, os nutrientes e o oxigênio passam através dos vasos do cordão umbilical e são captados pela placenta e, de modo inverso, produtos do metabolismo são eliminados por esta mesma via. Os pulmões do feto não são ventilados, de modo que não ocorrem as trocas gasosas neste nível. A circulação pulmonar é, portanto, quase completamente dissociada da circulação sistêmica; o sangue é deslocado dos pulmões através de *shunts* vasculares (➤ Tabela 1.10). Uma maior parte do sangue passa através de um orifício de conexão no septo interatrial (**forame oval**) diretamente do átrio direito para o átrio esquerdo, evitando, assim, a passagem pelos pulmões. Outra parte do sangue passa do tronco

Tabela 1.10 Estruturas da circulação pré-natal.

Desvio (*shunt*)	Estrutura na vida pré-natal	Estrutura na vida pós-natal
Entre os átrios direito e esquerdo	Forame oval	Fossa oval no septo interatrial
Entre o tronco pulmonar e o arco da aorta	Ducto arterial (de Botal)	Ligamento arterial
Entre a veia porta do fígado e a veia cava inferior	Ducto venoso (de Arâncio)	Ligamento venoso

pulmonar, originado do ventrículo direito, através de um desvio de conexão (**ducto arterial**), para o arco da aorta e também evita passar pelos pulmões. Uma vez que o fígado ainda não está totalmente amadurecido, o sangue é, em grande parte, transportado da veia umbilical diretamente para a veia cava inferior através de mais um desvio (**ducto venoso**). Imediatamente após o nascimento, o forame oval é fechado; o ducto arterial (ou ducto de Botal) e o ducto venoso (ou ducto de Arâncio) são obliterados. Agora o sangue flui tanto através da circulação pulmonar quanto do fígado.

Clínica

Caso o forame oval não se feche de forma completa ou feche parcialmente, após o nascimento, surge um **desvio da esquerda para a direita**, no qual o sangue flui no sentido inverso. Tais desvios representam as cardiopatias congênitas mais frequentes.

1.5.4 Circulação Linfática

A circulação linfática é um sistema de tubos (vasos linfáticos) que segue a circulação sistêmica, responsável pelo transporte da linfa. Ela se inicia como pequenos vasos linfáticos em fundo cego, em meio ao interstício, drenando cerca de 2% do líquido extravasado dos leitos capilares da circulação sistêmica, conduzindo-o através do sistema de vasos linfáticos maiores e que, finalmente, desemboca no sistema venoso da circulação sistêmica, através de sua desembocadura na veia cava superior. Linfonodos (gânglios linfáticos) encontram-se integrados à circulação linfática; a linfa drenada dos tecidos e dos órgãos deve perfundi-los, uma vez que os linfonodos fazem parte do sistema imunológico, filtrando antígenos conduzidos pela linfa.

Sistema Vascular Linfático

O sistema vascular linfático é semelhante ao sistema vascular sanguíneo, formado por vasos linfáticos acoplados (ver adiante).

Funções

As funções do sistema vascular linfático são:

- **Transporte de líquido**: transporte de uma parte do líquido extravasado dos capilares para o interstício (incluindo as substân-

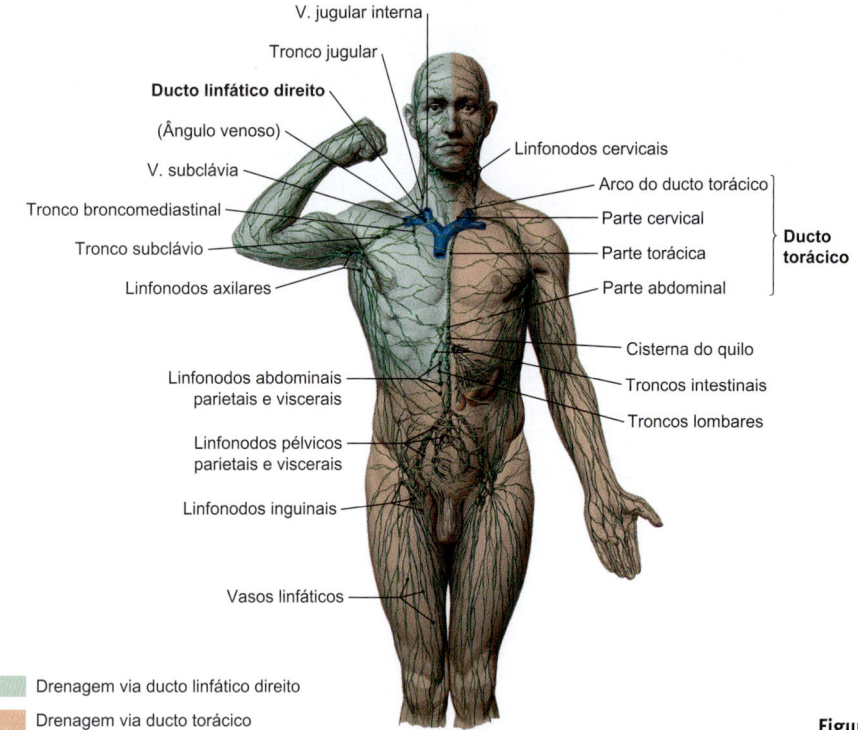

Drenagem via ducto linfático direito

Drenagem via ducto torácico

Figura 1.34 Visão geral do sistema linfático.

cias nele dissolvidas), constituindo a linfa, e desaguando, finalmente, no lado venoso da circulação sistêmica

- **Transporte de gorduras**: transporte de gorduras absorvidas nos intestinos como o quilo, e sua subsequente transferência para o lado venoso da circulação sistêmica
- **Defesa imunológica**, através dos linfonodos interconectados.

O quilo é a linfa leitosa, rica em gorduras provenientes do intestino delgado (os lipídeos da alimentação absorvidos sob a forma de quilomícrons, ao contrário dos carboidratos e dos aminoácidos – que são transportados pelo sangue – os lipídeos seguem pela linfa).

Estrutura

O sistema vascular linfático inicia-se nos **capilares linfáticos**, os quais, de forma similar aos capilares sanguíneos, formam redes no tecido conjuntivo intersticial da maioria dos órgãos (exceto no sistema nervoso central, na cartilagem e na medula óssea). Os capilares linfáticos são tubos que se iniciam em fundo cego e que se encontram ancorados ao tecido circundante, de modo que eles sejam abertos por trações exercidas no tecido conjuntivo ou pela pressão do líquido intersticial. A partir dos capilares linfáticos, os vasos linfáticos vão se tornando cada vez mais calibrosos. Conforme vão se unindo eles formam:

- **Vasos linfáticos coletores**
- **Vasos linfáticos**: vasos de transporte responsáveis pela drenagem da linfa de uma determinada região ou órgão do corpo e que é, subsequente, filtrada por linfonodos próprios de cada região ou órgão (*linfonodos regionais*) ou que conduzem a linfa de vários outros linfonodos (*linfonodos coletores*)
- **Troncos linfáticos** (➤ Tabela 1.11)
- Grandes troncos linfáticos (que conduzem a linfa para o sistema vascular venoso, de volta à circulação sistêmica; na confluência dos troncos linfáticos derivados da metade inferior do corpo [troncos lombares] com o ducto torácico, está presente uma dilatação denominada *cisterna do quilo*)

A maior parte da linfa é drenada através do **ducto torácico**, no ângulo venoso esquerdo (entre a veia jugular interna esquerda e a

veia subclávia esquerda, ➤ Fig. 1.34). Por sua vez, a linfa do quadrante superior direito do corpo é conduzida pelo **ducto linfático direito** para o ângulo venoso direito (entre a veia jugular interna direita e a veia subclávia direita, ➤ Fig. 1.34).

De modo a permitir um fluxo de linfa direcionado para os centros de coleta localizados acima do coração no sistema vascular venoso, os vasos linfáticos coletores possuem **valvas semilunares**, com uma estrutura semelhante à das valvas venosas. A **parede dos vasos linfáticos**, de forma similar à parede das veias, é constituída por:

- Uma túnica com células endoteliais (túnica íntima)
- Uma túnica muscular (túnica média)
- Uma túnica adventícia circundante

No entanto, a túnica média é muito mais delgada do que nas veias. No interior do sistema vascular linfático, a linfa é transportada tanto pela contração da musculatura como também – da mesma forma que nas veias – através da onda do pulso arterial, pela função de "bomba muscular" da musculatura esquelética, e por meio do efeito de sucção do tórax durante a ventilação pulmonar (➤ item 1.5.1).

Linfonodos

No corpo humano são encontrados até 1.000 linfonodos, associados ao sistema vascular linfático. No interior dos linfonodos existe

Tabela 1.11 Grande troncos linfáticos.

Tronco linfático	Localização	Região de drenagem
Tronco jugular	Região superior do pescoço	Cabeça
Tronco subclávio	Região lateral do pescoço	Membro superior, parede torácica, dorso
Tronco broncomediastinal	Mediastino	Órgãos torácicos
Troncos intestinais	Raiz do mesentério	Intestinos
Tronco lombar	Região lombar	Parede abdominal, região glútea, pelve, membro inferior

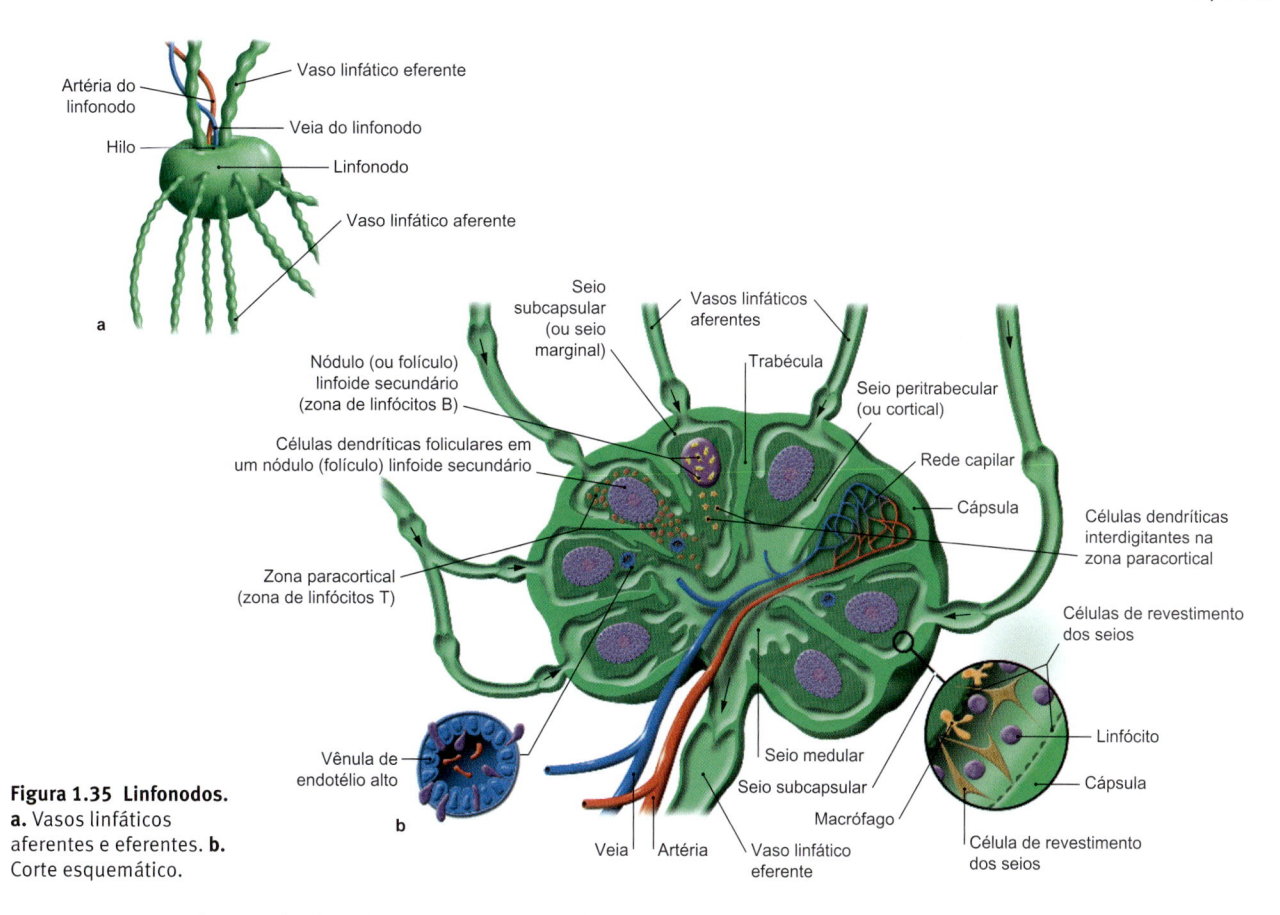

Figura 1.35 Linfonodos.
a. Vasos linfáticos aferentes e eferentes. **b.** Corte esquemático.

uma compartimentalização, de tal modo que é possível identificar as regiões de córtex e de medula. Cada linfonodo possui numerosos vasos linfáticos aferentes e poucos vasos linfáticos eferentes, ambos de lúmen amplo (➤ Fig. 1.35):

- Os **vasos linfáticos aferentes**, ou seja, os que acessam os linfonodos, ejetam a linfa no interior do seio subcapsular (ou marginal), seguindo pelos seios peritrabeculares (ou corticais), até chegar aos seios medulares, através dos quais a linfa atinge os vasos linfáticos eferentes. Entre os seios do linfonodo, encontram-se áreas organizadas de tecido linfoide.
- Os **vasos linfáticos eferentes** deixam o linfonodo pelo hilo do linfonodo. Neste local, também ocorre a entrada e a saída de vasos sanguíneos (➤ Fig. 1.35).

O formato dos linfonodos é muito variável (geralmente de formato similar a um "feijão" ou uma "lentilha", com diâmetro de aproximadamente 5 a 20 mm). Até a confluência com o sistema de vasos sanguíneos venosos, a linfa, em geral, flui através de vários linfonodos sucessivos. Sob o ponto de vista funcional, juntamente com o baço, as tonsilas (ou amídalas) e o tecido linfoide do trato digestório e demais mucosas, os linfonodos fazem parte do grupo de **órgãos linfoides secundários** que, em combinação com os órgãos linfoides primários (medula óssea e timo), atuam na defesa imunológica.

de um tumor] ou doença generalizada do sistema linfático, p. ex., a doença de Hodgkin). A estase da linfa no interior dos vasos linfáticos, por exemplo, em determinadas doenças ou após a transecção de vasos linfáticos durante uma cirurgia, pode levar a um **linfedema**. O tecido intersticial torna-se endurecido e o acúmulo de líquido nos tecidos pode não se resolver como um edema em um tecido normal. Consequentemente, após as cirurgias, frequentemente é necessária a realização de uma terapia manual de drenagem linfática.

1.6 Mucosas, Glândulas e Cavidades Corporais

As superfícies internas dos órgãos do corpo (p. ex., tratos respiratório, digestório e urogenital, bem como as superfícies oculares, o sistema de drenagem lacrimal e a orelha média, com seus espaços adjacentes) são revestidas por uma **membrana mucosa**, a qual, além de uma função de barreira contra microrganismos, assume funções específicas dos órgãos, tais como secreção e/ou absorção. Além disso, existem **glândulas** funcionalmente relacionadas às membranas mucosas, ou que possuem funções independentes no corpo. As glândulas são associações celulares especializadas na produção de uma secreção, que as definem como glândulas exócrinas – caso estas glândulas possuam um sistema de canais (ductos) que eliminam tais secreções em uma superfície, geralmente de uma mucosa – ou como glândulas endócrinas – no caso de estas secreções (hormônios) serem lançadas na corrente sanguínea.

As **cavidades corporais** são espaços do corpo que permitem deslocamentos e deslizamentos entre órgãos móveis nelas situadas (pulmões, coração, intestinos). Ao contrário das mucosas, elas não se encontram em contato com o meio externo (exceto a cavidade peritoneal da mulher) e são recobertas por uma delgada túnica serosa.

1.6.1 Membranas Mucosas

De acordo com a sua função, a estrutura das membranas mucosas mostra grande diversidade estrutural. No entanto, um plano básico e uniforme de estrutura em três camadas pode ser distinguido. As mucosas são constituídas pelos seguintes componentes:

- **Camada epitelial ou epitélio de revestimento**: epitélio especializado, envolvido nas funções de proteção, secreção e/ou absorção
- **Lâmina própria**: tecido conjuntivo frouxo contendo vasos sanguíneos e linfáticos, atuando no transporte de substâncias e na defesa imunológica
- **Camada muscular da mucosa** (presente apenas no tubo gastrointestinal): camada de tecido muscular liso, que promove a motilidade da mucosa.

Abaixo da mucosa, encontra-se adjacente uma **túnica submucosa** (ou tela submucosa), formada por tecido conjuntivo com vasos sanguíneos e linfáticos.

1.6.2 Glândulas

Glândulas Exócrinas

As glândulas exócrinas lançam as suas secreções através de um sistema de ductos para uma superfície (pele ou mucosas). Entre as glândulas exócrinas incluem-se, por exemplo, as glândulas sudoríparas, glândulas sebáceas, glândulas odoríferas, glândulas salivares, glândulas lacrimais, pâncreas (parte exócrina) e fígado. O sistema de ductos inicia a partir de unidades (ou porções) secretoras, formadas por células glandulares que elaboram as secreções. Frequentemente, o sistema de ductos apresenta especializações que modificam a secreção a ser eliminada (p. ex., conteúdo de sais, viscosidade). As glândulas exócrinas são derivadas de invaginações dos epitélios de revestimento, cujos ductos desembocam na superfície de tais epitélios que lhe deram origem (glândulas exoepiteliais). Algumas glândulas se configuram como células epiteliais individuais (p. ex., células caliciformes) ou sob a forma de pequenos agregados celulares intraepiteliais, referidos como glândulas intraepiteliais.

Glândulas Endócrinas

As glândulas endócrinas não possuem um sistema de ductos excretores. As células secretoras (produtoras de hormônios) encontram-se associadas a uma rica rede de vasos sanguíneos, nos quais os hormônios são lançados diretamente. Os hormônios são mensageiros químicos que atuam sobre receptores específicos nos tecidos-alvo (p. ex., o hormônio TSH [hormônio estimulante da tireoide], produzido pela adeno-hipófise, atua somente sobre as células da tireoide).

1.6.3 Cavidades Corporais

As cavidades do corpo são:
- **Cavidade pleural**
- **Cavidade pericárdica**
- **Cavidade peritoneal**
- **Cavidade testicular** (revestida pela túnica vaginal, um envoltório testicular, que delimita uma extensão da cavidade peritoneal).

As cavidades corporais são espaços ou fendas de espessura capilar que são preenchidas com uma delgada camada de líquido rico em proteínas e são revestidas por delgadas **membranas serosas**, formadas por uma fina camada de tecido conjuntivo, recoberto por um epitélio simples pavimentoso especializado, denominado mesotélio. Este cria uma superfície úmida e lisa e que, por um lado, reduz a um mínimo o atrito causado pelo movimento de órgãos e, por outro lado, mantém os órgãos unidos entre si (tensão capilar – comparável a duas vidraças aderidas uma à outra por um líquido). A cavidade articular (➤ item 1.4.3), as bainhas tendíneas, e as bolsas sinoviais (➤ item 1.4.4) possuem estruturas semelhantes ao revestimento das cavidades corporais.

Folhetos Parietal e Visceral de uma Membrana Serosa

Podemos considerar uma cavidade corporal, revestida por sua membrana serosa, como um saco fechado. Um dos lados do saco forma o seu revestimento externo, sobre a parede da cavidade, e é referido como folheto parietal da membrana serosa (serosa parietal). O outro lado recobre os respectivos órgãos no interior da cavidade e é referido como folheto visceral da membrana serosa (serosa visceral) (➤ Tabela 1.12).

> ## Clínica
>
> Sob condições patológicas, as cavidades corporais podem aumentar de tamanho e se tornar espaços preenchidos de ar ou de líquido. Assim, por exemplo, devido a uma lesão no pulmão, pode ocorrer incorporação de ar no espaço entre os folhetos pleurais, com o consequente "colapso" do pulmão (**pneumotórax**), ou, sob determinadas condições, pode haver a passagem de líquido do sangue para a respectiva cavidade (**derrame** ou **efusão pleural**, **derrame pericárdico**, **ascite**), a qual vai sendo gradativamente preenchida com este líquido. Aderências entre os dois folhetos de uma serosa após um processo inflamatório podem restringir significativamente a função normal do órgão, por exemplo, no caso de bridas ou aderências na cavidade peritoneal.

As membranas serosas são compostas por três camadas:
- Epitélio simples pavimentoso da serosa (mesotélio)
- Tecido conjuntivo frouxo, com vasos sanguíneos e linfáticos
- Tela subserosa (camada de deslizamento)

Funcionalmente, as membranas serosas produzem um transudato (uma delgada camada de líquido) para reduzir o atrito entre os folhetos parietal e visceral, e absorve grande parte deste líquido para garantir que tal camada de líquido se mantenha uniformemente delgada.

Mesentérios

Conforme descrito previamente, os folhetos parietal e visceral de uma serosa formam um saco fechado. O ponto de reflexão de ambos os folhetos, a partir da parede da cavidade corporal sobre o respectivo órgão, contém os feixes de suprimento vascular e nervoso (vasos sanguíneos, linfáticos e nervos) e o aparelho de suspensão na cavidade, formado por tecido conjuntivo. Em um sentido mais amplo, esta estrutura é uma duplicação da serosa e é denominada **mesentério** (ou **meso**, nomes genéricos). Os exemplos incluem:
- Mesogastro (mesentério do estômago)
- Mesentério (mesentério do intestino delgado, no sentido estrito)
- Mesocolo (mesentério do intestino grosso)

Tabela 1.12 Denominações dos folhetos das membranas serosas.

Órgão	Folheto parietal	Folheto visceral
Pulmão	Pleura parietal	Pleura visceral
Coração	Pericárdio parietal	Pericárdio visceral (epicárdio)
Estômago, intestinos	Peritônio parietal	Peritônio visceral
Testículo	Periórquio	Epiórquio

- Meso-hepático (meso do fígado)
- Mesovário (meso do ovário)
- Mesossalpinge (meso da tuba uterina)
- Mesométrio (meso do útero)

A inserção de um meso na cavidade corporal é, frequentemente, denominada **raiz** (p. ex., raiz do mesentério). Funcionalmente, portanto, os mesentérios atuam na condução do suprimento vascular sanguíneo e linfático, da inervação, na sustentação de ductos (p. ex., vias biliares), além da fixação dos órgãos envolvidos na forma de ligamentos de sustentação, como, por exemplo:

- **Ligamento largo do útero**
- **Ligamento gastrocólico** (ligamento entre o estômago e o intestino grosso)
- **Ligamento hepatoduodenal** (ligamento entre o fígado e duodeno)

A resistência destes "ligamentos" é significativamente menor do que a dos ligamentos do sistema locomotor. Duplicações menores do peritônio são denominadas pregas (p. ex., prega cecal, prega retouterina). A forma especial de uma duplicação do peritônio é o omento maior, que não tem qualquer função de sustentação, mas uma função de defesa devido ao fato de abrigar coleções de células do sistema imunológico.

Localização dos Órgãos Abdominais e Pélvicos

A localização de órgãos no interior das cavidades abdominal e pélvica é definida da seguinte forma:

- **Intraperitoneal**: o órgão está ligado à parede peritoneal e/ou a órgãos adjacentes por meio de um meso (p. ex., estômago, baço)
- **Retroperitoneal**: o órgão se encontra "atrás" do peritônio parietal, enquanto suas outras superfícies de parede são envolvidas por tecido conjuntivo retroperitoneal (p. ex., os rins)
- **Secundariamente retroperitoneal**: durante o desenvolvimento, o órgão – a partir de uma localização previamente intraperitoneal – foi deslocado em direção à parede da cavidade peritoneal, de modo que o peritônio visceral das paredes laterais e o peritônio parietal se fundem um com o outro (p. ex., partes do duodeno, do intestino grosso e do pâncreas)
- **Extraperitoneal**: o órgão não tem relação com a cavidade peritoneal e é envolvido por tecido conjuntivo (p. ex., a próstata).

1.7 Sistema Nervoso

O sistema nervoso atua nas seguintes funções:

- Recepção de estímulos
- Condução de impulsos nervosos
- Processamento de estímulos e
- Respostas a estímulos

E constitui a base de:

- Emoções
- Memória e
- Processos de pensamento

O sistema nervoso (➤ Fig. 1.36) é dividido em:

- **Sistema nervoso central (SNC)**: composto pelo encéfalo e pela medula espinal
- **Sistema nervoso periférico (SNP)**: composto pelos nervos espinais (incluindo os plexos cervical, braquial e lombossacral) e pelos nervos cranianos.

O sistema nervoso controla a atividade dos músculos e das vísceras, atua na comunicação entre o meio externo e o interior do corpo (meio interno) e cumpre funções complexas, tais como armazenamento de experiências (memória), desenvolvimento de ideias (pensamentos) e de emoções e realiza ajustes rápidos de todo o organismo a alterações do meio externo e do meio interno. Distinguem-se ainda subdivisões funcionais, a seguir:

- **Sistema nervoso autônomo** (ou sistema nervoso visceral), para o controle da atividade das vísceras é, em grande parte inconsciente (➤ Fig. 1.37); as subdivisões do sistema nervoso autônomo consistem em:

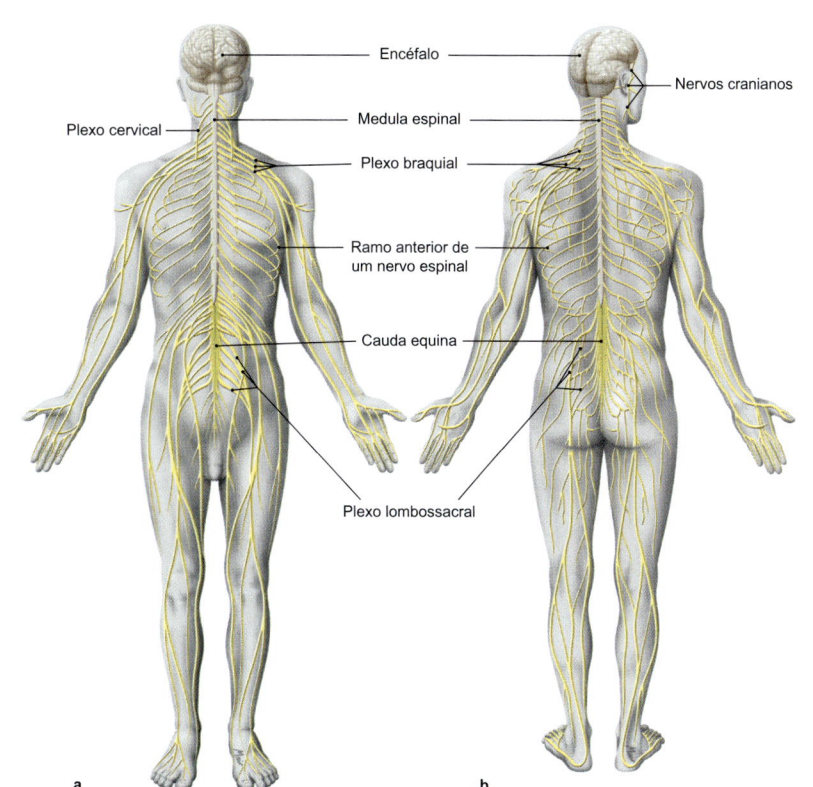

Encéfalo

Nervos cranianos

Plexo cervical

Medula espinal

Plexo braquial

Ramo anterior de um nervo espinal

Cauda equina

Plexo lombossacral

a b

Figura 1.36 Organização geral do sistema nervoso. a. Vista anterior. **b.** Vista posterior.

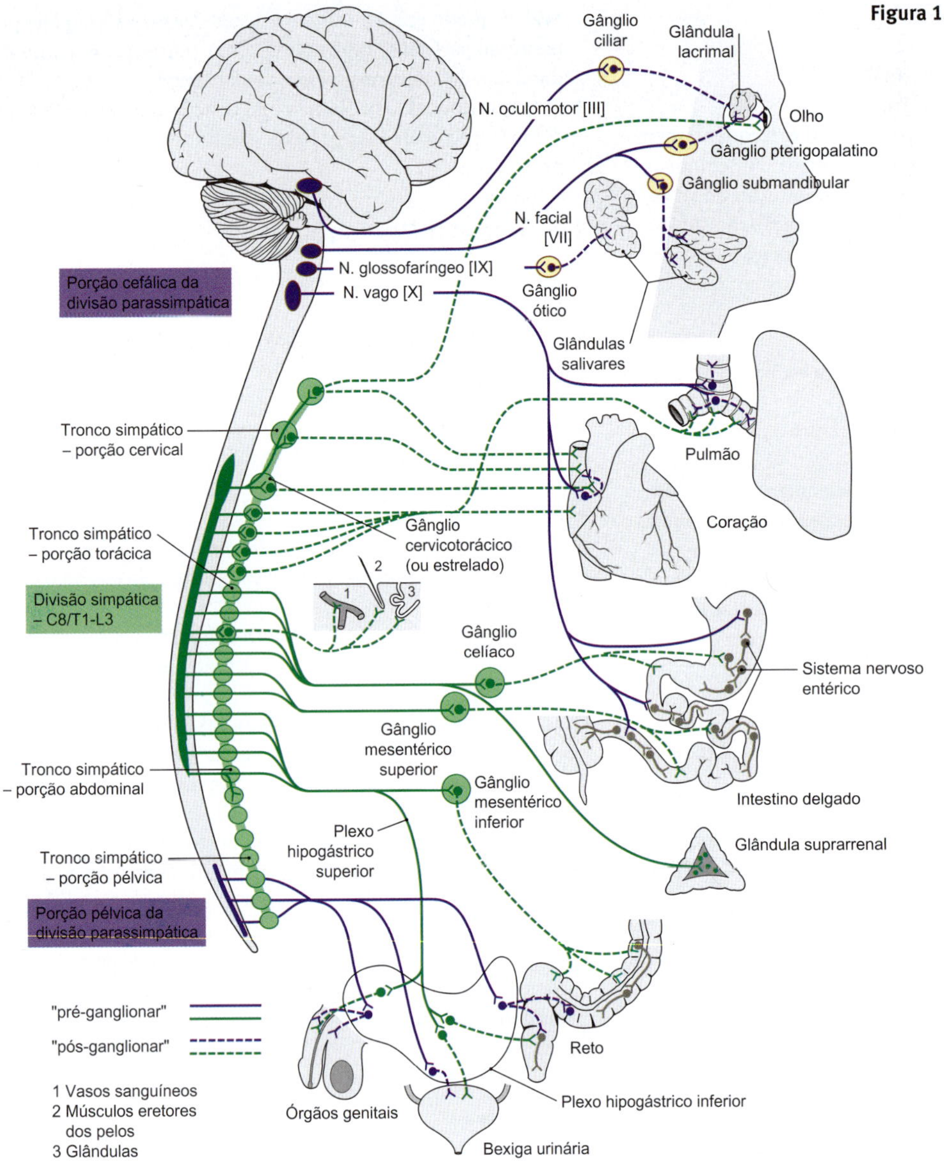

Figura 1.37 Sistema nervoso autônomo.

- **Divisão simpática**: envolvida com a mobilização do corpo durante as atividades e em situações de emergência, sendo o oponente da divisão parassimpática. Os neurônios estão localizados nos cornos laterais da região toracolombar da medula espinal. Além disso, a medula da glândula suprarrenal também contribui para o seu desempenho
- **Divisão parassimpática:** relacionada à ingestão e ao processamento de alimentos, bem como excitação sexual; representa, em geral, as funções oponentes às da divisão simpática. Os neurônios estão localizados no tronco encefálico e na região sacral da medula espinal
- **Sistema nervoso entérico**: envolvido na regulação da atividade do tubo gastrointestinal; encontra-se sob a influência das divisões simpática e parassimpática
- **Sistema nervoso somático** (inervação específica da musculatura esquelética, percepção consciente de sensações, comunicação com o meio externo).

Ambos os sistemas estão intimamente ligados entre si e se influenciam mutuamente. Além do sistema nervoso, o sistema endócrino também está envolvido no controle de todo o organismo.

Clínica

Distúrbios dos nervos periféricos
Diferentes doenças (p. ex., diabetes melito, deficiência de vitamina B, intoxicação por metais pesados e pelo uso de drogas, distúrbios circulatórios e consumo excessivo de álcool) podem levar a distúrbios dos nervos periféricos. Nessas condições podem ocorrer déficits neurológicos e/ou hiperexcitabilidade de neurônios. Quando muitos nervos são afetados simultaneamente, está presente uma **polineuropatia**.

Distúrbios do sistema nervoso autônomo
Praticamente em todas as disciplinas da área médica, os distúrbios do sistema nervoso autônomo têm grande importância. Eles podem ser percebidos como uma doença independente (p. ex., **neuropatia autonômica** hereditária), como resultado de outras doenças (p. ex., neuropatia autonômica no diabetes melito ou na doença de Parkinson) ou em resposta a influências externas ou a outros distúrbios (p. ex., **desregulação autonômica** por estresse, dores intensas ou distúrbios psiquiátricos). Dependendo de que parte do sistema nervoso autônomo esteja sendo afetada, transtornos dos órgãos circulatórios, da digestão, da função sexual e de outras funções podem se tornar o centro das atenções.

2 Embriologia Geral

Martin Scaal

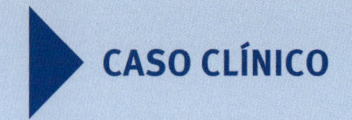

CASO CLÍNICO

Gastrosquise

História

Uma estudante de 24 anos de idade descobre que está grávida por meio de um teste rápido. Juntamente com o namorado, ela vai ao ginecologista no início da 9ª semana de gravidez. O exame de ultrassom não mostra qualquer alteração. Em visita a outro ginecologista, no início do 5º mês de gravidez, embora o crescimento do feto esteja normal, um contorno irregular na parede abdominal é detectado no exame ultrassonográfico.

Exames Complementares e Diagnóstico Final

Na ultrassonografia obstétrica, foi observada a passagem de alças intestinais, através de uma abertura da parede abdominal, em direção ao umbigo, e que se projetam para o interior da cavidade amniótica. O diagnóstico é de gastrosquise. A gastrosquise ocorre com frequência em torno de 4,5: 10.000 nascimentos, embora sua causa embriológica ainda não esteja esclarecida.

Procedimentos Complementares

Por meio de um acompanhamento regular pela ultrassonografia obstétrica, é possível observar o desenvolvimento da parede abdominal e dos segmentos do tubo gastrointestinal. No caso de uma diminuição da abertura de saída (com o risco de herniação de alças intestinais) ou de uma lesão da parede intestinal pelo líquido amniótico, indica-se uma cesariana imediata. Imediatamente após o nascimento, os segmentos do tubo gastrointestinal (possivelmente lesados) são removidos cirurgicamente, as alças intestinais são reposicionadas na cavidade abdominal e a parede abdominal é fechada. No pós-operatório, a criança é temporariamente submetida a uma nutrição parenteral até que o intestino tenha se regenerado. São realizados exames periódicos e regulares para excluir um íleo paralítico (ou ileus, com obstrução intestinal). O prognóstico da criança a longo prazo é muito bom.

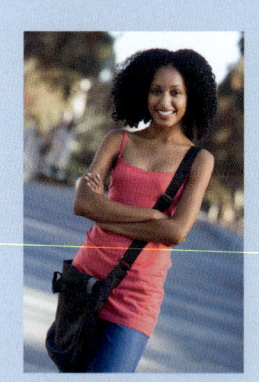

A estudante de 24 anos é sua amiga. Imediatamente após o ginecologista ter informado o diagnóstico, ela ficou tão animada que nem ouviu o médico com a devida atenção. Portanto, ela pede a você, mais uma vez, para esclarecer exatamente como será o tratamento a partir de agora. Além disso, ela quer saber a respeito do prognóstico da doença. Como você se preocupa em anotar tudo, você não se esquece de nada:

> ### Necessidade da sua amiga...
>
> **Tratamento:** cesariana na 34ª-36ª semanas de gestação, com indução prévia de maturação pulmonar, aplicação de sonda nasogástrica pós-parto, nutrição parenteral por infusão venosa, antibioticoterapia profilática, correção das torções no intestino, aplicação de compressa úmida e estéril nas vísceras abdominais extravasadas e acondicionamento em embalagem plástica, sem necessidade da utilização de máscara de ventilação; cirurgia: procedimentos principais de fechamento da parede abdominal, devido ao grande defeito: a) sutura com a utilização de um enxerto, ou b) fechamento temporário por meio de bolsa de silicone ("silo bag"), por meio da qual as alças intestinais são gradualmente reposicionadas para o interior da cavidade abdominal, de modo que a bolsa fique cada vez mais vazia.
>
> **Prognóstico:** chance de sobrevivência > 90%, possível complicação de volvo com necrose intestinal → ressecção: síndrome do intestino curto

2.1 Introdução

A vida de um indivíduo se inicia com a fusão de duas células germinativas dos pais, o espermatozoide do pai e o ovócito da mãe, gerando uma nova célula geneticamente diferente, o **zigoto**. O zigoto contém em seu genoma toda a informação genética que controla de forma autônoma o seu desenvolvimento subsequente até a formação de um novo indivíduo adulto. Este desenvolvimento inclui não somente o aumento na quantidade de células (**proliferação celular**), mas também a formação de diferentes tipos celulares e a sua organização em estruturas anatômicas. As bases para a diferenciação das células em tipos celulares específicos é fundamentada na **expressão diferencial de genes**. Embora cada célula de um organismo contenha todos os genes de um genoma individual, apenas certos genes são seletivamente expressos, de modo que apenas um conjunto específico de proteínas seja sintetizado em cada célula. O comprometimento de uma célula embrionária em relação a um destino específico do desenvolvimento é conhecido como **especialização** (sinônimo: determinação), e sua conversão em um tipo celular específico corresponde à **diferenciação celular**. Sinais moleculares produzidos pelas próprias células (autonomia celular) ou derivados a partir de células nas imediações (**indução**) são fundamentais para ambos os processos. Interações indutivas entre células desempenham papel importante nas fases subsequentes fases do desenvolvimento. Da mesma forma, células diferenciadas se organizam em associações celulares e em tecidos (**histogênese**) e estes, por sua vez, se organizam em formas anatômicas específicas (**morfogênese**). Tais formas novamente se associam a outras estruturas e conformações teciduais, de modo a formarem estruturas anatômicas definidas com uma determinada orientação no espaço, as quais correspondem a padrões próprios da anatomia humana (**padronização**).

Em termos gerais, este processo pode ser ilustrado por meio do exemplo do desenvolvimento do úmero, o osso do braço: a partir de uma população celular no eixo mesenquimal dos brotamentos dos membros (determinação), originam-se células cartilaginosas (diferenciação). O tecido cartilaginoso resultante (histogênese da cartilagem hialina) organiza-se sob a forma de um modelo de osso longo, com duas epífises e uma diáfise (morfogênese), que se encontra entre os primórdios tanto da escápula quanto dos ossos do antebraço (padronização). Na embriogênese, todos os sistemas de órgãos do corpo são formados em uma combinação funcional que corresponde ao plano de estrutura geral do ser humano.

No subsequente **período fetal**, ocorrem o crescimento coordenado e a maturação funcional dos sistemas de órgãos até ao nascimento. O desenvolvimento pós-natal durante a infância, a adolescência, a idade adulta e a velhice também pertence ao processo de desenvolvimento geral do ser humano, o qual tem seu início com o zigoto e só chega ao fim com a morte do indivíduo.

Neste capítulo, intitulado "Embriologia Geral", descreve-se o desenvolvimento humano inicial, desde a fertilização até a formação do plano de estrutura geral do corpo (estágio filotípico). A embriologia especial (desenvolvimento de sistemas de órgãos) será abordada nos respectivos capítulos sobre tais sistemas de órgãos.

NOTA

O desenvolvimento embrionário é controlado por genes de desenvolvimento que regulam a diferenciação de células embrionárias – as quais inicialmente não estão comprometidas com uma determinada linha de desenvolvimento – em diferentes tipos celulares e na organização das células e de tecidos em estruturas anatômicas.

2.2 Fertilização

2.2.1 Translocação e Capacitação

A **fertilização** (ou **fecundação**), ou seja, a fusão entre uma célula germinativa feminina e uma célula germinativa masculina (gametas feminino e masculino) para a formação de um zigoto, ocorre geralmente na região da tuba uterina (ou trompa de Falópio, oviduto) conhecida como ampola. Tanto o ovócito secundário quanto o espermatozoide, uma vez liberados pelas gônadas, precisam atingir essa região (**translocação**):

- Na ovulação (**>** Fig. 2.1), o **ovócito secundário** é liberado pelo ovário, envolto pela **zona pelúcida** e pela **coroa radiada**, sendo capturado pelas **fímbrias da tuba uterina**. Este evento é sustentado pelos movimentos de varredura das fímbrias, as quais se dispõem mais próximo do ovário no momento da ovulação. A corrente de líquido assim formada na tuba uterina, sustentada pelas contrações peristálticas da tuba, transporta lentamente o ovócito ao longo da ampola.
- Os **espermatozoides**, como componentes celulares do sêmen (ou esperma), são depositados no fórnice da vagina durante a ejaculação. Com os batimentos de seu flagelo (ou cauda), os espermatozoides se movimentam ativamente através da barreira de muco presente no canal do colo do útero (lúmen do colo do útero), formada sob a influência de estrógenos, e atingem a cavidade do útero, de onde, em grande parte de forma passiva, chegam à tuba uterina por meio das contrações da musculatura lisa uterina. Uma vez no lúmen da tuba, sob influência do epitélio da mucosa tubária, os espermatozoides passam por um processo de matura-

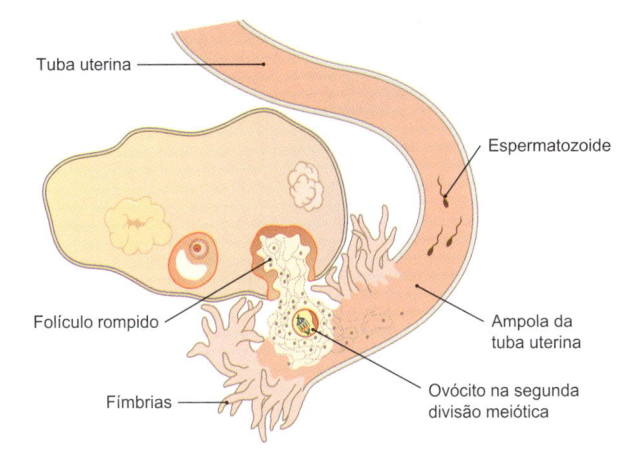

Figura 2.1 Ovulação. O ovócito é liberado do ovário a partir do folículo de DeGraaf e atinge a ampola da tuba uterina através das fímbrias, onde ele se encontra com espermatozoides capacitados. [L126]

ção, denominado **capacitação**. Neste processo, a composição proteica e as propriedades eletrofisiológicas da membrana plasmática da cabeça do espermatozoide são alteradas. Apenas após a capacitação os espermatozoides se tornam capazes de fertilizar. Nas proximidades do ovócito secundário, os espermatozoides capacitados aumentam fortemente a atividade dos batimentos de sua cauda e atingem o ovócito, causando um gradiente de temperatura (**termotaxia**, em que a temperatura na ampola é ligeiramente maior que na região proximal da tuba) e um gradiente de concentração de moléculas secretadas pelo ovócito (**quimiotaxia**, exercida presumivelmente pela progesterona, entre outros). Dos mais de 200 milhões de espermatozoides lançados na vagina pela ejaculação, apenas cerca de 200 atingem o ovócito.

A translocação dos espermatozoides pode demorar de 30 minutos a vários dias. Não são os espermatozoides necessariamente mais rápidos que fertilizam o ovócito, porque é necessário um contato suficientemente mais longo dos espermatozoides com o epitélio da mucosa da tuba uterina para a capacitação.

Clínica

O **impedimento da gestação (contracepção)** pode ser obtido por meio do bloqueio da translocação de espermatozoides (preservativos, diafragmas, dispositivos intrauterinos) ou da inibição da ovulação (contraceptivos hormonais, "pílula anticoncepcional") ou da implantação (interceptação, "pílula do dia seguinte").

NOTA

A fertilização do ovócito pelo espermatozoide geralmente ocorre na ampola da tuba uterina.

2.2.2 Reação Acrossômica e Fusão dos Gametas

Ao longo do seu trajeto na tuba uterina, o ovócito se mantém envolvido por uma camada frouxa de células foliculares (**coroa radiada**), seguida de uma densa camada de glicoproteínas (**zona pelúcida**). Ambas as camadas devem ser ultrapassadas pelo espermatozoide para a fecundação do ovócito (➤ Fig. 2.2). Proteínas receptoras na membrana plasmática da cabeça do espermatozoide,

Clínica

Na **fecundação extracorpórea** (**fertilização *in vitro***), os ovócitos são coletados por via transvaginal por meio de uma punção do ovário, previamente estimulado com hormônios, e misturados em uma solução nutritiva com espermatozoides, os quais foram capacitados por pré-incubação em meios especiais. Após a fertilização, até três embriões no estágio de 4-8 células são introduzidos no útero (transferência de embriões). A zona pelúcida pode ser removida mecanicamente, ou com a ajuda de raios *laser*, para facilitar a implantação antes da transferência de embriões. No caso de motilidade insuficiente dos espermatozoides, um único espermatozoide pode ser injetado especificamente em um ovócito *in vitro* (**Injeção intracitoplasmática de espermatozoide**).

No **diagnóstico genético pré-implantacional** (DGP), antes da transferência de embriões, alguns blastômeros individuais são removidos dos embriões e examinados com relação a defeitos genéticos no nível molecular. Devido à totipotência dos blastômeros iniciais, essa remoção geralmente não afeta o desenvolvimento do embrião. No entanto, ocorre cada vez mais a utilização de células do trofoblasto do estágio de blastocisto para o DGP (biópsia do blastocisto). Após a seleção de embriões saudáveis, apenas estes serão introduzidos no útero, e os demais embriões são descartados. Por essa razão, o DGP é um procedimento controverso sob os pontos de vista ético e jurídico.

modificadas durante a capacitação, se ligam às glicoproteínas da zona pelúcida (proteínas da zona, ou proteínas ZP). Isso deflagra a **reação acrossômica**, na qual a membrana da vesícula do acrossoma, uma vesícula achatada repleta de proteases na extremidade da cabeça do espermatozoide, se funde com a membrana plasmática da região anterior da cabeça do espermatozoide, liberando assim o conteúdo do acrossoma. A digestão das glicoproteínas da zona pelúcida pelas proteases produz um canal nesta camada, através do qual o espermatozoide pode penetrar no ovócito. A cabeça do espermatozoide se liga tangencialmente à membrana plasmática do ovócito, e a membrana plasmática da cabeça do espermatozoide se funde com a do ovócito. Estimulado por esta fusão, o ovócito se protege contra a fertilização múltipla (polispermia) por meio da exocitose de enzimas, a partir de vesículas de secreção situadas imediatamente sob sua membrana plasmática (**grânulos corticais**) na zona pelúcida, que modificam as proteínas da zona pelúcida para os receptores pre-

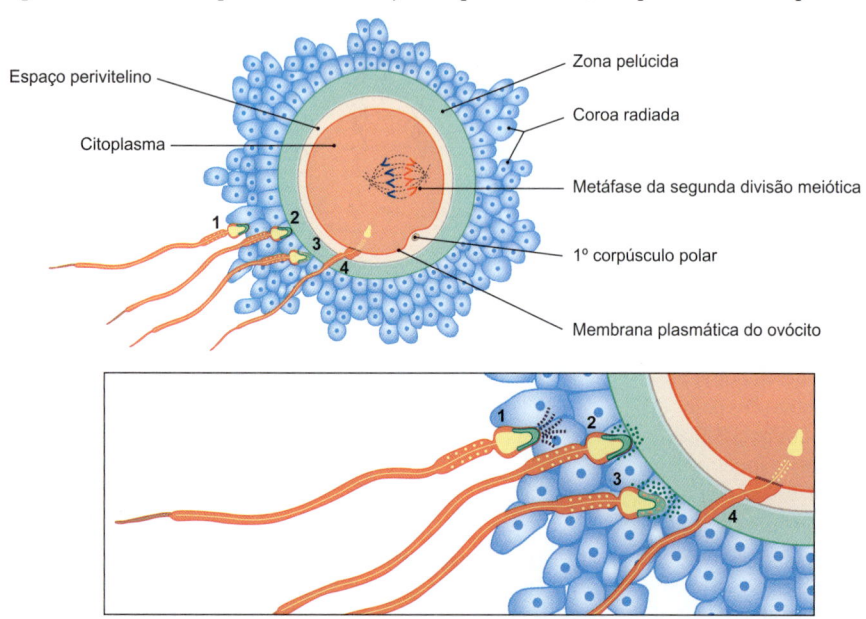

Espaço perivitelino
Citoplasma
Zona pelúcida
Coroa radiada
Metáfase da segunda divisão meiótica
1º corpúsculo polar
Membrana plasmática do ovócito

Figura 2.2 Reação acrossômica e fusão das células germinativas. Os espermatozoides atravessam a coroa radiada (1) com o auxílio de enzimas secretadas e se prendem com sua cabeça à zona pelúcida (2). Devido à reação acrossômica, as proteases do acrossoma são liberadas e perfuram a zona pelúcida (3) para que o espermatozoide possa penetrar no ovócito. Através da fusão das membranas plasmáticas de ambas as células germinativas, além do núcleo do espermatozoide, porções das peças principal e intermediária da cauda do espermatozoide também atingem o citoplasma do ovócito (4). [E347-09]

sentes nos espermatozoides, de modo a impedir a fusão de outro espermatozoide (**reação zonal**). A fusão do espermatozoide com o ovócito também leva à **ativação do ovócito**, na qual ocorre aumento oscilante na concentração de Ca^{2+} em seu citoplasma, e que representa um pré-requisito para as etapas subsequentes da fertilização.

2.2.3 Fusão do Material Genético

No momento da fertilização, o ovócito recém-eliminado encontra-se na **metáfase da segunda divisão de meiose**. Somente após a fusão de ambas as células germinativas ocorre o reinício da segunda divisão de meiose, até que ela seja concluída. Como consequência, ocorre a liberação de um segundo corpúsculo polar, e o núcleo do ovócito se encontra no estado haploide. Este último é agora chamado do **pró-núcleo feminino** (➤ Fig. 2.3a). Além do núcleo do espermatozoide, porções das peças intermediária e principal da cauda atingem o citoplasma do ovócito, mas essas estruturas são rapidamente destruídas. O núcleo comprimido do espermatozoide logo se descondensa após a fusão e se torna o **pró-núcleo masculino**. Ambos os pró-núcleos replicam o seu DNA, formando ásteres (arranjos de microtúbulos em formato estrelado) com seus próprios centrossomas e se aproximam um do outro (➤ Fig. 2.3b, c). Durante a fusão, ambos os pró-núcleos colabam seus envoltórios nucleares, os cromossomas se organizam em um fuso mitótico comum e se afastam rapidamente, formando dois núcleos-filhos do **zigoto**, sem formar um núcleo único propriamente dito do zigoto, com um envoltório nuclear comum (➤ Fig. 2.3d, ➤ Fig. 2.4). O zigoto, portanto, existe (na espécie humana) apenas como um estágio de divisão transitória. A fertilização do ovócito segue imediatamente para o estágio de duas células do novo embrião sob o ponto de vista genético (➤ Fig. 2.4c). O sexo do embrião é determinado pelo espermatozoide: caso o espermatozoide que fecundou o ovócito contenha um cromossoma Y, o gene **SRY** ("região determinante do sexo do cromossoma Y") proporciona a formação do fenótipo masculino.

N O T A

Durante a fertilização, as membranas plasmáticas do ovócito e do espermatozoide se fundem, de tal forma que o núcleo haploide do espermatozoide entre no ovócito como um pró-núcleo masculino e os pró-núcleos masculino e feminino formem o núcleo do zigoto.

2.3 Desenvolvimento Pré-implantação

2.3.1 Clivagem e Compactação

Divisões da Clivagem

Após a fertilização, ocorrem várias divisões mitóticas no zigoto ainda envolvido pela zona pelúcida, distribuindo o citoplasma do ovócito a várias células-filhas (**blastômeros**), caracterizando, assim, as divisões de clivagem. Os sulcos de clivagem surgem de forma relativamente lenta, com intervalos de várias horas, de forma assincrônica, e com diferentes planos de divisão celular. Isso significa que a primeira divisão de clivagem do zigoto ocorre em um plano meridional, enquanto a segunda divisão de clivagem segue no plano equatorial, e os ritmos de divisão em cada célula-filha são individuais e, consequentemente, pode haver a formação de um número desigual de blastômeros (➤ Fig. 2.4). Durante as duas primeiras etapas de divisão, são sintetizadas as proteínas necessárias para o metabolismo celular e para a mitose a partir da tradução do RNAm do ovócito, derivadas de **genes maternos** e liberadas pela ativação do ovócito. Entre os estágios de 4 e de 8 células, os **genes do zigoto** são ativados pela primeira vez, e o embrião, a partir de então, assume a expressão de seus próprios genes independentemente dos genes maternos.

Compactação

Após o estágio de oito células e a terceira divisão de clivagem (➤ Fig. 2.4e), ocorre outro evento crucial: enquanto os blastômeros – até este momento – se assemelham a estruturas arredondadas frouxamente unidas umas às outras, as células mais externamente posicionadas consolidam sua união por meio de associações similares a junções intercelulares epiteliais, as quais isolam as células mais internamente localizadas do meio externo, estabelecendo contatos intercelulares (p. ex., através da molécula de adesão celular caracterizada como E-caderina) e formando junções de oclusão (**compactação**, ➤ Fig. 2.4f). Até então, todas as células do embrião jovem eram **totipotentes**, de modo que cada célula tivesse o potencial para formar um embrião completo por conta própria – o que acontece eventualmente no caso de gêmeos univitelinos. Com a compactação no estágio de 16 células (**estágio de mórula**, ➤ Fig. 2.4f, g), ocorre neste momento a primeira **diferenciação** celular,

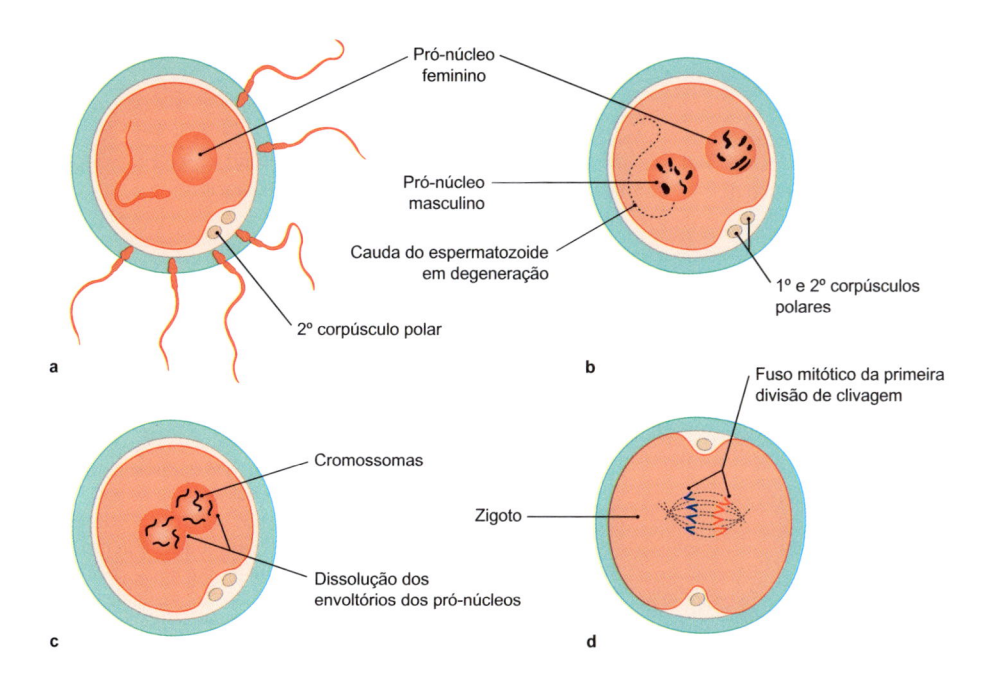

a. Após a entrada de um espermatozoide em um ovócito, a reação zonal evita que outros espermatozoides entrem e a segunda divisão meiótica do ovócito é concluída. **b.** A cauda e as mitocôndrias do espermatozoide degeneram e seu núcleo aumenta de tamanho para se tornar o pró-núcleo masculino. **c.** Os pró-núcleos masculino e feminino se aproximam um do outro e se fundem com a dissolução de seus envoltórios nucleares, com a formação do zigoto. **d.** Os cromossomas dos dois pró-núcleos se alinham imediatamente ao fuso mitótico e o zigoto inicia a primeira divisão de clivagem. [E347-09]

Figura 2.3 Formação do zigoto.

Pró-núcleo feminino

Pró-núcleo masculino

Cauda do espermatozoide em degeneração

2º corpúsculo polar

1º e 2º corpúsculos polares

Cromossomas

Zigoto

Dissolução dos envoltórios dos pró-núcleos

Fuso mitótico da primeira divisão de clivagem

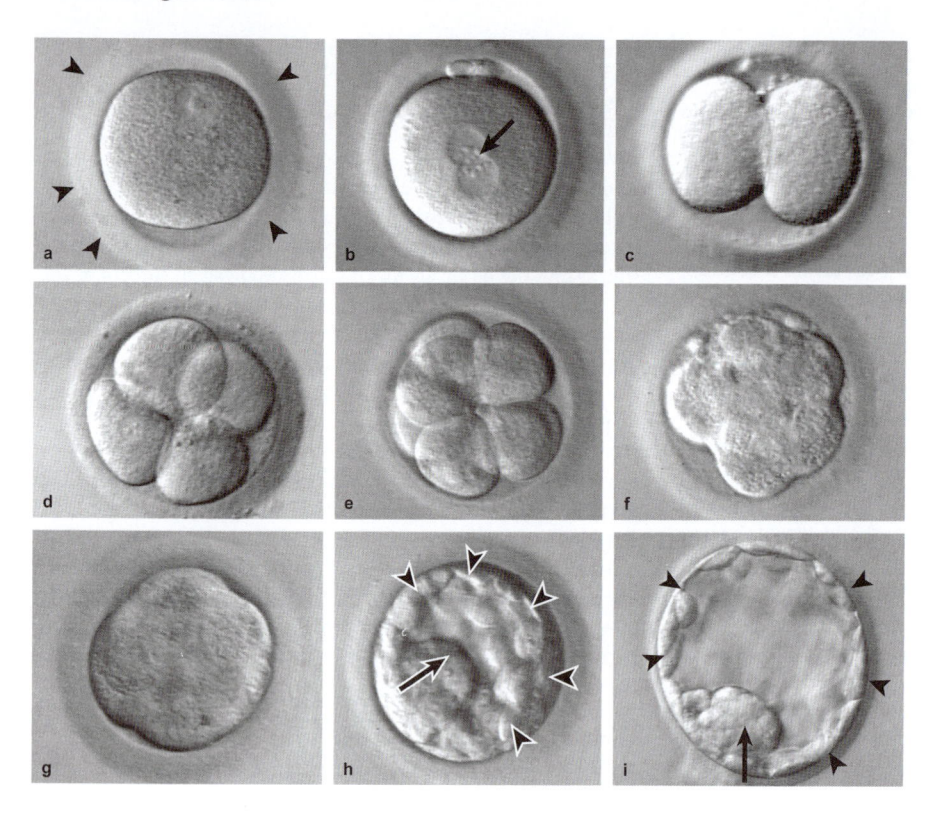

Figura 2.4 Clivagem, compactação, e formação do blastocisto. Imagens de embriões humanos *in vitro*. **a.** Um ovócito momentos antes da fertilização. Cabeças de seta = zona pelúcida. **b.** Zigoto com pró-núcleos masculino e feminino fundidos (= seta). **c.** Primeira divisão de clivagem, com a formação do estágio de 2 células. **d.** Estágio de 4 células. **e.** Estágio de 8 células. Os blastômeros ainda estão arredondados. **f.** Estágio de mórula no início da compactação. As células se tornam muito unidas umas às outras e formam uma camada celular externa, de conformação semelhante a uma camada epitelial. **g.** Mórula após a compactação. **h.** Blastocisto jovem ainda envolvido pela zona pelúcida, com a blastocele entre o trofoblasto externo e o embrioblasto interno. **i.** Blastocisto após sua eclosão da zona pelúcida. Cabeças de seta = trofoblasto, seta = embrioblasto. [G394]

uma vez que as células externas diferem das células internas com relação a formato, composição de proteínas e destino de desenvolvimento. Enquanto a partir das células externas – as **células do trofoblasto** – se desenvolve o córion placentário, o embrião propriamente dito se forma exclusivamente das células internas (**embrioblasto**, ou massa celular interna). A partir do estágio de 64 células não há mais trocas possíveis entre as duas populações celulares. Até este momento, todo o desenvolvimento do embrião ocorre com ele ainda envolvido pela zona pelúcida, enquanto migra através da tuba uterina em direção à cavidade uterina. A zona pelúcida protege o embrião de uma implantação prematura na mucosa da tuba uterina, o que levaria a uma gravidez ectópica (gravidez tubária), com risco de morte para a mãe e para o embrião.

2.3.2 Blastocisto e Implantação

Cavitação
Após a compactação, as células do trofoblasto bombeiam íons Na⁺ no interior da mórula, resultando em um influxo osmótico de

> ## Clínica
>
> Na **gravidez ectópica**, a implantação ocorre fora da cavidade uterina. Em mais de 90% dos casos, isso ocorre na tuba uterina (gravidez tubária), o que pode levar à ruptura da tuba e ao sangramento fatal da mãe. As causas para tal ocorrência são eventuais aderências da mucosa da tuba uterina. Quando, após a fertilização, o zigoto retorna à cavidade abdominal através das fímbrias do infundíbulo (abertura afunilada) da tuba uterina, o embrião pode implantar em diversos locais do peritônio. Normalmente isso pode levar a sangramento intra-abdominal e abortamento, mas, em casos excepcionais, a gravidez na cavidade abdominal pode ser mantida até o momento do parto e resolvida por meio de cirurgia cesariana.

água, o que expande o espaço entre o trofoblasto e o embrião, formando uma cavidade cheia de líquido (cavitação).

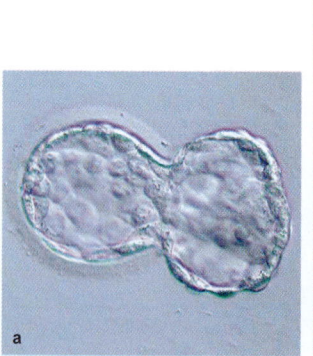 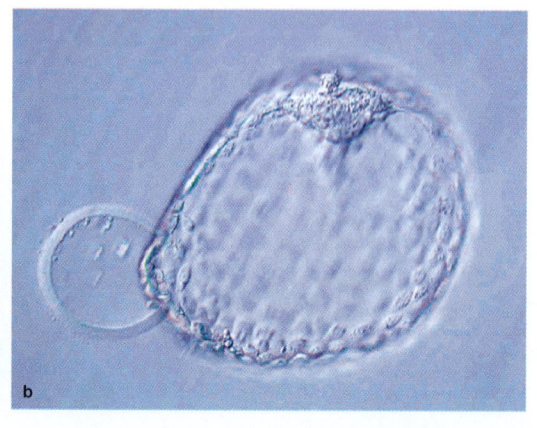

Figura 2.5 Blastocisto durante e após a eclosão da zona pelúcida. Fotos de embriões humanos *in vitro*. **a.** "Eclosão" do blastocisto a partir da zona pelúcida (à esquerda). **b.** Blastocisto após a eclosão da zona pelúcida; a zona pelúcida vazia encontra-se à esquerda do blastocisto. [G210]

Eclosão

Neste momento, o embrião atinge o lúmen uterino para que ele possa sair do envoltório da zona pelúcida (➤ Fig. 2.4i, ➤ Fig. 2.5). As células do trofoblasto secretam proteases e criam uma abertura na zona pelúcida, através da qual o embrião entra livremente no lúmen uterino, de forma semelhante à saída por uma casca do ovo (daí o termo "eclosão", ➤ Fig. 2.5a). A partir de então, além de divisões celulares, ocorre também o crescimento do embrião.

Blastocisto e Implantação

Devido à progressiva deposição de líquido em seu interior, o embrião agora tem o formato de uma bolha (blastocisto, ➤ Fig. 2.5, ➤ Fig. 2.6), em cuja parede interna o embrião está excentricamente situado. Assim que o blastocisto entrar em contato com a mucosa do útero (endométrio), normalmente na região do corpo do útero, ele se fixa com o polo embrionário às células epiteliais endometriais e à matriz extracelular imediatamente adjacente. Após a bem-sucedida adesão do blastocisto ao epitélio endometrial, o trofoblasto produz proteases que digerem localmente a matriz extracelular do endométrio, permitindo assim que o blastocisto se aprofunde na parede endometrial (**implantação**, ou nidação). Aproximadamente 10 dias após a fertilização, o embrião torna-se completamente envolvido pelo endométrio.

> **N O T A**
> O embrião se implanta no útero como blastocisto. A camada externa do blastocisto (trofoblasto) forma partes da placenta, enquanto que o embrião propriamente dito se desenvolve apenas a partir das células do embrioblasto.

2.4 Gastrulação

2.4.1 Disco Embrionário Didérmico (ou Bilaminar)

Enquanto o trofoblasto do blastocisto implantado se desenvolve em partes da placenta para proporcionar a nutrição do embrião, no embrioblasto ocorre progressiva diferenciação de células (➤ Fig. 2.7). As células do embrioblasto que expressam o fator de transcrição Nanog se organizam no lado voltado para o trofoblasto, enquanto aquelas que não expressam Nanog, mas expressam o fator de transcrição Gata6, formam uma camada adjacente à cavidade do blastocisto (blastocele). Em visão superficial, ambas as camadas aparecem como folhetos arredondados. Deste modo, desenvolve-se um **disco embrionário didérmico** (ou bilaminar), no qual o embrião está organizado em dois folhetos epiteliais, o **epiblasto** (Nanog-positivo) e o **hipoblasto** (Gata6-positivo). Conse-

quentemente, ao mesmo tempo, estabelece-se o primeiro dos três eixos corporais do embrião, uma vez que o epiblasto se encontra no futuro lado dorsal e o hipoblasto no lado ventral. As células do hipoblasto proliferam e envolvem o lúmen da cavidade blastocística, na qual agora elas formam o chamado endoderma extraembrionário, constituindo assim, a partir desta cavidade, o revestimento do **saco vitelino primitivo** (➤ Fig. 2.7b).

> **N O T A**
> À semelhança do trofoblasto, as células do hipoblasto estão envolvidas na formação de envoltórios embrionários e não contribuem para a formação do próprio embrião.

No epiblasto, uma fina camada de células se destaca do envoltório do trofoblasto, cada vez mais separado das células do epiblasto subjacentes por fendas confluentes. Esta delgada camada de células, também conhecida como **amnioblasto** (ou **membrana amniótica**), é a precursora do futuro epitélio amniótico e, juntamente com o epiblasto restante, envolve uma cavidade cheia de líquido chamada **cavidade amniótica** (➤ Fig. 2.7a). Como material primordial restante do embrião, apenas o epiblasto permanece, o qual, por isso, pode ser chamado epiblasto embrionário. Deste modo, antes do início da gastrulação, o embrião envolvido pelo trofoblasto consiste no disco embrionário didérmico, com dois folhetos embrionários – o epiblasto e o hipoblasto –, o qual contém ventral e dorsalmente a cada folheto uma cavidade cheia de líquido (**estágio de duas vesículas**): dorsalmente encontra-se a cavidade amniótica, revestida pelo amnioblasto (membrana amniótica), enquanto ventralmente está o saco vitelino primitivo, recoberto pelo endoderma extraembrionário originário do hipoblasto.

> **N O T A**
> Em sentido estrito, o embrião se desenvolve exclusivamente a partir do epiblasto do disco embrionário didérmico.

2.4.2 Formação dos Folhetos Embrionários

Antes da gastrulação, o embrião se apresenta como um disco plano constituído por células epitelioides morfologicamente unificadas, o epiblasto embrionário. Neste momento, o objetivo da **gastrulação**, a partir do epiblasto, é formar o plano básico do corpo, o qual consiste em uma camada externa (derivada do ectoderma), um revestimento da superfície interna que levará à formação do futuro tubo gastrointestinal (derivado do endoderma), e os tecidos intervenientes (derivados do mesoderma).

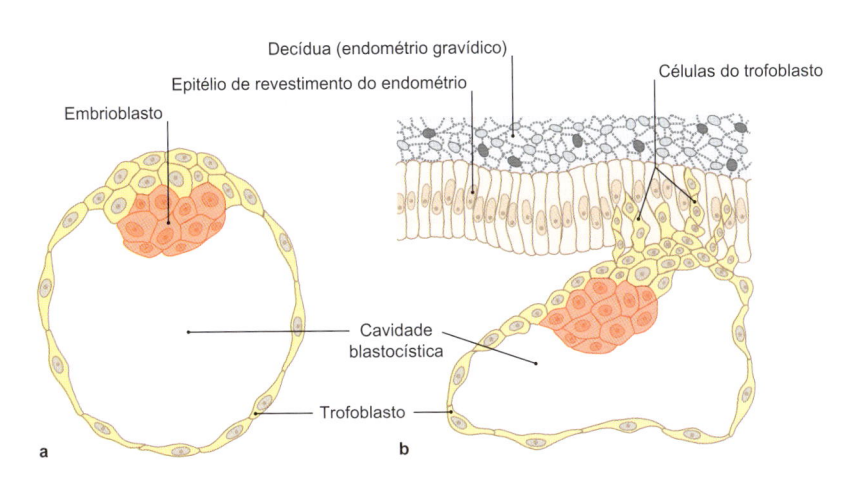

Decídua (endométrio gravídico)

Epitélio de revestimento do endométrio

Células do trofoblasto

Embrioblasto

Cavidade blastocística

Trofoblasto

a   b

Figura 2.6 Blastocisto e implantação inicial. a. Blastocisto livre. **b.** O blastocisto adere com o seu polo embrionário ao endométrio, e o trofoblasto começa a se infiltrar no tecido materno. [L126]

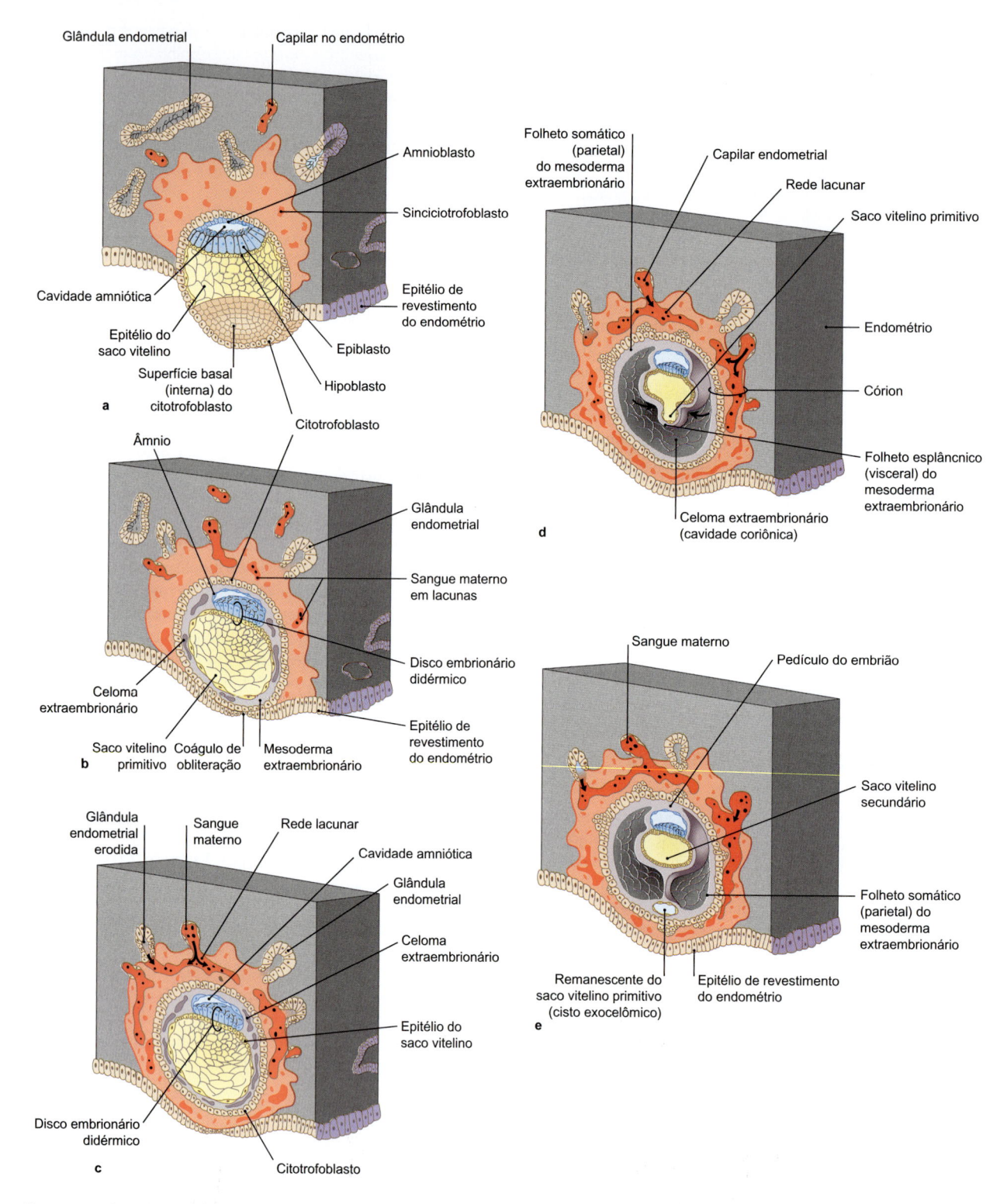

Figura 2.7 Disco embrionário didérmico e implantação completa. a. No embrioblasto, o epiblasto, o hipoblasto e o amnioblasto se separaram. Entre epiblasto e o amnioblasto surge a cavidade amniótica. No trofoblasto, as células adjacentes ao endométrio se fundem para formar uma grande massa celular multinucleada, o sinciotrofoblasto. **b.** O revestimento epitelial do saco vitelino (ou endoderma extraembrionário), que deriva do hipoblasto, circunda completamente a cavidade blastocística, e agora é chamado saco vitelino primitivo. Entre o citotrofoblasto e o saco vitelino primitivo, forma-se o mesoderma extraembrionário. O sinciotrofoblasto provoca uma erosão dos primeiros vasos sanguíneos endometriais, cujo sangue flui em meio às lacunas do trofoblasto. **c.** Progressivamente, os espaços no mesoderma extraembrionário se fundem uns aos outros, de modo a formar o celoma extraembrionário. As lacunas do sinciotrofoblasto convergem para uma rede contínua, através da qual o sangue materno flui. **d.** O celoma extraembrionário evolui para uma cavidade única (cavidade coriônica), separando o saco vitelino do trofoblasto. Consequentemente, o mesoderma extraembrionário é dividido em um folheto visceral e um folheto parietal. O saco vitelino primitivo vai se tornando cada vez mais estreitado. **e.** A cavidade coriônica envolve todo o embrião, que ainda mantém contato com o trofoblasto apenas através do pedículo do embrião. A parte proximal do saco vitelino primitivo estreitado forma o saco vitelino secundário, enquanto a parte distal torna-se um cisto exocelômico rudimentar. [E347-09]

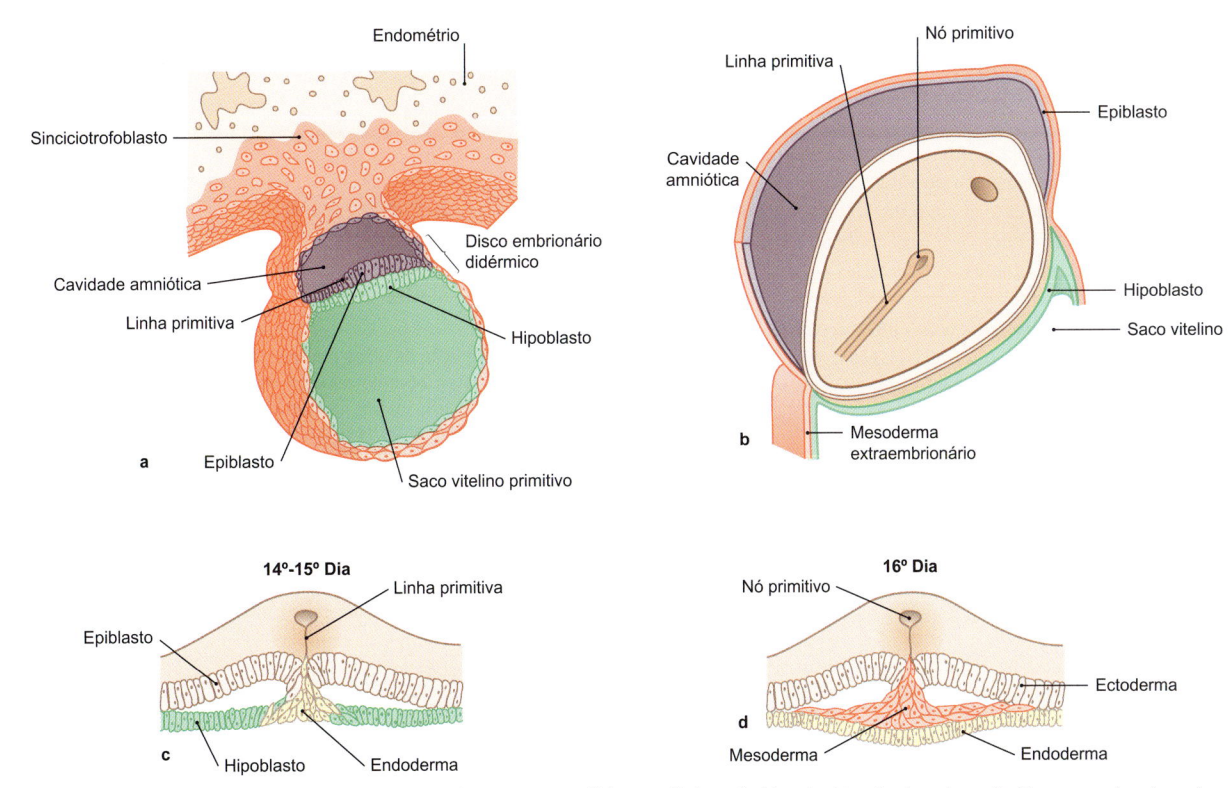

Figura 2.8 Gastrulação. a. No início da gastrulação, forma-se no epiblasto a linha primitiva. **b.** Através do sulco primitivo, o qual se invagina ao longo da linha primitiva, as células do epiblasto migram profundamente e se estendem para todos os lados abaixo do epiblasto. **c.** As primeiras células que migram através do sulco primitivo deslocam o hipoblasto lateralmente e formam o endoderma embrionário, de natureza epitelial. **d.** As células que migram subsequentemente permanecem como células mesenquimais, formando o folheto intermediário (mesoderma intraembrionário), entre o epiblasto remanescente – agora denominado ectoderma embrionário – e o endoderma embrionário. [L126]

Na extremidade posterior da superfície do disco epiblástico, forma-se uma elevação devido ao aumento de tamanho de células cilíndricas altas (da região apical para a região basal), a qual se estende cada vez mais em formato de fita até o centro do disco embrionário (**linha primitiva**), e aí forma um espessamento nodular (**nó primitivo**, ou nó de HENSEN, ➤ Fig. 2.8). O alongamento da linha primitiva ocorre por meio de ciclos intercalados de células migratórias ao longo do eixo longitudinal da linha primitiva ("extensão convergente"). A posição e os movimentos celulares da linha primitiva são controlados por sinais indutivos do hipoblasto subjacente. O nó primitivo está localizado no polo cranial da linha primitiva. Deste modo, já nesta fase inicial, após o estabelecimento do eixo dorsoventral do corpo, todos os outros **eixos do corpo** – ou seja, o eixo longitudinal craniocaudal e, consequentemente, o eixo esquerdo-direito – também são finalmente determinados. De ambos os lados da linha primitiva, as células do epiblasto perdem seus contatos intercelulares mediados pela E-caderina, expandem os espaços intercelulares através da síntese de ácido hialurônico e se movimentam em direção à linha primitiva. Na linha primitiva, por meio de uma invaginação ao longo de sua linha média, o **sulco primitivo**, as células migram profundamente em direção ventral. As primeiras células a migrarem pela linha primitiva se movimentam medialmente entre as células do hipoblasto e as deslocam completamente na direção lateral, para a parede do saco vitelino. As células recém-migradas formam agora o assoalho ventral do embrião e são as células precursoras do **endoderma embrionário**. As células do epiblasto que migram mais tarde através do sulco primitivo, impulsionadas por sinais repulsivos (p. ex., FGF – fator de crescimento de fibroblastos) na linha primitiva, se dispersam em direções lateral e cranial como uma faixa de células mesenqui-

mais frouxamente dispostas entre o epiblasto e o endoderma recém-formado, formando assim o **mesoderma intraembrionário**. Com isso, o local de migração através da linha primitiva é decisivo para a futura posição das células do mesoderma:

- As células em posição mais cranial, ou seja, aquelas que migram através do nó primitivo, penetram entre as células endodérmicas e seguem cranialmente, onde formam inicialmente o **processo cefálico** (ou processo notocordal) e, com a progressão da gastrulação, a **notocorda**, que se estabelece como o eixo central do embrião.
- As células situadas caudalmente ao nó primitivo que migram através do segmento cranial da linha primitiva formam o **mesoderma paraxial**, localizado lateralmente ao eixo central.

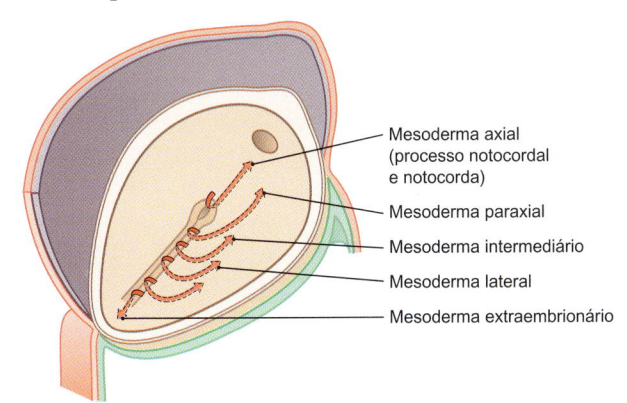

Figura 2.9 Formação dos segmentos do mesoderma através da migração celular na linha primitiva. Quanto mais cranialmente as células precursoras de mesoderma migram através da linha primitiva ou do nó primitivo, mais medialmente posicionados estarão os segmentos do mesoderma formados por elas. [L126]

53

- As células que migram a partir de uma posição progressivamente mais caudal formam, de modo correspondente, o **mesoderma intermediário** e, finalmente, o **mesoderma lateral** (placa lateral, ➤ Fig. 2.9).

As células do epiblasto que não migram profundamente através da linha primitiva, mas permanecem no antigo epiblasto após a conclusão da gastrulação, agora formam outro folheto embrionário, o **ectoderma embrionário**, como um epitélio de revestimento da superfície dorsal. Como resultado da gastrulação, a partir do epiblasto, o disco embrionário didérmico torna-se um embrião tridérmico, que de fato ainda se apresenta como um disco embrionário plano, mas com ectoderma, mesoderma e endoderma constituindo a estrutura básica do corpo dos vertebrados e seus eixos corporais devidamente estabelecidos em todos os três planos do espaço.

Clínica

Os **gêmeos idênticos** (**monozigóticos**) são formados por meio da separação das células de um mesmo embrião, durante diferentes estágios do desenvolvimento. A ocorrência mais comum é por intermédio da separação dos blastômeros durante as divisões de clivagem, e mais raramente por meio da divisão do embrioblasto no blastocisto. Em casos muito raros, a separação ocorre apenas durante a gastrulação, quando se estabelecem duas linhas primitivas. Com a separação incompleta de ambas as linhas primitivas, os gêmeos permanecem parcialmente fundidos ("**gêmeos siameses**").

N O T A

Durante a gastrulação, os três folhetos embrionários – ectoderma, mesoderma e endoderma – são formados a partir do epiblasto e, assim, o eixo longitudinal do corpo é estabelecido.

2.5 Desenvolvimento do Ectoderma

2.5.1 Indução à Formação do Neuroectoderma

As células do epiblasto que não migram profundamente através da linha primitiva durante a gastrulação, mas permanecem na camada do antigo epiblasto, caracterizam a estrutura do **ectoderma embrionário**. Inicialmente, o ectoderma é um disco epitelial plano e levemente oval. À medida que a gastrulação avança no terço medial do ectoderma, ocorre elevação de seu epitélio estratificado, que se estende na direção craniocaudal, da placa pré-cordal até o nó primitivo, a qual, em visão dorsal, apresenta um contorno aproximadamente piriforme (➤ Fig. 2.10). Este segmento

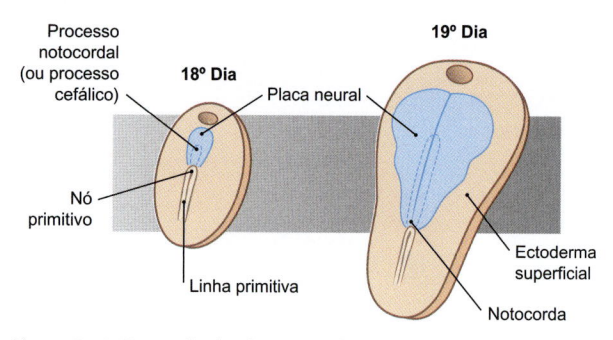

Figura 2.10 Formação da placa neural. Sob a influência do processo cefálico (ou também denominado cordomesoderma, ou processo notocordal), originado a partir da migração de células do nó primitivo, forma-se no ectoderma um espessamento caracterizado como placa neural, a qual se converte no neuroectoderma. Na região do desenvolvimento do encéfalo, a placa neural é mais larga, sendo, porém, mais estreita na região de desenvolvimento da medula espinal. [L126]

espessado do ectoderma (**placa neural**) representa o primórdio do sistema nervoso (**neuroectoderma**), enquanto o epitélio ectodérmico circunjacente e menos espesso é responsável pela formação do futuro **ectoderma superficial**.

A formação da placa neural deve-se à **indução** proporcionada pelo mesoderma axial subjacente. O nó primitivo e os segmentos do mesoderma originários do nó primitivo – o processo cefálico e a notocorda – atuam como os chamados **organizadores**. Eles secretam moléculas de sinalização, as quais, por um lado, induzem a formação da placa neural no ectoderma suprajacente (p. ex., o fator de crescimento de fibroblastos 8, FGF-8) e, por outro lado, inibem o desenvolvimento de células ectodérmicas para a formação do ectoderma superficial (antagonistas de proteínas morfogenéticas ósseas, BMPs, tais como, p. ex., a cordina). Consequentemente, as BMPs parecem ser moléculas-chave na diferenciação inicial do ectoderma: caso a via de sinalização de BMP seja ativada, o ectoderma superficial se desenvolve; se esta via for inibida (pelos componentes do mesoderma axial), o neuroectoderma se desenvolve. Ao final da 3ª semana, a placa neural tem aproximadamente o contorno de um "violino", com um amplo segmento na região cefálica, no qual os contornos do prosencéfalo e do mesencéfalo já aparecem, e um segmento estreito e longo nas futuras regiões do rombencéfalo e da medula espinal (➤ Fig. 2.10).

N O T A

Como primórdio do sistema nervoso, o neuroectoderma é induzido pelo mesoderma axial subjacente no final da gastrulação.

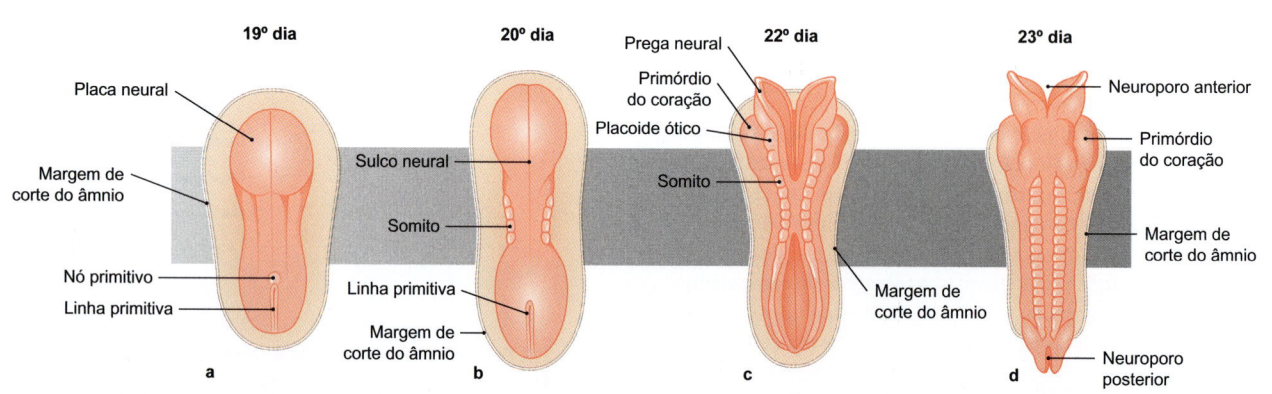

Figura 2.11 Neurulação. a e b. A placa neural se expande de ambos os lados da linha média na forma de pregas neurais em direção dorsal, e forma o sulco neural. **c.** Ao início da 3ª semana, as pregas neurais se fundem de modo similar a um "zíper" e formam o tubo neural. **d.** O tubo neural permanece conectado à cavidade amniótica por algum tempo através dos neuroporos anterior e posterior. [L126]

2.5.2 Neurulação

Pouco depois da formação da placa neural, suas margens laterais começam a se abaular em direção dorsal, juntamente com o ectoderma superficial lateralmente adjacente (**pregas neurais**), enquanto, ao mesmo tempo, uma ranhura longitudinal (**sulco neural**) invagina ao longo da linha média da placa neural (➤ Fig. 2.11). Na área do sulco neural, a placa neural entra temporariamente em contato com a notocorda subjacente, criando uma espécie de "dobradiça", de modo que as pregas neurais em torno desse eixo mediossagital se elevem dorsalmente, como se ambos os lados de um livro estivessem se fechando (➤ Fig. 2.12).

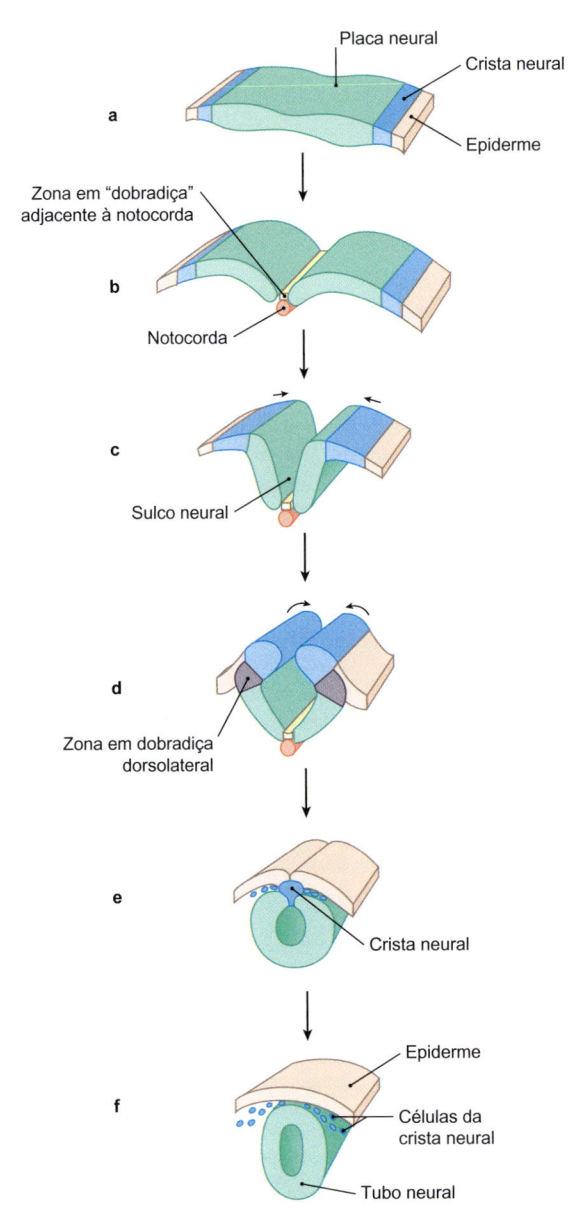

Placa neural
Crista neural
Epiderme

a

Zona em "dobradiça" adjacente à notocorda

b

Notocorda

c

Sulco neural

d

Zona em dobradiça dorsolateral

e

Crista neural

Epiderme

f

Células da crista neural

Tubo neural

Figura 2.12 Neurulação. a. Inicialmente, a placa neural é um disco plano. **b** e **c.** Em seguida, ao longo de uma zona em "dobradiça" que estabelece contato com a notocorda, ela progride para formar as pregas neurais. **d** e **e.** Devido ao crescimento do ectoderma superficial, as pregas neurais são deslocadas medialmente ao longo de uma zona de dobradiça dorsolateral (**d**), para finalmente se fundirem na linha média, ocorrendo deste modo o fechamento do tubo neural (**e**). **f.** O neuroectoderma se separa do ectoderma superficial, e as células da crista neural migram para fora do epitélio neuroectodérmico. [L126]

A força motriz para este processo, por um lado, é uma constrição apical das células no sulco neural, induzida pela **notocorda**, as quais, deste modo, assumem formato de cunha e, por outro lado, o intenso crescimento do ectoderma superficial localizado lateralmente à placa neural, que juntamente com o mesoderma subjacente movimenta as pregas neurais nas direções dorsal e medial. Ao final deste processo, as pregas neurais de ambos os lados se tocam dorsalmente na linha média, primeiramente na região de transição entre a cabeça e o pescoço e, em seguida, como um "zíper", progressivamente nos sentidos cranial e caudal (➤ Fig. 2.11c, ➤ Fig. 2.12d). Deste modo, distinguem-se as diferentes porções das pregas neurais: cada uma das partes laterais de ambas as pregas neurais se funde mais dorsalmente e une o ectoderma superficial de ambos os lados para formar uma camada epitelial contínua, da qual a **epiderme** da pele é originada. Cada uma das porções mediais de ambas as pregas neurais se une abaixo do ectoderma superficial, para formar o **tubo neural**, que dá origem ao encéfalo e à medula espinal (➤ Fig. 2.11c, d; ➤ Fig. 2.12e, f). Durante o progressivo fechamento do tubo neural, nos sentidos cranial e caudal, ao final de neurulação permanecem duas aberturas de comunicação com a cavidade amniótica (os **neuroporos anterior e posterior**), os quais se fecham mais tardiamente. O neuroporo posterior se encontra na altura da região sacral da medula espinal, sendo os segmentos sacral e coccígeo situados caudalmente a esta região formados por um mecanismo fundamentalmente diferente (**neurulação secundária**). Aqui, a partir do mesênquima, forma-se o brotamento da cauda que, como derivado da linha primitiva na 4ª semana, representa o primórdio da região coccígea, formando inicialmente um cordão sólido de tecido neural que adquire um lúmen em função da perda dos contatos intercelulares (**cavitação**), e logo em seguida estabelece conexão com a extremidade caudal do tubo neural formado durante a neurulação (primária).

Clínica

Caso o fechamento dorsal do tubo neural não ocorra, o ectoderma superficial também não se fechará, e a formação da calvária (abóbada craniana) e dos arcos vertebrais (como o teto do canal vertebral) não ocorrerá. Na **anencefalia**, há um defeito de fechamento do tubo neural na região do prosencéfalo, da mesma forma que ocorre a **raquisquise** na região da medula espinal. Em ambos os casos, o contato do neuroectoderma exposto ao líquido amniótico leva à regressão necrótica do tecido. Recém-nascidos com anencefalia não são viáveis, e a raquisquise pode levar a defeitos neurológicos graves na área afetada.

NOTA

Durante a neurulação, a placa neural forma duas pregas neurais que se fundem dorsalmente na linha média, levando à formação do tubo neural.

2.5.3 Crista Neural

Entre o ectoderma superficial e a placa neural, ou seja, em posição imediatamente ventral às pregas neurais em fusão, uma terceira população celular, as **células da crista neural**, se organiza (➤ Fig. 2.12f). As células da crista neural deixam o epitélio ectodérmico (transição epitélio-mesenquimal) e migram como **células progenitoras mesenquimais** para vários locais do corpo do embrião. Elas produzem derivados muito diversos, tais como os neurônios do sistema nervoso periférico, as células cromafins da medula da glândula suprarrenal e os melanócitos da pele (**crista neural do tronco**), bem como os tecidos esqueléticos e o tecido conjuntivo na área

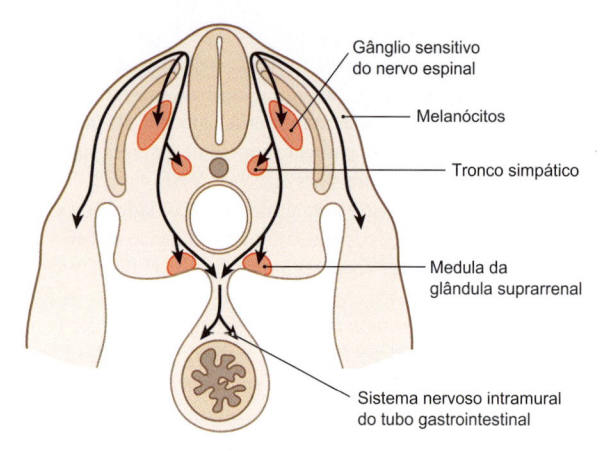

Figura 2.13 Rotas de migração das células da crista neural no tronco. As células da crista neural migram das pregas neurais para suas áreas-alvo no momento do fechamento do tubo neural. As principais rotas são o mesênquima subectodérmico, dorsalmente aos somitos (para a formação de células precursoras de melanócitos); através das metades craniais dos esclerótomos (para a formação de células precursoras de gânglios sensitivos do nervo espinal); e entre somitos e o tubo neural, em direção ventral (para a formação de células precursoras das células cromafins da medula suprarrenal e dos gânglios do tubo gastrointestinal). [L126]

da cabeça (**crista neural da cabeça**). Durante a sua migração para áreas-alvo relativamente distantes, as células da crista neural são controladas pela natureza da matriz extracelular e por gradientes de moléculas atrativas e repulsivas (**quimiotaxia**). Na crista neural do tronco, podem-se distinguir três fluxos celulares (➤ Fig. 2.13):

- Abaixo do ectoderma superficial, no sentido lateral (precursores de melanócitos)
- Nas metades craniais de cada somito (precursores das células dos gânglios sensitivos do nervo espinal)
- Entre o tubo neural e os somitos, no sentido ventral (precursores de células dos gânglios simpáticos, de células dos gânglios de plexos intramurais das vísceras e de células da medula suprarrenal).

A diferenciação das células ocorre apenas após a sua chegada ao local-alvo, de acordo com sua localização, mas sua determinação provavelmente ocorre durante a migração por meio de sinais moleculares nas imediações (especificação do destino das células pela indução).

N O T A
As células da crista neural originam-se das pregas neurais do ectoderma e, após o fechamento do tubo neural, migram como células progenitoras mesenquimais para áreas-alvo muito variadas do corpo, onde se diferenciam em diferentes tipos celulares.

2.6 Desenvolvimento do Mesoderma

2.6.1 Mesoderma Axial

As células do epiblasto que penetram no folheto intermediário durante a gastrulação através do **nó primitivo**, ou seja, a porção cranial da linha primitiva, permanecem na linha média do embrião e migram cranialmente como o **mesoderma axial**, para adiante do nó primitivo. Elas penetram temporariamente no endoderma recém-formado na linha média, deslocando, assim, suas células lateralmente. Nesta fase, o mesoderma axial é chamado **processo notocordal** (ou **processo cefálico**). Subsequentemente, o processo notocordal se separa dorsalmente do endoderma como um cordão sólido, de modo que as células endodérmicas se reúnem novamente na linha média e formam o endoderma faríngeo do futuro intestino anterior (➤ Fig. 2.14). Do processo notocordal, forma-se a **notocorda**, em formato de bastão, a partir de células mesenquimais epitelioides. Apenas a parte cranial do mesoderma axial permanece com natureza mesenquimal como parte do **mesoderma pré-cordal** (mesoderma da cabeça) e, no desenvolvimento subse-

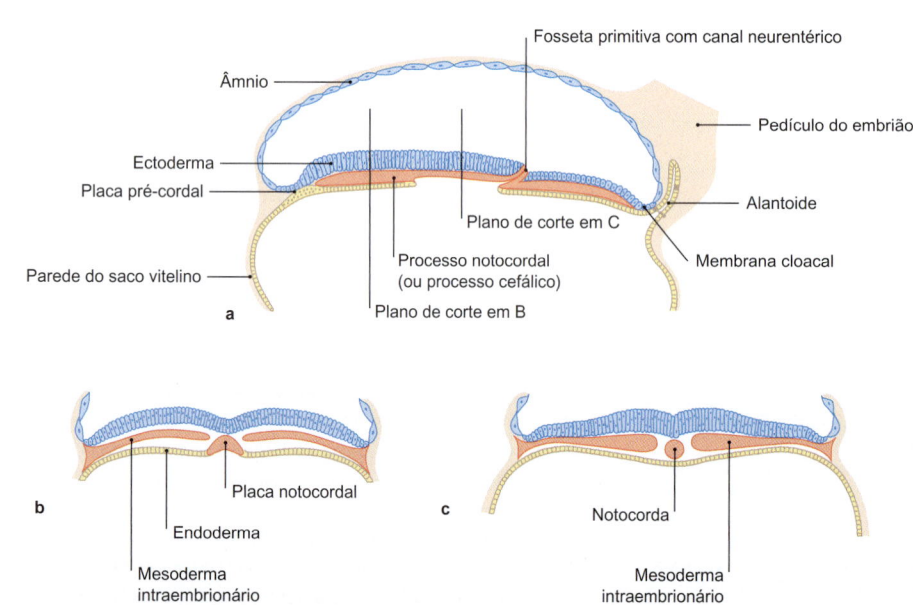

Figura 2.14 Desenvolvimento do mesoderma axial. a. Corte longitudinal de um embrião na metade da 3ª semana. As células mesodérmicas que migram através do nó primitivo seguem cranialmente na linha média para formar o processo notocordal e, subsequentemente, o mesoderma intraembrionário e a notocorda. **b.** O processo notocordal desloca temporariamente o endoderma da linha média. **c.** Mais tarde, o processo notocordal se destaca novamente do endoderma, posicionando-se entre o endoderma e o tubo neural, e forma a notocorda. [L126]

quente, forma os músculos extrínsecos do bulbo do olho. À medida que a gastrulação avança, o nó primitivo se desloca cada vez mais no sentido caudal, enquanto continua a fornecer células mesodérmicas no sentido cranial. Com isso, a notocorda se estende caudalmente quase até a "goteira" do nó primitivo (➤ Fig. 2.8, ➤ Fig. 2.9). Ao mesmo tempo, a linha primitiva diminui gradualmente, enquanto o disco embrionário cresce de modo global, alonga-se e, na região cranial, as estruturas da cabeça já se organizam. Finalmente, no extremo caudal do embrião, apenas o **brotamento da cauda** permanece como um resquício da linha primitiva, na qual a gastrulação continua a ocorrer de forma modificada, até que a formação do mesoderma intraembrionário seja concluída ao final da *4ª semana*.

> **N O T A**
>
> A notocorda dorsal forma uma estrutura que corresponde a um eixo embrionário. Ela se origina a partir de células mesodérmicas do nó primitivo e desempenha papel importante como centro sinalizador no desenvolvimento do sistema nervoso e dos somitos. À medida que a coluna vertebral é formada, as células da notocorda presumivelmente se convertem em células dos núcleos pulposos dos discos intervertebrais.

2.6.2 Mesoderma Paraxial

Somitogênese

As células mesodérmicas que se posicionam imediatamente de ambos os lados da linha média durante os movimentos de gastrulação formam o **mesoderma paraxial**. Elas se originam a partir de células que migram através da região cranial da linha primitiva caudalmente ao nó primitivo. Também é provável que células da porção caudal do nó primitivo entrem no mesoderma paraxial. O mesoderma paraxial se apresenta inicialmente como dois cordões mesenquimais sólidos localizados lateralmente à notocorda, caracterizados em conjunto como mesoderma pré-somítico (ou **placa segmentar**). As células na extremidade cranial da placa segmentar sofrem uma transição epitelial-mesenquimal e se associam em blocos epiteliais de formato esférico (**somitos**) que possuem um lúmen central, preenchido com algumas células mesenquimais (**somitocele**). Este processo continua de forma rítmica a cada 4-5 horas à medida que a gastrulação avança caudalmente, de modo que a placa segmentar sofra uma progressiva segmentação no sentido craniocaudal, conforme ela se alonga caudalmente por meio da formação dos somitos (**somitogênese**) (➤ Fig. 2.15).

A somitogênese de ambas as metades do corpo segue de forma intensamente sincronizada, e é temporalmente regulada pela expressão oscilatória de genes como, por exemplo, a via de sinalização Notch ("relógio da segmentação"). A somitogênese é iniciada ao *20º dia do desenvolvimento*, no nível do placoide ótico, e termina após os primórdios dos segmentos coccígeos na *5ª semana*. Deste modo, estabelecem-se as bases para o plano de estrutura segmentar do tronco: desenvolvem-se 5 pares occipitais, 7 pares cervicais, 12 pares torácicos, 5 pares lombares, 5 pares sacrais, e 8 a 10 pares de somitos coccígeos, sendo que os últimos somitos formados sofrem degeneração parcial. A **identidade segmentar** dos somitos, ou seja, suas propriedades regionais específicas, por exemplo, como segmentos cervicais, será conferida a eles pela expressão diferenciada de vários **genes Hox** em cada segmento, os quais codificam os fatores de transcrição com domínio *homeobox* para ligação do DNA ("código Hox" específico do segmento).

O mesoderma paraxial situado cranialmente ao placoide ótico (**mesoderma paraxial cefálico**) não sofre segmentação e, juntamente com o mesoderma pré-cordal, proporciona o primórdio

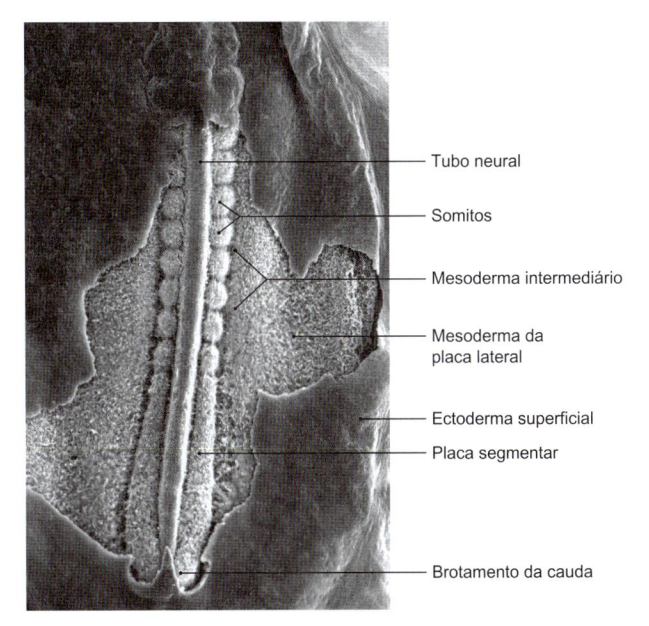

Tubo neural
Somitos
Mesoderma intermediário
Mesoderma da placa lateral
Ectoderma superficial
Placa segmentar
Brotamento da cauda

Figura 2.15 Somitogênese. Micrografia eletrônica de varredura da somitogênese em um embrião de ave. O mesoderma paraxial, cujas células migram cranialmente através da linha primitiva durante a gastrulação, forma uma faixa de mesênquima (placa segmentar) de ambos os lados do tubo neural, formando os somitos por meio da progressiva agregação dos limites segmentares em sua extremidade cranial. No curso do desenvolvimento, a placa segmentar se alonga pela continuidade da gastrulação no brotamento da cauda, de modo que o embrião continue a crescer progressivamente em direção caudal durante a somitogênese. [G394]

para o desenvolvimento para partes da musculatura e dos tecidos conjuntivos da cabeça.

> **N O T A**
>
> Os somitos são porções segmentares do mesoderma paraxial, dos quais se originam a musculatura esquelética e o esqueleto axial do corpo.

Maturação dos Somitos: Formação dos Esclerótomos

Apenas algumas horas após a formação, a metade ventral dos somitos epiteliais se dissocia e dá origem a uma rede de células mesenquimais frouxamente dispostas (**transição epitelial-mesenquimal**, ➤ Fig. 2.16). O agente estimulante desse processo é a proteína sinalizadora *sonic hedgehog* (Shh), produzida pela notocorda e pela placa do assoalho do tubo neural, que atinge a porção ventral dos somitos por difusão, induzindo a transição epitelial-mesenquimal. Essas células mesenquimais formam o primórdio do esqueleto do tronco e, por isso, constituem os chamados **esclerótomos** (do grego: "escleros", duro). Consequentemente, as células dos esclerótomos, por movimentos ameboides, migram para os seguintes locais (➤ Fig. 2.17):

- No sentido ventromedial, ao redor da notocorda, para formar os corpos das vértebras
- No sentido dorsomedial, ao redor do tubo neural, para formar os arcos vertebrais
- Para a parede abdominal lateral, formando as costelas.

A dura-máter do canal vertebral também se origina dos esclerótomos. Dentro de um mesmo segmento, a metade cranial e a metade caudal do esclerótomo apresentam propriedades diferentes. Devido à expressão de nefrina, uma molécula de sinalização repulsiva, na metade caudal do esclerótomo, células da crista neural e motoneurônios da medula espinal migram apenas para a metade cranial

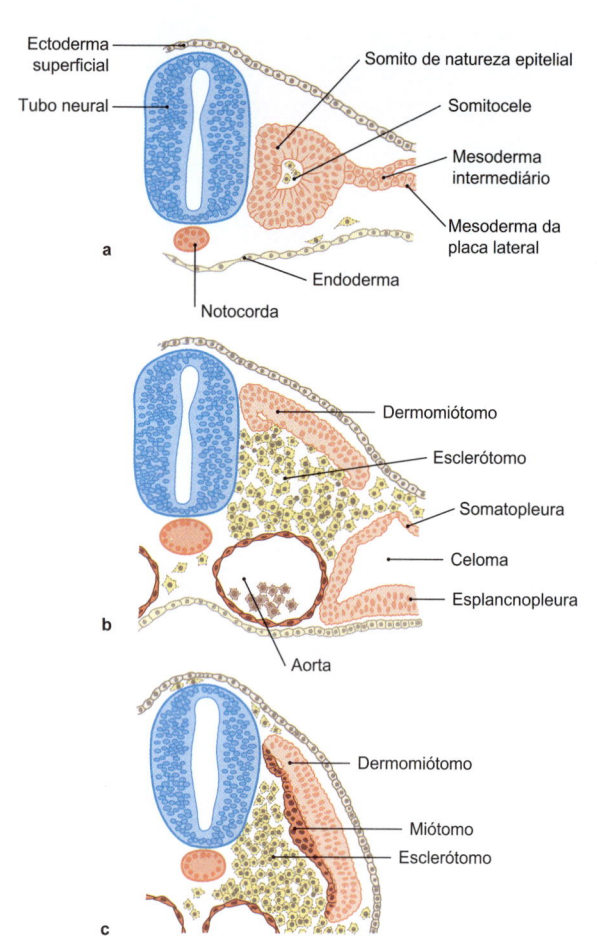

do respectivo esclerótomo para formar os **nervos espinais**. A organização segmentar do sistema nervoso periférico, portanto, ocorre como consequência da segmentação do mesoderma paraxial.

Maturação dos Somitos: Dermomiótomos e Miótomos

As células epiteliais da metade dorsal dos somitos que se encontram fora da ação de Shh, sob a influência de sinais do ectoderma superficial (especialmente glicoproteínas secretadas da família Wnt [fala-se "wint"]) e da placa do teto do tubo neural, formam um folheto aproximadamente retangular composto por células epiteliais cilíndricas altas, caracterizado como **dermomiótomo**. Esta designação decorre do fato de que tais células dos dermomiótomos formam os primórdios tanto da derme (tecido conjuntivo da pele) quanto da musculatura esquelética. Em várias etapas, após a transição epitelial-mesenquimal, células dos dermomiótomos migram no sentido ventral, entre os dermomiótomos e os esclerótomos, e formam um terceiro compartimento somítico, o **miótomo**. Os miótomos consistem em fibras musculares primordiais, mononucleadas, que se estendem em direção craniocaudal, do limite de um segmento para o limite de outro segmento, e formam os primórdios da **musculatura esquelética do tronco**, organizada de modo segmentar (➤ Fig. 2.17, ➤ Fig. 2.18). Por sua vez, a diferenciação de células progenitoras dos dermomiótomos em células musculares esqueléticas é induzida por sinais da via Wnt, produzidos pela placa do teto do tubo neural e pelo ectoderma superficial. A sinalização Wnt induz a expressão de genes reguladores específicos de células musculares nas células dos dermomiótomos, como o fator de transcrição **MyoD**, que determina seu destino de desenvolvimento como células musculares e inicia a diferenciação específica das células musculares. A partir da região medial (**epaxial**) dos miótomos, desenvolve-se a musculatura intrínseca do dorso, enquanto a partir da região lateral (**hipaxial**) se desenvolvem os músculos intercostais e os músculos da parede abdominal. A organização segmentar das fibras do miótomo é preservada nas camadas profundas dos músculos do dorso e nos músculos intercostais, mas nos sistemas segmentares sobrepostos da musculatura do tronco, esta se apresenta apenas na inervação. Na região dos **primórdios dos membros**, não há formação de miótomos hipaxiais, mas as células dos dermomiótomos laterais (hipaxiais) migram como precursoras da musculatura dos membros para os brotamentos dos membros (➤ Fig. 2.21).

Figura 2.16 Maturação dos somitos. a. Corte transversal de um embrião no nível de um somito recém-formado. O somito é um bloco epitelial esférico, cuja cavidade (somitocele) contém células mesenquimais. **b.** Após algumas horas, a metade ventral de um somito assume natureza mesenquimal e forma um esclerótomo. A metade dorsal forma um folheto epitelial, o dermomiótomo. **c.** A partir do dermomiótomo, as células migram no sentido ventral para formar um terceiro compartimento, o miótomo, que contém células musculares embrionárias. [L126]

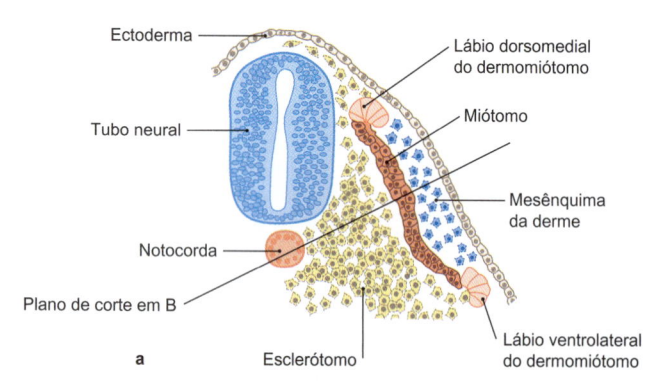

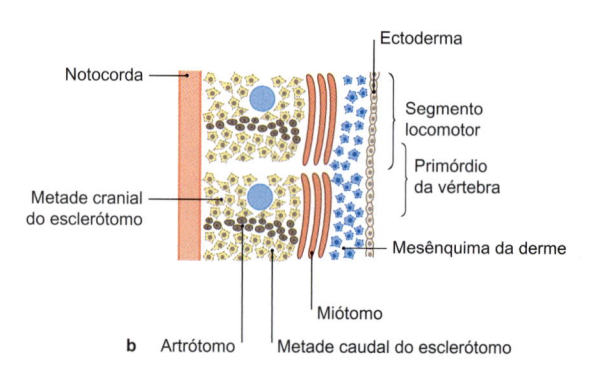

Figura 2.17 Diferenciação dos somitos. a. Corte transversal de um somito maduro. O mesênquima do esclerótomo (em amarelo) envolve a notocorda e o tubo neural como o primórdio do corpo de uma vértebra e de seu arco vertebral, e forma uma extensão lateral que representa o primórdio de uma costela. Dorsolateralmente, o esclerótomo se limita com o primórdio da musculatura dorsal, derivado do miótomo. O dermomiótomo, de natureza epitelial, dá origem tanto a células do miótomo quanto a células progenitoras de tecido conjuntivo da derme. As células de natureza epitelial do dermomiótomo permanecem apenas nos lábios do dermomiótomo e fornecem material para o desenvolvimento futuro de ambas as linhagens celulares. **b.** Corte horizontal oblíquo da região em (**a**). Na região cranial, células da crista neural formam gânglios sensitivos do nervo espinal. Entre as metades cranial e caudal dos somitos encontram-se as células do artrótomo, das quais se originam as articulações intervertebrais. Eles marcam o futuro limite entre 2 vértebras. Neste estágio, um segmento locomotor consiste em 2 primórdios vertebrais adjacentes, o primórdio da articulação em posição intermediária e as fibras musculares derivadas do miótomo de um somito. [L126]

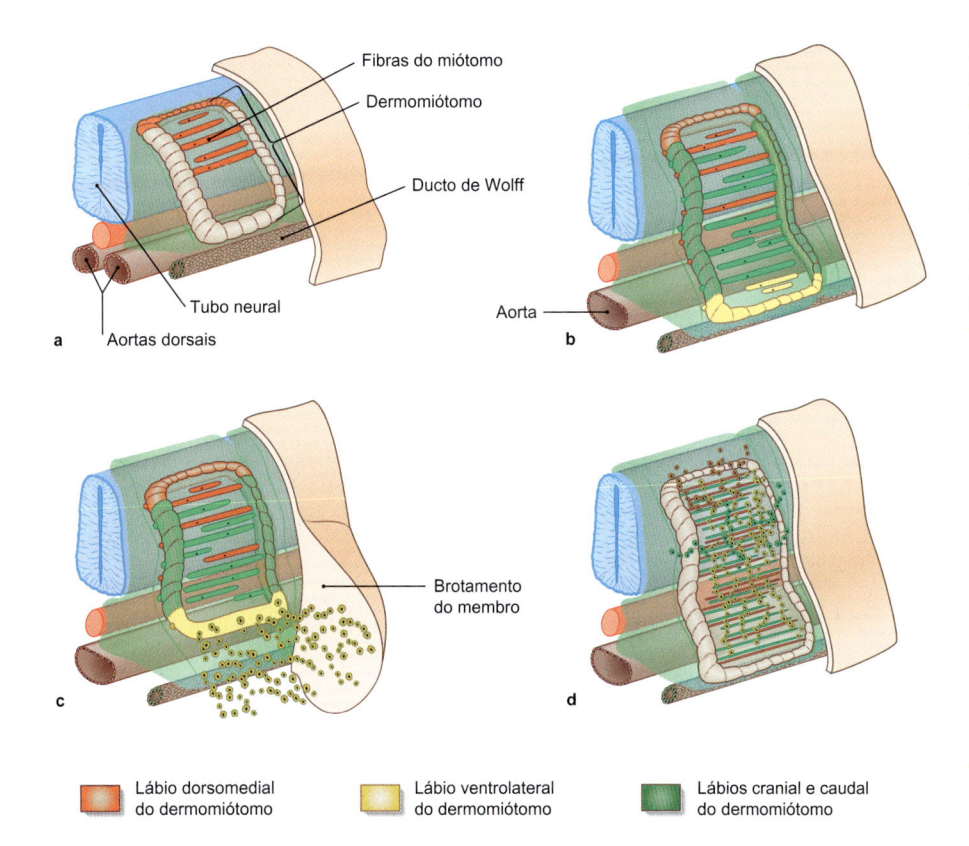

Fibras do miótomo
Dermomiótomo
Ducto de Wolff
Tubo neural
Aortas dorsais
a

Aorta
b

Brotamento do membro
c

d

Lábio dorsomedial do dermomiótomo

Lábio ventrolateral do dermomiótomo

Lábios cranial e caudal do dermomiótomo

Figura 2.18 Formação dos miótomos. a. As células do miótomo, inicialmente formadas, são originárias do lábio dorsomedial do dermomiótomo e formam fibras epaxiais do miótomo, das quais vão se originar os futuros músculos intrínsecos do dorso. **b.** Subsequentemente, o lábio ventrolateral do dermomiótomo forma as fibras hipaxiais do miótomo, das quais se origina a musculatura da parede ventrolateral do tronco. Além disso, as bordas cranial e caudal do dermomiótomo, e mais tarde também a porção central do dermomiótomo, contribuem para a formação de fibras do miótomo. **c.** No nível do primórdio do membro, não há formação de miótomos hipaxiais. As células hipaxiais dos dermomiótomos migram para o primórdio dos membros como células precursoras de células musculares. **d.** Após a dissociação das células centrais do dermomiótomo, elas migram tanto para o miótomo quanto para o mesênquima subectodérmico, em que formam a derme e o tecido subcutâneo. [G210]

As células do dermomiótomo, que não participam da formação da musculatura, migram no sentido dorsal, sob o ectoderma superficial, e formam a **derme** e o tecido subcutâneo do dorso (➤ Fig. 2.17, ➤ Fig. 2.18). Estas células, de acordo com seu destino no desenvolvimento, são muitas vezes referidas como formadoras do **dermátomo**, mas não são morfologicamente definidas dentro dos dermomiótomos. Os somitos originam apenas a derme do dorso, enquanto a derme da parede ventral do tronco e dos membros deriva da placa lateral, e a derme da cabeça é formada pelas células da crista neural cefálica.

NOTA

Origem da musculatura esquelética: a musculatura intrínseca do dorso se origina a partir dos miótomos epaxiais, a musculatura das paredes torácica e abdominal deriva dos miótomos hipaxiais, e a musculatura dos membros se forma a partir de células precursoras de células musculares que migram dos dermomiótomos laterais nos primórdios dos membros. Os músculos esqueléticos na região dos arcos faríngeos se originam a partir dos dermomiótomos laterais dos somitos occipitais e do mesoderma paraxial não segmentado da cabeça.

Desenvolvimento dos Segmentos Locomotores

Os derivados de um único somito formam um chamado **segmento locomotor**, isto é, as metades adjacentes de duas vértebras adjacentes e as articulações, músculos e ligamentos associados (➤ Fig. 2.17b). Deste modo, as articulações vertebrais e os discos intervertebrais surgem a partir de células da somitocele (**artrótomo**), de forma que o limite entre duas vértebras siga em meio aos somitos. Por sua vez, um único corpo vertebral consiste nas metades cranial e caudal dos esclerótomos de dois somitos adjacentes. A segmentação macroscopicamente visível da coluna vertebral é, portanto, compensada pela **segmentação primária** do embrião pelos somitos ao redor de um meio segmento (**ressegmentação**).

Clínica

Erros na regulação da expressão de genes Hox no mesoderma paraxial podem levar a modificações na definição segmentar de vértebras individuais (**transformações homeóticas**). Exemplos incluem as **costelas cervicais**, em que as vértebras topograficamente cervicais possuem característica torácica, ou a **assimilação do atlas**, em que a vértebra de posição topográfica mais cervical possui característica occipital e se torna parte do osso occipital. A sacralização da V vértebra lombar é de particular importância clínica. Isso leva à extensão do canal do parto (assimilação do canal pélvico, "pelve longa") e pode requerer um parto por cesariana.

NOTA

Uma vértebra se forma a partir de duas metades adjacentes de um esclerótomo.

2.6.3 Mesoderma Intermediário

O mesoderma paraxial está ligado ao mesoderma lateral por uma estreita faixa de células mesenquimais, denominada **mesoderma intermediário**, que contém o material para os primórdios embrionários dos rins (➤ Fig. 2.16, ➤ Fig. 2.19). No nível dos somitos occipitais, o mesoderma intermediário parece estar ausente. Na região dos segmentos cervicais, ao início da *4ª semana*, organiza-se a partir do mesênquima um cordão inicialmente sólido em posição dorsolateral, que logo se canaliza em um tubo, ou ducto, epitelial (**ducto pronéfrico**). Ele se estende no sentido caudal, de modo aproximadamente sincronizado com a frente de segmentação do mesoderma paraxial, à medida que o crescimento do embrião progride caudalmente. Este crescimento é assegurado pela proliferação de um blastema na extremidade caudal do ducto. Desta forma, o mesoderma intermediário é dividido da seguinte maneira:

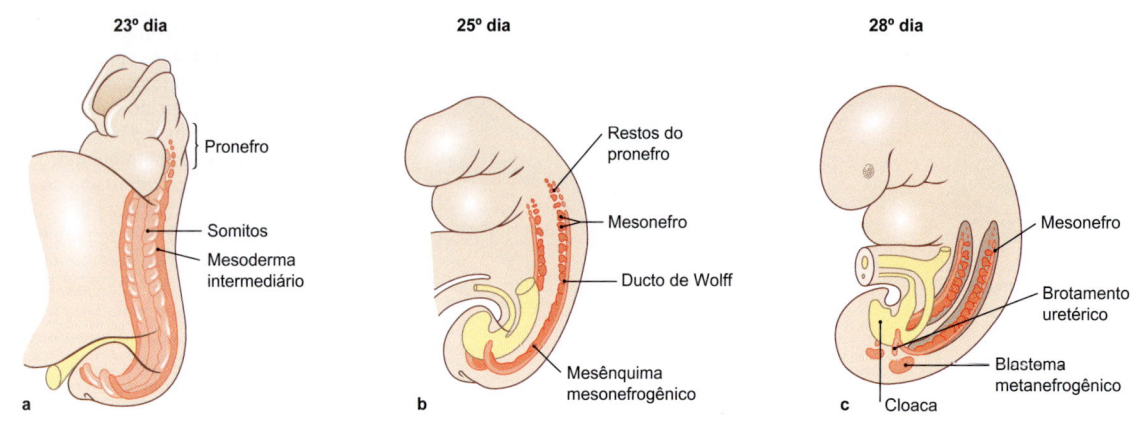

23º dia **25º dia** **28º dia**

a — Pronefro, Somitos, Mesoderma intermediário

b — Restos do pronefro, Mesonefro, Ducto de Wolff, Mesênquima mesonefrogênico

c — Mesonefro, Brotamento uretérico, Blastema metanefrogênico, Cloaca

Figura 2.19 Desenvolvimento do mesoderma intermediário. Embrião representado de forma transparente para mostrar o mesoderma intermediário. **a.** O mesoderma intermediário encontra-se lateralmente aos somitos e, no 23º dia, consiste nos mesênquimas pronefrogênico e mesonefrogênico. **b.** Os pronefros, em posição mais cranial, degeneram após induzirem a formação dos ductos de Wolff (ductos mesonéfricos). O mesonefro inicia a formação de corpúsculos mesonéfricos. **c.** Anteriormente à desembocadura do ducto de Wolff na cloaca, o broto uretérico cresce no mesênquima metanefrogênico, e com ele forma o rim definitivo (metanefro). [L126]

- Nos ductos epiteliais caracterizados como ducto pronéfrico e **ducto mesonéfrico** (este último também denominado ducto de Wolff), que se estende caudalmente até a cloaca
- No mesênquima ventromedial adjacente, referido de acordo com os estágios de desenvolvimento do rim (pronefro e mesonefro) como mesênquima pronefrogênico e mesênquima mesonefrogênico.

Enquanto o pronefro permanece sem atividade funcional e sofre degeneração, o ducto de Wolff e o mesênquima mesonefrogênico formam, por meio de indução recíproca, o **mesonefro** funcional do embrião. Ao longo do desenvolvimento, a partir da porção caudal do ducto de Wolff, ramifica-se o brotamento ureteral (divertículo uretero-pélvico-coletor), enquanto a porção cranial do ducto de Wolff, no homem, dá origem aos ductos deferentes (➤ Fig. 2.19).

N O T A
O mesoderma intermediário dá origem aos rins e às vias urinárias e seminais.

2.6.4 Mesoderma Lateral

Celoma

Lateralmente ao mesoderma intermediário, uma ampla faixa de tecido não segmentado (**mesoderma lateral**) se estende ao longo de todo o comprimento do tronco e que no início do desenvolvimento embrionário se continua lateralmente com o mesoderma extraem-

brionário; portanto, representa a margem lateral do disco embrionário. O mesoderma lateral (ou **mesoderma da placa lateral**) é dividido em duas placas epiteliais sobrepostas, que são separadas por uma cavidade em formato de fenda (**celoma intraembrionário**):

- A placa dorsal é denominada mesoderma somático (ou parietal) da placa lateral (➤ Fig. 2.16). Juntamente com o ectoderma superficial, ela forma a parede externa do celoma (**somatopleura**)
- A placa situada ventralmente ao celoma torna-se o mesoderma esplâncnico (ou visceral) da placa lateral, o qual, juntamente com o endoderma subjacente, forma a parede interna da cavidade do celoma (**esplancnopleura**, ➤ Fig. 2.20).

No estágio de disco embrionário, a cavidade celomática se abre lateralmente no **celoma extraembrionário** (ou cavidade coriônica). Somente após o fechamento ventral do embrião, em função do resultado do dobramento lateral (➤ item 2.8.2), o mesoderma lateral se funde com a parede ventral do tronco, com exceção da região do cordão umbilical, e o celoma se converte na **cavidade corporal** do embrião. As camadas celulares mesodérmicas – tanto da somatopleura quanto da esplancnopleura – diretamente associadas à cavidade celomática mantêm sua natureza epitelial e se desenvolvem nos mesotélios dos folhetos parietal e visceral das **serosas** que revestem as cavidades corporais. As células mais profundamente situadas, de ambos os folhetos mesodérmicos, sofrem transformação epitelial-mesenquimal e se mantêm como células mesenquimais, formando o **mesênquima somático** – entre a sero-

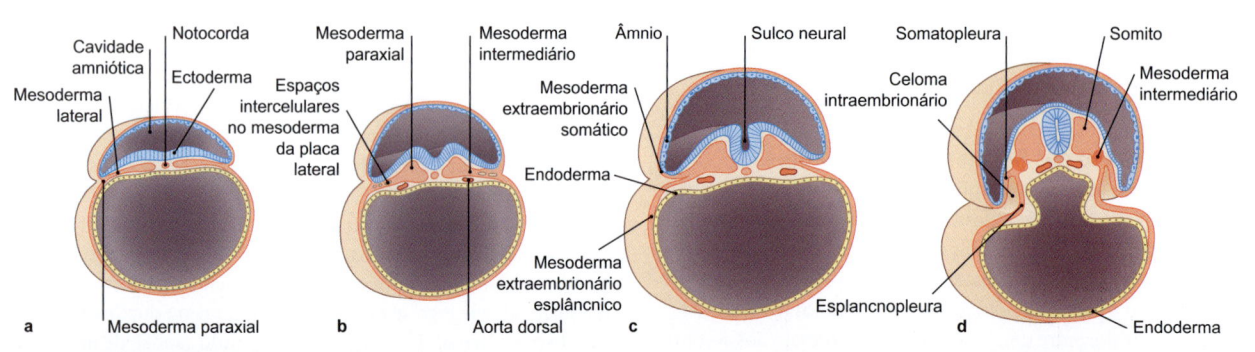

a — Cavidade amniótica, Notocorda, Ectoderma, Mesoderma lateral, Mesoderma paraxial

b — Mesoderma paraxial, Espaços intercelulares no mesoderma da placa lateral, Mesoderma extraembrionário esplâncnico, Aorta dorsal

c — Mesoderma intermediário, Âmnio, Sulco neural, Mesoderma extraembrionário somático, Endoderma, Mesoderma extraembrionário esplâncnico

d — Somatopleura, Somito, Celoma intraembrionário, Mesoderma intermediário, Esplancnopleura, Endoderma

Figura 2.20 Desenvolvimento do mesoderma lateral. a. O mesoderma lateral – ou mesoderma da placa lateral – presente nas margens do disco embrionário, lateralmente ao mesoderma paraxial e ao mesoderma intermediário. **b.** A formação de uma fenda no mesoderma lateral gera uma cavidade do celoma intraembrionário (cavidade celomática). **c.** A porção dorsal do mesoderma da placa lateral e o ectoderma subjacente (somatopleura) se continuam com a parede da cavidade amniótica. A porção ventral do mesoderma da placa lateral e o endoderma subjacente (esplancnopleura) se continuam com a parede do saco vitelino. **d.** Entre a somatopleura e esplancnopleura encontra-se a cavidade celomática. [L126]

sa e o ectoderma – e o **mesênquima visceral** – entre a serosa e o endoderma (➤ Fig. 2.21).

Somatopleura

Durante o desenvolvimento subsequente, a partir do mesênquima de somatopleura, desenvolve-se o tecido conjuntivo da parede ventrolateral do tronco e dos membros, incluindo a derme da pele e o tecido subcutâneo. A musculatura das paredes torácica e abdominal e as costelas, no entanto, derivam dos somitos: na matriz mesenquimal da somatopleura torácica, correntes de células migratórias advindas da porção lateral dos esclerótomos se infiltram em um arranjo segmentar e formam as costelas. Deste modo, sob o ponto de vista do desenvolvimento, as costelas são consideradas extensões da coluna vertebral. O **esterno** é o único elemento do esqueleto que é derivado do mesênquima da somatopleura. Ele se forma por ossificação endocondral de dois primórdios bilaterais (**cristas esternais**), os quais se fundem durante o fechamento ventral do embrião. Entre os primórdios segmentares das costelas, os miótomos torácicos hipaxiais avançam por meio do recrutamento contínuo de células precursoras de células musculares, derivadas dos dermomiótomos hipaxiais no sentido ventrolateral, e formam os músculos intercostais. Na região do abdome, em que não se formam costelas, os miótomos hipaxiais entram na somatopleura devido à perda de sua segmentação morfologicamente identificada, e formam os músculos da parede abdominal. Por sua vez, aponeuroses e tecido conjuntivo associados à musculatura torácica e abdominal se originam do mesoderma da placa lateral. Os **brotamentos dos membros** surgem como protuberâncias locais da somatopleura devido à intensa proliferação do mesênquima somático (➤ Fig. 2.21, ➤ item 2.10). Com isso, o tecido conjuntivo e o esqueleto dos membros se originam do mesênquima somático da placa lateral. A musculatura esquelética dos membros, por sua vez, deriva dos somitos. Ao contrário da musculatura do tronco, a musculatura dos membros não se forma a partir dos miótomos, mas se origina de **células progenitoras miogênicas** móveis, originadas dos dermomiótomos hipaxiais dos somitos na altura dos primórdios dos membros e invadem a matriz mesenquimal dos brotamentos dos membros, em que se diferenciam em fibras musculares (➤ Fig. 2.21).

Esplancnopleura

Após o fechamento ventral da parede do tronco, a esplancnopleura envolve o tubo gastrointestinal endodérmico e suas estruturas associadas (➤ Fig. 2.21). Ela forma o **folheto visceral das serosas** (mesotélio e tecido conjuntivo submesotelial do peritônio, da pleura e do pericárdio), bem como o tecido conjuntivo e a **musculatura lisa** do trato gastrointestinal e dos pulmões. Na parte mais cranial do mesoderma lateral surge na esplancnopleura o primórdio do miocárdio (**placa cardiogênica**), o qual, após a fusão do par de primórdios tubulares cardíacos, fica encerrado na porção cranial do celoma (futura cavidade pericárdica).

2.7 Desenvolvimento do Endoderma

O **endoderma** se apresenta inicialmente na forma de uma camada epitelial plana na superfície ventral do disco embrionário tridérmico. O embrião forma – assim por dizer, como se estivesse de "barriga aberta" – o teto do **saco vitelino**. Ao assumir o formato definitivo do corpo por meio dos movimentos durante o dobramento (ou fechamento) do embrião (➤ item 2.8), o endoderma forma um tubo cilíndrico à medida que é direcionado ventralmente até se fechar, formando assim o tubo gastrointestinal primitivo, ou **intestino primitivo** (➤ Fig. 2.21). A conexão com o saco vitelino permanece apenas na região do umbigo, na forma de um delgado canal, o **ducto vitelino** (ou ducto onfalomesentérico). O segmento intestinal na região do ducto vitelino é chamado **intestino médio**; o segmento localizado mais oralmente é caracterizado como **intestino anterior**, enquanto o segmento localizado em posição aboral é denominado **intestino posterior** (➤ Fig. 2.22). O tubo gastrointestinal embrionário, inicialmente, permanece fechado em suas extremidades cranial e caudal:

- A **membrana bucofaríngea** se origina a partir da placa pré-cordal, livre de mesoderma, e fecha a extremidade anterior do in-

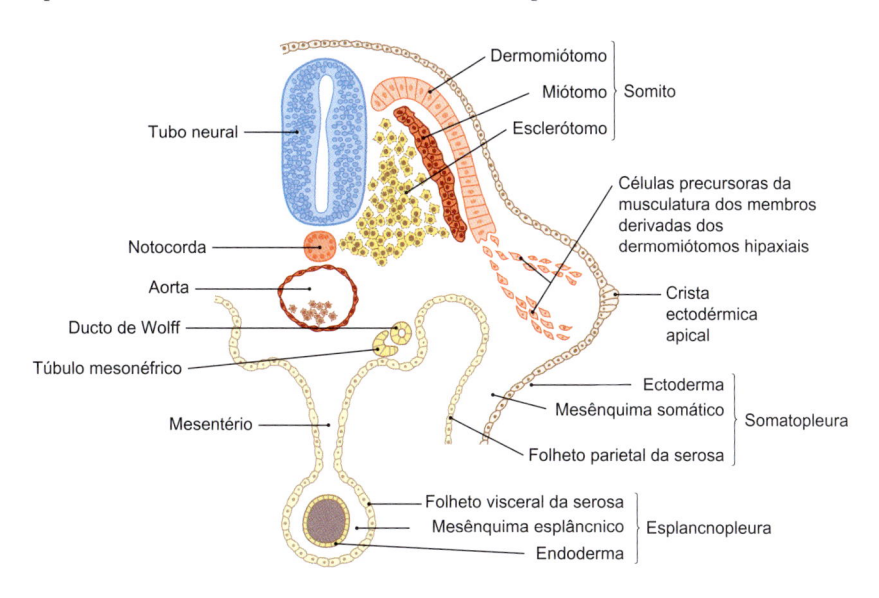

Figura 2.21 Desenvolvimento do mesoderma. Corte transversal esquemático de um embrião ao final da 4ª semana. A somatopleura forma a parede ventrolateral do corpo, e a esplancnopleura forma a parede do tubo gastrointestinal e os mesentérios. Os primórdios dos membros surgem como espessamentos da somatopleura e tornam-se colonizados por células progenitoras miogênicas dos somitos, que se organizam como massas precursoras das musculaturas ventral e dorsal. [L126]

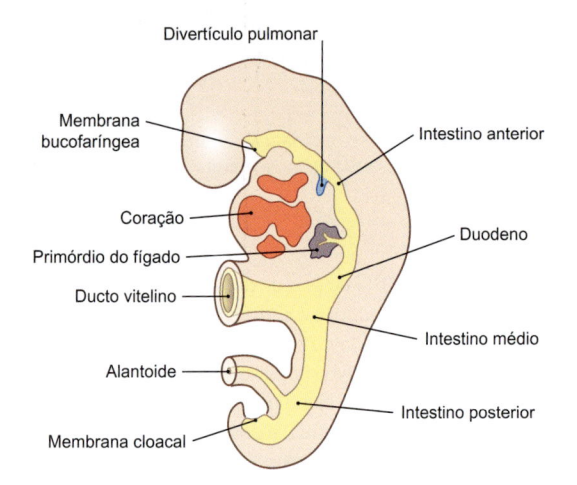

Figura 2.22 Desenvolvimento do endoderma. Embrião ao final da 4ª semana. O ducto vitelino divide o intestino primitivo em intestino anterior, intestino médio e intestino posterior. As aberturas oral e anal do intestino primitivo são inicialmente fechadas (pela membrana bucofaríngea e pela membrana cloacal, respectivamente). [L126]

testino primitivo, sendo formada pelo endoderma do intestino anterior fundido ao ectoderma de revestimento da boca primitiva (estomodeu)

- A **membrana cloacal** fecha a extremidade posterior do intestino primitivo, constituída pelo endoderma do intestino posterior justaposto à fosseta anal (ou proctodeu), revestida pelo ectoderma.

Após a redução da hérnia umbilical fisiológica do intestino médio, ao final do *3º mês*, o ducto vitelino é obliterado, mas em cerca de 3% dos casos ele pode persistir como um **divertículo de Meckel** no íleo do indivíduo adulto.

A partir do epitélio endodérmico do intestino primitivo se desenvolve a parede do tubo gastrointestinal, juntamente com suas glândulas anexas, além dos pulmões, por meio de interações de indução com o mesênquima circunjacente da **esplancnopleura** (e da crista neural, no intestino faríngeo [ou faringe primitiva]).

> **N O T A**
> A partir do endoderma embrionário, desenvolve-se o revestimento epitelial do tubo digestório e suas glândulas anexas. A musculatura lisa e o tecido conjuntivo do trato gastrointestinal, no entanto, derivam da esplancnopleura.

2.8 Movimentos de Dobramento do Embrião

Até ao início da *4ª semana*, o embrião é um **disco embrionário** achatado, que se estende como uma placa inicialmente arredondada, até se tornar um disco longitudinal de contorno ovoide. Ao longo da linha primitiva, na fase de gastrulação, formam-se os três folhetos embrionários, caracterizados como ectoderma, mesoderma e endoderma. Dorsalmente ao embrião, encontra-se a **cavidade amniótica**, cujo assoalho é formado pelo ectoderma superficial. Ventralmente ao embrião, está o **saco vitelino secundário**, cujo teto é formado pelo endoderma. Os folhetos embrionários e o celoma intraembrionário se continuam no sentido lateral, sem limites perceptíveis, com os **tecidos extraembrionários**: o ectoderma embrionário se continua com o epitélio amniótico; o mesoderma lateral somático, com o mesoderma extraembrionário da cavidade coriônica; o mesoderma visceral lateral, com o mesoderma extraembrionário do saco vitelino; e o endoderma, com o epitélio do saco vitelino secundário. O celoma intraembrionário se encontra em comunicação aberta lateralmente com a cavidade coriônica. O formato tridimensional do embrião, com o qual a parede do corpo envolve as cavidades corporais e o intestino primitivo, surge apenas durante a 4ª semana por **movimentos de dobramento** (ou pregueamento ou, ainda, fechamento) do disco embrionário nos planos sagital e transversal. Deste modo, o embrião adquire o seu plano estrutural típico de vertebrados (**conformação básica do corpo**). As porções extraembrionárias do embrião formam finalmente as porções fetais da placenta, com as quais o embrião se mantém conectado apenas pelo cordão umbilical.

> **N O T A**
> A forma tridimensional do embrião é adquirida durante a 4ª semana por movimentos de dobramento nas direções craniocaudal e lateral.

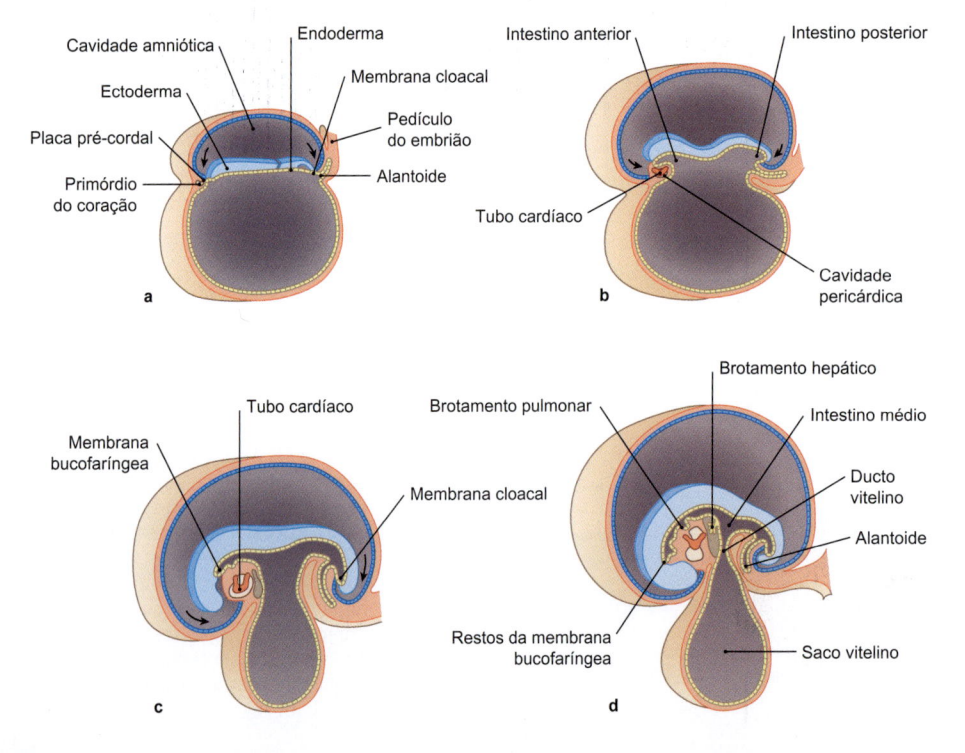

Figura 2.23 Dobramento craniocaudal; cortes longitudinais. **a.** Embrião de 18 dias no estágio de disco embrionário. **b.** Embrião de 20 dias durante a neurulação. O primórdio do coração e o brotamento da cauda se voltam na direção ventral. **c.** Embrião de 21 dias. Devido à descida do coração e à formação do intestino posterior, o saco vitelino sofre progressiva constrição. **d.** Embrião de 30 dias. O tubo gastrointestinal primitivo foi fechado e permanece em comunicação com o saco vitelino apenas através do ducto vitelino. [L126]

2.8.1 Dobramento Craniocaudal

No plano sagital, a prega cefálica é formada na extremidade cranial do embrião e a prega caudal, na extremidade caudal:

- A **prega cefálica** é formada pelo intenso crescimento do primórdio do encéfalo na região cranial do tubo neural, que se projeta nos sentidos cranial e ventral. Deste modo, o primórdio cardíaco – inicialmente localizado à frente da extremidade cefálica do embrião – é recoberto pelas estruturas da cabeça que se projetam no sentido cranial, sendo, portanto, deslocado nos sentidos ventral e caudal em relação à cabeça e ao pescoço (**descida do coração**). Com isso, o saco vitelino sofre uma constrição em sua região cranial, de modo que o **ducto vitelino** (ducto onfalomesentérico) venha a se posicionar caudalmente ao coração (➤ Fig. 2.23)

- Na extremidade caudal do embrião, o **brotamento da cauda** se eleva do âmnio e se curva no sentido ventral, juntamente com o intestino posterior. Deste modo, o **alantoide** se posiciona na região do futuro cordão umbilical, caudalmente ao ducto vitelino. O segmento intestinal que termina em fundo cego caudalmente à cloaca (**intestino caudal**) e que se forma a partir da prega caudal, subsequentemente é obliterado.

2.8.2 Dobramento Lateral

Como resultado do intenso crescimento durante a *4ª semana*, o disco embrionário se projeta como um capuz sobre o saco vitelino, que vai simultaneamente se estreitando e formando o ducto vitelino (➤ Fig. 2.24). Além da curvatura craniocaudal, este crescimento é, ainda, responsável pelo **dobramento lateral**, durante o qual a **somatopleura** e a **esplancnopleura** (➤ item 2.6.4) se curvam no sentido ventromedial, enquanto a mesoderma paraxial e os órgãos referenciais para o eixo do embrião (tubo neural e notocorda) mantêm sua posição dorsal. Finalmente, a somatopleura e a esplancnopleura se fundem na linha média ventral, de modo similar a um "zíper", sendo que apenas na região do umbigo o embrião permanece ventralmente aberto, na correspondência do saco vitelino. No lado de fora, o **âmnio** – ligado ao ectoderma – envolve o embrião, em conjunto com a somatopleura, e se dispõe como um revestimento epitelial sobre o cordão umbilical, que então é formado. Deste modo, o embrião é envolvido em todos os lados pela cavidade amniótica, e o ectoderma é banhado pelo líquido amniótico. Ventralmente, o **endoderma** se encurva no sentido ventromedial, juntamente com a esplancnopleura, e se fecha na linha média ventral formando o tubo gastrointestinal primitivo (**intestino primitivo**). Como resultado, as metades esquerda e direita da cavidade

celomática embrionária se unem em uma **cavidade corporal comum**, e a conexão entre o celoma intraembrionário e a cavidade coriônica, até então existente, é definitivamente obliterada

---

> ### Clínica
>
> No contexto do pregueamento lateral, caso o fechamento ventromedial da parede do corpo permaneça incompleto, o celoma intraembrionário se mantém aberto para a cavidade amniótica, e alças intestinais podem se projetar livremente a partir da cavidade abdominal para a cavidade amniótica (**gastrosquise**), ou o coração pode se projetar do tórax para esta cavidade (**ectopia cardíaca**).

2.9 Tecidos Extraembrionários

Apenas uma parte das células do embrião no início do desenvolvimento se torna componente do corpo do embrião (➤ item 2.3.1). Outras células se desenvolvem em **estruturas extraembrionárias**, servindo para prover o embrião com nutrientes e oxigênio e para criar um ambiente intrauterino apropriado. Em sua maior parte, os tecidos extraembrionários participam da estrutura da **placenta**, e são eliminados ao nascimento.

2.9.1 Trofoblasto

Já na 1ª semana de desenvolvimento, o embrioblasto e o trofoblasto estão definidos no blastocisto (➤ item 2.3.1). O trofoblasto penetra completamente no endométrio uterino durante a implantação e estabelece contato com os tecidos maternos. Na superfície interna do endométrio, as células do trofoblasto se fundem para formar uma massa celular multinucleada (sincício), que envolve o embrião como um manto. Durante o crescimento subsequente, as células individualizadas do trofoblasto altamente proliferativas (**citotrofoblasto**) se fundem umas às outras constantemente, de modo a formar o **sinciciotrofoblasto** externo, que cresce e penetra mais profundamente na parede uterina. No interior do sinciciotrofoblasto, formam-se vacúolos extracitoplasmáticos envolvidos por membrana (**lacunas trofoblásticas**) e que se fundem cada vez mais para formar um sistema de canais intracelulares preenchidos de líquido. No contato do sinciciotrofoblasto com os vasos sanguíneos maternos, sua parede vascular é erodida, e o sangue materno flui para as lacunas trofoblásticas. Até o final da *2ª semana*, o sinciciotrofoblasto está conectado a ramos arteriais e venosos dos vasos endome-

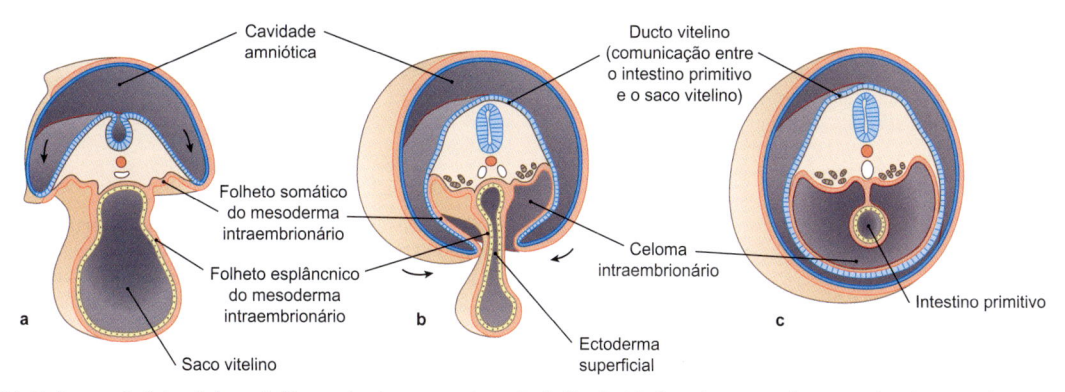

Figura 2.24 Dobramento lateral do embrião; cortes transversais. **a.** Embrião de 21 dias. A somatopleura e o âmnio se projetam ventrolateralmente. **b.** Embrião de 22 dias. O saco vitelino está cada vez mais estreitado. **c.** Embrião de 30 dias. O endoderma, acompanhado da esplancnopleura, se fecha para a formação do intestino primitivo. Com a formação das pregas laterais durante o fechamento, o ectoderma – acompanhado da somatopleura – forma a parede do tronco ventral, e o âmnio envolve completamente o embrião. Entre a somatopleura e a esplancnopleura, a cavidade celomática, agora fechada, constitui a cavidade corporal do embrião. [L126]

triais, e esta **circulação uteroplacentária** inicial permite o fornecimento de sangue materno ao embrião em desenvolvimento.

2.9.2 Cavidade Coriônica e Saco Vitelino

Na metade da *2ª semana* de desenvolvimento, a despeito dos processos de diferenciação no embrioblasto e no trofoblasto, o embrião ainda apresenta a conformação básica do blastocisto. A **blastocele** (cavidade do blastocisto) é, a partir de então, referida como **saco vitelino primitivo**. Este é revestido internamente por células do hipoblasto (epitélio do saco vitelino primitivo, também denominado membrana de Heuser), as quais são deslocadas lateralmente durante a gastrulação (➤ item 2.4.). Entre o citotrofoblasto e o epitélio do saco vitelino primitivo, células do **mesoderma extraembrionário** se organizam em uma frouxa rede celular. Enquanto o trofoblasto e o mesoderma extraembrionário crescem de forma significativa, o saco vitelino primitivo interrompe seu crescimento e é eliminado a partir do citotrofoblasto. Consequentemente, formam-se **lacunas** no mesoderma extraembrionário em crescimento e que se fundem umas às outras cada vez mais para, finalmente, formar um grande espaço associado entre o saco vitelino primitivo e o trofoblasto (**cavidade coriônica**, ou celoma extraembrionário, ➤ Fig. 2.25). O mesoderma extraembrionário recobre a cavidade coriônica tanto externamente, no limite com o citotrofoblasto (**folheto parietal, ou somático, do mesoderma extraembrionário**), quanto internamente, no limite com o saco vitelino primitivo (**folheto visceral, ou esplâncnico, do mesoderma extraembrionário**). No saco vitelino primitivo, entretanto, ocorre a formação de uma constrição anular, com o consequente destacamento da porção distal do saco vitelino que, assim, perde a sua conexão para o embrião (**cisto exocelômico**) e finalmente desaparece (➤ Fig. 2.25). A parte proximal do saco vitelino é revestida por uma população de células do hipoblasto que avança progressivamente e forma agora o **saco vitelino secundário** (ou definitivo). Desta forma, a parede do saco vitelino secundário consiste em uma camada epitelial interna, formada pela hipoblasto (endoderma extraembrionário) e uma camada externa formada pelo mesoderma extraembrionário visceral, que separa o saco vitelino da cavidade coriônica. A partir do mesoderma extraembrionário visceral do saco vitelino, originam-se futuras células do sangue (hematopoiese) e as células germinativas primordiais. A parede externa do embrião, que consiste no mesoderma extraembrionário parietal e no trofoblasto, é chamada **córion**. A partir do córion, desenvolve-se a maior parte da **placenta fetal**.

> **NOTA**
>
> Embora o embrião de mamíferos (incluindo a espécie humana) não tenha vitelo – como ocorre nos embriões de vertebrados ovíparos – forma-se um saco vitelino. Sob o ponto de vista filogenético, o saco vitelino é mantido pelo fato de haver a formação de células germinativas primordiais e células sanguíneas a partir de sua parede, sendo, portanto, essencial nos embriões de mamíferos.

2.9.3 Âmnio

O **epitélio amniótico** se desenvolve no início da *2ª semana* como uma fenda do epiblasto dorsal e envolve a **cavidade amniótica**, que inicialmente está localizada dorsalmente ao disco embrionário. Ele se continua com o ectoderma superficial nas margens do disco embrionário e, por isso, também é referido como **ectoderma extraembrionário**. No decurso dos movimentos de dobramento do embrião na *3ª semana* (➤ item 2.8), a cavidade amniótica envolve todo o embrião como uma vesícula até o pedículo do em-

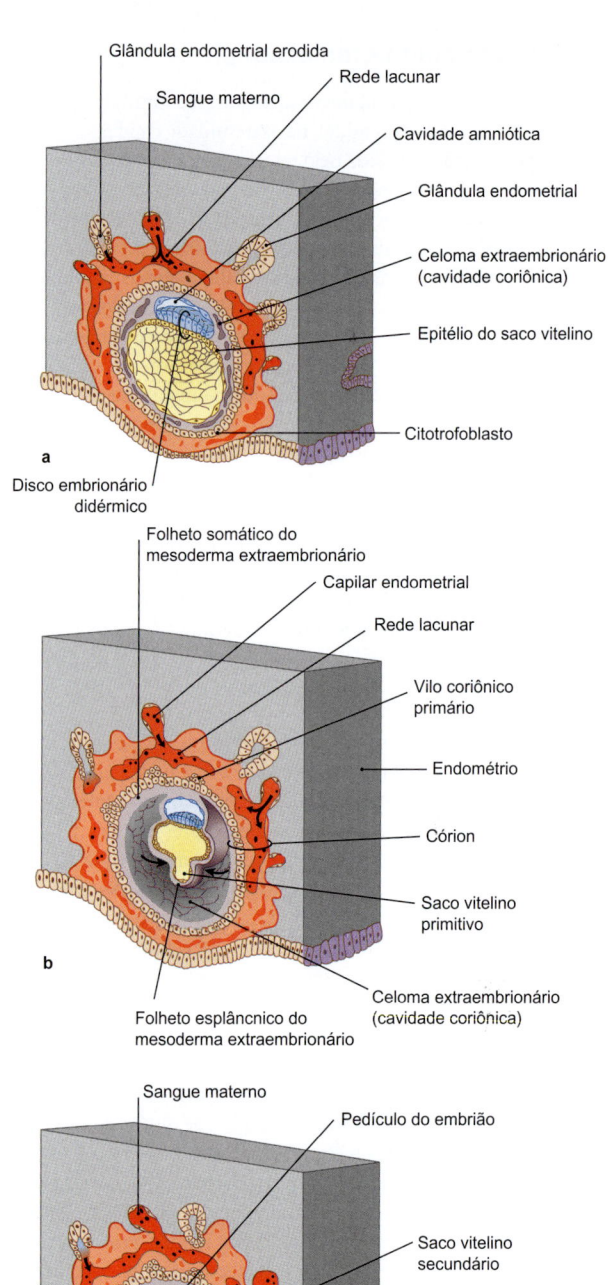

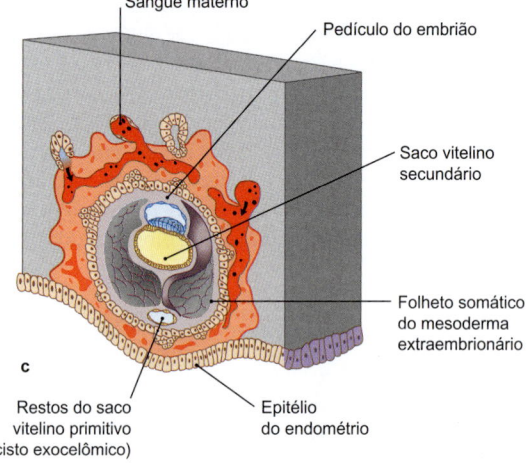

Figura 2.25 Desenvolvimento inicial dos tecidos extraembrionários.
a. Embrião de 12 dias. O sinciciotrofoblasto provoca uma erosão nos vasos sanguíneos do endométrio para que o sangue materno penetre nas lacunas trofoblásticas. Por meio da progressiva formação de espaços, a cavidade coriônica vai sendo formada no mesoderma extraembrionário. **b.** Embrião de 13 dias. A cavidade coriônica torna-se um espaço único devido à confluência dos espaços em meio ao mesoderma extraembrionário. O saco vitelino primitivo vai sofrendo uma progressiva constrição. **c.** Embrião de 14 dias. Em função de seu estrangulamento, o saco vitelino primitivo origina um cisto exocelômico como resquício, e o saco vitelino secundário tem o seu revestimento formado pelas células do endoderma. [E347-09]

brião. Enquanto o saco vitelino é recoberto externamente pelo folheto esplâncnico (ou visceral) do mesoderma extraembrionário, o epitélio amniótico é recoberto pelo **folheto somático (ou parietal) do mesoderma extraembrionário**, e que se estende pela superfície interna da cavidade coriônica. Durante o *2º mês*, o embrião e o âmnio que o envolve crescem mais intensamente do que a cavidade coriônica que envolve ambos, de modo que, ao final do *3º mês*, o lúmen da cavidade coriônica é completamente obliterado pelo âmnio, e o córion e o âmnio juntos formam a parede da **membrana amniocoriônica** (➤ Fig. 2.26).

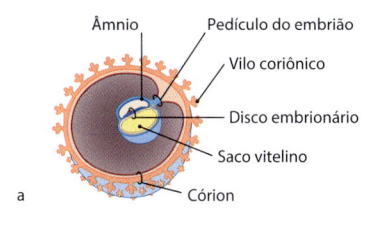

Âmnio
Pedículo do embrião
Vilo coriônico
Disco embrionário
Saco vitelino
Córion

a

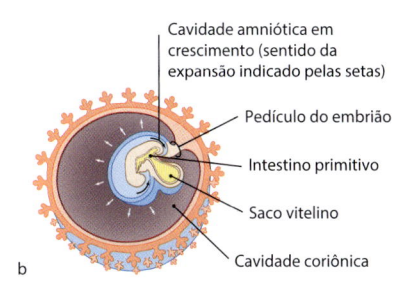

Cavidade amniótica em crescimento (sentido da expansão indicado pelas setas)
Pedículo do embrião
Intestino primitivo
Saco vitelino
Cavidade coriônica

b

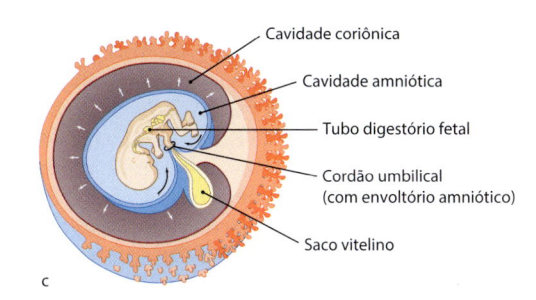

Cavidade coriônica
Cavidade amniótica
Tubo digestório fetal
Cordão umbilical (com envoltório amniótico)
Saco vitelino

c

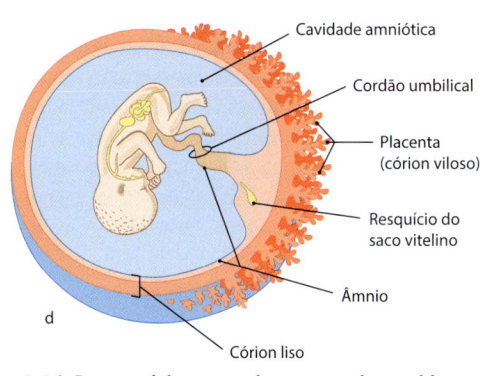

Cavidade amniótica
Cordão umbilical
Placenta (córion viloso)
Resquício do saco vitelino
Âmnio

d

Córion liso

Figura 2.26 Desenvolvimento subsequente dos tecidos extraembrionários. a. 3ª semana: o âmnio recobre a superfície dorsal do embrião e a cavidade coriônica entre o embrião e o trofoblasto é relativamente grande. **b.** 4ª semana: em função dos movimentos de dobramento, o âmnio envolve todo o embrião até o cordão umbilical. **c.** O âmnio cresce intensamente, enquanto o lúmen da cavidade coriônica e o saco vitelino permanecem relativamente menores. **d.** O âmnio desloca completamente a cavidade coriônica, unindo-se à parede do saco coriônico, formando com este a membrana amniocoriônica. O saco vitelino regride e deixa apenas resquícios. [E347-09]

Sob o ponto de vista filogenético, o âmnio deve ser considerado como uma **adaptação à vida terrestre**: ele permite o desenvolvimento do embrião no ovo, mesmo em um ambiente seco, uma vez que a cavidade amniótica cheia de líquido atua como um "aquário" em torno do embrião, protegendo-o da desidratação. No desenvolvimento de mamíferos e, especialmente, dos humanos, que são secundariamente deslocados para o ambiente úmido do útero, esta função fica em segundo plano. Devido ao seu desenvolvimento na cavidade amniótica, répteis, aves e mamíferos são classificados como **amniotas**.

Clínica

O líquido amniótico é produzido pelo epitélio amniótico e é deglutido pelo feto, sendo, em parte, absorvido pelo intestino fetal e liberado no sangue materno através da placenta e, em parte, excretado na urina através do rim fetal, voltando à cavidade amniótica. Se este equilíbrio for alterado, pode haver a formação de pouca quantidade de líquido amniótico (**oligoidrâmnio**, com risco de malformações por compressão) ou muita quantidade de líquido amniótico (**polidrâmnio**, com risco de ruptura da membrana amniocoriônica, ou amniorrexe). Como tratamento, pode-se lançar mão de uma infusão amniótica ou de punção amniótica, respectivamente.

Caso haja a suspeita de uma **anomalia genética** do feto durante o diagnóstico pré-natal, a cavidade amniótica pode ser puncionada através da perfuração da parede abdominal, da parede uterina e da membrana amniocoriônica. No líquido amniótico, células fetais flutuantes podem ser coletadas e geneticamente investigadas (**amniocentese**), com baixo risco para o feto.

NOTA

Como componente da porção fetal da placenta, o âmnio envolve completamente o feto e, no período fetal, em conjunto com o córion, forma a membrana amniocoriônica.

2.9.4 Alantoide

A partir da parede ventral do **intestino posterior**, um divertículo endodérmico, o **alantoide**, invade o mesoderma extraembrionário do pedículo do embrião. Neste local, ele parece desempenhar um papel no desenvolvimento dos vasos umbilicais. Nos demais vertebrados amniotas, a importante função do alantoide no armazenamento de metabólitos nitrogenados (bexiga embrionária) é irrelevante em mamíferos e seres humanos devido à função da placenta nestes últimos. No curso do desenvolvimento, o alantoide se estreita para formar um ducto (o **úraco**) que se oblitera após o nascimento para formar o **ligamento umbilical mediano**. Na transição do alantoide com a cloaca endodérmica, forma-se a bexiga urinária.

2.10 Desenvolvimento Embrionário dos Membros

2.10.1 Formação dos Brotamentos dos Membros

Na *4ª semana*, de ambos os lados da somatopleura, no nível dos somitos cervicais inferiores e lombossacrais inferiores, desenvolvem-se espessamentos em forma de bastão no sentido lateral (**brotamentos dos membros**). Os brotamentos dos membros consistem em um **eixo de mesênquima** derivado da placa lateral do mesoderma somático, intensamente proliferativo, e um **revestimento epitelial** formado pelo ectoderma (➤ Fig. 2.27). O crescimento intenso dos brotamentos dos membros se deve à atividade de fatores de crescimento da **família FGF** (fator de crescimento de fibro-

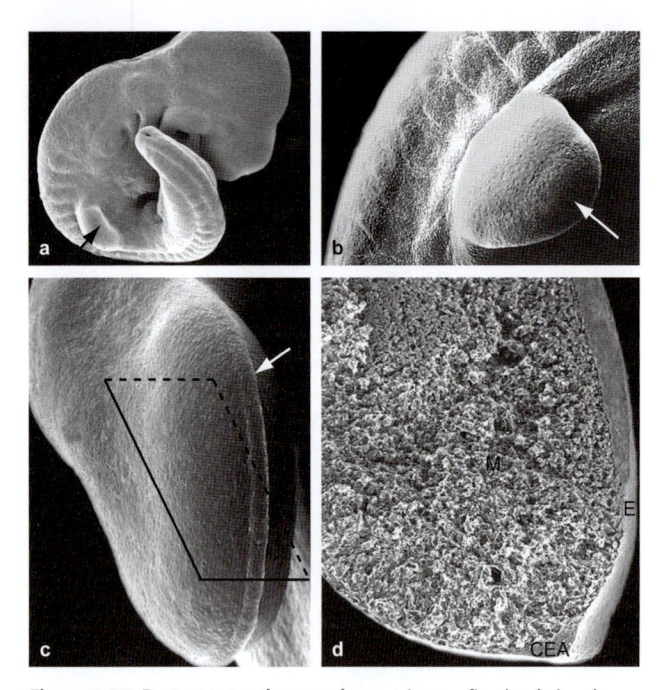

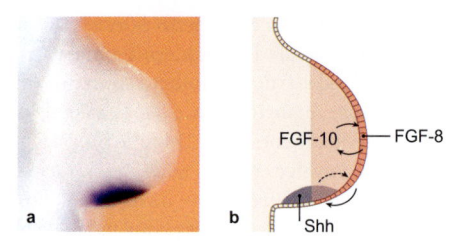

Figura 2.28 Processos de indução durante o desenvolvimento dos membros. a. Detecção da expressão de Shh na ZAP (zona de atividade polarizadora) por hibridação *in situ*. [G394] **b.** Representação simplificada dos processos de indução no brotamento de um membro. O FGF-8 derivado da crista ectodérmica apical induz a expressão de FGF-10 no mesênquima do membro, que, por sua vez, mantém a expressão de FGF-8 (alça de *feedback* positivo). Além disso, a Shh na ZAP mantém indiretamente a expressão de FGF-8 na crista ectodérmica apical e vice-versa. Como resultado, a padronização proximal/distal através do FGF e a padronização anteroposterior através de Shh estão acopladas uma à outra. [L126]

Figura 2.27 Brotamentos dos membros; micrografia eletrônica de varredura. **a.** Embrião de 26 dias. O primórdio do membro superior (seta) já é fácil de ser reconhecido, enquanto o primórdio do membro inferior aparece apenas um pouco mais tarde no 28º dia. **b.** Embrião de 29 dias com brotamento do membro superior bem-definido (seta). O brotamento se localiza no mesoderma da placa lateral, lateralmente aos somitos segmentares. **c.** Embrião de 32 dias, visão lateral do brotamento de um membro. A crista ectodérmica apical (seta), como um espessamento ectodérmico em forma de crescente, segue no sentido anteroposterior sobre a extremidade do brotamento do membro. O retângulo delimita o plano de corte em **d.** **d.** Corte longitudinal através do brotamento de um membro; E = ectoderma, M = mesênquima. Na região da crista ectodérmica apical (CEA), o ectoderma se apresenta espessado. [G394]

blastos). A expressão de FGF-10 no mesênquima dos brotamentos dos membros induz a expressão de FGF-8 no ectoderma distal, o que, por sua vez, mantém a expressão de FGF-10 no mesênquima e, deste modo, por meio de uma **indução** recíproca, sustenta a proliferação celular no mesênquima dos membros por meio de uma alça de *feedback* positivo.

2.10.2 Padronização nos Primórdios dos Membros

O primórdio do plano básico de estrutura dos membros (padronização) ao longo dos três eixos é determinado essencialmente por três centros de sinalização.

Os sinais derivados do ectoderma distal do brotamento do membro são fundamentais para a **determinação do eixo longitudinal**

(**padronização proximal/distal**) do membro. Estas células vão se tornando cada vez mais cilíndricas e formam uma faixa epitelial em formato de crescente (**crista ectodérmica apical**), que se estende a partir da margem posterior para a margem anterior sobre a extremidade do brotamento do membro (➤ Fig. 2.21, ➤ Fig. 2.27, ➤ Fig. 2.28). As células da crista ectodérmica apical secretam FGF-8 de modo sustentado (Item 2.10.1) e, deste modo, controlam não apenas o crescimento longitudinal do membro, mas também o desenvolvimento sequencial dos primórdios do ombro, braço, antebraço e mão, os quais se organizam primeiramente como segmentos proximais e, mais tarde, segmentos mais distais. Aparentemente, quanto maior e mais intenso for o tempo de exposição das células mesenquimais aos sinais de FGF-8 derivados da crista ectodérmica apical, as estruturas em posição mais distal vão sendo formadas. A **padronização anteroposterior**, isto é, a organização das estruturas anatômicas nos eixos radioulnar ou tibiofibular, é baseada na atividade da molécula sinalizadora *sonic hedgehog* (Shh). A Shh é expressa em uma região na margem posterior do mesênquima do membro (**zona de atividade polarizadora**, ZAP, ➤ Fig. 2.28). A partir do ZAP, a Shh é produzida, cuja expressão é ativada pelo FGF derivado da crista ectodérmica apical, por meio da difusão de um gradiente de concentração no meio extracelular do mesênquima do membro, ao longo do eixo anteroposterior. Assim, a Shh atua como um **morfógeno**: a alta concentração de Shh e a exposição prolongada das células do mesênquima posterior medeiam as informações de posição ulnar, enquanto a baixa concentração de Shh em áreas do mesênquima anterior medeia informações de posição radial. Tal como acontece com a regionalização do mesoderma paraxial (Item 2.6.2), os **ge-**

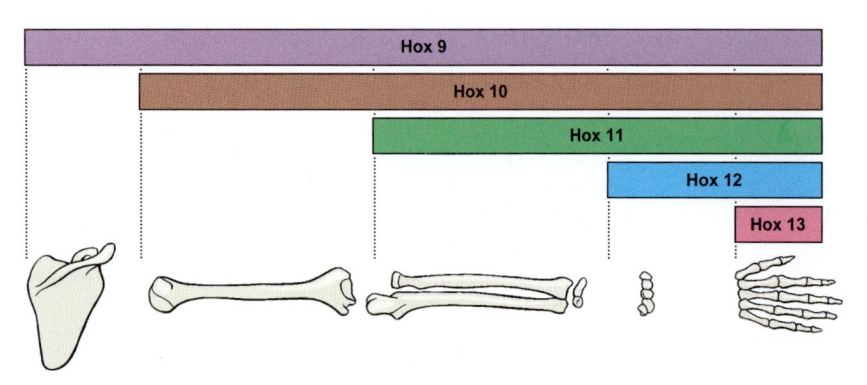

Figura 2.29 Os genes Hox determinam a definição do esqueleto do membro superior. A padronização do esqueleto do membro superior como mão, punho (carpo), antebraço, braço e escápula é determinada por diferentes combinações da expressão de genes Hox (neste caso, genes Hox 9-13). [G394]

nes Hox desempenham papel importante na especificação das células ao longo de ambos os eixos proximal/distal e anteroposterior (➤ Fig. 2.29). Deste modo, por exemplo, o esqueleto do antebraço (zeugopódio) é especificado por uma expressão combinada de Hox11 com Hox9 e Hox10 (código Hox).

A **padronização dorsoventral** do membro é controlada pela interação de vários genes no ectoderma e no mesênquima; um papel fundamental é desempenhado por uma molécula de sinalização secretada (**Wnt7a**), expressa exclusivamente no ectoderma dorsal, e que parece estar presente no início de uma cascata de sinalização que controla o desenvolvimento diferenciado das faces flexora e extensora dos membros.

N O T A

A padronização da modelagem dos membros na orientação proximal/distal é controlada por sinais derivados da crista ectodérmica apical, enquanto a padronização da modelagem dos membros em orientação anteroposterior ocorre por meio de sinais derivados da zona de atividade polarizadora (ZAP).

2.10.3 Origem do Esqueleto e da Musculatura dos Membros

O mesênquima dos membros, proveniente do mesoderma lateral da **somatopleura**, fornece o material para a formação dos tecidos conjuntivos e de sustentação dos membros. Dependendo dos processos de padronização anteriormente mencionados, o mesênquima se condensa para formar **zonas condrogênicas**, das quais se originarão os futuros elementos do esqueleto.

A musculatura dos membros, por outro lado, não é derivada da somatopleura, mas é formada por células precursoras (**mioblastos**) derivadas dos **dermátomos hipaxiais** dos somitos, que migram em meio à matriz extracelular do tecido conjuntivo dos primórdios dos membros e se organizam em **massas musculares precursoras** ventrais e dorsais, as quais darão origem às futuras faces flexora e extensora dos membros (➤ Fig. 2.21). A separação e o posicionamento **anatômico dos músculos** derivados das massas musculares precursoras são provavelmente controlados por sinais derivados do tecido conjuntivo local.

Distúrbios na complexa regulação da formação dos membros podem levar a uma variedade de malformações congênitas como, por exemplo a **polidactilia** – devido a uma mutação de sequências reguladoras de Shh – e a **braquidactilia** – devido a uma mutação no gene para um receptor de FGF.

N O T A

O esqueleto dos membros é formado localmente nos brotamentos dos membros e se origina do mesênquima de somatopleura, enquanto a musculatura se origina dos somitos à medida que células precursoras migram para os brotamentos dos membros.

2.11 Desenvolvimento Embrionário da Cabeça e do Pescoço

2.11.1 Arcos Faríngeos

Durante a *4ª semana*, na parede da região da cabeça e do pescoço, formam-se os **arcos faríngeos** (ou arcos branquiais) em uma sequência craniocaudal. Sob o ponto de vista filogenético, eles são análogos aos arcos branquiais de peixes e se assemelham, em sua organização geral, ao aparelho branquial dos tubarões. Entre os **sulcos branquiais**, que são invaginações derivadas do ectoderma superficial, e as **bolsas faríngeas**, que se apresentam como evaginações laterais da parede endodérmica da faringe primitiva, os arcos faríngeos se projetam como eminências mesenquimais (➤ Fig. 2.30). Em contraste com as brânquias dos peixes, no entanto, os sulcos branquiais e as bolsas faríngeas homólogas às fendas branquiais não são contínuos, mas terminam em fundo cego. Na espécie humana, dos 6 pares de arcos branquiais originalmente formados, apenas 5 são mantidos. Eles são denominados, em sequência craniocaudal, 1º arco branquial (ou **arco mandibular**), 2º arco branquial (ou **arco hióideo**), 3º arco branquial, 4º arco branquial, e 6º arco branquial (➤ Tabela 2.1). Considerando a anatomia comparada, sabe-se que o 5º arco está ausente em seres humanos. Cada arco contém, novamente de modo homólogo às brânquias dos peixes, um **elemento esquelético**, uma **artéria** como ramo da aorta ventral e um **nervo craniano** característico (➤ Fig. 2.30). O

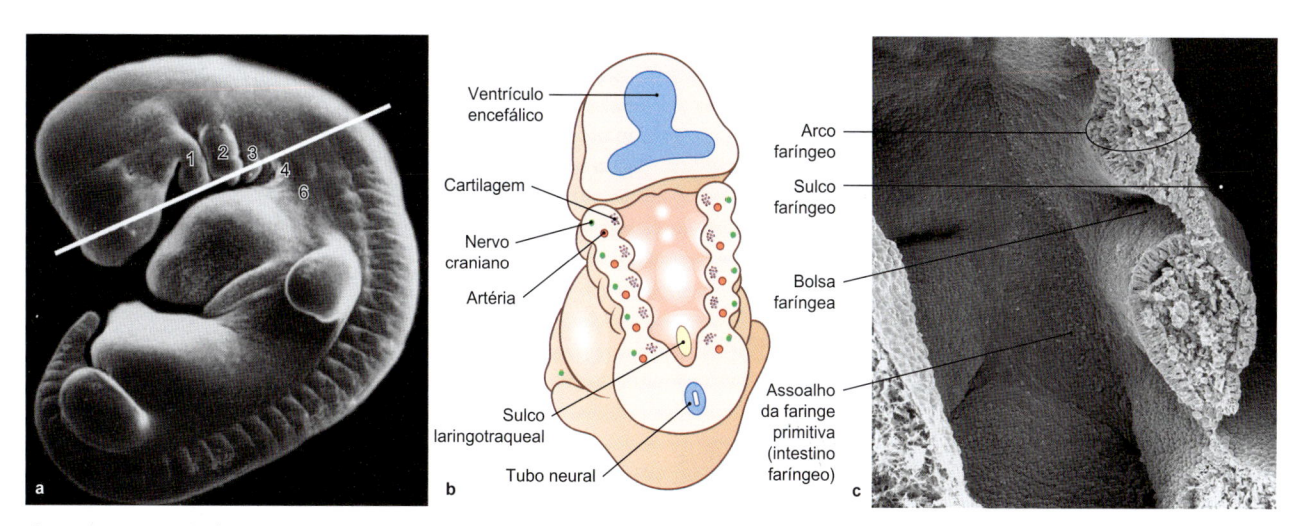

Figura 2.30 Arcos faríngeos. a. Micrografia eletrônica de varredura de um embrião no início da 5ª semana. Os números 1-4 e 6 indicam os arcos faríngeos individuais, e a linha mostra a direção de corte em **b. b.** Corte frontal através da região dos arcos faríngeos, em vista dorsal. Cada arco faríngeo possui um elemento esquelético, uma artéria e um ramo de um nervo craniano. **c.** Micrografia eletrônica de varredura de um arco faríngeo após o corte frontal como em **b**. Cada arco faríngeo é revestido internamente pelo epitélio endodérmico, recoberto externamente pelo epitélio ectodérmico, e possui uma região central preenchida com mesênquima. **a** e **c**: [G394]; B: [L126]

Tabela 2.1 Arcos faríngeos.

Arco faríngeo	Elemento esquelético	Nervo	Músculos	Artéria
1º arco (arco mandibular)	• Derivado da cartilagem da maxila (quadrado): bigorna, asa maior do osso esfenoide • Derivado da cartilagem de Meckel: martelo, ligamento esfenomandibular • Formado por ossificação intramembranosa: osso maxila, osso zigomático, parte escamosa do osso temporal, mandíbula	Nervo trigêmeo [V], nervo mandibular [V3], nervo maxilar [V2]	Derivados do mesoderma paraxial: músculos da mastigação, músculo milo-hióideo, ventre anterior do músculo digástrico, músculo tensor do véu palatino, músculo tensor do tímpano	(Artéria maxilar)
2º arco (arco hióideo)	Derivado da cartilagem de Reichert: estribo, processo estiloide, ligamento estilo-hióideo, corno menor e parte superior do osso hioide	Nervo facial [VII]	Derivados do mesoderma paraxial da cabeça: músculos da expressão facial, incluindo o músculo bucinador e os músculos auriculares, ventre posterior do músculo digástrico, músculo estilo-hióideo, músculo estapédio	(Artéria estapedial)
3º arco	Corno maior e parte inferior do osso hioide	Nervo glossofaríngeo [IX]	Derivado do mesoderma paraxial da cabeça: músculo estilofaríngeo	Partes da artéria carótida comum e da artéria carótida interna
4º arco	Esqueleto cartilaginoso da laringe	Nervo vago [X], nervo laríngeo superior	Derivados dos somitos occipitais: músculo cricotireóideo, músculo levantador do véu palatino, músculo constritor da faringe	• 4º arco aórtico esquerdo: arco da aorta • 4º arco aórtico direito: tronco braquiocefálico
6º arco	Esqueleto cartilaginoso da laringe	Nervo vago [X], nervo laríngeo inferior	Derivados dos somitos occipitais: músculos intrínsecos da laringe	Artéria pulmonar

mesênquima, que dá origem ao esqueleto e ao tecido conjuntivo dos arcos faríngeos, deriva da **crista neural cefálica**. Para o mesênquima dos arcos faríngeos também migram células que originam a **musculatura esquelética** que são derivadas tanto dos dermomiótomos dos **somitos occipitais** (formam os músculos da laringe e da língua) quanto do **mesoderma paraxial da cabeça**, não segmentado e localizado cranialmente aos somitos occipitais (formam a musculatura da cabeça). Cada arco faríngeo, recoberto externamente pelo ectoderma superficial e revestido internamente pelo endoderma da faringe primitiva, contém um elemento esquelético derivado do mesênquima da crista neural, além de um nervo craniano, um arco aórtico e uma musculatura esquelética extrínseca, derivada do mesoderma paraxial (➤ Figs. 2.30 a 2.34).

NOTA

No embrião humano, são formados 5 arcos faríngeos, cada um contendo um elemento esquelético, uma artéria e um nervo craniano. Eles são revestidos externamente pelo ectoderma e internamente pelo endoderma.

Primeiro Arco Faríngeo (Arco Mandibular)

Ao início da *4ª semana*, o **1º arco faríngeo** (ou **arco mandibular**, ➤ Tabela 2.1) é o primeiro dos arcos a se formar. Ele se

apresenta dobrado de forma semelhante a um grampo, e consiste em 2 ramos, um **processo maxilar**, em posição cranial, e o **processo mandibular** adjacente, em posição caudal. Entre os dois processos se encontra a boca primitiva (ou **estomodeu**, ➤ Fig. 2.37). No entanto, alguns autores consideram o processo maxilar como uma estrutura distinta do mesênquima da cabeça cranialmente ao 1º arco faríngeo. O mesênquima do arco mandibular é derivado da crista neural do mesencéfalo e dos **1º e 2º segmentos do rombencéfalo** (**rombômeros**). No processo maxilar, forma-se um elemento cartilaginoso (**quadrado**), que mais tarde dará origem ao **martelo** (um dos ossículos da orelha média) por ossificação endocondral, enquanto, da **cartilagem de Meckel** no processo mandibular, origina-se a **bigorna** (outro ossículo da orelha média). Os ossos dos maxilares superior e inferior definitivos se formam por meio de **ossificação intramembranosa** do mesênquima da crista neural. O nervo que supre o arco mandibular é o nervo trigêmeo, com o **nervo maxilar** (V2) e o **nervo mandibular** (V3), os quais suprem a musculatura que migra para o arco mandibular (p. ex., os músculos do palato e da mastigação). O **1º arco aórtico**, que cruza o arco mandibular, presumivelmente permanece preservado de forma parcial como a artéria maxilar.

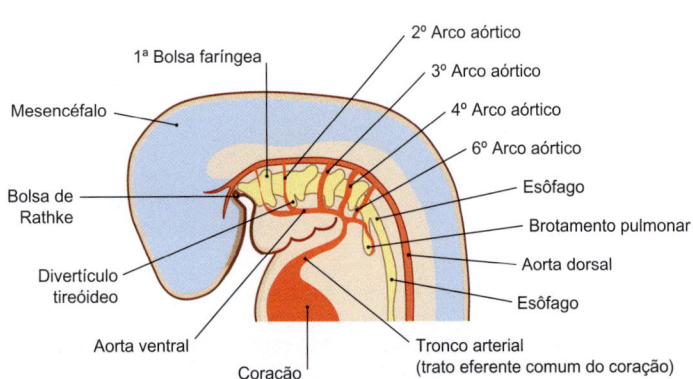

Figura 2.31 — legendas: 1ª Bolsa faríngea, 2º Arco aórtico, 3º Arco aórtico, 4º Arco aórtico, 6º Arco aórtico, Esôfago, Brotamento pulmonar, Aorta dorsal, Esôfago, Mesencéfalo, Bolsa de Rathke, Divertículo tireóideo, Aorta ventral, Coração, Tronco arterial (trato eferente comum do coração)

Figura 2.31 Artérias dos arcos faríngeos (arcos aórticos). Os arcos aórticos seguem de modo correspondente às artérias branquiais dos peixes, derivados da aorta ventral, passando pelos arcos faríngeos, em direção à aorta dorsal. [E347-09]

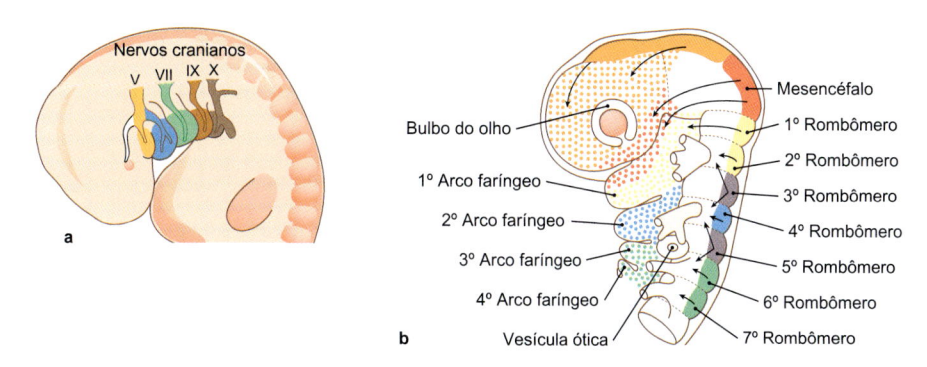

Figura 2.32 Inervação dos arcos faríngeos e origem das células da crista neural. a. Os arcos faríngeos são supridos pelos seguintes nervos cranianos: nervo trigêmeo (V par craniano), nervo facial (VII par craniano), nervo glossofaríngeo (IX par craniano) e nervo vago (X par craniano). **b.** O mesênquima dos arcos faríngeos respectivos origina-se da crista neural da cabeça, derivada de diferentes segmentos do cérebro embrionário (rombômeros). As células da crista neural migram para os arcos faríngeos de acordo com os segmentos. [E347-09]

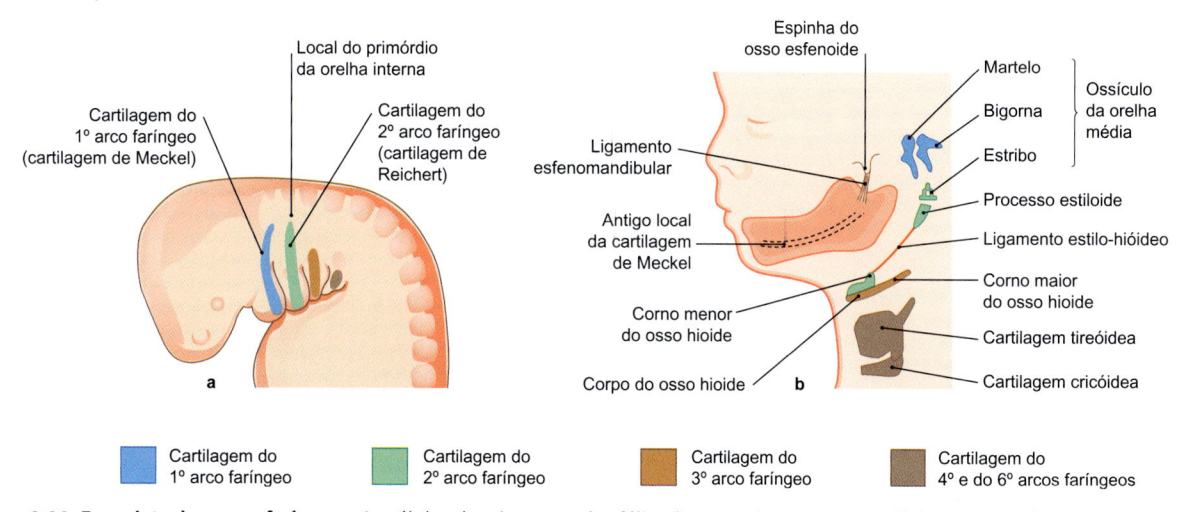

Figura 2.33 Esqueleto dos arcos faríngeos. As células da crista neural cefálica formam elementos esqueléticos característicos nos arcos faríngeos, a partir dos quais se originam os respectivos ossos e ligamentos durante o desenvolvimento. [E347-09]

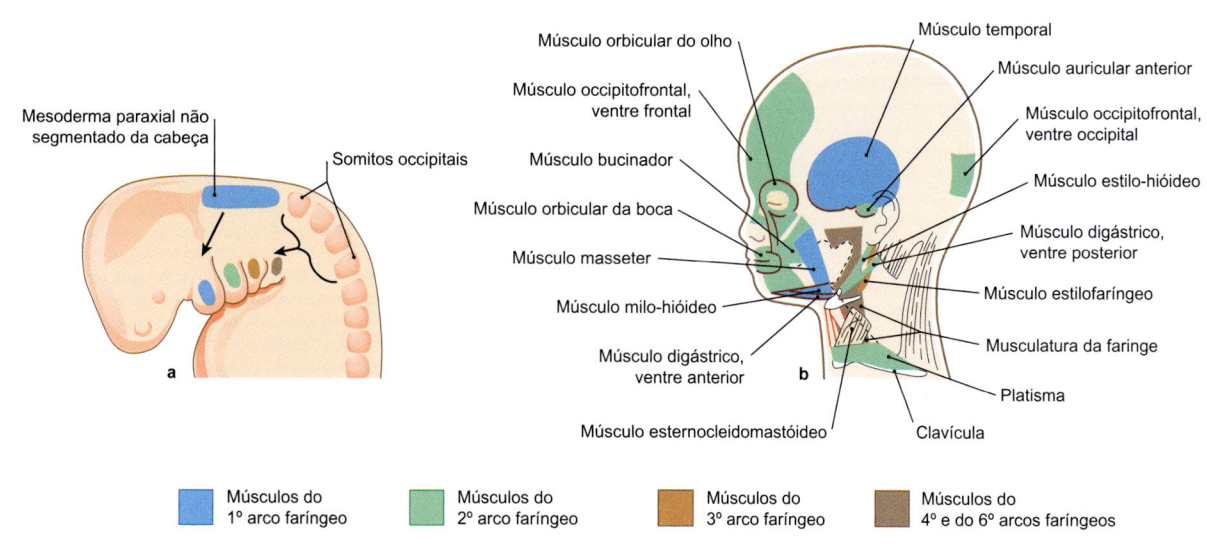

Figura 2.34 Musculatura dos arcos faríngeos. a. A musculatura esquelética dos arcos faríngeos é derivada do mesoderma paraxial da cabeça, podendo ser formada tanto a partir do mesoderma não segmentado da cabeça, quanto a partir dos somitos occipitais. **b.** Destes locais, células miogênicas migram para o mesênquima dos arcos faríngeos e se diferenciam em grupos musculares individuais que são inervados por nervos cranianos de acordo com a sua origem. [E347-09]

Segundo Arco Faríngeo (Arco Hióideo)

Aproximadamente 2 dias após a formação do arco mandibular, o arco hióideo é formado como o 2º arco faríngeo (➤ Tabela 2.1). Seu mesênquima é originário principalmente do **4º rombômero** e forma a **cartilagem de Reichert**, a partir da qual são derivados o **estribo** (outro ossículo da orelha média), o **processo estiloide** do osso temporal e partes do **osso hioide**. O nervo principal é o **nervo facial [VII]** que inerva as células musculares que formam a musculatura do 2º arco faríngeo, tais como o músculo estapédio (músculo associado à orelha média), músculos do pescoço (músculo estilo-hióideo, e ventre posterior do músculo digástrico), além dos **músculos da expressão facial**, os quais presumivelmente migram do 2º arco faríngeo para o tecido subcutâneo da cabeça e do pescoço. A preservação de resquícios do **2º arco aórtico**, que segue pelo 2º arco faríngeo, como artérias da orelha média (p. ex., a artéria estapedial) permanece controversa.

Terceiro Arco Faríngeo

Os 3º-6º arcos faríngeos não são chamados por nomes próprios. O **3º arco faríngeo** (➤ Tabela 2.1) é formado principalmente por células de crista neural originárias do **6º rombômero**, que, juntamente com o arco hióideo, forma o **osso hioide**. Ele é inervado pelo **nervo glossofaríngeo** [IX] e contém os mioblastos (células precursoras de células musculares) do músculo estilofaríngeo. O **3º arco aórtico** entra na formação da artéria carótida comum e no segmento proximal da artéria carótida interna.

Quarto e Sexto Arcos Faríngeos

Os arcos faríngeos caudais (➤ Tabela 2.1) são formados apenas ao início da *5ª semana*; sob o ponto de vista morfológico, são menos claramente definidos do que os 3 primeiros arcos e mostram apenas sulcos pouco distintos entre eles. Eles contêm células da crista neural derivadas dos segmentos caudais do rombencéfalo, na transição para a porção medular do tubo neural, e formam o esqueleto cartilaginoso da laringe. Juntos, eles são inervados pelo **nervo vago** [X], de modo correspondente aos músculos da laringe e da faringe, relacionados aos 4º e 6º arcos faríngeos. O **4º arco aórtico** entra na formação da aorta, ainda que de forma assimétrica, formando o arco da aorta à esquerda e o tronco braquiocefálico à direita. O **6º arco aórtico** torna-se a artéria pulmonar de ambos os lados.

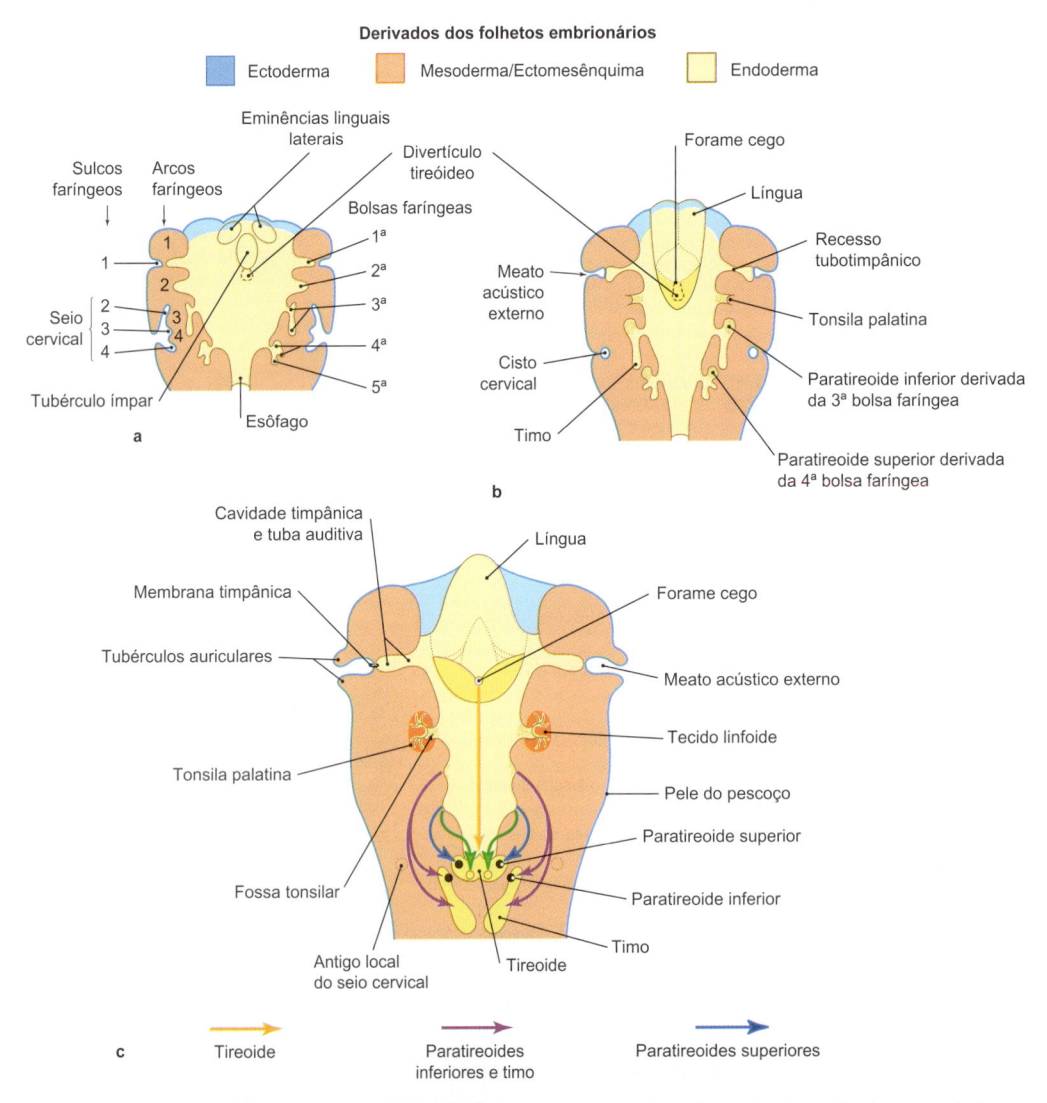

Figura 2.35 Desenvolvimento dos sulcos faríngeos e das bolsas faríngeas. a. Corte frontal através da região dos arcos faríngeos de um embrião de 5 semanas. O 2º arco faríngeo cresce no sentido caudal e recobre os 3º e 4º sulcos faríngeos, de modo que a partir destes sulcos se forme temporariamente o seio cervical. **b.** Apenas o primeiro sulco faríngeo permanece como o meato acústico externo. A partir da primeira bolsa faríngea forma-se o recesso tubotimpânico como precursor da cavidade timpânica, e a partir da 2ª à 4ª bolsas faríngeas se desenvolvem órgãos no pescoço derivados do endoderma. **c.** Derivados das bolsas faríngeas e seu deslocamento no sentido caudal. [E347-09]

2.11.2 Sulcos Faríngeos e Bolsas Faríngeas

Os **sulcos faríngeos** e as **bolsas faríngeas** delimitam os arcos faríngeos uns dos outros superficialmente ou com relação à faringe primitiva, respectivamente. Apenas o **1º sulco faríngeo** permanece, do qual se desenvolve o **meato acústico externo**, que permanece separado da **1ª bolsa faríngea** apenas pelo tímpano; da 1ª bolsa faríngea se originam a cavidade timpânica da **orelha média** e a tuba auditiva. Deste modo, o tímpano é recoberto pelo epitélio ectodérmico do meato acústico externo, enquanto a cavidade timpânica é revestida pelo epitélio endodérmico. Todos os outros sulcos faríngeos desaparecem, uma vez que o 2º arco faríngeo cresce caudalmente sobre os 2º-4º sulcos faríngeos. As 2ª-4ª bolsas faríngeas se desenvolvem com base nas interações indutivas entre o epitélio endodérmico o mesênquima dos arcos faríngeos, de modo a formar estruturas linfoides e endócrinas derivadas da faringe primitiva (intestino faríngeo). Consequentemente, formam-se os seguintes componentes:

- As **tonsilas palatinas**, derivadas do **2º par de bolsas faríngeas**
- O **par inferior de glândulas paratireoides**, derivadas do **3º par de bolsas faríngeas**
- O **par de glândulas paratireoides superiores**, derivadas do **4º par de bolsas faríngeas**.

A existência de uma **quinta bolsa faríngea** como uma evaginação da quarta bolsa faríngea, da qual se forma o **corpo ultimobranquial** (primórdio das células parafoliculares da glândula tireoide), é controversa (➤ Fig. 2.35).

Clínica

Caso o crescimento do 2º arco faríngeo sobre os sulcos faríngeos seja incompleto, um sulco faríngeo pode persistir como uma fístula branquiogênica, associada a um cisto cervical subjacente.

2.11.3 Desenvolvimento da Língua e da Glândula Tireoide

No assoalho ventral da faringe primitiva (ou intestino faríngeo), em que os arcos faríngeos de ambos os lados se fundem na linha mediana, no final da *4ª semana*, formam-se protuberâncias mesenquimais desiguais, recobertas pelo endoderma (e também na transição com o estomodeu, recoberta pelo ectoderma) (➤ Fig. 2.36). Na região do arco mandibular (1º arco faríngeo), ocorre a formação do **tubérculo ímpar**, que está flanqueado de ambos os lados pelo par de **eminências linguais laterais**. Caudalmente a estas eminências, na região do arco hióideo (2º arco faríngeo), forma-se a **cópula**, enquanto na região dos 3º e 4º arcos forma-se a **eminência hipobranquial**, imediatamente anterior ao ádito da laringe, da qual se origina a protuberância da epiglote. As eminências linguais laterais do arco mandibular proliferam intensamente e se sobrepõem ao tubérculo ímpar, fundindo-se na linha média e formando os dois terços anteriores do dorso da língua, cuja mucosa é derivada do **ectoderma**. A cópula, formada a partir do 2º arco faríngeo, é sobreposta pela eminência hipobranquial, formando assim o terço posterior do dorso da língua, cuja mucosa se origina – pelo menos, parcialmente – do **endoderma**. A porção posterior da língua, na transição com a parte oral da faringe, é formada a partir de partes da eminência hipobranquial, e possui mucosa de derivação endodérmica. A musculatura da língua deriva dos mioblastos imigrados dos **somitos** occipitais. A origem heterogênea da língua a partir de vários arcos faríngeos e do mesoderma paraxial explica sua complexa inervação.

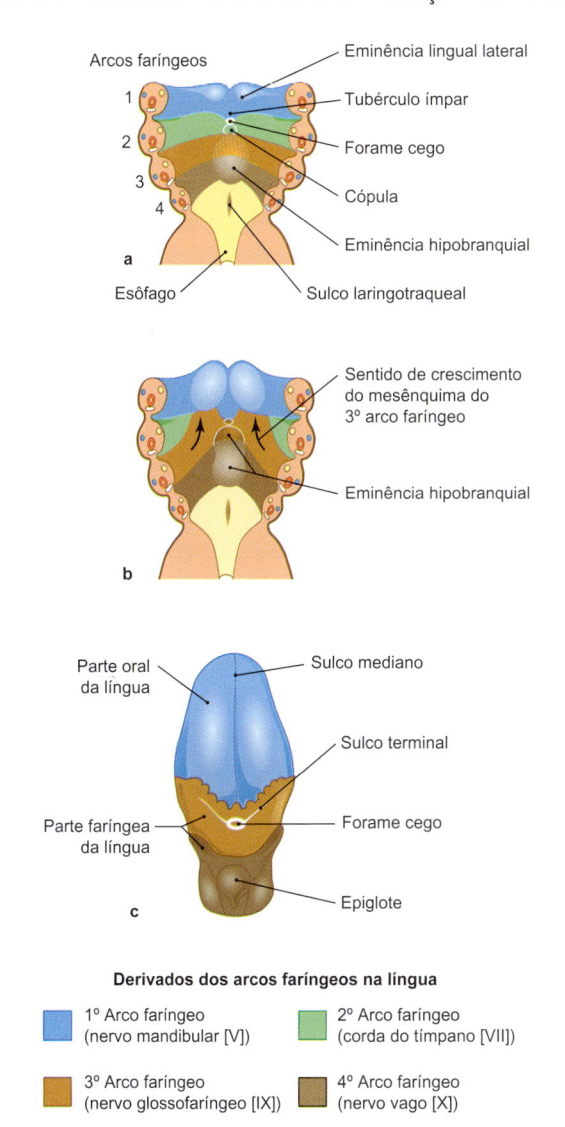

Derivados dos arcos faríngeos na língua

- 1º Arco faríngeo (nervo mandibular [V])
- 2º Arco faríngeo (corda do tímpano [VII])
- 3º Arco faríngeo (nervo glossofaríngeo [IX])
- 4º Arco faríngeo (nervo vago [X])

Figura 2.36 Desenvolvimento da língua. Vista a partir do assoalho da faringe primitiva em corte frontal. **a** e **b.** Desenvolvimento dos primórdios da língua durante a 4ª-6ª semanas. **c.** Língua adulta. [E347-09]

Entre o tubérculo ímpar e a cópula, o **forame cego** se invagina no assoalho da faringe primitiva. Em sua porção mais profunda, um brotamento epitelial sólido endodérmico cresce ventral e caudalmente em meio ao mesênquima do pescoço (**ducto tireoglosso**), o qual logo perde sua conexão com o primórdio da língua e, ao final da *7ª semana*, se aproxima do tubo traqueal endodérmico como uma ilhota endodérmica isolada, em que, já na *12ª semana*, se desenvolve em uma **glândula tireoide** funcional.

N O T A
A língua se forma no assoalho da faringe primitiva, a partir de porções dos 1º-6º arcos faríngeos e de mioblastos derivados dos somitos occipitais.

2.11.4 Desenvolvimento da Face

Ao final da *4ª semana*, a face se desenvolve a partir de **5 primórdios faciais**: o par de **processos maxilares**, o par de **processos mandibulares** (ambos os pares derivados do 1º arco faríngeo) e pela **eminência frontonasal**, ímpar, situada à frente do prosencéfalo (➤ Fig. 2.37). A eminência frontonasal consiste em mesênquima

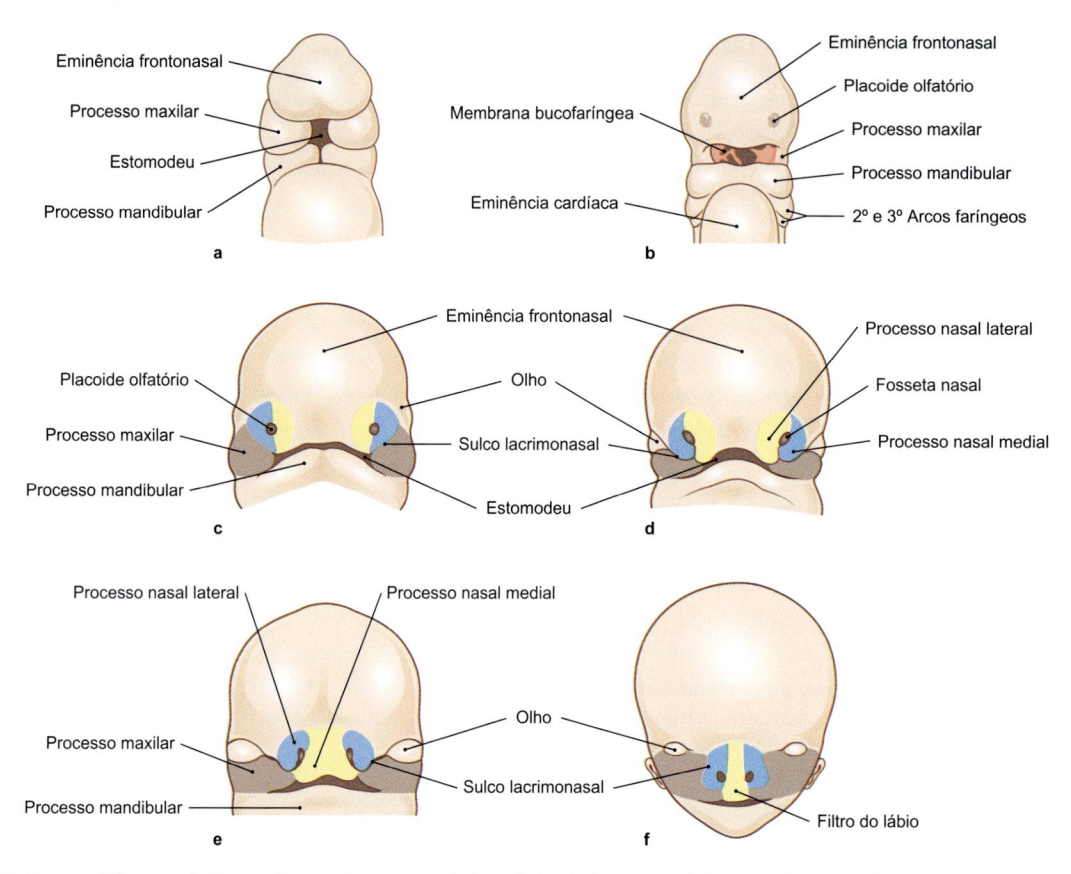

Figura 2.37 Desenvolvimento da face. A face se forma a partir da eminência frontonasal, ímpar, e dos pares de processos maxilares e processos nasais por meio do deslocamento medial dos primórdios, onde finalmente eles se fundem. [L126]
a. 3,5 semanas. **b.** 4 semanas. **c.** 5 semanas. **d.** 6 semanas. **e.** 7 semanas. **f.** 10 semanas.

derivado da crista neural cefálica das regiões do mesencéfalo e do prosencéfalo e, da mesma forma que os primórdios faciais do 1º arco faríngeo, é recoberta pelo **ectoderma**. Os processos maxilares e mandibulares delimitam o **estomodeu**, uma depressão revestida pelo ectoderma, a qual ainda permanece fechada pela **membrana bucofaríngea** e, deste modo, separada do intestino anterior. Próximo ao limite com ambos os processos maxilares, o ectoderma da eminência frontonasal se espessa para formar o par de **placoides olfatórios**. Em cada um destes placoides, o ectoderma da região central invagina e forma as **fossetas nasais**, das quais se forma a região da mucosa olfatória do nariz. Ao redor das fossetas nasais, o ectoderma e o mesênquima subjacente formam protuberâncias com uma configuração em ferradura, levando à formação dos **processos nasais laterais e mediais**. Ambos os pares de processos nasais crescem intensamente e promovem o aprofundamento progressivo das fossetas nasais. Entre cada processo nasal lateral e cada processo maxilar, forma-se uma invaginação – o **sulco nasolacrimal** – o qual, mais tarde, dará origem ao ducto lacrimonasal. Juntamente com os processos maxilares e os olhos posicionados lateralmente à eminência frontonasal, os processos nasais de ambos os lados se deslocam cada vez mais em direção medial. Ao final da *7ª semana*, os processos nasais mediais de ambos os lados se fundem na linha média para formar o **dorso do nariz**, o septo nasal e o filtro do lábio (➤ Fig. 2.37). O processo nasal lateral forma a parede nasal lateral e as **asas do nariz**. O sulco lacrimonasal é sobreposto pelo crescimento do processo nasal lateral e do processo maxilar, para que ambos se fundam. Os olhos, no entanto, migram de sua posição lateral original para a posição frontal, e assumem sua posição definitiva a ambos os lados do nariz. Os processos mandibula-

res, situados em ambos os lados caudalmente ao estomodeu, estão unidos medialmente desde o início e formam o **primórdio da mandíbula**, de formato arqueado.

> **N O T A**
> A face é basicamente formada pelos pares de processos maxilares (direito e esquerdo) e de processos nasais (laterais e mediais, também direitos e esquerdos), que migram da região lateral para a medial e se fundem à eminência frontonasal ímpar na linha média. Os processos mandibulares, que formam a mandíbula, se mantêm unidos medialmente desde o início do desenvolvimento da face.

2.11.5 Desenvolvimento das Cavidades Oral e Nasal

Os **processos nasais e maxilares** se fundem não apenas na superfície, mas também na profundidade do estomodeu (➤ Fig. 2.38). Neste local, a membrana bucofaríngea se rompe ao final da *3ª semana*, conectando a **cavidade oral** ectodérmica ao intestino anterior, de natureza endodérmica. No teto da cavidade oral, os **processos palatinos laterais** crescem de ambos os lados a partir dos **processos maxilares**, direcionando-se inicialmente ao assoalho da boca para, em seguida, se alinharem medialmente como prateleiras e finalmente se fundirem um ao outro na linha média no final da *7ª semana*. Juntamente com o **segmento intermaxilar** (ou **palato primário**), derivado dos processos nasais mediais, eles formam o **palato secundário**, o qual separa a cavidade oral da cavidade nasal. O par de **cavidades nasais primárias** se origina a partir de ambos os **placoides nasais**, que se aprofundam em meio ao

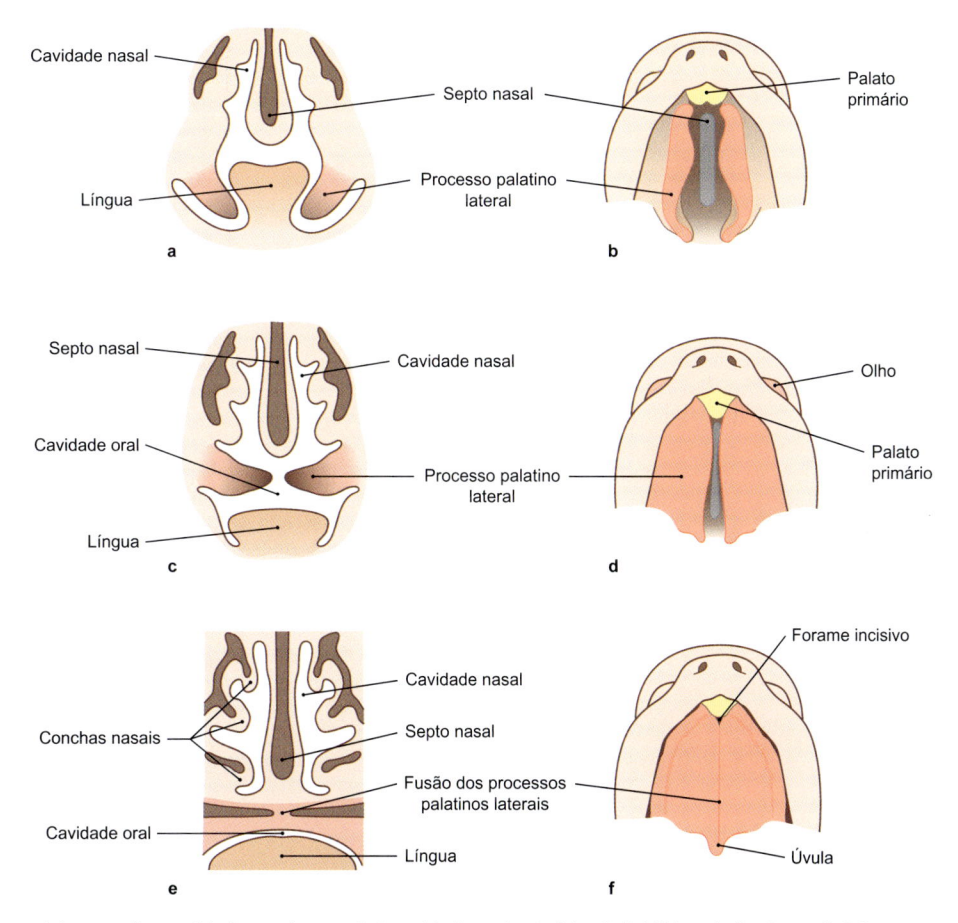

Figura 2.38 Desenvolvimento das cavidades oral e nasal. A cavidade oral primitiva é dividida pela fusão medial dos processos palatinos laterais derivados dos processos maxilares em cavidades oral e nasal. [L126]
a e **b.** 6,5 semanas. **c** e **d.** 7,5 semanas. **e** e **f.** 10 semanas.

mesênquima da eminência frontonasal. Seu assoalho é formado pelo **segmento intermaxilar** e mais posteriormente pela delgada **membrana buconasal** (ou membrana oronasal). Após sua ruptura ao final da *6ª semana*, as duas cavidades nasais primárias se abrem na cavidade oral através dos **cóanos primitivos**. Devido à fusão dos processos palatinos laterais e à consequente formação do palato secundário, a abertura nasal interna é deslocada para a parte nasal da faringe através dos **cóanos definitivos**. No interior da **cavidade nasal definitiva** resultante, que se origina na região posterior da cavidade oral, o **septo nasal** – originado a partir dos processos nasais mediais – cresce em direção ao palato e divide completamente a cavidade nasal. Os **seios paranasais** são formados como evaginações da cavidade nasal apenas após o nascimento.

Clínica

A **fenda labial** ("lábio leporino"), a **fenda mandibular** e a **fenda palatina** são causadas pela fusão medial incompleta dos processos faciais e dos processos palatinos laterais. As malformações podem ocorrer de forma muito variada, em um ou em ambos os lados, e envolver o nariz, o lábio superior e o palato.

SISTEMA LOCOMOTOR

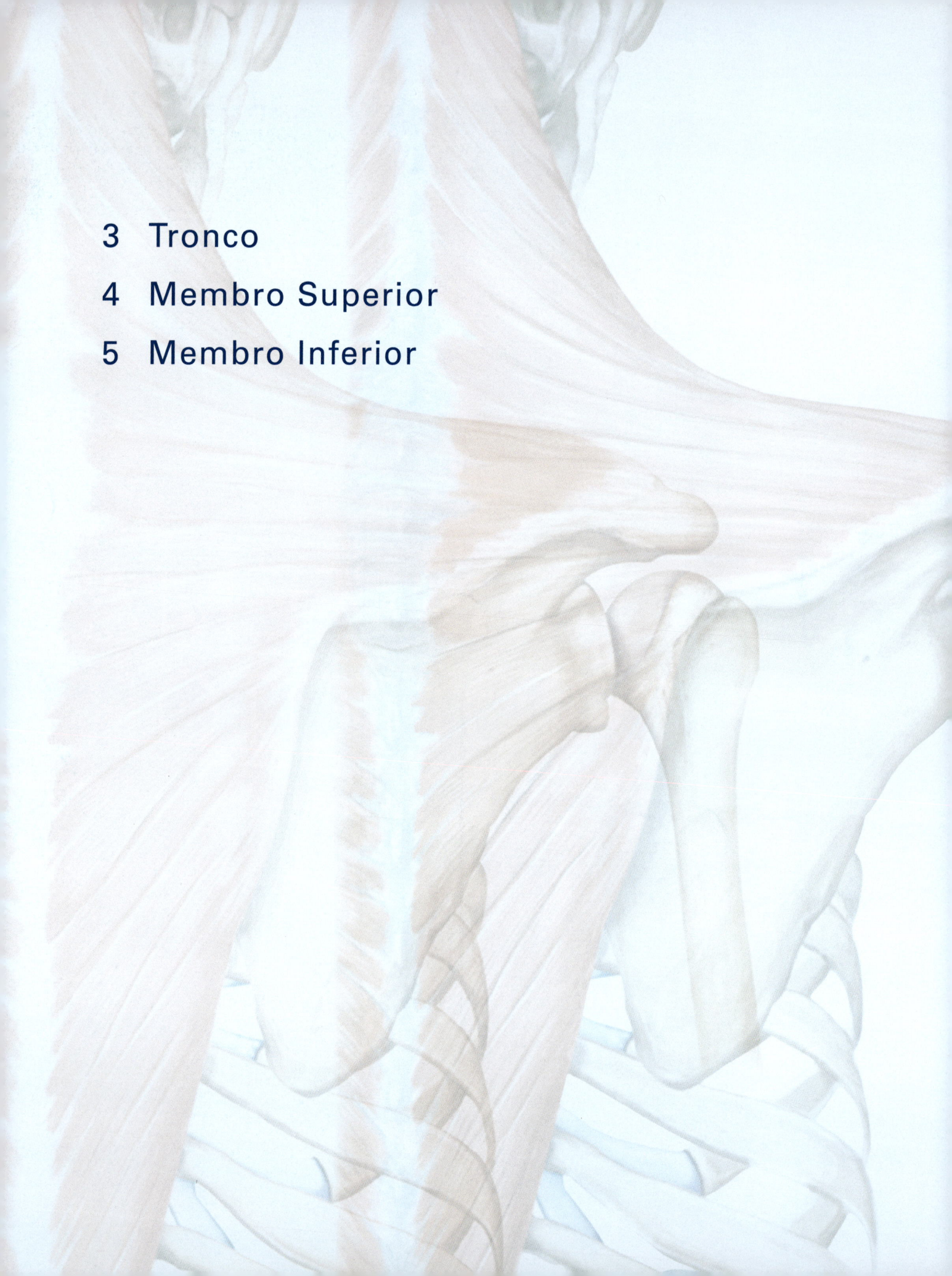

3 Tronco

Competências

Após a leitura deste capítulo do livro, você deverá ser capaz de:
- Estar orientado nos textos anatômicos para definir sistematicamente as regiões do tronco sob o ponto de vista topográfico
- Descrever a estrutura em camadas da parede do tronco, em particular a posição e a função da musculatura da parede do tronco nas regiões do tórax e do abdome e no pescoço
- Descrever o trajeto topográfico dos vasos sanguíneos e dos nervos, em particular o trajeto dos vasos e nervos intercostais
- Explicar a origem e a inserção dos músculos planos do abdome e os pontos fracos da parede do abdome como locais mais sucetíveis de rupturas
- Caracterizar a inervação e a estrutura do diafragma, e identificar seus pontos de passagem e as estruturas que o atravessam
- Descrever a musculatura intrínseca do dorso, incluindo os músculos do pescoço, bem como as fáscias associadas e as funções de movimento,além da postura da cabeça e do tronco
- Descrever as vias de circulação colateral
- Caracterizar as bases morfológicas da punção lombar, da anestesia peridural e da punção pleural.

3.1 Parede Anterior do Tronco
Martin Gericke, Martin Krüger (em colaboração com Ingo Bechmann)

3.1.1 Estrutura Anatômica Geral

A parede anterior do tronco se estende a partir da clavícula e da incisura jugular do esterno até as cristas ilíacas, os ligamentos inguinais e a margem superior da sínfise púbica. Ela inclui as paredes laterais e anterior do tórax, e as paredes laterais e anterior do abdome. O arco costal forma o limite entre as paredes torácica e abdominal. O limite da parede posterior do tronco é formado pela linha axilar posterior (ver adiante).

Linhas de Orientação
Para a prática clínica cotidiana, a utilização de uma nomenclatura uniforme e inequívoca é de grande utilidade para a descrição da posição dos achados na pele, assim como para a detecção exata de pontos de punção e de ausculta ou para as técnicas de acesso ci-

rúrgico. Portanto, não se deve apenas utilizar a orientação das costelas ou os espaços intercostais (EIC) como linhas de orientação horizontal, mas também as linhas de orientação vertical, a partir das quais podemos definir a posição de determinados pontos de referência, de modo semelhante a um sistema de coordenadas (➤ Tabela 1.4, ➤ Fig. 1.6).

Pontos Ósseos Palpáveis
Os pontos ósseos palpáveis na parede anterior do tronco são os seguintes:
- Clavículas
- Incisura jugular do esterno
- Articulação acromioclavicular
- Esterno, com ângulo do esterno (de Louis, transição entre o manúbrio do esterno e o corpo do esterno, que serve como orientação para a contagem das costelas)
- Processo xifoide
- Costelas (exceção: primeira costela)
- Arco costal
- Crista ilíaca, espinha ilíaca anterossuperior, tubérculo púbico, e sínfise púbica.

NOTA

Para a determinação segura do nível das costelas e dos espaços intercostais (EIC), inicie a contagem no **ângulo do esterno**, o que corresponde à articulação da costela II. A costela I não é palpável sob a clavícula, de modo que a palpação somente é possível do ângulo do esterno para baixo.

Na área de transição com o pescoço, as clavículas e a incisura jugular do manúbrio do esterno são bem palpáveis. Abaixo das clavículas, o **músculo peitoral maior** pode ser bem-definido. Entre ele e o **músculo deltoide** encontra-se a **fossa infraclavicular** (fossa de Mohrenheim, ➤ item 4.10.1), em cuja parte profunda passam feixes de vasos sanguíneos e nervos para o braço. Em sua margem lateral, em um indivíduo magro, pode-se palpar o processo coracoide da escápula, abaixo da margem do músculo deltoide. Isso pode ser facilitado pela abdução e subsequente adução do braço. Muitas vezes, entretanto, a palpação do processo coracoide não depende da constituição física. Lateralmente, pode-se perceber, especialmente com o braço abduzido, o contorno denteado do **músculo serrátil anterior**, cujos contornos inferiores atingem os contornos denteados superiores do **músculo oblíquo externo do abdome**. Esta linha em zigue-zague é chamada linha de Gerdy. A transição para o epigástrio é marcada pelo arco costal e o **processo xifoide**, ambos bem palpáveis.

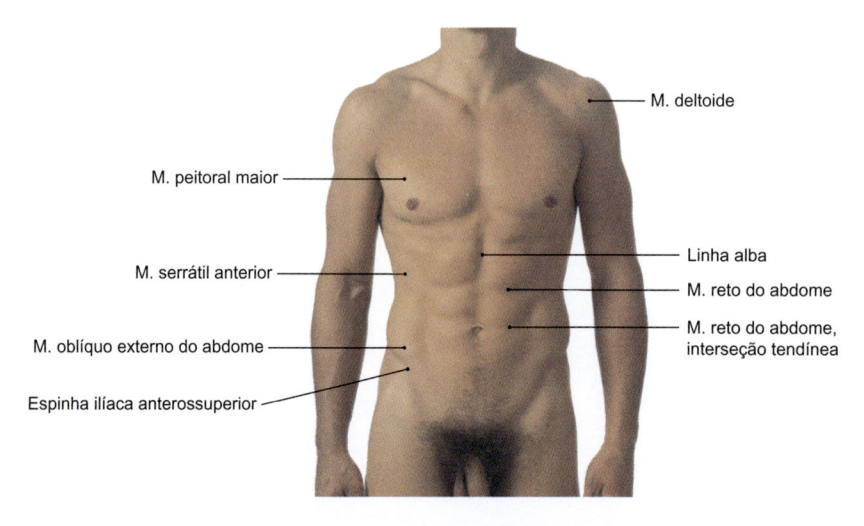

Figura 3.1 Relevo superficial das paredes do tórax e do abdome de um homem jovem.

M. deltoide

M. peitoral maior

M. serrátil anterior

M. oblíquo externo do abdome

Espinha ilíaca anterossuperior

Linha alba

M. reto do abdome

M. reto do abdome, interseção tendínea

Relevo da Superfície

O formato da parede anterior do tronco (➤ Fig. 3.1) é muito diferente, e sofre influência da forma do corpo do indivíduo. Isso depende não exclusivamente do formato do tórax e da pelve específicos do sexo e da idade, mas também do tamanho e do formato das mamas, principalmente com relação à deposição de tecido adiposo subcutâneo abdominal e da musculatura.

Em indivíduos musculosos e de peso normal, pode-se facilmente identificar o músculo peitoral maior (na mulher, geralmente é coberto pela mama). Além disso, em esportistas, o chamado "tanquinho" (**músculo reto do abdome**, com as intersecções tendíneas e a linha alba) torna-se bem aparente na parede abdominal anterior. Lateralmente, pode-se identificar o **músculo oblíquo externo do abdome**, cuja transição musculoaponeurótica é particularmente proeminente acima da espinha ilíaca anterossuperior, representando a cobertura muscular. Seus contornos musculares denteados interferem nos contornos musculares denteados do músculo serrátil anterior na região lateral do arco costal. Muitas vezes, as veias superficiais tornam-se aparentes sob a pele do abdome.

3.1.2 Parede do Tórax

Caso Clínico

Pneumotórax

História

Um homem de 23 anos de idade se apresenta no setor de emergência do hospital universitário. Ao falar com o médico de serviço, ele relata dor torácica aguda, associada a uma significativa falta de ar durante o exercício. A dor apareceu ao repouso, há 2 horas, quando ele estava no chuveiro. O paciente nega outras queixas, tais como diarreia, náuseas ou tonturas. Também não foram referidas doenças preexistentes. Viagem de carro ou viagem aérea mais longa realizadas recentemente, consideradas fatores de risco para embolia pulmonar, também foram negadas pelo paciente. Na história pregressa, ele referiu realização de apendicectomia aos 9 anos de idade. O paciente não é fumante e não toma qualquer medicação.

Exames Preliminares

O paciente tem 1,88 m de altura e é magro, pesando 72 kg. Os sinais vitais e alguns parâmetros laboratoriais (pressão sanguínea, frequência cardíaca, saturação de oxigênio, temperatura corporal) estavam inicialmente na faixa normal. Na ausculta, foi evidente uma redução do murmúrio vesicular no pulmão direito.

Outros Métodos de Diagnóstico

Na radiografia de tórax, houve a confirmação do diagnóstico da suspeita de pneumotórax espontâneo.

Tratamento e Resultado

Devido ao crescente desconforto respiratório e à deterioração dos sinais vitais, o médico decidiu, no setor de emergência, realizar uma drenagem de tórax (drenagem de Bulau). Durante a internação, o paciente se recuperou rapidamente e pôde ser liberado 7 dias mais tarde para ir para casa.

Quadro Clínico

Pneumotórax é uma condição na qual há presença de ar no espaço pleural, o que não é normalmente encontrado nesta região. No pneumotórax, o ar entra no espaço pleural originado do meio externo através de um defeito na parede torácica e na pleura parietal, ou a partir do interior por um defeito na pleura visceral, levando à suspensão da pressão negativa no espaço pleural. Como resultado, a adesividade que normalmente existe entre os folhetos parietal e visceral da pleura é abolida, e o pulmão se retrai em direção ao seu hilo, seguindo suas propriedades elásticas. Tal quadro ocorre sem causa aparente ou lesão externa, o que caracteriza, portanto, pneumotórax espontâneo idiopático. Normalmente, o pneumotórax ocorre em pacientes do sexo masculino, altos e magros e, em geral, sem doença pulmonar prévia (proporção entre homens e mulheres em torno de 3:1). Frequentemente, a causa é alguma malformação do parênquima pulmonar levando à formação das chamadas bolhas subpleurais no ápice pulmonar, e que se rompem espontaneamente. A incidência de pneumotórax espontâneo idiopático é de 4 em 100.000 indivíduos. É possível tratar pneumotórax de pequeno volume (pneumotóraces apicais ou simples) de forma conservadora. Nos casos de redução do murmúrio vesicular associados ao pnemotórax, distúrbios respiratórios graves, ou alterações nos parâmetros vitais (queda na pressão arterial, queda na saturação de oxigênio), é indicada a instalação de um dreno torácico. Em um pneumotórax hipertensivo, que pode ser fatal, esse procedimento deve ser realizado já no local do acidente, e não pode ser adiado até a chegada ao hospital ou mesmo após o diagnóstico radiológico.

Na parede do tórax são distinguidas quatro camadas:

- Camada superficial: pele, tecido adiposo subcutâneo e glândula mamária
- Músculos anteriores do cíngulo do membro superior e músculos do membro superior
- Esterno, costelas e músculos intercostais
- Camadas internas: fáscia endotorácica e pleura parietal.

Camada Superficial

Pele

No esterno, a pele está conectada de modo relativamente firme ao periósteo; do contrário, ela se movimentaria facilmente. Em mulheres e crianças, a pele do tórax possui uma lanugem (conjunto de pelos delgados e curtos), mas nos homens adultos estão presentes espessos pelos terminais. Entretanto, caso estes sejam mais delicados, pelos terminais mais espessos e mais longos são encontrados ao redor das aréolas.

Tecido Adiposo Subcutâneo (Tela Subcutânea)

Na região da mama, o tecido adiposo subcutâneo é abundante, ainda que possa ser menos distinto. Originário do pescoço, o **platisma** se irradia para o tecido subcutâneo, passando sobre a clavícula, como músculo cutâneo da mímica. Na região do esterno, remanescentes filogenéticos de um músculo cutâneo, denominado **músculo esternal**, podem ser preservados.

Vasos Sanguíneos e Nervos

Artérias

O suprimento arterial para a pele (➤ Fig. 3.12, ➤ Fig. 3.13, ➤ Fig. 3.2) é provido pelos seguintes vasos:

- Ramos perfurantes da **artéria torácica interna**
- Ramos cutâneos laterais das **artérias intercostais posteriores**
- **Artéria torácica lateral** (ramo da artéria axilar)
- **Artéria toracodorsal**.

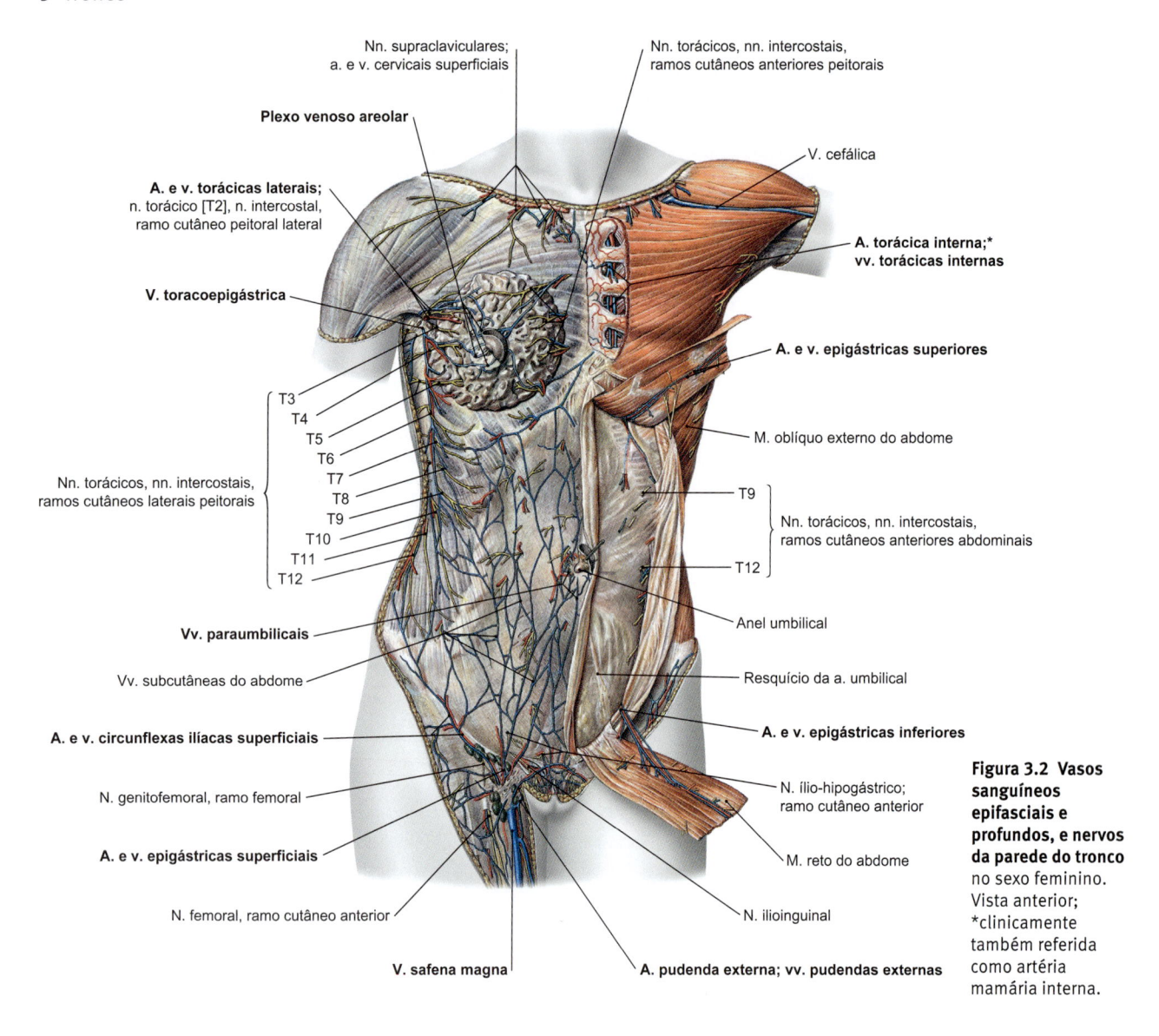

Nn. supraclaviculares;
a. e v. cervicais superficiais

Nn. torácicos, nn. intercostais,
ramos cutâneos anteriores peitorais

Plexo venoso areolar

V. cefálica

A. e v. torácicas laterais;
n. torácico [T2], n. intercostal,
ramo cutâneo peitoral lateral

A. torácica interna;*
vv. torácicas internas

V. toracoepigástrica

A. e v. epigástricas superiores

T3
T4
T5
T6
T7
T8
T9
T10
T11
T12

Nn. torácicos, nn. intercostais,
ramos cutâneos laterais peitorais

M. oblíquo externo do abdome

T9

Nn. torácicos, nn. intercostais,
ramos cutâneos anteriores abdominais

T12

Vv. paraumbilicais

Anel umbilical

Vv. subcutâneas do abdome

Resquício da a. umbilical

A. e v. circunflexas ilíacas superficiais

A. e v. epigástricas inferiores

N. genitofemoral, ramo femoral

N. ílio-hipogástrico;
ramo cutâneo anterior

A. e v. epigástricas superficiais

M. reto do abdome

N. femoral, ramo cutâneo anterior

N. ilioinguinal

V. safena magna

A. pudenda externa; vv. pudendas externas

Figura 3.2 Vasos sanguíneos epifasciais e profundos, e nervos da parede do tronco no sexo feminino. Vista anterior; *clinicamente também referida como artéria mamária interna.

Veias

A drenagem venosa (➤ Fig. 3.14, ➤ Fig. 3.2, ➤ Fig. 3.15) é realizada pelas seguintes veias:

- Veias acompanhantes das artérias anteriormente mencionadas
- **Veia toracoepigástrica**, que desemboca na veia axilar.

Nervos da Pele

A região do tórax recebe os seguintes nervos sensitivos (➤ Fig. 3.2):

- Região cranial: **nervos supraclaviculares (C3-C4)**, derivados do plexo cervical
- Região caudal: distribuição segmentar a partir dos **nervos intercostais**, cujos **ramos cutâneos** laterais atravessam a fáscia na região da linha axilar média
- Região medial: **ramos cutâneos anteriores** que se estende lateralmente da região paraesternal, sobre o músculo peitoral maior.

Mama (Glândulas Mamárias)

Desenvolvimento

Já na *4ª semana de desenvolvimento*, na parede lateral do tronco, surge um espessamento do ectoderma, a **linha mamária**. Na *5ª semana*, ela se desenvolve na **crista mamária**, na qual ocorre o brotamento de seis cordões epiteliais em direção ao mesênquima subjacente. Em alguns mamíferos não humanos, a crista mamária se es-

tende em intervalos regulares da região axilar até a região inguinal, e se diferencia nos brotamentos mamários; nos humanos, ela regride até o 4º par de mamas, na altura das costelas III-V. A partir da crista mamária, nos humanos, forma-se uma elevação lenticular que se aprofunda como um cone no mesênquima subjacente. A partir deste primórdio epitelial brotam vários cones epiteliais, a partir do qual se originam os **seios lactíferos** e os **ductos lactíferos**. As extremidades abauladas dos cones epiteliais se ramificam no curso do desenvolvimento e formam a subsequente estrutura dos lóbulos mamários. Sob a influência dos hormônios sexuais, as estruturas epiteliais se canalizam por volta do *7º-8º mês* e adquirem seus lumens. Os ductos lactíferos desembocam na pele em um campo glandular, que ainda se encontra no nível da superfície corporal ao nascimento e, apenas mais tarde, ao início da puberdade (pelo menos em parte), se eleva para formar o mamilo (papila mamária). As **glândulas apócrinas** areolares surgem no *5º-6º mês fetal*.

Localização, Estrutura e Função

A mama (➤ Fig. 3.3) é formada em ambos os sexos e é considerada uma **característica sexual secundária**. Seu estado funcional e sua estrutura macroscópica e microscópica estão baseadas em diferenças hormônio-dependentes, características do sexo e da idade. A mama completamente desenvolvida na mulher em idade re-

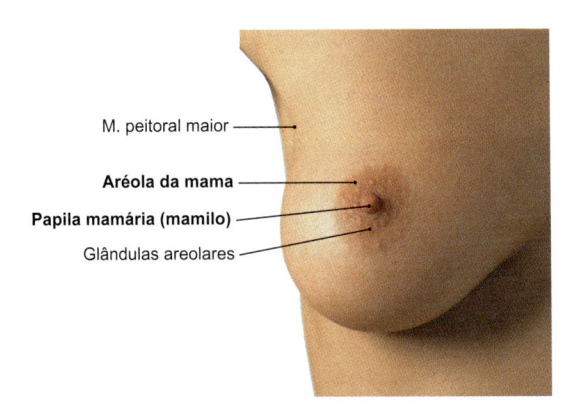

Figura 3.3 Mama. Vista anterior.

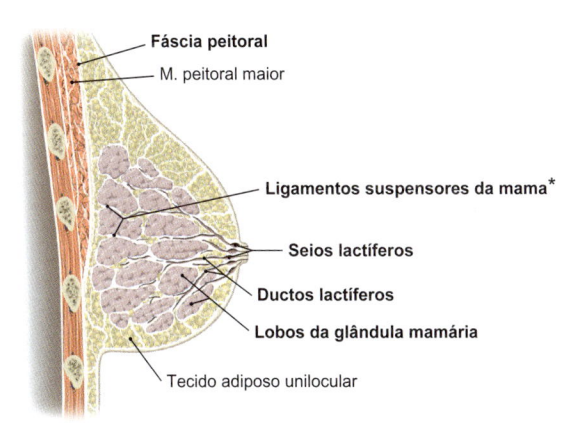

Figura 3.4 Mama. Corte sagital; *clinicamente também conhecidos como ligamentos de Cooper.

produtiva estende-se em direção craniocaudal, aproximadamente da costela II ou III até a costela VI, e em sentido horizontal da linha paraesternal até a linha axilar anterior, e frequentemente se projeta sobre uma projeção craniolateral (processo axilar) para o interior da axila. A mama pode atingir até a margem inferior do músculo peitoral maior como o **processo axilar**. A parte principal do volume da mama está ligada de forma deslizante e móvel à fáscia peitoral superficial, enquanto o processo axilar está associado à fáscia do músculo serrátil anterior. As mamas são separadas uma da outra na região do esterno pelo seio mamário. A partir da **aréola mamária**, normalmente mais intensamente pigmentada, se eleva a **papila mamária** (ou **mamilo**), de formato cônico, em que desembocam 12-15 ductos lactíferos (➤ Fig. 3.3). No sexo masculino, esta estrutura se projeta sobre o **4º espaço intercostal**. Nas mulheres, a situação é nitidamente muito mais variável. Em ambos os sexos, ela também depende do estado nutricional e das condições do tecido conjuntivo, particularmente relacionadas à idade. Consequentemente, a projeção sobre a parede do tórax pode ser significativamente variável.

A **aréola mamária** é cercada por um anel de 10-15 pequenas elevações que são formadas por agregados maiores de glândulas odoríferas apócrinas (glândulas areolares). Juntamente com a secreção de glândulas sebáceas e de glândulas sudoríparas écrinas, sua secreção cria uma vedação hermética entre a cavidade oral do recém-nascido e a papila durante a amamentação, o que é importante para o ato da sucção, de modo que a criança não engula ar em excesso e de modo contínuo. Devido à complexa organização de fibras musculares lisas nas regiões da papila mamária e da aréola, a papila – devido a estímulos táteis, entre outros – pode sofrer ereção e, deste modo, tornar-se preensível para a criança.

O parênquima glandular de cada mama é dividido em **15-24 lobos glandulares** por meio de robustos septos fibrosos de tecido conjuntivo, cada um com seu próprio ducto excretor (**ducto lactífero**) (➤ Fig. 3.4). Cada ducto lactífero se dilata antes de sua desembocadura na região da papila, formando o seio lactífero. Por meio da fusão de vários ductos, o número de desembocaduras nem sempre corresponde ao número de lobos glandulares. Os lobos glandulares individuais são ainda subdivididos em lóbulos menores, cujos ductos conduzem ao respectivo ducto lactífero.

A sustentação do parênquima glandular é assegurada por feixes fibrosos de tecido conjuntivo (**ligamentos suspensores da mama**, ou **ligamentos de Cooper**), que se estendem da pele para a fáscia peitoral superficial (➤ Fig. 3.4). Os espaços intersticiais deste estroma de tecido conjuntivo são preenchidos por tecido adiposo. Na gravidez, o parênquima glandular é mais intensamente perfundido com sangue. Este suprimento sanguíneo aumenta sob influência hormonal e, em função do aumento da quantidade de pa-

rênquima, o tecido conjuntivo interlobular do estroma diminui. A secreção de leite ocorre após o nascimento essencialmente sob a influência da prolactina, que é secretada pela parte distal da adeno-hipófise. A ejeção do leite é estimulada pela oxitocina, produzida pelo hipotálamo e liberada pela neuro-hipófise, o que causa a contração das células mioepiteliais. O leite materno é uma emulsão de gotículas de lipídios em uma solução aquosa rica em proteínas, além de carboidratos e eletrólitos. Nos primeiros dias após o parto, as glândulas mamárias secretam o **colostro**, caracterizado por um conteúdo particularmente elevado de imunoglobulinas, que fornecem ao recém-nascido a "proteção do ninho", protegendo-o contra infecções.

Clínica

Em casos raros, pode haver a ausência de formação das papilas (**atelia**) ou das mamas (**amastia, aplasia da mama**), em um ou em ambos os lados. É possível ocorrer também a formação de papilas supranumerárias (**politelia**) ou de mamas supranumerárias (**polimastia**) ao longo de toda a crista mamária. Isso geralmente é hereditário e também pode afetar os homens. No sexo masculino, o parênquima mamário rudimentar geralmente não se desenvolve após o nascimento. Especialmente no contexto de distúrbios hormonais, ainda pode ocorrer o crescimento das mamas no homem (**ginecomastia**). Esta alteração ocorre com mais frequência na puberdade e, nessa fase, não é considerada patológica.

Mamas muito grandes (**hipertrofia da mama**) perturbam as mulheres afetadas, em geral, não apenas sob o ponto de vista estético; muitas vezes tal condição também é acompanhada de dores nos ombros e no dorso.

Devido à transferência de hormônios maternos de mães lactantes, as glândulas mamárias de recém-nascidos de ambos os sexos também podem secretar o colostro (referido no passado como "leite de bruxa").

Vasos Sanguíneos e Nervos
Artérias

O **suprimento arterial** (➤ Fig. 3.5, ➤ Fig. 3.2) é fornecido pelos seguintes vasos:

- **Ramos mamários mediais** (via ramos perfurantes das artérias intercostais anteriores) da artéria torácica interna
- **Ramos mamários laterais** (via ramos cutâneos laterais) das artérias intercostais posteriores
- Ramos mamários laterais da artéria torácica lateral.

Veias

A drenagem venosa é realizada por meio de duas redes (➤ Fig. 3.5, ➤ Fig. 3.2):

- Uma rede venosa superficial com o **plexo venoso areolar**, que drena para a veia torácica lateral e, em seguida, para a veia axilar
- Uma rede venosa profunda, que através das veias intercostais anteriores drena para a veia torácica interna, e daí para a veia braquiocefálica.

N O T A

Durante a gravidez e a lactação, as veias superficiais podem ficar mais aparentes sob a pele devido ao aumento do fluxo de sangue próximo à superfície cutânea.

Vasos Linfáticos

Devido à alta prevalência de câncer de mama, as vias linfáticas têm grande significado clínico-prático. Em analogia com as veias, a drenagem linfática é dividida em uma rede superficial e outra profunda. Esta última está em meio ao parênquima glandular e apresenta conexões com a rede superficial. Podem ser distinguidos três grandes sistemas de drenagem linfática (➤ Fig. 3.5):

- **Drenagem axilar:** é a via mais importante (drena aproximadamente três quartos da linfa da mama). A linfa das regiões laterais é drenada através dos **linfonodos paramamários** e **linfonodos axilares peitorais**, e daí para os linfonodos paracliviculares e cervicais
- **Drenagem interpeitoral:** a linfa das regiões posteriores do parênquima glandular é conduzida entre os músculos peitorais maior e menor através dos **linfonodos interpeitorais**, e daí para os linfonodos axilares apicais
- **Drenagem paraesternal:** a linfa das porções mediais da mama é conduzida cranialmente através dos linfonodos paraesternais para os linfonodos cervicais profundos e/ou para o tronco jugular.

Nervos

A inervação sensitiva é provida pelos **ramos cutâneos anteriores e laterais** dos nervos intercostais, que se originam principalmente dos segmentos **T2-T6**.

Clínica

O **câncer de mama** (➤ Fig. 3.6) é a doença maligna mais comum nas mulheres entre os 35 e os 55 anos de idade na Alemanha. Raramente os homens são afetados. De modo geral, portanto, em mulheres, o câncer de mama é a causa mais comum de morte, após o câncer de pulmão e o câncer de colo (intestino grosso). O quadrante superior lateral da mama é o mais frequentemente afetado, envolvendo até 60% dos casos (➤ Fig. 3.7). A maioria dos carcinomas mamários começa a partir do epitélio dos ductos lactíferos (carcinomas ductais), gerando metástases para os linfonodos axilares e, mais raramente, para linfonodos paraesternais (retroesternais). No contexto de exames preventivos, o câncer de mama deve ser detectado o mais precocemente possível. Durante a inspeção, a atenção deve ser dirigida às diferenças laterais entre as duas mamas, retrações da pele e outras alterações superficiais. À palpação, o parênquima glandular mamário é examinado para a verificação de áreas endurecidas ou em realação à presença de nódulos, além da avaliação da mobilidade da mama sobre a parede torácica. Para tanto, a mama é dividida em quatro quadrantes, divididos a partir da papila mamária, devendo ser cuidadosamente examinados como um método preventivo. Deve-se ter cuidado para não negligenciar a região subpapilar, a qual, portanto, é clinicamente conhecida como o "5º quadrante". Além disso, os linfonodos regionais devem ser palpados e avaliados. Sob aspectos clínicos topográficos e oncológicos, eles são subdivididos em **três níveis**. O músculo peitoral menor atua como elemento limite (➤ Fig. 3.5):

- **Nível I:** lateralmente ao músculo peitoral menor (linfonodos axilares umerais [laterais], linfonodos axilares subescapulares, linfonodos axilares peitorais e linfonodos paramamários)
- **Nível II:** abaixo e acima do músculo peitoral menor (linfonodos axilares centrais, linfonodos interpeitorais)
- **Nível III:** medialmente ao músculo peitoral menor (linfonodos axilares apicais).

A drenagem linfática ocorre do nível I ao nível II, e daí para os linfonodos axilares apicais no nível III. A partir daqui, a linfa atinge o tronco subclávio. As vias de drenagem paraesternal de ambos os lados se comunicam entre si.

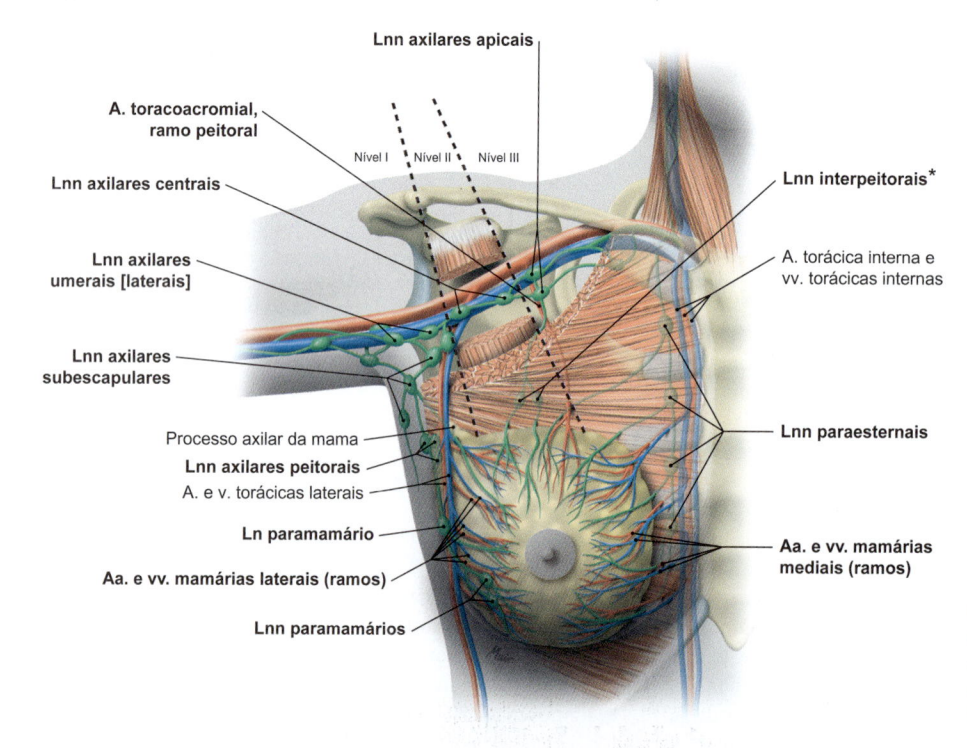

Lnn axilares apicais

A. toracoacromial, ramo peitoral

Nível I · Nível II · Nível III

Lnn axilares centrais

Lnn axilares umerais [laterais]

Lnn axilares subescapulares

Processo axilar da mama

Lnn axilares peitorais

A. e v. torácicas laterais

Ln paramamário

Aa. e vv. mamárias laterais (ramos)

Lnn paramamários

Lnn interpeitorais*

A. torácica interna e vv. torácicas internas

Lnn paraesternais

Aa. e vv. mamárias mediais (ramos)

Figura 3.5 Suprimento sanguíneo e drenagem linfática da mama; *clinicamente também conhecido como linfonodo de Rotter.

A drenagem ocorre para as vias mediastinais e intercostais, as quais são clinicamente relevantes para a formação de metástases no pulmão, na pleura e no mediastino.

O **linfonodo sentinela** é o primeiro linfonodo encontrado na área de drenagem linfática de um tumor maligno. Ele geralmente é o primeiro elemento envolvido na metástase nos linfonodos. A sobrevivência no câncer de mama está diretamente relacionada ao número de linfonodos afetados nos três níveis. A formação de metástases no lado oposto é possível por meio dos linfonodos paraesternais interconectados. Metástases detectadas nos linfonodos axilares peitorais (**grupo de Sorgius**) podem resultar em irritação do **nervo intercostobraquial,** provocando dor irradiada no braço afetado. Esta condição pode ser até mesmo o primeiro sinal do câncer de mama.

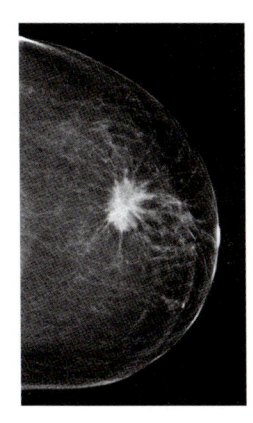

Figura 3.6 Mamografia de um tumor maligno da mama. [O541]

Músculos Anteriores do Cíngulo do Membro Superior e Músculos do Membro Superior

Estes incluem os músculos subclávio, peitoral maior, peitoral menor e serrátil anterior. Tais músculos, caracterizados como músculos extrínsecos, serão discutidos no ➤ item 4.3.4.

Músculos da Parede do Tórax

Nota: Para entender a localização e a função dos músculos do tórax, é importante ler primeiro a seção "caixa torácica óssea", discutida no ➤ item 3.3.4.

Em sentido estrito, a **musculatura intrínseca** do tórax compreende os **músculos intercostais,** o **músculo subcostal** e o **músculo transverso do tórax**. Sob o ponto de vista do desenvolvimento, o músculo serrátil anterior possui a mesma origem. No curso da ontogênese, no entanto, esse músculo se projeta posteriormente sobre os músculos intrínsecos do dorso. As porções dos **músculos levantadores das costelas** que são inervadas pelos ramos anteriores dos nervos intercostais também são originárias desses primórdios ventrais.

Músculos Intercostais

Os músculos intercostais (➤ Tabela 3.1) são originários dos processos ventrais dos corpos vertebrais e mantêm seu arranjo metamérico (segmentar) na ontogênese. De acordo com a posição e o trajeto dos músculos intercostais, podem ser distinguidos (➤ Fig. 3.8, ➤ Fig. 3.9, ➤ Fig. 3.10) em:

- **Músculos intercostais externos;**
- **Músculos intercostais internos;**
- **Músculos intercostais íntimos.**

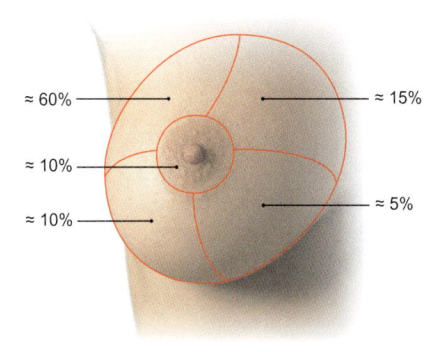

Figura 3.7 Frequência percentual de carcinomas da mama em relação à localização.

Os músculos intercostais externos são músculos da inspiração; os músculos intercostais internos (mais centrais) e íntimos (mais internos) são músculos da expiração.

Músculos Intercostais Externos

Os músculos intercostais externos (➤ Fig. 3.8, ➤ Fig. 3.10, ➤ Tabela 3.1) se misturam com as fibras do músculo oblíquo externo do abdome. Deste modo, eles seguem da parte posterossuperior para a parte anteroinferior. Estes músculos se estendem dos **tubérculos das costelas** para a transição do **limite entre a cartilagem costal e o tecido ósseo das costelas**. A origem de cada um está nas cristas das costelas. A partir desta origem, cada músculo segue em direção à costela inferior seguinte. Entre as cartilagens costais, os músculos intercostais externos passam sobre uma placa tendinosa de tecido conjuntivo (**membrana intercostal externa**). Entre as costelas, os músculos intercostais externos são recobertos pela **fáscia torácica externa**.

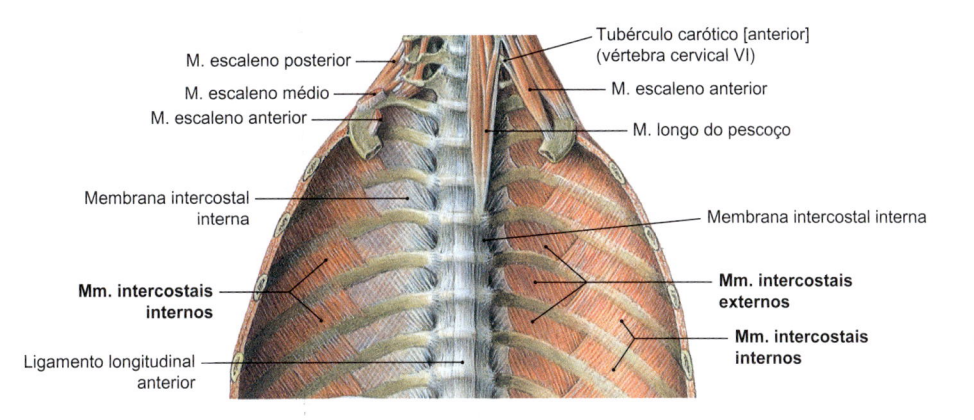

Figura 3.8 Parede posterior do tórax (caixa torácica). Visão anterior.

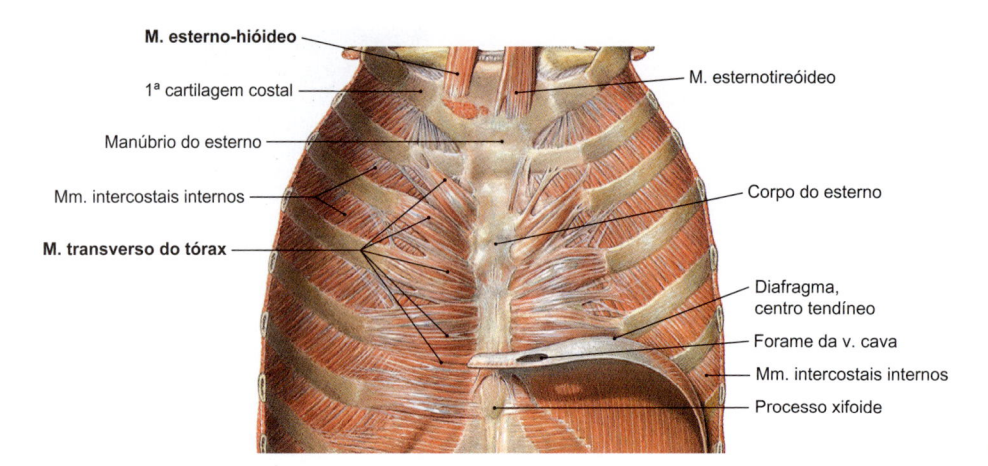

M. esterno-hióideo
1ª cartilagem costal
Manúbrio do esterno
Mm. intercostais internos
M. transverso do tórax

M. esternotireóideo
Corpo do esterno
Diafragma, centro tendíneo
Forame da v. cava
Mm. intercostais internos
Processo xifoide

Figura 3.9 Parede anterior da caixa torácica. Vista posterior.

Músculos Intercostais Internos

Os músculos intercostais internos (➤ Fig. 3.8, ➤ Fig. 3.10, ➤ Tabela 3.1) seguem de modo análogo ao músculo oblíquo interno do abdome e suas fibras cruzam perpendicularmente com as dos músculos intercostais externos. Eles se direcionam da região posterior a partir dos **ângulos das costelas** orientando-se para a frente, em direção ao esterno. Das margens superiores das superfícies internas de cada costela, eles se projetam obliquamente no sentido superoanterior, de modo a se inserir em cada costela superiormente situada. Dos ângulos das costelas, os músculos intercostais internos seguem em direção medial e são recobertos pela **membrana intercostal interna**. Entre as cartilagens costais encontram-se os chamados **músculos intercartilagíneos**. Entre as costelas, além de serem recobertos por uma fáscia muscular própria (fáscia torácica interna), os músculos intercostais internos seguem pela superfície interna da caixa torácica, sendo recobertos pela **fáscia endotorácica**.

Músculos Intercostais Íntimos

Os músculos intercostais íntimos (➤ Tabela 3.1) são uma divisão inconstante dos músculos intercostais internos, tendo, portanto, o mesmo trajeto e, juntamente com estes, incluem os vasos e nervos intercostais. Em muitos livros didáticos, os músculos intercostais íntimos não considerados músculos independentes, mas anexados aos músculos intercostais internos. Como parte dos músculos intercostais internos, os músculos intercostais íntimos são recobertos pela fáscia endotorácica na superfície interna da caixa torácica (ver adiante).

Músculos Subcostais

Os músculos subcostais, caracterizados como músculos das costelas inferiores (➤ Tabela 3.1) têm suas fibras com o mesmo trajeto que os músculos intercostais internos. No entanto, pelo menos um segmento é ignorado, o que resulta em conexões musculares com espaços intercostais adjacentes. Eles variam em número e frequência.

Músculo Transverso do Tórax

O músculo transverso do tórax (➤ Fig. 3.9, ➤ Tabela 3.1) localiza-se sobre a face interna da caixa torácica. Ele se origina a partir dos lados do esterno e do processo xifoide e insere nas cartilagens cos-

Tabela 3.1 Músculos da parede do tórax.

Inervação	Origem	Inserção	Função
Mm. intercostais externos			
Nn. intercostais	Crista da costela	Costela subjacente	Levantadores das costelas, inspiração
Mm. intercostais internos			
Nn. intercostais	Superfície interna das margens superiores das costelas	Sulco da costela	Abaixadores das costelas, expiração
Mm. intercostais íntimos			
Nn. intercostais	Superfície interna das margens superiores das costelas	Sulco da costela (internamente)	Abaixadores das costelas, expiração
Mm. subcostais			
Nn. intercostais	Superfície interna das margens superiores das costelas	Sulco da costela (internamente)	Abaixadores das costelas, expiração
M. transverso do tórax			
Nn. intercostais (T2-T6)	Esterno	Cartilagens costais (costelas II-VI)	Levantador das costelas, inspiração
M. serrátil posterior superior			
Nn. intercostais craniais	Processos espinhosos das vértebras cervicais VI-VII, e das vértebras torácicas I-II	Costelas II-V, lateralmente ao ângulo da costela	Rippenheber, Inspiration
M. serrátil posterior inferior			
Nn. intercostais caudais	Processos espinhosos das vértebras torácicas XI-XII, e das vértebras lombares I-II	Margem caudal das costelas XI-XII	Abaixa as costelas XI-XII, atuando ativamente como antagonista do diafragma durante a inspiração forçada

tais das costelas II-VI. Consequentemente, as fibras musculares seguem horizontalmente ou com um trajeto ligeiramente ascendente.

Músculo Serrátil Posterior Superior

Este músculo muito delgado é recoberto pelo músculo romboide e se projeta de ambos os lados dos processos espinhosos das vértebras VI-VII cervicais e das vértebras torácicas I-II obliquamente no sentido caudal, lateralmente às costelas II-V (➤ Fig. 3.33, ➤ Tabela 3.1).

Músculo Serrátil Posterior Inferior

Este músculo delgado é recoberto pelo músculo latíssimo do dorso e se projeta sobre ambos os lados dos processos espinhosos das vértebras torácicas XI-XII e das vértebras lombares I-II obliquamente no sentido caudal, lateralmente às costelas IX-XII (➤ Fig. 3.33, ➤ Tabela 3.1).

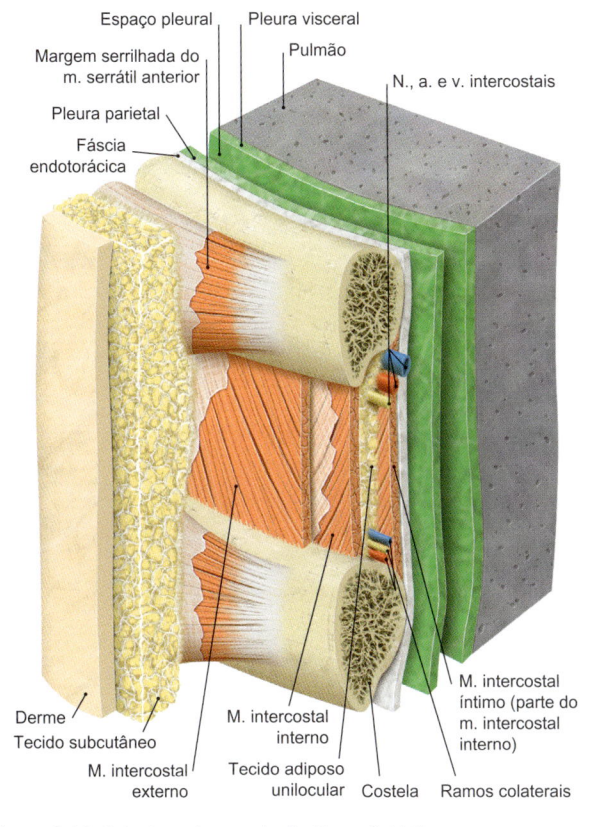

Figura 3.10 Estrutura da parede do tórax. [L127]

Função dos Músculos Anteriores do Tórax

A contração dos músculos intercostais externos e intercartilagíneos causa a **elevação das costelas**. Isso aumenta o volume do tórax. Eles também são considerados músculos da inspiração, uma vez que atuam na **inspiração**. Os músculos intercostais internos e o músculo transverso do tórax agem como **abaixadores das costelas**; eles são sustentados pelos músculos intercostais íntimos e pelos músculos subcostais. Como resultado, esses músculos atuam na **expiração**.

Camadas Internas da Parede do Tórax
Fáscia Endotorácica

A **fáscia endotorácica** é uma camada de tecido conjuntivo que reveste a face interna do tórax (➤ Fig. 3.10). Deste modo, ela estabelece o contato de uma superfície de tecido conjuntivo entre a parede interna do tórax (na forma do periósteo das costelas) e a fáscia torácica interna (que recobre os músculos intercostais internos/íntimos) de um lado e, do outro, a pleura parietal. Particularmente na região da cúpula pleural, a fáscia endotorácica é fortemente desenvolvida, e aqui ela é referida como **membrana suprapleural** (**fáscia de Sibson** ou **diafragma cervicotorácico**). A estabilidade da cúpula pleural é reforçada adicionalmente pelos feixes de tecido conjuntivo da costela I (**ligamento costopleural**) e por fibras da fáscia pré-vertebral (**ligamento pleurovertebral**).

Pleura Parietal

A pleura parietal recobre a face interna do tórax na região das cúpulas pleurais, das costelas (pleura costal), dos corpos vertebrais, do esterno e da superfície superior do diafragma (**pleura diafragmática**), além da área do mediastino como **pleura mediastinal** (➤ Fig. 3.10). Ela é composta por uma delgada camada de tecido conjuntivo frouxo, recoberta por um epitélio simples pavimentoso (mesotélio).

Vasos Sanguíneos e Nervos da Parede do Tórax

Os vasos sanguíneos e os nervos da parede torácica estão organizados em disposição segmentar, de modo análogo aos músculos intercostais e aos ossos da região. Eles seguem como artérias e veias intercostais posteriores e ramos anteriores dos nervos espinais (nervos intercostais) até a linha axilar anterior nos sulcos das costelas. Deste modo, a veia está localizada acima e o nervo acompanhante abaixo da artéria (➤ Fig. 3.11).

Artérias

As **artérias intercostais posteriores** (I-II) localizadas nos dois espaços intercostais superiores são ramos da **artéria intercostal suprema**, proveniente do tronco costocervical que se origina da artéria subclávia. As artérias intercostais posteriores dos 3º-11º espaços intercostais e as **artérias subcostais** são ramos diretos da **parte**

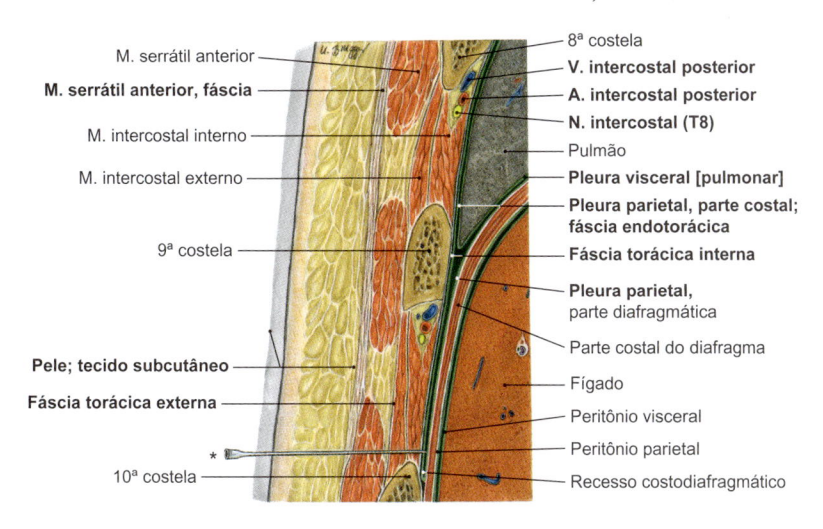

Figura 3.11 Espaço intercostal em corte transversal; *posição da agulha durante a punção pleural.

torácica da aorta (➤ Fig. 3.12). Como esta última se encontra ligeiramente à esquerda e à frente da coluna vertebral, as artérias intercostais direitas são mais longas. Eles se localizam à frente da coluna vertebral, mas posteriormente ao esôfago, à veia ázigo e ao tronco simpático direito, em direção ao respectivo sulco da costela. As artérias intercostais do lado esquerdo seguem posteriormente à veia hemiázigo acessória ou à veia hemiázigo em direção aos espaços intercostais. Aproximadamente no nível das cabeças das costelas, cada uma das artérias emite um **ramo dorsal**, do qual se origina o **ramo espinal** para o suprimento da medula espinal, das meninges espinais e dos nervos espinais. Após a emissão de ramos para o suprimento da musculatura intrínseca do dorso, o ramo dorsal se divide em um **ramo cutâneo medial** e um **ramo cutâneo lateral** (➤ Fig. 3.13, ➤ Fig. 3.65A). Em seguida, o tronco principal segue para a frente na margem inferior da respectiva costela e, no seu trajeto, dá origem a um ramo colateral (ramo supracostal) para a margem superior de cada costela inferior e um ramo cutâneo lateral para a pele (➤ Fig. 3.13).

Os 6 espaços intercostais superiores são supridos anteriormente pela **artéria torácica interna** (➤ Fig. 3.13) e os espaços intercostais inferiores pela **artéria musculofrênica**. Essas artérias geralmente originam **duas artérias (ramos) intercostais anteriores** em cada espaço intercostal, que se anastomosam com as respectivas artérias intercostais posteriores e com os ramos colaterais.

A artéria torácica interna segue caudalmente como ramo da artéria subclávia de ambos os lados do esterno. Na região do **trígono esternocostal** do diafragma, ela origina a artéria musculofrênica (➤ Fig. 3.12).

Clínica

Uma **estenose do istmo da aorta** (coarctação da aorta) se caracteriza por um estreitamento na região do arco da aorta, o que é considerado uma malformação vascular. Devido à constrição, formam-se circulações colaterais, de modo a manter o fornecimento de sangue à parede do tronco e aos membros inferiores (➤ Fig. 6.11):

- **Circulação colateral horizontal:** formada para o suprimento dos órgãos torácicos e abdominais entre as artérias torácicas internas e a parte torácica da aorta através dos ramos intercostais anteriores e das artérias intercostais posteriores (➤ Fig. 3.13). As artérias intercostais se dilatam e causam erosões nas costelas
- **Circulação colateral vertical:** formada para o suprimento da parede do tronco e dos membros inferiores entre as artérias subclávias e as artérias ilíacas externas através das artérias torácicas internas, artérias epigástricas superiores e artérias epigástricas inferiores (em meio à bainha do músculo reto do abdome, ver adiante), e também na região da parede do abdome através das artérias musculofrênicas, artérias epigástricas inferiores e artérias circunflexas ilíacas profundas (➤ Fig. 3.12).

Para a revascularização cirúrgica do coração (cirurgia de colocação de "pontes") devido à **estenose coronariana** de alto grau (estreitamento das artérias coronárias), além da veia safena magna superficial (da perna), utiliza-se principalmente a artéria torácica interna.

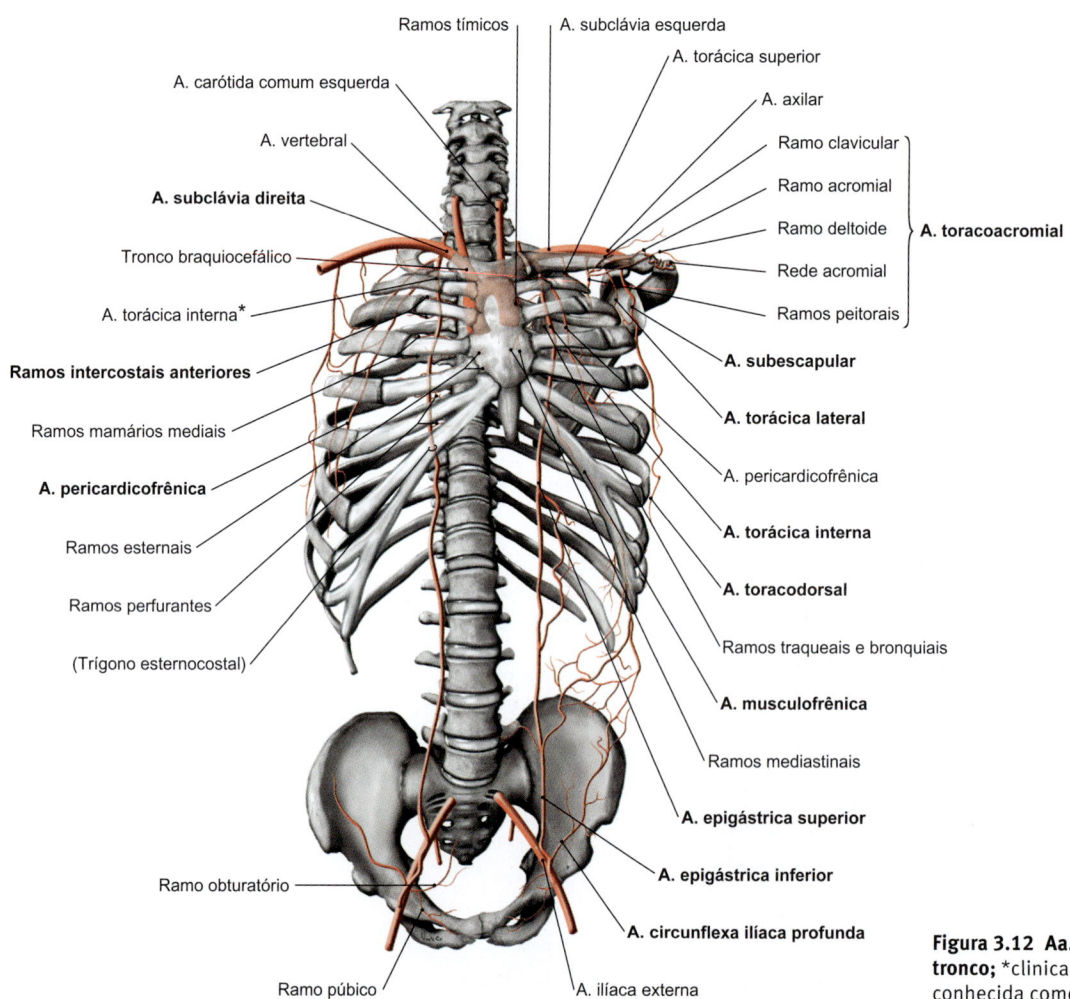

Figura 3.12 Aa. da parede anterior do tronco; *clinicamente também conhecida como A. mamária interna.

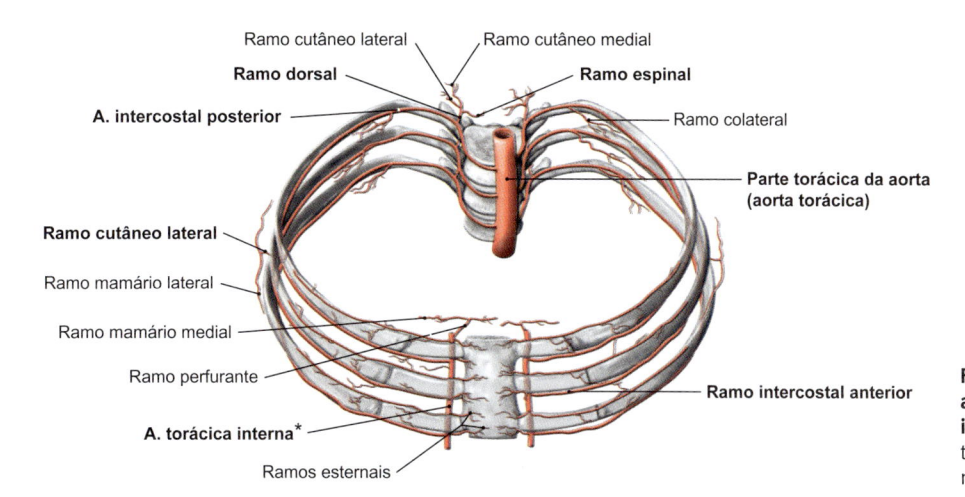

Figura 3.13 Origem e trajeto das artérias intercostais nos espaços intercostais; *clinicamente também conhecida como artéria mamária interna.

Veias

A drenagem venosa é realizada através de veias que acompanham as respectivas artérias. As **veias intercostais anteriores** drenam anteriormente na **veia torácica interna** (➤ Fig. 3.14, ➤ Fig. 3.15) e posteriormente nas **veias ázigo, hemiázigo e hemiázigo acessória** (➤ Fig. 3.16). Desta forma, elas desenvolvem anastomoses venosas entre ambas as vias de drenagem. A **veia intercostal suprema** proveniente do primeiro espaço intercostal desemboca na veia vertebral ou na veia braquiocefálica. As veias intercostais posteriores do 2º e 3º espaços intercostais se unem de ambos os lados para formar a **veia intercostal superior**, que à direita desemboca na veia ázigo (➤ Fig. 3.16) e à esquerda desemboca na veia braquiocefálica.

Clínica

Tromboses, massas teciduais ou o crescimento de tumores podem levar à congestão das veias cavas superior ou inferior, ou das veias ilíacas comuns. Como consequência, o sangue é desviado para as seguintes circulações colaterais entre a veia cava superior e a veia cava inferior (**anastomoses cavocavais**, ➤ Fig. 3.14):

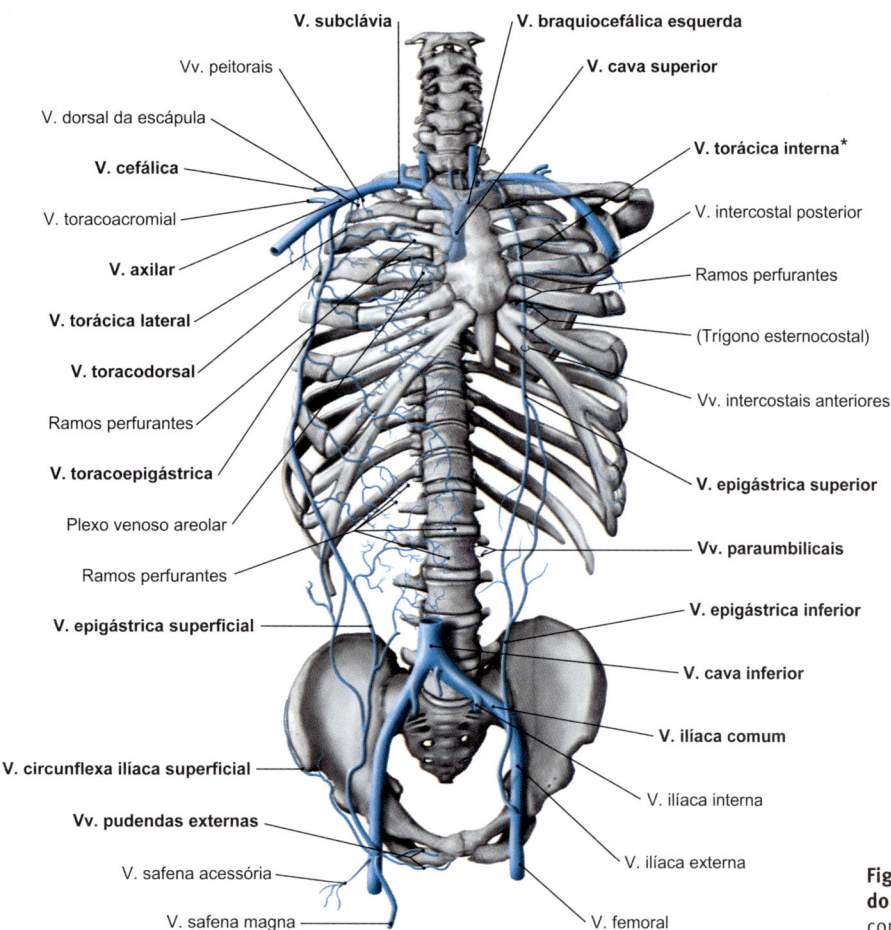

Figura 3.14 Veias da parede anterior do tronco; *clinicamente também conhecida como veia mamária interna.

- Veia ilíaca externa e veia cava superior, através da veia epigástrica superior, veia torácica interna, veia epigástrica inferior e veia braquiocefálica
- Veia femoral e veia cava superior, através da veia circunflexa ilíaca superficial/veia epigástrica superficial, veia toracoepigástrica, veia axilar, e veia braquiocefálica
- Veia ilíaca interna e veia cava superior, através do plexo venoso sacral, plexos venosos vertebrais externos e internos, e veias ázigo e hemiázigo
- Veias lombares e veia cava superior, através das veias lombares ascendentes e veias ázigo e hemiázigo

As anastomoses cavocavais são distintas das anastomoses portocavais. Estas últimas são circulações colaterais do fígado entre a veia porta do fígado e a veia cava inferior/superior (➤ item 7.3.11).

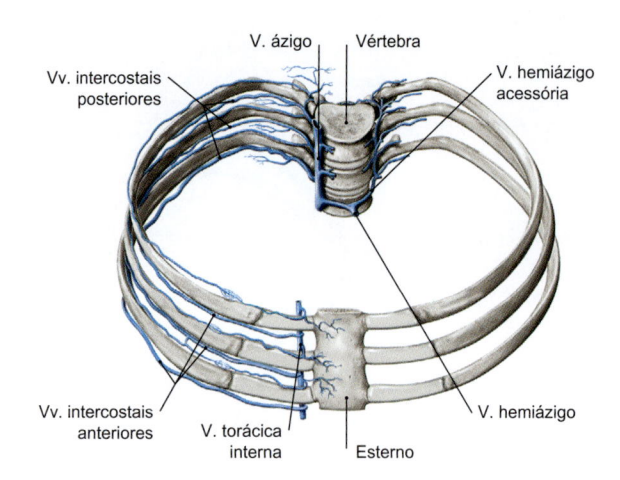

Figura 3.15 Origem e trajeto das veias intercostais nos espaços intercostais. [L266]

Vasos Linfáticos

Os vasos linfáticos da pleura parietal e dos músculos intercostais seguem nesta região para os **linfonodos intercostais**, na região dos ângulos das costelas, e drenam daqui para o ducto torácico. As porções anteriores das camadas profundas da parede torácica têm sua linfa drenada para **os linfonodos paraesternais**, que são encontrados ao longo da artéria e da veia torácicas internas. A partir daí, a linfa segue cranialmente através dos **linfonodos cervicais profundos** para o **tronco jugular**, e à esquerda para o ducto torácico.

Inervação

A parede ventral do tronco é inervada de forma segmentar pelos **ramos anteriores** dos nervos espinais torácicos e, portanto, pelos **nervos intercostais**. Cranialmente, na região da clavícula, os **nervos supraclaviculares** – derivados do plexo cervical – estão envolvidos na inervação sensitiva. No trajeto dos nervos intercostais, os **ramos cutâneos laterais** sensitivos emergem aproximadamente no nível da linha axilar média. Nos segmentos T1-T3, eles emitem os **nervos intercostobraquiais**, que fornecem a inervação sensitiva da pele da região medial do braço. Os segmentos T4-6 fornecem os **ramos mamários laterais** para as mamas. Na região dos primeiros 6 espaços intercostais, os **ramos cutâneos anteriores** dos nervos intercostais seguem no sentido paraesternal através da fáscia e inervam a pele na região anterior. A partir deles, seguem os **ramos mamários mediais**, derivados dos segmentos T3-T6 para as glândulas mamárias.

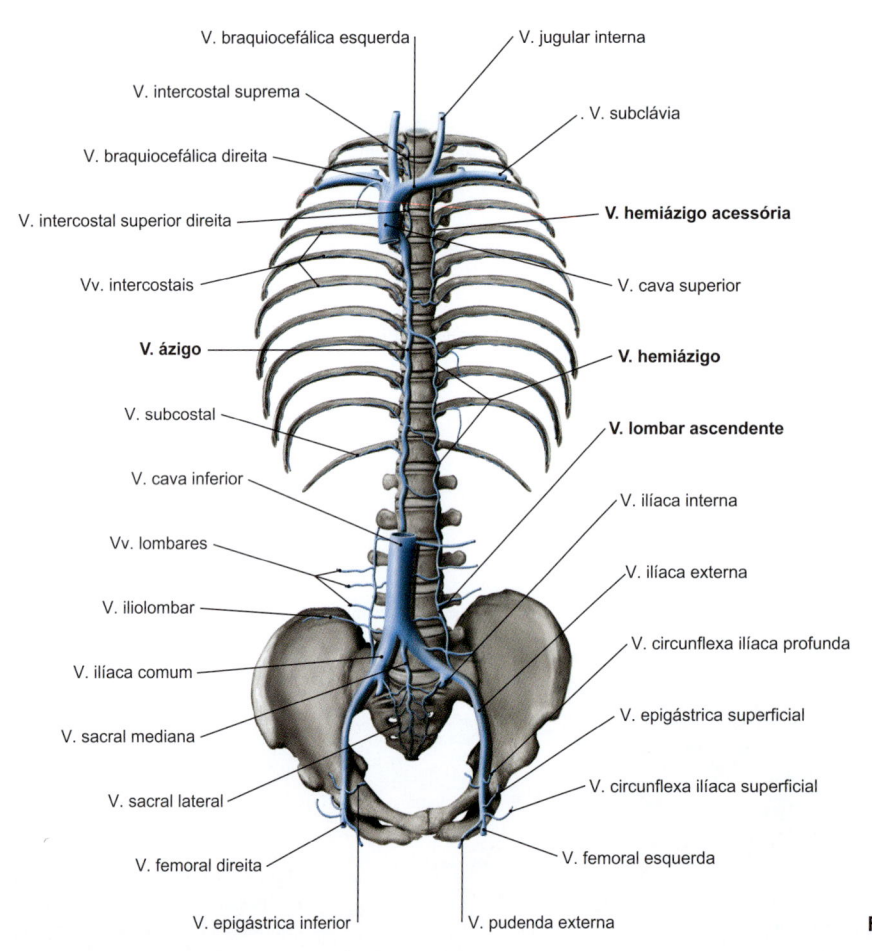

Figura 3.16 Sistema ázigo.

Clínica

Os espaços intercostais são de grande importância na prática. Em várias condições, pode haver acúmulo de líquido no espaço pleural entre a parede torácica e a superfície pulmonar. Para a drenagem do líquido por meio de uma punção pleural, as localizações dos vasos sanguíneos e dos nervos nas margens inferiores das costelas são importantes. As punções são realizadas de modo que a agulha de punção seja introduzida diretamente no tórax sobre a margem superior da costela, para reduzir o risco de lesão vascular (➤ Fig. 3.11). Consequentemente, as seguintes estruturas são perfuradas com a agulha de punção, em sequência de fora para dentro (➤ Fig. 3.10):
- Pele/tecido subcutâneo
- Fáscia do músculo serrátil
- Músculo serrátil anterior
- Fáscia torácica externa
- Músculo intercostal externo
- Músculo intercostal interno/íntimo
- Fáscia torácica interna
- Fáscia endotorácica
- Pleura parietal.

Um acúmulo de líquido ou de ar no espaço pleural frequentemente exige uma **drenagem pleural**, que comumente é realizada no 4º-5º espaço intercostal, na linha axilar anterior ou média (➤ Fig. 6.49). Nos casos de serotórax (efusão serosa), hemotórax (efusão de sangue), piotórax (efusão purulenta causada pela presença de bactérias) ou hemopneumotórax (sangue e ar após traumatismo), geralmente ela é realizada como uma drenagem de Bülau. Este procedimento é realizado por meio de uma punção no chamado "triângulo de segurança" (em inglês, *triangle of safety*), ou seja, entre a margem lateral do músculo peitoral maior e a margem anterior do músculo latíssimo do dorso, no nível da papila mamária.

Punções ou drenagens pleurais abaixo do 6º espaço intercostal são evitadas devido ao risco de lesões no fígado ou no baço. No pneumotórax, a drenagem de Monaldi geralmente é realizada através do 2º espaço intercostal na linha medioclavicular. A drenagem de Monaldi difere da drenagem de Bülau, pois envolve um lúmen menor.

3.1.3 Diafragma

O diafragma, em formato de cúpula, separa a cavidade torácica da cavidade abdominal. Ele apresenta passagens distintas para o esôfago, vasos sanguíneos e linfáticos, além de nervos. Além disso, o diafragma também é o mais importante músculo da inspiração.

Desenvolvimento

A origem do diafragma remonta a quatro estruturas:
- Septo transverso
- Pregas pleuroperitoneais
- Tecido conjuntivo periesofágico
- Cristas mesodérmicas que crescem lateralmente a partir da parede do corpo.

O **septo transverso** é formado como uma placa de mesênquima entre os primórdios do coração e do fígado. A partir do septo transverso se origina a maior parte do centro tendíneo. As **pregas pleuroperitoneais** ocluem os canais do celoma (canais pleuroperitoneais). Em consequência, eles crescem a partir das regiões laterais e dorsalmente ao septo transverso, e se unem ao septo e ao mesênquima circunjacente ao esôfago (**tecido conjuntivo periesofágico**). As protrusões teciduais do **mesoderma** parietal reforçam as margens do diafragma e o fixam na parede do corpo. O processo de desenvolvimento não ocorre na caixa torácica, mas na região cervical. Portanto, o diafragma é inervado principalmente

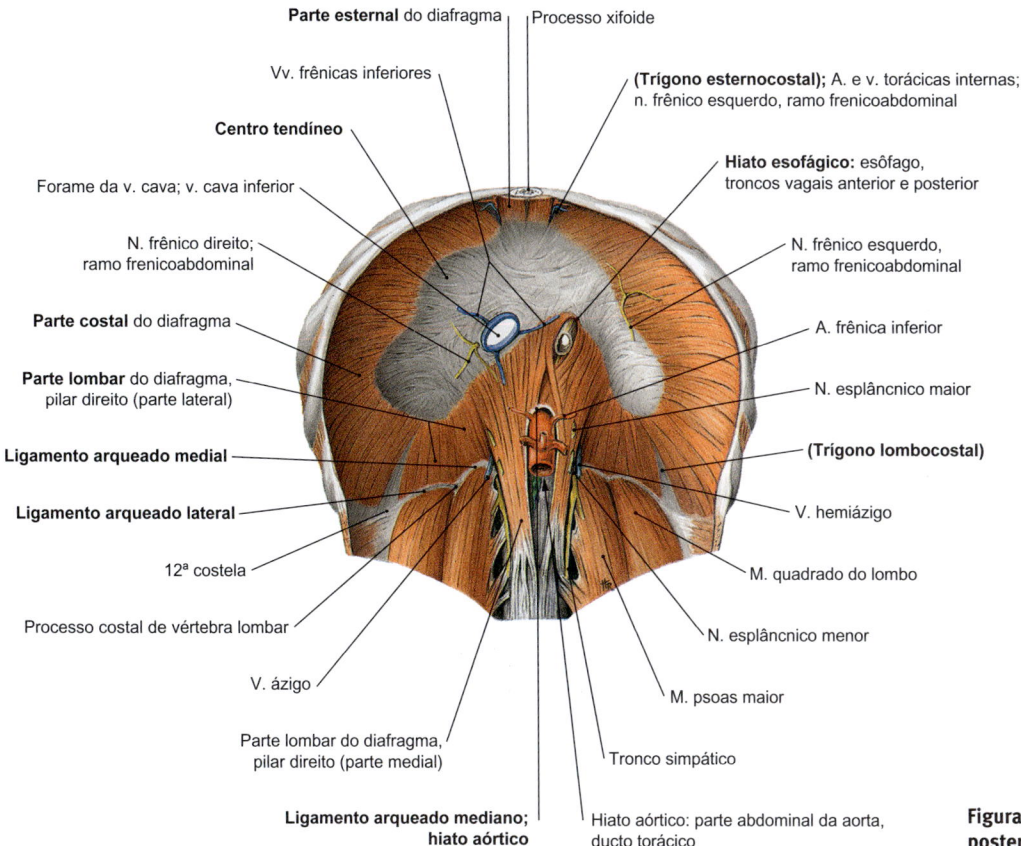

Parte esternal do diafragma | Processo xifoide
Vv. frênicas inferiores
Centro tendíneo
Forame da v. cava; v. cava inferior
N. frênico direito; ramo frenicoabdominal
Parte costal do diafragma
Parte lombar do diafragma, pilar direito (parte lateral)
Ligamento arqueado medial
Ligamento arqueado lateral
12ª costela
Processo costal de vértebra lombar
V. ázigo
Parte lombar do diafragma, pilar direito (parte medial)
Ligamento arqueado mediano; hiato aórtico

(Trígono esternocostal); A. e v. torácicas internas; n. frênico esquerdo, ramo frenicoabdominal
Hiato esofágico: esôfago, troncos vagais anterior e posterior
N. frênico esquerdo, ramo frenicoabdominal
A. frênica inferior
N. esplâncnico maior
(Trígono lombocostal)
V. hemiázigo
M. quadrado do lombo
N. esplâncnico menor
M. psoas maior
Tronco simpático
Hiato aórtico: parte abdominal da aorta, ducto torácico

Figura 3.17 Diafragma e parede posterior do abdome.

pelos segmentos cervicais C3-C5. As fibras nervosas dos três segmentos formam o **nervo frênico**. Com a descida do coração e o crescimento do embrião em comprimento, o diafragma é deslocado para a abertura inferior do tórax, com o nervo frênico se alongando de ambos os lados (30 cm no adulto). No entanto, os nervos intercostais também estão envolvidos na inervação deste músculo.

Estrutura

O diafragma (➤ Fig. 3.17) consiste em uma porção muscular (**parte muscular**) e em uma porção de tecido conjuntivo (**centro tendíneo**) que, por meio da sua fixação central, serve de inserção às fibras da musculatura diafragmática. As origens tendinosas da porção muscular incluem toda a abertura inferior do tórax, a partir da região lombar da coluna vertebral, sobre as costelas e em direção ao esterno. De modo correspondente, as origens da porção muscular são divididas em **parte lombar**, **parte costal** e **parte esternal**.

Parte Lombar do Diafragma

A robusta **parte lombar** muscular se origina de ambos os lados da face anterior da coluna vertebral, de modo que ocorra a distinção de um **pilar direito do diafragma** e um **pilar esquerdo do diafragma**. Ambos os pilares do diafragma são constituídos por cordões musculares:

- **Pilar direito:** é mais longo e mais largo que o pilar esquerdo e se origina a partir dos corpos das lombares I-IV e aos discos intervertebrais correspondentes
- **Pilar esquerdo:** é mais curto e mais estreito que o pilar direito e está fixado aos corpos das vértebras lombares I-II e aos discos intervertebrais correspondentes.

Há um consenso entre os autores de que ambos os pilares podem ser divididos em 2 (pilar medial e pilar lateral), ou em 3 seções (parte lateral, parte intermediária, e parte medial). Aqui a subdivisão é descrita em 3 seções.

A parte medial do pilar direito forma uma alça ao redor do esôfago (**hiato esofágico**) e está conectada à parte medial do pilar esquerdo na linha média por meio de um arco do tecido conjuntivo (**ligamento arqueado mediano, arcada da aorta**). Posteriormente ao arco, mas em frente à coluna vertebral, seguem a aorta (**hiato aórtico**) e o ducto torácico.

Mais lateralmente, a parte intermediária do pilar direito forma um segundo arco tendíneo, que se estende sobre o músculo psoas maior (**arcada do psoas**), e que é referido como **ligamento arqueado medial**. No lado esquerdo, o ligamento arqueado medial é formado pela parte medial e pela parte intermediária. Os arcos tendíneos estão fixados lateralmente às vértebras lombares I-II ao processo transverso da vértebra lombar I.

Mais lateralmente ainda, as partes laterais do pilar direito e do pilar esquerdo passam sobre o músculo quadrado do lombo como o **ligamento arqueado lateral (arcada do músculo quadrado)**. O arco está fixado medialmente a cada processo transverso da vértebra lombar I e lateralmente à costela XII.

Os ligamentos arqueados medial e lateral também são caracterizados como arcos de Haller.

NOTA

A parte lombar do diafragma está dividida em:
- Pilar direito (parte lateral, parte intermediária, e parte medial)
- Pilar esquerdo (parte lateral, parte intermediária, e parte medial))

Parte Costal do Diafragma

A grande parte costal do diafragma se origina à esquerda e à direita a partir do arco costal e das porções cartilaginosas das costelas VII-XII, e se projeta em direção ao centro tendíneo.

Parte Esternal do Diafragma

A parte esternal do diafragma se origina a partir da superfície posterior do processo xifoide do esterno, com porções menores originadas a partir da bainha do músculo reto do abdome, se estendendo ao centro tendíneo.

Centro Tendíneo

O centro tendíneo (➤ Fig. 3.17) forma os tendões de inserção comum das porções musculares do diafragma. À direita da linha média, ele delimita o **forame da veia cava**, através do qual passa a veia cava inferior. No ponto médio da fase inspiratória, o centro tendíneo se projeta aproximadamente na altura do limite entre o corpo do esterno e o processo xifoide do esterno. Na face torácica, o centro tendíneo se funde com o pericárdio; na face abdominal, ele se funde com a área nua do fígado.

Relações Posicionais do Diafragma

Acima do fígado, a cúpula diafragmática direita se posiciona cerca de 1 a 2 cm mais elevada em relação à cúpula esquerda, enquanto, na ocorrência de meteorismo (acúmulo de gases em excesso no intestino, flatulência), a cúpula diafragmática esquerda pode se aproximar da altura da cúpula direita. Na expiração máxima, a cúpula pleural direita se projeta aproximadamente em relação à margem superior da costela IV e no nível da vértebra torácica VIII. Na posição de inspiração, por sua vez, a cúpula diafragmática direita se projeta na altura da costela VI e da vértebra torácica XI. No lado esquerdo, a cúpula pleural – tanto na posição de inspiração quanto na posição de expiração – se posiciona em torno de meio espaço intercostal, ou de um espaço intercostal e meio corpo vertebral, mais profundamente do que no lado direito. Na posição de decúbito, o diafragma se localiza mais alto do que na posição ereta.

Aberturas do Diafragma e Estruturas que as Atravessam

Numerosas estruturas atravessam ou se estendem ao redor do diafragma (➤ 3.17):

- O **trígono esternocostal** está presente na transição entre a parte esternal e a parte costal. Anteriormente ao trígono do tecido conjuntivo segue a **artéria epigástrica superior**, como um ramo terminal da artéria torácica interna, com suas veias acompanhantes e vasos linfáticos.
  Nota: o trígono esternocostal é referido clinicamente e também em muitos livros de anatomia como "fenda de Larrey". No entanto, este termo não deve ser mais utilizado, uma vez que, como Larrey descreveu em seu trabalho sobre punção pericárdica, ele não atingiu a cavidade pericárdica através do trígono esternocostal com uma perfuração a partir da região caudal (ou seja, a partir da cavidade peritoneal), mas com seu bisturi, após a punção entre o arco costal e o processo xifoide pelo lado esquerdo, cranialmente ao diafragma. A visão usual de que a artéria torácica interna passa através deste triângulo e se funde com a artéria epigástrica superior, também não é inteiramente correta, uma vez que os vasos seguem anteriormente ao trígono esternocostal
- Na transição entre a parte costal e a parte lombar, normalmente está presente uma área triangular desprovida de musculatura (**trígono lombocostal**, ou **trígono de Bochdalek**). Esta área é fechada por tecido conjuntivo e pelas membranas serosas
- Os nervos esplâncnicos maior e menor passam, a cada lado, através dos pilares do diafragma (geralmente entre a parte medial e a parte intermediária do respectivo pilar, direito ou esquerdo)
- A **veia ázigo** (nem sempre, ver adiante) e a **veia hemiázigo** passam através dos pilares direito e esquerdo, respectivamente (entre a parte medial e a parte intermediária)

- O **esôfago** segue pelo hiato esofágico ligeiramente à esquerda e acima do hiato aórtico, na altura da vértebra torácica X, através da parte medial do pilar direito. Com ele, seguem os **troncos vagais anterior e posterior**, os **ramos esofágicos** da aorta e tributárias das veias gástricas esquerdas, assim como vasos linfáticos
- A **aorta** segue posteriormente ao arco tendíneo (ligamento arqueado mediano, arcada aórtica) da parte medial do pilar direito e do pilar esquerdo e à frente da vértebra torácica XII, ligeiramente à esquerda da linha média (hiato aórtico). Através do hiato aórtico seguem também o **ducto torácico** e, às vezes, a **veia ázigo**
- O **forame da veia cava** localiza-se no centro tendíneo, aproximadamente na altura da transição da vértebra torácica VIII para a IX, ligeiramente à direita da coluna vertebral. Através do forame, a veia cava inferior passa da cavidade abdominal para a cavidade torácica. No forame da veia cava também passa o **nervo frênico direito**
- O **nervo frênico esquerdo** penetra no lado esquerdo da parte costal do diafragma, ou passa pelo hiato esofágico
- Os **troncos simpáticos** seguem de ambos os lados posteriormente ao ligamento arqueado medial.

Outros pequenos vasos sanguíneos e nervos, por exemplo, para a musculatura do diafragma ou ramos de alguns nervos intercostais, também passam em pontos variados através do diafragma.

> **NOTA**
>
> O **diafragma** é o principal músculo da respiração, sem o qual uma respiração mesmo no repouso não é possível. Ele separa a cavidade torácica da cavidade abdominal e é atravessado por numerosas estruturas, tais como o esôfago e a veia cava inferior.

Clínica

As **hérnias diafragmáticas** podem ser congênitas ou adquiridas. Em ambos os casos, vísceras abdominais penetram na cavidade torácica. Considerando os órgãos projetados da cavidade abdominal recobertos pelo peritônio (saco herniário), as seguintes hérnias verdadeiras podem estar presentes:

- Hérnias diafragmáticas congênitas (hérnias de Bochdalek) geralmente são lacunas no diafragma através das quais os órgãos abdominais (estômago, intestino, fígado, baço) podem passar para o interior da cavidade torácica, deste modo comprometendo o crescimento pulmonar e a respiração após o nascimento. A uma angústia respiratória que coloca em risco a vida do recém-nascido, são adicionados sintomas cardíacos em função do deslocamento do coração. As hérnias diafragmáticas congênitas estão propensas a ocorrer mais no lado esquerdo do que no lado direito, geralmente não possuem saco herniário e frequentemente se encontram no trígono esternocostal (hérnia de Morgagni) ou no trígono lombocostal (hérnia de Bochdalek)
- Hérnias adquiridas são geralmente hérnias por deslizamento ou hérnias hiatais paraesofágicas. Em uma hérnia hiatal, uma parte do estômago atravessa o hiato esofágico, que tem o formato de uma fenda (➤ Fig. 3.18b). Caso a cárdia do estômago seja tracionada para cima através do diafragma em direção à cavidade torácica, é considerada uma hérnia de deslizamento axial (➤ Fig. 3.18a). Além disso, há também formas mistas. Em casos graves, a maior parte do estômago desliza para o tórax (estômago torácico, "estômago invertido").

Um **achatamento das cúpulas pleurais**, em função de uma força de retração reduzida dos pulmões – por exemplo, devido a um enfisema ou a um pneumotórax – pode ser identificado nas radiografias. No caso de uma gravidez ou de um acúmulo de líquido no abdome (ascite), ocorre um **deslocamento dos limites do diafragma** em direção cranial.

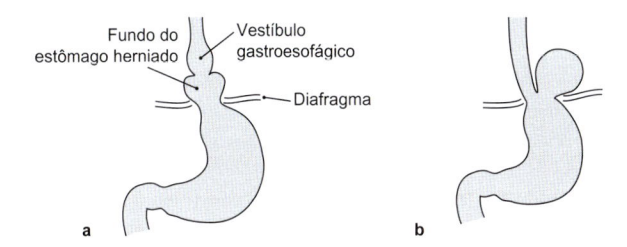

Figura 3.18 Hérnias diafragmáticas adquiridas (esquema). a. Hérnia deslizante axial. **b.** Hérnia hiatal paraesofágica. [L141]

Vasos Sanguíneos, Vasos Linfáticos, e Nervos

Artérias

O diafragma é suprido em suas faces superior e inferior pelos seguintes vasos:

- Ramos originados do lado da cavidade torácica:
  - Artérias musculofrênicas (ramos da artéria torácica interna)
  - Artérias pericardicofrênicas (ramos da artéria torácica interna)
  - Artérias frênicas superiores (ramos da parte torácica da aorta)
- Ramos originados do lado da cavidade abdominal:
  - Artérias frênicas inferiores (ramos da parte abdominal da aorta).

Veias

A drenagem venosa ocorre por meio das:

- **Veias frênicas superiores**, para as veias ázigo e hemiázigo
- **Veias frênicas inferiores**, para a veia cava inferior.

Vasos Linfáticos

A drenagem linfática é realizada no interior da musculatura através de alguns vasos linfáticos que direcionam a linfa para canais na pleura e peritônio.

Inervação

A inervação motora e sensitiva é realizada principalmente pelos **nervos frênicos**, derivados dos segmentos **C3-C5** do plexo cervical. Os nervos frênicos seguem à esquerda e à direita sobre a face anterior do músculo escaleno anterior, e entram no tórax através da abertura superior do tórax. Aqui, eles se posicionam entre a pleura mediastinal e o pericárdio através da cavidade torácica até a superfície do diafragma. No seu trajeto, eles promovem a inervação sensitiva da pleura mediastinal, da pleura diafragmática, e do pericárdio. No lado direito, o nervo frênico passa pelo forame da veia cava no centro tendíneo; à esquerda, ele geralmente segue isolado, próximo ao centro tendíneo, através da parte costal do diafragma. Ambos os nervos frênicos se ramificam abaixo do diafragma e fornecem a inervação motora para a musculatura e a inervação sensitiva para o peritônio parietal sobre o diafragma.

Além disso, os nervos intercostais adjacentes e o **nervo subclávio** – também conhecido como *nervo frênico acessório* – também estão envolvidos na inervação.

> **NOTA**
>
> A inervação do diafragma é realizada pelo nervo frênico. Ele fornece:
> - Inervação motora da musculatura do diafragma
> - Inervação sensitiva das seguintes estruturas:
>   - Pleura mediastinal
>   - Pleura diafragmática
>   - Pericárdio
>   - Peritônio parietal sobre o diafragma.

Uma **lesão do nervo frênico** leva à paralisia da musculatura do lado afetado com relaxamento diafragmático.

Função do Diafragma, Mecânica Respiratória e Músculos Auxiliares da Respiração

A respiração e os músculos respiratórios também estão descritos no ➤ item 6.5.4.

Partindo da posição respiratória de repouso, a contração dos **músculos intercostais externos**, dos **músculos intercartilagíneos**, dos **músculos escalenos** e do **diafragma** promove a **inspiração**: as costelas são elevadas, o diafragma se abaixa e o volume torácico aumenta. As forças externas que atuam sobre o tórax e também as forças elásticas de retração da caixa torácica e dos pulmões são, portanto, superadas. Quanto mais as costelas são levantadas, mais resistência e mais força são necessárias para continuar o movimento. Consequentemente, a porção superior do tórax é mais ampliada em seu diâmetro longitudinal (**respiração esternocostal**) e a porção inferior é mais ampliada em seu diâmetro transversal (respiração de flanco). O aumento de volume na porção inferior leva à expansão do diafragma, através do que se obtém uma posição de partida mecanicamente favorável para a contração do diafragma (**respiração costodiafragmática**). A associação entre a expansão da abertura inferior do tórax e o achatamento do diafragma dependente da contração amplia o **recesso costodiafragmático** de ambos os lados. Sob condições fisiológicas, os dois tipos de respiração geralmente são combinados. Em condições de repouso, a inspiração é realizada principalmente pela contração dos músculos escalenos, os quais elevam ligeiramente as costelas I-II. Por meio do tônus dos músculos intercostais, as demais costelas também são ligeiramente elevadas, de modo que a caixa torácica seja aumentada em sua região inferior principalmente devido à contração do diafragma. Os músculos intercostais externos e os músculos intercartilagíneos são ativados apenas com uma inspiração mais intensa. Além dos músculos inspiratórios mencionados, músculos adicionais (**músculos acessórios da respiração**) podem ser utilizados em uma inspiração forçada no caso da realização de exercícios físicos ou de doenças (p. ex., na asma brônquica). Deste modo, o peso do cíngulo do membro superior sobre o tórax pode ser reduzido pelos **músculos romboides**, **levantadores da escápula**, e **trapézios**. Como o peso do cíngulo do membro superior exerce um efeito expiratório sobre a caixa torácica, a elevação do cíngulo do membro superior requer menos força durante a inspiração. Ao apoiar os membros superiores sobre as coxas, como se vê muitas vezes em atletas após uma competição, os **músculos peitorais maiores**, **menores** e **serráteis anteriores** também são capazes de elevar as costelas e expandir a caixa torácica. Portanto, estes músculos também atuam durante a inspiração (por meio da inversão do ponto fixo e do ponto móvel devido ao apoio dos membros superiores).

Durante a **expiração**, as **forças elásticas de retração** do pulmão e do tórax, além da força da gravidade, fazem com que a caixa torácica retome a sua posição inicial tão logo os músculos inspiratórios relaxem. A contração dos **músculos intercostais internos** e do **músculo transverso do tórax** atuam promovendo abaixamento adicional das costelas apenas quando houver necessidade de continuar a expiração na posição de repouso. Ademais, os **músculos abdominais** também desempenham papel crucial na expiração forçada (➤ item 3.1.4). Sua contração abaixa mais as costelas, estreita a abertura inferior do tórax e aumenta a pressão intra-abdominal, fazendo que os órgãos abdominais e o diafragma se-

jam projetados para cima comprimindo o volume intratorácico. Assim, os músculos abdominais são os músculos acessórios mais importantes da expiração. Além disso, com os membros superiores apoiados, o **músculo latíssimo do dorso** também auxilia a expiração, por meio do abaixamento das costelas.

3.1.4 Parede do Abdome

Caso Clínico

Hérnia Inguinal Indireta

História

Um homem aposentado de 84 anos, de situação geral pobre, se apresenta a um médico residente na clínica geral para obter uma segunda opinião sobre sua condição clínica. O paciente relata uma pronunciada perda de peso (cerca de 8 kg) e redução significativa de desempenho há cerca de 1 ano. Ele também relata cólicas abdominais após cada refeição, o que faz com que ele não se alimente bem. Hoje, especialmente, ele se sente particularmente desconfortável e não se alimentou ainda. Ele também refere episódios intensos de diarreia. Desde o início das queixas, seu médico de família o tratou com a suspeita de diagnóstico de "azia". No entanto, os comprimidos prescritos para reduzir a produção de ácido pelo estômago não apresentaram melhora no quadro. Uma gastroscopia há 3 meses não mostrou qualquer anormalidade. Como doenças preexistentes, o paciente relata que foi submetido a duas cirurgias (uma lesão por explosão de granada, em 1945; hérnia inguinal esquerda, em 1991) e quadro de hipertensão bem controlada (pressão atual de 125/80 mmHg). Até alguns meses atrás, ele gerenciava de forma independente uma grande propriedade e cuida de sua esposa, que recentemente recebeu um "quadril novo".

Exames Iniciais

O exame físico revela língua seca e pregas cutâneas elevadas como sinais de exsicose grave (desidratação). A pressão sanguínea, a frequência cardíaca e achados da ausculta não mostram alterações significativas. Os pulsos estão bem palpáveis em todos os locais, e o exame neurológico orientado não demonstra qualquer anormalidade. Quando o médico pede ao paciente para se posicionar para um exame retal, o paciente pergunta se isso realmente precisa ser feito. Seu antigo médico de família sempre o poupou desse procedimento. O médico lhe explica que muitas úlceras derivadas do câncer colorretal são bastante palpáveis com o dedo ou percebidas pelo sangue na luva. Além disso, deve-se verificar a próstata regularmente na sua idade. De forma relutante, o paciente concordou com o exame palpatório. No entanto, o exame não revelou qualquer alteração, com exceção de uma próstata de tamanho aumentado relacionado à idade. Todavia, ao inspecionar a região da virilha do paciente, o médico observou uma protrusão claramente visível no lado direito. O exame mais aprofundado confirmou a suspeita de que se tratava de uma hérnia inguinal. O saco herniário não pôde ser reintroduzido manualmente de volta na cavidade abdominal. Sob o ponto de vista auscultatório, podem ser percebidos sons intestinais no escroto do paciente, o que sugere que estes sons sejam derivados de segmentos de alças intestinais. O médico explica ao paciente que os segmentos intestinais ficaram presos na parede abdominal. Isso dificulta o transporte do bolo alimentar neste local e pode explicar seus sintomas. No pior dos casos, isso pode levar a um infarto intestinal devido à oclusão do suprimento sanguíneo neste local. Devido a esses achados alarmantes, o médico imediatamente encaminhou o paciente ao hospital do distrito local.

Outros Métodos de Diagnóstico

Na radiografia do abdome realizada em seguida, observam-se níveis de líquido no intestino delgado, o que indica oclusão parcial ou total do lúmen intestinal (íleo adinâmico) ocasionada pela hérnia inguinal.

Tratamento e Resultado

Três horas mais tarde, o chefe do centro cirúrgico realizou uma cirurgia de emergência, durante a qual ele pôde constatar uma hérnia inguinal indireta. Ele pode retornar o segmento intestinal afetado à cavidade abdominal, sem precisar removê-lo. Na visita da manhã no dia seguinte, o paciente agradeceu pela ajuda rápida, e perguntou quando ele finalmente poderia voltar para casa para ajudar sua esposa.

Quadro Clínico

O canal inguinal é a localização mais frequente (80%) das hérnias da parede abdominal. Dependendo do tipo de hérnia, elas podem ser distinguidas como hérnias inguinais diretas e indiretas. As hérnias inguinais indiretas são as hérnias anteriores mais comuns em adultos (cerca de dois terços de todas as hérnias inguinais) e ocorrem particularmente em homens. Neste caso, o saco herniário se projeta sobre o canal inguinal através do anel inguinal superficial em direção ao escroto ou aos lábios maiores do pudendo. Hérnias inguinais diretas (cerca de um terço de todas as hérnias inguinais) possuem um trajeto direto através da parede abdominal, atravessando-a na fossa inguinal medial.

A parede abdominal envolve a **cavidade peritoneal** e os órgãos da cavidade abdominal localizados no **espaço extraperitoneal** (cavidade abdominal). Ela se limita superiormente com a caixa torácica, posteriormente com a coluna vertebral, e inferiormente com a pelve. Ela é formada principalmente por quatro músculos abdominais planos e suas aponeuroses (tendões planos), os quais se posicionam entre a caixa torácica e a pelve. Juntos, eles formam a cobertura da parede abdominal, cujas partes laterais também são chamadas flancos. A cobertura da parede abdominal continua com a cobertura da parede pélvica. Ela pode ser dividida em três camadas:

- Camada superficial:
  - Pele e tecido subcutâneo
  - Fáscia geral do corpo (fáscia abdominal superficial)
- Camada média:
  - Músculos abdominais anteriores, laterais, e posteriores, e suas aponeuroses
- Camada profunda:
  - Fáscia interna abdominal)
  - Peritônio parietal (tecido conjuntivo submesotelial + revestimento mesotelial)

Camada Superficial

Pele

A pele é distensível sob o ponto de vista elástico e tem cerca de 2 mm de espessura. Os pelos púbicos específicos de cada sexo geralmente se estendem até o umbigo nos homens; nas mulheres, terminam acima do monte do púbis. As fibrilas de colágeno da pele têm orientação específica (linhas de clivagem de Langer), e devem ser consideradas em cirurgias para evitar a formação de cicatrizes extensas.

Clínica

A **hiperextensibilidade da pele** da parede abdominal ou da coxa, por exemplo, nos casos de obesidade ou durante a gravidez, pode levar a lacerações na derme em formato de fitas, provocando a formação de estrias visíveis.

Tecido Subcutâneo

No **tecido subcutâneo**, dependendo do estado nutricional e do sexo, ocorre o acúmulo de tecido adiposo ("gordura"). Na região do umbigo, o tecido adiposo subcutâneo está ausente. Especialmente abaixo do umbigo, o tecido subcutâneo é uma camada de tecido conjuntivo na qual ocorre a deposição e o acúmulo de tecido adiposo. Esta é a chamada fáscia intermédia de revestimento do abdome ou **estrato membranoso** (ou fáscia de Camper). Neste local, o tecido conjuntivo contém grandes quantidades de fibras elásticas e está ligado ao folheto externo da bainha do músculo reto do abdome (ver adiante). Feixes de fibras da fáscia intermédia de revestimento se estendem para a raiz do pênis como o **ligamento fundiforme do pênis**, ou para o clitóris, como o **ligamento fundiforme do clitóris**.

Fáscia Superficial

A fáscia superficial (**estrato membranáceo** ou **fáscia abdominal superficial** ou **fáscia de Scarpa**) está firmemente ligada ao músculo oblíquo externo do abdome e à sua aponeurose. Feixes de fibras de fáscia se unem com fibras da aponeurose do músculo oblíquo externo do abdome e formam na face superior do pênis o **ligamento suspensor do pênis** e, na face superior do clitóris, o **ligamento suspensor do clitóris**. Estes ligamentos ligam tais estruturas à margem inferior da sínfise púbica.

A estrato membranáceo (Scarpa) continua cranialmente com a fáscia peitoral superficial e com a fáscia axilar; caudalmente, ela continua sob o ligamento inguinal com a fáscia lata e posteriormente com a fáscia toracolombar.

Vasos Sanguíneos, Vasos Linfáticos e Nervos da Camada Superficial

Artérias

O suprimento sanguíneo arterial ocorre, em parte, de forma segmentar e, em parte, de modo diferente desta modalidade (➤ Fig. 3.12, ➤ Fig. 3.2):

- Suprimento segmentar:
  - **Ramos cutâneos laterais** das artérias intercostais posteriores (VII-XI) chegam à pele pela margem do músculo oblíquo externo do abdome
- Suprimento não segmentar:
  - Ramos das artérias epigástricas superior e inferior para a pele
  - **Artéria epigástrica superficial**
  - **Artéria circunflexa Ilíaca superficial**
  - **Artérias pudendas externas superficial e profunda**.

Veias

As veias formam um plexo no tecido subcutâneo da parede abdominal, drenado pelas seguintes veias:

- **Veia toracoepigástrica** (na parte superior)
- **Veia epigástrica superficial** (parte inferior).

A veia toracoepigástrica leva o sangue para a veia axilar. A veia epigástrica superficial drena o sangue para o hiato safeno (junção safenofemoral). Aqui desembocam também a veia circunflexa ilíaca superficial e as veias pudendas externas. As **veias paraumbilicais** se conectam com as veias toracoepigástrica e epigástrica superficial e drenam adicionalmente através da parede abdominal para a veia porta do fígado (➤ item 7.8.3). Organizadas de forma segmentar, as veias cutâneas acompanhantes das artérias conduzem o sangue para as veias intercostais posteriores e para as veias epigástricas superior e inferior.

Vasos Linfáticos

Os linfonodos regionais da pele e do tecido subcutâneo são (➤ Fig. 3.19, ➤ Fig. 3.5):

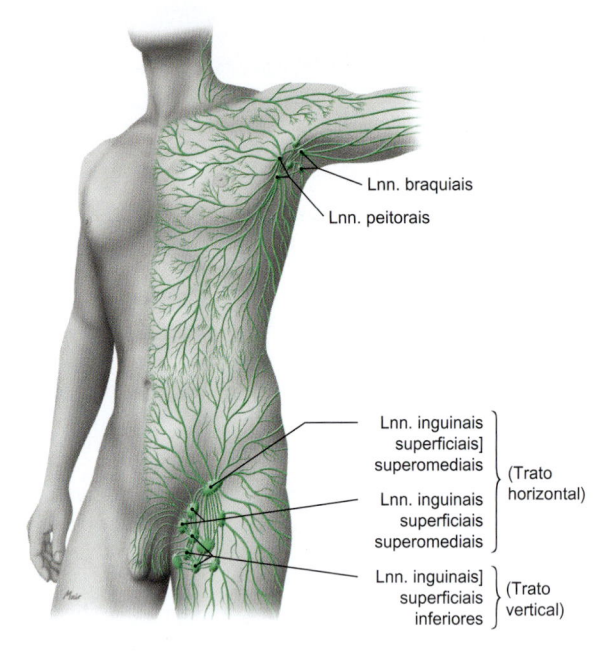

Figura 3.19 Vasos linfáticos superficiais e linfonodos regionais da parede anterior do abdome.

Lnn. braquiais
Lnn. peitorais
Lnn. inguinais superficiais] superomediais (Trato horizontal)
Lnn. inguinais superficiais superomediais
Lnn. inguinais] superficiais inferiores (Trato vertical)

- Acima do umbigo:
  - **Linfonodos peitorais**
  - **Linfonodos intercostais**
  - **Linfonodos paraesternais**
- Abaixo do umbigo:
  - **Linfonodos inguinais superficiais** (trato horizontal: linfonodos superomediais e linfonodos superolaterais).

Inervação

A inervação da parede abdominal ocorre de modo segmentar (➤ Fig. 3.2). Os nervos cutâneos que contribuem nesta inervação são:

- 6º-11º nervos intercostais
- Nervo subcostal
- Nervo ílio-hipogástrico
- Nervo ilioinguinal.

Os **ramos cutâneos anteriores mediais** dos nervos intercostais atingem a pele ao lado da linha alba; os **ramos cutâneos anteriores laterais** correspondentes alcançam a região de origem do músculo oblíquo externo do abdome, no tecido subcutâneo. O **nervo ílio-hipogástrico** se localiza próximo à superfície, um pouco acima do anel inguinal superficial, e inerva a pele ao redor do anel e do monte do púbis. O ramo terminal do **nervo ilioinguinal** emerge do canal inguinal para inervar a pele acima e medialmente ao anel inguinal superficial e ao monte do púbis. Além disso, seus ramos inervam partes de lábios maiores do pudendo como **ramos labiais anteriores**, e a face anterior do escroto como **ramos escrotais anteriores**.

Camada Média

A camada média da parede abdominal inclui os músculos abdominais anteriores e laterais e suas aponeuroses, além de um grupo de músculos abdominais profundos. De acordo com a sua posição, os músculos são subdivididos em:

- Músculos abdominais anteriores (músculos retos)
- Músculos abdominais laterais (músculos oblíquos)
- Músculos abdominais posteriores (músculos profundos).

Os músculos da parede abdominal (**músculos abdominais**), juntamente com suas aponeuroses e com as fáscias que os recobrem, formam a parede abdominal propriamente dita, que abrange a área entre a parede do tórax e a pelve. A inervação, a origem, a inserção

e a função dos músculos estão descritas na ➤ Tabela 3.2. As fáscias que recobrem os músculos externamente (fáscia abdominal superficial) e internamente (fáscia transversal) fazem parte das camadas superficial e profunda da parede abdominal, respectivamente.

Desenvolvimento

Os músculos abdominais se originam a partir dos dermatomiótomos ventrais, os quais, na 5ª semana, se subdividem em um grupo ventral maior, formado por células mesenquimais (hipômero) e um grupo dorsal menor (epímero). O epímero é destinado à formação dos músculos intrínsecos do dorso. A partir do hipômero – além dos músculos escalenos, músculos pré-vertebrais do pescoço, os músculos infra-hióideos, os músculos intercostais, os músculos subcostais e o músculo transverso do tórax – diferenciam-se três camadas musculares na região abdominal:

- Músculo oblíquo externo do abdome
- Músculo oblíquo interno do abdome
- Músculo transverso do abdome.

Além disso, são derivados do hipômero:

- Músculo reto do abdome
- Músculo quadrado do lombo
- Músculos do assoalho pélvico e músculos dos esfíncteres da uretra e do ânus.

Músculos Anteriores do Abdome
Músculo Reto do Abdome

O par de músculos retos do abdome tem um trajeto reto de suas fibras, as quais se contrapõem em torno de 90º com as fibras do músculo transverso do abdome (➤ Fig. 3.20, ➤ Fig. 3.22). Ele segue em posição paramediana a partir do osso púbis até o tórax, e se encontra embutido em um canal fibroso (bainha do músculo reto do abdome, ver adiante), que é formado pelas aponeuroses dos músculos oblíquos do abdome. O músculo reto do abdome contém 4-5 ventres musculares, os quais – em casos de pouca quantidade de tecido adiposo subcutâneo e bom treinamento – se impõem como a "barriga de tanquinho" (*six pack*). Os ventres musculares não correspondem aos miótomos segmentares e são separados, uns dos outros, por 3-4 (raramente 5) **interseções tendíneas**. As interseções são organizadas individualmente em diferentes alturas e também variam com frequência nos dois lados. Elas estão fundidas à lâmina anterior da bainha do músculo reto do abdome. Os ramos dos nervos intercostais (T7-T12) e os vasos sanguíneos que os irrigam (artérias/veias epigástricas superior e inferior) chegam pela face posterior do músculo. O músculo é de grande importância na flexão do tronco e atua em conjunto com os músculos oblíquos do abdome no aumento da pressão abdominal e na expiração forçada.

Músculo Piramidal

O músculo piramidal é um pequeno músculo triangular entre as aponeuroses dos músculos oblíquos do abdome ou localizado posteriormente à bainha do músculo reto do abdome (➤ Fig. 3.20). Ele se estende pela linha alba. Em 10% a 25% dos indivíduos, este músculo está ausente.

Músculos Laterais (Oblíquos) do Abdome

Os músculos abdominais laterais (músculo oblíquo externo do abdome, músculo oblíquo interno do abdome, músculo transverso do abdome) se sobrepõem uns aos outros, superpostos em 3 camadas. Contudo, as fibras destes músculos seguem em trajetos diferentes. Embora eles, de fato, cubram uma grande superfície, são músculos relativamente delgados. Na região de projeção da linha medioclavicular, os músculos se inserem em suas aponeuroses a partir das quais as bainhas dos músculos retos do abdome são formadas a partir dos lados direito e esquerdo, e se fundem na linha média para formar a linha alba (ver adiante).

Músculo Oblíquo Externo do Abdome

O músculo oblíquo externo do abdome é o mais superficial e o maior dos músculos abdominais laterais (➤ Fig. 3.20, ➤ Tabela 3.2). O músculo possui uma linha de origem em formato serrilhado, alternando com as inserções do músculo serrátil anterior, que se estende até a costela V. Em indivíduos atléticos, esta linha é claramente visível na região lateral do tórax (linha de Gerdy). O trajeto das fibras musculares do músculo oblíquo externo do abdome continua através desta linha sobre o músculo serrátil anterior em direção cranial. Caudalmente, em direção ao lado oposto (através de uma linha imaginária que segue as bainhas dos músculos retos do abdome), o trajeto das fibras musculares continua com as do músculo oblíquo interno do abdome do lado oposto, formando assim uma alça muscular oblíqua. Isso explica o efeito dinâmico do músculo oblíquo externo do abdome durante a flexão e a rotação do tronco e o lançamento de um objeto (músculo serrátil anterior em continuação com o cíngulo do membro superior). O limite caudal da aponeurose do músculo oblíquo externo do abdome é formado pelo ligamento inguinal. A aponeurose tem uma abertura para a saída do canal inguinal (anel inguinal superficial), e está envolvida na estrutura da lâmina anterior da bainha do músculo reto do abdome.

Músculo Oblíquo Interno do Abdome

O músculo oblíquo interno do abdome se localiza entre o músculo transverso do abdome e o músculo oblíquo externo do abdome (➤ Fig. 3.20, ➤ Fig. 3.21, ➤ Tabela 3.2). Suas fibras musculares, com disposição em formato de leque, se irradiam a partir da espinha ilíaca anterossuperior, e inserem na linha alba e na margem inferior do arco costal. Aqui, o trajeto das fibras continua com o das

fibras dos músculos intercostais internos. Deste modo, as fibras musculares seguem um trajeto oblíquo acima da crista ilíaca e, portanto, perpendicular ao músculo oblíquo externo do abdome. Em seguida, no nível da espinha ilíaca anterossuperior, a orientação das fibras musculares é horizontal e, abaixo dela, torna-se descendente. As fibras descendentes se sobrepõem ao cordão espermático e, simultaneamente, formam o teto do canal inguinal. Fibras musculares caudais acompanham o funículo espermático (ou cordão espermático, ver adiante) como o músculo cremaster. A aponeurose do músculo oblíquo interno do abdome se divide acima da linha arqueada (➤ Fig. 3.25) em duas partes: a parte anterior se une à aponeurose do músculo oblíquo externo do abdome para formar a lâmina anterior da bainha do músculo reto do abdome; a parte posterior se une à aponeurose do músculo transverso do abdome para formar a lâmina posterior da bainha do músculo reto do abdome (ver adiante). Abaixo da linha arqueada as três aponeuroses se unem para formar a lâmina posterior da bainha do músculo reto do abdome.

Músculo Transverso do Abdome

O músculo transverso do abdome é o mais profundo dos músculos abdominais laterais (➤ Fig. 3.22, ➤ Tabela 3.2). Suas fibras seguem um trajeto aproximadamente horizontal e inserem lateralmente ao músculo reto do abdome, formando uma linha em crescente (linha semilunar, ou linha de Spieghel) em sua aponeurose. As fibras musculares inferiores, originadas a partir do ligamento inguinal, se projetam sobre o canal inguinal (➤ Fig. 3.26). Acima da linha arqueada (➤ Fig. 3.30), a aponeurose se une à parte posterior da aponeurose do músculo oblíquo interno do abdome para formar a lâmina posterior da bainha do músculo reto do abdome. A parte da aponeurose que se origina do ligamento inguinal abai-

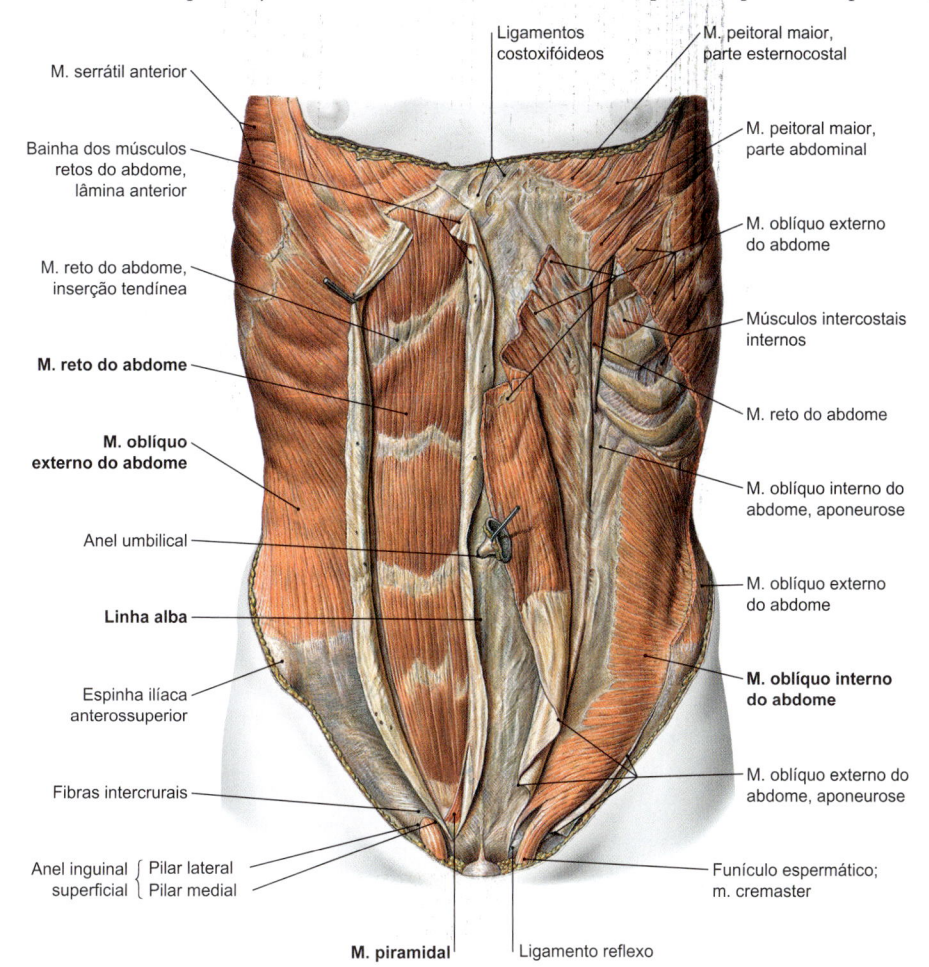

M. serrátil anterior

Bainha dos músculos retos do abdome, lâmina anterior

M. reto do abdome, inserção tendínea

M. reto do abdome

M. oblíquo externo do abdome

Anel umbilical

Linha alba

Espinha ilíaca anterossuperior

Fibras intercrurais

Anel inguinal superficial { Pilar lateral / Pilar medial

M. piramidal

Ligamentos costoxifóideos

M. peitoral maior, parte esternocostal

M. peitoral maior, parte abdominal

M. oblíquo externo do abdome

Músculos intercostais internos

M. reto do abdome

M. oblíquo interno do abdome, aponeurose

M. oblíquo externo do abdome

M. oblíquo interno do abdome

M. oblíquo externo do abdome, aponeurose

Funículo espermático; m. cremaster

Ligamento reflexo

Figura 3.20 Camadas superficial e média dos músculos abdominais. Vista anterior.

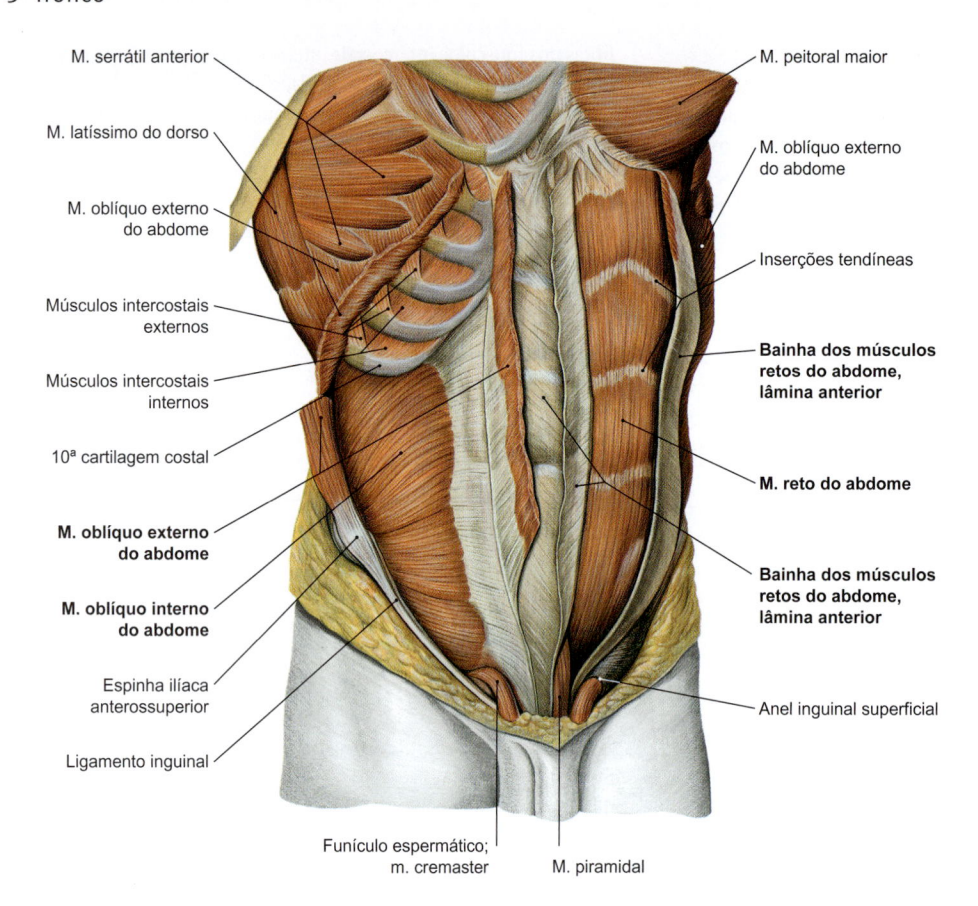

M. serrátil anterior

M. latíssimo do dorso

M. oblíquo externo do abdome

Músculos intercostais externos

Músculos intercostais internos

10ª cartilagem costal

M. oblíquo externo do abdome

M. oblíquo interno do abdome

Espinha ilíaca anterossuperior

Ligamento inguinal

M. peitoral maior

M. oblíquo externo do abdome

Inserções tendíneas

Bainha dos músculos retos do abdome, lâmina anterior

M. reto do abdome

Bainha dos músculos retos do abdome, lâmina anterior

Anel inguinal superficial

Funículo espermático; m. cremaster

M. piramidal

Figura 3.21 Camada média dos músculos abdominais. Vista anterior.

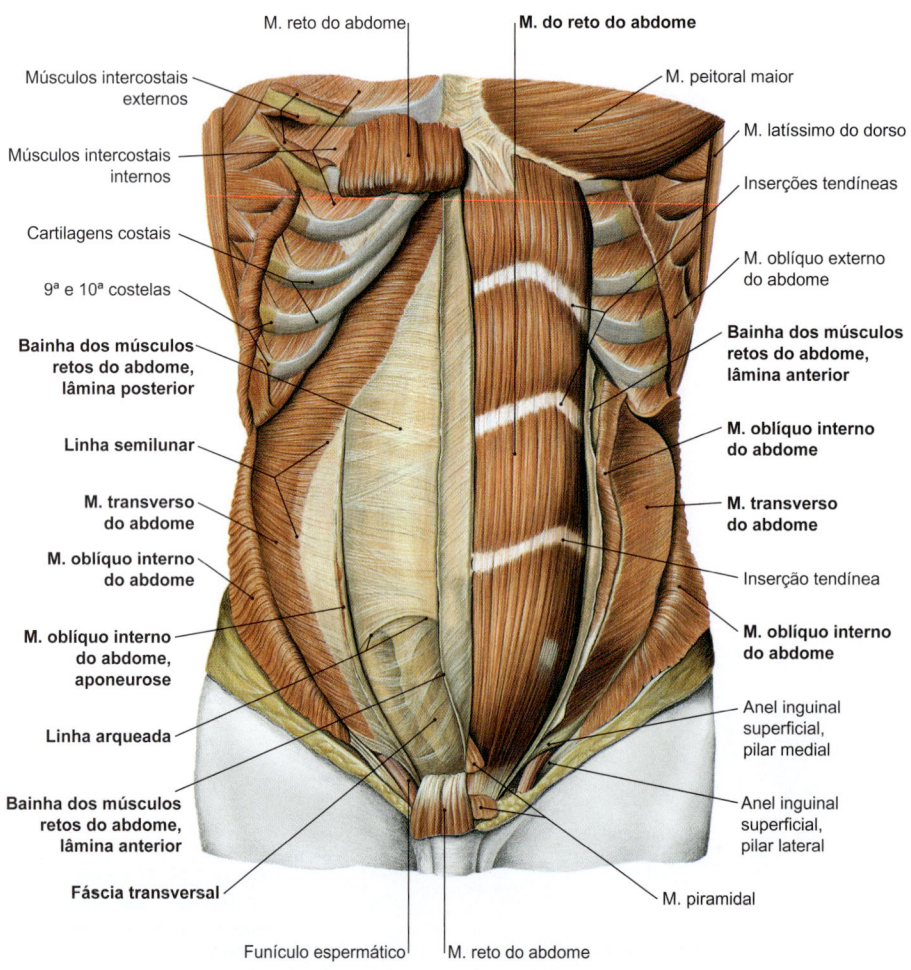

M. reto do abdome

M. do reto do abdome

Músculos intercostais externos

Músculos intercostais internos

Cartilagens costais

9ª e 10ª costelas

Bainha dos músculos retos do abdome, lâmina posterior

Linha semilunar

M. transverso do abdome

M. oblíquo interno do abdome

M. oblíquo interno do abdome, aponeurose

Linha arqueada

Bainha dos músculos retos do abdome, lâmina anterior

Fáscia transversal

Funículo espermático

M. reto do abdome

M. peitoral maior

M. latíssimo do dorso

Inserções tendíneas

M. oblíquo externo do abdome

Bainha dos músculos retos do abdome, lâmina anterior

M. oblíquo interno do abdome

M. transverso do abdome

Inserção tendínea

M. oblíquo interno do abdome

Anel inguinal superficial, pilar medial

Anel inguinal superficial, pilar lateral

M. piramidal

Figura 3.22 Camada profunda dos músculos abdominais. Vista anterior.

xo da linha arqueada se funde com a aponeurose do músculo oblíquo interno do abdome (músculo complexo) e se estende anteriormente para reforçar a lâmina anterior da bainha do músculo reto do abdome. Algumas fibras geralmente participam da formação do músculo cremaster. A parte do tendão de inserção do músculo transverso do abdome que irradia em direção ao tubérculo púbico é conhecida como **foice inguinal**. As fibras se projetam para a frente e para baixo, formando um arco no limite com a bainha do músculo reto do abdome (arco tendíneo transverso, ou arcada tendínea transversa), e se limitam lateralmente com o trígono inguinal (trígono de Hasselbach, ver adiante).

Músculos Abdominais Posteriores (Profundos)

Posteriormente, a parede abdominal é formada por 2 pares de músculos, que se dispõem anteriormente ao folheto profundo da fáscia toracodorsal e da região de origem do músculo transverso do abdome:

- **Músculo psoas maior**
- **Músculo quadrado do lombo.**

Ambos os músculos formam o assoalho da fossa lombar, um nicho muscular que se estende entre a porção lombar da coluna vertebral, a costela XII e a crista ilíaca.

Músculo Psoas Maior

Sob o ponto de vista funcional, o músculo psoas maior compõe a musculatura do quadril e será discutido na respectiva seção (➤ item 5.3.4). Sua fáscia, juntamente com a fáscia do músculo ilíaco (fáscia iliopsoas), forma um compartimento fechado de formato afunilado que se estende do diafragma e do osso ílio até o trocânter menor. A fáscia do músculo psoas faz parte da fáscia lombar e cranialmente possui uma conexão para a fáscia sobre o diafragma, em que ela participa na formação do ligamento arqueado medial (arcada do psoas, arco interno de Haller).

Músculo Quadrado do Lombo

O músculo quadrado do lombo se localiza diretamente ao lado da coluna vertebral, na lâmina profunda da fáscia toracolombar (➤ Fig. 3.23, ➤ Tabela 3.2). Ele consiste em uma parte anterior e uma parte posterior. A parte anterior é recoberta pela fáscia do músculo quadrado do lombo, uma continuação da fáscia transversal (ver adiante). Medialmente, ela se funde com a fáscia do músculo psoas maior. Cranialmente, a fáscia do músculo quadrado do lombo é reforçada por um arco tendíneo que se estende do processo costal da vértebra lombar I até a extremidade da costela XII, e forma o ligamento arqueado lateral (arcada do músculo quadrado do lombo, ou arco externo de Haller). Uma contração deste músculo abaixa a costela XII. Além disso, o músculo estabiliza a costela XII durante a contração do diafragma e, portanto, também tem importância na inspiração. O músculo apresenta um grande número de fusos neuromusculares. Isso indica uma tensão muscular finamente regulada por meio de reflexos espinhais proprioceptivos, como frequentemente se observa na atividade motora de sustentação.

Funções dos Músculos Abdominais

Funcionalmente, os músculos abdominais laterais, devido ao trajeto de suas fibras em direções opostas, formam alças musculares em formato de cinturão ao longo da linha média, de modo a envolver a cavidade abdominal em 4 planos. Durante a contração muscular seletiva de diferentes partes dos músculos, as alças musculares são de importância funcional durante a *inclinação lateral* ou a *flexão do tronco para a frente* (flexão). Além disso, eles desempenham papel importante na rotação do tronco (torção) e, portanto, durante o lançamento de objetos. A contração simultânea de todos os músculos abdominais leva ao aumento da *pressão intra-abdominal*; assim, dependendo se a glote está aberta ou fechada, possui diferentes funções:

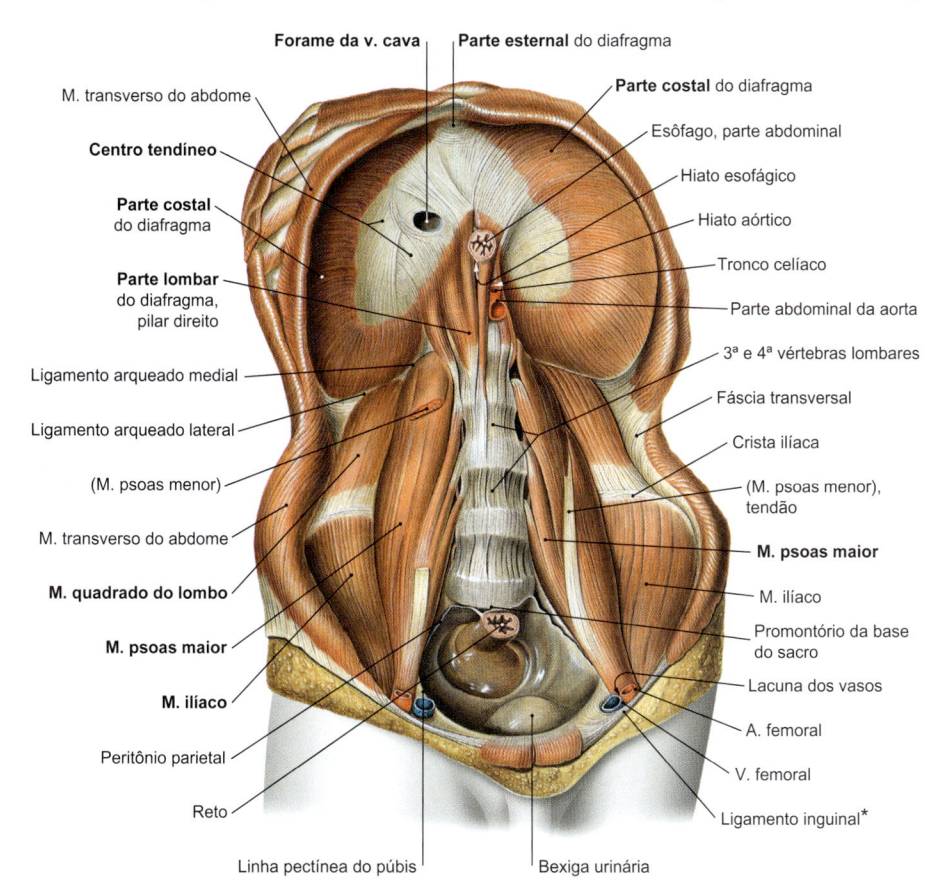

Forame da v. cava
Parte esternal do diafragma
M. transverso do abdome
Centro tendíneo
Parte costal do diafragma
Parte lombar do diafragma, pilar direito
Ligamento arqueado medial
Ligamento arqueado lateral
(M. psoas menor)
M. transverso do abdome
M. quadrado do lombo
M. psoas maior
M. ilíaco
Peritônio parietal
Reto
Linha pectínea do púbis
Bexiga urinária

Parte costal do diafragma
Esôfago, parte abdominal
Hiato esofágico
Hiato aórtico
Tronco celíaco
Parte abdominal da aorta
3ª e 4ª vértebras lombares
Fáscia transversal
Crista ilíaca
(M. psoas menor), tendão
M. psoas maior
M. ilíaco
Promontório da base do sacro
Lacuna dos vasos
A. femoral
V. femoral
Ligamento inguinal*

Figura 3.23 Diafragma e músculos abdominais. Vista anterior. *Ligamento de Falópio ou ligamento de Poupart.

Tabela 3.2 Músculos do abdome.

Inervação	Origem	Inserção	Função
Mm. anteriores da parede abdominal			
M. reto do abdome			
Nn. intercostais, n. subcostal, n. ílio-hipogástrico	• Superfície externa das costelas V-VII • Processo xifoide • Ligamentos costoxifóideos	• Púbis • Sínfise púbica	Traciona o tórax em direção à pelve, aumento da pressão intra-abdominal, respiração abdominal (expiração)
M. piramidal			
N. subcostal, n. ílio-hipogástrico	Púbis (anteriormente ao m. reto do abdome)	Linha alba	Tensiona a linha alba
Mm. laterais da parede abdominal			
M. oblíquo externo do abdome			
Nn. intercostais, n. subcostal	Costelas V-XII (superfície externa)	• Crista ilíaca • Ligamento inguinal (completamente) • Púbis • Linha alba	• Contração unilateral: rotação do tronco (de modo sinérgico com o m. oblíquo interno do lado oposto), inclinação lateral (de modo sinérgico com o m. oblíquo interno do mesmo lado) • Contração bilateral: traciona o tórax em direção ao abdome, aumento da pressão abdominal, respiração abdominal (expiração abdominal)
M. oblíquo interno do abdome			
Nn. intercostais, n. subcostal, n. ílio-hipogástrico, n. ilioinguinal	• Fáscia toracolombar • Crista ilíaca • Espinha ilíaca anterossuperior • Ligamento inguinal (apenas lateralmente)	• Costelas IX-XII (margem inferior) • Linha alba	• Contração unilateral: rotação do tronco (de modo sinérgico com o m. oblíquo externo do lado oposto), inclinação lateral (de modo sinérgico com o m. oblíquo externo do mesmo lado) • Contração bilateral: traciona o tórax em direção ao abdome, aumento da pressão abdominal, respiração abdominal (expiração abdominal) • M. cremaster: elevação do testículo
M. transverso do abdome			
Nn. intercostais, n. subcostal, n. ílio-hipogástrico, n. ilioinguinal, n. genitofemoral	• Costelas VII-XII (superfície interna) • Fáscia toracolombar • Crista ilíaca • Ligamento inguinal (apenas lateralmente)	• Linha alba • Púbis	• Contração unilateral: rotação do tronco; • Contração bilateral: aumento da pressão abdominal, respiração abdominal (expiração) • M. cremaster: elevação do testículo
Mm. posteriores (profundos) da parede abdominal			
M. quadrado do lombo			
N. subcostal, ramos musculares do plexo lombar	• Crista ilíaca • Ligamento iliolombar	• Costela XII • Processos costais dos corpos das vértebras lombares	Inclinação lateral do tronco, abaixamento das costelas (expiração)
M. psoas maior			
Ramos musculares do plexo lombar	Vértebras lombares I-IV (corpos e processos costais)	Trocanter menor do fêmur (juntamente com o m. ilíaco)	• Contração unilateral: inclinação lateral do tronco, flexão do quadril • Contração bilateral: flexão do tronco
M. psoas menor (inconstante)			
Ramos musculares do plexo lombar	• Corpo da vértebra torácica XII • Corpo da vértebra lombar I	• Fáscia do m. iliopsoas • Arco iliopectíneo	• Contração unilateral: inclinação lateral do tronco • Contração bilateral: flexão do tronco

- Com a **glote fechada**, a pressão abdominal sustenta a micção e/ou a defecação (pacientes após a remoção cirúrgica da laringe não conseguem mais segurar o ar nos pulmões pelo fechamento voluntário da glote e, em função da pressão abdominal, a saída de sua traqueia deve ser produzida artificialmente no pescoço [traqueostomia]). Além disso, o aumento da pressão abdominal é essencial durante o trabalho de parto durante a fase de expulsão do feto.
- Com a **glote aberta**, a pressão abdominal pode ajudar a expelir o ar inspirado e aumentar o volume de um som. Além disso, com a glote aberta, a contração simultânea de todos os músculos abdominais faz com que o diafragma se torne abaulado em direção à caixa torácica, comprimindo os pulmões e, portanto, acelerando a exalação (expiração forçada).

Vasos sanguíneos, Vasos Linfáticos e Nervos da Camada Média
Artérias

- As artérias apresentam uma disposição segmentar e se estendem ao longo da parede lateral do tronco em um trajeto para a frente do tronco. As **artérias intercostais VI-XI** emergem dos espaços intercostais correspondentes na caixa torácica e seguem entre os músculos oblíquo interno do abdome e transverso do abdome para a frente e para baixo, em direção à bainha do músculo reto do abdome (➤ Fig. 3.2). Em seu trajeto, elas emitem seus ramos para o músculo oblíquo externo do abdome. Os ramos terminais seguem lateralmente na bainha do músculo reto do abdome, através das aponeuroses dos músculos abdominais, e suprem o músculo reto do abdome. Aqui, elas se anastomosam com as artérias epigástricas superiores e inferiores

- A **artéria epigástrica superior** é a continuação da artéria torácica interna. Ela normalmente se anastomosa com a artéria epigástrica inferior no interior da bainha do músculo reto do abdome, na face posterior ou lateralmente ao músculo reto do abdome
- A **artéria epigástrica inferior** se origina a partir da artéria ilíaca externa um pouco antes da entrada na lacuna vascular, e para cima no ligamento interfoveolar (ver adiante) para a bainha do músculo reto do abdome. Na superfície posterior da parede abdominal, juntamente com sua veia acompanhante, ela eleva a prega umbilical lateral (prega epigástrica). Após a entrada na bainha do músculo reto do abdome, ela ascende sobre a face posterior do músculo reto do abdome e se anastomosa com a artéria epigástrica superior aproximadamente no nível do meio da bainha do músculo reto do abdome. Em seu trajeto, a artéria epigástrica inferior dá origem aos seguintes ramos:
  - **Artéria cremastérica** (nos homens): supre o músculo cremaster
  - **Artéria do ligamento redondo do útero** (nas mulheres): supre o ligamento redondo do útero
  - **Ramo púbico**: ele se estende para o osso púbis
  - **Ramo obturatório**: ele normalmente forma uma anastomose com o ramo púbico da artéria obturatória.
- Outro ramo para o suprimento de sangue da porção inferior dos músculos da parede abdominal (➤ Fig. 3.41) é a **artéria circunflexa ilíaca profunda**. Ela se estende com um **ramo ascendente** entre o músculo oblíquo interno do abdome e o músculo transverso do abdome, e se anastomosa neste ponto com as artérias lombares, a artéria iliolombar, e a artéria epigástrica inferior.

Clínica

A **coroa da morte** (*Corona Mortis*) é caracterizada como uma origem ectópica da artéria obturatória a partir da artéria epigástrica inferior. Neste caso, um ramo obturatório calibroso substitui a artéria epigástrica inferior não formada. No passado, esta frequente variação vascular (até 30%) levava frequentemente a hemorragias fatais durante intervenções cirúrgicas na região inguinal (principalmente em hérnias femorais).

Veias

As artérias mencionadas são acompanhadas por veias organizadas de modo segmentar que seguem de forma correspondente (**veias intercostais VI-XI**, **veias epigástricas superiores**, **veias epigástricas inferiores**) (➤ Fig. 3.2, ➤ Fig. 3.14). As veias epigástricas superiores drenam para as veias torácicas internas; as veias epigástricas inferiores se unem à veia ilíaca externa.

Vasos Linfáticos

A linfa das camadas média e profunda da parede abdominal lateral é drenada para:

  - **Linfonodos ilíacos comuns**
  - **Linfonodos lombares**.

A linfa da parede abdominal flui para os vasos linfáticos que acompanham os vasos epigástricos e que são drenados pelos:

  - **Linfonodos epigástricos inferiores**
  - **Linfonodos paraesternais**.

Inervação

A inervação da camada média da parede abdominal é provida pelos seguintes nervos (➤ Fig. 3.24):

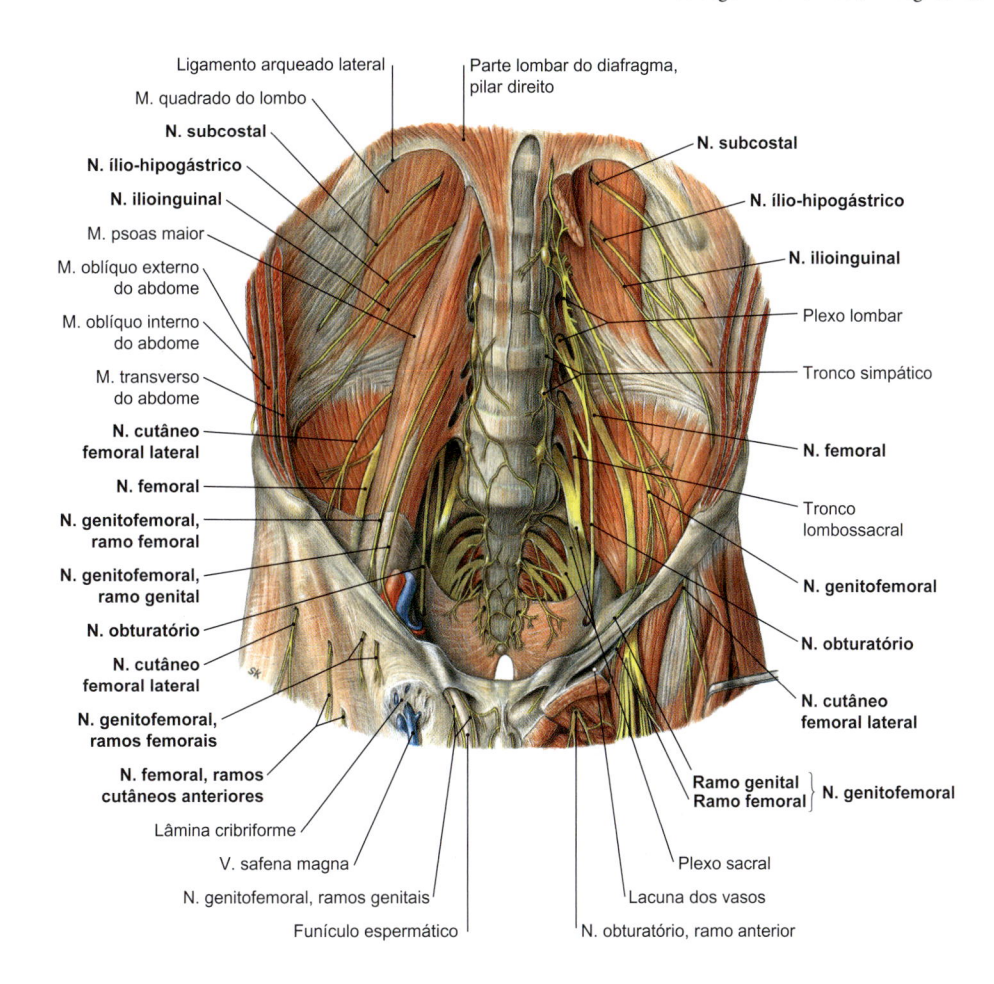

Figura 3.24 Ramos nervosos para a inervação dos músculos da parede abdominal. Vista anterior.

Tabela 3.3 Estrutura da bainha dos músculos retos do abdome.

Acima da linha/Zona arqueada	Abaixo da linha/Zona arqueada
Lâmina anterior	
Aponeurose do m. oblíquo externo do abdome	Aponeurose do m. oblíquo externo do abdome
Folheto anterior da aponeurose do m. oblíquo interno do abdome	Folheto anterior da aponeurose do m. oblíquo interno do abdome
	Folheto posterior da aponeurose do m. oblíquo interno do abdome
	Aponeurose do m. transverso do abdome
Lâmina posterior	
Folheto posterior da aponeurose do m. oblíquo interno do abdome	
Aponeurose do m. transverso do abdome	
Fáscia transversal	Fáscia transversal
Peritônio parietal	Peritônio parietal

- **5º-11º nervos intercostais**: seguem juntamente com os vasos intercostais, entre o músculo oblíquo interno do abdome e o músculo transverso do abdome. Seus ramos inervam os músculos abdominais laterais, bem como também o músculo reto do abdome, após a entrada na bainha do músculo reto do abdome
- **Nervo subcostal:** segue como os 5º-11º nervos intercostais e inerva os músculos abdominais laterais e músculo reto do abdome. Além disso, participa da inervação do músculo quadrado do lombo e do músculo piramidal

- **Nervo ílio-hipogástrico**: o ramo muscular do nervo ílio-hipogástrico segue medialmente entre o músculo oblíquo interno do abdome e o músculo transverso do abdome – que ele supre – e inerva também o músculo reto do abdome e o músculo piramidal
- **Nervo ilioinguinal**: segue na margem interna e superior do osso ílio, entre o músculo oblíquo interno do abdome e o músculo transverso do abdome, emitindo medialmente ramos musculares. Na altura da espinha ilíaca anterossuperior, ele penetra no músculo oblíquo interno do abdome e segue para baixo, recoberto pela aponeurose do músculo oblíquo externo do abdome, paralelamente ao ligamento inguinal. Nos homens, o nervo se associa ao funículo espermático, enquanto , nas mulheres ele segue com o ligamento redondo do útero. Na região do anel inguinal superficial, ele sai do canal inguinal e dá origem aos seus ramos terminais (nervos escrotais anteriores ou nervos labiais anteriores)
- **Nervo genitofemoral**: seu ramo genital alcança o canal inguinal através da fossa inguinal lateral. Pouco antes da sua entrada, ele emite ramos musculares para o músculo transverso do abdome e inerva o músculo cremaster no canal inguinal (ver adiante).

N O T A

Um leve e rápido atrito da pele do abdome de um paciente relaxado em decúbito dorsal com um objeto pontiagudo (ponta do martelo de reflexos, bastão ou face dorsal da unha) da região lateral para a medial provoca o **reflexo cutâneo abdominal** dos músculos abdominais do mesmo lado. Ele faz parte dos reflexos fisiológicos extrínsecos. Este reflexo pode ser visualizado de ambos os lados, abaixo do arco costal, no nível do umbigo, e acima da região inguinal. Sua ausência pode sugerir evidências clínicas importantes (p. ex., lesão do trato piramidal).

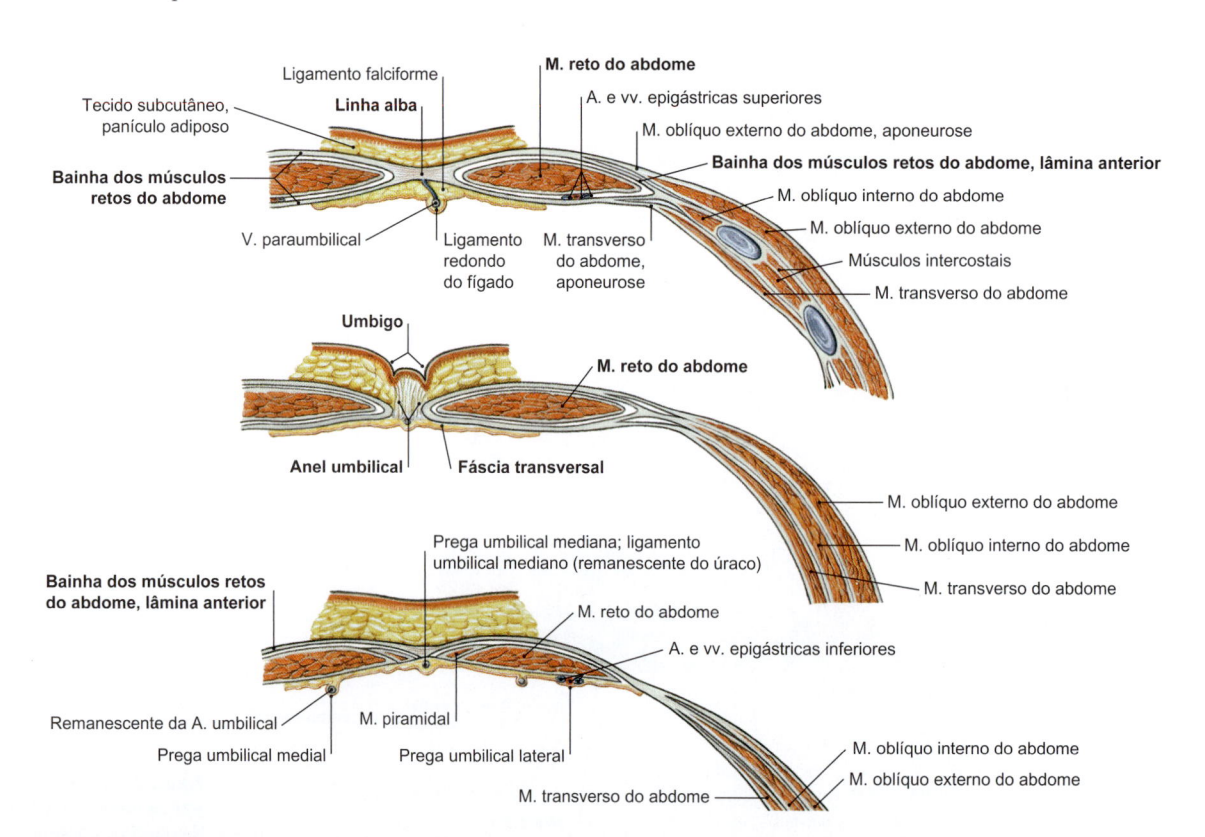

Figura 3.25 Estrutura da bainha dos músculos retos do abdome. Corte horizontal; vista inferior.

Os nervos ilioinguinal e ílio-hipogástrico, derivados do plexo lombar, atravessam o músculo transverso do abdome posteriormente ao rim, e depois seguem anteriormente entre o músculo transverso do abdome e o músculo oblíquo interno do abdome. **Lesões dos nervos** em abordagens cirúrgicas posteriores do espaço retroperitoneal (p. ex., rim, suprarrenal) podem ocasionar dores pós-operatórias na região inguinal ou fragilidade na parede abdominal do lado afetado. Para o tratamento da dor ou no contexto de cirurgias de hérnia inguinal, o nervo ilioinguinal – medialmente à espinha ilíaca anterossuperior – pode ser bloqueado por meio de anestesia de infiltração. Consequentemente, devido à sua proximidade, o nervo ílio-hipogástrico também é frequentemente bloqueado.

Bainha do Músculo Reto do Abdome

O par de **bainhas dos músculos retos do abdome** é uma estrutura tubular de tecido conjuntivo na qual o músculo reto do abdome e o músculo piramidal estão localizados. Ela é formada pelos músculos abdominais laterais e pelas fáscias da parede abdominal (➤ Fig. 3.20, ➤ Fig. 3.21, ➤ Fig. 3.22). O tubo consiste em um folheto anterior (**lâmina anterior**) e um folheto posterior (**lâmina posterior**). Um pouco abaixo do umbigo (**linha arqueada**, ou linha semicircular, ou linha de Douglas, embora às vezes não haja qualquer linha evidente, mas apenas uma zona de transição, chamada zona arqueada), a estrutura sofre alterações (➤ Fig. 3.22). Acima da linha arqueada, a lâmina anterior da bainha do músculo reto do abdome é formada pela aponeurose do músculo oblíquo externo do abdome e pelo folheto anterior da aponeurose do músculo oblíquo interno do abdome; abaixo da linha arqueada, a lâmina posterior da aponeurose do músculo oblíquo interno do abdome e a aponeurose do músculo transverso do abdome também participam da estrutura da lâmina anterior da bainha do músculo reto do abdome (➤ Tabela 3.3, ➤ Fig. 3.25). Acima da linha arqueada, a lâmina posterior é composta pela lâmina posterior da aponeurose do músculo oblíquo interno do abdome, pelo músculo transverso do abdome, pela fáscia transversal e pelo peritônio parietal; abaixo da linha arqueada, apenas a fáscia transversal e o peritônio parietal ainda participam da lâmina posterior da bainha do músculo reto do abdome (➤ Tabela 3.3, ➤ Fig. 3.25). A margem medial da bainha do músculo reto do abdome é formada pela **linha alba** (ver adiante); a margem lateral – que representa a zona de transição entre os músculos abdominais laterais e suas aponeuroses, é a **linha semilunar** (➤ Fig. 3.22). A fáscia do músculo transverso do abdome, entre a linha arqueada e a margem lateral da bainha do músculo reto do abdome, é clinicamente conhecida como fáscia de Spieghel.

Na região da parede abdominal, é frequente a ocorrência de **hérnias**. Elas são caracterizadas por:
- Um **saco herniário** (protrusão do peritônio parietal)
- Um **canal herniário**, ou fenda herniária (espaço [ou abertura] preexistente ou adquirido na parede abdominal)
- Um **conteúdo herniário** (p. ex., segmentos do intestino, órgãos internos).

O saco herniário se projeta para fora através do canal herniário e pode apresentar um conteúdo herniário. Cerca de 10% de todas as hérnias são de origem cicatricial após uma cirurgia ou ocorrem através da parede abdominal. As incisões cirúrgicas frequentemente são bastante grandes, a fim de per-

mitir bom acesso e visão ótima na cavidade abdominal e mostrar seu conteúdo. O procedimento mais comum é a incisão craniocaudal central, a partir do processo xifoide até a sínfise púbica, na região da linha alba. Esta incisão permite um amplo acesso a todo o conteúdo da cavidade abdominal via laparotomia exploratória. No entanto, a laparotomia ficou em segundo plano em função de uma laparoscopia muito menos invasiva. Na **laparoscopia**, a parede abdominal é seccionada em apenas alguns pontos, a fim de inspecionar o conteúdo do abdome por meio de instrumentos ópticos inseridos através das pequenas incisões da parede abdominal. Por meio dos instrumentos introduzidos, agora é possível remover, por exemplo, a vesícula biliar (colecistectomia) ou o apêndice vermiforme. O paciente pode ter alta muito antes, e a taxa de complicações (p. ex., o desenvolvimento de uma hérnia cicatricial pós-operatória) é muito menor.
No limite entre a margem lateral da linha arqueada e a linha semilunar, pode ocorrer a rara **hérnia de Spieghel**.

Linha Alba

O entrelaçamento das fibras do tecido conjuntivo denso modelado de todas as aponeuroses dos músculos abdominais planos de ambos os lados no plano mediano forma a **linha alba**. Ela tem 1-3 cm de largura e segue a partir do processo xifoide até a sínfise púbica, em que – por meio do adminículo da linha alba (ligamento triangular), de formato triangular – insere no ligamento púbico superior. Apenas ao redor do umbigo, onde ela é interrompida pela abertura umbilical, a linha alba é um pouco mais larga. Abaixo do umbigo, ela é nitidamente mais estreita.

Entende-se como uma **diástase dos músculos retos do abdome** o afastamento dos dois músculos retos do abdome por mais de 2 cm na área da linha alba. Ela pode ser congênita ou adquirida, com maior frequência em mulheres e acima da linha arqueada, e ocorre da seguinte maneira:
- As causas da diástase dos músculos retos do abdome adquirida são a gravidez e o parto (especialmente em gestações múltiplas, com pressão intensa), obesidade e constipação intestinal crônica. Com o aumento progressivo da diástase, a musculatura abdominal torna-se cada vez mais insuficiente, o que também predispõe a rupturas da parede abdominal (hérnias abdominais, ver adiante)
- Uma diástase dos músculos retos do abdome de fundo patológico, que não regride, deve ser distinguida de uma diástase dos músculos retos do abdome de causa fisiológica, em uma gravidez normal (a partir do 5º mês de gravidez), que ocorre em quase todas as gestantes e que regride após o nascimento. Exercícios de recuperação podem auxiliar nesta regressão.

Ao longo da linha alba, a parede abdominal pode ser aberta nas cirurgias de cavidade abdominal sem causar hemorragia grave (**laparotomia mediana**).

Umbigo

Estrutura da Parede Abdominal

A parede abdominal em torno do **umbigo** possui uma estrutura especial no adulto: externamente, a pele está diretamente fundida – através da **papila umbilical** (uma abertura na linha alba) – com a fáscia umbilical (um espessamento da fáscia transversal) aplicada diretamente ao peritônio parietal. Considerando que o tecido adiposo subcutâneo esteja ausente neste ponto, forma-se a **fossa umbilical**. A fossa umbilical é circundada por fibras do tecido conjuntivo da linha alba, em trajeto anelar, que constituem o **anel umbilical**, de consistência bem palpável.

Desenvolvimento

Entre *a 3ª e a 4ª semana*, o folheto endodérmico invagina e forma o intestino médio (primórdio do intestino delgado). Inicialmente, a conexão entre o intestino médio e o saco vitelino ainda é grande, mas vai se tornando cada vez mais estreita, de modo a formar um delgado tubo (**ducto vitelino**, ou **ducto onfalomesentérico**). O local de inserção do âmnio é reduzido a uma estreita região oval da superfície ventral do embrião, ao redor do ducto vitelino (o anel umbilical) – da mesma forma que a ligação entre o celoma intraembrionário e o celoma extraembrionário torna-se apenas uma conexão estreita que envolve o pedículo vitelino de forma circular. O umbigo e o cordão umbilical (contendo o celoma extraembrionário = espaço ao redor do ducto vitelino, juntamente com a veia umbilical e o alantoide) são formados. Deste modo, o âmnio inicialmente constitui a cobertura epitelial do cordão umbilical. Devido ao seu bom suprimento sanguíneo através da artéria mesentérica superior, o intestino médio cresce de modo relativamente rápido na cavidade abdominal. Nesta região já se encontram o fígado em maturação e os mesonefros. O espaço na cavidade abdominal já não é mais suficiente, e o intestino médio migra – devido à sua menor resistência – para o interior do celoma umbilical (cordão umbilical em desenvolvimento). Forma-se a hérnia umbilical do desenvolvimento (o termo "hérnia umbilical fisiológica" é pouco preciso, e não deve ser utilizado). Este processo ocorre na *6ª-10ª semana*. O intestino não é apenas deslocado em direção ao cordão umbilical, mas também gira 90° no sentido anti-horário, em torno da artéria mesentérica superior. Ao final da décima semana, o intestino pode retornar à cavidade abdominal, uma vez que, neste momento, a cavidade já se encontra suficientemente ampliada. O celoma extraembrionário e o saco vitelino são completamente obliterados. Durante o período fetal, as duas calibrosas **artérias umbilicais** e a **veia umbilical** seguem através do umbigo. Ambas as artérias estão firmemente fixadas ao anel umbilical; a veia umbilical, no entanto, é apenas frouxamente ligada ao anel umbilical. Após o nascimento e a transecção do cordão umbilical, a obliteração e a adesão ocorrem rapidamente; os restos dos vasos umbilicais seccionados, juntamente com o anel umbilical e a pele, levam a um firme fechamento do umbigo.

— Clínica —

Se o intestino não se reposicionar completamente na cavidade abdominal ao final da 10ª semana, ocorre a formação de uma **onfalocele**. Trata-se de uma malformação com uma incidência de 1:5.000. A parede abdominal se encontra adjacente a uma bolsa revestida pelo âmnio, que contém as alças intestinais, o mesentério, e ramos da artéria mesentérica superior (raramente pode conter também órgãos internos, tais como o fígado ou o baço).

Ao contrário da onfalocele, a **hérnia umbilical congênita** é recoberta por pele. O canal herniário corresponde à papila umbilical ainda não formada. Hérnias umbilicais adquiridas ocorrem em adultos pela deiscência (movimento de afastamento) do tecido conjuntivo da papila umbilical durante uma hiperextensão acentuada da parede abdominal (gravidez, obesidade). Neste caso, o canal herniário é o anel umbilical.

Camada Profunda

A camada profunda inclui o revestimento interno da parede abdominal, formado pelos seguintes componentes:

- Fáscia transversal
- Peritônio parietal.

Fáscia Transversal

A fáscia transversal não é apenas uma espessa fáscia muscular na superfície interna da porção muscular do músculo transverso do abdome, mas também recobre todos os músculos e estruturas que definem a parede abdominal. Por isso, ela também é conhecida como **fáscia interna do abdome**. Posteriormente, os músculos quadrado do lombo e psoas maior são recobertos pela fáscia transversal. Além disso, ele se estende sobre a porção lombar da coluna vertebral e participa anteriormente da estrutura da bainha dos músculos retos do abdome. Neste local, ela está fusionada com a aponeurose do músculo transverso do abdome acima da linha arqueada; abaixo desta linha, a aponeurose do músculo transverso do abdome e a fáscia transversal são separadas. A aponeurose do músculo transverso do abdome se conecta abaixo da linha arqueada com as aponeuroses do músculo oblíquo externo do abdome e do músculo oblíquo interno do abdome, e segue à frente do músculo reto do abdome. Nesta região, a fáscia transversal segue para baixo e, juntamente com o peritônio parietal, forma a lâmina posterior da bainha dos músculos retos do abdome. Ao redor do umbigo, a fáscia transversal é reforçada para formar a fáscia umbilical. Cranialmente, a fáscia transversal continua na fáscia diafragmática; caudalmente, ela está fixada ao ligamento inguinal e se funde à fáscia ilíaca. No anel inguinal interno (ver adiante), a fáscia transversal invade o canal inguinal e segue como fáscia espermática interna, envolvendo o funículo espermático em direção ao testículo.

Peritônio Parietal

O peritônio é uma membrana serosa, que garante deslocamentos movimentos suaves dos órgãos na cavidade abdominal. Ele é dividido em um folheto visceral (**peritônio visceral**), que recobre os órgãos abdominais, e um folheto parietal (**peritônio parietal**), que recobre as paredes anterior e lateral da cavidade abdominal. Ele é separado da fáscia transversal por uma **tela subserosa**, que varia regionalmente. Acima do umbigo (especialmente na linha alba) e ao redor do umbigo, a tela subserosa é tão delgada, que o peritônio parietal e a fáscia transversal estão fixados um ao outro de modo quase imperceptível.

Vasos Sanguíneos, Vasos Linfáticos e Nervos da Camada Profunda

O suprimento vascular, a drenagem linfática e a inervação da camada profunda são equivalentes aos da camada média da parede abdominal.

Região Inguinal

A região inguinal inclui a região de transição entre a parede abdominal e a coxa. Esta região inclui não apenas o ligamento inguinal, mas também o canal osteofibroso localizado abaixo do ligamento inguinal, separado por um septo de tecido conjuntivo derivado do ligamento inguinal (**arco iliopectíneo**) em um local de passagem medial para vasos sanguíneos (**lacuna dos vasos**) e um local de passagem lateral para músculos (**lacuna dos músculos**).

Ligamento Inguinal

O **ligamento inguinal** é composto por um tecido conjuntivo denso modelado, rico em fibras colágenas, que se estende entre a espinha ilíaca anterossuperior e o tubérculo púbico (➤ Fig. 3.26; ver também o ➤ item 5.10.1; ➤ Fig. 5.71). Ele forma o assoalho do canal inguinal (ver adiante). A pele da região e o ligamento inguinal são unidos um ao outro por firmes retináculos cutâneos, uma vez que o tecido adiposo subcutâneo está, em grande parte, ausente, fazendo com que o ligamento inguinal seja facilmente palpável. O ligamento inguinal não é um ligamento propriamente dito, mas um conglomerado de várias estruturas de tecido conjuntivo:

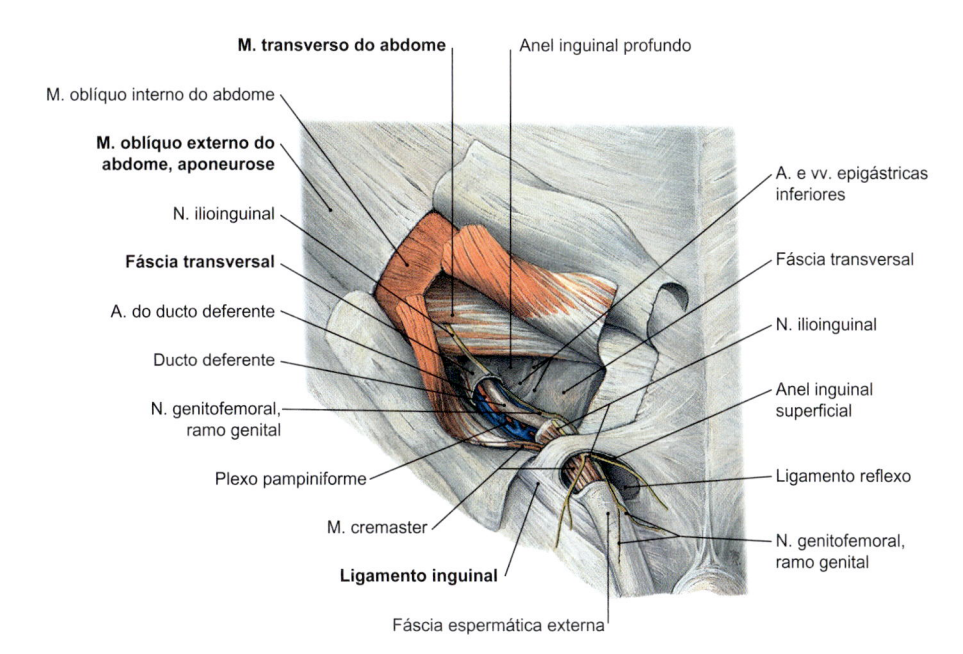

Figura 3.26 Paredes e conteúdo do canal inguinal, lado direito. Vista anterior. [S010-17]

- Porção inferior da aponeurose do músculo oblíquo externo do abdome
- Porção inferior das aponeuroses fundidas dos músculos oblíquo interno do abdome e transverso do abdome
- Fáscia transversal (medial)
- Fáscia iliopsoas (lateral)
- Fáscia lata (caudal).

Na margem medial do ligamento inguinal, uma pequena parte das fibras advindas da margem inferior do ligamento inguinal se dirige para baixo, em uma disposição em arco, até o osso púbis. Esta porção fibrosa, o **ligamento lacunar** (➤ Fig. 5.71), limita-se medialmente com a lacuna dos vasos. A fixação do ligamento lacunar na linha pectínea do púbis é chamada ligamento pectíneo. O **arco iliopectíneo**, já mencionado anteriormente, é uma estrutura do tecido conjuntivo em formato arqueado e faz parte da fáscia ilíaca. Ele se estende entre o ligamento inguinal e a eminência iliopúbica e separa a lacuna dos músculos da lacuna dos vasos (➤ item 5.10.1, ➤ Fig. 5.71 para as estruturas que passam por estes espaços).

Canal Inguinal

O **canal inguinal** tem cerca de 4-5 cm de comprimento e segue com um trajeto oblíquo de cima para baixo e de fora para dentro, através da parede abdominal. No homem, o funículo espermático atravessa o canal inguinal; na mulher, o ligamento redondo do útero, juntamente com vasos linfáticos, segue dos ângulos tubários de ambos os lados ao longo do canal inguinal, até os lábios maiores do pudendo. As estruturas que passam pelo canal, em geral, preenchem completamente o canal, e estão conectadas a ele por meio de tecido conjuntivo frouxo. Os pontos de entrada e saída para o canal inguinal são:

- **Anel inguinal profundo** (**anel inguinal interno**): é visível como uma depressão na face interna da parede abdominal, na fossa inguinal lateral (ver adiante). Sua margem medial é reforçada pelo ligamento interfoveolar (feixe de reforço em formato de crescente da fáscia transversal) e por algumas fibras musculares do músculo transverso do abdome (músculo interfoveolar). Além disso, outras fibras musculares do músculo transverso do abdome se enovelam em torno do anel inguinal profundo, caracterizadas como formando a alça do músculo transverso do abdome
- **Anel inguinal superficial** (**anel inguinal externo**): passa através da aponeurose do músculo oblíquo externo do abdome.

Neste local, a aponeurose forma dois pilares de tecido conjuntivo (pilar medial e pilar lateral), os quais são mantidos unidos na parte superior através de outras fibras do tecido conjuntivo do músculo oblíquo externo do abdome (fibras intercrurais). Na parte inferior, os pilares são unidos por uma placa tendínea semelhante a um sulco (ligamento reflexo).

As paredes do canal inguinal são formadas da seguinte maneira (➤ Fig. 3.26.):

- **Superior:** margem inferior do músculo oblíquo interno do abdome e do músculo transverso do abdome, além de suas aponeuroses fundidas; deste modo, o teto é formado lateralmente por fibras musculares, e medialmente por tecido conjuntivo

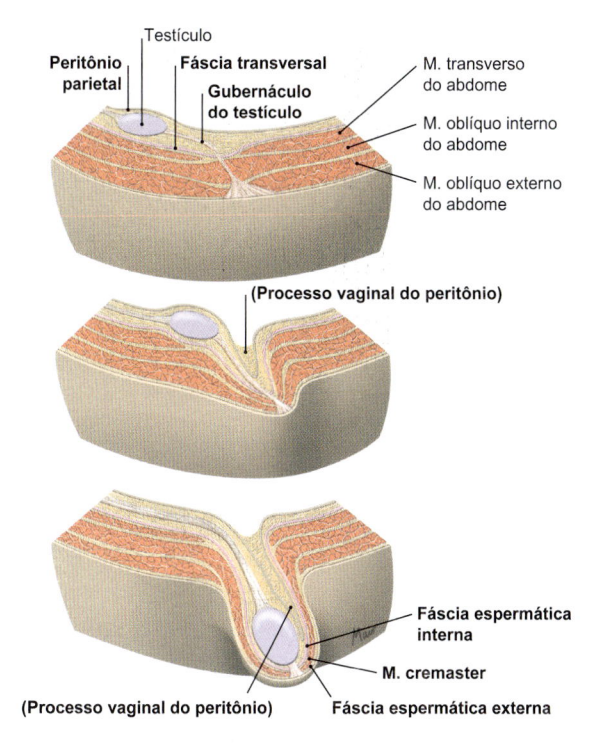

Figura 3.27 Descida do testículo, a partir da 7ª semana (após a concepção) até o nascimento.

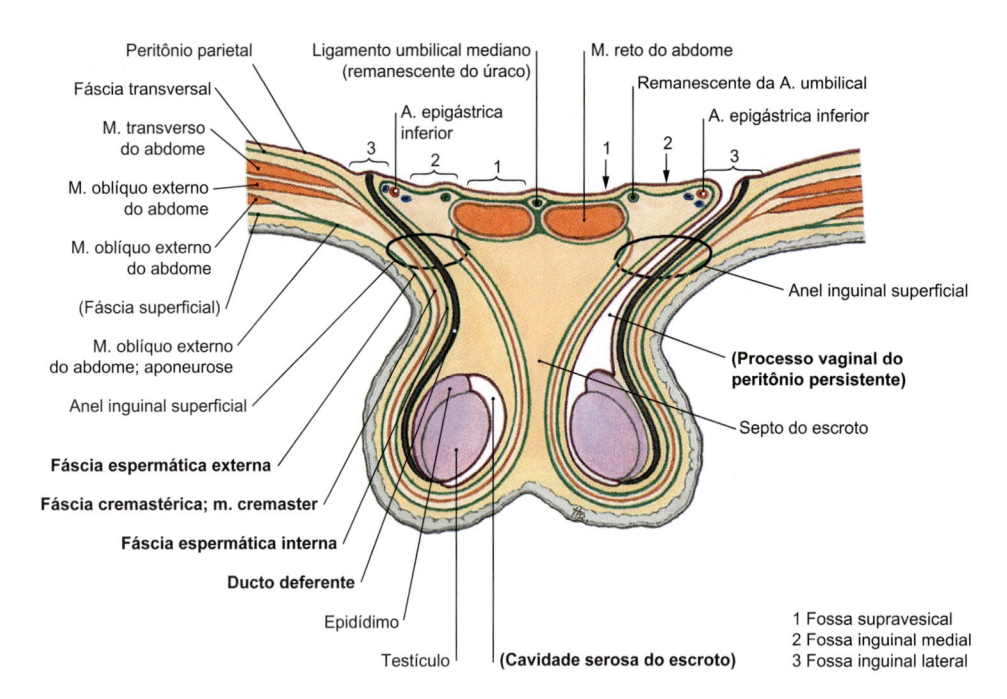

Figura 3.28 **Estrutura da parede abdominal e dos envoltórios do funículo espermático (cordão espermático) e do testículo.** Representação esquemática. [L240]

1 Fossa supravesical
2 Fossa inguinal medial
3 Fossa inguinal lateral

- **Inferior:** ligamento inguinal e ligamento reflexo medial
- **Anterior:** aponeurose do músculo oblíquo externo do abdome, com fibras intercrurais
- **Posterior:** fáscia transversal, tecido conjuntivo submesotelial da serosa, e peritônio parietal, reforçados pelo ligamento interfoveolar, com o músculo interfoveolar. Deste modo, quando observado de dentro, forma-se um triângulo sem tecido muscular (trígono inguinal, ou triângulo de Hasselbach).

Desenvolvimento

A espermatogênese requer temperatura mais baixa que a temperatura corporal média, de cerca de 37ºC. Portanto, os testículos deslocam-se para fora da cavidade abdominal durante o período fetal. Os testículos migram para baixo ao longo do ligamento gonadal inferior (gubernáculo do testículo) sob o peritônio parietal da parede abdominal lateral, em direção ao escroto, carreando assim uma parte das camadas da parede abdominal (➤ Fig. 3.27). O peritônio parietal forma um recesso no canal inguinal (processo vaginal do peritônio), que se aprofunda até o escroto e se posiciona acima do testículo. Exceto por um remanescente na região dos testículos (túnica vaginal do testículo), o processo vaginal do peritônio é obliterado logo após o nascimento.

Clínica

Distúrbios da descida dos testículos são comuns (cerca de 3% de todos os recém-nascidos). Os testículos podem permanecer no interior da cavidade abdominal ou no canal inguinal (retenção testicular, criptorquidismo, ectopia testicular). As consequências podem ser distúrbios de fertilidade e risco aumentado de degeneração maligna. A descida do testículo para o escroto é sinal de maturidade ao nascimento.

Envoltórios do Funículo Espermático e do Escroto

O funículo espermático (eventualmente também chamado cordão espermático) e os testículos, devido à descida dos testículos, estão situados em um recesso da parede abdominal, que se estende como uma bolsa no escroto (ou saco escrotal). Por conseguinte, o funículo espermático e o escroto possuem uma configuração se-melhante à da parede abdominal, na qual as seguintes estruturas são distinguidas (➤ Fig. 3.28.):

- **Fáscia espermática externa:** continua com a porção inferior da aponeurose do músculo oblíquo externo do abdome no funículo espermático
- **Fáscia cremastérica com o músculo cremaster:** o músculo cremaster com sua fáscia forma uma dissociação da porção inferior do músculo oblíquo interno do abdome. Frequentemente, fibras musculares inferiores do músculo transverso do abdome também participam deste músculo
- **Fáscia espermática interna:** continua com a fáscia transversal e envolve o funículo espermático
- **Vestígio do processo vaginal:** trata-se do processo vaginal do peritônio que é obliterado como um resquício na região do testículo (túnica vaginal do testículo, com lâmina parietal [periórquio] e lâmina visceral [epiórquio]).

O conteúdo do funículo espermático, a estrutura da túnica dartos, o suprimento sanguíneo, a drenagem linfática e a inervação do testículo e do escroto estão descritos no ➤ item 8.5.

Músculo Cremaster

O músculo cremaster, inervado pelo ramo genital do nervo genitofemoral, se origina a partir das fibras inferiores do músculo oblíquo interno do abdome e, na maioria dos casos, também das fibras do músculo transverso do abdome (➤ Fig. 3.21, ➤ Fig. 3.26). Algumas fibras musculares também se originam da lâmina anterior da bainha dos músculos retos do abdome. No homem, as fibras seguem como fibras musculares individualizadas envolvendo o funículo espermático, entre a fáscia espermática externa e a fáscia espermática interna, em direção ao escroto. Na mulher, elas acompanham o ligamento redondo do útero.

N O T A

Um leve estímulo na face interna da coxa desencadeia uma contração do músculo cremaster (**reflexo cremastérico**). Isso resulta na elevação do testículo do mesmo lado. O reflexo cremastérico faz parte dos reflexos extrínsecos fisiológicos. As fibras aferentes seguem pelo ramo femoral do nervo genitofemoral, enquanto as fibras eferentes seguem no ramo genital do nervo genitofemoral.

Clínica

O canal inguinal é um local de eleição para a formação de hérnias (**hérnias inguinais**). De acordo coma posição do saco herniário, podem ser distinguidas hérnias inguinais diretas e indiretas:

- As **hérnias inguinais indiretas** (**hérnias do canal**) são as rupturas da parede abdominal mais comuns na idade adulta (cerca de dois terços de todas as hérnias inguinais) e ocorrem predominantemente em homens. Neste caso, o saco herniário passa pela fossa inguinal lateral, através do anel inguinal profundo, para o interior do canal inguinal, ou penetra completamente através do canal inguinal em direção ao escroto ou aos lábios maiores do pudendo (➤ Fig. 3.29). O canal herniário é, portanto, idêntico ao anel inguinal interno e se encontra lateralmente aos vasos epigástricos inferiores. Uma vez que estes vasos são fáceis de serem identificados no campo cirúrgico, eles são utilizados como referência, e estas hérnias também são conhecidas como hérnias inguinais laterais. As hérnias inguinais indiretas também podem ser congênitas. Neste caso, o processo vaginal do testículo não é ocluído, mas persiste (processo vaginal do peritônio persistente, ➤ Fig. 3.28). Consequentemente, existe uma conexão aberta entre a cavidade abdominal e a cavidade serosa do escroto, através da qual o conteúdo da hérnia pode se estender até o escroto. De modo geral, no entanto, as hérnias inguinais indiretas são adquiridas

- As **hérnias inguinais diretas** (cerca de um terço de todas as hérnias inguinais) ocorrem através do trígono inguinal desprovido de musculatura (triângulo de Hasselbach, ➤ Fig. 3.31) na fossa inguinal medial, que é um ponto fraco porque, neste local, a parede abdominal é composta apenas pela fáscia transversal e pelo peritônio parietal. Uma vez que o canal herniário se posicioma medialmente aos vasos epigástricos inferiores, tais hérnias também são referidas como hérnias inguinais mediais (➤ Fig. 3.29).

As **hérnias femorais** (cerca de 10% de todas as hérnias) são mais comuns nas mulheres. O canal herniário – em contraste com as hérnias inguinais que se desenvolvem abaixo do ligamento inguinal – está localizado na lacuna dos vasos (mais comum) ou na lacuna dos músculos (mais rara).

NOTA

Os locais mais comuns para a ocorrência de **hérnias da parede abdominal** são o canal inguinal (80%), o canal femoral (10%), o umbigo (5%), a linha alba (5%), a linha semilunar, o canal obturatório e o trígono lombar (os 3 últimos juntos menos de 1%). Nas hérnias inguinais, há diferença entre as hérnias inguinais diretas e indiretas. As inguinais indiretas são as hérnias da parede abdominal mais frequentes na idade adulta (cerca de dois terços de todas as hérnias inguinais), e são mais comuns nos homens. Nesta condição, o saco herniário segue o trajeto do canal inguinal. As hérnias inguinais diretas (cerca de um terço de todas as hérnias inguinais) atravessam a parede abdominal diretamente na fossa inguinal medial, de modo que elas não passem pelo anel inguinal profundo.

Relevo Interno da Parede Abdominal

A parede abdominal possui em sua face interna um relevo característico, com pregas e fossas, sendo todas recobertas pelo peritônio parietal (➤ Fig. 3.30, ➤ Fig. 3.31). O corpo da bexiga urinária se posiciona posteriormente à sínfise púbica. Com um enchimento moderado, possuía parede abdominal apresenta um sulco transversal (prega vesical transversa). Além disso, as seguintes pregas na parede abdominal interna podem ser delimitadas:

- **Prega umbilical mediana** (ímpar): segue do ápice da bexiga até o umbigo, e contém o ligamento umbilical mediano, formado devido à obliteração do antigo úraco, que se estendia da bexiga até o umbigo

- **Prega umbilical medial** (par): cada uma delas segue da parede lateral da bexiga até o umbigo, e contém o ligamento umbilical lateral, formado pela obliteração da antiga artéria umbilical. A artéria umbilical ainda pode ser parcialmente preservada

- **Prega umbilical lateral** (par): estendem-se ao longo do trajeto dos vasos epigástricos inferiores, originados dos vasos ilíacos externos e seguem em direção à parede posterior da bainha dos músculos retos do abdome, não tendo, portanto, relação com o umbigo. Na porção inferior da prega umbilical lateral, a fáscia transversal é reforçada pelo **ligamento interfoveolar** (**ligamento de Hasselbach**) (➤ Fig. 3.30, ➤ Fig. 3.31) e pelo músculo interfoveolar. Ambas as estruturas são subdivisões do músculo transverso do abdome e delimitam o trígono inguinal, desprovido de musculatura (triângulo de Hasselbach) (➤ Fig. 3.30, ➤ Fig. 3.31).

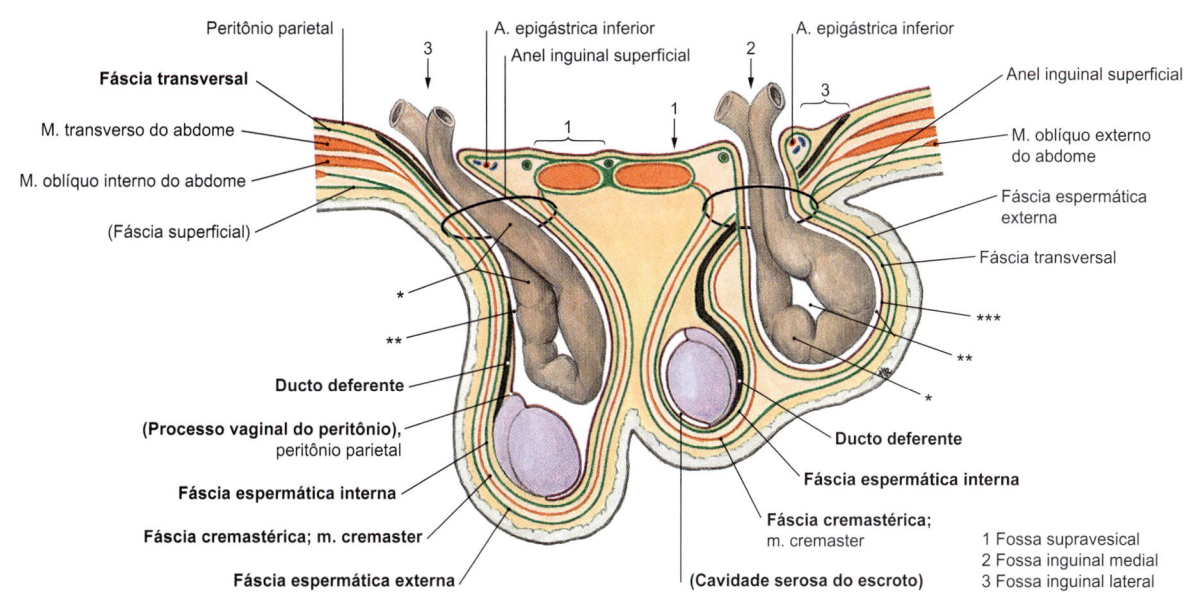

Figura 3.29 Hérnias inguinais, representação esquemática. Imagem do lado esquerdo: hérnia indireta lateral; imagem do lado direito: hérnia direta medial. *Alça intestinal no saco herniário, **espaço peritoneal, ***saco herniário peritoneal recém-formado. [L240]

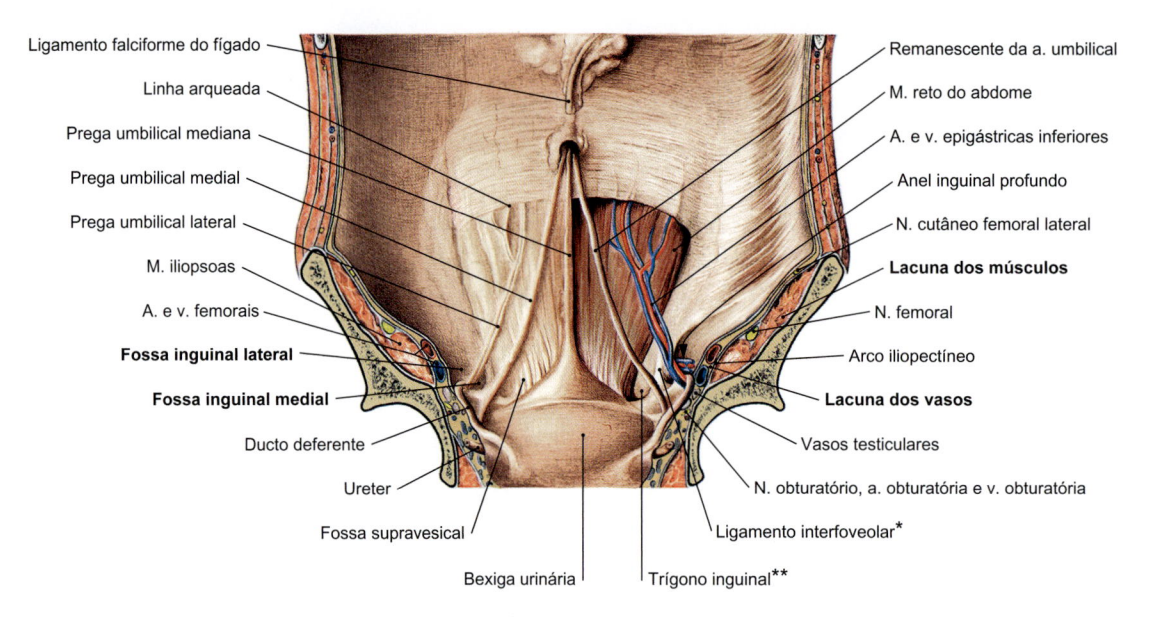

Figura 3.30 Parede abdominal anterior. Vista interna; no lado direito do corpo, o peritônio parietal e a fáscia transversal foram removidos; *Ligamento de Hasselbach, **triângulo de Hasselbach.

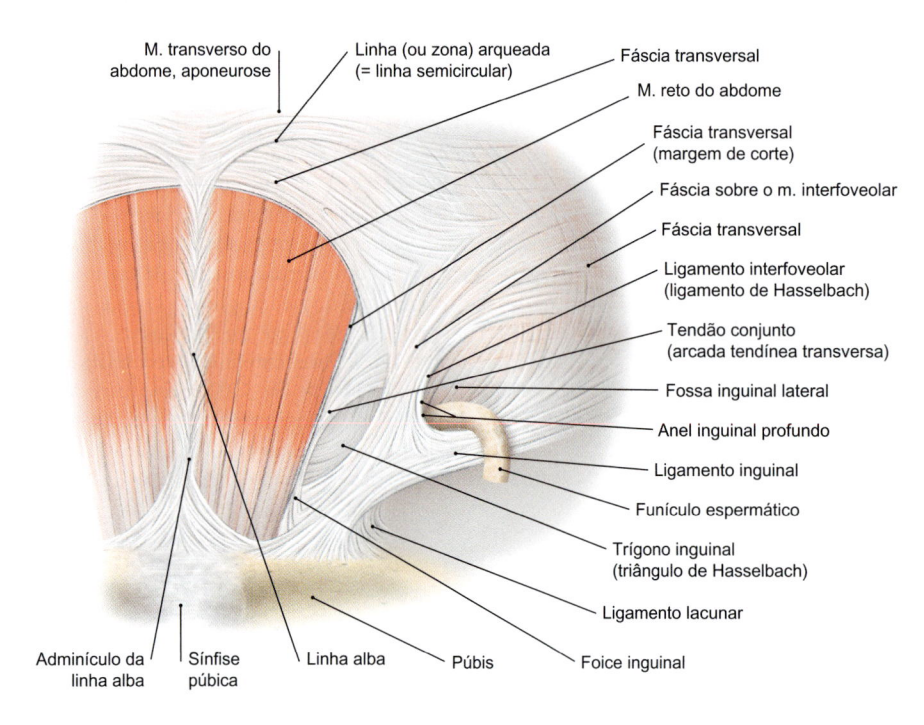

Figura 3.31 Parede abdominal anterior. Vista interna; lado direito; o peritônio parietal e a fáscia transversal foram parcialmente removidos; representação do ligamento de Hasselbach e do triângulo de Hasselbach. [L127]

Entre as pregas, e lateralmente à prega umbilical lateral, são formadas as seguintes fossas (➤ Fig. 3.30):

- **Fossa supravesical** (par): localizada entre a prega umbilical mediana e a prega umbilical medial
- **Fossa inguinal medial** (par): localizada entre a prega umbilical medial e a prega umbilical lateral, na região do trígono inguinal (triângulo de Hasselbach) (➤ Fig. 3.30, ➤ Fig. 3.31)
- **Fossa inguinal lateral** (par): localizada lateralmente à prega umbilical lateral. Nela se localiza o anel inguinal profundo (anel inguinal interno). Além disso, abaixo do peritônio parietal, as estruturas envolvidas na estrutura do funículo espermático seguem juntas. No anel inguinal profundo, a fáscia transversal invagina no canal inguinal e dá origem à fáscia espermática interna.

Além das cinco pregas da parede abdominal inferior, uma prega superior se estende na parede abdominal inferior do umbigo até o fígado. Ela contém o **ligamento redondo do fígado**, um remanescente da veia umbilical obliterada (➤ Fig. 3.30).

Clínica

A duplicação da fáscia transversal no triângulo de Hasselbach – que no passado costumava ser realizada nas cirurgias de hérnia (técnica de Shouldice) para reforçar a parede posterior do canal inguinal – nos dias atuais está praticamente abandonada. Ela foi substituída por técnicas minimamente invasivas, como a TAAP (plástica com retalho extraperitonial total) ou TEPP (hernioplastia transabdominal pré-peritoneal). No caso da TAPP (em contraste com a TEPP), são realizados

2-3 pequenos cortes visando a uma laparoscopia através da parede abdominal. Como parte da cirurgia, uma delgada malha de plástico é inserida entre as camadas da parede abdominal (atrás do músculo transverso do abdome e à frente do peritônio parietal). A vantagem do tratamento com a malha é a resistência imediata, a qual permite até mesmo atividades esportivas intensas, normalmente dentro de uma semana. Caso seja necessária uma cirurgia aberta, de modo geral, se utiliza a técnica de Lichtenstein, na qual uma malha também é introduzida. Devido aos bons resultados e à excelente compatibilidade, atualmente, as malhas são amplamente utilizadas em cirurgias de hérnia inguinal.

3.2 Parede Posterior do Tronco
Friedrich Paulsen, Jens Waschke

3.2.1 Estrutura Anatômica Geral

Dependendo das condições de condicionamento físico ou do grau de treinamento, o relevo do dorso, formado pelos músculos dorsais superficiais – músculo trapézio, músculos romboides, músculo latíssimo do dorso e músculo redondo maior – é significativamente diferente. A extensão da região dorsal vai desde a linha nucal superior do osso occipital até o cóccix, ao longo da coluna vertebral, e lateralmente até as áreas dorsais visíveis das paredes torácica e abdominal.

Anatomia de Superfície

Linhas e pontos ósseos palpáveis servem para orientação e localização do nível de interesse na parede do dorso.

Linhas de Orientação

As linhas de orientação de trajeto vertical na parede posterior do tronco são (➤ Fig. 1.6.):

- Linha mediana posterior (sobre os processos espinhosos das vértebras)
- Linha paravertebral (através dos processos transversos das vertebrais)
- Linha escapular (através do ângulo inferior da escápula, com o membro superior relaxado e pendente).

Proeminências Ósseas Palpáveis

Os pontos ósseos palpáveis na parede posterior do tronco são:
- Espinha da escápula (projeta-se a ambos os lados logo abaixo da pele e pode ser acompanhada lateralmente até o acrômio); uma linha horizontal entre as ambas as espinhas das escápulas se projeta na altura do processo espinhoso da vértebra torácica III
- Ângulo superior da escápula (desviado durante os movimentos do braço)
- Margem medial da escápula (desviada durante os movimentos do braço)
- Ângulo inferior da escápula (desviado durante os movimentos do braço)
- Vértebra proeminente (processo espinhoso da vértebra cervical VII)
- Costelas
- Crista ilíaca
- Espinha ilíaca supeoposterior
- Tuber isquiático
- Sacro
- Processos espinhosos.

Relevo da Superfície

A pele do dorso é dotada de uma derme espessa e, portanto, relativamente resistente. Na região vertebral, o relevo da superfície é caracterizado pelo sulco dorsal e pelos músculos intrínsecos do dorso, situados lateralmente a este sulco (➤ item 3.2.2). Na região lombar, localiza-se fáscia toracolombar, atrás dos músculos intrínsecos do dorso (➤ item 3.2.2). Como mencionado anteriormente, os músculos superficiais do dorso produzem um relevo lateralmente, até a região da nuca. No local da transição da coluna lombar para a região sacral, forma-se o trígono sacral no homem e, na mulher, forma-se o losango (ou quadrilátero) de Michaelis (quadrilátero de Vênus). O trígono sacral e o losango de Michaelis são bem aparentes porque são pontos ósseos palpáveis situados diretamente sob a pele, sem musculatura ou tecido adiposo subcutâneo subjacentes. Os pontos se apresentam como pequenas depressões.

Trígono Sacral

O trígono sacral (➤ Fig. 3.32) é formado:
- Pelas duas espinhas ilíacas posterossuperiores
- Pelo início da fenda interglútea (sulco profundo que se estende em trajeto vertical entre as nádegas).

Losango de Michaelis

O losango de Michaelis (➤ Fig. 3.32) é formado:
- Pelas depressões superficiais da pele sobre o processo espinhoso da vértebra lombar IV ou V
- Pelas duas espinhas ilíacas posterossuperiores
- Pelo início da fenda interglútea.

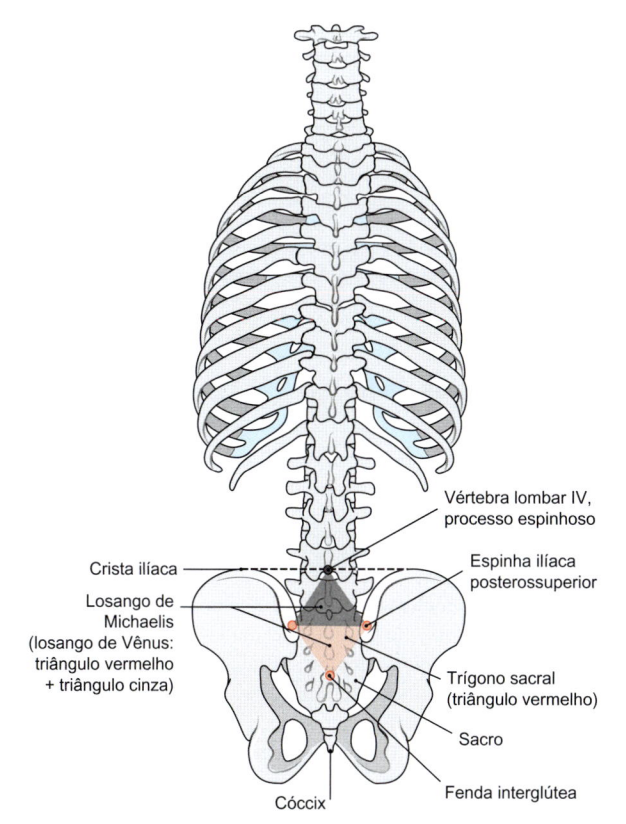

Crista ilíaca

Losango de Michaelis (losango de Vênus: triângulo vermelho + triângulo cinza)

Vértebra lombar IV, processo espinhoso

Espinha ilíaca posterossuperior

Trígono sacral (triângulo vermelho)

Sacro

Fenda interglútea

Cóccix

Figura 3.32 Pontos ósseos táteis e visíveis do quadrilátero (ou losango) de Michaelis e do trígono sacral. Vista posterior. [L126]

> ### Clínica
>
> Em obstetrícia, o losango de Michaelis pode fornecer indicações sobre possíveis deformações ósseas da pelve.

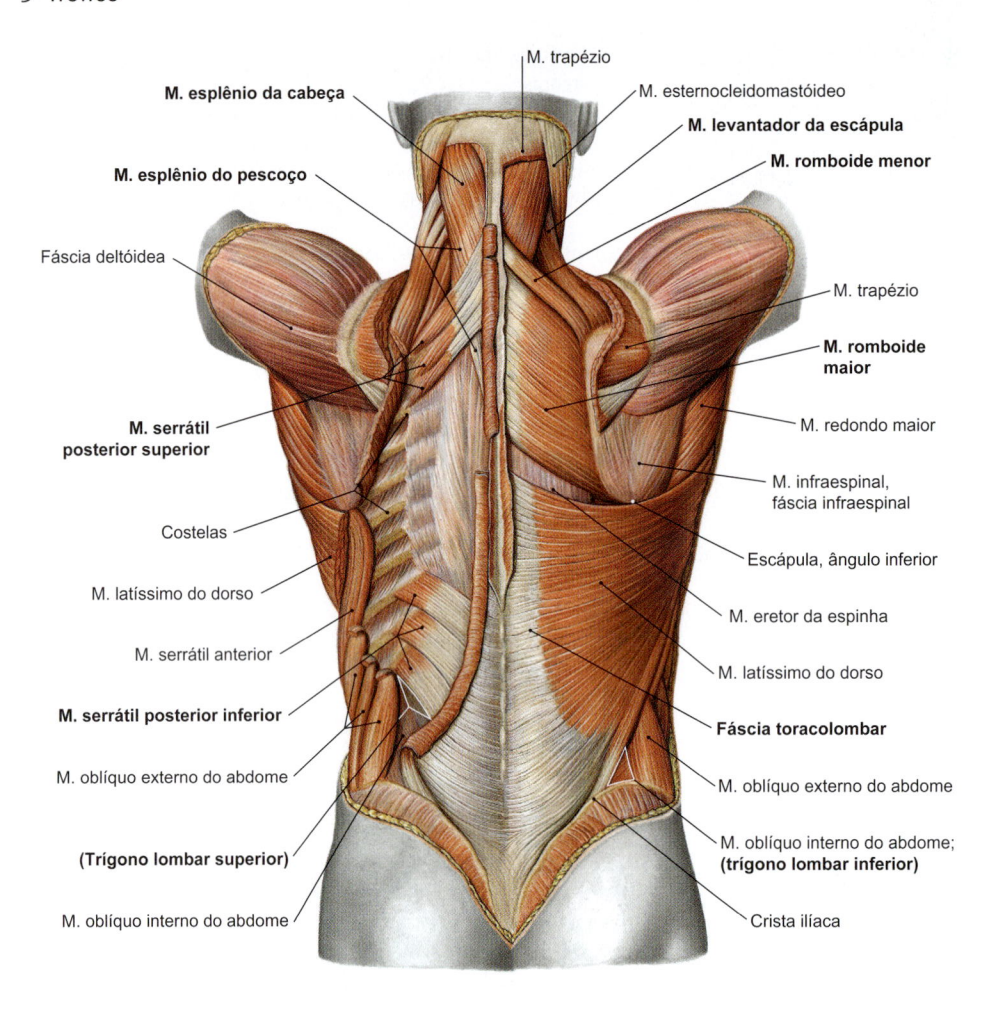

Figura 3.33 Camada profunda dos músculos do tronco associados ao membro superior e associados ao cíngulo do membro superior. Vista posterior. No lado direito do corpo, o m. trapézio foi removido; no lado esquerdo, foram removidos os músculos romboides e o m. latíssimo do dorso.

Regiões da Coluna Vertebral

A região posterior do pescoço em relação à coluna vertebral é referida como região cervical posterior (ou região da nuca) (➤ Fig. 1.4b). A musculatura desta região é abordada no ➤ item 3.2.2, enquanto o suprimento sanguíneo e os aspectos topográficos estão apresentados no Cap. 10. Outras regiões na parede posterior do tronco são as regiões vertebral, escapular, infraescapular, lombar, sacral e glútea (➤ Fig. 1.4b). Na região lombar, existem dois pontos fracos (➤ Fig. 3.33):

- **Trígono lombar superior** (ou trígono de Grynfelt ou trígono lombar fibroso ou, ainda, espaço tendíneo lombar), que possui os seguintes limites:
  - Cranial: costela XII
  - Lateral: músculo oblíquo interno do abdome
  - Medial: músculos intrínsecos do dorso
  - Assoalho: aponeurose de origem do músculo transverso do abdome
  - Teto: músculo serrátil posterior inferior, músculo latíssimo do dorso.

- **Trígono lombar inferior** (ou trígono de Petit), que tem os seguintes limites:
  - Medial: margem do músculo latíssimo do dorso
  - Lateral: margem posterior do músculo oblíquo externo do abdome
  - Caudal: crista ilíaca
  - Assoalho: aponeurose de origem do músculo transverso do abdome e fáscia transversal com o peritônio parietal.

Clínica

A **região lombar** é uma via de acesso cirúrgico para os rins. Nos trígonos lombares (trígono de Grynfelt ou trígono de Petit) podem ocorrer as hérnias lombares de Grynfelt (raramente) ou as hérnias lombares de Petit.

Como os ossos da **região sacral** se encontram diretamente sob a pele em vários locais (sem tecido subcutâneo), isso pode facilmente levar a úlceras de pressão (**escaras de decúbito**) nesses locais em pacientes acamados por períodos prolongados.

3.2.2 Músculos do Dorso

Visão Geral

Todos os músculos na face posterior do tronco são caracterizados como **músculos do dorso** (músculos dorsais). Estes incluem também os músculos da região posterior do pescoço (região da nuca), topograficamente situados na região cervical posterior e, portanto, no pescoço, mas, sob o ponto de vista sistemático, devido ao seu trajeto, correspondem aos músculos do dorso.

Os músculos do dorso formam duas camadas que são diferentes sob os pontos de vista embrionário e funcional:

- Os **músculos profundos do dorso**, de fato, já estão posicionados na face posterior do tronco. Eles são, portanto, chamados músculos intrínsecos do dorso ou músculos próprios do dorso. São inervados por ramos posteriores dos nervos espinais, atuam na extensão do tronco e são funcionalmente chamados "músculos eretores da espinha"

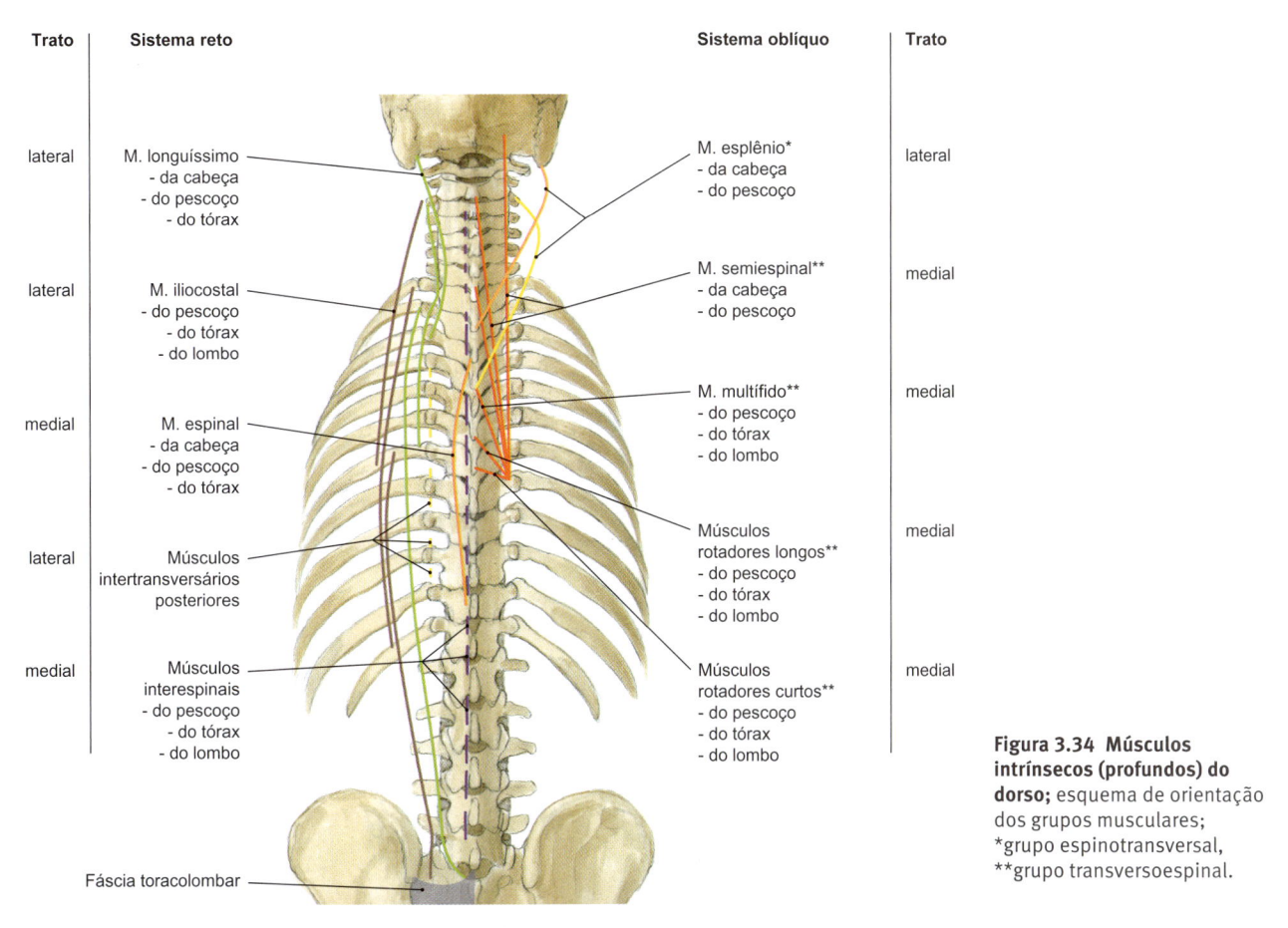

Trato	Sistema reto		Sistema oblíquo	Trato
lateral	M. longuíssimo - da cabeça - do pescoço - do tórax		M. esplênio* - da cabeça - do pescoço	lateral
lateral	M. iliocostal - do pescoço - do tórax - do lombo		M. semiespinal** - da cabeça - do pescoço	medial
medial	M. espinal - da cabeça - do pescoço - do tórax		M. multífido** - do pescoço - do tórax - do lombo	medial
lateral	Músculos intertransversários posteriores		Músculos rotadores longos** - do pescoço - do tórax - do lombo	medial
medial	Músculos interespinais - do pescoço - do tórax - do lombo		Músculos rotadores curtos** - do pescoço - do tórax - do lombo	medial
	Fáscia toracolombar			

Figura 3.34 Músculos intrínsecos (profundos) do dorso; esquema de orientação dos grupos musculares; *grupo espinotransversal, **grupo transversoespinal.

Tabela 3.4 Músculos intrínsecos do dorso, trato medial.

Inervação	Origem	Inserção	Função
Sistema espinal			
Mm. interespinais (do lombo, do tórax [inconstantes], do pescoço)			
Ramos posteriores dos nn. espinais	Processos espinhosos no plano mediano	Processos espinhosos no plano mediano	Sustentação da extensão, estabilização e controle fino dos segmentos motores
Mm. espinais (do tórax, do pescoço, da cabeça [inconstantes])			
Ramos posteriores dos nn. espinais	Processos espinhosos lateralmente ao plano mediano	Processos espinhosos lateralmente ao plano mediano, linha nucal superior	• Unilateralmente ativos: sustentação da inclinação lateral da coluna vertebral • Bilateralmente ativos: extensão da coluna vertebral
Sistema transversoespinal			
Mm. rotadores curtos e longos (do lombo [inconstantes], do tórax, do pescoço [inconstantes]); estendem-se nas proximidades de um segmento motor ou sobre o segmento motor			
Ramos posteriores dos nn. espinais	Processos mamilares das vértebras lombares, processos transversos das vértebras torácicas e das vértebras cervicais	Processos espinhosos de vértebras subjacentes (Mm. curtos) ou na vértebra seguinte à vértebra subjacente (Mm. longos)	• Unilateralmente ativos: pequena inclinação lateral e rotação para o lado oposto • Bilateralmente ativos: pequena extensão, estabilização dos segmentos motores
Mm. multífidos (do lombo [particularmente robusto], do tórax, do pescoço); sobrepõem-se a 2 a 3 segmentos motores			
Ramos posteriores dos nn. espinais	Face posterior do sacro, crista ilíaca, processos mamilares das vértebras lombares, processos transversos das vértebras torácicas, processos articulares das vértebras cervicais	Processos espinhosos	• Unilateralmente ativos: rotação da coluna vertebral para o lado oposto, e sustentação da inclinação lateral • Bilateralmente ativos: extensão, alongamento, e estabilização da coluna vertebral
M. semiespinal (do tórax, do pescoço, da cabeça); sobrepõem-se a 4 a 7 segmentos motores			
Ramos posteriores dos nn. espinais	• Processos transversos das vértebras torácicas e cervicais • O m. semiespinal da cabeça se sobrepõe aos demais segmentos	Processos espinhosos, linha nucal superior	• Unilateralmente ativo: rotação da cabeça, da coluna cervical, e da coluna torácica para o lado oposto; inclinação da cabeça, da coluna cervical e da coluna torácica para o mesmo lado • Bilateralmente ativo: extensão da cabeça e da coluna vertebral, sustentação e estabilização da coluna cervical e da coluna torácica

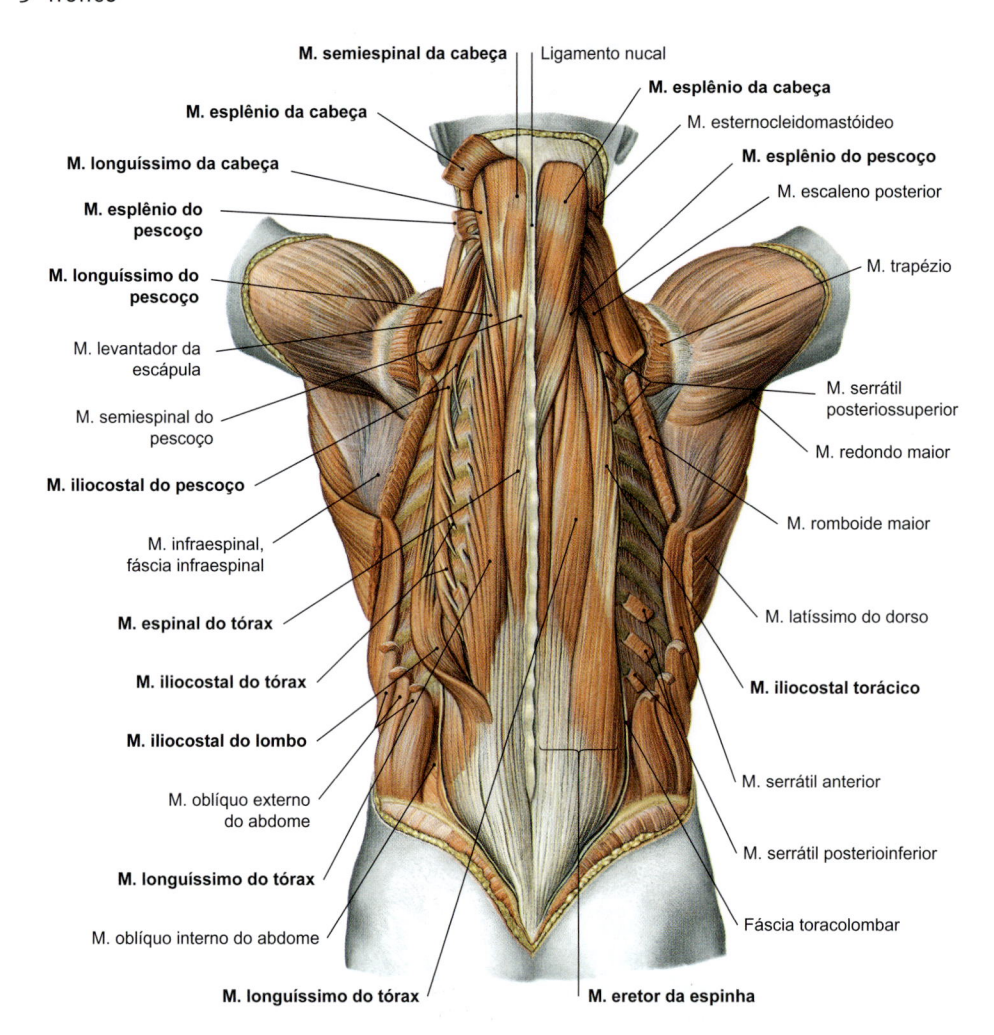

M. semiespinal da cabeça | Ligamento nucal

M. esplênio da cabeça

M. esplênio da cabeça

M. esternocleidomastóideo

M. longuíssimo da cabeça

M. esplênio do pescoço

M. escaleno posterior

M. esplênio do pescoço

M. trapézio

M. longuíssimo do pescoço

M. levantador da escápula

M. serrátil posteriossuperior

M. semiespinal do pescoço

M. redondo maior

M. iliocostal do pescoço

M. romboide maior

M. infraespinal, fáscia infraespinal

M. espinal do tórax

M. latíssimo do dorso

M. iliocostal do tórax

M. iliocostal torácico

M. iliocostal do lombo

M. oblíquo externo do abdome

M. serrátil anterior

M. longuíssimo do tórax

M. serrátil posterioinferior

M. oblíquo interno do abdome

Fáscia toracolombar

M. longuíssimo do tórax

M. eretor da espinha

Figura 3.35 Músculos intrínsecos do dorso; camada superficial. Vista posterior.

- Os **músculos superficiais do dorso**, pelo contrário, não se desenvolvem no dorso, mas na parede anterior do tronco, no primórdio do membro superior, ou se originam de componentes envolvidos na formação de tecidos moles da cabeça, e são transferidos para o dorso apenas durante o desenvolvimento, como uma musculatura dorsal secundária (ou extrínseca). São inervados pelos ramos anteriores dos nervos espinais, pelo plexo braquial ou pelo nervo acessório (XI nervo craniano), de acordo com sua região de origem. A maioria dos músculos superficiais do dorso atua principalmente no membro superior e, portanto, sob o ponto de vista funcional, é componente da musculatura do ombro e do cíngulo do membro superior.

N O T A

Os músculos do dorso estão divididos em duas camadas:
- Os **músculos intrínsecos do dorso** (= **músculos primários ou próprios do dorso**), que formam a camada profunda e são inervados pelos ramos posteriores de nervos espinais. Atuam na extensão do tronco (músculos eretores da espinha)
- Os **músculos extrínsecos do dorso** (= **músculos secundários do dorso**), que se localizam superficialmente e são inervados pelos ramos anteriores de nervos espinais, pelo plexo braquial ou por nervos cranianos. Eles atuam no movimento do membro superior e das costelas.

Tanto os músculos superficiais quanto os músculos profundos do dorso podem ser divididos em grupos que são úteis para a compreensão da função dos grupos musculares individuais.

Músculos Intrínsecos (Profundos) do Dorso

Os músculos profundos do dorso são referidos, em conjunto, como o **músculo eretor da espinha** (músculo eretor do tronco). O músculo eretor da espinha se estende da pelve até o osso occipital (➤ Fig. 3.34, ➤ Fig. 3.35) e preenche o sulco profundo do esqueleto situado entre os processos espinhosos e as costelas ou equivalentes das costelas. Sob os pontos de vista estrutural e funcional, ele é subdividido em **um trato medial e um trato lateral**, que se encontram inseridos em seus próprios manguitos fasciais. Os tratos são separados dos músculos dorsais superficiais por um sistema de envoltórios de tecido conjuntivo denso modelado, a **fáscia toracolombar**. Outra subdivisão envolve a formação de sistemas. A caracterização em sistemas reflete essencialmente o trajeto dos músculos a partir dos quais a função (ver adiante) dos grupos musculares individuais pode ser desempenhada (➤ Fig. 3.34). O músculo eretor da espinha forma, com os músculos abdominais, uma unidade funcional (princípio da estabilização do corpo).

Trato Medial

O trato medial (➤ Tabela 3.4) encontra-se profundamente situado, próximo ao eixo central do corpo, e seus músculos atuam com braços de alavanca curtos. Ele é composto por dois sistemas (➤ Fig. 3.34.):
- **Sistema espinal** (músculo espinal e músculos interespinais, ➤ Fig. 3.35, Fig. 3.36, ➤ Fig. 3.37a, ➤ Fig. 3.39)
- **Sistema transversoespinal** (músculo semiespinal, músculos multífidos, músculos rotadores, ➤ Fig. 3.35, Fig. 3.36, ➤ Fig. 3.39).

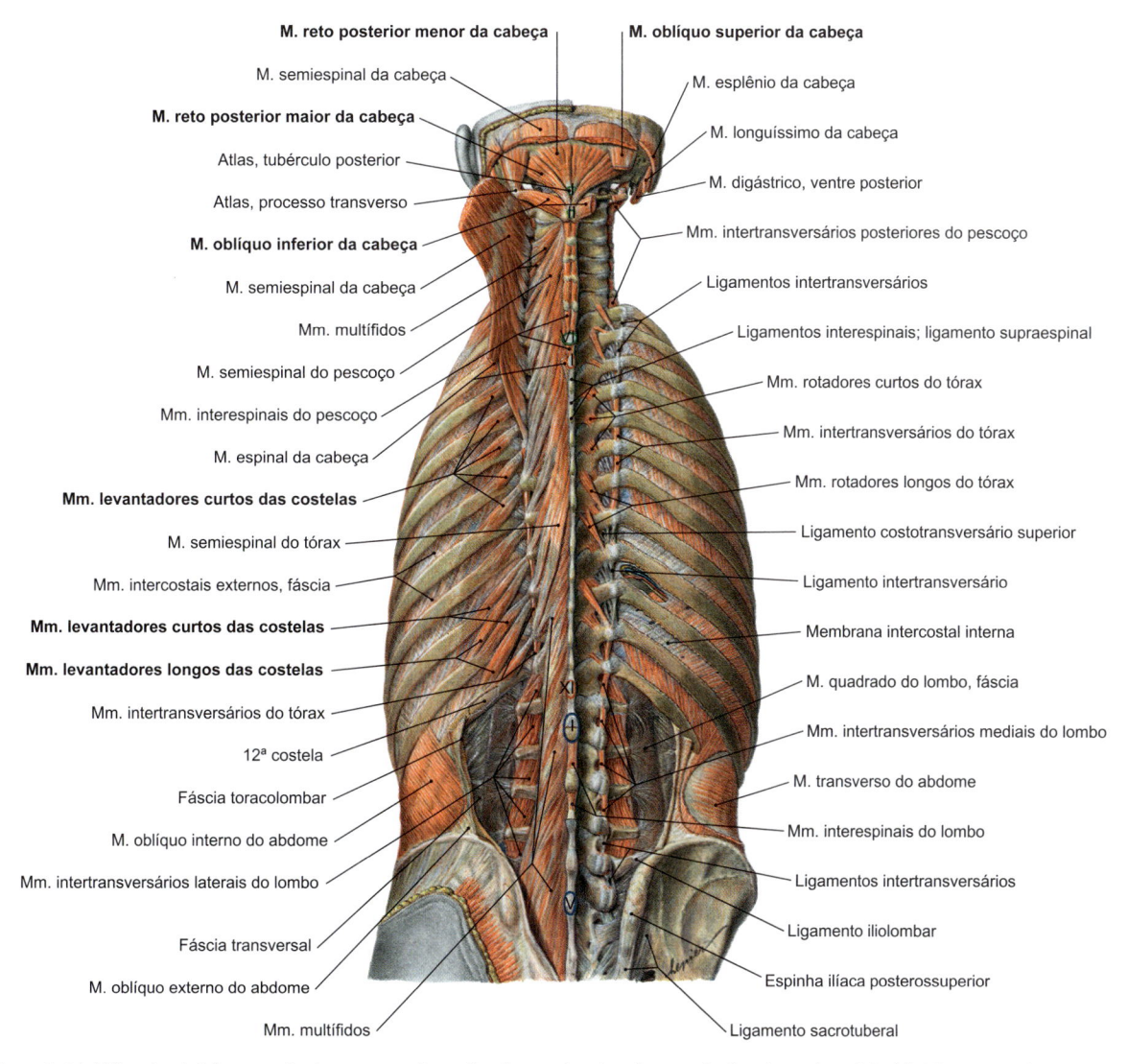

M. reto posterior menor da cabeça

M. oblíquo superior da cabeça

M. semiespinal da cabeça

M. esplênio da cabeça

M. reto posterior maior da cabeça

M. longuíssimo da cabeça

Atlas, tubérculo posterior

M. digástrico, ventre posterior

Atlas, processo transverso

Mm. intertransversários posteriores do pescoço

M. oblíquo inferior da cabeça

Ligamentos intertransversários

M. semiespinal da cabeça

Ligamentos interespinais; ligamento supraespinal

Mm. multífidos

M. semiespinal do pescoço

Mm. rotadores curtos do tórax

Mm. interespinais do pescoço

Mm. intertransversários do tórax

M. espinal da cabeça

Mm. rotadores longos do tórax

Mm. levantadores curtos das costelas

Ligamento costotransversário superior

M. semiespinal do tórax

Ligamento intertransversário

Mm. intercostais externos, fáscia

Membrana intercostal interna

Mm. levantadores curtos das costelas

M. quadrado do lombo, fáscia

Mm. levantadores longos das costelas

Mm. intertransversários mediais do lombo

Mm. intertransversários do tórax

M. transverso do abdome

12ª costela

Mm. interespinais do lombo

Fáscia toracolombar

Ligamentos intertransversários

M. oblíquo interno do abdome

Ligamento iliolombar

Mm. intertransversários laterais do lombo

Espinha ilíaca posterossuperior

Fáscia transversal

M. oblíquo externo do abdome

Mm. multífidos

Ligamento sacrotuberal

Figura 3.36 Músculos intrínsecos do dorso, camada profunda, e músculos da nuca (músculos suboccipitais). Vista posterior.

Tabela 3.5 Músculos profundos do pescoço – grupo posterior dos músculos curtos da articulação craniocervical (músculos occipitais).

Inervação	Origem	Inserção	Função
M. reto posterior maior da cabeça			
Ramo posterior do 1º n. espinal (n. suboccipital)	Processo espinhoso do áxis	Terço médio da linha nucal inferior	• Unilateralmente ativo: roda e inclina a cabeça levemente para o mesmo lado ; controle fino do ajuste da cabeça na articulação atlanto-occipital • Bilateralmente ativo: leve extensão da cabeça
M. reto posterior menor da cabeça			
Ramo posterior do 1º n. espinal (n. suboccipital)	Tubérculo posterior do arco posterior do atlas	Medialmente abaixo da linha nucal inferior	• Unilateralmente ativo: roda e inclina a cabeça para o mesmo lado; controle fino da cabeça na articulação atlanto-occipital • Bilateralmente ativo: extensão das articulações da cabeça
M. oblíquo superior da cabeça			
Ramo posterior do 1º n. espinal (n. suboccipital)	Processo transverso do atlas	Terço lateral da linha nucal inferior	• Unilateralmente ativo: inclina a cabeça para o lado ipsilateral; controle fino do ajuste da cabeça • Bilateralmente ativo: extensão da cabeça
M. oblíquo inferior da cabeça			
Ramo posterior do 1º n. espinal (n. suboccipital)	Processo espinhoso do áxis	Processo transverso do atlas	• Unilateralmente ativo: roda e inclina a cabeça para o mesmo lado ; controle fino do ajuste da cabeça • Bilateralmente ativo: extensão da cabeça

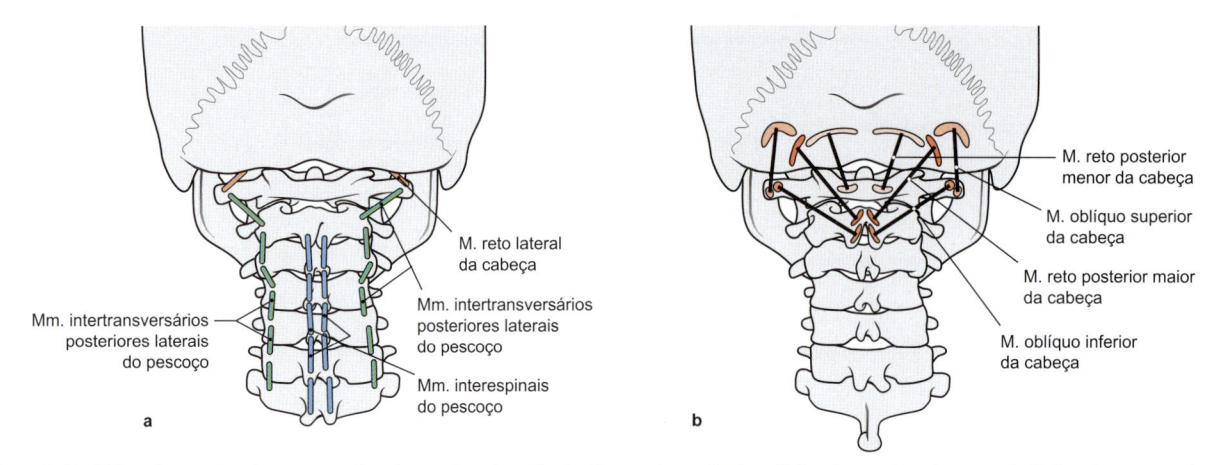

Figura 3.37 Músculos curtos da nuca e músculos curtos da articulação craniocervical. a. Músculos curtos da nuca. **b.** Músculos curtos da articulação craniocervical (músculos suboccipitais). [L126]

Um papel especial é desempenhado pelos músculos profundos da nuca (músculos suboccipitais) (ver adiante).

Na região das articulações craniocervicais, o trato medial do músculo eretor da espinha foi modificado no decurso da evolução, a fim de garantir um movimento da cabeça o mais livre possível, e que pode ser controlado com precisão. Nesta área, existem quatro pares de músculos distintos, comumente chamados em conjunto como **músculos profundos da nuca**, ou grupo posterior dos músculos curtos da articulação craniocervical (músculos suboccipitais) (➤ Fig. 3.37b, ➤ Fig. 3.38, ➤ Tabela 3.5):

- **Músculo reto posterior maior da cabeça**
- **Músculo reto posterior menor da cabeça**

- **Músculo oblíquo superior da cabeça**
- **Músculo oblíquo inferior da cabeça**.

O músculo reto posterior maior da cabeça, o músculo oblíquo superior da cabeça e o músculo oblíquo inferior da cabeça delimitam o trígono cervical profundo (triângulo vertebral).

Além dos músculos profundos da nuca, que formam o grupo posterior dos músculos suboccipitais, dois pares adicionais de músculos se associam aos músculos curtos da articulação craniocervical (músculos suboccipitais) (➤ item 10.2.2, ➤ Tabela 10.8, ➤ Fig. 10.8):

- **Músculo reto anterior da cabeça**
- **Músculo reto lateral da cabeça** (➤ Fig. 3.37a).

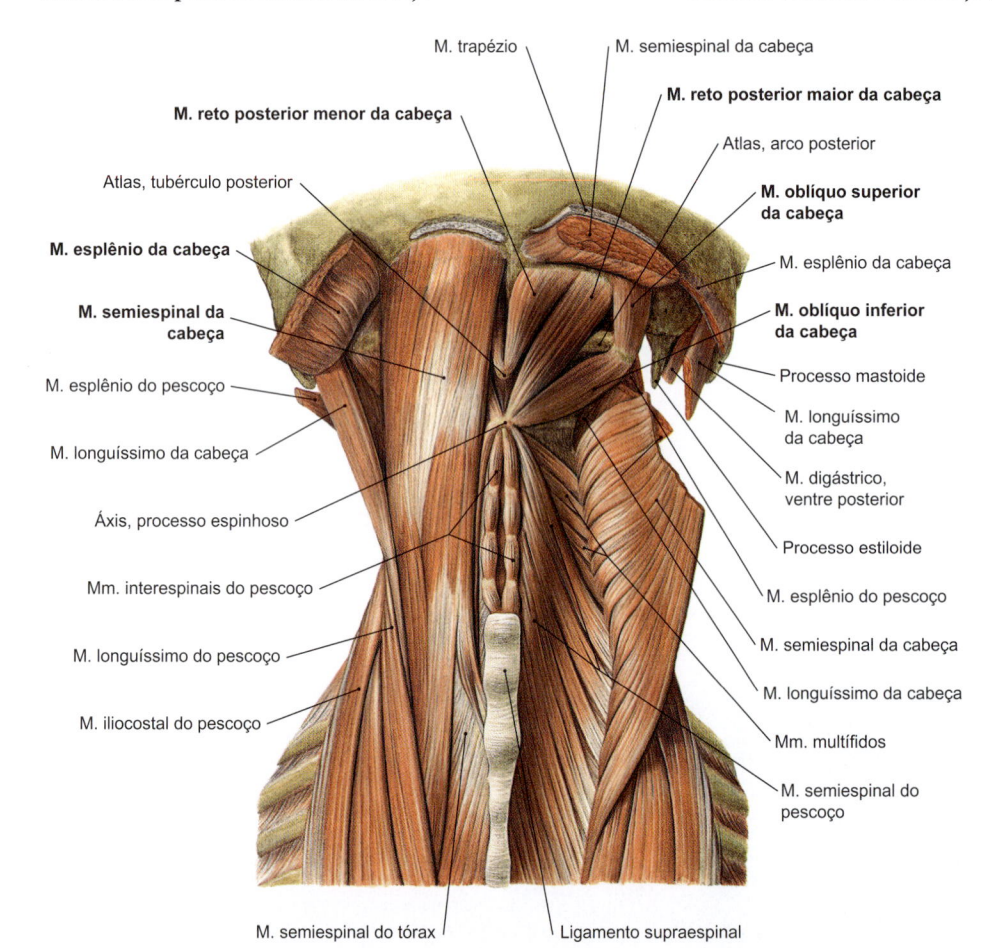

Figura 3.38 Músculos da nuca (músculos suboccipitais) e músculos do dorso. Vista posterior.

Tabela 3.6 Músculos intrínsecos do dorso, trato lateral.

Inervação	Origem	Inserção	Função
Sistema sacroespinal			
M. iliocostal (do lombo, do tórax, do pescoço)			
Ramos posteriores dos nn. espinais	Face posterior do sacro, crista ilíaca, crista sacral lateral, processos espinhosos das vértebras lombares, lâmina superficial da fáscia toracolombar, medialmente ao ângulo das costelas III-XII	Processos costais das vértebras lombares superiores, ângulos das costelas I-XII, tubérculos posteriores das vértebras cervicais III-VI	• Unilateralmente ativo: inclinação lateral e rotação da coluna vertebral para o mesmo lado • Bilateralmente ativo: extensão e alongamento da coluna vertebral, expiração (pelo abaixamento das costelas)
M. longuíssimo (do tórax, do pescoço, da cabeça)			
Ramos posteriores dos nn. espinais	Face posterior do sacro, crista sacral lateral, crista ilíaca, lâmina superficial da fáscia toracolombar, processos espinhosos das vértebras lombares, processos transversos e processos articulares das vértebras torácicas e cervicais	Processos transversos das vértebras torácicas e cervicais, ângulos das costelas, tubérculos posteriores das vértebras cervicais II-VII, processo mastoide	• Unilateralmente ativo: inclinação lateral e rotação da cabeça e da coluna vertebral para o mesmo lado • Bilateralmente ativo: extensão da coluna vertebral e da cabeça, alongamento da coluna vertebral
Sistema intertransversal, Mm. intertransversários (do lombo, do pescoço)			
Ramos posteriores (e anteriores) dos nn. espinais	Tubérculo posterior dos processos transversos das vértebras cervicais I-IV, processos acessórios das vértebras lombares I-IV	Tubérculo posterior dos processos transversos das vértebras cervicais II-V, processos acessórios e processos mamilares das vértebras lombares II-V	• Unilateralmente ativo: sustentação da inclinação lateral • Bilateralmente ativo: pequena extensão
Sistema espinotransversal, Mm. esplênios (do pescoço, da cabeça)			
Ramos posteriores (e anteriores) dos nn. espinais	Processos espinhosos das vértebras cervicais III-VII e das vértebras torácicas I-IV	Processo mastoide e porção lateral da linha nucal superior, processos transversos das vértebras cervicais I-III	• Unilateralmente ativo: inclinação lateral e rotação da coluna cervical e da cabeça para o mesmo lado, alongamento da coluna vertebral • Bilateralmente ativo: extensão da coluna cervical e da cabeça
Mm. levantadores das costelas			
Ramos posteriores (e anteriores) dos nn. espinais	Processos transversos das vértebras torácicas	Costelas subjacentes (Mm. levantadores curtos) e costelas seguintes às subjacentes (Mm. levantadores longos)	• Unilateralmente ativos: rotação da coluna vertebral para o lado oposto e inclinação lateral para o mesmo lado • Bilateralmente ativos: extensão da coluna vertebral e elevação das costelas (inspiração)

Eles formam o grupo anterior. Todos os 6 pares de músculos têm sua inserção comum no áxis, no atlas e no occipital. Em contraste com o grupo posterior, o grupo anterior é inervado pelos ramos anteriores dos nervos espinais. Juntamente com o grupo posterior, eles promovem o ajuste fino da cabeça na articulação atlanto-occipital. Contudo, além dos músculos profundos da nuca, outros músculos que compõem o grupo eretor da espinha partem do grupo dos músculos do cíngulo do membro superior e estão envolvidos nos movimentos da cabeça.

Trato Lateral

O trato lateral não apenas se situa lateralmente ao trato medial, mas o sobrepõe parcialmente. A musculatura é orientada em direção laterocranial, e os músculos, individualmente, são muito mais longos em comparação aos músculos do trato medial (braços de alavanca maiores). O trato lateral pode ser subdividido em quatro sistemas musculares (➤ Tabela 3.6, ➤ Fig. 3.34, ➤ Fig. 3.35, ➤ Fig. 3.36, ➤ Fig. 3.37, ➤ Fig. 3.38):

- **Sistema sacroespinal** (músculo longuíssimo, músculo iliocostal)
- **Sistema espinotransversal** (músculo esplênio)
- **Sistema intertransversal** (músculos intertransversários)
- **Músculos levantadores das costelas**.

Funções

Os músculos intrínsecos do dorso, além dos componentes passivos do sistema locomotor (ossos, discos intervertebrais, articulações e ligamentos), são fundamentais para **os movimentos e a postura da coluna vertebral, do tronco e da cabeça** como componentes ativos da postura ereta do ser humano, com o corpo parado ou em movimento (➤ Fig. 3.46), relacionados às seguintes funções:

- Manutenção da postura ereta do tronco (músculo eretor da espinha)
- Alongamento (bilateral) e inclinação lateral (unilateral) do tronco
- Rotação do tronco
- Propriocepção: localização da posição do corpo no espaço (principalmente os músculos suboccipitais).

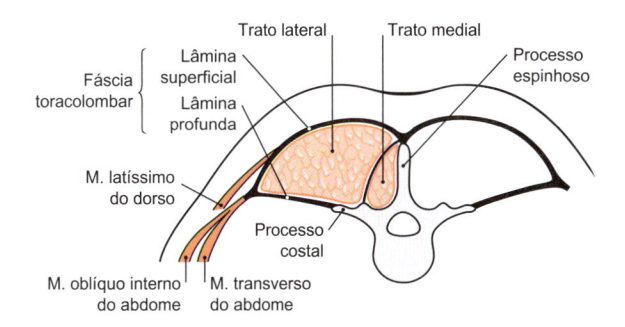

Figura 3.39 Fáscia toracolombar e músculos intrínsecos do dorso; esquema. [L126]

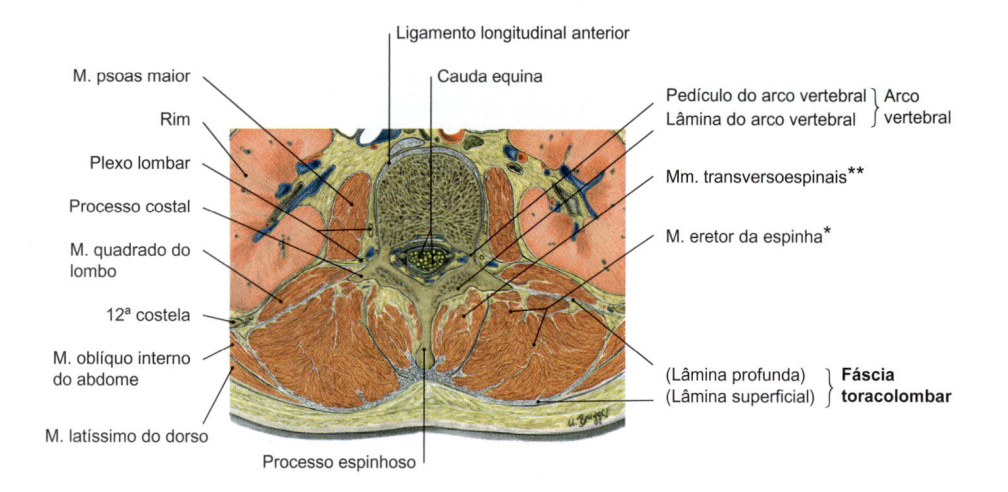

Ligamento longitudinal anterior

Cauda equina

M. psoas maior

Rim

Plexo lombar

Processo costal

M. quadrado do lombo

12ª costela

M. oblíquo interno do abdome

M. latíssimo do dorso

Processo espinhoso

Pedículo do arco vertebral } Arco
Lâmina do arco vertebral } vertebral

Mm. transversoespinais**

M. eretor da espinha*

(Lâmina profunda) **Fáscia**
(Lâmina superficial) **toracolombar**

Figura 3.40 Músculos intrínsecos do dorso e fáscia toracolombar. Corte transversal no nível da vértebra lombar II. Vista caudal; *trato lateral, **trato medial.

A participação dos sistemas musculares individuais pode ser inferida a partir de seu posicionamento:

- A contração bilateral sempre leva à extensão
- Músculos retos medianos (sistema espinal) podem apenas promover a extensão
- Músculos retos laterais (sistema intertransversal) podem promover a inclinação apenas para um dos lados
- Músculos oblíquos são utilizados na rotação:
  - Os músculos com um trajeto ascendente e lateral provocam rotação homolateral (sistema espinotransversal)
  - Os músculos ascendente e medial provocam rotação heterolateral (sistema transversoespinal).

Com base no posicionamento no dorso, o **músculo longuíssimo**, o **músculo iliocostal** e o **músculo espinal** são responsáveis pela ereção do tronco e, portanto, também são referidos na Terminologia Anatômica como parte do músculo eretor da espinha em sentido mais estrito. Os músculos curtos (**músculos interespinais**, **músculos intertransversários**, **músculos rotadores**, **músculos levantadores das costelas**) atuam essencialmente na estabilização dos segmentos locomotores individuais da coluna vertebral. Os trajetos exatos são importantes apenas para os músculos que movem a cabeça:

- **Músculos suboccipitais**
- **Músculo espinal** e **músculo semiespinal da cabeça**
- **Músculo longuíssimo da cabeça**
- **Músculo esplênio da cabeça**.

Esses músculos, não atuam como extensores, no caso de contrações unilaterais, apresentando várias funções complexas. Os músculos suboccipitais são responsáveis pelo controle fino dos movimentos da cabeça, uma vez que agem, de forma intensa, no controle proprioceptivo devido ao grande número de fusos neuromusculares, e também porque suas ações se limitam aos movimentos de um único segmento vertebral (exceção: músculo reto posterior maior da cabeça).

Aponeurose Toracolombar

A fáscia toracolombar é constituída por dois folhetos (➤ Fig. 3.39, ➤ Fig. 3.40):

- **Folheto superficial** (**lâmina superficial**): tem origem na face posterior do sacro e nos processos espinhosos das vértebras
- **Folheto profundo** (**lâmina profunda**): une a crista ilíaca, sobre os processos costais das vértebras lombares, à costela XII; a parte espessada entre o processo costal da vértebra lombar I e a costela XII é chamada ligamento lombocostal.

A aponeurose toracolombar, juntamente com a coluna vertebral, forma um **canal osteofibroso** no qual os músculos intrínsecos do dorso estão incluídos (➤ Fig. 3.39, ➤ Fig. 3.40). Além disso, a aponeurose toracolombar também é origem dos seguintes músculos abdominais, músculos dorsais secundários e músculos do quadril:

- Folheto superficial:
  - Músculo latíssimo do dorso
  - Músculo serrátil posterior inferior
  - Músculo glúteo máximo
- Folheto profundo:
  - Músculo oblíquo interno do abdome
  - Músculo transverso do abdome.

Deste modo, a aponeurose toracolombar permite a interação desses grupos musculares durante o movimento do tronco e dos membros.

Clínica

O **torcicolo muscular** (torcicolo espasmódico), com rotação da cabeça, pode resultar de um tônus anormalmente aumentado (espasticidade) nos músculos que se projetam em direção à cabeça. Entre outras opções, este quadro pode ser tratado por meio de uma injeção de toxina botulínica, que interrompe a transmissão sináptica na placa motora (sinapse neuromuscular). Neste contexto, são considerados os dois músculos mais poderosos e superficiais (músculo esplênio da cabeça e músculo semiespinal da cabeça). Entretanto, como esses músculos rodam a cabeça para lados opostos e, além disso, o músculo esplênio é muito delgado, deve-se assegurar que, de acordo com os sintomas, apenas um dos dois músculos tenha sido envolvido.

O torcicolo muscular faz parte do quadro das **miogeloses** (enrijecimentos musculares). Essas alterações envolvem espessamentos musculares circunscritos palpáveis, geralmente dolorosos, com feixes musculares contráteis formando nódulos ou abaulamentos, que são frequentes nos casos de dor crônica nas costas.

Músculos Superficiais do Dorso

Os músculos superficiais do dorso atuam nos movimentos dos braços e das costelas. De acordo com a disposição de suas fibras, eles podem ser divididos em três sistemas:

- Sistema espinoumeral: músculo latíssimo do dorso
- Sistema espinoescapular: músculo trapézio, músculos romboides, músculo levantador da escápula
- Sistema espinocostal: músculos serráteis posterior superior e inferior.

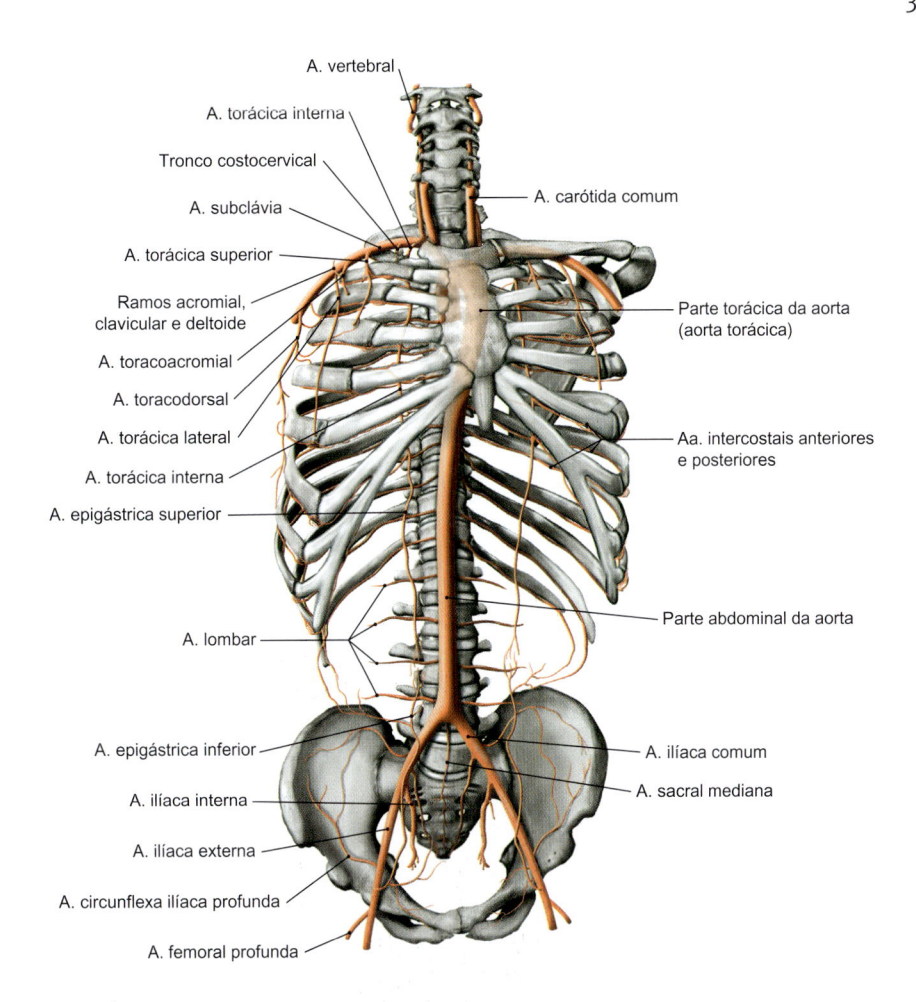

A. vertebral

A. torácica interna

Tronco costocervical

A. subclávia

A. torácica superior

Ramos acromial,
clavicular e deltoide

A. toracoacromial

A. toracodorsal

A. torácica lateral

A. torácica interna

A. epigástrica superior

A. lombar

A. epigástrica inferior

A. ilíaca interna

A. ilíaca externa

A. circunflexa ilíaca profunda

A. femoral profunda

A. carótida comum

Parte torácica da aorta
(aorta torácica)

Aa. intercostais anteriores
e posteriores

Parte abdominal da aorta

A. ilíaca comum

A. sacral mediana

Figura 3.41 Artérias da parede do tronco. Vista anterior. [L266]

O trajeto e a função dos músculos estão descritos em mais detalhes no capítulo de membro superior (➤ item 4.3.4) ou já foram discutidos na parede anterior do tronco (sistema espinocostal) (➤ item. 3.1.2, ➤ Tabela 3.1, ➤ Fig. 3.33).

3.2.3 Vasos Sanguíneos, Vasos Linfáticos e Nervos da Parede Posterior do Tronco

Artérias
A parede posterior do tronco tem seu suprimento sanguíneo, em grande parte, derivado diretamente da aorta, mas também de ramos da artéria subclávia e da artéria axilar (do pescoço), e também das artérias ilíaca externa e femoral, por meio de anastomoses com as artérias da parede anterior do tronco. O suprimento sanguíneo dos músculos do pescoço é descrito no ➤ item 10.4.

Ramos da Aorta Torácica
Os ramos da parte torácica da aorta (aorta torácica) mostram disposição segmentar típica (por isso também conhecida como artérias do segmento torácico) e suprem os músculos intercostais, a parte superior dos músculos abdominais, a pele da parede torácica lateral e posterior, participando do suprimento sanguíneo das glândulas mamárias (➤ Fig. 3.13). Da parte torácica da aorta, originam-se os pares de **artérias intercostais posteriores**. Deste modo, as artérias III-XI derivam diretamente da parte torácica da aorta, enquanto as artérias I-II derivam da artéria intercostal suprema, originada do tronco costocervical da artéria subclávia. As artérias intercostais seguem no respectivo espaço intercostal, na margem inferior da costela, no sulco costal. A artéria segmentar torácica XII de fato segue por baixo da costela XII, mas não mais

em um espaço intercostal. Por isso, ela é chamada **artéria subcostal**. Os ramos de cada uma das artérias intercostais são os seguintes (➤ Fig. 3.13):

- **Ramos posteriores:** suprem os músculos do dorso, bem como a pele, a coluna vertebral e o canal vertebral, com a medula espinal e as meninges espinais; em seguida, deles se originam ramos espinais, divididos nos ramos cutâneos medial e lateral
- **Ramos colaterais:** suprem os músculos intercostais; em conjunto com as artérias intercostais, eles se anastomosam com as artérias intercostais anteriores (ver adiante)
- **Ramos cutâneos laterais:** suprem a pele na região da linha axilar e aqui se dividem em um ramo anterior e um ramo posterior. Os ramos anteriores dos ramos cutâneos laterais das artérias intercostais posteriores II-IV suprem as mamas por meio dos ramos mamários laterais.

Ramos da Parte Abdominal da Aorta
Os ramos da parte abdominal da aorta (aorta abdominal) promovem o suprimento sanguíneo dos músculos do dorso e da pele do dorso, suprem parcialmente a porção inferior dos músculos abdominais e participam do suprimento sanguíneo da região lombar do canal vertebral e do diafragma (➤ Fig. 3.41). Os ramos centrais correspondem a quatro pares de **artérias lombares**, que saem da parte abdominal da aorta em sua parede posterior, e seguem, cada uma dessas artérias, na altura dos corpos das vértebras lombares I-IV, posteriormente ao músculo psoas maior e ao músculo quadrado do lombo, em direção à parede abdominal. Aqui, elas seguem entre o músculo oblíquo interno do abdome e o músculo transverso do abdome e se anastomosam com as artérias intercostais posteriores, a artéria epigástrica inferior, a artéria iliolombar e

115

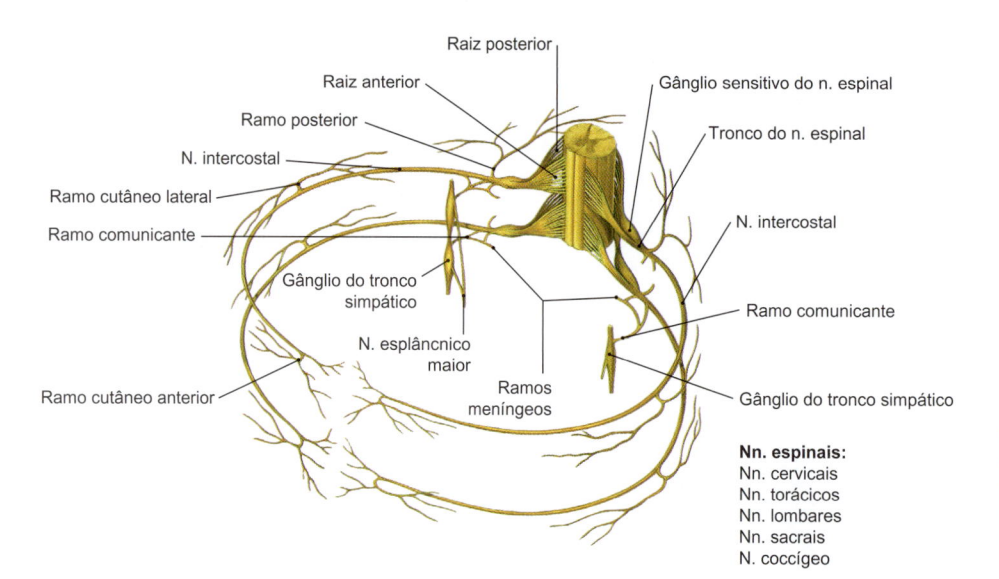

Nn. espinais:
Nn. cervicais
Nn. torácicos
Nn. lombares
Nn. sacrais
N. coccígeo

Figura 3.42 Organização dos nervos espinais e dos segmentos da medula espinal, usando o exemplo de dois nervos torácicos. Vista anterior oblíqua.

a artéria circunflexa ilíaca profunda. De cada artéria lombar se originam os seguintes ramos:

- **Ramos posteriores:** de forma análoga aos ramos posteriores da parte torácica da aorta, eles suprem não somente os músculos dorsais, mas também a pele, as vértebras e o canal vertebral, com a cauda equina e as meninges espinais. Deles se originam ramos espinais, e eles se dividem em ramos cutâneos medial e lateral.

Na altura do diafragma, na região anterior da aorta, no nível do hiato aórtico, surge o par de **artérias frênicas inferiores**. Elas se ramificam na face inferior do diafragma e se anastomosam com as artérias intercostais inferiores e com as artérias viscerais.

Veias

A drenagem venosa da parede posterior do tronco, como na parede anterior do tronco, é composta por três sistemas:
- Sistema venoso epifascial
- Sistema venoso subfascial
- Sistema venoso da coluna vertebral.

Especialmente nos sistemas venosos epifascial e subfascial, o trajeto das veias é extraordinariamente variável.

Sistema Venoso Epifascial

As veias epifasciais estão dispostas no tecido subcutâneo e formam uma densa rede ramificada na parede posterior do tronco. O diâmetro do lúmen varia grandemente entre os indivíduos e, em contraste com a parede anterior do tronco, em que troncos venosos maiores são descritos com a sua própria terminologia, não existe uma terminologia para estas veias na parede posterior do tronco.

Sistema Venoso Subfascial

O sistema venoso subfascial é semelhante ao das artérias que são acompanhadas por essas veias. No entanto, existem exceções na parede posterior do tronco. Nesta região está presente o sistema ázigo (➤ Fig. 3.16), que consiste em veia ázigo, veia hemiázigo e veia hemiázigo acessória. O sistema venoso subfascial da parede posterior do tronco engloba as seguintes veias:

- **Veias intercostais posteriores:** recebem o sangue dos músculos intercostais e da pele que recobre da parede posterior do tronco, bem como dos músculos do dorso e do canal vertebral (veias intervertebrais, veias espinais). As veias intercostais superiores (2º-3º espaços intercostais) drenam à direita, através da veia intercostal superior direita, para a veia ázigo, e à esquerda, através

da veia intercostal superior esquerda, para a veia braquiocefálica esquerda. As veias intercostais inferiores (4º-11º) drenam à direita na veia ázigo e, à esquerda, na veia hemiázigo e na veia hemiázigo acessória

- **Veias lombares** (1º-4º): drenam o sangue da parede abdominal posterior na veia lombar ascendente e, a partir daí, para a veia ilíaca comum. As veias lombares no 3º-4º espaços intercostais normalmente desembocam diretamente na veia cava inferior
- **Veia ázigo:** leva o sangue para cima, para a veia cava superior, e para baixo, para a veia cava inferior
- **Veia hemiázigo:** drena para a veia ázigo, veia cava inferior, veia ilíaca comum e veia ilíaca externa
- **Veia hemiázigo acessória:** leva o sangue para a veia ázigos e para a veia subclávia.

Sistema Venoso da Coluna Vertebral

As veias responsáveis pela drenagem venosa da coluna vertebral são denominadas, em conjunto, como **veias da coluna vertebral**. Podem ser distinguidos um plexo venoso externo e um plexo venoso interno (➤ Fig. 3.65). Eles são abordados no ➤ item 3.3.2.

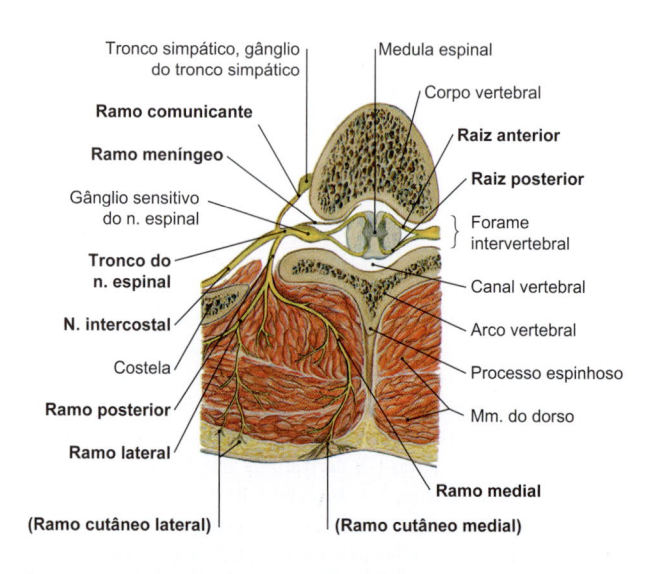

Figura 3.43 Nervo espinal na região torácica. Vista inferior.

Vasos Linfáticos

Os vasos linfáticos epifasciais acima do umbigo drenam para os **linfonodos axilares**, enquanto os vasos linfáticos epifasciais abaixo do umbigo drenam para os **linfonodos inguinais superficiais**, especialmente para os linfonodos superomediais e superolaterais deste grupo.

Os vasos linfáticos subfasciais na face interna da parede posterior do tronco drenam para os **linfonodos intercostais**, dispostos em posição paravertebral, que também recebem a linfa da pleura parietal nesta região. Além disso, uma drenagem linfática segue com a parte abdominal da aorta para os **linfonodos lombares** e ao longo da artéria ilíaca externa para os **linfonodos ilíacos externos**.

Inervação

A parede posterior do tronco é inervada de modo segmentar pelos ramos dos **nervos espinais torácicos e lombares** (➤ Fig. 3.42). Os **ramos posteriores dos nervos espinais torácicos e lombares** se dividem, cada um, em um **ramo medial** e um **ramo lateral** (➤ Fig. 3.43). Eles inervam os músculos intrínsecos do dorso e a pele suprajacente. Os ramos cutâneos laterais são bem desenvolvidos na região inferior do dorso e, dependendo da localização, são caracterizados como ramos cutâneos posteriores ou nervos clúnios superiores. Os **ramos anteriores (ventrais) dos nervos espinais torácicos (intercostais)** são os nervos intercostais (devido à sua origem na parede dorsal do tronco, eles são descritos aqui de maneira geral, embora eles atuem na inervação da parede anterior do tronco). Eles inervam os músculos intercostais e abdominais, bem como os músculos serráteis posteriores superior e inferior. Seus ramos sensitivos atuam na inervação da pleura parietal e do peritônio parietal:

- O 1º nervo intercostal faz parte do plexo braquial
- Os 2º-6º nervos intercostais seguem nos espaços intercostais em direção ao esterno
- Os 7º-11º nervos intercostais se localizam parcialmente nos espaços intercostais, em seguida abandonam esses espaços, se estendendo até quase a linha média. Subsequentemente, eles atravessam a região de inserção do diafragma e seguem entre os músculos oblíquo interno do abdome e transverso do abdome, em direção à bainha dos músculos retos do abdome, em que penetram e inervam o músculo reto do abdome
- O 12º nervo intercostal segue abaixo da costela XII, e é chamado **nervo subcostal**. Ele apresenta o mesmo trajeto que os nervos intercostais VII-XI e participa da inervação do músculo reto do abdome.

Na linha axilar, cada nervo intercostal dá origem a um **ramo cutâneo lateral** e, na linha esternal anterior, a um **ramo cutâneo anterior**. De acordo com a região de pele inervada, os ramos são ainda denominados:

- Ramos cutâneos laterais peitorais
- Ramos cutâneos anteriores peitorais
- Ramos mamários laterais
- Ramos mamários mediais
- Ramos cutâneos laterais abdominais
- Ramos cutâneos anteriores abdominais.

Os ramos cutâneos laterais dos (1º, 2º, e 3º) nervos intercostais seguem como **nervos intercostobraquiais** (ou nervo intercostobraquial) na face medial do braço, e aqui se unem com o nervo cutâneo medial do braço (➤ item 4.6.1).

Os ramos cutâneos anteriores do 1º (e do 2º) nervo intercostal estão ausentes. Aqui, a pele é inervada pelos nervos supraclaviculares derivados do plexo cervical.

3.3 Coluna Vertebral, Medula Espinal e Caixa Torácica

Bernhard Hirt, Friedrich Paulsen

Na parte posterior do tronco e, portanto, excentricamente, localiza-se a coluna vertebral, que sustenta o peso da cabeça, dos membros superiores, do tronco e das vísceras torácicas e abdominais, transferindo-o para o cíngulo dos membros inferiores. O esqueleto da parede do tórax faz parte do esqueleto axial.

A estrutura especial da coluna vertebral livre (pré-sacral), normalmente com 24 vértebras individuais móveis e 23 discos intervertebrais, além dos ligamentos da coluna vertebral, permite uma eficiente transmissão de forças durante a mobilidade livre. O peso é transmitido através do sacro, que está integrado ao cíngulo dos membros inferiores, seguido pelo cóccix.

No canal vertebral, encontra-se a medula espinal; através dos foramens intervertebrais passam os ramos dos nervos espinais. Nestes locais também se encontram os gânglios sensitivos dos nervos espinais (ou gânglios da raiz posterior).

3.3.1 Embriologia

Primórdios dos Órgãos Axiais e dos Somitos

No *16º dia de desenvolvimento*, a notocorda é formada como uma estrutura em formato de bastão no plano mediano do folheto embrionário intermediário (mesoderma). Ela se encontra no plano axial como uma haste de suporte e libera substâncias de caráter indutivo, que fazem com que o mesoderma paraxial (➤ item 2.6.2) se diferencie (ver adiante). Paralelamente, forma-se o tubo neural. A notocorda e o tubo neural são chamados órgãos axiais. A estreita relação entre a coluna vertebral e a medula espinal é então estabelecida. Devido à condensação do mesoderma paraxial, formam-se em sequência (até a 5ª semana) 42-44 pares de somitos, os quais se alinham lateralmente aos órgãos axiais, de modo semelhante a um "colar de pérolas". Esta organização do mesoderma em somitos é a base da estrutura segmentar do corpo (metameria).

Diferenciação dos Somitos

Subsequentemente, as células dos somitos se diferenciam em esclerótomos, miótomos e dermátomos. A partir dos **esclerótomos** se desenvolvem as vértebras, partes dos discos intervertebrais e o conjunto de ligamentos. Neste processo, células migram dos somitos em direção medial para a notocorda e para o tubo neural. Os corpos vertebrais se diferenciam a partir das metades cranial e caudal de dois somitos adjacentes. Os primórdios dos corpos vertebrais estão, portanto, localizados entre os somitos, enquanto os primórdios dos discos intervertebrais se situam, cada um, no meio dos somitos. Os primórdios dos arcos vertebrais surgem a partir de duas porções de somitos paraxiais adjacentes, situados lateralmente à notocorda. A **notocorda**, inicialmente localizada centralmente no primórdio da coluna vertebral, subsequentemente regride. Como resquício da notocorda, permanecem apenas os núcleos pulposos, de consistência gelatinosa, dos discos intervertebrais (núcleo pulposo).

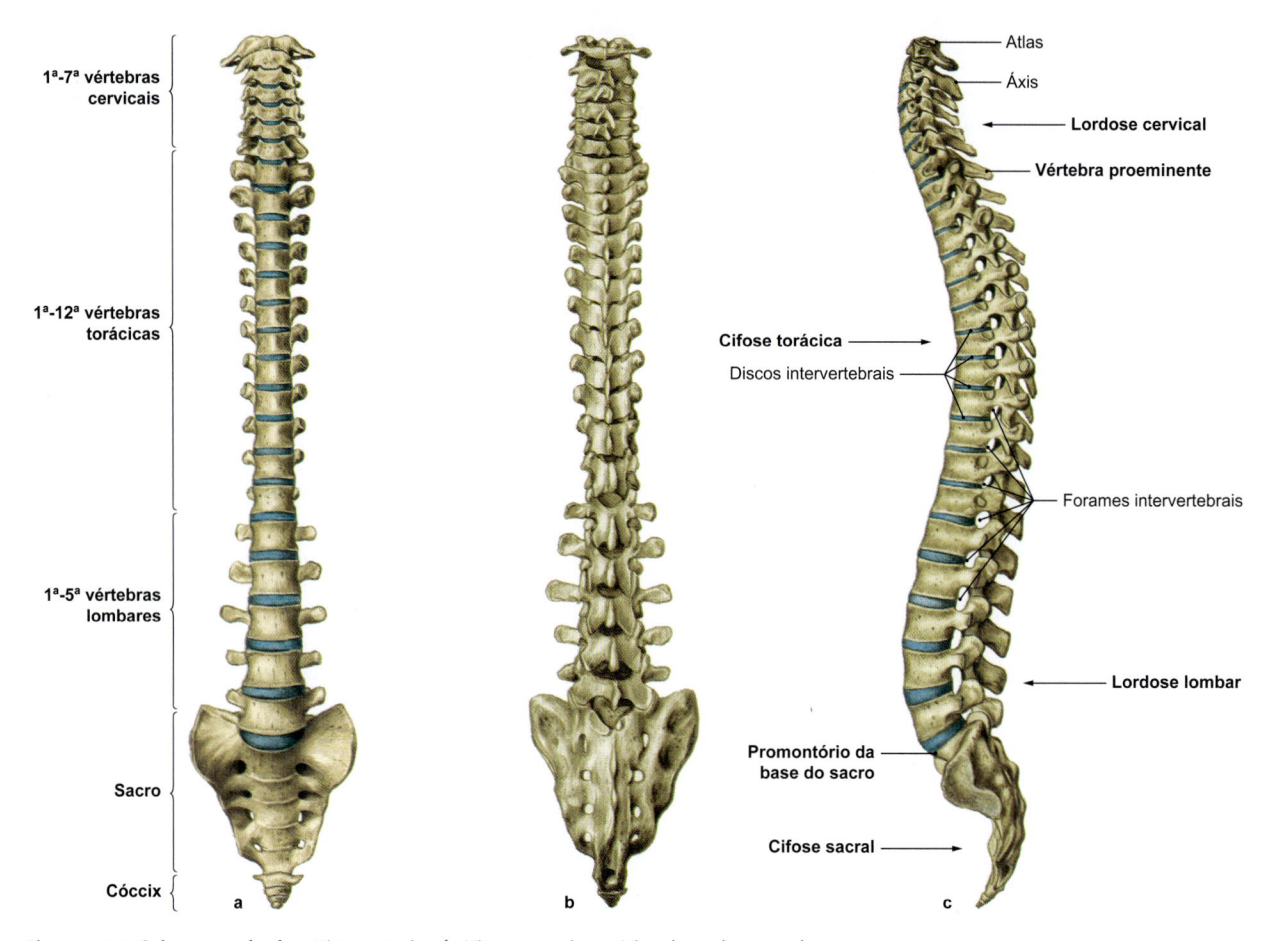

1ª-7ª vértebras cervicais

1ª-12ª vértebras torácicas

1ª-5ª vértebras lombares

Sacro

Cóccix

Atlas

Áxis

Lordose cervical

Vértebra proeminente

Cifose torácica

Discos intervertebrais

Forames intervertebrais

Lordose lombar

Promontório da base do sacro

Cifose sacral

a   b   c

Figura 3.44 Coluna vertebral. a. Vista anterior. **b.** Vista posterior. **c.** Vista lateral esquerda.

Os primeiros 42-44 pares de somitos se redistribuem no curso do desenvolvimento.

- Os 4 ½ somitos craniais se desenvolvem em porções do osso occipital
- O cóccix se desenvolve a partir de 3-5 primórdios vertebrais.
- Os 5-7 somitos caudais regridem.

A partir da 6ª semana embrionária, a partir dos centros de condrificação na região dos corpos vertebrais e nos arcos vertebrais, ocorre a diferenciação da cartilagem hialina a partir do mesênquima precursor. A **ossificação endocondral** das vértebras começa no 4º mês fetal, com a formação dos centros de ossificação nos corpos vertebrais e nos arcos vertebrais. No recém-nascido, os corpos vertebrais normalmente já estão ossificados.

Clínica

As **malformações das vértebras** podem estar associadas a formatos patológicos dos corpos vertebrais:
- A fusão de duas ou mais vértebras resulta no desenvolvimento de uma vértebra defeituosa (**vértebra fundida**). Na região cervical da coluna vertebral, tais fusões vertebrais ocorrem, por exemplo, na síndrome de Klippel-Feil (sinostose congênita da coluna cervical), com uma característica elevação da escápula e uma linha baixa de implantação do couro cabeludo
- Em uma **hemivértebra**, a superfície anterior do corpo vertebral é mais estreita do que a superfície posterior. Ela se forma quando, em vez de dois centros de ossificação, está presente apenas um. O trajeto da coluna vertebral (cifose) e sua estática são alterados devido à formação de hemivértebras

- Nos adultos, caso ocorra a fusão de duas vértebras em função da degeneração do disco intervertebral, desenvolve-se uma **vértebra fundida**.

Caso não haja a fusão posterior de um ou mais **arcos vertebrais**, isso resulta em uma coluna vertebral posteriormente aberta (**espinha bífida**):
- Em sua forma mais simples, a abertura se encontra sob a pele e não é visível externamente (espinha bífida oculta)
- Caso as pregas neurais também sejam abertas para o exterior, esta condição é denominada raquisquise (espinha bífida aberta)
- Se a medula espinal também for afetada, esta condição pode estar associada à paralisia na área afetada e abaixo dela.

A **doença de Scheuermann** (cifose do adolescente, cifose juvenil, osteocondrite deformante juvenil do dorso) é uma doença da coluna vertebral de etiologia pouco clara (possivelmente congênita – é provável que ocorra devido a distúrbios nos discos/cartilagens epifisiais de crescimento) que se desenvolvem em crianças e adolescentes com idades entre 11 e 17 anos. Os meninos são muito mais frequentemente afetados. Nesta doença, a porção anterior dos corpos vertebrais (especialmente na região torácica inferior da coluna vertebral) é rebaixada, as placas do teto e da base possuem contorno irregular, formam-se os nódulos cartilaginosos de Schmorl nas placas do teto e da base, e os corpos vertebrais são alongados em sua face anterior. Os indivíduos afetados apresentam dores nas costas, alterações posturais, mobilidade restrita e sobrecarga nos segmentos vertebrais adjacentes. Sob o ponto de vista terapêutico, são indicados fisioterapia, prática de esportes e sustentação extra da coluna (por meio de órteses).

3.3.2 Coluna Vertebral

A altura da coluna vertebral corresponde a dois quintos da altura do corpo como um todo. Um quarto do comprimento da coluna vertebral é atribuído aos discos intervertebrais.

Estrutura e Formato
Segmentos

A coluna vertebral (➤ Fig. 3.44) é dividida em 5 segmentos. Os segmentos diferem entre si no número de vértebras e na capacidade de rotação e inclinação das vértebras. As 24 vértebras pré-sacrais estão divididas em:

- 7 vértebras cervicais
- 12 vértebras torácicas
- 5 vértebras lombares.

Não são móveis:

- As 5 vértebras fundidas que compõem o **sacro**, unidas umas às outras por sinostoses
- As 3-5 vértebras fundidas que compõem o **cóccix**.

A parte superior da primeira vértebra sacral (base) que mais se projeta para a frente corresponde ao **promontório** da base do sacro.

> **NOTA**
>
> Em 5-6% da população está presente uma malformação denominada **sacralização**. Nesta condição, a vértebra lombar V é fundida com o sacro e há apenas 23 vértebras pré-sacrais. A sacralização é frequentemente associada à presença simultânea de costelas cervicais. Além disso, existe uma predisposição a uma hérnia de disco no segmento sobrejacente.
> Outra forma de vértebra de transição é a **lombarização**, que é um pouco mais rara do que a sacralização. Nesta condição, a vértebra sacra I não é fundida com o restante do osso sacro, mas permanece como uma vértebra livre. Neste caso, existem 25 vértebras pré-sacrais.

Curvaturas

A coluna vertebral possui curvaturas fisiológicas no plano sagital (➤ Fig. 3.44c), o que lhe confere um formato em duplo S. Estas curvaturas ainda não estão presentes no recém-nascido. Na fase neonatal está presente apenas uma curvatura cifótica plana na coluna torácica, assim como no sacro e no cóccix. As curvas na região cervical e lombar são formadas em função da carga sobre a coluna vertebral devido à elevação da cabeça, das posições sentada e ereta no 1º ano de vida, e daí por diante. Consequentemente, as regiões cervical e lombar da coluna vertebral possuem, A parte superior da primeira vértebra sacral (base) que mais se projeta

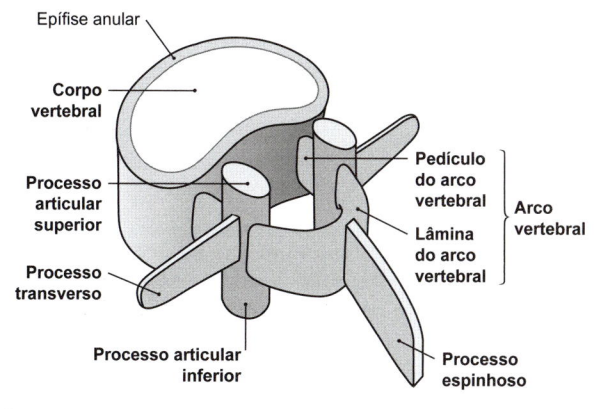

Figura 3.45 Componentes estruturais de uma vértebra, de forma esquemática. Vista posterior oblíqua. [L126]

para a frente corresponde ao promontório da base do sacro cada uma, uma curvatura convexa de concavidade posterior, chamada **lordose** (lordose cervical e lordose lombar), enquanto a região torácica e o sacro/cóccix possuem curvaturas côncavas anteriormente posicionadas, constituindo a **cifose** (cifose torácica e cifose sacral). As curvaturas da coluna vertebral dos adultos não são exatamente correspondentes aos diferentes segmentos da coluna vertebral. Deste modo, a lordose cervical refere-se às vértebras cervicais I-VI, a cifose torácica é caracterizada da vértebra cervical VI até a vértebra torácica IX, e a lordose lombar corresponde da vértebra torácica IX até a vértebra lombar V.

> ## Clínica
>
> Uma curvatura excessiva da coluna vertebral no plano frontal é caracterizada como **escoliose**, e é sempre patológica. Trata-se de uma deformidade do crescimento da coluna vertebral com uma inclinação lateral fixa. Na região torácica da coluna vertebral, a escoliose – em conjunto com uma rotação fixa (torção) de vértebras individuais e articulações costovertebrais (rotação dos órgãos axiais) – também pode acarretar uma deformidade da caixa torácica com a formação de uma gibosidade (corcova, ou giba), que já não pode mais ser compensada sob o ponto de vista muscular. Isso geralmente tem efeitos sobre as funções pulmonar e circulatória. A escoliose tem sido conhecida como uma condição patológica ortopédica desde a Antiguidade. Não obstante, seu tratamento ainda é difícil. No entanto, quase todas as pessoas apresentam um pequeno grau de escoliose, uma vez que, na maioria delas, os membros inferiores exibem uma discreta diferença de comprimento. Alterações degenerativas ou inflamatórias, distúrbios do desenvolvimento ou fraturas por compressão da coluna vertebral podem levar a uma hipercifose da região superior da coluna torácica e à aparência de um dorso abaulado.

Vértebras e Suas Conexões
Formato Básico de uma Vértebra

Cada uma das vértebras pré-sacrais livres (➤ Fig. 3.45) é constituída por:

- Um corpo vertebral
- Um arco vertebral
- Processos dos arcos vertebrais.

Uma exceção é representada pelas duas primeiras vértebras cervicais (atlas e áxis). Todas as demais vértebras da coluna vertebral de movimento livre apresentam a estrutura mencionada, embora elas possuam variações de formato e de posição em sua estrutura, características nos diferentes segmentos vertebrais.

Corpo Vertebral

O corpo vertebral (➤ Fig. 3.45) contém – cranial e caudalmente – uma superfície orientada transversalmente (**face intervertebral**), circundada por uma margem circular (**epífise anular**). A epífise anular, como a parede lateral do corpo vertebral, é composta por tecido ósseo compacto. A superfície central também é formada por tecido ósseo compacto, mas apenas por uma delgada camada, de modo que ela se conecte imediatamente abaixo com o tecido ósseo esponjoso do corpo vertebral. As superfícies vertebrais são cobertas por cartilagem hialina; cranialmente, a qual é referida como placa superior (ou do teto), enquanto, caudalmente, é caracterizada como placa inferior (ou basal). As placas superior e inferior estão em íntimo contato com os discos intervertebrais adjacentes (ver adiante).

Clínica

Na Alemanha, cerca de 6 milhões de adultos sofrem de **osteoporose** (redução de massa óssea). Neste total, 80% deles são mulheres. A osteoporose é uma doença sistêmica do esqueleto relacionada à idade que altera a arquitetura do tecido ósseo esponjoso e torna os ossos vulneráveis a fraturas. Caracteriza-se por uma diminuição da massa óssea devido a menor deposição e maior reabsorção de tecido ósseo. Em particular, os elementos esqueléticos dotados de grande quantidade de tecido ósseo esponjoso, como os corpos vertebrais, são mais afetados, uma vez que a taxa de remodelação no tecido ósseo esponjoso (cerca de 28%) é significativamente maior do que no tecido ósseo compacto (cerca de 4%). Os fatores de risco para o desenvolvimento da osteoporose incluem história familiar, cor branca da pele, idade, deficiência de estrógenos, deficiência de vitamina D, baixa ingestão de cálcio, tabagismo, ingestão excessiva de álcool, e um estilo de vida sedentário. A causa mais comum é a deficiência de estrógenos após a menopausa (com a idade, na espécie humana). Consequentemente, a reabsorção óssea é aumentada, uma vez que os estrógenos inibem a atividade dos osteoclastos. A falta de estrógenos faz com que ocorra a formação de muitos osteoclastos, que passam a agir por mais tempo. Nos corpos vertebrais, ocorre a rarefação do tecido ósseo esponjoso e, em particular, surgem microfraturas. Trabéculas verticais de tecido ósseo esponjoso são regeneradas por meio da cicatrização secundária das fraturas (em decorrência da formação de calos ósseos), uma vez que as extremidades das trabéculas fraturadas são adjacentes umas às outras. Extremidades de trabéculas horizontais fraturadas são forçadas a se separar umas das outras pelas forças que atuam sobre os corpos vertebrais e não podem mais consolidar. Elas são reabsorvidas. Em algum momento, os corpos vertebrais não podem mais suportar a carga aplicada e entram em colapso (sinterização). Isso pode ocorrer de forma completa ou afetar apenas a parte anterior ou posterior, de modo que as consequências sejam deformações do esqueleto axial (com diminuição da altura do corpo) e deficiências físicas. Novos medicamentos para o combate à osteoporose interferem no metabolismo ósseo, por exemplo, anticorpos contra a proteína RANKL da membrana plasmática de osteoblastos, ou contra a proteína esclerostina, produzida pelos osteócitos. O tratamento precoce com estrógenos, logo à época da pós-menopausa, foi abandonado devido a efeitos colaterais indesejados (p. ex., um risco significativamente aumentado de câncer de mama).

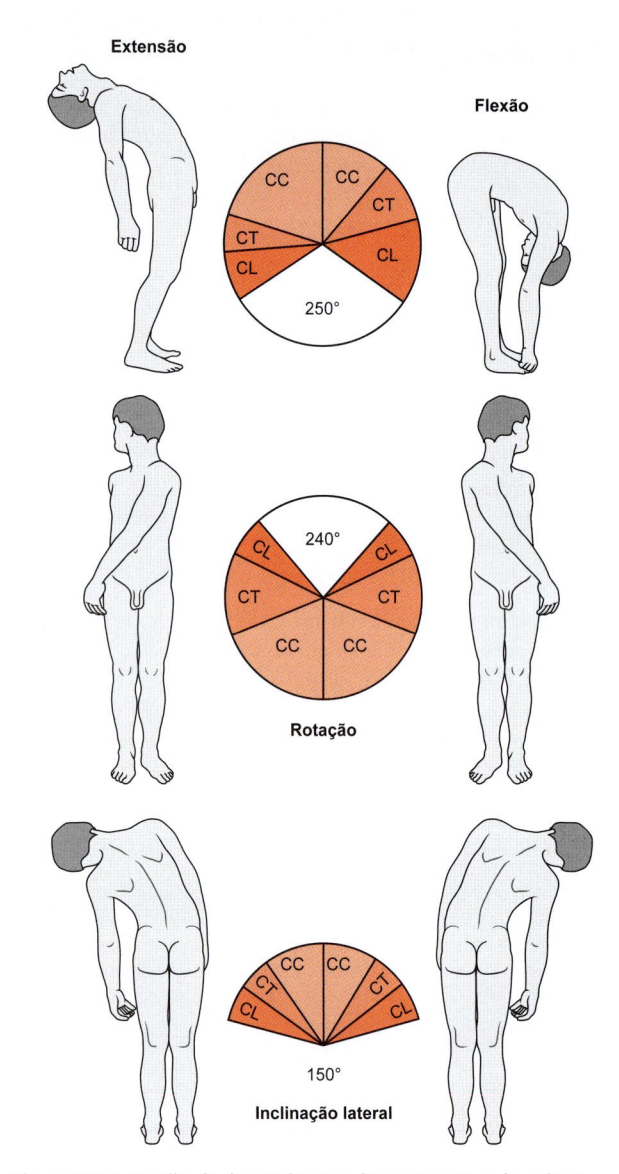

Figura 3.46 Amplitude de movimento dos segmentos da coluna vertebral (segundo o método neutro-nulo). [L126]

Arco Vertebral

O **arco vertebral** (Fig. 3.45) se localiza posteriormente ao corpo vertebral e é composto de ambos os lados por 2 partes:

- **Pedículo do arco vertebral**
- **Lâmina do arco vertebral**.

As lâminas do arco vertebral de ambos os lados se encontram no **processo espinhoso** e assim formam o **forame vertebral**. Os foramens vertebrais de todas as vértebras, em conjunto, formam o **canal vertebral**, que contém os ligamentos periféricos, a medula espinal e as meninges espinhais.

Processos do Arco Vertebral

Entre o pedículo e a lâmina do arco vertebral, existe um **processo transverso** a ambos os lados, direcionado lateralmente. Para cima e para baixo, a cada lado, projeta-se um processo articular (**processos articulares superior e inferior**), para articulação com as vértebras situadas acima e abaixo. O pedículo apresenta estreitamentos em visão lateral superior e inferior (incisuras vertebrais superiores e inferiores). As incisuras superiores e inferiores correspondentes aos pedículos de vértebras adjacentes formam os **foramens intervertebrais**, através dos quais passam as raízes dos nervos espinal e contêm porções dos gânglios sensitivos dos nervos espinais.

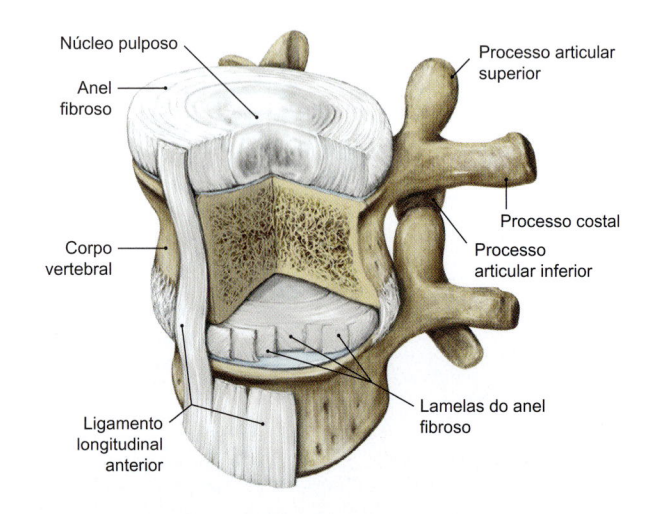

Figura 3.47 Estrutura anatômica dos discos intervertebrais. Vista anterior oblíqua. [L266]

Clínica

Os clínicos frequentemente usam os termos curtos "lâmina" e "pedículo". O termo "massa lateral", usado frequentemente para todas as vértebras, é incorreto para a região dos processos transversos e articulares entre o pedículo do arco vertebral e a lâmina do arco vertebral. As massas laterais são estruturas exclusivas da primeira vértebra cervical (atlas, ver adiante). Em cirurgias da coluna vertebral, a remoção da lâmina do arco vertebral (**laminectomia**, p. ex., no tratamento cirúrgico do prolapso do disco intervertebral, ver adiante) desempenha papel importante. Os parafusos inseridos no pedículo do arco vertebral para estabilizar a coluna vertebral são chamados parafusos pediculares.

Entende-se como **espondilólise** a ocorrência de espaços laterais no arco vertebral que promovam a separação entre os processos articulares inferiores – com a parte posterior do arco e o processo espinhoso – da parte restante da vértebra. Eles podem aparecer como um defeito congênito ou por fratura adquirida por estresse na lâmina do arco vertebral. A separação óssea do istmo (➤ Fig. 3.60) pode principalmente causar deslizamento verdadeiro entre os corpos vertebrais (**espondilolistese**). Esta última condição é uma instabilidade da coluna vertebral, na qual a parte superior da coluna vertebral desliza para a frente sobre o corpo vertebral imediatamente abaixo. A maioria dos casos de espondilolisteses é uma descoberta casual, mas também pode estar associada a afecções de nervos e da medula espinal até a ocorrência de deficiências.

Segmentos Motores da Coluna Vertebral

O termo "segmento motor" refere-se a um conjunto de duas vértebras adjacentes com suas conexões e estruturas ligamentares e musculares associadas. A coluna vertebral é, portanto, constituída por vários segmentos motores. Dentro de um segmento motor, a amplitude de movimento não é particularmente grande. No entanto, o somatório de todos os segmentos motores resulta em uma amplitude de movimento extraordinariamente grande da coluna vertebral (➤ Fig. 3.46) nas diversas atividades motoras.

N O T A

Os discos intervertebrais e as articulações dos processos articulares atuam como conexões entre as vértebras.

Discos Intervertebrais

A coluna vertebral contém 23 **discos intervertebrais** localizados entre os corpos vertebrais (➤ Fig. 3.47), os quais, em adultos saudáveis, representam cerca de um quarto do comprimento total da coluna vertebral. O crânio e o atlas, assim como o atlas e o áxis (as duas primeiras vértebras cervicais) são conectados por articulações verdadeiras (diartroses). Nestes locais não há discos intervertebrais. Os discos intervertebrais unem as placas superior e inferior de corpos vertebrais adjacentes, e estão firmemente conectados a elas por meio de fibras colágenas. A espessura dos discos intervertebrais aumenta da região cranial para a caudal, de acordo com o aumento da carga mecânica. A altura de cada um dos discos intervertebrais está sujeita a uma flutuação diária devido a alterações do líquido extracelular dependentes da pressão (isso faz com que você seja até 2,5 cm mais alto pela manhã, após acordar, do que à noite).

Estrutura

Um disco intervertebral (➤ Fig. 3.47) consiste em um anel fibroso externo e em um núcleo pulposo interno. O **anel fibroso** é, ainda, subdividido em uma zona externa, uma zona interna e uma zona de transição:

- **Zona externa:** consiste em tecido conjuntivo denso, no qual as fibrilas colágenas (especificamente de colágeno do tipo I) se dispõem em direções opostas e alternadas, em camadas, em um padrão similar a uma espinha de peixe (trama em treliça, ou trama em tesoura), ancoradas nas epífises anulares dos corpos vertebrais. Entre as fibrilas colágenas estão presentes grandes quantidades de proteoglicanos (cerca de 66%) que formam uma unidade funcional com as fibrilas colágenas. Existem também numerosas fibras elásticas.
- **Zona interna:** consiste em lamelas mais largas de fibrocartilagem (colágeno do tipo I e do tipo II), que também estão dispostas sob um padrão em espinha de peixe.
- **Zona de transição:** a zona interna se funde ao núcleo pulposo sem uma demarcação clara, e consiste em tecido conjuntivo frouxo caracterizado como zona de transição.

O núcleo pulposo se limita cranial e caudalmente com as placas de cartilagem do corpo vertebral e lateralmente com o anel fibroso. Este núcleo é composto principalmente por uma matriz extracelular com uma elevada proporção de proteoglicanos e um elevado percentual da água em sua estrutura.

Função

O elevado teor de água do núcleo pulposo ocasiona uma pressão osmótica uniforme, dirigida contra as placas superior e inferior de dois corpos vertebrais adjacentes, e que também é liberada lateralmente (estresse compressivo axial). Portanto, as fibras do anel fibroso são sempre mantidas sob tensão. O núcleo pulposo atua como um coxim aquoso centralmente armazenado, que distribui uniformemente a pressão aplicada às placas superior e inferior dos corpos vertebrais. As fibras que se cruzam em disposição de treliça no anel fibroso mantêm o núcleo pulposo em posição e tornam impossível o deslocamento das vértebras umas contra as outras, uma vez que os discos intervertebrais se mantenham intactos. As fibras do anel fibroso também convertem as forças de compressão e de atrito no núcleo pulposo em forças de tração nas epífises anulares dos corpos vertebrais.

Nutrição

A zona externa do anel fibroso é suprida por vasos sanguíneos nos discos intervertebrais saudáveis e jovens, mas não mais na velhice. As demais zonas são avasculares. O tecido dos discos intervertebrais é braditrófico, ou seja, tem baixa atividade metabólica e não

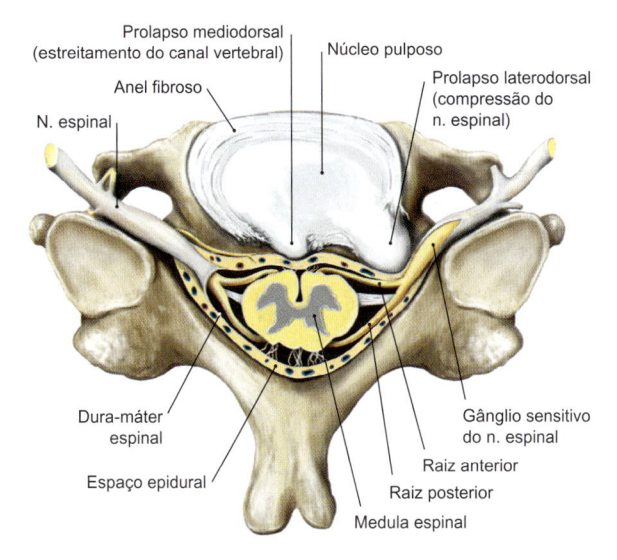

Figura 3.48 **Prolapso de disco intervertebral.** [L266]

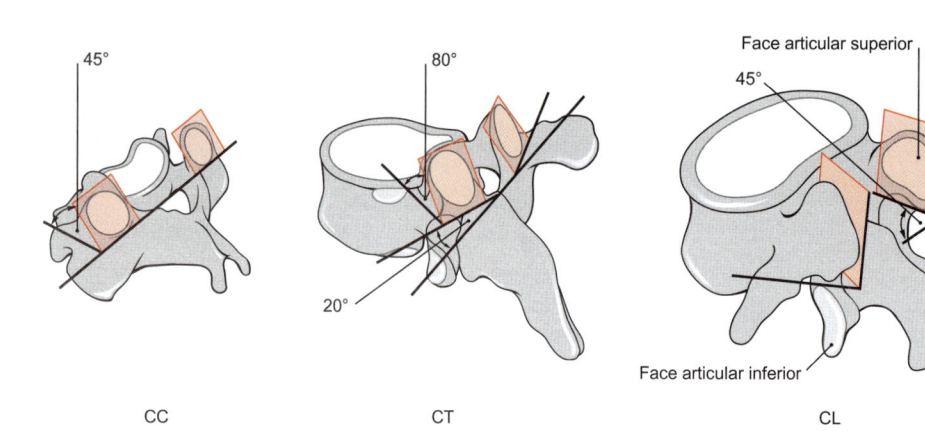

Figura 3.49 Posição das articulações do arco vertebral nas regiões cervical (CC), torácica (CT) e lombar (CL). [L126]

tem capacidade de regeneração. A nutrição é obtida pela transferência de nutrientes pelos vasos sanguíneos dos corpos vertebrais e da zona externa do anel fibroso. A transferência é favorecida por alterações dos líquidos que ocorrem ao longo do dia.

N O T A

Na velhice, uma grande parte dos proteoglicanos dos discos intervertebrais é perdida. As causas dessa perda ainda não foram definitivamente esclarecidas. Como resultado, a capacidade de associação com a água no anel fibroso diminui em 20%. Isso pode ser compensado por meio de exercícios musculares. Caso ocorra esse desequilíbrio, desenvolvem-se alterações degenerativas que podem levar a desconfortos.

Clínica

Com a idade, a capacidade de associação do disco intervertebral com a água diminui ainda mais. No anel fibroso, pequenas rachaduras (**condrose**) se desenvolvem. Essa alteração pode ser identificada radiologicamente por uma redução da altura, e funcionalmente por uma instabilidade com maior mobilidade no segmento motor. A altura do disco intervertebral diminui e a função de coxim mecânico é reduzida. Como resultado, as placas superior e inferior dos corpos vertebrais se tornam cada vez mais sobrecarregadas, o que pode ser expresso radiograficamente como esclerose (aumento da radiopacidade, osteocondrose). Além disso, espondilófitos

(esporões ósseos, ou osteófitos) podem se formar nos corpos vertebrais. Se um disco intervertebral pré-danificado estiver sobrecarregado, o anel fibroso pode se romper, e o núcleo pulposo pode extravasar através do anel fibroso rompido em diferentes locais (a chamada hérnia de disco intervertebral):

- O mais comum é um **prolapso posterolateral** (➤ Fig. 3.48), que estreita o forame intervertebral e comprime a raiz do nervo espinal do segmento correspondente. O resultado é a chamada síndrome radicular espinal, com dor lombar (lombalgia), com possível irradiação da dor para o membro superior (braquialgia) ou para o membro inferior (isqui-algia), e distúrbios sensoriais ou paresia muscular na área de suprimento do nervo espinal acometido. No entanto, um prolapso também pode ser assintomático. Devido à alta taxa de complicações, uma indicação rigorosa para a cirurgia é válida.
- Um **prolapso posteromedial** de um disco intervertebral também pode comprimir a medula espinal na altura correspondente (➤ Fig. 3.48). Esta situação é uma emergência porque a medula espinal precisa ser descomprimida rapidamente.

As hérnias de disco degenerativas são mais comuns nas regiões lombar e cervical da coluna vertebral. Especialmente os segmentos S1, L5, e L4 são afetados. Na região cervical, as hérnias de disco ocorrem após rupturas dos discos intervertebrais, que estão localizados nas articulações uncovertebrais (ver adiante).

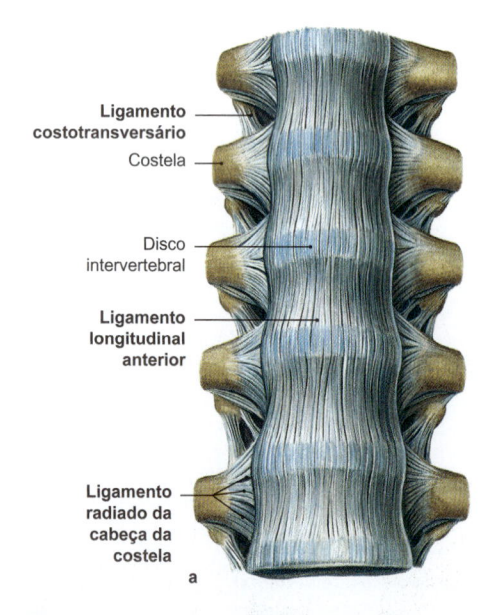

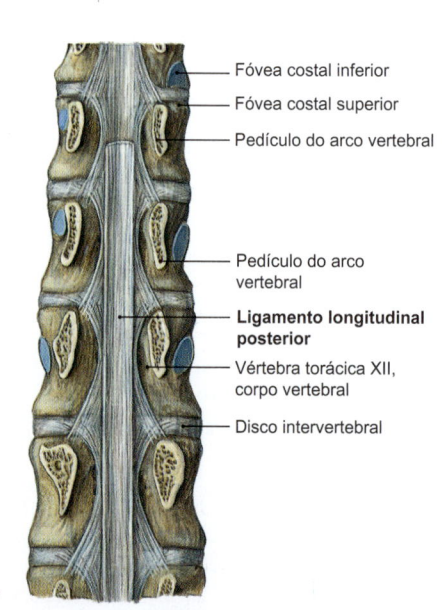

Ligamento costotransversário
Costela
Disco intervertebral
Ligamento longitudinal anterior
Ligamento radiado da cabeça da costela

Fóvea costal inferior
Fóvea costal superior
Pedículo do arco vertebral
Pedículo do arco vertebral
Ligamento longitudinal posterior
Vértebra torácica XII, corpo vertebral
Disco intervertebral

Figura 3.50 Ligamentos da coluna vertebral. a. Ligamento longitudinal anterior (usando como exemplo a porção inferior da região torácica da coluna vertebral). **b.** Ligamento longitudinal posterior (usando como exemplo a porção inferior da região torácica e a porção superior da região lombar da coluna vertebral).

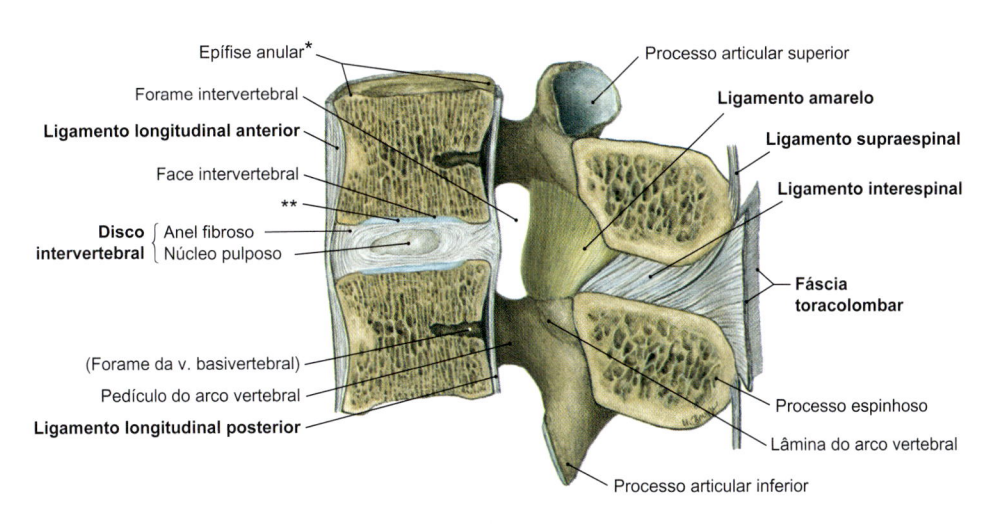

Figura 3.51 Segmento motor lombar com ligamentos da coluna vertebral. Corte mediano; vista lateral esquerda. *Também chamada epífise anular; **cobertura de cartilagem hialina da placa inferior.

Articulações do Arco Vertebral

As vértebras mantêm contato entre si, de ambos os lados, por meio das articulações do arco vertebral. Posteriormente ao corpo vertebral e aos discos intervertebrais, o **processo articular superior** forma uma articulação verdadeira (diartrose) com o **processo articular inferior** correspondente de uma vértebra em posição superior a ela. O formato, o tamanho e a posição das facetas articulares (**faces articulares superior e inferior**) diferem regionalmente e são referências estruturais características dos segmentos espinais individuais (➤ Fig. 3.49).

Dentro de um segmento motor, os dois arcos vertebrais absorvem as forças de compressão e desempenham importante função cinemática no controle do movimento nas regiões individuais da coluna vertebral. A função está intimamente acoplada à posição espacial das superfícies articulares.

N O T A

As articulações dos processos articulares são, muitas vezes, referidas como articulações planas (ou facetárias) devido à forma e à posição das **facetas articulares** nos diferentes segmentos da coluna vertebral.

Clínica

Uma irritação (geralmente crônica) das articulações dos processos articulares causa dores que caracterizam a síndrome facetária, ou **síndrome da faceta articular**. Esta é a causa mais comum de dor nas costas e que, por sua vez, é a queixa mais comum na Alemanha para procurar um médico. A causa da dor é a ocorrência de alterações degenerativas (osteoartrite, espondilartrose) em uma ou, na maioria dos casos, em várias articulações dos processos articulares adjacentes. Mais comumente, a região lombar da coluna vertebral é acometida porque o peso corporal, associado a alta mobilidade, são elevados nesta região. Nestes casos, a obesidade é um fator adicional. De modo característico, ocorrem dores no nível das articulações afetadas ou um pouco abaixo, que irradia para o membro inferior. Como parte das alterações das articulações, os nervos que passam nessa região também são comprometidos (nervos das faces articulares), que são ramos das raízes dos nervos espinais correspondentes. A sintomatologia corresponde a uma radiculopatia, mas sem os típicos distúrbios sensitivos de uma síndrome radicular. Devemos, ainda, considerar as dores pseudorradiculares.

Ligamentos da Coluna Vertebral

A coluna vertebral possui um forte sistema ligamentar. Os ligamentos se projetam de uma vértebra para vértebra, ou ao longo de segmentos maiores. São distinguidos os ligamentos dos corpos vertebrais e os ligamentos dos arcos vertebrais.

Ligamentos dos Corpos Vertebrais

Os corpos vertebrais estão conectados anterior e posteriormente por meio de um ligamento longitudinal, respectivamente:

- Ligamento longitudinal anterior
- Ligamento longitudinal posterior.

O **ligamento longitudinal anterior** (➤ Fig. 3.50a, ➤ Fig. 3.51) se estende do arco anterior do atlas até o sacro, e termina como o ligamento sacrococcígeo. As porções fibrosas superficiais anteriores do ligamento passam sobre vários corpos vertebrais, enquanto as porções fibrosas profundas posteriores unem as epífises anulares ósseas de dois corpos vertebrais adjacentes. Não há conexão com os discos intervertebrais. O ligamento se torna mais largo da região cranial para a caudal.

O **ligamento longitudinal posterior** (➤ Fig. 3.50b, ➤ Fig. 3.51) se estende do occipital ao sacro, limita-se com o canal vertebral anteriormente, e se posiciona sobre a face posterior dos corpos vertebrais. De modo geral, ele é mais estreito que o ligamento longitudinal anterior e termina como o ligamento sacrococcígeo posterior profundamente no canal sacral. Os feixes de fibras de trajeto anterior se dispõem sobre os discos intervertebrais e se fundem a eles.

Clínica

Na doença de Bechterew (**espondilite anquilosante**), uma doença genética, dolorosa e de caráter inflamatório-reumático, ocorre uma progressiva ossificação de todas as estruturas ligamentares, especialmente da coluna vertebral. Nos estágios iniciais, muitas vezes, apenas as articulações sacroilíacas são acometidas. Nos estágios tardios, a coluna vertebral se comporta como uma haste sólida, o dorso tem o aspecto de ter sido "alisado", e as excursões da parede torácica são claramente limitadas, com uma redução da amplitude da respiração. A distância do occipital à parede posterior do corpo com o indivíduo em posição ereta é significativamente aumentada.

Ligamentos dos Arcos Vertebrais

Os arcos vertebrais também estão muito bem protegidos por ligamentos (➤ Fig. 3.51), descritos a seguir:

- **Ligamentos amarelos:** unem as lâminas dos arcos vertebrais e formam a margem posterior dos forames intervertebrais e as margens lateral e posterior do canal vertebral. Os ligamentos amarelos apresentam proporção muito alta de fibras elásticas

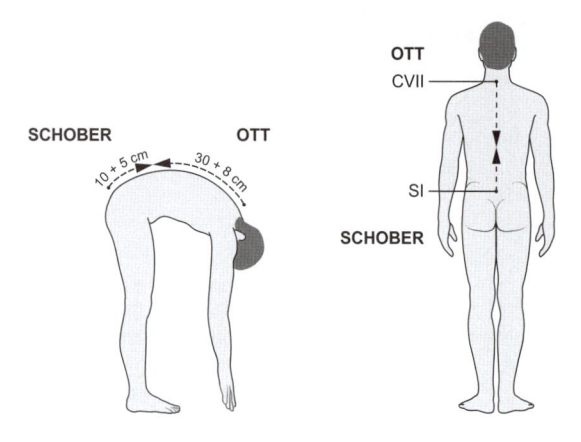

Figura 3.52 Avaliação das restrições dos movimentos da região lombar da coluna vertebral (segundo o método de Schober) e da região torácica da coluna vertebral (sinal de Ott).

(daí a coloração amarelada) e auxiliam os músculos intrínsecos do dorso (ver adiante) durante a manutenção da postura ereta da coluna vertebral. Consequentemente, eles oferecem certa resistência a uma força direcionada para a frente.

- **Ligamentos interespinais:** unem processos espinhosos adjacentes e se encontram em estreita ligação com os tendões dos músculos intrínsecos do dorso. Nas extremidades dos processos espinhosos, eles se fundem ao ligamento supraespinal. Limitam a flexão da coluna vertebral e também o movimento de deslizamento das vértebras.
- **Ligamento supraespinal:** o ligamento consiste em longos feixes que unem as extremidades de vários processos espinhosos. Cranialmente, ele se funde com o ligamento nucal. O ligamento limita a flexão da coluna vertebral.
- **Ligamento nucal:** trata-se de uma delgada placa sagital de tecido conjuntivo denso entre a protuberância occipital externa e o processo espinhoso da vértebra cervical VII (vértebra proeminente, ver adiante). Este ligamento está fundido com a fáscia geral do corpo na região do sulco do pescoço.
- **Ligamentos intertransversários:** unem os processos transversos adjacentes na região torácica da coluna vertebral, e os processos acessórios adjacentes na região lombar da coluna vertebral, e limitam a inclinação lateral e a rotação da coluna vertebral.

Características Regionais da Coluna Vertebral

Considerando as diferenças regionais na mobilidade dos segmentos da coluna vertebral, as vértebras diferem em cada caso com relação ao formato dos corpos vertebrais, dos processos espinhosos, dos processos transversos e dos processos articulares.

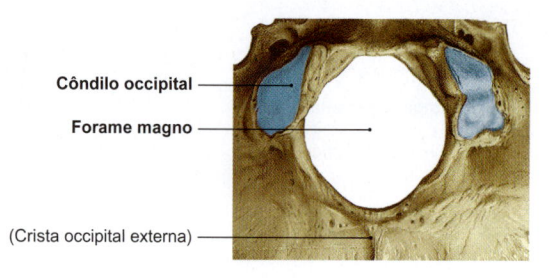

Figura 3.53 Vista externa do osso occipital e dos côndilos para a articulação superior da cabeça. Os côndilos se encontram anterolateralmente ao forame magno.

Com base nessas características, as vértebras de cada um dos segmentos podem ser identificadas. A característica regional de cada segmento vertebral é responsável pelas diferenças na mobilidade nas regiões específicas da coluna vertebral. A mobilidade é avaliada de acordo com o método neutro-nulo.

N O T A

A caracterização das restrições de movimento pode ser realizada pela distância dedo-solo ou, ainda, pelos testes funcionais segundo Ott (coluna torácica) e Schober (coluna lombar).
- A **distância dedo-solo** mede a distância da extremidade dos dedos até o solo quando o indivíduo inclina para a frente com os joelhos estendidos. O indivíduo jovem deve sempre alcançar o solo (distância dedo-solo = 0).
- No **teste de Schober** (➤ Fig. 3.52), uma marca de referência é aplicada na pele acima do processo espinhoso de S1 e outra marca a 10 cm cranialmente à primeira. Na flexão máxima (inclinação para a frente), as marcas costumam se afastar cerca de 5 cm; na extensão, a distância diminui para 1-2 cm
- No **teste de Ott** (➤ Fig. 3.52), aplica-se uma marca na pele sobre o processo espinhoso da vértebra cervical VII (vértebra proeminente) e outra marca 30 cm abaixo da primeira. Na flexão máxima da coluna vertebral, as marcas geralmente se afastam de 3-4 cm. A mobilidade da coluna vertebral é restrita, por exemplo, na espondilite anquilosante (doença de Bechterew).

Transição Craniocervical

O osso occipital e as duas primeiras vértebras cervicais (atlas e áxis) estão conectados por um total de 5 articulações, o que permite a mobilidade livre da cabeça nos 3 eixos. Os segmentos motores diferem basicamente em sua estrutura morfológica daquelas dos segmentos situados inferiormente.

Osso Occipital

O occipital, um osso ímpar, consiste em 3 partes (parte basilar, parte lateral e escama occipital, ➤ Fig. 9.10). As superfícies articulares convexas e ligeiramente convergentes no sentido rostral

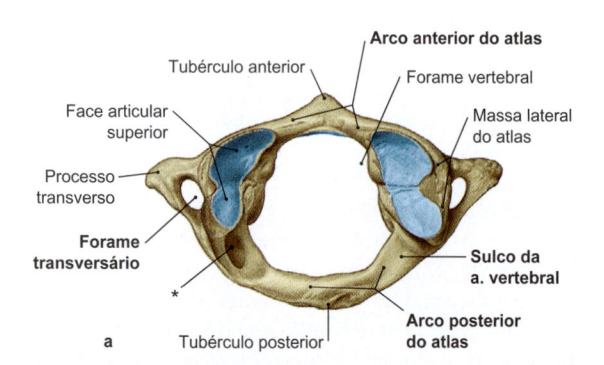

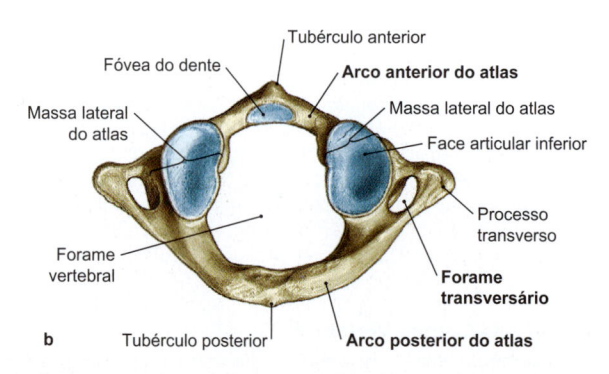

Figura 3.54 Primeira vértebra cervical, atlas. a. Vista superior. **b.** Vista inferior. *Variação: canal da artéria vertebral.

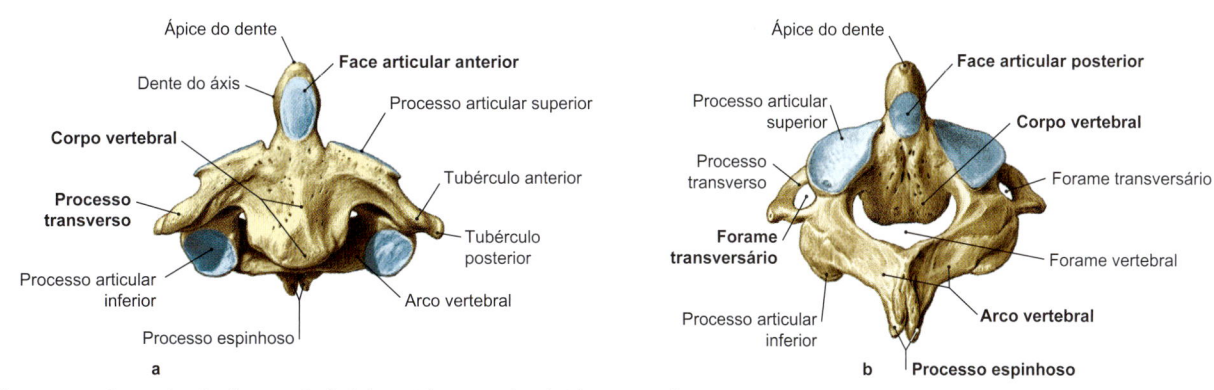

Figura 3.55 Segunda vértebra cervical, áxis. a. Vista anterior. **b.** Vista posterior.

para a articulação com a primeira vértebra cervical (côndilos occipitais) estão localizadas lateralmente ao forame magno em ambas as partes laterais do occipital (➤ Fig. 3.53). Em posição rostromedial aos côndilos occipitais, os dois ligamentos alares se inserem. No plano mediano, o ligamento do ápice do dente, o fascículo longitudinal superior, e a membrana tectória, de formato alargado, se inserem na margem anterior do forame magno (➤ Fig. 3.56).

Atlas

O atlas (vértebra cervical I, ➤ Fig. 3.54) não possui um corpo vertebral; em vez disso, um **arco anterior do atlas** une dois corpos laterais (**massas laterais do atlas**), em cada um dos quais se localizam as superfícies articulares superior e inferior (faces articulares superior e inferior) para a articulação com os côndilos occipitais e com o áxis (vértebra cervical II), além de apresentar os processos transversos com o **forame transversário** para a passagem da artéria vertebral. Anteriormente, o arco anterior do atlas possui um **tubérculo anterior**. O **arco posterior do atlas** possui um sulco para a artéria vertebral (sulco da artéria vertebral) e um **tubérculo posterior**. Um processo espinhoso está ausente.

Clínica

Especialmente em acidentes automobilísticos, podem ocorrer **fraturas isoladas dos arcos do atlas**; contudo, devido à presença de dispositivos de proteção aprimorados no carro

(*airbags*), tais fraturas são cada vez mais raras. Variações na estrutura do atlas (p. ex., o canal da artéria vertebral) devem ser distinguidas de malformações (p. ex., fusão do atlas com o occipital = assimilação do atlas), assim como fendas frequentes na região dos arcos vertebrais.

Áxis

O áxis (vértebra cervical II, ➤ Fig. 3.55) tem um corpo vertebral com uma projeção maciça em formato de dente em posição apical, caracterizada como o **dente do áxis**. Sob o ponto de vista do desenvolvimento, o dente do áxis corresponde ao corpo vertebral do atlas. Da extremidade do dente do áxis (**ápice do dente**) origina-se o **ligamento do ápice do dente** (➤ Fig. 3.56), e das superfícies laterais se originam os ligamentos alares, em formato de asa, em direção lateral. Na face anterior, encontra-se uma superfície articular (face articular anterior) para articulação com o arco anterior do atlas, enquanto na face posterior observa-se uma superfície (face articular posterior), por meio da qual o **ligamento transverso do atlas** mantém o dente do áxis em posição. O áxis possui um arco vertebral que apresenta dois **processos articulares superiores** lateralmente ao corpo vertebral, na margem inferior do dente do áxis, para articulação com o atlas e, abaixo, dois **processos articulares inferiores**, para articulação com a vértebra cervical III. Além disso, o áxis já possui um **processo transverso**, no qual se localiza o **forame transversário** para a artéria vertebral, com um trajeto ligeiramente oblíquo, de baixo para cima e de dentro para fora.

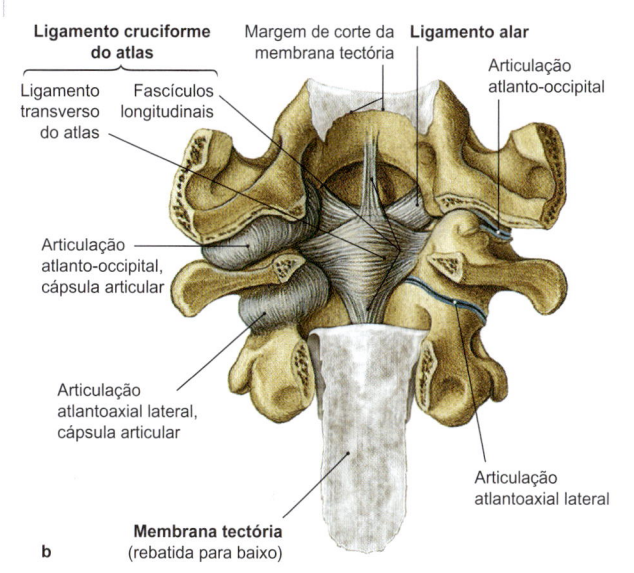

Figura 3.56 Articulações da cabeça com ligamentos profundos. Vista posterior. a. Articulações superior e inferior da cabeça, cápsula articular, e ligamento cruciforme do atlas. **b.** Ligamentos alares e ligamento do ápice do dente.

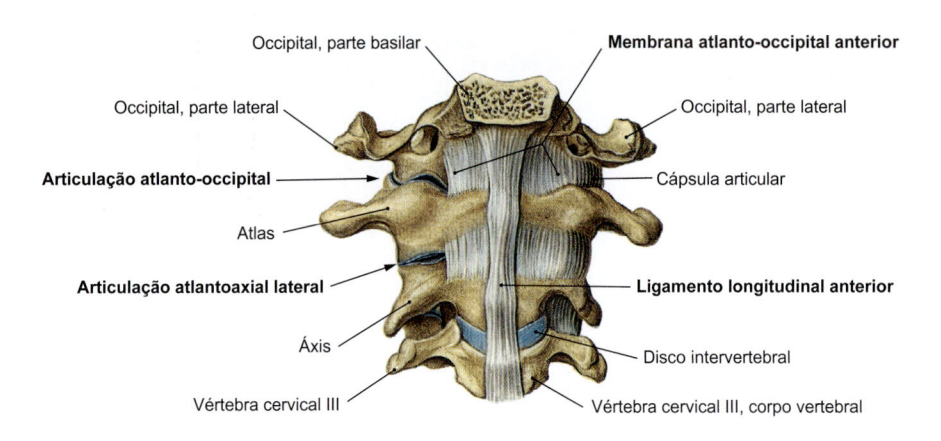

Occipital, parte basilar

Membrana atlanto-occipital anterior

Occipital, parte lateral

Occipital, parte lateral

Articulação atlanto-occipital

Cápsula articular

Atlas

Articulação atlantoaxial lateral

Ligamento longitudinal anterior

Áxis

Disco intervertebral

Vértebra cervical III

Vértebra cervical III, corpo vertebral

Figura 3.57 Articulações da cabeça com ligamentos e porção superior da região cervical da coluna vertebral.

Clínica

Em acidentes automobilísticos, pode ocorrer a **fratura do dente** ou a **fratura do pedículo do arco vertebral ("fratura do enforcado")**, com o risco de compressão da região cervical da medula espinal. Tais fraturas são muito difíceis de diagnosticar e já podem ocorrer em recém-nascidos.

Articulações da Cabeça

Podem ser distinguidas duas articulações na cabeça (➤ Fig. 3.56, ➤ Fig. 3.57, ➤ Fig. 3.58):

- Articulação superior da cabeça (articulação atlanto-occipital): une o crânio ao atlas
- Articulação inferior da cabeça (articulação atlantoaxial): une o atlas ao áxis, e compreende:
  - Articulação atlantoaxial mediana (ímpar)
  - Articulação atlantoaxial lateral (par).

Todas as articulações são verdadeiras (diartroses), sem a presença dos discos intervertebrais.

Na **articulação atlanto-occipital**, os côndilos occipitais se articulam com as faces articulares superiores do atlas (➤ Fig. 3.57). As superfícies articulares superiores do atlas podem apresentar forma

variada entre os indivíduos e também podem exibir superfícies articulares biconvexas. A cápsula articular é ampla (➤ Fig. 3.56b) e reforçada de ambos os lados por um ligamento lateral (**ligamento atlanto-occipital lateral**).

Na **articulação atlantoaxial**, o atlas e o áxis estão unidos por três articulações:

- A **articulação atlantoaxial mediana** possui duas superfícies articulares para o dente do áxis. Na cavidade articular anterior, a face articular anterior do dente do áxis se articula com a fóvea do dente do arco anterior do atlas (➤ Fig. 3.58). Na cavidade articular posterior, a face articular posterior do dente do áxis se articula com o **ligamento transverso do atlas** (➤ Fig. 3.58), que se origina de ambos os lados das massas laterais do atlas e segue transversalmente ao pedículo e ao dente do áxis
- As **articulações atlantoaxiais laterais** estão presentes de ambos os lados das conexões articulares entre a face articular inferior do atlas caudalmente à massa lateral do atlas e à face articular superior do áxis (➤ Fig. 3.56, ➤ Fig. 3.57). Ambas as superfícies articulares são convexas e, portanto, incongruentes.

Ligamentos

A estabilidade da transição craniocervical é mantida por uma elaborada proteção ligamentar, permitindo, contudo, ampla mobilidade. Uma configuração em várias camadas de estruturas ligamentares evita um deslocamento dos corpos vertebrais, garantindo assim a integridade do canal vertebral e protegendo a estrutura da medula oblonga (bulbo) e da região cervical da medula espinal, significativas para as funções vitais:

- **Membrana atlanto-occipital anterior** (➤ Fig. 3.57, ➤ Fig. 3.58): segue como uma continuação do ligamento longitudinal anterior a partir do arco anterior do atlas para a face inferior do osso occipital, à frente do forame magno, e limita a extensão da cabeça
- **Membrana atlanto-occipital posterior** (➤ Fig. 3.58): estende-se a partir do arco posterior do atlas para a margem posterior do forame magno, e limita a flexão da cabeça
- **Membrana tectória** (➤ Fig. 3.56b, ➤ Fig. 3.58): continua com o ligamento longitudinal posterior e segue da margem posterior do corpo do áxis para a margem anterior do forame magno e para o clivo. Ela limita a flexão da cabeça
- **Ligamento cruciforme do atlas** (➤ Fig. 3.56b, ➤ Fig. 3.58): constituído por várias partes, que se sobrepõem na direção de suas fibras. O **ligamento transverso do atlas** se estende entre as duas massas laterais do atlas, segue posteriormente à face articular posterior do dente do áxis, mantendo tanto o dente quanto o arco anterior do atlas em posição. Na região das superfícies articulares, existe um ligamento formado por cartilagem fibrosa. Um **fascículo longitudinal superior** segue verticalmente a

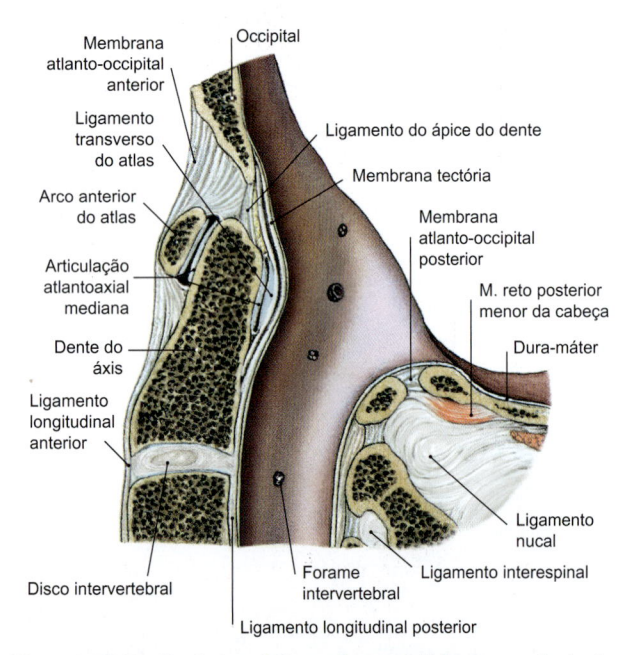

Membrana atlanto-occipital anterior

Occipital

Ligamento transverso do atlas

Ligamento do ápice do dente

Arco anterior do atlas

Membrana tectória

Articulação atlantoaxial mediana

Membrana atlanto-occipital posterior

Dente do áxis

M. reto posterior menor da cabeça

Ligamento longitudinal anterior

Dura-máter

Disco intervertebral

Ligamento nucal

Forame intervertebral

Ligamento interespinal

Ligamento longitudinal posterior

Figura 3.58 Região de transição cervico-occipital, com a articulação atlantoaxial mediana e ligamentos. Corte sagital mediano, vista lateral esquerda.

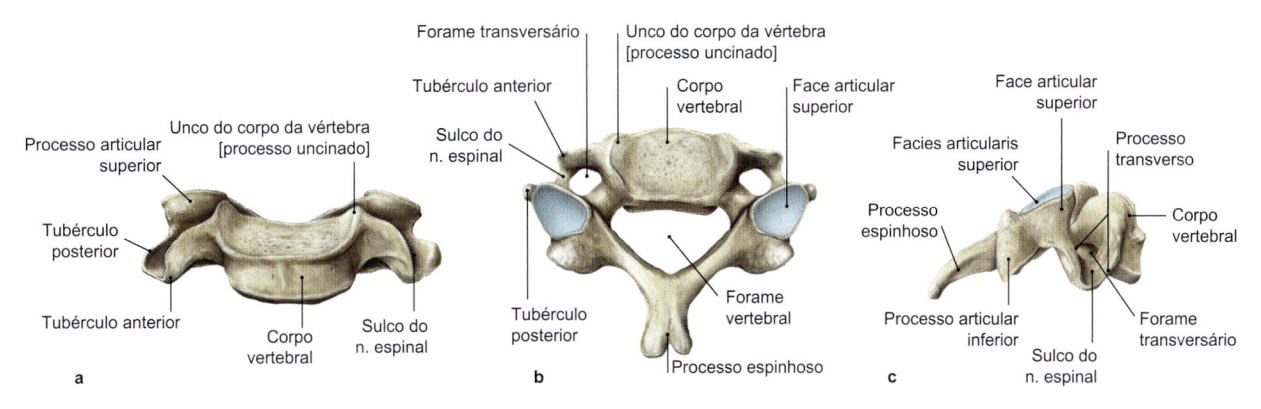

Figura 3.59 Vértebras cervicais. a. Vista anterior. **b.** Vista Posterior. **c.** Vista lateral direita. [L266]

partir da margem anterior do forame magno até o ligamento transverso do atlas, enquanto um **fascículo longitudinal inferior** se origina da superfície posterior do corpo do áxis e irradia em direção caudal para o ligamento transverso do atlas. Com essas duas partes, o ligamento cruciforme do atlas limita a flexão da cabeça

- **Ligamentos alares** (➤ Fig. 3.56a): estendem-se lateralmente a partir do dente do áxis para a margem medial do forame magno e limitam a rotação na articulação atlantoaxial mediana e a inclinação da cabeça para a frente (flexão)
- **Ligamento do ápice do dente** (➤ Fig. 3.56a, ➤ Fig. 3.58): estende-se a partir do ápice do dente do áxis para a margem anterior do forame magno e limita a flexão da cabeça.

Clínica

Em uma **fratura cervical**, ocorre a ruptura do ligamento transverso do atlas ou do ligamento cruciforme do atlas. O dente do áxis se inclina para trás no canal vertebral e pressiona a medula oblonga, onde se localizam os centros respiratório e cardiovascular e a medula espinal. Esse tipo de lesão resulta em morte. A formação incompleta ou a ausência de formação do dente do áxis pode ocasionalmente ser a causa de uma **subluxação atlantoaxial**. Lesões no sistema ligamentar das articulações da cabeça podem levar à **instabilidade atlantoaxial**. Tais lesões geralmente são negligenciadas na prática clínica diária, uma vez que o paciente apresenta um aumento de forma reativa da tensão muscular (espasmo de proteção). Os sintomas de tais instabilidades atlantoaxiais frequentemente são distúrbios circulatórios intermitentes das artérias vertebrais, da artéria carótida interna, e da veia jugular, que se manifestam como dormência, tonturas, distúrbios visuais (moscas volantes = visão de pontos estrelados), dores de cabeça e náuseas.

Mecânica

Juntas, as duas articulações da cabeça funcionam como uma articulação esferóidea, que permite movimentos da cabeça em todos os planos. A amplitude total de movimento, no entanto, resulta da interação com os demais segmentos motores na região cervical da coluna vertebral.

A **articulação superior da cabeça** é uma articulação elipsóidea que permite a flexão e a extensão da cabeça em torno de um eixo transversal de 20-35°. Em torno de um eixo anteroposterior, são possíveis ligeiros movimentos laterais de 10-15°.

A **articulação inferior da cabeça** é uma articulação trocóidea, cujo eixo vertical passa pelo dente do áxis. Ela possibilita movimentos de rotação de 35-55° e um ligeiro movimento lateral.

Terceira-Sétima Vértebras Cervicais
Características

Apenas as vértebras III-VII da região cervical da coluna vertebral podem ser caracterizadas como típicas **vértebras cervicais**, uma vez que apenas 5 dessas vértebras possuem uma estrutura compartilhada (➤ Fig. 3.59). Os corpos vertebrais, geralmente pequenos, apresentam um plano estrutural aproximadamente retangular. As características especiais destas vértebras cervicais são as seguintes:

- As margens laterais dos corpos das vértebras cervicais têm uma projeção vertical com orientação sagital (**unco do corpo**). Em vista frontal, as margens laterais das placas superiores dos corpos vertebrais parecem dobradas para cima (➤ Fig. 3.59a)
- Os processos transversos consistem em uma porção posterior (**tubérculo posterior**), que é o processo transverso propriamente dito, e uma porção anterior (**tubérculo anterior**), que corresponde ao rudimento das costelas (➤ Fig. 3.59b). O processo transverso possui uma depressão dirigida lateralmente para o trajeto de ramos de nervos espinais (**sulco do nervo espinal**), além de um **forame transversário**, normalmente nas vértebras cervicais III-VI, para a passagem da artéria vertebral
- Os processos articulares são planos e inclinados posteriormente em cerca de 45° (➤ Fig. 3.59b)
- Os processos espinhosos dos corpos das vértebras cervicais III-VI são curtos e bifurcados (com duas projeções, ➤ Fig. 3.59b)

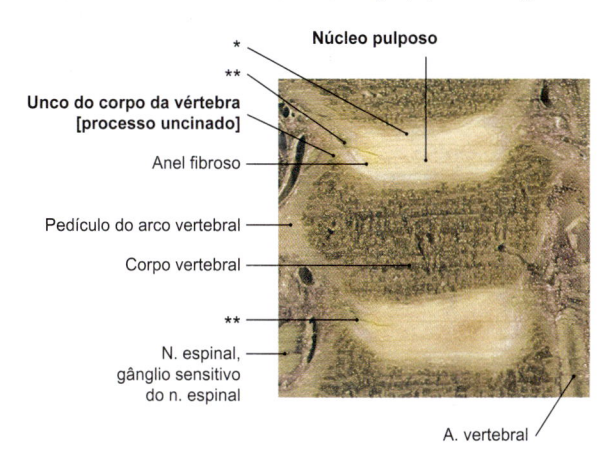

Figura 3.60 Articulações uncovertebrais; *cobertura de cartilagem hialina das placas inferiores; **fenda uncovertebral.

- O tubérculo anterior da vértebra cervical VI é palpável a partir da região anterior (tubérculo carótico)
- O processo espinhoso da vértebra cervical VII é longo e bem palpável externamente (vértebra proeminente).

Articulações Uncovertebrais

Aproximadamente por volta do *10º ano de vida*, na porção anterior da região cervical da coluna vertebral (vértebras cervicais III-VI), ocorre a formação de espaço fisiológico nas regiões laterais dos discos intervertebrais. Consequentemente, formam-se novas estruturas articulares de tecido conjuntivo, caracterizadas como articulações uncovertebrais (**hemiartroses uncovertebrais**, ou **articulações de Von-Luschka**) (➤ Fig. 3.60). A formação do espaço geralmente progride até o núcleo pulposo, de modo que o disco intervertebral seja praticamente dividido em metades horizontais. Isso resulta em um afrouxamento, compensado pelo forte sistema ligamentar. Na porção inferior da região cervical da coluna vertebral, as articulações uncovertebrais são essencialmente fracas. Argumenta-se que essas articulações permitem movimentos anteriores e posteriores enquanto limitam os movimentos laterais. No entanto, sua função ainda não está definitivamente esclarecida.

Mecânica

Na região cervical da coluna vertebral, abaixo das articulações da cabeça, movimentos de flexão e de extensão, assim como flexão lateral (inclinação) e – até certo ponto – movimentos de rotação, são possíveis. Em geral, a região cervical da coluna vertebral é extremamente móvel (➤ Fig. 3.46).

Clínica

Na idade avançada, alterações degenerativas das vértebras cervicais ocorrem frequentemente e se manifestam como **osteocondrose vertebral**, com formação de osteófitos posteriores, podendo levar a um estreitamento do canal vertebral com compressão da medula espinal.

A **artrose** das articulações vertebrais e as alterações degenerativas nas articulações uncovertebrais também são comuns com a formação de osteófitos, e podem estreitar os forames intervertebrais e os forames transversários. Possíveis consequências implicam em uma sintomatologia referente a compressão de nervos espinais, ou pressão sobre a artéria vertebral e componentes do sistema nervoso simpático.

Vértebras Torácicas
Características

Os corpos vertebrais das **vértebras torácicas** (➤ Fig. 3.61) apresentam um sulco posteriormente, de modo que as placas superior e inferior tenham formato de coração. Eles são mais baixos anterior do que posteriormente e, portanto, são responsáveis pela cifose torácica. Como característica especial, as 1ª-9ª vértebras torácicas possuem posteriormente superfícies articulares craniais e caudais (**fóveas costais superior e inferior**). Deste modo, uma fóvea costal inferior sempre forma com uma fóvea costal superior da vértebra subjacente uma cavidade articular comum para uma cabeça de costela (**articulação da cabeça de costela**, ➤ item 3.3.4). Os corpos das vértebras torácicas X-XI contêm apenas uma única fóvea costal cranial. No corpo vertebral da vértebra torácica XII, a fóvea costal posterior se encontra centralizada. Os processos transversos são direcionados obliquamente e se projetam posteroinferiormente e, nos corpos vertebrais das vértebras torácicas I-X, possuem superfícies articulares (fóveas costais do processo transverso) para conexão com os tubérculos das costelas (**articulações costotransversárias**, ➤ item 3.3.4). Os **processos articulares superiores** são orientados posteriormente, e os **processos articulares inferiores** são orientados anteriormente. As superfícies articulares se posicionam aproximadamente no plano frontal (➤ Fig. 3.49). Os processos espinhosos são longos e direcionados

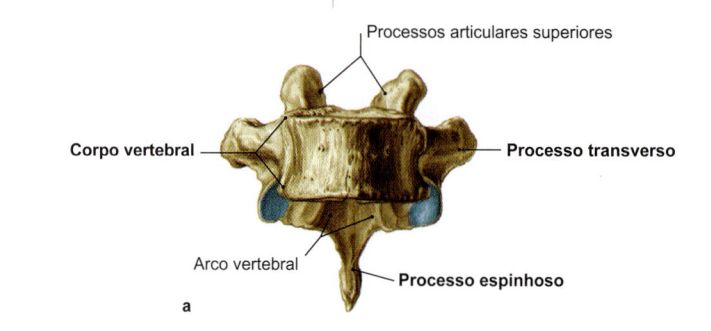

Processos articulares superiores

Corpo vertebral — Processo transverso

Arco vertebral — Processo espinhoso

a

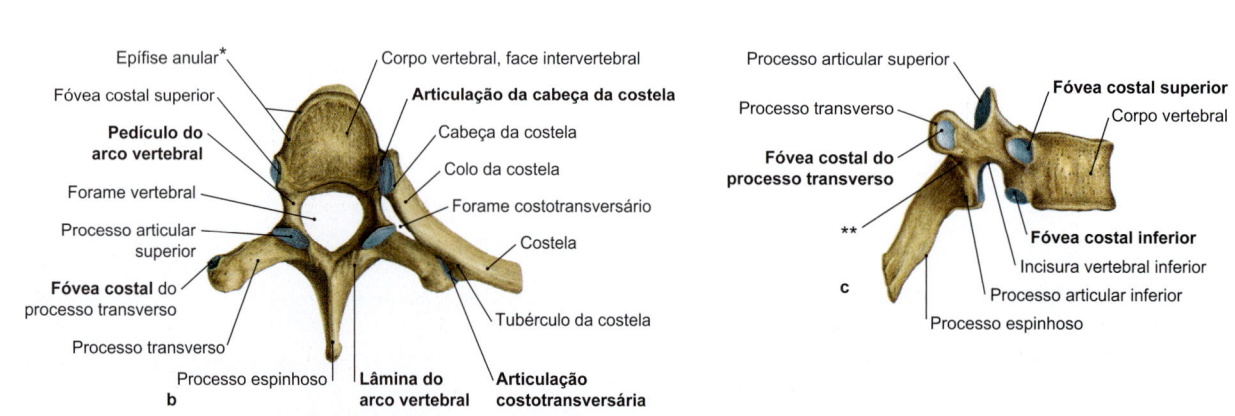

Epífise anular* — Corpo vertebral, face intervertebral
Fóvea costal superior — **Articulação da cabeça da costela**
Pedículo do arco vertebral — Cabeça da costela
— Colo da costela
Forame vertebral — Forame costotransversário
Processo articular superior — Costela
Fóvea costal do processo transverso
Processo transverso — Tubérculo da costela
Processo espinhoso | **Lâmina do arco vertebral** | **Articulação costotransversária**
b

Processo articular superior — **Fóvea costal superior**
Processo transverso — Corpo vertebral
Fóvea costal do processo transverso
** — **Fóvea costal inferior**
— Incisura vertebral inferior
c — Processo articular inferior
Processo espinhoso

Figura 3.61 Vértebras torácicas. a. Vista anterior; *epífise anular. **b.** Vista posterior. **c.** Vista lateral direita; **região do arco vertebral entre os processos articulares superior e inferior (o chamado istmo = porção interarticular).

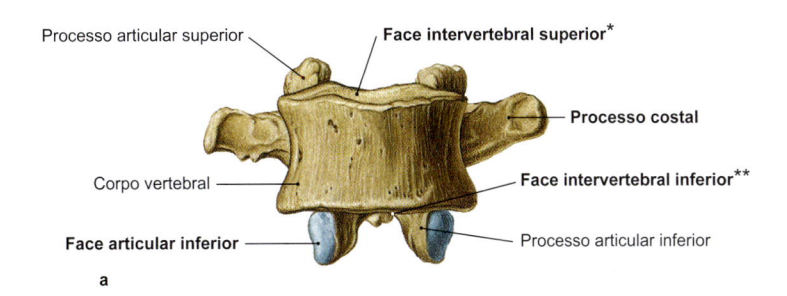

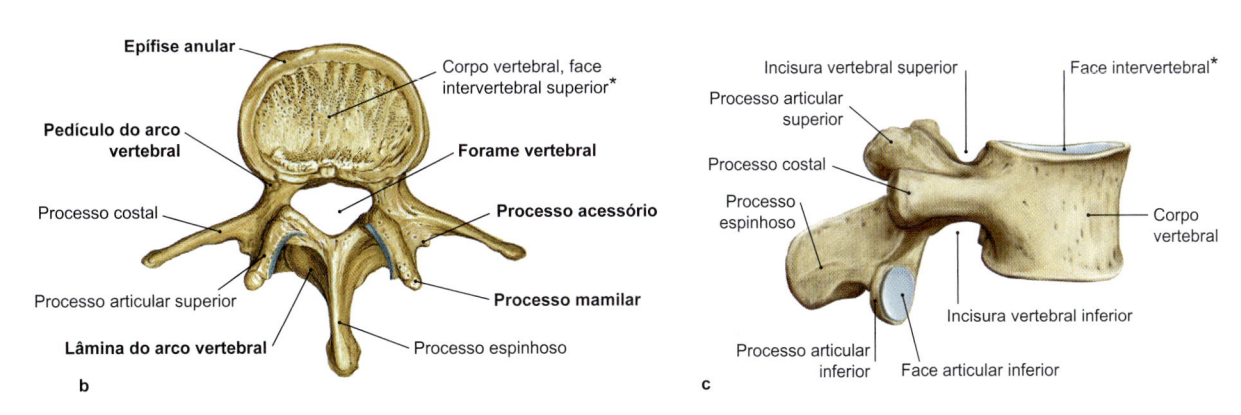

Figura 3.62 Vértebra lombar. a. Vista anterior. **b.** Vista posterior; *placa superior, **placa inferior. **c.** Vista lateral direita. [L266]

para baixo. Eles se sobrepõem de maneira semelhante a telhas e, deste modo, protegem o canal vertebral (➤ Fig. 3.44c).

Mecânica

As vértebras estão em associação com a parede torácica. Apesar do maior número de vértebras, a região torácica da coluna vertebral apresenta menor grau de mobilidade em comparação aos demais segmentos da coluna vertebral. Pequenos movimentos de flexão e extensão, assim como movimentos de flexão lateral e de rotação, são possíveis (➤ Fig. 3.46).

Vértebras Lombares

Características

Os corpos vertebrais das **vértebras lombares** (➤ Fig. 3.62) são grandes, o diâmetro transversal é maior que o anteroposterior, as placas superior e inferior são retraídas posteriormente, assumindo um formato de rim. Elas são mais altas anterior do que posteriormente e, portanto, são responsáveis pela lordose lombar. Os longos processos projetados lateralmente são chamados **processos costiformes**. Os processos transversos propriamente ditos são rudimentares nas bases dos processos costiformes e são chamados **processos acessórios**. Os processos articulares são orientados para trás. O processo articular superior apresenta posteriormente um tubérculo (**processo mamilar**). Com exceção da vértebra lombar V, as superfícies articulares estão orientadas no plano sagital (➤ Fig. 3.49). Os processos espinhosos são retilíneos e direcionados posteriormente.

Tabela 3.7 Diferenças do sacro com relação ao sexo.

Dimensões	Mulher	Homem
Comprimento	Mais curto	Mais longo
Formato	Mais amplo	Mais estreito
Curvatura	Mais leve	Mais intensa

NOTA

Na clínica, tanto os processos costiformes quanto os processos acessórios das vértebras lombares são frequentemente chamados **processos transversos**, em analogia com os outros segmentos da coluna vertebral.

Mecânica

A posição sagital das superfícies das articulações dos processos articulares nos 4 segmentos motores superiores da região lombar da coluna vertebral permite a extensão e a flexão e limita os movimentos de rotação. Os movimentos de rotação ocorrem devido à posição do processo articular entre a vértebra lombar V e o sacro. Uma flexão lateral é bastante ampla na região lombar da coluna vertebral (➤ Fig. 3.46).

Sacro

O **sacro** (➤ Fig. 3.63) consiste em 5 vértebras sacrais que estão unidas por articulações cartilaginosas ainda na adolescência e, mais tarde, se fundem umas às outras por meio de sinostoses – embora muitas vezes, em idade avançada, ainda se possa encontrar tecido de discos intervertebrais entre as antigas vértebras conectadas por sinostoses. O sacro está unido aos dois ossos do quadril constituindo as articulações sacroilíacas e apresenta nítidas diferenças sexuais (➤ Tabela 3.7). A **base do sacro** se conecta com a vértebra lombar V por meio de um grande disco intervertebral. A margem anterior da base do sacro (**promontório da base do sacro**) se projeta anteriormente na transição lombossacral e para o interior da pelve. Na superfície anterior (**face pélvica**), os limites originais das vértebras sacrais podem ser identificados como as **linhas transversas** (➤ Fig. 3.63a). Os **forames intervertebrais** são fundidos em canais ósseos, que possuem 4 aberturas direcionadas anteriormente (**forames sacrais anteriores**) para os ramos anteriores dos nervos espinais. Na superfície posterior (**face dorsal**) existem várias cristas de trajeto longitudinal (➤ Fig. 3.63b):

- **Crista sacral mediana** (ímpar): localizada na região dos antigos processos espinhosos

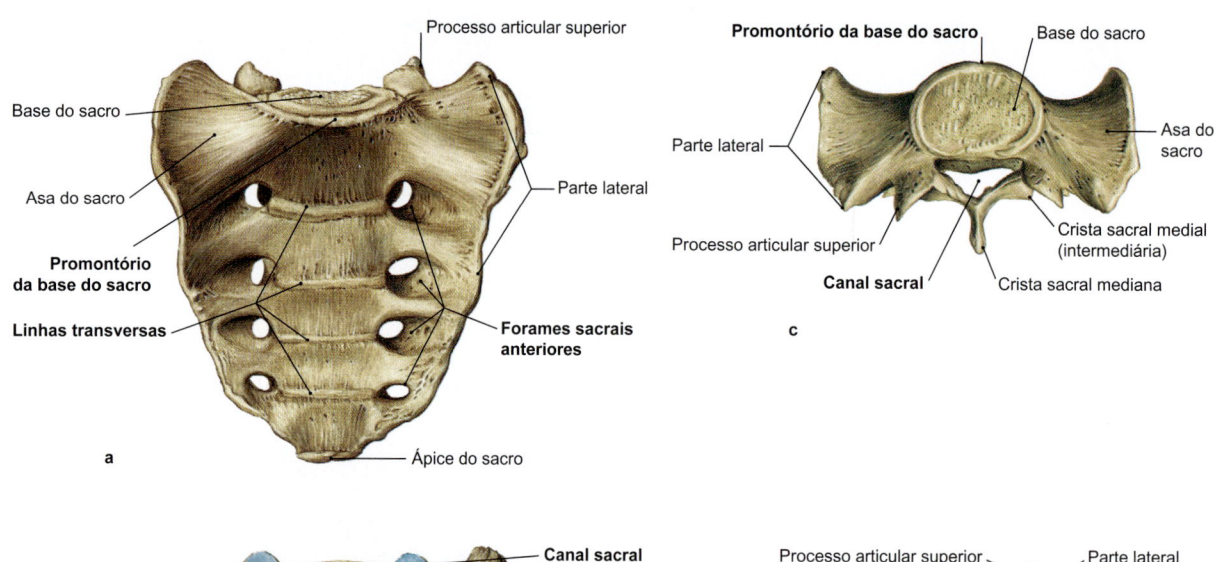

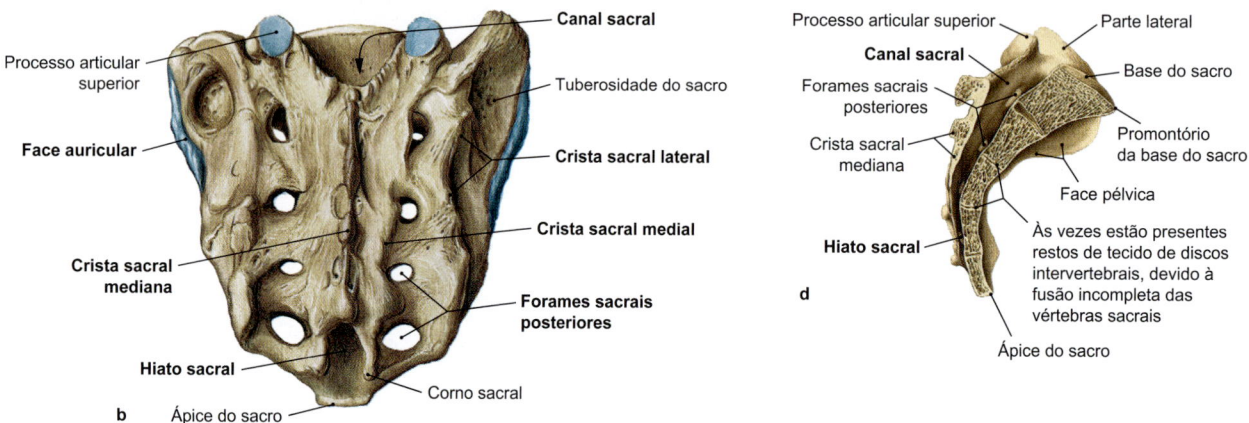

Figura 3.63 Sacro. a. Vista anterior. **b.** Vista posterior. **c.** Vista superior. **d.** Corte sagital medianomediossagital.

- **Cristas sacrais mediais** (par): localizadas na região dos antigos processos articulares
- **Cristas sacrais laterais** (par): localizadas na região dos antigos processos transversos.

Logo abaixo da crista sacral mediana está o acesso para o **canal sacral** através do **hiato sacral**. Os forames sacrais posteriores são os locais de saída dos ramos posteriores dos nervos espinais. A região ao lado das aberturas posteriores é chamada **parte lateral**. A superfície articular para a articulação (**face auricular**) e a **tuberosidade sacral** (para conexão através de tecido conjuntivo), ambas para a ligação com o osso do quadril (articulação sacroilíaca, ➤ item 5.2.3), estão localizadas em suas superfícies laterais.

Cóccix

O **cóccix** (➤ Fig. 3.64) geralmente consiste em 3-5 rudimentos vertebrais. Apenas os dois **cornos coccígeos** da primeira vértebra coccígea – como rudimentos dos processos articulares das vértebras superiores – permitem identificá-la como sendo originaria-

mente uma vértebra. Os cornos coccígeos podem se articular com rudimentos dos processos articulares inferiores esquerdo e direito da vértebra sacral V (**articulação sacrococcígea**). Por sua vez, o cóccix é ligado ao sacro por meio de uma articulação cartilaginosa. Em indivíduos mais jovens, esta articulação também pode apresentar um disco intervertebral.

Vasos Sanguíneos, Vasos Linfáticos e Nervos
Artérias
Região Cervical da Coluna Vertebral

Os segmentos motores da região cervical da coluna vertebral são supridos por ramos da **artéria carótida externa** (artéria occipital) e da **artéria subclávia** (artéria vertebral, artéria cervical profunda – derivada do tronco costocervical –, e artéria cervical transversa, derivada do tronco tireocervical). A **artéria vertebral** se origina da parede posterior da artéria subclávia. Ela se divide em 4 segmentos:

- **Parte pré-vertebral:** trajeto sobre o músculo longo do pescoço em direção ao forame transversário da vértebra cervical VI (em

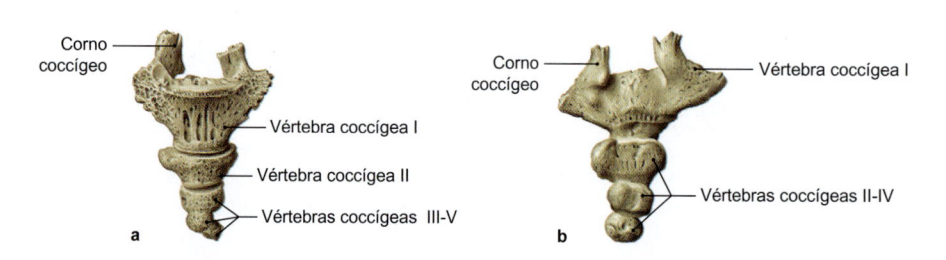

Figura 3.64 Cóccix. a. Vista anterior. **b.** Vista posterior.

aproximadamente 90% dos casos). Também é possível um trajeto mais curto em direção à vértebra cervical VII (cerca de 2% dos casos; por isso a vértebra cervical VII também possui forames transversários), ou um trajeto mais longo, com entrada nas vértebras V, IV ou III cervicais (➤ Fig. 10.14)

- **Parte transversária:** trajeto através dos forames transversários, acompanhada pelo plexo venoso vertebral e pelo plexo nervoso vertebral (plexo nervoso simpático ao redor da artéria vertebral). Da parte transversária se originam ramos segmentares,

que passam através dos forames intervertebrais para o canal vertebral, em que suprem as meninges (**ramos espinais**) e a medula espinal (**ramos radiculares**). **Ramos musculares** se direcionam para os músculos profundos do pescoço

- **Parte atlântica, parte intracraniana:** ➤ item 11.1.5

Na fossa posterior do crânio, as artérias vertebrais direita e esquerda se unem à artéria basilar, no clivo. Mais detalhes da artéria vertebral estão descritos no ➤ item 11.1.5.

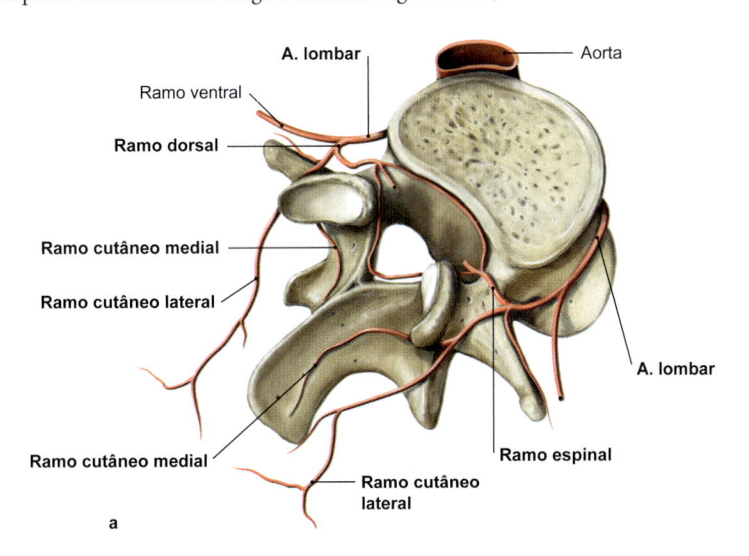

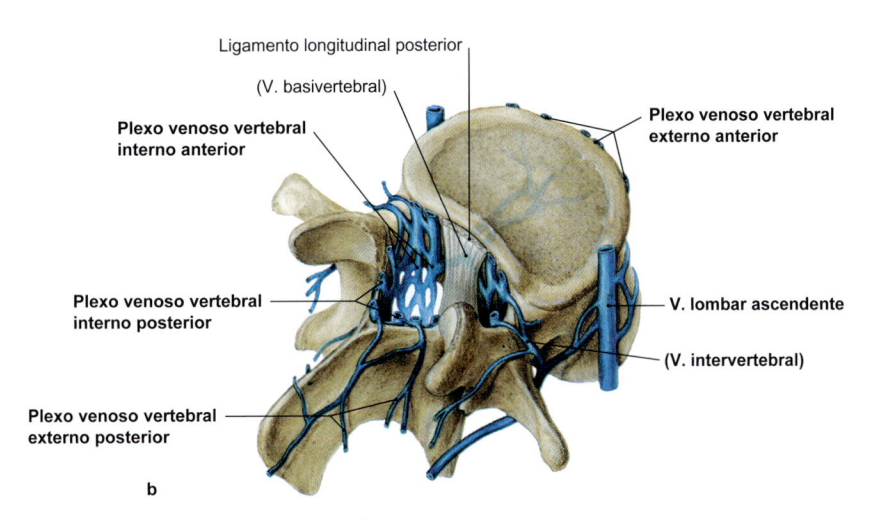

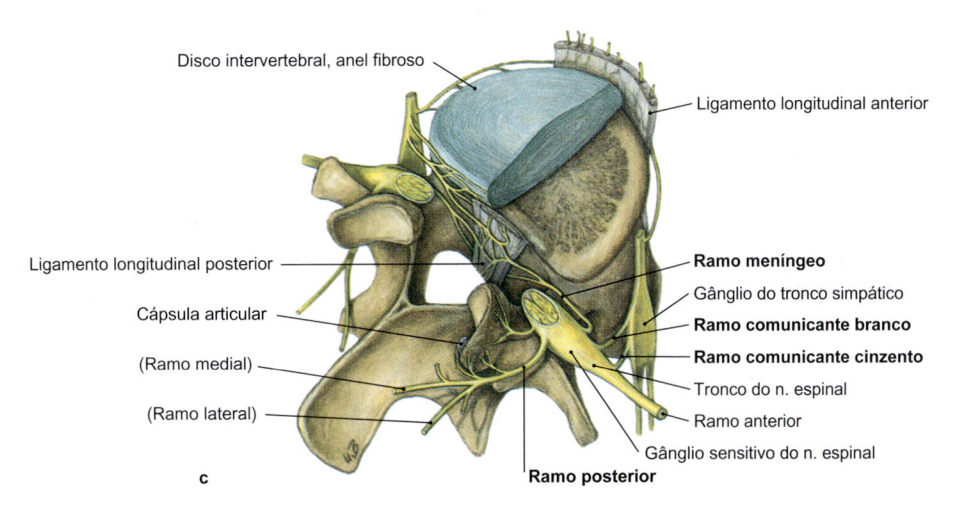

Figura 3.65 Vasos sanguíneos e nervos do canal vertebral. Vista oblíqua direita. **a.** Artérias [L266]. **b.** Veias. **c.** Nervos.

> **N O T A**
> Nas cirurgias no pescoço, há expectativa de que a **artéria vertebral** tenha uma "entrada alta" na região cervical da coluna vertebral e, portanto, pode se apresentar como um calibroso vaso arterial externamente à coluna cervical.

Regiões Torácica e Lombar da Coluna Vertebral

Um suprimento arterial estritamente segmentar está presente nos níveis das regiões torácica e lombar da coluna vertebral. Onze pares de **artérias intercostais posteriores**, o par de **artérias subcostais**, e 4 pares **de artérias lombares** se originam como ramos segmentares a partir da parte torácica da aorta ou da parte abdominal da aorta, para suprir os corpos vertebrais adjacentes (➤ Fig. 3.13). Cada um dos vasos origina um **ramo posterior**, do qual um **ramo espinal** se projeta através do forame intervertebral para o canal vertebral do segmento motor correspondente (➤ Fig. 3.65a). No canal vertebral, as artérias espinais segmentares se anastomosam em diferentes alturas por meio de ramos ascendentes e descendentes. Ramos arteriais posteriores, a partir da região interna, atingem as placas inferiores e os processos espinhosos. Os ramos terminais dos ramos posteriores são os **ramos cutâneos mediais** e os **ramos cutâneos laterais**, que seguem paralelamente aos ramos posteriores dos nervos espinais de mesmo nome, suprem as estruturas ósseas posteriores externamente e penetram a musculatura dorsal com seus ramos terminais para suprir a pele.

Sacro e Cóccix

O suprimento sanguíneo do sacro deriva da **artéria sacral mediana**, de trajeto anterior, ramos da parte abdominal da aorta (➤ Fig. 3.41), e por meio das **artérias sacrais laterais**, originárias da artéria ilíaca interna. As artérias sacrais laterais originam **ramos espinais** nos forames sacrais pélvicos e atingem o cóccix como ramos terminais.

Veias

A drenagem venosa da coluna vertebral e da medula espinal origina plexos venosos (➤ Fig. 3.65b). As veias são desprovidas de válvulas e estabelecem conexões com as veias no crânio e com o sistema ázigo. Podem ser distinguidos um plexo venoso externo e um plexo venoso interno:

- **Sistema venoso externo:**
  - O **plexo venoso vertebral externo anterior** se localiza lateral e anteriormente aos corpos vertebrais, e recebem veias originárias da superfície lateral do corpo vertebral e dos ligamentos adjacentes
  - O **plexo venoso vertebral externo posterior** se localiza lateral e posteriormente aos pedículos dos arcos vertebrais e dos processos espinhosos. Ele drena o sangue destas estruturas, dos ligamentos adjacentes, dos músculos intrínsecos do dorso e da pele do dorso
- **Sistema venoso interno:**
  - O **plexo venoso vertebral interno anterior** se localiza nas faces posteriores dos corpos vertebrais, no interior do canal vertebral, lateralmente ao ligamento longitudinal posterior, e drena o sangue dos corpos vertebrais, oriundo das veias basivertebrais (um plexo venoso de trajeto horizontal no tecido ósseo esponjoso dos corpos vertebrais). Além disso, ele drena o sangue da medula espinal (veias espinais anteriores)

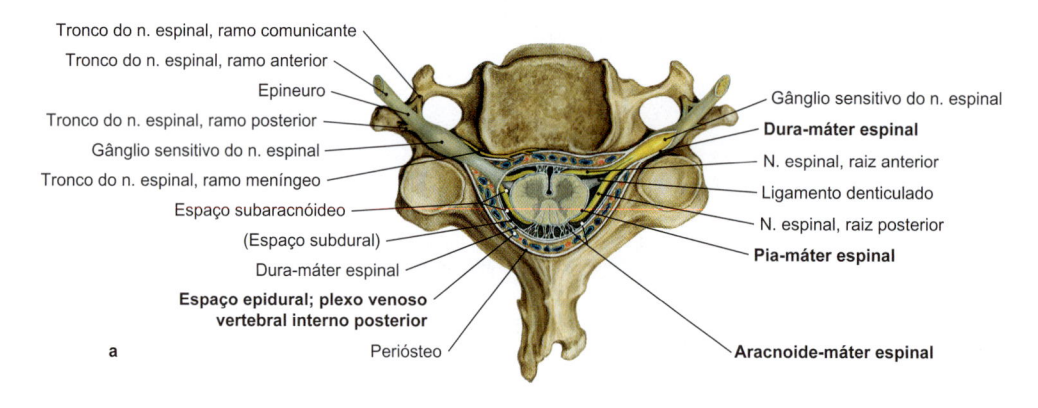

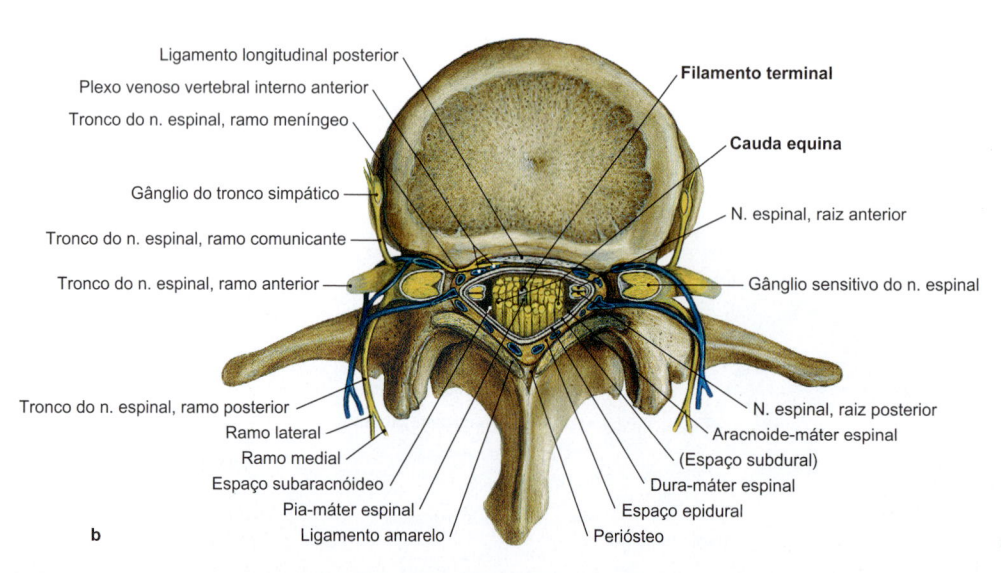

Figura 3.66 Conteúdo do canal vertebral; vista superior em ambas as figuras. **a.** Corte transversal no nível da 5ª vértebra cervical. **b.** Corte transversal no nível da 3ª vértebra lombar.

– O **plexo venoso vertebral interno posterior** está localizado na face interna dos arcos vertebrais e drena o sangue dos arcos vertebrais e dos ligamentos adjacentes, assim como também da medula espinal (veias espinais posteriores).

Os sistemas venosos interno e interno estão conectados entre si por meio de uma rica rede anastomótica. Na transição craniocervical, existe uma conexão entre as veias extracranianas e intracranianas. No pescoço, os plexos venosos drenam para a veia vertebral e para a veia cervical profunda. Nas regiões torácica e lombar da coluna vertebral, os plexos venosos drenam através das veias intercostais posteriores ou das veias lombares para o sistema ázigo (veias ázigo, hemiázigo e hemiázigo acessória, ➤ Fig. 3.16), e através dos plexos venosos da pelve para a veia ilíaca interna.

Inervação das Articulações dos Arcos Vertebrais
A inervação das cápsulas articulares das articulações dos arcos vertebrais deriva dos ramos mediais dos ramos posteriores dos nervos espinais (➤ Fig. 3.65c).

3.3.3 Localização Anatômica da Medula Espinal

Canal Vertebral
O **canal vertebral** se estende do forame magno do osso occipital até o hiato sacral. Ele segue as curvaturas da coluna vertebral na região pré-sacral e é chamado canal sacral no nível do sacro.
Na **parte pré-sacral livre** da coluna vertebral, o canal vertebral é delimitado anteriormente pelos corpos vertebrais, pelos discos intervertebrais e pelo ligamento longitudinal posterior (➤ Fig. 3.51). Lateral e posteriormente, ele é delimitado pelos arcos vertebrais e pelos ligamentos amarelos, que os unem, e pelo ligamento interespinal. Entre as vértebras individuais se posicionam lateralmente os forames intervertebrais.
O **segmento caudal** do canal vertebral é o **canal sacral** (➤ Fig. 3.63b), que é totalmente ósseo em sua delimitação periférica e é recoberto por projeções do ligamento longitudinal posterior. Ele termina em altura variável no hiato sacral. Os forames sacrais anteriores unem o canal sacral ao espaço pélvico, enquanto os forames sacrais posteriores o unem à região sacral.

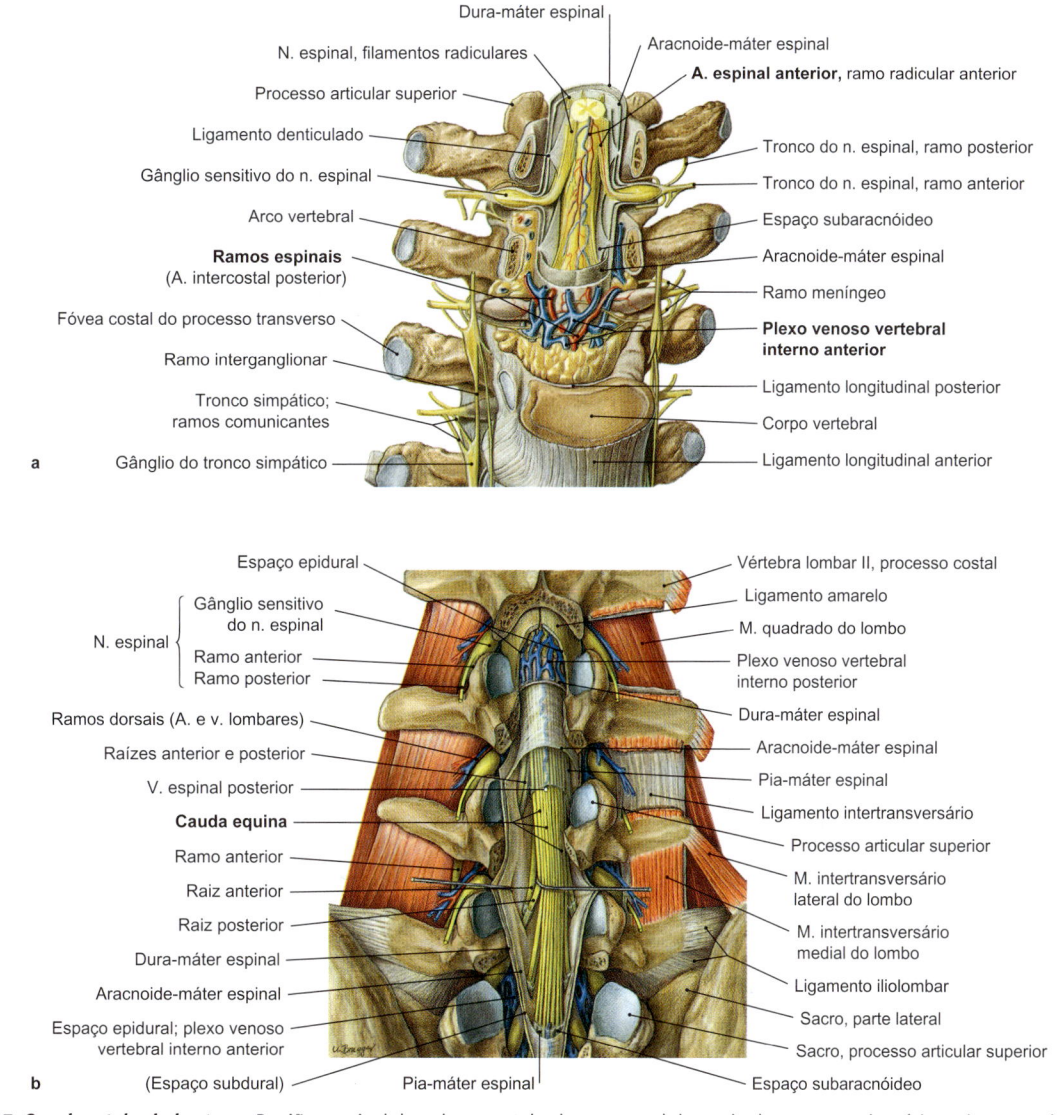

Figura 3.67 Canal vertebral aberto. a. Região cervical da coluna vertebral com a medula espinal e o tronco simpático; vista anterior. **b.** Região lombar da coluna vertebral com a cauda equina; vista posterior.

Clínica

Um estreitamento do canal vertebral é chamado **estenose do canal vertebral**. Frequentemente, as causas são projeções ósseas (espondilófitos, ou osteófitos) dos corpos vertebrais ou das articulações intervertebrais, que surgem associadas a **alterações** degenerativas da coluna vertebral. Os pacientes se queixam de dores irradiadas a partir das raízes nervosas dos segmentos afetados. Muito frequentemente, a dor aumenta ao caminhar. Estes casos são referidos como **claudicação espinal**.

Meninges da Medula Espinal
Paquimeninge Espinal (Dura-máter Espinal)

A partir do forame magno, a paquimeninge do encéfalo (**dura-máter do encéfalo**) continua com a paquimeninge da medula espinal (**dura-máter da medula espinal**). Na transição craniocervical, a dura-máter da medula espinal está firmemente unida – através do periósteo – às paredes ósseas do forame magno e do canal vertebral. Abaixo do áxis existem apenas algumas conexões entre a dura-máter da medula espinal e os arcos vertebrais (➤ Fig. 3.66a). As projeções laterais da dura-máter espinal se estendem para os forames intervertebrais. O saco dural termina caudalmente, geralmente no nível da vértebra sacral II, e ali se funde na delgada extensão do filamento terminal (ver também o ➤ item 12.6.2).

Leptomeninge da Medula Espinal

A **leptomeninge do encéfalo**, formada pela aracnoide-máter do encéfalo e pela pia-máter do encéfalo, continua para baixo como a **leptomeninge da medula espinal**. O folheto externo da aracnoide-máter espinal está aderido à superfície interna da dura-máter espinal (➤ Fig. 3.66b). Entre a aracnoide-máter espinal e a pia-máter espinal se localiza o **espaço subaracnóideo**, que está em continuidade com o espaço subaracnóideo intracraniano e contém o líquido cerebrospinal.

A **pia-máter espinal** está intimamente associada à medula espinal e às raízes dos nervos espinais (➤ Fig. 3.66). A medula espinal e as raízes dos nervos espinais, os gânglios sensitivos do nervo espinal e os troncos dos nervos espinais são circundados pelo líquido cerebrospinal. O espaço subaracnóideo é atravessado por delgadas trabéculas da aracnoide-máter espinal. O ligamento denticulado se estende como uma lâmina de tecido conjuntivo lateralmente através do espaço subaracnóideo até os forames intervertebrais (➤ Fig. 3.67a). Neste local, ele separa e estabiliza as duas raízes dos nervos espinais.

Expansões do espaço subaracnóideo são denominadas **cisternas**:
- Na transição craniocervical, devido à fixação da dura-máter espinal na parede do canal vertebral, ocorre uma dilatação posterior do espaço subaracnóideo (**cisterna cerebelobulbar**, ➤ item 11.4.4)
- As raízes de nervos espinais situadas caudalmente à medula espinal (cauda equina) se localizam no espaço subaracnóideo preenchido com líquido cerebrospinal (➤ Fig. 3.67b). Esta região também é chamada **cisterna lombar**.

Clínica

Uma **punção do espaço subaracnóideo** pode ser utilizada para a coleta de líquido cerebrospinal para a realização de exames ou para a aplicação de medicamentos no espaço liquórico. Mais comumente, a cisterna lombar (na região da cauda equina) é puncionada (punção lombar). Ela se localiza caudalmente à medula espinal, abaixo da vértebra lombar II, normalmente entre os processos espinhosos de L3/L4 ou de L4/L5, e confere a vantagem de evitar que as raízes dos nervos espinais no espaço subaracnóideo sejam lesadas pela agulha de punção, excluindo também o risco de uma lesão na medula espinal. Durante a punção, os ligamentos supraespinal e interespinal, o espaço peridural, a dura-máter e a aracnoide-máter são perfurados, até que a agulha atinja o espaço subaracnóideo. De modo alternativo, também é possível uma punção suboccipital, na qual a cisterna cerebelobulbar é puncionada na transição craniocervical (mais comum em crianças).

Medula Espinal

A **medula espinal** está localizada no interior do canal vertebral, envolvida pelas meninges espinais (➤ Fig. 3.66a). Ela não preenche completamente o canal vertebral, de modo que o saco dural se localiza em meio ao tecido conjuntivo frouxo do espaço peridural. A extremidade caudal da medula espinal é chamada **cone medular** (ver também o ➤ item 12.6.2). O crescimento em comprimento da medula espinal não acompanha o crescimento em comprimento da coluna vertebral. No recém-nascido, a medula espinal termina no nível da vértebra lombar III, enquanto, nos adultos, geralmente a medula espinal termina entre a vértebra lombar I e II.

Nas regiões dos locais de entrada e de saída das raízes dos nervos espinais para os membros, a medula espinal apresenta expansões:
- **Intumescência cervical:** entre a vértebra cervical III e a vértebra torácica III, na origem das raízes dos nervos espinais do plexo cervical e do plexo braquial
- **Intumescência lombossacral:** entre a vértebra torácica X e a vértebra lombar I, na origem das raízes dos nervos espinais do plexo lombossacral.

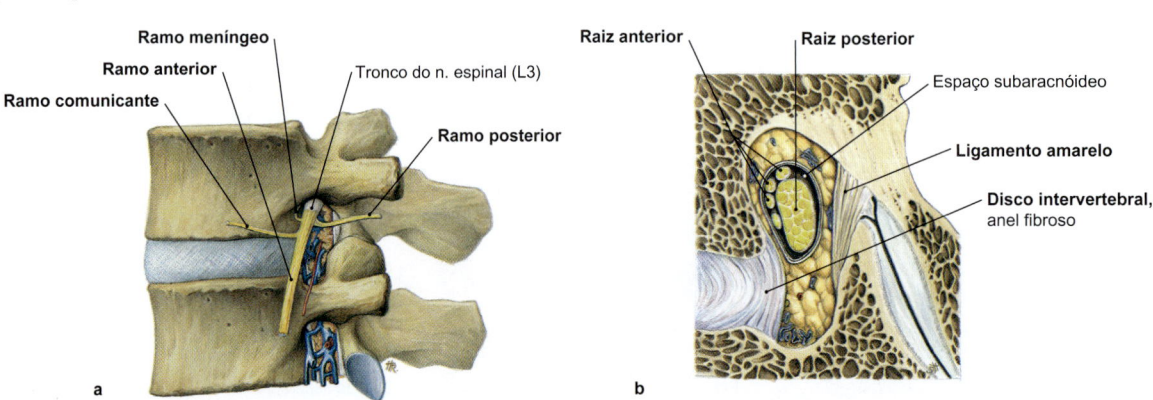

Figura 3.68 Forame intervertebral, usando como exemplo a região lombar da coluna vertebral; vista esquerda em ambas as imagens. **a.** Conteúdo do forame intervertebral. **b.** Corte sagital no nível do forame intervertebral. [S010-17]

Raízes dos Nervos Espinais

Lateralmente à medula espinal estão localizados os pontos de entrada e saída das raízes dos nervos espinais (raízes anteriores e posteriores, ➤ Fig. 3.66, ➤ Fig. 3.67). Como a medula espinal cresce mais lentamente do que a coluna vertebral, no nível da região cervical da coluna vertebral, as raízes dos nervos espinais seguem no espaço subaracnóideo ainda quase horizontalmente aos forames intervertebrais, enquanto, no nível da região lombar da coluna vertebral, elas seguem obliquamente, em direção caudal. As raízes dos nervos espinais das regiões lombar e sacral da medula espinal, estendendo-se por uma longa distância caudalmente ao cone medular no espaço subaracnóideo, são reunidas para formar a **cauda equina**. O trajeto quase vertical das raízes de nervos espinais caudais sofre mudança de direção com sua entrada nos forames intervertebrais horizontais (➤ Fig. 3.67).

Forame Intervertebral
Limites Ósseos e Ligamentares

Os **forames intervertebrais** são formados na parte pré-sacral da coluna vertebral por incisuras (**incisuras vertebrais inferior e superior**) que surgem entre vértebras adjacentes, posteriormente aos corpos vertebrais e aos discos intervertebrais e anteriormente às articulações dos arcos vertebrais, na região dos pedículos dos arcos vertebrais (➤ Fig. 3.51). Como os forames intervertebrais são formados por duas vértebras articuladas entre si, seu diâmetro de abertura muda durante os movimentos no respectivo segmento motor. Na região lombar da coluna vertebral, os forames intervertebrais são delimitados posteriormente pelos ligamentos amarelos (➤ Fig. 3.51, ➤ Fig. 3.68).

Conteúdo

Os forames intervertebrais têm, cada um, 7-10 mm de profundidade e, portanto, podem ser considerados vias de conexão entre o canal vertebral e a região paravertebral. Em cada forame intervertebral encontram-se as seguintes estruturas:

- **Raiz nervosa posterior**, com o gânglio sensitivo do nervo espinal (gânglio espinal)
- **Raiz nervosa anterior**, que geralmente é composta por vários feixes nervosos
- **Ramo meníngeo** recorrente, para inervação das meninges
- **Ramo espinal** da artéria segmentar
- **Veias de conexão** entre o plexo venoso vertebral interno e o plexo venoso vertebral externo.

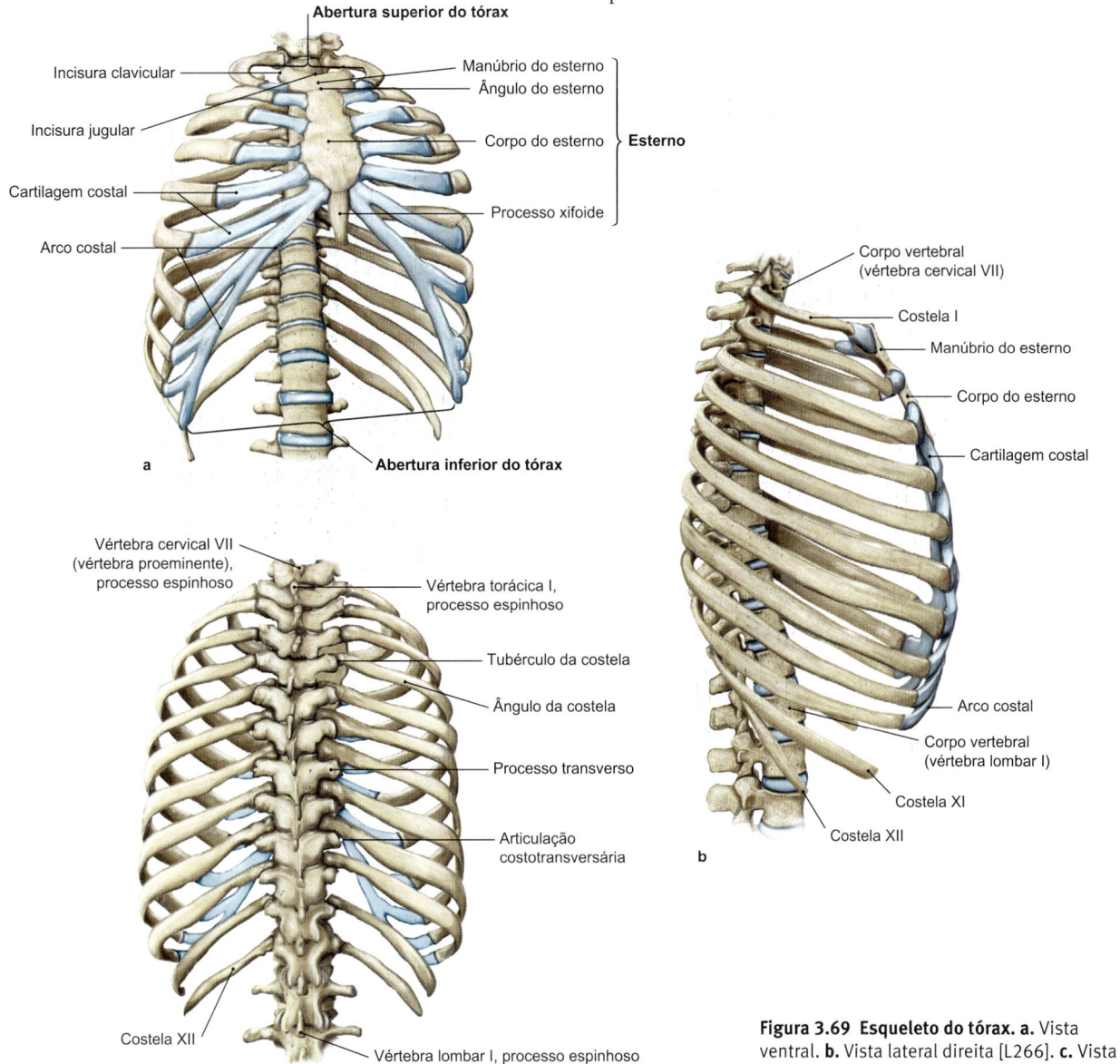

Figura 3.69 Esqueleto do tórax. a. Vista ventral. **b.** Vista lateral direita [L266]. **c.** Vista posterior.

A raiz posterior, a raiz anterior e o ramo meníngeo fazem parte dos segmentos espinais no espaço subaracnóideo e são envolvidos pela dura-máter espinal. O ramo espinal da artéria segmentar e as veias de conexão se localizam no espaço peridural dos forames intervertebrais, envolvidos por tecido conjuntivo frouxo. Externamente aos forames intervertebrais estão os locais de junção das raízes espinais para a formação do **tronco do nervo espinal**.

Clínica

A formação de osteófitos na ocorrência de uma artrose dos arcos vertebrais (**osteocondrose vertebral**) ou das articulações uncovertebrais cervicais pode estreitar os forames intervertebrais e lesionar as raízes dos nervos espinais ou os troncos dos nervos espinais. Os pacientes geralmente se queixam de dor irradiada a partir das raízes nervosas ou de paresia muscular correspondente ao segmento afetado da medula espinal.

3.3.4 Caixa Torácica

Esqueleto e Articulações do Tórax

A **caixa torácica** (ou **tórax**, Fig. 3.69) é composta por:
- 12 vértebras torácicas (vértebras torácicas I-XII)

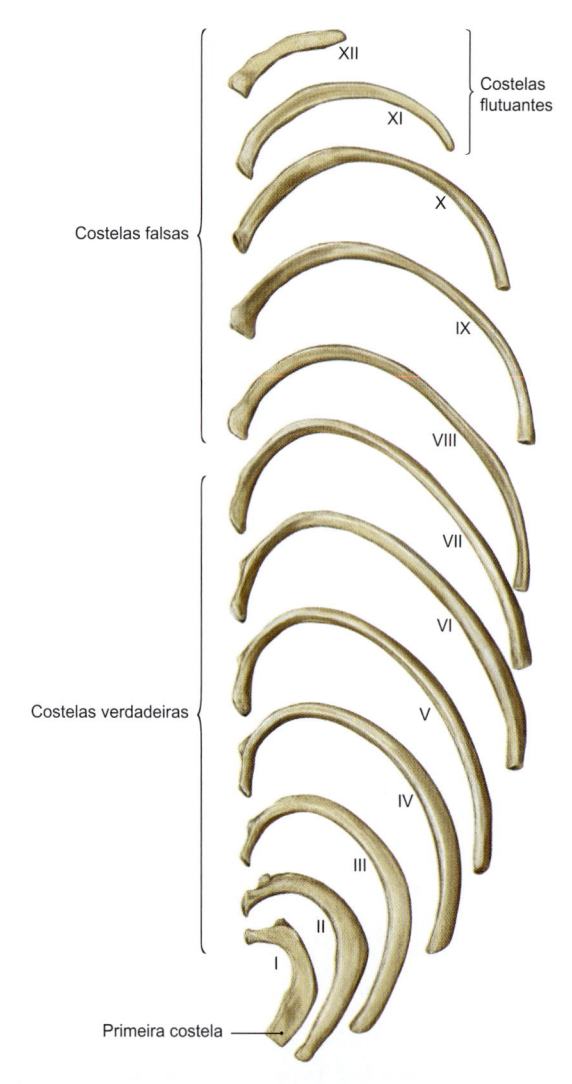

Figura 3.70 Parte óssea das 1ª-12ª costelas do lado esquerdo. Vista superior. [L266]

- 12 pares de costelas (costelas I-XII)
- Esterno.

Os **pares de costelas I-X** estão associados ao esterno através das cartilagens costais e das articulações esternocostais. Posteriormente, as costelas se articulam com a região torácica da coluna vertebral por meio das articulações costovertebrais. Cada duas costelas delimitam um **espaço intercostal**, com a musculatura intercostal, além de vasos sanguíneos e nervos. Os 10º e 11º espaços intercostais já fazem parte da parede abdominal. A caixa torácica envolve a **cavidade torácica**. Sob o ponto de vista funcional, a caixa torácica forma um manto protetor estável para órgãos vitais, tais como o coração e os pulmões, é o local de inserção de muitos músculos (incluindo o diafragma), além de possibilitar a respiração devido à mobilidade das costelas.

A **abertura superior do tórax** é delimitada pela vértebra torácica I, pelas duas primeiras costelas, e pelo manúbrio do esterno. A **abertura inferior do tórax** é significativamente maior do que a superior. É delimitada pela vértebra torácica XII, pelo par de costelas XII, pelas extremidades cartilaginosas das costelas X-XI, e pelo arco costal cartilaginoso (ângulo infraesternal), além do processo xifoide do esterno. O formato do tórax sofre alterações específicas de idade e de sexo e, consequentemente, também apresenta diferenças individuais. No recém-nascido, o tórax ainda apresenta um formato de sino e as costelas estão alinhadas quase horizontalmente. Consequentemente, o recém-nascido ainda apresenta respiração essencialmente abdominal. Com o crescimento em comprimento, a orientação das costelas assume um trajeto inclinado. Este é o pré-requisito mecânico para a eficiência essencial da respiração torácica.

Costelas

Normalmente, existem 12 pares de **costelas**. A maioria das costelas no adulto jovem consiste em uma porção óssea maior e uma porção cartilaginosa menor. Dependendo se as costelas estão em contato com o esterno ou com o arco costal cartilaginoso, ou se permanecem sem contato com o esterno ou com o arco costal (➤ Fig. 3.70), elas são distinguidas nos seguintes tipos:
- **Costelas verdadeiras** (costelas I-VII), nas quais sua cartilagem costal se articula direta e individualmente com o esterno
- **Costelas falsas** (costelas VIII-XII), as quais não estão diretamente articuladas ao esterno
- **Costelas flutuantes** (XI-XII; a costela X também variavelmente pode ser), as quais terminam livremente entre os músculos torácicos.

As costelas VIII-IX – e, em cerca de um terço dos casos, também a costela X – participam da estrutura do arco costal. Deste modo, as partes cartilaginosas ascendem e se ligam à próxima costela suprajacente.

Estrutura Anatômica das Costelas

A **parte óssea da costela** é articulada com as vértebras e continua anteriormente com a parte cartilaginosa (**cartilagem costal**). Na parte óssea da costela, podem ser distinguidas as seguintes porções (➤ Fig. 3.71):
- **Cabeça da costela**: articulada com os corpos das vértebras torácicas
- **Colo da costela**: adjacente à cabeça da costela
- **Tubérculo da costela**: articula-se com o processo transverso dos corpos vertebrais
- **Ângulo da costela**: adjacente ao tubérculo da costela
- **Corpo da costela**: continua anteriormente com as cartilagens costais.

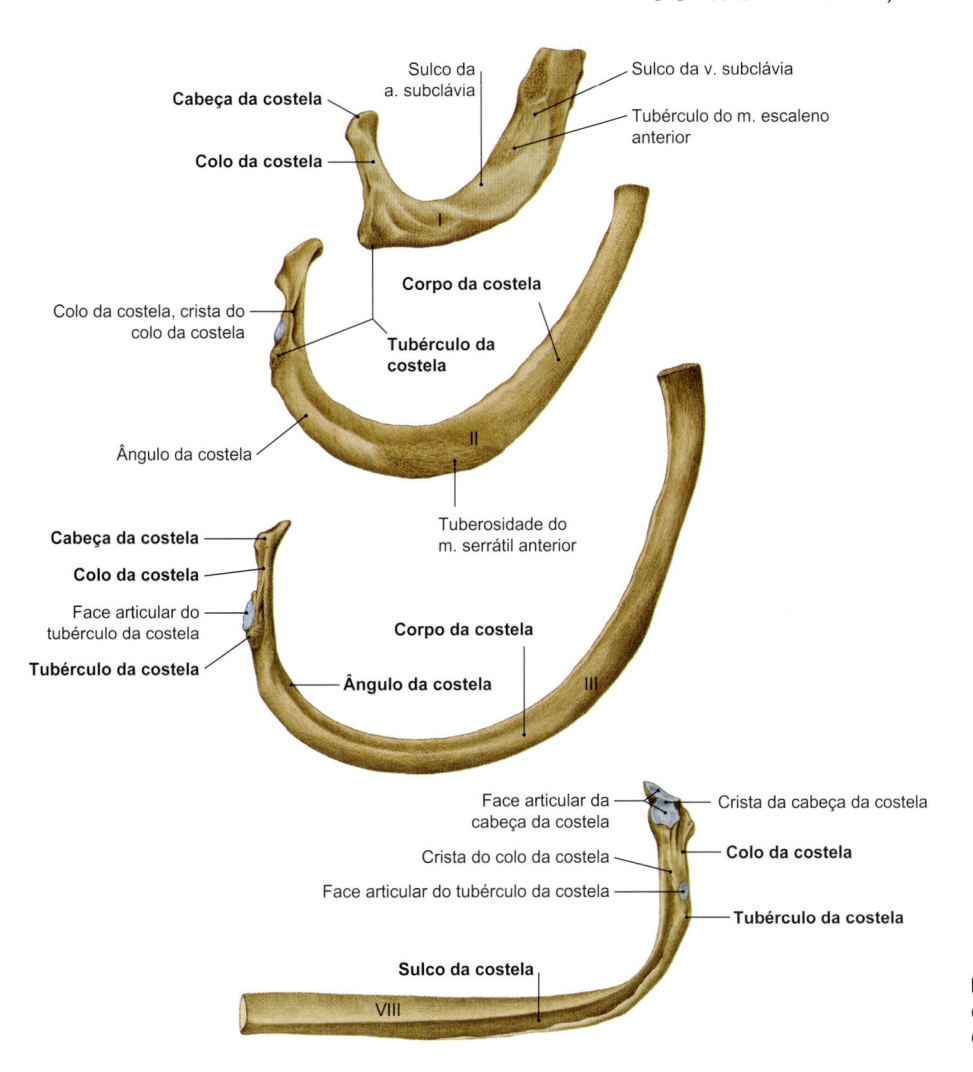

Sulco da a. subclávia

Sulco da v. subclávia

Cabeça da costela

Tubérculo do m. escaleno anterior

Colo da costela

Corpo da costela

Colo da costela, crista do colo da costela

Tubérculo da costela

Ângulo da costela

Tuberosidade do m. serrátil anterior

Cabeça da costela

Colo da costela

Face articular do tubérculo da costela

Corpo da costela

Tubérculo da costela

Ângulo da costela

Face articular da cabeça da costela

Crista da cabeça da costela

Crista do colo da costela

Colo da costela

Face articular do tubérculo da costela

Tubérculo da costela

Sulco da costela

Figura 3.71 Costelas; 1ª-3ª costelas (vista superior) e 8ª costela (vista inferior).

A partir da costela IV, as porções cartilaginosas das costelas são mais longas, formam um arco e se estendem cranialmente, ascendendo em direção ao esterno. A parte óssea, especialmente o corpo da costela, apresenta três curvaturas distintas:

- Curvatura da superfície: superfície externa curvada para baixo e para fora
- Curvatura marginal: a cabeça da costela se posiciona em torno de duas vértebras acima em relação à extremidade anterior da costela
- Torção da costela: as costelas são torcidas em torno do seu eixo longitudinal.

Todas as curvaturas apresentam estrutura particularmente forte nas costelas superiores (exceção: costela I) e, portanto, possuem diferenças regionais. Esta característica influencia na mecânica respiratória (ver adiante).

Diferenças Individuais

As costelas III-X são as costelas típicas. As costelas I, II, XI e XII diferem da estrutura típica das costelas (➤ Fig. 3.70, ➤ Fig. 3.71).

- **costelas III-X:** apresentam o formato típico das costelas, com **cabeça da costela** em formato de cunha, contendo, cada uma, 2 facetas articulares (faces articulares). O **tubérculo da costela** apresenta uma superfície articular (face articular do tubérculo da costela). No **sulco da costela** se dispõem os vasos e nervos intercostais (veia, artéria, e nervo intercostais). Na extremidade anterior, o corpo da costela apresenta uma cavidade para o contato com a cartilagem costal

- **costela I:** é achatada, mais curta, mais larga e mais encurvada que as demais. Em sua superfície seguem o **sulco da artéria subclávia** e o **sulco da veia subclávia**, para os vasos de mesmo nome. Externamente podem ser identificadas as zonas de inserção para os músculos escalenos anterior (tubérculo do músculo escaleno anterior) e médio. Sua cabeça possui apenas uma faceta articular e é mais encurvada (curvatura da superfície). A curvatura marginal e a torção da costela estão ausentes.

- **costela II:** o sulco da costela é bem discreto. Além disso, existe uma **tuberosidade do músculo serrátil anterior** para a origem do músculo serrátil anterior. Assim como as costelas III-X, a costela II possui 2 facetas articulares.

- **costelas XI-XII:** não contêm tubérculo da costela ou sulco da costela. Não estabelecem contato com o arco costal e sua extremidade anterior é cônica. Suas cabeças apresentam apenas uma superfície articular.

Clínica

As anomalias das costelas são pouco frequentes na população (cerca de 6%):

- **Costelas cervicais** (em cerca de 1% da população): os primórdios das costelas se formam na vértebra cervical VII. Costelas extras podem ocorrer em um ou em ambos os lados. Entretanto, pode haver apenas o aumento isolado do processo transverso. Caso as costelas extras mantenham contato com o esterno (por meio de tecido conjuntivo, ou

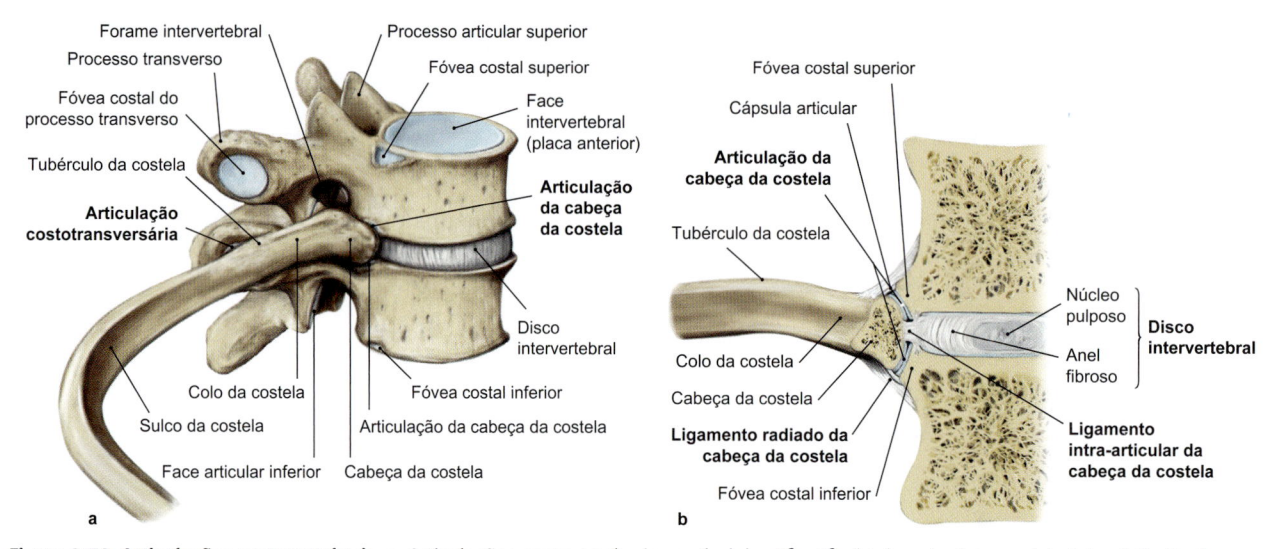

Figura 3.72 Articulações costovertebrais. a. Articulações costovertebrais no nível das 7ª e 8ª vértebras torácicas; vista lateral direita. **b.** Articulação da cabeça da costela, vista lateral direita. [L266]

até mesmo de tecido ósseo), as raízes inferiores do plexo braquial podem ser comprimidas, podendo ocasionar desde distúrbios sensitivos até deficiências motoras na região de inervação dos nervos espinais C8 e T1

- **Costelas com duas cabeças:** duas costelas são parcialmente fundidas uma à outra
- **Costela bifurcada:** a costela se bifurca na porção anterior em duas extremidades
- **Corrosão na costela:** a corrosão ocorre devido a dilatações das artérias intercostais que seguem no sulco da costela, nos casos de estenose do istmo da aorta, o que resulta na atrofia do tecido ósseo por compressão permanente. Por sua vez, os vasos normalmente seguem seu trajeto de maneira muito tortuosa.
- **Costelas lombares** (em cerca de 7-8% da população): estas são costelas adicionais que se assemelham às costelas XI-XII, e que articulam na vértebra lombar I ou II. Elas podem ter íntima relação topográfica com o rim e provocar dores neste órgão.

Articulações Costovertebrais

A cabeça da costela e o tubérculo da costela se articulam com as vértebras torácicas nas **articulações costovertebrais** (articulações verdadeiras). Deste modo, são formadas as articulações das cabeças das costelas; os tubérculos das costelas entram na formação das articulações costotransversárias:

- **Articulação da cabeça da costela:** as costelas I, XI e XII se articulam com os corpos das vértebras torácicas correspondentes por meio de uma faceta articular. Em contrapartida, as costelas II-X se articulam com corpo da vértebra correspondente ao número da costela e o corpo da vértebra imediatamente abaixo (➤ Fig. 3.72). As duas articulações resultantes são separadas por um ligamento (**ligamento intra-articular da cabeça da costela**, ➤ Fig. 3.72b) que se estende do disco intervertebral até o centro da cabeça de costela. A cápsula articular é reforçada pelo **ligamento radiado da cabeça da costela**, de trajeto circular.
- **Articulação costotransversária:** os tubérculos da costelas I-X se articulam com os processos transversos das vértebras correspondentes (➤ Fig. 3.72, ➤ Fig. 3.73). As cápsulas articulares são reforçadas por fortes ligamentos. Posteriormente, o **ligamento costotransversário lateral** une o processo transverso ao ângulo da costela; anteriormente, o **ligamento costotransversário** se estende entre o processo transverso e o colo ou a cabeça da costela (➤ Fig. 3.73). O **ligamento costotransversário superior** se estende do colo da costela para o processo transverso da próxima vértebra suprajacente, e mantém as costelas suspensas (➤ Fig. 3.73).

Esterno

O esterno, no adulto, é um osso plano composto por três partes unidas (➤ Fig. 3.74), descritas a seguir:

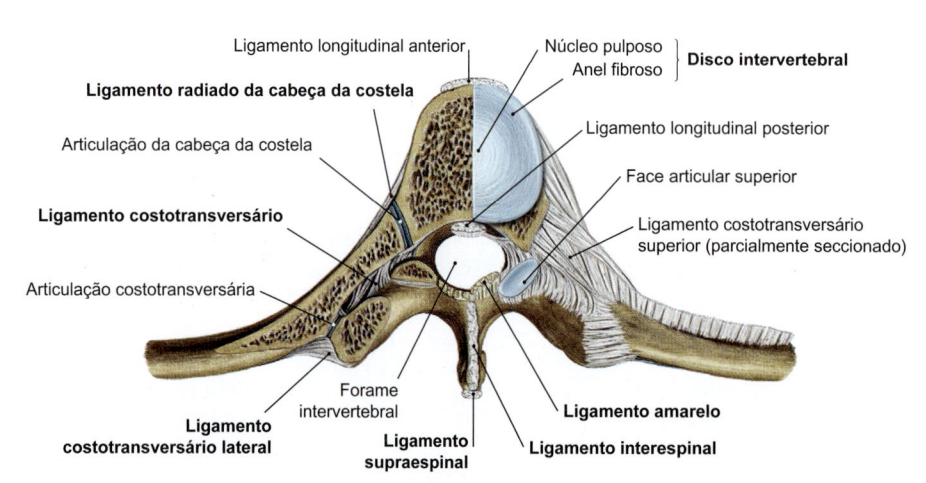

Figura 3.73 Ligamentos das articulações costovertebrais.

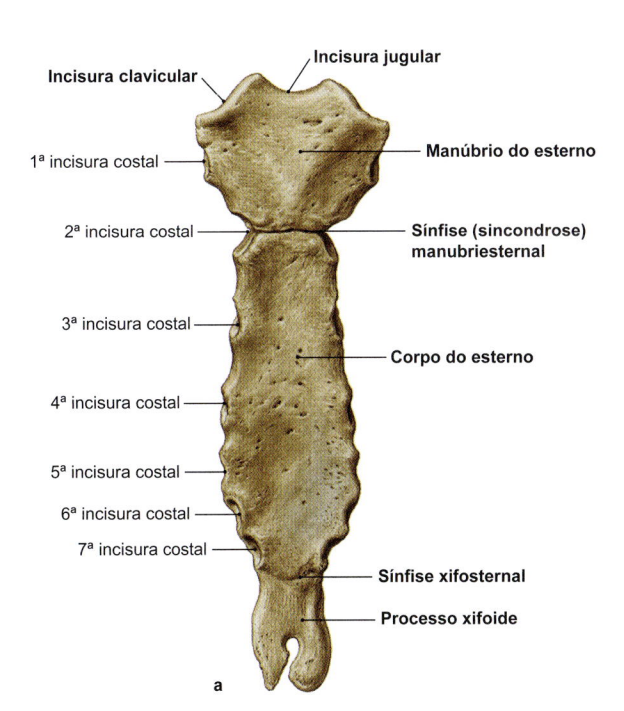

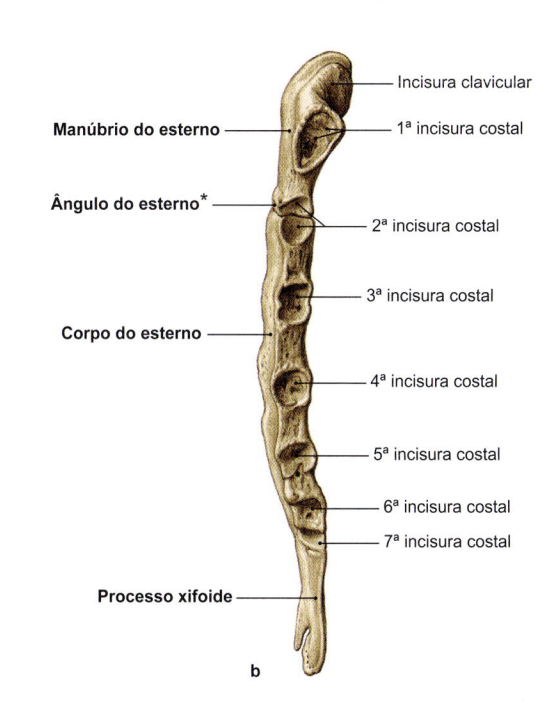

Figura 3.74 Esterno. a. Vista anterior. **b.** Vista lateral esquerda. *Ângulo de Louis.

- **Manúbrio do esterno:** articula-se com as clavículas e com o pares de costelas I-II, e apresenta cranialmente uma reentrância (**incisura jugular**)
- **Corpo do esterno:** articula-se com os pares de costelas II-VII.
- **Processo xifoide:** pode ter estrutura cartilaginosa ou óssea.

Os 3 ossos estão conectados por meio de sincondroses. O manúbrio do esterno, no plano sagital, está ligeiramente inclinado em relação ao corpo assumindo direção posterossuperior e, portanto, forma o **ângulo do esterno** (ângulo de Louis). Em mais de 30% dos casos, há uma fenda sinovial entre o manúbrio e o corpo do esterno. Neste caso, considera-se a existência de uma **sínfise manubriesternal**. A articulação cartilaginosa (sincondrose) entre o corpo do esterno e o processo xifoide é composta por cartilagem fibrosa (**sínfise xifosternal**). Com o aumento da idade (a partir dos *40 anos de idade*), os 3 segmentos ósseos geralmente se fundem entre si.

O esterno se articula com as clavículas (**articulações esternoclaviculares**) e com os pares de costelas I-VII (**articulações esternocostais**, ver adiante).

Clínica

Para a análise de células da medula óssea (hematopoese), o osso pode ser puncionado – tipicamente na crista ilíaca. Uma **punção esternal** também é possível, mas raramente é realizada hoje em dia. Para tanto, utiliza-se uma agulha grossa de biópsia com placa de bloqueio e, sob anestesia local, punciona-se na linha média do corpo do esterno, entre os níveis das 2ª e 3ª costelas II-III. Nas proximidades das articulações esternocostais (sincondroses), não se deve realizar a punção, e os dois terços inferiores do corpo do esterno são pouco adequados para esta finalidade (devido à possível ocorrência de uma fissura congênita do esterno entre o par de primórdios ósseos do esterno), uma vez que, com a agulha de punção, pode-se facilmente perfurar o coração ou os pulmões (pleura).

Articulação Esternoclavicular

A **articulação esternoclavicular** é uma articulação esferoide funcional com 3 graus de liberdade. A face articular do esterno se articula com a incisura clavicular do esterno. Devido à incongruência da superfície articular, a articulação possui um disco articular fibrocartilaginoso, que divide a articulação em 2 câmaras (articulação ditalâmica). O formato da articulação permite movimentos em variados eixos e cargas extremamente distintas em diferentes posições da articulação, que são importantes para o cíngulo do membro superior (➤ item 4.3). A cápsula articular é reforçada pelos seguintes ligamentos:
- Ligamento esternoclavicular anterior
- Ligamento esternoclavicular posterior

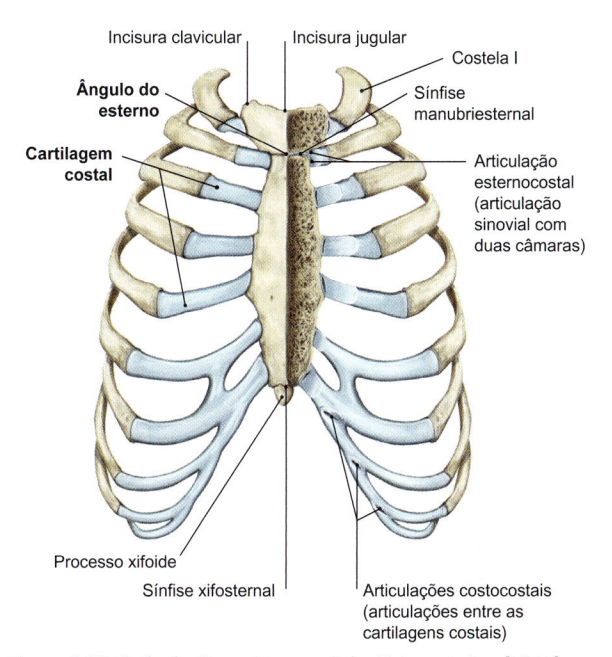

Figura 3.75 Articulações esternocostais. Vista anterior. [L266]

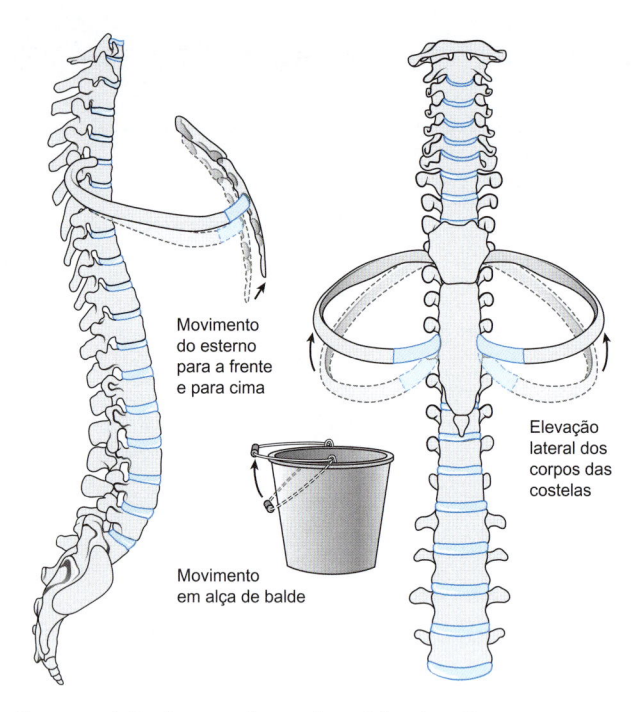

Movimento
do esterno
para a frente
e para cima

Elevação
lateral dos
corpos das
costelas

Movimento
em alça de balde

Figura 3.76 Movimentos da parede torácica. [L126]

- Ligamento interclavicular
- Ligamento costoclavicular.

A articulação também é analisada juntamente com o membro superior (➤ item 4.3.2).

Articulações Costoesternais

A costela I e frequentemente também as costelas VI-VII estão ligadas ao esterno com suas partes cartilaginosas, formando sincondroses (**articulações costocondrais**). Em casos raros, no entanto, as articulações verdadeiras (diartroses, **articulações esternocostais**) também podem estar presentes, como ocorre entre as costelas II e V (➤ Fig. 3.75). Em cada caso, a incisura costal do esterno se articula com a extremidade anterior da cartilagem costal.

A articulação esternocostal II apresenta normalmente um **ligamento esternocostal intra-articular**. A cápsula articular das articulações esternocostais é reforçada por **ligamentos esternocostais radiados**. Anteriormente, os ligamentos se conectam à membrana anterior externa face à parte posterior da membrana anterior interna. Inferiormente, feixes ligamentares se irradiam como **liga-**

mentos costoxifóideos, em direção ao processo xifoide. As conexões cartilaginosas do arco costal são chamadas **articulações intercondrais**. Aqui, eventualmente, podem ocorrer espaços articulares.

Ao longo da vida, as cartilagens costais vão se ossificando, até se tornarem completamente ossificadas na idade avançada.

> **NOTA**
>
> Em uma parada cardíaca, uma **massagem cardíaca** é realizada como uma medida para salvar a vida. Nesses casos, é frequente a ocorrência de fraturas de costelas nas cartilagens costais ossificadas, mesmo quando a massagem é realizada adequadamente. Tais fraturas são comuns e não representam maiores riscos para o paciente. Portanto, a massagem cardíaca deve continuar mesmo após uma ou mais fraturas de costelas.

Mecânica do Tórax

Uma função principal da parede torácica óssea e cartilaginosa é a realização de movimentos que alterem o volume do tórax, permitindo que o ar seja transportado para dentro e para fora dos pulmões. Os elementos centrais são as **articulações costovertebrais** (articulações radiadas das cabeças das costelas e articulações costotransversárias formam uma unidade funcional) e as **articulações esternocostais**. Deste modo, elas participam da mecânica respiratória. Na mecânica respiratória ocorrem os seguintes movimentos no esqueleto torácico (➤ Fig. 3.76):

- Movimentos do esterno para a frente e para cima. O movimento se deve ao fato de que as extremidades anteriores das costelas se encontram mais inferiormente situadas do que as extremidades posteriores. Consequentemente, o ângulo entre o manúbrio e o corpo do esterno pode ser levemente reduzido. O movimento altera a expansão do tórax no diâmetro anteroposterior
- Elevação lateral dos corpos das costelas (elevação durante a inspiração, abaixamento durante a expiração). Isso resulta em alterações nas dimensões lateral e anteroposterior. As costelas se movem lateralmente de modo comparável a uma alça de balde. As porções intermediárias dos corpos das costelas são ainda mais profundas que as duas extremidades de costela localizadas em diferentes níveis.

As propriedades elásticas das cartilagens costais elásticas também estão significativamente envolvidas nas alterações da posição das costelas. Com a ossificação das cartilagens costais na velhice, a mobilidade do tórax torna-se restrita, e a amplitude respiratória diminui.

A musculatura responsável pelos movimentos do tórax é discutida no ➤ item 3.1.2.

4 Membro Superior

Volker Spindler, Jens Waschke

Fratura da Diáfise do Úmero

História Clínica

Um homem de 33 anos chega de ambulância ao hospital. Ele estava andando de bicicleta, quando foi atropelado por um carro, caindo sobre o braço direito e a parte superior do corpo. O paciente foi conduzido para a "sala de choque" do setor de emergência e examinado detalhadamente pelo plantonista após a remoção da tala inflável.

Exame Físico

O paciente se apresentou consciente, alerta e totalmente orientado. Ele se queixou de dor intensa – especialmente no braço direito. A frequência cardíaca (90/min) e a frequência respiratória (30/min) estavam ligeiramente elevadas, assim como a pressão arterial (150/100 mmHg). O médico da emergência registrou a presença de uma grande ferida de 6 × 8 cm, no braço direito, com fragmentos ósseos visíveis no fundo da lesão. Devido à possibilidade de um tratamento cirúrgico, as compressas, inicialmente aplicadas, não foram removidas. A palpação dos demais ossos não demonstrou quaisquer movimentos anormais ou presença de ruídos (crepitação). O exame neurológico revelou a mão direita pendente e flácida, que o paciente mostra grande dificuldade de levantar. Além disso, havia dormência que acometia a face radial do antebraço direito e o dorso da mão, especialmente entre os dedos polegar e indicador. A circulação da mão direita não se apresentava comprometida. O exame físico do restante do corpo não denotou maiores problemas, exceto com relação à presença de múltiplas abrasões e hematomas na face, na parte superior do lado direito do corpo e nas duas mãos.

Exame Diagnóstico

A tomografia computadorizada (TC) de todo o corpo, rotineiramente realizada na sala de choque, mostrou uma fratura cominutiva na diáfise do úmero direito. Em contrapartida, não havia evidências de outras fraturas ou lesões nos órgãos.

Diagnóstico

Fratura cominutiva da diáfise do úmero direito, com lesão do nervo radial.

Tratamento

Devido à complicação da fratura associada à evidente lesão do nervo, foi indicado um tratamento cirúrgico. Após a exposição da área da fratura, o nervo radial foi examinado. Pequenos fragmentos ósseos que penetraram no nervo foram removidos. Do mesmo modo, um fragmento ósseo maior, que comprimia o nervo, foi reposicionado. A fratura foi amplamente reduzida e estabilizada com uma placa para a preservação do nervo radial.

Resultado

No dia seguinte ao procedimento, a fisioterapia foi iniciada. A mobilidade total do ombro e do cotovelo foi normalizada após algumas semanas. No entanto, serão necessárias algumas semanas até que o paciente possa estender novamente o punho e promover a eliminação de distúrbios emocionais associados.

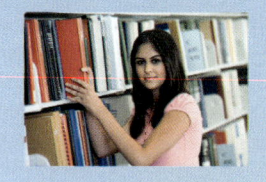

Você estava lá no papel de estudante quando o paciente chegou à sala de emergência. Tudo ocorreu de forma muito rápida e o seu supervisor médico tirou 2 pontos na sua avaliação final, sobre o que você deve pensar...

Resumo sobre sinais confiáveis e duvidosos de uma fratura

Sinais confiáveis de uma fratura: atrito ósseo (crepitação), fratura exposta (fragmentos visíveis de osso), mobilidade anormal, mau posicionamento axial do osso

Sinais duvidosos de uma fratura: dor, edema, hematoma, elevação de temperatura, restrição da mobilidade

Resumo sobre paralisia periférica

Paralisia nervosa (por trauma) → os músculos supridos pelo nervo não são mais inervados → perda da função

Queda do punho: paralisia do nervo radial: o dorso da mão não pode ser levantado (perda da extensão do punho) → a mão fica caída.

4.1 Visão Geral

A dissecção completa dos membros exige muito tempo e esforço, especialmente em áreas complexas, tais como a axila (fossa axilar) e a mão, pela presença de todos os seus feixes vasculonervosos, até que estes sejam devidamente expostos. Como ocorre, de modo geral, nas preparações anatômicas, as pequenas estruturas individualizadas somente podem ser completas e devidamente expostas na dissecção, após um cuidadoso conhecimento teórico. Na *clínica*, a anatomia dos elementos passivos (ossos, articulações e ligamentos) e ativos (músculos) do sistema locomotor dos membros é de grande importância nos campos da ortopedia, cirurgia traumatológica e radiologia, uma vez que lesões e alterações degenerativas nos membros superiores e inferiores são comuns. Além disso, especialmente o conhecimento da neuroanatomia periférica (ramos dos nervos espinais) é fundamental para os métodos diagnósticos em neurologia e clínica geral. Por exemplo, em neurologia, uma progressiva elevação espástica do tônus de determinados músculos pode ser controlada por meio da injeção de toxina botulínica, o conhecimento da função e da topografia específica desses músculos torna-se cada vez mais relevante, da mesma forma como em anestesiologia, em função da necessidade da realização de anestesia local de plexos nervosos e nervos individuais. O conhecimento dos vasos sanguíneos é especialmente relevante nos distúrbios circulatórios e nas tromboses (nas áreas da clínica médica e cirurgia vascular), assim como também dos vasos linfáticos com seus linfonodos regionais, para o diagnóstico de tumores em diferentes especialidades, tais como em dermatologia e ginecologia (em casos de câncer de mama com suspeita de metástases para os linfonodos axilares).

O **membro superior** nos humanos, devido a suas inúmeras possibilidades de movimento, é adaptado para suas funções como um órgão preênsil e como uma importante ferramenta de interação com o meio ambiente. Ele é subdividido no cíngulo do membro superior (cintura escapular) e no membro superior propriamente dito, este último como a parte livre pendente. O membro superior é subdividido em braço, antebraço e mão (➤ Fig. 4.1). Os eixos longitudinais dos ossos do braço e do antebraço formam um ângulo de desvio, cujo valor se situa, lateralmente, em torno de 170°. O eixo de rotação do braço em relação à articulação do ombro corresponde à linha de conexão entre a cabeça do úmero e a articulação do cotovelo. O eixo de rotação se projeta em um trajeto diagonal no antebraço, da articulação proximal para a articulação distal, entre os ossos do antebraço (articulações radioulnares). É em torno desse eixo que ocorrem os movimentos de rotação (pronação/supinação) do antebraço.

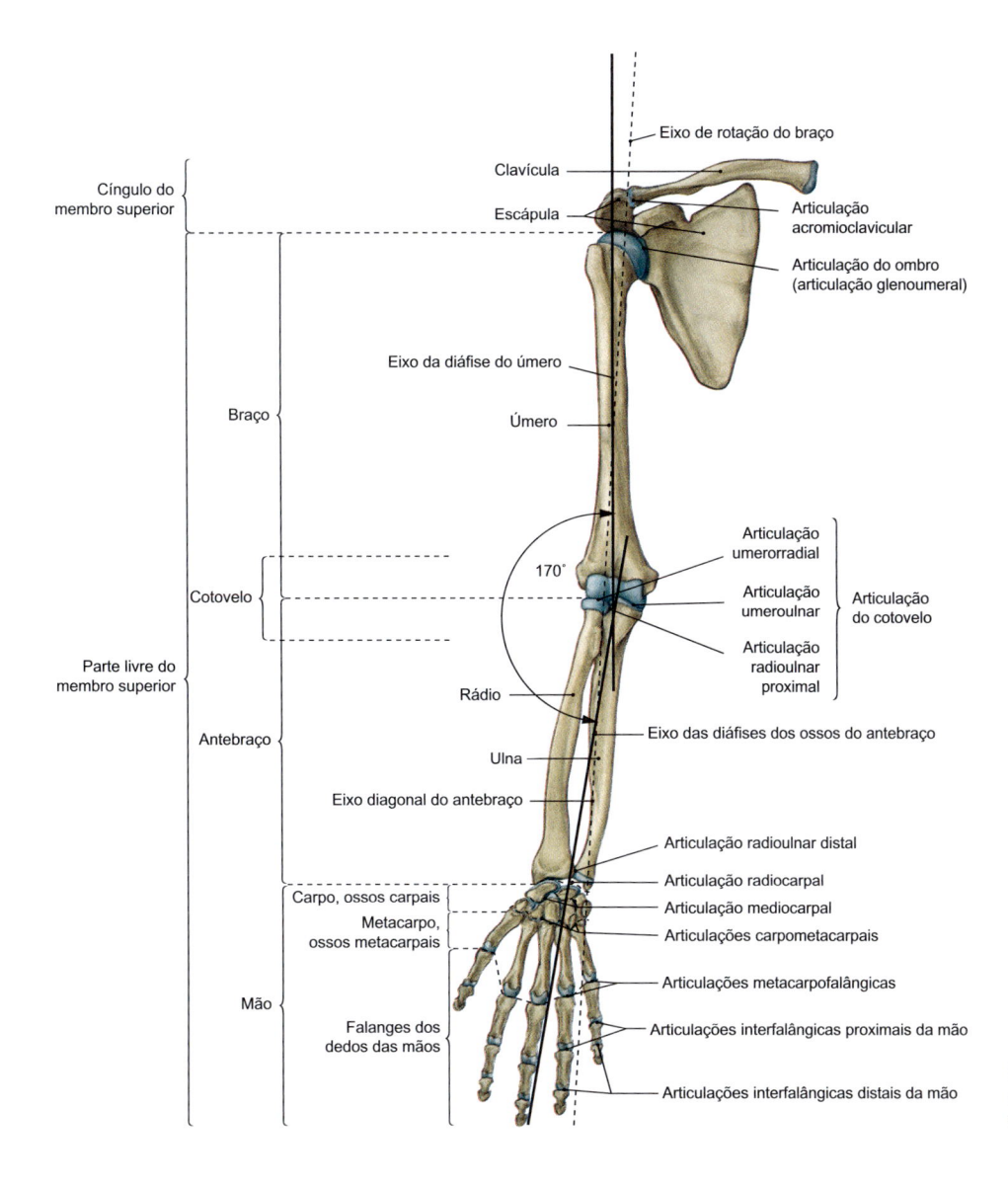

Figura 4.1 Esqueleto do membro superior, lado direito. Vista anterior.

4.2 Desenvolvimento dos Membros Superiores e Inferiores

Competências

Após a leitura deste capítulo do livro, você deverá ser capaz de:
- Descrever as bases do desenvolvimento dos membros dentro dos principais períodos de desenvolvimento
- Explicar a partir de que folheto embrionário os diferentes tecidos se originam
- Conhecer as variações e as malformações clinicamente relevantes.

4.2.1 Fases do Desenvolvimento

Os membros se desenvolvem a partir da *4ª semana*. Os brotamentos dos membros superiores, em formato de nadadeiras, formam-se em torno do 26º-27º dia, anteriormente aos brotamentos dos membros inferiores. Nesta fase do desenvolvimento, os primórdios dos membros são formados por meio de um eixo de tecido conjuntivo mesenquimal, derivado da somatopleura do mesoderma, com um revestimento do ectoderma superficial, o qual formará a futura epiderme da pele (➤ Fig. 4.2).

Entre as 5ª-6ª semanas de desenvolvimento, já é possível reconhecer, nos brotamentos dos membros, uma subdivisão em diferentes segmentos, tanto nos membros superiores quanto nos inferiores.

A partir da 6ª semana, os raios digitais separam os dedos uns dos outros, por meio da remoção dos tecidos intervenientes devido à ação da morte celular programada (apoptose). Até o *final da 8ª semana*, os dedos das mãos e dos pés se encontram completamente separados.

Na *8ª semana*, ocorre uma rotação dos primórdios dos membros (➤ Fig. 4.2): o primórdio do membro superior gira em torno de

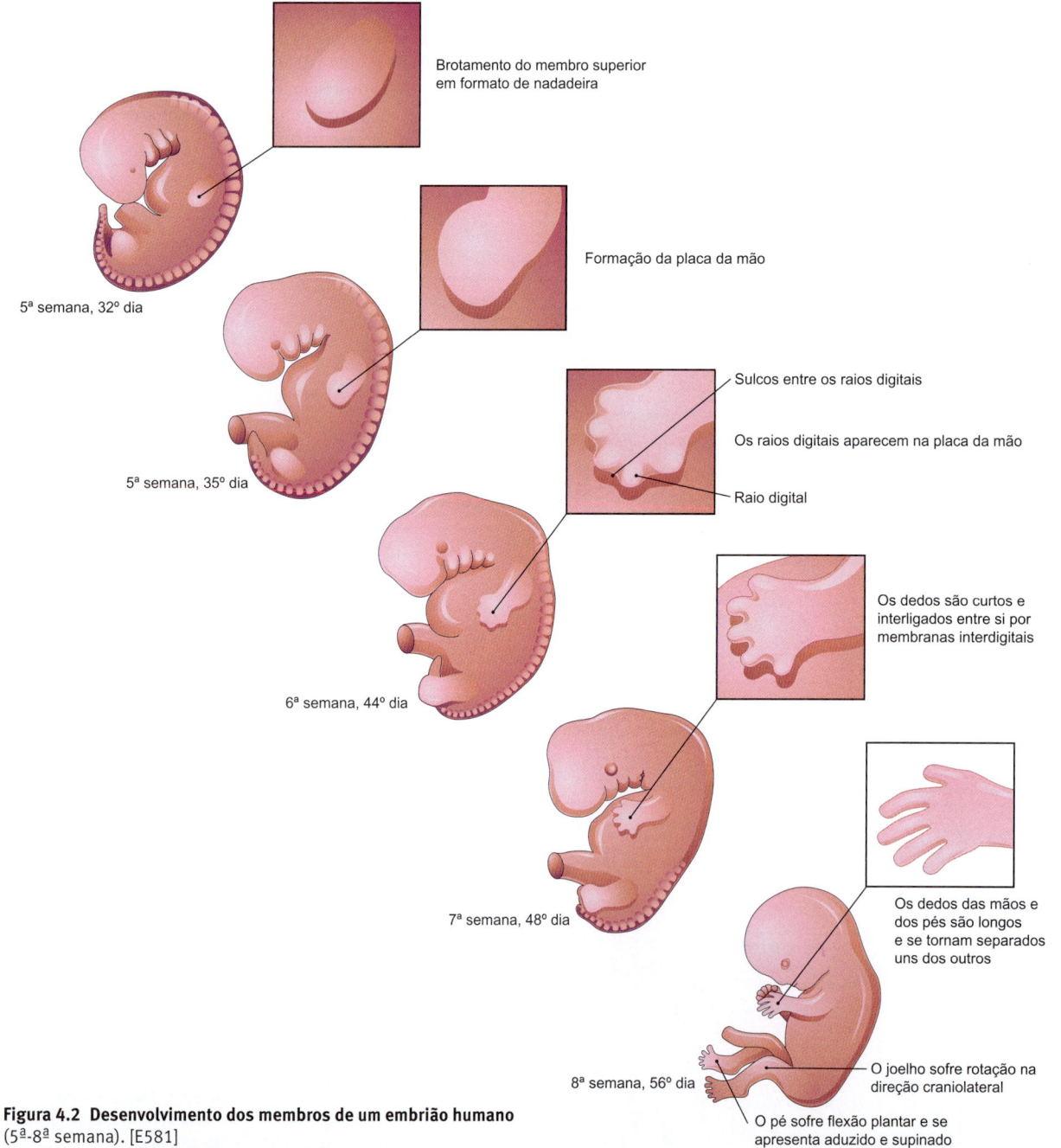

Brotamento do membro superior em formato de nadadeira

5ª semana, 32º dia

Formação da placa da mão

5ª semana, 35º dia

Sulcos entre os raios digitais

Os raios digitais aparecem na placa da mão

Raio digital

6ª semana, 44º dia

Os dedos são curtos e interligados entre si por membranas interdigitais

7ª semana, 48º dia

Os dedos das mãos e dos pés são longos e se tornam separados uns dos outros

8ª semana, 56º dia

O joelho sofre rotação na direção craniolateral

O pé sofre flexão plantar e se apresenta aduzido e supinado

Figura 4.2 Desenvolvimento dos membros de um embrião humano (5ª-8ª semana). [E581]

90º, de modo que o cotovelo fique orientado caudalmente. Consequentemente, os músculos flexores se dispõem anteriormente, enquanto os músculos extensores se dispõem posteriormente. O primórdio do membro inferior gira também em torno de 90º, mas no sentido oposto, de tal forma que o joelho se direcione craniolateralmente. Como resultado, os músculos extensores da coxa e da perna se posicionam anteriormente, enquanto os músculos flexores se posicionam posteriormente. Além disso, na 8ª semana, o pé inicialmente se encontra flexionado em direção plantar, aduzido e supinado. Em geral, esta posição do pé regride até a 11ª semana de desenvolvimento.

4.2.2 Ossos

O mesênquima dos brotamentos dos membros se condensa – nas *4ª-6ª semanas no membro superior* e nas *6ª-8ª semanas no membro inferior* – formando um esqueleto cartilaginoso como precursor dos futuros ossos (➤ Fig. 4.3). Este processo progride da região proximal para a distal. Neste esqueleto de cartilagem hialina, a partir da 7ª semana, formam-se centros de ossificação, o que caracteriza a instalação do tecido ósseo sobre uma estrutura cartilaginosa (**ossificação endocondral**). A ossificação progride de acordo com um padrão específico:

- Até a *12ª semana*, todos os ossos do *membro superior*, com exceção dos ossos do carpo, possuem centros de ossificação (➤ Fig. 4.4a). Os centros de ossificação dos ossos do carpo são formados apenas na vida pós-natal, *entre 1 e 8 anos de idade*. Uma exceção é a clavícula, que é o primeiro osso a se formar (*7ª semana*), e não possui primórdio cartilaginoso, ou seja, não é formado por ossificação endocondral, mas por **ossificação intramembranosa** (diretamente a partir do mesênquima)
- No *membro inferior*, a ossificação ocorre um pouco mais tardiamente (➤ Fig. 4.4b). Nos ossos da coxa e da perna, os primeiros centros de ossificação aparecem na *8ª semana de desenvolvimento embrionário*, mas os raios digitais dos pés aparecem apenas entre a *9ª semana* e o *9º mês*. Os ossos do tarso (*1º-4º ano*) e do cíngulo do membro inferior (cintura pélvica) (em alguns casos até os *20 anos de idade*) mostram ossificação apenas na vida pós-natal.

Os **discos epifisiais** fecham entre os 14 e 25 anos de idade, mas, na maioria dos ossos, eles permanecem até os *21 anos de idade*. Nesta fase, o crescimento dos membros, em comprimento, é concluído.

As **articulações móveis** (diartroses) entre cada osso estão presentes desde o início do período fetal (a partir da 9ª semana).

4.2.3 Musculatura

As células musculares dos membros se diferenciam nos brotamentos dos membros (➤ Fig. 4.5a e b). O ectoderma na borda distal do brotamento do membro (crista ectodérmica) produz fatores de crescimento, os quais estimulam as células precursoras das células musculares, dos somitos formados no mesoderma, na região do tronco do embrião. Nos primórdios dos membros, até a *6ª semana*, as células precursoras formam **massas musculares** dorsais e ventrais, das quais, mais tarde, se originarão os músculos flexores e extensores. Como nos músculos dos membros as células precur-

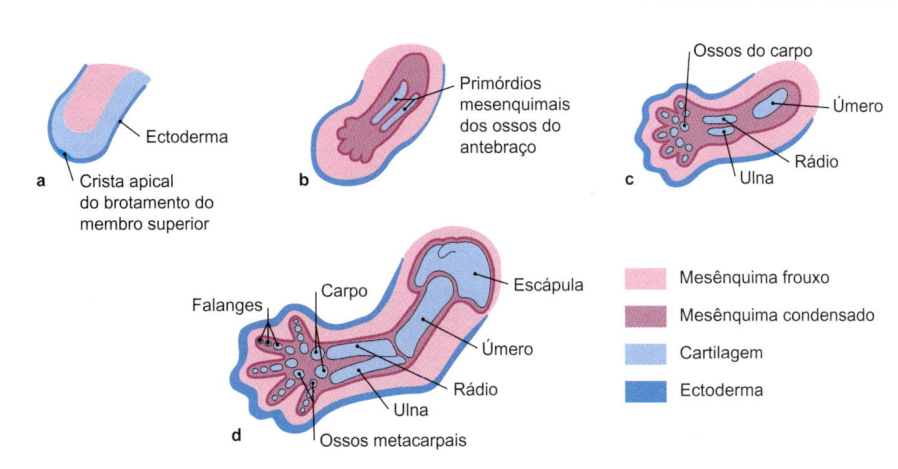

Figura a: Ectoderma — Crista apical do brotamento do membro superior

Figura b: Primórdios mesenquimais dos ossos do antebraço

Figura c: Ossos do carpo — Úmero — Rádio — Ulna

Figura d: Falanges — Carpo — Escápula — Úmero — Rádio — Ulna — Ossos metacarpais

Mesênquima frouxo
Mesênquima condensado
Cartilagem
Ectoderma

Figura 4.3 Desenvolvimento dos primórdios cartilaginosos do esqueleto do braço. a. 28º dia. **b.** 44º dia. **c.** 48º dia. **d.** 56º dia do desenvolvimento. [E581]

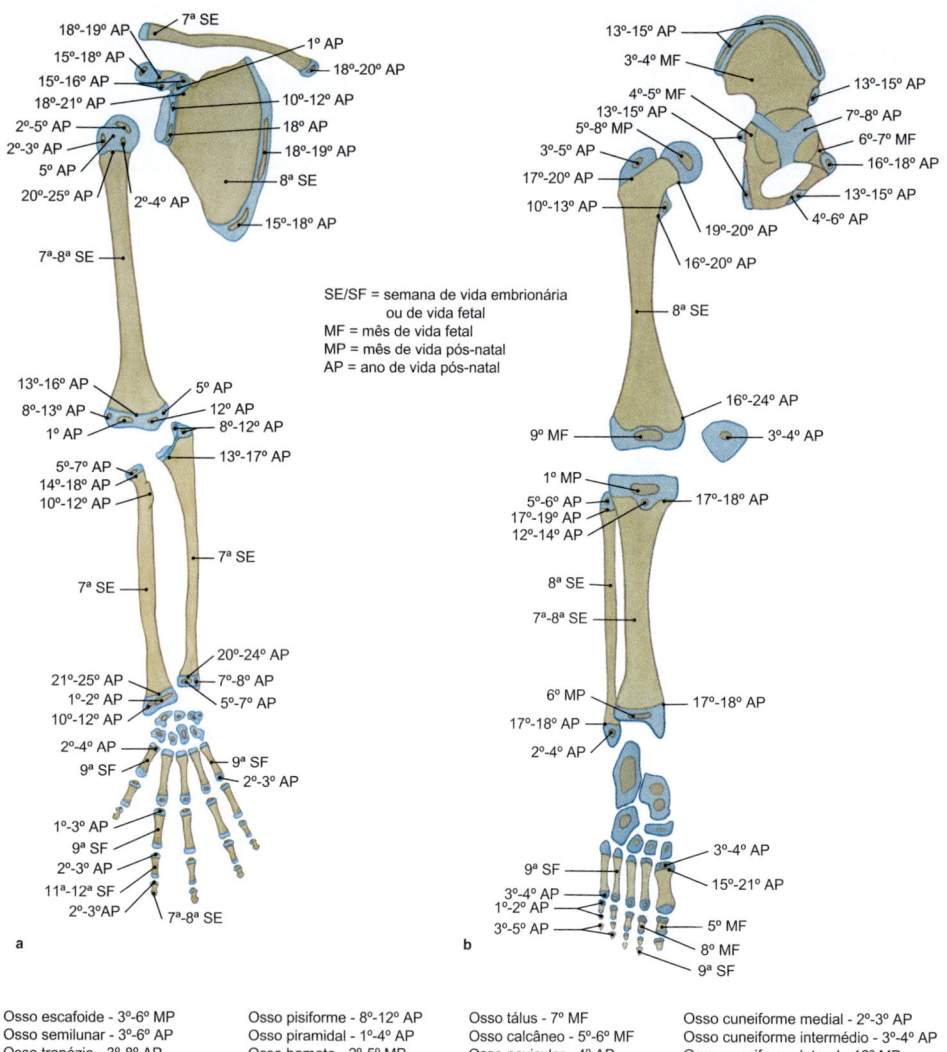

SE/SF = semana de vida embrionária ou de vida fetal
MF = mês de vida fetal
MP = mês de vida pós-natal
AP = ano de vida pós-natal

a

b

Figura 4.4 Ossificação do esqueleto, posição dos centros de ossificação e sequência temporal da ossificação. a. Membro superior. **b.** Membro inferior.

Osso escafoide - 3º-6º MP
Osso semilunar - 3º-6º AP
Osso trapézio - 3º-8º AP
Osso trapezoide - 3º-7º AP

Osso pisiforme - 8º-12º AP
Osso piramidal - 1º-4º AP
Osso hamato - 2º-5º MP
Osso capitato - 2º-4º MP

Osso tálus - 7º MF
Osso calcâneo - 5º-6º MF
Osso navicular - 4º AP
Osso cuboide - 1º MP

Osso cuneiforme medial - 2º-3º AP
Osso cuneiforme intermédio - 3º-4º AP
Osso cuneiforme lateral - 12º MP

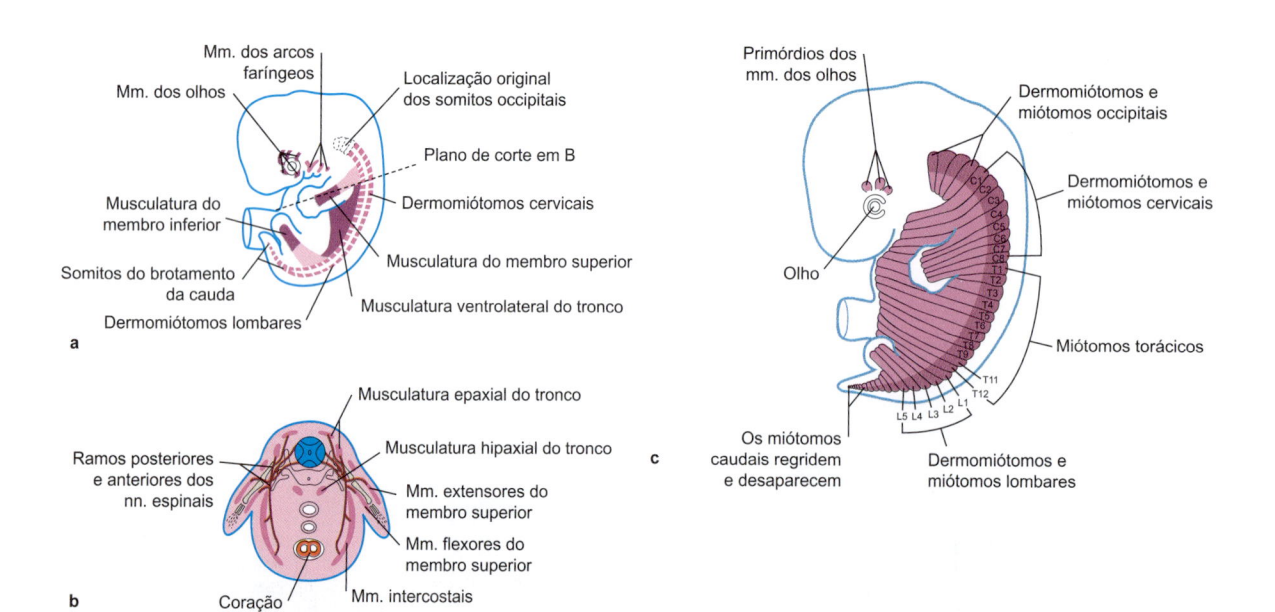

Figura 4.5 Desenvolvimento da musculatura na 6ª semana. a, c. Representação esquemática. **b.** Corte transversal. [E347-09]

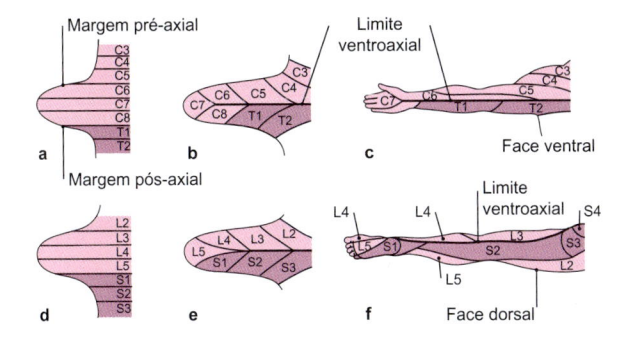

Figura 4.6 Desenvolvimento dos dermátomos. a-c. Membro superior. **d-f.** Membro inferior. Organização dos dermátomos ao início (**a** e **d**) e ao final da 5ª semana (**b** e **e**), e no adulto (**c** e **f**). O limite ventroaxial marca a região na qual não há sobreposição de áreas de inervação. [E581]

soras são originadas a partir do primórdio muscular ventral (hipaxial) dos somitos, todos os músculos dos membros se tornam, mais tarde, inervados pelos ramos anteriores dos nervos espinais. As **fibras nervosas motoras** crescem em direção aos primórdios dos membros na *5ª semana*. Consequentemente, as fibras musculares dos membros superiores se originam dos primórdios musculares dos segmentos C5-T1, de cujos segmentos da medula espinal, os ramos anteriores dos nervos espinais, formam o plexo braquial (➤ Fig. 4.5c). As células precursoras musculares para os membros inferiores derivam dos segmentos L2-S3, cujos neurônios motores são reunidos no plexo lombossacral.

4.2.4 Nervos

As **fibras nervosas sensitivas** crescem acompanhando as fibras motoras e alcançam inicialmente as áreas segmentares da pele (➤ Fig. 4.6a e d). Devido ao crescimento dos membros, a organização de um **dermátomo** (determinada área de pele inervada por um segmento da medula espinal) também sofre alterações. Em contraste com o tronco, em que os dermátomos estão dispostos em formato de cinturão, no início do desenvolvimento dos membros os dermátomos seguem quase longitudinalmente e, mais tarde, em direção cada vez mais oblíqua (➤ Fig. 4.6). Os membros superiores e inferiores apresentam limite ventroaxial, no qual os campos de inervação sensitiva individuais raramente se sobrepõem.

4.2.5 Vasos Sanguíneos

Os vasos sanguíneos dos primórdios dos membros se originam a partir das artérias segmentares dorsais (➤ Item 6.1.3). Desta forma, no plano mediano, forma-se, inicialmente, uma **artéria axial**, a partir da qual se originam ramos terminais distais ao longo de seu trajeto. No membro superior, a artéria axilar forma a artéria braquial e que, entretanto, permanece no antebraço durante o crescimento do primórdio do membro, formando, mais tarde, a **artéria interóssea comum** com os seus ramos. Distalmente, a partir da artéria axial, origina-se a **artéria mediana** que, entretanto, é formada apenas temporariamente e, mais tarde, é reduzida à artéria acompanhante do nervo mediano. Em seguida, formam-se **artéria ulnar** e a **artéria radial** como vasos sanguíneos principais do antebraço e que estabelecem conexões com as artérias dos dedos. No membro inferior, a artéria axial é referida como **artéria isquiática**, uma vez que ela é acompanhada pelo nervo isquiático. Ela permanece na coxa e, em seguida, vai sendo progressivamente substituída pela nova **artéria femoral** em formação. Desta artéria, na perna, se originam a **artéria tibial anterior** e a **artéria tibial posterior**.

4.3 Cíngulo do Membro Superior (Cintura Escapular)

Competências

Após a leitura deste capítulo do livro, você deverá ser capaz de:
- Explicar as estruturas ósseas da cintura escapular e suas articulações, juntamente com as amplitudes de movimento articular
- Explicar o trajeto dos ligamentos da cintura escapular, assim como o trajeto de todos os seus músculos, com origem, inserção e função, mostrando no esqueleto ou na preparação anatômica.

4.3.1 Ossos do Cíngulo do Membro Superior

Os ossos do cíngulo do membro superior são:
- Clavícula
- Escápula.

Clavícula

A clavícula une o esterno à escápula e se dispõe, de forma facilmente palpável, em posição quase horizontal. Ela possui uma extremidade medial espessada, a **extremidade esternal**, e uma extremidade lateral achatada, a **extremidade acromial** (➤ Fig. 4.7). A clavícula é ligeiramente sinuosa devido à presença de duas curvaturas, de modo que, na face anterior, a metade lateral seja côncava, enquanto a metade medial se apresenta convexa. Na curvatura lateral, encontra-se o **tubérculo conoide**, como uma pequena apófise, posteriormente à face inferior. Daqui, estende-se lateralmente a **linha trapezóidea**. Nessas estruturas encontram-se inseridas as duas partes do ligamento coracoclavicular. Também na face inferior do terço lateral se localiza uma depressão, o **sulco do músculo subclávio**, em que o músculo subclávio insere no osso. A clavícula se forma, predominantemente, por ossificação membranosa e é o primeiro elemento do esqueleto do embrião a ossificar, na *7ª semana* de desenvolvimento.

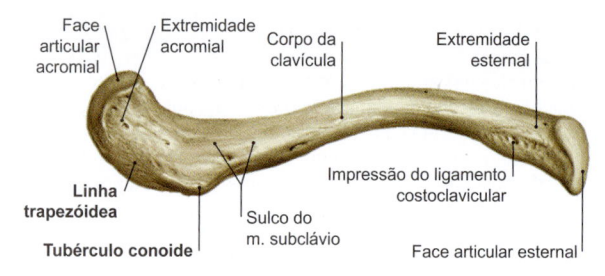

Face articular acromial — Extremidade acromial — Corpo da clavícula — Extremidade esternal

Linha trapezóidea

Tubérculo conoide

Sulco do m. subclávio

Impressão do ligamento costoclavicular

Face articular esternal

Figura 4.7 Clavícula, lado direito. Vista caudal.

da clavícula, devido ao peso do membro superior, a porção lateral é tracionada para baixo, enquanto a porção medial é tracionada para cima, pela ação do músculo esternocleido-mastóideo (= **"sinal da tecla do piano"**).

Escápula

A escápula é um osso de formato triangular, principalmente plano, com uma superfície anterior voltada para o tórax (**face costal**) e uma superfície posterior (**face posterior**) (➤ Fig. 4.8a). Devido ao seu formato triangular, distinguem-se três margens (**margens lateral**, **medial** e **superior**) e três ângulos (**ângulos lateral**, **inferior**, e **superior**).

O **colo da escápula** corresponde a um curto pedículo, que se destaca no ângulo lateral como um processo ósseo, no qual a **cavidade glenoidal** se aprofunda. Ela forma o encaixe articular para a cabeça do úmero. Em suas margens superior e inferior são encontradas duas pequenas proeminências, os **tubérculos supraglenoidal** e **infraglenoidal**, como locais de origem para as cabeças longas do músculo bíceps braquial e do músculo tríceps braquial, respectivamente (➤ Fig. 4.8b). Na margem superior da escápula, o **processo coracoide** se projeta para a frente. Medialmente ao processo coracoide, a margem superior é entalhada pela **incisura da escápula**, que é sobreposta por um ligamento (ligamento transverso superior da escápula). A partir da face posterior, a **espinha da escápula** se projeta, articulando-se com a clavícula, por meio do seu segmento terminal, o acrômio. Da base da espinha da escápula se projeta um ligamento (ligamento transverso inferior da escápula) em direção ao colo da escápula.

Na escápula são encontradas três fossas:

- **Fossa subescapular**, em posição anterior; origem do músculo subescapular
- **Fossa supraespinal**, em posição posterior, acima da espinha da escápula; origem do músculo supraespinal

- **Fossa infraespinal**, em posição posterior, abaixo da espinha da escápula; origem do músculo infraespinal.

4.3.2 Articulações e Ligamentos do Cíngulo do Membro Superior

Existem duas articulações no cíngulo do membro superior:

- **Articulação esternoclavicular**
- **Articulação acromioclavicular**.

Articulação Esternoclavicular

A articulação esternoclavicular é a única verdadeira conexão articular entre o membro superior e o tronco (➤ Fig. 4.9). As **superfícies articulares** da extremidade esternal da clavícula e da incisura clavicular do manúbrio do esterno são, ambas, ligeiramente em formato de sela, mas, sob o ponto de vista funcional, são superfícies de articulações esferoides. Um **disco articular**, em geral, divide completamente a articulação.

Devido à presença de um sistema ligamentar muito forte, uma luxação da articulação é extremamente rara.

Os seguintes **ligamentos** sustentam a articulação esternoclavicular:

- **Ligamentos esternoclaviculares anterior e posterior**, nas faces anterior e posterior da articulação
- **Ligamento interclavicular**, que mantém ambas as clavículas unidas, uma à outra, ao longo da face superior do esterno
- **Ligamento costoclavicular**, que se estende da cartilagem da primeira costela até a extremidade medial da clavícula.

O **músculo subclávio**, que se projeta da primeira costela até a clavícula, também sustenta a fixação da clavícula ao gradil costal e atua ativamente como um ligamento.

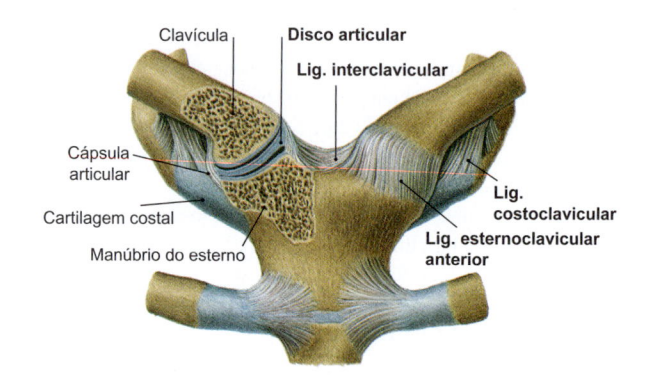

Clavícula — Disco articular — Lig. interclavicular

Cápsula articular

Cartilagem costal

Manúbrio do esterno

Lig. costoclavicular

Lig. esternoclavicular anterior

Figura 4.9 Articulação esternoclavicular. Vista anterior.

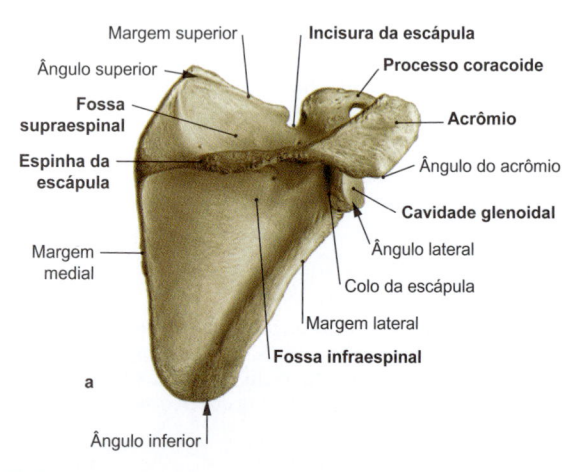

Margem superior — Incisura da escápula

Ângulo superior — **Processo coracoide**

Fossa supraespinal

Espinha da escápula

Margem medial

Acrômio

Ângulo do acrômio

Cavidade glenoidal

Ângulo lateral

Colo da escápula

Margem lateral

Fossa infraespinal

a

Ângulo inferior

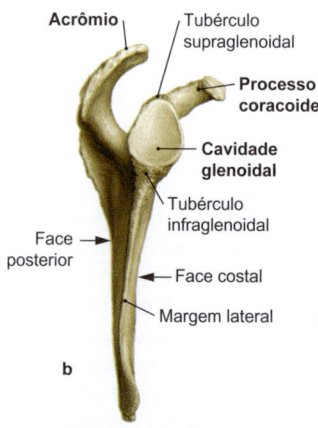

Acrômio — Tubérculo supraglenoidal

Processo coracoide

Cavidade glenoidal

Tubérculo infraglenoidal

Face posterior

Face costal

Margem lateral

b

Figura 4.8 Escápula, lado direito. a. Vista dorsal. **b.** Vista lateral.

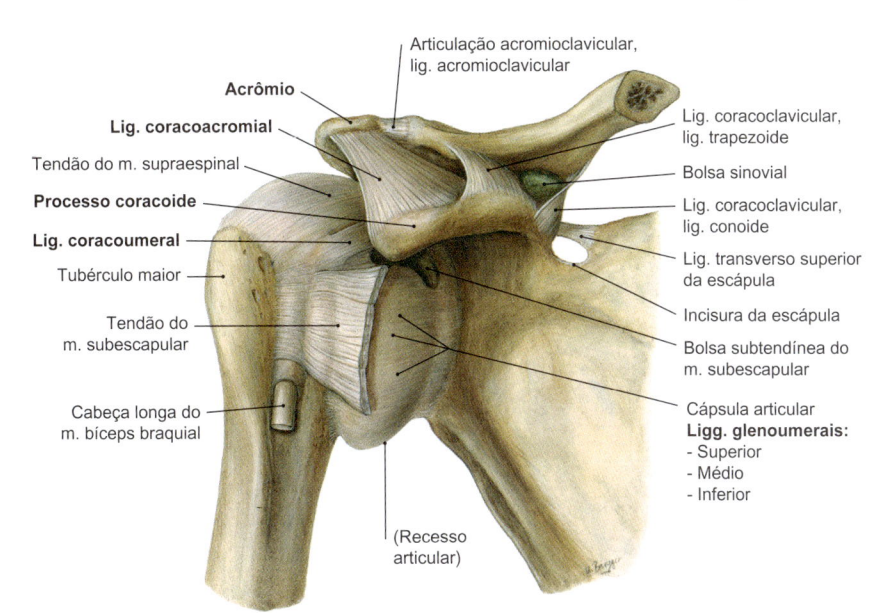

Articulação acromioclavicular, lig. acromioclavicular

Acrômio

Lig. coracoacromial

Tendão do m. supraespinal

Processo coracoide

Lig. coracoumeral

Tubérculo maior

Tendão do m. subescapular

Cabeça longa do m. bíceps braquial

(Recesso articular)

Lig. coracoclavicular, lig. trapezoide

Bolsa sinovial

Lig. coracoclavicular, lig. conoide

Lig. transverso superior da escápula

Incisura da escápula

Bolsa subtendínea do m. subescapular

Cápsula articular

Ligg. glenoumerais:
- Superior
- Médio
- Inferior

Figura 4.10 Articulação acromioclavicular, lado direito. Vista anterior.

Articulação Acromioclavicular

A articulação acromioclavicular é uma articulação plana e une a extremidade lateral da clavícula ao acrômio da escápula (➤ Fig. 4.10). Ela é estabilizada por três **ligamentos**:

- **Ligamento acromioclavicular**, que atua como um reforço da cápsula articular.
- **Ligamento trapezoide**, que se estende da linha trapezóidea da clavícula até o processo coracoide.
- **Ligamento conoide**, que se estende do tubérculo conoide da clavícula até o processo coracoide.

Os ligamentos trapezoide (lateralmente) e conoide (medialmente) se unem para formar o **ligamento coracoclavicular**.

Três outros ligamentos não possuem relação direta com a articulação acromioclavicular:

- O **ligamento coracoacromial** conecta o processo coracoide ao acrômio e, juntamente com estas estruturas, forma o chamado teto do ombro.
- O **ligamento transverso superior da escápula** passa sobre a incisura da escápula.
- Um **ligamento transverso inferior da escápula** está presente apenas de modo inconstante e está localizado diretamente abaixo da extremidade lateral da espinha da escápula.

Clínica

Em contraste com lesões da articulação esternoclavicular, ocorrem com frequeência deslocamentos da articulação acromioclavicular (denominação clínica: **luxação acromioclavicular**). Normalmente, eles são causados por quedas com traumatismo sobre o ombro com o apoio do membro superior, muitas vezes devido a acidentes esportivos. Podem ser distinguidos três graus de gravidade, segundo Tossy:

- Lesão de Tossy de grau I: estiramento ou ruptura parcial do ligamento acromioclavicular (um ligamento afetado)
- Lesão de Tossy de grau II: ruptura parcial adicional do ligamento coracoclavicular (dois ligamentos afetados)
- Lesão de Tossy de grau III: ruptura completa do ligamento acromioclavicular e do ligamento coracoclavicular (ruptura dos três ligamentos).

Principalmente na lesão de Tossy de grau III, a extremidade lateral da clavícula fica mais alta do que o acrômio. A evidente imagem em elevação pode ser empurrada de volta para a posição normal (**"sinal da tecla do piano"**, ➤ Fig. 4.11). Atualmente, na clínica, a classificação baseada em Tossy foi substituída pelo sistema de classificação proposto por Rockwood, uma vez que esta última é mais adequada para uma decisão em relação a uma indicação cirúrgica.

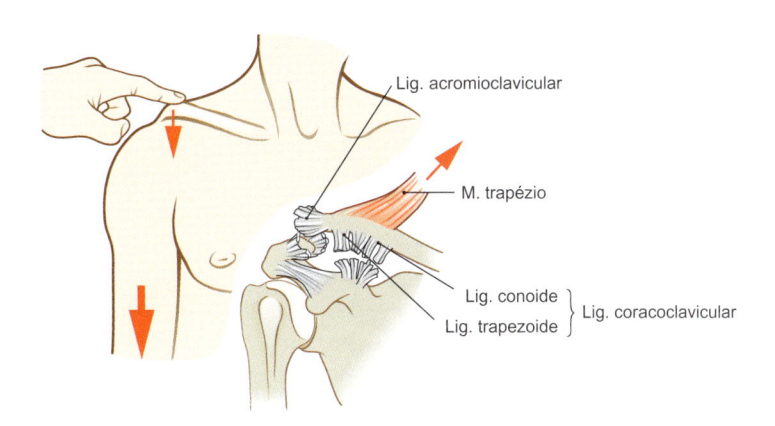

Lig. acromioclavicular

M. trapézio

Lig. conoide

Lig. trapezoide

Lig. coracoclavicular

Figura 4.11 Sinal da tecla do piano devido à ruptura do ligamento acromioclavicular e do ligamento coracoacromial.

4.3.3 Mecânica do Cíngulo do Membro Superior

A *clavícula* pode ser movimentada em torno de um eixo antero-posterior e de um eixo longitudinal na articulação esternoclavicular (➤ Fig. 4.12, ➤ Tabela 4.1). Como resultado, a clavícula se move na forma de um cone com o ápice na articulação esternoclavicular e com a base na articulação acromioclavicular ("círculos do ombro"). Além disso, devido ao formato de sela relativamente leve das superfícies articulares da articulação esternoclavicular, é possível a realização de pequenos movimentos de rotação da clavícula em torno de seu próprio eixo. Sob o ponto de vista funcional, em linhas gerais, as articulações do cíngulo do membro superior se comportam como *articulações esferoides*.

Tabela 4.1 Amplitude de movimento da articulação do ombro.

Movimento	Amplitude do movimento
Elevação/abaixamento	40°–0°–10°
Protração/retração	25°–0°–25°

Nos movimentos das articulações do cíngulo superior, a movimentação da **escápula** acompanha a clavícula. Consequentemente, ela desliza extensamente com sua face anterior sobre o tórax. Além disso, a escápula gira também em torno de um eixo anteroposterior. Deste modo, o ângulo inferior pode sofrer rotação de cerca de 30° em direção medial e cerca de 60° em direção lateral. Esta capacidade de rotação é essencial para a abdução do braço na articulação do ombro acima de 90°, que é chamada **elevação**.

> **NOTA**
> A escápula pode ser amplamente movimentada em direção ao tronco:
> • Durante os movimentos de translação em direção **anterior** (p. ex., pegar o membro superior contralateral com a mão) e **posterior** (p. ex., amarrar um avental)
> • Durante os movimentos de translação em direção **cranial** (p. ex., encolher de ombros) e **caudal**
> • Durante a rotação em torno de um eixo **anteroposterior** (p. ex., no caso de elevação do braço).

4.3.4 Músculos do Cíngulo do Membro Superior

Os músculos do cíngulo do membro superior são caracterizados de acordo com sua função, com as suas origens nos ossos do tronco e do crânio e sua inserção na escápula ou na clavícula (➤ Fig. 4.13, ➤ Fig. 4.14). Consequentemente, eles apenas movimentam esses dois ossos. Uma situação particular, neste caso, é a possibilidade de alguns desses músculos serem utilizados como **auxiliares**

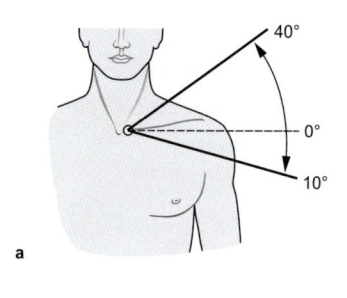
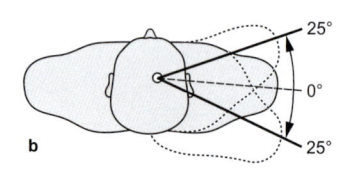

Figura 4.12 Amplitude de movimento do cíngulo do membro superior. a. Elevação/abaixamento. **b.** Protração/retração.

da respiração. Com a cintura escapular fixa (p. ex., no apoio sobre uma grade), eles proporcionam a elevação da caixa torácica e a inspiração.

Os **músculos anteriores** do cíngulo do membro superior incluem os seguintes (➤ Fig. 4.13, ➤ Tabela 4.2):

• Músculo serrátil anterior
• Músculo peitoral menor
• Músculo subclávio.

O grupo anterior se origina na face anterior do gradil costal, a partir das costelas.

Os **músculos posteriores** deste grupo (➤ Fig. 4.14, ➤ Tabela 4.3) são:

• Músculo trapézio
• Músculo levantador da escápula
• Músculo romboide maior
• Músculo romboide menor.

O grupo posterior se localiza superficialmente no dorso. No entanto, estes músculos não se desenvolveram na região do tronco, mas nos primórdios dos membros. Eles também não são inervados, como os músculos próprios do dorso, pelos ramos posteriores dos nervos espinais. Em função disso, esses músculos também são chamados **músculos extrínsecos** (ou **secundários**) **do dorso**. Devido às ações dos músculos do cíngulo do membro superior, a clavícula e a escápula são movimentadas, como uma unidade funcional, em direção à parede do tronco. Sob o ponto de vista fun-

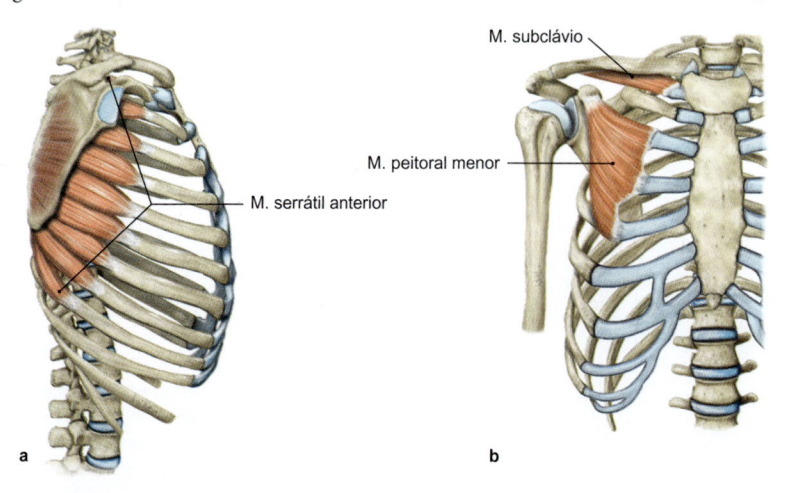

M. subclávio

M. peitoral menor

M. serrátil anterior

a   b

Figura 4.13 Músculos anteriores do cíngulo do membro superior. a. Músculo serrátil anterior. **b.** Músculo peitoral menor e músculo subclávio.

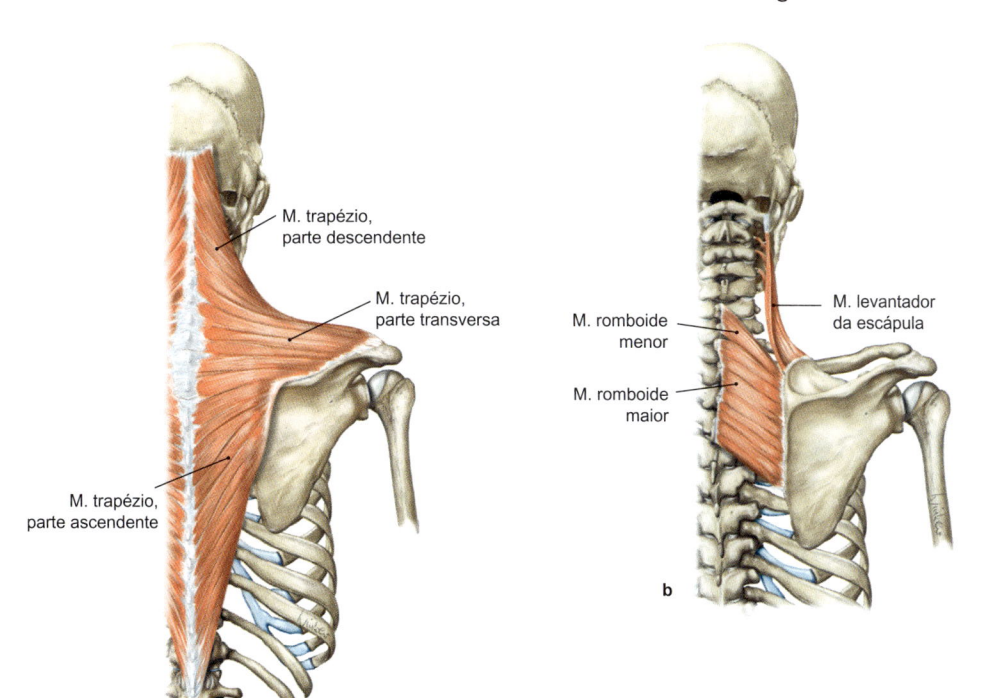

M. trapézio, parte descendente

M. trapézio, parte transversa

M. trapézio, parte ascendente

a

M. romboide menor

M. romboide maior

M. levantador da escápula

b

Figura 4.14 Músculos posteriores do cíngulo do membro superior. a. Músculo trapézio. **b.** Músculo levantador da escápula e músculos romboides.

cional, são distinguidas quatro **faixas musculares** que medeiam os movimentos de rotação e de translação e da escápula sobre a parede do tórax (➤ Fig. 4.15).

- **Faixa longitudinal**: músculo levantador da escápula e parte ascendente do músculo trapézio
- **Faixa transversal**: parte transversa do músculo trapézio, parte superior e parte divergente do músculo serrátil anterior
- **Faixa oblíqua superior**: parte descendente do músculo trapézio e músculo peitoral menor
- **Faixa oblíqua inferior**: músculos romboides e parte convergente do músculo serrátil anterior.

Os dois músculos de uma faixa atuam como antagonistas e assim movimentam a escápula para lados opostos. Ocorrendo a contração de ambos os músculos de uma faixa, a escápula é pressionada em direção ao tórax. Neste caso, a faixa transversal é de maior importância. Durante a rotação da escápula na direção lateral (movimento da cavidade glenoidal na direção cranial), o músculo serrátil anterior e as partes descendente e ascendente do músculo trapézio atuam em conjunto.

Clínica

Na **deficiência do músculo serrátil anterior**, os pacientes ficam, particularmente, impossibilitados de realizar a elevação do braço. Além disso, observa-se que a margem medial da escápula assume formato de asa (**escápula alada**). Isso será visível principalmente durante o apoio sobre uma parede ou com o paciente realizando flexões no solo. Deficiências dos músculos subclávio e peitoral menor são, funcionalmente, insignificantes.

Tabela 4.2 Músculos anteriores do cíngulo do membro superior.

Inervação	Origem	Inserção	Função
M. peitoral menor			
Nn. peitorais medial e lateral	Das costelas (II), III-V, nas proximidades do limite entre o osso e a cartilagem costal	Extremidade do processo coracoide	*Cíngulo do membro superior:* abaixamento *Tórax:* elevação das costelas superiores (inspiração: m. auxiliar da respiração)
M. subclávio			
N. subclávio	Limite entre o osso e a cartilagem da costela I	Terço lateral da clavícula	*Cíngulo do membro superior:* estabiliza a articulação esternoclavicular e protege os vasos subclávios; a fáscia do m. subclávio está firmemente unida à adventícia da v. subclávia e, deste modo, a mantém patente
M. serrátil anterior			
N. torácico longo	Costelas I-IX	Medialmente à escápula • Parte superior: ângulo superior • Parte divergente: margem medial • Parte convergente: ângulo inferior	*Cíngulo do membro superior:* move a escápula contra o tórax e a pressiona contra o tórax juntamente com os mm. romboides • Parte superior: eleva a escápula • Parte divergente: abaixa a escápula • Parte convergente: abaixa a escápula e gira o ângulo inferior para fora para elevar o braço acima do nível do ombro, juntamente com o m. trapézio *Tórax:* eleva as costelas quando a escápula está em posição fixa (na expiração forçada)

Tabela 4.3 Músculos posteriores do cíngulo do membro superior.

Inervação	Origem	Inserção	Função
M. trapézio			
N. acessório (IX) e ramos do plexo cervical	• No osso occipital, entre a linha nucal suprema e a linha nucal superior • Processos espinhosos das vértebras cervicais e torácicas	• Parte descendente: terço acromial da clavícula • Parte transversa: acrômio • Parte ascendente: espinha da escápula	• Parte descendente: impede o abaixamento do cíngulo do membro superior e do braço (p. ex., durante o transporte de malas), levanta a escápula e gira seu ângulo inferior para fora na elevação do braço, gira a cabeça para o lado oposto com o ombro estabilizado e estende a coluna cervical com ambos os lados contraindo • Parte transversa: aduz a escápula • Parte ascendente: abaixa a escápula e gira seu ângulo inferior para fora na elevação do braço
M. levantador da escápula			
N. dorsal da escápula (ramos diretos do plexo cervical)	Tubérculos posteriores dos processos transversos das vértebras cervicais I-IV	Ângulo superior da escápula	*Cíngulo do membro superior:* eleva a escápula
Mm. romboides maior e menor			
N. dorsal da escápula	Processos espinhosos das vértebras VI-VII cervicais (menor) e das 4 vértebras torácicas superiores (maior)	Margem medial da escápula cranialmente (menor) e caudalmente (maior)	Eleva e aduz a escápula, fixando-a contra o tronco, juntamente com o m. serrátil anterior

4.4 Braço

─ **Competências** ─

Após a leitura deste capítulo do livro, você deverá ser capaz de:
• Explicar as estruturas ósseas do úmero e a estrutura e a amplitude de movimento da articulação do ombro
• Demonstrar os ligamentos da articulação do ombro e definir sua importância na mobilidade da articulação do ombro
• Conhecer todos os músculos do ombro, com suas origens, inserções e funções, além de ser capaz de identificá-los na preparação anatômica
• Entender a interação entre o cíngulo do membro superior e a articulação do ombro na mobilidade do membro superior.

4.4.1 Úmero

Na extremidade proximal do úmero são distinguidos dois segmentos definidos como colo, caracterizados sob os pontos de vista anatômico e clínico: o **colo anatômico** se encontra entre a cabeça do úmero e o **tubérculo maior**, disposto lateralmente, e o **tubérculo menor**, direcionado anteriormente (➤ Fig. 4.16a). Ambos os tubérculos são separados um do outro por meio do **sulco intertubercular** e seguem distalmente como crista do tubérculo maior e crista do tubérculo menor. No **colo cirúrgico**, distalmente aos dois tubérculos, é comum a ocorrência de fraturas do úmero. Na diáfise do úmero (**corpo do úmero**) encontra-se a **tuberosidade do músculo deltoide**, em que há a inserção deste músculo. O **sulco do nervo radial** serve como uma calha, na face posterior, para o nervo radial (➤ Fig. 4.16b) que, assim, pode ser lesionado nas fraturas do úmero.

A extremidade distal do úmero é formada pelo **côndilo do úmero** (➤ Fig. 4.16a). Este côndilo contém as duas superfícies da articulação do cotovelo, a **tróclea do úmero** (em posição medial/ulnar) e o **capítulo do úmero** (em posição lateral/radial). Acima das duas superfícies articulares há duas endentações, que estabelecem contato com os dois ossos do antebraço durante a flexão – a fossa coronoide, em posição medial, para o processo coronoide da ulna, e a fossa radial, em posição lateral. Posteriormente, a fossa do olé-

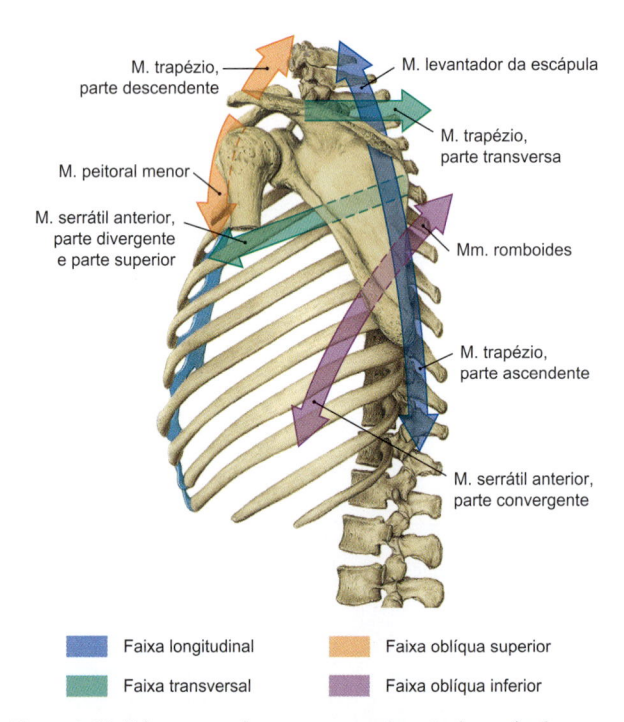

M. trapézio, parte descendente
M. levantador da escápula
M. peitoral menor
M. serrátil anterior, parte divergente e parte superior
M. trapézio, parte transversa
Mm. romboides
M. trapézio, parte ascendente
M. serrátil anterior, parte convergente

■ Faixa longitudinal   ■ Faixa oblíqua superior
■ Faixa transversal   ■ Faixa oblíqua inferior

Figura 4.15 Faixas musculares para o movimento da escápula.

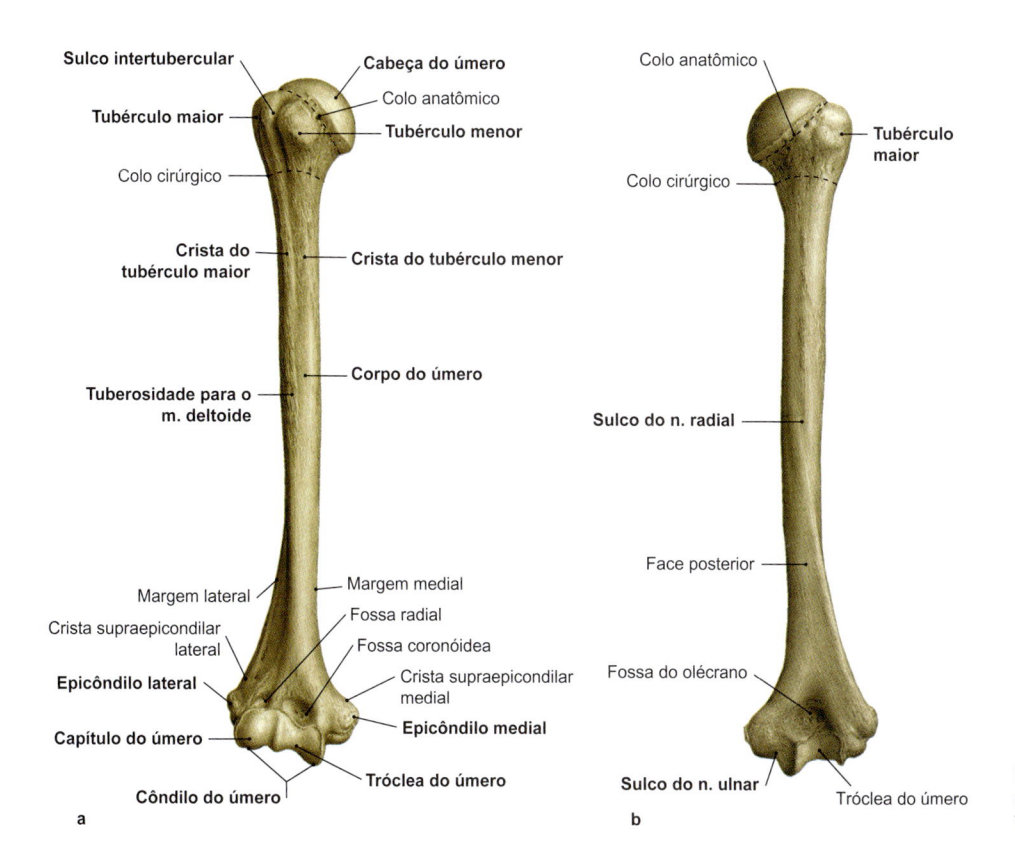

Figura 4.16 Úmero, lado direito. a. Vista anterior. **b.** Vista posterior.

crano bloqueia o movimento de extensão, devido ao seu contato com o olécrano da ulna.

Proximalmente ao côndilo, os **epicôndilos medial** e **lateral** elevam-se como apófises, projetando-se para cima, de ambos os lados, como cristas supraepicondilares medial e lateral. Sobre a face posterior do epicôndilo medial encontra-se o sulco do nervo ulnar (➤ Fig. 4.16b), no qual o nervo ulnar se encontra localizado, sendo palpável sob a pele. Ao ser comprimido contra o osso, neste local, ocorre uma dolorosa parestesia ("*funny bone*").

4.4.2 Articulação do Ombro

Na **articulação do ombro (articulação glenoumeral)**, a cabeça do úmero – de formato quase esférico – se articula com a cavidade glenoidal da escápula. A superfície da cavidade glenoidal, no entanto, é muito menor que a da cabeça do úmero. Uma projeção de tecido conjuntivo (o lábio glenoidal) aumenta o encaixe da articulação. A articulação do ombro é uma *articulação esferoide* com a maior amplitude de movimento do corpo humano.

A ampla **cápsula articular** é originária do lábio glenoidal e se estende até o colo anatômico do úmero. Com o membro superior em posição pendente, ela possui caudalmente uma prega de reserva ("recesso axilar", ➤ Fig. 4.10). Os seguintes **ligamentos** reforçam a cápsula articular (➤ Fig. 4.10, ➤ Fig. 4.17):

- **Ligamento coracoumeral** (em posição cranial), que se projeta da base do processo coracoide até a cápsula articular.
- **Ligamentos glenoumerais superior, médio e inferior** (em posição anterior), que se projetam do colo da escápula à cápsula articular.

Além disso, os tendões dos quatro músculos do **manguito rotador** se irradiam em direção à cápsula articular, reforçando-a e tensionando-a (➤ Fig. 4.17):

- **Músculo supraespinal** (em posição cranial)
- **Músculo infraespinal** (em posição posterior, mais acima)
- **Músculo redondo menor** (em posição posterior, mais abaixo)
- **Músculo subescapular** (em posição anterior).

Como uma característica especial, o tendão de origem da cabeça longa do **músculo bíceps braquial** segue através da cavidade articular e se posiciona no úmero sobre o sulco intertubercular (➤ Fig. 4.10).

A articulação do ombro é delimitada cranialmente pelo "**teto do ombro**". Esse teto é formado pelo acrômio e pelo processo coracoide da escápula, os quais são mantidos unidos pelo ligamento coracoacromial. Sob o teto do ombro encontram-se grandes **bolsas sinoviais**:

- A **bolsa subacromial**, sobre o tendão de inserção do músculo supraespinal (➤ Fig. 4.17), comumente se comunica lateralmente com a **bolsa subdeltóidea**. As duas bolsas também são

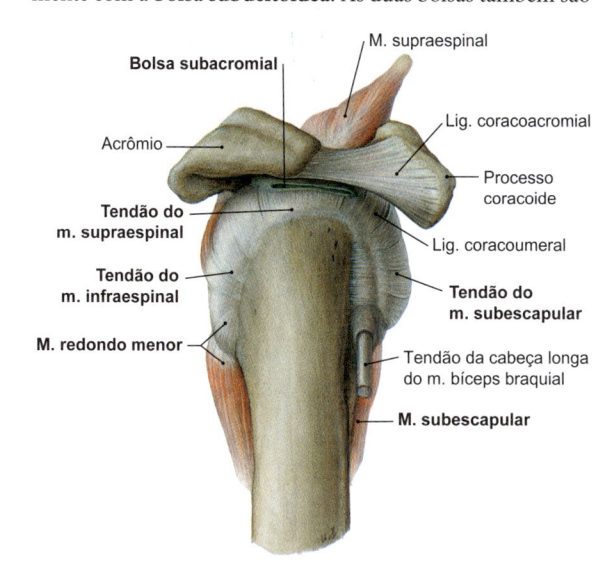

Figura 4.17 Articulação do ombro, lado direito. Vista lateral.

referidas como "articulação subacromial acessória", uma vez que asseguram um baixo atrito durante o deslizamento da cabeça do úmero sob o teto dos ombros.

- A **bolsa subcoracoide**, sob o processo coracoide, frequentemente se mantém em conexão com a **bolsa subtendínea do músculo subescapular**, abaixo do tendão de inserção do músculo subescapular, e se comunica com a cavidade articular.

Clínica

A ampla cápsula articular pode, especialmente na área do chamado recesso axilar, sofrer "aderência" durante uma **imobilização da articulação do ombro** por um longo tempo. Em função disso, no pós-operatório de cirurgias na articulação do ombro, tenta-se iniciar os movimentos desta articulação o mais precocemente possível.

4.4.3 Mecânica da Articulação do Ombro

O ombro é a articulação com a maior amplitude de movimento do corpo humano. É uma articulação esferoide, com **capacidade de movimento** em torno de três eixos:

- *Flexão* e *extensão* em torno de um eixo lateromedial: desvio do braço para a frente ou para trás
- *Abdução* e *adução* em torno de um eixo anteroposterior: distanciamento ou aproximação do braço em relação ao tronco
- *Rotação lateral* e *rotação medial* em torno de um eixo ao longo da diáfise do úmero: rotação do braço para fora ou para dentro.

A grande amplitude de movimento na articulação do ombro é justificada pelo fato de, em menor grau, a estabilidade da articulação ser assegurada pela restrição óssea e pela manutenção dos ligamentos, mas essencialmente devido à ação dos músculos. Além disso, durante os movimentos da articulação do ombro, geralmente o cíngulo do membro superior é movimentado simultaneamente. Isso aumenta nitidamente a amplitude de movimento do mem-

Tabela 4.4 Amplitude de movimento da articulação do ombro com ou sem participação do cíngulo do membro superior.

Movimento	Articulação do ombro	Articulação do ombro e cíngulo do membro superior
Abdução/adução	90° – 0° – 40°	180° – 0° – 40°
Flexão/extensão	90° – 0° – 40°	170° – 0° – 40°
Rotação lateral/rotação medial	60° – 0° – 70°	90° – 0° – 100°

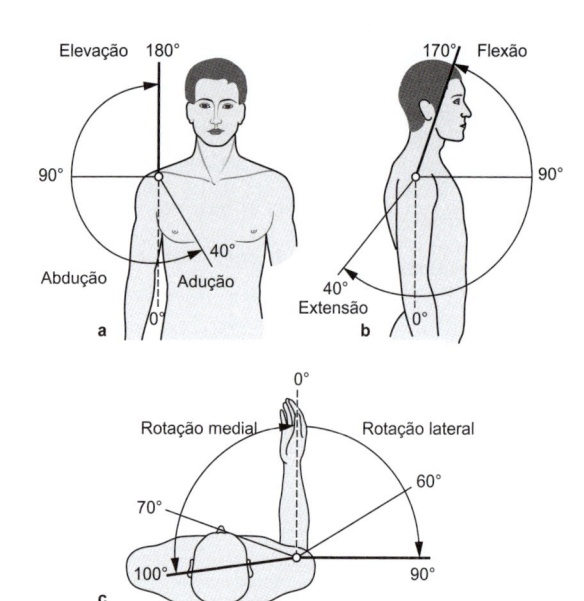

Figura 4.18 Amplitude de movimento na articulação do ombro, com a participação do cíngulo do membro superior (linhas espessas) e da articulação do ombro propriamente dita (linhas delgadas).

bro superior em comparação ao movimento isolado na articulação do ombro (➤ Tabela 4.4, ➤ Fig. 4.18).

A abdução acima de 90° é chamada **elevação**. Este movimento somente pode ser realizado em combinação com uma rotação da escápula, uma vez que o teto do ombro é impedido de uma abdução subsequente na articulação do ombro. Os movimentos de rotação da escápula, no entanto, estão bem definidos antes que se atinja o máximo de abdução de 90° na articulação do ombro.

Clínica

Devido à fraca fixação dos ligamentos e da restrição óssea, as **luxações da articulação do ombro** são muito comuns. A lesão mais comum é a que ocorre abaixo do processo coracoide (luxação subcoracóidea), em direção anterior e caudal. Um paciente com tal luxação geralmente apresenta dor intensa. A protuberância do ombro é reduzida e o braço afetado torna-se mais alongado em comparação ao lado oposto (➤ Fig. 4.19a). Para a redução dessa luxação, o procedimento segundo ARLT é frequentemente usado (➤ Fig. 4.19b). Neste caso, o paciente se senta e coloca o braço sobre um espaldar acolchoado, que serve de pilar de apoio. Com a articulação do cotovelo flexionada, o médico traciona ao longo do eixo do braço, até que a cabeça do úmero – sob uma pequena rotação medial – "salte" e retorne novamente ao seu encaixe.

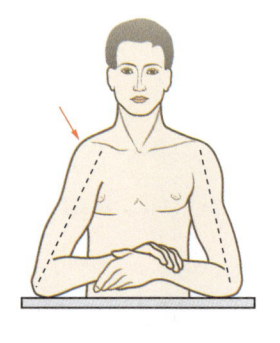
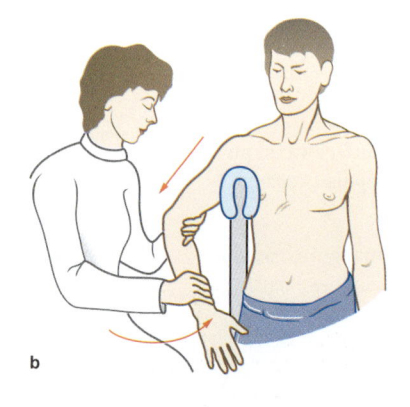

Figura 4.19 Luxação da articulação do ombro. a. Redução da proeminência do ombro à direita devido a uma luxação subacromial. **b.** Manobra de redução, segundo ARLT.

Tabela 4.5 Musculatura anterior do ombro.

Inervação	Origem	Inserção	Função
M. peitoral maior			
Nn. peitorais medial e lateral	• Parte clavicular: metade esternal da clavícula • Parte esternocostal: manúbrio e corpo do esterno, cartilagens das costelas II-VII • Parte abdominal: lâmina anterior da bainha do m. reto do abdome	Crista do tubérculo maior do úmero	*Articulação do ombro:* adução *(m. principal)*, rotação medial, flexão *(m. principal)*, extensão a partir da posição de flexão *Tórax:* com o cíngulo do membro superior estabilizado, eleva o esterno e as costelas (inspiração: m. auxiliar na respiração)
M. coracobraquial			
➤ Item 4.5.5			

4.4.4 Músculos do Ombro

Os músculos do ombro movimentam a articulação do ombro e possuem sua inserção no braço. Esses músculos estão divididos em **três grupos**, de acordo com a localização:

- **Grupo anterior:**
  – Músculo peitoral maior
  – Músculo coracobraquial
- **Grupo lateral:**
  – Músculo deltoide
  – Músculo supraespinal
- **Grupo posterior:**
  – Músculo infraespinal
  – Músculo redondo menor
  – Músculo redondo maior
  – Músculo subescapular
  – Músculo latíssimo do dorso.

Grupo Anterior

O **músculo peitoral maior**, em "formato de leque" (➤ Fig. 4.20, ➤ Tabela 4.5), está localizado superficialmente e, portanto, é responsável pela expressão do relevo da parede torácica. Suas fibras se entrecruzam em direção lateral, de modo que as fibras correspondentes à sua parte clavicular inserem distalmente à crista do tubérculo maior do úmero, enquanto as fibras da parte esternoclavicular inserem proximalmente e, desse modo, formam a prega axilar anterior. No movimento de elevação do braço, as fibras musculares são intensamente estiradas. O músculo peitoral maior é o músculo mais importante na adução e na flexão do braço. Com braços fixados em um apoio, ele é um importante músculo auxiliar da respiração.

O **músculo coracobraquial** realiza as mesmas funções que o músculo peitoral maior. No entanto, de acordo com sua posição e iner-

vação, em geral, ele é incluído entre os músculos do braço (➤ Item 4.5.5). Do grupo dos músculos do braço, o **músculo bíceps braquial** e o **músculo tríceps braquial** (apenas a cabeça longa) também atuam na articulação do ombro. No entanto, de acordo com seus braços de alavanca, eles estão apenas ligeiramente envolvidos nos movimentos articulares correspondentes, mas atuam em conjunto – especialmente com o músculo deltoide e o músculo coracobraquial – na estabilização da cabeça do úmero na cavidade glenoidal.

Clínica

Em caso de **deficiência do músculo peitoral maior**, a flexão e a adução do braço ficam gravemente comprometidas e, por isso, os braços não podem cruzar sobre o corpo. A prega axilar anterior pode desaparecer devido à atrofia deste músculo.

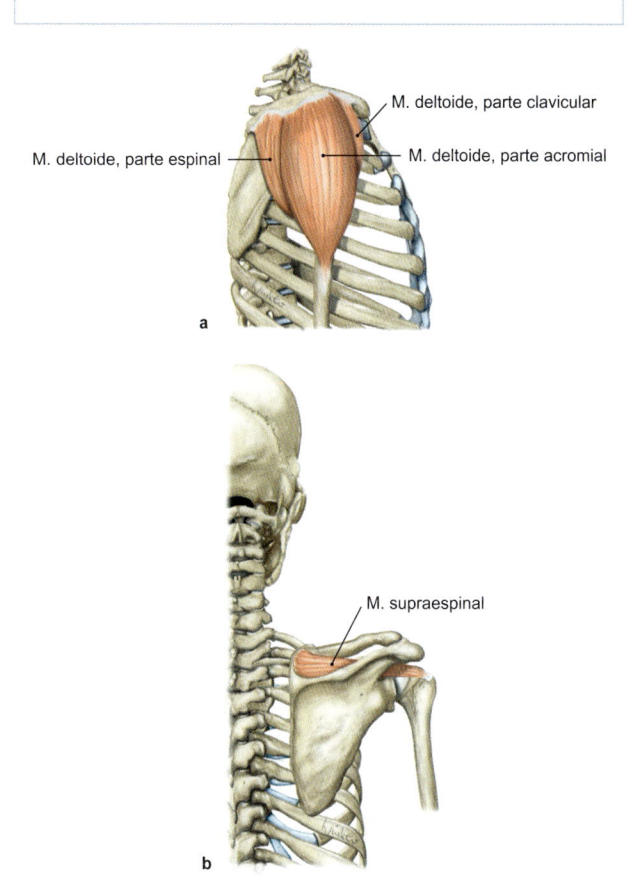

Figura 4.21 Músculos laterais do ombro. a. Músculo deltoide, vista lateral. **b.** Músculo supraespinal, vista posterior.

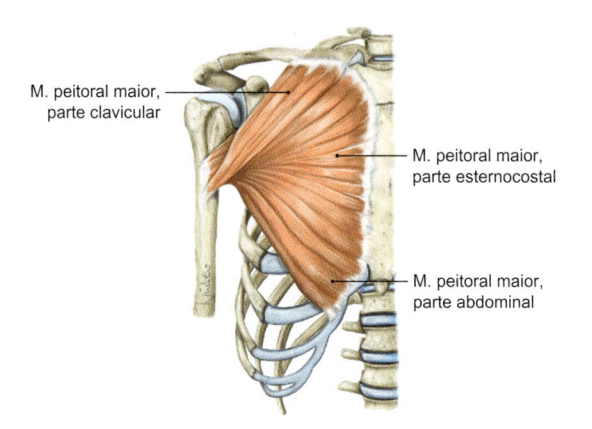

Figura 4.20 Musculatura anterior do ombro – músculo peitoral maior – lado direito. Vista anterior.

Tabela 4.6 Músculos laterais do ombro.

Inervação	Origem	Inserção	Função
M. deltoide			
N. axilar	• Parte clavicular: terço acromial da clavícula • Parte acromial: acrômio • Parte espinal: espinha da escápula	Tuberosidade para o m. deltoide, no úmero	*Articulação do ombro:* abdução *(músculo principal)* • Parte clavicular: adução (até em 60°, com abdução crescente), rotação medial, flexão • Parte acromial: abdução, até o plano horizontal • Parte espinal: adução (até em 60°, com adução crescente), rotação lateral, extensão
M. supraespinal			
N. supraescapular	Fossa supraespinal, fáscia supraespinal	Faceta superior do tubérculo maior, cápsula articular	*Articulação do ombro:* abdução até o plano horizontal, rotação lateral; reforço da cápsula articular *(manguito rotador)*

Tabela 4.7 Músculos posteriores do ombro.

Inervação	Origem	Inserção	Função
M. infraespinal			
N. supraescapular	Fossa infraespinal, fáscia infraespinal	Faceta média do tubérculo maior, cápsula articular	*Articulação do ombro:* rotação lateral (*m. principal*); reforço da cápsula articular *(manguito rotador)*
M. redondo menor			
N. axilar	Terço médio da margem lateral	Faceta inferior do tubérculo maior, cápsula articular	*Articulação do ombro:* rotação lateral, adução; reforço da cápsula articular *(manguito rotador)*
M. redondo maior			
N. toracodorsal	Ângulo inferior	Crista do tubérculo menor	*Articulação do ombro:* rotação medial, adução, extensão
M. subescapular			
Nn. subescapulares	Fossa subescapular	Tubérculo menor, cápsula articular	*Articulação do ombro:* rotação medial (*m. principal*); reforço da cápsula articular *(manguito rotador)*
M. latíssimo do dorso			
N. toracodorsal	• Processos espinhosos das seis vértebras torácicas inferiores e das vértebras lombares • Fáscia toracolombar • Face dorsal do osso sacro • Lábio externo da crista ilíaca • Costelas IX-XII • Frequentemente no ângulo inferior da escápula	Crista do tubérculo menor	*Articulação do ombro:* adução, rotação medial, extensão (*m. principal*)

Grupo Lateral

O **músculo deltoide** é bastante volumoso, de configuração complexa, com o formato de um triângulo de cabeça para baixo (➤ Fig. 4.21a, ➤ Tabela 4.6). Deste modo, ele fornece ao ombro o seu contorno. De acordo com a posição da articulação do ombro, ele está envolvido em todos os movimentos. Na abdução – com sua **parte acromial** – ele é o músculo mais importante. A **parte clavicular** está localizada anteriormente ao eixo lateromedial e ao eixo de rotação, de modo que esta parte possa realizar a flexão e a rotação medial. Por sua vez, a **parte espinal** realiza as ações opostas, uma vez que ela se encontra posteriormente a ambos os eixos e age, portanto, na extensão e na rotação lateral do braço. Ambas as partes realizam adução na posição neutro-nula, uma vez que estão situadas abaixo do eixo anteroposterior da articulação do ombro. Para maior abdução do braço (> 60°), no entanto, eles ficam acima desse eixo e, portanto, apoiam a parte acromial na abdução subsequente.

Neste contexto, o **músculo supraespinal** também atua de forma sinérgica (➤ Fig. 4.21b, ➤ Tabela 4.6), cujo tendão de inserção é separado do músculo deltoide pela bolsa subdeltóidea. Ele é mais importante durante o início do movimento de abdução ("função iniciadora" do músculo supraespinal).

Clínica

Em caso de **deficiência do músculo deltoide,** o braço praticamente não pode ser mais abduzido, uma vez que o músculo supraespinal é muito fraco para sustentar o braço. Caso haja uma lesão de longa duração, a atrofia do ombro se torna visível. Também no caso de **lesão do músculo supraespinal** a abdução é comprometida, porque a sua "função iniciadora" falha. O tendão de inserção do **músculo supraespinal** segue por baixo do teto do ombro no "espaço subacromial". Devido ao pequeno espaço em que ele está localizado, o tendão se torna extremamente vulnerável – por exemplo, nas inflamações crônicas da bolsa sinovial – e, muito frequentemente, ocorrem rupturas (síndrome do tendão do músculo supraespinal ou síndrome do impacto).

Grupo Posterior

O **músculo infraespinal** é o mais importante músculo da rotação lateral da articulação do ombro, sendo auxiliado nesta função pelo **músculo redondo menor** (➤ Fig. 4.22a, ➤ Tabela 4.7). Ambos os músculos se originam na escápula e seguem posteriormente ao úmero, em direção ao tubérculo maior. O músculo mais impor-

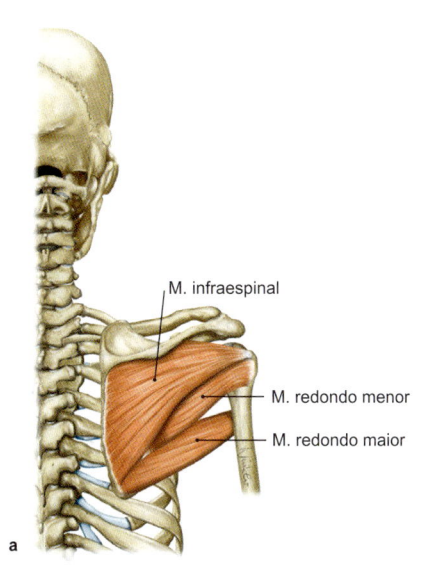

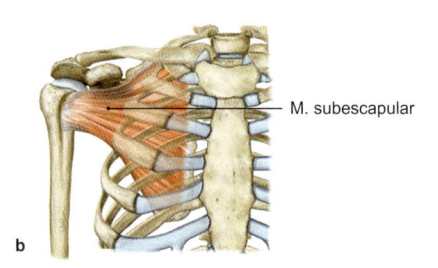

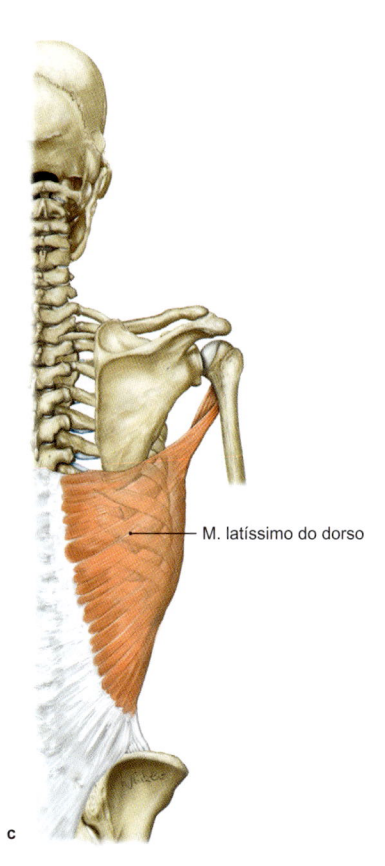

tante na rotação medial do braço é o **músculo subescapular** (➤ Fig. 4.22b, ➤ Tabela 4.7), o único que se origina da face anterior da escápula. Ele se projeta anteriormente ao úmero, em direção ao tubérculo menor.

O músculo de maior extensão dentre os humanos é o **músculo latíssimo do dorso**, que recobre a face posterior do tronco, na região inferior do tórax e na região lombar da coluna vertebral, projetando-se abaixo da prega axilar inferior, em direção ao úmero (➤ Fig. 4.22c, Tabela 4.7). O músculo é importante na extensão do braço, a partir da posição de flexão (movimento de golpe). Ele atua sinergicamente com o músculo peitoral maior, razão pela qual ambos os músculos são muito pronunciados em nadadores e ginastas. Como o músculo latíssimo do dorso se dispõe amplamente sobre o gradil costal, ele pode atuar como um músculo auxiliar na respiração durante a fase expiratória, por exemplo, na tosse. O **músculo redondo maior** (➤ Fig. 4.22a, ➤ Tabela 4.7) auxilia o músculo latíssimo do dorso nos movimentos contra a resistência.

Clínica

Em caso de deficiência do **músculo infraespinal**, a rotação lateral é fortemente comprometida. Em contrapartida, caso ocorra desnervação do **músculo subescapular**, a rotação medial é significativamente limitada, de modo que os braços não possam ser conduzidos para trás do tronco. Apesar do seu tamanho, a deficiência do **músculo latíssimo do dorso**, entretanto, é relativamente insignificante sob o ponto de vista funcional. Ao exame, por sua vez, é notável que os braços não podem ser cruzados por trás do tronco (como no ato de "amarrar um avental") e a prega axilar posterior torna-se pouco pronunciada. Este músculo pode ser bem utilizado para a reconstrução da mama, por exemplo, após uma ressecção de mama devido a um câncer. Neste caso, uma parte do músculo é deslocada na área de origem e movida anteriormente. A deficiência dos músculos redondos maior e menor é funcionalmente insignificante.

Adicionalmente ao **músculo bíceps braquial**, o **músculo coracobraquial** e o **músculo tríceps braquial** também são músculos do braço envolvidos nos movimentos na articulação do ombro.

Os seguintes músculos estão envolvidos nos respectivos movimentos (o músculo mais importante está marcado em negrito):

Abdução:
- **Músculo deltoide**
- Músculo supraespinal
- Músculo infraespinal (parte cranial)
- Músculo bíceps braquial (cabeça longa)

Adução:
- **Músculo peitoral maior**
- Músculos redondos maior e menor
- Músculo latíssimo do dorso
- Músculo deltoide (parte espinal e parte clavicular)
- Músculo tríceps braquial (cabeça longa)
- Músculo bíceps braquial (cabeça curta)
- Músculo coracobraquial
- Músculo infraespinal (parte caudal)

Flexão:
- **Músculo peitoral maior**
- Músculo deltoide (parte clavicular)
- Músculo bíceps braquial
- Músculo coracobraquial

Extensão:
- **Músculo latíssimo do dorso**
- Músculo deltoide (parte espinal)

Figura 4.22 Músculos posteriores do ombro. a. Músculo infraespinal, músculo redondo maior e músculo redondo menor, vista posterior. **b.** Músculo subescapular, vista anterior. **c.** Músculo latíssimo do dorso, vista posterior.

- Músculo redondo maior
- Músculo tríceps braquial (cabeça longa)

Rotação lateral:
- **Músculo infraespinal**
- Músculo redondo menor
- Músculo deltoide (parte espinal)

Rotação medial:
- **Músculo subescapular**
- Músculo peitoral maior
- Músculo latíssimo do dorso
- Músculo redondo maior
- Músculo deltoide (parte clavicular)
- Músculo coracobraquial

4.5 Antebraço e Mão

Competências

Após a leitura deste capítulo do livro, você deverá ser capaz de:
- Explicar as estruturas ósseas do antebraço e da mão, assim como a estrutura e a função de todas as articulações na preparação anatômica
- Identificar o trajeto dos ligamentos da articulação do cotovelo e descrever as características básicas dos ligamentos das articulações da mão
- Demonstrar a origem, a inserção, a função e a inervação de todos os músculos e indicá-los na preparação anatômica
- Explicar as funções do músculo bíceps braquial, dependendo da posição da articulação do cotovelo, bem como a sua interação com o músculo braquial
- Descrever a importância das bainhas tendíneas e retináculos para a função dos músculos, assim como explicar as correlações funcionais entre os músculos curtos dos dedos da mão e a aponeurose posterior.

4.5.1 Ossos do Antebraço

O antebraço é constituído por dois ossos:
- **Rádio**
- **Ulna**

O rádio e a ulna encontram-se associados entre si, movendo-se um em relação ao outro em duas **articulações** (articulação radioulnar proximal e articulação radioulnar distal) e por uma resistente sindesmose, a membrana interóssea do antebraço (➤ Fig. 4.23). A **cabeça do rádio** está localizada proximalmente e apresenta duas superfícies articulares, a fóvea articular (cranialmente) e a circunferência articular (lateralmente), que estão envolvidas na estrutura da articulação do cotovelo. A **diáfise** do rádio está unida à cabeça

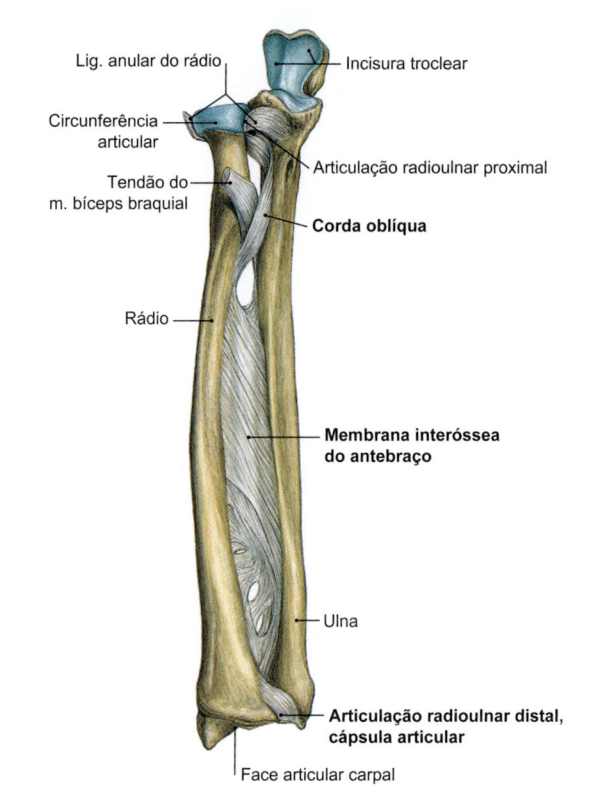

Figura 4.23 Ossos e articulações do antebraço, lado direito. Vista anterior.

por meio do **colo do rádio** e possui um contorno triangular em um corte transversal, de modo a produzir três margens (**margens anterior**, **interóssea** e **posterior**). Anteriormente situa-se a **tuberosidade do rádio**, que serve como local de inserção do músculo bíceps braquial.

A **epífise distal do rádio** apresenta o **processo estiloide do rádio** e uma superfície articular para a articulação radioulnar distal, a incisura ulnar.

A ulna possui proximalmente, na face posterior, uma proeminente apófise, o **olécrano** (relevo do cotovelo). Anteriormente situa-se o **processo coronoide**. Da mesma forma, aqui também são observadas duas superfícies articulares, a incisura troclear e a incisura radial. Como descrito no rádio, na ulna também podem ser distinguidas três margens em sua **diáfise** (**margens anterior**, **interóssea** e **posterior**). Anteriormente situa-se a **tuberosidade da ulna**, para a inserção do músculo braquial.

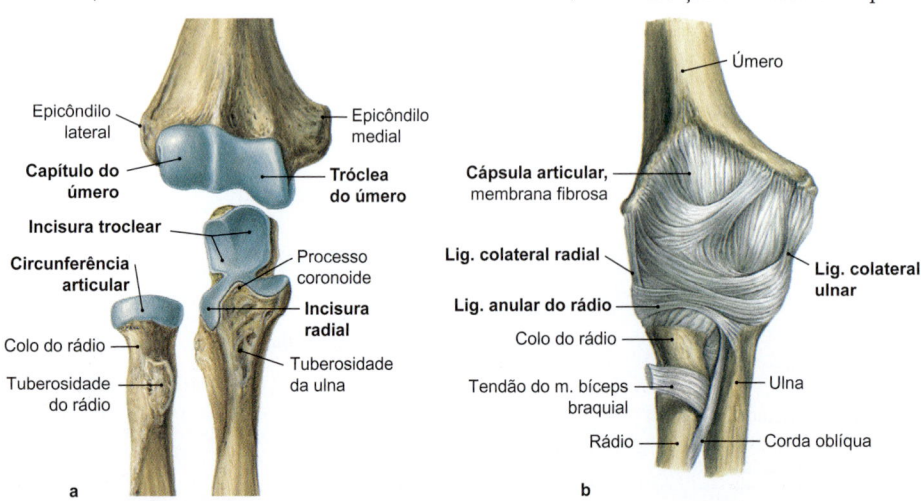

Figura 4.24 Articulação do cotovelo, lado direito. Vista anterior. **a.** Superfícies articulares da articulação do cotovelo. **b.** Aparelho ligamentar da articulação do cotovelo.

A **cabeça da ulna** se localiza distalmente e apresenta a circunferência articular, que representa a parte ulnar da superfície articular para a articulação radioulnar distal e também o **processo estiloide da ulna**.

> **N O T A**
> O rádio e a ulna possuem, cada um, uma cabeça delgada e uma extremidade oposta mais larga. No rádio, a cabeça está localizada em posição proximal (na articulação do cotovelo), enquanto, na ulna, a cabeça se encontra distalmente (em direção às articulações da mão).

4.5.2 Articulação do Cotovelo

A **articulação do cotovelo** é uma articulação composta, formada pelo úmero, pelo rádio e pela ulna (➤ Fig. 4.24a). É subdividida em três articulações:

- **Articulação umeroulnar**
- **Articulação umerorradial**
- **Articulação radioulnar proximal.**

Todas as três articulações são recobertas por uma cápsula articular comum. Em sua totalidade, as três articulações se comportam como uma *articulação em dobradiça* (ou *gínglimo*).

A **articulação umeroulnar** é uma articulação em *dobradiça* típica, na qual a tróclea do úmero se articula com a incisura troclear da ulna. O contorno ósseo é muito pronunciado devido ao formato da tróclea, que se assemelha a uma ampulheta deitada.

Na **articulação umerorradial**, o capítulo do úmero e a fóvea articular da cabeça do rádio se movem um em relação ao outro. Devido ao formato das superfícies articulares, essa articulação é uma *articulação esferoide*. No entanto, o acoplamento do rádio à ulna é envolvido pelo **ligamento anular do rádio**, bem como pela membrana interóssea do antebraço, impedindo os movimentos de abdução e adução.

A **articulação radioulnar proximal** é uma *articulação trocoide* ou *em pivô*. Neste caso, a estrutura articular é formada pela circunferência articular, de formato anular, situada ao redor da cabeça do rádio. Estas estruturas se movimentam contra a incisura radial da ulna e o ligamento anular do rádio. Esse ligamento está fixado na margem anterior da incisura radial da ulna e forma uma alça ao redor da circunferência articular, para voltar a inserir na margem posterior da incisura radial.

A **cápsula articular** envolve todas as três superfícies articulares e parte do úmero distalmente aos epicôndilos, até cerca de 1 cm distalmente ao ligamento anular do rádio. A articulação do cotovelo é ainda estabilizada por dois ligamentos espessos, que reforçam a cápsula articular tanto lateral quanto medialmente (➤ Fig. 4.24b):

- **Ligamento colateral ulnar:** projeta-se a partir do epicôndilo medial do úmero e se estende, em formato triangular, anteriormente em direção ao processo coronoide e posteriormente ao olécrano.
- **Ligamento colateral radial:** projeta-se a partir do epicôndilo lateral do úmero com duas porções no ligamento anular do rádio; deste modo, ele se insere nas margens anterior e posterior da incisura radial da ulna.

4.5.3 Associações Articulares entre os Ossos do Antebraço

Em ambas as articulações, os movimentos de translação e rotação do antebraço (pronação e supinação) são realizados simultaneamente. Consequentemente, o eixo articular é o eixo diagonal do antebraço, que mantém as duas articulações radioulnares unidas entre si:

- **Articulação radioulnar proximal** (parte da articulação do cotovelo, ➤ Item 4.5.2)
- **Articulação radioulnar distal**.

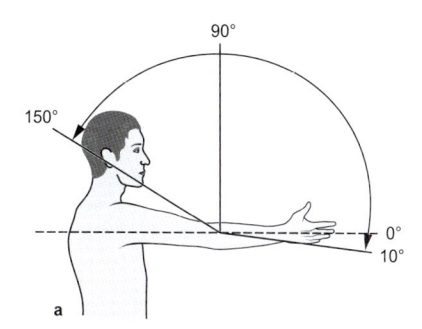

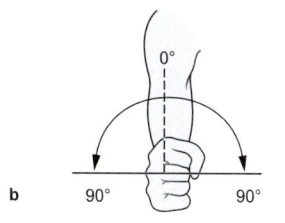

Figura 4.25 Amplitude de movimento da articulação do cotovelo. a. Vista lateral. **b.** Vista anterior.

A **articulação radioulnar distal** é formada pela incisura ulnar do rádio e pela circunferência articular da ulna. Trata-se de uma articulação trocoide ou em pivô com um eixo de movimento. Entre as duas margens interósseas do rádio e da ulna estende-se a **membrana interóssea do antebraço**, que constitui uma *sindesmose* (➤ Fig. 4.23). Ela é importante para a estabilização dos movimentos de rotação do antebraço. Além disso, serve como origem de músculos, separando, no antebraço, os músculos flexores dos músculos extensores. Proximalmente, a membrana interóssea do antebraço possui um ponto de passagem para a artéria e a veia interósseas posteriores, assim como um recesso destinado a criar um espaço para a tuberosidade do rádio durante os movimentos de pronação e supinação. Neste local ela se encontra com a **corda oblíqua**, um feixe ligamentar cujas fibras apresentam trajeto contrário ao da membrana interóssea.

4.5.4 Mecânica da Articulação do Cotovelo e da Articulação Radioulnar Distal

Na articulação do cotovelo, os **movimentos de flexão** e **extensão** são realizados em torno do eixo transversal. Além disso, ocorrem **movimentos de rotação**, em associação à articulação radioulnar distal, em torno de um eixo que segue diagonalmente através do antebraço, da cabeça do rádio à cabeça da ulna e que são caracterizados como **pronação** e **supinação** (➤ Fig. 4.25, ➤ Tabela 4.8 e, também, ➤ Fig. 4.39).

Tabela 4.8 Amplitude de movimento da articulação do cotovelo.

Movimento	Amplitude do movimento
Extensão/flexão	10°–0°–150°
Supinação/pronação	90°–0°–90°

Não é possível uma extensão significativa, uma vez que o contato ósseo do olécrano na fossa do olécrano do úmero bloqueia a continuação desse movimento. Em contrapartida, a flexão não é limitada por estruturas ósseas, mas ao contato dos músculos do braço e do antebraço. Os movimentos de translação do antebraço podem ser realizados de modo isolado apenas durante a flexão da articulação do cotovelo e com o braço apoiado; caso contrário, também ocorrem movimentos na articulação do ombro. Na **supinação** (com o polegar apontando lateralmente e a face palmar voltada para cima), o rádio e a ulna se mantêm paralelos um ao outro (➤ Fig. 4.39b). Na **pronação** (com o polegar apontando medialmente e a face palmar voltada para baixo), os dois ossos se cruzam um sobre o outro (➤ Fig. 4.39a). Deste modo, o rádio gira ao redor da ulna, durante movimentos de rotação, sendo guiados pelo ligamento anular do rádio e pela membrana interóssea.

4.5.5 Músculos

Os músculos mais importantes para os movimentos na articulação do cotovelo estão localizados no braço. Além de flexão e extensão, eles também estão envolvidos de uma forma expressiva no movimento de supinação. Distinguem-se três músculos no grupo anterior e dois músculos no grupo posterior (➤ Fig. 4.26, ➤ Tabela 4.9):

Grupo anterior:
- Músculo bíceps braquial
- Músculo braquial
- Músculo coracobraquial.

Grupo posterior:
- Músculo tríceps braquial
- Músculo ancôneo.

Grupo Anterior

O **músculo bíceps braquial** se dispõe superficialmente e, assim, é responsável pelo relevo da face anterior do braço (➤ Fig. 4.26b). O tendão de origem da **cabeça longa** emerge a partir do tubérculo supraglenoidal da escápula, no interior da cápsula da articulação do ombro. Ele segue através da cavidade articular e deixa o espaço capsular no sulco intertubercular. Como resultado, o tendão participa da estabilização da articulação do ombro. A **cabeça curta** se origina do processo coracoide. Próximo à inserção na tuberosidade do rádio, o músculo bíceps braquial continua com a aponeurose do músculo bíceps braquial, que está integrada à fáscia muscular superficial do antebraço. O músculo bíceps braquial é o *flexor mais importante da articulação do cotovelo* e também está envolvido nos movimentos da articulação do ombro. Além disso, ele também é o *supinador mais importante quando a articulação do cotovelo está flexionada*. O músculo é especialmente eficaz fora da posição de pronação, uma vez que seu tendão de inserção, o acolchoado pela bolsa bicipitorradial, se enrola ao redor do rádio. Durante a contração, o tendão é enrolado de modo semelhante a um "ioiô" (➤ Fig. 4.27). Quando o antebraço é estendido, o eixo de tração do músculo bíceps braquial, no entanto, se dispõe, em grande parte, paralelo ao eixo de supinação-pronação, de modo que ele não possa exercer qualquer tipo de ação.

Tabela 4.9 Músculos anteriores do membro superior.

Inervação	Origem	Inserção	Função
M. bíceps braquial [1]			
N. musculocutâneo	• Cabeça longa: tubérculo supraglenoidal • Cabeça curta: extremidade do processo coracoide	Tuberosidade do rádio, fáscia do antebraço	*Articulação do ombro:* flexão, rotação medial, abdução (cabeça longa), adução (cabeça curta) *Articulação do cotovelo:* flexão (m. principal), supinação (*m. principal com o cotovelo flexionado*)
M. braquial			
N. musculocutâneo	Face anterior do úmero (metade inferior)	Tuberosidade da ulna	*Articulação do cotovelo:* flexão, tensiona a cápsula articular
M. coracobraquial [2]			
N. musculocutâneo	Processo coracoide	Medialmente no ponto médio do úmero	*Articulação do ombro:* rotação medial, adução, flexão

[1]Os tendões da cabeça longa se projetam livremente através da articulação do ombro.
[2]O músculo é normalmente atravessado pelo n. musculocutâneo.

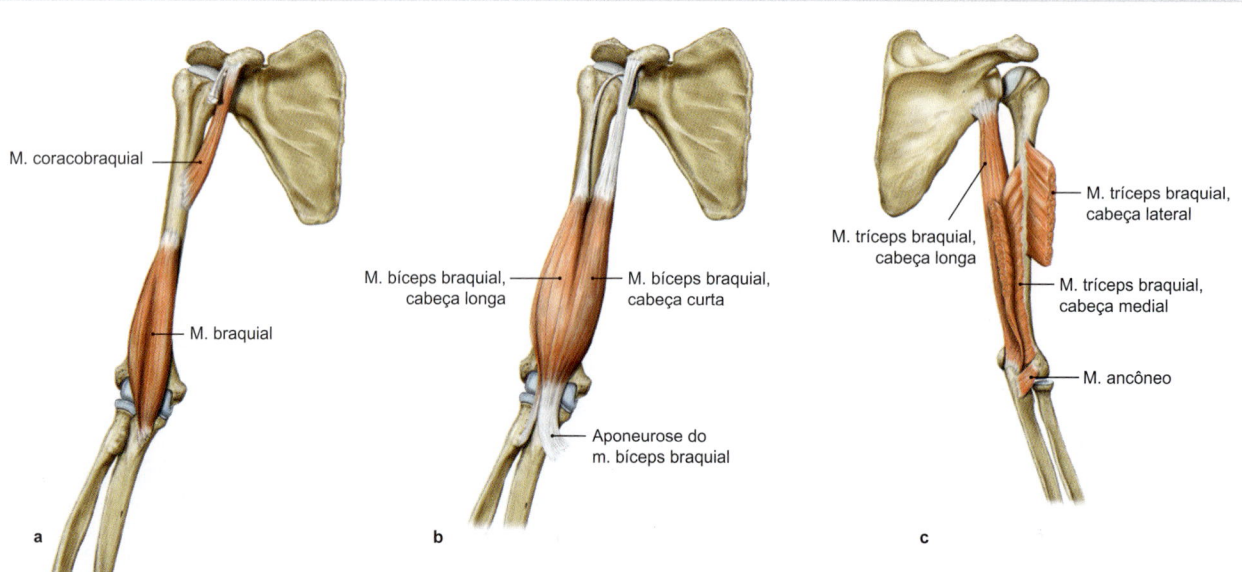

Figura 4.26 Músculos do braço, lado direito. a. Músculo braquial e músculo coracobraquial, vista anterior. **b.** Músculo bíceps braquial, vista anterior. **c.** Músculo tríceps braquial e músculo ancôneo, vista posterior.

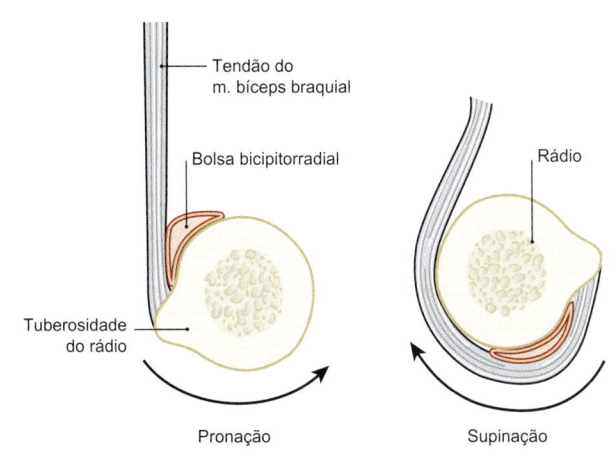

Pronação   Supinação

Figura 4.27 Trajeto do tendão de inserção do músculo bíceps braquial, em relação ao rádio, durante a pronação (à esquerda) e durante a supinação (à direita). [L126]

O **músculo braquial** se situa profundamente ao músculo bíceps braquial (➤ Fig. 4.26a). É o exemplo clássico de um músculo flexor, uma vez que ele pode realizar grande movimento de flexão com pouca força de contração com o seu curto braço de alavanca. Com isso, ele coloca o músculo bíceps braquial em uma posição mais favorável para que este possa contribuir melhor para a flexão. Deste modo, ambos os músculos atuam de maneira sinérgica (➤ Fig. 4.28). Devido à sua posição e inervação, o **músculo coracobraquial** também é incluído na musculatura do braço (➤ Fig. 4.26a). Ele não movimenta a articulação do cotovelo, mas apenas a articulação do ombro. Como seu ventre muscular na maioria dos casos

(cerca de 90%) é perfurado pelo nervo musculocutâneo, trata-se de uma importante referência de orientação para a localização do plexo braquial.

Clínica

Nos casos de **deficiência do músculo bíceps braquial** e do **músculo braquial**, principalmente devido a uma lesão do nervo musculocutâneo, a flexão do cotovelo é gravemente prejudicada. Uma pequena flexão ainda é possível, uma vez que a musculatura flexora superficial do antebraço (inervação pelo nervo mediano) e o grupo muscular radial do antebraço (inervação pelo nervo radial) também podem realizar a flexão. Quando o músculo bíceps braquial é comprometido, a supinação com o cotovelo flexionado também fica restrita, e o reflexo do tendão do bíceps braquial (desencadeado por uma percussão sobre o tendão de inserção acima da tuberosidade do rádio) é perdido. Uma deficiência do músculo coracobraquial, por sua vez, é relativamente insignificante.

Nos casos de **lesão do músculo tríceps braquial**, a extensão ativa do cotovelo não pode ser realizada e o reflexo do tendão do tríceps braquial (desencadeado por uma percussão no tendão de inserção acima do olécrano) é abolido.

O **músculo bíceps braquial** é o **músculo de referência** do segmento **C6** da medula espinal, enquanto o **músculo tríceps braquial** serve de referência para o **segmento C7**, porque ambos os músculos são supridos, predominantemente, pelos respectivos segmentos. Estas referências desempenham importante papel no diagnóstico de hérnias de discos intervertebrais na área cervical da coluna vertebral, uma vez que, nesses casos, apenas um dos dois músculos falha, sem que haja comprometimento de outros músculos supridos pelo mesmo nervo.

Tabela 4.10 Músculos posteriores do braço.

Inervação	Origem	Inserção	Função
M. tríceps braquial			
N. radial	• Cabeça longa: tubérculo infraglenoidal • Cabeça medial: face posterior do úmero, medial e distalmente ao sulco do n. radial • Cabeça lateral: face posterior do úmero, lateral e proximalmente ao sulco do n. radial	Olécrano	*Articulação do ombro:* adução, extensão (cabeça longa) *Articulação do cotovelo:* extensão (*m. principal*)
M. ancôneo[1]			
N. radial	Epicôndilo lateral do úmero	Face posterior da ulna, olécrano	*Articulação do cotovelo:* extensão

[1]O músculo se dispõe próximo à porção lateral da cabeça medial do m. tríceps braquial.

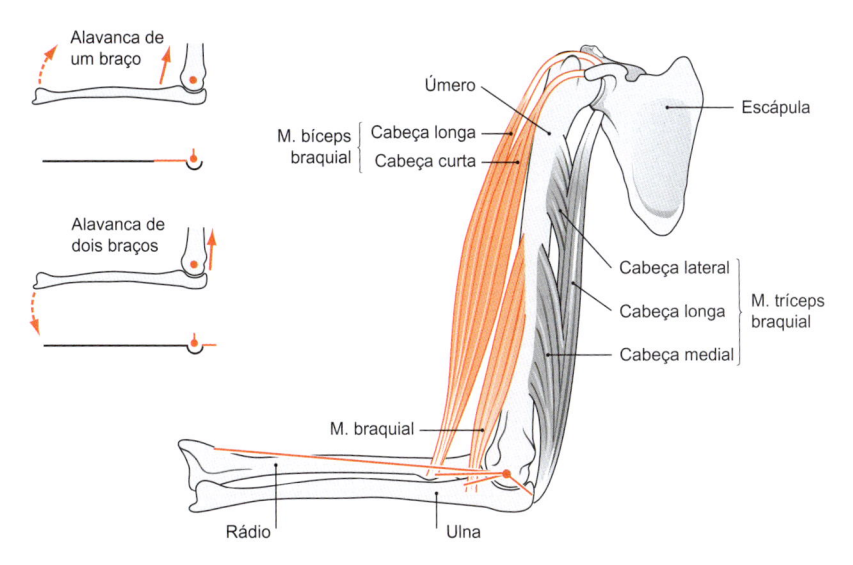

Figura 4.28 Sinergismo dos músculos flexores do membro superior.

Grupo Posterior

O **músculo tríceps braquial** é o extensor mais importante da articulação do cotovelo (➤ Fig. 4.26c, ➤ Tabela 4.10). As cabeças medial e lateral atuam apenas na articulação do cotovelo; a cabeça longa está, adicionalmente, envolvida na extensão e na adução na articulação do ombro e separa os forames axilares lateral e medial entre si.

O **músculo ancôneo** é funcionalmente insignificante e, muito frequentemente, considerado como uma subdivisão distal do músculo tríceps braquial (➤ Fig. 4.26c).

4.5.6 Estrutura e Ossos da Mão

A **mão** é subdividida em três segmentos (➤ Fig. 4.29):
* **Carpo**
* **Metacarpo**
* **Dedos**.

Os dedos, assim como os ossos do metacarpo, são numerados de I a V da extremidade radial para a extremidade ulnar. O primeiro dedo é o polegar; o segundo, o dedo indicador; o terceiro, o dedo médio; o quarto, o dedo anular e o quinto, o dedo mínimo. Os oito ossos do carpo estão organizados em duas fileiras de quatro ossos, cada uma (➤ Fig. 4.29).

Fileira proximal (da extremidade radial para a ulnar):
* **Escafoide**
* **Semilunar**
* **Piramidal**
* **Pisiforme**.

Fileira distal (da extremidade radial para a ulnar):
* **Trapézio**
* **Trapezoide**
* **Capitato**
* **Hamato**.

N O T A

Surpreendentemente, a mnemônica relativamente sem sentido *"Eu sei por que o professor também tentou comer hambúrguer"* pode ser bastante útil para aprender a sequência de ossos individuais do carpo e, portanto, bem conhecido por vários estudantes de Medicina.

Os ossos do carpo formam o assoalho do **túnel do carpo**. Nos ossos escafoide e trapézio, existe – em cada um – um tubérculo em direção palmar (tubérculos dos ossos escafoide e trapézio). Estes formam a parede radial do túnel do carpo ("eminência radial do carpo"). A parede ulnar é formada pelo osso pisiforme, juntamente com uma protrusão do hamato (hâmulo do osso hamato ou "eminência ulnar do carpo"). Deste modo, o resultado é a formação de um sulco, chamado sulco do carpo. O retináculo dos músculos flexores forma o teto do sulco em direção ao túnel do carpo, o qual é atravessado pelos tendões do músculo flexor longo dos dedos e pelo nervo mediano. Além disso, o **osso pisiforme** está incluído no tendão do músculo flexor ulnar do carpo, caracterizando-se, portanto, como um osso sesamoide, sob o ponto de vista funcional.

Os cinco ossos metacarpais formam o **metacarpo**. Em cada um deles são distinguidos uma base, um corpo e uma cabeça. Como característica especial, o osso metacarpal III possui um processo estiloide.

Nos *dedos* também existem diferenças. Enquanto o polegar é composto por dois ossos (**falanges proximal e distal**), existem três ossos nos outros quatro dedos (**falanges proximal, média e distal**). Da mesma forma que nos ossos metacarpais, as falanges também possuem uma base, um corpo e uma cabeça bem distintos.

N O T A

Todos os ossos do metacarpo e dos dedos são subdivididos em base, corpo e cabeça. O esqueleto do polegar consiste apenas em dois ossos.

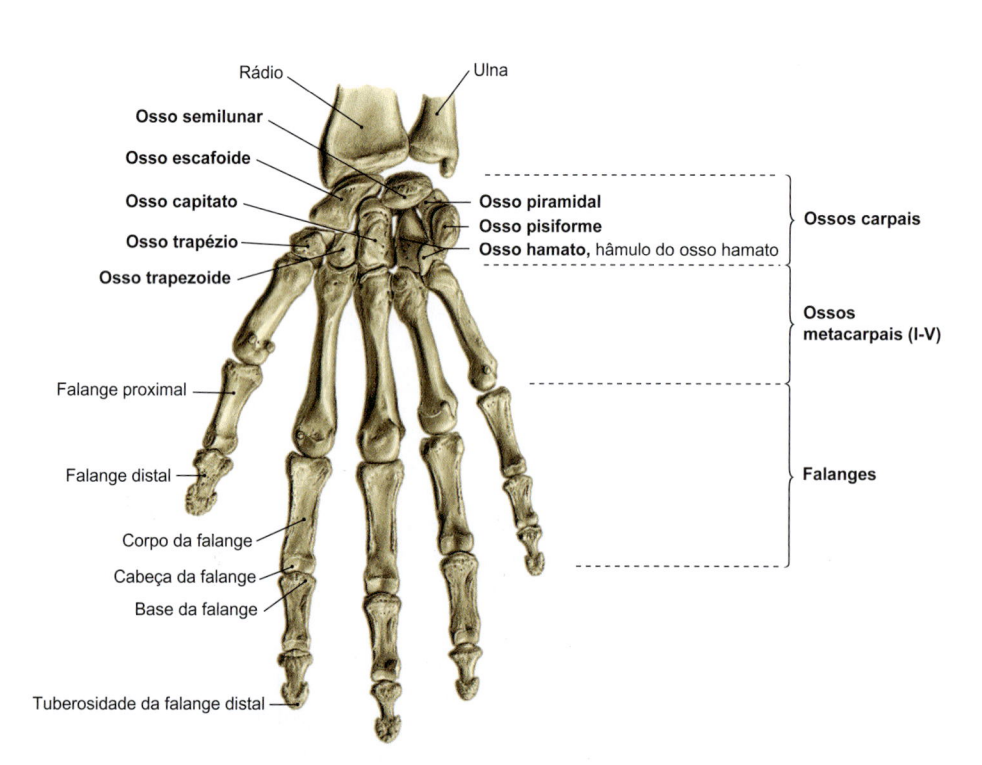

Figura 4.29 Esqueleto da mão, lado direito. Vista palmar.

4.5.7 Articulações da Mão

São distinguidas as seguintes articulações, ou **grupos de articulações**, na mão:

- **Articulação radiocarpal**, entre o rádio e a fileira proximal dos ossos do carpo
- **Articulação mediocarpal**, entre as fileiras proximal e distal dos ossos do carpo
- **Articulações intercarpais**, entre os ossos individuais do carpo
- **Articulações carpometacarpais**, entre a fileira distal dos ossos do carpo e os ossos metacarpais
- **Articulações intermetacarpais**, entre os ossos metacarpais
- **Articulações metacarpofalângicas**, entre os ossos metacarpais e as falanges proximais
- **Articulações interfalângicas da mão**, entre as falanges dos dedos.

De modo correspondente, os **ligamentos das articulações** da mão podem ser divididos em diferentes grupos:

- Ligamentos entre os ossos do antebraço e os ossos carpais
- Ligamentos entre os ossos carpais
- Ligamentos entre os ossos carpais e os ossos metacarpais
- Ligamentos entre os ossos metacarpais
- Ligamentos entre os ossos metacarpais e as falanges proximais dos dedos
- Ligamentos entre as falanges dos dedos.

> **NOTA**
>
> Em sentido estrito, considera-se como as **articulações do carpo** as articulações radiocarpal e mediocarpal, uma vez que elas asseguram o movimento da mão em relação ao antebraço.
>
> As abreviações para as **articulações dos dedos** são frequentemente usadas na clínica:
>
> **MCF** = articulações metacarpofalângicas (articulações dos ossos metacarpais com as falanges proximais)
>
> **IFP** = articulações interfalângicas proximais (articulações entre as falanges proximais e as falanges médias)
>
> **IFD** = articulações interfalângicas distais (articulações entre as falanges médias e as falanges distais).

Articulação Radiocarpal e Articulação Mediocarpal

A **articulação radiocarpal** é uma *articulação elipsoide* (➤ Fig. 4.30). A superfície articular proximal é formada pela face articular carpal do rádio e por um disco articular distalmente à cabeça da ulna. A superfície articular distal é composta por três dos quatro ossos da fileira proximal do carpo. Deste modo, os ossos escafoide e semilunar se articulam diretamente com o rádio, enquanto o

osso piramidal se articula com o disco articular, distalmente à cabeça da ulna.

Estes três ossos, por sua vez, formam as superfícies articulares proximais da **articulação mediocarpal** e, aqui, se articulam com todos os quatro ossos da fileira distal do carpo. Devido ao formato ondulado da superfície articular em corte transversal, a articulação mediocarpal é uma *articulação em dobradiça denteada*, mas funcionalmente colaborando com a articulação radiocarpal, constituindo uma articulação elipsoide. O osso pisiforme não está envolvido nas articulações do carpo e, portanto, não é propriamente um osso articular do carpo.

> **NOTA**
>
> Com a mão flexionada em direção palmar, geralmente podem se formar dois sulcos na pele na transição entre o antebraço e a mão. O sulco flexural proximal (**"linha restrita"**) se projeta aproximadamente sobre a articulação radiocarpal, enquanto o sulco flexural distal (**"linha rasceta"**) se projeta sobre a articulação mediocarpal.

Ligamentos entre os Ossos do Antebraço e os Ossos do Carpo (➤ Fig. 4.31):

Os dois ligamentos a seguir limitam a **abdução** da mão:

- **Ligamento colateral radial do carpo**: forte ligamento entre o processo estiloide do rádio e o osso escafoide, estabilizando, assim, apenas a articulação radiocarpal.
- **Ligamentos palmares radiocarpais**: projetam-se obliquamente da face palmar do rádio em direção aos ossos do carpo em posição central e ulnar

Os três seguintes ligamentos restringem a **adução** da mão:

- **Ligamento colateral ulnar**: projeta-se do processo estiloide da ulna até o osso piramidal.
- **Ligamento radiocarpal dorsal**: projeta-se obliquamente da face posterior do rádio para os ossos do carpo associados à ulna, principalmente em direção ao osso piramidal
- **Ligamento ulnocarpal palmar**: projeta-se, de forma plana, do processo estiloide da ulna até os ossos semilunar e piramidal

Os ligamentos radiais e ulnares formam, em conjunto, os chamados **ligamentos "em V"**, principalmente em posição palmar, mas também em posição dorsal, os quais convergem para o carpo.

Outras Articulações do Carpo e do Metacarpo

Sob o ponto de vista funcional, as articulações intercarpais, em cada fileira, são *anfiartroses*, uma vez que seus ossos são unidos uns aos outros por ligamentos nas faces palmar e dorsal, assim como por densos ligamentos interósseos. Da mesma forma, as articulações carpometacarpais II-V e as articulações intermetacar-

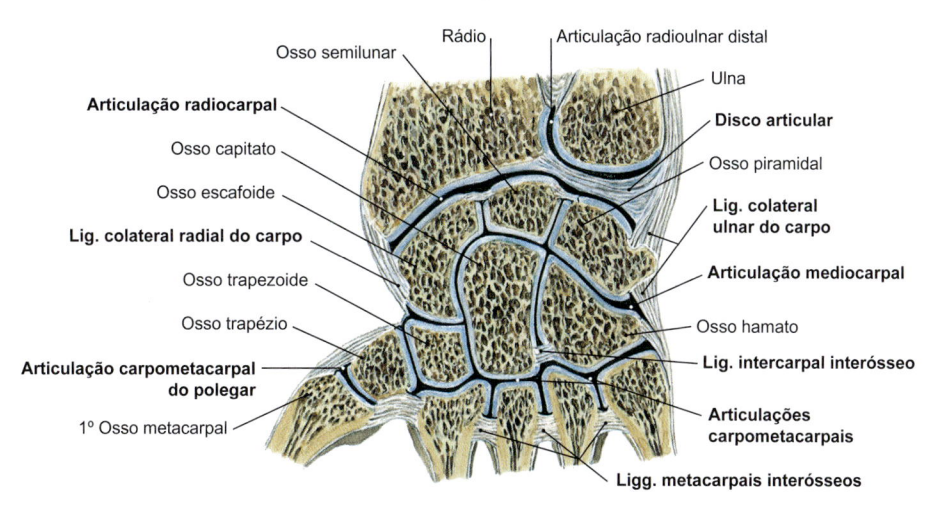

Figura 4.30 Articulações do punho e do metacarpo, lado direto.

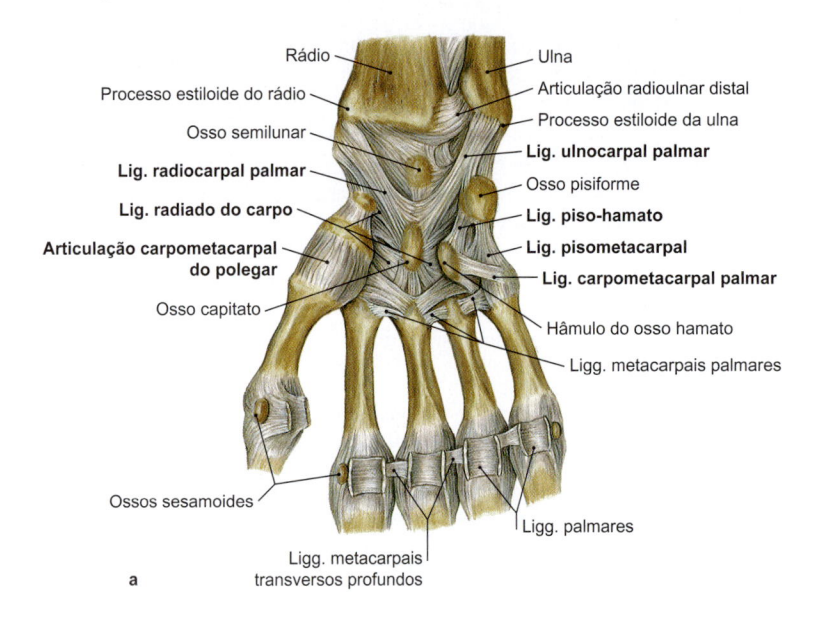

Rádio
Processo estiloide do rádio
Osso semilunar
Lig. radiocarpal palmar
Lig. radiado do carpo
Articulação carpometacarpal do polegar
Osso capitato

Ulna
Articulação radioulnar distal
Processo estiloide da ulna
Lig. ulnocarpal palmar
Osso pisiforme
Lig. piso-hamato
Lig. pisometacarpal
Lig. carpometacarpal palmar
Hâmulo do osso hamato
Ligg. metacarpais palmares

Ossos sesamoides
Ligg. metacarpais transversos profundos
Ligg. palmares

a

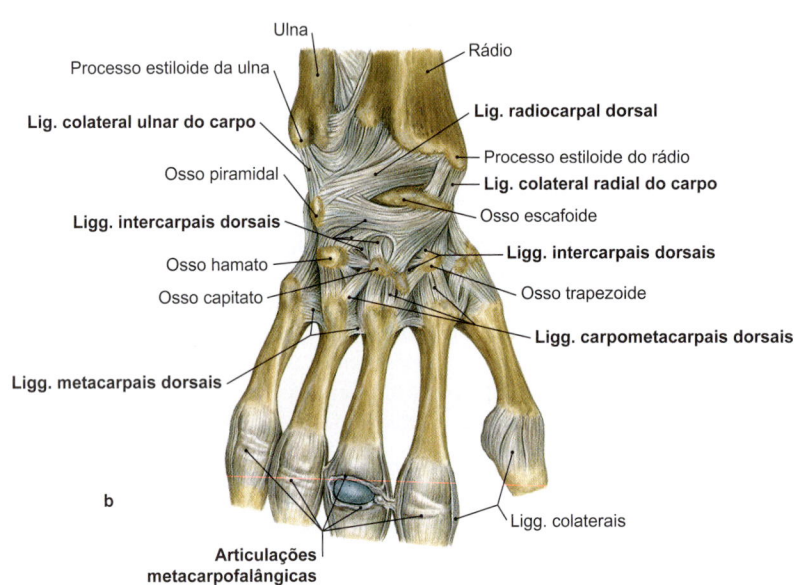

Ulna
Processo estiloide da ulna
Lig. colateral ulnar do carpo
Osso piramidal
Ligg. intercarpais dorsais
Osso hamato
Osso capitato
Ligg. metacarpais dorsais

Rádio
Lig. radiocarpal dorsal
Processo estiloide do rádio
Lig. colateral radial do carpo
Osso escafoide
Ligg. intercarpais dorsais
Osso trapezoide
Ligg. carpometacarpais dorsais

Ligg. colaterais

b

Articulações metacarpofalângicas

Figura 4.31 Sistema de ligamentos da mão, lado direito. a. Vista palmar. **b.** Vista dorsal.

pais II-V são mantidas unidas por anfiartroses. A articulação carpometacarpal do polegar (*articulação em sela do polegar*) ocupa posição especial com uma ampla mobilidade.

Os **ligamentos entre os ossos do carpo** (➤ Fig. 4.31) são complexos ligamentares que podem ser distinguidos em três níveis (ligamentos intercarpais dorsais, palmares e interósseos). Em princípio, os ligamentos são denominados de acordo com os ossos que eles conectam. Neste caso, apenas três grandes estruturas ligamentares podem ser destacadas:

- O **ligamento radiado do carpo**, de formato estrelado, se irradia por sobre a face palmar, a partir do osso capitato, em todas as direções.
- O **ligamento arqueado do carpo**, em formato de arco, se estende sobre a face dorsal e conecta o osso escafoide com o osso piramidal, sobre o osso semilunar.
- O **ligamento piso-hamato** representa a continuação do tendão de inserção do músculo flexor ulnar do carpo – no qual se inclui o osso pisiforme – até o osso hamato.

Articulação Carpometacarpal do Polegar (Articulação em Sela do Polegar)

Como o seu nome sugere, trata-se de uma clássica *articulação em sela*. Aqui ocorre a associação entre as superfícies articulares côncavas do osso trapézio e a base do osso metacarpaI I.

A ampla cápsula articular é reforçada por **ligamentos carpometacarpais palmares** e **dorsais**. O ligamento mais importante para estabilizar a articulação é composto por feixes de fibras que, em conjunto, são conhecidos clinicamente como "**ligamento trapeziometacarpal palmar**", que limita o desvio do polegar (*abdução*) a partir da posição palmar.

Clínica

Devido à fixação ligamentar frágil da articulação carpometacarpal do polegar, é frequente a ocorrência de **luxações** (a clássica "lesão do esquiador" durante a apreensão do polegar na alça da haste do esqui).

Articulações Carpometacarpais dos dedos II-V e Articulações Intermetacarpais

Nessas **articulações**, a fileira distal dos ossos do carpo se articula com as bases dos ossos metacarpais. Os fortes ligamentos fazem com que as articulações carpometacarpais dos dedos II-IV e as articulações intermetacarpais sejam caracterizadas como *anfiar-troses*. Apenas a articulação carpometacarpal do dedo mínimo é um pouco mais flexível, o que se pode perceber pelo fato de a eminência hipotenar, na transição para o dedo mínimo, poder ser flexionada sobre a face palma da mão. Isso reforça a concavidade palmar, o que é importante durante a apreensão de um objeto esférico (p. ex., uma bola).

As articulações carpometacarpais são estabilizadas pelos **ligamentos carpometacarpais palmares e dorsais** (➤ Fig. 4.31). O ligamento pisometacarpal é a continuação do tendão do músculo flexor ulnar do carpo em direção aos ossos metacarpais IV-V. Os **ligamentos metacarpais palmares, interósseos, e dorsais** conectam os ossos do metacarpo uns aos outros.

Articulações dos Dedos das Mãos (Articulações Metacarpofalângicas e Articulações Interfalângicas da Mão)

As articulações metacarpofalângicas dos dedos II-V são articulações esferoides (➤ Fig. 4.32). Elas unem as superfícies articulares convexas das cabeças dos ossos metacarpais com as superfícies articulares das bases das falanges proximais dos dedos, que formam o soquete de encaixe articular. Como característica especial, a articulação da base do polegar forma uma *articulação em dobradiça*, visto que aqui são possíveis movimentos apenas em torno de um único eixo.

As **articulações interfalângicas médias e distais** dos dedos são articulações em dobradiça entre as falanges e, consequentemente, são restritas aos movimentos de flexão e extensão.

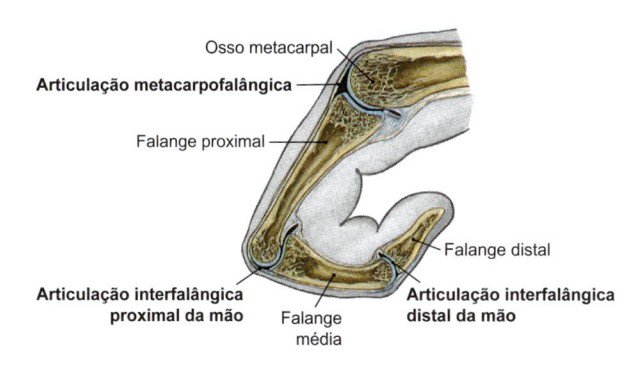

Osso metacarpal
Articulação metacarpofalângica
Falange proximal
Falange distal
Articulação interfalângica proximal da mão
Falange média
Articulação interfalângica distal da mão

Figura 4.32 Articulações do dedo, lado direito. Vista lateral.

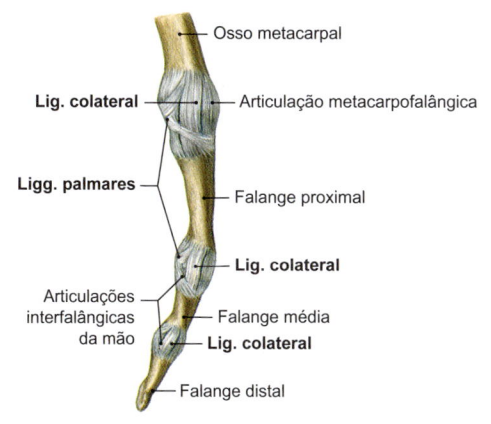

Osso metacarpal
Lig. colateral
Articulação metacarpofalângica
Ligg. palmares
Falange proximal
Lig. colateral
Articulações interfalângicas da mão
Falange média
Lig. colateral
Falange distal

Figura 4.33 Ligamentos das articulações do dedo, lado direito. Vista lateral.

As amplas cápsulas articulares de todas as articulações dos dedos são, cada uma, estabilizadas por **dois sistemas de ligamentos** (➤ Fig. 4.33):
- **Ligamentos colaterais** (ulnar e radial)
- **Ligamentos palmares** (anteriormente).

Os ligamentos colaterais seguem obliquamente da região proximal/dorsal para a região distal/palmar. O ligamento palmar forma o assoalho das bainhas tendíneas dos músculos flexores longos. As cápsulas articulares das articulações metacarpofalângicas são, adicionalmente, interligadas umas às outras por um ligamento de trajeto transversal, o **ligamento metacarpal transverso profundo** (➤ Fig. 4.31a).

4.5.8 Mecânica das Articulações da Mão

Articulações Proximais e Distais do Carpo

As articulações proximais e distais do carpo não se movem isoladas umas das outras, mas formam uma unidade sob o ponto de vista funcional. A amplitude de movimento está representada na ➤ Figura 4.34 e na ➤ Tabela 4.11.

Tabela 4.11 Amplitude do movimento das articulações proximais e distais do carpo (punho).

Movimento	Amplitude do movimento
Extensão /flexão	60°–0°–60°
Adução/abdução	30°–0°–30°

Em geral, pode-se afirmar que ocorrem **abdução e adução** e a maior parte da **flexão palmar** ocorre nas *articulações proximais do carpo*, enquanto a maior parte da **flexão dorsal** é realizada pelas *articulações distais do carpo*. Os movimentos individuais dos ossos do carpo, por outro lado, são mais complexos. Na **flexão palmar**, a fileira proximal do carpo gira contra a superfície articular do rádio e do disco articular, da mesma forma que a fileira distal gira em relação à fileira proximal. Devido à rotação mais forte na articulação proximal, surge o envolvimento maior desta articulação durante a flexão palmar. Observa-se o inverso na **extensão**. Neste caso, a fileira distal do carpo gira em maior extensão do que a proximal, de modo que a articulação mediocarpal realize a maior parte da extensão.

A **abdução** e a **adução**, por sua vez, ocorrem em torno de um eixo, o qual se estende da região dorsal para a região palmar, através do

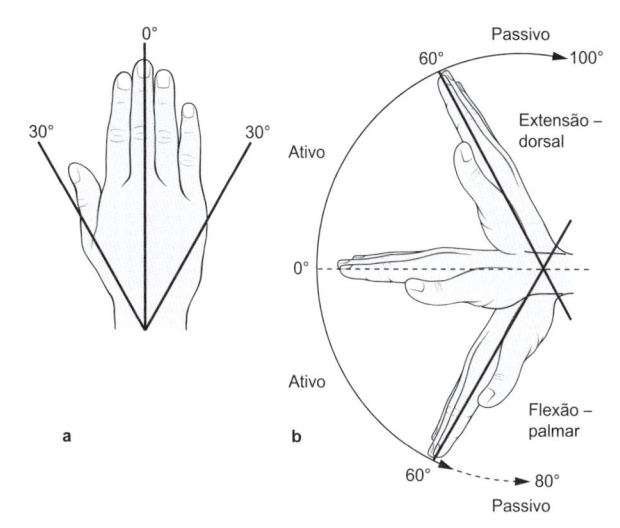

Figura 4.34 Amplitude das articulações do carpo.

osso capitato. Na posição neutro-nula, o osso semilunar encontra-se em contato tanto com o rádio quanto com o disco articular. Na adução, os ossos proximais do carpo deslizam em direção radial, de modo que o osso semilunar ainda esteja em contato com o rádio. A abdução, por outro lado, ocorre predominantemente nas articulações distais do carpo, com o osso semilunar permanecendo em grande parte na posição intermediária na articulação proximal do carpo. Devido ao movimento da fileira distal contra a fileira proximal dos ossos do carpo, os ossos trapézio e trapezoide são movimentados na direção do osso escafoide. Portanto, para se criar um espaço para o movimento, o escafoide inclina-se anteriormente. Essa inclinação é palpável, durante a abdução, no início da eminência tenar, em que se pode sentir o movimento do escafoide.

> **N O T A**
> Flexão **p**almar, abdução e adução: predominantemente nas articulações **p**roximais do carpo.
> Extensão (**d**orsal): predominantemente nas articulações **d**istais do carpo.

Articulação Carpometacarpal do Polegar

Na articulação carpometacarpal do polegar, os seguintes movimentos podem ser realizados em dois eixos:

- **Abdução** (afastamento do polegar) e **adução** (aproximação do polegar sobre o dedo anular) em torno de um eixo dorsopalmar, ligeiramente oblíquo
- **Flexão** (polegar flexionado em direção palmar) e **extensão** (polegar direcionado dorsalmente), em torno de um eixo, que se estende da articulação carpometacarpal do polegar até a extremidade do dedo mínimo.

Uma característica especial desta articulação é o **movimento de oposição**, no qual a face palmar da extremidade do polegar se aproxima das faces palmares das extremidades dos outros dedos da mão. Neste caso, os movimentos de adução e flexão são realizados de modo combinado. Além disso, ocorre ligeira rotação em torno do eixo longitudinal do osso metacarpal I. Com isso, o contato das superfícies articulares da articulação carpometacarpal do polegar torna-se parcialmente suspenso.

> ⎾ **Clínica** ⏌
>
> A articulação carpometacarpal do polegar, devido à forma de suas superfícies articulares, é associada a movimentos em torno de dois eixos. No entanto, ao movimento de oposição se adiciona uma rotação, causando uma sobrecarga às superfícies articulares. Este estresse não fisiológico é considerado uma das razões para que esta articulação seja geralmente suscetível a uma artrose (**rizartrose**).

Articulações dos Dedos

Nas **articulações metacarpofalângicas**, devido ao seu formato esférico, tanto movimentos de flexão/extensão como a abdução (afastamento dos dedos, em relação ao dedo médio) e a adução (aproximação dos dedos indicador, anular e mínimo ao dedo médio) são possíveis (➤ Fig. 4.35, ➤ Tabela 4.12). Nessas articulações, o ligamento metacarpal transverso profundo limita os movimentos de abdução. Mesmo uma pequena rotação, pelo menos passivamente, é viável quando os dedos são estendidos. Os ligamentos colaterais impedem uma abdução maior na posição de flexão nessas articulações.

Na **articulação metacarpofalângica do polegar**, este dedo pode ser apenas marginalmente abduzido ou aduzido, além de sofrer

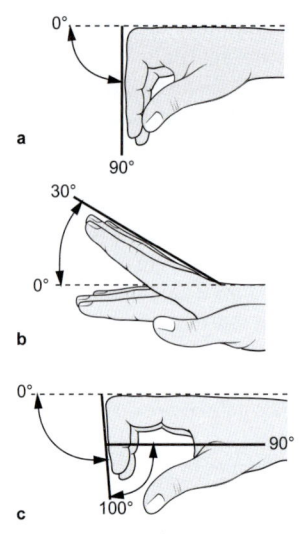

Figura 4.35 Amplitude de movimento das articulações dos dedos, lado direito.

rotação. Aqui, os movimentos de flexão e de extensão são limitados.

Nas **articulações interfalângicas proximais e distais**, também apenas a flexão e extensão são possíveis. A extensão é limitada pelos ligamentos palmares, mas também os ligamentos colaterais estão envolvidos neste processo.

Tabela 4.12 Amplitude do movimento das articulações interfalângicas.

Movimento	Articulação metacarpofalângica	Articulação interfalângica proximal	Articulação interfalângica distal
Extensão /flexão	30°–0°–90°	0°–0°–100°	0°–0°–90
Adução/abdução	(20–40)°–0°–(20–40)°	–	–

> **N O T A**
> Em cada uma das articulações dos dedos das mãos, pode-se realizar uma flexão de aproximadamente 90° na direção palmar. No entanto, a extensão é significativa apenas na articulação metacarpofalângica. Consequentemente, os movimentos de extensão em todas as articulações metacarpofalângicas, principalmente os realizados passivamente, são muito variáveis em sua magnitude, sob o ponto de vista individual.

4.5.9 Musculatura do Antebraço e da Mão

Sob o ponto de vista topográfico, são distinguidos os músculos do antebraço e os músculos das mãos. Os **músculos do antebraço** se dispõem com seus ventres musculares no antebraço. Muitos deles, no entanto, inserem na região do carpo ou nos ossos dos dedos. Portanto, existem músculos que, além de sua função no carpo, também movimentam os dedos. Como os músculos superficiais se originam também do úmero, eles também estão envolvidos na flexão da articulação do cotovelo.

O deslocamento dos ventres de alguns músculos fortes no antebraço em relação aos movimentos dos dedos cria o gracioso formato da mão e, portanto, se torna um pré-requisito para suas delicadas capacidades de motricidade.

Os **músculos das mãos**, por outro lado, têm sua origem nos ossos das mãos e, portanto, nenhuma função no movimento da mão em relação ao antebraço. Portanto, eles movimentam apenas os dedos.

Músculos do Antebraço

No antebraço, destacamos um total de 19 músculos, através dos quais delicados movimentos coordenados da mão e dos dedos, individualmente, são possíveis. Estes são subdivididos em três grupos:

- Grupo anterior
- Grupo lateral (radial)
- Grupo posterior.

Os grupos anterior e posterior são, ainda, subdivididos, cada um, em uma camada superficial e uma camada profunda. Com base em sua inervação, o grupo muscular radial é frequentemente associado aos extensores do carpo do grupo posterior do antebraço.

Grupo anterior superficial (sequência da direção radial para a ulnar):

- Músculo pronador redondo (proximal)
- Músculo flexor radial do carpo
- Músculo palmar longo
- Músculo flexor superficial dos dedos
- Músculo flexor ulnar do carpo.

Grupo anterior profundo (da região radial para a ulnar)

- Músculo flexor longo do polegar
- Músculo flexor profundo dos dedos
- Músculo pronador quadrado (distal).

Grupo lateral (radial) (da região proximal para a distal)

- Músculo braquiorradial
- Músculo extensor radial longo do carpo
- Músculo extensor radial curto do carpo.

Grupo dorsal superficial (da região radial para a ulnar)

- Músculo extensor dos dedos
- Músculo extensor do dedo mínimo
- Músculo extensor ulnar do carpo.

Grupo dorsal profundo (da região radial para a ulnar)

- Músculo supinador (proximal)
- Músculo abdutor longo do polegar
- Músculo extensor curto do polegar
- Músculo extensor longo do polegar
- Músculo extensor do indicador.

Tabela 4.13 Músculos anteriores superficiais do antebraço.

Inervação	Origem	Inserção	Função
M. pronador redondo			
N. mediano	*Cabeça umeral*: epicôndilo medial do úmero *Cabeça ulnar*: processo coronoide da ulna	Lateralmente, no ponto médio do rádio	*Articulação do cotovelo*: pronação (m. principal), flexão
M. flexor radial do carpo			
N. mediano	Epicôndilo medial do úmero, fáscia do antebraço	Em posição palmar, sobre o osso metacarpal II	*Articulação do cotovelo*: flexão, pronação *Articulações do punho*: flexão, abdução
M. palmar longo (m. inconstante)			
N. mediano	Epicôndilo medial do úmero	Aponeurose palmar	*Articulação do cotovelo*: flexão *Articulações do punho*: flexão, tensiona a aponeurose palmar
M. flexor superficial dos dedos [1]			
N. mediano	• Cabeça umeroulnar: epicôndilo medial do úmero, processo coronoide • Cabeça radial: face anterior do rádio	Por meio de quatro longos tendões, na falange média dos dedos II-V	*Articulação do cotovelo*: flexão *Articulações do punho*: flexão *Articulações interfalângicas (dedos II-V)*: flexão (*principal m. flexor das articulações interfalângicas proximais*)
M. flexor ulnar do carpo			
N. ulnar	Cabeça umeral: epicôndilo medial do úmero Cabeça ulnar: olécrano, proximal à margem posterior da ulna	Sobre o osso pisiforme e dos ligg. pisometacarpal e piso--hamato, na base do 5º osso metacarpal e no osso hamato	*Articulação do cotovelo*: flexão *Articulações do punho*: flexão, adução

[1] Um pouco antes de sua inserção, os tendões deste m. são perfurados pelos tendões do m. flexor profundo dos dedos.

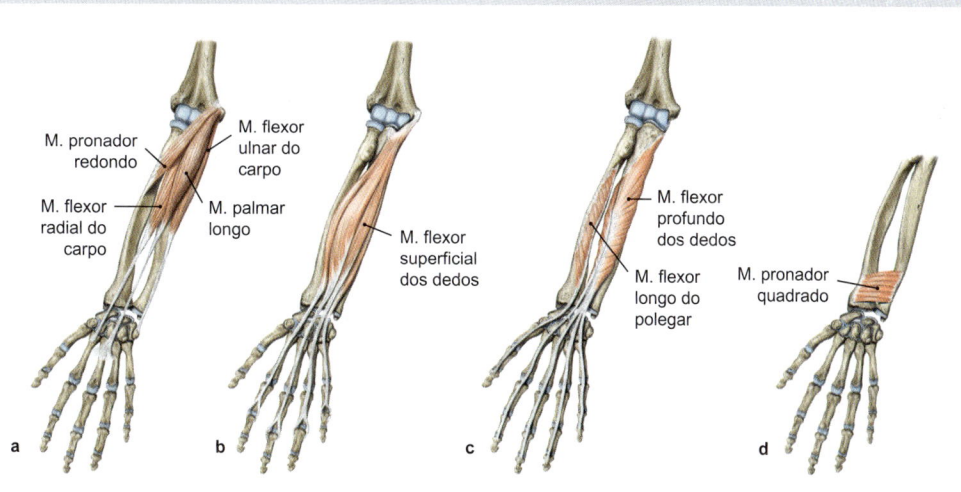

M. pronador redondo
M. flexor ulnar do carpo
M. flexor radial do carpo
M. palmar longo
M. flexor superficial dos dedos
M. flexor profundo dos dedos
M. flexor longo do polegar
M. pronador quadrado

a b c d

Figura 4.36 Músculos anteriores do antebraço, lado direito. Vista ventral.

Tabela 4.14 Músculo anteriores profundos do antebraço.

Inervação	Origem	Inserção	Função
M. flexor profundo dos dedos			
N. ulnar (para a porção ulnar) e n. mediano (para a porção radial)	Face anterior da ulna, membrana interóssea	Falange distal dos dedos II-V	*Articulações do punho*: flexão *Articulações interfalângicas (dedos II-V)*: flexão (*principal m. flexor das articulações interfalângicas*)
M. flexor longo do polegar			
N. mediano	Face anterior do rádio	Falange distal do polegar	*Articulações do punho*: flexão palmar *Articulação metacarpofalângica do polegar*: flexão, oposição *Articulação interfalângica do polegar*: flexão
M. pronador quadrado			
N. mediano	Distalmente na face anterior da ulna	Face anterior do rádio	*Articulação radioulnar*: pronação

No caso dos **músculos flexores**, a classificação em músculos superficiais e profundos representa uma simplificação devido à mesma origem e à mesma inervação. Deste modo, o músculo flexor superficial dos dedos se encontra sob os demais músculos superficiais e forma uma camada média, enquanto o músculo pronador está disposto sob os tendões de inserção dos demais músculos flexores profundos. Deste modo, existem no total quatro camadas.

Músculos Flexores Superficiais

Todos os músculos flexores superficiais possuem pelo menos uma parte de sua origem no epicôndilo medial do úmero e se posicionam anteriormente ao eixo transversal do cotovelo (➤ Fig. 4.36, ➤ Tabela 4.13). Sua principal função é o movimento da mão e dos dedos, embora também promovam a flexão da articulação do cotovelo. Todos os músculos, com exceção do músculo flexor ulnar do carpo, são inervados pelo nervo mediano. O **músculo flexor ulnar do carpo** serve como um trilho condutor para o nervo ulnar, sendo também inervado por ele. Seu tendão de inserção não segue através do túnel do carpo, mas em uma posição ulnar em relação ao túnel, em direção ao osso pisiforme. Daí ele continua com o ligamento piso-hamato para o hâmulo do osso hamato e para o ligamento pisometacarpal, até a base do osso metacarpal V.
O **músculo pronador redondo** é o músculo pronador mais importante (➤ Fig. 4.36). Suas duas cabeças são perfuradas pelo nervo mediano, fato que, eventualmente, pode causar irritações nesse nervo.
O **músculo flexor superficial dos dedos** se estende para os dedos II-V e é o flexor mais importante nas articulações interfalângicas proximais. Os seus quatro tendões de inserção se dividem, cada um, em um feixe radial e um feixe ulnar, que se inserem lateralmente nas bases das falanges médias dos dedos II-V. Entre cada

dois feixes vizinhos forma-se um espaço, cada um perfurado por um tendão de inserção do músculo flexor profundo dos dedos. Deste modo, os quatro ventres musculares não estão em um único plano, mas os dois ventres médios para os dedos médio e anular recobrem os ventres para os dedos indicador e mínimo.
O **músculo palmar longo** é inconstante e está ausente, em um dos lados, em cerca de 20% dos casos (visível em posição de flexão da mão, quando na parte distal do antebraço, em vez de dois tendões, apenas o tendão do músculo flexor radial do carpo torna-se proeminente). O músculo palmar longo, além do músculo flexor ulnar do carpo, é o único entre os flexores longos cujo tendão de inserção não atravessa o túnel do carpo.

Músculos Flexores Profundos

Os músculos flexores profundos têm origem no rádio, na ulna e na membrana interóssea do antebraço (➤ Fig. 4.36, ➤ Tabela 4.14). Consequentemente, eles não têm função de flexão na articulação do cotovelo. Da mesma forma que os músculos superficiais, eles são inervados pelo nervo mediano (principalmente pelo seu ramo interósseo anterior do antebraço). A exceção é o **músculo flexor profundo dos dedos**, que recebe uma dupla inervação, com seus dois ventres radiais (para os dedos indicador e médio) inervados pelo nervo mediano e seus dois ventres ulnares (para os dedos anular e mínimo) inervados pelo nervo ulnar. De modo semelhante ao músculo flexor superficial dos dedos, o músculo flexor profundo dos dedos segue com quatro tendões de inserção para os dedos II-V. No entanto, após ter atravessado os tendões de inserção do músculo flexor superficial dos dedos, insere-se na base das falanges distais. É o único músculo flexor das articulações interfalângicas.
O único dos músculos anteriores do antebraço que segue para o polegar é o **músculo flexor do polegar**, sendo o único flexor da

Tabela 4.15 Músculos laterais (radiais) do antebraço.

Inervação	Origem	Inserção	Função
M. braquiorradial			
N. radial	Margem lateral do úmero	Proximal ao processo estiloide do rádio	*Articulação do cotovelo*: flexão, pronação ou supinação (a partir das posições finais opostas)
M. extensor radial longo do carpo			
N. radial	Crista supraepicondilar lateral, até o epicôndilo lateral	Dorsalmente ao osso metacarpal II	*Articulação do cotovelo*: flexão, ligeira pronação (a partir das posições finais opostas) *Articulações do punho*: extensão, abdução
M. extensor radial curto do carpo			
N. radial	Epicôndilo lateral do úmero	Dorsalmente ao osso metacarpal III	*Articulação do cotovelo*: flexão, ligeira pronação (a partir das posições finais opostas) *Articulações do punho*: extensão, abdução

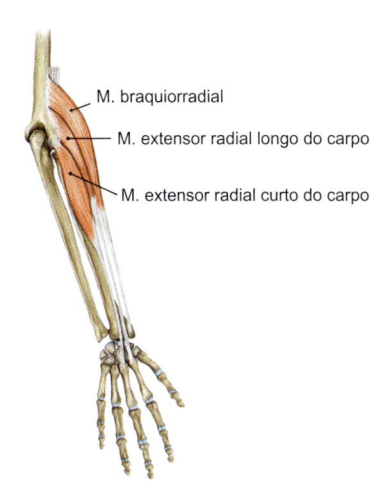

Figura 4.37 Músculos laterais (radiais) do antebraço, lado direito. Vista posterior.

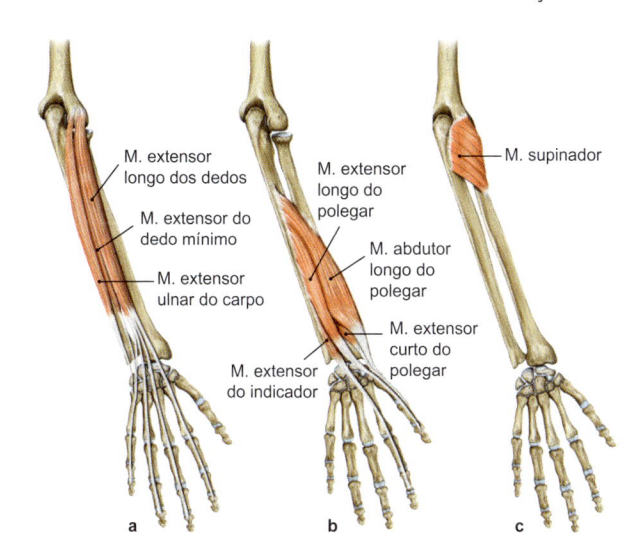

Figura 4.38 Músculos posteriores do antebraço, lado direito. Vista posterior.

articulação interfalângica do polegar e também dotado de uma inserção na falange distal do polegar.

O **músculo pronador quadrado** se situa abaixo dos demais músculos do antebraço. É o único que tem um trajeto quase transversal de suas fibras e sustenta o músculo pronador redondo durante a pronação.

Clínica

Em caso de **deficiência** ou ruptura dos tendões do **músculo flexor superficial dos dedos**, a flexão nas articulações interfalângicas proximais é comprometida, embora essa ação ainda seja possível pela ação do **músculo flexor profundo dos dedos**. Caso este também seja afetado, por exemplo, devido a uma lesão de laceração profunda, a flexão nas articulações interfalângicas proximais e distais torna-se impossível. Se a causa for uma **lesão proximal (!) do nervo mediano**, devido à inervação dupla do músculo flexor profundo dos dedos, ocorre uma deformidade conhecida como "mão do pregador" ou "mão em juramento". Quando o músculo flexor superficial dos dedos sofre, ocasionalmente, uma contração de longa duração (distonia), esta condição envolve, frequentemente, apenas um único dedo ("câimbra do escrivão" ou grafoespasmo). Nestes casos, deve-se tratar com uma injeção de toxina botulínica, aplicada no ventre do músculo afetado, que leva à inibição da transmissão sináptica nas placas motoras (sinapses neuromusculares). Na lesão do **músculo pronador redondo**, a pronação do antebraço é gravemente comprometida. Em caso de deficiência do **músculo flexor longo do polegar**, a flexão não é mais possível na articulação interfalângica do polegar.

Grupo Lateral/Radial

Os músculos do grupo lateral ou radial se originam da região do epicôndilo lateral e pertencem ao grupo dos extensores, sob o ponto de vista do desenvolvimento (➤ Fig. 4.37, ➤ Tabela 4.15). Como todos os demais extensores da extremidade superior, eles também são inervados pelo nervo radial. O termo "extensor" refere-se aqui à sua função sobre as articulações do carpo, enquanto, em contraste, todos os três músculos atuam como flexores na articulação do cotovelo.

O **músculo braquiorradial** é um músculo em posição mais proximal, o único inserido no processo estiloide do rádio e, portanto, não exerce qualquer função nas articulações da mão. Assim, a sua função principal é a flexão na articulação do cotovelo, sendo mais

efetivo durante a posição intermediária da flexão. Também participa tanto da supinação (a partir da posição de pronação) quanto da pronação (a partir da posição de supinação).

Os **músculos extensores radiais longo e curto do carpo** seguem paralelamente um ao outro, compartilham do segundo compartimento tendíneo com seus tendões de inserção e inserem um ao lado do outro na face posterior dos ossos metacarpais II-III. Como o músculo extensor radial curto do carpo segue com sua inserção no osso metacarpal III, muito próximo ao eixo central do carpo, sua participação na abdução é pequena.

Músculos Extensores Superficiais

O maior extensor superficial, o **músculo extensor dos dedos**, insere-se nas aponeuroses dorsais dos dedos II-V, e é sustentado em sua função de extensão no dedo mínimo pelo tendão de inserção do **músculo extensor do dedo mínimo**, que se apresenta associado a esse músculo (➤ Fig. 4.38a, ➤ Tabela 4.16). O **músculo extensor ulnar do carpo**, com a sua inserção no osso metacarpal V, não tem qualquer função nas articulações interfalângicas, mas serve apenas para a adução (desvio ulnar) da mão e a extensão das articulações do carpo.

Músculos Extensores Profundos

Todos os músculos extensores profundos são inervados pelo ramo profundo do nervo radial. O **músculo abdutor longo do polegar** e o **músculo extensor curto do polegar** (➤ Fig. 4.38b, ➤ Tabela 4.17) se caracterizam pelo seu trajeto muito fácil de ser reconhecido. Eles se estendem obliquamente em direção radial e, no terço distal do antebraço, cruzam sobre a musculatura do grupo radial. O mesmo se aplica ao **músculo extensor longo do polegar** em relação ao músculo flexor longo do polegar. É o único músculo que se insere na falange distal do polegar e, portanto, o único extensor da articulação interfalângica distal do polegar.

O **músculo supinador** se estende lateralmente ao redor do rádio a partir da região posterior e se insere em sua face anterior (➤ Fig. 4.38c e ➤ Fig. 4.39). É o *principal supinador com a articulação do cotovelo estendida* (em flexão: esta ação é do músculo bíceps braquial). O músculo é atravessado pelo ramo profundo do nervo radial (**canal supinador**), advindo do cotovelo para, em seguida, seguir sobre a face posterior do antebraço. O local de passagem através do músculo é recoberto por um reforço, em "formato de foice", da fáscia muscular (**arcada de Frohse-Fränkel**), em que o ramo profundo do nervo pode sofrer um encarceramento e ser danificado.

Tabela 4.16 Músculos posteriores superficiais do antebraço.

Inervação	Origem	Inserção	Função
M. extensor dos dedos			
N. radial (ramo profundo)	Epicôndilo lateral do úmero, fáscia do antebraço	Aponeuroses dorsais dos dedos II-V	*Articulação do cotovelo*: extensão *Articulações do punho*: extensão *Articulações dos dedos II-V*: extensão (*principal extensor das articulações metacarpofalângicas e interfalângicas*)
M. extensor do dedo mínimo			
N. radial (ramo profundo)	Epicôndilo lateral do úmero, fáscia do antebraço	Aponeuroses dorsais do dedo V	*Articulação do cotovelo*: extensão *Articulações do punho*: extensão *Articulações do dedo V*: extensão (*principal extensor das articulações metacarpofalângicas e interfalângicas*)
M. extensor ulnar do carpo			
N. radial (ramo profundo)	• Cabeça umeral: epicôndilo lateral do úmero • Cabeça ulnar: olécrano, face posterior da ulna, fáscia do antebraço	Dorsalmente ao osso metacarpal V	*Articulação do cotovelo*: extensão *Articulações do punho*: extensão, adução

Tabela 4.17 Músculos posteriores profundos do antebraço.

Inervação	Origem	Inserção	Função
M. supinador			
N. radial (ramo profundo)	Epicôndilo lateral do úmero, crista do m. supinador da ulna, ligg. colaterais radial e anular do rádio	Face anterior do rádio (terço proximal)	Articulação radioulnar: supinação (*m. principal com o cotovelo estendido*)
M. extensor longo do polegar			
N. radial (ramo profundo)	Metade distal da face posterior da ulna, membrana interóssea	Falange distal do polegar	*Articulações do punho*: extensão *Articulação carpometacarpal do polegar*: extensão, reposição *Articulação interfalângica do polegar*: extensão
M. extensor do indicador			
N. radial (ramo profundo)	Quarto distal da face posterior da ulna, membrana interóssea	Aponeurose dorsal do dedo indicador	*Articulações do punho*: extensão *Articulações do dedo II*: extensão, adução
M. abdutor longo do polegar			
N. radial (ramo profundo)	Face posterior da ulna e do rádio, membrana interóssea	1º Osso metacarpal	*Articulações do punho*: extensão *Articulação carpometacarpal do polegar*: abdução
M. extensor curto do polegar			
N. radial (ramo profundo)	Face posterior da ulna e do rádio, membrana interóssea	Falange proximal do polegar	*Articulações do punho*: extensão *Articulação carpometacarpal do polegar*: abdução, reposição *Articulação metacarpofalângica do polegar*: extensão

Clínica

Em caso de **deficiência dos músculos extensores radiais longo e curto do carpo**, ocorre o quadro clínico de **paralisia dos extensores da mão** ("queda da mão" ou "mão caída"), uma vez que ambos os músculos atuam essencialmente na estabilização das articulações do carpo. Quando, por outro lado, os músculos **extensores** superficiais e profundos dos dedos da mão (incluindo o polegar) sofrem algum tipo de comprometimento, uma extensão das articulações interfalângicas torna-se gravemente comprometida, mas devido à função dos músculos lumbricais e dos músculos interósseos, nas articulações interfalângicas proximais e distais, este movimento de extensão ainda é possível. Por outro lado, a extensão não é mais possível no punho, e a abdução também é reduzida. Uma vez que a extensão das articulações do carpo também é necessária para o início do alongamento dos músculos flexores dos dedos – de modo a eliminar sua insuficiência ativa – na insuficiência dos músculos extensores, o fechamento da mão (no punho) também é comprometido. Na deficiência do **músculo supinador**, a supinação com o braço estendido já não é mais possível; por outro lado, a flexão do cotovelo é preservada, pois, neste caso, o músculo bíceps braquial é o músculo mais importante.

Músculos Pronadores e Supinadores do Antebraço

O movimento de rotação do antebraço é de grande importância para a função do membro superior, uma vez que a amplitude de movimento (em colaboração com a articulação do ombro e os movimentos do cíngulo do membro superior) pode ser aumentada de tal modo que a face palmar possa ser girada em torno de um total de 360°. Consequentemente, em ambas as articulações radioulnares, é possível uma **pronação** (o polegar aponta em direção medial) e uma **supinação** (o polegar aponta em direção lateral), cada uma em 90° a partir da posição normal.

Os **músculos pronadores** mais importantes são (➤ Fig. 4.39a):

- Músculo pronador redondo (o pronador mais potente!)
- Músculo pronador quadrado
- Músculo braquiorradial (em parte, a partir da posição de supinação)

Os **músculos supinadores** mais importantes são (Fig. 4.39B):

- Músculo bíceps braquial (com o cotovelo flexionado)
- Músculo supinador (com o cotovelo estendido)
- Músculo braquiorradial (em parte, a partir da posição de pronação).

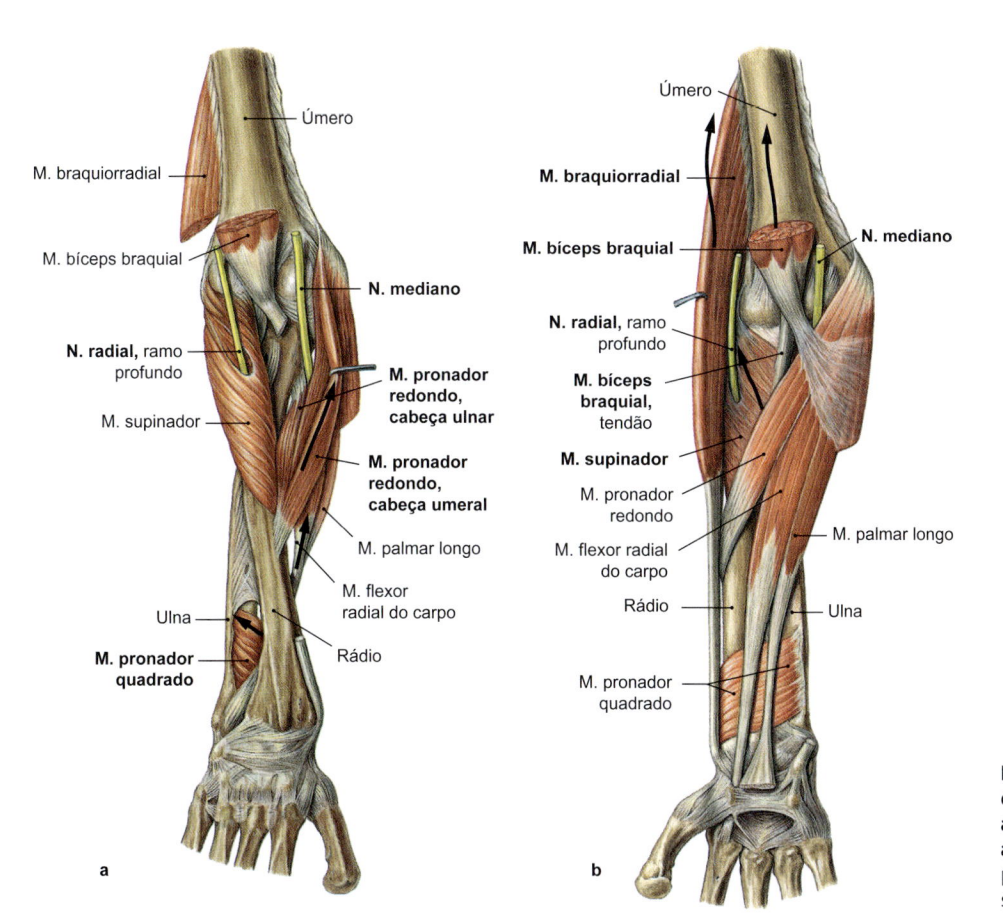

a

b

Figura 4.39 Posição dos ossos do antebraço e musculatura associada, lado direito, vista anterior. a. Posição de pronação. **b.** Posição de supinação.

De modo um pouco menos intenso do que o músculo braquiorradial, os outros dois músculos do grupo radial (músculos extensores radiais longo e curto do carpo) também podem atuar como pronadores e supinadores, caso o antebraço se encontre na respectiva posição oposta e, deste modo, os músculos sejam trazidos para uma posição em que eles cruzem o eixo diagonal do antebraço. De maneira similar, o músculo flexor radial do carpo e o músculo palmar longo também podem auxiliar a pronação (➤ Fig. 4.39a).

NOTA

Os músculos necessários para o movimento de rotação apresentam duas características em comum:
- Todos os músculos atravessam o eixo diagonal do antebraço (➤ Item 4.1, Visão Geral)
- Todos os principais pronadores e supinadores têm a sua inserção no rádio.

Músculos da Mão

De acordo com sua localização, os 11 músculos da mão são subdivididos em 3 grupos:

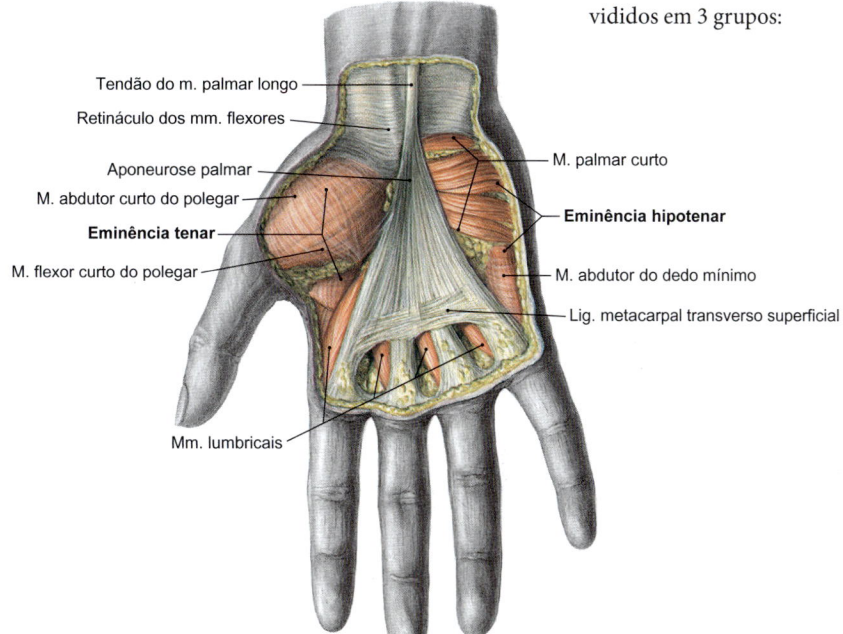

Figura 4.40 Músculos da região palmar, lado direito. Vista palmar.

Tabela 4.18 Músculos da eminência tenar.

Inervação	Origem	Inserção	Função
M. abdutor curto do polegar			
N. mediano	Retináculo dos mm. flexores, eminência radial do carpo	Osso sesamoide radial da articulação metacarpofalângica do polegar, falange proximal do polegar	*Articulação carpometacarpal do polegar*: abdução, oposição *Articulação metacarpofalângica do polegar*: flexão
M. flexor curto do polegar			
• Cabeça superficial: n. mediano • Cabeça profunda: n. ulnar (ramo profundo)	• Cabeça superficial: retináculo dos mm. flexores • Cabeça profunda: ossos capitato e trapézio	Osso sesamoide radial da articulação metacarpofalângica do polegar, falange proximal do polegar	*Articulação carpometacarpal do polegar*: oposição, adução *Articulação metacarpofalângica do polegar*: flexão
M. oponente do polegar			
N. mediano	Retináculo dos mm. flexores, eminência radial do carpo	Osso metacarpal I	*Articulação carpometacarpal do polegar*: oposição
M. adutor do polegar			
N. ulnar (ramo profundo)	• Cabeça oblíqua: osso hamato, ossos metacarpais II-IV • Cabeça transversa: osso metacarpal III	Osso sesamoide ulnar da articulação metacarpofalângica do polegar, falange proximal do polegar	*Articulação carpometacarpal do polegar*: adução, oposição *Articulação metacarpofalângica do polegar*: flexão

- Músculos da eminência tenar
- Músculos metacarpais (músculos intrínsecos da mão)
- Músculos da eminência hipotenar.

Todos os músculos das mãos (com exceção dos músculos lumbricais) têm origem a partir dos ossos do carpo ou do metacarpo. A inervação é realizada por ramos do nervo ulnar ou do nervo mediano; o nervo radial não supre qualquer músculo da mão.

Os músculos metacarpais se situam, predominantemente, na porção profunda da região palmar ou entre os raios digitais (➤ Fig. 4.41 e ➤ Fig. 4.42), enquanto os músculos das eminências tenar e hipotenar apresentam trajeto essencialmente em posição palmar ao esqueleto da mão (➤ Fig. 4.40 e ➤ Fig. 4.41). Eles, portanto, elevam as eminências tenar e hipotenar.

Músculos da eminência tenar:
- Músculo abdutor curto do polegar
- Músculo flexor curto do polegar
- Músculo oponente do polegar
- Músculo adutor do polegar.

Músculos metacarpais:
- Músculos lumbricais (1º-4º)
- Músculos interósseos palmares (1º-3º)
- Músculos interósseos dorsais (1º-4º).

Músculos da eminência hipotenar:
- Músculo abdutor do dedo mínimo
- Músculo flexor curto do dedo mínimo
- Músculo oponente do dedo mínimo
- Músculo palmar curto.

Na **eminência tenar**, da região radial para a ulnar, estão dispostos o músculo abdutor curto do polegar, o músculo flexor curto do

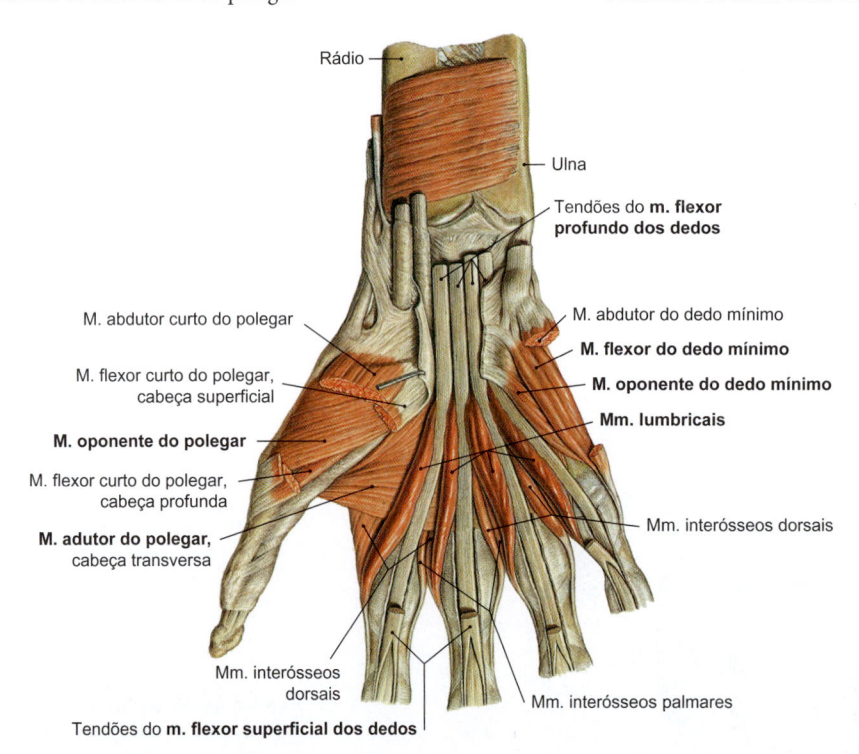

Figura 4.41 **Camada intermediária dos músculos da mão, lado direito.** Vista palmar.

Rádio
Ulna
Tendões do **m. flexor profundo dos dedos**
M. abdutor curto do polegar
M. abdutor do dedo mínimo
M. flexor do dedo mínimo
M. flexor curto do polegar, cabeça superficial
M. oponente do dedo mínimo
M. oponente do polegar
Mm. lumbricais
M. flexor curto do polegar, cabeça profunda
M. adutor do polegar, cabeça transversa
Mm. interósseos dorsais
Mm. interósseos dorsais
Tendões do **m. flexor superficial dos dedos**
Mm. interósseos palmares

Tabela 4.19 Músculos da eminência hipotenar.

Inervação	Origem	Inserção	Função
M. palmar curto			
N. ulnar (ramo superficial)	Aponeurose palmar	Pele da eminência hipotenar	Tensiona a pele na região da eminência hipotenar
M. abdutor do dedo mínimo			
N. ulnar (ramo profundo)	Osso pisiforme, retináculo dos mm. flexores	Falange proximal	*Articulação carpometacarpal (dedo V)*: oposição *Articulação metacarpofalângica (dedo V)*: abdução
M. flexor curto do dedo mínimo			
N. ulnar (ramo profundo)	Retináculo dos mm. flexores, hâmulo do osso hamato	Falange proximal do dedo V	*Articulação carpometacarpal (dedo V)*: oposição *Articulação metacarpofalângica (dedo V)*: flexão
M. oponente do dedo mínimo			
N. ulnar (ramo profundo)	Retináculo dos mm. flexores, hâmulo do osso hamato	Osso metacarpal V	*Articulação carpometacarpal (dedo V)*: oposição

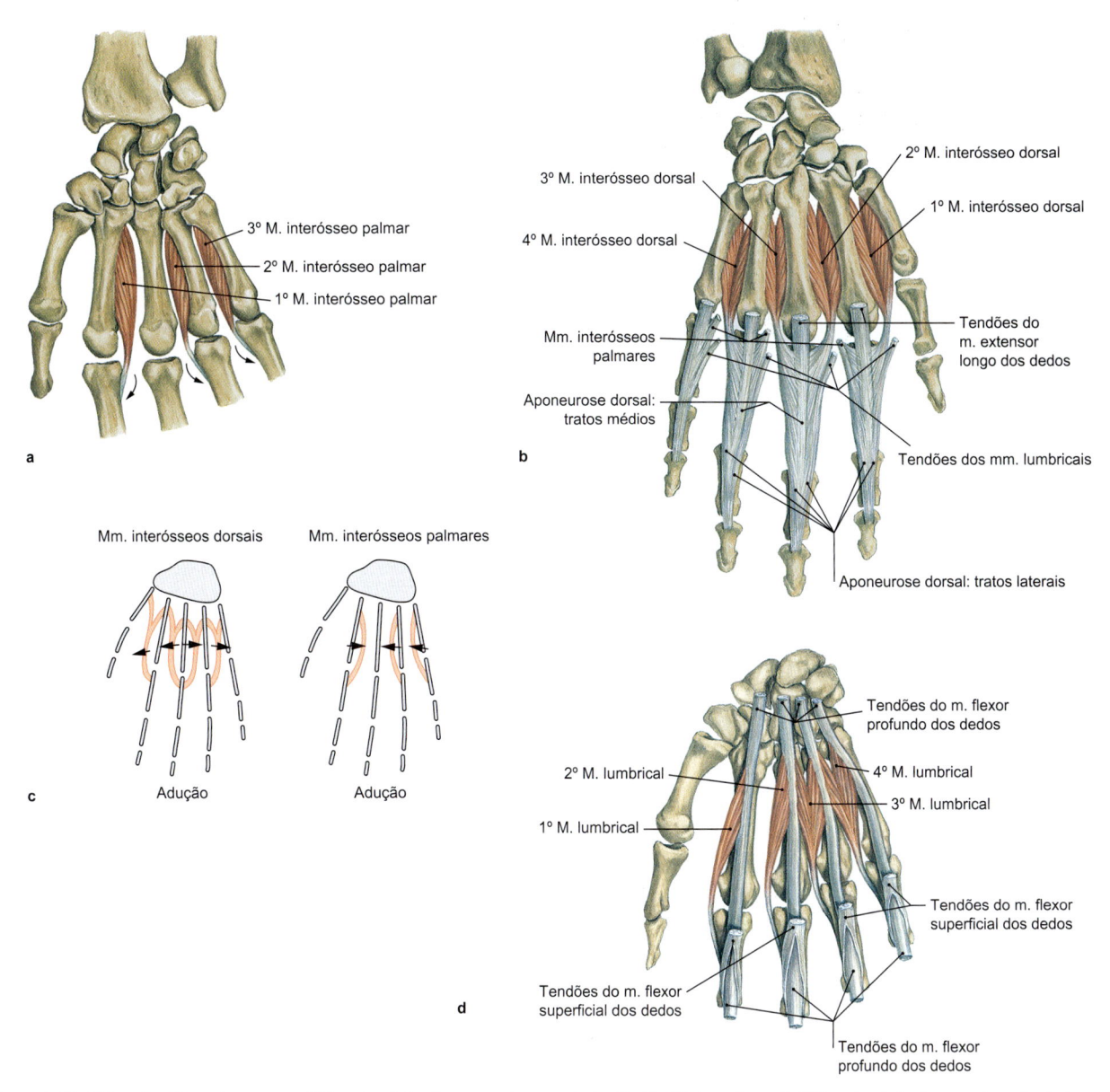

Figura 4.42 Músculos do metacarpo. a. Músculos interósseos palmares, lado direito. Vista palmar. **b.** Músculos interósseos dorsais, lado direito, vista dorsal. **c.** Músculos interósseos, esquema de seu trajeto e de sua função. **d.** Músculos lumbricais, lado direito, vista palmar.

Tabela 4.20 Músculos do metacarpo.

Inervação	Origem	Inserção	Função
1º-4º Mm. lumbricais			
N. mediano (1º-2º mm.); n. ulnar (ramo profundo) (3º-4º mm.)	Tendões II-IV do m. flexor profundo dos dedos (na face radial I + II; III + IV a partir das regiões laterais adjacentes, com duas cabeças)	Da região radial para a aponeurose dorsal (trato lateral) dos dedos II-V	*Articulações metacarpofalângicas II-V*: flexão *Articulações interfalângicas II-V* extensão (*principais mm. extensores das articulações interfalângicas*)
1º-3º Mm. interósseos palmares			
N. ulnar (ramo profundo)	Face ulnar do osso metacarpal II, face radial dos ossos metacarpais IV-V	Falange proximal e aponeurose dorsal (trato lateral) dos dedos II, IV e V:	*Articulações metacarpofalângicas II, IV e V*: flexão (*principais mm. flexores!*), adução (em relação ao dedo médio) *Articulações interfalângicas II, IV e V*: extensão
1º-4º Mm. interósseos dorsais (com duas cabeças)			
N. ulnar (ramo profundo)	Regiões laterais adjacentes dos ossos metacarpais I-V	Falange proximal e aponeurose dorsal dos dedos II, IV e V	*Articulações metacarpofalângicas II, IV e V*: flexão (*principais mm. flexores!*), abdução (em relação ao dedo médio) *Articulações interfalângicas II, IV e V*: extensão

polegar, e o músculo adutor do polegar (➤ Fig. 4.41, ➤ Tabela 4.18). O músculo oponente do polegar está situado abaixo do músculo abdutor curto do polegar. Esses músculos são, em grande parte, inervados pelo nervo mediano. As exceções são o músculo adutor do polegar e a cabeça profunda do músculo flexor curto do polegar, que são supridos pelo ramo profundo do nervo ulnar. Na **eminência hipotenar**, da região radial para a ulnar estão localizados o músculo abdutor do dedo mínimo, o músculo flexor curto do dedo mínimo e o músculo oponente do dedo mínimo (➤ Tabela 4.19). Todos os músculos da eminência hipotenar são inervados pelo nervo ulnar (ramo profundo). O músculo palmar curto, por outro lado, é um músculo cuticular (pele) que não tem função nas articulações do dedo mínimo e é o único músculo inervado pelo ramo superficial do nervo ulnar. Os **músculos metacarpais** (ou **músculos intrínsecos da mão**) (➤ Tabela 4.20) são supridos, predominantemente, pelo nervo ulnar (exceção: 1º e 2º músculos lumbricais – nervo mediano). Os músculos interósseos palmares e dorsais são, em conjunto, os fle-

xores mais importantes nas articulações metacarpofalângicas II-V (➤ Fig. 4.42A, b). Devido a seu trajeto voltado para as superfícies das falanges médias, os músculos interósseos palmares promovem a adução dos dedos II, IV e V nas articulações metacarpofalângicas (➤ Fig. 4.42c). Por sua vez, os músculos interósseos dorsais promovem a abdução nessas articulações. Os músculos lumbricais também promovem a flexão nas articulações metacarpofalângicas (➤ Fig. 4.42d). Devido à sua irradiação distal para a aponeurose dorsal, eles são os extensores mais eficazes nas articulações interfalângicas distais.

4.5.10 Dispositivos Auxiliares da Musculatura na Região da Mão

Na área da mão, devido às grandes cargas e ao longo trajeto dos tendões, estruturas especiais, em forma de bainhas (**bainhas tendíneas**), são necessárias. Da mesma forma, são encontradas estruturas de restrição, que evitam o desgaste dos tendões em função

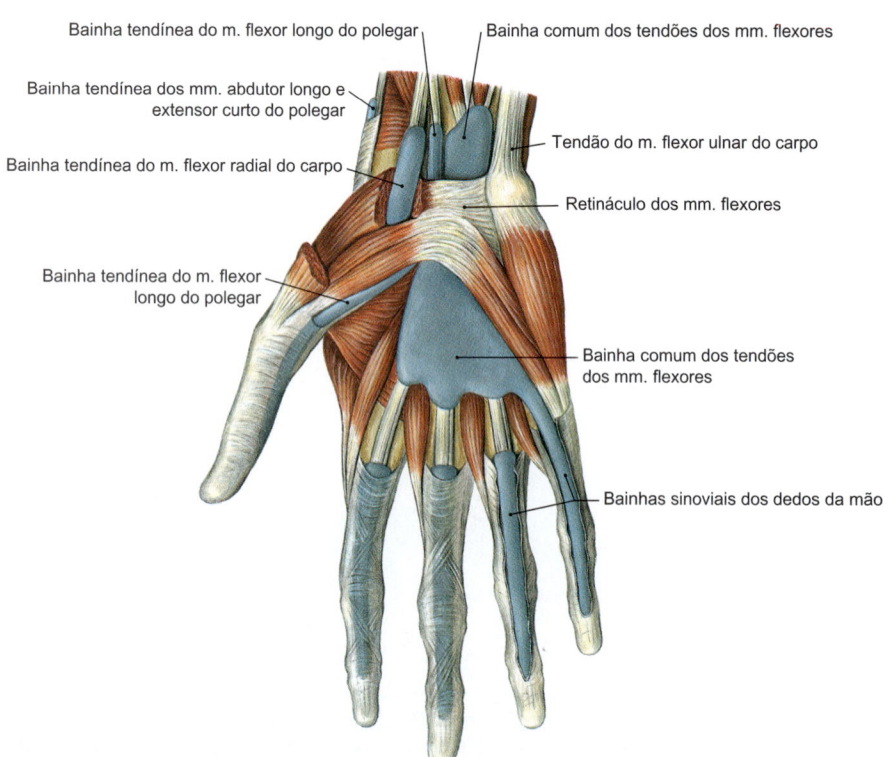

Bainha tendínea do m. flexor longo do polegar
Bainha comum dos tendões dos mm. flexores
Bainha tendínea dos mm. abdutor longo e extensor curto do polegar
Bainha tendínea do m. flexor radial do carpo
Tendão do m. flexor ulnar do carpo
Retináculo dos mm. flexores
Bainha tendínea do m. flexor longo do polegar
Bainha comum dos tendões dos mm. flexores
Bainhas sinoviais dos dedos da mão

Figura 4.43 Bainhas tendíneas da face palmar, lado direito. Vista palmar.

do movimento de uns contra os outros, assim como também um afastamento mais evidente dos tendões no nível das faces palmar ou dorsal. O **retináculo dos músculos extensores**, sobre a face dorsal, é ainda subdividido em câmaras individuais, que são caracterizadas como compartimentos tendíneos. O **retináculo dos músculos flexores** forma o teto do túnel do carpo (também no ➤ Item 4.10.5).

Bainhas Tendíneas e Estruturas Ligamentares dos Músculos Flexores Longos

O tendão do músculo palmar longo insere na **aponeurose palmar**. Esta lâmina de tecido conjuntivo se dispõe superficialmente, imediatamente abaixo da superfície da pele da região palmar, e está fixada proximalmente ao retináculo dos músculos flexores, seguindo pelos raios digitais individuais e fixando-se, por fim, no ligamento metacarpal transverso profundo (➤ Fig. 4.40). Feixes de fibras, com um trajeto transversal, proximais às articulações metacarpofalângicas, são referidos como o ligamento metacarpal transverso superficial.

Clínica

Espessamentos e nódulos benignos em meio à aponeurose palmar podem causar restrição de movimentos e contraturas de flexão nas articulações dos dedos, principalmente nos dedos anular e mínimo. De modo geral, a causa não está clara para a doença chamada de **síndrome de Dupuytren**.

Para reduzir o atrito, os tendões dos seguintes músculos seguem envoltos em **bainhas tendíneas** através do túnel do carpo (➤ Fig. 4.43):

- Músculos flexores superficial e profundo dos dedos
- Músculo flexor longo do polegar
- Músculo flexor radial do carpo.

A bainha tendínea do tendão do músculo flexor longo do polegar continua até a inserção (bainha tendínea radial). A bainha tendínea comum dos músculos flexores superficial e profundo dos dedos termina, aproximadamente, no nível das bases dos ossos metacarpais, e geralmente envolve apenas os tendões para o dedo mínimo até as suas inserções (bainha tendínea ulnar). No nível das falanges dos dedos II-V, existem bainhas tendíneas individuais, que se comunicam com a bainha tendínea ulnar, apenas em casos excepcionais.

Clínica

No interior das bainhas tendíneas, pode haver a disseminação de infecções bacterianas sem maiores impedimentos. Deste modo, a partir do dedo mínimo, todos os demais tendões de músculos flexores podem ser afetados e, devido à proximidade espacial entre as bainhas tendíneas ulnar e radial, na região do carpo, uma inflamação pode se propagar até a falange distal do polegar. Caso este quadro de **flegmão "em V"** não seja tratado adequadamente, pode levar ao enrijecimento de toda a mão.

A camada externa fibrosa (bainha fibrosa) das bainhas tendíneas é formada por feixes de fibras, com trajeto semicircular e em formato cruciforme (partes anular e cruciforme), sendo *clinicamente* referidos como **ligamentos anelar e cruzado**, que se fixam nas falanges ou nas cápsulas articulares das articulações dos dedos. Isso assegura o acoplamento dos tendões de inserção nos ossos dos dedos e evita que haja elevação durante a flexão.

Clínica

A **ruptura dos ligamentos anelar e cruzado** das bainhas tendíneas é, particularmente, frequente em atividades esportivas de escalada, uma vez que nessas atividades tais estruturas são intensamente utilizadas.

Bainhas Tendíneas e Ligamentos dos Músculos Extensores

O **retináculo dos músculos extensores** garante o trajeto dos músculos extensores da mão. Para tanto, ele é subdividido em seis compartimentos, os quais, a partir da direção radial, são numerados de 1 a 6 (➤ Fig. 4.44). (**Observação:** a dissecção anatômica dos compartimentos tendíneos é útil, porque facilita muito a definição dos músculos individuais!)

A seguir, estão listados os compartimentos tendíneos que são percorridos pelos seguintes músculos:

1. **1º compartimento tendíneo:** músculo abdutor longo do polegar e músculo extensor curto do polegar
2. **2º compartimento tendíneo:** músculos extensores radiais longo e curto do carpo
3. **3º compartimento tendíneo:** músculo extensor longo do polegar

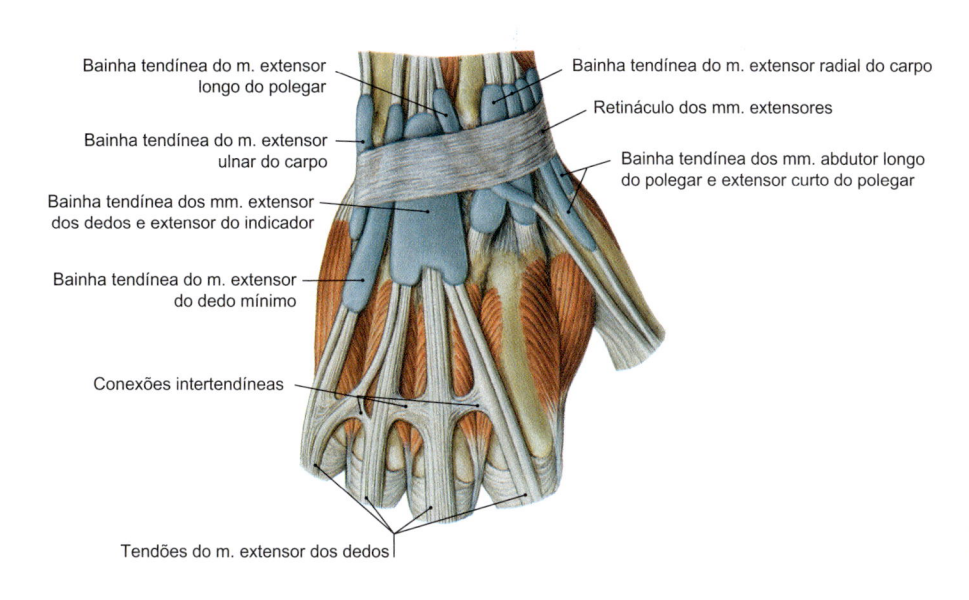

Bainha tendínea do m. extensor longo do polegar

Bainha tendínea do m. extensor ulnar do carpo

Bainha tendínea dos mm. extensor dos dedos e extensor do indicador

Bainha tendínea do m. extensor do dedo mínimo

Conexões intertendíneas

Tendões do m. extensor dos dedos

Bainha tendínea do m. extensor radial do carpo

Retináculo dos mm. extensores

Bainha tendínea dos mm. abdutor longo do polegar e extensor curto do polegar

Figura 4.44 Bainhas tendíneas dorsais da mão, lado direito.

4. 4º compartimento tendíneo: músculo extensor longo dos dedos e músculo extensor do dedo indicador

5. 5º compartimento tendíneo: músculo extensor do dedo mínimo

6. 6º compartimento tendíneo: músculo extensor ulnar do carpo.

De modo semelhante aos músculos flexores, os músculos extensores seguem em curtas bainhas tendíneas, através dos compartimentos do retináculo.

A **aponeurose dorsal** é uma estrutura ligamentar de tecido conjuntivo que se estende sobre a face dorsal de cada dedo, da falange proximal à falange distal. Ela é formada, predominantemente, pelos tendões de inserção do músculo extensor longo dos dedos, dos músculos interósseos e dos músculos lumbricais (➤ Fig. 4.45), e consiste em um trato medial e um trato lateral:

- O **trato medial** é formado, principalmente, pelo músculo extensor longo dos dedos e se insere nas falanges proximal e média.
- O **trato lateral** consiste, principalmente, nos tendões de inserção dos músculos lumbricais e se insere na falange distal.

Devido a esta organização, os músculos lumbricais são os extensores mais eficazes nas articulações interfalângicas distais. Algumas fibras dos músculos interósseos se inserem no trato lateral, mas a maioria se insere, predominantemente, no trato medial. Devido ao trajeto oblíquo das fibras dos músculos interósseos e lumbricais (a partir da região palmar para a dorsal do eixo de rotação das articulações interfalângicas proximal e distal), os músculos flexionam as articulações metacarpofalângicas, mas estendem as articulações interfalângicas proximais e distais.

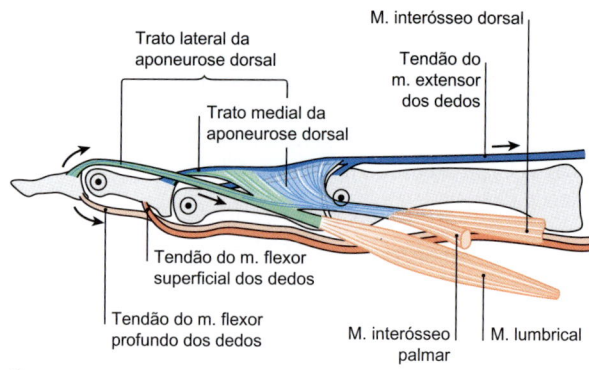

⊙ Eixo de rotação da articulação

Figura 4.45 Aponeurose dorsal dos dedos e ações dos músculos flexores e extensores dos dedos.

(músculos lumbricais e interósseos, que se irradiam a partir da região lateral) permanece intacta. Em uma transecção do trato medial, sobre a articulação interfalângica proximal, o trato lateral desliza em direção palmar, e origina-se uma flexão na articulação interfalângica proximal e uma extensão na articulação interfalângica distal (**"deformidade em botoeira"**). Em uma transecção do trato lateral, na região da articulação interfalângica distal, a falange distal fica em posição de flexão (uma vez que os músculos lumbricais se tornam ineficazes). As outras articulações permanecem inalteradas (**"dedo em martelo"**).

4.6 Nervos do Membro Superior

Na inervação sensitiva do ombro e do membro superior há a participação dos nervos espinais **C4-T3**. Os ramos anteriores dos nervos espinais **C5-T1** se unem para formar o **plexo braquial**, do qual emergem, finalmente, os nervos específicos para o membro superior e para a região do ombro.

4.6.1 Inervação Sensitiva

Os seguintes nervos proporcionam a inervação sensitiva da pele do braço (➤ Fig. 4.46a e b):
- Nervo axilar
- Nervo radial
- Nervo musculocutâneo
- Nervo mediano
- Nervo ulnar
- Nervo cutâneo medial do braço
- Nervo cutâneo medial do antebraço.

Adicionalmente, fibras individuais dos nervos do tronco (**nervos intercostobraquiais**, derivados dos segmentos T2 e T3) estão en-

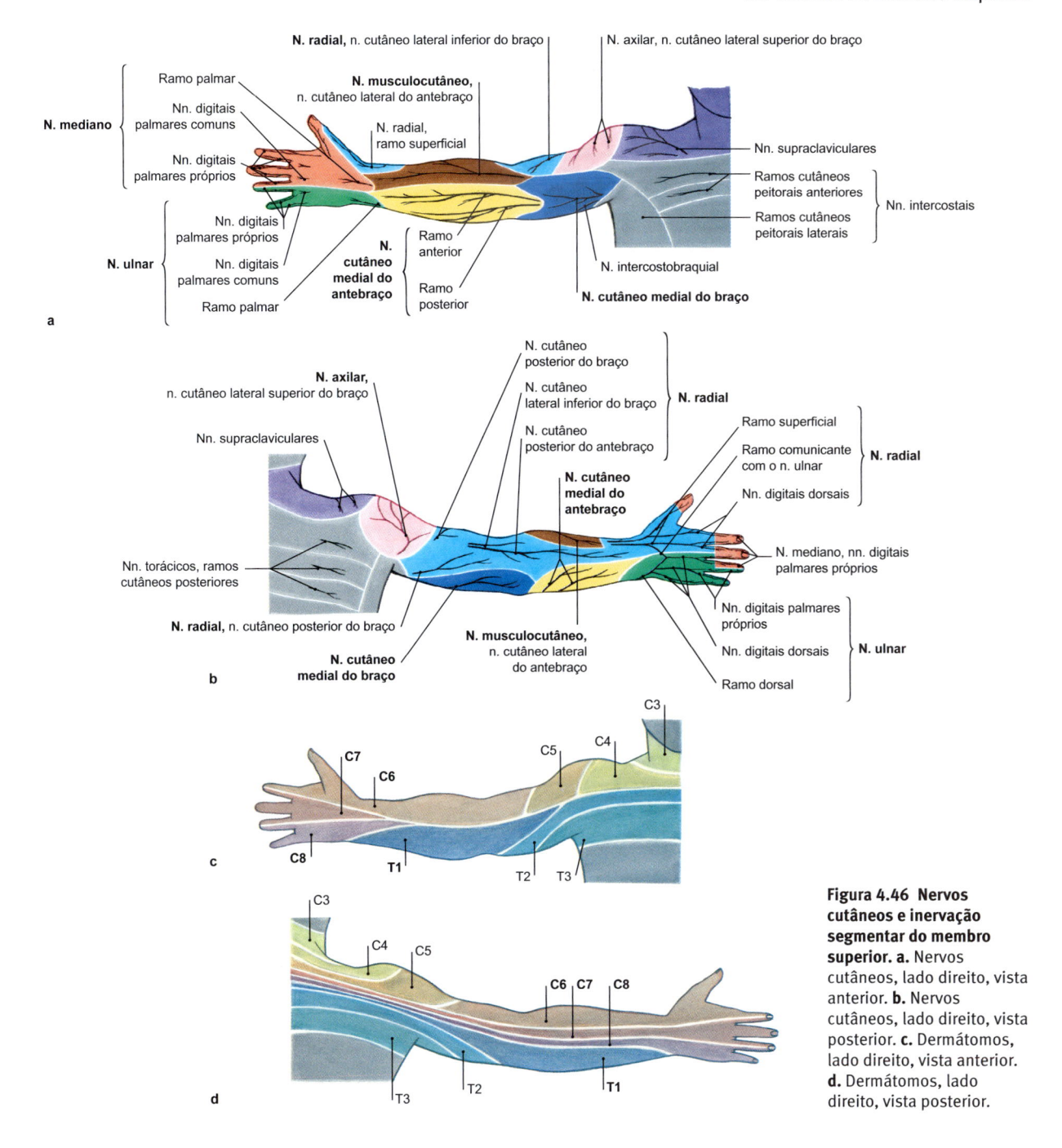

Figura 4.46 Nervos cutâneos e inervação segmentar do membro superior. a. Nervos cutâneos, lado direito, vista anterior. **b.** Nervos cutâneos, lado direito, vista posterior. **c.** Dermátomos, lado direito, vista anterior. **d.** Dermátomos, lado direito, vista posterior.

volvidas no suprimento da região medial do braço, anexando-se ao nervo cutâneo medial do braço. É importante frisar que uma área da pele, em geral, é suprida por ramos principais de vários nervos, com um padrão de sobreposição. A região suprida apenas por um único nervo costuma ser bem pequena, e é caracterizada como uma **área específica**.

A área que é especificamente suprida por um nervo espinal derivado de um segmento da medula espinal é chamada **dermátomo** (➤ Fig. 4.46c e d). Enquanto os dermátomos no tronco são, predominantemente, dispostos de modo horizontal, no braço eles seguem ao longo de seu eixo longitudinal. Como se percebe nitidamente quando comparamos a ➤ Figura 4.6 e a ➤ Figura 4.43c durante o desenvolvimento dos brotamentos dos membros, os dermátomos do tronco encontrados nestes locais são "deslocados" em direção aos braços em crescimento.

À medida que os nervos espinais se associam em meio ao plexo braquial e se organizam para a conformação dos nervos do membro superior, os dermátomos não correspondem à área de suprimento de um nervo.

N O T A

A localização dos dermátomos no membro superior é melhor de se memorizar mantendo-se o braço abduzido em 90° com os polegares apontando para cima (➤ Fig. 4.46d). Deste modo, os dermátomos estão dispostos essencialmente da região cranial para a região caudal, de modo correspondente aos segmentos dos nervos espinais responsáveis pelo seu suprimento.

Da região cranial para a caudal:
- Altura do ombro, por sobre o acrômio: C4
- Pele sobre o músculo deltoide: C5
- Face radial do braço e polegar (dedo em "posição radial"): C6

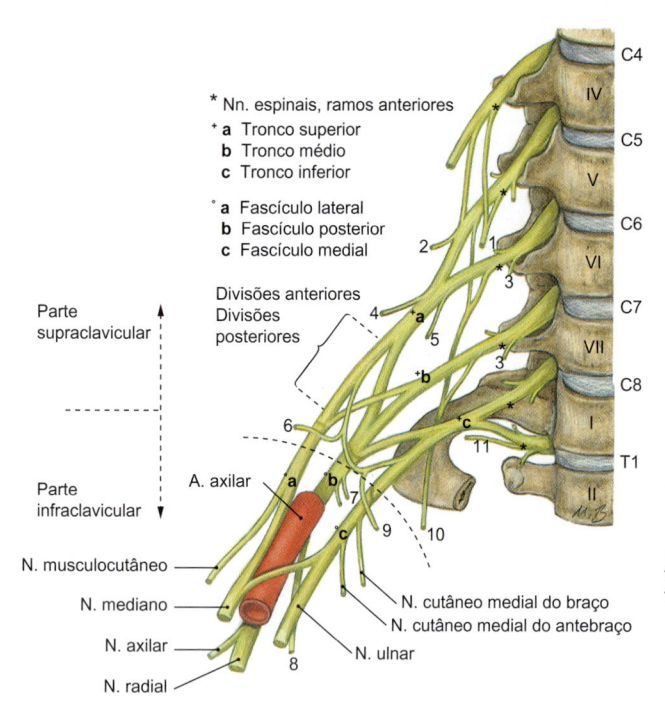

* Nn. espinais, ramos anteriores
⁺ **a** Tronco superior
  b Tronco médio
  c Tronco inferior

° **a** Fascículo lateral
  b Fascículo posterior
  c Fascículo medial

Parte supraclavicular

Divisões anteriores
Divisões posteriores

Parte infraclavicular

A. axilar

N. musculocutâneo
N. mediano
N. axilar
N. radial

N. cutâneo medial do braço
N. cutâneo medial do antebraço
N. ulnar

1 N. frênico (plexo cervical)
2 N. dorsal da escápula
3 Ramos musculares
4 N. supraescapular
5 N. subclávio
6 N. peitoral lateral
7 N. subescapular
8 N. toracodorsal
9 N. peitoral medial
10 N. torácico longo
11 N. intercostal

C4, C5, C6, C7, C8, T1

Figura 4.47 Plexo braquial, lado direito. Vista anterior.

• Face posterior do braço e dedo médio: C7
• Face posterior do braço e dedo mínimo (dedo em "posição ulnar"): C8
• Face medial do braço: distal, T1; proximal, T2
• Segmento caudal da prega axilar: T3
Na face anterior, os segmentos C7 e C8 suprem apenas a região distal do antebraço.

Clínica

O conhecimento dos **dermátomos** é indispensável para o diagnóstico de radiculopatias (lesões nas raízes dos nervos espinais ou nos segmentos correspondentes da coluna vertebral). Nas hérnias de discos intervertebrais, associadas à compressão da raiz de um nervo espinal, deficiências sensitivas ou dores nos dermátomos correspondentes, em geral, podem ser usadas para delimitar a localização da lesão. Os dermátomos C6-C8 são de particular importância para o diagnóstico de hérnia de discos na região cervical da coluna vertebral. As **lesões de um nervo** caracterizam-se pela perda anormal da função da musculatura, além de serem reconhecidas através de deficiências sensitivas, principalmente nas regiões específicas.

4.6.2 Estrutura do Plexo Braquial

Os ramos anteriores dos nervos espinais de **C5-T1** formam o plexo braquial (➤ Fig. 4.47). Este atua como uma "estação de distribuição" para o suprimento nervoso das maiores porções do membro superior, uma vez que, a partir dele, os nervos espinais se reorganizam como os nervos destinados ao membro superior. Sob o ponto de vista topográfico, ele pode ser subdividido em:
• **Parte supraclavicular**: acima da clavícula
• **Parte infraclavicular**: abaixo da clavícula.

Os nervos individuais da parte supraclavicular também recebem fibras nervosas derivadas dos segmentos C3 e C4.

Parte Supraclavicular

Na parte supraclavicular, os ramos anteriores de cinco nervos espinais são reunidos em **três troncos**:

• **Tronco superior:** contém as fibras derivadas de **C5 e C6**
• **Tronco médio:** formado apenas por fibras derivadas de **C7**
• **Tronco inferior:** formado por fibras derivadas de **C8 e T1**.
Os nervos espinais seguem, juntamente com a artéria subclávia, através do "hiato dos escalenos", entre o músculo escaleno anterior e o músculo escaleno médio, em direção lateral, se unem nos troncos e entram abaixo da clavícula, na fossa axilar. Anteriormente a este feixe vasculonervoso e ao músculo escaleno anterior situa-se a veia subclávia.

Clínica

As **lesões do plexo braquial** são caracterizadas por lesões (p. ex., estiramentos, contusões ou lacerações) de uma ou múltiplas raízes nervosas espinais, que resultam em graves distúrbios funcionais (➤ Fig. 4.48a). As causas são geralmente acidentes (acidentes ou colisões de moto, com impacto sobre o ombro e hiperestiramento do nervo), complicações ao nascimento ou posicionamento inadequado na mesa de cirurgia. São distinguidos dois tipos principais de lesões do plexo braquial:
• **Lesão do tronco superior do plexo braquial** (do tipo **Erb**, afetando as raízes derivadas de C5/C6 no tronco superior). Ocorrem deficiências motoras na região proximal do membro superior (Fig. 4.48b): fraqueza durante a abdução e a rotação lateral do braço, falha na flexão na articulação do cotovelo e na supinação. Deste modo, o braço trava na posição de rotação medial (superfície palmar voltada para trás). Além disso, podem ocorrer deficiências sensitivas, especialmente no ombro.
• **Lesão do tronco inferior do plexo braquial** (do tipo **Klumpke**, afeta as raízes derivadas de C8/T1 no tronco inferior). Ocorrem deficiências motoras na região distal do braço, especialmente no músculo flexor longo dos dedos e nos músculos das mãos, bem como de deficiências sensitivas, predominantemente na região ulnar da mão (Fig. 4.46c). No envolvimento de C8 e T1, devido à lesão de fibras nervosas simpáticas pré-ganglionares, esta condição pode ocasionar a **síndrome de Horner** (estreitamento da pupila, queda da pálpebra ["pálpebra caída" ou ptose palpebral] e afundamento do bulbo do olho) no lado correspondente.

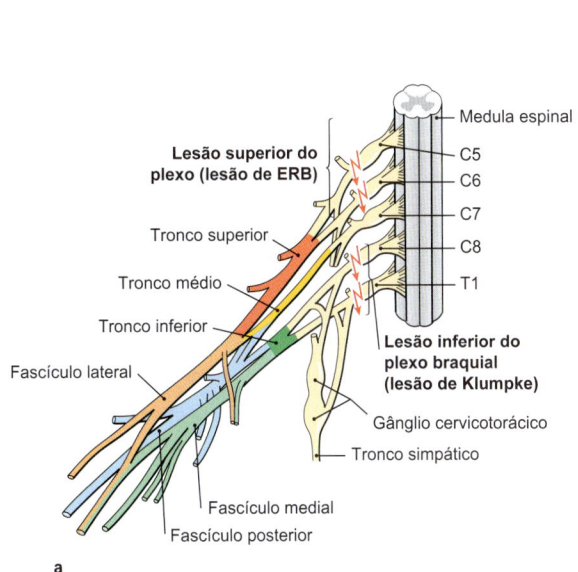

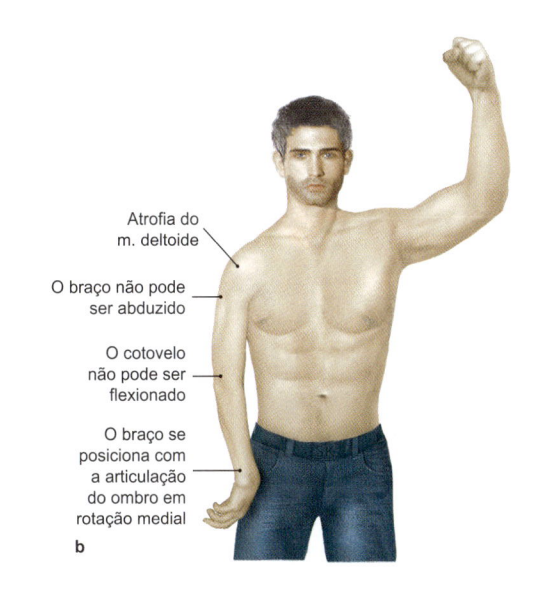

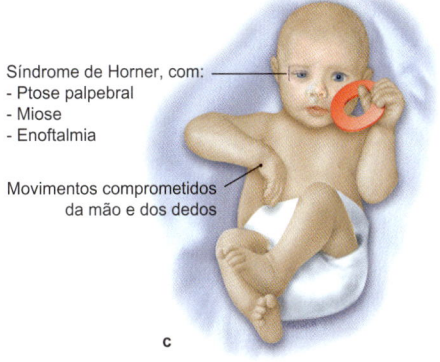

Figura 4.48 Lesões do plexo braquial. a. Tipos de lesão, lado direito. Vista anterior. **b.** Aspectos clínicos decorrentes de uma lesão superior do plexo braquial (do tipo ERB). **c.** Aspectos clínicos decorrentes de uma lesão inferior do plexo braquial (do tipo Klumpke). **a** [L126]; **b** e **c** [L238]

Ocasionalmente, a **lesão do segmento C7** é caracterizada como um comprometimento do tronco médio do plexo braquial, o que não é muito significativo porque a lesão não ocorre individualmente. Pelo contrário, o segmento C7 pode estar envolvido em uma lesão superior ou inferior. Como o músculo de referência para C7 é o músculo tríceps braquial, este fica amplamente comprometido. De modo correspondente ao prolongamento do dermátomo C7, a sensibilidade na face posterior do antebraço e nos dedos intermediários é bastante afetada. Em uma **lesão completa**, todas as partes do plexo braquial são afetadas.

Sob o ponto de vista terapêutico, é feita uma tentativa de restauração da integridade das raízes nervosas rompidas, durante a qual os fascículos nervosos são reaproximados e suturados em seu tecido conjuntivo circundante. Um novo procedimento em cirurgias da mão é a **transposição distal do nervo**, na qual, por exemplo, em uma lesão do tronco superior do plexo braquial, um fascículo obtido a partir do nervo ulnar é conectado ao nervo musculocutâneo lesionado.

Em anestesiologia, é comum a realização de uma anestesia regional por meio da injeção seletiva de anestésicos locais, com a qual se obtém, por exemplo, a anestesia dos três fascículos do plexo braquial (**bloqueio do plexo**).

A partir da **parte supraclavicular** do plexo braquial, no nível de seus troncos, originam-se os seguintes quatro nervos, além de ramos individuais para músculos do pescoço (➤ Fig. 4.49):

- **Nervo dorsal da escápula** (C3-C5): atravessa e inerva o músculo escaleno médio para, em seguida, se estender pela margem inferior do músculo levantador da escápula (músculo de referência), ao longo da margem medial da escápula. Inerva o músculo levantador da escápula e os músculos romboides
- **Nervo torácico longo** (C5-C7): atravessa mais caudalmente o músculo escaleno médio e se estende por trás da clavícula e dos troncos do plexo braquial, em direção à parede anterior do tronco, e segue sobre o músculo serrátil anterior, que ele inerva
- **Nervo supraescapular** (C4-C6): após a origem a partir do tronco superior, o nervo se associa à artéria supraescapular, em direção à incisura da escápula, e passa sob o ligamento transverso superior da escápula na fossa supraespinal e ao redor da espinha da escápula, por baixo do ligamento transverso inferior da escápula na fossa infraespinal (➤ Fig. 4.72). Neste local, ele inerva o músculo supraespinal e o músculo infraespinal
- **Nervo subclávio** (C5-C6): ramo mais curto para o músculo subclávio, do qual, ocasionalmente, se origina um ramo para o nervo frênico (o chamado nervo frênico acessório, ➤ Fig. 4.49).
- **Ramos musculares para os músculos escalenos e músculo longo do pescoço** (C5-C8).

Clínica

Lesões da parte supraclavicular do plexo braquial causam as seguintes deficiências dos nervos do ombro:

- **Nervo dorsal da escápula**: devido à deficiência funcional dos músculos romboides, a escápula é ligeiramente deslocada em direção lateral e torna-se levemente elevada do tórax. Devido à sua localização protegida, esta é uma rara lesão isolada.

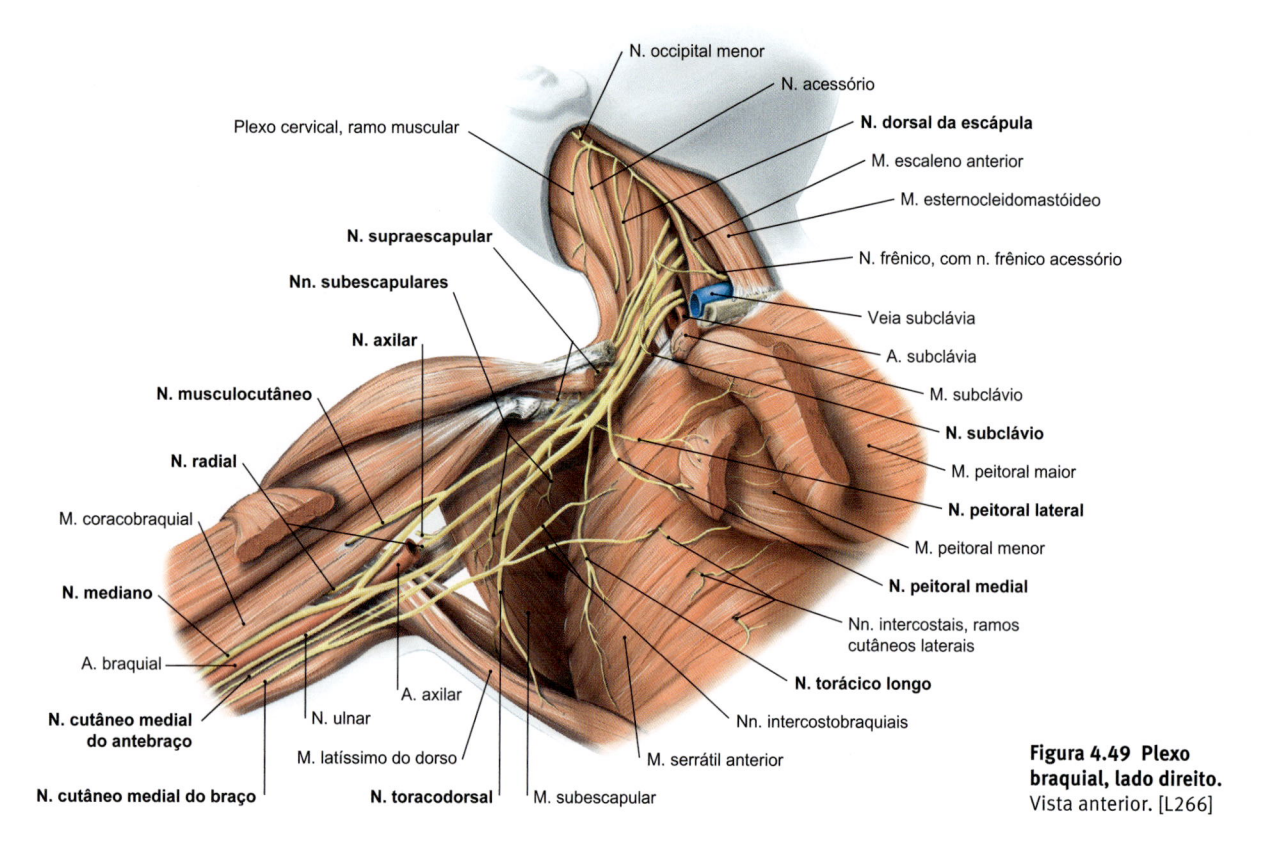

N. occipital menor
N. acessório
Plexo cervical, ramo muscular
N. dorsal da escápula
M. escaleno anterior
M. esternocleidomastóideo
N. supraescapular
N. frênico, com n. frênico acessório
Nn. subescapulares
Veia subclávia
A. subclávia
N. axilar
M. subclávio
N. musculocutâneo
N. subclávio
N. radial
M. peitoral maior
M. coracobraquial
N. peitoral lateral
M. peitoral menor
N. mediano
N. peitoral medial
A. braquial
Nn. intercostais, ramos cutâneos laterais
N. torácico longo
A. axilar
N. cutâneo medial do antebraço
N. ulnar
Nn. intercostobraquiais
M. latíssimo do dorso
M. serrátil anterior
N. cutâneo medial do braço
N. toracodorsal
M. subescapular

Figura 4.49 Plexo braquial, lado direito. Vista anterior. [L266]

- **Nervo torácico longo**: ao transportar cargas pesadas (p. ex., na "lesão da mochila"), o nervo torácico longo pode ser comprimido sob a clavícula, ou, em lesões com cortes na parede lateral do tórax, devido à deficiência do músculo serrátil anterior, origina-se o quadro clínico da **escápula alada** (➤ Fig. 4.50): a escápula é deslocada medialmente e sua margem medial fica afastada do gradil costal. Para os pacientes, é particularmente prejudicial, pois a elevação do braço não é possível.
- **Nervo supraescapular**: pode ocorrer uma deficiência, devido a uma compressão na incisura da escápula ou lesões na região lateral do pescoço. Assim, as principais funções do músculo supraespinal e do músculo infraespinal mostram comprometimento, causando fraqueza nos desempenhos de abdução e de rotação lateral do braço.
- Uma lesão isolada do nervo subclávio quase não ocorre e não apresenta sintomas clínicos significativos.

Os troncos do plexo braquial se separam após a emergência dos ramos supraclaviculares, cada um com uma parte anterior e uma

parte posterior (**divisões anteriores e posteriores**). Em seguida, esses ramos se unem aos fascículos da parte infraclavicular do plexo braquial (➤ Fig. 4.47).

Parte Infraclavicular

A parte infraclavicular compreende os fascículos dos quais emergem os principais nervos do plexo braquial. A partir das divisões anteriores e posteriores dos três troncos, formam-se **três fascículos**:
- **Fascículo posterior**: derivado das divisões posteriores de todos os três troncos (C5-T1)
- **Fascículo lateral**: derivado das divisões anteriores dos troncos superior e médio (C5-C7)
- **Fascículo medial**: derivado da divisão anterior do tronco inferior (C8-T1).

Em seu trajeto, os fascículos se associam à artéria axilar, de modo que a denominação dos fascículos corresponde à sua localização em relação a essa artéria (o fascículo posterior é posterior à artéria axilar, o fascículo lateral encontra-se lateralmente a ela, e o fascículo medial se situa medialmente a ela). Os fascículos contêm os seguintes **ramos laterais**, que proporcionam o seguinte suprimento nervoso aos músculos do ombro (➤ Fig. 4.49):
- **Nervo peitoral lateral** (C5-C7): origina-se a partir do fascículo lateral e se estende através do trígono clavipeitoral para o músculo peitoral maior, constituindo sua inervação predominante.
- **Nervo peitoral medial** (C8-T1): estende-se do fascículo medial através do músculo peitoral menor para o músculo peitoral maior, suprindo ambos os músculos.
- **Nervos subescapulares** (C5-C7): são, em geral, dois ramos curtos derivados do fascículo posterior e direcionados ao músculo subescapular e, mais raramente, também ao músculo redondo maior.
- **Nervo toracodorsal** (C6-C8): originado a partir do fascículo posterior, segue com a artéria toracodorsal até o músculo latíssimo do dorso. Ele inerva esse músculo, bem como o músculo redondo maior.

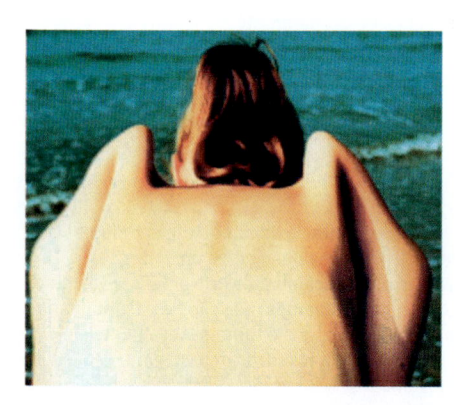

Figura 4.50 Escápula alada. [O932]

Lesões da parte infraclavicular do plexo braquial causam as seguintes deficiências dos nervos do ombro:

- **Nervos subescapulares**: nas fraturas da região proximal do úmero, por exemplo, ocorre uma deficiência funcional dos músculos de mesmo nome, causando enfraquecimento significativo da rotação medial do braço.
- **Nervo toracodorsal**: a adução do braço, em extensão, é comprometida. Os braços não podem mais se cruzar por trás do tronco. A prega axilar posterior mostra-se deprimida. Apesar do tamanho do músculo latíssimo do dorso, a deficiência é pequena, já que ele e o músculo redondo maior não são de importância essencial para nenhum movimento na articulação do ombro.
- **Nervos peitorais**: no caso de lesão nesses nervos, o que se observa, principalmente, é fraqueza na adução e na flexão do braço. Os braços não podem mais ser cruzados à frente do tronco.

As lesões dos nervos individuais são relativamente raras devido à natureza protegida de sua localização.

Distalmente, os principais nervos do braço emergem dos seguintes fascículos:

Fascículo posterior:
- Nervo axilar (C5-C6)
- Nervo radial (C5-T1).

Fascículo lateral:
- Nervo musculocutâneo (C5-C7)
- Nervo mediano, raiz lateral (C6-C7).

Fascículo medial:
- Nervo mediano, raiz medial (C8-T1)
- Nervo ulnar (C8-T1)
- Nervo cutâneo medial do braço (C8-T1);
- Nervo cutâneo medial do antebraço (C8-T1).

4.6.3 Nervo Axilar

O nervo axilar (C5-C6) é originário do fascículo posterior e segue, juntamente com a artéria circunflexa posterior do úmero, através do **forame axilar lateral** (ou **espaço quadrangular**, ➤ Fig. 4.72). Desse espaço, ele se ramifica por baixo do músculo deltoide, que ele inerva. Além disso, inerva o músculo redondo menor (➤ Fig.

4.51). Um ramo sensitivo, o nervo cutâneo lateral superior do braço, supre a pele do ombro sobre o músculo deltoide. O nervo cutâneo atravessa a fáscia na margem posterior do músculo deltoide.

N O T A
Área específica do nervo axilar: pele sobre o músculo deltoide.

Uma **lesão do nervo axilar**, por exemplo, devido a uma luxação do ombro ou uma fratura da região proximal do úmero, se manifesta por uma fraqueza na abdução na articulação do ombro, um afundamento da região do ombro devido à atrofia do músculo deltoide (➤ Fig. 4.52), além de uma deficiência sensitiva na pele na área sobre o músculo deltoide.

4.6.4 Nervo Radial

O nervo radial (C5-T1) deriva do fascículo posterior (➤ Fig. 4.53). Ele segue anteriormente ao tendão de inserção do músculo latíssimo do dorso e entra, juntamente com a artéria braquial profunda, no **hiato do tríceps** (entre a cabeça longa e a cabeça lateral do músculo tríceps braquial). Em seguida, ele se sobrepõe ao úmero no sulco do nervo radial e segue no túnel radial, entre o músculo braquial e o músculo braquiorradial, lateralmente, em direção ao cotovelo. Em seu trajeto no braço, ele origina os seguintes ramos, da região proximal para a distal:

- **Nervo cutâneo posterior do braço**: emergência na região do hiato do tríceps para o suprimento da pele da região posterior do braço
- **Nervo cutâneo lateral inferior do braço**: emergência *antes* de sua disposição sobre o úmero no sulco do nervo radial
- **Ramos musculares para o músculo tríceps braquial**: emergência *antes* do sulco do nervo radial
- **Nervo cutâneo posterior do antebraço**: emergência *no* sulco do nervo radial; projeta-se entre a inserção do músculo deltoide e o músculo tríceps braquial através da fáscia, e supre a face extensora do antebraço
- **Ramos musculares para o grupo radial** do antebraço (músculo braquiorradial, músculos extensores radiais longo e curto do carpo).

O nervo radial entra no cotovelo lateralmente através do **túnel radial** (entre o músculo braquiorradial e o músculo braquial) e se divide em seus dois ramos terminais:
- Ramo superficial
- Ramo profundo.

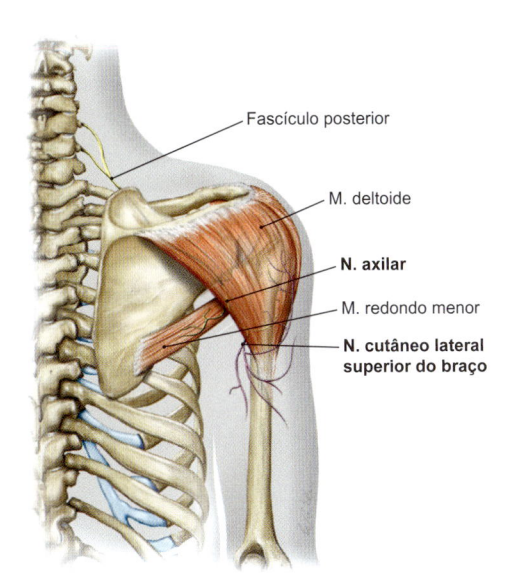

Figura 4.51 Nervo axilar, lado direito. Vista posterior.

Labels:
- Fascículo posterior
- M. deltoide
- **N. axilar**
- M. redondo menor
- **N. cutâneo lateral superior do braço**

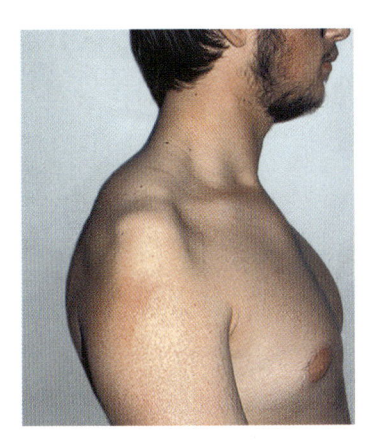

Figura 4.52 Lesão do nervo axilar, lado direito. Vista lateral.

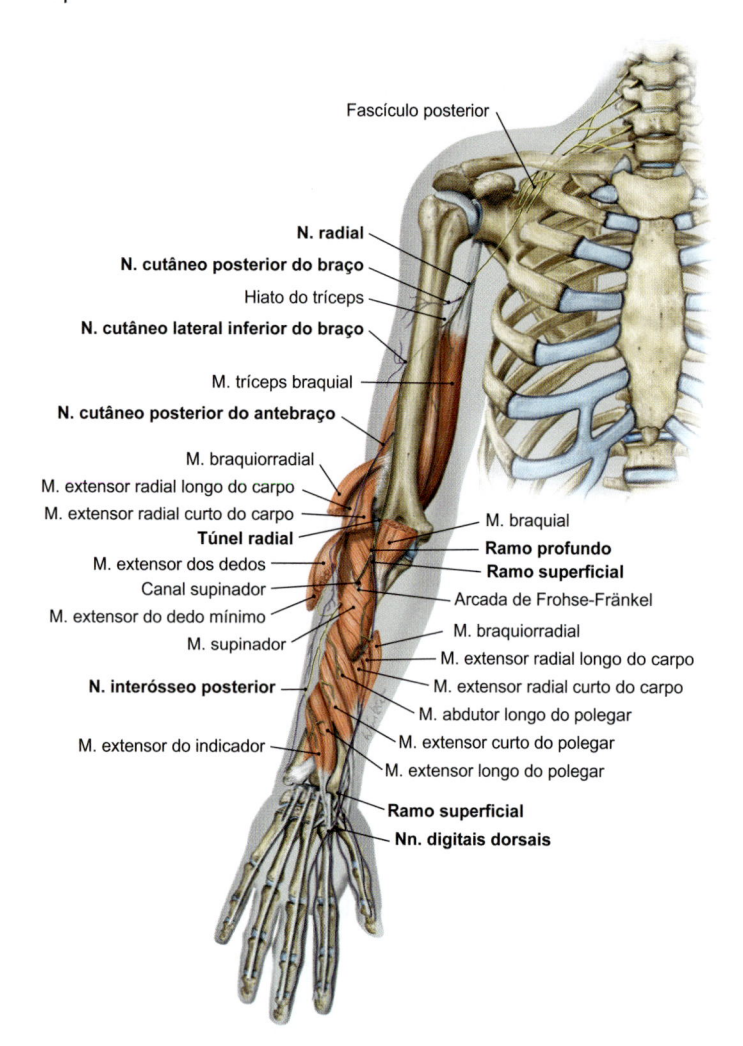

Fascículo posterior

N. radial

N. cutâneo posterior do braço

Hiato do tríceps

N. cutâneo lateral inferior do braço

M. tríceps braquial

N. cutâneo posterior do antebraço

M. braquiorradial

M. extensor radial longo do carpo

M. extensor radial curto do carpo

Túnel radial

M. extensor dos dedos

Canal supinador

M. extensor do dedo mínimo

M. supinador

N. interósseo posterior

M. extensor do indicador

M. braquial

Ramo profundo

Ramo superficial

Arcada de Frohse-Fränkel

M. braquiorradial

M. extensor radial longo do carpo

M. extensor radial curto do carpo

M. abdutor longo do polegar

M. extensor curto do polegar

M. extensor longo do polegar

Ramo superficial

Nn. digitais dorsais

Figura 4.53 Trajeto e região de distribuição do nervo radial, lado direito. Vista anterior.

Ramo Superficial

O ramo puramente sensitivo continua a partir do trajeto do nervo radial. Juntamente com a artéria radial, ele se projeta ao longo do músculo braquiorradial (músculo de referência). Em seguida, ele segue através da fossa radial (ou tabaqueira anatômica, entre os tendões dos músculos extensores longo e curto do polegar) sobre a face posterior da região do carpo, cuja face radial ele supre. Aqui, envia o ramo comunicante para o nervo ulnar. O ramo superficial emite **cinco nervos digitais dorsais**, dos quais dois deles proporcionam o suprimento sensitivo das faces dorsais radial e ulnar do polegar e a do dedo indicador e uma das faces dorsais radiais do dedo médio (**2½ da região radial na face dorsal dos dedos**). No entanto, esta área de suprimento inclui apenas a pele sobre as falanges proximal e média, enquanto as faces dorsais das falanges distais são inervadas pelos ramos terminais do nervo mediano, oriundos da região anterior.

N O T A
Área específica do nervo radial: pele da face dorsal entre o polegar e o dedo indicador (primeiro espaço interdigital).

Ramo Profundo

O ramo profundo atravessa o músculo supinador (**canal supinador**), imediatamente distal ao cotovelo. Em sua entrada, o canal está recoberto por um reforço da fáscia muscular em formato de crescente (**arcada de Frohse-Fränkel**). Em seguida, o ramo profundo forma uma alça ao redor do rádio sobre a face posterior do

antebraço e segue entre as camadas profunda e superficial dos extensores, em direção distal. Em seu trajeto, ele supre todos os músculos extensores do antebraço e termina no **nervo interósseo posterior do antebraço**, de função sensitiva, o qual está envolvido na inervação das articulações do carpo.

Clínica

O nervo radial dá origem a ramos ao longo de toda a extensão do braço. Consequentemente, nas lesões desse nervo, o quadro depende, de forma crucial, do local da lesão (➤ Fig. 4.54). Podem ser distinguidos três locais de lesão, cuja clínica é característica em cada caso.

- **Lesão proximal** (1 na ➤ Fig. 4.54): a lesão na área da axila pode ser causada pelo uso de muletas, devido à sustentação do peso corporal nessa região. Uma causa mais comum para essa lesão é um posicionamento inapropriado durante uma cirurgia. Ocorre a paresia de todos os músculos supridos pelo nervo radial. Os seguintes movimentos não são possíveis, ou realizados com grande perda de força:
  - Extensão na articulação do cotovelo (deficiência do músculo tríceps braquial).
  - Supinação com o cotovelo estendido (deficiência do músculo supinador e do músculo braquiorradial).
  - Extensão nas articulações do carpo e das articulações metacarpofalângicas e interfalângicas (deficiência de todos os músculos dorsais do antebraço e do grupo radial). Ocorre um quadro de **queda da mão** ("**mão caída**", ➤ Fig. 4.55): A mão não pode ser levantada contra a gravidade.

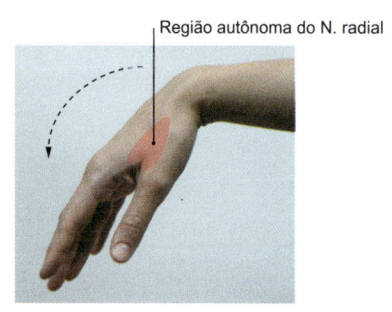

Figura 4.55 Aspecto clínico de uma lesão proximal do nervo radial ("mão caída").

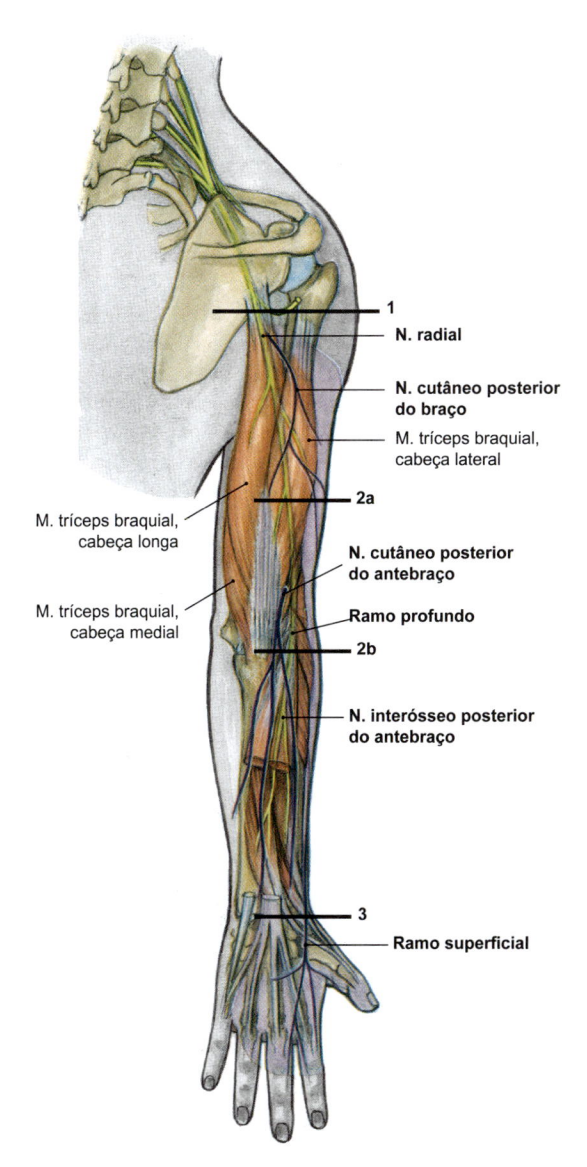

N. radial — 1

N. cutâneo posterior do braço

M. tríceps braquial, cabeça lateral

M. tríceps braquial, cabeça longa

2a

N. cutâneo posterior do antebraço

M. tríceps braquial, cabeça medial

Ramo profundo

2b

N. interósseo posterior do antebraço

3

Ramo superficial

Figura 4.54 Lesões do nervo radial, lado direito. Vista posterior.

– Um fechamento mais forte do punho não é possível, uma vez que, devido à insuficiência ativa dos músculos flexores dos dedos, é necessário estender o punho.
– Além disso, ocorrem deficiências sensitivas na face posterior do braço e do antebraço, no primeiro espaço interdigital, e nos 2½ dorsais dos dedos.
• **Lesão intermediária** (2a e 2b na ➤ Fig. 4.54): a causa de uma lesão entre a axila e o antebraço pode ser devido a uma pressão no decúbito lateral ("lesão do banco do parque"), mas também por fraturas do braço ou por uma compressão na área do músculo supinador:
– Caso o nervo seja danificado no sulco do nervo radial (a mais frequente, 2a na ➤ Fig. 4.54), pode ocorrer deficiência na extensão da articulação do cotovelo ou deficiência sensitiva na face posterior do braço, uma vez que os ramos correspondentes saem anteriormente a esse sulco. Os demais quadros clínicos são semelhantes aos da lesão proximal. Em uma lesão na região da arcada de Frohse-Fränkel (2b na ➤ Fig. 4.54), apenas o ramo profundo é comprometido. Uma deficiência sensitiva na mão está ausente (o ramo superficial encontra-se intacto, e o suprimento da articulação do carpo pelo

ramo profundo é de pouca relevância) e também não se observa uma queda da mão, uma vez que os ramos para os músculos extensores radiais do carpo se originam à frente do músculo supinador e esses músculos são suficientes para evitar queda da mão contra a gravidade. Uma deficiência na extensão nos dedos ainda está presente, e a força para fechamento do punho também se encontra reduzida.
• **Lesão profunda** (3 na ➤ Fig. 4.54): em uma lesão no antebraço ou no punho, por exemplo, por um corte ou uma fratura distal do rádio, apenas o ramo superficial é afetado. Não são observadas deficiências motoras e, portanto, também não há queda da mão. A deficiência sensitiva se estende até a pele no primeiro espaço interdigital e sobre os 2½ dorsais dos dedos.

4.6.5 Nervo Musculocutâneo

O nervo musculocutâneo (C5-C7) se ramifica a partir do fascículo lateral. Em geral, atravessa o músculo coracobraquial e se projeta entre o músculo braquial e o músculo bíceps braquial em direção distal (➤ Fig. 4.56). Em seguida, perfura lateralmente a fáscia, ligeiramente acima do cotovelo, com seu ramo terminal sensitivo – o **nervo cutâneo lateral do antebraço** – e supre a pele da superfície lateral do antebraço até o punho. O nervo musculocutâneo origina ramos motores (nesta sequência) para o suprimento do **músculo coracobraquial**, do **músculo bíceps braquial** e do **músculo braquial**. Além disso, supre todos os músculos anteriores do braço.

Clínica

Nas luxações do ombro, o nervo musculocutâneo torna-se vulnerável. Nesta lesão, particularmente, a supinação com o cotovelo flexionado e a flexão da articulação do cotovelo encontram-se gravemente comprometidas. No entanto, ligeira flexão ainda é possível, uma vez que os músculos flexores superficiais do antebraço (inervados pelo nervo mediano) e o grupo muscular radial (inervado pelo nervo radial) agem nesta função. Pode ocorrer pequena deficiência sensitiva no antebraço, uma vez que aqui as áreas de inervação dos três nervos cutâneos se sobrepõem.

4.6.6 Nervo Mediano

O nervo mediano (C6-T1) é formado pela união da raiz lateral do fascículo lateral e com a raiz medial do fascículo medial, na face anterior da artéria axilar (➤ Fig. 4.57). Esse arranjo é chamado forquilha do nervo mediano. O tronco nervoso formado dessa união segue no sulco bicipital medial, sobre o septo intermuscular medial do braço em direção distal e se projeta medialmente à arté-

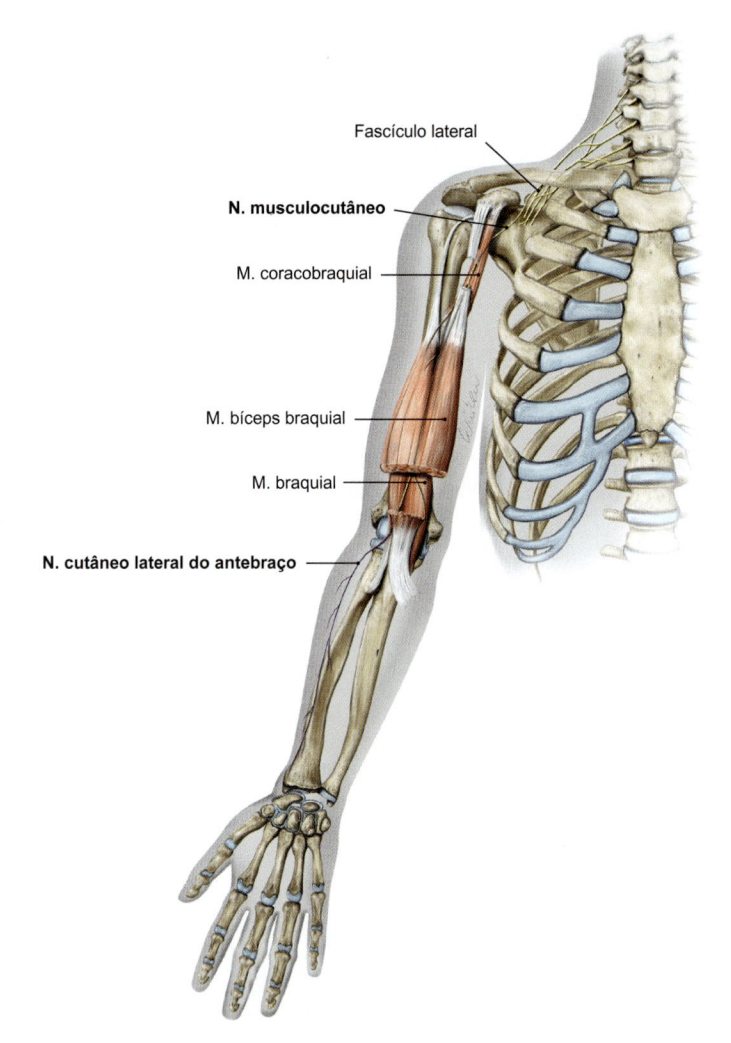

Fascículo lateral

N. musculocutâneo

M. coracobraquial

M. bíceps braquial

M. braquial

N. cutâneo lateral do antebraço

Figura 4.56 Trajeto e áreas de distribuição do nervo musculocutâneo, lado direito. Vista anterior.

ria braquial, sobre o músculo braquial, no cotovelo. Neste local, ele se estende por entre as duas **cabeças do músculo pronador redondo** e, em seguida, entre os músculos flexores superficial e profundo dos dedos até as articulações do carpo, em que ele segue através do **túnel do carpo** (canal do carpo; assoalho: ossos do carpo; teto: retináculo dos músculos flexores) e, mais adiante, sob a aponeurose palmar, até os dedos (➤ Fig. 4.73).

Clínica

A compressão, muito frequente, do nervo mediano em seu trajeto através do túnel do carpo (➤ Fig. 4.73) é chamada **síndrome do túnel do carpo**. Após a falha de uma terapia convencional (proteção, imobilização), o tratamento é uma incisão do retináculo dos músculos flexores.

NOTA
Área específica do nervo mediano: falanges terminais dos dedos indicador e médio.

O nervo mediano emite ramos apenas no antebraço, de modo que ele não exerce qualquer função no braço. Esses ramos são os seguintes:

- **Ramos musculares** seguem para quase todos os músculos anteriores do antebraço (exceto o músculo flexor ulnar do carpo e os ventres ulnares do músculo flexor profundo dos dedos).
- **Nervo interósseo anterior do antebraço**: segue com a artéria interóssea anterior sobre a membrana interóssea, em direção ao

músculo pronador quadrado. Este nervo fornece o suprimento motor de todos os músculos flexores profundos do antebraço (exceto os dois ventres ulnares do músculo flexor profundo dos dedos) e o suprimento sensitivo da superfície palmar do punho.

- **Ramo palmar**: este ramo cutâneo supre a eminência tenar e a face radial da área palmar.
- **Nervos digitais palmares comuns**: originam-se após a passagem do nervo mediano através do túnel do carpo e, subsequentemente, se dividem nos **nervos digitais palmares próprios**, de função sensitiva. Dois desses ramos suprem, em conjunto, as superfícies palmares do polegar, do dedo indicador e do dedo médio, e um 7º ramo segue para a face radial do dedo anular. Os ramos também inervam o segmento distal da superfície dorsal da mão. Os ramos do nervo mediano fornecem o suprimento sensitivo das **porções palmares de 3½ radiais dos dedos** e seus segmentos terminais na face dorsal. Suas regiões de suprimento motor são:
  - A maioria dos músculos tenares (exceto o músculo adutor do polegar e a cabeça profunda do músculo flexor curto do polegar)
  - Os músculos lumbricais I-II.

Clínica

No nervo mediano, sob o ponto de vista clínico, são distinguidas uma lesão proximal e uma lesão distal:

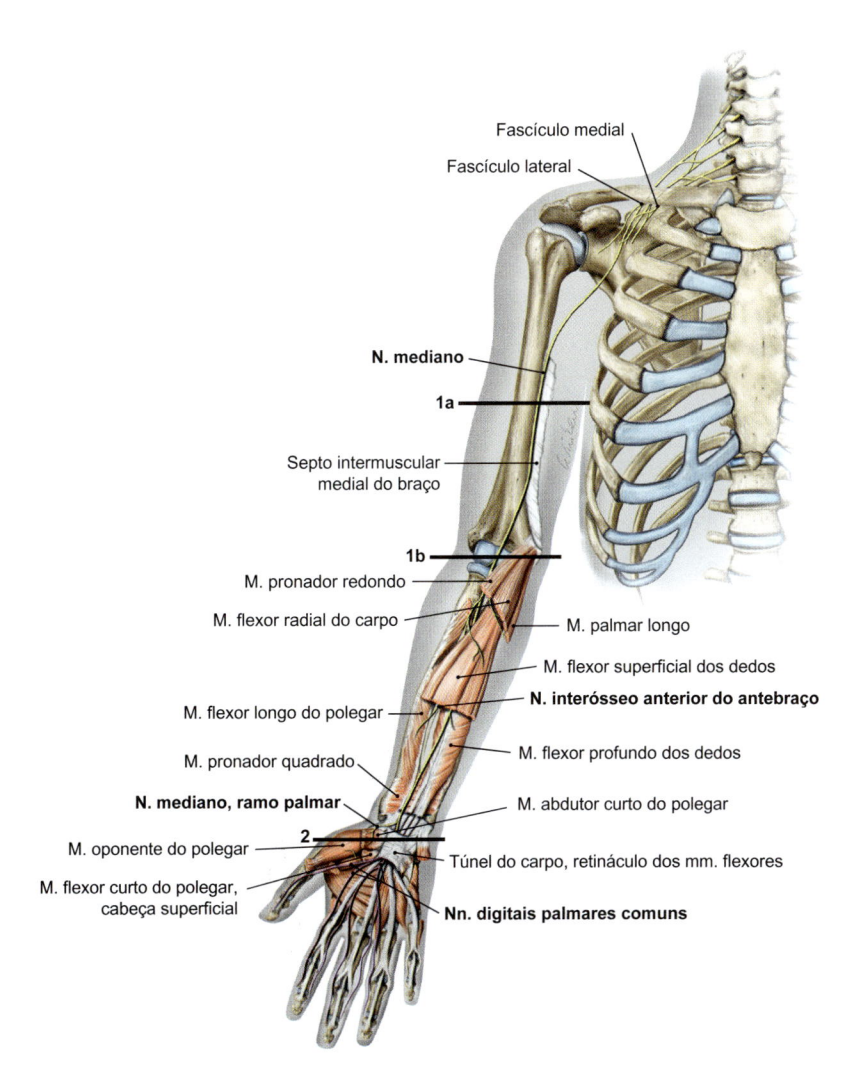

Fascículo medial

Fascículo lateral

N. mediano

1a

Septo intermuscular medial do braço

1b

M. pronador redondo

M. flexor radial do carpo

M. palmar longo

M. flexor superficial dos dedos

N. interósseo anterior do antebraço

M. flexor longo do polegar

M. pronador quadrado

M. flexor profundo dos dedos

N. mediano, ramo palmar

M. abdutor curto do polegar

M. oponente do polegar

2

M. flexor curto do polegar, cabeça superficial

Túnel do carpo, retináculo dos mm. flexores

Nn. digitais palmares comuns

Figura 4.57 Trajeto e áreas de distribuição do nervo mediano, lado direito. Vista anterior.

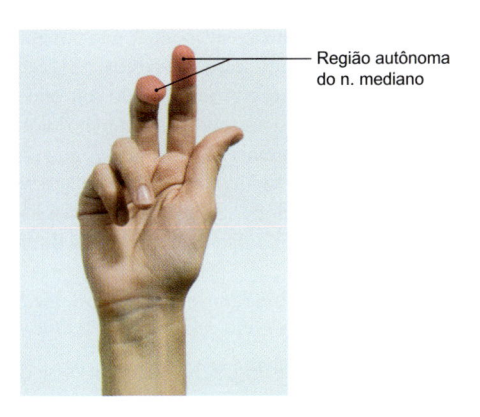

Região autônoma do n. mediano

Figura 4.58 Aspecto clínico de uma lesão proximal do nervo mediano ("mão em juramento").

- **Lesão proximal**: lesão na região do sulco bicipital medial (1a na ➤ Fig. 4.57, muitas vezes por cortes) ou na região do cotovelo (1b na ➤ Fig. 4.57), nas fraturas distais do úmero, por manipulação incorreta durante uma coleta de sangue, por compressão entre as duas cabeças do músculo pronador redondo:
  - Na tentativa de fechamento do punho, ocorre a **"mão em benção"** (➤ Fig. 4.58, deficiência do músculo flexor

superficial dos dedos e da parte radial do músculo flexor profundo dos dedos). Os dedos IV-V ainda podem ser parcialmente flexionados, uma vez que os segmentos correspondentes do músculo flexor profundo dos dedos são inervados pelo nervo ulnar.
  - O teste do polegar com o dedo mínimo é negativo (deficiência do músculo oponente do polegar), ou seja, a extremidade da face palmar do polegar não pode tocar a face palmar do dedo mínimo.
  - Hipotrofia da musculatura tenar.
  - **Mão simiesca** ("mão de macaco"): posição de adução do polegar devido ao predomínio da ação de adução (o músculo adutor do polegar é inervado pelo nervo ulnar).
  - **Sinal da garrafa**: devido à deficiência do músculo abdutor curto do polegar, não se pode envolver completamente o gargalo de uma garrafa.
  - Deficiência sensitiva na face palmar de 3½ radiais dos dedos e principalmente nas falanges distais dos dedos indicador e médio.
- **Lesão distal**: esta lesão na região do punho (2 na ➤ Fig. 4.57) é geralmente o resultado de uma **síndrome do túnel do carpo**, por exemplo devido a um edema nas bainhas tendíneas por alguma sobrecarga, doenças reumáticas, na gestação ou, ainda, por lesão cortantes ("cortar os pulsos"). Os sintomas são semelhantes aos da lesão proximal. No entanto, não ocorre a "mão em juramento", uma vez que os ramos musculares para a inervação dos músculos flexores longos saem anteriormente ao túnel do carpo.

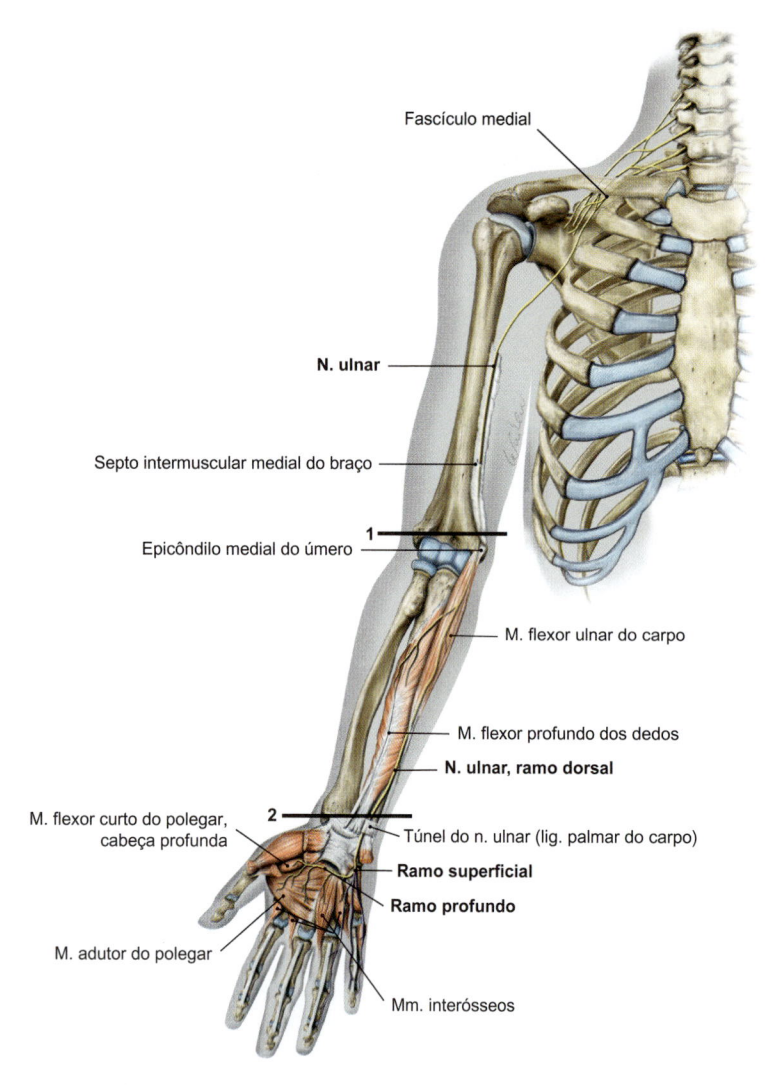

Fascículo medial

N. ulnar

Septo intermuscular medial do braço

1

Epicôndilo medial do úmero

M. flexor ulnar do carpo

M. flexor profundo dos dedos

N. ulnar, ramo dorsal

M. flexor curto do polegar, cabeça profunda

2

Túnel do n. ulnar (lig. palmar do carpo)

Ramo superficial

Ramo profundo

M. adutor do polegar

Mm. interósseos

Figura 4.59 Trajeto e áreas de distribuição do nervo ulnar, lado direito. Vista anterior.

4.6.7 Nervo Ulnar

O nervo ulnar (C8-T1) é o ramo mais espesso do fascículo medial. Segue no sulco bicipital medial em direção ao antebraço (➤ Fig. 4.59). Em contraste com o nervo mediano, ele atravessa o septo intermuscular medial no ponto médio do braço e segue em direção posterior para a face extensora, onde se posiciona no **sulco do nervo ulnar** (**túnel ulnar**), atrás do epicôndilo medial do úmero. No antebraço, ele continua pela face flexora, seguindo em torno da artéria ulnar ao longo do músculo flexor ulnar do carpo (músculo de referência), em direção às articulações do carpo, daí atravessando o assoalho no túnel do nervo ulnar (**canal de Guyon**) (assoalho: retináculo dos músculos flexores; teto: desprendimento do retináculo, às vezes referido como "ligamento palmar do carpo",) para se estender até a região palmar.

N O T A

Nos traumatismos do cotovelo, o nervo ulnar pode ser comprimido no sulco do nervo ulnar. Isso resulta em dores, parestesia e formigamento na região de suprimento sensitivo do nervo ("*funny bone*", traduzido literalmente como "**osso engraçado**").
O **túnel do nervo ulnar** é delimitado, de ambos os lados, por porções do retináculo dos músculos flexores e, portanto, se situa na superfície do túnel do carpo, sobre a face ulnar das articulações do carpo (➤ Fig. 4.73). O túnel do nervo ulnar é atravessado pela artéria ulnar, pela veia ulnar e pelo nervo ulnar. Neste local, especialmente, o nervo pode ser lesado por compressão.

Assim como o nervo mediano, o nervo ulnar não possui ramos no braço. No antebraço, originam-se quatro ramos:
- **Ramo articular ulnar**: para a articulação do cotovelo
- **Ramos musculares** para o músculo flexor ulnar do carpo e para os dois ventres ulnares do músculo flexor profundo dos dedos
- **Ramo posterior**: origina-se no ponto médio do antebraço, se estende para a face posterior e se divide nos **nervos digitais dorsais**, os quais suprem o dorso da mão e a **face dorsal do lado ulnar de 2½ dedos**
- **Ramo palmar**: este pequeno ramo supre a pele sobre o punho e a eminência hipotenar

No túnel do nervo ulnar (➤ Fig. 4.73), este nervo se divide em seus dois ramos terminais:
- **Ramo profundo**
- **Ramo superficial**.

Ramo Profundo

Segue sob o músculo flexor curto do dedo mínimo, ao longo do arco palmar profundo, até o **músculo adutor do polegar** e o **músculo flexor curto do polegar**. Em seu trajeto, supre os músculos curtos da mão que não são inervados pelo nervo mediano:
- Todos os músculos da eminência hipotenar
- Todos os músculos interósseos palmares e dorsais
- 3º e 4º músculos lumbricais
- Músculo adutor do polegar
- Cabeça profunda do músculo flexor curto do polegar.

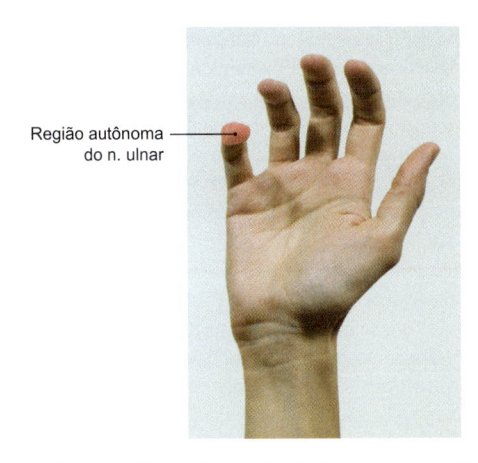

Figura 4.60 Aspecto clínico de uma lesão do nervo ulnar ("mão em garra").

Ramo Superficial

O ramo predominantemente sensitivo (suprimento motor restrito ao músculo palmar curto) segue sobre o músculo flexor curto do dedo mínimo em direção distal e, subsequentemente, se ramifica, emitindo dois **nervos digitais palmares comuns**, que se dividem, cada um, nos **nervos digitais palmares próprios**. Aqui, eles suprem a **superfície palmar da região ulnar de 1½ dedo** e a superfície dorsal de suas falanges terminais.

NOTA
Área específica do nervo ulnar: falange terminal do dedo mínimo.

Clínica

Quando ocorre uma lesão no nervo ulnar, pode-se distinguir uma lesão proximal de uma lesão distal, em relação ao local da lesão; no entanto, o quadro clínico é muito semelhante em ambos os casos, de tal modo que a diferença não é significativa. A lesão proximal ocorre por ocasião de fraturas na porção distal do úmero, ou por compressão crônica no sulco do nervo ulnar (**síndrome do túnel ulnar**). A lesão distal se origina geralmente por compressão no túnel do nervo ulnar (**síndrome do canal de Guyon**), por exemplo devido à hiperextensão dos punhos durante a digitação em um computador ou ao andar de bicicleta (ou de motocicleta). Ambas as lesões são caracterizadas pelo seguinte quadro:

- **Mão em garra**: devido à deficiência dos músculos interósseos e dos músculos lumbricais mediais, os dedos não podem ser flexionados nas articulações metacarpofalângicas, assim como não conseguem se manter estendidos nas articulações interfalângicas distais, de modo que as articulações fiquem fletidas durante o relaxamento dos músculos flexores e extensores longos em posições opostas (➤ Fig. 4.60).
- Atrofia da musculatura hipotenar e dos músculos interósseos (áreas deprimidas entre os ossos metacarpais)
- Teste do polegar com o dedo mínimo negativo (deficiência do músculo oponente do dedo mínimo e do músculo adutor do polegar)
- **Sinal de Froment**: o paciente não consegue segurar uma folha de papel entre o polegar e o dedo indicador (deficiência do músculo adutor do polegar) e compensa isso por meio de uma flexão da falange distal do polegar.
- Deficiências sensitivas na face palmar de dedo V e 1/2 dedo IV, especialmente na falange distal do dedo mínimo.

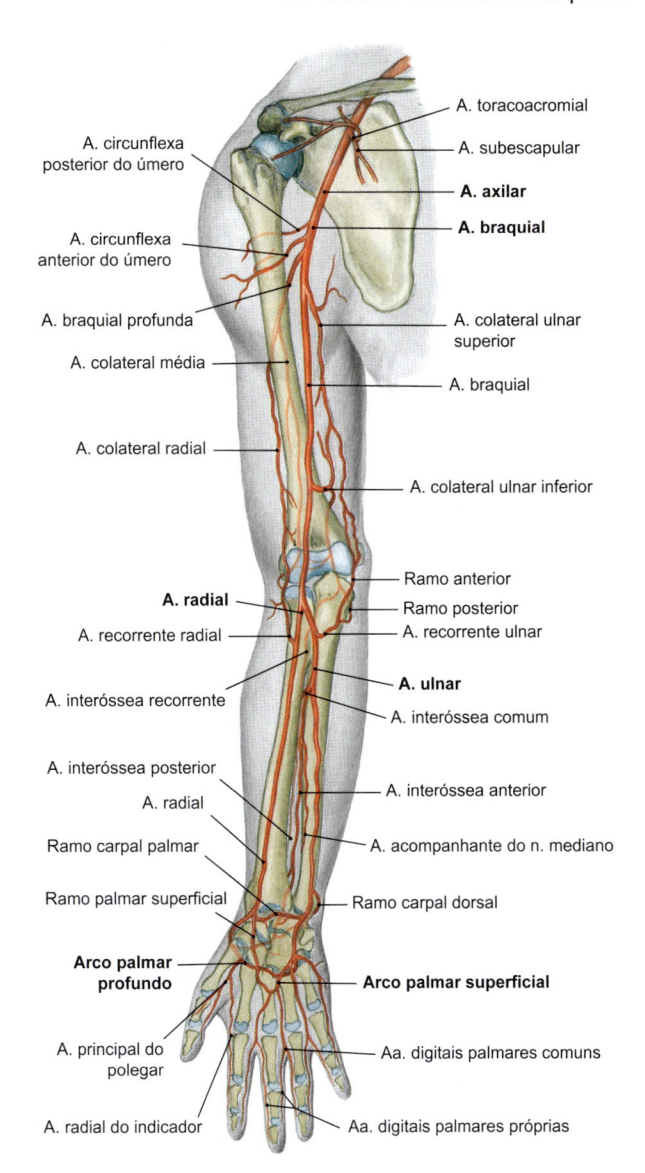

Figura 4.61 Artérias do membro superior.

No caso de uma lesão proximal do nervo ulnar, da mesma forma que em uma lesão proximal do nervo mediano, o nervo interósseo anterior do antebraço pode ser transferido para a posição do respectivo nervo, antes da sua entrada no músculo pronador quadrado, de modo a corrigir a perda de função (transposição distal do nervo).

4.6.8 Nervo Cutâneo Medial do Braço e Nervo Cutâneo Medial do Antebraço

Ambos os nervos são puramente sensitivos e originários do fascículo medial (C8-T1). Eles seguem no sulco bicipital medial. O **nervo cutâneo medial do braço**, bastante delgado e muito curto, se associa a fibras da parede torácica derivadas de T2 e T3, por meio dos nervos intercostobraquiais, e suprem a pele da axila e a região medial do braço. O **nervo cutâneo medial do antebraço** atravessa a fáscia do braço com a veia basílica, e se divide em um ramo anterior e um ramo posterior. Ele supre a pele da região ulnar do antebraço até o punho.

4.7 Artérias do Membro Superior

Competências

Após a leitura deste capítulo do livro, você deverá ser capaz de:
- Identificar todas as artérias do membro superior em preparações anatômicas
- Explicar as anastomoses vasculares do ombro e do braço.

A **artéria subclávia** é o principal vaso sanguíneo que supre o membro superior (➤ Fig. 4.61). A partir da costela I, a artéria axilar continua o trajeto da artéria subclávia e, na margem inferior do músculo peitoral maior, continua com a artéria braquial, a artéria do braço. Essa artéria segue no sulco bicipital medial e se divide, no cotovelo, na artéria radial e na artéria ulnar. Em seguida, essas duas artérias se projetam tanto na face radial quanto na face ulnar da porção anterior do antebraço até a mão e se unem na região palmar, por meio dos arcos palmares profundo e superficial (➤ Fig. 4.61).

4.7.1 Artéria Subclávia

No lado direito, a artéria subclávia se origina do tronco braquiocefálico (1º ramo do arco da aorta), enquanto do lado esquerdo ela é um ramo que sai diretamente (3º ramo) da aorta (➤ Fig. 4.62). Em seu trajeto através do hiato dos escalenos, entre os músculos escalenos anterior e médio, ela atravessa a cúpula pleural e, em seguida, continua na artéria axilar, no nível da costela I. Além do membro superior, a artéria subclávia e seus ramos suprem o pescoço e seus órgãos, porções da parede torácica anterior e partes do encéfalo. A partir da região caudal, no hiato dos escalenos, o vaso acompanha o plexo braquial, mas com trajeto posterior à veia subclávia.
A artéria subclávia geralmente possui quatro ramos:
- **Artéria vertebral**: assume um trajeto cranial, medialmente ao músculo escaleno anterior (parte pré-vertebral), segue, comumente, para o forame transversário da vértebra cervical VI, atravessa os outros forames intertransversários para cima (parte

transversária) e se posiciona, finalmente, sobre o arco posterior do atlas (parte atlântica). Em seguida, perfura a membrana atlanto-occipital e a dura-máter e passa através do forame magno para o interior da cavidade craniana (parte intracraniana), em que, após a união com a artéria do lado oposto, forma a artéria basilar para o suprimento do tronco encefálico, do cerebelo e de porções posteriores (lobos occipital e temporal) do cérebro.
- **Artéria torácica interna**: assume direção caudal e se estende a aproximadamente 1 cm lateralmente à margem do esterno, entre a fáscia endotorácica e as costelas. Na altura da costela VI, ela se divide em seus dois ramos terminais (artéria musculofrênica e artéria epigástrica superior). Seus ramos são:
  - **Ramos traqueais e bronquiais**, ramos tímicos e ramos mediastinais: delgados ramos aos respectivos órgãos e ao mediastino
  - **Artéria pericardicofrênica**: segue com o nervo frênico, entre o pericárdio e a pleura mediastinal, para o diafragma, suprindo este músculo, além do pericárdio
  - **Ramos esternais**, para o esterno
  - **Ramos perfurantes**, para os músculos do tórax, e que formam os **ramos mamários mediais** para a mama
  - **Ramos intercostais anteriores** (1º-6º), que se anastomosam às artérias intercostais posteriores e suprem do 1º ao 6º espaços intercostais
  - **Artéria musculofrênica**: estende-se ao longo do arco costal em direção ao diafragma e dá origem aos ramos VII-X intercostais anteriores
  - **Artéria epigástrica superior**: continua o trajeto, atravessa o trígono esternocostal do diafragma e se anastomosa com a artéria epigástrica inferior.
  - **Dica:** tenha cuidado ao descolar a artéria torácica interna das costelas, uma vez que, ao longo de seu trajeto para o diafragma, ela se rompe facilmente.
- **Tronco tireocervical**: este tronco vascular, geralmente calibroso, se ramifica em direção cranial, segue do lado medial, à frente do músculo escaleno anterior, e neste nível dá origem a quatro ramos:

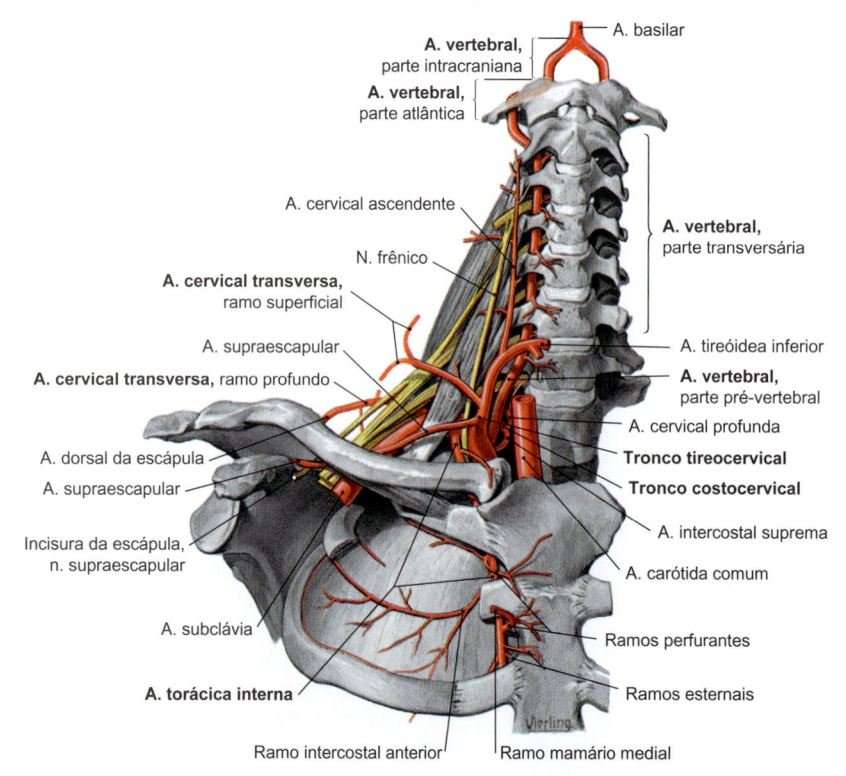

A. basilar

A. vertebral, parte intracraniana

A. vertebral, parte atlântica

A. cervical ascendente

N. frênico

A. cervical transversa, ramo superficial

A. supraescapular

A. cervical transversa, ramo profundo

A. dorsal da escápula

A. supraescapular

Incisura da escápula, n. supraescapular

A. subclávia

A. torácica interna

Ramo intercostal anterior

Ramo mamário medial

A. vertebral, parte transversária

A. tireóidea inferior

A. vertebral, parte pré-vertebral

A. cervical profunda

Tronco tireocervical

Tronco costocervical

A. intercostal suprema

A. carótida comum

Ramos perfurantes

Ramos esternais

Figura 4.62 Ramos da artéria subclávia. [S010-2-16]

– **Artéria tireóidea inferior**: este é o ramo mais calibroso do tronco tireocervical, que segue um trajeto tortuoso em direção medial, emitindo ramos glandulares destinados às porções caudais da glândula tireoide. Em seu trajeto, dá origem aos ramos faríngeos para a parte laríngea da faringe, ramos esofágicos para a parte cervical do esôfago e ramos traqueais para a traqueia. Um ramo mais calibroso, a **artéria laríngea inferior**, supre a região inferior da laringe.

– **Artéria cervical ascendente**: segue como um vaso sanguíneo delgado sobre o músculo escaleno anterior, em direção cranial, para o suprimento da musculatura do pescoço. Dá origem aos ramos espinais para a medula espinal.

– **Artéria cervical transversa**: segue em direção lateral e dá origem a dois ramos:

– Ramo profundo: cruza sobre os fascículos do plexo braquial e se dispõe sobre a margem medial da escápula (por isso, atualmente também chamada **artéria dorsal da escápula**), por baixo da qual ela se projeta para suprir os músculos superficiais do dorso. Na face posterior da escápula, ela se anastomosa com a artéria supraescapular e com a artéria circunflexa da escápula.

– Ramo superficial: cruza sobre o plexo braquial e segue para a face inferior do músculo trapézio.

– **Artéria supraescapular**: este vaso, geralmente bastante calibroso, segue sobre o plexo braquial e se encontra sobreposto ao nervo supraescapular. Segue pela fossa supraespinal, sobre o ligamento transversal da escápula, e por baixo do ligamento transversal inferior da escápula, na fossa infraespinal, para o suprimento dos músculos aí localizados (➤ Fig. 4.64). Um ramo acromial se estende em direção ao acrômio. A artéria supraescapular geralmente se anastomosa com a artéria circunflexa da escápula e, frequentemente, também com a artéria dorsal da escápula por meio de delgados ramos (importantes anastomoses escapulares)

• **Tronco costocervical**: este curto tronco segue caudalmente e, por trás do músculo escaleno anterior, emite dois ramos terminais:

– **Artéria intercostal suprema**: para o 1º e 2º espaços intercostais

– **Artéria cervical profunda**: segue profundamente em direção posterior para a musculatura cervical pré-vertebral.

– **Dica**: o tronco costocervical pode ser mais bem representado em preparações anatômicas caudalmente, através da cúpula pleural.

NOTA

A **artéria subclávia**, principalmente com relação ao tronco tireocervical, é **muito variável** na emissão de seus ramos. Deste modo, a artéria cervical transversa pode estar ausente e, em vez disso, originar o seu ramo superficial diretamente (por isso chamada artéria cervical superficial). O ramo profundo, como artéria dorsal da escápula, também pode ser um ramo direto do tronco ou se originar da artéria subclávia. A artéria tireóidea inferior também é, frequentemente, um ramo direto da artéria subclávia.

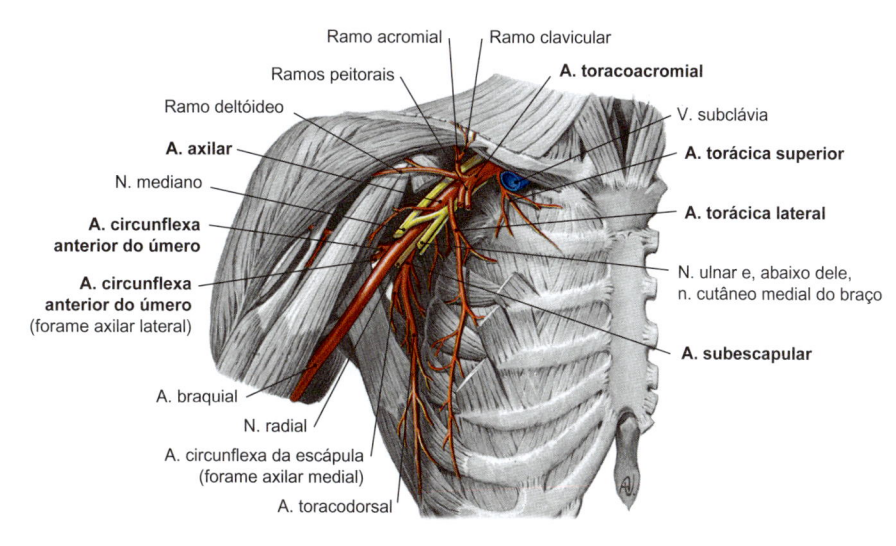

Figura 4.63 Ramos da artéria axilar. [S010-2-16]

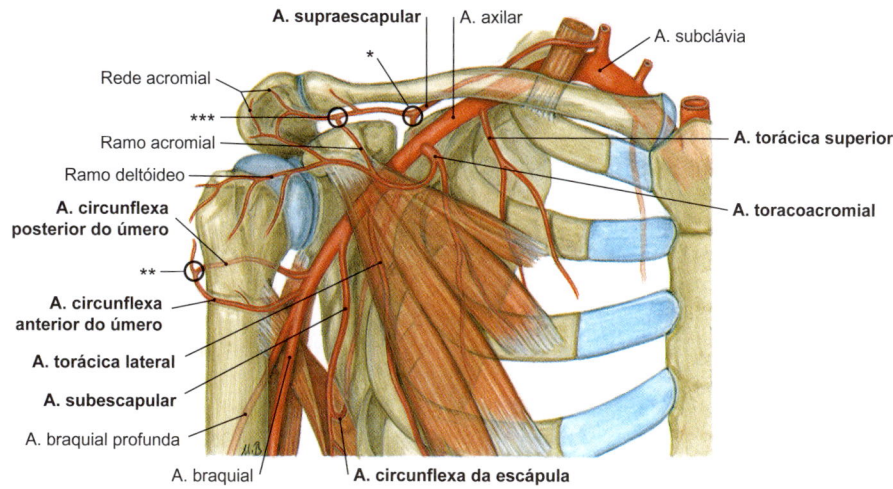

Figura 4.64 Anastomoses entre a artéria subclávia e a artéria axilar, lado direito. Vista anterior; *anastomose entre a artéria supraescapular e a artéria dorsal da escápula, **outra anastomose com a artéria circunflexa da escápula, ***ramo acromial da artéria toracoacromial.

4.7.2 Artéria Axilar

A artéria axilar se origina na margem lateral do tórax, no nível da costela I e cruza a axila entre o músculo peitoral maior e o tendão do músculo latíssimo do dorso (➤ Fig. 4.63). Na margem inferior do músculo peitoral maior, ela continua como artéria braquial. Os ramos derivados da artéria axilar suprem a região do ombro, seus músculos e partes da parede anterior do tronco. Podem ser distinguidos os seguintes seis ramos:

- **Artéria torácica superior**: este vaso delgado é inconstante, seguindo para os músculos peitorais maior e menor, suprindo ambos os músculos e partes do músculo serrátil anterior.
- **Artéria toracoacromial**: este vaso sanguíneo curto e calibroso segue em direção anterior e cranial e se ramifica, no trígono clavipeitoral, nos seguintes vasos:
  - Ramo clavicular, para a clavícula
  - Ramo acromial lateral, para o acrômio
  - Ramo deltoide, para o músculo deltoide
  - Ramos peitorais, para os músculos peitorais.
- **Artéria torácica lateral**: projeta-se sobre o músculo serrátil anterior e lateralmente ao músculo peitoral menor, em direção caudal, dando origem aos **ramos mamários laterais** para o suprimento das glândulas mamárias.
- **Artéria subescapular**: este vaso curto e calibroso segue ao longo da margem lateral da escápula e emite seus dois ramos terminais:
  - A **artéria circunflexa da escápula** que segue através do espaço triangular (forame axilar medial), sobre a face posterior da escápula, na fossa infraespinal, e aí se anastomosa com ramos da artéria supraescapular e, frequentemente, com a artéria escapular dorsal, por meio de ramos delgados (➤ Fig. 4.64).
  - A **artéria toracodorsal** continua o trajeto da artéria subescapular, acompanhando o nervo toracodorsal, e segue sobre o músculo serrátil anterior, em direção ao músculo latíssimo do dorso. Ambos os músculos são supridos por esta artéria.
- **Artéria circunflexa anterior do úmero**: projeta-se como um vaso delgado, para a frente, em torno da região proximal da diáfise do úmero, em direção à cabeça do úmero, a qual ela supre.
- **Artéria circunflexa posterior do úmero**: é ainda mais calibrosa, atravessa o espaço quadrangular (forame axilar lateral, ➤ Fig. 4.72) por trás da diáfise do úmero e se ramifica por baixo do músculo deltoide, o qual ela também supre. Anastomosa-se com a artéria circunflexa anterior do úmero.

Os ramos da artéria axilar também são relativamente variáveis. As variações afetam mais comumente a artéria toracoacromial e a artéria subescapular, da qual, por exemplo, podem se originar as artérias circunflexas anterior e posterior do úmero.

Sobre a face posterior da escápula, dois ramos da artéria subclávia se anastomosam com um ramo da artéria axilar (➤ Fig. 4.64). A **artéria supraescapular** (ramo do tronco tireocervical) segue sobre o ligamento transverso superior da escápula na fossa supraescapular, e recebe contribuição da **artéria dorsal da escápula** (ramo da artéria cervical transversa, derivada do tronco tireocervical; * na ➤ Fig. 4.64), que segue ao longo da margem medial da escápula. Ambos os vasos se anastomosam, em seguida, com a **artéria circunflexa da escápula** (ramo da artéria subescapular) (** na ➤ Fig. 4.64), que segue sobre a face posterior da escápula, através do espaço triangular (forame axilar medial). O ramo acromial da artéria toracoacromial também pode estar envolvido na formação dessa anastomose (*** na ➤ Fig. 4.64).

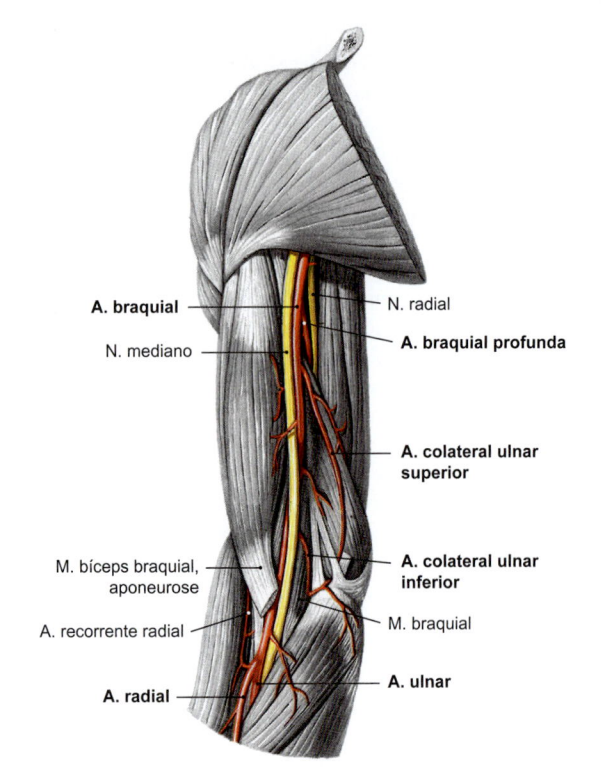

Figura 4.65 Ramos da artéria braquial. [S010-2-16]

> **Clínica**
>
> As **anastomoses escapulares** entre a artéria supraescapular e a artéria dorsal da escápula, derivadas da área de vascularização da artéria subclávia, com a artéria circunflexa da escápula, derivada da artéria axilar, representam importantes redes colaterais para o suprimento vascular do membro superior, quando, por exemplo, ocorre oclusão vascular entre a emergência do tronco tireocervical e da artéria subescapular, ou se houver necessidade de realizar uma ligadura no caso de uma lesão vascular (➤ Fig. 4.64).

4.7.3 Artéria Braquial

A artéria braquial é uma continuação da artéria axilar (➤ Fig. 4.65). Ela segue pela face interna do braço (sulco bicipital medial), no feixe vasculonervoso do braço, entre os músculos flexores e extensores, em direção distal. Neste local, ela é acompanhada pelo nervo mediano e por duas veias braquiais. Em seguida, a artéria braquial se posiciona sobre o músculo braquial, em direção anterior e segue lateralmente ao nervo mediano, sob a aponeurose do músculo bíceps braquial, na parte profunda do cotovelo, em que ela se ramifica na artéria radial e na artéria ulnar. A artéria braquial supre a diáfise e a epífise distal do úmero, os músculos do braço e a articulação do cotovelo; dá origem a três grandes ramos:

- **Artéria braquial profunda**: comumente se origina alguns centímetros após a emissão da artéria circunflexa posterior do úmero e, em seguida, se dirige para a região posterior. Posiciona-se junto ao nervo radial, entre as cabeças lateral e medial do músculo tríceps braquial, e o acompanha no sulco do nervo radial do úmero. Seus ramos são:
  - **Artéria colateral média**: atravessa o músculo tríceps braquial e se ramifica em uma rede vascular posteriormente à articulação do cotovelo (rede articular do cotovelo).

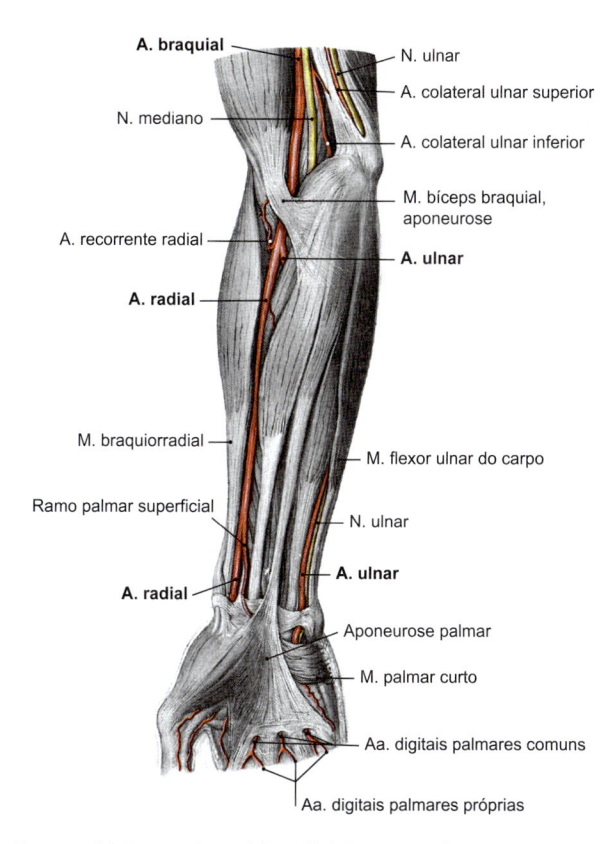

Figura 4.66 Ramos da artéria radial. [S010-2-16]

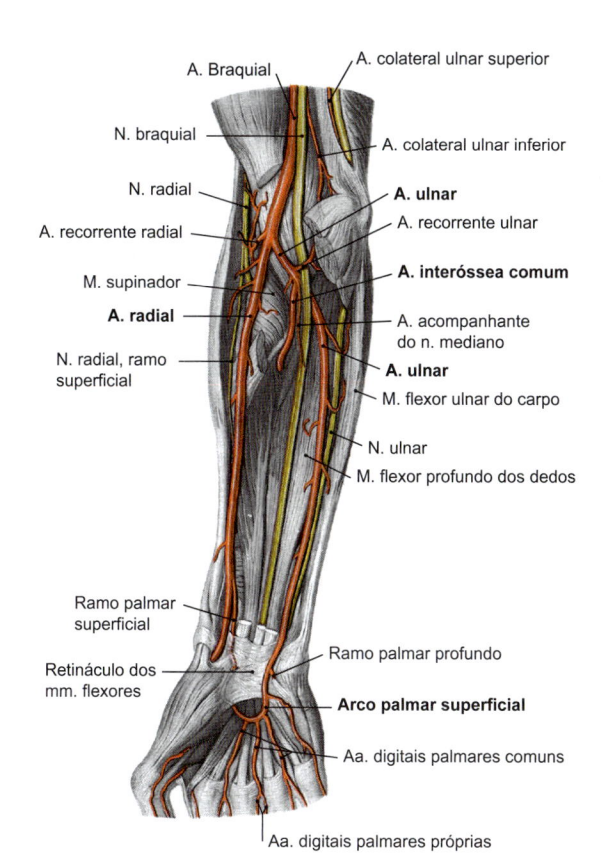

Figura 4.67 Artéria radial e artéria ulnar, com arco palmar superficial. [S010-2-16]

– **Artéria colateral radial**: segue o trajeto da artéria braquial profunda na face lateral do braço e participa da rede articular do cotovelo.
- **Artéria colateral ulnar superior**: trata-se de uma ou múltiplas artérias, ao longo do nervo ulnar, contribuindo na formação da rede articular do cotovelo.
- **Artéria colateral ulnar inferior**: origina-se mais distalmente no braço e segue em direção à rede articular do cotovelo.

Clínica

Devido às anastomoses, geralmente bem desenvolvidas, envolvendo as quatro artérias colaterais do braço com as três artérias recorrentes originadas do antebraço (ver adiante) na área da **rede articular do cotovelo**, a artéria braquial pode ser ligada de forma segura distalmente à emergência da artéria braquial profunda, prevenindo, por exemplo, sangramento intenso. No entanto, entre a emergência da artéria subescapular (a partir da artéria axilar) e a artéria braquial profunda, a artéria braquial nunca deve ser ligada, pois não há redes colaterais neste nível. Este segmento da artéria é essencial para o suprimento do braço.

4.7.4 Artéria Radial

No cotovelo, a artéria braquial bifurca formando a artéria ulnar e a artéria radial (➤ Fig. 4.66, ➤ Fig. 4.67, ➤ Fig. 4.68). A artéria radial está localizada no cotovelo lateralmente ao músculo pronador redondo e, subsequentemente, segue ao longo do músculo braquiorradial, juntamente com o ramo superficial do nervo radial, em direção distal. Na extremidade distal do rádio podemos perceber o pulso da artéria radial, utilizando-se o osso como apoio. Aqui, a artéria radial assume um trajeto posterior e se insinua na **fossa radial** ("tabaqueira anatômica"), na face radial do carpo para, em seguida, atravessar o músculo interósseo I, na região palmar, formando o arco palmar profundo.

NOTA

A **fossa radial** (também conhecida como **"tabaqueira anatômica"**) é uma pequena depressão na região dos osso metacarpais, visível principalmente com o polegar abduzido, formada pelos tendões terminais do músculo extensor curto do polegar (de um lado) e do músculo extensor longo do polegar (do outro lado). O assoalho é formado pelo osso escafoide. Além da artéria radial e da veia radial, o ramo superficial do nervo radial atravessa proximalmente nesta região.

A artéria radial compartilha com a artéria ulnar o suprimento sanguíneo de todo o antebraço e da mão. Ela geralmente dá origem a sete ramos:
- **Artéria recorrente radial**: é o único ramo na região proximal do antebraço, seguindo do lado radial, sob o músculo braquiorradial, para a rede articular do cotovelo, e supre os músculos ao redor.
- **Ramo carpal palmar**: segue no túnel do carpo e promove o seu suprimento.
- **Ramo palmar superficial**: juntamente com a artéria ulnar, forma o arco palmar superficial, sob a aponeurose palmar.
- **Ramo carpal dorsal**: supre, principalmente, a rede carpal dorsal na região do retináculo dos músculos extensores. Da rede carpal dorsal, se originam as **artérias metacarpais dorsais**, que se dividem, cada uma, em duas artérias digitais dorsais para o suprimento do dorso dos dedos.

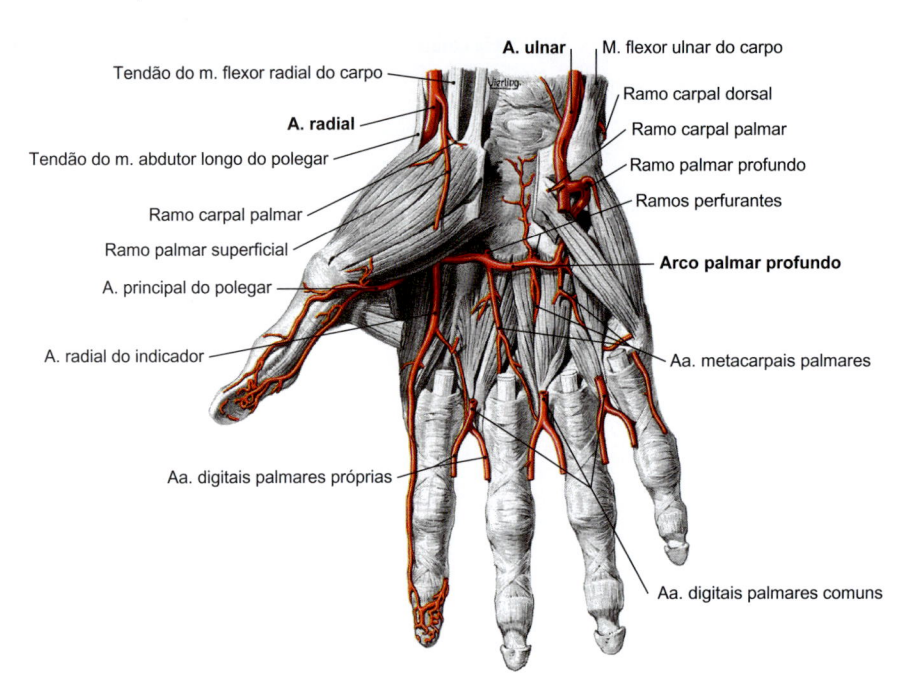

Tendão do m. flexor radial do carpo
A. radial
Tendão do m. abdutor longo do polegar
Ramo carpal palmar
Ramo palmar superficial
A. principal do polegar
A. radial do indicador
Aa. digitais palmares próprias

A. ulnar | M. flexor ulnar do carpo
Ramo carpal dorsal
Ramo carpal palmar
Ramo palmar profundo
Ramos perfurantes
Arco palmar profundo
Aa. metacarpais palmares
Aa. digitais palmares comuns

Figura 4.68 Artéria ulnar e artéria radial, com arco palmar profundo. [S010-2-16]

- **Artéria principal do polegar**: origina-se durante a passagem da artéria radial através do primeiro músculo interósseo dorsal e supre a superfície palmar do polegar.
- **Artéria radial do indicador**: segue ao longo da face radial do dedo indicador.
- **Arco palmar profundo** (➤ Fig. 4.68): encontra-se sob o músculo adutor do polegar, nas bases do ossos metacarpais II-IV, e se conecta ao ramo palmar profundo da artéria ulnar. O arco palmar profundo dá origem às três artérias metacarpais palmares para o suprimento dos músculos interósseos, que se conectam distalmente às artérias dos dedos.

Clínica

Devido à sua localização próxima à superfície e aos muitos suportes ósseos, as porções distais da **artéria radial** estão **muito propensas a lesões**. No entanto, neste local, uma **punção arterial** (p. ex., para a análise de gases no sangue) é de fácil realização. Devido à sua boa acessibilidade, a artéria radial é preferida como via de acesso, de primeira escolha, para uma avaliação angiográfica das artérias coronárias ("cateterismo cardíaco").

4.7.5 Artéria Ulnar

Após a emergência a partir da artéria braquial, a artéria ulnar segue sob o nervo mediano e o músculo pronador redondo, em direção à face ulnar do antebraço (➤ Fig. 4.67). Neste local, ela se associa ao nervo ulnar e segue ao longo do músculo flexor ulnar do carpo, em direção à mão. Aí, ela se situa entre o osso pisiforme e o hâmulo do osso hamato no túnel do nervo ulnar (canal de Guyon) e, em seguida, se ramifica na região palmar, para formar o arco palmar superficial. Ela emite cinco ramos:

- **Artéria recorrente ulnar**: segue proximalmente sob o músculo pronador redondo, em direção ao nervo ulnar e à rede articular do cotovelo.
- **Artéria interóssea comum**: sendo o ramo mais calibroso da artéria ulnar, segue como um curto segmento, medianamente sobre o músculo flexor profundo dos dedos em direção distal, até emitir os seguintes ramos:

- – **Artéria interóssea anterior**: segue sobre a membrana interóssea do antebraço e perfura esta membrana mais distalmente para desembocar na rede carpal dorsal.
- – **Artéria acompanhante do nervo mediano**: este vaso, geralmente delgado, acompanha o nervo mediano (pode também ser descrito como um resquício embriológico e se unir ao arco palmar).
- – **Artéria interóssea posterior**: passa através de um intervalo na porção proximal da membrana interóssea do antebraço e segue sobre a sua face posterior, juntamente com o ramo profundo do nervo radial, em direção à rede carpal dorsal. Sob o músculo ancôneo, a **artéria interóssea recorrente** se une à rede articular do cotovelo
- **Ramo carpal dorsal**: este ramo se estende para a face dorsal do carpo e se une à rede carpal dorsal. No entanto, ele é muito mais delgado que o vaso radial correspondente.
- **Ramo palmar profundo**: ramifica-se no túnel do nervo ulnar e atravessa os músculos hipotenares, seguindo em direção ao arco palmar profundo.
- **Arco palmar superficial**: situa-se sob a aponeurose palmar e sobre os tendões do músculo flexor longo dos dedos, sendo, predominantemente, formado pela artéria ulnar, anastomosando-se com o ramo palmar superficial da artéria radial. A partir do arco palmar superficial, originam-se as **artérias digitais palmares comuns**, que se dividem, cada uma, nas duas **artérias digitais palmares próprias**, ao longo das margens dos dedos.

Clínica

No exame clínico, os seguintes **pulsos** podem ser palpados no membro superior: o pulso da artéria radial, sobre a face radial do punho (medialmente ao tendão do músculo braquiorradial), e o pulso da artéria ulnar, sobre a face ulnar do punho (em posição lateral ao tendão do músculo flexor ulnar do carpo). Além disso, o pulso da artéria axilar (na região da axila) e o pulso da artéria braquial (no sulco bicipital medial) também podem ser palpados, os quais, no entanto, são menos comumente utilizados na clínica.

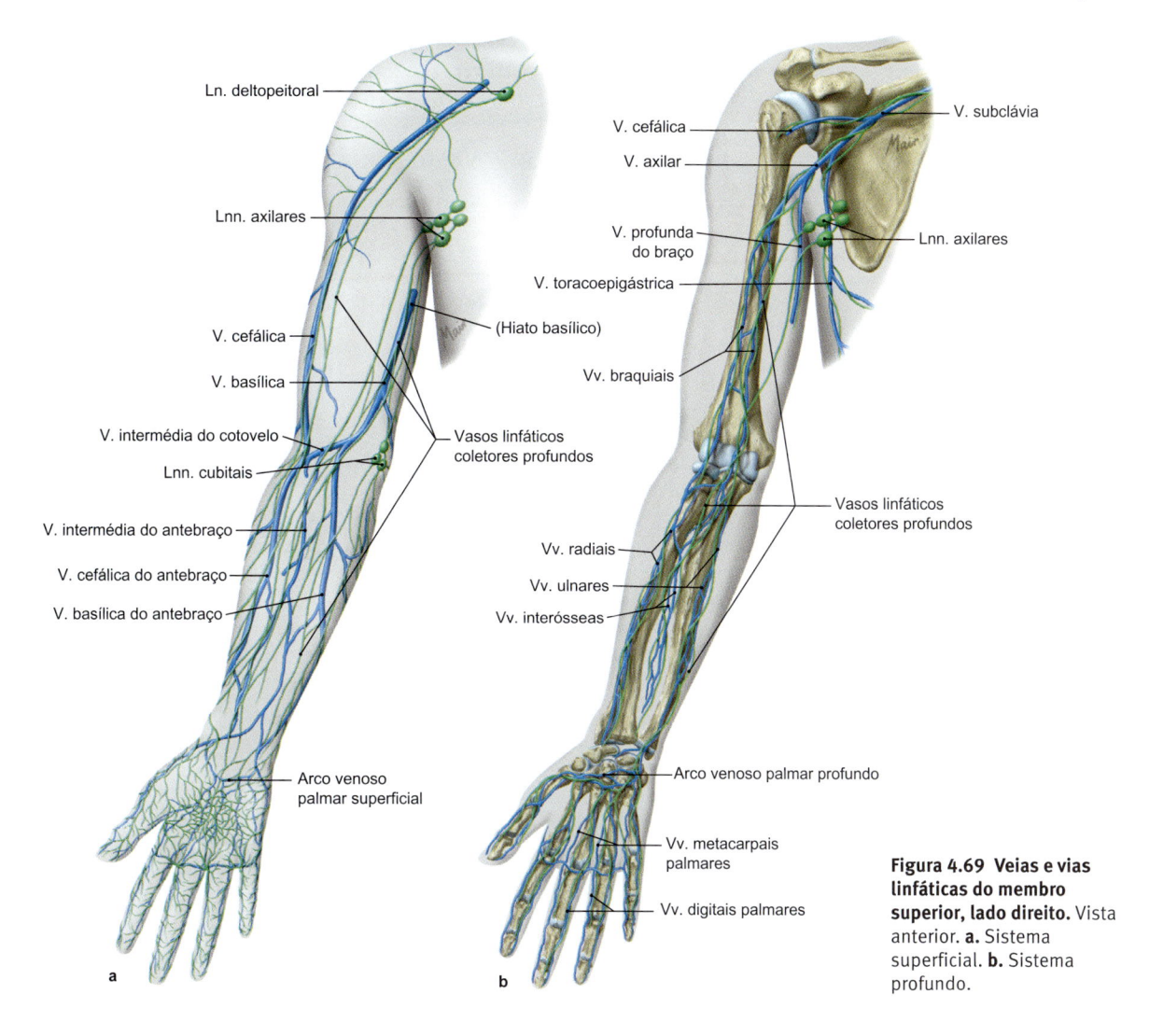

Figura 4.69 Veias e vias linfáticas do membro superior, lado direito. Vista anterior. **a.** Sistema superficial. **b.** Sistema profundo.

NOTA

A artéria ulnar forma o arco palmar superficial, enquanto a artéria radial forma o o arco palmar profundo.

4.8 Veias do Membro Superior

Competências

Após a leitura deste capítulo do livro, você deverá ser capaz de:
- Entender os princípios básicos da drenagem venosa do membro superior
- Conhecer as grandes veias epifasciais e identificá-las nas preparações anatômicas.

No membro superior distinguem-se um sistema de veias profundamente localizadas – que acompanham as artérias – e um sistema de veias superficiais, cujo trajeto segue através do tecido adiposo subcutâneo (➤ Fig. 4.69).

4.8.1 Veias Superficiais

As veias superficiais, caracterizadas como veias subcutâneas, estão sempre presentes sobre as fáscias do braço e do antebraço.

Podem ser distinguidos dois grandes troncos venosos superficiais (➤ Fig. 4.69a):
- **Veia basílica**: segue como um vaso calibroso no sulco bicipital medial em direção proximal, atravessa o braço em altura variável na fáscia do braço e desemboca nas veias braquiais.
- **Veia cefálica**: esta veia, em geral relativamente delgada, se estende lateralmente no braço em direção proximal, atravessa a fáscia do braço e segue na fenda entre o músculo deltoide e o músculo peitoral maior. Desemboca na veia axilar, no trígono clavipeitoral (fossa infraclavicular ou fossa de Mohrenheim).

A drenagem venosa superficial da mão está concentrada sobre a face dorsal, na rede venosa dorsal da mão. Na face palmar, geralmente se encontra um arco venoso palmar superficial. A veia cefálica do antebraço drena o sangue da face radial da mão, se estende radialmente pela face flexora do antebraço em direção proximal, levando o sangue para a veia cefálica (no braço). A veia basílica do antebraço segue pela margem ulnar do braço e continua na veia basílica (no braço). A **veia intermédia do cotovelo** une a veia cefálica à veia basílica no cotovelo. Com frequência, associados às redes vasculares superficiais, existem, ainda, troncos venosos mais calibrosos (p. ex., a **veia intermédia do antebraço**, situada na linha média na face flexora do antebraço). As veias superficiais estão associadas às veias profundas através de vasos de conexão (veias perfurantes).

NOTA

As veias superficiais do braço são muito variáveis. Deste modo, por exemplo, a veia cefálica ou a veia intermédia do cotovelo, assim como veias cutâneas adicionais, podem ou não estar presentes. Devido à sua localização superficial, no tecido adiposo subcutâneo, esses vasos são adequados para a **coleta de sangue** ou para a **administração intravenosa de fármacos**. Para este fim, a veia intermédia do cotovelo, pelo seu grande calibre, é especialmente utilizada no cotovelo. No entanto, é fundamental não confundir uma veia com uma artéria braquial superficial na palpação no cotovelo, considerando a presença ou não do pulso no vaso palpado (variação em cerca de 8% dos indivíduos).

4.8.2 Veias Profundas

No caso de veias profundas, tipicamente ocorre a aproximação de duas veias e uma artéria (➤ Fig. 4.69b). Essas veias são frequentemente unidas umas às outras por meio de conexões em formato de pontes transversais. Como as veias acompanhantes das artérias só estão presentes no sistema profundo, elas são denominadas de acordo com a respectiva artéria. A veia axilar e a veia subclávia geralmente são únicas, de cada lado do corpo. Ambas as veias se encontram anteriormente à artéria correspondente. Enquanto a artéria subclávia atravessa o hiato dos músculos escalenos, a veia subclávia segue anteriormente ao músculo escaleno anterior.

Clínica

Uma vez que a veia subclávia se encontra superficialmente e localizada anteriormente à artéria subclávia, geralmente ela é utilizada para a introdução de um **cateter venoso central**. Nesta situação, a margem inferior da clavícula é usada como uma estrutura de orientação para o percurso da cânula de punção. O risco de uma punção errônea da artéria subclávia é muito pequeno. No entanto, após a punção, deve-se excluir a ocorrência de uma lesão na cavidade pleural por meio de uma radiografia do tórax.

As veias profundas do membro superior apresentam muitas **válvulas venosas**. Estas permitem uma drenagem direcionada do fluxo de sangue para o coração em cada nível do membro superior.

4.9 Vasos Linfáticos do Membro Superior

Competências

Após a leitura deste capítulo do livro, você deverá ser capaz de:
- Saber os princípios da drenagem linfática do membro superior
- Explicar as cadeias de linfonodos da axila e a sua relevância clínica.

4.9.1 Vasos Linfáticos Epifasciais e Subfasciais

De modo semelhante às veias, os vasos linfáticos seguem em localização epifascial ou subfascial (➤ Fig. 4.69).

Os **vasos coletores superficiais** formam três feixes no antebraço (feixes radial, ulnar e medial) e no nível do cotovelo eles convergem, predominantemente, para o feixe coletor medial do braço, ao redor da veia basílica. Esse feixe, finalmente, desemboca nos linfonodos axilares. O feixe dorsolateral, em torno da veia cefálica, garante uma segunda via de drenagem no braço, cujos vasos linfáticos desembocam, finalmente, nos linfonodos supraclaviculares e, parcialmente, nos linfonodos axilares. Nesse feixe, linfonodos isolados podem estar presentes como uma primeira estação de filtração, como, por exemplo, os linfonodos cubitais no cotovelo.

Os **vasos coletores subfasciais** acompanham os grandes troncos venosos e também desembocam nos linfonodos axilares. Aqui também estão presentes linfonodos regionais isolados, como, por exemplo, os linfonodos braquiais, que se encontram associados aos vasos coletores profundos.

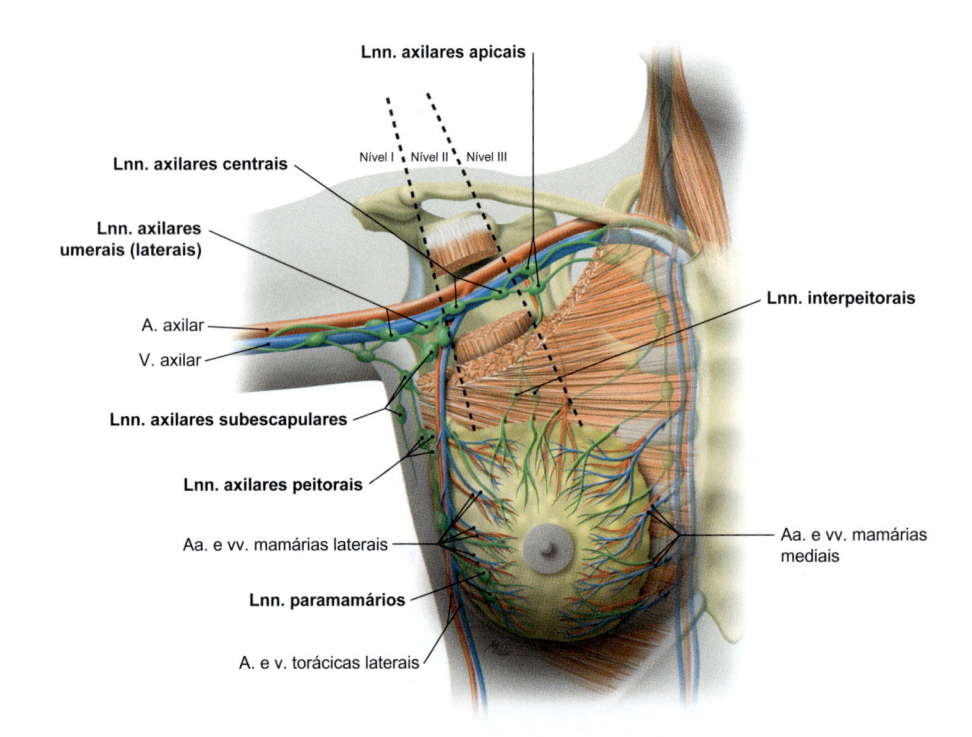

Lnn. axilares apicais

Nível I Nível II Nível III

Lnn. axilares centrais

Lnn. axilares umerais (laterais)

A. axilar

V. axilar

Lnn. axilares subescapulares

Lnn. axilares peitorais

Aa. e vv. mamárias laterais

Lnn. paramamários

A. e v. torácicas laterais

Lnn. interpeitorais

Aa. e vv. mamárias mediais

Figura 4.70 Linfonodos da axila.

4.9.2 Linfonodos da Axila

Os linfonodos da axila drenam quase toda a linfa do membro superior e do quadrante superior das paredes anterior e posterior do tronco. É particularmente relevante, sob o ponto de vista clínico, que até 50 linfonodos recebam a linfa oriunda de grandes porções da mama (➤ Fig. 4.70). De acordo com a sua localização em relação ao músculo peitoral menor, pode-se distribuir os linfonodos em três níveis e em diferentes grupos.

- **Nível I:** *lateralmente* ao músculo peitoral menor
  - Linfonodos paramamários (na margem lateral da mama)
  - Linfonodos axilares peitorais (ao longo da artéria torácica lateral)
  - Linfonodos axilares subescapulares (ao redor da artéria subescapular)
  - Linfonodos axilares laterais (lateralmente à artéria axilar)
- **Nível II:** *anteriormente* ou *posteriormente* ao músculo peitoral menor
  - Linfonodos interpeitorais (entre ambos os músculos peitorais)
  - Linfonodos axilares centrais (abaixo do músculo peitoral menor, adjacentes à artéria axilar)
- **Nível III:** *medialmente* ao músculo peitoral menor
  - Linfonodos axilares apicais (na região do trígono clavipeitoral = fossa infraclavicular = fossa de Mohrenheim).

A linfa flui, predominantemente, para os linfonodos dos níveis I e II, em primeiro lugar e, em seguida, é conduzida para os linfonodos do nível III. Subsequentemente, a linfa flui para o tronco subclávio. Em função dessa disposição, **células alteradas**, por exemplo, derivadas de tumores das glândulas mamárias, em geral, são frequentemente encontradas – na sequência temporal – em uma primeira fase nos linfonodos dos níveis I e II e, apenas mais tarde, nos linfonodos do nível III. Dos linfonodos do nível III, a linfa segue através do tronco subclávio para o ducto torácico, chegando ao ângulo venoso esquerdo ou, no lado direito, através do ducto linfático direito, no ângulo venoso direito.

Clínica

O conhecimento detalhado das várias estações de linfonodos é fundamental, por exemplo, nos tumores das glândulas mamárias (**câncer de mama**). Devido à frequência (tumores malignos são mais comuns em mulheres – 1 em cada 10 mulheres sofrem de câncer de mama – embora homens também possam ser afetados), portanto, em qualquer aumento de tamanho de linfonodos axilares nas mulheres, deve-se excluir a presença de um câncer de mama. O número e a localização dos linfonodos acometidos são importantes para a classificação da gravidade da doença tumoral (estadiamento) e, portanto, também decisivo em relação ao tratamento. Antigamente, todos os três níveis, incluindo os músculos do tórax, eram submetidos à ressecção, o que era procedimento extremamente desfigurante. Por um longo tempo, como procedimento padrão, o nível I era removido com a mama para a avaliação dos linfonodos. Atualmente, a terapia é mais direcionada. Muitas vezes, é possível um tratamento de preservação da mama e uma investigação dos linfonodos por cintilografia para a exclusão de um linfonodo "sentinela". A remoção completa dos linfonodos (linfadenectomia axilar) pode levar ao edema no membro superior, devido à drenagem inadequada do líquido intersticial através dos vasos linfáticos.

4.10 Aspectos Topográficos Importantes do Membro Superior

Competências

Após a leitura deste capítulo do livro, você deve ser capaz de:
- Identificar os feixes vasculonervosos que atravessam a fossa de Mohrenheim
- Denominar os limites dos forames axilares e explicar as estruturas que os atravessam em preparações anatômicas
- Explicar o trajeto dos feixes vasculonervosos no cotovelo
- Explicar a estrutura e os componentes que atravessam o túnel do carpo e o túnel do nervo ulnar.

4.10.1 Trígono Clavipeitoral

O trígono clavipeitoral (ou fossa infraclavicular, ou ainda, fossa de Mohrenheim) é uma depressão triangular da parede anterior do tronco (➤ Fig. 4.71). Ele se relaciona lateralmente com o músculo deltoide, medialmente com o músculo peitoral maior e cranialmente com a clavícula. A fossa infraclavicular é atravessada por diferentes feixes vasculonervosos em sua passagem através da fáscia clavipeitoral:
- Nervos peitorais medial e lateral: para o músculo peitoral maior e o músculo peitoral menor
- Artéria toracoacromial: aqui ela se divide em seus ramos terminais
- Veia cefálica: aqui ela desemboca na veia axilar profunda
- Linfonodos axilares apicais.

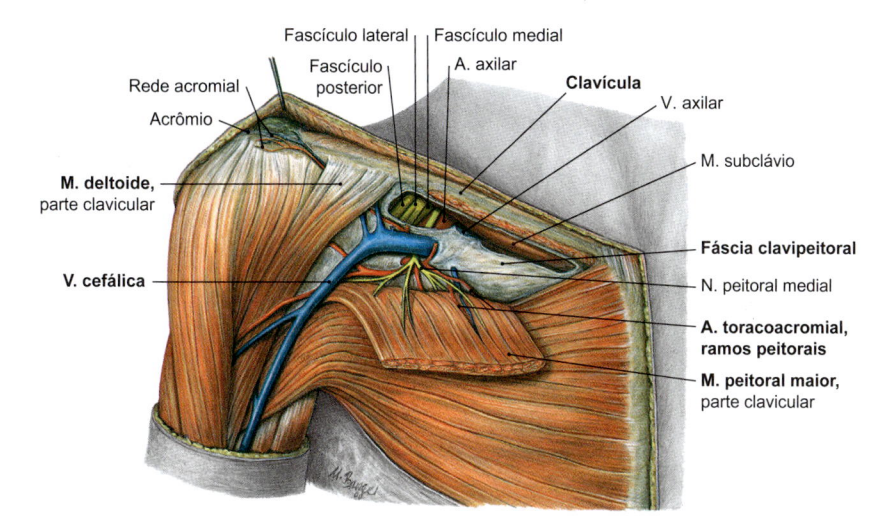

Rede acromial
Acrômio
Fascículo lateral
Fascículo posterior
Fascículo medial
A. axilar
Clavícula
V. axilar
M. subclávio
M. deltoide, parte clavicular
V. cefálica
Fáscia clavipeitoral
N. peitoral medial
A. toracoacromial, ramos peitorais
M. peitoral maior, parte clavicular

Figura 4.71 Trígono clavipeitoral, lado direito. Vista anterior.

195

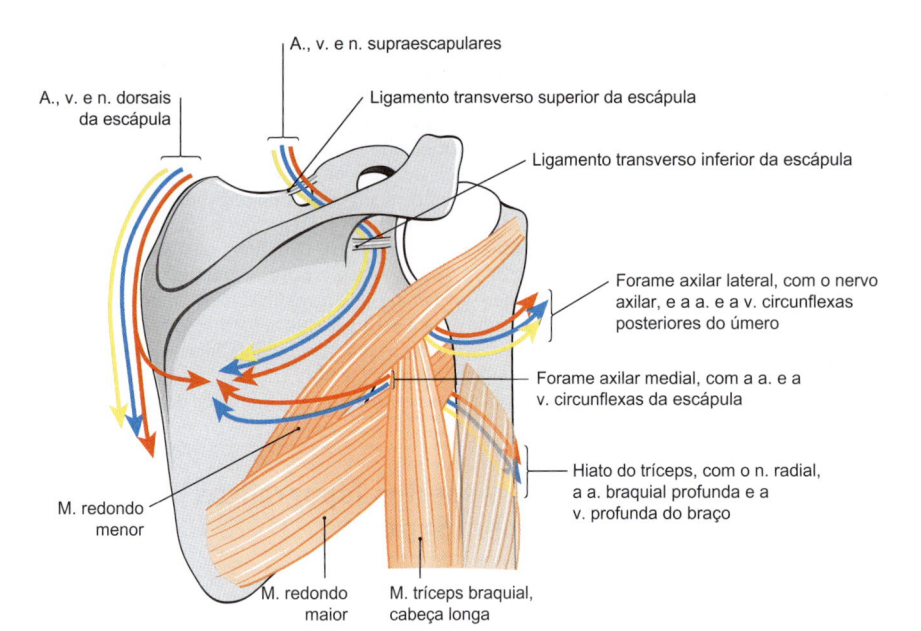

A., v. e n. supraescapulares

A., v. e n. dorsais da escápula

Ligamento transverso superior da escápula

Ligamento transverso inferior da escápula

Forame axilar lateral, com o nervo axilar, e a a. e a v. circunflexas posteriores do úmero

Forame axilar medial, com a a. e a v. circunflexas da escápula

Hiato do tríceps, com o n. radial, a a. braquial profunda e a v. profunda do braço

M. redondo menor

M. redondo maior

M. tríceps braquial, cabeça longa

Figura 4.72 Esquema dos forames axilares e do hiato do tríceps, lado direito. Vista posterior. [L126]

4.10.2 Fossa Axilar (Axila)

A axila (fossa axilar), com o membro superior relaxado e pendente, é uma cavidade de formato aproximadamente piramidal, preenchido com tecido adiposo e tecido conjuntivo. É percorrida por todos os feixes vasculonervosos que suprem o membro superior (exceção: veia cefálica, com os tratos linfáticos circunjacentes). A pele da axila forma o assoalho desta cavidade piramidal, enquanto o ápice atinge a articulação do ombro. A prega axilar anterior é formada pelo músculo peitoral maior e a prega axilar posterior é formada pelo músculo latíssimo do dorso.

Na fossa axilar, os três fascículos do plexo braquial seguem posterior, medial e lateralmente à artéria axilar. A veia axilar se encontra anteriormente a este feixe vasculonervoso. Além de um grande número de linfonodos axilares, são encontrados, também, os vasos linfáticos aferentes e eferentes correspondentes.

A partir da axila, feixes vasculonervosos partem através dos forames axilares em direção posterior.

4.10.3 Forames Axilares e Hiato do Tríceps

Podem ser distinguidos dois espaços axilares (➤ Fig. 4.72):
- **Forame axilar medial** (ou espaço triangular)
- **Forame axilar lateral** (ou espaço quadrangular).

Caudalmente ao forame axilar lateral encontra-se o **hiato do tríceps**, através do qual o nervo radial se projeta, de modo a se posicionar sobre o úmero, no sulco do nervo radial (➤ Tabela 4.21).

4.10.4 Cotovelo

O cotovelo (ou fossa cubital) se encontra anteriormente entre o braço e o antebraço e é delimitado, na posição radial, pelo músculo braquiorradial e, na posição ulnar, pelo músculo pronador redondo. O assoalho é formado pelos tendões de inserção do músculo bíceps braquial e do músculo braquial.

No cotovelo, vários feixes vasculonervosos se ramificam em seu trajeto para o antebraço. Na região profunda do cotovelo são encontrados, da região radial para a ulnar:
- **Nervo radial**, com a artéria colateral radial
  Divisão em ramo profundo e ramo superficial

Tabela 4.21 Limites e estruturas que atravessam os forames axilares e o hiato do tríceps.

Forame axilar medial	Forame axilar lateral	Hiato do tríceps
Limites		
• M. redondo menor • M. redondo maior • Cabeça longa do m. tríceps braquial	• M. redondo menor • M. redondo maior • Cabeça longa do m. tríceps braquial • Úmero	• Cabeça longa do m. tríceps braquial • Cabeça lateral do m. tríceps braquial
Estruturas que atravessam os espaços		
• A. circunflexa da escápula • V. circunflexa da escápula	• A. circunflexa posterior do úmero • V. circunflexa posterior do úmero • N. axilar	• A. braquial profunda • N. radial

- **Artéria braquial**
  Divisão em artéria radial e artéria ulnar. Esta última dá origem à artéria interóssea comum.
- **Nervo mediano**, que segue entre as cabeças do músculo pronador redondo e cruza a artéria ulnar.

O compartimento profundo tem sua superfície fechada pela aponeurose do músculo bíceps braquial. Sobre a aponeurose, seguem – em sua posição muito variável – a veia cefálica do antebraço e a veia basílica do antebraço, bem como a veia intermédia do cotovelo como conexão entre elas.

Clínica

Devido a uma coleta inadequada de sangue venoso (perfuração muito profunda), abaixo da aponeurose do músculo bíceps braquial, além de vasos arteriais, o nervo mediano também pode ser lesionado (ele segue sobre a artéria ulnar). Por sua vez, o nervo ulnar não corre esse risco, uma vez que ele se encontra protegido no sulco do nervo ulnar, na face posterior do epicôndilo medial.

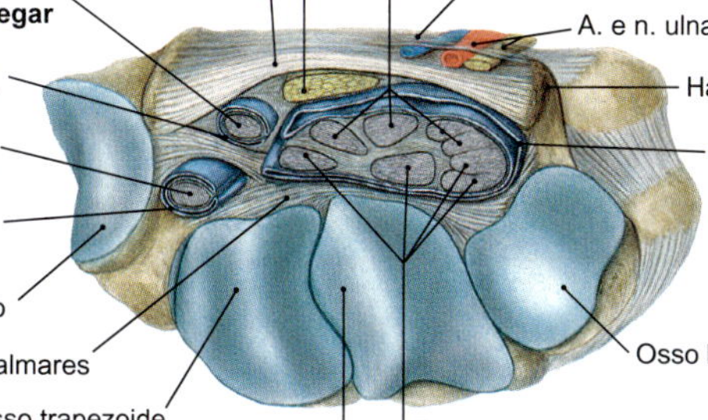

Figura 4.73 Túnel do carpo e túnel do nervo ulnar (canal de Guyon), com as respectivas estruturas que os atravessam, lado direito. Vista distal.

4.10.5 Túnel do Carpo e Túnel do Nervo Ulnar (Canal de Guyon)

Na região do punho (articulações do carpo), podem ser distinguidos dois espaços, que são utilizados como locais de passagem para feixes vasculonervosos, em direção à região palmar (➤ Fig. 4.73):
- Túnel do carpo, em posição profunda
- Túnel do nervo ulnar, em posição superficial.

Clínica

Em ambos os espaços, os nervos podem ser lesionados, por exemplo, devido a uma compressão ou a lesões cortantes (lesão distal do nervo mediano ou do nervo ulnar). Como diferentes tendões musculares se estendem através do túnel do carpo em suas bainhas tendíneas, uma **síndrome do túnel do carpo** pode ser causada devido a uma inflamação das bainhas tendíneas, devido à sobrecarga dos músculos, em doenças reumáticas, ou por edema durante a gravidez. Caso um tratamento conservador não promova a melhora, pode-se utilizar a terapia de transecção dos feixes ligamentares que recobrem esse espaço.

O assoalho do **túnel do carpo** é formado pelos ossos do carpo. Os ossos proximais (escafoide e trapézio), consequentemente, formam também a parede radial do túnel do carpo. A parede ulnar é formada pelo osso pisiforme e uma protrusão do osso hamato (hâmulo do osso hamato). Com isso, forma-se um sulco, denominado sulco do carpo. O retináculo dos músculos flexores, como um teto, fecha esse sulco do túnel do carpo, através do qual seguem os **tendões dos músculos flexores longos dos dedos** e o **nervo mediano**.

O **túnel do nervo ulnar** se encontra anteriormente à face ulnar do carpo e, portanto, superficialmente ao túnel do carpo. Seu assoalho é formado pelo retináculo dos músculos flexores, o qual, devido a uma divisão ("ligamento palmar do carpo"), também forma o teto. Através do túnel do nervo ulnar, seguem o **nervo ulnar**, juntamente com a **artéria ulnar** e a **veia ulnar**.

5 Membros Inferiores

Volker Spindler, Jens Waschke

Ruptura do Tendão do Calcâneo (Tendão de Aquiles)

História Clínica

Um homem de 56 anos é levado por amigos, à noite, para a sala de emergência do hospital. Ele informa que joga vôlei com seu time todas as quartas-feiras à noite. Após um vigoroso salto seguido de agachamento, ele sentiu repentinamente um golpe atrás da perna direita. O golpe foi acompanhado de um alto som de estalo. Desde então, ele sente uma dor intensa e só consegue andar claudicando. Ele relata, ainda, que realiza uma atividade física regular como corredor amador. Ele refere que, após corridas mais longas, já sentiu dor algumas vezes na região posterior da perna durante alguns dias.

Exame Físico

O paciente se apresenta totalmente consciente, e os sinais vitais estão dentro dos padrões normais. Na perna direita, nota-se um inchaço no terço distal. Durante o exame, pode-se palpar uma depressão de cerca de 1 cm de comprimento, cerca de um palmo acima do osso do calcanhar (calcâneo). O paciente não consegue se manter apoiado na ponta do pé direito. O exame dos tornozelos é normal.

Exame Diagnóstico

O exame ultrassonográfico mostra uma ruptura do tendão do calcâneo (tendão de Aquiles). O espaço entre as duas extremidades rompidas do tendão é de 8 mm de largura. Uma imagem radiológica em incidência lateral não identificou avulsão de qualquer fragmento ósseo na inserção do tendão na tuberosidade do calcâneo ou outras fraturas.

Diagnóstico

Ruptura do tendão do calcâneo direito.

Tratamento

Após uma avaliação cuidadosa, adotou-se uma abordagem conservadora. O paciente recebeu um sapato terapêutico com um ajuste tal que o calcanhar fosse mantido a 3 cm do solo e o pé, em flexão plantar de 20°. Um exercício completo da perna pôde ser prontamente iniciado. O paciente recebeu alta com instruções para usar o sapato por 12 semanas, durante as 24 horas do dia. Além disso, o pé devia ser mantido em flexão plantar mesmo quando o sapato era removido, por exemplo, para tomar banho.

Evolução

Após 3 semanas, a fisioterapia foi iniciada. Os apoios do calcanhar foram gradualmente reduzidos para 2 cm e 1 cm. Após 12 semanas, o paciente – sem o sapato terapêutico – se mostrou livre de sintomas.

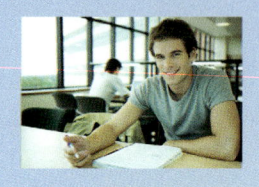

Você acabou de iniciar o seu estágio, e a primeira consulta de um paciente já ocorre na visita do médico-chefe. Felizmente, você pode escolher um paciente, e, considerando que você é um jogador de voleibol apaixonado, é fácil escolher um paciente com determinado perfil. Você toma algumas anotações sobre a história, achados de admissão, exames prévios e, para que nada possa dar errado, informações sobre o tratamento.

Visita do médico-chefe – primeira folha

<u>História clínica:</u> Paciente de 56 anos, após ruptura do tendão do calcâneo

Causa: salto com agachamento enquanto jogava vôlei, com consequente golpe na região posterior da perna e som de estalo percebido.

Obtida a história clínica após exercício prolongado (jogging).

Dor na região posterior da perna por alguns dias

<u>Achados na admissão:</u> edema no terço distal da parte posterior da perna, depressão de cerca de 1 cm de largura, 1 palmo acima do osso calcâneo, não é possível andar na ponta dos pés, tornozelo normal

*<u>Diagnóstico adicional:</u> ultrassonografia: **ruptura do tendão do calcâneo**, espaço de 8 mm. <u>RX:</u> sem evidências de fragmentos ósseos ou fraturas*

<u>Tratamento:</u> medidas para combater o edema local, procedimentos conservadores em curso. Procedimento com fixação do pé em posição de flexão plantar de 20°.

5.1 Visão Geral

Os membros superiorcs e inferiores apresentam uma configuração geral semelhante, mas têm certas características diferentes em sua estrutura como uma adaptação a funções distintas. O membro superior é projetado como uma ferramenta de manipulação com maior amplitude de movimento possível para a interação com o meio ambiente (p. ex., por meio da permissão de movimentos de rotação do antebraço ou da elevada mobilidade do polegar). O membro inferior, por outro lado, adaptou-se evolutivamente à função da **marcha e de sustentação** quando o corpo se encontra na posição ereta. A estabilidade necessária para transportar o corpo é garantida por um acoplamento firme dos ossos do quadril à coluna vertebral e por ossos mais robustos. Fortes ligamentos estabilizam as articulações e limitam os movimentos, de modo que sejam possíveis, ao mesmo tempo, uma posição livre de fadiga e a manutenção da possibilidade de movimentos para uma corrida. Em contraste com o membro superior, a musculatura da perna – e especialmente a do pé – é mais projetada para a estabilidade (p. ex., por meio do estiramento dos arcos do pé) do que para habilidades motoras de precisão. Apesar dessa construção estável, doenças articulares degenerativas, como artrose e lesões traumáticas (p. ex., fratura no colo do fêmur), são extremamente comuns e, portanto, relevantes para todos os médicos.

O membro inferior é composto pelo cíngulo do membro inferior e pela parte livre do membro inferior (➤ Fig. 5.1). A parte livre do membro inferior é ainda subdividida em coxa, perna e pé. Os eixos longitudinais das diáfises dos ossos da coxa e da perna formam lateralmente, no nível do joelho, um ângulo de 174°.

O peso do corpo não é projetado exatamente nos eixos longitudinais dos ossos do membro inferior, mas na linha de conexão entre a articulação do quadril e o centro da articulação superior do tornozelo (linha de Mikulicz) (➤ Fig. 5.2). Esse eixo, referido como a linha de suporte do membro inferior, deve ser projetado no ponto médio da articulação do joelho. Os desvios desta linha no plano frontal em relação à articulação estão relacionados com o **joelho valgo** (*genu valgum*, ou **"perna em X"**) ou com o **joelho varo** (*genu varum*, ou **"perna em O"**):

- Na **"perna em X"**, a articulação do joelho se encontra medialmente à linha de suporte, e o ângulo lateral do joelho está diminuído. A distância entre os joelhos direito e esquerdo é reduzida. No joelho valgo, o compartimento lateral da articulação do joelho está mais sobrecarregado do que o medial.
- Na **"perna em O"** ocorre o inverso, ou seja, a articulação do joelho se posiciona lateralmente à linha de suporte, o ângulo lateral do joelho é maior, e a distância entre ambas as articulações do joelho é aumentada. No joelho varo, o compartimento medial recebe uma força de compressão maior.

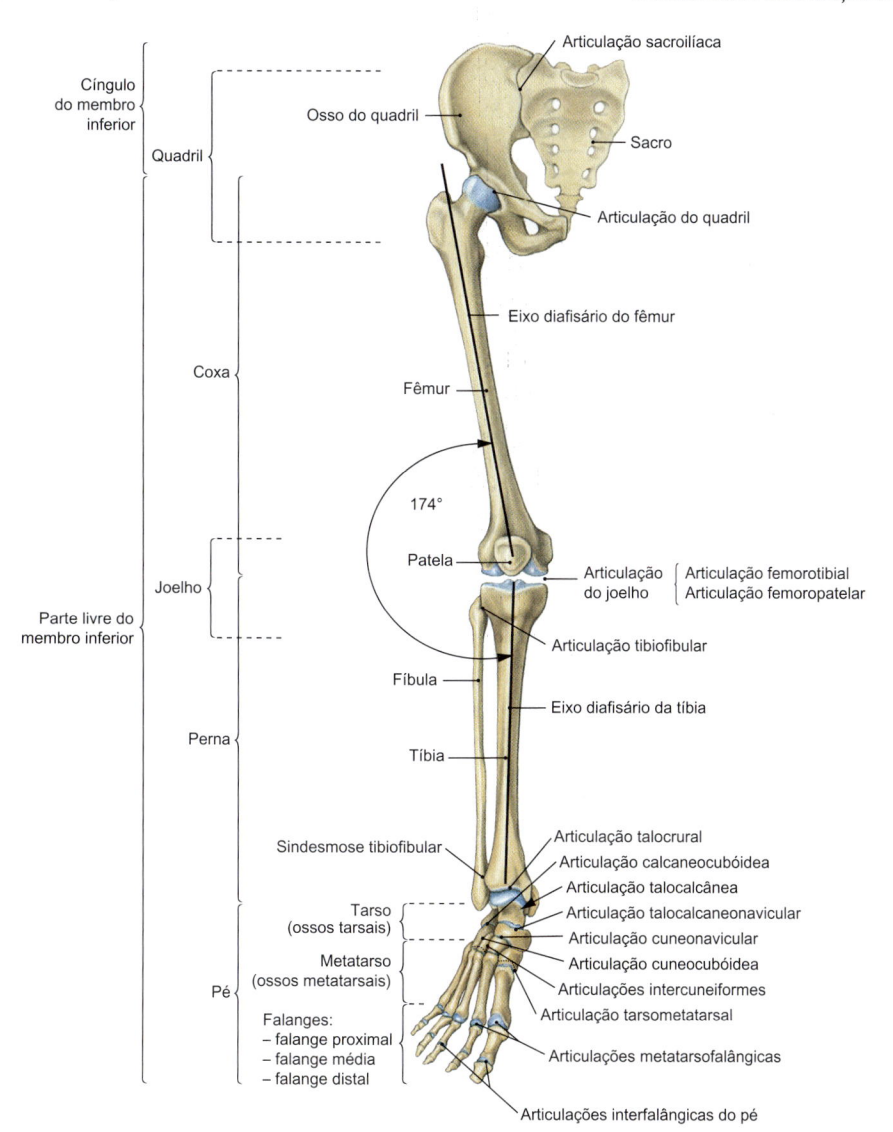

Figura 5.1 Ossos e articulações do membro inferior, lado direito. Vista anterior.

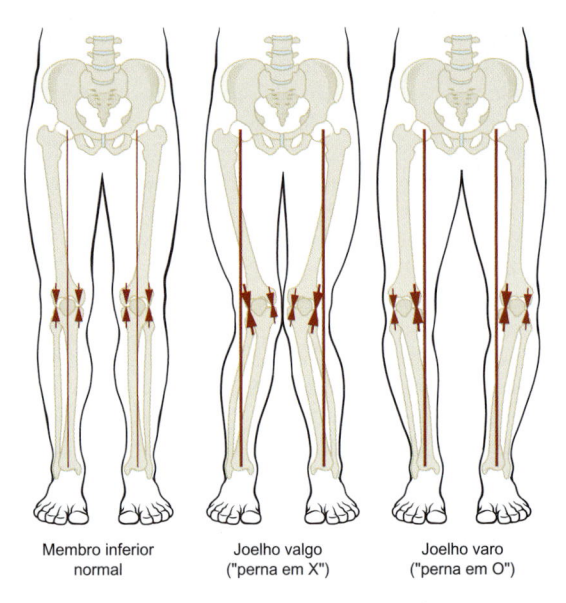

Figura 5.2 Linhas de suporte do membro inferior (linhas de Mikulicz). Vista anterior. Articulação do joelho normal (à esquerda), joelho valgo (no meio) e joelho varo (à direita).

Quando a linha de suporte é projetada no ponto médio da articulação do joelho, os lados direito e esquerdo da articulação do joelho sustentam cargas semelhantes (indicado pelas setas na ➤ Fig. 5.2).

Clínica

Os **desvios da articulação do joelho a partir da linha de suporte** são muito comuns e nem sempre são anormais, mesmo durante o crescimento. Deste modo, sob o ponto de vista fisiológico, um joelho varo pode ser observado em recém-nascidos, e frequentemente assume um formato de valgo fisiológico após alguns anos. De forma geral, esses desalinhamentos "ocorrem juntos" na primeira década de vida. No entanto, devido à distribuição incorreta e à concentração de cargas nas superfícies articulares dos joelhos e dos meniscos, deformidades mais intensas podem causar osteoartrite da articulação do joelho (gonartrose) na idade adulta. Nos casos de desalinhamentos graves, para a correção durante o crescimento, pode-se realizar a transfixação (ou clampeamento) de uma porção do disco epifisial (placa de crescimento), por exemplo, do fêmur (epifiseodese temporária, restringindo assim o crescimento das extremidades lateral ou medial do osso). Nos adultos, sob certas condições, uma melhor centralização da linha de suporte pode ser obtida por meio da remoção de uma cunha de tecido ósseo (osteotomia de realinhamento).

5.2 Pelve

Competências

Após a leitura deste capítulo, você será capaz de:
- descrever a configuração e as estruturas essenciais da pelve óssea, e caracterizar as diferenças entre a pelve masculina e a pelve feminina;
- explicar as conexões entre os ossos da pelve e com a coluna vertebral, e demonstrar o trajeto e a função dos ligamentos envolvidos;
- esclarecer a função do anel pélvico para a estabilidade da marcha na posição ereta.

5.2.1 Estrutura e Forma

O osso do quadril (ou cíngulo do membro inferior) forma a conexão entre o membro inferior e o tronco. A pelve é composta pelos **ossos do quadril** (direito e esquerdo) e pelo **sacro** (➤ Fig. 5.3). Anteriormente, os dois ossos do quadril são unidos por meio de uma sinartrose, a **sínfise púbica**. Posteriormente, os ossos do quadril (direito e esquerdo) estão unidos ao sacro por meio de uma anfiartrose, a **articulação sacroilíaca**. Como consequência, forma-se um anel ósseo estável, mas que ainda apresenta certa flexibilidade.

Podem ser distinguidas a pelve maior, cranialmente, e a pelve menor, caudalmente. A transição da pelve maior para a pelve menor é a linha terminal. Esta segue da sínfise púbica, sobre a linha pectínea do púbis e a linha arqueada, em direção ao promontório da base do sacro. A pelve menor forma um "canal" ósseo com uma abertura superior, a abertura superior da pelve, e uma abertura inferior, a abertura inferior da pelve.

As **pelves masculina e feminina** são diferentes na sua forma. Na mulher, o maior diâmetro é determinado no plano horizontal da

Tabela 5.1 Medidas internas da pelve feminina (➤ Fig. 5.4a).

Nome	Trajeto	Tamanho
Diâmetro verdadeiro	Da face posterior da sínfise púbica até o promontório da base do sacro	11 cm
Diâmetro anatômico	Da margem superior da sínfise púbica até o promontório da base do sacro	11,5 cm
Diâmetro diagonal	Da margem inferior da sínfise púbica até o promontório da base do sacro	12,5 cm
Diâmetro transverso	Maior diâmetro transversal entre as duas linhas terminais	13,5 cm

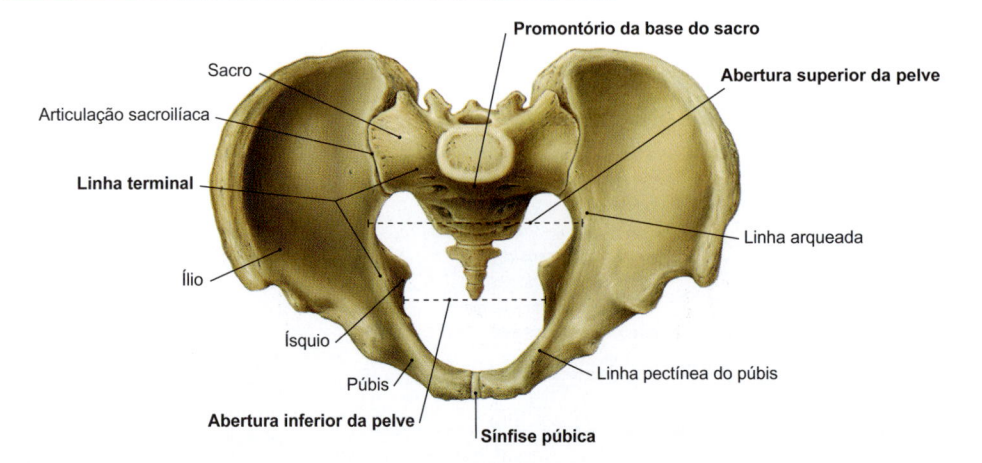

Figura 5.3 Pelve. Vista cranial.

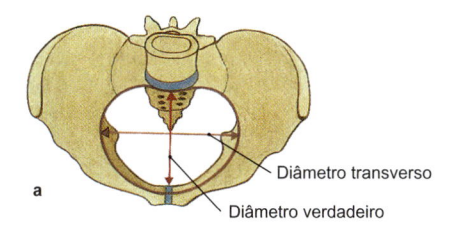 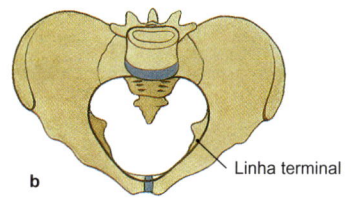

a — Diâmetro transverso
— Diâmetro verdadeiro

b — Linha terminal

Figura 5.4 Pelve. a Pelve feminina; **b** pelve masculina.

abertura superior da pelve (➤ Fig. 5.4a), e, no homem, o maior diâmetro é sagital (➤ Fig. 5.4b). Portanto, nos homens, a abertura tem a forma semelhante a de um coração, enquanto na mulher ela é transversalmente oval. Nos homens, os ramos inferior do púbis se encontram na sínfise púbica em um ângulo relativamente agudo (ângulo subpúbico). Nas mulheres, por outro lado, esse ângulo é mais obtuso e, portanto, é chamado de arco púbico. Além disso, nas mulheres, os ossos pélvicos são maiores e mais expandidos. As **medidas internas da pelve** fornecem informações sobre a largura da pelve menor (➤ Fig. 5.4a). Isso é importante para a mulher na avaliação da possibilidade de um parto normal. As dimensões indicadas estão especificadas na ➤ Tabela 5.1.

Clínica

Durante o **parto vaginal** (parto normal), a criança atravessa a pelve menor, que representa a parte mais estreita do "canal do parto". Uma desproporção entre o tamanho da criança (o diâmetro da cabeça aqui é relevante) e as medidas pélvicas podem impossibilitar um parto normal. Neste caso, o **diâmetro verdadeiro** (clinicamente chamado de conjugata vera) é essencialmente fundamental, uma vez que representa a distância mais próxima das paredes da pelve menor. Durante a gravidez, a articulação sacroilíaca e a sínfise púbica apresentam uma certa frouxidão pela ação de hormônios (p. ex., a relaxina). Isso causa o alargamento do diâmetro verdadeiro em cerca de 1 cm. Caso haja suspeita de desproporção entre a pelve e a cabeça da criança, as medidas pélvicas podem ser determinadas por ressonância magnética antes do nascimento. Caso um **parto cirúrgico** (cesariana) seja necessário, em virtude da falta de progressão do parto normal, a pelve pode ser medida diretamente durante a cirurgia. Deste modo, caso haja a intenção de uma nova gravidez, pode ser mais útil o planejamento prévio de um parto vaginal ou de uma cesariana.

5.2.2 Ossos da Pelve

A pelve é composta pelo **sacro** (➤ Item 3.3.2) e pelos dois **ossos do quadril**. O osso do quadril é composto por três partes ósseas (➤ Fig. 5.5, ➤ Fig. 5.6):

- **Ílio**: forma a parte cranial do osso do quadril.
- **Ísquio**: situado em posição posterior e caudal.
- **Púbis**: situado em posição anterior e caudal.

As cartilagens de crescimento inicialmente existentes entre os ossos individuais sofrem ossificação endocondral entre os *13º e 18º anos de vida*.

Ílio

O ílio forma a **asa do ílio**, a qual tem um formato côncavo em direção medial (➤ Fig. 5.5). O segmento anterior da face medial é aprofundado pela **fossa ilíaca**, o local de origem do músculo ilíaco. Posteriormente à fossa ilíaca está a **face sacropélvica**, onde está localizada a **face auricular**, que corresponde à superfície articular com o sacro. A **tuberosidade ilíaca** é um importante ponto de fixação para o sistema ligamentar da articulação sacroilíaca. A extremidade cranial do ílio é a **crista ilíaca**. Os músculos abdominais se conectam ao seu lábio interno, à linha intermédia e ao seu lábio externo. A crista ilíaca termina anteriormente na **espinha ilíaca anterossuperior** e posteriormente na **espinha ilíaca posterossuperior**. De modo correspondente, caudalmente a cada uma dessas duas estruturas, situa-se outra protrusão, formando a **espinha ilíaca anteroinferior** e a **espinha ilíaca posteroinferior**. Abaixo da espinha ilíaca posteroinferior, está a incisura isquiática maior. Na face lateral (**face glútea**) da asa do ílio, a linha glútea anterior, a linha glútea inferior e a linha glútea posterior representam importantes origens para os músculos posterolaterais do quadril (➤ Fig. 5.6).

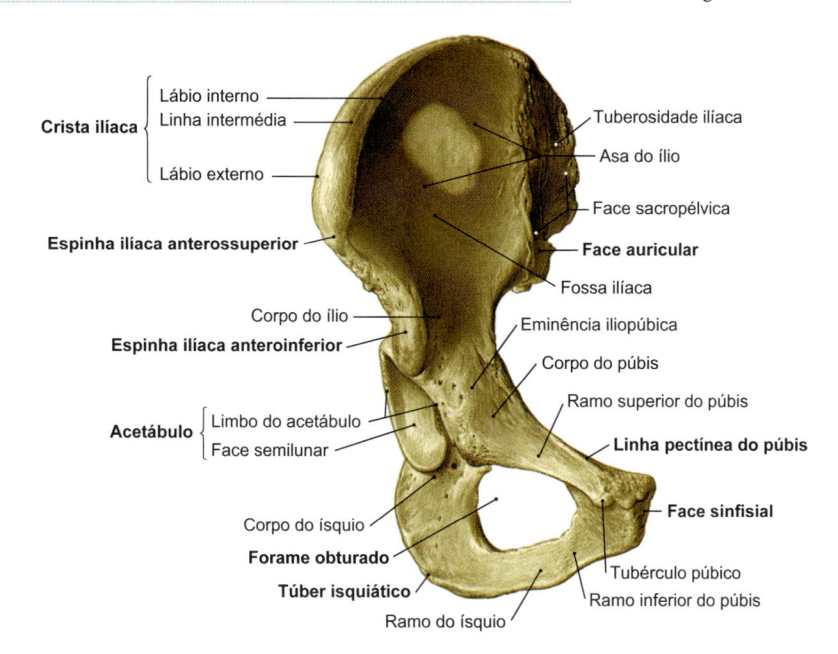

Crista ilíaca
Lábio interno
Linha intermédia
Lábio externo

Tuberosidade ilíaca
Asa do ílio
Face sacropélvica
Face auricular
Fossa ilíaca

Espinha ilíaca anterossuperior

Corpo do ílio
Eminência iliopúbica
Espinha ilíaca anteroinferior
Corpo do púbis
Ramo superior do púbis

Acetábulo
Limbo do acetábulo
Face semilunar
Linha pectínea do púbis

Face sinfisial

Corpo do ísquio
Forame obturado
Túber isquiático
Tubérculo púbico
Ramo inferior do púbis
Ramo do ísquio

Figura 5.5 Osso do quadril, lado direito. Vista anterior.

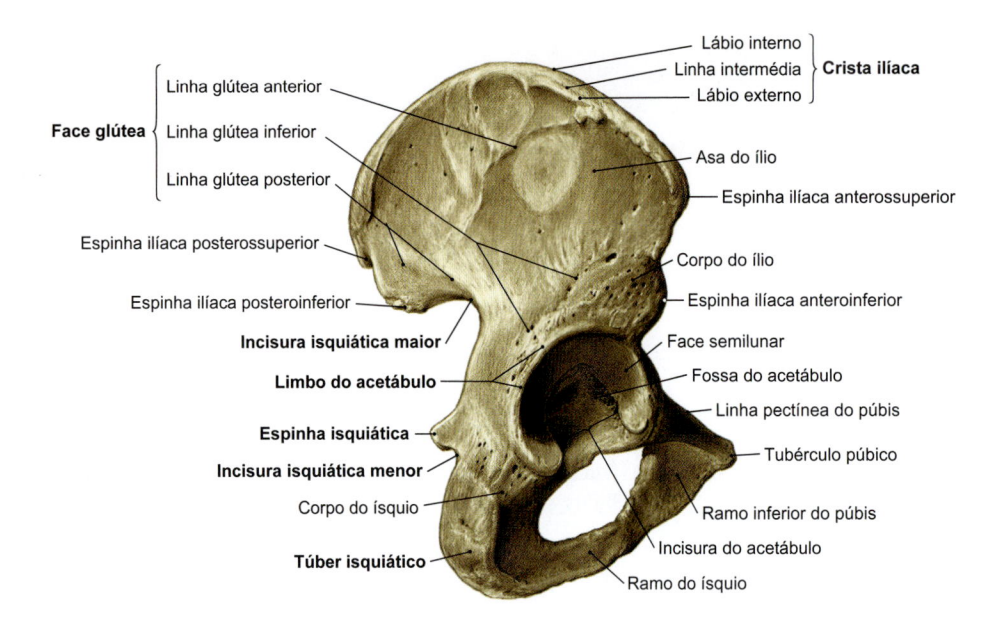

Figura 5.6 Osso do quadril, lado direito. Vista lateral.

Ísquio

O ísquio contém o **túber isquiático**. Em direção cranial, o corpo do ísquio termina na **espinha isquiática**, e, em direção caudal, o **ramo do ísquio** se conecta com o púbis. Abaixo da espinha isquiática, situa-se a incisura isquiática menor (➤ Fig. 5.6).

Púbis

O púbis é dividido em **corpo**, **ramo inferior** e **ramo superior**, e forma a conexão com o lado oposto através da face sinfisial. Próximo a esta superfície articular, o tubérculo púbico serve como inserção para o **ligamento inguinal**, que pode ser demonstrado em preparações anatômicas como um cordão de tecido conjuntivo proveniente da espinha ilíaca anterossuperior (➤ Fig. 5.7). O ligamento inguinal, portanto, não é um ligamento propriamente dito, mas é formado pela união da aponeurose de inserção do músculo oblíquo externo do abdome com a fáscia do músculo iliopsoas. Ele é uma importante referência para dois locais de passagem para feixes vasculonervosos:

- Assoalho do canal inguinal: passagem da cavidade abdominal para os órgãos genitais externos (➤ Item 3.1.4).
- Teto da lacuna dos músculos e da lacuna dos vasos (➤ Item 5.10.1).

No **ramo superior**, há uma crista óssea, a **linha pectínea do púbis**, que se continua como a linha arqueada em direção à articulação sacroilíaca.

O **acetábulo** é a cavidade da articulação do quadril que se articula com a cabeça do fêmur. Ele é composto por partes de todos os três ossos do osso do quadril. A **fossa do acetábulo** é quase completamente circundada por uma superfície em formato de crescente, a face semilunar. Esta é interrompida apenas na **incisura do acetábulo**, em posição caudal. No **limbo do acetábulo**, o acetábulo é elevado para fora, assumindo um formato de anel.

Caudalmente à fossa do acetábulo, o ramo e o corpo do ísquio, junto com a ramo superior e o ramo inferior do púbis, formam um anel ósseo em torno da abertura maior no osso do quadril, o **forame obturado**. Este forame é preenchido por uma lâmina de tecido conjuntivo (membrana obturadora), que, tanto na face interna quanto na face externa, serve como origem para os músculos do mesmo nome (músculos obturador interno e obturador externo). Uma abertura (canal obturatório) serve como passagem para vasos sanguíneos e nervos (artéria obturatória, veia obturatória,

nervo obturatório) a partir da pelve menor em direção ao membro inferior (➤ Item 5.10.2).

5.2.3 Articulações e Ligamentos da Pelve

Três articulações tornam os ossos da pelve um anel estável (➤ Fig. 5.7):

- **Articulação sacroilíaca**, posteriormente à direita e à esquerda.
- **Sínfise púbica**, anteriormente.

As articulações sacroilíacas são diartroses, enquanto a sínfise da púbica é uma sinartrose.

Na **articulação sacroilíaca**, as faces auriculares do osso do quadril se unem às faces auriculares do sacro. As superfícies articulares em formato arqueado são fortemente tensionadas pela presença de ligamentos, e a articulação – quanto ao conceito de uma anfiartrose – apresenta mobilidade muito restrita.

A **sínfise púbica** é formada pelas duas faces sinfisiais de ambos os ossos do quadril (mais precisamente dos ossos do púbis). Ambos os ossos são unidos pelo disco interpúbico, que é composto por fibrocartilagem.

Os seguintes **ligamentos estabilizam a articulação sacroilíaca**:

- **Ligamento sacroilíaco anterior**, se estende anteriormente sobre a cavidade articular.
- **Ligamento sacroilíaco interósseo**.
- **Ligamento sacroilíaco posterior**, o qual, como o ligamento sacroilíaco interósseo, segue posteriormente à cavidade articular, entre a tuberosidade ilíaca e o sacro.

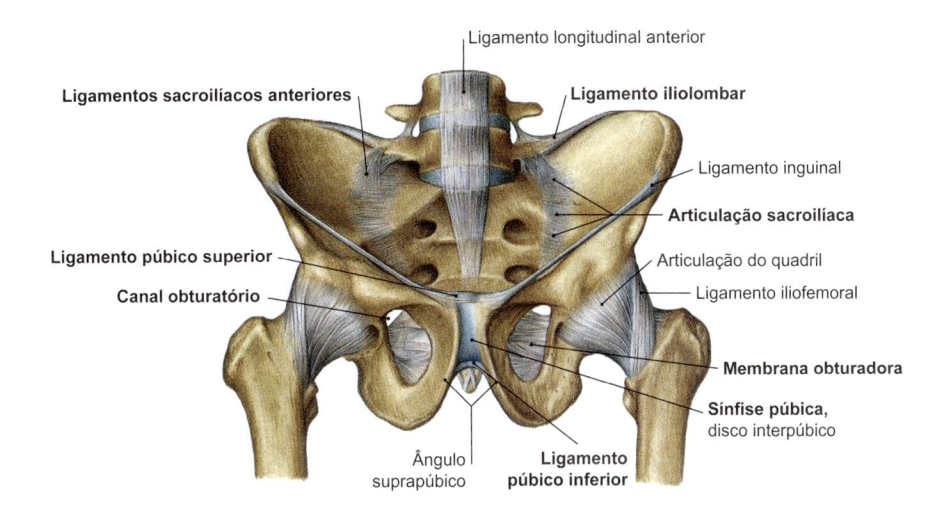

Figura 5.7 **Articulações e ligamentos da pelve.** Vista anterior.

Enquanto os ligamentos anteriores se sobrepõem anteriormente à cavidade articular, os ligamentos interósseos e posteriores formam um forte aparelho ligamentar posteriormente à articulação (➤ Fig. 5.8).

Além disso, o **ligamento iliolombar** une os processos costais das duas vértebras lombares inferiores à crista ilíaca, e se associa parcialmente ao ligamento sacroilíaco anterior.

Caudalmente à articulação sacroilíaca, são observados outros dois fortes ligamentos:

- **Ligamento sacrotuberal**: o ligamento sacrotuberal se estende a partir da face posterior do sacro para baixo até o túber isquiático e o ramo inferior do púbis;
- **Ligamento sacroespinhal**: este ligamento segue a partir da face posterior do sacro horizontalmente até a espinha isquiática, e subdivide a abertura entre os ossos do quadril (incisuras isquiáticas maior e menor), sacro e ligamento sacrotuberal em um forame isquiático maior cranial e um forame isquiático menor caudal (➤ Fig. 5.9).

A **sínfise púbica** é fixada pela ação de dois ligamentos:

- O **ligamento púbico superior** une os dois ossos púbicos na face superior da articulação;
- O **ligamento púbico inferior** se encontra na face inferior (➤ Fig. 5.7).

5.2.4 Mecânica das Articulações da Pelve

A pelve com os seus três ossos forma um anel, conectado por meio de suas articulações e ligamentos, de modo que, por um lado, garanta a *estabilidade* para a transmissão do peso corporal sobre os membros inferiores, e, por outro lado, também permita certa *mobilidade*. Isso é especialmente importante em determinados movimentos com grande carga, como correr ou saltar, de modo a amortecer os picos de força que ocorrem.

A **articulação sacroilíaca** deve transferir toda a carga da metade superior do corpo para os ossos do quadril. Para isso, esta articulação se configura como uma anfiartrose, pela presença de fortes ligamentos, de modo que apenas pequenos movimentos sejam possíveis. Estes pequenos movimentos (máximo de 10°) são projetados para atenuar o elevado estresse mecânico na articulação. Como o posicionamento em formato de "V" torna-se evidente que, graças à ação do forte ligamento sacroilíaco posterior (➤ Fig. 5.8), o sacro fica suspenso entre as faces sacropélvicas direita e esquerda. Deste modo, o sacro não pressiona os ossos do quadril na transmissão do peso do corpo, mas torna-se "pendurado" por meio do aparelho ligamentar. Isso causa uma distribuição de forças sobre toda a tuberosidade sacroilíaca, que se torna sobrecarregada principalmente pelas trações aplicadas. Em virtude dessa sobrecarga de tensão, os ossos do quadril são simultaneamente pressionados contra o sacro, o que, junto com os ligamentos, evita um deslizamento caudal do sacro.

Uma carga sobre o sacro e sobre a articulação sacroilíaca resulta em forças de tração na **sínfise púbica**. O afastamento da sínfise púbica na região da fibrocartilagem é evitado pela ação dos ligamentos que se estendem transversalmente. A mesma função é exercida pelo ligamento iliolombar em relação à articulação sacroilíaca.

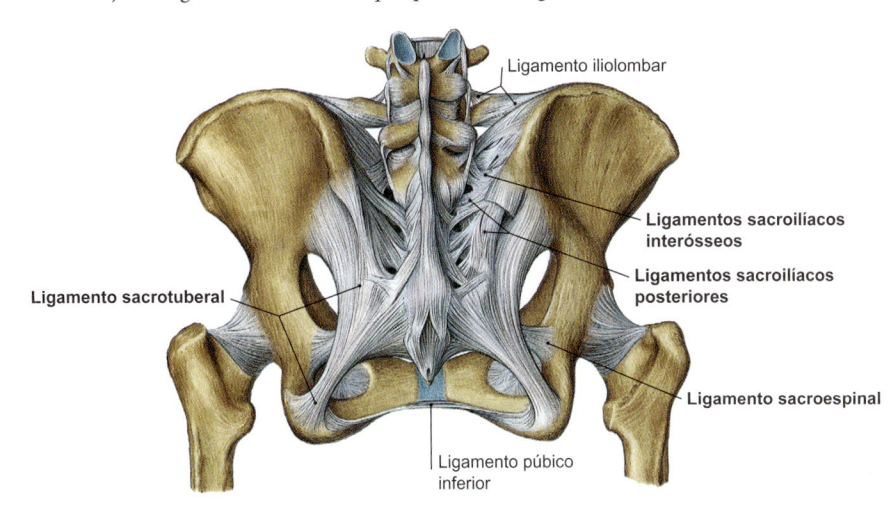

Figura 5.8 **Articulações e ligamentos da pelve.** Vista posterior.

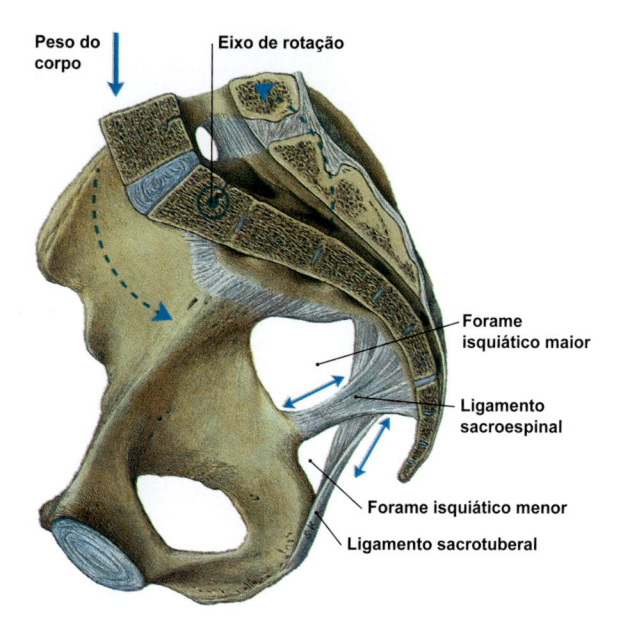

Figura 5.9 Articulações e ligamentos da pelve em corte sagital mediano. Vista medial.

Na posição ereta, o **centro de gravidade** do corpo se projeta anteriormente à articulação sacroilíaca. Isso resultaria na rotação do sacro em torno de um eixo transversal, de modo a tornar a ponta do sacro desviada posteriormente e para cima, fazendo o tronco inclinar-se para a frente (➤ Fig. 5.9, seta tracejada). Esta rotação é impedida pelo ligamento sacroespinhal e pelo ligamento sacrotuberal. Isoladamente, os ligamentos sacroilíacos não são suficientes por causa de seu pequeno braço da alavanca.

> **N O T A**
> Os **ligamentos sacroilíacos** impedem o deslizamento do sacro em direção caudal, enquanto os **ligamentos sacroespinhais** e **sacrotuberais** impedem uma rotação ao redor do eixo transversal.

5.3 Coxa

Competências

Após a leitura deste capítulo, você será capaz de:
- descrever a estrutura do fêmur e seu suprimento sanguíneo, particularmente do colo do fêmur e da cabeça do fêmur;
- explicar a estrutura e a função da articulação do quadril, bem como o trajeto e a função dos ligamentos da articulação do quadril, e identificá-los nas preparações anatômicas;
- identificar todos os músculos do quadril, com origem, inserção e função, e demonstrar os seus trajetos no esqueleto ou em preparações anatômicas.

5.3.1 Fêmur

O **fêmur** é o maior osso do corpo humano (➤ Fig. 5.10). Ele é composto por uma **cabeça**, um **colo** e uma diáfise (**corpo**). Uma pequena depressão na cabeça, a fóvea da cabeça do fêmur, serve para a fixação do ligamento da cabeça do fêmur. A cabeça se estreita em direção ao colo do fêmur, que é contínuo ao corpo do fêmur na região dos dois trocanteres. O **trocanter maior** está voltado em direção posterolateral, enquanto o **trocanter menor** está voltado em direção posteromedial. Os trocanteres servem para a inserção de músculos que movimentam a articulação do quadril. Entre o trocanter maior e o trocanter menor, na face anterior, está localizada a **linha intertrocantérica**, enquanto, na face posterior, segue a **crista intertrocantérica**, com relevo mais acentuado.

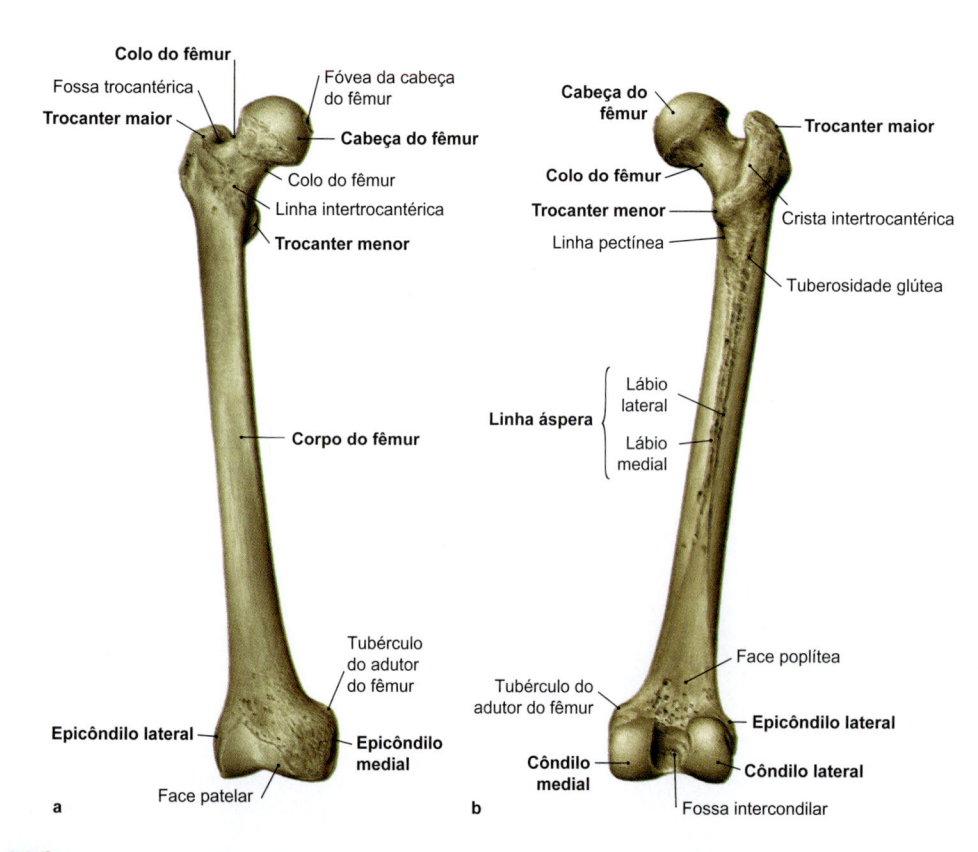

Figura 5.10 Fêmur, lado direito. a Vista anterior. **b** Vista posterior.

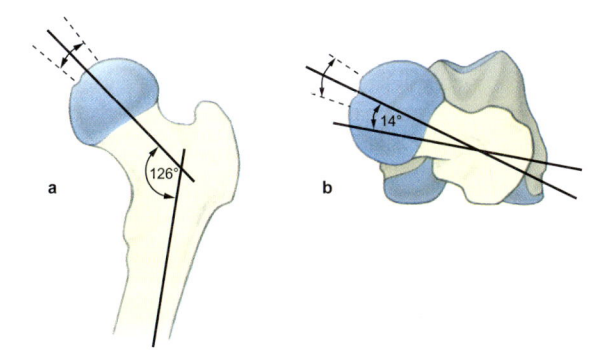

Figura 5.11 Extremidade proximal do fêmur, lado direito. a Representação do ângulo cabeça-colo-corpo (CCC), vista posterior. **b** Representação do ângulo de anteversão, vista cranial.

Abaixo do trocanter menor, a **linha pectínea** serve como inserção para o músculo pectíneo. Lateralmente a esta linha situa-se a **tuberosidade glútea**, o local de inserção para o músculo glúteo máximo.

O **corpo do fêmur** tem uma seção transversal em grande parte de formato circular, sendo que apenas posteriormente se encontra uma crista óssea, a **linha áspera**, com um lábio medial e um lábio lateral. O corpo se alarga distalmente, em direção aos epicôndilos medial e lateral, para em seguida terminar nos dois processos articulares cilíndricos para a articulação do joelho (**côndilos medial e lateral**). Entre os dois côndilos encontra-se um recesso para os ligamentos cruzados da articulação do joelho, a **fossa intercondilar**. A superfície anterior dos côndilos femorais é caracterizada como **face patelar**, e em sua superfície posterior está localizada a **face poplítea** (➤ Fig. 5.10).

No fêmur, destacam-se duas **medidas angulares**:

- **ângulo cervicodiafisário** (ângulo cabeça-colo-corpo, ou ângulo CCC): entre o colo do fêmur e o corpo do fêmur (➤ Fig. 5.11a);
- **ângulo de anteversão do colo do fêmur**: entre a linha de conexão dos dois côndilos (corresponde aproximadamente ao eixo transversal da articulação do joelho) e o eixo do colo do fêmur (➤ Fig. 5.11b).

O **ângulo CCC** depende da idade e tem valor médio de 126° nos adultos. No recém-nascido, tem 150° e, ao longo da vida diminui, chegando a 120° na pessoa idosa. Um ângulo *superior a 130°* caracteriza uma **coxa valga** (➤ Fig. 5.12a), enquanto um ângulo *inferior a 120°* caracteriza uma **coxa vara** (➤ Fig. 5.12b).

Como pode ser visto na ➤ Figura 5.2, a linha de suporte do membro inferior não segue ao longo do eixo longitudinal da diáfise do fêmur. Devido à presença do colo do fêmur, as porções proximais da diáfise do fêmur são deslocadas lateralmente à linha de suporte, de modo que apenas a extremidade distal do fêmur se encontre novamente na linha de suporte. Esta lateralização é importante para proporcionar um braço de alavanca maior aos pequenos músculos glúteos (que seguem do anel pélvico ao trocanter maior). Isso é necessário para que, por exemplo, durante o apoio sobre uma perna, se evite uma inclinação da pelve para o lado oposto. No entanto, o posicionamento do trocanter maior permite que a diáfise do fêmur, e especialmente o colo do fêmur, não recebam cargas axiais, mas oblíquas. Consequentemente, no colo do fêmur existem zonas que são predominantemente sujeitas a compressão (** na ➤ Fig. 5.12) e áreas que são submetidas a tração (* na ➤ Fig. 5.12). Para equilibrar essas cargas, as trabéculas de tecido ósseo esponjoso estão organizadas ao longo das trajetórias das forças aplicadas nessas áreas. Considera-se, portanto, no colo

do fêmur, uma orientação trabecular baseada na trajetória de ação das forças, sejam de tração, sejam de compressão.

Em uma **coxa vara**, o colo do fêmur é mais acentuadamente inclinado em relação à diáfise, o que leva a um maior esforço de tração sobre o tecido ósseo esponjoso nos segmentos craniais do colo do fêmur (* na ➤ Fig. 5.12b). De modo correspondente, as trabéculas nas partes inferiores do colo do fêmur estão mais sujeitas a forças de compressão em uma **coxa valga** (** na ➤ Fig. 5.12a).

O **ângulo de anteversão** refere-se à rotação da diáfise do fêmur em relação ao eixo da articulação do joelho. O colo do fêmur é girado para a frente em cerca de 14° em relação a este eixo, ficando, portanto, em posição de anteversão. Este ângulo também varia de acordo com a idade. Nas crianças pequenas, é ainda 30° mais pronunciado. A anteversão faz com que a patela se posicione medialmente. No caso de anteversão aumentada, durante uma corrida, as extremidades dos pés se posicionam mais medialmente, enquanto, com anteversão diminuída, elas se posicionam mais lateralmente.

Clínica

Os ângulos CCC e de anteversão têm grande significado fisiopatológico. Desvios significativos desses ângulos levam a alterações na transmissão de forças na articulação do quadril. Como resultado das sobrecargas aplicadas na cartilagem articular, ocorre aumento do desgaste e, frequentemente, a formação de **artrose da articulação do quadril (coxartrose)**. Devido à carga oblíqua sobre o colo do fêmur, ele é predisposto a fraturas (**"fraturas do colo de fêmur"**). Estas são muito frequentes, especialmente em pessoas idosas, em combinação com a osteoporose. Com frequência, tais fraturas ocorrem devido a quedas. A fim de evitar a imobilização prolongada do paciente, as fraturas do colo do fêmur são frequentemente tratadas com uma **articulação artificial do quadril** (endoprótese total = EPT). Uma EPT consiste em uma cavidade articular e uma cabeça articular, com um colo femoral artificial. A cabeça e o colo são fixados à diáfise do fêmur, sob a preservação dos dois trocanteres.

5.3.2 Articulação do Quadril

A **articulação do quadril** é uma *articulação esferóidea*, com três graus de liberdade de movimentos. A cavidade articular é formada pelos ossos do quadril, enquanto a cabeça do fêmur forma a contraparte.

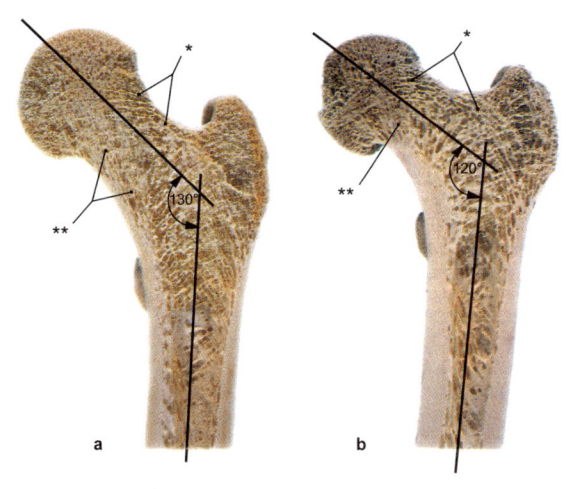

Figura 5.12 Corte frontal da extremidade proximal do fêmur, lado direito. Representação da estrutura do tecido ósseo esponjoso e do ângulo cabeça-colo-corpo. **a** Coxa valga. **b** Coxa vara.

A face semilunar é revestida por cartilagem articular. Um lábio de tecido conjuntivo, o lábio do acetábulo, aumenta a superfície articular e se expande sobre a incisura do acetábulo com o ligamento transverso do acetábulo. Este lábio articular se estende sobre o centro da cabeça do fêmur, de modo que sua superfície esférica seja cerca de dois terços recobertos pela cavidade articular. Esta forma especial de uma articulação esferóidea é chamada de *articulação cotilóidea* (ou enartrose). De modo correspondente à cobertura pela cavidade articular, a maior parte da cabeça do fêmur também é revestida por cartilagem.

Clínica

A cavidade da articulação do quadril atinge sua profundidade final somente após o nascimento. É importante que a cabeça do fêmur, desde a infância, já esteja centralizada na cavidade de articular, que ainda está plana. Portanto, na criança, a posição da cabeça do fêmur é examinada por ultrassonografia. Caso haja um mau posicionamento, apenas nesta fase, por exemplo, por um suspensório de Pavlik, uma correção simples poderá ser obtida. Se tais **displasias do quadril** (ausência de "cobertura" completa da cabeça do fêmur pelo osso do quadril) permanecerem não corrigidas, o resultado mais comum é a artrose na articulação do quadril. A cabeça do fêmur pode até mesmo perder o contato com o acetábulo (luxação do quadril) e levar à formação de uma nova superfície articular, mas não funcional, acima do acetábulo.

A **cápsula articular** origina-se no limbo do acetábulo e se sobrepõe à cabeça do fêmur e à maior parte do colo do fêmur. Ela se insere anteriormente na linha intertrocantérica, enquanto na face posterior é proximalmente um pouco mais tensa. Três ligamentos reforçam a cápsula externamente e estabilizam a articulação do quadril (➤ Fig. 5.13):

- **Ligamento iliofemoral**: origina-se distalmente à espinha ilíaca anteroinferior e se estende para a linha intertrocantérica e em direção ao trocanter maior (ligamento mais forte do corpo humano!).
- **Ligamento pubofemoral**: segue do ramo superior do púbis em direção ao trocanter menor.
- **Ligamento isquiofemoral**: estende-se do corpo do ísquio em direção ao trocanter maior (parte superior) e ao trocanter menor (parte inferior).

O **ligamento da cabeça do fêmur**, por sua vez, não tem função de sustentação. Ele se estende para o interior da cavidade articular, a partir da incisura do acetábulo, em direção à fóvea da cabeça do fêmur. Neste ligamento o **ramo acetabular da artéria obturatória** segue em direção à cabeça do fêmur e está envolvido em seu suprimento sanguíneo. Na criança, ele ainda assume a maior parte do suprimento sanguíneo, mas no adulto este ramo é responsável por apenas cerca de 20% a 30%. O principal suprimento sanguíneo é compartilhado pela artéria circunflexa femoral medial e pela artéria femoral circunflexa lateral (➤ Fig. 5.14), que derivam da artéria femoral profunda:

- A **artéria circunflexa femoral medial** se estende posteriormente ao colo do fêmur e origina vários ramos que seguem entre a cápsula articular e o periósteo, em direção à cabeça do fêmur. Ela supre a face posterior do colo e a parte maior da cabeça do fêmur.

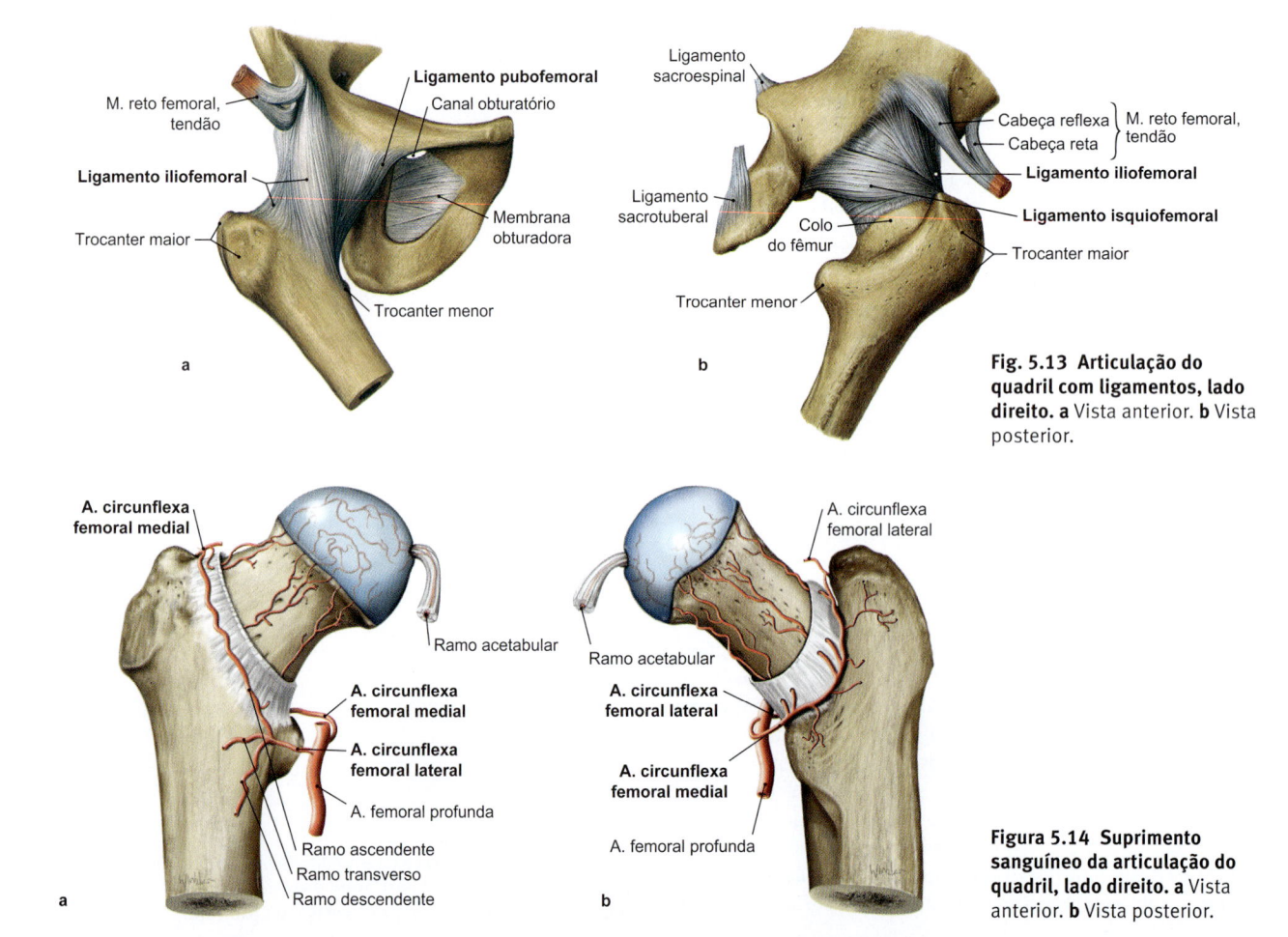

Fig. 5.13 Articulação do quadril com ligamentos, lado direito. a Vista anterior. **b** Vista posterior.

Figura 5.14 Suprimento sanguíneo da articulação do quadril, lado direito. a Vista anterior. **b** Vista posterior.

- A **artéria femoral circunflexa lateral** segue na face anterior do colo do fêmur, proporcionando a maior parte do seu suprimento, originando também pequenos ramos para a cabeça do fêmur.

O **acetábulo** é suprido por artérias provenientes da pelve menor. Os ramos da artéria obturatória e da artéria glútea superior participam desse suprimento. Ambos os vasos se originam da artéria ilíaca interna.

Clínica

O fato de que a cabeça do fêmur seja suprida principalmente por vasos sanguíneos derivados do colo do fêmur é altamente relevante sob o ponto de vista clínico. Nos casos de fraturas – especialmente do colo do fêmur – ou de luxações da articulação do quadril, esses vasos são frequentemente lesados. Com isso, devido ao suprimento insuficiente da cabeça do fêmur, pode ocorrer a degeneração do tecido ósseo, levando a **necrose da cabeça do fêmur**. Essa complicação também é uma das razões pelas quais é comum a colocação de uma endoprótese total nas fraturas do colo do fêmur.

5.3.3 Mecânica da Articulação do Quadril

A articulação do quadril pode ser movimentada em torno de três eixos (➤ Fig. 5.15, ➤ Tabela 5.2):
- **Flexão** e **extensão** em torno do eixo transversal, com flexão e extensão da coxa.
- **Abdução** e **adução** em torno do eixo anteroposterior, afastando ou aproximando o membro inferior da linha média do corpo.
- **Rotação medial** e **rotação lateral** em torno do eixo longitudinal; rotação medial (com a patela posicionada mais medialmente) e rotação lateral (com a patela posicionada mais lateralmente) da coxa.

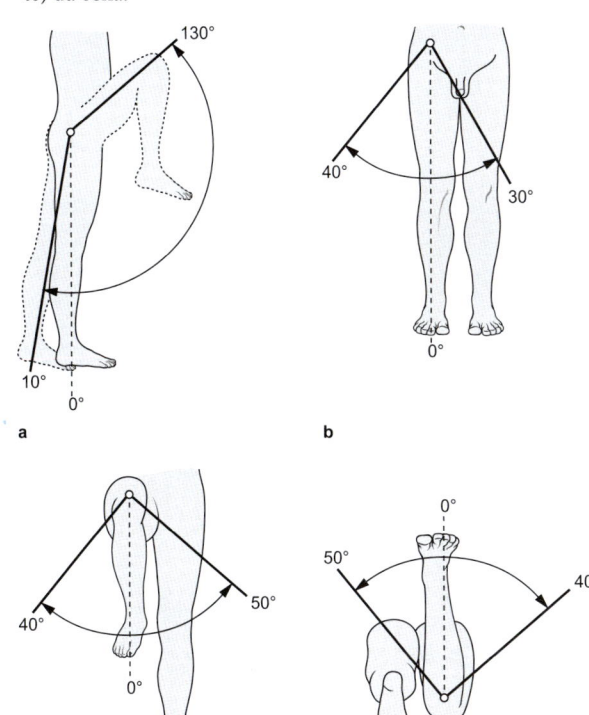

Figura 5.15 Amplitude de movimentos da articulação do quadril. a Extensão/flexão. **b** Abdução/adução. **c,d** Rotação lateral/rotação medial.

Tabela 5.2 Amplitude dos movimentos da articulação do quadril.

Movimento	Amplitude do movimento
Extensão/Flexão	10°-0°-130°
Abdução/Adução	40°-0°-30°
Rotação lateral/Rotação medial	50°-0°-40°

De modo particular, a extensão de um dos quadris só pode ser exatamente determinada com uma articulação do quadril contralateral fixa. Se o indivíduo na posição ereta tentar movimentar uma coxa para a posição dorsal o mais longe possível, sempre haverá uma flexão simultânea na articulação do quadril contralateral. Consequentemente, a extensão pode ser determinada preferencialmente na posição de decúbito ventral. As rotações medial e lateral devem ser examinadas em posição de flexão da articulação do joelho. Isso desativa as possibilidades adicionais de rotação nas outras articulações do membro inferior.

A extensão da articulação do quadril é de pequena amplitude (importante para a estabilidade postural), mas a flexão é bastante ampla (importante na marcha). Esta diferença decorre dos **ligamentos da articulação do quadril**, que são **tensionados** durante uma **extensão**, mas afrouxados durante uma flexão (➤ Tabela 5.3). Esta função é explicada pelo trajeto espiralado dos ligamentos ao redor da cabeça do fêmur (➤ Fig. 5.13). Além disso, os ligamentos ainda inibem adução e abdução excessivas, bem como rotações medial e lateral extremas.

Tabela 5.3 Funções dos ligamentos da articulação do quadril.

Movimento	Ligamento(s) responsável(is) pela limitação do movimento
Extensão	• Ligamento iliofemoral • Ligamento pubofemoral • Ligamento isquiofemoral
Abdução	Ligamento pubofemoral
Adução	Ligamento isquiofemoral
Rotação lateral	Ligamento pubofemoral
Rotação medial	Ligamento isquiofemoral

O bloqueio de extensão também é importante para um período mais longo na posição ereta. Com isso, o quadril é ligeiramente deslocado para a frente, levando a um aumento de tensão nos ligamentos pela ligeira extensão que ocorre na articulação do quadril. Deste modo, para sustentar longos períodos em posição ereta, o indivíduo depende dos seus ligamentos, o que é muito importante em termos de preservação de energia.

5.3.4 Músculos da Articulação do Quadril

Podem ser distinguidos quatro grupos de músculos que atuam no movimento da articulação do quadril:
- **Músculos anteriores:**
  - músculo ilíaco (parte do músculo iliopsoas);
  - músculo psoas maior (parte do músculo iliopsoas);
  - músculo psoas menor (parte do músculo iliopsoas, inconstante).
- **Músculos posterolaterais:**
  - músculo glúteo máximo;
  - músculo glúteo médio;
  - músculo glúteo mínimo;
  - músculo tensor da fáscia lata.

Tabela 5.4 Músculos anteriores da articulação do quadril.

Inervação	Origem	Inserção	Função
M. iliopsoas (formado pelo m. ilíaco e pelo m. psoas maior)			

Plexo lombar (ramos musculares)	• M. ilíaco: fossa ilíaca
	• M. psoas maior:
	  – *camada superficial:* superfícies laterais dos corpos da. vértebra XII torácica até a vértebra lombar IV, discos intervertebrais
	  – *camada profunda:* processo costal das vértebras lombares I-IV
		Trocanter menor	*Região lombar da coluna vertebral:*
			• Flexão lateral
			Articulação do quadril:
			• Flexão (m. principal)
			• Rotação lateral a partir da posição de rotação medial

M. psoas menor (m. inconstante)			
Plexo lombar (ramos musculares)	Corpos da. vértebra torácica XII e da. vértebra lombar I	Fáscia do m. iliopsoas, arco iliopectíneo	*Região lombar da coluna vertebral:* • Flexão lateral

- **Músculos pelvitrocanterianos (mediais):**
  - músculo piriforme;
  - músculo obturador interno;
  - músculo gêmeo superior;
  - músculo gêmeo inferior;
  - músculo quadrado femoral;
  - músculo obturador externo.
- **Grupo dos adutores**
  - músculo pectíneo;
  - músculo grácil;
  - músculo adutor curto;
  - músculo adutor longo;
  - músculo adutor magno.

O grupo dos músculos adutores também é incluído na musculatura da coxa, uma vez que está localizado medialmente ao fêmur. Alguns outros músculos da coxa também movimentam a articulação do quadril. Como a sua função principal – em contraste com o grupo dos adutores – se refere ao movimento da articulação do joelho, este grupo será estudado em sua respectiva seção.

Músculos Anteriores

Todos os músculos anteriores formam o **músculo iliopsoas** (➤ Fig. 5.16, ➤ Tabela 5.4). O seu tendão terminal comum se insere no trocanter menor do fêmur. Os músculos seguem anteriormente à articulação do quadril, de modo que sua principal função seja a flexão desta articulação. Neste movimento, o músculo iliopsoas é também o músculo mais importante. No entanto, o músculo também participa na rotação lateral, especialmente quando a coxa está flexionada.

> ### Clínica
>
> A **deficiência do músculo iliopsoas** causa desconforto na marcha, uma vez que a flexão na articulação do quadril é comprometida. Além disso, em uma paralisia bilateral do músculo, a elevação da parte superior do corpo na articulação do quadril a partir da posição de decúbito não é mais possível.

Músculos Posterolaterais

Os músculos posterolaterais formam o grupo muscular superficial da região glútea. O volumoso **músculo glúteo máximo** (➤ Fig. 5.17, ➤ Tabela 5.5) é responsável pela expressão do relevo da região glútea. Todas as suas fibras seguem posteriormente ao eixo transversal da articulação do quadril, sendo, por isso, o *extensor mais importante* e essencial para a extensão a partir da posição de flexão. As partes craniais cruzam a articulação do quadril acima do eixo anteroposterior, enquanto as partes caudais cruzam abaixo.

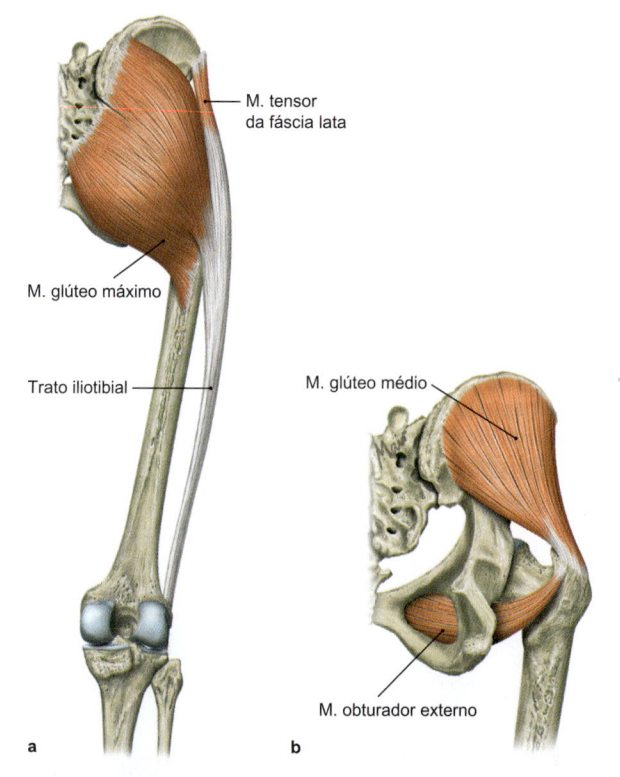

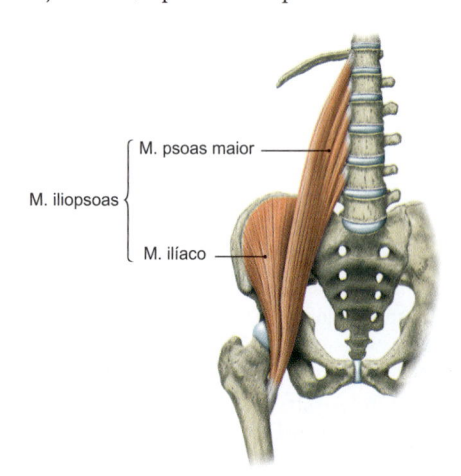

Figura 5.16 Músculos anteriores da articulação do quadril. Vista anterior.

Figura 5.17 Músculos posterolaterais da articulação do quadril. Vista posterior. **a** Camada superficial. **b** Camada profunda.

Consequentemente, a metade superior do músculo pode realizar movimentos de abdução, enquanto a metade inferior, por sua vez, participa da adução. Devido à sua posição posterior ao eixo longitudinal, o músculo glúteo máximo é o *rotador lateral mais importante*. Além de sua inserção no fêmur, o músculo glúteo máximo tem ainda outra inserção no trato iliotibial. Este trato corresponde a um feixe de reforço da fáscia lata na face lateral, que se insere abaixo do côndilo lateral da tíbia. O trato iliotibial tem a função de reduzir as tensões de flexão que atuam sobre o colo do fêmur.

Clínica

Nos casos de **paralisia do músculo glúteo máximo**, a extensão na articulação do quadril é gravemente comprometida. Isso se torna particularmente importante durante a subida em uma escada, uma vez que a coxa deve ser estendida a partir da posição de flexão. Isso não é mais possível com uma deficiência muscular, pois tal músculo é essencial para a elevação de todo o peso corporal.

Sob o ponto de vista funcional, o **músculo glúteo médio** e o **músculo glúteo mínimo** formam uma unidade, e também são chamados de "pequenos músculos glúteos" (➤ Fig. 5.17, ➤ Fig. 5.18, ➤ Tabela 5.5). Eles se originam anterior e cranialmente à face glútea do osso do quadril e se estendem obliquamente em direção lateral até o trocanter maior. Eles são, portanto, os abdutores mais importantes. Como a maioria das fibras está localizada anteriormente ao eixo longitudinal, esses músculos também são os rotadores mediais mais importantes.

Os músculos são essenciais na mecânica da marcha. Ao andar, um dos membros inferiores se mantém em apoio, enquanto o outro oscila para a frente para deslocar o corpo. O músculo glúteo médio e o músculo glúteo mínimo impedem a inclinação (queda) da pelve para o lado que está oscilando, deixando o solo, mantendo a pelve inclinada horizontalmente.

Clínica

Uma **lesão do nervo glúteo superior** pode ocasionar a deficiência dos músculos glúteo médio e glúteo mínimo, no caso de uma injeção intramuscular mal aplicada na região glútea. Ocorre um enfraquecimento dos músculos como consequência tardia de uma displasia do quadril com luxação (ver anteriormente). Os músculos geralmente se tornam pouco ativos porque não podem encurtar de modo suficiente devido à posição muito elevada da cabeça do fêmur. Isso impede uma abdução vigorosa. Nesses casos, os pacientes não podem ficar apoiados sobre a perna do lado lesado (impossível ficar de pé em uma perna só!), e depois sofrem principalmente com a sequência de movimentos comprometidos durante a marcha. A pelve sofre uma queda para o lado em oscilação (!), já que, devido à insuficiência muscular, o anel pélvico não pode mais ser mantido na posição horizontal (sinal de Trendelenburg). Para compensar a inclinação da pelve, durante a marcha, o tronco é inclinado lateralmente para o lado comprometido, deslocando o centro de gravidade e evitando a inclinação da pelve. Este padrão de marcha característico é chamado de claudicação de Duchenne.

O **músculo tensor da fáscia lata** tem um curto ventre muscular que termina no trato iliotibial (➤ Fig. 5.17, ➤ Tabela 5.5). Deste modo, o músculo tensor da fáscia lata não apenas atua na articulação do quadril (flexão, abdução, rotação medial), mas também estabiliza a articulação do joelho na posição de extensão e sustenta a faixa de tensão.

Músculos Pelvitrocanterianos (Mediais)

Os músculos pelvitrocanterianos estão localizados caudalmente aos músculos glúteos médio e mínimo (➤ Fig. 5.18, ➤ Tabela 5.6). Eles são todos rotadores laterais da articulação do quadril, uma vez que se posicionam posteriormente ao eixo longitudinal do fêmur. O seu trajeto às vezes é bastante complexo. Deste modo, o **músculo obturador interno** se origina na face medial do osso do quadril, na

Tabela 5.5 Músculos posterolaterais da articulação do quadril.

Inervação	Origem	Inserção	Função
M. Glúteo Máximo			
N. glúteo inferior	• Face glútea do ílio, posteriormente à linha glútea posterior • Face posterior do sacro • Fáscia toracolombar • Ligamento sacrotuberal	• Porção cranial: trato iliotibial • Porção caudal: tuberosidade glútea	*Articulação do quadril:* • Extensão (*m. principal*), rotação lateral (*m. principal*) • Porção cranial: abdução • Porção caudal: adução *Articulação do joelho:* • Estabilização na posição de extensão • Tração do fêmur
M. Glúteo Médio e M. Glúteo Mínimo			
N. glúteo superior	Face glútea do ílio: • M. glúteo médio: entre as linhas glúteas anterior e posterior • M. glúteo mínimo: entre as linhas glúteas anterior e posterior	Extremidade do trocanter maior	*Articulação do quadril:* • Abdução (*m. principal*) • Porção anterior: flexão, rotação medial (*m. principal*) • Porção posterior: extensão, rotação lateral
M. Tensor da Fáscia Lata			
N. glúteo superior	Espinha ilíaca anterossuperior	Por meio do trato iliotibial, abaixo do côndilo lateral da tíbia	*Articulação do quadril:* • Flexão • Abdução • Rotação medial *Articulação do joelho:* • Estabilização na posição de extensão • Tração do fêmur

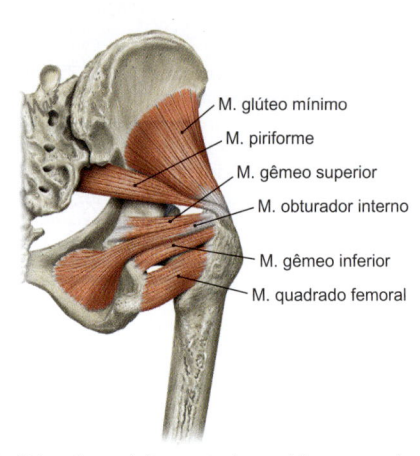

Figura 5.18 Músculos pelvitrocanterianos. Vista posterior.

membrana obturadora. Ele passa pelo forame isquiático menor, sendo em seguida redirecionado para o corpo do ísquio, na região da incisura isquiática menor, e se insere no trocanter maior. Os **músculos gêmeos** estão associados a este músculo.

Um importante elemento de referência é o **músculo piriforme**. Ele é sempre fácil de ser identificado após a secção do músculo glúteo máximo devido ao seu formato cônico. Acima e abaixo do músculo existem duas aberturas, o forame suprapiriforme e o forame infrapiriforme, utilizados por vários feixes vasculonervosos como pontos de saída a partir da pelve menor (➤ Item 5.10.3). O músculo piriforme, em sua posição cranial, realiza a abdução da articulação do quadril, enquanto o **músculo quadrado femoral** e o **músculo obturador externo**, em posição caudal, estão envolvidos na adução. O músculo obturador externo, sob o ponto de vista do desenvolvimento, está associado ao grupo adutor (veja adiante) e, portanto, é o único músculo inervado pelo plexo lombar.

NOTA

Todos os músculos pelvitrocanterianos atuam na rotação lateral da coxa. As **deficiências desses músculos** têm como consequência o enfraquecimento desse movimento. No entanto, o rotador lateral mais importante é o músculo glúteo máximo.

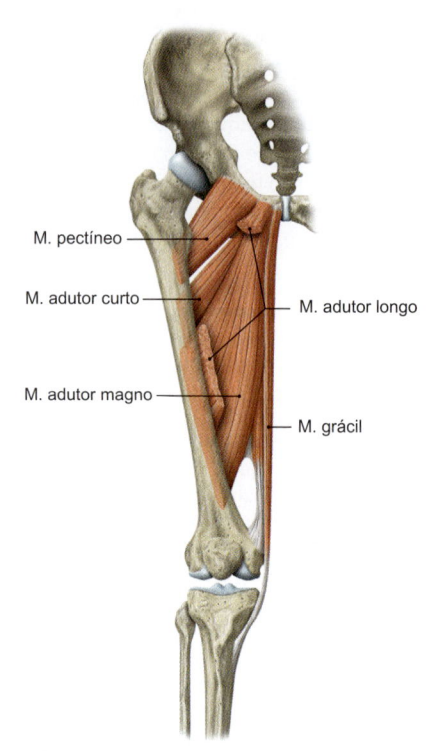

Figura 5.19 Músculos adutores da articulação do quadril. Vista anterior.

Grupo dos Músculos Adutores

Os **adutores** ocupam, com sua origem, todas as partes inferiores dos ossos do quadril ao redor do forame obturado (➤ Fig. 5.19, ➤ Tabela 5.7). Além da função principal da adução na articulação do quadril, todos os músculos participam da flexão e da rotação lateral, pois seguem anteriormente sobre a articulação do quadril e se estendem medialmente para a face posterior do fêmur. Somente as porções posteriores do músculo adutor magno estão localizadas posteriormente ao eixo transversal, de modo que essas porções promovem a extensão da articulação do quadril. O **músculo grácil** é o único músculo biarticular deste grupo, ele também atua sobre a articulação do joelho (flexão, rotação medial). O grupo dos

Tabela 5.6 Músculos pelvitrocanterianos da articulação do quadril.

Inervação	Origem	Inserção	Função
M. Piriforme			
Plexo sacral (ramos musculares)	Face pélvica do sacro	Extremidade do trocanter maior	*Articulação do quadril:* • Rotação lateral • Abdução
M. Obturador Interno			
Plexo sacral (ramos musculares)	Margem óssea do forame obturado, superfície medial da membrana obturadora	Extremidade do trocanter maior	*Articulação do quadril:* • Rotação lateral
Mm. Gêmeos Superior e Inferior			
Plexo sacral (ramos musculares)	• M. gêmeo superior: espinha isquiática • M. gêmeo inferior: túber isquiático	Tendão do m. obturador interno	*Articulação do quadril:* • Rotação lateral
M. Quadrado Femoral			
Plexo sacral (ramos musculares)	Túber isquiático	Crista intertrocantérica	*Articulação do quadril:* • Rotação lateral • Adução
M. Obturador Externo			
N. obturatório	Margem óssea do forame obturado, superfície lateral da membrana obturadora	Fossa trocantérica	*Articulação do quadril:* • Rotação lateral • Adução

Tabela 5.7 Músculos adutores da articulação do quadril.

Inervação	Origem	Inserção	Função
M. Pectíneo			
N. femoral e n. obturatório	Linha pectínea do púbis	Trocanter menor e linha pectínea do fêmur	*Articulação do quadril:* • Adução • Flexão • Rotação lateral
M. Grácil			
N. obturatório	Corpo do púbis, ramo inferior do púbis	Côndilo medial da tíbia ("pata de ganso superficial")	*Articulação do quadril:* • Adução • Flexão • Rotação lateral *Articulação do joelho:* • Flexão • Rotação medial
M. Adutor Curto			
N. obturatório	Ramo inferior do púbis	Terço proximal do lábio medial da linha áspera	*Articulação do quadril:* • Adução • Flexão • Rotação lateral
M. Adutor Longo			
N. obturatório	Púbis, até a sínfise púbica	Terço médio do lábio medial da linha áspera	*Articulação do quadril:* • Adução • Flexão • Rotação lateral
M. Adutor Magno[1]			
• Parte principal: n. obturatório • Parte dorsal: porção tibial do n. isquiático	• Parte principal: ramo inferior do púbis, ramo do ísquio • Parte posterior: túber isquiático	• Dois terços proximais do lábio medial da linha áspera • Epicôndilo medial do fêmur • Septo intermuscular vastoadutor	*Articulação do quadril:* • Adução • Rotação lateral • Parte principal: flexão • Parte posterior: extensão

[1]Uma separação proximal incompleta do m. adutor magno é denominada m. adutor mínimo.

músculos adutores tem uma importante função para o equilíbrio em uma única perna. Neste caso, eles equilibram as forças exercidas pelos músculos abdutores, sendo assim essenciais na marcha. Os **diferentes músculos** do grupo dos adutores não são fáceis de distinguir. Em posição mais lateral e cranial, encontra-se o pequeno músculo pectíneo. Medial e caudalmente a ele, encontra-se o músculo adutor longo, seguido pelo músculo grácil. Posteriormente ao músculo adutor longo situam-se o músculo adutor curto (cranialmente) e o músculo adutor magno (caudalmente). Entre as duas inserções do músculo adutor magno (lábio medial da linha áspera e epicôndilo medial do fêmur) encontra-se uma abertura. Este **hiato dos adutores** serve como um local de passagem para a artéria femoral e para a veia femoral em direção à fossa poplítea.

Clínica

Os adutores podem ser lesionados nos movimentos súbitos de abdução (p. ex., lances de "carrinhos" no futebol), o que é frequentemente referido como **"distensão da virilha"**. Uma contração permanente (paralisia espástica) dos adutores pode ser observada, por exemplo, após lesões cerebrais na infância (p. ex., doença de Little). Neste caso, a posição ereta e a marcha se tornam gravemente comprometidas.

5.3.5 Fáscia Lata e Trato Iliotibial

A **fáscia lata** envolve os músculos da região glútea e da coxa. Esta bainha envoltória de tecido conjuntivo, de natureza bastante estável, está fixada proximalmente ao púbis, ao ligamento inguinal, à crista ilíaca e ao sacro. Distalmente, cruza a articulação do joelho e termina na fáscia muscular da perna. Na face lateral, ela é reforçada pela dispersão dos tendões de inserção do músculo glúteo máximo e do músculo tensor da fáscia lata. Este cordão fibroso, chamado de **trato iliotibial**, se insere lateralmente na tíbia e atua de acordo com o princípio da faixa de tensão (veja anteriormente). Como parte da fáscia lata, dois volumosos feixes de tecido conjuntivo separam a face flexora da face extensora na coxa: o septo intermuscular medial da coxa se encontra medialmente, enquanto o septo intermuscular lateral da coxa forma a parede da bainha lateralmente. O septo intermuscular vastoadutor, que participa na delimitação do canal adutor (**➤** Item 5.10.2), se irradia para os tendões terminais do músculo adutor magno.

5.4 Perna

Competências

Após a leitura deste capítulo, você será capaz de:
• mostrar os componentes ósseos da perna, bem como a estrutura e função da articulação do joelho nas preparações anatômicas;
• descrever o trajeto dos ligamentos internos e externos da articulação do joelho, e sua posição em relação à cápsula articular, além de explicar os sintomas e características principais dos testes clínicos de lesões desses ligamentos;
• explicar as funções dos ligamentos, de acordo com a posição da articulação do joelho;

- descrever a estrutura, a função e o suprimento sanguíneo dos meniscos, bem como a sua relação com os ligamentos colaterais;
- identificar todos os músculos da articulação do joelho, com origem, inserção e função, e mostrá-los no esqueleto ou nas preparações anatômicas.

5.4.1 Ossos da Perna

Como ocorre no antebraço, o esqueleto da perna é formado por dois ossos (➤ Fig. 5.20):
- **tíbia**;
- **fíbula**.

Proximamente, ambos os ossos estão unidos pela articulação tibiofibular, e distalmente pela sindesmose tibiofibular. Os dois ossos reunidos participam da estrutura da articulação superior do tornozelo (articulação talocrural).

Tíbia

A tíbia é um osso de formato triangular ao corte transversal, que termina proximalmente em forma de platô. Na diáfise (**corpo**), podem ser distinguidas três faces (**lateral, medial e posterior**) e três margens (**anterior, lateral e interóssea**). A face medial e a margem anterior se encontram diretamente sob a pele e, portanto, são fáceis de palpar. A tuberosidade da tíbia serve como inserção para o músculo quadríceps femoral sobre o ligamento da patela. Na face posterior, existe uma crista – a **linha para o músculo sóleo** – que serve como origem do músculo sóleo. O "**platô tibial**" é formado pelos dois côndilos tibiais (**côndilos medial e lateral**). Na face superior, há uma elevação, a **eminência intercondilar**, com os tubérculos intercondilares medial e lateral. Na região central do platô, se encontra anteriormente a **área intercondilar anterior**, e, posteriormente, **a área intercondilar posterior**. Ambos os côndilos juntos constituem, na porção superior, a face articular superior, que serve como superfície para a articulação do joelho. Na **extremidade distal da tíbia**, está a superfície articular para a articulação superior do tornozelo (face articular inferior). Medialmente, o **maléolo medial** pode ser bem palpável; com sua face articular do maléolo medial, também participa da estrutura da articulação superior do tornozelo.

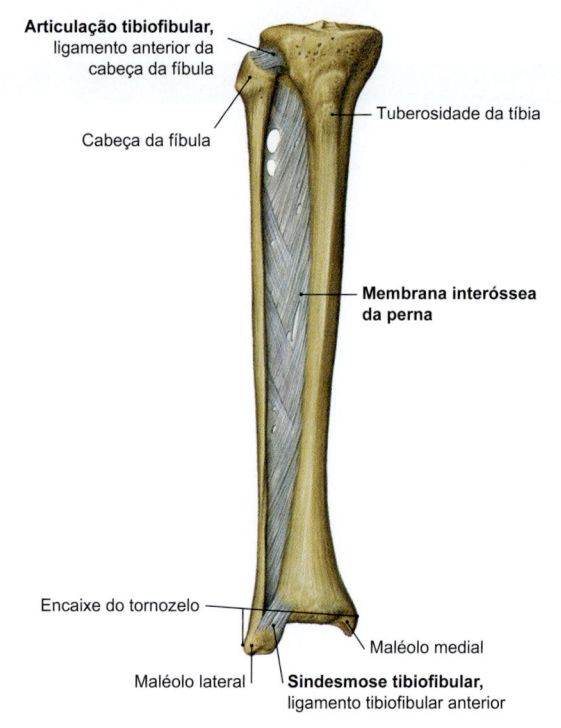

Figura 5.20 Ossos da perna e associações articulares. Vista anterior.

Fíbula

Como a tíbia, a fíbula possui três faces (**lateral, medial e posterior**) e três margens (**anterior, posterior e interóssea**). Na região proximal do corpo da fíbula, se encontram um segmento estreitado (**colo da fíbula**) e a **cabeça da fíbula**. Esta última se articula com o côndilo lateral da tíbia. A extremidade distal da fíbula é formada pelo **maléolo lateral**, que apresenta a face articular do maléolo lateral para a articulação superior do tornozelo.

Clínica

A posição superficial da tíbia é usada em medicina de urgência para a administração de líquidos através de um **acesso intraósseo**. Caso o acesso de uma veia de maior calibre não

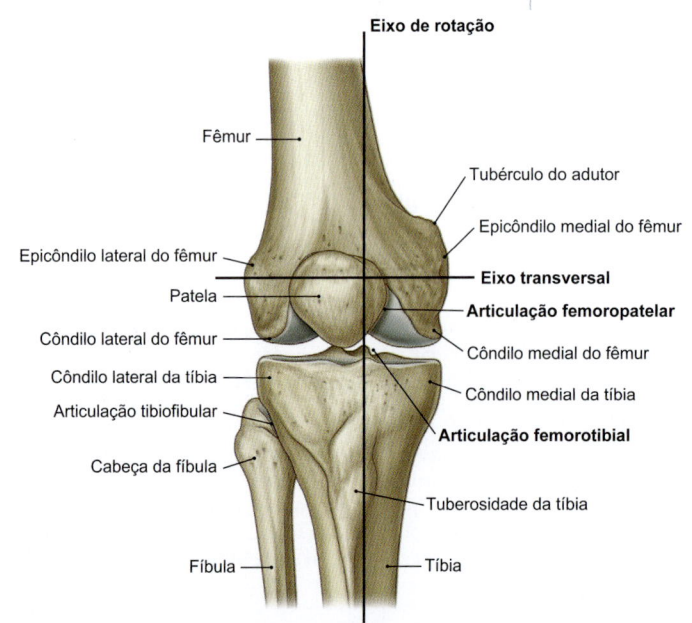

Figura 5.21 Articulação do joelho, lado direito. Vista anterior. [E460]

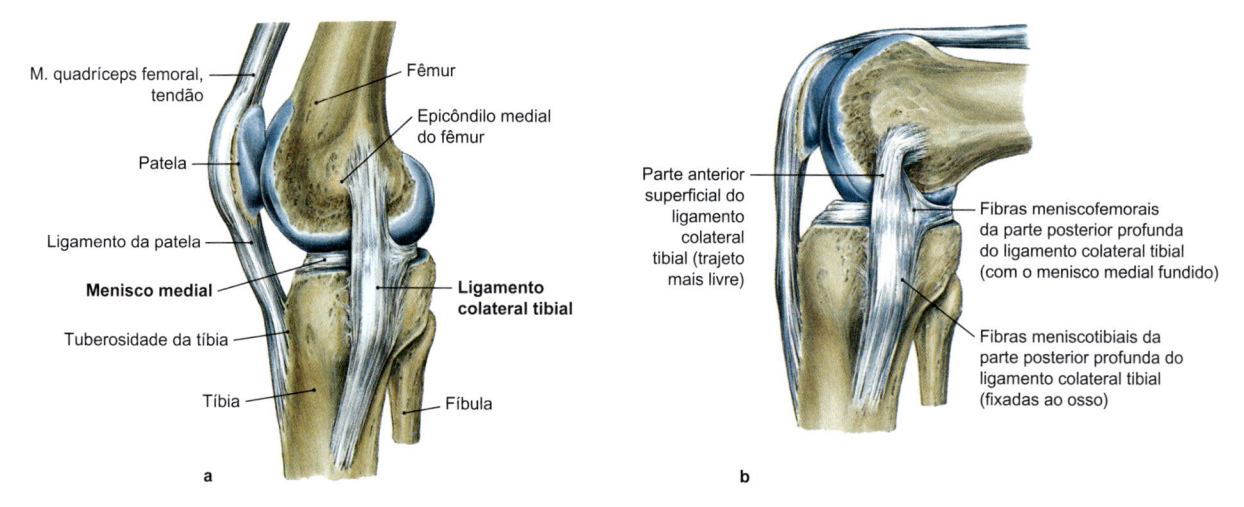

Figura 5.22 Articulação do joelho, lado direito. Vista medial. **a** Posição de extensão. **b** Posição de flexão.

seja possível, a região tibial distal à tuberosidade da tíbia pode ser perfurada de modo emergencial, com a aplicação de uma cânula. A fíbula é utilizada como **material de reposição óssea** no campo da cirurgia bucomaxilofacial. Uma vez que a fíbula não faz parte da articulação do joelho e a linha de suporte do membro inferior geralmente corre apenas através da tíbia, os segmentos proximal e médio são dispensáveis. Estes podem ser, por exemplo, usados como uma substituição para partes da mandíbula, que teve de ser removida em função de um carcinoma da cavidade oral.

5.4.2 Conexões entre a Tíbia e a Fíbula

Em suas regiões proximais, a tíbia e a fíbula estão unidas por uma articulação verdadeira, a **articulação tibiofibular** (➤ Fig. 5.20). Devido à presença de dois ligamentos (**ligamento anterior da cabeça da fíbula** e **ligamento posterior da cabeça da fíbula**), esta articulação é uma anfiartrose, sem grandes possibilidades de movimento.

A tíbia e a fíbula são reunidas por meio da **membrana interóssea da perna**, de formato plano. Esta membrana se posiciona entre as margens interósseas de ambos os ossos. A extremidade distal da membrana fecha o espaço na superfície de contato entre a tíbia e a fíbula, a **articulação tibiofibular distal**. Trata-se, portanto, de uma sindesmose (**sindesmose tibiofibular**). Esta articulação também é reforçada por dois ligamentos (**ligamentos tibiofibulares anterior e posterior**), que estão ligados ao tornozelo para a formação do "encaixe do tornozelo".

5.4.3 Articulação do Joelho

Na articulação do joelho, os côndilos do fêmur se articulam tanto com os côndilos da tíbia quanto com a face posterior da patela. Desta forma, a articulação do joelho pode ser dividida em duas articulações, que também são referidas como **articulação femorotibial** e **articulação femoropatelar** (➤ Fig. 5.21). A cápsula articular envolve ambas as articulações . Os **côndilos do fêmur**, de formato cilíndrico, não são arredondados em vista lateral, mas têm um contorno ovoide (➤ Fig. 5.22). A curvatura da superfície articular aumenta posteriormente. Isso significa que na posição de extensão, a superfície de contato femorotibial é maior que na posição de flexão.

As superfícies articulares dos dois **côndilos tibiais** apresentam formatos diferentes. Enquanto o côndilo medial é ligeiramente deprimido (côncavo), o côndilo lateral é plano ou, até mesmo, ligeiramente convexo.

Este ajuste pouco preciso (congruência) entre as superfícies articulares curvas do fêmur e suas contrapartes do "platô tibial" é contrabalançado pelos meniscos compostos por fibrocartilagem (➤ Fig. 5.22).

Patela

A patela tem o formato semelhante ao de uma gota, com uma extremidade direcionada para a região distal (ápice da patela)-e uma base curva na região proximal (➤ Fig. 5.21). Posteriormente, a patela apresenta a **face articular** para a associação aos dois côndilos do fêmur. Ela está inserida com sua face anterior no tendão terminal do músculo quadríceps femoral. Distalmente à patela, o tendão é chamado de ligamento da patela, fixado à tuberosidade da tíbia. A patela é, portanto, um *osso sesamoide*, e serve como hipomóclio[1] para o tendão do músculo quadríceps femoral. Consequentemente, isso proporciona uma distância maior em relação ao eixo transversal da articulação do joelho, de modo que o torque do músculo é significativamente aumentado pelo braço virtual de alavanca. Na posição ereta, a patela está localizada sobre a face patelar dos côndilos do fêmur e, portanto, em grande parte acima do espaço articular entre o fêmur e a tíbia.

Cápsula Articular

A cápsula articular envolve as partes revestidas por cartilagem das superfícies articulares do fêmur e da tíbia a uma distância de alguns milímetros. A patela, com o ligamento da patela, está inserida na parede anterior da cápsula. Anteriormente, a cápsula se estende para cima sob o tendão do músculo quadríceps femoral (**recesso suprapatelar**). Estritamente falando, trata-se de uma bolsa (bolsa suprapatelar), que, entretanto, geralmente está em conexão aberta com a cápsula articular. A **membrana fibrosa e a membrana sinovial** normalmente não estão próximas uma da outra, mas são separadas em grandes porções (➤ Fig. 5.23). Anteriormente e abaixo da patela, o espaço entre as duas camadas é preenchido por massa de tecido adiposo unilocular (corpo adiposo infrapatelar, ou corpo adiposo de Hoffa). Esta estrutura apresenta pregas (pregas alares) que se projetam externamente e, através da prega sinovial infrapatelar, em formato de faixa, está conectada ao ligamento cruzado anterior. Posteriormente, os dois folhetos da cápsula arti-

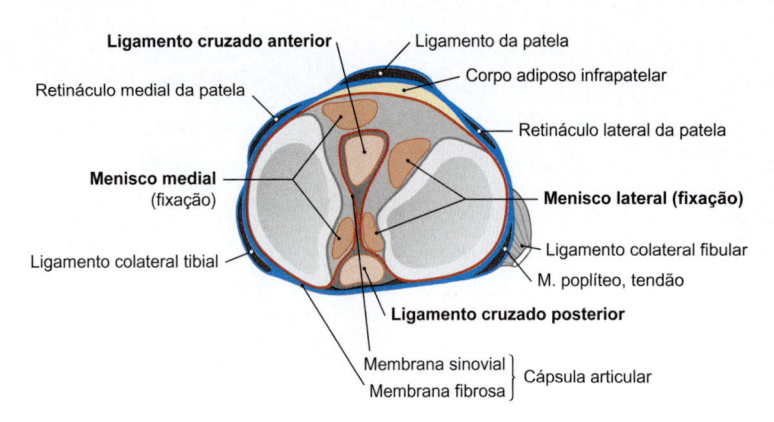

Figura 5.23 Representação esquemática da cápsula articular da articulação do joelho. Vista cranial. [L126]

cular também se desviam um do outro. A **membrana sinovial** se estende profundamente na articulação até se aproximar do ligamento cruzado anterior. Deste modo, os **ligamentos cruzados** têm uma posição *extrassinovial* entre os dois folhetos da cápsula articular.

Clínica

Uma **efusão (derrame) na articulação do joelho**, isto é um aumento do volume da sinóvia (líquido sinovial), é relativamente frequente. Ela pode ocorrer, por exemplo, a partir de lesões agudas (fraturas, lesões dos meniscos), inflamações (p. ex., artrite reumatoide) ou alterações degenerativas (artrose). Para a detecção de um derrame no exame clínico, primeiramente o recesso suprapatelar é empurrado da região proximal para a distal. Em acúmulos maiores de líquido, isso leva ao fenômeno da "patela dançante" (➤ Fig. 5.24). Quando se aplica uma pressão sobre a patela, percebe-se uma resistência maleável, uma vez que a patela "flutua" no derrame articular. Derrames menores podem ser detectados de forma confiável por meio de ultrassonografia.

Meniscos

Os meniscos, compostos em sua maior parte por fibrocartilagem, servem para reduzir as incongruências entre as superfícies articulares do joelho. O **menisco medial**, em *vista superior*, tem um contorno bastante ovalado e a forma semelhante a um grande "C", enquanto o **menisco lateral**, ligeiramente menor, tem um contorno bastante arredondado (➤ Fig. 5.25). Em *corte transversal*, os meniscos têm o formato de cunha, com a zona marginal externa mais espessa se afilando em direção à zona interior mais delgada. A espessura do menisco lateral é em grande parte constante. O menisco medial, por outro lado, é consideravelmente mais espesso na sua região posterior (corno posterior) do que na região anterior (corno anterior). As extremidades do menisco medial estão fixadas aos tubérculos intercondilares da eminência intercondilar e às áreas intercondilares. Os feixes de fibras correspondentes também

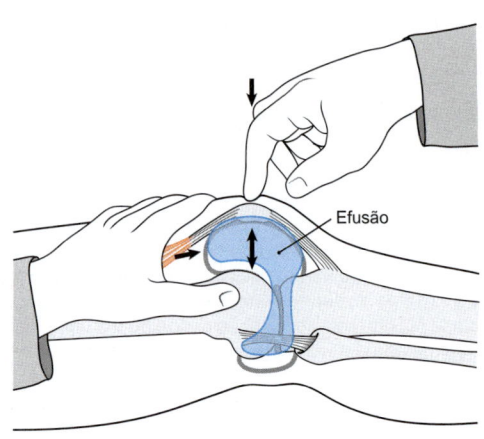

Figura 5.24 Exame clínico de uma efusão (derrame) da articulação do joelho. Vista lateral. [L126]

são chamados de "ligamentos meniscotibiais anterior e posterior". Além disso, o **menisco medial** também está fundido ao **ligamento colateral medial** da articulação do joelho. O **menisco lateral**, com seus cornos na área intercondilar, também está fundido aos ligamentos cruzados por meio dos ligamentos meniscofemorais anterior e posterior. Ele *não* está fundido ao ligamento colateral lateral da articulação do joelho. Na região anterior, ambos os meniscos ainda estão unidos pelo ligamento transverso do joelho. Consequentemente, como os meniscos são unidos por ligamentos, o "platô tibial" é expandido em uma superfície articular que apresenta duas depressões semelhantes a cavidades.

Os meniscos são supridos por ramos da **artéria poplítea** (➤ Fig. 5.26a). Aqui, as artérias inferiores lateral e medial do joelho, bem como a artéria média do joelho, são especialmente importantes. Os vasos formam com seus ramos uma rede vascular perimeniscal que penetra o menisco pela face externa. Os vasos suprem principalmente a zona marginal mais espessa dos meniscos, enquanto as partes internas são nutridas pela sinóvia através da difusão (setas na ➤ Fig. 5.26b).

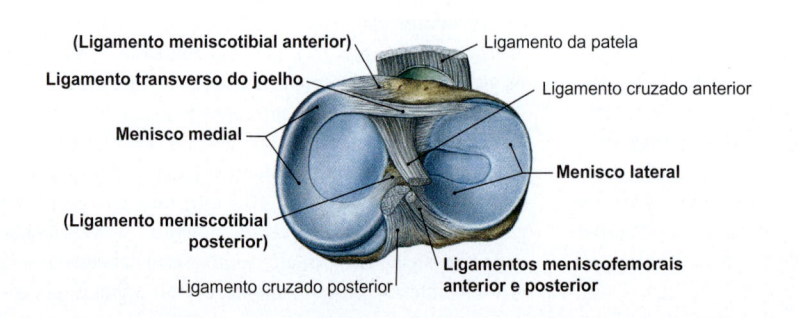

Figura 5.25 Meniscos. Vista cranial.

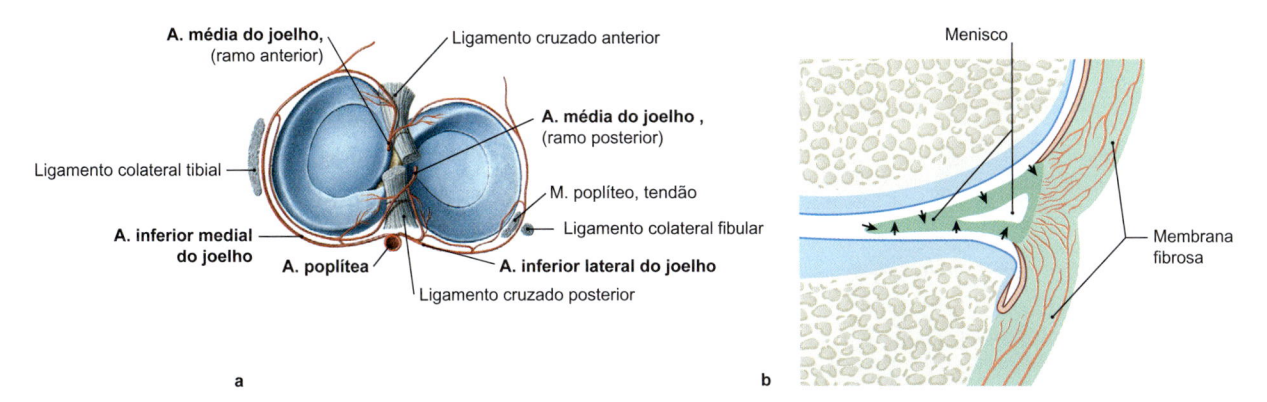

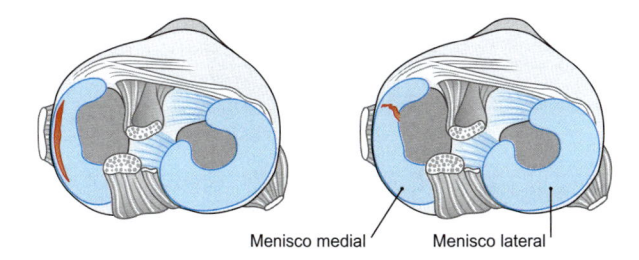

Figura 5.26 Suprimento sanguíneo dos meniscos. a Vista cranial de superfície. **b** Corte frontal. b [L126]

Clínica

Devido à sua fixação mais forte e ao seu formato não homogêneo, o menisco medial é mais propenso a lesões. Normalmente, as **lesões** resultam de uma rotação brusca em uma posição de flexão (p. ex., torção do esqui em posição de agachamento em um declive), na qual o menisco medial mais firmemente fixado não pode acompanhar o movimento deslizante necessário durante a rotação. Deste modo, forma-se uma nova fissura, ou alterações degenerativas existentes aumentam as fissuras já existentes (➤ Fig. 5.27). Mais raramente, fragmentos inteiros também podem se destacar e, por exemplo, impedir a extensão da articulação por ficarem retidos entre os componentes articulares. É necessária uma inspeção da articulação do joelho (artroscopia) para a remoção dos fragmentos. Caso a lesão do menisco medial esteja associada a outras lesões, estas são frequentemente lesões do ligamento colateral tibial e do ligamento cruzado anterior, o que é chamado de "tríade infeliz".
Fissuras transversais ou longitudinais também podem ocorrer devido a **alterações degenerativas**. Fissuras menores podem aumentar ao longo do tempo. Se uma fissura ocorrer na zona marginal bem perfundida, geralmente ainda é possível uma cicatrização espontânea. Nas áreas interiores menos bem supridas, isso é menos provável. Lesões meniscais podem causar osteoartrite do joelho (gonartrose). No entanto, atualmente ainda é discutível se uma remoção cirúrgica (parcial) do menisco melhora o curso clínico das alterações degenerativas.

Ligamentos da Articulação do Joelho

Podem ser distinguidos três grupos de ligamentos:
- ligamentos cruzados (ligamentos internos);
- ligamentos colaterais (ligamentos externos);
- ligamentos extras para o reforço da cápsula articular.

Ligamentos Cruzados

Os ligamentos cruzados estão localizados no interior do espaço articular entre o fêmur e a tíbia (➤ Fig. 5.28). No entanto, não estão livres dentro da cavidade articular, mas são envolvidos pela membrana sinovial. Estão localizados, portanto, entre os dois folhetos da cápsula articular. Deste modo, considera-se sua posição como intracapsular, porém extrassinovial (➤ Fig. 5.23).
O **ligamento cruzado anterior** estende-se da superfície interna do côndilo lateral do fêmur até a área intercondilar anterior da tíbia. Deste modo, ele segue da região superior lateral posterior para a região inferior medial anterior (como a mão no bolso de um casaco).
O **ligamento cruzado posterior** estende-se da superfície interna do côndilo medial do fêmur para a área intercondilar posterior da tíbia, ou seja, da região superior medial anterior para a região inferior lateral posterior.

Figura 5.27 Lesões do menisco medial. Vista cranial. [L126]

Menisco medial   Menisco lateral

N O T A

Trajeto dos ligamentos cruzados:
- Ligamento cruzado anterior: "como a mão no bolso de um casaco" (da região superior lateral posterior para a região inferior medial anterior).
- Ligamento cruzado posterior: com sentido oposto (da região superior medial anterior para a região inferior lateral posterior).

Ligamentos Colaterais

Os ligamentos colaterais estão localizados nas faces externas do joelho (➤ Fig. 5.29).
O **ligamento colateral tibial** (ligamento colateral medial) é relativamente amplo e segue do epicôndilo medial do fêmur para a superfície medial da cabeça da tíbia (veja também a ➤ Fig. 5.22). Ele se encontra fundido tanto com a cápsula articular quanto com o menisco medial.
O estreito **ligamento colateral fibular** (ligamento colateral lateral) une o epicôndilo lateral do fêmur à cabeça da fíbula. Ao contrário do ligamento colateral tibial, ele não está fundido nem à cápsula

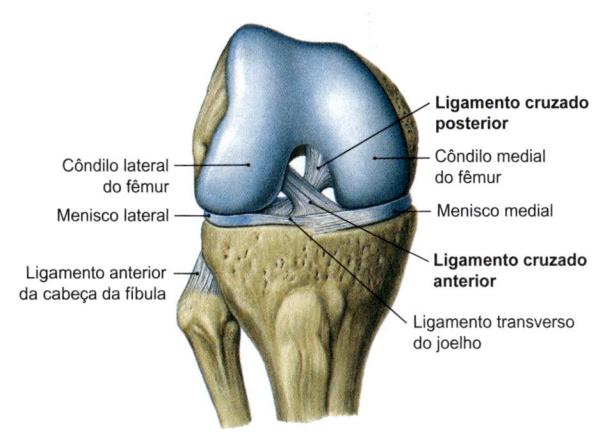

Figura 5.28 Ligamentos cruzados, lado direito. Vista anterior em posição de flexão do joelho.

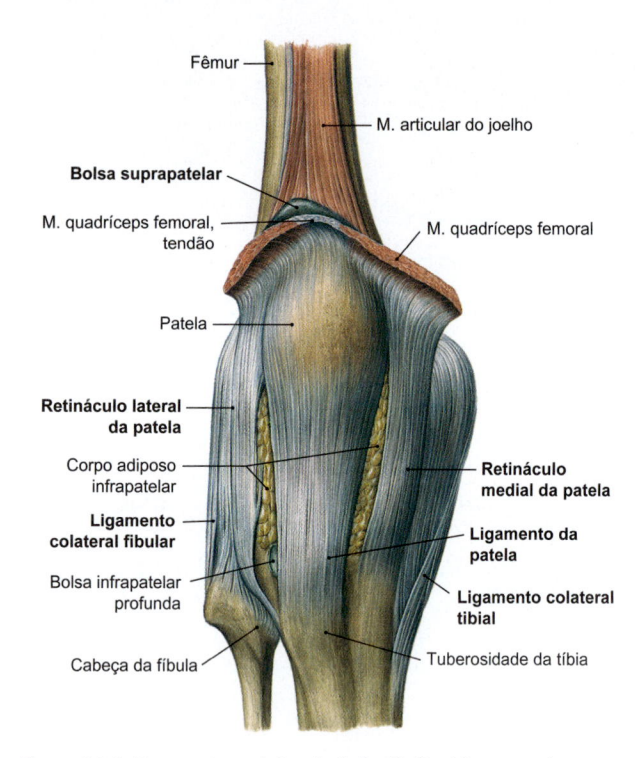

Figura 5.29 Ligamentos colaterais, lado direito. Vista anterior.

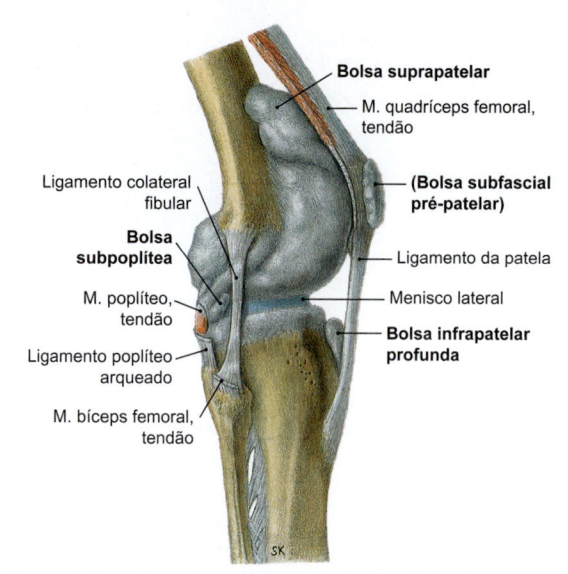

Figura 5.30 Bolsas da articulação do joelho, lado direito. Vista lateral.

articular, nem ao menisco. O espaço entre a cápsula e o ligamento é preenchido tanto pelo músculo poplíteo quanto pelo ligamento poplíteo arqueado (➤ Fig. 5.23). Um feixe ligamentar adicional originado do epicôndilo lateral do fêmur para o côndilo lateral da tíbia é denominado ligamento anterolateral.

Ligamentos Adicionais para o Reforço da Cápsula Articular

Vários ligamentos reforçam a membrana fibrosa da cápsula articular:

- O **ligamento da patela** prolonga o tendão do músculo quadríceps femoral da patela até a tuberosidade da tíbia.
- Os **retináculos** (medial e lateral) **da patela** são, cada um, subdivisões do tendão do músculo quadríceps femoral situados lateralmente à patela (➤ Fig. 5.29) e apresentam partes longitudinais superficiais e transversais profundas.
- O **ligamento poplíteo oblíquo** é uma subdivisão do tendão terminal do músculo semimembranáceo e segue na face posterior da cápsula, da região inferior medial para a região superior lateral.
- O **ligamento poplíteo arqueado** também se estende na parede posterior da cápsula até a cabeça da fíbula.

Bolsas Sinoviais da Articulação do Joelho

Na articulação do joelho, há um grande número de bolsas sinoviais (➤ Fig. 5.30). Essas bolsas servem como protetores contra atritos e geralmente recobrem os tendões de inserção dos músculos. Alguns estão associados à cápsula articular, como a **bolsa suprapatelar**, sob o tendão do músculo quadríceps femoral, ou a **bolsa subpoplítea**, sob o músculo poplíteo. Outras bolsas também atuam como amortecedores sob carga, por exemplo, quando o indivíduo se ajoelha (bolsa subfascial pré-patelar, anteriormente à patela, ou bolsa infrapatelar profunda, sob o ligamento da patela), ou como redutores deslizantes de atrito para tendões de origem e de inserção (bolsa do músculo semimembranáceo, bolsas subtendíneas medial e lateral do músculo gastrocnêmio).

Clínica

A aplicação de grande estresse mecânico nos joelhos, por exemplo, em indivíduos com atividades em que frequentemente se ajoelham (colocadores de pisos, trabalhadores de construção de estradas!) pode levar à inflamação das bolsas (**bursite**). A bursite crônica é uma doença profissional reconhecida. Inflamações articulares crônicas, por exemplo, nas doenças reumáticas, podem levar à dilatação ou à fusão das bolsas, que em seguida aparecem como massas na fossa poplítea (**cistos de Baker**).

5.4.4 Mecânica da Articulação do Joelho

A articulação do joelho é uma articulação bicondilar. Nesta articulação são possíveis movimentos em torno de dois eixos (➤ Fig. 5.31a e b, ➤ Tabela 5.8):

- **Eixo transversal**: flexão/extensão.
- **Eixo longitudinal**: rotação lateral/medial.

Sob o ponto de vista funcional, trata-se de uma *articulação em dobradiça* (*gínglimo*). Em contraste com a articulação do quadril, a flexão não significa o movimento para a frente, mas para trás. Na rotação lateral, os dedos dos pés se direcionam lateralmente, enquanto na rotação medial eles se direcionam medialmente.

Tabela 5.8 Amplitude dos movimentos da articulação do joelho.

Movimento	Amplitude do movimento
Extensão/Flexão	5°-0°-140°
Rotação Lateral/Rotação Medial	30°-0°-10°

A **flexão** é um movimento combinado de deslizamento e rotação. No início da flexão (aproximadamente nos primeiros 25°), os côndilos do fêmur deslizam sobre a tíbia (como um pneu de carro no asfalto). Como resultado, o fêmur desloca-se posteriormente, em relação à tíbia. Em uma flexão mais ampla, o côndilo do fêmur roda seguidamente no local (como um pneu de carro "giratório"). Essa combinação de movimentos deslizante e rotatório faz com que o eixo transversal não permaneça em sua posição durante o movimento de flexão, mas se mova para trás (➤ Fig. 5.31c). Uma vez que o raio de curvatura dos côndilos do fêmur é menor posteriormente que anteriormente, ocorre, por fim, um deslocamento

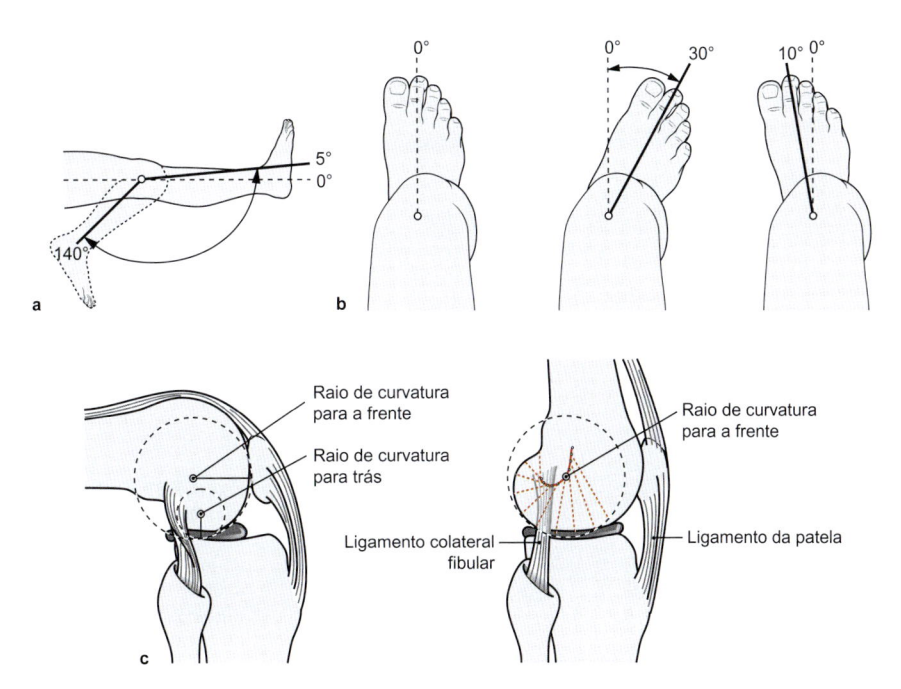

Figura 5.31 **Amplitude dos movimentos da articulação do joelho. a** Extensão/flexão. **b** Rotação lateral/rotação medial. **c** Deslocamento do eixo transversal.

do eixo, descrevendo um arco. Um subsequente deslizamento posterior do fêmur é limitado pelos ligamentos cruzados (➤ Tabela 5.9). Na posição de flexão, especialmente as partes laterais dos ligamentos cruzados se mantêm tensas. Os ligamentos colaterais são afrouxados (➤ Fig. 5.32b).

Durante a flexão, os dois meniscos deslizam para trás, junto com os côndilos do fêmur, sobre o platô tibial. Neste caso, o menisco lateral segue um trajeto mais longo.

Os movimentos do fêmur em relação à tíbia não ocorrem igualmente em ambos os compartimentos. No côndilo lateral, o deslizamento predomina, enquanto o côndilo medial realiza preferencialmente movimento de rotação. Isso também é uma consequência do fato de que o menisco medial é mais firmemente fixado (fundido ao ligamento colateral medial!) reduzindo, assim, o movimento de deslizamento posterior. Uma **extensão** seria facilitada devido ao formato das superfícies articulares. O motivo da ocorrência de extensão muito limitada (5°) é principalmente representado pelos dois ligamentos colaterais laterais (➤ Tabela 5.9). Uma vez que a maior parte desses ligamentos está situada posteriormente ao eixo transversal, eles apresentam um elevado grau de estiramento na posição de extensão devido ao maior raio de curvatura anteriormente aos côndilos do fêmur impedindo uma hiperextensão, além de bloquear os movimentos de abdução e adução, e de rotação (veja a seguir) (➤ Fig. 5.31, ➤ Fig. 5.32a). Ao mesmo tempo, as porções mediais dos ligamentos cruzados são tensionadas. Uma extensão acima de 5° é referida como "*genu recurvatum*" (joelho hiperestendido) e sua causa pode ser, por exemplo, uma deficiência do sistema ligamentar.

O eixo de rotação da articulação do joelho segue de modo excêntrico aproximadamente através do tubérculo intercondilar (➤ Fig. 5.21). Uma rotação na posição de extensão não é possível, pois seria efetivamente impedida pelos ligamentos colaterais. Na posição de flexão, no entanto, os ligamentos colaterais são afrouxados devido à presença de um raio de curvatura menor, posteriormente aos côndilos femorais, de modo que uma rotação seja possível. Durante a **rotação medial**, os ligamentos cruzados se enrolam um ao redor do outro de forma mais intensa, ao passo que, na rotação lateral, eles se separam um do outro. Portanto, a rotação lateral apresenta maior amplitude de movimento do que a rotação medial. Somente com maior rotação lateral, os ligamentos colaterais são tensionados e impedem uma rotação mais ampla (➤ Tabela 5.9). Com uma extensão completa na articulação do joelho, ocorre a chamada **rotação terminal**. À medida que partes do ligamento cruzado anterior são tensionadas, a tíbia roda para fora em torno de 5°-10°.

Tabela 5.9 Funções dos ligamentos da articulação do joelho.

Movimento	Ligamento(s) responsável(is) pela limitação do movimento
Extensão	• Ligamentos colaterais • Ligamentos cruzados (parte anterior)
Flexão	• Ligamentos cruzados (parte lateral)
Rotação Medial	• Ligamentos cruzados • Ligamentos colaterais (com o joelho estendido)
Rotação Lateral	• Ligamentos colaterais (com o joelho estendido e flexionado)

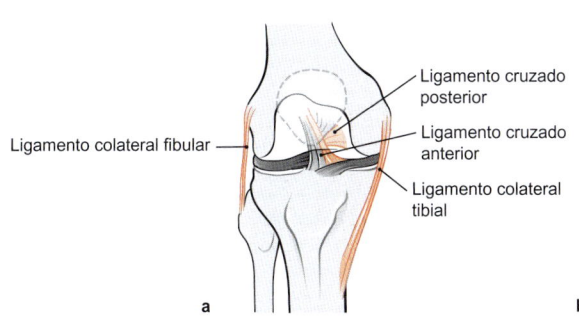
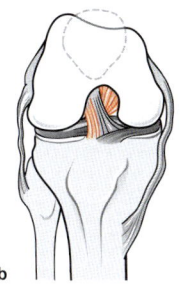

Figura 5.32 **Estabilização da articulação do joelho por meio dos ligamentos cruzados e colaterais, lado direito.** Vista anterior. Os ligamentos estirados estão representados em vermelho. **a** Posição de extensão. **b** Posição de flexão. [L126]

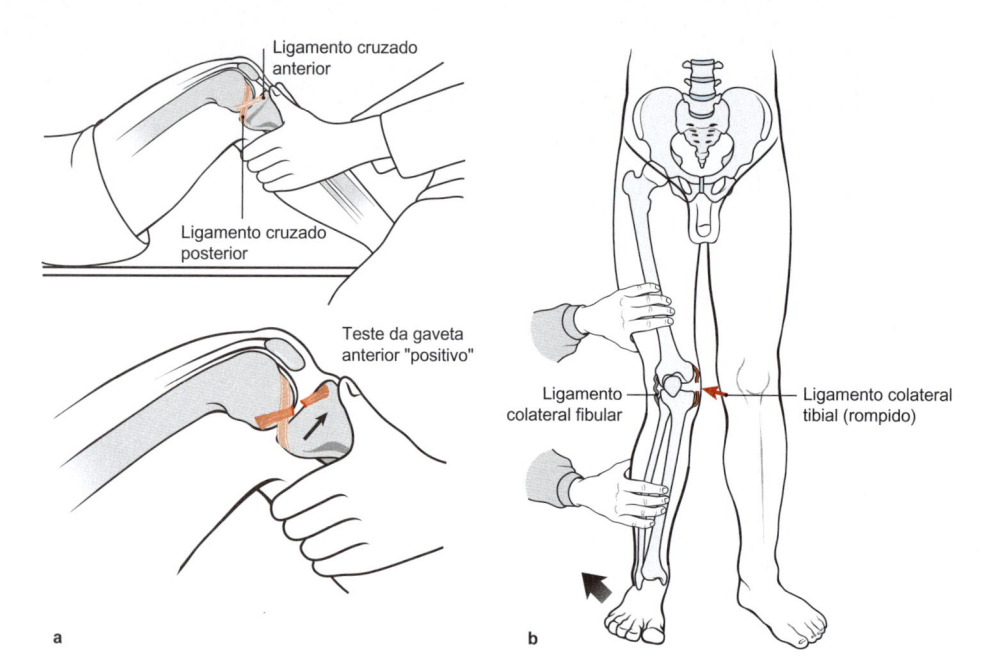

Figura 5.33 Testes clínicos para a avaliação das funções dos ligamentos da articulação do joelho. a Avaliação do ligamento cruzado anterior (teste da gaveta). **b** Avaliação dos ligamentos mediais.

Clínica

Um método simples para os **testes funcionais dos ligamentos cruzados** é o teste da gaveta. Com o joelho levemente flexionado (para afrouxar os ligamentos colaterais!) e o pé fixado, o examinador move o segmento proximal da perna em relação ao fêmur para a frente e para trás (➤ Fig. 5.33a). Um deslocamento anormal para a frente ("gaveta anterior") indica uma lesão (antiga) do ligamento cruzado anterior, enquanto uma mobilidade aumentada para trás ("gaveta posterior") indica uma lesão (antiga) do ligamento cruzado posterior.
A **avaliação dos ligamentos colaterais** deve ser realizada em uma posição de extensão, pois isso exige que os ligamentos colaterais se encontrem estirados. Uma adução (aumento do ângulo lateral do joelho, "desvio medial da perna") indica uma lesão do ligamento colateral fibular. Por outro lado, uma abdução intensificada (redução do ângulo lateral do joelho, "desvio lateral da perna") indica uma lesão do ligamento colateral tibial (➤ Fig. 5.33b).

5.4.5 Músculos da Articulação do Joelho

Os músculos envolvidos nos movimentos na articulação do joelho estão localizados predominantemente na região anterior ou na região posterior da coxa. Apenas o músculo poplíteo e partes do músculo tríceps sural estão localizados na perna. No entanto, uma vez que o músculo tríceps sural está envolvido nos movimentos do pé, ele será discutido nesta respectiva seção.

Músculos Anteriores

O grupo anterior é formado por apenas dois músculos (➤ Fig. 5.34, ➤ Tabela 5.10):
- Músculo quadríceps femoral;
- Músculo sartório.

O movimento mais importante, no qual o **músculo quadríceps femoral** atua, é a extensão da articulação do joelho. Ele é o único músculo que pode desempenhar essa função. Com suas quatro porções, ele compõe a maior parte da massa muscular da coxa. Ele envolve a patela, com seu tendão de inserção e continua, como o

Tabela 5.10 Músculos anteriores da articulação do joelho.

Inervação	Origem	Inserção	Função
M. Quadríceps Femoral			
N. femoral	*M. reto femoral:* • Espinha ilíaco anteroinferior • Margem cranial do acetábulo *M. vasto medial:* • Lábio medial da linha áspera *M. vasto lateral:* • Trocanter maior • Lábio lateral da linha áspera *M. vasto intermédio:* • Face anterior do fêmur	• Patela • Tuberosidade da tíbia, sobre o ligamento patelar • Regiões laterais à tuberosidade da tíbia, por meio dos retináculos da patela	*Articulação do quadril* (apenas o m. reto femoral): flexão *Articulação do joelho:* extensão *(único m.!)*
M. Sartório			
N. femoral	Espinha ilíaca anterossuperior	Côndilo medial da tíbia ("pata de ganso superficial")	*Articulação do quadril:* • Flexão • Rotação lateral • Abdução *Articulação do joelho:* • Flexão • Rotação medial

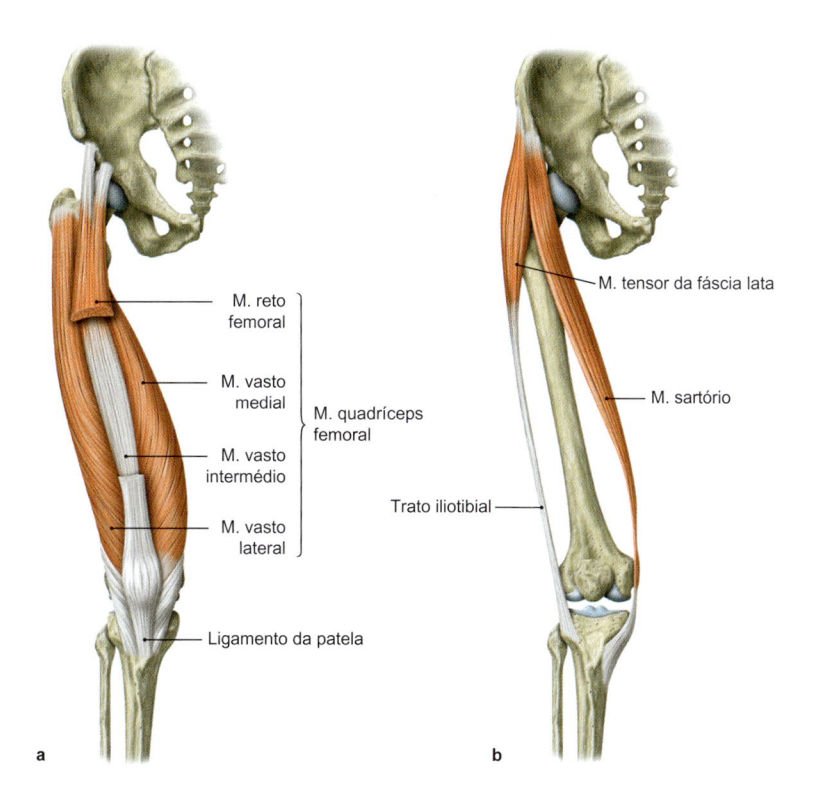

M. reto femoral

M. vasto medial

M. quadríceps femoral

M. vasto intermédio

M. vasto lateral

Ligamento da patela

a

M. tensor da fáscia lata

M. sartório

Trato iliotibial

b

Figura 5.34 Músculos anteriores da articulação do joelho, lado direito. Vista anterior. **a** M. quadríceps femoral. **b** M. sartório.

ligamento da patela até se fixar na tuberosidade da tíbia. Além disso, porções se inserem lateralmente na tuberosidade da tíbia por meio dos retináculos da patela. Apenas uma parte do músculo quadríceps femoral, o **músculo reto femoral**, é biarticular e também atua na flexão na articulação do quadril.

NOTA

Uma vez que o **músculo quadríceps femoral** é predominantemente suprido pelo segmento L3 da medula espinhal, ele é um **músculo de referência** para a detecção de lesões desse segmento. No comprometimento do segmento L3 da medula espinhal, o reflexo do tendão patelar é reduzido. O reflexo normal promove um movimento de extensão do joelho, deflagrado por meio de uma leve percussão no ligamento da patela.

O **músculo sartório** é um longo e delgado músculo que se projeta obliquamente da região lateral para baixo, em direção medial, contornando o côndilo medial da tíbia (➤ Fig. 5.34, ➤ Tabela 5.10). Seu tendão de inserção – junto com um músculo oriundo da região posterior, o músculo semitendíneo, e com o músculo grácil (do grupo adutor) – forma um compartimento tendíneo, que recebe a denominação de *pata de ganso superficial*. Devido ao seu trajeto oblíquo, ele atravessa todos os eixos de movimento da articulação do quadril e da articulação do joelho. Ele promove a flexão, abdução, e rotação lateral na articulação do quadril. Na articulação do joelho, ele participa da flexão e da rotação medial.

Clínica

Em uma **deficiência do músculo quadríceps femoral**, a extensão ativa da articulação do joelho não é mais possível. Isto é particularmente claro quando o paciente sobe escadas, o que não pode mais ser feito. Além disso, mesmo um ligeiro afundamento no joelho não pode mais ser evitado, e o paciente se curva para trás sem controle. Uma função alterada do músculo sartório é funcionalmente insignificante, uma vez que existem músculos mais potentes para todos os movimentos.

Músculos Posteriores

Na face posterior são encontrados quatro músculos (➤ Fig. 5.35, ➤ Tabela 5.11):

- Músculo bíceps femoral.
- Músculo semitendíneo.
- Músculo semimembranáceo.
- Músculo poplíteo.

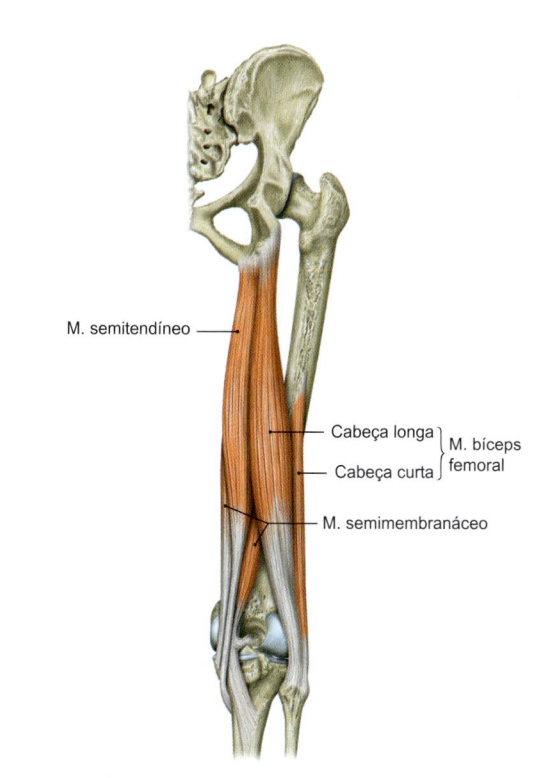

M. semitendíneo

Cabeça longa
Cabeça curta
M. bíceps femoral

M. semimembranáceo

Figura 5.35 Músculos posteriores da articulação do joelho, lado direito. Vista posterior.

Tabela 5.11 Músculos posteriores da articulação do joelho.

Inervação	Origem	Inserção	Função
M. Bíceps Femoral			
• Cabeça longa (biarticular): parte tibial do n. isquiático • Cabeça curta (monoarticular): parte fibular do n. isquiático	• Cabeça longa: túber isquiático • Cabeça curta: lábio lateral da linha áspera	Cabeça da fíbula	*Articulação do quadril:* • Extensão • Rotação lateral • Adução *Articulação do joelho:* • Flexão • Rotação lateral *(m. principal)*
M. Semitendíneo			
Parte tibial do n. isquiático	Túber isquiático	Côndilo medial da tíbia ("pata de ganso superficial")	*Articulação do quadril:* • Extensão • Rotação medial *Articulação do joelho:* • Flexão • Rotação medial
M. Semimembranáceo			
Parte tibial do n. isquiático	Túber isquiático	Côndilo medial da tíbia ("pata de ganso superficial")	*Articulação do quadril:* • Extensão • Rotação medial *Articulação do joelho:* • Flexão *(m. principal)* • Rotação medial *(m. principal)*
M. Poplíteo			
Parte tibial do n. isquiático	Côndilo lateral do fêmur, corno posterior do menisco lateral	Face posterior da tíbia, acima da linha para o m. sóleo	*Articulação do joelho:* • Rotação medial • Impede o aprisionamento do menisco

O músculo bíceps femoral (cabeça longa), o músculo semitendíneo e o músculo semimembranáceo são músculos biarticulares que se estendem do túber isquiático até a perna. Por isso, eles também são conhecidos em conjunto pela expressão "**músculos isquiotibiais**". Todos os três músculos promovem a extensão da articulação do quadril e a flexão da articulação do joelho. O músculo bíceps femoral estende-se lateralmente em direção à cabeça da fíbula, sendo o rotador lateral da perna, mais ativo. Os músculos semitendíneo e semimembranáceo seguem medialmente, em direção ao côndilo medial da tíbia. Ambos os músculos também são rotadores mediais, sendo o músculo semimembranáceo o mais potente. A ampla superfície de inserção desses músculos também é conhecida como *pata de ganso profunda*.

Devido à sua inervação pelo nervo tibial, o **músculo poplíteo** também é incluído entre os músculos profundos da perna (➤ Fig. 5.50b). No entanto, ele atua apenas no joelho e, neste contexto, trata-se um rotador medial. Além disso, ele também pode tensionar a cápsula articular, pois seu tendão está inserido na membrana fibrosa.

Clínica

Na **insuficiência funcional dos músculos isquiotibiais**, a flexão e a rotação lateral no joelho estão comprometidas. No entanto, andar, ficar de pé e subir escadas são atividades possíveis, desde que o músculo glúteo máximo não tenha sido afetado (extensor mais importante da articulação do quadril!). Devido ao predomínio do músculo quadríceps femoral na face anterior, ocorre uma hiperextensão na articulação do joelho, o *genu recurvatum*.

Em resumo, os seguintes músculos estão envolvidos nos respectivos movimentos da articulação do joelho (músculo mais importante em negrito):

• Extensão:
– **Músculo quadríceps femoral**
• Flexão:
– **Músculo semimembranáceo**
– Músculo semitendíneo
– Músculo bíceps femoral
– Músculo grácil
– Músculo sartório
• Rotação lateral:
– **Músculo bíceps femoral**
– Músculo tensor da fáscia lata
• Rotação medial:
– **Músculo semimembranáceo**
– Músculo semitendíneo
– Músculo poplíteo
– Músculo sartório
– Músculo grácil

NOTA

O **músculo quadríceps femoral** é o único extensor na articulação do joelho! Todos os **músculos isquiotibiais** flexionam a articulação do joelho e estendem a articulação do quadril. Todos os músculos que têm sua inserção na região medial da perna agem na rotação medial da articulação do joelho! Todos os músculos que se inserem lateralmente realizam a rotação lateral.

5.5 Pé

Competências

Após a leitura deste capítulo, você será capaz de:
• identificar os ossos do pé com as estruturas essenciais;

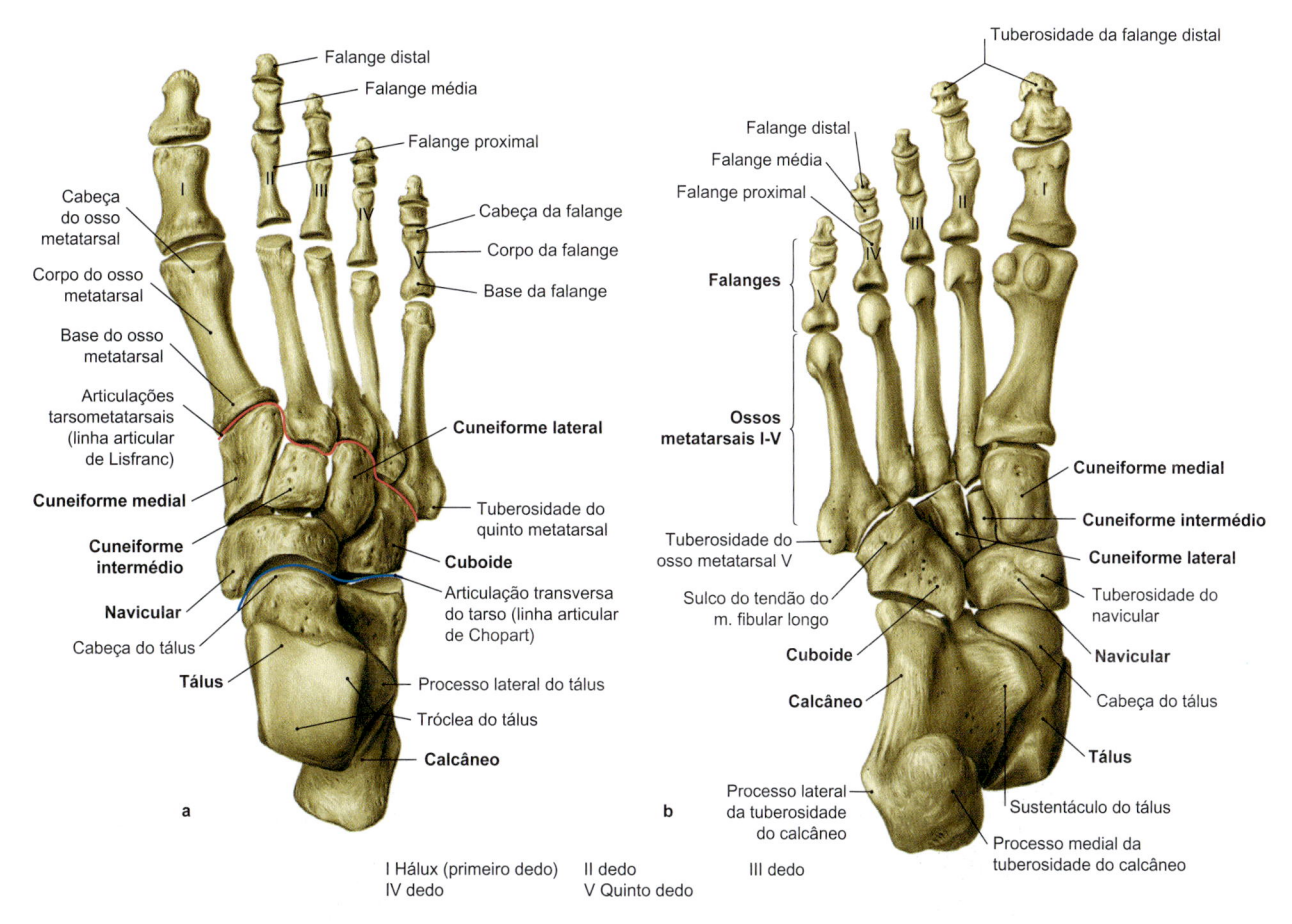

Figura 5.36 Esqueleto do pé, lado direito. a Vista dorsal. **b** Vista plantar.

I Hálux (primeiro dedo)   II dedo   III dedo
IV dedo   V Quinto dedo

- explicar a estrutura, a amplitude de movimento e a mecânica da articulação do tornozelo e, em linhas gerais, as demais articulações do pé;
- descrever o trajeto e a função dos ligamentos que estabilizam a estrutura da articulação do tornozelo e, em linhas gerais, os ligamentos das demais articulações do pé;
- explicar a estrutura e o significado dos arcos do pé, junto com os ligamentos e músculos associados;
- descrever os músculos da perna, com origem, inserção e função, e situá-los no esqueleto ou localizá-los nas preparações anatômicas, bem como descrever os músculos curtos dos pés e sua inervação.

No pé, são distinguidos o **tarso**, o **metatarso** e os **dedos do pé**. O dedo maior é chamado de hálux (primeiro dedo). Consequentemente, os outros dedos são numerados em sequência: segundo dedo, terceiro dedo, quarto dedo e dedo menor (quinto dedo), ou dedo mínimo. A região plantar tem a forma côncava voltada para o assoalho. Podem ser distinguidos um arco longitudinal e um arco transversal. A configuração característica dos arcos é influenciada pelo formato dos ossos, pelos sistemas de ligamentos tensores e pelos feixes musculares.

5.5.1 Ossos do Pé

O esqueleto do pé é dividido em **ossos tarsais**, **ossos metatarsais** e **falanges** (➤ Fig. 5.36). De modo semelhante ao carpo (na mão), os ossos tarsais são divididos em uma fileira proximal e uma fileira distal:

- Fileira proximal (dois ossos):
  - **tálus**;
  - **calcâneo**.

- Fileira distal (cinco ossos):
  - **navicular**;
  - três ossos cuneiformes:
    - **cuneiforme medial**;
    - **cuneiforme intermédio**;
    - **cuneiforme lateral**;
  - **cuboide**.

O **tálus** faz parte tanto da articulação superior do tornozelo quanto da articulação inferior do tornozelo. Em sua parte superior, ele apresenta a **tróclea do tálus** como superfície para a articulação superior do tornozelo. Além disso, podem ser distinguidos uma **cabeça**, um **colo** e um **corpo**. Na porção inferior se encontra o sulco do tálus, que representa a linha divisória entre as câmaras anterior e posterior da articulação inferior do tornozelo. Anteriormente na cabeça se observa a face articular navicular; inferiormente, a face articular anterior e a face articular média; e, no dorso do pé, a face articular posterior, como superfícies articulares para a articulação inferior do tornozelo.

A porção posterior do **calcâneo**, osso de formato oblongo, é chamada de **tuberosidade do calcâneo**. Ela tem duas projeções, o processo lateral da tuberosidade do calcâneo e o processo medial da tuberosidade do calcâneo. O sulco do calcâneo, junto com o sulco do tálus, posicionado imediatamente acima, forma um túnel, o seio do tarso. Medialmente se projeta uma protuberância, o **sustentáculo do tálus**. O calcâneo apresenta um total de quatro superfícies articulares: anteriormente, a face articular cubóidea; acima e ventralmente, a face articular talar anterior e a face articular talar média; e acima e dorsalmente, a face articular talar posterior.

O **osso navicular** está localizado medialmente e se articula distalmente com os três ossos cuneiformes e lateralmente com o osso cuboide, que por sua vez se articula com o calcâneo. As estreitas extremidades dos cuneiformes apontam em direção plantar, criando uma base para a formação do arco transversal do pé.

Os cinco **ossos metatarsais**, como os dedos dos pés, são numerados em sequência, da região medial para a lateral (metatarsais I-V). Como na mão, são distinguidos uma base, um corpo e uma cabeça. Uma característica especial são os dois ossos sesamoides sob o primeiro metatarsal. A tuberosidade do primeiro metatarsal serve como área de inserção para o músculo tibial anterior, enquanto a tuberosidade do quinto metatarsal forma uma área de inserção para o músculo fibular curto.

O **hálux** é composto por uma falange proximal e uma falange distal, enquanto do segundo ao quinto dedos do pé consistem em três ossos (falange proximal, falange média e falange distal), assim como nos dedos da mão. Aqui também são distinguidos em cada falange uma base, um corpo e uma cabeça.

5.5.2 Articulações do Pé

As duas principais articulações do pé são:
- articulação superior do tornozelo (**articulação talocrural**);
- articulação inferior do tornozelo (constituída pela **articulação talocalcânea** e pela **articulação talocalcaneonavicular**).

Na clínica, estas duas articulações são abreviadas como AST e AIT. As demais articulações do tarso e do metatarso são caracterizadas de acordo com os ossos que se mantêm interligados por elas (articula-ção talonavicular, articulação calcaneocubóidea, articulação cuneonavicular, articulações intercuneiformes, articulação cuneocubóidea, articulações tarsometatarsais, articulações intermetatarsais).

A **articulação transversa do tarso** (entre as fileiras proximal e distal dos ossos tarsais) também é referida como "**linha articular de Chopart**". As **articulações tarsometatarsais**, entre o tarso e o metatarso, formam a "**linha articular de Lisfranc**" (➤ Fig. 5.36a). Estas linhas têm certa relevância no contexto de amputações.

As articulações dos dedos do pé são caracterizadas como:
- **articulações metatarsofalângicas**;
- **articulações interfalângicas**.

Articulação Superior do Tornozelo

A articulação superior do tornozelo (**articulação talocrural**) é a conexão entre a perna e o pé. Aqui, tanto o maléolo medial da tíbia quanto o maléolo lateral da fíbula, além da extremidade distal da tíbia, se articulam com a tróclea do tálus. O tálus é um pouco mais largo anteriormente que posteriormente, o que é importante para a estabilidade da articulação superior do tornozelo.

Podem ser distinguidos **ligamentos mediais e laterais**, que estabilizam a articulação superior do tornozelo. *Medialmente* está localizado o amplo **ligamento colateral medial**, com frequência referido também como **ligamento deltóideo** (➤ Fig. 5.37). Este apresenta quatro partes:
- parte tibionavicular;
- parte tibiocalcânea;
- parte tibiotalar anterior;
- parte tibiotalar posterior.

Na *face lateral*, existem três ligamentos distintos mais fracos (➤ Fig. 5.38):
- **ligamento talofibular anterior**;
- **ligamento talofibular posterior**;
- **ligamento calcaneofibular**.

De fato, estes ligamentos estão associados para formar o ligamento colateral lateral, mas, ao contrário do ligamento colateral medial (ligamento deltóideo), eles não representam uma unidade. Estritamente falando, apenas os ligamentos entre a tíbia (ou a fíbula) e o tálus garantem a estabilidade da articulação superior do tornozelo. Os outros feixes ligamentares também se estendem adicionalmente à articulação inferior do tornozelo e, portanto, têm um efeito estabilizador adicional. Por fim, para a estabilidade na articulação superior do tornozelo, a íntima associação entre a tíbia e a fíbula por meio da membrana interóssea da perna e os ligamentos tibiofibulares é crucial.

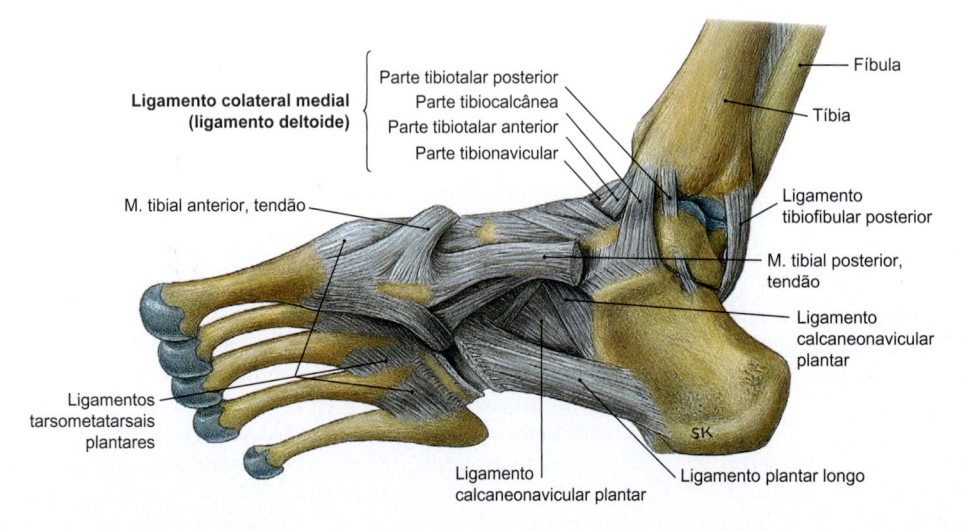

Ligamento colateral medial (ligamento deltoide)
- Parte tibiotalar posterior
- Parte tibiocalcânea
- Parte tibiotalar anterior
- Parte tibionavicular

M. tibial anterior, tendão

Ligamentos tarsometatarsais plantares

Ligamento calcaneonavicular plantar

Ligamento plantar longo

Fíbula

Tíbia

Ligamento tibiofibular posterior

M. tibial posterior, tendão

Ligamento calcaneonavicular plantar

Figura 5.37 Articulação superior do tornozelo com ligamentos, lado direito. Vista medial.

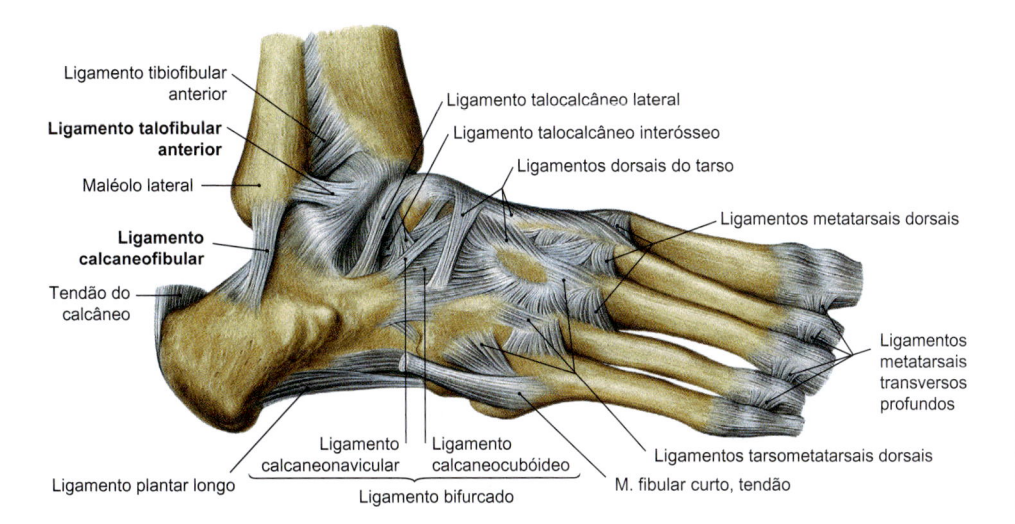

Ligamento tibiofibular anterior
Ligamento talofibular anterior
Maléolo lateral
Ligamento calcaneofibular
Tendão do calcâneo
Ligamento plantar longo
Ligamento calcaneonavicular
Ligamento calcaneocubóideo
Ligamento bifurcado
Ligamento talocalcâneo lateral
Ligamento talocalcâneo interósseo
Ligamentos dorsais do tarso
Ligamentos metatarsais dorsais
Ligamentos metatarsais transversos profundos
Ligamentos tarsometatarsais dorsais
M. fibular curto, tendão

Figura 5.38 Articulação superior do tornozelo com ligamentos, lado direito. Vista lateral.

Clínica

As fraturas na região das superfícies articulares da articulação superior do tornozelo estão entre as cinco fraturas mais comuns. Frequentemente elas acometem a extremidade distal da fíbula. A usual **classificação de Weber** (➤ Fig. 5.39) categoriza as fraturas de acordo com a posição da lesão da fíbula em relação à articulação tibiofibular distal (sindesmose tibiofibular):

- **Fratura de Weber do tipo A**: fratura no maléolo lateral distalmente à sindesmose; sindesmose intacta;
- **Fratura de Weber do tipo B**: fratura no nível da sindesmose, com lesão nos ligamentos tibiofibulares; a própria sindesmose também pode estar lesada;
- **Fratura de Weber do tipo C**: fratura proximal à sindesmose, com ruptura da membrana interóssea, e geralmente com deslocamento da sindesmose.

Fraturas adicionais, por exemplo, do tálus ou da região distal da tíbia, também podem ocorrer.

A gravidade da lesão aumenta do tipo A para o tipo C. Fraturas de Weber do tipo A podem ser tratadas de forma conservadora com uma tala. Neste caso, é essencial manter a articulação superior do tornozelo estável (na imagem radiográfica, espaços articulares da mesma largura em todas as regiões; é possível ficar na ponta dos pés). As fraturas de Weber do tipo C, por outro lado, são altamente instáveis e devem sempre ser tratadas cirurgicamente.

Articulação Inferior do Tornozelo

A articulação inferior do tornozelo envolve o tálus, o calcâneo e o navicular. A articulação é de estrutura complexa e consiste em duas articulações distintas, que são separadas pelo seio do tarso (➤ Fig. 5.40):

- articulação talocalcânea (inferior);
- articulação talocalcaneonavicular (distal).

Na **articulação talocalcânea** (ou **subtalar**), a face articular calcânea posterior do tálus se conecta com a face articular talar posterior do calcâneo. Esta articulação é separada da articulação anterior pelo ligamento talocalcâneo interósseo, que preenche o seio do tarso.

A **articulação talocalcaneonavicular** apresenta três superfícies articulares ósseas:

- face articular navicular do tálus com o navicular;
- faces articulares calcânea anterior e medial do tálus com as faces articulares talares anterior e média do calcâneo.

Ao observar o esqueleto do pé a partir da região plantar (➤ Fig. 5.36b), torna-se evidente que existe uma lacuna óssea entre o calcâneo e o navicular. Os dois ossos estão unidos pelo **ligamento calcaneonavicular plantar**. Este ligamento complementa a cavidade da articulação inferior do tornozelo (➤ Fig. 5.40). Como este ligamento forma uma parte da superfície articular, ele é recoberto com cartilagem, como as demais superfícies articulares ósseas em sua superfície superior.

A articulação inferior do tornozelo é parcialmente estabilizada pelos ligamentos da articulação superior do tornozelo e pelos ligamentos que mantêm unidos o tálus e o calcâneo (➤ Fig. 5.37, ➤ Fig. 5.38).

Outras Articulações do Pé

As demais articulações do tarso são predominantemente *anfiartroses* e fortemente tensionadas. Os ligamentos correspondentes, em geral, seguem entre dois ossos adjacentes e são denominados de acordo com esses ossos. Em termos simplificados, podem ser distinguidos ligamentos da face dorsal (**ligamentos dorsais do tarso**), ligamentos da face plantar (**ligamentos plantares do tarso**) e ligamentos entre os ossos (**ligamentos interósseos do tarso**). O **ligamento bifurcado** tem a forma sugerida pelo nome

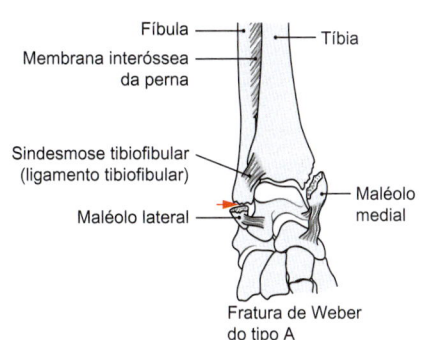
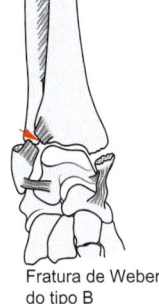
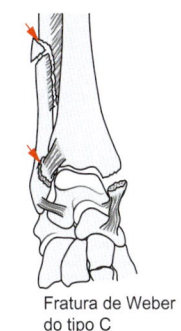

Fíbula
Tíbia
Membrana interóssea da perna
Sindesmose tibiofibular (ligamento tibiofibular)
Maléolo lateral
Maléolo medial
Fratura de Weber do tipo A
Fratura de Weber do tipo B
Fratura de Weber do tipo C

Figura 5.39 Classificação de Weber de fraturas da fíbula, com envolvimento da articulação superior do tornozelo. Da esquerda para a direita, fratura de Weber do tipo A, fratura de Weber do tipo B e fratura de Weber do tipo C.

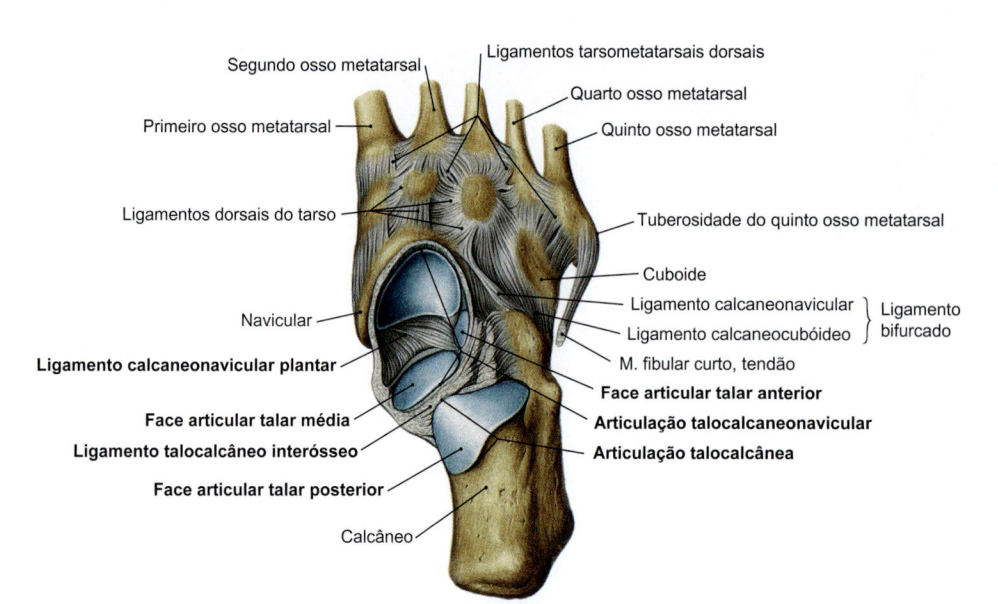

Segundo osso metatarsal
Ligamentos tarsometatarsais dorsais
Quarto osso metatarsal
Primeiro osso metatarsal
Quinto osso metatarsal
Ligamentos dorsais do tarso
Tuberosidade do quinto osso metatarsal
Cuboide
Ligamento calcaneonavicular
Ligamento calcaneocubóideo
Ligamento bifurcado
Navicular
M. fibular curto, tendão
Ligamento calcaneonavicular plantar
Face articular talar anterior
Face articular talar média
Articulação talocalcaneonavicular
Ligamento talocalcâneo interósseo
Articulação talocalcânea
Face articular talar posterior
Calcâneo

Figura 5.40 Articulação inferior do tornozelo, superfície articular distal, lado direito. Vista cranial.

(➤ Fig. 5.38) e passa sobre a articulação transversa do tarso (ligamento calcaneonavicular e ligamento calcaneocubóideo).

Os ligamentos dorsais, plantares e interósseos também podem ser distinguidos nas anfiartroses entre o tarso e o metatarso, e entre os ossos metatarsais.

As articulações dos dedos do pé são estabilizadas por ligamentos plantares e ligamentos colaterais laterais, de trajeto lateral.

5.5.3 Mecânica das Articulações do Pé

A **articulação superior do tornozelo** é uma *articulação em dobradiça, do tipo gínglimo* (➤ Fig. 5.41). Somente movimentos em torno de *um eixo* são possíveis, e esse eixo cruza os dois maléolos. Os movimentos correspondentes são denominados flexão dorsal (ou dorsiflexão) e flexão plantar. Em vez de "extensão dorsal", o termo "dorsiflexão" é encontrado em alguns livros. A articulação superior do tornozelo não é igualmente estável em todas as posições. Isso resulta principalmente das diferenças nas larguras da tróclea do tálus como superfície articular inferior. Esta superfície se apresenta até 5 mm mais larga distalmente do que proximalmente. Na *posição de flexão dorsal*, o encaixe do tornozelo se situa sobre a ampla extremidade anterior da tróclea do tálus. As superfícies articulares do maléolo lateral e do maléolo medial estão firmemente

associadas ao tálus de ambos os lados. Para isso, os ligamentos tibiofibulares afrouxam levemente, fazendo com que, deste modo, os maléolos fiquem ligeiramente afastados um do outro. Na *posição de flexão plantar*, o encaixe do tornozelo se encontra acima das extremidades proximais, mais estreitas, da tróclea do tálus. Consequentemente, as superfícies articulares não são mais tensionadas em relação ao tálus, o que lhe dá um pouco mais de mobilidade. Devido à fraca congruência articular, a estabilidade nesta posição se torna reduzida.

Clínica

As lesões da articulação superior do tornozelo são muito comuns. Geralmente, trata-se do clássico **"trauma de supinação"**, no qual ocorre um "desvio" medial do pé. Devido à menor estabilidade, esta "torção" geralmente ocorre na posição de flexão plantar, por exemplo, ao descer escadas ou ao usar sapatos com saltos altos. Muitas vezes, os "ligamentos laterais" também são lesionados (especialmente o **ligamento talofibular anterior**). Dependendo da gravidade da lesão, o tratamento conservador pode ser suficiente ou a lesão do ligamento deve ser tratada cirurgicamente.

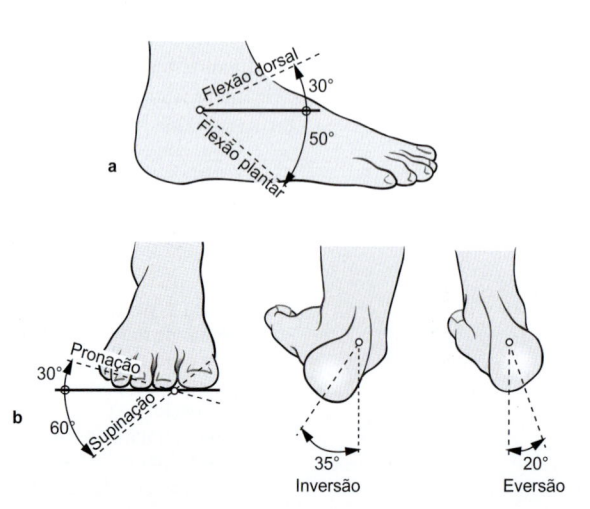

Flexão dorsal 30°
Flexão plantar 50°
a

Pronação 30°
Supinação 60°
b

35° Inversão
20° Eversão

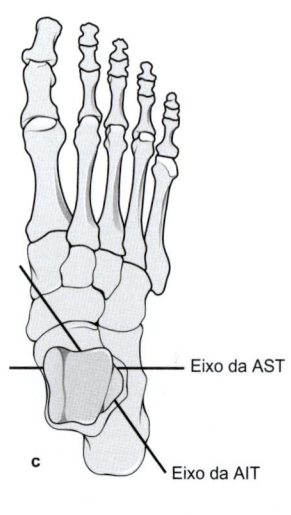

Eixo da AST
Eixo da AIT
c

Figura 5.41 Eixos e amplitude dos movimentos das articulações superior e inferior do tornozelo. a Flexão dorsal/flexão plantar. **b** Pronação/supinação e eversão/inversão. **c** Eixos das articulações superior (AST) e inferior (AIT) do tornozelo.

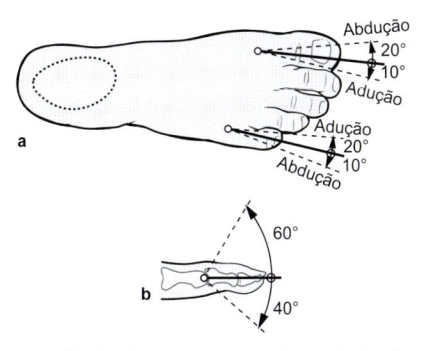

Figura 5.42 Amplitude dos movimentos das articulações dos dedos do pé. a Abdução/adução. **b** Extensão/flexão.

Os movimentos na **articulação inferior do tornozelo** sempre ocorrem simultaneamente em ambos os compartimentos, os quais formam uma unidade funcional (➤ Fig. 5.41, ➤ Tabela 5.12). A articulação tem um grau de liberdade. O *eixo* segue da região anterior medial superior do navicular e do tálus para a região posterior lateral inferior, através da tuberosidade do calcâneo (➤ Fig. 5.41c). Do ponto de vista funcional, portanto, a articulação pode ser mais bem descrita como uma *articulação trocóidea (em pivô) atípica*. Os movimentos em torno deste eixo oblíquo são chamados de **inversão** e **eversão**. Em vista posterior ao eixo, a inversão do pé é caracterizada quando o pé é girado de tal forma que a planta se volta medialmente. Por sua vez, a eversão ocorre quando o pé é girado de tal forma que a planta se volta lateralmente.
A inversão e a eversão não devem ser confundidas com **pronação** e **supinação** (➤ Fig. 5.41). A pronação significa a elevação da margem lateral do pé, enquanto a supinação representa a elevação da margem medial do pé. Enquanto a inversão/eversão ocorre somente em torno do eixo da articulação inferior do tornozelo, a pronação/supinação requer movimentos adicionais nas demais articulações predominantemente tensas do tarso e do metatarso. A articulação transversa do tarso (articulação de Chopart) não é uma anfiartrose, mas é notavelmente mais móvel.
Essas articulações adicionais, em sua totalidade, permitem que o pé seja "torcido" em torno de um eixo proximal/distal (aproximadamente através do segundo dedo). Consequentemente, os segmentos anterior e posterior do pé ainda podem ser facilmente girados um em relação ao outro. Além disso, em virtude da firme fixação dessas articulações pelos ligamentos, especialmente na área do metatarso, forma-se uma resistente placa óssea, que também é capaz de suportar as irregularidades do solo. As **articulações metatarsofalângicas dos dedos dos pés** são *articulações esferóideas*. Devido à segurança proporcionada pelo forte aparelho ligamentar, não ocorre uma rotação, e são possíveis movimentos apenas em torno de dois eixos (➤ Fig. 5.42, ➤ Tabela 5.13):
- dorsiflexão/flexão plantar;
- abdução/adução.

Tabela 5.12 Amplitude dos movimentos das articulações do pé.

Articulação	Movimento	Amplitude do movimento
Articulação superior do tornozelo	Flexão dorsal/ Flexão plantar	30°-0°-50°
Articulação inferior do tornozelo	Eversão/Inversão	20°-0°-35°
Articulação inferior do tornozelo e demais articulações do tarso e do metatarso	Pronação/ Supinação	30°-0°-60°

Tabela 5.13 Amplitude dos movimentos das articulações dos dedos do pé.

Movimento	Amplitude do movimento
Extensão/Flexão	60°-0°-40°
Abdução/Adução	10°-0°-20°

Neste contexto, a abdução significa o afastamento dos dedos dos pés, enquanto a adução representa o movimento dos dedos dos pés em direção à linha média do pé. Especialmente na articulação metatarsofalângica do hálux, uma extensão é muito ampla, pelo menos passivamente (com frequência mais de 90°). Isso é importante para o movimento da marcha, quando o pé está apoiado. As **articulações interfalângicas proximais e distais dos dedos dos pés** são articulações em dobradiça. O movimento é limitado a uma extensão relativamente pequena e a uma flexão (➤ Fig. 5.42, ➤ Tabela 5.13).

Clínica

O **hálux valgo** é uma deformidade comum do primeiro dedo do pé (➤ Fig. 5.43). Existe uma posição valga na articulação metatarsofalângica do hálux, ou seja, o ângulo medial entre os eixos longitudinais do primeiro metatarsal e a falange proximal do dedo grande aumenta. Isso é acompanhado por um aumento do ângulo entre os eixos longitudinais do primeiro e do segundo metatarsais. Assim, a cabeça do metatarsal sobressai dolorosamente em direção medial, e a extremidade do hálux se posiciona sobrejacente ou subjacente ao segundo dedo do pé. Essa deformidade geralmente é desencadeada por predisposição e pelo uso constante de calçados muito apertados, principalmente quando o indivíduo tem um antepé alargado (geralmente devido a um pé largo). A estrutura muscular alterada estimula ainda mais os sintomas, já que a tração dos longos tendões musculares do hálux reforça a deformidade em valgo. Devido à lateralização do osso sesamoide medial, o músculo abdutor do polegar pode até mesmo se transformar em um adutor na articulação metacarpofalângica. Deformações maiores, acompanhadas de dores, devem ser tratadas cirurgicamente.

5.5.4 Arcos do Pé

Quando na posição ereta, o peso do corpo é transmitido através das articulações do tornozelo para o restante do esqueleto do pé. Em termos simplificados, podem se distinguidas **uma fileira me-**

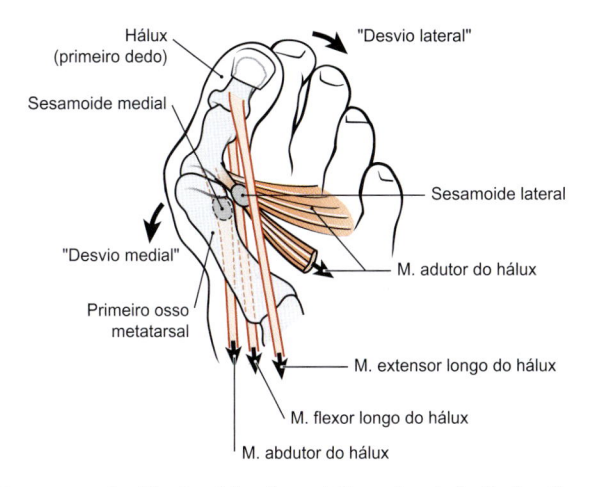

Figura 5.43 Região distal do pé com hálux valgo, lado direito. Vista dorsal. [L126]

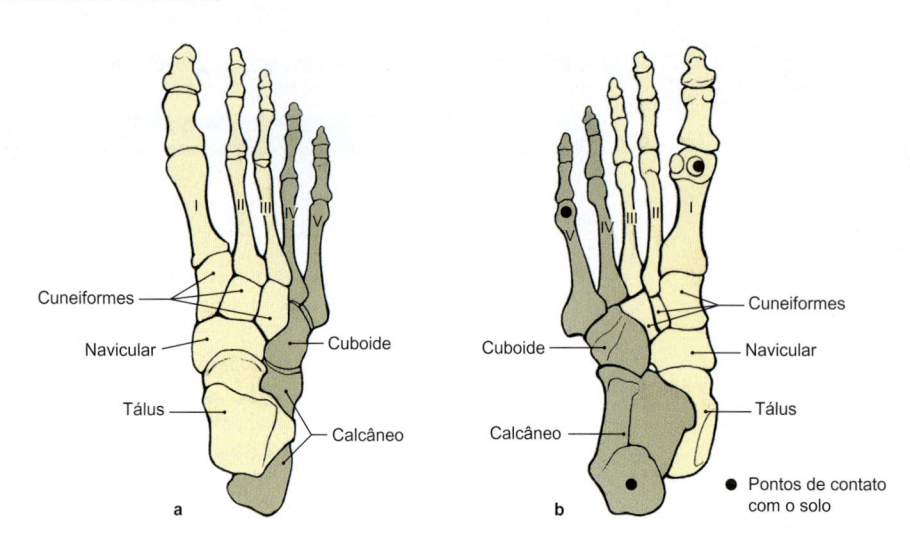

Figura 5.44 Ossos dos arcos do pé, lado direito. a Vista dorsal. **b** Vista plantar.

● Pontos de contato com o solo

dial e uma fileira lateral, as quais transferem a carga (➤ Fig. 5.44). Nessas fileiras, o tálus serve como distribuidor, uma vez que a articulação superior do tornozelo e a tróclea do tálus suportam o peso total. A fileira medial consiste nos três primeiros raios digitais e se estende sobre o navicular, os cuneiformes e osmetatarsais I-III dos três primeiros dedos. Os 4º. e 5º. raios digitais do pé formam a fileira lateral, que segue sobre o calcâneo, o cuboide e os metatarsais IV e V em direção aos dois dedos laterais dos pés.

O metatarso e o tarso são arqueados e côncavos na direção plantar. Ao passo que as cabeças dos metatarsais são amplamente planas, o corpo e a base aumentam em direção aos ossos do tarso. O ápice do **arco longitudinal** é o tálus. O calcâneo, cujas partes anteriores também estão eretas, sobe em direção dorsal e forma a extremidade posterior do arco. Também em **corte transversal** observa-se uma curvatura, que se apresenta mais intensa na área dos ossos cuneiformes e cuboide (vértice do **arco transversal**: cuneiforme intermédio). Essas elevações resultam em apenas três pontos ósseos em contato do pé com o solo em posição normal (➤ Fig. 5.44b):

- tuberosidade do calcâneo;
- cabeça do primeiro metatarsal;
- cabeça do quinto metatarsal.

Os arcos do pé são formados apenas ao longo do crescimento, com as progressivas adaptações durante a posição ereta e a marcha. No recém-nascido, o arco se expressa muito levemente. Somente nos primeiros anos de vida, o esqueleto do pé se eleva e completa a formação dos arcos transversal e longitudinal.

Os arcos do pé são mantidos tanto de modo passivo, pela ação passiva dos ligamentos, quanto ativamente, pelos músculos (➤ Fig. 5.45, ➤ Fig. 5.46). O **arco longitudinal** é passivamente estabilizado por três sistemas de ligamentos organizados em níveis:

- **nível superior**: **ligamento plantar calcaneonavicular**; do sustentáculo do tálus até o navicular;
- **nível médio**: **ligamento plantar longo**; da face inferior do calcâneo até o cuboide e às bases dos metatarsais II-V;
- **nível inferior**: **aponeurose plantar**; estende-se entre a tuberosidade do calcâneo e as cabeças dos ossos metatarsais.

Os músculos curtos dos pés na face plantar são importantes para a estabilização ativa do arco longitudinal (➤ Fig. 5.45). Os tendões de todos os músculos profundos da panturrilha (músculo flexor longo do hálux, músculo flexor longo dos dedos e músculo tibial posterior) também se opõem ao achatamento no arco longitudinal

(➤ Tabela 5.14). Aqui, o antagonista é o músculo tríceps sural, que neutraliza uma posição ascendente excessiva do calcâneo (portanto, um fortalecimento do arco longitudinal), tracionando o tendão do calcâneo na tuberosidade do calcâneo. Assim, sob a tensão ativa dos músculos, o ajuste fino do arco e a adaptação ao estresse são possíveis.

O **arco transversal** é intimamente ajustado de modo passivo pelos curtos ligamentos entre os ossos do tarso e do metatarso na face plantar. O suporte ativo é fornecido pelo músculo fibular longo e pelo músculo tibial posterior (➤ Fig. 5.46), bem como por apenas um único músculo curto do pé, o músculo adutor do hálux (➤ Tabela 5.14). O músculo fibular longo é redirecionado para a região plantar na face lateral do cuboide. Ele atravessa obliquamente à planta e se insere no raio digital medial, de modo que sua contração intensifica o raio de curvatura do arco transversal.

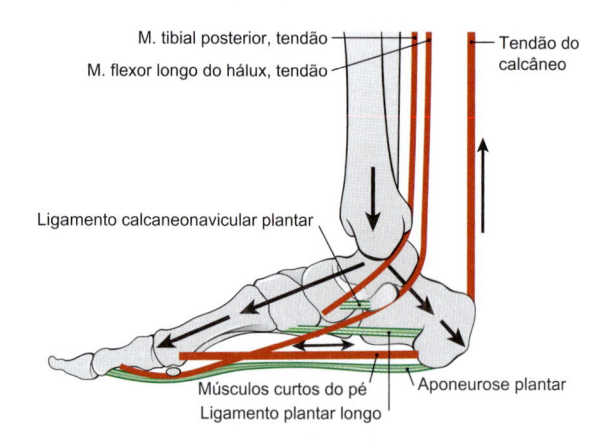

Figura 5.45 Arco longitudinal do pé, lado direito. Vista medial. [L126]

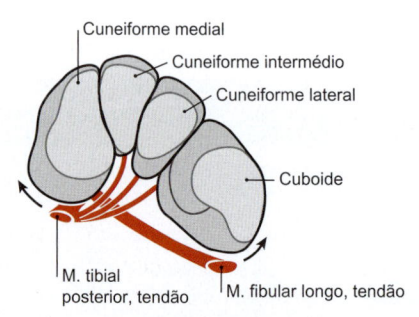

Figura 5.46 Arco transversal do pé, lado direito. [L126]

Tabela 5.14 Estabilização dos arcos do pé.

Estabilização passiva	Estabilização ativa
Arco Longitudinal do Pé	
• Ligamento calcaneonavicular plantar • Ligamento plantar longo • Aponeurose plantar	• M. flexor longo do hálux • M. flexor longo dos dedos • M. tibial posterior • Mm. curtos do pé
Arco Transversal do Pé	
Ligamentos plantares curtos entre os ossos do tarso e do metatarso	• M. fibular longo • M. tibial posterior • M. adutor do hálux

Através da formação dos arcos do pé, a **carga** transferida para o tálus é **distribuída** e direcionada para os pontos de suporte. Isso é particularmente claro no caso do arco longitudinal, onde as forças são derivadas na tuberosidade do calcâneo e nos ossos metatarsais (➤ Fig. 5.45). Como resultado, as estruturas de tensão do arco longitudinal são carregadas sob trações (setas horizontais). Isso garante certa função de amortecimento do arco do pé, que pode amortecer picos de força.

Clínica

Achatamentos dos arcos do pé causados por falhas dos mecanismos passivos e ativos de tensão são condições patológicas comuns, que, devido à carga incorreta, podem causar dores intensas e alterações degenerativas, além da frequente redução da função amortecedora. Em um **achatamento do arco longitudinal**, ocorre uma descida do calcâneo e do tálus, que é referido como **pé plano** (ou pé chato, *Pes planus*). Muitas vezes, o tálus também se curva em direção lateral (**pé valgo**, *Pes valgus*).

Um **achatamento do arco transversal** é causado por um afundamento dos metatarsais II-IV. Isso leva a um alargamento do antepé (**pé largo**, *Pes transversoplanus*). Além da carga adicional, frequentemente dolorosa, sobre os ossos intermediários do metatarso, pode ocorrer também hálux valgo (veja anteriormente). Um arco mais elevado é referido como **pé cavo** (*Pes excavatus*).

A **deformidade congênita** mais comum do pé é o pé equinovaro (*Pes equinovarus*). Neste caso, o pé sem carga sobreposta está em posição de flexão plantar e supinado. No período intrauterino, esta posição é fisiologicamente normal, mas comumente o pé assume a posição normal até o nascimento.

5.5.5 Musculatura da Perna e do Pé

Músculos das Articulações do Tornozelo

Os músculos que movimentam o pé nas articulações do tornozelo estão localizados na perna. Podem ser distinguidos **três grupos**:
- grupo ventral (músculos flexores dorsais);
- grupo lateral (grupo fibular, músculos pronadores);
- grupo dorsal (músculos flexores plantares).

Os músculos flexores plantares ainda podem ser divididos em um grupo superficial e um grupo profundo:
- **grupo ventral** (da região medial para a lateral):
  - músculo tibial anterior;
  - músculo extensor longo do hálux;
  - músculo extensor longo dos dedos.
- **grupo lateral** (da região proximal para a distal):
  - músculo fibular longo;
  - músculo fibular curto.
- **grupo dorsal superficial**:
  - músculo tríceps sural;
  - músculo plantar.
- **grupo profundo dorsal** (da região medial para a lateral):
  - músculo flexor longo dos dedos;
  - músculo tibial posterior;
  - músculo flexor longo do hálux

Cada grupo segue em seu canal osteofibroso próprio, caracterizados em sua totalidade como compartimentos da perna. Esses compartimentos musculares são formados pela fáscia da perna, suas subdivisões e pelos ossos da perna. Especialmente o compartimento dos músculos flexores dorsais (compartimento anterior) é muito estreito e permite pouca expansão adicional.

Clínica

Um aumento de pressão em um dos compartimentos caracteriza a **síndrome do compartimento**. Muitas vezes, o compartimento dos músculos flexores dorsais é acometido (síndrome do músculo tibial anterior). Isso pode ser devido, por exemplo, a um estresse excessivo (corrida longa), um sangramento após uma fratura ou uma cirurgia. O aumento da pressão leva à compressão das artérias e nervos que seguem no compartimento, o que pode causar a necrose dos músculos. Consequentemente, uma secção de emergência da fáscia pode ser necessária.

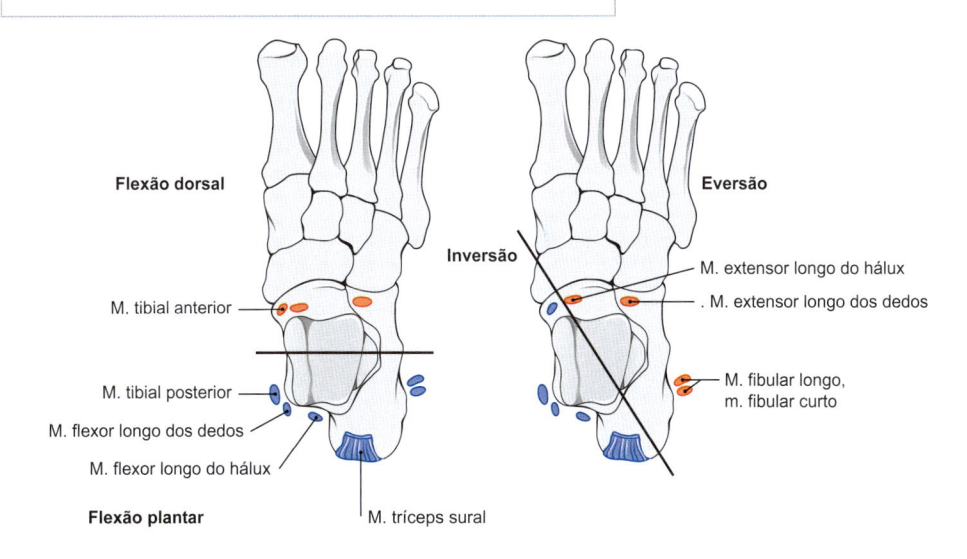

Flexão dorsal

M. tibial anterior

M. tibial posterior

M. flexor longo dos dedos

M. flexor longo do hálux

Flexão plantar

Inversão

Eversão

M. extensor longo do hálux

. M. extensor longo dos dedos

M. fibular longo, m. fibular curto

M. tríceps sural

Figura 5.47 Efeito dos músculos da perna sobre as articulações do tornozelo. Vista dorsal. Trajeto dos tendões de inserção em relação aos eixos da articulação superior do tornozelo (à esquerda) e da articulação inferior do tornozelo (à direita). [L126]

Tabela 5.15 Grupo anterior dos músculos da perna.

Inervação	Origem	Inserção	Função
M. Tibial Anterior			
N. fibular profundo (n. isquiático)	Face lateral da tíbia, fáscia da perna, membrana interóssea	Primeiro osso metatarsal, cuneiforme medial	• Articulação superior do tornozelo: flexão dorsal *(músculo principal)* • Articulação inferior do tornozelo: supinação (fraca)
M. Extensor Longo do Hálux			
N. fibular profundo (n. isquiático)	Face medial da tíbia, membrana interóssea, fáscia da perna	Falange terminal do hálux	• Articulação superior do tornozelo: flexão dorsal • Articulação inferior do tornozelo: pronação (fraca) • Articulações do hálux: extensão
M. Extensor Longo dos Dedos			
N. fibular profundo (n. isquiático)	Côndilo lateral da tíbia, margem anterior da fíbula, membrana interóssea da perna, fáscia da perna	Aponeuroses dorsais dos dedos do pé II-V	• Articulação superior do tornozelo: flexão dorsal • Articulação inferior do tornozelo: pronação • Articulações dos dedos do pé: extensão

Todos os músculos longos se estendem sobre as articulações superior e inferior do tornozelo, com a maioria deles se inserindo na região das porções anteriores do tarso. Deste modo, todos os músculos estão envolvidos tanto na flexão plantar/flexão dorsal (articulação superior do tornozelo) quanto nos movimentos de pronação e supinação (articulação inferior do tornozelo e outras articulações do pé). A função de cada músculo, portanto, depende do trajeto de seu tendão de inserção (➤ Fig. 5.47).

NOTA

Todos os músculos cujos tendões de inserção seguem anteriormente ao eixo de flexão plantar/flexão dorsal da articulação superior do tornozelo são **músculos flexores dorsais** (imagem esquerda na ➤ Fig. 5.47, em vermelho). Músculos cujos tendões seguem atrás deste eixo são **músculos flexores plantares** (imagem esquerda na ➤ Fig. 5.47, em azul). Músculos que seguem medialmente ao eixo da articulação inferior do tornozelo são **músculos supinadores** (elevam a margem medial do pé, imagem direita na ➤ Fig. 5.47, em azul). Todos os músculos cujos tendões de inserção seguem lateralmente ao eixo atuam como **músculos pronadores** (elevam a margem lateral do pé) (imagem direita na ➤ Fig. 5.47, em vermelho).

Grupo Anterior

De todos os músculos flexores dorsais, o **músculo tibial anterior** é o mais importante (➤ Fig. 5.48, ➤ Tabela 5.15). Ele se origina na face lateral da tíbia e, portanto, tem que atravessar a tíbia em seu trajeto distal. Devido à sua inserção medialmente ao esqueleto do pé, ele também é um músculo supinador. Os tendões de inserção dos outros músculos, por outro lado, seguem mais lateralmente, sendo, portanto, músculos pronadores (➤ Fig. 5.47, ➤ Tabela 5.15).

O músculo extensor longo do hálux e o músculo extensor longo dos dedos são responsáveis principalmente pela extensão dos dedos. Uma ocasional dissociação do músculo extensor longo dos dedos, com inserção no metatarsal V, é referida como músculo fibular terceiro.

NOTA

Com relação a segmentos da medula espinhal, o **músculo tibial anterior** é um **músculo de referência** para o segmento **L4**, enquanto o **músculo extensor longo do hálux** é associado ao segmento **L5**. Em uma lesão de L5 (p. ex., devido a uma hérnia de disco), ocorre uma deficiência na extensão do hálux.

Clínica

Nos casos de deficiências dos músculos do grupo anterior, uma flexão dorsal não é mais possível, e o pé fica pendente de modo flácido (**posição na ponta do pé, "pé equino adquirido"**). Durante a marcha, o paciente deve levantar a coxa mais intensamente, de forma compensatória, a fim de evitar o arrastar do pé inclinado no chão (**marcha equina**).

Grupo Lateral

O **músculo fibular longo** se origina proximalmente na fíbula e se posiciona posteriormente ao **músculo fibular curto** (➤ Fig. 5.49, ➤ Tabela 5.16). Ambos os músculos se posicionam atrás do maléolo fibular até o pé. O músculo fibular longo muda, na região do cuboide, da margem lateral do pé para a planta, cruzando por baixo de todos os músculos (visto a partir da região plantar) que ali

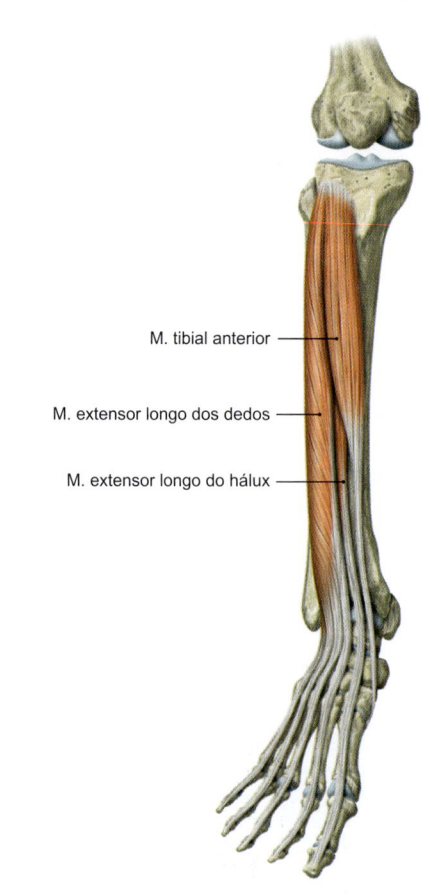

M. tibial anterior

M. extensor longo dos dedos

M. extensor longo do hálux

Figura 5.48 Grupo anterior dos músculos da perna, lado direito. Vista anterior.

Tabela 5.16 Grupo lateral dos músculos da perna.

Inervação	Origem	Inserção	Função
M. Fibular Longo			
N. fibular superficial (n. isquiático)	Cabeça da fíbula, dois terços proximais da fíbula, fáscia da perna	Tuberosidade do primeiro osso metatarsal, cuneiforme medial	• Articulação superior do tornozelo: flexão plantar • Articulação inferior do joelho: pronação (m. principal)
M. Fibular Curto			
N. fibular superficial (n. isquiático)	Metade distal da fíbula	Tuberosidade do quinto osso metatarsal	• Articulação superior do tornozelo: flexão plantar • Articulação inferior do joelho: pronação

seguem, e se insere na margem medial do esqueleto do pé. Ele é o *pronador mais potente* e, devido ao seu trajeto transversal na região plantar, participa da tensão do arco transversal. Além da pronação, ambos os músculos participam da flexão plantar.

Clínica

Uma deficiência do grupo fibular conduz à **posição de supinação** do pé devido à predominância dos músculos antagonistas.

Grupo Posterior

Posteriormente, estão localizados os músculos da panturrilha. O compartimento superficial posterior é predominantemente ocupado pelos ventres musculares do **músculo tríceps sural**, que é composto pelas duas cabeças do músculo gastrocnêmio e pelo músculo sóleo (➤ Fig. 5.50a, ➤ Tabela 5.17). Todos os tendões de inserção convergem para o **tendão do calcâneo** (também conhecido como **tendão de Aquiles**). Este é o tendão mais forte e mais espesso do corpo humano. Ele ainda apresenta um trajeto em espiral e se insere na extremidade inferior da tuberosidade do calcâneo. Uma bolsa (**bolsa tendínea calcânea**) recobre o tendão em seu trajeto ao longo da margem posterior do calcâneo. O músculo tríceps sural é o *flexor plantar mais potente* e também o *supinador mais importante*

(o tendão do calcâneo se insere medialmente ao eixo da articulação inferior do tornozelo!).

N O T A

O **músculo tríceps sural** é o **músculo de referência** do segmento **S1**. Lesões neste segmento causam precocemente a perda do reflexo do tendão do calcâneo. Normalmente, durante a percussão do tendão do calcâneo com o martelo de reflexo, ocorre a contração do músculo tríceps sural e, portanto, a flexão plantar.

O **músculo gastrocnêmio** origina-se no fêmur e, portanto, pode flexionar a articulação do joelho. O **músculo sóleo** origina-se com sua parte lateral na fíbula e sua parte medial na tíbia. Ambas as origens estão unidas por um arco tendíneo (arco tendíneo do músculo sóleo), sob o qual vasos sanguíneos e nervos da perna (artéria e veia tibiais posteriores e nervo tibial) seguem.

O **músculo plantar**, eventualmente ausente, apresenta apenas um ventre muscular muito curto e um longo tendão de inserção, que

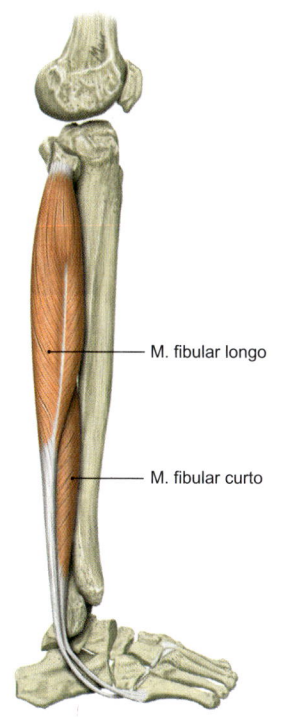

Figura 5.49 Grupo lateral dos músculos da perna, lado direito. Vista lateral.

M. fibular longo

M. fibular curto

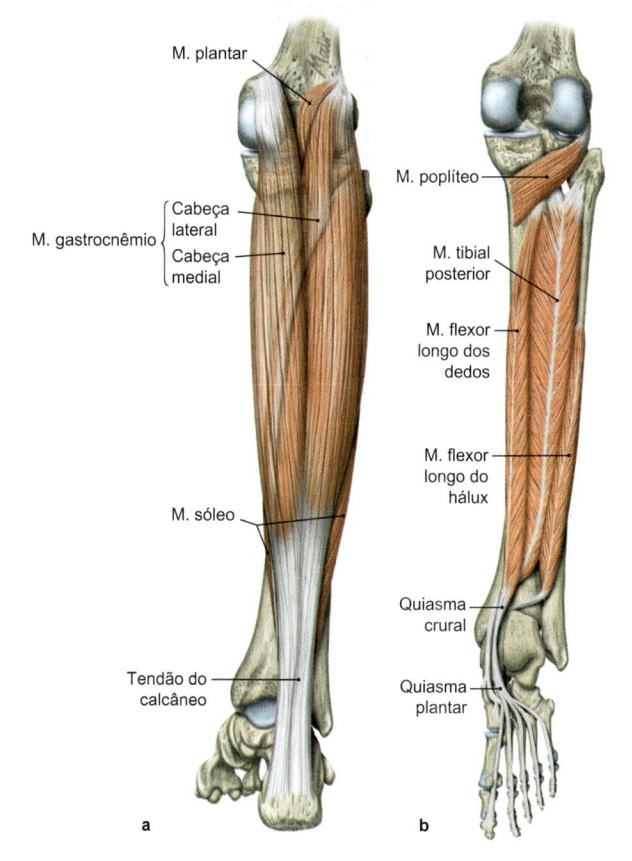

M. plantar

M. gastrocnêmio { Cabeça lateral / Cabeça medial

M. poplíteo

M. tibial posterior

M. flexor longo dos dedos

M. flexor longo do hálux

M. sóleo

Quiasma crural

Tendão do calcâneo

Quiasma plantar

a

b

Figura 5.50 Grupo posterior dos músculos da perna, lado direito. Vista posterior. **a** Músculos flexores plantares superficiais. **b** Músculos flexores plantares profundos.

Tabela 5.17 Grupo posterior superficial dos músculos da perna.

Inervação	Origem	Inserção	Função
M. Tríceps Sural[1]			
N. tibial (n. isquiático)	• M. gastrocnêmio, cabeça medial: côndilo medial do fêmur • M. gastrocnêmio, cabeça lateral: côndilo lateral do fêmur • M. sóleo: terço proximal da tíbia, face posterior da tíbia (linha para o m. sóleo), arco tendíneo do m. sóleo	Tuberosidade do calcâneo	• Articulação do joelho (apenas o m. gastrocnêmio): flexão • Articulação superior do tornozelo: flexão plantar *(m. principal)* • Articulação inferior do tornozelo: supinação *(m. principal)*
M. Plantar			
N. tibial (n. isquiático)	Côndilo lateral do fêmur	Tuberosidade do calcâneo	• Articulação do joelho: flexão • Articulação superior do tornozelo: flexão plantar • Articulação inferior do tornozelo: supinação

[1]O amplo tendão do m. tríceps sural (tendão do calcâneo) é denominado tendão de Aquiles

também se irradiam para o tendão do calcâneo. Ele também se origina no fêmur, razão pela qual é capaz de flexionar fracamente a articulação do joelho (➤ Tabela 5.17). Devido à sua excepcional abundância de fusos neuromusculares (receptores relacionados com variações do comprimento de um músculo), atribui-se a esse músculo um papel na orientação do corpo no espaço (propriocepção).

── **Clínica** ──────────

Uma deficiência exclusiva do músculo tríceps sural resulta da **ruptura do tendão do calcâneo**. O tendão do calcâneo cronicamente danificado por muitas lesões menores pode se romper (p. ex., saltos durante o *badminton*), o que pode ser claramente percebido como um estalo. Em uma deficiência do músculo tríceps sural, a marcha torna-se mais difícil.

Em particular, não é mais possível ficar **na ponta do pé**, porque essa posição não pode ser compensada pelos músculos flexores profundos. Além disso, o arco do pé é aumentado pela predominância dos músculos localizados na região plantar (**pé cavo**).

Após a remoção do grupo superficial, o **grupo dos músculos flexores profundos** (relativamente pequeno em comparação com o músculo tríceps sural), torna-se visível entre a tíbia e a fíbula (➤ Fig. 5.50b, ➤ Tabela 5.18). Em posição mais medial, origina-se o músculo flexor longo dos dedos; em posição intermediária, o músculo tibial posterior; e lateralmente, o músculo flexor longo do hálux. O músculo flexor longo do hálux e o músculo flexor longo dos dedos promovem a flexão em todas as articulações dos dedos do pé. O músculo tibial posterior é um forte supinador e acentua os arcos longitudinal e transversal do pé.

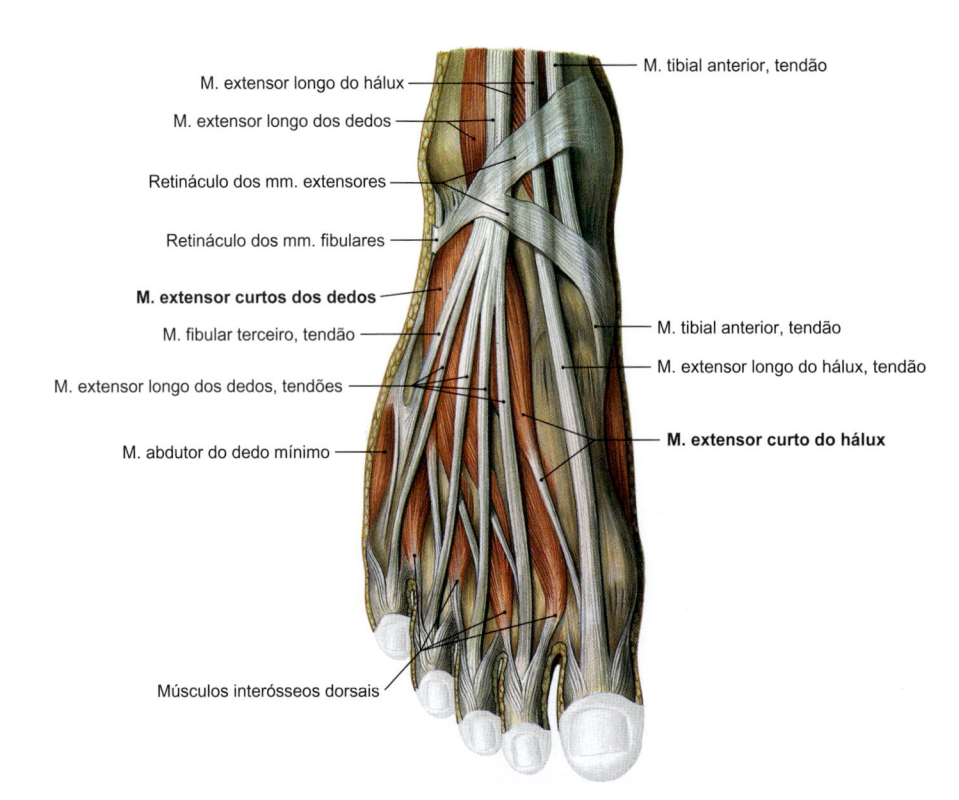

Figura 5.51 Músculos do dorso do pé. Vista dorsal.

Tabela 5.18 Grupo posterior profundo dos músculos da perna.

Inervação	Origem	Inserção	Função
M. Tibial Posterior			
N. tibial (n. isquiático)	Membrana interóssea, tíbia e fíbula	Tuberosidade do navicular, superfície plantar dos. cuneiformes I-III, metatarsais II-IV	• Articulação superior do tornozelo: flexão plantar • Articulação inferior do tornozelo: supinação
M. Flexor Longo dos Dedos			
N. tibial (n. isquiático)	Face posterior da tíbia	Falanges distais dos. dedos II-V do pé	• Articulação superior do tornozelo: flexão plantar • Articulação inferior do tornozelo: supinação • Articulações dos dedos do pé: flexão
M. Flexor Longo do Hálux			
N. tibial (n. isquiático)	Face distal posterior da fíbula, membrana interóssea	Falange distal do hálux	• Articulação superior do tornozelo: flexão plantar • Articulação inferior do tornozelo: supinação • Articulações do hálux: flexão

Clínica

Uma **deficiência do músculo tibial posterior** (p. ex., devido a uma ruptura do tendão) resulta em uma posição de pronação do pé, uma vez que o antagonismo supinatório em relação aos pronadores é reduzido. Uma **deficiência de todos os músculos flexores** plantares (profundos e superficiais) causa elevação da ponta do pé em virtude da predominância dos músculos flexores dorsais (**pé torto calcâneo valgo,** *talipes calcaneus*). A marcha e a manutenção da posição ereta tornam-se difíceis, e um ciclo normal de marcha não é mais possível. Os pacientes só conseguem se movimentar apoiados sobre o calcâneo. Na posição ereta, mesmo uma leve posição de agachamento não é possível, uma vez que fica comprometida a desaceleração do movimento de descida devido à deficiência dos músculos flexores plantares.

Todos os músculos flexores profundos se estendem para a face medial da perna e passam posteriormente ao maléolo medial, ao longo da região plantar . Eles se sobrepõem em seu trajeto (➤ Fig. 5.50b): na parte distal da perna (visto pela região posterior), o músculo flexor longo dos dedos cruza sobre o músculo tibial posterior (**quiasma crural**). Na região plantar, em seguida, ele passa sobre o músculo flexor longo do hálux (**quiasma plantar**). Anteriormente à sua inserção nas falanges distais, o músculo flexor longo dos dedos cruza os tendões de inserção divididos do músculo flexor curto dos dedos.

NOTA

Quiasma crural: o músculo flexor longo dos dedos cruza sobre o músculo tibial posterior;
Quiasma plantar: o músculo flexor longo dos dedos cruza sobre o músculo flexor longo do hálux.

Resumindo, os seguintes músculos estão envolvidos nos respectivos movimentos nas articulações do tornozelo (músculo principal destacado em negrito):

Flexão dorsal:
• **músculo tibial anterior**;
• músculo extensor longo dos dedos;
• músculo fibular terceiro;
• músculo extensor longo do hálux.

Flexão plantar:
• **músculo tríceps sural**;
• músculo flexor longo do hálux;
• músculo tibial posterior;
• músculo flexor longo dos dedos;
• músculo fibular longo;
• músculo fibular curto.

Supinação:
• **músculo tríceps sural**;
• músculo tibial posterior;
• músculo tibial anterior;
• músculo flexor longo dos dedos;
• músculo flexor longo do hálux.

Pronação:
• **músculo fibular longo**;
• músculo fibular curto;
• músculo extensor longo dos dedos;
• músculo fibular terceiro;
• músculo extensor longo do hálux.

Músculos Curtos (Intrínsecos) dos Pés

Os músculos curtos dos pés têm sua origem no esqueleto do pé e não apresentam função nas articulações dos tornozelos. Sua principal função é menos percebida no movimento dos dedos dos pés do que na sustentação do arco plantar. Isso é significativamente diferente na mão, onde os músculos curtos das mãos estão essencialmente envolvidos com as habilidades motoras finas dos dedos. Podem ser distinguidos **quatro grupos** de músculos curtos dos pés:
• músculos do dorso do pé (➤ Tabela 5.19);
• músculos do hálux (➤ Tabela 5.20);
• músculos plantares (➤ Tabela 5.21);
• músculos do dedo mínimo (➤ Tabela 5.22).

Os músculos específicos de cada grupo podem ser identificados nas respectivas tabelas. As funções nas articulações dos dedos do pé correspondem em grande parte ao nome do respectivo músculo.

Os **músculos do dorso do pé** sustentam a extensão nas articulações dos dedos dos pés (➤ Fig. 5.51), mas não se estendem até o dedo mínimo. Todos os **músculos plantares** sustentam a flexão nas articulações dos dedos do pé e impedem uma inclinação para a frente nas articulações dos dedos do pé quando a parte superior do corpo é inclinada para a frente (➤ Fig. 5.52). Além disso, eles podem realizar a adução ou a abdução. Os músculos plantares correspondem em grande parte ao trajeto, à função e à inervação daqueles da mão. No entanto, os músculos interósseos plantares seguem nos 3º-5º raios digitais (e não no 2º, 4º e 5º,

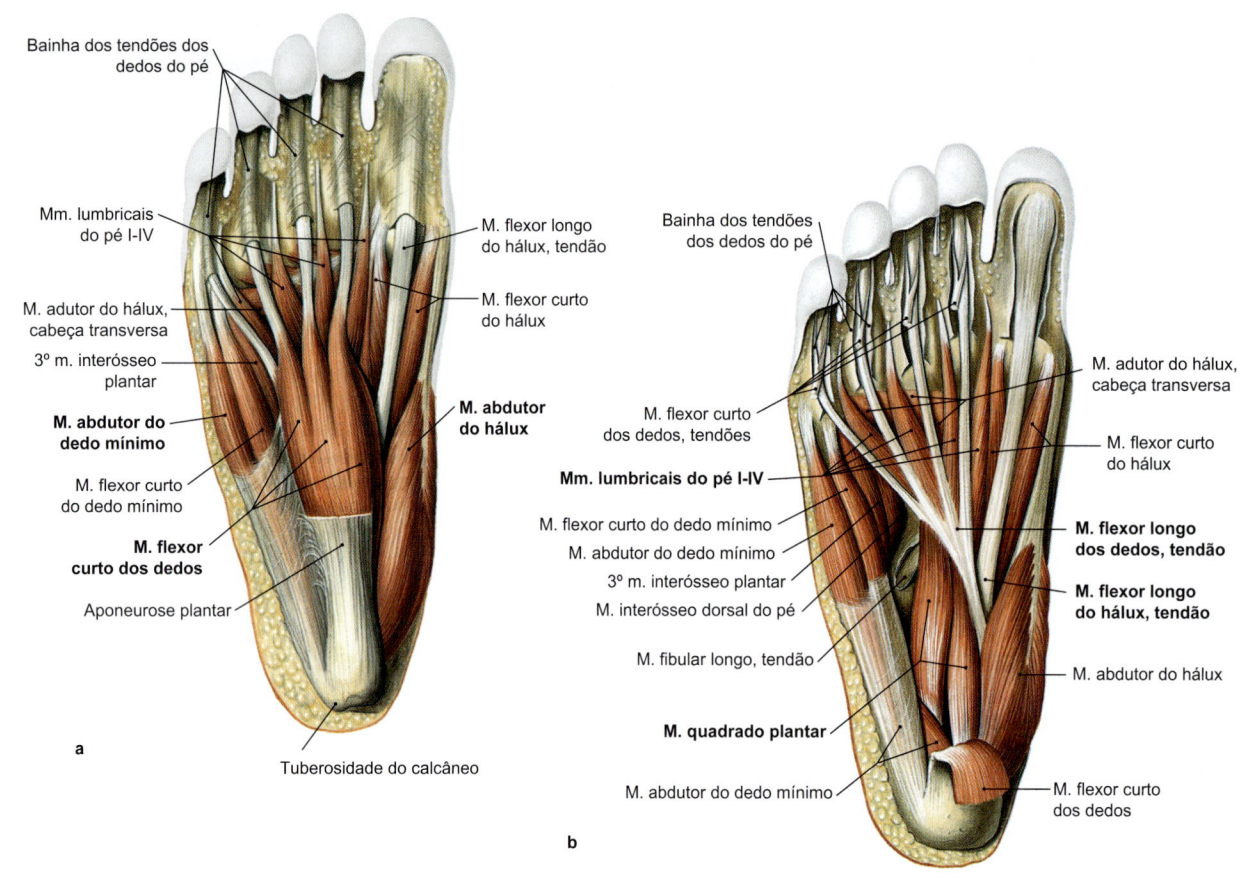

Figura 5.52 Músculos plantares, lado direito. Vista plantar. **a** Após remoção da aponeurose plantar. **b** Após remoção do m. flexor curto dos dedos.

Tabela 5.19 Músculos do dorso do pé.

Inervação	Origem	Inserção	Função
M. Extensor Curto dos Dedos			
N. fibular profundo (n. isquiático)	Superfície posterior do calcâneo	Aponeurose dorsal dos. dedos II-IV do pé	Articulações dos dedos II-IV do pé: extensão
M. Extensor Curto do Hálux			
N. fibular profundo (n. isquiático)	Superfície posterior do calcâneo	Falange proximal do hálux	Articulação metatarsofalângica do hálux: extensão

Tabela 5.20 Músculos mediais da região plantar.

Inervação	Origem	Inserção	Função
M. Adutor do Hálux			
N. plantar medial (n. tibial)	Processo medial da tuberosidade do calcâneo, aponeurose plantar, retináculo dos mm. flexores	Sesamoide medial da articulação metatarsofalângica do hálux, falange proximal do hálux	Articulação metatarsofalângica do hálux: abdução, flexão, tensão da região medial do arco longitudinal do pé
M. Flexor Curto do Hálux			
• Cabeça medial: n. plantar medial (n. tibial) • Cabeça lateral: n. plantar lateral (n. tibial)	Superfície plantar dos cuneiformes, ligamentos plantares	• Cabeça medial: sesamoide medial da articulação metatarsofalângica do hálux, falange proximal do hálux • Cabeça lateral: sesamoide lateral da articulação metatarsofalângica do hálux, falange proximal do hálux	Articulação metatarsofalângica do hálux: flexão, tensiona o arco longitudinal do pé
M. Adutor do Hálux			
N. plantar lateral (n. tibial)	• Cabeça oblíqua: cuboide, cuneiforme lateral, ligamentos plantares • Cabeça transversa: cápsulas das articulações metatarsofalângicas dos. dedos III-V do pé, ligamento metatarsal transverso profundo	Sesamoide lateral da cápsula da articulação metatarsofalângica do hálux, falange proximal do hálux	Articulação metatarsofalângica do hálux: adução em direção ao dedo II do pé, flexão, tensiona os arcos longitudinal e transversal do pé

Tabela 5.21 Músculos do meio da região plantar.

Inervação	Origem	Inserção	Função
M. Flexor Curto dos Dedos[1]			
N. plantar medial (n. tibial)	Superfície plantar da tuberosidade do calcâneo, aponeurose plantar	Falange média dos. dedos do pé II-V	Articulações metatarsofalângicas e interfalângicas dos dedos do pé: flexão, tensiona o arco longitudinal do pé
M. Quadrado Plantar			
N. plantar lateral (n. tibial)	Superfície plantar do calcâneo, ligamento plantar longo	Margem lateral do tendão do m. flexor longo dos dedos	Sustenta o m. flexor longo dos dedos
Mm. Lumbricais do Pé (I-IV)			
Nn.plantares medial (1º) e lateral (2º-4º) (n. tibial)	Músculos lumbricais do pé: tendões do m. flexor longo dos dedos • I: uma cabeça • II-IV: duas cabeças	Faces mediais das falanges proximais dos. dedos II-V do pé	Articulações metatarsofalângicas dos dedos do pé: flexão, adução
Mm. Interósseos Plantares do Pé (I-III)			
N. plantar lateral (n. tibial)	Superfícies plantares dos metatarsais III-V, ligamento plantar longo	Faces mediais das falanges proximais dos. dedos III-V do pé	Articulações metatarsofalângicas dos dedos do pé: flexão, adução para o dedo II do pé
Mm. Interósseos Dorsais do Pé (I-IV) (músculos com duas cabeças)			
N. plantar lateral (n. tibial)	Faces adjacentes dos metatarsais I-V, ligamento plantar longo	Falanges proximais dos dedos II-IV do pé (dedo II do pé de ambos os lados, dedos III e IV do pé, a partir da região lateral)	Articulações metatarsofalângicas dos dedos do pé: flexão, abdução do dedo II do pé em direção medial e dos dedos III e IV do pé em direção lateral

[1]Os tendões deste m. são perfurados um pouco antes de sua inserção pelos tendões do m. flexor longo dos dedos.

Tabela 5.22 Músculos laterais da região plantar.

Inervação	Origem	Inserção	Função
M. Abdutor do Dedo Mínimo			
N. plantar lateral (n. tibial)	Processo lateral da tuberosidade do calcâneo, aponeurose plantar	Tuberosidade do osso metatarsal V, falange proximal do dedo V do pé	Articulação metatarsofalângica do dedo V do pé: abdução, flexão, tensiona o arco longitudinal do pé
M. Flexor Curto do Dedo Mínimo			
N. plantar lateral (n. tibial)	Base do metatarsal V, ligamento plantar longo	Falange proximal do dedo V do pé	Articulação metatarsofalângica do dedo V do pé: abdução, tensão do arco longitudinal do pé
M. Oponente do Dedo Mínimo (músculo inconstante)			
N. plantar lateral (n. tibial)	Base do osso metatarsal V, ligamento plantar longo	Osso metatarsal V	Articulação metatarsofalângica do. dedo V do pé: oposição, flexão, tensiona o arco longitudinal do pé

como na mão) e os músculos interósseos dorsais se inserem de ambos os lados no segundo dedo do pé (e não no terceiro dedo, como na mão).

Em contrapartida, dois músculos não têm equivalentes na mão:

- **músculo flexor curto dos dedos**: ele se estende da tuberosidade do calcâneo até as falanges médias dos dedos II-V, correspondente ao músculo flexor superficial dos dedos no antebraço;
- **músculo quadrado plantar**: ele se estende do calcâneo, na metade posterior da região plantar, para o tendão do músculo flexor longo dos dedos, sustentando-o.

5.5.6 Estruturas Auxiliares da Musculatura na Região da Perna e do Pé

Como ocorre na mão, os músculos longos do pé são guiados por feixes de reforço (**retináculos**) da fáscia muscular, neste caso, a fáscia da perna. Os retináculos evitam o deslocamento dos ten-dões musculares de sua base. Além disso, os músculos longos dos pés seguem com seus tendões de inserção nas **bainhas tendíneas**. Estas estão especialmente organizadas nas áreas dos retináculos. Anteriormente, o **retináculo dos músculos extensores**, no nível das articulações do tornozelo, abrange o compartimento dos músculos extensores, cada um dos quais envolvido por sua própria bainha tendínea (➤ Fig. 5.51).

Lateralmente, o **retináculo dos músculos fibulares** ocupa a distância entre o maléolo lateral e o calcâneo, e geralmente fixa os dois músculos fibulares em uma bainha tendínea comum. Na face medial, encontra-se um túnel (túnel do tarso) com o **canal do maléolo**, formado pela ligação dos espaços entre o maléolo medial e o calcâneo por meio do **retináculo dos músculos flexores**. Este é atravessado pelos três músculos flexores plantares profundos, também em suas próprias bainhas tendíneas, e pelos vasos sanguíneos e nervos da região plantar (artéria e veia tibiais posteriores e o nervo tibial).

5.6 Nervos do Membro Inferior

Competências

Após a leitura deste capítulo, você será capaz de:
- explicar a estrutura do plexo lombossacral bem como a sintomatologia das lesões do plexo;
- descrever o trajeto, a função e a exata sintomatologia no caso de deficiência nos nervos do membro inferior e identificar os nervos em preparações anatômicas.

Na inervação do membro inferior, estão envolvidos os **nervos espinhais T12-S4**. Os ramos anteriores dos nervos espinhais T12-L4 formam o **plexo lombar**, que se une ao **plexo sacral (L4-S5, Co1)** para formar o **plexo lombossacral**.

A partir deste plexo, finalmente se originam os nervos próprios do membro inferior, do assoalho pélvico e dos segmentos caudais da parede abdominal.

Os seguintes nervos proporcionam a **inervação sensitiva** da pele do membro inferior e da região perineal (➤ Fig. 5.53a e b):
- Plexo lombar:
  - nervo ilio-hipogástrico;
  - nervo ilioinguinal;
  - nervo genitofemoral;
  - nervo cutâneo femoral lateral;
  - nervo femoral;
  - nervo obturatório.
- Plexo sacral:
  - nervo cutâneo femoral posterior;
  - nervo isquiático;
  - nervo pudendo.

Além disso, os ramos laterais dos ramos posteriores dos segmentos L1-L3 – como **nervos clúnios superiores** – e dos segmentos S1-S3 – como **nervos clúnios médios** – proporcionam a inervação sensitiva da região glútea. Como ocorre no membro superior, as áreas de pele na perna normalmente apresentam a inervação sobreposta pelos ramos cutâneos de vários nervos.

Os **dermátomos do membro inferior** (➤ Fig. 5.53c e d) seguem de maneira semelhante aos do membro superior, ao longo do eixo longitudinal. Os dermátomos dos nervos espinhais lombares seguem na face anterior do membro inferior, da região lateral, em direção oblíqua, de modo descendente para a região medial. A face posterior do membro inferior, com a margem lateral do pé, é inervada pelos nervos espinhais sacrais. Aqui, os dermátomos seguem aproximadamente em um trajeto longitudinal.

NOTA
- Face anterior do membro inferior: L1-L5 (descendo obliquamente do ligamento inguinal para o pé);
- Margem medial do pé: L4;
- Hálux e segundo dedo do pé: L5;
- Dedo mínimo do pé e margem lateral do pé: S1;
- Face posterior do membro inferior: S1-S5 (subindo longitudinalmente da margem lateral do pé até a região glútea).

Clínica

As **hérnias de discos intervertebrais** afetam principalmente os discos intervertebrais entre as vértebras lombares IV e V, e entre a vértebra lombar V e o sacro. Após a ruptura do anel fibroso, o núcleo pulposo se projeta no canal vertebral ou no forame intervertebral e comprime uma ou mais raízes nervosas. Além da dor na área da lesão, ocorrem problemas no respectivo dermátomo e deficiências do músculo de referência da raiz nervosa correspondente. Em uma compressão de L5, consequentemente, uma sintomatologia é típica, ocorrem dores com irradiação para a perna, podendo atingir o pé. Este quadro é acompanhado por perda de sensibilidade da pele e fraqueza na extensão do hálux (**músculo de referência de L5: músculo extensor longo do hálux**).

5.6.1 Organização do Plexo Lombossacral

O **plexo lombar** (T12-L4) e o **plexo sacral** (L4-S5, Co1) são reunidos no **plexo lombossacral**. Os nervos espinhais de L4 e L5 formam o tronco lombossacral, representando a conexão entre os dois plexos nervosos. Os ramos do plexo lombar seguem anteriormente à articulação do quadril e se estendem para a face anterior do membro inferior. Os ramos do plexo sacral, por outro lado, se situam posteriormente à articulação do quadril e se estendem para a face posterior do membro inferior.

Clínica

O plexo lombossacral pode ser lesado por tumores (p. ex., do útero), contusões (hematomas na fáscia do músculo iliopsoas) ou fraturas da pelve. Uma **lesão do plexo** deve ser considerada se o quadro clínico não estiver limitado à deficiência de um único nervo:
- Em uma lesão do **plexo lombar** (T12-L4) ocorrem dores e distúrbios da sensibilidade na face anterior da coxa (➤ Fig. 5.54a). Em relação à função motora, a flexão e a adução na articulação do quadril e a extensão do joelho são afetadas. A posição ereta e a marcha ficam comprometidas.
- A lesão do **plexo sacral** (L4-S5, Co1) é caracterizada por dores e déficits sensoriais na região posterior da coxa (➤ Fig. 5.54b) e da perna. A extensão e a abdução no quadril (sinal de Trendelenburg positivo, veja a seguir) são comprometidas, bem como a flexão do joelho e toda a musculatura da perna e do pé. Distúrbios do sistema nervoso autônomo podem ocorrer porque os ramos parassimpáticos do plexo sacral suprem as vísceras pélvicas e os órgãos genitais externos. Isso pode levar à perda da capacidade de ereção do pênis ou à deficiência no preenchimento dos corpos cavernosos do clitóris. Uma deficiência na inervação do assoalho pélvico pode se manifestar como incontinência urinária e fecal.

No entanto, uma lesão isolada de ambas as partes do plexo é rara. Comumente, tanto o plexo lombar quanto o plexo sacral são afetados.

Plexo Lombar

Os ramos anteriores dos nervos espinhais de **T12-L4** formam o plexo lombar (➤ Fig. 5.55). Eles saem através dos forames intervertebrais entre as origens do músculo psoas maior e formam os seguintes ramos ou nervos:

Os **ramos musculares** (T12-L4) são ramos curtos puramente motores para o músculo iliopsoas, músculo quadrado do lombo e músculos intertransversários. O **nervo ilio-hipogástrico** (L1, ➤ Fig. 5.53a, b; ➤ Fig. 5.55) segue posteriormente ao rim, perfura o músculo transverso do abdome e se estende entre este músculo e o músculo oblíquo interno do abdome, ao longo do ligamento inguinal e em direção anterior. Ele emite ramos musculares para o músculo oblíquo interno do abdome e o músculo transverso do abdome. Este nervo supre a pele acima da crista

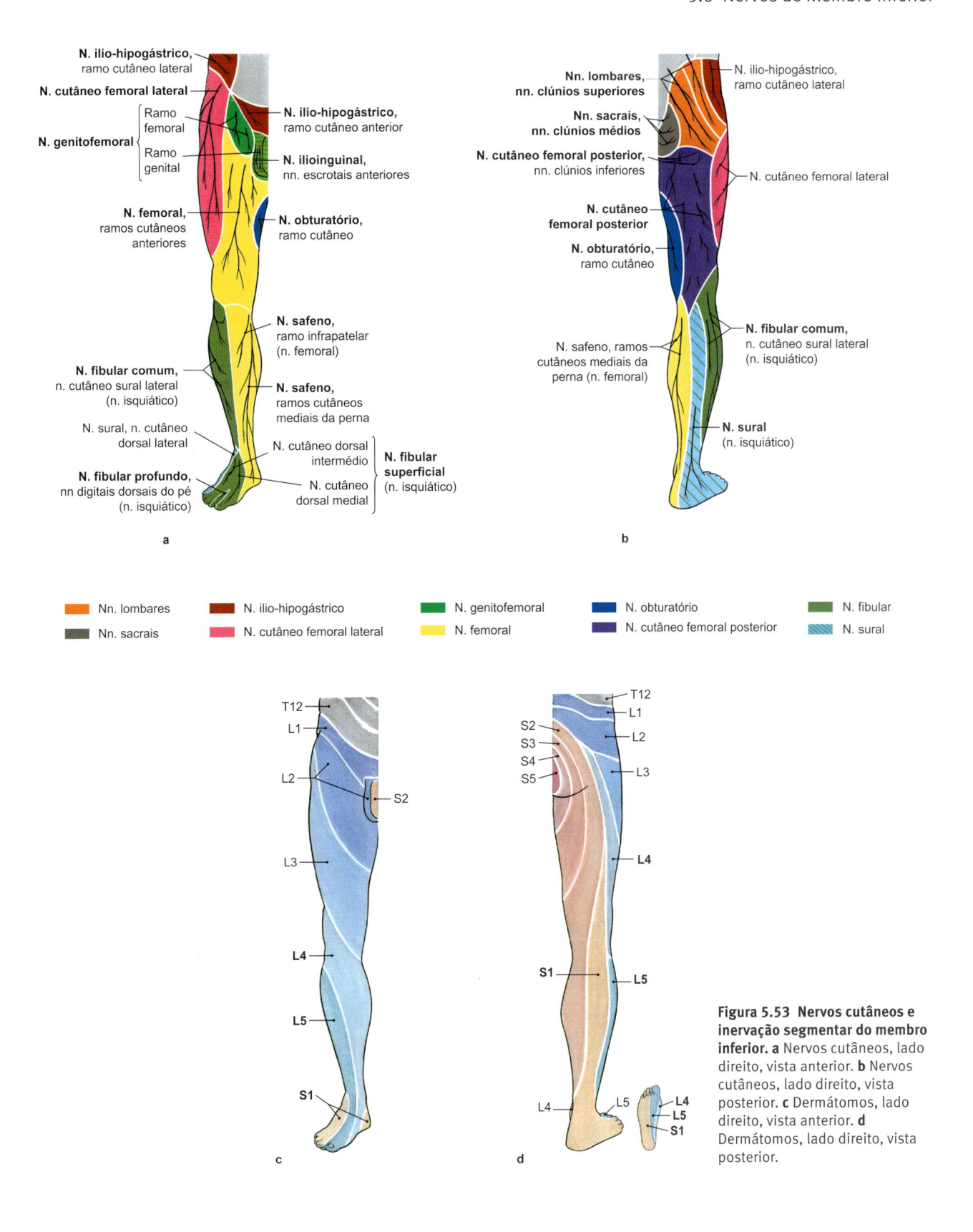

Figura 5.53 Nervos cutâneos e inervação segmentar do membro inferior. a Nervos cutâneos, lado direito, vista anterior. **b** Nervos cutâneos, lado direito, vista posterior. **c** Dermátomos, lado direito, vista anterior. **d** Dermátomos, lado direito, vista posterior.

ilíaca por meio do ramo cutâneo lateral, e uma área da pele medialmente e acima do ligamento inguinal por meio do ramo cutâneo anterior.

O **nervo ilioinguinal** (L1, ➤ Fig. 5.53a, ➤ Fig. 5.55) segue um pouco mais caudalmente que o nervo ilio-hipogástrico, e inerva os mesmos músculos abdominais. Seu ramo terminal se posiciona adjacente ao funículo espermático (segue externamente a este), com o qual se projeta através do canal inguinal. Ele supre a pele dos órgãos genitais externos por meio dos ramos escrotais ou ramos labiais anteriores.

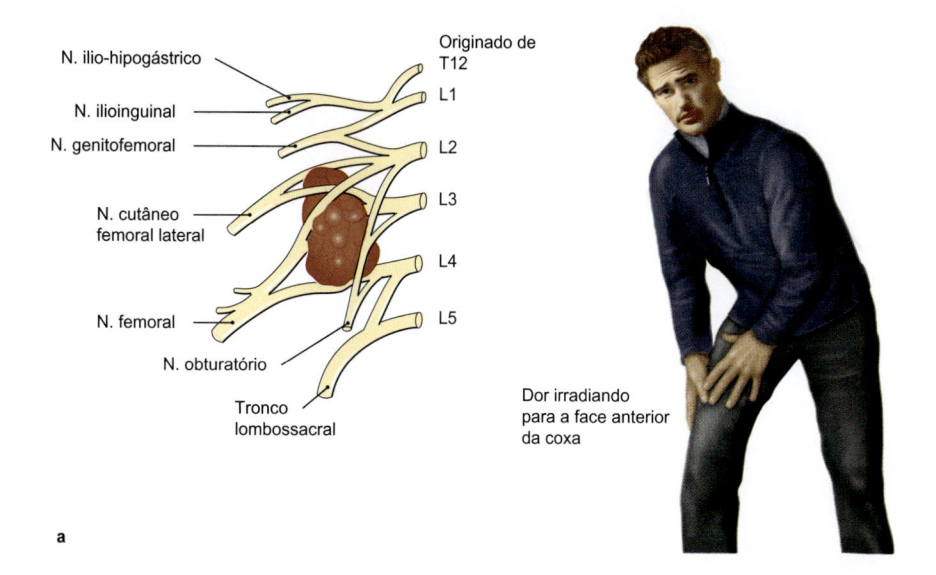

a

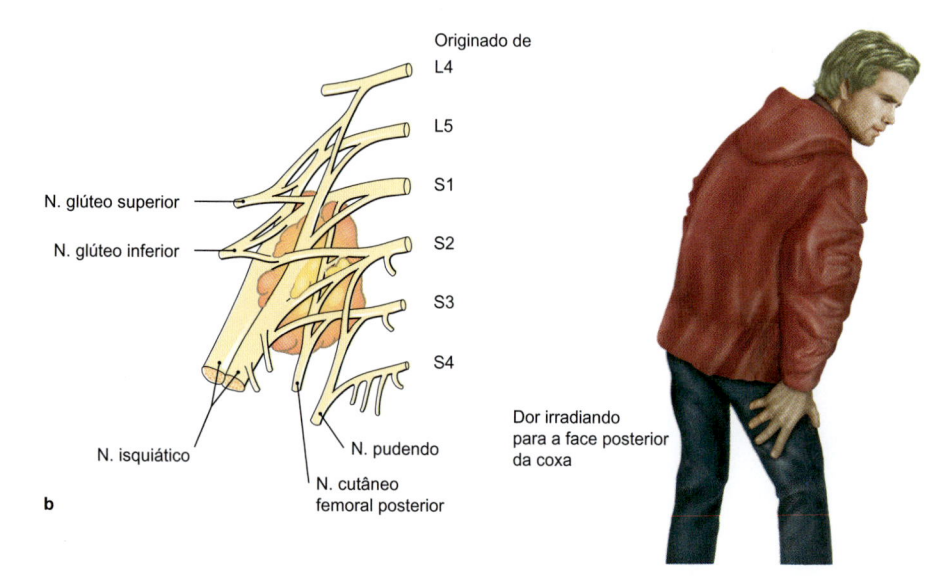

b

Figura 5.54 **Estrutura do plexo lombossacral e sintomatologia em caso de lesões. a** Tumor no plexo lombar. **b** Lesão no plexo sacral. Esquerda [L126]; direita [L238]

Clínica

Devido à proximidade topográfica com o **nervo ilio-hipogás-trico** e com o **nervo ilioinguinal**, processos inflamatórios no rim ou na cápsula renal podem causar dores nas regiões supridas por esses dois nervos (p. ex., na região inguinal).

O **nervo genitofemoral** (L1-L2, ➤ Fig. 5.53a, ➤ Fig. 5.55) perfura o músculo psoas maior e segue para baixo em sua superfície anterior (ponto de referência importante!). Ele passa por baixo do ureter e se divide em:

- **ramo genital**: ele se projeta medialmente através do canal inguinal e segue junto com o funículo espermático para o escroto. No homem, ele inerva o músculo cremaster e, junto com o nervo ilioinguinal, fornece a inervação sensitiva para as porções anteriores da genitália externa.
- **ramo femoral**: ele segue sob o ligamento inguinal na lacuna dos vasos, lateralmente aos vasos sanguíneos, e fornece a inervação sensitiva da pele sob o ligamento inguinal.

O **nervo cutâneo femoral lateral** (L2-L3, ➤ Fig. 5.53a, b, ➤ Fig. 5.55) é o único nervo puramente sensitivo do plexo lombar e se-

gue lateralmente através da lacuna dos músculos, saindo medialmente à espinha ilíaca anterossuperior e suprindo a pele lateral da coxa.

Clínica

As lesões do nervo genitofemoral comprometem o reflexo do músculo cremaster, quando a região medial da coxa é estimulada.

Usar calças muito apertadas ou cintas modeladoras muito justas pode causar a **meralgia parestésica** ("doença do jeans"). A compressão do nervo cutâneo femoral lateral sob o ligamento inguinal provoca dor e desconforto na região lateral da coxa (➤ Fig. 5.56).

O **nervo femoral** (L2-L4, ➤ Fig. 5.53a, b, ➤ Fig. 5.55) inerva o grupo muscular anterior da coxa e proporciona a inervação sensitiva da face anterior de toda a perna. Ele segue medialmente na lacuna dos músculos para o trígono femoral, onde, a cerca de 5 cm abaixo do ligamento inguinal, dá origem a seus ramos terminais:

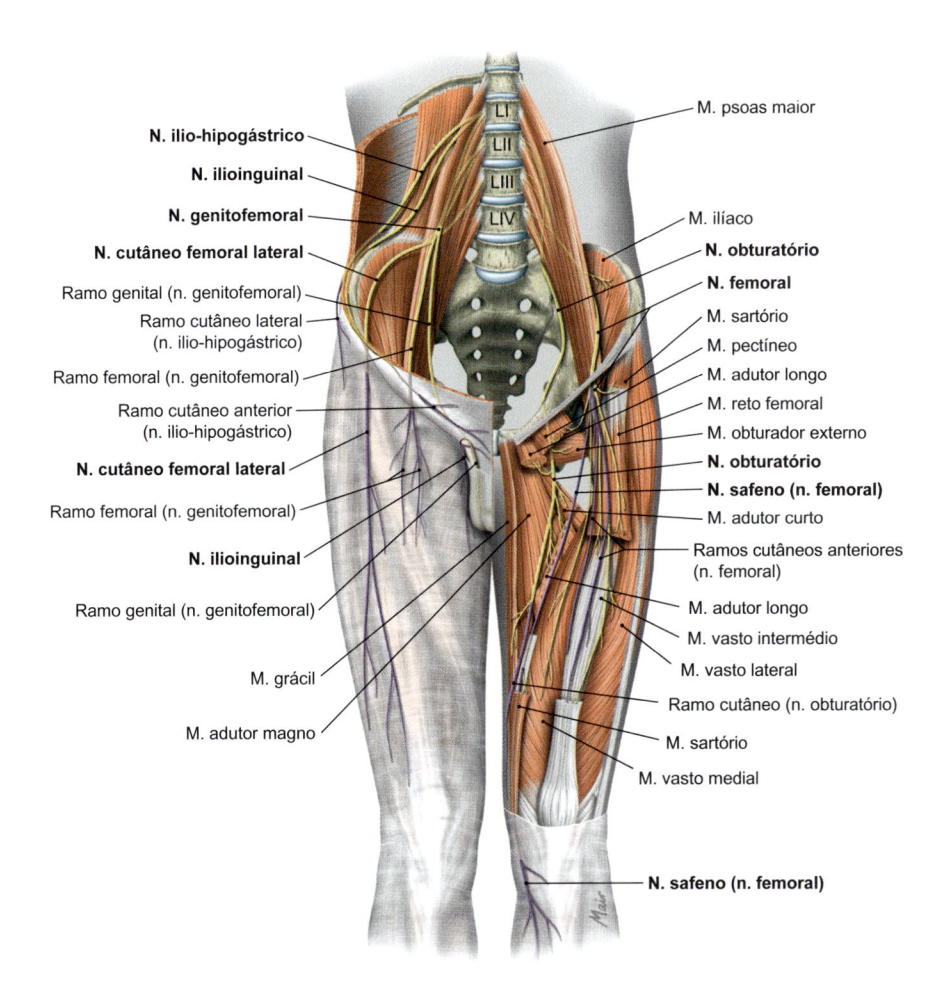

N. ilio-hipogástrico
N. ilioinguinal
N. genitofemoral
N. cutâneo femoral lateral
Ramo genital (n. genitofemoral)
Ramo cutâneo lateral (n. ilio-hipogástrico)
Ramo femoral (n. genitofemoral)
Ramo cutâneo anterior (n. ilio-hipogástrico)
N. cutâneo femoral lateral
Ramo femoral (n. genitofemoral)
N. ilioinguinal
Ramo genital (n. genitofemoral)
M. grácil
M. adutor magno

M. psoas maior
M. ilíaco
N. obturatório
N. femoral
M. sartório
M. pectíneo
M. adutor longo
M. reto femoral
M. obturador externo
N. obturatório
N. safeno (n. femoral)
M. adutor curto
Ramos cutâneos anteriores (n. femoral)
M. adutor longo
M. vasto intermédio
M. vasto lateral
Ramo cutâneo (n. obturatório)
M. sartório
M. vasto medial
N. safeno (n. femoral)

LI
LII
LIII
LIV

Figura 5.55 Trajeto e regiões de suprimento dos nn. do plexo lombar.

- **ramos musculares**: inervam o músculo iliopsoas, músculo sartório, músculo pectíneo e músculo quadríceps femoral;
- **ramos cutâneos anteriores**: fornecem a inervação sensitiva da face anterior da coxa;
- **nervo safeno**: como ramo terminal do nervo femoral, ele acompanha a artéria femoral no canal dos adutores, onde atravessa o septo intermuscular vastoadutor, para ficar em uma posição epifascial com a veia safena magna em direção ao pé. Ele supre a pele abaixo da patela com um ramo infrapatelar e a face medial da perna com ramos cutâneos mediais da perna.

Clínica

Uma vez que o **nervo femoral** se ramifica imediatamente abaixo do ligamento inguinal, deficiências completas (p. ex., devido a lesões cortantes na coxa) são raras. Porém, ele também pode se lesado antes da ramificação, por exemplo, em uma cirurgia de hérnia inguinal. Nesta lesão ocorrem déficits sensitivos na face anterior da coxa e na face medial da perna. Os déficits também surgem na flexão na articulação do quadril (músculo mais importante: músculo iliopsoas), bem como na extensão da articulação do joelho (músculo único: músculo quadríceps femoral).

O **nervo obturatório** (L2-L4, ➤ Fig. 5.53a, b, ➤ Fig. 5.55) inerva o grupo medial dos adutores na coxa e fornece a inervação sensitiva para uma pequena região da pele medialmente e acima do joelho. Ele segue medialmente ao músculo psoas maior e desce por trás do ovário, atravessando o canal obturatório em direção à face medial da coxa. Ele inerva o músculo obturador externo e se divide em:

- **ramo anterior**: segue anteriormente ao músculo adutor curto e fornece a inervação motora do músculo pectíneo, músculo grácil e músculos adutores curto e longo, além da inervação sensitiva da pele da face medial da coxa (**ramo cutâneo**) até o joelho e da cápsula da articulação do joelho;
- **ramo posterior**: situa-se posteriormente ao músculo adutor curto e inerva o músculo adutor magno.

Clínica

Tumores ou processos inflamatórios dos ovários podem, devido à proximidade, causar manifestações de deficiência no **nervo obturatório** e dores na face medial da coxa e no joelho (fenômeno do joelho de Romberg). Uma lesão do nervo também é possível em fraturas pélvicas ou hérnias femorais. Em uma deficiência completa, a adução na articulação do quadril não é mais possível, e as pernas não podem ser cruzadas.

Plexo Sacral

Os ramos anteriores dos nervos espinhais de **L4-S5** e **Co1** formam o plexo sacral (➤ Fig. 5.57). Eles emergem através dos forames intervertebrais (L4-L5) pelo tronco lombossacral, ou através dos forames sacrais anteriores (do sacro) na pelve menor, e ali se unem para formar o plexo. A maioria dos ramos deste plexo nervoso deixa a pelve menor através do forame isquiático maior para a região glútea. Os seguintes ramos são emitidos:

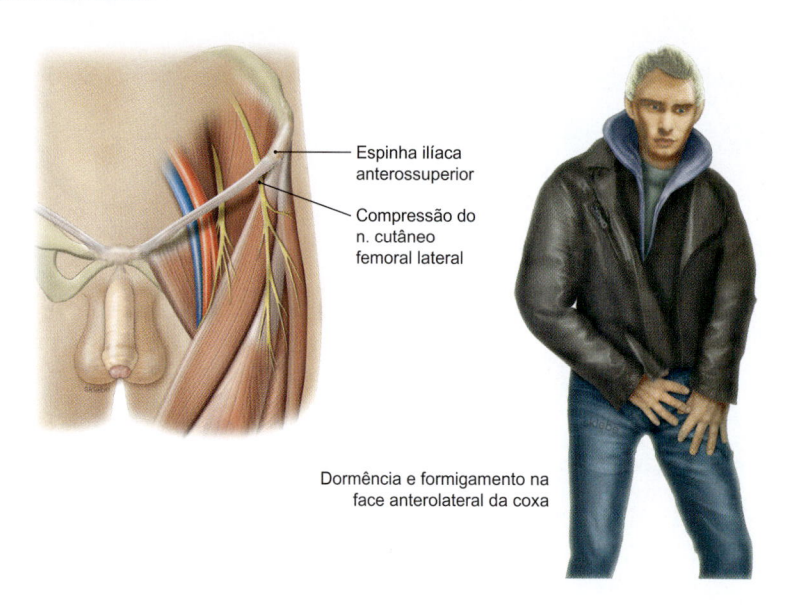

Espinha ilíaca
anterossuperior

Compressão do
n. cutâneo
femoral lateral

Dormência e formigamento na
face anterolateral da coxa

Figura 5.56 Meralgia parestésica. [L238]

Os **ramos musculares** para os músculos pelvitrocanterianos (músculo piriforme, músculo obturador interno e músculos gêmeos superior e inferior, músculo quadrado femoral) chegam aos músculos através do forame infrapiriforme.

O **nervo glúteo superior** (L4-S1, ➤ Fig. 5.57) atravessa o forame suprapiriforme entre os músculos glúteos médio e mínimo, inervando-os. Além disso, ele supre o músculo tensor da fáscia lata.

O **nervo glúteo inferior** (L5-S2, ➤ Fig. 5.57) passa através do forame infrapiriforme e inerva o músculo glúteo máximo.

Clínica

Ambos os nervos glúteos podem ser lesados por injeções intramusculares mal aplicadas:

- Uma **deficiência do nervo glúteo superior** causa o sinal de Trendelenburg. No apoio sobre um dos membros inferiores neste caso, o membro do lado lesado, a pelve sofre uma queda para o lado oposto saudável, uma vez que, devido à deficiência dos músculos glúteos médio e mínimo, não se pode mais se manter na posição horizontal. Durante a marcha, essa condição leva ao sinal de Duchenne, quando os pacientes inclinam o tronco para o lado afetado para compensar esse desvio anormal da pelve.
- Uma **deficiência do nervo glúteo inferior** ocasiona graves distúrbios na extensão e na rotação lateral da articulação do quadril. Subir escadas e ficar de pé após um agachamento são impossíveis porque o músculo glúteo máximo é o extensor mais importante da articulação do quadril.

O **nervo cutâneo femoral posterior** (S1-S3, ➤ Fig. 5.53b, ➤ Fig. 5.57) passa pelo forame infrapiriforme e dá origem aos nervos clúnios inferiores para a inervação sensitiva da região glútea inferior, e aos ramos perineais para a região do períneo. Ele segue em posi-

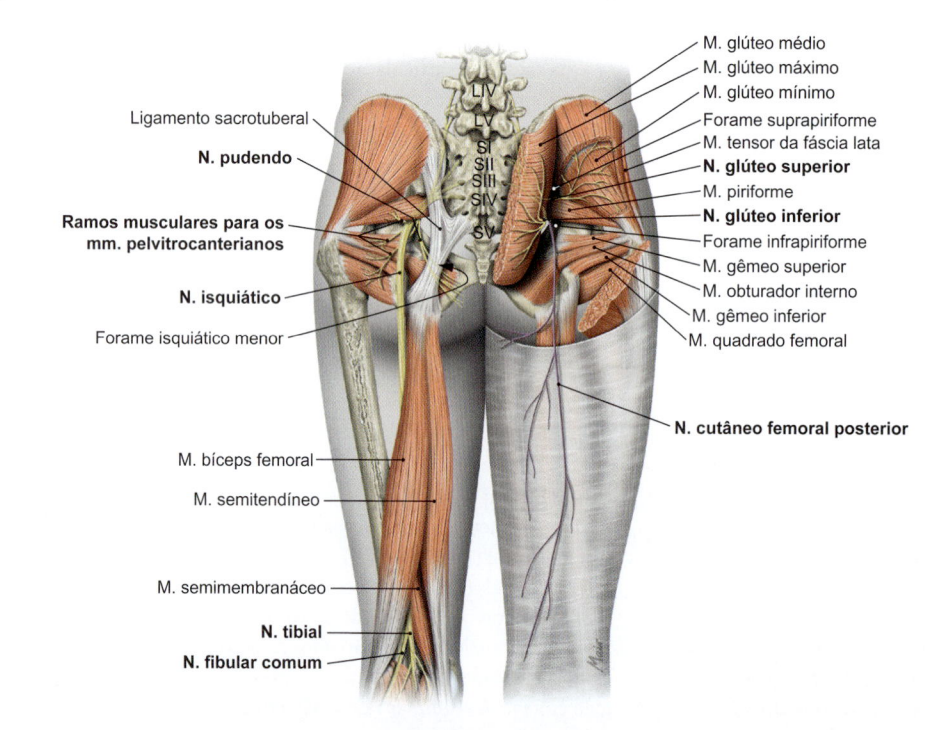

Ligamento sacrotuberal

N. pudendo

**Ramos musculares para os
mm. pelvitrocanterianos**

N. isquiático

Forame isquiático menor

M. bíceps femoral

M. semitendíneo

M. semimembranáceo

N. tibial

N. fibular comum

M. glúteo médio
M. glúteo máximo
M. glúteo mínimo
Forame suprapiriforme
M. tensor da fáscia lata
N. glúteo superior
M. piriforme
N. glúteo inferior
Forame infrapiriforme
M. gêmeo superior
M. obturador interno
M. gêmeo inferior
M. quadrado femoral

N. cutâneo femoral posterior

Figura 5.57 Trajeto e regiões de suprimento dos nn. do plexo sacral.

ção subfascial até o meio da região posterior da coxa, onde atravessa a fáscia e supre a pele da face posterior da coxa.

O **nervo isquiático** (L4-S3) é o nervo mais espesso do corpo humano (➤ Item 5.6.2).

O **nervo pudendo** (S2-S4, ➤ Fig. 5.57) emerge através do forame infrapiriforme e em seguida se estende pelo forame isquiático menor, por baixo do ligamento sacrotuberal, em direção à fossa isquioanal. Neste local, ele segue sobre o músculo obturador interno, recoberto por sua fáscia (canal do pudendo = canal de Alcock) em direção anterior. Ele emite três ramos:

- nervos retais inferiores: suprem o músculo esfíncter externo do ânus e a pele perianal;
- nervos perineais:
  - nervos escrotais/labiais posteriores, para a pele dos órgãos genitais externos;
  - ramos musculares, para o suprimento dos músculos perineais (músculos transversos profundo e superficial do períneo, músculo bulboesponjoso, músculo isquiocavernoso).
- nervo dorsal do pênis/clitóris, para o suprimento sensitivo do pênis ou do clitóris.

Os **nervos esplâncnicos pélvicos** (S2-S4) são formados por fibras nervosas pré-ganglionares parassimpáticas para o suprimento das vísceras pélvicas (parte sacral do sistema nervoso parassimpático).

Os **ramos musculares** (S3-S4) suprem a musculatura do assoalho pélvico (músculo levantador do ânus e músculo isquiococcígeo). Pequenos **ramos sensitivos** (S2-S5, Co1) suprem a pele sobre o túber isquiático (nervo cutâneo perfurante) e a pele entre o ânus e a extremidade do cóccix (nervo coccígeo).

5.6.2 Nervo Isquiático

O nervo mais espesso do corpo humano supre todos os músculos posteriores da coxa e da perna, e todos os músculos do pé; por meio dos seus componentes sensitivos, ele inerva a panturrilha e todo o pé. Este nervo atravessa o forame infrapiriforme e, inicialmente recoberto pelo músculo glúteo máximo, se estende sobre os músculos pelvitrocanterianos e, em seguida, continua distalmente sob o músculo bíceps femoral. Geralmente, **ele se ramifica** na transição para a porção distal da coxa, dando origem aos seguintes nervos:

- **nervo fibular comum** (L4-S2); e
- **nervo tibial** (L4-S3).

Mesmo antes da bifurcação, as duas partes já se encontram separadas e estão reunidas apenas por um envoltório de tecido conjuntivo. Consequentemente, as **regiões de inervação** correspondentes já podem ser distinguidas acima da divisão:

- **porção fibular**: inerva a cabeça curta do músculo bíceps femoral;
- **porção tibial**: supre os demais músculos isquiotibiais (músculo semitendíneo, músculo semimembranáceo, a cabeça longa do músculo bíceps femoral) e a parte posterior do músculo adutor magno.

A divisão do nervo isquiático também pode ser muito mais proximal (antes da saída do forame infrapiriforme) (**divisão alta**, em cerca de 10% dos casos). Neste caso, o nervo fibular comum geralmente perfura o músculo piriforme, enquanto o nervo tibial assume o trajeto regular.

Nervo Fibular Comum

Após a divisão do nervo isquiático, o nervo fibular comum segue ao longo do músculo bíceps femoral na margem da fossa poplítea, e forma uma alça ao redor da cabeça da fíbula (➤ Fig. 5.58). Ele dá origem ao **nervo cutâneo sural lateral** para a inervação sensitiva da região lateral da panturrilha, e estabelece uma conexão com o nervo cutâneo sural medial através do **ramo comunicante fibular** (nervo tibial). Em seguida, ele passa sob o músculo fibular longo e torna a se dividir nos seguintes nervos:

- **nervo fibular superficial**: segue distalmente no compartimento lateral da perna e supre os músculos fibulares longo e curto com ramos musculares. Ele perfura a fáscia na região distal da perna e supre a *pele do dorso do pé* por meio do nervo cutâneo dorsal medial e intermédio;

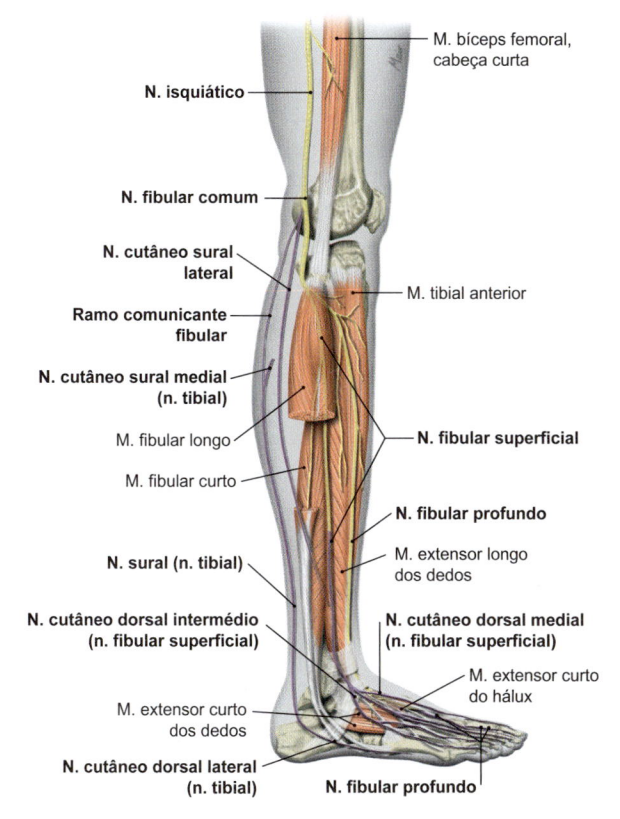

Figura 5.58 Trajeto do n. fibular comum, lado direito. Vista lateral.

- **nervo fibular profundo**: segue no compartimento anterior da perna e supre os músculos anteriores das articulações do tornozelo com ramos musculares. Seu ramo terminal sensitivo atravessa a fáscia distalmente no dorso do pé e supre apenas *a pele entre o hálux e o segundo dedo do pé.*

Clínica

Mais comumente, ocorre uma **lesão do nervo fibular comum** na região da cabeça da fíbula. Esta estrutura se encontra bem palpável diretamente sob a pele. Consequentemente, como o nervo é muito exposto neste local, ele pode ser facilmente lesado. Isso geralmente ocorre devido a fraturas da fíbula ou por lesões de pressão crônica, com o constante cruzamento de pernas ("paralisia das pernas cruzadas").

Uma deficiência do nervo fibular comum leva à posição de pé equino devido à deficiência dos músculos flexores dorsais, com marcha equina compensatória (aumento da flexão do quadril durante a marcha, de modo a evitar o arrastar do pé no chão). A deficiência do grupo dos músculos fibulares leva à posição mantida de supinação. A sensibilidade de pele do dorso do pé e da região lateral da panturrilha é suprimida.

Uma **lesão isolada do nervo fibular profundo** está presente na síndrome do compartimento dos músculos flexores dorsais (veja anteriormente), com posição de pé equino e marcha equina. Uma deficiência da sensibilidade no primeiro espaço interdigital é frequentemente a primeira indicação de início da síndrome do compartimento dos músculos flexores dorsais, mas também pode ser causada por uma compressão sob o retináculo dos músculos extensores ("**síndrome do túnel do tarso anterior**"), embora não cause um mau posicionamento do pé. Consequentemente, a sensibilidade ao toque nesta região deve ser verificada regularmente após uma cirurgia na perna ou após a colocação de uma tala de gesso na perna! A sensibilidade no restante do dorso do pé permanece normal.

Uma **lesão isolada do nervo fibular superficial** é muito rara, pois o nervo é protegido entre os dois músculos fibulares. Neste caso, a posição de supinação do pé e a sensibilidade aumentada do dorso do pé (exceto no primeiro espaço interdigital!) são notáveis.

Nervo Tibial

O nervo tibial continua o trajeto do nervo isquiático através da fossa poplítea (Fig. 5.59). Neste local, ele segue superficialmente à artéria e à veia poplíteas, se estende distalmente *entre* as cabeças do músculo gastrocnêmio e *sob* o arco tendíneo do músculo sóleo, e segue na perna entre os músculos superficiais e profundos da panturrilha, junto com a artéria e a veia tibiais posteriores. Distalmente ao maléolo medial, ele se divide em seus dois ramos para a região plantar.

No seu trajeto, o nervo tibial origina um total de cinco ramos:

- **ramos musculares**, para a inervação de todos os músculos da panturrilha;
- **nervo interósseo da perna**: estende-se distalmente sobre a membrana interóssea, e supre a pele sobre o maléolo medial e o calcanhar com ramos calcâneos mediais;
- **nervo cutâneo sural medial**: ramo cutâneo, que segue junto com a veia safena parva e forma, com o ramo comunicante fibular (derivado do nervo fibular comum), o **nervo sural**. Este supre a pele da região posterior da perna, com ramos calcâneos laterais para a pele sobre o maléolo lateral e o ramo cutâneo dorsal lateral para a *pele da margem lateral do pé.*

Já no **canal dos maléolos**, o nervo tibial emite dois ramos terminais:

- **nervo plantar medial**: segue no meio região plantar, ao longo do músculo quadrado plantar, e emite três nervos digitais plantares comuns, cada um com dois nervos digitais plantares pró-

prios. Ele fornece a inervação sensitiva da face plantar de **3½ dedos do pé na região medial**, e a pele sobre as falanges distais correspondentes. O nervo corresponde, assim, ao nervo mediano na mão. Ele, portanto, fornece a inervação motora dos seguintes músculos:

- a maioria dos músculos do hálux (exceto o músculo adutor do hálux e a cabeça lateral do músculo flexor curto do hálux);
- o primeiro músculo lumbrical;
- o músculo flexor curto dos dedos.

- **nervo plantar lateral**: estende-se para a face lateral da região plantar e novamente se divide em ramo superficial e ramo profundo. O ramo superficial forma os nervos digitais plantares comuns e os nervos digitais plantares próprios para o suprimento da face plantar de **1½ dedo do pé na região lateral** e suas falanges distais posteriormente. Ele corresponde ao nervo ulnar na mão. Ele proporciona a inervação motora dos seguintes músculos:

- todos os músculos do dedo mínimo do pé;
- no hálux, o músculo adutor do hálux e a cabeça lateral do músculo flexor curto do hálux;
- os músculos lumbricais II-IV;
- o músculo quadrado plantar.

Os nervos plantares medial e lateral juntos inervam todos os músculos curtos do pé na face plantar.

Clínica

Uma **lesão alta do nervo tibial** (p. ex., na fossa poplítea) leva à deficiência de todos os músculos flexores na perna. O pé permanece em flexão dorsal (*talipes calcaneus*) e em posição de pronação, e ficar na ponta dos pés é impossível.

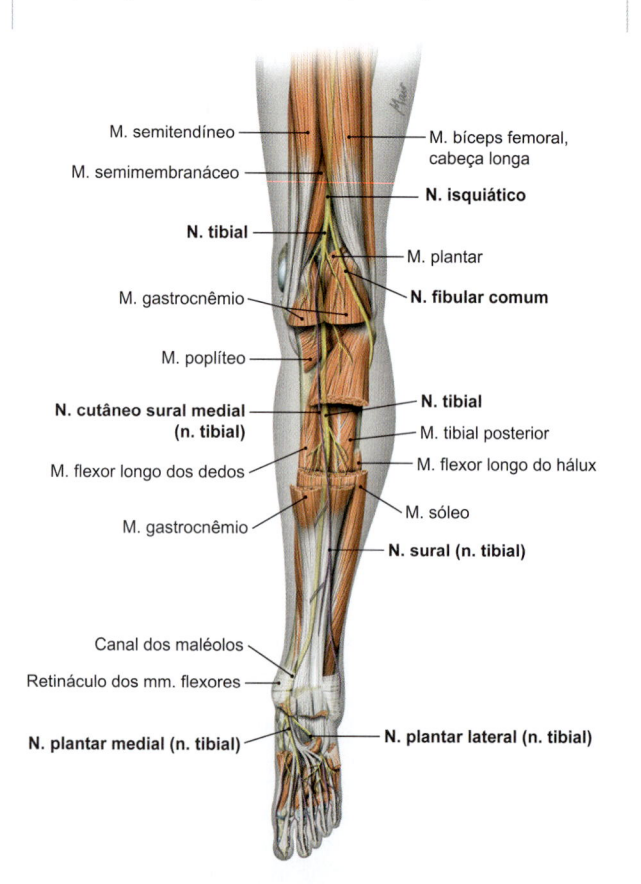

Figura 5.59 Trajeto do n. tibial, lado direito. Vista posterior.

Devido à deficiência dos músculos plantares, forma-se um "pé em garra". A sensibilidade na região medial da panturrilha, no calcanhar, na região plantar e na margem lateral do pé é suprimida. Frequentemente, o nervo também é lesado na região distal da perna durante a passagem pelo canal dos maléolos sob o retináculo dos músculos flexores (**"síndrome do túnel do tarso posterior"**) ou em lesões nas articulações do tornozelo. Neste caso, os sintomas estão limitados a falhas da sensibilidade plantar e paresia dos músculos curtos do pé.

5.7 Artérias do Membro Inferior

Competências

Após a leitura deste capítulo, você será capaz de:
- descrever todas as artérias do membro inferior e identificá-las em preparações anatômicas;
- identificar os locais para medição dos pulsos;
- explicar as anastomoses vasculares na região do quadril.

O suprimento sanguíneo do membro inferior é realizado pela **artéria ilíaca comum**. A região glútea e o períneo recebem o sangue predominantemente através dos ramos parietais da artéria ilíaca interna. Uma vez que estes vasos também são responsáveis pelo suprimento dos órgãos pélvicos, isso será discutido na respectiva seção (➤ Item 8.8.2).

A artéria responsável pelo suprimento da parte livre do membro inferior é a **artéria ilíaca externa** (➤ Item 5.7.1). Após a passagem sob o ligamento inguinal, ela continua na **artéria femoral** (➤ Fig. 5.60, Item 5.7.2). Esta artéria se desloca para a face posterior da perna em direção à fossa poplítea, e nela se torna a **artéria poplítea** (➤ Item 5.7.3). Em seu trajeto subsequente, ela se divide em uma artéria para a face anterior da perna e para o dorso do pé (**artéria tibial anterior**, ➤ Item 5.7.4), e uma artéria para a face posterior da perna e para a região plantar (**artéria tibial posterior**, ➤ Item 5.7.5).

Clínica

Nos seguintes locais, os **pulsos** podem ser percebidos:
- artéria femoral: na região inguinal;
- artéria poplítea: na fossa poplítea;
- artéria dorsal do pé: no dorso do pé, lateralmente aos tendões do músculo extensor longo do hálux;
- artéria tibial posterior: posteriormente ao maléolo medial.

A palpação dos pulsos do pé fornece importantes indicações quanto ao segmento vascular do membro inferior obstruído, por exemplo, devido à arteriosclerose ou a um coágulo de sangue.

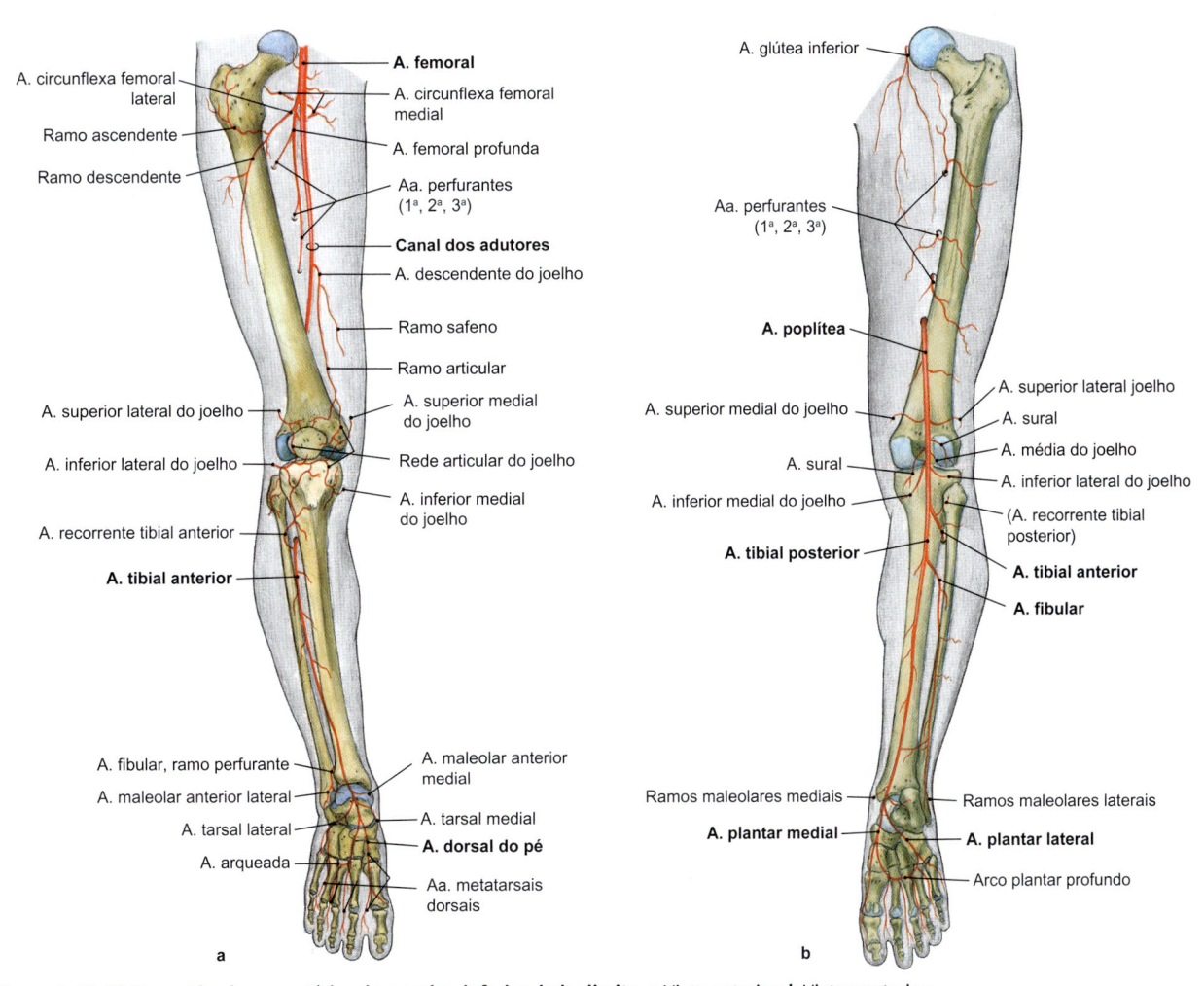

Figura 5.60 Visão geral sobre as artérias do membro inferior, lado direito. a Vista anterior. **b** Vista posterior.

5.7.1 Artéria Ilíaca Externa

Esta artéria é formada a partir da artéria ilíaca comum após a emissão da artéria ilíaca interna (➤ Fig. 5.61). A artéria ilíaca externa segue medialmente ao músculo psoas maior em direção ao ligamento inguinal, passando por baixo na lacuna dos vasos. Antes, ela dá origem a dois ramos:

- **artéria epigástrica inferior**: segue na face posterior do músculo reto do abdome, em direção cranial, em uma prega que é visível na cavidade abdominal (**prega umbilical lateral**). Ela se anastomosa com a artéria epigástrica superior (artéria torácica interna).
  - ramo púbico: ramo em direção medial, que estabelece uma anastomose com a artéria obturatória através do ramo obturatório;
  - artéria cremastérica: delgada artéria no homem para os envoltórios testiculares, atravessando o canal inguinal;
  - artéria do ligamento redondo do útero: artéria correspondente na mulher, que se estende com o ligamento redondo do útero através do canal inguinal.
- **artéria circunflexa ilíaca profunda**: estende-se internamente ao ligamento inguinal e à crista ilíaca em direção lateral, e se anastomosa com a artéria iliolombar (ramo da artéria ilíaca interna).

> **Clínica**
>
> Se a anastomose entre a artéria epigástrica inferior e a artéria obturatória apresentar uma configuração calibrosa, ela pode ser lesada em cirurgias de hérnias inguinais e de hérnias femorais. Como tal lesão originariamente ocasionava um grande sangramento, frequentemente fatal, essa variação anatômica foi denominada **"coroa da morte"**. Em 20% dos casos, a artéria obturatória não se origina da artéria ilíaca interna, mas da artéria epigástrica inferior.

5.7.2 Artéria Femoral

A **artéria femoral** se origina da lacuna dos vasos, sob o ligamento inguinal (➤ Fig. 5.61). Neste local, ela segue entre o nervo femoral (lateralmente) e a veia femoral (medialmente). O vaso segue através do canal dos adutores e, portanto, passa para a face posterior da perna. A artéria femoral dá origem a cinco ramos (➤ Fig. 5.62):

- A **artéria epigástrica superficial** segue como um vaso de pequeno calibre em posição epifascial sobre o ligamento inguinal em direção cranial.
- A **artéria circunflexa ilíaca superficial** também segue em posição epifascial abaixo do ligamento inguinal, em direção lateral, até a espinha ilíaca anterossuperior.
- As **artérias pudendas externas** seguem medialmente e suprem os órgãos genitais externos (ramos labiais/escrotais anteriores).
- A **artéria femoral profunda** é o ramo mais calibroso (veja a seguir).
- A **artéria descendente do joelho** é emitida no canal dos adutores e envia ramos para a articulação do joelho e um ramo safeno, que acompanha o nervo safeno até o joelho.

> **Clínica**
>
> Devido à sua posição superficial sob o ligamento inguinal (pulso palpável!), a artéria femoral é facilmente acessível. Portanto, da mesma forma que a artéria radial no membro superior, ela é comumente acessada na coleta de sangue para **análise de gases sanguíneos** arteriais. Além disso, ela é também uma via de acesso padrão para um **cateterismo cardíaco**.

Artéria Femoral Profunda

A **artéria femoral profunda** é o vaso mais importante para o suprimento da coxa, incluindo a cabeça do fêmur. Ela se origina profundamente, a cerca de 5 cm abaixo do ligamento inguinal, e segue paralelamente à artéria femoral em direção distal. Em seu trajeto, ela dá origem a três ramos (➤ Fig. 5.62):

- **Artéria circunflexa femoral medial**: segue medial e posteriormente, e emite os seguintes ramos:
  - ramo ascendente, para as porções anteriores dos músculos adutores;
  - ramo profundo, para as porções posteriores dos músculos adutores, os músculos isquiotibiais, e a cabeça do fêmur;
  - ramo acetabular, para a articulação do quadril; une-se ao ramo acetabular da artéria obturatória e segue através do ligamento da cabeça do fêmur para a cabeça do fêmur.

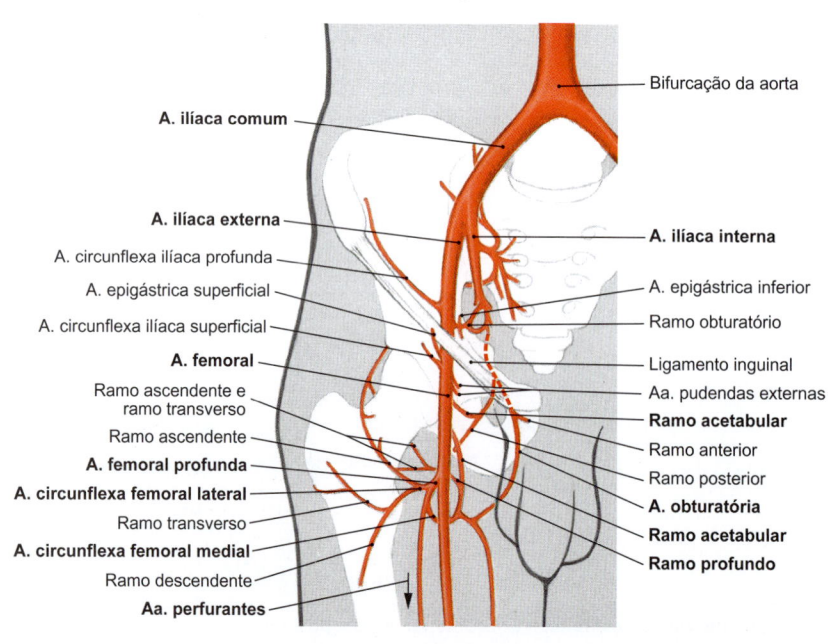

Bifurcação da aorta
A. ilíaca comum
A. ilíaca externa
A. circunflexa ilíaca profunda
A. epigástrica superficial
A. circunflexa ilíaca superficial
A. femoral
Ramo ascendente e ramo transverso
Ramo ascendente
A. femoral profunda
A. circunflexa femoral lateral
Ramo transverso
A. circunflexa femoral medial
Ramo descendente
Aa. perfurantes

A. ilíaca interna
A. epigástrica inferior
Ramo obturatório
Ligamento inguinal
Aa. pudendas externas
Ramo acetabular
Ramo anterior
Ramo posterior
A. obturatória
Ramo acetabular
Ramo profundo

Figura 5.61 Artérias da pelve, lado direito. Vista anterior.

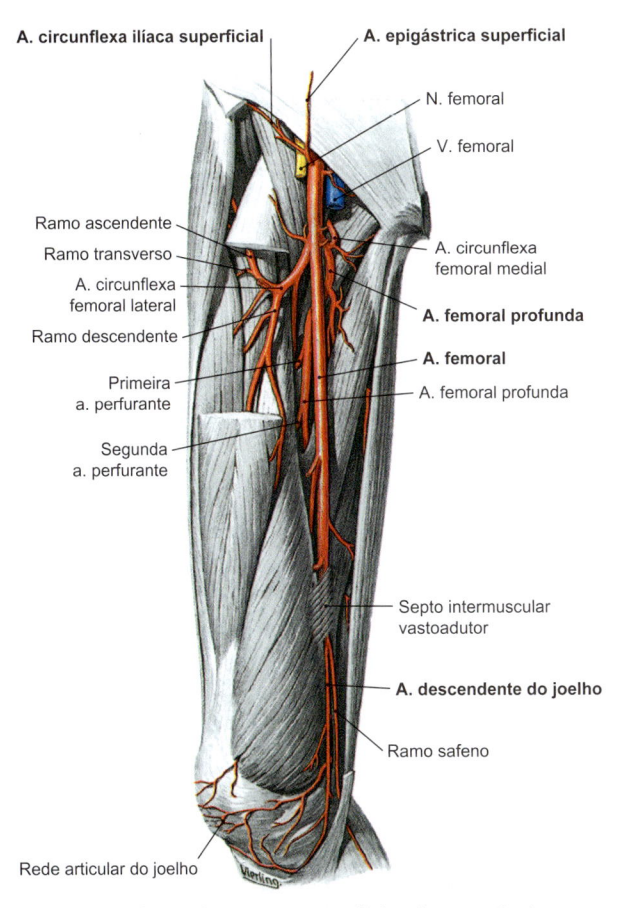

A. circunflexa ilíaca superficial

A. epigástrica superficial

N. femoral

V. femoral

Ramo ascendente

Ramo transverso

A. circunflexa femoral lateral

Ramo descendente

Primeira a. perfurante

Segunda a. perfurante

A. circunflexa femoral medial

A. femoral profunda

A. femoral

A. femoral profunda

Septo intermuscular vastoadutor

A. descendente do joelho

Ramo safeno

Rede articular do joelho

Figura 5.62 A. femoral. Vista anteromedial após remoção do m. sartório e partes do m. reto femoral. [S010-2-16]

- **Artéria circunflexa femoral lateral**: segue em direção lateral, por baixo do músculo reto femoral, emitindo os seguintes ramos:
  - ramo ascendente, em direção proximal aos músculos glúteos e ao colo do fêmur; ela se anastomosa com a artéria circunflexa femoral medial e com as artérias glúteas superior e inferior;
  - ramo transverso, em direção lateral, para o músculo vasto lateral;
  - ramo descendente, para o músculo quadríceps femoral.

- **Artérias perfurantes** (em geral, três): em ângulo reto em relação ao trajeto da artéria femoral profunda, elas perfuram os músculos adutores e os músculos isquiotibiais, suprindo-os, junto com a diáfise do fêmur.

Em aproximadamente 20% dos casos, as artérias circunflexas femorais medial e lateral surgem de cada lado e se originam diretamente da artéria femoral. Elas formam um anel arterial ao redor do colo do fêmur (ver também ➤ Fig. 5.14), suprindo-o e também a grande parte da cabeça do fêmur. Isso cria um plexo anastomótico a partir de ramos da artéria ilíaca interna (artérias glúteas superiores e inferiores, artéria obturatória) e de ramos da artéria femoral profunda (artéria circunflexa femoral medial) (➤ Fig. 5.63).

Clínica

As anastomoses vasculares, que são altamente variáveis, podem prover o suprimento do membro inferior em obstruções agudas ou constrições da artéria femoral proximalmente à saída da artéria femoral profunda.

NOTA

A **artéria femoral profunda** supre a coxa tanto na face anterior quanto na face posterior!

5.7.3 Artéria Poplítea

Com a saída através do canal dos adutores e a passagem pelo hiato dos adutores, a artéria femoral se transforma na **artéria poplítea** (➤ Fig. 5.64a). Esta artéria, em seguida, atravessa a fossa poplítea até que, no nível dos côndilos da tíbia, ela se divide em **artérias tibiais anterior e posterior**. Ela dá origem a seis outros ramos, e forma com eles uma rede vascular à frente da articulação do joelho (rede articular do joelho):

- **artérias superiores medial e lateral do joelho**, ao redor dos côndilo medial/lateral do fêmur, respectivamente;
- **artéria média do joelho**, para a articulação do joelho;
- **artérias inferiores medial e lateral do joelho**, em torno da região proximal da tíbia/cabeça da fíbula;
- **artérias surais**, para os músculos da panturrilha.

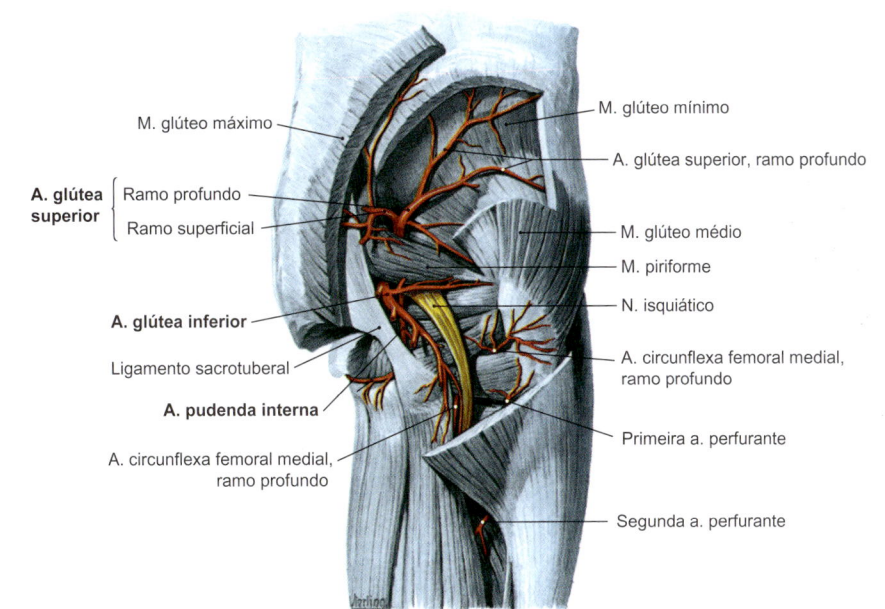

M. glúteo máximo

M. glúteo mínimo

A. glútea superior, ramo profundo

A. glútea superior | Ramo profundo | Ramo superficial

M. glúteo médio

M. piriforme

N. isquiático

A. glútea inferior

Ligamento sacrotuberal

A. circunflexa femoral medial, ramo profundo

A. pudenda interna

A. circunflexa femoral medial, ramo profundo

Primeira a. perfurante

Segunda a. perfurante

Figura 5.63 Ramos parietais da a. ilíaca interna, lado direito, região de anastomoses com ramos da a. femoral. Vista posterior após remoção de partes dos mm. glúteos máximo e médio. [S010-2-16]

245

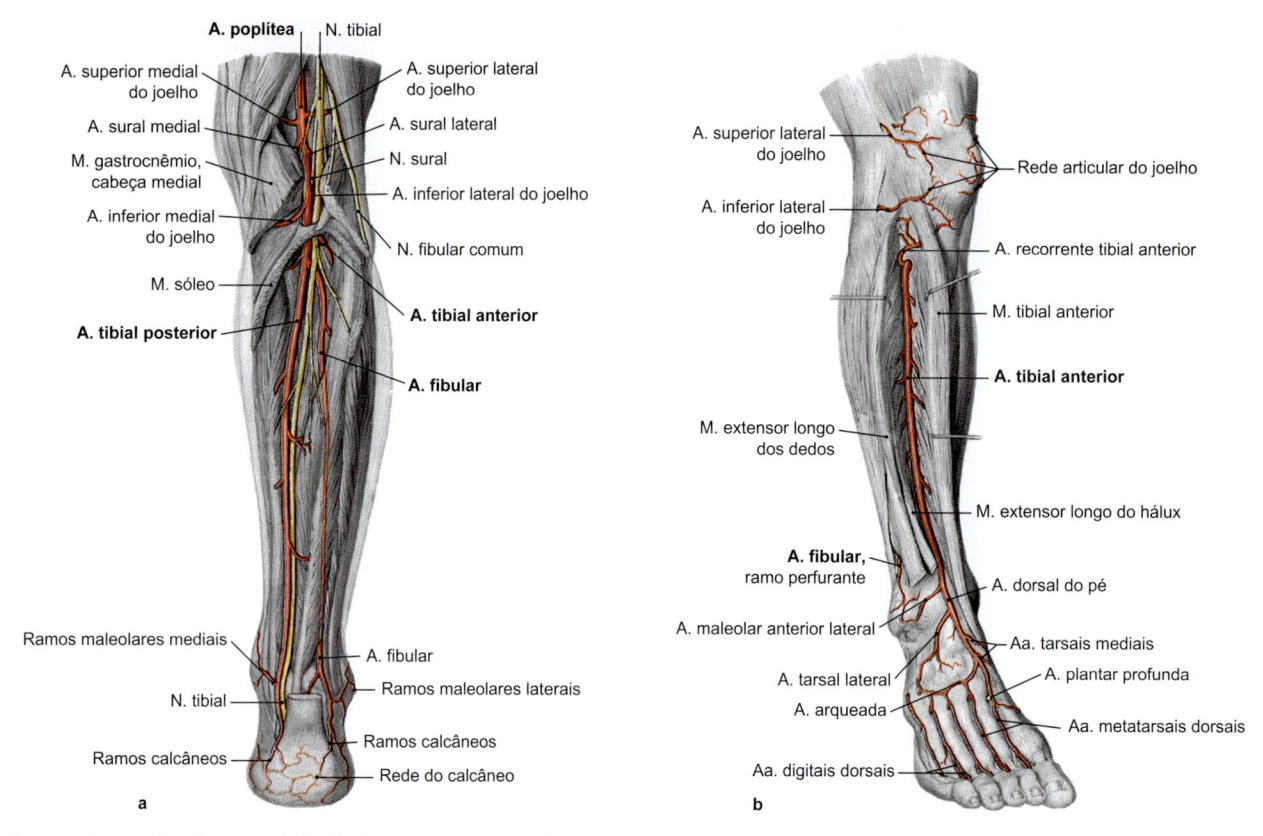

Figura 5.64 Artérias da perna, lado direito. a Vista posterior. **b** Vista anterolateral. [S010-2-16]

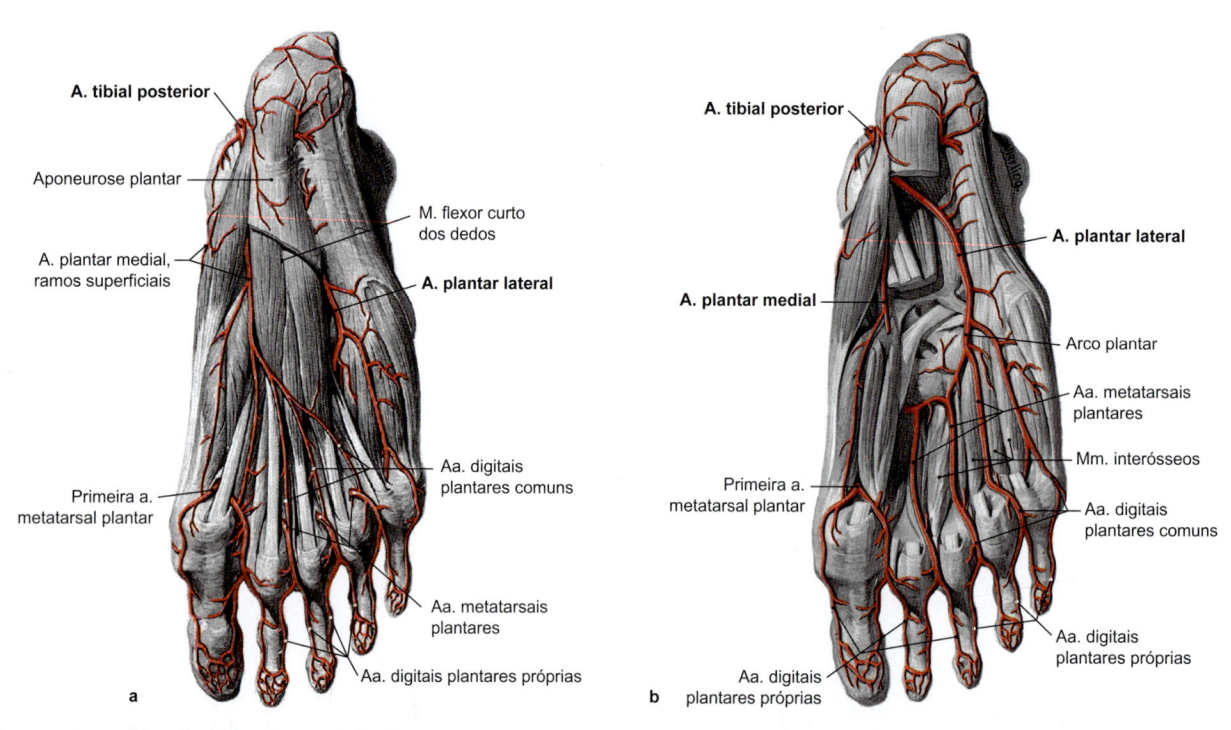

Figura 5.65 Artérias da região plantar, lado direito. Vista plantar. **a** Vasos sanguíneos superficiais, após remoção da aponeurose plantar. **b** Vasos sanguíneos profundos, após remoção dos músculos flexores longos e curtos. [S010-2-16]

5.7.4 Artéria Tibial Anterior

Este vaso perfura a membrana interóssea da perna e segue sobre esta membrana para o interior do compartimento anterior da perna em direção distal (➤ Fig. 5.64b). Neste local, ela é acompanhada pelo nervo fibular profundo. No nível das articulações do tornozelo, ela forma a artéria dorsal do pé. Na perna, a artéria tibial anterior dá origem a quatro ramos:

- **Artérias recorrentes tibiais anterior e posterior**: seguem anteriormente e, após a passagem através da membrana interóssea, retornam em direção à articulação do joelho;
- **Artérias maleolares anteriores medial e lateral**, para a rede vascular nos maléolos interno e externo, respectivamente.

Artéria Dorsal do Pé

Esta artéria continua o trajeto da artéria tibial anterior para a face medial do dorso do pé e emite um total de quatro ramos (➤ Fig. 5.64b):

- **Artérias tarsais medial e lateral**, para as margens medial e lateral do pé;
- **Artéria arqueada**: segue em formato arqueado sobre as bases dos metatarsais e emite as artérias metatarsais dorsais, as quais, através das artérias digitais dorsais, estão envolvidas no suprimento dos dedos dos pés;
- **Artéria plantar profunda**: perfura o primeiro espaço interdigital do pé e se anastomosa com o arco plantar profundo.

5.7.5 Artéria Tibial Posterior

A **artéria tibial posterior** continua o trajeto da artéria poplítea (➤ Fig. 5.64a). Ela acompanha o nervo tibial entre os músculos profundos e superficiais da panturrilha em direção distal, posteriormente ao maléolo medial, que ela supre com os **ramos maleolares mediais**, e dá origem aos **ramos calcâneos** na face medial do calcanhar. Ela segue através dos feixes vasculonervosos no **canal dos maléolos** até a região plantar. O ramo principal é a **artéria fibular**, que segue posteriormente à fíbula, paralelamente à artéria tibial posterior em direção distal, e emite os ramos maleolares laterais para o maléolo lateral e os ramos calcâneos para a face lateral do calcanhar.

Na região plantar, a artéria tibial posterior emite seus dois ramos terminais:

- **Artéria plantar medial** (➤ Fig. 5.65a): ela segue medialmente ao músculo flexor curto dos dedos e se une ao arco plantar profundo.
- **Artéria plantar lateral**: ela se estende sob o músculo flexor curto dos dedos e forma o arco plantar profundo (➤ Fig. 5.65b). Este arco "profundo" (um arco superficial geralmente não é formado) se posiciona abaixo das bases dos metatarsais e dá origem às artérias metatarsais plantar. Estas artérias suprem a face inferior dos dedos dos pés com as artérias digitais plantares comuns e as artérias digitais plantares próprias.

5.8 Veias do Membro Inferior

O sangue venoso do membro inferior é drenado pela veia ilíaca comum na veia cava inferior. Através de tributárias da veia ilíaca interna (➤ Item 8.8.3) e de tributárias da veia ilíaca externa, o **sangue da região do quadril** atinge a veia ilíaca comum. As tributárias da veia ilíaca externa (veia epigástrica inferior e veia circunflexa ilíaca profunda) correspondem ao nome e ao trajeto das artérias. Todo o **sangue do membro inferior** é drenado através da **veia femoral**. Aqui são distinguidos um sistema superficial (epifascial) e um sistema profundo (acompanhante das artérias). Ambos os sistemas estão conectados através de veias perfurantes (➤ Fig. 5.66). Estas veias dotadas com válvulas permitem o fluxo sanguíneo apenas do sistema superficial para o sistema profundo. Em última análise, portanto, a maior parte do sangue do membro inferior (85%) é conduzida através do sistema profundo.

Das inúmeras **veias perfurantes**, três grupos são clinicamente importantes:

- veias de Dodd: na face medial da coxa;
- veias de Boyd: na face medial da região proximal da perna;
- veias de Cockett: na face medial da região distal da perna.

As **veias do sistema profundo** acompanham as artérias. Tal como ocorre no membro superior, artérias e veias têm o mesmo nome (➤ Fig. 5.67). Na perna e no pé, geralmente duas veias acompanham a artéria correspondente. A veia poplítea e as veias das coxas geralmente são muito simples.

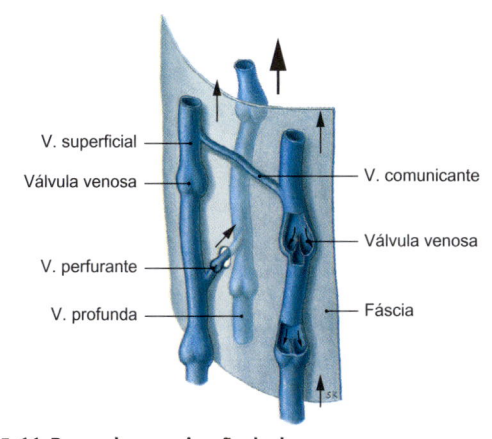

Figura 5.66 Bases da organização da drenagem venosa no membro inferior, vv. superficiais e profundas da perna com válvulas.

Clínica

Em uma **trombose venosa profunda**, um coágulo sanguíneo obstrui uma veia do sistema profundo (➤ Fig. 5.68). Frequentemente, a veia poplítea, a veia femoral na desembocadura com a veia safena magna ou as veias ilíacas são acometidas. As causas mais comuns são os transtornos de coagulação (aumento da coagulabilidade do sangue), imobilização (voo de longa duração, repouso em cama, cirurgia) e o uso de contraceptivos orais ("pílula anticoncepcional", especialmente em combinação com o tabagismo). Em 30% dos casos, ocorre **embolia pulmonar** com risco à vida. Neste mecanismo, partes do trombo das veias do membro inferior se destacam, são deslocadas até o ventrículo direito e daí para a circulação pulmonar, ocluindo assim um ramo da artéria pulmonar. A oclusão de artérias calibrosas levam à sobrecarga do coração direito (cor pulmonale agudo), conduzindo à insuficiência cardíaca e à morte. Quase sempre ocorre uma dispneia aguda devido à redução da perfusão sanguínea dos pulmões.

O **sistema superficial** consiste em dois grandes troncos venosos e muitas tributárias laterais variáveis (➤ Fig. 5.67):
- **veia safena magna**;
- **veia safena parva**.

Ambas as veias se originam no pé e são supridas principalmente por vasos do dorso do pé (rede venosa dorsal do pé e arco venoso dorsal do pé). No subsequente trajeto, os vasos seguem pelo tecido adiposo subcutâneo, até que finalmente atravessam a fáscia e desembocam nas veias do sistema profundo.

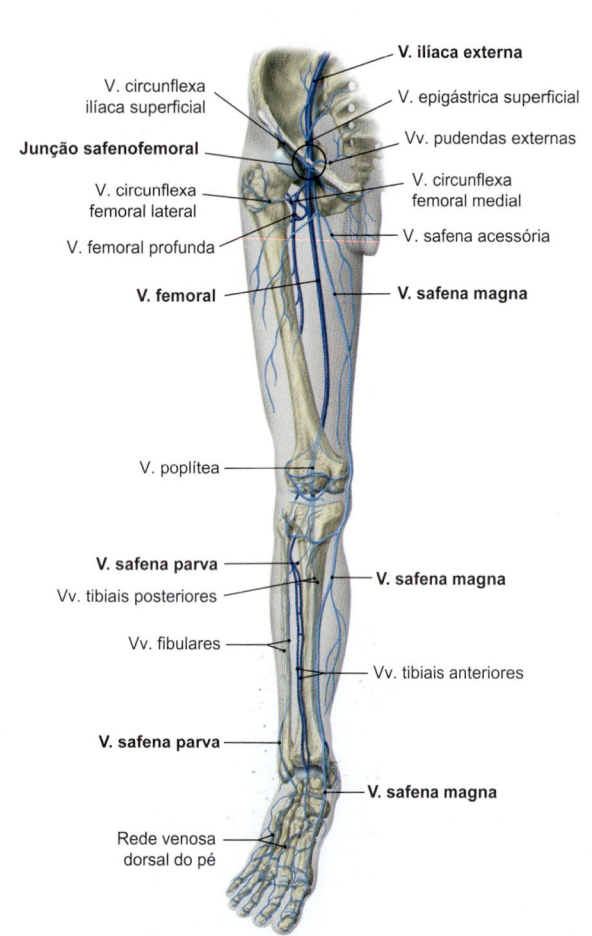

Figura 5.67 Vv. do membro inferior, lado direito. Vista anterior.

A **veia safena magna** se origina na margem medial do pé, seguindo para a perna anteriormente ao maléolo medial, seguindo pela face medial da perna em direção proximal. A veia atravessa uma abertura na fáscia lata (hiato safeno) logo abaixo do ligamento inguinal, em posição profunda, e desemboca na veia femoral. Esta desembocadura arqueada também é referida clinicamente como "croça". No hiato safeno, a veia safena magna recebe ainda as veias da região anterior do quadril, conjunto que é chamado de "**estrela venosa**":
- veia epigástrica superficial;
- veia circunflexa ilíaca superficial;
- veia safena acessória;
- veias pudendas externas.

A **veia safena parva** origina-se na margem lateral do pé e segue posteriormente ao maléolo lateral para a face posterior da perna. Então, ela se estende em posição epifascial em direção proximal e perfura a fáscia da perna, de modo a desembocar na veia poplítea, na fossa poplítea.

Clínica

Com perda de função das **válvulas venosas**, o fluxo sanguíneo em direção ao tronco é reduzido na postura vertical. Em consequência, as veias do sistema superficial se tornam dilatadas e nodulares, e são popularmente conhecidas como **varizes** (veias varicosas). No caso de insuficiência das válvulas de veias perfurantes ou obstrução das veias profundas da perna após uma trombose venosa profunda, pode ocorrer uma inversão do fluxo nesses vasos (o sangue então flui do sistema profundo para o superficial), o que pode contribuir para a formação de varicosidades nas veias da superfície.

5.9 Vasos Linfáticos do Membro Inferior

Competências

Após a leitura deste capítulo, você será capaz de:
- descrever os princípios da drenagem linfática do membro inferior;
- identificar as cadeias de linfonodos do membro inferior e da pelve, bem como suas áreas de drenagem.

5.9.1 Tratos Linfáticos

Os grandes vasos linfáticos (coletores) do membro inferior seguem essencialmente ao longo das grandes veias. Deste modo, também é possível distinguir um sistema superficial (epifascial) de um sistema profundo (subfascial). De modo correspondente, grupos de linfonodos superficiais e profundos são observados no membro inferior.

A maior parte da linfa do membro inferior é drenada através do **sistema superficial**. Este sistema consiste em dois grandes feixes de canais coletores (➤ Fig. 5.69):
- O **feixe ventromedial** segue ao longo da veia safena magna para os linfonodos superficiais na região do ligamento inguinal (**linfonodos inguinais superficiais**). Estes linfonodos reconduzem a linfa para os **linfonodos inguinais profundos**. O feixe ventromedial de canais coletores drena a maior parte da linfa do membro inferior, com exceção da região posterior da perna e da face lateral do pé.

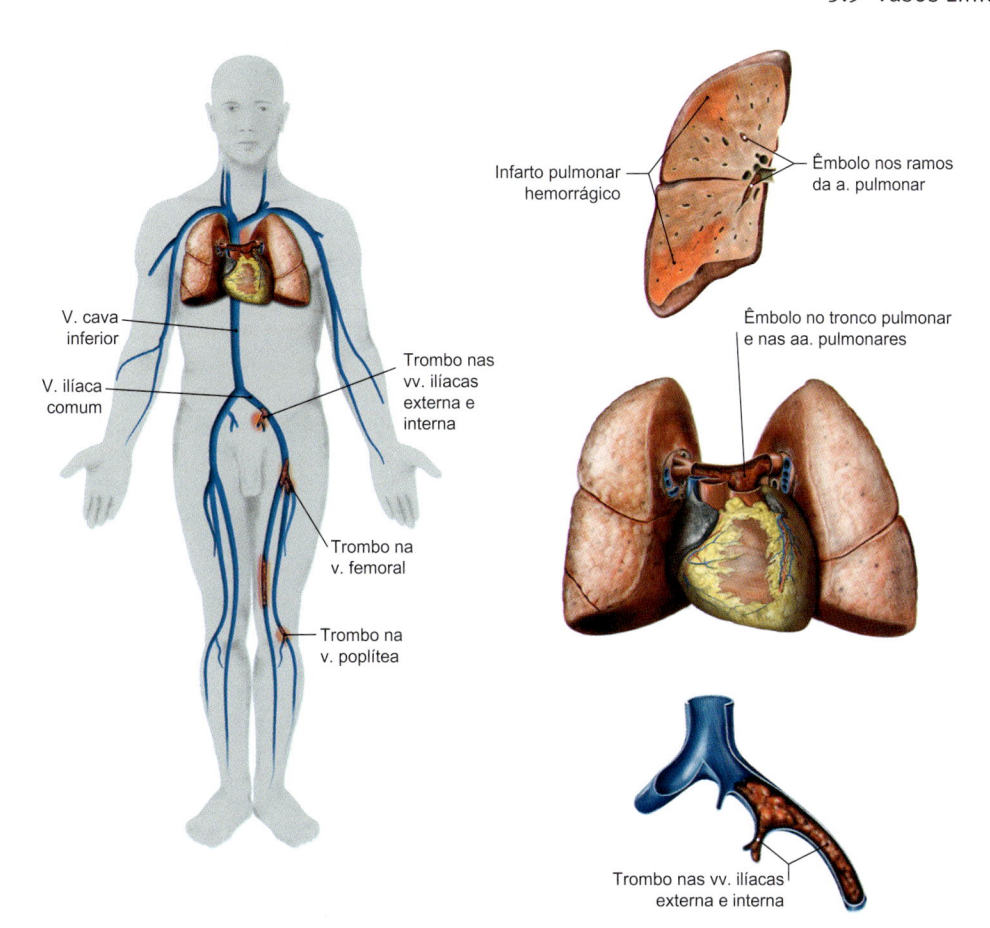

Infarto pulmonar hemorrágico

Êmbolo nos ramos da a. pulmonar

Êmbolo no tronco pulmonar e nas aa. pulmonares

V. cava inferior

V. ilíaca comum

Trombo nas vv. ilíacas externa e interna

Trombo na v. femoral

Trombo na v. poplítea

Trombo nas vv. ilíacas externa e interna

Figura 5.68 Trombose venosa profunda no membro inferior, com as possíveis consequências de uma embolia.

Tabela 5.23 Regiões de drenagem da linfa e de drenagem dos linfonodos do membro inferior, da região distal para a proximal.

Linfonodos	Região de coleta de linfa	Região principal de drenagem
Linfonodos poplíteos superficiais	Porções superficiais da: • região posterior da perna • margem lateral do pé	Linfonodos poplíteos profundos
Linfonodos poplíteos profundos	Porções profundas: • da perna • do pé	Linfonodos inguinais profundos
Linfonodos inguinais superficiais	• porções superficiais do membro inferior, com exceção da região posterior (panturrilha) e da face lateral do pé • região inferior da parede abdominal • região inferior do dorso • região do períneo, região glútea • porção inferior do canal anal • órgãos genitais externos • na mulher: porção inferior da vagina e do fundo do útero	Linfonodos inguinais profundos
Linfonodos inguinais profundos	• regiões profundas do membro inferior • porções superficiais do membro inferior através dos linfonodos inguinais superficiais e dos linfonodos poplíteos	Linfonodos ilíacos externos
Linfonodos ilíacos externos	• vísceras pélvicas • linfonodos inguinais profundos	Linfonodos ilíacos comuns
Linfonodos ilíacos internos	• vísceras pélvicas • parede da pelve, incluindo os mm. glúteos • região profunda do períneo	Linfonodos ilíacos comuns
Linfonodos ilíacos comuns	• linfonodos ilíacos externos • linfonodos ilíacos internos	Linfonodos lombares

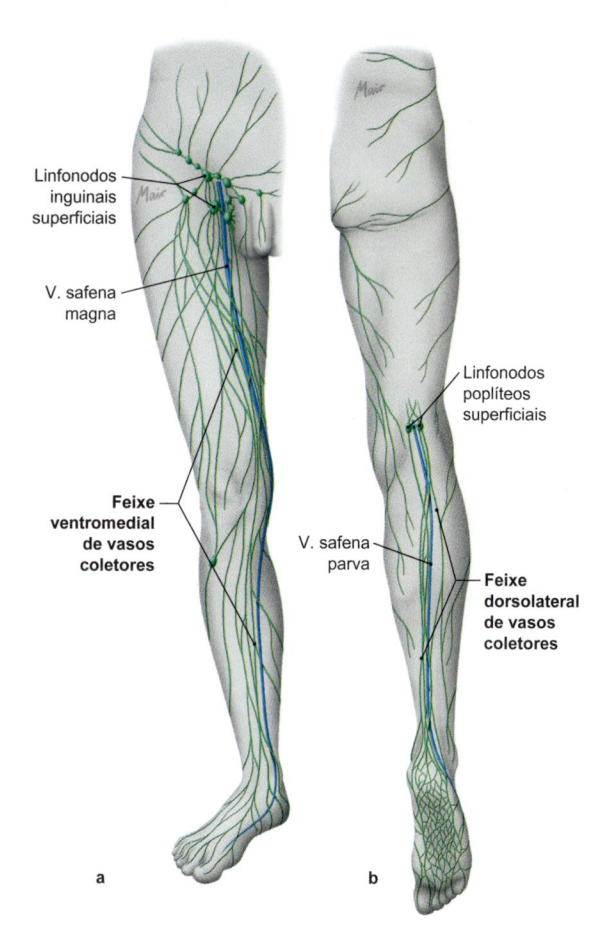

Figura 5.69 Tratos linfáticos superficiais do membro inferior, lado direito. a Vista anterior. **b** Vista posterior.

- O **feixe dorsolateral** acompanha a veia safena parva em direção proximal, e desemboca nos linfonodos superficiais na região da fossa poplítea (**linfonodos poplíteos superficiais**), e subsequentemente desemboca no sistema profundo, conduzindo a linfa para os **linfonodos poplíteos profundos** e para os linfonodos inguinais profundos. O feixe dorsolateral drena a parte posterior da perna e a margem lateral do pé.

O **sistema profundo** drena a linfa das regiões profundas do membro inferior diretamente para os linfonodos poplíteos e inguinais profundos. Os canais coletores acompanham os grandes vasos. Como há poucos vasos linfáticos, o sistema profundo conduz um volume menor de linfa que o sistema superficial.

N O T A

O sistema epifascial (através de linfonodos inguinais superficiais) e o sistema subfascial convergem para os linfonodos inguinais profundos. Assim, quase toda a linfa do membro inferior livre é conduzida através dos linfonodos inguinais profundos!

5.9.2 Linfonodos Inguinais

Os linfonodos se dividem em linfonodos inguinais superficiais, em posição epifascial, e em linfonodos inguinais profundos, com trajeto subfascial.

Os **linfonodos superficiais** (até 25 linfonodos) estão localizados sobre a fáscia lata, lateral e medialmente ao ligamento inguinal (grupos superolateral e superomedial), e na região do hiato safeno (grupo inferior) (➤ Fig. 5.70). Nos linfonodos superficiais, além da linfa do membro inferior, também é conduzida a linfa das porções inferiores do abdome e do dorso, dos órgãos genitais externos, do períneo e das porções inferiores da vagina e do canal anal (➤ Fig. 5.70). Além disso, nas mulheres, os vasos linfáticos estabelecem conexões com os linfonodos inguinais superficiais através do ligamento redondo do útero associado às porções craniais do útero (fundo do útero e "ângulo tubário"). Os canais linfáticos eferentes conduzem a linfa principalmente para os linfonodos inguinais profundos.

Clínica

Um **aumento de tamanho dos linfonodos superficiais** pode ter várias causas, por exemplo, lesões ou inflamações no membro inferior, mas também carcinomas de reto e ânus profundamente infiltrados, ou tumores de órgãos genitais ou do útero (carcinoma endometrial). A palpação cuidadosa da região inguinal para avaliação de linfonodos de tamanho aumentado é, portanto, parte do exame clínico.

Um a três **linfonodos inguinais profundos** se situam sob a fáscia lata, na região do hiato safeno, e conduzem a linfa para os linfonodos pélvicos na região da veia ilíaca externa (linfonodos ilíacos externos).

5.9.3 Linfonodos da Pelve

Ao longo dos grandes vasos da pelve, são identificadas três estações de linfonodos (➤ Tabela 5.23), nas quais, além da linfa do membro inferior, também é conduzida a linfa da região pélvica (➤ Item 8.8.4):

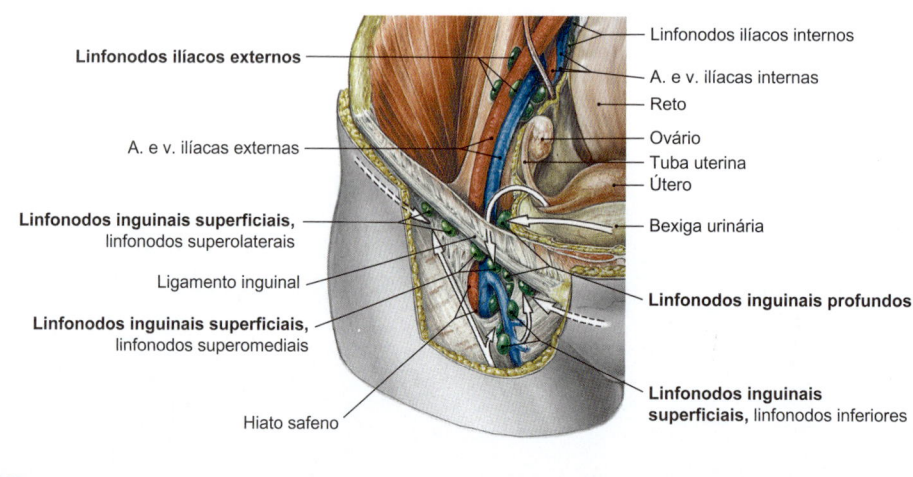

Figura 5.70 Linfonodos inguinais superficiais e regiões de drenagem, lado direito.

- Os **linfonodos ilíacos externos**, ao longo da veia ilíaca externa, drenam a linfa dos linfonodos inguinais profundos, bem como de vísceras da pelve menor;
- Os **linfonodos ilíacos internos**, ao longo da veia ilíaca interna, também drenam as vísceras pélvicas;
- Os **linfonodos ilíacos comuns**, em torno da veia ilíaca comum, recebem a linfa dos linfonodos ilíacos internos e externos, e a conduzem para os linfonodos lombares. Deles, a linfa é transportada através dos troncos lombares para o ducto torácico, que representa o principal tronco linfático do corpo (➤ Item 8.8.4).

5.10 Principais Relações Topográficas do Membro Inferior

Competências

Após a leitura deste capítulo, você será capaz de:
- identificar os limites e os conteúdos da lacuna dos músculos e da lacuna dos vasos;
- descrever o conteúdo e a estrutura do trígono femoral, do canal obturatório e do canal dos adutores;
- descrever a estrutura da região glútea e identificar os feixes vasculonervosos que atravessam os forames supra e infrapiriforme;
- descrever a estrutura da fossa poplítea, bem como a organização dos feixes vasculonervosos que seguem neste região.

5.10.1 Lacuna dos Músculos e Lacuna dos Vasos

O **ligamento inguinal** estende-se da espinha ilíaca anterossuperior até o tubérculo púbico, adjacente à sínfise púbica (➤ Fig. 5.71). A forte estrutura do tecido conjuntivo é formada pela aponeurose do músculo oblíquo externo do abdome e pelo músculo iliopsoas, em meio à irradiação de várias fáscias da parede do tronco (fáscia transversal) e das regiões do membro inferior e da pelve (fáscia lata, fáscia parietal da pelve).

No espaço entre o ligamento inguinal e os ossos do quadril, os feixes vasculonervosos oriundos da pelve seguem seu trajeto em direção à face anterior da coxa. O arco iliopectíneo (um reforço da fáscia do músculo iliopsoas) separa a **lacuna dos músculos**, localizada *lateralmente* abaixo do ligamento inguinal, da **lacuna dos vasos**, localizada *medialmente* (➤ Fig. 5.71, ➤ Tabela 5.24).

> **NOTA**
> Com a abreviatura VAN, a sequência dos vasos sanguíneos e nervos pode ser bem memorizada:
> - **V**eia → veia femoral, na lacuna dos vasos;
> - **A**rtéria → artéria femoral na lacuna dos vasos;
> - **N**ervos → ramo femoral do nervo genitofemoral na lacuna dos vasos, nervo femoral na lacuna dos músculos e nervo cutâneo femoral lateral na lacuna dos músculos.

Entre a veia femoral e o limite medial da lacuna dos vasos (ligamento lacunar, subdivisão do ligamento inguinal), há um espaço que é fechado por uma camada de tecido conjuntivo (septo femoral). Este espaço é perfurado pelos canais linfáticos do membro inferior, incluindo alguns linfonodos inguinais profundos ali existentes.

Clínica

A lacuna dos vasos é o orifício onde ocorrem as **hérnias femorais**. Com isso, o septo femoral é rompido, e é formada uma abertura que, por analogia com o canal inguinal, é chamada de anel femoral. Em contraste com as hérnias inguinais, as hérnias femorais não se formam acima, mas abaixo do ligamento inguinal. As hérnias femorais são as hérnias mais comuns nas mulheres. Elas são difíceis de diagnosticar, uma vez que apenas hérnias muito volumosas sob o ligamento inguinal são palpáveis.

5.10.2 Trígono Femoral e Canal dos Adutores

Trígono Femoral

O **trígono femoral** é uma área triangular na face anterior da coxa, na qual os vasos sanguíneos e nervos que passam sob o ligamento inguinal (na lacuna dos vasos e na lacuna dos músculos, veja anteriormente) seguem adiante ou se dividem (➤ Fig. 5.72a). Ele é delimitado *acima* pelo ligamento inguinal, *lateralmente* pelo músculo sartório e *medialmente* pelo músculo grácil (➤ Tabela 5.25).

Tabela 5.24 Conteúdo da lacuna dos vasos e da lacuna dos músculos.

Lacuna dos vasos (da região medial para a lateral)	Lacuna dos músculos (da região medial para a lateral)
- linfonodos inguinais profundos e tratos linfáticos - v. femoral - a. femoral - ramo femoral do n. genitofemoral	- n. femoral - m. iliopsoas - n. cutâneo femoral lateral

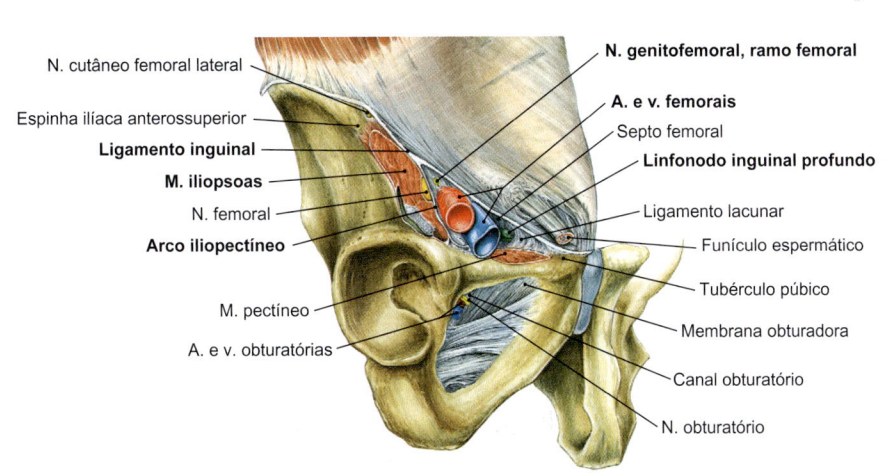

Figura 5.71 Lacuna dos vasos e lacuna dos músculos, lado direito. Vista anterior.

- N. cutâneo femoral lateral
- Espinha ilíaca anterossuperior
- Ligamento inguinal
- M. iliopsoas
- N. femoral
- Arco iliopectíneo
- M. pectíneo
- A. e v. obturatórias
- N. genitofemoral, ramo femoral
- A. e v. femorais
- Septo femoral
- Linfonodo inguinal profundo
- Ligamento lacunar
- Funículo espermático
- Tubérculo púbico
- Membrana obturadora
- Canal obturatório
- N. obturatório

Tabela 5.25 Limites e conteúdo do trígono femoral.

Limites	Conteúdo
• cranial: ligamento inguinal • caudal: m. sartório • medial: m. grácil • posterior: m. iliopsoas e m. pectíneo	• lacuna dos vasos e lacuna dos mm. • ramificação do n. femoral • ramificação da a. femoral, desembocadura da v. femoral na "estrela venosa" • linfonodos inguinais

Tabela 5.26 Limites e conteúdo do canal dos adutores.

Limites	Conteúdo
• anterior: septo intermuscular vastoadutor (recoberto pelo m. sartório) • posterior; m. adutor longo • lateral: m. vasto medial • medial: m. adutor magno	• a. femoral e v. femoral • n. safeno • a. descendente do joelho

O *assoalho* é formado medialmente pelo músculo pectíneo e lateralmente pelo músculo iliopsoas.

Com a remoção do músculo pectíneo, posteriormente ao trígono femoral), pode-se observar o nervo obturatório e a artéria e a veia obturatórias que saíram da pelve através do **canal obturador**, um espaço na membrana obturatória.

No trígono femoral, o nervo femoral se divide em seus ramos terminais, e a artéria femoral dá origem à artéria femoral profunda para o suprimento da coxa. Logo abaixo do ligamento inguinal, as veias epifasciais formam a "estrela venosa", de onde a veia safena magna penetra no hiato safeno e desemboca na veia femoral.

Canal dos Adutores

Distalmente na coxa, a artéria femoral e a veia femoral, junto com o nervo safeno (ramo terminal sensitivo do nervo femoral), seguem através do **canal dos adutores** para a fossa poplítea. O canal é delimitado *anteriormente* pelo septo intermuscular vastoadutor e pelo músculo sartório, *posteriormente* pelo músculo adutor longo, *lateralmente* pelo músculo vasto medial e *medialmente* pelo músculo adutor magno (➤ Tabela 5.26). O septo intermuscular vas-

toadutor é uma aponeurose de inserção do músculo adutor magno, que se estende para o músculo vasto medial, completando assim o canal dos adutores, convertendo-o em um túnel. O nervo safeno atravessa o septo e segue em trajeto epifascial até a perna. No entanto, os vasos femorais seguem medialmente ao fêmur em direção posterior e abaixo do **hiato dos adutores**, através da fossa poplítea. O hiato dos adutores é um arco tendíneo do músculo adutor magno situado entre suas inserções no lábio medial da linha áspera e no epicôndilo medial.

5.10.3 Região Glútea

A região glútea está localizada posteriormente à articulação do quadril, entre a crista ilíaca e o sulco infraglúteo, uma depressão transversal da pele, palpável e visível na posição ereta. Ela é formada por tecido conjuntivo denso e, portanto, não corresponde à margem inferior do músculo glúteo máximo. Após a remoção do músculo glúteo máximo, os músculos glúteo médio e pelvitrocanterianos, o ligamento sacrotuberal e os vasos sanguíneos e nervos são expostos (➤ Fig. 5.72b). O músculo glúteo mínimo se localiza

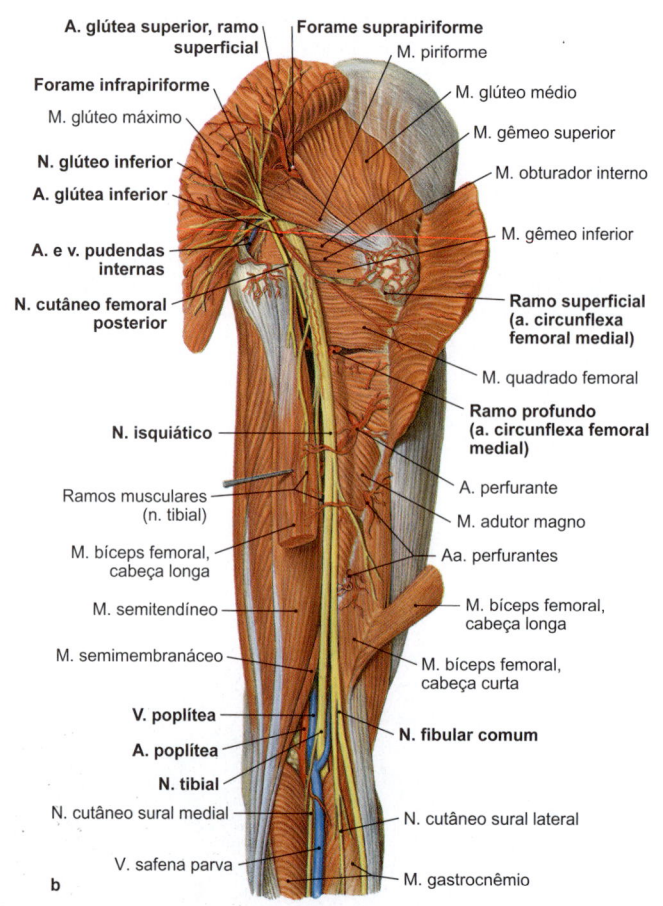

Figura 5.72 Topografia do quadril, da coxa e da articulação do joelho, lado direito. a Vista anterior. **b** Vista posterior.

Tabela 5.27 Forames supra e infrapiriforme, e vasos sanguíneos e Nn. que atravessam os forames.

Forame	Localização	Vasos e Nn. que atravessam os forames
Forame suprapiriforme	Entre os mm. glúteos médio e mínimo, e o m. piriforme	• n. glúteo superior • a. e v. glúteas superiores
Forame infrapiriforme	Entre o m. piriforme e o m. gêmeo superior	• n. isquiático • n. glúteo inferior • n. pudendo • n. cutâneo femoral posterior • ramos musculares para os músculos pelvitrocanterianos • a. e v. glúteas inferiores • a. e v. pudendas internas

posteriormente ao músculo glúteo médio, e só se torna visível quando este último é removido. O músculo piriforme, localizado caudalmente ao músculo glúteo médio, é sempre facilmente identificado; caudalmente a ele, se encontra o trio formado pelo músculo obturador interno e pelos dois músculos gastrocnêmios ("músculo tríceps da coxa"). Mais abaixo está o músculo quadrado femoral, com o formato indicado pelo nome, que deve ser removido para a exposição do músculo obturador externo.

O **músculo piriforme** divide o **forame isquiático maior** acima do ligamento sacrotuberal em dois espaços: o **forame suprapiriforme** e o **forame infrapiriforme**. Ambos os espaços servem como locais de passagem para os vasos sanguíneos e nervos da região glútea, da região do períneo, da genitália externa e do membro inferior (➤ Tabela 5.27).

Clínica

A região glútea ainda é amplamente utilizada para **injeções intramusculares**, embora o músculo deltoide seja mais adequado para a maioria das injeções. Para a proteção dos vasos e nervos, a injeção não deve ser aplicada no músculo glúteo máximo, mas em posição ainda mais lateral, no músculo glúteo médio. Na técnica de von Hochstetter, o dedo indicador da mão esquerda é colocado sobre a espinha ilíaca anterossuperior, e o dedo médio é afastado. A injeção é, então, aplicada entre os dedos indicador e médio.

5.10.4 Fossa Poplítea

A fossa poplítea é uma área em "forma de diamante" posteriormente à articulação do joelho (➤ Fig. 5.72b). *Superiormente*, ela é delimitada *lateralmente* pelo músculo bíceps femoral e *medialmente* pelos músculos semimembranáceo e semitendíneo. A *margem inferior* é formada pelas duas cabeças do músculo gastrocnêmio (➤ Tabela 5.28). Os principais vasos sanguíneos e nervos oriundos da coxa passam pela fossa poplítea em direção à perna (➤ Tabela 5.28):

- O nervo tibial (em posição mediana) e o nervo fibular comum (em posição lateral) se situam mais superficialmente;
- Abaixo desses nervos está localizada a veia poplítea;
- O elemento mais profundo é a artéria poplítea. Aqui, ela também dá origem aos ramos da articulação do joelho. O pulso da artéria poplítea, devido à sua posição profunda, é frequentemente difícil de palpar.

Tabela 5.28 Limites e conteúdo da fossa poplítea.

Limites	Conteúdo (da região superficial para a profunda)
• cranial lateral: m. bíceps femoral • cranial medial: m. semitendíneo e m. semimembranáceo • caudal: m. gastrocnêmio	• n. fibular comum (lateral) • n. tibial (central) • v. poplítea • a. poplítea

NOTA

Da região superficial para a profunda, os vasos sanguíneos e nervos da fossa poplítea se organizam da seguinte maneira:
- **N**ervo tibial e nervo fibular comum;
- **V**eia poplítea;
- **A**rtéria poplítea.
Abreviatura: "NVA".

ÓRGÃOS INTERNOS

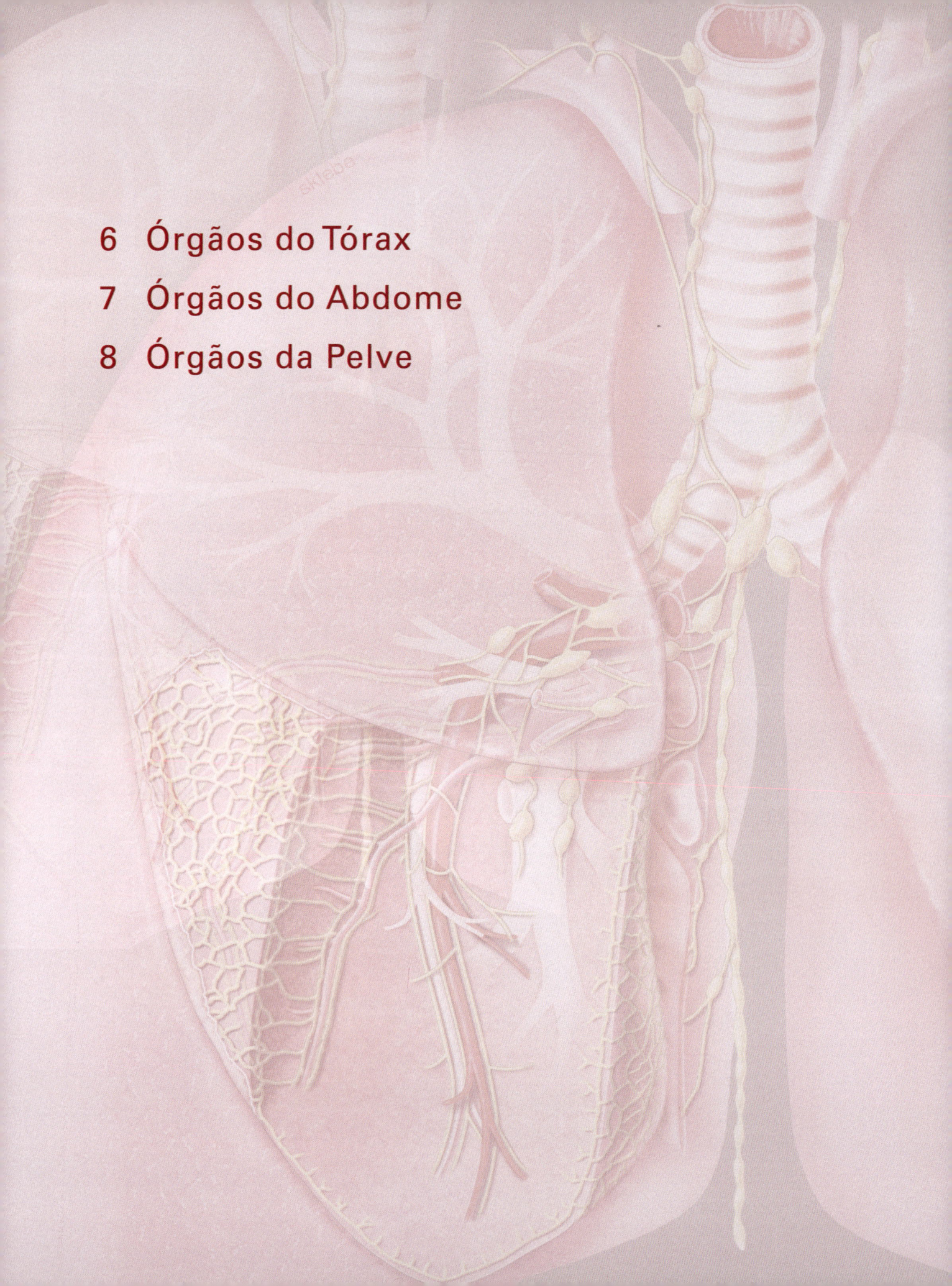

6 Órgãos do Tórax

Daniela Kugelmann, Jens Waschke

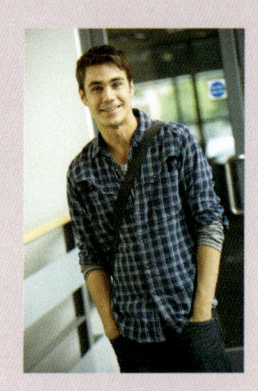

CASO CLÍNICO

Infarto do Miocárdio (Síndrome Coronariana Aguda)

História Clínica

O médico do atendimento de emergência é chamado para atender o aposentado Klaus M., de 73 anos de idade. O Sr. M. relata que, nesta manhã, após o café da manhã, sentiu uma dor torácica aguda, que irradiava para o pescoço e para o braço esquerdo. Além disso, ele sentiu falta de ar, sudorese e uma sensação de aperto no peito. A dor tinha sido muito forte, e, como não melhorava com repouso total, ele solicitou que chamassem o médico. Na coleta da história clínica, levantou-se a hipótese de uma típica hipertensão arterial, uma vez que não foram relatadas doenças cardíacas preexistentes. O Sr. M. afirma ser um fumante crônico e, por isso, apresenta alguns problemas pulmonares. O médico do atendimento de emergência leva o paciente ao hospital imediatamente.

Exame Físico

Paciente com dispneia (frequência respiratória 15/min), apresentando sudorese fria, dor torácica retrosternal intensa, irradiando para o lado esquerdo no pescoço e no braço. A frequência cardíaca está aumentada, com 120/min, e a pressão sanguínea diminuída, com 100/60 mmHg. À ausculta, observou-se um murmúrio sistólico, com o ponto máximo detectável acima da valva da aorta. Os pulmões estão limpos.

Exame Diagnóstico

Troponina T, mioglobina, creatina-quinase (CK e CK-MB) e peptídeo C-reativo (CRP) estão elevados.
O ECG mostra sinais pronunciados de isquemia na parede anterior do coração (elevação do segmento ST em I, aVL e V_1-V_6).

Diagnóstico Preliminar

Sob o ponto de vista diagnóstico, os dados sugerem síndrome coronariana aguda. A síndrome coronariana aguda inclui o infarto do miocárdio ("ataque cardíaco"), com ou sem elevação do segmento ST no ECG, e angina de peito instável. Como a mioglobina e a creatina-quinase – indicadores de necrose celular –, e a proteína troponina, específica do tecido muscular estriado cardíaco, estão elevadas, angina instável é descartada. A elevação do segmento ST no ECG indica um infarto com elevação do segmento ST. Os achados clínicos são mais compatíveis com oclusão do ramo interventricular anterior da artéria coronária esquerda (RIVA). O diagnóstico diferencial deve descartar angina de peito, dissecção aórtica, embolia pulmonar e insuficiência cardíaca.

Tratamento

No cateterismo cardíaco com angioplastia coronária transluminal percutânea (PTCA), inicialmente se confirma estenose vascular como causa, de acordo com os critérios angiográficos. Em seguida, o ramo interventricular anterior foi dilatado com um cateter balão durante o mesmo exame, e um *stent* foi implantado.

Evolução

O vaso coronariano pode ter a sua luz restabelecida com o *stent*. Depois disso, os indicadores isquêmicos diminuem e não ocorrem complicações. Após 2 semanas, o paciente pode ser encaminhado para o tratamento de acompanhamento com medicação antitrombogênica. No geral, a evolução é muito favorável após o infarto do miocárdio.

Você é aluno no oitavo semestre e assiste este caso durante o estágio na sala de emergência. Para o relatório que você precisa escrever sobre o estágio, tome as seguintes notas:

Síndrome Coronariana Aguda (SCA)!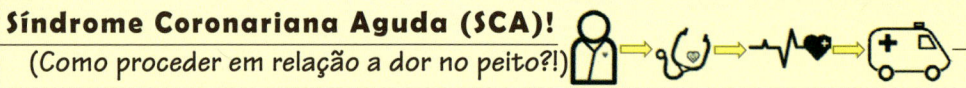
(Como proceder em relação a dor no peito?!)

**História clínica:** paciente com 73 anos, dor torácica aguda logo de manhã, irradiando para o pescoço e braço esquerdo. Falta de ar, sudorese repentina, aperto torácico; dor não melhora com repouso total; fumante (problemas com pulmões!), hipertensão arterial

**Achados:** suor frio, falta de ar, frequência cardíaca de 120/min, pressão arterial de 100/60 mmHg, sopro sistólico com ponto máximo acima da valva da aorta, pulmões limpos

**Métodos de diagnóstico:** troponina positiva, mioglobina, CK, CK-MB e CRP ↑ ECG: elevação de ST em I, aVL e V1 - V6 (→ IMEST!*)

**Tratamento:** cateter cardíaco com PTCA e stent (RIVA)

Procedimento: inibição da agregação plaquetária!

* Nota da Revisão Científica: IMEST = infarto do miocárdio com elevação do segmento ST.

6.1 Coração

Competências

Após a leitura deste capítulo, você será capaz de:
- explicar o desenvolvimento do coração e as bases embrionárias para as possíveis malformações;
- identificar as alterações da circulação fetal para a circulação pós-natal;
- descrever a posição, a orientação e a projeção do coração, com as estruturas delimitantes nas preparações anatômicas e nas imagens radiográficas;
- descrever a estrutura interna e a estrutura externa das cavidades cardíacas nas preparações anatômicas;
- identificar as camadas da parede do coração e o pericárdio;
- descrever a localização, a estrutura e a função do esqueleto fibroso do coração;
- descrever a estrutura, a função e a projeção das valvas cardíacas nas preparações anatômicas;
- definir os sons e sopros cardíacos e indicar seus locais (focos) de ausculta;
- demonstrar o complexo estimulante do coração, com a localização precisa dos nós sinoatrial e atrioventricular nas preparações anatômicas, e descrever as bases anatômicas do eletrocardiograma (ECG);
- descrever a inervação autônoma do coração;
- identificar as artérias coronárias, com todos os ramos principais, nas preparações anatômicas, e descrever o seu significado no desenvolvimento, diagnóstico e tratamento da doença coronariana;
- descrever, em linhas gerais, as veias e os vasos linfáticos do coração em linhas gerais.

6.1.1 Visão Geral

O coração é um órgão oco muscular, de formato cônico, dotado de quatro câmaras. O tamanho corresponde aproximadamente ao volume da mão fechada de uma pessoa, e o peso é, em média, de 250-300 g (0,45% do peso corporal; em homens: 280-340 g; em mulheres: 230-280 g). Em virtude da septação das cavidades cardíacas, o coração é dividido em uma metade esquerda e uma metade direita. As metades do coração são divididas por valvas em um átrio e um ventrículo direitos, e um átrio e um ventrículo esquerdos. Os átrios apresentam evaginações em fundo cego, caracterizadas como aurículas (direita e esquerda). O coração, como órgão superior do sistema cardiovascular, é absolutamente vital. O seu significado para a medicina pode ser visto, entre outros, pelo fato de que, além da clínica geral e da medicina familiar, outras especialidades, como a cardiologia e a cirurgia cardíaca, se concentram no diagnóstico de doenças cardíacas.

Clínica

Caso um coração tenha um **peso de 500 g**, a circulação da musculatura cardíaca a partir do fornecimento de vasos próprios (vasos coronários) não será mais suficiente. Isso aumenta o risco de deficiência de perfusão sanguínea (isquemia), o que pode culminar, portanto, com a morte do tecido muscular cardíaco (ataque cardíaco). Esse peso é chamado de **peso crítico do coração**. Sob condições patológicas, o peso do coração pode chegar a 1.100 g, o que é caracterizado como *Cor bovinum* ("coração bovino").

6.1.2 Função

O coração impulsiona o fluxo de sangue, envolvendo uma pequena circulação (circulação pulmonar) e uma grande circulação (circulação sistêmica). A circulação serve para transportar o sangue e distribuí-lo ao corpo. Portanto, suas funções são idênticas às do sangue.

As **funções mais importantes** do sistema cardiovascular são:
- o fornecimento de oxigênio e nutrientes ao organismo (transporte de gases respiratórios e nutrientes, e de produtos finais/do metabolismo);
- termorregulação (transporte de calor no sangue);
- funções de defesa (transporte de células de defesa e anticorpos);
- controle hormonal (transporte de hormônios);
- hemostasia (transporte de plaquetas e fatores de coagulação).

Ambos os circuitos formam um sistema fechado, em cujo centro o coração – enquanto uma bomba de sucção e de pressão muscular – atua como força motriz. O coração é responsável pela circulação sanguínea contínua, e contrai, em média, 70 vezes por minuto. Desta forma, o sangue pobre em oxigênio, oriundo da grande circulação sistêmica, passa através da veia cava inferior e da veia cava superior para o átrio direito, e em seguida para o ventrículo direito. A partir

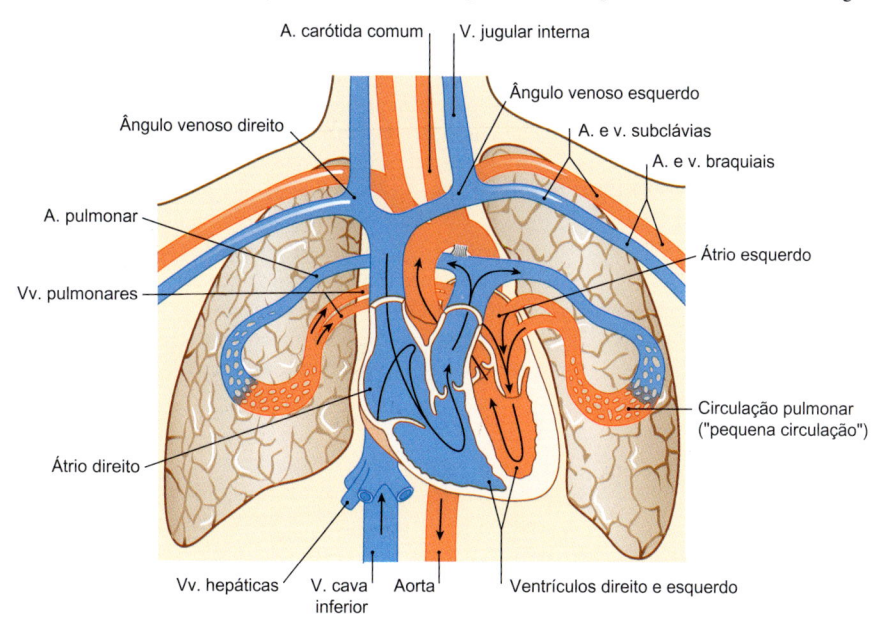

A. carótida comum — V. jugular interna

Ângulo venoso direito — Ângulo venoso esquerdo

A. e v. subclávias

A. e v. braquiais

A. pulmonar

Vv. pulmonares

Átrio esquerdo

Circulação pulmonar ("pequena circulação")

Átrio direito

Vv. hepáticas — V. cava inferior — Aorta — Ventrículos direito e esquerdo

Figura 6.1 Fluxo sanguíneo através do coração e dos pulmões como parte do sistema circulatório sanguíneo. Azul = sangue pobre em oxigênio; vermelho = sangue rico em oxigênio. [L126]

daí, o sangue é bombeado através do tronco pulmonar para a circulação pulmonar, sendo assim oxigenado. Uma vez saturado com oxigênio, o sangue flui através das veias pulmonares de volta ao átrio esquerdo, de onde passa para o ventrículo esquerdo, e daí para a aorta, de volta à grande circulação sistêmica (➤ Fig. 6.1).

6.1.3 Desenvolvimento do Coração e dos Vasos Sanguíneos

O sistema cardiovascular é o primeiro sistema funcional do embrião (a partir da 3ª semana de desenvolvimento!).

Desenvolvimento dos Vasos Sanguíneos

O sistema cardiovascular desenvolve-se a partir do mesoderma. Os primeiros vasos sanguíneos se formam na *3ª semana* inicialmente no saco vitelino e no pedículo do embrião, e 2 dias mais tarde no embrião (esplancnopleura e somatopleura). A partir das células mesodérmicas, originam-se inicialmente os hemangioblastos como células progenitoras do endotélio dos vasos sanguíneos (**vasculogênese**) e dos eritrócitos (hemácias), e formam ilhotas sanguíneas. Dos primeiros vasos sanguíneos simples brotam outros novos vasos (**angiogênese**). As artérias e veias inicialmente não apresentam diferenças estruturais, mas são distinguidas apenas pelo sentido do fluxo sanguíneo em relação ao coração:

- Artérias: transportam o sangue que se afasta do coração;
- Veias: conduzem o sangue de volta ao coração.

Inicialmente, são formados **três pares de troncos venosos**, que se unem no seio venoso do coração (➤ Fig. 6.2):

- **veia umbilical**: devolve o sangue rico em oxigênio da placenta para o embrião (veja também o ➤ Item 8.6.6);
- **veias vitelinas**: transportam o sangue pobre em oxigênio oriundo do saco vitelino;
- **veias cardinais** (veias cardinais comuns, superiores e inferiores, veias subcardinais e veias supracardinais): coletam o sangue pobre em oxigênio das metades superior e inferior do corpo; delas se originam as veias cavas (veias cavas superior e inferior) com suas tributárias, bem como a veia ázigo e a veia hemiázigo.

A partir do **saco aórtico** surgem as artérias dos arcos faríngeos (arcos aórticos), que conduzem o sangue inicialmente para o par de artérias aortas, que em seguida se unem para formar a aorta dorsal (➤ Fig. 6.2). A partir da aorta surgem **três tipos de artérias**:

- **artérias umbilicais**: conduzem o sangue pobre em oxigênio para a placenta;
- **artérias vitelinas**: após a incorporação do teto do saco vitelino como tubo intestinal primitivo no embrião, formam os vasos para os três segmentos do intestino primitivo (tronco celíaco, para o intestino anterior; artéria mesentérica superior, para o intestino médio; artéria mesentérica inferior, para o intestino posterior);
- **artérias intersegmentares**: elas levam à formação das artérias vertebrais, das artérias intercostais, das artérias lombares e das artérias para os membros.

As **artérias dos arcos faríngeos** (vasos também denominados **arcos aórticos**) suprem os arcos faríngeos, os quais se formam nas 4ª-5ª semanas. Dos seis pares de arcos aórticos, os dois primeiros pares e o quinto par regridem. Os derivados das 3ª, 4ª, e 6ª arcos aórticos são:

- artéria carótida comum (3º par de arcos aórticos);
- artéria subclávia (à direita) e arco da aorta (à esquerda) (4º par de arcos aórticos);
- artérias pulmonares (a ambos os lados) e ducto arterial (à esquerda) (6º par de arcos aórticos).

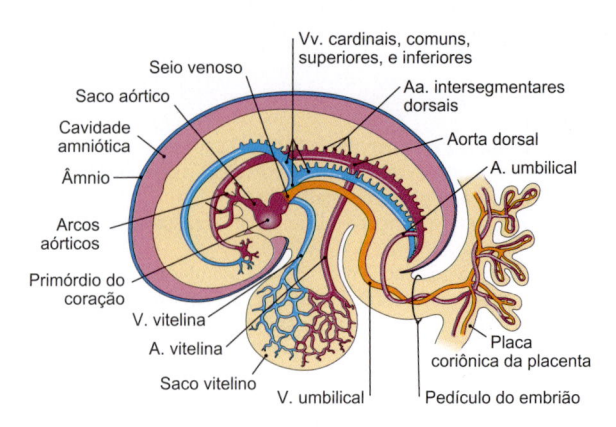

Figura 6.2 Circulação sanguínea embrionária na 4ª semana (26º dia). [E347-09]

Clínica

Como os processos de remodelação durante a formação das veias cavas são muito complexos, podem ocorrer anomalias, como uma **formação dupla** ou uma **formação no lado esquerdo,** da veia cava superior ou da veia cava inferior.

As anomalias dos arcos aórticos envolvem, por exemplo, um **duplo arco da aorta,** ou um **arco da aorta do lado direito,** e uma origem anormal da artéria subclávia ao lado direito (**artéria lusória**). Essas malformações geralmente se posicionam posteriormente à traqueia e ao esôfago, podendo estreitá-los, e se manifestar pela falta de ar e dificuldades na deglutição.

Desenvolvimento do Coração
Formação do Tubo Cardíaco e da Alça Cardíaca

Na *3ª semana* (*18º dia*), no mesoderma do polo cranial do disco embrionário, forma-se um plexo vascular em forma de ferradura a partir da placa cardiogênica, cujos ramos se unem para constituir um **tubo endocárdico** único. Espaços ao redor do tubo endocárdico levam à formação da cavidade pericárdica, posteriormente ao primórdio cardíaco (➤ Item 6.5.5). A camada interna (epitélio celomático) do pericárdio se condensa para formar o **miocárdio**, que envolve o endocárdio e forma um tubo cardíaco, que ao final da 3ª semana se contrai ritmicamente. O tubo cardíaco é dividido nos seguintes segmentos (➤ Fig. 6.3a, b; ➤ Fig. 6.4):

- um átrio primitivo, com um seio venoso como trato de entrada;
- um ventrículo, com um tronco arterial como trato de saída.

A conexão do tronco arterial com o saco aórtico é controlada por células nas saídas dos arcos aórticos (campo cardiogênico secundário). Entre o ventrículo e o tronco arterial, forma-se um abaulamento, o bulbo cardíaco, cuja parte distal é denominada cone cardíaco.

O **epicárdio** origina-se de uma pequena área celular na face externa do seio venoso (pró-epicárdio), que em seguida envolve todo o tubo cardíaco. Devido ao dobramento cranial, o coração na cavidade pericárdica se desloca juntamente com o septo transverso em direção caudal e anteriormente ao intestino anterior (➤ Fig. 6.3b).

Clínica

A partir do final da 3ª semana, o coração começa a pulsar. Por meio de ultrassonografia, a partir da 5ª semana de gestação, isto é, a partir da 7ª semana após a última menstruação, pode-se, pelos batimentos cardíacos, detectar uma **gravidez.**

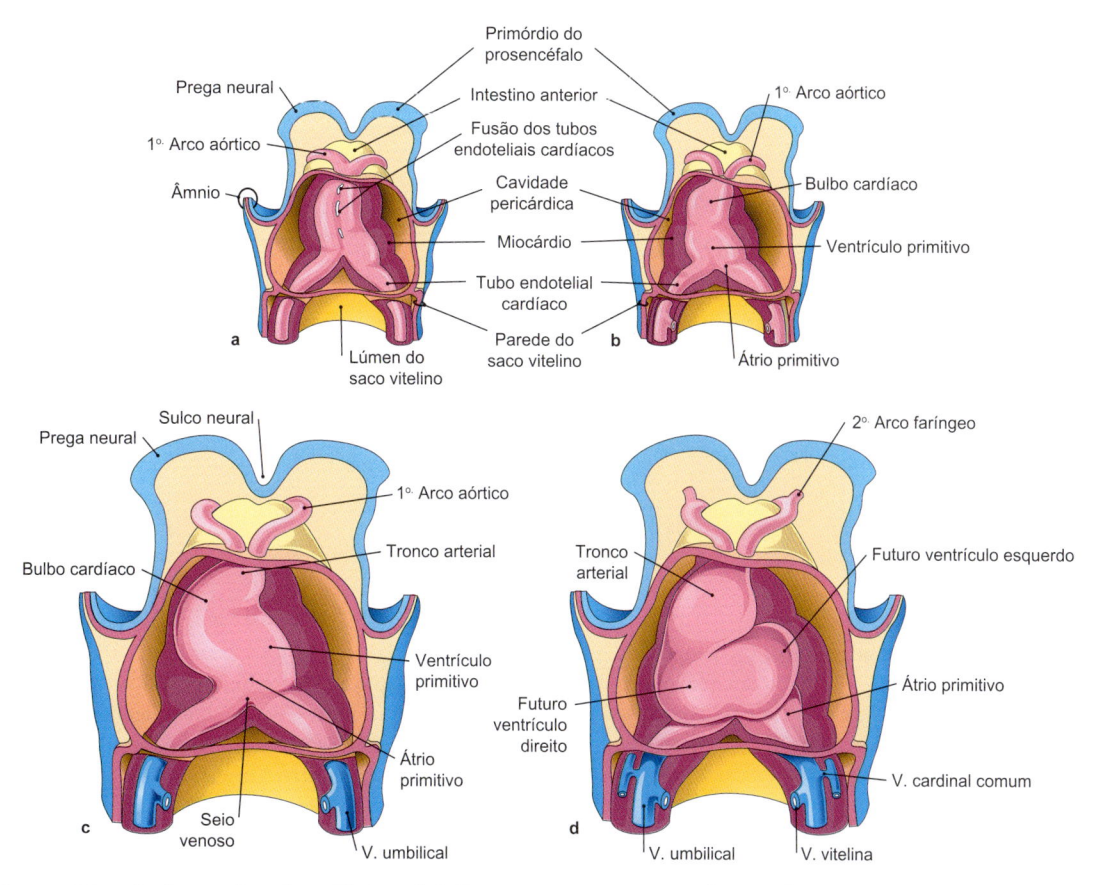

Figura 6.3 Desenvolvimento do coração e da cavidade pericárdica na 4ª. e na 5ª. semanas. [E347-09]

Na *4ª.-5ª. semana*, o futuro ventrículo direito cresce mais rápido do que os demais segmentos, criando uma **alça cardíaca** em forma de S (➤ Fig. 6.3c, d; ➤ Fig. 6.4). Com isso, o átrio primitivo e o seio venoso são deslocados em direção cranial e posterior, de modo que os tratos de entrada e de saída sejam direcionados para cima. O seio venoso alonga-se para formar os cornos direito e esquerdo do seio, e adquire valvas sinusais, que impedem o refluxo do sangue. A desembocadura do seio venoso desloca-se cada vez mais para a direita, como na descrição a seguir. O **corno direito do seio venoso** torna-se maior e é incorporado ao átrio direito, onde forma o **seio da veia cava**. Esta parte de paredes lisas do átrio direito é separada do restante do átrio pela crista terminal (parte cranial da valva sinusal direita), que, incluindo a aurícula direita, se origina do átrio primitivo e apresenta trabéculas musculares (músculos pectíneos). O **corno esquerdo do seio venoso** forma o **seio coronário**, que, como a desembocadura da veia cava inferior, tem sua própria valva (parte caudal da valva sinusal direita). Similarmente ao lado direito, as veias pulmonares primitivas são incorporadas ao átrio esquerdo até a sua ramificação, de modo que quatro veias pulmonares agora entram separadamente no átrio de paredes lisas. Apenas a aurícula esquerda do coração é derivada do átrio primitivo e apresenta trabéculas musculares.

As células do seio venoso têm função de marca-passo durante a contração do coração e, após a integração ao átrio direito, formam

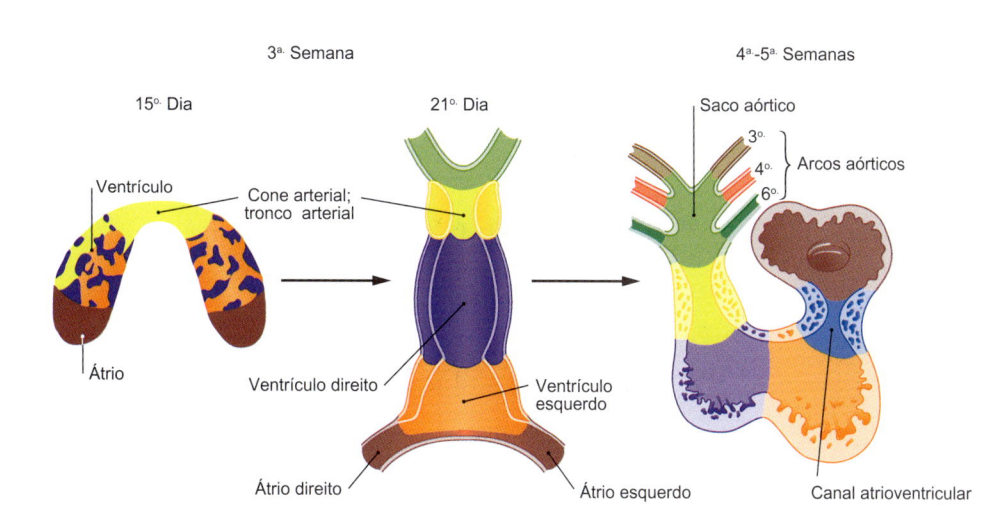

Figura 6.4 Estágios do desenvolvimento do coração nas 3ª.-5ª. semanas.

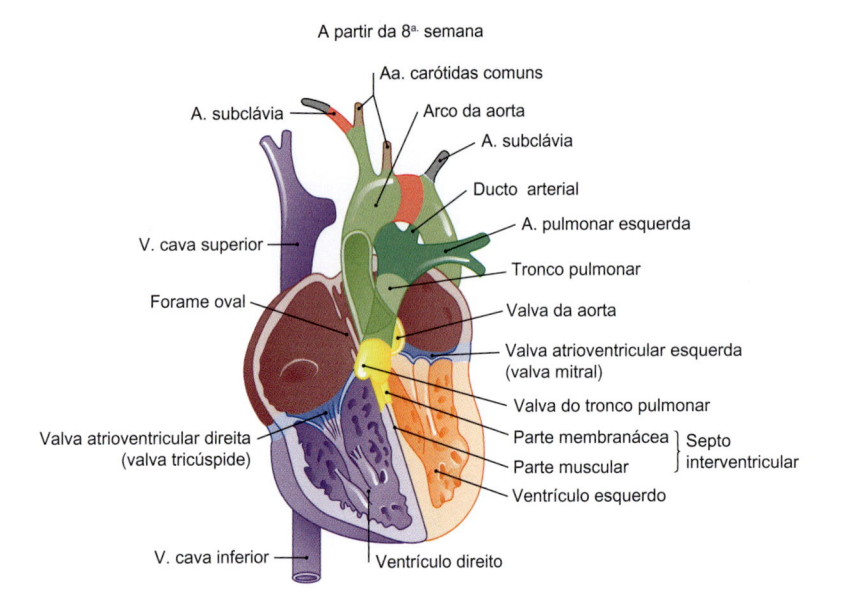

Figura 6.5 Septação dos ventrículos nas 5ª-7ª semanas.

os **nós sinoatrial** e **atrioventricular**. A conexão entre o átrio e o ventrículo é estreitada, de modo a formar o canal atrioventricular, que se desloca para a linha média e é dividido pelos coxins endocárdicos nas aberturas atrioventriculares direita e esquerda (➤ Fig. 6.4). Os coxins endocárdicos são originados da geleia cardíaca, que se forma entre o endocárdio e o miocárdio, e se tornam, mais tarde, as **valvas atrioventriculares**.

À medida que se desenvolve, o coração perde cada vez mais a sua conexão com a parede posterior da cavidade pericárdica (mesocárdio dorsal), até se reduzir às pregas de reflexão do epicárdio no pericárdio. Entre eles, forma-se o **seio transverso do pericárdio**.

Septação do Coração

Nas *5ª-7ª semanas*, desenvolve-se o **septo interventricular**. Aqui, caudalmente e próximo ao ápice do coração, forma-se a parte muscular do septo interventricular, que separa completamente os dois ventrículos. No entanto, eles se intercomunicam através de um **forame interventricular** até o final da 7ª semana, até que a parte membranácea do septo interventricular finalmente separe os dois ventrículos (➤ Fig. 6.5).

Na *5ª semana*, o cone cardíaco e o tronco arterial também são separados por protuberâncias formadas pela proliferação de células da crista neural (➤ Fig. 6.6). Essas protuberâncias se unem para formar um **septo aorticopulmonar**, que subdivide de forma espiralada o trato de saída e, com o subsequente saco aórtico, forma o **tronco pulmonar** e a **aorta**. No tronco arterial, três coxins endocárdicos (para cada valva) formam as válvulas da valva do tronco pulmonar e da valva da aorta.

A septação atrial também ocorre na *5ª-7ª semana*, e se inicia com a formação do **septo primário**, que cresce a partir da parte superior e posterior da parede atrial, e forma inicialmente, na parte inferior da parede atrial, o óstio/forame primário (➤ Fig. 6.7a). Na parte superior do septo primário, o óstio/forame secundário se desenvolve por meio da morte celular programada (apoptose) (➤ Fig. 6.7b). Em seguida, à direita do septo primário, desenvolve-se o **septo secundário**, que se funde com a válvula esquerda do seio venoso (➤ Fig. 6.7c, e). Ambos os septos se associam um ao outro, e delimitam juntos o **forame oval** (➤ Fig. 6.7d, f).

O septo primário forma a válvula do forame oval, que permite um fluxo de sangue direcionado do átrio direito para o átrio esquerdo. Após o nascimento, a válvula do forame oval fecha o forame oval, devido ao aumento de pressão no átrio esquerdo. Do septo secundário permanece o limbo da fossa oval.

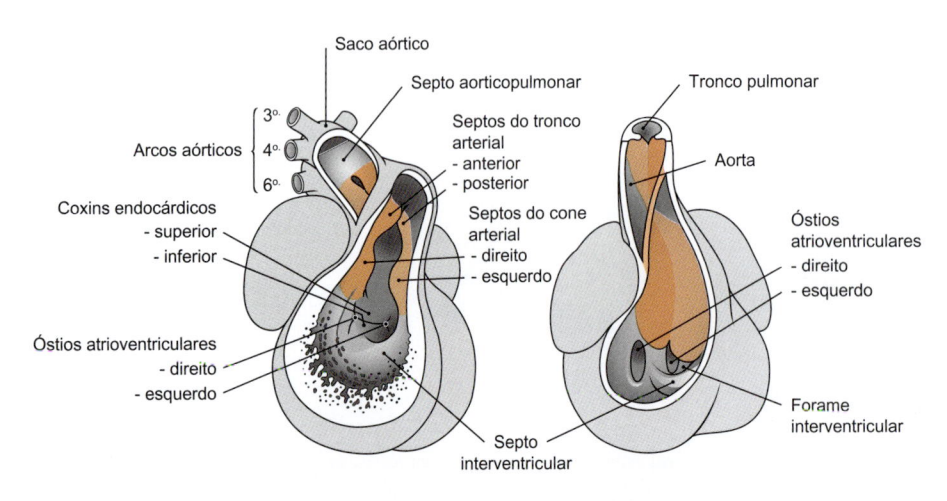

Figura 6.6 Septação do trato de saída. [L126]

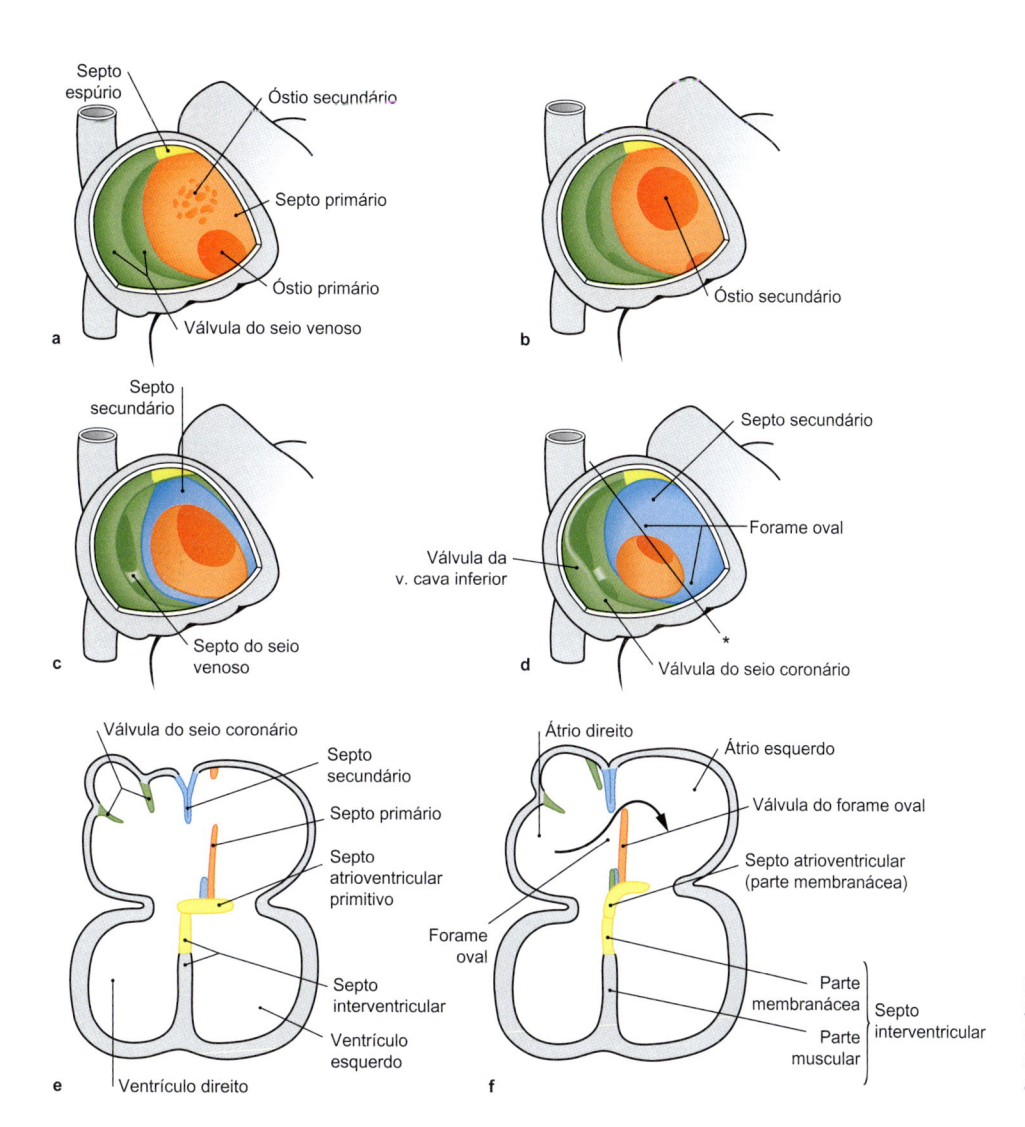

Figura 6.7 Septação dos átrios. a, b na 5ª· semana; **c, e** na 6ª· semana; **d, f** na 7ª· e 8ª· semanas; * Plano de corte em **e** e **f.**

Clínica

Doenças congênitas do coração ocorrem em 0,75% de todos os recém-nascidos, e, deste modo, são os distúrbios de desenvolvimento mais frequentes. Nem todas as malformações cardíacas precisam de tratamento, pois, frequentemente, elas não são relevantes sob o ponto de vista funcional, por exemplo, são corrigidas de forma espontânea. Sob o ponto de vista fisiopatológico, os defeitos cardíacos mais comuns podem ser divididos em três grupos:

- As **malformações com desvio da esquerda para a direita** estão entre os defeitos cardíacos congênitos mais comuns: defeito do septo interventricular, 25% (defeito cardíaco congênito mais comum! [➤ Fig. 6.8b]); defeito do septo interatrial, 12%; ducto arterial aberto (persistente), 12% (➤ Item 6.1.4). Devido à maior pressão na circulação sistêmica, o sangue flui da esquerda para a direita na circulação pulmonar. Se não houver correção cirúrgica, a hipertensão pulmonar provocará insuficiência cardíaca direita.

- **Malformações com desvio da direita para esquerda**: tetralogia de Fallot, 9% (➤ Fig. 6.8a); transposição dos grandes vasos, 5%. Estas malformações são caracterizadas pela tonalidade azulada da pele (cianose), porque o sangue pobre em oxigênio, oriundo da circulação pulmonar, ganha acesso à grande circulação sistêmica.

- **Malformações com obstrução**: estenose da valva do tronco pulmonar, 6%; estenose da valva da aorta, 6%; coarctação da aorta, 6% (➤ Item 6.1.4, ➤ Fig. 6.11). Ocorre hipertrofia do respectivo ventrículo.

A **tetralogia de Fallot** é o defeito cardíaco cianótico mais comum, e representa 65% de todos os defeitos cardíacos cianóticos congênitos (➤ Fig. 6.8a). Trata-se de uma combinação dos seguintes defeitos:
- estenose da valva do tronco pulmonar;
- "cavalgamento da aorta";
- hipertrofia do ventrículo direito;
- defeito do septo interventricular

Em virtude da septação assimétrica do cone arterial, a valva do tronco pulmonar torna-se muito estreita, enquanto a aorta se torna dilatada e deslocada sobre o septo interventricular ("cavalgamento"). Devido ao estreitamento da valva do tronco pulmonar, ocorre a hipertrofia do coração direito, responsável pelo desvio da direita para a esquerda devido ao defeito do septo interventricular, portanto produzindo a cianose.

6.1.4 Circulação Sanguínea Pré e Pós-natal

Circulação Pré-natal

O desenvolvimento do coração e dos vasos sanguíneos está descrito no ➤ Item 6.1.3.

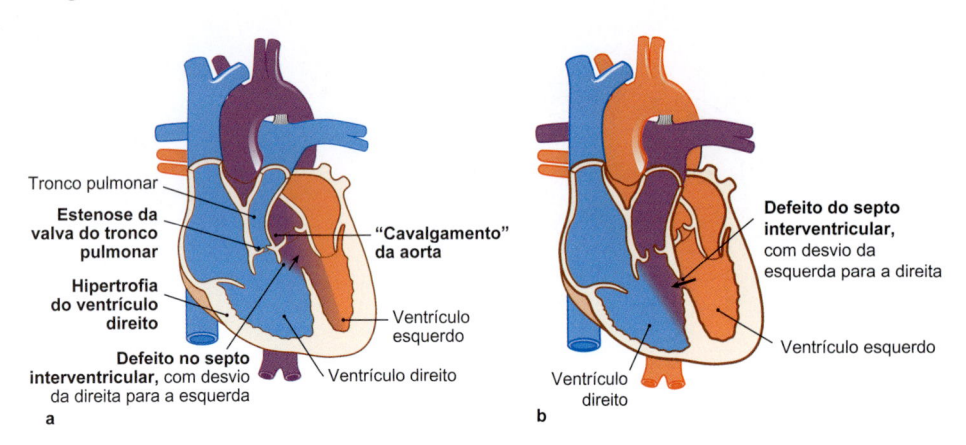

Tronco pulmonar

Estenose da valva do tronco pulmonar

Hipertrofia do ventrículo direito

Defeito no septo interventricular, com desvio da direita para a esquerda

"Cavalgamento" da aorta

Ventrículo esquerdo

Ventrículo direito

a

Defeito do septo interventricular, com desvio da esquerda para a direita

Ventrículo esquerdo

Ventrículo direito

b

Figura 6.8 a Tetralogia de Fallot. b Defeito do septo interventricular. [L126]

A circulação pré-natal apresenta várias peculiaridades, devido ao fato de que vários órgãos ainda não estão completamente desenvolvidos e que ainda não têm sua função definitiva. Os pulmões ainda não estão completamente expandidos, uma vez que ainda estão cheios de líquido amniótico e o fornecimento de oxigênio para a criança é provido pela placenta (➤ Item 8.6.6). Consequentemente, os vasos pulmonares são estreitos antes do nascimento e não ocorrem trocas gasosas nos pulmões. O leito capilar do fígado ainda imaturo também apresenta alta resistência ao fluxo sanguíneo. Esses órgãos são poupados na circulação pré-natal pela presença de circulações colaterais, de modo que nem todo o sangue passa por tais órgãos. Assim, no átrio e nos grandes vasos do coração, ocorre um **desvio fisiológico da direita para a esquerda**, e um desvio no fígado que desemboca diretamente na veia cava inferior (➤ Fig. 6.9).

As três estruturas mais importantes da **circulação de desvio pré-natal** são:

- o forame oval: desvio no plano atrial;
- o ducto arterial de Botalli: desvio nos grandes vasos do coração;
- o ducto venoso (clinicamente, ducto de Arâncio): desvio vascular no fígado.

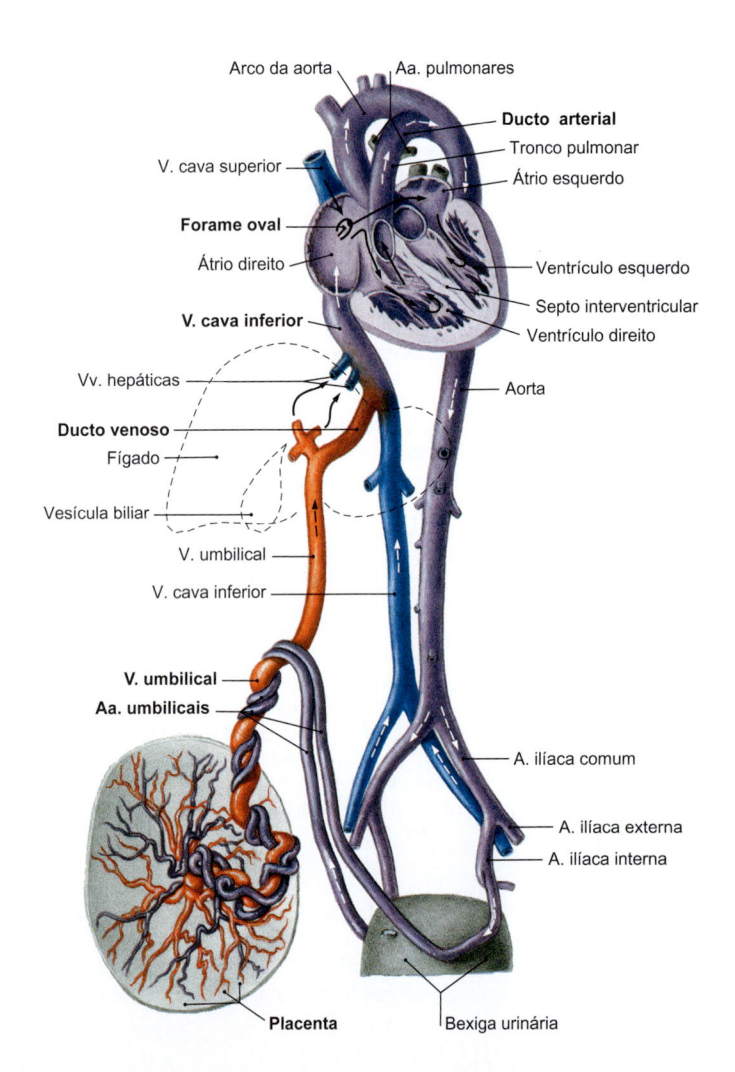

Arco da aorta
Aa. pulmonares
Ducto arterial
V. cava superior
Tronco pulmonar
Átrio esquerdo
Forame oval
Átrio direito
Ventrículo esquerdo
Septo interventricular
Ventrículo direito
V. cava inferior
Vv. hepáticas
Aorta
Ducto venoso
Fígado
Vesícula biliar
V. umbilical
V. cava inferior
V. umbilical
Aa. umbilicais
A. ilíaca comum
A. ilíaca externa
A. ilíaca interna
Placenta
Bexiga urinária

Figura 6.9 Circulação pré-natal.

O sangue rico em oxigênio flui da placenta para a veia umbilical, no cordão umbilical, e do umbigo chega ao fígado. Uma parte do sangue segue diretamente para os capilares do fígado, enquanto a maior parte perpassa o fígado devido à alta resistência vascular, e segue através do **ducto venoso** (também conhecido clinicamente como ducto de Arâncio) diretamente para a veia cava inferior e, em seguida, para o átrio direito (curto-circuito vascular do fígado). Na veia cava inferior, já ocorre uma mistura do sangue rico em oxigênio, originado da placenta, com o sangue oriundo da metade inferior do corpo. A válvula na desembocadura inferior da veia cava inferior (válvula da veia cava inferior) direciona o sangue no átrio direito diretamente ao forame oval. O **forame oval** é um desvio direto no septo interatrial, entre o átrio direito e o átrio esquerdo, de modo que o sangue pode seguir diretamente para a grande circulação através da aorta, desviando dos pulmões. Uma parte do sangue, especialmente a parte derivada da metade superior do corpo, que flui para o átrio direito através da veia cava superior, entra no ventrículo direito. Este sangue flui em grande parte através do **ducto arterial**, uma conexão direta entre o tronco pulmonar e a aorta, para a circulação sistêmica. Cerca de 65% do sangue flui através das artérias umbilicais de volta à placenta. Os 35% restantes permanecem nos órgãos da metade inferior do corpo.

Circulação Pós-natal

Após o nascimento, a circulação placentária é interrompida pela ligadura do cordão umbilical. A pressão parcial de CO_2 no sangue do recém-nascido aumenta. O centro respiratório é estimulado, e os pulmões começam a funcionar. As desvios diretos devem agora ser interrompidos (➤ Fig. 6.10):

- Devido ao aumento de pressão no átrio esquerdo, ocorre o fechamento funcional do **forame oval**. Mais tarde, a válvula do forame oval se funde ao septo secundário. A fossa oval permanece como resquício.
- O **ducto arterial** fecha-se ativamente em virtude da contração da musculatura lisa, o que é desencadeado pelo alto teor de oxigênio. Em geral, ele se encontra completamente fechado quatro dias após o nascimento. Como resquício, encontra-se no adulto o ligamento arterial.
- O **ducto venoso** oblitera-se após o nascimento, formando o ligamento venoso.
- A **veia umbilical** oblitera-se, formando o ligamento redondo do fígado, entre o fígado e a parede abdominal.
- As duas **artérias umbilicais** também se contraem, evitando assim a perda de sangue. A parte distal da artéria umbilical forma, de cada lado, o ligamento umbilical medial, que constitui a base da prega umbilical medial, no relevo interno da parede abdominal.

N O T A

Após as alterações da circulação pré-natal:
- o forame oval torna-se a fossa oval;
- o ducto arterial se transforma no ligamento arterial;
- o ducto venoso forma o ligamento venoso;
- a veia umbilical dá origem ao ligamento redondo do fígado;
- a artéria umbilical (parte distal) forma o ligamento umbilical medial.

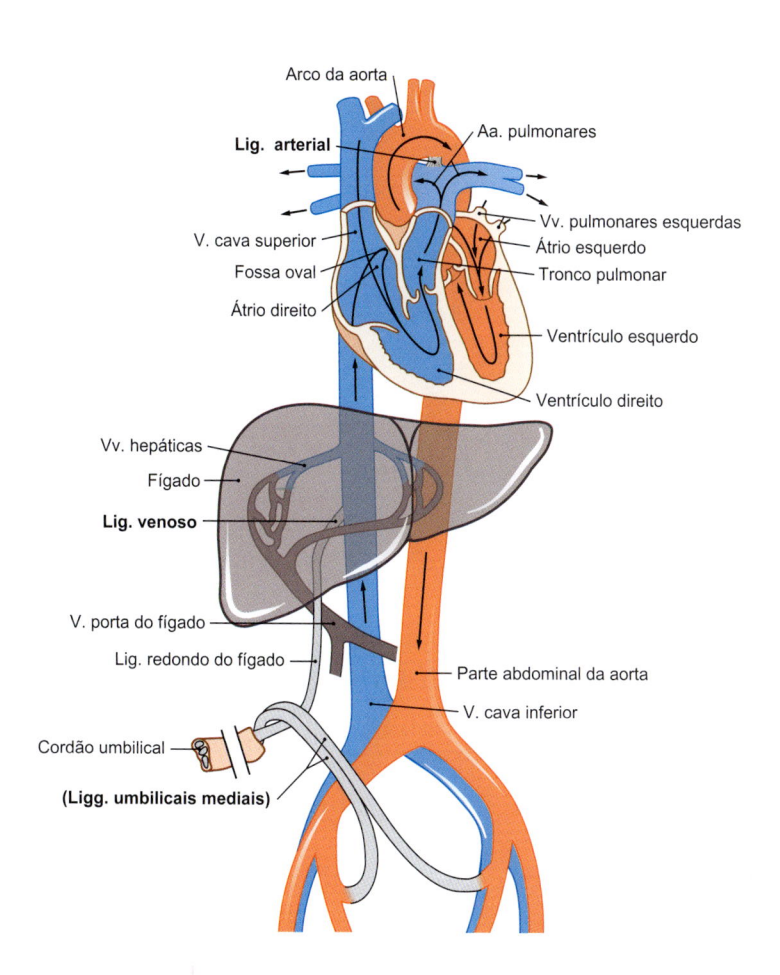

Figura 6.10 Circulação pós-natal.

Clínica

Ducto arterial persistente: caso o ducto arterial não se feche, desenvolve-se um ducto arterial persistente. Isso ocorre mais frequentemente no sexo feminino. Permanecendo patente, o sangue oriundo da aorta entra no tronco pulmonar. O resultado é um desvio da esquerda para a direita. Uma vez que a prostaglandina E_2 tem um efeito dilatador sobre este ducto, um inibidor da síntese de prostaglandinas pode causar oclusão e, possivelmente, evitar a cirurgia. Como essas substâncias, no entanto, podem ser utilizadas como anti-inflamatórios e analgésicos, elas podem causar um fechamento prematuro do ducto arterial da criança quando usadas em mulheres grávidas.

Abertura no forame oval: aproximadamente 20% dos adultos têm uma abertura variável no forame oval. Isso geralmente é irrelevante sob o ponto de vista funcional e, portanto, não deve ser confundido com um defeito do septo interatrial. No entanto, a abertura pode fazer com que trombos oriundos das veias dos membros inferiores ganhem acesso à circulação sistêmica como êmbolos, causando infarto de órgãos e acidentes vasculares encefálicos (embolia paradoxal).

Estenose do istmo da aorta (coarctação da aorta): quando a oclusão do ducto arterial envolve os segmentos circunjacentes ao arco da aorta, isso leva a uma estenose do istmo da aorta (➤ Fig. 6.11). Como consequência, o coração esquerdo torna-se hipertrofiado, com uma alta pressão arterial (hipertensão) na metade superior do corpo. Na metade inferior do corpo, por sua vez, a pressão é muito baixa. Sob o ponto de vista diagnóstico, observa-se um sopro sistólico entre as escápulas, e defeitos radiologicamente identificados nas costelas (erosões) devidos às dilatações das circulações colaterais das artérias intercostais conduzindo sangue para a artéria torácica interna. A estenose deve ser reparada cirurgicamente ou por dilatação, via cateterismo; caso contrário, pode ocorrer insuficiência cardíaca e acidentes vasculares encefálicos já na juventude.

6.1.5 Localização e Projeção

O coração está envolvido pelo pericárdio, na cavidade pericárdica (➤ Fig. 6.12), entre as cavidades pleurais, no mediastino médio inferior (➤ Item 6.5.2). Ele se encontra rodado ao redor do seu eixo longitudinal, de modo que o coração direito está mais voltado para a parede anterior do tórax, e a metade esquerda do coração está mais voltada para a esquerda e para trás. Dois terços do coração estão projetados à esquerda do plano mediano, enquanto um terço se encontra à direita deste. No trígono pericárdico, desprovido de pleura, uma parte do pericárdio se encontra em contato direto com a parede torácica anterior.

Clínica

A **macicez cardíaca** descreve um som amortecido durante a percussão da caixa torácica na topografia do coração. Podem ser distinguidas a **macicez absoluta** do coração, que corresponde ao som da percussão diretamente sobre o trígono pericárdico, sem pleura, da macicez relativa do coração. Na **macicez relativa** do coração, o som da percussão é menos amortecido devido à superposição do coração pelos pulmões (recesso costomediastinal). A macicez relativa do coração pode ser usada para determinar o tamanho do coração. A localização direta do coração na caixa torácica pode ser usada para injeções intracardíacas no 4º.-5º. espaços intercostais e para o acesso cirúrgico ao coração. A posição do coração diretamente no tórax é vantajosa para a realização de uma massagem cardíaca (➤ Fig. 6.13). Aqui, o coração pode ser comprimido através da caixa torácica.

A **margem direita do coração** encontra-se a cerca de 2 cm ao lado da margem direita do esterno, partindo da 3ª. a 6ª. cartilagens costais. A **margem esquerda do coração** projeta-se em uma linha de conexão entre a margem inferior da · costela III (2-3 cm em posi-

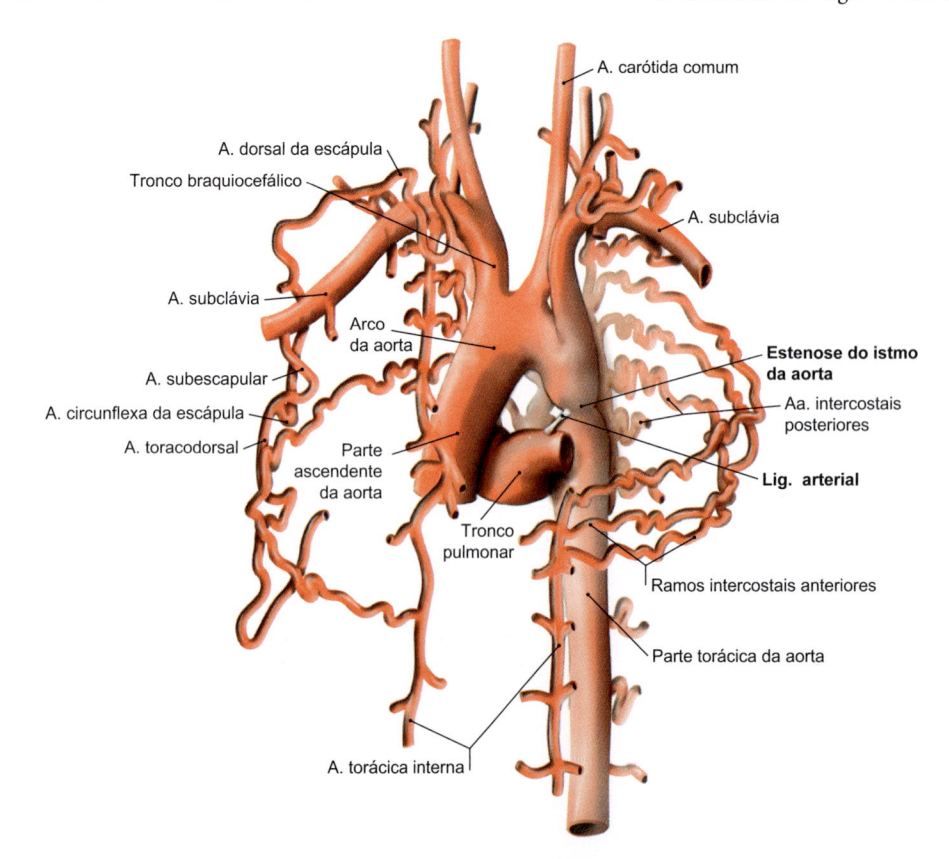

Figura 6.11 Estenose do istmo da aorta (coarctação da aorta). Devido à estenose, formam-se circulações colaterais entre os ramos da artéria subclávia e a parte descendente da aorta. O trajeto sinuoso dos vasos intercostais dilatados é característico (erosões nas costelas às radiografias). [L266]

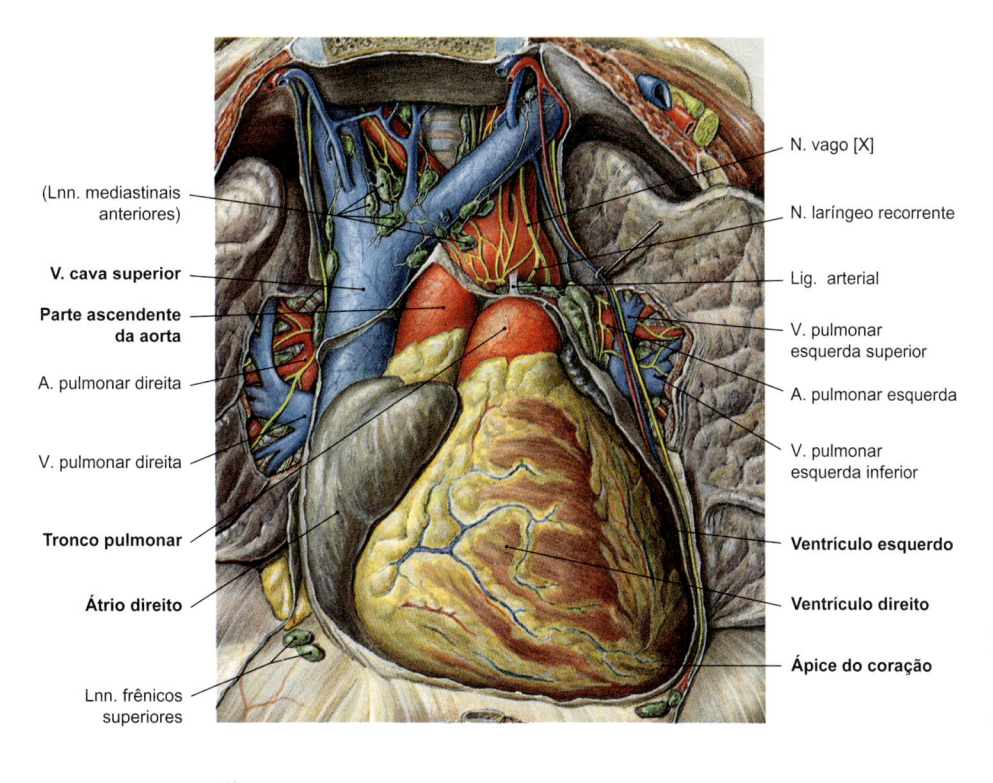

(Lnn. mediastinais anteriores)

V. cava superior

Parte ascendente da aorta

A. pulmonar direita

V. pulmonar direita

Tronco pulmonar

Átrio direito

Lnn. frênicos superiores

N. vago [X]

N. laríngeo recorrente

Lig. arterial

V. pulmonar esquerda superior

A. pulmonar esquerda

V. pulmonar esquerda inferior

Ventrículo esquerdo

Ventrículo direito

Ápice do coração

Figura 6.12 Posição do coração no tórax. Vista anterior, após remoção do pericárdio.

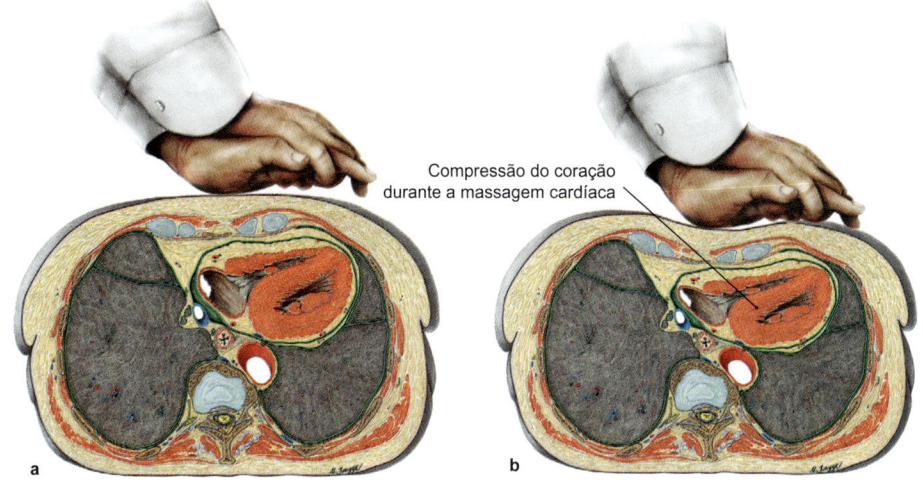

Compressão do coração durante a massagem cardíaca

a   b

Figura 6.13 Massagem cardíaca. Aplicando uma pressão sobre o tórax, os ventrículos são comprimidos, de modo que o sangue é expulso para as grandes artérias, mantendo a circulação sanguínea. Durante a massagem cardíaca, as duas mãos são colocadas delicadamente sobre a caixa torácica **(a)**. Em seguida, o coração é alternadamente comprimido por meio de uma pressão aplicada sobre a caixa torácica **(b)**, sendo em seguida aliviado, mantendo a circulação do sangue. [L266]

ção paraesternal, à esquerda) até o 5º. espaço intercostal na linha medioclavicular esquerda. Os batimentos no ápice do coração podem ser percebidos em posição medioclavicular no 5º. espaço intercostal. Do meio da base do coração até o ápice do coração, pode-se descrever um **eixo longitudinal** de 12 cm de comprimento (**eixo anatômico do coração**). Ele segue obliquamente no tórax, da parte superior e posterior direita para a parte inferior e anterior esquerda, e geralmente forma um ângulo de cerca de 45º em relação a todos os três planos principais do espaço. O eixo anatômico do coração pode ser alterado, dependendo do tipo de constituição física do indivíduo. O conhecimento das **estruturas de delimitação marginal** é de grande importância clínica para a interpretação de imagens radiográficas (➤ Fig. 6.14). Na incidência posteroanterior, as seguintes estruturas são delimitadoras das margens cardíacas:

- margem direita do coração (de cima para baixo):
  - veia cava superior;
  - átrio direito.

- margem esquerda do coração (de cima para baixo):
  - arco da aorta;
  - tronco pulmonar;
  - aurícula esquerda;
  - ventrículo esquerdo.

NOTA

Em uma radiografia em incidência posteroanterior, o ventrículo direito não forma uma margem de contorno na imagem cardíaca. Em uma incidência lateral, o átrio direito não forma uma margem de contorno na imagem cardíaca.

Clínica

O mapeamento radiográfico do tórax fornece informações sobre o **tamanho do coração**. O diâmetro transversal do coração é variável entre os indivíduos. No entanto, quando ele ocupa mais da metade do diâmetro do tórax, há um aumento

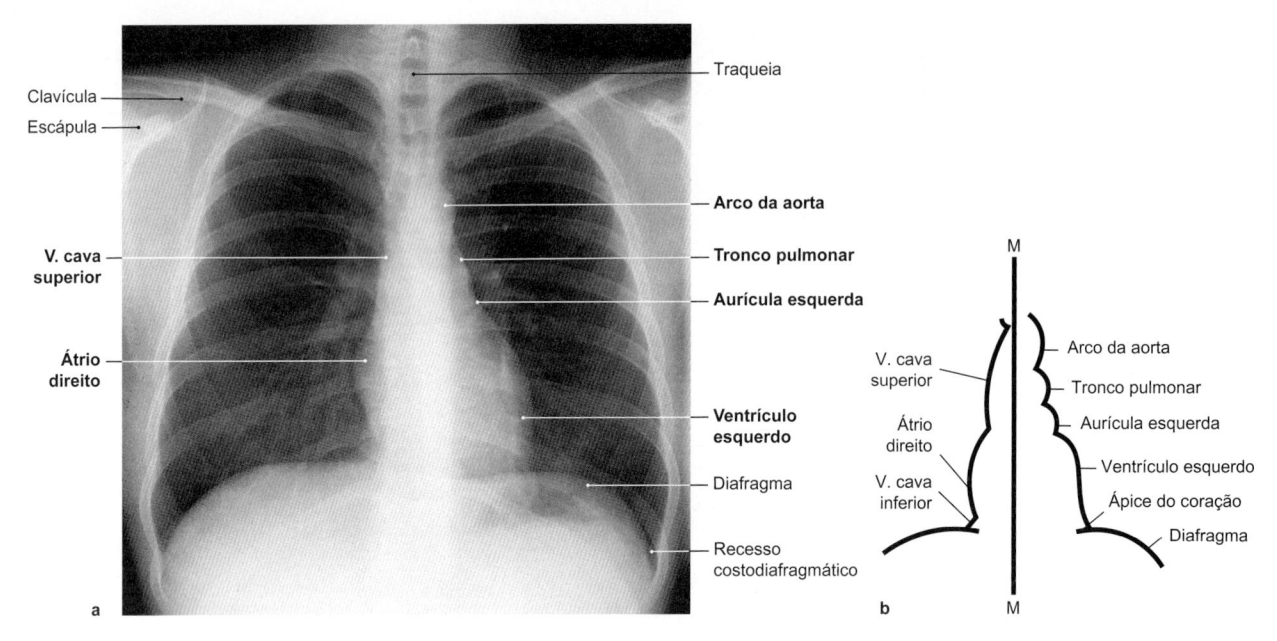

Figura 6.14 Contornos do coração na radiografia de tórax.

de tamanho, que pode ser devido à hipertrofia da musculatura cardíaca ou à dilatação da cavidade cardíaca. Geralmente, ocorre um **aumento de tamanho para o lado esquerdo**, o que indica comprometimento do ventrículo esquerdo. Possíveis causas incluem elevada pressão arterial (hipertensão) na circulação sistêmica, ou estenose, ou ainda insuficiência, da valva da aorta ou da valva atrioventricular esquerda (mitral). O **aumento do ventrículo direito**, por exemplo, na hipertensão pulmonar devido a uma doença pulmonar obstrutiva crônica (asma), ou à obstrução das artérias pulmonares (embolia pulmonar), por sua vez, não é visível em uma radiografia com incidência posteroanterior, porque o contorno do ventrículo direito não aparece nas margens cardíacas. Nesse caso, devem ser realizadas radiografias com incidência lateral ou imagens obtidas em secções axiais usando tomografia computadorizada (TC) ou ressonância magnética (RM)

De acordo com as relações posicionais, podem ser distinguidas diferentes **faces do coração**:
- **face esternocostal**: localizada anteriormente e formada principalmente pelo ventrículo direito;
- **face diafragmática**: face voltada para o diafragma (face inferior), consistindo em partes dos ventrículos direito e esquerdo; a face diafragmática corresponde à "parede posterior" na clínica;
- **faces pulmonares direita e esquerda**: cada uma adjacente às cavidades pleurais; à direita, ela é formada pelo átrio direito, à esquerda, ela é formada pelo átrio esquerdo e pelo ventrículo esquerdo.

O coração tem a **forma** de um cone invertido:
- **Base do coração**: localizada cranialmente, corresponde ao plano das valvas (plano valvar). Daqui emergem os grandes vasos (aorta e tronco pulmonar). O tronco pulmonar, conectado ao ventrículo direito, mostra uma dilatação na saída, em direção ao cone arterial. A aorta emerge do ventrículo esquerdo e apresenta um trajeto em espiral, de modo que sua origem posteriormente ao tronco pulmonar não é visível externamente. Por intermédio dos pedículos vasculares e da membrana broncopericárdica, a base do coração tem uma fixação elástica.

- **Ápice do coração**: é formado principalmente pelo ventrículo esquerdo e é direcionado para a parte inferior esquerda do tórax.

Na face esternocostal, em posição anterior, é possível identificar a posição do septo interventricular no **sulco interventricular anterior**, no qual segue o ramo interventricular anterior da artéria coronária esquerda. Na superfície inferior (face diafragmática), identifica-se o **sulco interventricular posterior**, com o ramo interventricular posterior. No limite entre átrios e ventrículos, forma-se o **sulco coronário**, no qual, entre outros, seguem a artéria coronária direita e o seio coronário.

6.1.6 Estrutura dos Átrios e dos Ventrículos

O coração é um músculo oco com quatro cavidades distintas, compreendendo uma metade direita, com o átrio direito e o ventrículo direito, e uma metade esquerda, com o átrio esquerdo e o ventrículo esquerdo.

Átrio Direito

No átrio direito (➤ Fig. 6.15), desembocam a veia cava inferior e a veia cava superior, como parte da circulação sistêmica (grande circulação), além do seio coronário, que retorna o sangue venoso do próprio coração (vasos privados). Pequenas veias dos vasos privados também desembocam diretamente no átrio direito (forames das veias mínimas). O átrio direito é separado lateralmente do átrio esquerdo pelo **septo interatrial**, e nesse septo se localiza o forame oval fechado, agora sob a forma da **fossa oval**, cujas margens são elevadas para formar o limbo da fossa oval. No átrio direito se encontra o **seio da veia cava**, de superfície lisa e cuja origem embriológica corresponde ao corno direito do seio venoso. Ele está localizado entre a veia cava inferior e a veia cava superior. Em contraste com o restante do átrio direito, especialmente na **aurícula direita**, a superfície interna é dotada com os músculos pectíneos. Externamente, esta transição pode ser delimitada pelo **sulco terminal do coração**, cuja face interna corresponde à **crista terminal**. Em localização subepicárdica, no sulco terminal, está o marca-passo do complexo estimulante do coração, o nó sinoatrial. Na desembocadura da veia cava inferior, a **válvula da veia cava** inferior, de configuração rudimentar, se projeta. Uma segunda "válvula" está localizada na desembocadura do seio coronário, a **válvula do seio coronário**. Na extensão da válvula da veia cava inferior, pode-se identificar o **tendão da veia cava inferior (de Todaro)**. Em conjunto com o óstio do seio coronário e a margem da válvula septal da valva atrioventricular direita (valva tricúspide), ele forma a delimitação do **trígono do nó atrioventricular (triângulo de Koch)**, no qual se localiza o nó atrioventricular do complexo estimulante do coração (➤ Item 6.1.9). O óstio atrioventricular direito, no qual está localizada a **valva atrioventricular direita** (**valva tricúspide**), com três válvulas, delimita o átrio direito do ventrículo direito.

Ventrículo Direito

A musculatura do ventrículo direito é constituída por duas camadas, com sua parede irregular devido à presença de trabéculas musculares, caracterizadas como trabéculas cárneas. A espessura da parede é de 3-5 mm (➤ Fig. 6.15). No ventrículo existem **três músculos papilares** (músculo papilar anterior, músculo papilar posterior e músculo papilar septal) aos quais estão fixadas as **cordas tendíneas** da valva atrioventricular direita. Eles fazem parte de um ativo aparelho de sustentação valvar e impedem a inversão das válvulas semilunares durante a sístole. O ventrículo direito pode ser subdividido em um trato de entrada e um trato de saída, separados por uma trabécula do miocárdio, a **crista supraventricular**. O trato de entrada também inclui a **trabécula septomarginal** (ou banda moderadora de Leonardo da Vinci), que se estende a partir do septo interventricular em direção ao músculo papilar anterior. Nessa trabécula muscular, normalmente presente, seguem fibras do complexo estimulante do coração. O trato de saída segue através do cone arterial em direção ao tronco pulmonar.

Átrio Esquerdo

No átrio esquerdo desembocam as quatro veias pulmonares: duas veias pulmonares direitas e duas veias pulmonares esquerdas. Elas transportam sangue rico em oxigênio dos pulmões para o coração. O local de desembocadura das veias pulmonares apresenta parede lisa, ao contrário da **aurícula esquerda**, onde são encontrados músculos pectíneos. No **septo interatrial** observa-se a válvula do forame oval, a margem do septo primário original, que se encontra fundida ao septo secundário.

Ventrículo Esquerdo

O óstio atrioventricular esquerdo contém a **valva atrioventricular esquerda** (ou **valva mitral**), com duas válvulas, e representa a conexão entre o átrio esquerdo e o ventrículo esquerdo. A valva atrioventricular esquerda está fixada a **dois músculos papilares** (músculo papilar anterior e músculo papilar posterior) por meio de **cordas tendíneas**. Devido ao aumento na pressão sanguínea, a parede do ventrículo esquerdo se torna três vezes mais espessa do que a do ventrículo direito, com 8 a 12 mm (➤ Fig. 6.16). A musculatura do ventrículo esquerdo apresenta três camadas (➤ Fig. 6.16a) e irregularidades provocadas pelas trabéculas cárneas. Sob o ponto de vista funcional, o **septo interventricular** pertence ao ventrículo esquerdo. O trato de saída, predominantemente liso, direciona o sangue para o vestíbulo da aorta.

> **NOTA**
>
> A musculatura do ventrículo esquerdo é três vezes mais forte do que a do ventrículo direito (➤ Fig. 6.16b).

> ## Clínica
>
> A espessura da parede do ventrículo direito não deve ser superior a 5 mm, enquanto que a do ventrículo esquerdo não deve ultrapassar 15 mm. Caso haja um aumento na espessura do miocárdio, considera-se a ocorrência de **hipertrofia cardíaca**. A hipertrofia do ventrículo direito pode ser causada, por exemplo, por estenose da valva do tronco pulmonar ou por doenças pulmonares obstrutivas crônicas (hipertensão pulmonar). A hipertrofia do ventrículo esquerdo pode ser causada por hipertensão arterial sistêmica ou por estenose da valva da aorta. Neste caso, o coração esquerdo desenvolve maior pressão durante a sístole, sofrendo uma inevitável hipertrofia.

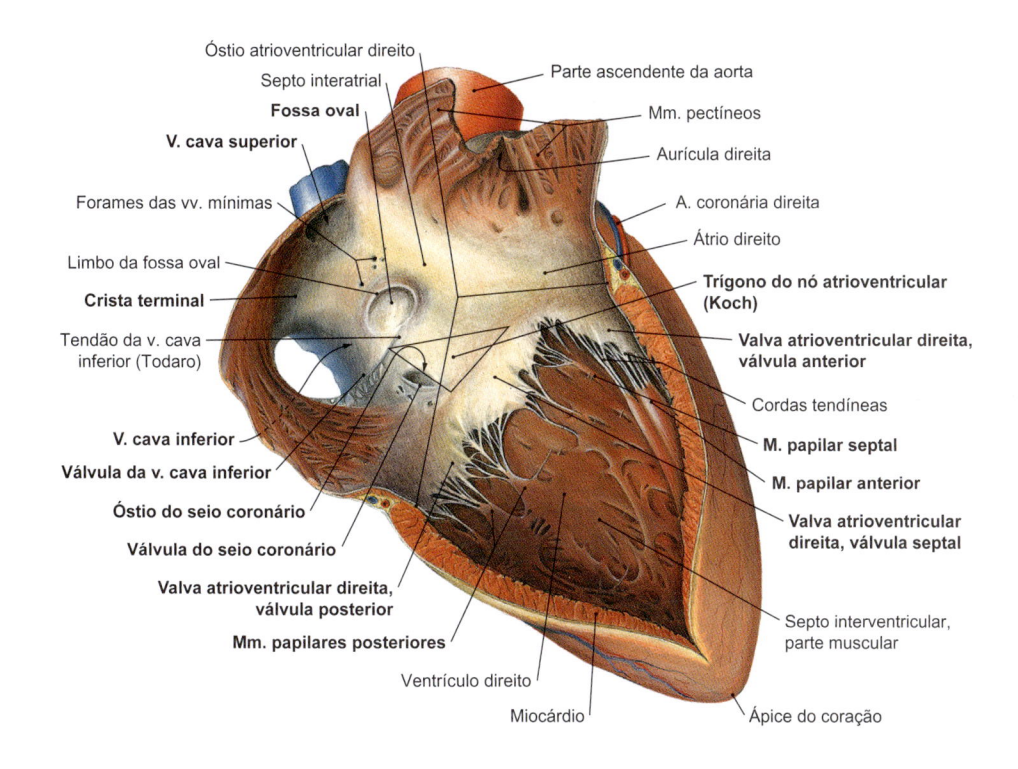

Figura 6.15 **Átrio direito e ventrículo direito.**

6.1.7 Parede do Coração e Pericárdio

Parede do Coração

A parede do coração consiste em três camadas (➤ Fig. 6.16):

- **Endocárdio**:
  - Camada de revestimento da superfície interna, constituída por células endoteliais e tecido conjuntivo subendotelial;
  - As valvas atrioventriculares e as valvas semilunares são projeções do endocárdio.
- **Miocárdio**:
  - Musculatura cardíaca constituída por fibras musculares estriadas cardíacas (cardiomiócitos) individuais; os feixes de fibras se projetam em trajetórias oblíquas, circulares e longitudinais, o que permite uma contração concêntrica e um encurtamento longitudinal do eixo longitudinal;
  - Nos átrios e no ventrículo direito existe uma estrutura em duas camadas; no ventrículo esquerdo, o miocárdio é composto por três camadas;
  - Na região do ápice do coração, a musculatura forma um "enovelado" (vórtice do coração).
- **Epicárdio (lâmina visceral do pericárdio)**:
  - O epicárdio consiste em um epitélio simples pavimentoso (mesotélio), e um tecido conjuntivo submesotelial, infiltrado com tecido adiposo. No tecido adiposo seguem os vasos sanguíneos e os nervos do coração.
  - O epicárdio corresponde à lâmina visceral do pericárdio seroso (ver adiante) e, portanto, faz parte do pericárdio.

Pericárdio

O desenvolvimento da cavidade pericárdica está descrito no ➤ Item 6.5.5.

O pericárdio, com uma capacidade – que inclui o coração – de 700 a 1.100 mL, proporciona um baixo atrito do coração durante a contração e o relaxamento, conferindo-lhe estabilidade. Na **cavidade pericárdica** há 10-20 mL de um líquido seroso. O pericárdio consiste em duas camadas:

- **pericárdio fibroso** (externo), uma camada de tecido conjuntivo denso;
- **pericárdio seroso** (interno), uma membrana serosa.
  - A camada do pericárdio seroso que fica diretamente adjacente à superfície interna do pericárdio fibroso é denominada folheto parietal (ou lâmina parietal). Este folheto se reflete sobre a face anterior dos grandes vasos sanguíneos da base do coração (aorta, tronco pulmonar, veia cava superior) e forma o folheto visceral (ou lâmina visceral).
  - O folheto visceral corresponde ao epicárdio da parede do coração (veja anteriormente). Nos locais de musculatura mais delgada do coração, especialmente nos átrios, o folheto parietal tem uma estrutura mais reforçada.

As pregas de reflexão do epicárdio sobre o pericárdio formam um ramo vertical sobre a face posterior do átrio direito, entre a veia cava inferior e a veia cava superior, e um ramo transversal sobre a face posterior do átrio esquerdo, entre as quatro veias pulmonares. Devido a este arranjo, em forma de T, são criados dois recessos posteriores da cavidade pericárdica:

- **seio transverso do pericárdio**: acima do ramo horizontal, entre a veia cava superior e a aorta e o tronco pulmonar;
- **seio oblíquo do pericárdio**: abaixo do ramo horizontal e à esquerda do ramo vertical e, portanto, entre as quatro desembocaduras das veias pulmonares.

> **N O T A**
>
> O epicárdio corresponde ao folheto visceral (pericárdio seroso) da cavidade pericárdica, enquanto o seu folheto parietal adere ao pericárdio fibroso.

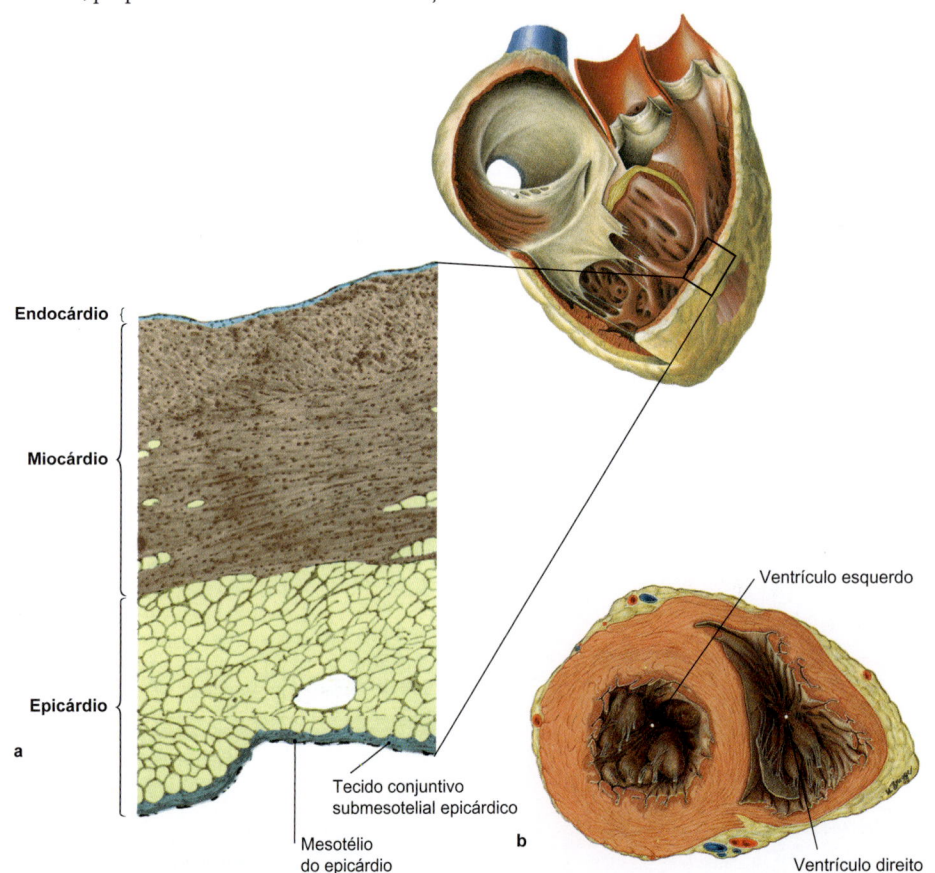

Endocárdio

Miocárdio

Epicárdio

a

Tecido conjuntivo submesotelial epicárdico

Mesotélio do epicárdio

b

Ventrículo esquerdo

Ventrículo direito

Figura 6.16 Musculatura da parede do coração. a
[S010-2-16]

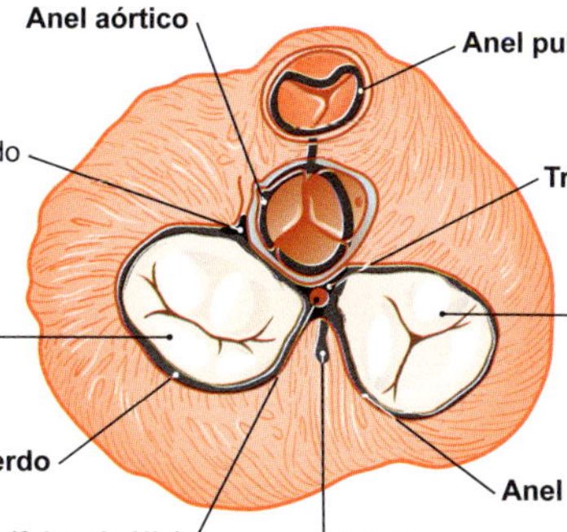

Figura 6.17 Esqueleto do coração.

O pericárdio encontra-se fixado em três regiões:
- centro tendíneo do diafragma, com o qual estabelece uma ampla área de fusão;
- face posterior do esterno, sobre os ligamentos esternopericárdicos;
- bifurcação da traqueia, através da membrana broncopericárdica.

Clínica

Na insuficiência cardíaca ou no caso de inflamação do pericárdio (pericardite), pode haver o acúmulo de líquido na cavidade pericárdica (**efusão pericárdica**, ou **derrame pericárdico**), e comprometer a atividade do coração. Na ruptura da parede cardíaca, por exemplo, após infarto do miocárdio ou lesão (p. ex., um ferimento por arma branca), a cavidade pericárdica (espaço entre os folhetos parietal e visceral do pericárdio) pode se encher de sangue (**tamponamento cardíaco**). A atividade do coração é inibida pelo acúmulo de sangue. O prognóstico geralmente é fatal.

6.1.8 Esqueleto Cardíaco e Valvas Cardíacas

Esqueleto Cardíaco

Os átrios e os ventrículos estão separados por feixes de tecido conjuntivo denso, rico em fibras colágenas, que constituem o chamado esqueleto do coração (➤ Fig. 6.17). Este esqueleto forma **anéis fibrosos de tecido conjuntivo** em torno das quatro valvas cardíacas. Como todos estes anéis se encontram em um mesmo plano, correspondendo externamente ao sulco coronário, este plano também é chamado de plano valvar (➤ Fig. 6.18):
- A valva atrioventricular direita localiza-se no anel fibroso direito.
- A valva atrioventricular esquerda localiza-se no anel fibroso esquerdo.
- As valvas da aorta e do tronco pulmonar são envolvidas pelos anéis aórtico e pulmonar, respectivamente. O anel aórtico está ligado ao anel fibroso do tronco pulmonar por meio do tendão do infundíbulo.

O esqueleto do coração se apresenta ligeiramente alargado em duas áreas triangulares (trígonos fibrosos direito e esquerdo). Além da estabilização das valvas, o esqueleto do coração provavelmente atua no **isolamento elétrico** da musculatura atrial e ventricular. Consequentemente, a condução da excitação a partir dos átrios para os ventrículos ocorre apenas através de uma parte do complexo estimulante do coração, o fascículo atrioventricular, ou feixe de His, que atravessa o esqueleto do coração no trígono fibroso direito. Isso assegura uma contração isolada dos átrios e dos ventrículos, de modo a garantir um enchimento regular dos ventrículos.

N O T A

O esqueleto do coração atua no isolamento das musculaturas atrial e ventricular, bem como na estabilização das valvas cardíacas.[1]

[1] NR. O esqueleto do coração funciona, ainda, como ponto de fixação das fibras do miocárdio atrial e ventricular.

Valvas Cardíacas

As valvas cardíacas são essenciais para o direcionamento do fluxo sanguíneo. Observam-se dois tipos de valvas no coração (➤ Fig. 6.18):
- **Valvas atrioventriculares**, entre os átrios e os ventrículos:
  - **Valva atrioventricular direita (valva tricúspide)**, com três válvulas, entre o átrio direito e o ventrículo direito;
  - **Valva atrioventricular esquerda (valva mitral)**, com duas válvulas, entre o átrio esquerdo e o ventrículo esquerdo.
- **Valvas semilunares**, entre os ventrículos e os grandes vasos:
  - **Valva do tronco pulmonar**, na transição do ventrículo direito para o tronco pulmonar;
  - **Valva da aorta**, na transição do ventrículo esquerdo para a aorta.

As **valvas atrioventriculares** (➤ Tabela 6.1) são fechadas durante a sístole, quando o miocárdio ventricular se contrai, evitando assim que o sangue flua de volta para os átrios (**sistema de sustentação passiva das valvas**). As válvulas são fundidas aos anéis fibrosos do esqueleto do coração em suas bases. As válvulas estão fixadas aos músculos papilares por meio das cordas tendíneas. A partir da contração dos músculos papilares durante a sístole, uma inversão das válvulas em direção aos átrios é impedida (**sistema de sustentação ativa das valvas**). Na diástole (fase de enchimento), as valvas atrioventriculares se abrem.

As **valvas semilunares** (➤ Tabela 6.1) estão localizadas na transição dos ventrículos para os grandes vasos (tronco pulmonar e aor-

Tabela 6.1 Valvas do coração.

Tipo	Valva	Componentes
Valvas velamentosas	Valva atrioventricular direita (valva tricúspide)	• Válvula anterior, válvula posterior, válvula septal • Músculo papilar anterior, músculo papilar posterior, músculo papilar septal, com cordas tendíneas
	Valva atrioventricular esquerda (valva mitral)	• Válvula anterior, válvula posterior • Músculo papilar anterior, músculo papilar posterior, com cordas tendíneas
Valvas saculares	Valva do tronco pulmonar	• Válvula semilunar direita • Válvula semilunar esquerda • Válvula semilunar anterior
	Valva da aorta	• Válvula semilunar direita • Válvula semilunar esquerda • Válvula semilunar posterior

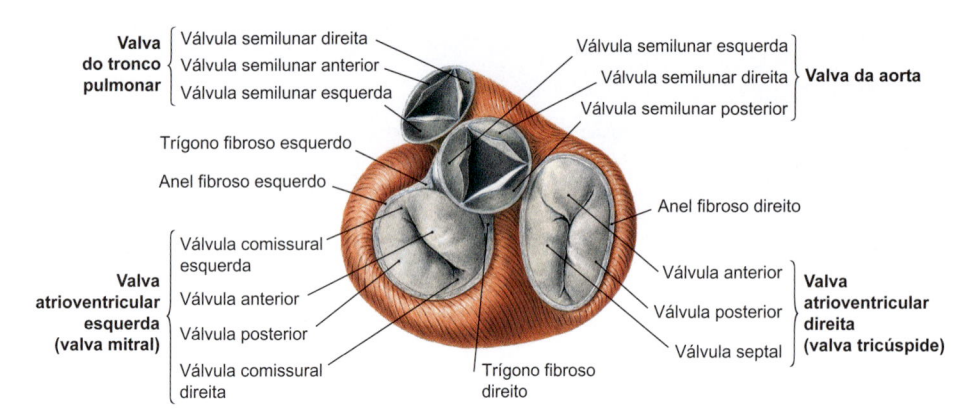

Valva do tronco pulmonar
- Válvula semilunar direita
- Válvula semilunar anterior
- Válvula semilunar esquerda

Válvula semilunar esquerda
Válvula semilunar direita > Valva da aorta
Válvula semilunar posterior

Trígono fibroso esquerdo
Anel fibroso esquerdo

Anel fibroso direito

Valva atrioventricular esquerda (valva mitral)
- Válvula comissural esquerda
- Válvula anterior
- Válvula posterior
- Válvula comissural direita

Válvula anterior
Válvula posterior > Valva atrioventricular direita (valva tricúspide)
Válvula septal

Trígono fibroso direito

Figura 6.18 Valvas do coração.

ta). As valvas da aorta e do tronco pulmonar são constituídas, cada uma, por três válvulas. Em suas bordas livres (lúnulas), pequenos espessamentos centrais (nódulos) selam completamente a valva durante o seu fechamento. As valvas são abertas pela força de bombeamento dos ventrículos, e tornam a se fechar pelo fluxo de retorno do sangue quando a pressão nos grandes vasos excede a pressão nos ventrículos.

Clínica

Após um **infarto do miocárdio**, que também inclui os músculos papilares, as cordas tendíneas podem se romper. Como consequência, as válvulas se projetam para o interior do átrio (**insuficiência valvar ativa**) durante a sístole, e o sangue retorna ao átrio.

Tabela 6.2 Projeção anatômica e focos de ausculta das valvas cardíacas.

Valva cardíaca	Projeção anatômica	Local de ausculta
Valva do tronco pulmonar	3º espaço intercostal na margem esternal esquerda	2º espaço intercostal, à esquerda, em posição paraesternal
Valva da aorta	3º espaço intercostal na margem esternal esquerda	2º espaço intercostal, à direita, em posição paraesternal
Valva atrioventricular direita	5ª cartilagem costal, dorsalmente ao esterno	5º espaço intercostal, à direita, em posição paraesternal
Valva atrioventricular esquerda	4ª-5ª cartilagens costais, à esquerda	5º espaço intercostal, em posição medioclavicular

N O T A

As valvas semilunares abrem durante a sístole, enquanto que as valvas atrioventriculares abrem durante a diástole.

Durante a **ausculta do coração**, deve-se fazer uma distinção entre os sons cardíacos (ou bulhas - sons fisiológicos) e os sopros cardíacos (sons patológicos):

- O **primeiro som do coração** ocorre ao início da sístole, devido à contração dos ventrículos e ao fechamento das valvas atrioventriculares.
- O **segundo som do coração** ocorre ao início da diástole, devido ao fechamento das valvas semilunares.
- Os **sopros cardíacos** só ocorrem quando as valvas estão comprometidas.

As bulhas cardíacas e os sopros cardíacos se propagam até a pele, através dos tecidos. Portanto, os locais de ausculta das valvas cardíacas não correspondem à posição anatômica das valvas (➤ Tabela 6.2, ➤ Fig. 6.19).

Clínica

Doenças congênitas ou adquiridas (como a colonização bacteriana das valvas cardíacas em uma endocardite ou em doenças reumáticas) podem lesar as valvas cardíacas. As possíveis consequências são a **estenose valvar** ou a **insuficiência valvar** (➤ Fig. 6.20). As insuficiências geralmente são

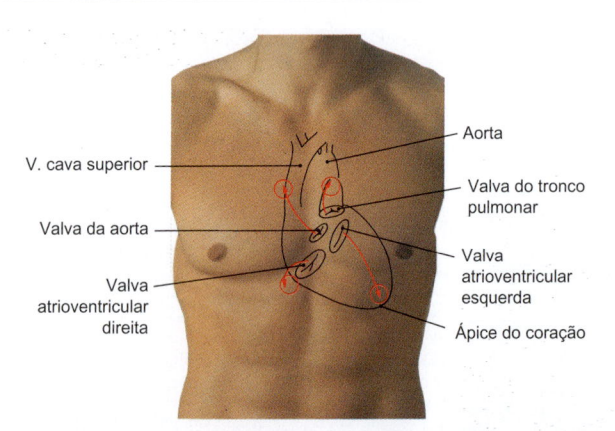

Figura 6.19 Projeção do contorno do coração e das valvas cardíacas, com focos de ausculta na parede anterior do tórax.

V. cava superior
Valva da aorta
Valva atrioventricular direita

Aorta
Valva do tronco pulmonar
Valva atrioventricular esquerda
Ápice do coração

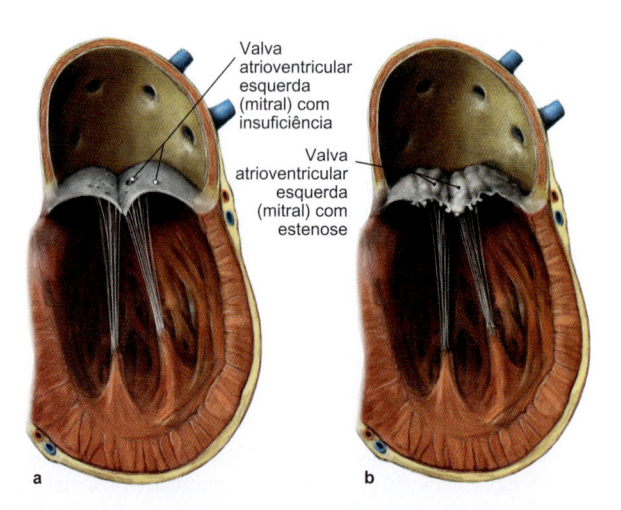

Valva atrioventricular esquerda (mitral) com insuficiência

Valva atrioventricular esquerda (mitral) com estenose

a

b

Figura 6.20 Insuficiência e estenose valvar, usando a valva atrioventricular esquerda como exemplo, devido a alterações inflamatórias por uma endocardite bacteriana ou reumática. **a** Insuficiência mitral. **b** Estenose mitral. [L266]

adquiridas, mas também podem ocorrer devido a um infarto cardíaco caso os músculos papilares que fixam as valvas sejam danificados.

Durante a ausculta, essas lesões são percebidas como **sopros cardíacos**. Esses sopros são mais intensos nos respectivos locais (focos de ausculta) das valvas (➤ Fig. 6.19). No caso de uma **valva atrioventricular**:

- caso ocorra um sopro durante a **sístole** (entre a 1ª· bulha cardíaca e a 2ª· bulha cardíaca), suspeita-se de insuficiência, uma vez que, nesta fase, a valva deve ser fechada;
- caso ocorra um sopro durante a **diástole**, pode-se suspeitar de estenose uma vez que a valva deve estar aberta durante a fase de enchimento.

No caso das **valvas semilunares**, ocorre exatamente o oposto.

6.1.9 Complexo Estimulante do Coração e Inervação do Coração

Complexo Estimulante do Coração

O coração apresenta um sistema de geração e de condução de estímulos, independente do sistema nervoso autônomo (➤ Fig. 6.21), constituído por células musculares estriadas cardíacas (cardiomiócitos) especializadas. Deste modo, os impulsos cardíacos assumem o seguinte trajeto:

- **Nó sinoatrial** (nó de Keith-Flack), como o marca-passo do coração.
- **Nó atrioventricular**, (nó AV, ou nó de Aschoff-Tawara).
- **Fascículo atrioventricular** (feixe de His).
- **Ramos direito e esquerdo do fascículo atrioventricular** (ramos de Tawara).

O estímulo se origina no **nó sinoatrial** (3×10 mm), o marca-passo do coração, por despolarização espontânea. Esta estrutura se encontra em posição subepicárdica no átrio direito, na desembocadura da veia cava superior, no nível da crista terminal. A partir do nó sinoatrial, o estímulo é direcionado **através do miocárdio atrial para o nó AV**. Aqui, a condução do estímulo para os ventrículos é retardada por 60 a 120 ms. Esse retardo garante uma diferença temporal na contração dos átrios e dos ventrículos. Se o nó sinoatrial falhar, existe a possibilidade de o nó AV assumir a função de marca-passo como um marca-passo secundário, com uma frequência mais baixa. O nó AV ($3 \times 5 \times 1$ mm) se situa em meio ao tecido adiposo subpericárdico no trígono do nó atrioventricular do átrio direito (➤ Fig. 6.15), que é delimitado da seguinte maneira:

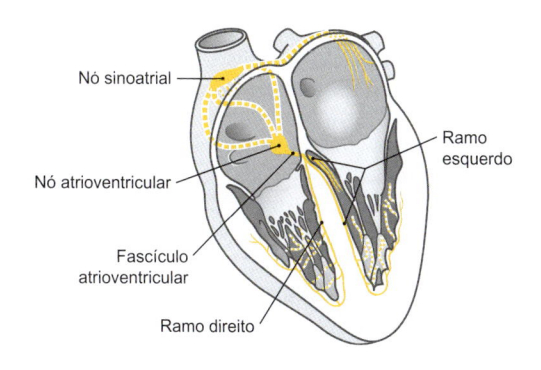

Figura 6.21 Complexo estimulante do coração.

- tendão da válvula da veia cava inferior;
- margem da válvula septal da valva atrioventricular direita;
- óstio do seio coronário.

A partir do nó AV, o estímulo pode ser conduzido apenas em um ponto sobre o miocárdio ventricular: através do trígono fibroso direito do esqueleto cardíaco, o **fascículo atrioventricular** (ou feixe de His; 4×20 mm) propaga-se para a musculatura ventricular. Na parte membranácea do septo interventricular, o fascículo atrioventricular se divide nos ramos direito e esquerdo do fascículo atrioventricular (ramos de Tawara). O ramo direito do fascículo atrioventricular estimula o ventrículo direito e se estende com fibras individuais na trabécula septomarginal em direção ao músculo papilar anterior direito. O ramo esquerdo do fascículo atrioventricular se estende através da parte membranácea do septo interventricular para o ventrículo esquerdo, onde se divide em **três fascículos**:

- O fascículo anterior se estende para o músculo papilar anterior e para a região apical do septo interventricular.
- O fascículo médio se estende em direção ao ápice do coração.
- O fascículo posterior se estende para o músculo papilar posterior e para o miocárdio ventricular.

As células musculares cardíacas especializadas dos fascículos individuais seguem sob o endocárdio (ramos subendocárdicos), mas ocasionalmente também se posicionam entre as trabéculas musculares da parede do coração através da cavidade ventricular.

A propagação do estímulo no coração pode ser investigada por meio do **eletrocardiograma** (**ECG**) (➤ Fig. 6.22):

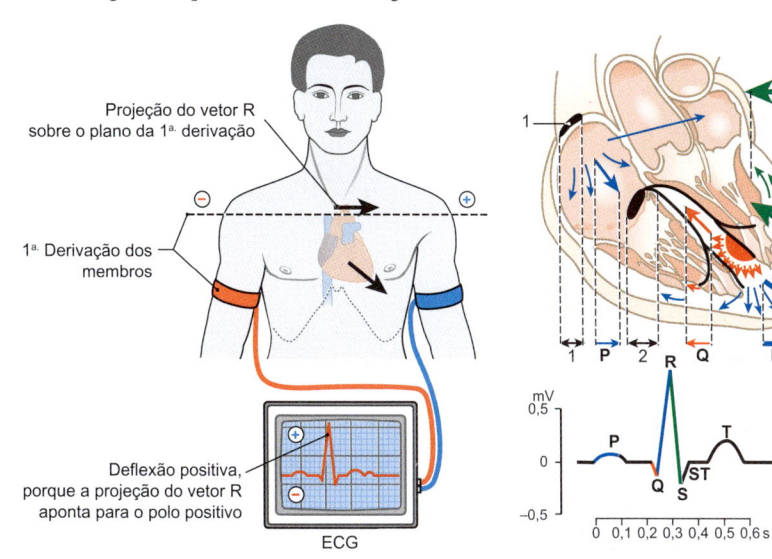

Projeção do vetor R sobre o plano da 1ª· derivação

1ª· Derivação dos membros

Deflexão positiva, porque a projeção do vetor R aponta para o polo positivo

ECG

1 Despolarização do nó sinoatrial (sem registro no sinal de ECG)

2 Retardo do estímulo no nó AV (segmento PQ)

P Despolarização atrial

Q Despolarização do septo interventricular

R Despolarização do terço apical (vetor no eixo longitudinal do coração)

S Despolarização dos demais segmentos dos ventrículos

ST Despolarização completa dos ventrículos (sem diferença de potencial)

T Repolarização ventricular

Figura 6.22 Formação das típicas derivações do ECG.

- **Onda P**: propagação da excitação (despolarização) nos átrios.
- **Segmento PQ**: propagação da excitação (despolarização) a partir do nó AV para os ventrículos; enquanto isso, não ocorre nenhuma alteração no estado de excitação (isoelétrico), porque os átrios já se encontram totalmente estimulados, e ainda não houve excitação nos ventrículos.
- **Complexo QRS**: propagação da excitação (despolarização) nos ventrículos, e repolarização simultânea, não visível no traçado dos átrios.
- **Segmento ST**: excitação completa dos ventrículos.
- **Onda T**: repolarização dos ventrículos (trajeto do ápice à base do coração).

Clínica

O ECG pode ser usado para detectar **distúrbios de frequência cardíaca** das mais variadas causas, nas quais o coração se torna muito acelerado (taquicardia, › 100/min), muito lento (bradicardia, ‹ 60/min), ou de batimento irregular (arritmia). Uma possível causa para os distúrbios da frequência cardíaca são fibras atriais que desviam a condução dos estímulos do nó AV e se conectam diretamente com o tronco atrioventricular de His ou com a musculatura dos ventrículos. Se os sintomas ocasionados pelos distúrbios de frequência resultantes (síndrome de Wolff-Parkinson-White, síndrome de WPW) se tornam desagradáveis e não podem ser tratados por medicamentos, é necessário um procedimento por meio de cateterismo cardíaco, no qual os feixes de condução acessórios são interrompidos. Além disso, distúrbios circulatórios na doença coronariana (p. ex., **infarto do miocárdio**) e outras doenças, como inflamações do miocárdio, também influenciam a propagação dos estímulos. O ECG é particularmente importante para a detecção de infartos do miocárdio ("ataques cardíacos").

Tabela 6.3 Inervação do coração.

Inervação autônoma (plexo cardíaco)	Inervação sensitiva
• Nervo vago (divisão parassimpática) – ramos cardíacos cervicais superiores e inferiores – ramos cardíacos torácicos • Divisão simpática (derivada dos gânglios cervicais superior, médio e cervicotorácico; T1-T4) – nervos cardíacos cervicais superior, médio, e inferior – nervos cardíacos torácicos	• Nervo frênico – ramo pericárdico

Inervação

O débito cardíaco pode ser ajustado à capacidade de desempenho atual e individual do corpo. Os nervos autônomos do coração (**plexo cardíaco**, ➤ Fig. 6.23, ➤ Tabela 6.3) podem influenciar a frequência de batimentos (cronotropismo), o desenvolvimento da capacidade da força de batimentos (inotropismo), a condução de estímulos (dromotropismo), a excitabilidade (batmotropismo) e o relaxamento (lusitropismo). O plexo cardíaco contém fibras parassimpáticas (nervo vago) e fibras simpáticas (fibras nervosas pós-ganglionares dos gânglios cervicais e torácicos superiores do tronco simpático). Nas proximidades da base do coração, normalmente se encontram até 550 gânglios, visíveis apenas microscopicamente (gânglios cardíacos), com os corpos celulares dos neurônios parassimpáticos pós-ganglionares. A estimulação da **divisão parassimpática do sistema nervoso autônomo** ocasiona uma redução no débito cardíaco e tem efeitos cronotrópico, dromotrópico e batmotrópico negativos sobre o coração, e um efeito inotrópico negativo sobre os átrios. A estimulação da **divi-**

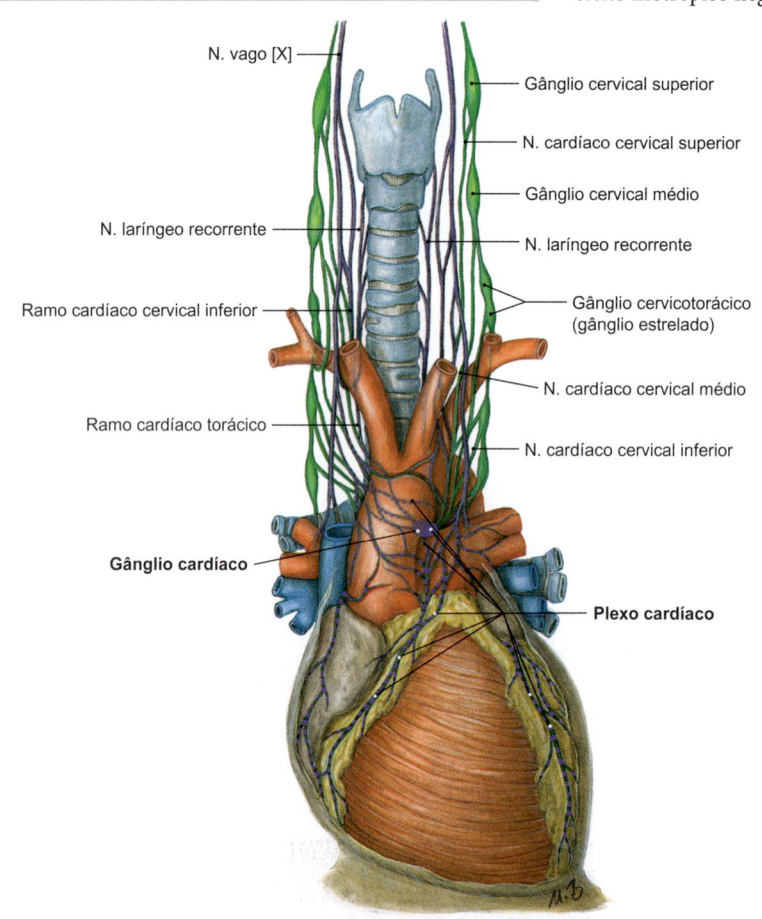

N. vago [X] — Gânglio cervical superior — N. cardíaco cervical superior — Gânglio cervical médio — N. laríngeo recorrente — N. laríngeo recorrente — Gânglio cervicotorácico (gânglio estrelado) — N. cardíaco cervical médio — N. cardíaco cervical inferior — Ramo cardíaco cervical inferior — Ramo cardíaco torácico — **Gânglio cardíaco** — **Plexo cardíaco**

Figura 6.23 Inervação autônoma.

são **simpática do sistema nervoso autônomo** causa um aumento do débito cardíaco e, portanto, exerce efeitos cronotrópico, dromotrópico, inotrópico e lusitrópico positivos. O **nervo frênico**, por outro lado, promove apenas a inervação sensitiva do pericárdio e, portanto, não está incluído no plexo cardíaco.

Clínica

O aumento do tônus simpático, por exemplo, causado por estresse, está associado a aumento da frequência cardíaca (**taquicardia**) e aumento da pressão arterial (**hipertensão**). Uma lesão das fibras nervosas parassimpáticas também pode ocasionar taquicardia. A elevação do débito cardíaco aumenta a demanda de oxigênio pelas células musculares estriadas cardíacas e, acompanhada de constrição das artérias coronárias (doença cardíaca coronariana), pode provocar angina de peito e infartos cardíacos.

6.1.10 Vasos Coronários

As artérias coronárias (➤ Fig. 6.24) são os vasos privados do coração e garantem o seu suprimento sanguíneo. Existem duas artérias coronárias:

- artéria coronária esquerda;
- artéria coronária direita.

As artérias coronárias são artérias terminais funcionais. Ambas as artérias coronárias se originam acima da valva da aorta, no nível da aorta ascendente.

A **artéria coronária direita** (➤ Tabela 6.4) origina-se no lado direito do seio da aorta, segue no sulco coronário ao longo do átrio direito, em direção à margem inferior do coração (margem direita), e se estende sobre a face inferior (face diafragmática), onde ela normalmente emite o **ramo interventricular** posterior (ramo terminal).

Tabela 6.4 Ramos das artérias coronárias.

Ramos da artéria coronária direita	Ramos da artéria coronária esquerda
• Ramo do cone arterial: estende-se para o cone arterial • Ramo do nó sinoatrial (em dois terços dos casos): a cerca de 1 mm da artéria calibrosa, que se estende para o **nó sinoatrial** (em alguns casos existem duas artérias) • Ramos atriais e ramos atrioventriculares: pequenos ramos para os átrios e os ventrículos • Ramo marginal direito: estende-se ao longo da margem direita do ventrículo direito • Ramo posterolateral direita: inconstante • Ramo do nó atrioventricular: segue para o **nó atrioventricular** (geralmente) • Ramo interventricular posterior (geralmente): com ramos interventriculares septais (suprem o **fascículo atrioventricular**)	• Ramo interventricular anterior: – Ramo do cone arterial, para o cone arterial – Ramo lateral, para as paredes anterior e lateral do ventrículo esquerdo – Ramos interventriculares septais, para os dois terços anteriores do septo interventricular (em alguns casos também participam do suprimento do nó AV) • Ramo circunflexo – Ramo do nó sinoatrial (um terço dos casos): para o nó sinoatrial – Ramo marginal esquerdo – Ramo posterior do ventrículo esquerdo, para a face diafragmática do ventrículo esquerdo

A **artéria coronária esquerda** (➤ Tabela 6.4) emerge do lado esquerdo do seio da aorta. Ela já se ramifica após 1 cm, emitindo o **ramo interventricular anterior** e o **ramo circunflexo**. O ramo interventricular anterior se estende anteriormente no sulco interventricular anterior, acima do septo interventricular, sobre a face esternocostal, e em seu trajeto dá origem a outro grande ramo, o ramo lateral. O **ramo circunflexo** segue no sulco coronário ao redor da margem esquerda do coração, sobre a face posterior, e geralmente dá origem ao ramo posterior do ventrículo esquerdo.

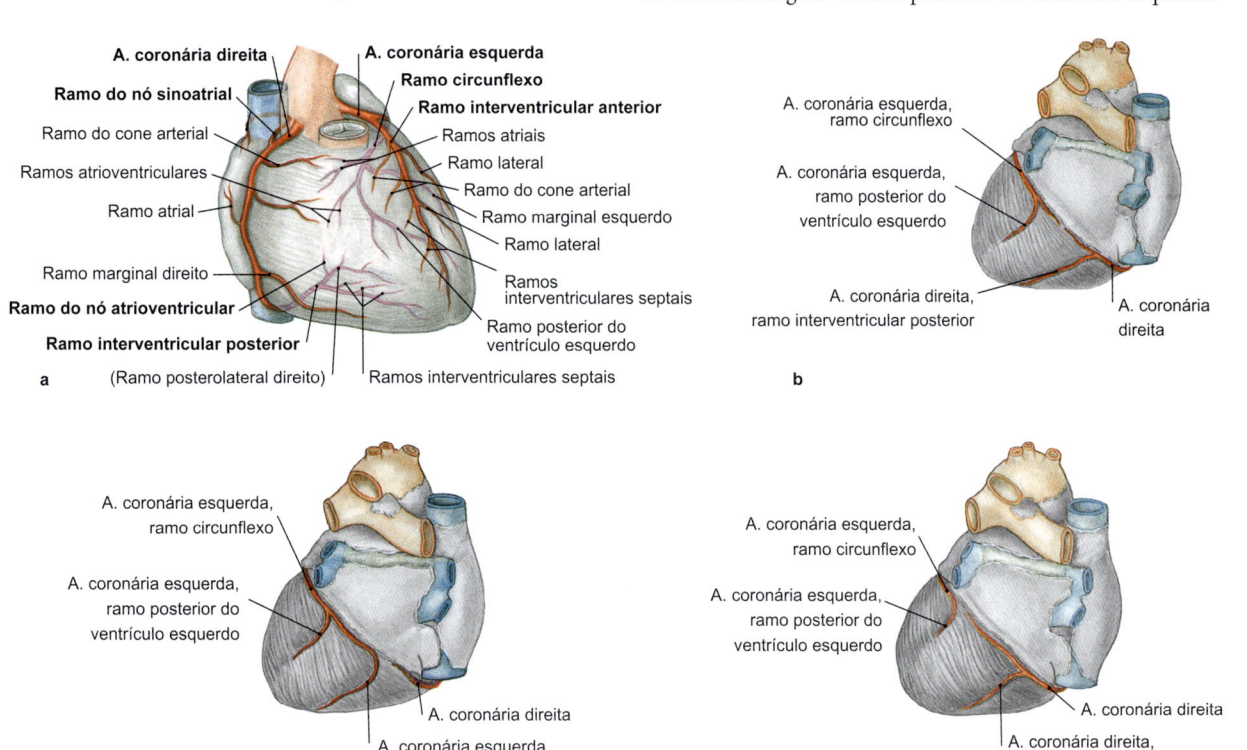

Figura 6.24 Aa. coronárias. a Vista superior. **b** Tipo normal de suprimento sanguíneo. **c** Tipo esquerdo de suprimento sanguíneo. **d** Tipo direito de suprimento sanguíneo.

NOTA

Normalmente, a **artéria coronária esquerda** supre o átrio esquerdo, o ventrículo esquerdo, os dois terços anteriores do septo interventricular e porções da parede ventricular anterior direita. A **artéria coronária direita** supre porções da face inferior do ventrículo esquerdo, o átrio direito, o ventrículo direito e, sobretudo, os componentes do complexo estimulante do coração.

Clínica

A nomenclatura das artérias coronárias difere da Terminologia Anatômica no contexto clínico. As seguintes designações são usuais:

- A sigla para a artéria coronária esquerda é "LCA" ("*left coronary artery*"):
  - O **r**amo **i**nter**v**entricular **a**nterior corresponde às siglas "RIVA" ou "LAD" ("*left anterior descendent coronary artery*", "artéria coronária descendente anterior esquerda");
  - O **r**amo **c**ircunfle**x**o corresponde à sigla "RCX".
- A sigla para a artéria coronária direita é "RCA" ("*right coronary artery*")
  - O ramo interventricular posterior corresponde à sigla "RPD" ("*right posterior descending coronary artery*", "artéria coronária descendente posterior direita").

O padrão normal de suprimento vascular descrito ocorre apenas em cerca de 65% a 75% da população. Portanto, além do padrão de suprimento vascular descrito, outras **variantes de suprimentos vasculares** são observadas (➤ Fig. 6.24):

- **Padrão normal de suprimento vascular** (cerca de 55-75%): o ramo interventricular posterior, oriundo da artéria coronária direita, supre o ventrículo direito, enquanto a face posterior do ventrículo esquerdo é suprida pelo ramo posterior do ventrículo esquerdo da artéria coronária esquerda;
- **Padrão esquerdo de suprimento vascular** (cerca de 11-20%): o ramo interventricular posterior (e também o ramo do nó atrioventricular) origina da artéria coronária esquerda. Ambos derivam do ramo circunflexo. Neste caso, todo o septo interventricular é suprido pela artéria coronária esquerda;
- **Padrão direito de suprimento vascular** (cerca de 14-25%): a artéria coronária direita dá origem ao ramo interventricular posterior (e também ao ramo do nó atrioventricular) e supre com um outro ramo – correspondente ao ramo posterior do ventrículo esquerdo – partes da face posterior do ventrículo esquerdo, além da maior parte do septo interventricular.

Especialmente na clínica, além dos padrões de suprimento vascular, ainda se utiliza o conceito de "**dominância**". Consequentemente, a artéria dominante é o vaso que dá origem ao ramo interventricular posterior, ou seja, trata-se da artéria coronária direita nos padrões normal (balanceado) e direito de suprimento vascular.

Clínica

A **doença cardíaca coronariana** (DCC) é uma das principais causas de morte no mundo ocidental. Na DCC, a arteriosclerose (Fig. 6.25) leva a um estreitamento das artérias coronárias. Devido à redução da circulação nestas artérias, ocorrem dores no tórax (**angina de peito**), com irradiação para o braço (geralmente o esquerdo) ou para a região cervical. Uma oclusão completa das artérias coronárias promove a morte do miocárdio (**infarto do miocárdio**, ou "**ataque cardíaco**"). Como as artérias coronárias são artérias terminais sob o

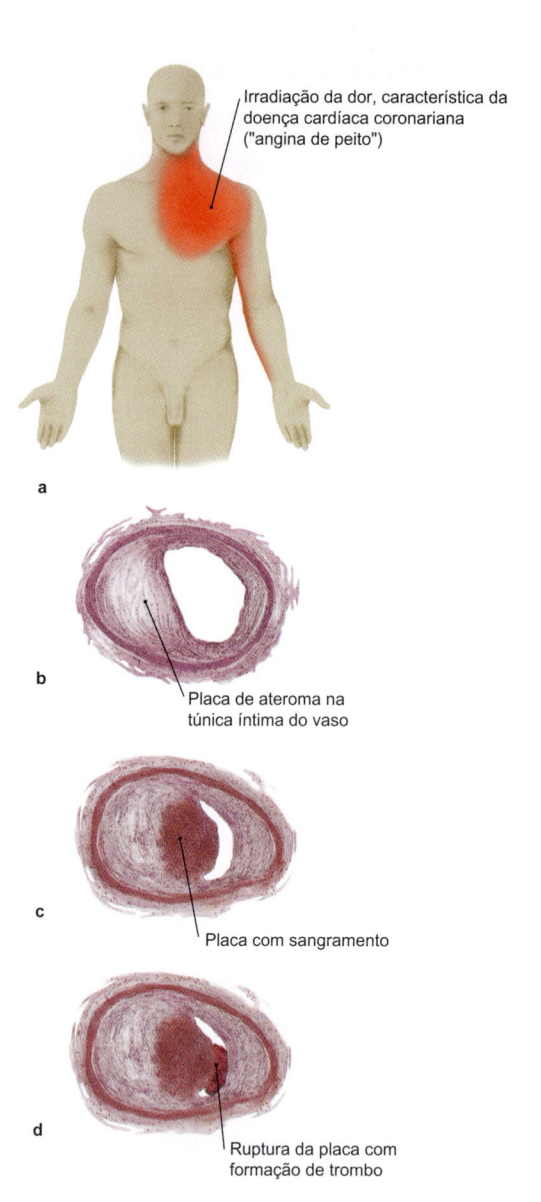

Figura 6.25 Doença cardíaca coronariana. a Sensação de aperto no tórax, com irradiação característica da dor. **b-d** A causa geralmente é uma arteriosclerose das artérias coronárias, que se origina da formação de placas por depósitos de lipídios (b), que aumentam devido a sangramentos (c) e que, em função da ruptura e consequentemente formação de um trombo (d), podem se deslocar e ocluir completamente o lúmen. [L266]

(legendas na imagem:) Irradiação da dor, característica da doença cardíaca coronariana ("angina de peito"); Placa de ateroma na túnica íntima do vaso; Placa com sangramento; Ruptura da placa com formação de trombo

ponto de vista funcional, o fechamento de ramos individuais conduz a certos padrões de infarto (➤ Fig. 6.26). Isso geralmente já pode ser detectado no ECG nas várias derivações. A evidência mais segura é obtida por meio de cateterismo cardíaco usando um meio de contraste radiológico. Em um **infarto da parede posterior**, o suprimento do nó AV também pode ser afetado, uma vez que a artéria nutridora geralmente se origina na saída do ramo interventricular posterior. Isso pode levar a distúrbios adicionais de frequência cardíaca. Geralmente (nos padrões balanceado e direito de suprimento vascular), o ramo interventricular posterior é o ramo terminal da artéria coronária direita. Como a parede muscular do ventrículo direito – devido às condições de pressão – apresenta menor demanda de oxigênio do que a do ventrículo esquerdo, uma oclusão proximal da artéria coronária direita frequentemente ocasiona infarto isolado da parede posterior do coração. Neste caso, a bradicardia se manifesta de forma

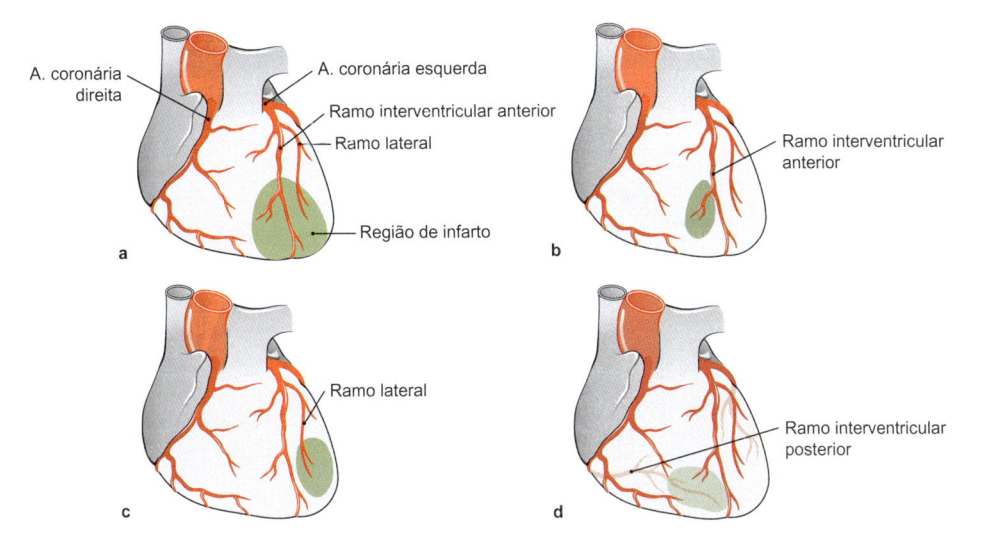

Figura 6.26 Regiões de infarto. a Infarto da parede anterior, devido à oclusão do ramo interventricular anterior. **b** Infarto do ápice do coração, devido à oclusão distal do ramo interventricular anterior. **c** Pequeno infarto da parede lateral, devido à oclusão do ramo lateral (derivado do ramo interventricular anterior). **d** Infarto da parede posterior, devido à oclusão do ramo interventricular posterior.

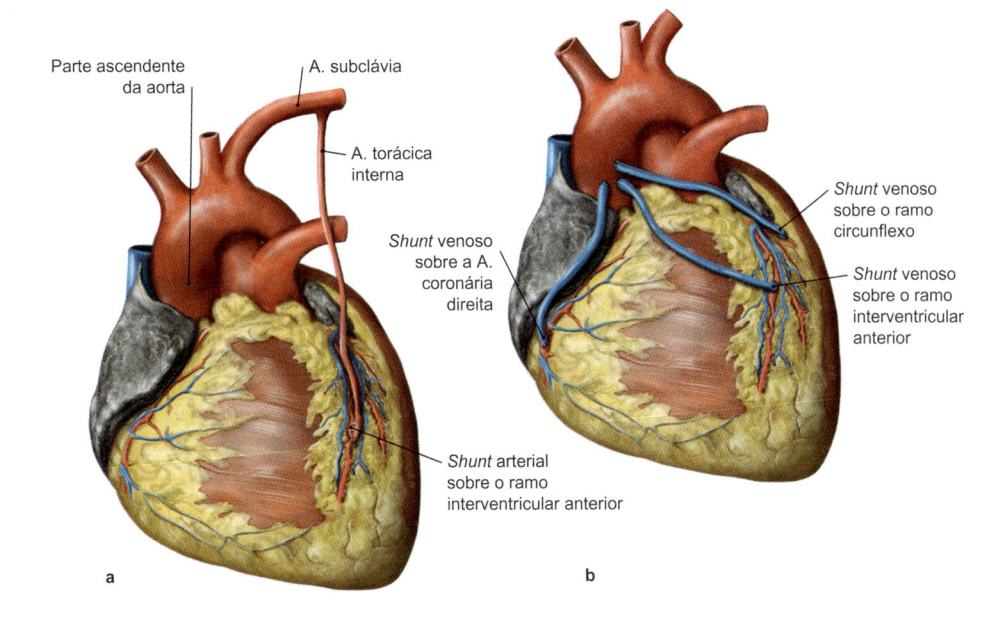

Figura 6.27 Desvios ("shunts cardíacos"). a No *shunt* arterial, a artéria torácica interna é suturada distalmente à estenose. **b** Nos *shunts* venosos, veias epifasciais do membro inferior (veia safena magna ou veia safena parva) são posicionadas a partir da aorta ascendente sobre os respectivos ramos das artérias coronárias. Aqui, muitos *shunts* podem ser aplicados. [L266]

muito pronunciada, em virtude da redução do suprimento vascular do nó sinoatrial.

Caso a constrição das artérias coronárias não possa ser reparada por meio da dilatação por balão ou pela implantação de um *stent*, deve ser criada uma circulação colateral (desvio, ou *shunt*). Para isso, a artéria torácica interna ou as veias epifasciais da perna são frequentemente utilizadas (➤ Fig. 6.27). Uma vez que as áreas de suprimento das artérias coronárias podem variar de extensão dependendo do padrão de suprimento vascular, a extensão da lesão e o quadro clínico podem variar enormemente entre os pacientes.

NOTA

Os **padrões de infarto** e as artérias mais acometidas são (➤ Fig. 6.26):
- infarto da parede anterior: ramo interventricular anterior;
- infarto de parede lateral: ramo lateral, ou vasos do ramo circunflexo;
- infarto da parede da face anterior: artéria coronária esquerda;
- infarto da parede posterior (face diafragmática): artéria coronária direita (distúrbios de condução).

Tabela 6.5 Veias do coração.

Sistema de Veias	Veias

Sistema do seio coronário	• Veia cardíaca magna: corresponde à região de suprimento da artéria coronária esquerda
	  – Veia interventricular anterior
	  – Veia marginal esquerda
	  – Veias posteriores do ventrículo esquerdo
	• Veia cardíaca média: no sulco interventricular posterior
	• Veia cardíaca parva: no sulco coronário direito, existente em 50% dos casos
	• Veia oblíqua do átrio esquerdo (veia de MARSHALL)

Sistema transmural	• Veias anteriores do ventrículo direito • Veias atriais
Sistema endomural	• Veias cardíacas mínimas (veias de TEBÉSIO)

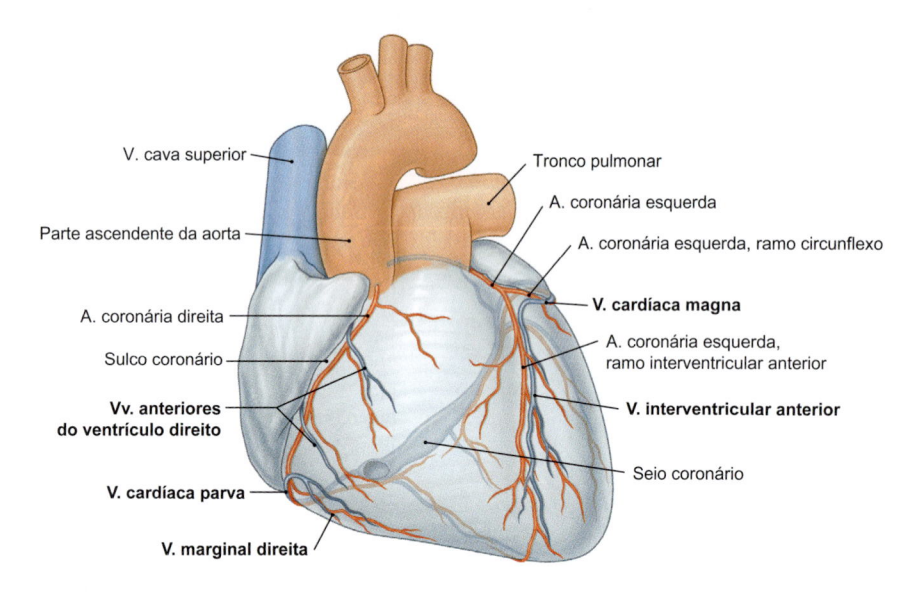

V. cava superior

Parte ascendente da aorta

A. coronária direita

Sulco coronário

Vv. anteriores do ventrículo direito

V. cardíaca parva

V. marginal direita

Tronco pulmonar

A. coronária esquerda

A. coronária esquerda, ramo circunflexo

V. cardíaca magna

A. coronária esquerda, ramo interventricular anterior

V. interventricular anterior

Seio coronário

Figura 6.28 Veias do coração. Vista anterior. [E402]

6.1.11 Veias e Vasos Linfáticos do Coração

Veias do Coração

A drenagem venosa do coração (➤ Fig. 6.28) ocorre por meio de três sistemas de veias (➤ Tabela 6.5):
- sistema do seio coronário;
- sistema transmural;
- sistema endomural.

Dois terços do sangue venoso são coletados pelo **seio coronário** e drenados através do óstio do seio coronário para o átrio direito. Para o seio coronário seguem três veias principais:
- A **veia cardíaca magna** corresponde à região de suprimento da artéria coronária esquerda.
- A **veia cardíaca média** segue ao longo do ramo interventricular posterior.
- A **veia cardíaca parva**, como um pequeno vaso, drena a área restante de suprimento da artéria coronária direita, mas está presente apenas em 50% dos casos.

O terço restante do sangue venoso segue diretamente para os átrios e para os ventrículos através dos **sistemas transmural** e **endomural**.

Vasos Linfáticos

A linfa do coração flui, a partir do endocárdio, do miocárdio e do epicárdio através de grandes vasos coletores ao longo das artérias coronárias, para pequenos linfonodos, visíveis apenas microscopicamente, geralmente localizados anteriormente à aorta e ao tronco pulmonar. A partir daí, a linfa é conduzida para linfonodos traqueobronquiais e outros linfonodos mediastinais.
No pericárdio, os **linfonodos pré-pericárdicos** e os **linfonodos pericárdicos laterais** drenam para os linfonodos paraesternais e outros linfonodos mediastinais.

6.2 Traqueia e Pulmões

Competências

Após a leitura deste capítulo, você será capaz de:
- descrever a organização do trato respiratório inferior, com o desenvolvimento a partir do intestino anterior;
- indicar os segmentos da traqueia até a bifurcação traqueal, com a estrutura da parede, em preparações anatômicas
- mostrar a projeção dos pulmões e sua organização em lobos e segmentos em preparações anatômicas;
- explicar a sistemática da árvore bronquial e identificar as estruturas do hilo do pulmão em preparações anatômicas;
- descrever os vasos públicos e privados dos pulmões, com origem, trajeto e função;
- descrever o sistema de vasos linfáticos e a inervação autônoma dos pulmões.

6.2.1 Visão Geral e Função

A traqueia e os dois pulmões, assim como a laringe, pertencem ao trato respiratório inferior (➤ Fig. 6.29, ➤ Tabela 6.6). A **traqueia** conecta a laringe com os brônquios principais (direito e esquerdo). Ela faz parte da porção condutora do sistema respiratório, atuando, portanto, no transporte, na umidificação e no aquecimento do ar inspirado. A traqueia, como o trato respiratório superior, os brônquios e a maior parte dos bronquíolos dos pulmões, faz parte do **espaço morto anatômico** (150-170 mL). Isso significa que essas porções do sistema respiratório *não* estão envolvidas nas trocas gasosas. As **trocas gasosas** propriamente ditas (captação de oxigênio do ar inspirado, eliminação de dióxido de carbono durante a expiração) durante a respiração ocorrem nos pulmões. Portanto, os **pulmões** são órgãos absolutamente vitais. A anatomia do trato respiratório também é de importância clínica; na Alemanha, por exemplo, as doenças respiratórias estão entre as doenças mais comuns. Infecções agudas das vias respiratórias superiores, por bactérias ou vírus, são a causa mais comum de tratamento em pediatria. Quando não são infecções banais, que podem ser tratadas por clínicos gerais, pneumologistas devem ser consultados. Doenças que requerem cirurgia são tratadas por cirurgiões torácicos.

Tabela 6.6 Sistema respiratório.

Vias respiratórias superiores	Vias respiratórias inferiores
• Cavidade nasal • Faringe	• Laringe • Traqueia • Pulmões: o pulmão direito possui três lobos, e o pulmão esquerdo possui dois lobos

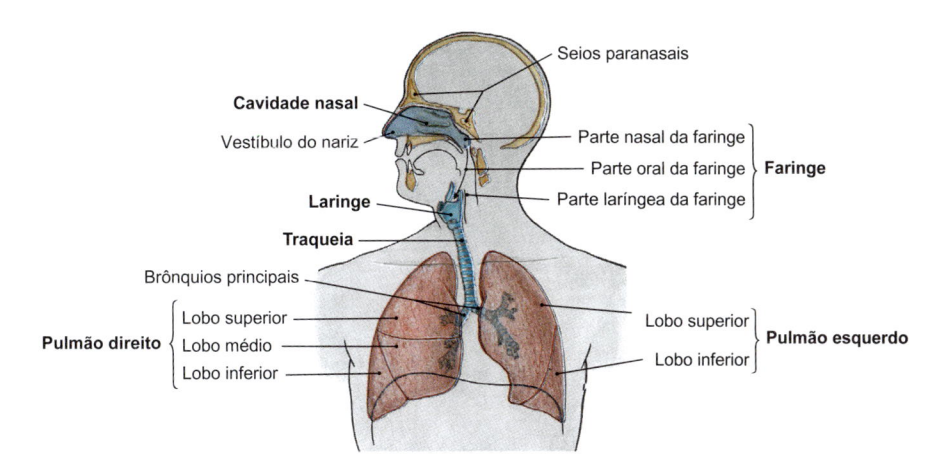

Figura 6.29 Vias respiratórias superiores e inferiores. Vista anterior.

Clínica

O volume do **espaço morto anatômico** tem relevância prática na reanimação (ressuscitação). Durante a ventilação, é necessário trocar mais do que 170 mL de volume de gases, pois, de outra forma, nenhum ar rico em oxigênio atinge os alvéolos, mas apenas o ar presente nas vias respiratórias é movimentado. Portanto, deve-se ventilar lentamente com mais volume, do que rapidamente com muito pouco volume.

6.2.2 Desenvolvimento da Traqueia e dos Pulmões

Os epitélios da laringe, da traqueia e dos pulmões se desenvolvem a partir da *4ª. semana*, derivados do **endoderma** do intestino anterior. O tecido conjuntivo, a cartilagem, a musculatura lisa e os vasos sanguíneos são derivados do **mesoderma** circunjacente. Inicialmente, na face interna do intestino anterior, forma-se um **sulco laringotraqueal**, o qual se projeta para fora como o **brotamento pulmonar** (➤ Fig. 6.30). Por meio do alongamento deste brotamento, forma-se um **tubo laringotraqueal**, cujos segmentos mais inferiores representam os **brotamentos bronquiais**, que são os precursores dos futuros brônquios principais. Os brotamentos brônquicos se projetam da região medial para os **canais pericardioperitoneais**, que futuramente se alargam para formar as cavidades pleurais (➤ Fig. 6.53). A camada medial da serosa dos canais pericardioperitoneais forma a pleura visceral, enquanto a camada lateral da serosa forma a pleura parietal.

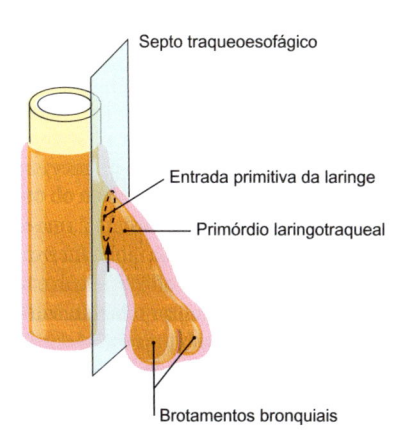

Figura 6.31 Desenvolvimento do septo traqueoesofágico. [E581]

Durante as *4ª.-5ª. semanas*, formam-se, de ambos os lados, pregas mesenquimais que se unem para formar o **septo traqueoesofágico**, e, a partir daí, o trato respiratório inferior se separa do esôfago (➤ Fig. 6.31).

Em seguida, os brotamentos bronquiais se ramificam e formam a árvore bronquial dos pulmões. Durante o **desenvolvimento dos pulmões**, são distinguidas **quatro fases**, que se sobrepõem parcialmente (➤ Fig. 6.32):

- **Fase pseudoglandular** (6ª.-16ª. semanas): desenvolvimento da porção condutora da árvore bronquial.
- **Fase canalicular** (16ª.-26ª. semanas): desenvolvimento inicial dos segmentos da árvore bronquial responsáveis pelas trocas gasosas, com a formação de primeiros alvéolos primitivos.

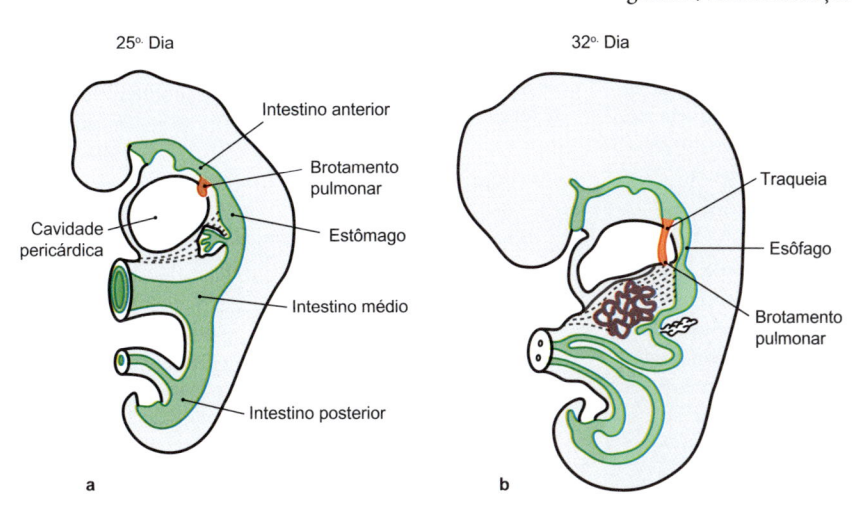

Figura 6.30 Desenvolvimento das vias respiratórias inferiores. a 4ª. Semana de desenvolvimento (25º. dia). **b** 5ª. Semana de desenvolvimento (32º. dia).

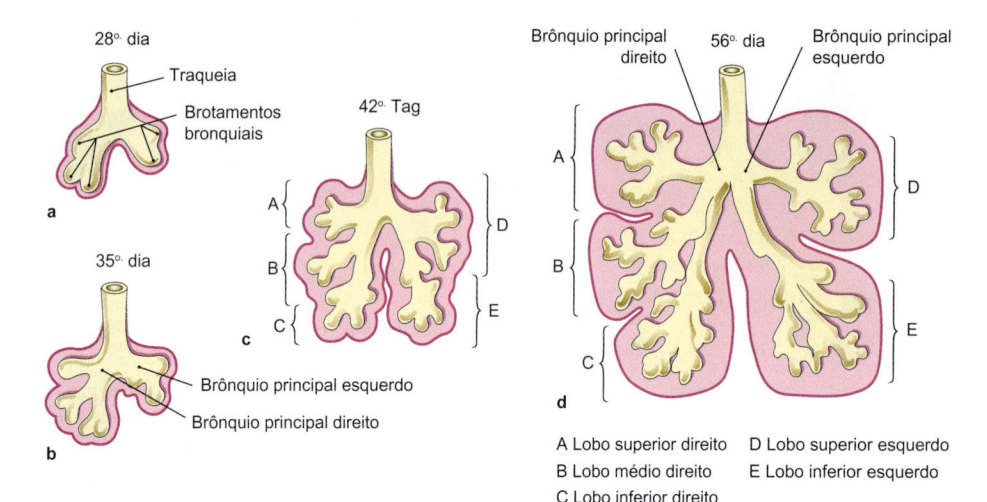

A Lobo superior direito   D Lobo superior esquerdo

B Lobo médio direito   E Lobo inferior esquerdo

C Lobo inferior direito

Figura 6.32 Estágios do desenvolvimento pulmonar.
[E581]

- **Fase sacular terminal** (26ª semana até o nascimento): proliferação da rede capilar, com formação da barreira hematoaérea. Aumento da produção de surfactante.
- **Fase alveolar** (32ª semana-8º ano de idade): Formação dos alvéolos.

Clínica

Um distúrbio na separação entre o esôfago e a traqueia pode levar à formação de conexões irregulares entre estes tubos (**fístulas traqueoesofágicas**), muitas vezes associadas à formação de um esôfago em fundo cego (**atresia esofágica**). A partir da 20ª semana, o **surfactante** é produzido nos alvéolos, o que reduz a tensão superficial alveolar. A partir da 35ª semana, a produção é geralmente suficiente para permitir a respiração espontânea. A produção inadequada de surfactante provoca a **síndrome da angústia respiratória** (SAR), que representa a causa mais comum de morte em recém-nascidos. Com o nascimento antes da 30ª semana, até 60% dos bebês prematuros desenvolvem SAR. Uma vez que os pulmões se enchem de ar apenas ao nascimento, o cirurgião forense pode usar o **teste de flutuação** para determinar se a criança nasceu morta (os pulmões afundam) ou se a criança morreu após o parto (os pulmões flutuam).

6.2.3 Topografia e Estrutura da Traqueia e dos Brônquios Principais

A **traqueia** tem 10-13 cm de comprimento, mas pode se alongar até 5 cm durante uma inspiração mais profunda, devido à sua elasticidade. Ela se inicia a partir de sua junção com a cartilagem cricóidea da laringe, e se projeta até a vértebra cervical VII, ao passo que, no indivíduo na posição ereta, ela permanece em posição ligeiramente mais alta. Ele termina na **bifurcação da traqueia**, na altura das vértebras torácicas IV-V, levando à formação dos dois **brônquios principais**. Podem ser distinguidas duas partes:

- parte cervical;
- parte torácica.

A **parte cervical** está associada anteriormente à tireoide, mantendo contato com os dois lobos desta glândula. Na cavidade torácica, a **parte torácica** se encontra posteriormente ao timo. Neste local, a traqueia passa no mediastino superior. Em posição diretamente anterior, antes da sua bifurcação, situa-se o arco da aorta com seus vasos ascendentes. A veia braquiocefálica esquerda cruza a traqueia e recebe a veia tireóidea inferior, anteriormente a ela. No sulco entre a traqueia e o esôfago, de ambos os lados, o nervo la-

ríngeo recorrente sobe em direção à laringe. Em todo o seu trajeto, a traqueia é acompanhada posteriormente pelo esôfago.

A luz da traqueia é mantida sempre aberta pelas 16-20 **cartilagens traqueais**, em forma de ferradura (➤ Fig. 6.33). Os anéis cartilaginosos são formados por cartilagem hialina, mas são elasticamente deformáveis. Eles são unidos por meio dos **ligamentos anulares**, formados por fibras colágenas e fibras elásticas, os quais fornecem a elasticidade e permitem alterações no comprimento. Na parede posterior da traqueia, as extremidades dos anéis cartilaginosos são conectadas por uma placa de tecido conjuntivo com fibras elásticas (**parede membranácea**), na qual a musculatura lisa (**músculo traqueal**) está inserida. Esta porção membranosa da traqueia permite um aumento no seu diâmetro. O músculo traqueal encontra-se sempre minimamente contraído, mesmo em repouso, e proporciona uma certa tensão da parede membranácea, mantendo o diâmetro da traqueia em torno de 16-18 mm. Durante a inspiração, o tônus diminui e o lúmen aumenta ligeiramente. Na **bifurcação da traqueia**, nos dois brônquios principais – na altura da vértebra torácica IV, que corresponde à articulação esternal da costela III – a partir da última cartilagem traqueal, encontra-se uma crista que se projeta na luz traqueal (**carina da traqueia**). Aqui ocorre a divisão da via respiratória no brônquio principal esquerdo e brônquio principal direito. Neste ponto podem ocorrer turbulências, que se manifestam como sons respiratórios durante a ausculta pulmonar.

O **ângulo entre os brônquios principais** varia entre 55º e 65º. No entanto, a divisão da traqueia é assimétrica: o brônquio principal direito é mais calibroso, com 1-2,5 cm de comprimento e quase vertical, enquanto o brônquio principal esquerdo é quase duas vezes mais longo e de diâmetro mais estreito, e de trajeto oblíquo (➤ Fig. 6.33). A subsequente divisão da árvore bronquial ocorre de forma dicotômica (➤ Item 6.2.6).

Clínica

Uma tireoide de tamanho aumentado (**bócio**) que se projeta através da abertura superior do tórax para o interior da cavidade torácica (**bócio retroesternal**) pode levar ao amolecimento das cartilagens traqueais (traqueomalacia), até a completa compressão da traqueia, com resultante falta de ar (dispneia). Devido à divisão assimétrica da traqueia, em caso de inalação (**aspiração**) de um corpo estranho, o material aspirado geralmente se aloja no **pulmão direito**. Com asfixia iminente, esse conhecimento pode trazer uma vantagem de tempo decisiva!

Brônquio principal direito

Brônquio lobar superior direito
1 = Brônquio segmentar apical [B I]
2 = Brônquio segmentar posterior [B II]
3 = Brônquio segmentar anterior [B III]

Brônquio lobar médio direito
4 = Brônquio segmentar lateral [B IV]
5 = Brônquio segmentar medial [B V]

Brônquio lobar inferior direito
6 = Brônquio segmentar superior [B VI]
7 = Brônquio segmentar basilar medial [B VII]
8 = Brônquio segmentar basilar anterior [B VIII]
9 = Brônquio segmentar basilar lateral [B IX]
10 = Brônquio segmentar basilar posterior [B X]

Brônquio principal esquerdo

Brônquio lobar superior esquerdo
1,2 = Brônquio segmentar apicoposterior [B I + II]
3 = Brônquio segmentar anterior [B III]
4 = Brônquio lingular superior [B IV]
5 = Brônquio lingular inferior [B V]

Brônquio lobar inferior esquerdo
6 = Brônquio segmentar superior [B VI]
8 = Brônquio segmentar basilar anterior [B VIII]
9 = Brônquio segmentar basilar lateral [B IX]
10 = Brônquio segmentar basilar posterior [B X]

Cartilagem tireóidea

Cartilagem cricóidea

Cartilagens traqueais

Ligg. anulares

Bifurcação da traqueia
Brônquio principal direito
Brônquio lobar superior direito

Brônquio principal esquerdo

Brônquio lobar superior esquerdo

Brônquio lobar médio direito

Cartilagens bronquiais

Brônquio lobar inferior esquerdo

Brônquio lobar inferior direito

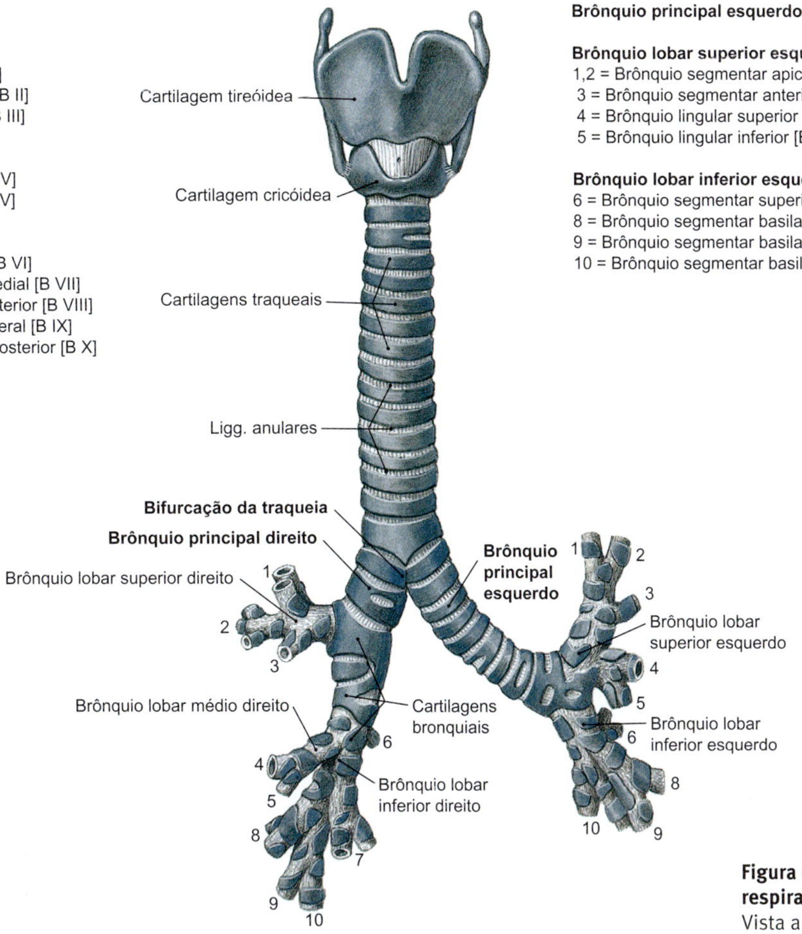

Figura 6.33 Vias respiratórias inferiores.
Vista anterior

6.2.4 Vasos Sanguíneos e Nervos da Traqueia e dos Brônquios Principais

Os vasos sanguíneos e nervos da traqueia e dos brônquios principais são os seguintes:

- **Suprimento arterial**
  - **parte cervical da traqueia**: ramos traqueais da artéria tireóidea inferior;
  - **parte torácica da traqueia e brônquios principais**: ramos traqueais e ramos bronquiais da artéria torácica interna e da parte torácica da aorta, 3ª-4ª artérias intercostais.
- **Drenagem venosa**
  - **parte cervical da traqueia**: o sangue venoso da traqueia é coletado pelo plexo tireóideo ímpar, e daí drena para a veia tireóidea inferior;
  - **parte torácica da traqueia e brônquios principais**: a drenagem ocorre juntamente com as veias do esôfago, ou através das veias bronquiais na veia ázigo/hemiázigo.
- **Drenagem linfática**
  - **parte cervical da traqueia**: os linfonodos paratraqueais drenam através dos linfonodos cervicais profundos no tronco jugular;
  - **parte torácica da traqueia e brônquios principais**: linfonodos traqueobronquiais e paratraqueais drenam no tronco broncomediastinal.
- **Inervação**
  - inervação parassimpática: ramos traqueais oriundos do nervo laríngeo recorrente (nervo vago);
  - inervação simpática: tronco simpático.

6.2.5 Projeção dos Pulmões

Os pulmões direito e esquerdo encontram-se separados na caixa torácica pelo mediastino, contidos nas duas cavidades pleurais (➤ Item 6.5.3). Os pulmões têm a forma de um cone arredondado (➤ Fig. 6.34). A parte superior convexa do pulmão (**ápice do pulmão**) projeta-se cerca de 5 cm acima da abertura superior do tórax, enquanto a base côncava dos pulmões é apoiada sobre uma ampla área da cúpula diafragmática (**face diafragmática**). A **face costal**, lateralmente adjacente às costelas, forma a maior superfície dos pulmões. Na **face mediastinal**, situada medialmente, delimitando os pulmões em relação ao mediastino, encontra-se o **hilo pulmonar** (➤ Fig. 6.35).

Entre as três superfícies do pulmão se situam as **margens do pulmão** (➤ Fig. 6.34), que, no entanto, da mesma forma que as depressões causadas pelo contato das diferentes estruturas circunjacentes, são visíveis somente em pulmões fixados *in situ* e, portanto, devem ser consideradas como artefatos:

- **Margem anterior**: localizada anteriormente, entre a face costal e a face mediastinal. Muitas vezes, a transição posterior abaulada entre estas duas superfícies é referida como "margem posterior".
- **Margem inferior**: localizada inferiormente, entre a face costal e a face diafragmática.

Os principais brônquios e os vasos e nervos pulmonares (artérias pulmonares, veias pulmonares, ramos bronquiais, veias bronquiais, vasos linfáticos e linfonodos, fibras nervosas autônomas) entram e saem do **hilo pulmonar**, formando a "raiz do pulmão". No pulmão fixado, as relações topográficas podem ser associadas

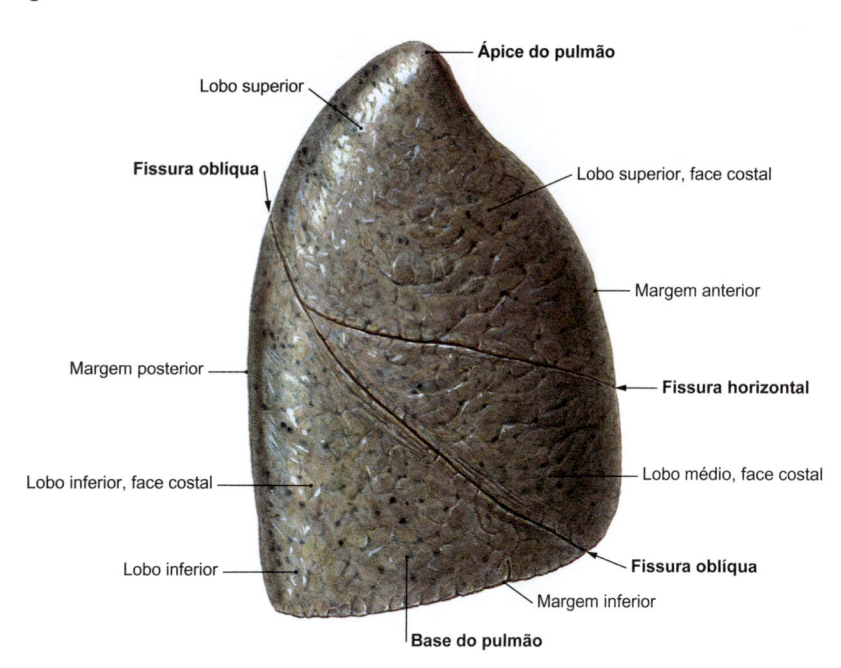

Figura 6.34 Pulmão direito em vista lateral.

às impressões produzidas pelos órgãos adjacentes. Deste modo, no pulmão direito, são encontradas as impressões da veia ázigo, do esôfago e do coração (impressão cardíaca), maior no pulmão esquerdo do que no pulmão direito devido ao formato característico do coração. O pulmão esquerdo também contém as impressões do arco da aorta e da parte torácica da aorta.

NOTA

A localização das estruturas que entram e saem diretamente do hilo pulmonar é distinguida da seguinte maneira:
• No **pulmão direito**, encontram-se o brônquio principal direito (ou brônquio do lobo superior) superiormente à artéria pulmonar.
• No hilo do **pulmão esquerdo**, o brônquio principal esquerdo entra inferiormente à artéria pulmonar.
As veias pulmonares encontram-se sempre direcionadas para frente, abaixo das estruturas mencionadas (➤ Fig. 6.35).

Tabela 6.7 Projeção dos limites dos pulmões em posição de repouso respiratório, com as margens pleurais situadas em posição de uma costela mais abaixo.

Linhas do corpo	Limites dos pulmões à direita	Limites dos pulmões à esquerda
Linha esternal	Costela VI	Costela IV
Linha medioclavicular (LMC)	Paralelo à costela VI	Costela VI
Linha axilar média	Costela VIII	Costela VIII
Linha escapular	Costela X	Costela X
Linha paravertebral	Costela XI	Costela XI

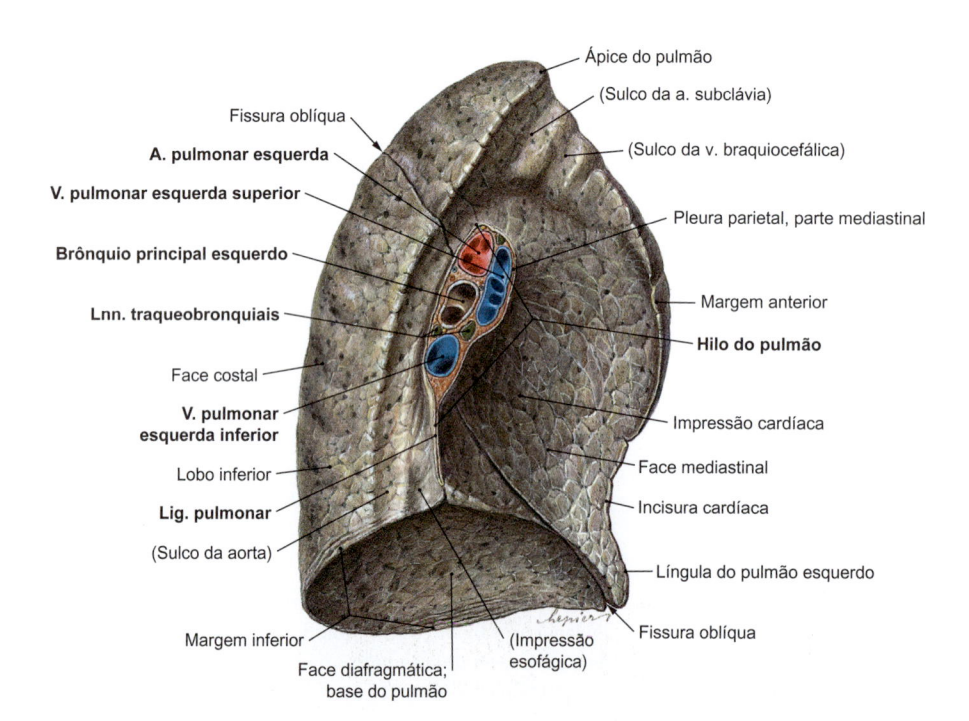

Figura 6.35 Pulmão esquerdo em vista medial.

No exame clínico, a **projeção dos limites pulmonares** é avaliada (➤ Tabela 6.7), de modo a se obter uma primeira impressão sobre o volume pulmonar e sobre as alterações de volume durante a respiração. Deve-se observar que a projeção dos limites pulmonares depende da fase respiratória. Assim, os pulmões tornam-se mais amplos durante a inspiração, porém mais elevados inferiormente durante a expiração.

Clínica

A mobilidade respiratória dos limites dos pulmões é determinada por meio da **percussão** durante o exame clínico. Normalmente, deve haver uma distância de dois dedos entre a posição de inspiração profunda e a expiração.

6.2.6 Estrutura dos Pulmões

Os pulmões pesam cerca de 800 g (550 g, sem sangue). O volume total dos pulmões atinge 2-3 L, e durante a inspiração 5-8 L. Devido ao posicionamento do mediastino para a esquerda, o pulmão esquerdo tem um volume 10-20% menor.

O tecido do pulmão é formado pela **árvore bronquial**, de ramificação dicotômica, e seus vasos sanguíneos acompanhantes. Os **brônquios principais** se dividem nos **brônquios lobares** (➤ Fig. 6.34, ➤ Fig. 6.35). O **pulmão direito** tem três lobos: um **lobo superior**, um **lobo médio** e um **lobo inferior**.

Em contraste, em virtude da expansão predominante do mediastino para o lado esquerdo, o **pulmão esquerdo** tem apenas dois lobos, um **lobo superior** e um **lobo inferior**. A língula do lobo superior do pulmão esquerdo, que segue abaixo da incisura cardíaca, corresponde ao lobo médio do pulmão direito.

Os lobos dos pulmões são separados uns dos outros por **fissuras**, através das quais os lobos podem se expandir uns contra os outros. Ambos os pulmões são cruzados pela **fissura oblíqua**, de trajeto oblíquo. Ela se inicia na região superior e posterior, na altura da costela IV, e segue o arco costal até a linha axilar média. Em seguida, ela desce abruptamente até a costela VI, chegando neste nível na linha medioclavicular. No pulmão direito, a fissura oblíqua separa posteriormente o lobo superior do lobo médio, e anteriormente o lobo inferior do lobo médio. No pulmão esquerdo, ela segue entre os lobos superior e inferior. Além disso, o pulmão direito apresenta a **fissura horizontal**, cujo trajeto continua ao longo da 4ª costela e separa o lobo superior do lobo médio.

Os brônquios lobares se dividem nos **brônquios segmentares**, que são associados aos **segmentos pulmonares** (➤ Fig. 6.36, ➤ Tabela 6.8). O pulmão direito tem 10 segmentos. No pulmão esquerdo, o 7º segmento (segmento basilar medial) geralmente não é formado ou tem estrutura apenas rudimentar, devido à expansão predominante do coração para o lado esquerdo, de modo que ele apresenta apenas nove segmentos. Os segmentos formam uma unidade funcional e são separados um do outro apenas por tecido conjuntivo. Macroscopicamente, esta demarcação não é visível.

Clínica

A divisão dos pulmões em segmentos individuais é clinicamente importante, uma vez que, deste modo, por exemplo em uma **broncoscopia**, amostras de tecido pulmonar destes segmentos individuais podem ser obtidas.

Tabela 6.8 Segmentos dos pulmões.

Pulmão direito	Pulmão esquerdo
Lobo superior (3 segmentos)	**Lobo superior (5 segmentos)**
• Segmento apical [S I]	• Segmento apicoposterior [S I + II]
• Segmento posterior [S II]	• Segmento anterior [S III]
• Segmento anterior [S III]	• Segmento lingular superior [S IV]
Lobo médio (2 segmentos)	• Segmento lingular inferior [S V]
• Segmento lateral [S IV]	**Lobo inferior (4 segmentos)**
• Segmento medial [S V]	• Segmento superior [S VI]
Lobo inferior (5 segmentos)	• Segmento basilar anterior [S VIII]
• Segmento basilar medial (cardíaco) [S VII]	• Segmento basilar lateral [S IX]
• Segmento basilar anterior [S VIII]	• Segmento basilar posterior [S X]
• Segmento basilar lateral [S IX]	
• Segmento basilar posterior [S X]	

Tabela 6.9 Ramificação dos brônquios.

Árvore bronquial	Unidade pulmonar	Função	Observações
Brônquios principais	Pulmão	Condutora de ar	
Brônquios lobares	Lobos pulmonares	Condutora de ar	
Brônquios segmentares	Segmentos pulmonares	Condutora de ar	
Brônquios	Lóbulos pulmonares	Condutora de ar	
Bronquíolos	Ácinos pulmonares	Condutora de ar	A partir daqui, não há mais peças cartilaginosas ou glândulas em sua parede
Bronquíolos terminais	Alvéolos	Condutora de ar	Visíveis apenas microscopicamente
Bronquíolos respiratórios	Alvéolos	Respiratória (local de trocas gasosas)	Visíveis apenas microscopicamente
Ductos alveolares Sacos alveolares	Alvéolos	Respiratória (local de trocas gasosas)	Visíveis apenas microscopicamente

Como cada segmento pulmonar é suprido por um brônquio segmentar correspondente, com a artéria segmentar e a veia segmentar correspondentes, o segmento representa uma unidade funcional. Sob o ponto de vista cirúrgico, isso permite a **ressecção de um segmento**. Consequentemente, por exemplo nas metástases pulmonares, vários segmentos são retirados de todos os lobos, sem que a função pulmonar seja comprometida. Nos tumores pulmonares (carcinomas bronquial), no entanto, pelo menos todo o lobo afetado de um pulmão é removido.

Os brônquios segmentares se ramificam 6-12 vezes, originando **brônquios** menores, os quais, por sua vez, se dividem em **bronquíolos**, que já não apresentam mais peças cartilaginosas em suas paredes, cuja primeira divisão forma os **lóbulos pulmonares** (➤ Tabela 6.9). Os lóbulos são apenas parcialmente delimitados

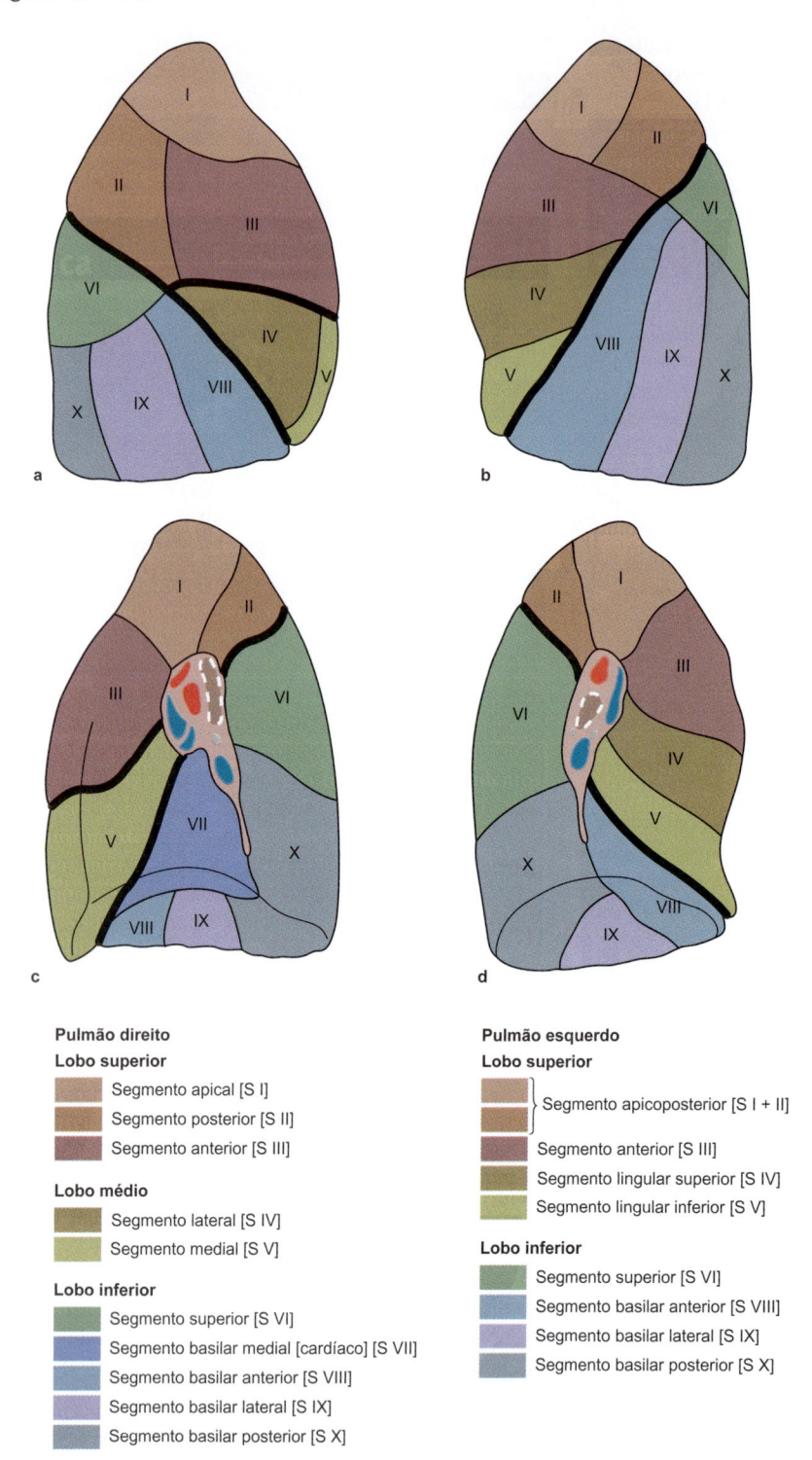

Pulmão direito

Lobo superior

◻ Segmento apical [S I]
◻ Segmento posterior [S II]
◻ Segmento anterior [S III]

Lobo médio

◻ Segmento lateral [S IV]
◻ Segmento medial [S V]

Lobo inferior

◻ Segmento superior [S VI]
◻ Segmento basilar medial [cardíaco] [S VII]
◻ Segmento basilar anterior [S VIII]
◻ Segmento basilar lateral [S IX]
◻ Segmento basilar posterior [S X]

Pulmão esquerdo

Lobo superior

◻ Segmento apicoposterior [S I + II]

◻ Segmento anterior [S III]
◻ Segmento lingular superior [S IV]
◻ Segmento lingular inferior [S V]

Lobo inferior

◻ Segmento superior [S VI]
◻ Segmento basilar anterior [S VIII]
◻ Segmento basilar lateral [S IX]
◻ Segmento basilar posterior [S X]

Figura 6.36 Segmentos pulmonares. a Pulmão direito. vista lateral. **b** Pulmão esquerdo, vista lateral. **c** Pulmão direito, vista medial. **d** Pulmão esquerdo, vista medial.

por septos de tecido conjuntivo. Macroscopicamente, esses campos poligonais tornam-se visíveis devido à incorporação de partículas de poeira de carbono, oriundas do ar inspirado, no tecido conjuntivo subpleural ao longo dos tratos linfáticos. Nos lóbulos pulmonares, os bronquíolos se dividem 3-4 vezes, até formar os **bronquíolos terminais**. Aqui termina a porção condutora da árvore bronquial. A partir dos bronquíolos terminais se originam os **bronquíolos respiratórios**, os quais, com sua subsequente ramificação nos ductos alveolares e nos sacos alveolares, atuam nas trocas gasosas.

Os segmentos condutores do ar contêm um volume de 150-170 mL. Este volume (**espaço morto anatômico**) não participa das trocas gasosas mas deve ser primeiramente acessado para que os alvéolos possam ser ventilados.

Clínica

Uma hiperinsuflação patológica dos pulmões (**enfisema pulmonar**) tem sua origem nos lóbulos pulmonares.

6.2.7 Vasos Sanguíneos e Nervos do Pulmão

Vasos Sanguíneos

A função respiratória beneficia todo o organismo. Desta forma, no suprimento vascular pulmonar faz-se a distinção entre os **vasos públicos**, que correspondem aos vasos da pequena circulação (circulação pulmonar) e que são responsáveis pela oxigenação do sangue e, portanto, pelo fornecimento de oxigênio do corpo inteiro, e os **vasos privados**, responsáveis pelo suprimento próprio dos pulmões. Ambos os tratos vasculares se comunicam através de anastomoses.

Vasos Públicos

As **artérias pulmonares** conduzem o sangue com baixo teor de oxigênio (desoxigenado) do coração para os pulmões. Elas seguem juntamente com os brônquios em meio ao parênquima pulmonar e acompanham a dicotomização dos brônquios, até a formação de pequenos capilares terminais (microcirculação) (➤ Fig. 6.37).
As **veias pulmonares** não seguem com os brônquios, mas no tecido conjuntivo intersegmentar, ou seja, entre os segmentos pulmonares individuais. Elas conduzem o sangue rico em oxigênio (oxigenado) dos pulmões de volta ao coração (➤ Fig. 6.37).

Vasos Privados

Os vasos privados seguem com os brônquios:

- **Suprimento arterial**: **ramos bronquiais** se originam diretamente da aorta, à esquerda, mas principalmente da 3ª. artéria intercostal, à direita.
- **Drenagem venosa**: as **veias bronquiais** conduzem o sangue para a veia ázigo e para a veia hemiázigo. Veias bronquiais mais perifericamente situadas também desembocam diretamente nas veias pulmonares.

Os vasos bronquiais também suprem a pleura visceral em torno do hilo pulmonar.

Anastomoses entre Vasos Públicos e Vasos Privados

Existem anastomoses diretas entre a artéria pulmonar e os ramos bronquiais. Normalmente, essas artérias estão constritas (artérias especializadas, com espessamento na túnica íntima), mas podem ser abertas quando a pressão da artéria pulmonar está reduzida.

> ### Clínica
>
> Em uma **embolia pulmonar** (deslocamento de um coágulo sanguíneo [trombo] através de um vaso sanguíneo), os vasos privados podem, até certo ponto, evitar a degradação dos tecidos mantendo minimamente o suprimento sanguíneo, até que a recanalização seja restabelecida. Caso o suprimento não seja suficiente, ocorrerá a formação de um **infarto hemorrágico**, devido ao duplo fornecimento de sangue, o que é caracterizado macroscopicamente como uma hemorragia (➤ Fig. 5.68).

Drenagem Linfática

A drenagem linfática é garantida por **dois sistemas de vasos linfáticos**: os sistemas linfáticos subpleural e septal, além dos sistemas periarteriais e peribronquiais. Ambos os sistemas de vasos linfáticos convergem para o hilo (➤ Fig. 6.38).
No **sistema linfático peribronquial**, três estações de linfonodos estão interconectadas em série no parênquima pulmonar:

- linfonodos intrapulmonares (na ramificação dos brônquios lobares em brônquios segmentares);
- linfonodos broncopulmonares (localizados no hilo);
- linfonodos traqueobronquiais superiores e inferiores (linfonodos coletores na bifurcação da traqueia).

O **sistema linfático subpleural** une-se ao sistema peribronquial apenas no hilo e, portanto, possui os linfonodos traqueobronquiais como primeira estação do linfonodos. A subsequente drenagem da linfa dos pulmões ocorre através dos linfonodos paratraqueais, diretamente nos troncos broncomediastinais, ou abaixo dos brônquios principais, diretamente no ducto torácico. A conexão com os linfonodos paratraqueais e com os troncos broncomediastinais ocorre de forma cruzada, de modo que a linfa de um pulmão também chega ao tronco broncomediastinal do lado oposto.

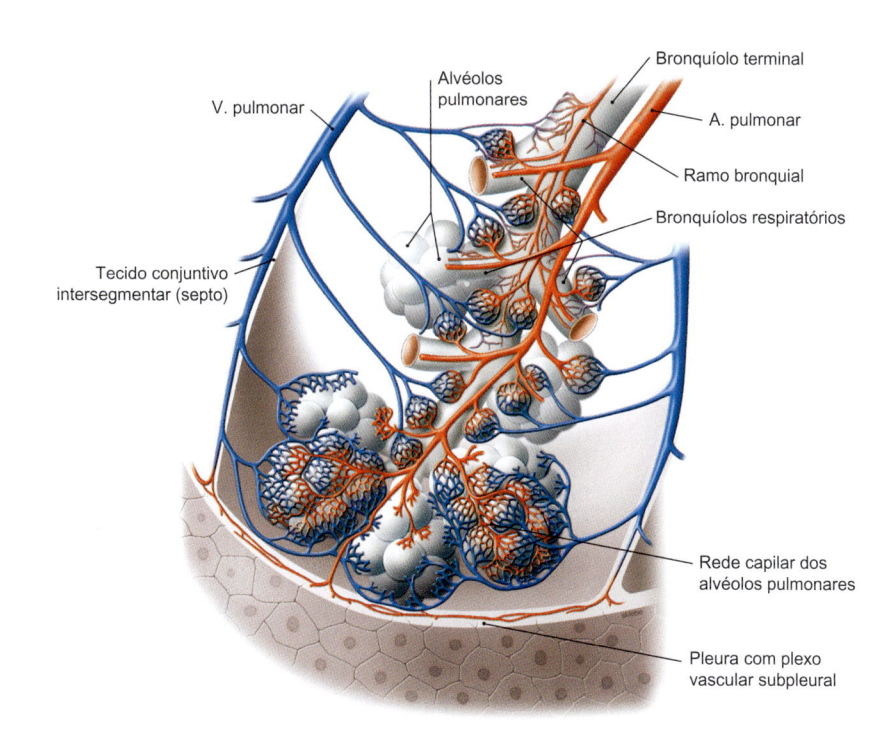

V. pulmonar

Alvéolos pulmonares

Bronquíolo terminal

A. pulmonar

Ramo bronquial

Bronquíolos respiratórios

Tecido conjuntivo intersegmentar (septo)

Rede capilar dos alvéolos pulmonares

Pleura com plexo vascular subpleural

Figura 6.37 Suprimento vascular do pulmão.

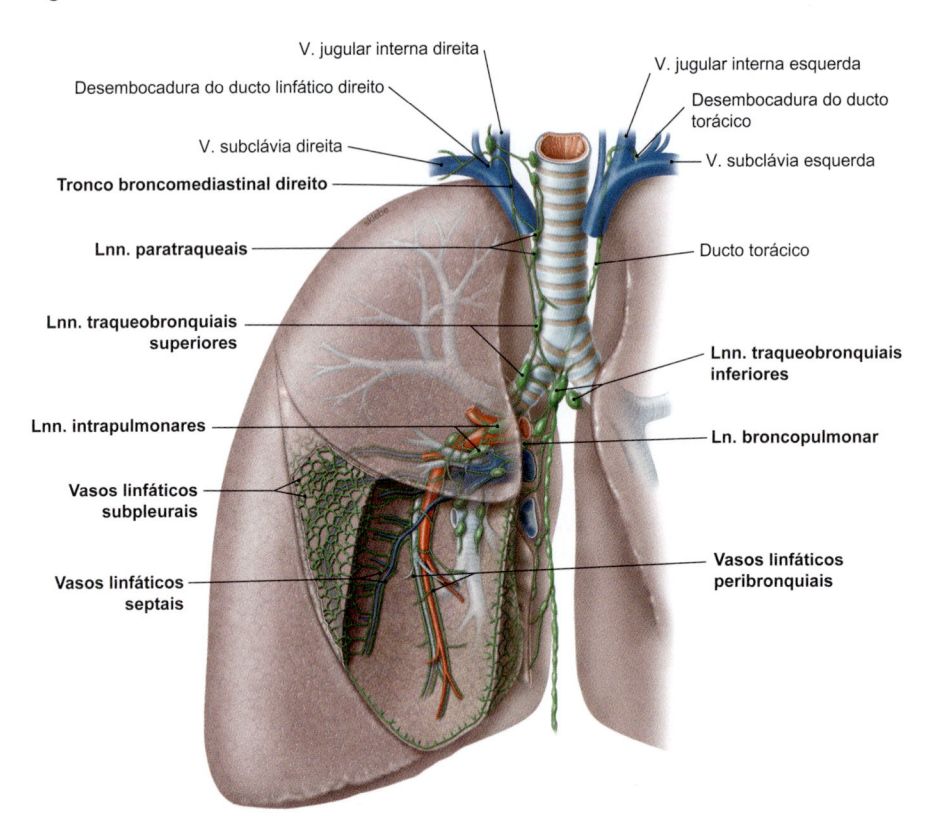

V. jugular interna direita

Desembocadura do ducto linfático direito

V. subclávia direita

Tronco broncomediastinal direito

Lnn. paratraqueais

Lnn. traqueobronquiais superiores

Lnn. intrapulmonares

Vasos linfáticos subpleurais

Vasos linfáticos septais

V. jugular interna esquerda

Desembocadura do ducto torácico

V. subclávia esquerda

Ducto torácico

Lnn. traqueobronquiais inferiores

Ln. broncopulmonar

Vasos linfáticos peribronquiais

Figura 6.38 Drenagem linfática do pulmão.

Clínica

Os clínicos geralmente se referem a todos os linfonodos do pulmão como **linfonodos do hilo**. Isso desmente o fato de que os linfonodos (intra)pulmonares permaneçam relativamente longe do parênquima pulmonar. Essa confusão linguística pode levar à conclusão errônea de que massas tumorais no parênquima cresçam previamente como processos patológicos independentes e não promovam o aumento de tamanho dos linfonodos, e que medidas supérfluas sejam tomadas como diagnóstico para esclarecê-las.

A drenagem linfática cruzada a partir dos linfonodos paratraqueais possibilita que as metástases nos linfonodos derivadas de **carcinomas bronquiais** não fiquem restritas à respectiva cavidade pleural para a definição do diagnóstico, mas que se propaguem para ambos os lados no mediastino. Consequentemente, a cura pela remoção cirúrgica de apenas um dos pulmões geralmente não é mais possível.

Inervação

A **inervação autônoma** dos pulmões ocorre através de fibras aferentes e eferentes originadas do **plexo pulmonar**, que se situa anterior e, sobretudo, posteriormente aos brônquios principais.

A **divisão simpática** do sistema nervoso autônomo conduz fibras (ramos pulmonares) oriundas do gânglio cervical inferior e dos $1^{o.}$-$4^{o.}$ gânglios torácicos para o plexo pulmonar. Uma ativação da divisão simpática provoca o aumento do calibre dos brônquios (broncodilatação).

A **divisão parassimpática** do sistema nervoso autônomo supre o plexo pulmonar através de ramos do nervo laríngeo recorrente e do nervo vago (ramos bronquiais). A divisão parassimpática provoca o estreitamento dos brônquios (broncoconstrição).

Fibras aferentes sensitivas seguem através do nervo vago. Os corpos celulares dos neurônios estão localizados nos gânglios sensitivos do nervo espinhal (gânglio superior [jugular] e gânglio inferior [nodoso]), e agem para transmitir estímulos de dor e de tensão.

6.3 Esôfago

Competências

Após a leitura deste capítulo, você será capaz de:
- identificar os segmentos do esôfago, com suas relações de posição nas preparações anatômicas;
- localizar as constrições do esôfago;
- descrever os mecanismos de fechamento das regiões proximal e distal do esôfago, com seu significado clínico;
- descrever os vasos sanguíneos e nervos dos diferentes segmentos do esôfago, incluindo a relação das veias do esôfago com o sistema da veia porta do fígado.

6.3.1 Visão Geral, Função e Desenvolvimento

O esôfago é um tubo muscular, elástico e deformável, de 25 a 30 cm de comprimento. Ele atua no transporte do alimento da faringe para o estômago (➤ Fig. 6.39). Doenças do esôfago são abordadas no campo da gastroenterologia. Para procedimentos cirúrgicos necessários, o cirurgião geral é consultado.

O epitélio e as glândulas do esôfago formam-se a partir da *4ª. semana*, derivados do **endoderma** do intestino anterior, enquanto o tecido conjuntivo e a musculatura são derivados do **mesoderma** circunjacente (➤ Fig. 6.30). Uma vez que apenas a parte distal do intestino anterior tem a sua própria artéria – representada pelo tronco celíaco – o esôfago é suprido por variados vasos sanguíneos em seus diferentes segmentos.

A partir das *4ª.-5ª. semanas*, o esôfago é separado do trato respiratório inferior, que também é derivado do intestino anterior (➤ Fig. 6.31) por um **septo traqueoesofágico**. Apenas o segmento distal do esôfago (parte abdominal) é envolvida pela cavidade peritoneal em expansão e, por isso, recebe uma cobertura do peritônio visceral em sua superfície, da mesma forma que o estômago

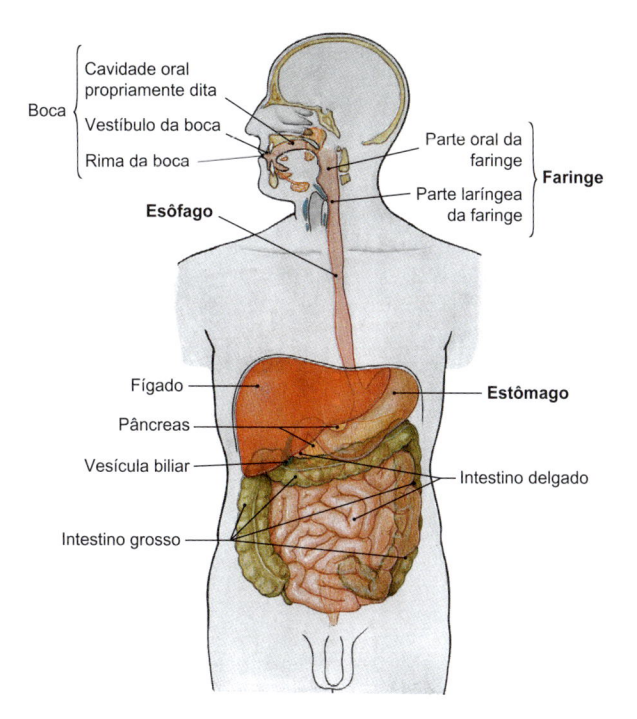

Boca
- Cavidade oral propriamente dita
- Vestíbulo da boca
- Rima da boca

Parte oral da faringe
Parte laríngea da faringe — **Faringe**

Esôfago

Fígado
Pâncreas
Vesícula biliar
Intestino grosso

Estômago
Intestino delgado

Figura 6.39 Visão geral do trato digestório.

e os subsequentes segmentos do intestino primitivo. As porções proximais – no pescoço (parte cervical) e no mediastino da cavidade torácica (parte torácica) – não estabelecem contato com os segmentos da cavidade corporal primitiva e, portanto, têm apenas uma cobertura de tecido conjuntivo sem revestimento mesotelial (túnica adventícia) (➤ Fig. 6:52).

Clínica

Um distúrbio na separação entre o esôfago e a traqueia pode levar à formação de conexões irregulares (**fístulas traqueoesofágicas**), as quais frequentemente estão associadas a um esôfago de extremidade cega (**atresia esofágica**). Consequentemente, o leite materno deglutido é, em seguida, regurgitado, e, devido à possibilidade de aspiração nos pulmões, isso pode causar dificuldades respiratórias.

6.3.2 Organização e Projeção

O esôfago se inicia a 15 cm da fileira anterior dos dentes, a partir da margem inferior da cartilagem cricóidea da laringe, no nível da **vértebra cervical VI**. Ele se posiciona posteriormente à traqueia, entre os folhetos médio e profundo da fáscia cervical, do mediastino superior ao mediastino posterior, e passa através do diafragma no hiato esofágico. Ele termina na entrada do estômago (cárdia), na altura da **vértebra torácica X**.

Clínica

A projeção do esôfago explica por que uma inflamação provocada pelo suco gástrico (**esofagite de refluxo**) causa dores e sensação de queimação retrosternal, simulando, muitas vezes, infarto do miocárdio. De ambos os órgãos se projetam as fibras nervosas aferentes para os mesmos segmentos da medula espinhal, assim como neurônios da parede anterior do tronco, de modo que o cérebro não é capaz de diferenciar de forma confiável se as dores são originárias da superfície do corpo ou de um dos órgãos internos. Tais áreas de pele relacionadas a órgãos são referidas como zonas de Head.
A distância da fileira anterior dos dentes até a entrada do estômago é de cerca de 40 cm. Isso é de grande importância para a colocação de uma sonda nasogástrica ou para a realização de uma **gastroscopia** (**esofagogastroduodenoscopia**), porque é possível estimar a localização de alterações patológicas com base no comprimento do tubo inserido.

6.3.3 Subdivisões

Macroscopicamente, o esôfago é subdividido em três partes:
- parte cervical;
- parte torácica;
- parte abdominal.

A **parte cervical** tem 5-8 cm de comprimento, conecta-se à faringe e se estende até a abertura superior do tórax. Aqui, o esôfago se situa posteriormente à traqueia e diretamente à frente do segmento cervical da coluna vertebral.

A **parte torácica**, com 16 cm, é o segmento mais longo do esôfago. Em seu trajeto até o diafragma, ela se distancia progressivamente da coluna vertebral, seguindo à direita da aorta, com o arco da aorta cruzando anteriormente o esôfago, provocando nele um estreitamento. Na parte torácica, o esôfago se situa adjacente ao átrio esquerdo do coração, separado apenas pelo pericárdio. A luz do esôfago geralmente está aberta na parte torácica devido à pressão negativa que aí prevalece.

A **parte abdominal** tem 1-4 cm de comprimento e estende-se da passagem através do hiato esofágico até a entrada do estômago (cárdia). A parte abdominal é coberta pelo peritônio visceral (túnica serosa) e, portanto, é de localização intraperitoneal. Em repouso, a parte abdominal do esôfago está fechada, e abre-se apenas durante a deglutição. A transição da mucosa do esôfago para a mucosa do estômago é visível macroscopicamente, por exemplo durante uma gastroscopia, como uma linha irregular, de aspecto serrilhado (linha Z) (➤ Fig. 6.41). Esta linha se situa em uma região de 0,75 cm proximal a 1,3 cm distais ao limite criado externamente entre o esôfago e o estômago. Consequentemente, em 70% dos casos ela se encontra apenas na área do esôfago, enquanto em 20% ela se estende até a cárdia.

N O T A
O esôfago está separado do átrio esquerdo do coração apenas pelo pericárdio.

Em virtude da proximidade do esôfago com o coração, aumentos de tamanho do átrio esquerdo ou derrames pericárdicos podem levar a problemas na deglutição (disfagia) ou alterar a posição do esôfago. Essa relação topográfica pode ser utilizada de forma diagnóstica, na qual o coração é examinado com uma sonda de ultrassonografia inserida no esôfago (**ecocardiografia transesofágica**).
A localização da linha Z tem significância clínica. Na doença do refluxo gastroesofágico (veja anteriormente), frequentemente ocorre uma conversão da mucosa esofágica em uma mucosa contendo glândulas (**esôfago de Barrett**), o que pode levar ao desenvolvimento de adenocarcinomas no esôfago (**carcinoma esofágico**). Nesse caso, não existe mais uma linha Z regular visível à endoscopia.
Os **carcinomas esofágicos** localizados acima da bifurcação traqueal frequentemente se infiltram na traqueia devido à sua proximidade, dificultando a possibilidade de cirurgia e, portanto, piorando o prognóstico.

6.3.4 Constrições do Esôfago

Devido à presença de estruturas adjacentes, o esôfago se apresenta estreitado em três locais ➤ Fig. 6.40):
- constrição faringoesofágica (constrição superior);
- constrição broncoaórtica (constrição média)
- constrição diafragmática.

A primeira constrição (**constrição faringoesofágica**, ou constrição superior), no nível da cartilagem cricóidea, projeta-se no nível da vértebra cervical VI. Ela está localizada na entrada do esôfago, na região do esfíncter esofágico superior. Esta constrição é o ponto

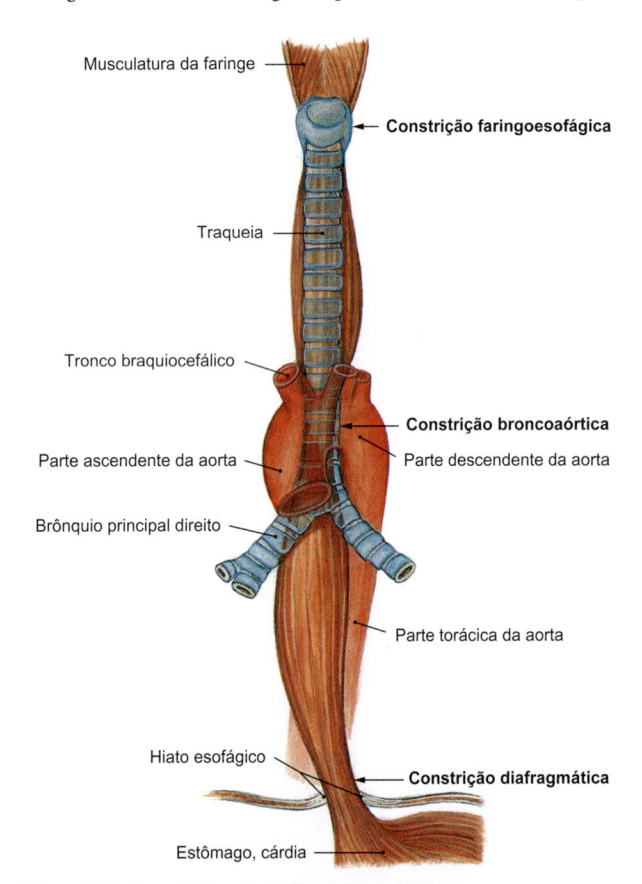

Musculatura da faringe
Constrição faringoesofágica
Traqueia
Tronco braquiocefálico
Constrição broncoaórtica
Parte ascendente da aorta
Parte descendente da aorta
Brônquio principal direito
Parte torácica da aorta
Hiato esofágico
Constrição diafragmática
Estômago, cárdia

Figura 6.40 Constrições do esôfago. Vista anterior.

mais estreito, com um diâmetro de 1,5 cm. Em repouso, a constrição faringoesofágica está fechada, e este fechamento é assegurado por um esfíncter verdadeiro (➤ Item 6.3.5).
A **constrição broncoaórtica** (ou constrição média) está localizada a cerca de 10 cm inferiormente à constrição faringoesofágica, no nível da vértebra torácica IV. Neste local, o esôfago é estreitado pelo brônquio principal esquerdo e pelo arco da aorta, os quais se encontram posteriormente e à esquerda. A pleura parietal e o brônquio principal estão ligados ao esôfago por meio de feixes de tecido muscular liso, mas não contribuem para esta constrição.
A **constrição diafragmática** (constrição inferior) situa-se na passagem através do hiato esofágico do diafragma, no nível da vértebra torácica X. Aqui, o esôfago é fixado por fibras elásticas (ligamento frenicoesofágico) e pela musculatura diafragmática (➤ Fig. 6.41). Nesta constrição não há um esfíncter verdadeiro, a oclusão é realizada funcionalmente por meio de uma oclusão angiomuscular por expansão (➤ Item 6.3.5).

Nas constrições pode haver a retenção de **corpos estranhos deglutidos** (p. ex., espinhas de peixes). Queimaduras também provocam grandes lesões nas constrições.

6.3.5 Mecanismos de Fechamento

Esfíncter Superior do Esôfago
Na **constrição faringoesofágica**, fibras musculares circulares do músculo constritor inferior da faringe e fibras musculares circulares do esôfago, juntamente com o plexo venoso da submucosa do esôfago, formam um *esfíncter verdadeiro* (esfíncter superior do esôfago). O plexo venoso garante a vedação do esôfago aos gases, cuja abertura, por exemplo, se manifesta de modo audível durante as eructações.

Esfíncter Inferior
Inferiormente, na transição do esôfago para o estômago, *não há um esfíncter verdadeiro*. Neste local, o fechamento é funcionalmente realizado por meio de vários mecanismos:
- **Fechamento angiomuscular por extensão** (➤ Fig. 6.42):
  - Sob condições fisiológicas, o esôfago se encontra sob uma forte **tensão longitudinal elástica**. Isso significa que, em repouso, ele está fechado nas partes cervical e abdominal, e apenas ligeiramente dilatado na parte torácica. As fibras musculares da túnica muscular dispostas em espiral (devido à rotação do estômago durante o desenvolvimento) sob contração ou tensão longitudinal proporcionam um "fechamento em rosca" no estado fisiológico. O alimento é transportado por meio de ondas peristálticas: a tensão longitudinal é localmente reduzida devido à chegada de uma onda peristáltica, o que significa que a musculatura longitudinal se contrai, fazendo com que a luz seja aberta para que os alimentos possam passar.
  - O **plexo venoso** esofágico na submucosa (portanto, abaixo da mucosa) atua como uma estrutura de tecido erétil e, entre outros, proporciona a vedação à prova de gases.
- **Pregas da mucosa no ângulo de His** (➤ Fig. 6.41, ➤ Fig. 6.42): na junção do esôfago com o estômago, entre a entrada do estômago (cárdia) e o fundo do estômago, na incisura cárdica, forma-se um ângulo agudo (65°) conhecido como incisura cár-

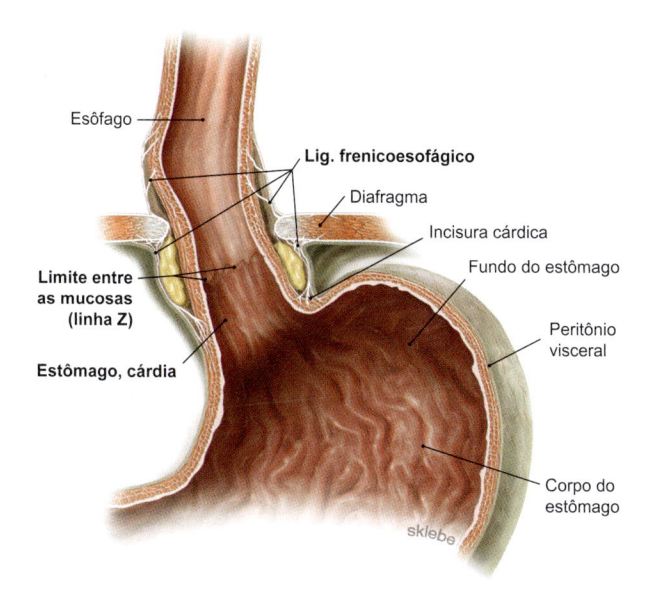

Figura 6.41 Ancoragem do esôfago no hiato esofágico. [L238]

dica (ângulo de His). Aparentemente, uma prega da mucosa causada pela incisura impede o refluxo do conteúdo gástrico.

- **Ligamento frenicoesofágico** (➤ Fig. 6.41): a ancoragem do esôfago no diafragma (ligamento frenicoesofágico) e o tônus da musculatura diafragmática também asseguram a fixação do esôfago no hiato esofágico e um estreitamento da sua luz.
- **Diferentes gradientes de pressão** no abdome e no tórax: há uma pressão mais elevada na cavidade abdominal do que na cavidade torácica. Este gradiente de pressão é particularmente elevado durante a inspiração e, portanto, causa o reforço do fechamento.

Clínica

Quando os mecanismos de fechamento da região inferior do esôfago falham, ocorre um refluxo de suco gástrico ácido no esôfago, o que provoca uma inflamação da mucosa (**esofagite de refluxo**). As consequências podem ser um esôfago de Barrett e uma degeneração maligna (carcinoma esofágico). Uma possível causa é a estabilização defeituosa no hiato esofágico, com afrouxamento da parede do esôfago. Isso significa que a parte abdominal e também partes do estômago podem entrar na cavidade torácica através do hiato esofágico (**hérnia de hiato**). Isso promove o desencadeamento do refluxo, no qual o suco gástrico, de natureza ácida, pode lesionar a mucosa do esôfago. A hérnia pode ser corrigida cirurgicamente, restaurando a incisura cárdica (o ângulo de His). O fundo gástrico é posicionado ao redor do esôfago e suturado na parede anterior do estômago (fundoplicatura).

Além disso, podem ocorrer dilatações (divertículos), formadas por todas as camadas da parede do esôfago, em vários locais:

- Os mais comuns são os **divertículos de Zenker** (70%). Estes divertículos passam pelo triângulo de Killian da parte laríngea da faringe (ou hipofaringe) e são considerados erroneamente como divertículos esofágicos. A causa é um afrouxamento defeituoso do músculo constritor inferior da faringe e, portanto, do esfíncter superior do esôfago.
- Os **divertículos de tração** (22%) são, sob o ponto de vista do desenvolvimento embrionário, causados por uma separação defeituosa entre o esôfago e a traqueia.
- Os **divertículos epifrênicos** (8%) parecem ser causados por um distúrbio do mecanismo de fechamento angiomuscular por extensão na região inferior do esôfago.

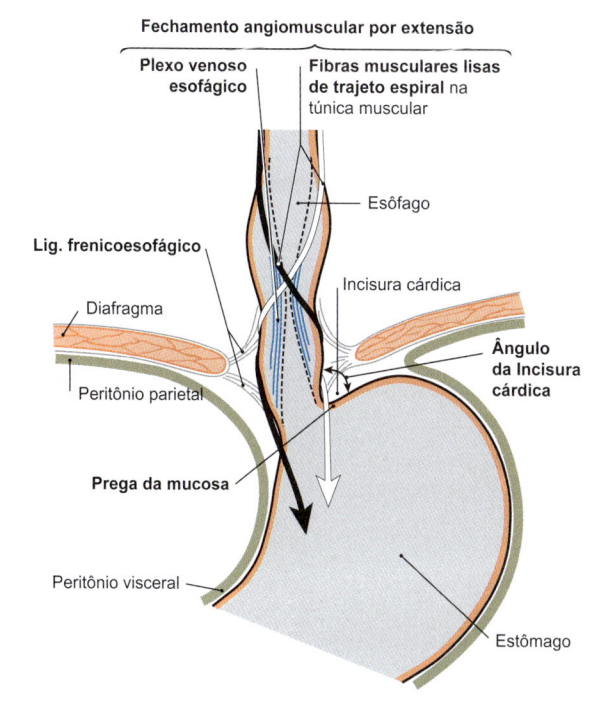

Figura 6.42 Fechamento angiomuscular por extensão e incisura cárdica na região terminal do esôfago. [L126]

6.3.6 Vasos Sanguíneos e Nervos

Artérias

O esôfago não possui artérias próprias, mas é suprido pelos vasos circunjacentes (➤ Fig. 6.43, ➤ Tabela 6.10):

- **parte cervical**: ramos esofágicos da artéria tireóidea inferior;
- **parte torácica**: ramos esofágicos da parte torácica da aorta e das artérias intercostais direitas;
- **parte abdominal**: ramos esofágicos da artéria gástrica esquerda e da artéria frênica inferior.

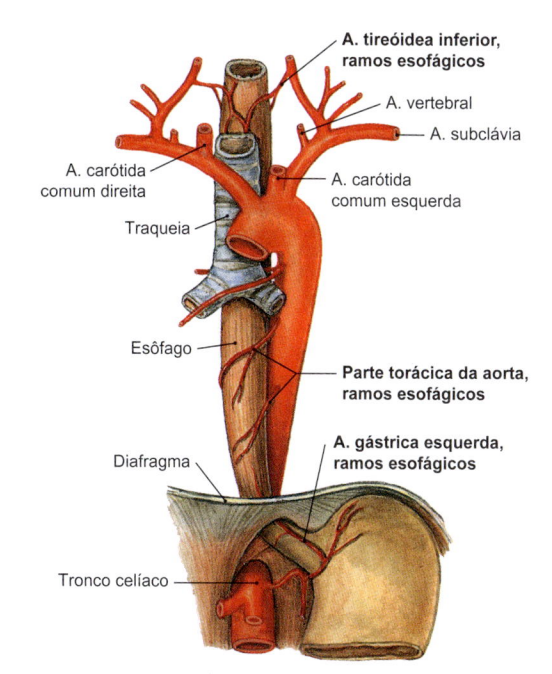

Figura 6.43 Suprimento arterial do esôfago.

Tabela 6.10 Vasos sanguíneos e linfonodos do esôfago.

Parte do esôfago	Vasos sanguíneos e linfonodos
Parte cervical	• Artéria tireóidea inferior • Veia tireóidea inferior • Linfonodos cervicais profundos
Parte torácica	• Ramos esofágicos da parte torácica da aorta e das artérias intercostais direitas • Veia ázigo/hemiázigo • Linfonodos paratraqueais, linfonodos traqueobronquiais, linfonodos mediastinais posteriores
Parte abdominal	• Artéria gástrica esquerda, artéria frênica inferior • Veias gástricas direita e esquerda, que drenam para a veia porta do fígado • Linfonodos gástricos e linfonodos frênicos inferiores

Clínica

Como o esôfago, ao contrário dos outros segmentos do trato gastrointestinal, não tem suas próprias artérias, mas é suprido por vasos sanguíneos ao seu redor, ele não é fácil de operar, razão pela qual a **cirurgia do esôfago** é considerada desafiadora.

Veias

O sangue venoso flui através de fortes plexos venosos, presentes na submucosa (abaixo da mucosa), e na túnica adventícia. Estes plexos venosos também fazem parte do fechamento angiomuscular por extensão na região inferior do esôfago (➤ Fig. 6.44). A drenagem ocorre através das **veias esofágicas** (➤ Tabela 6.10):

- **parte cervical**: para a veia tireóidea inferior;
- **parte torácica**: na veia ázigo/veia hemiázigo;
- **parte abdominal**: através das veias gástricas direita e esquerda, as quais mantêm conexões com o sistema da veia porta do fígado e, portanto, podem atuar como **anastomoses portocavas** (➤ Item 7.3.11).

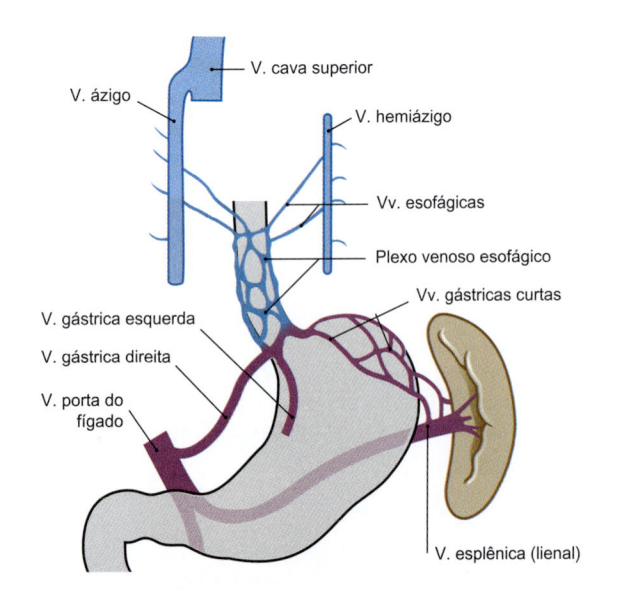

Figura 6.44 Veias do esôfago com anastomoses portocavais. [L126]

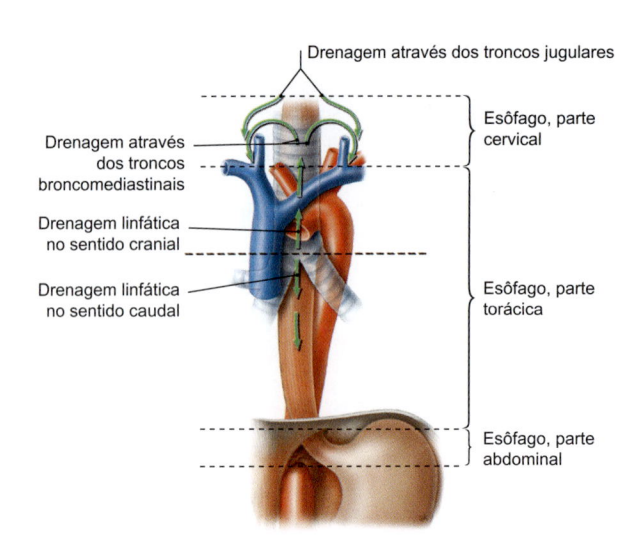

Figura 6.45 Drenagem linfática do esôfago.

De modo semelhante à drenagem linfática, a bifurcação traqueal parece ser uma referência na drenagem venosa do esôfago: acima da bifurcação, o sangue é drenado cranialmente, e abaixo da bifurcação, a drenagem ocorre caudalmente (➤ Fig. 6.45).

Clínica

Se a pressão no sistema da veia porta do fígado aumentar (**hipertensão portal**), por exemplo devido ao aumento da resistência ao fluxo sanguíneo no fígado pela reorganização cicatricial (cirrose hepática), o sangue é conduzido através de anastomoses com a veia cava superior e a veia cava inferior (**anastomoses portocavas**). As anastomoses portocavas mais importantes sob o ponto de vista clínico são as conexões através das veias gástricas para o esôfago, uma vez que estas podem levar à formação de dilatações das veias da submucosa (**varizes esofágicas**). A ruptura de tais varizes está associada a uma letalidade de cerca de 50%, tornando-se a principal causa de morte na cirrose hepática. Caso a ruptura seja interna, o estômago é preenchido com sangue de tonalidade escura, enquanto a ruptura externa, mais rara, faz com que o sangue flua para o interior da cavidade abdominal. Consequentemente, as varizes esofágicas são submetidas à ligadura de forma profilática (ligaduras elásticas) ou injetadas com substâncias esclerosantes.

Linfa

A linfa é drenada para os linfonodos locais do esôfago (**linfonodos justaesofágicos**), que conduzem a linfa de acordo com os respectivos segmentos (➤ Tabela 6.10):

- parte cervical: através dos **linfonodos cervicais profundos** para o tronco jugular;
- parte torácica: **linfonodos paratraqueais, linfonodos traqueobronquiais** e **linfonodos mediastinais posteriores** para o tronco broncomediastinal;
- parte abdominal: através de **linfonodos gástricos** e **linfonodos frênicos inferiores** para os troncos intestinais e lombares.

Acima da bifurcação traqueal, a drenagem linfática do esôfago ocorre predominantemente em direção cranial, enquanto, abaixo da bifurcação, a drenagem segue em direção caudal (➤ Fig. 6.45).

O sangue venoso e a linfa são drenados em direção cranial acima da bifurcação da traqueia, e em direção caudal abaixo da bifurcação da traqueia. Isso significa que os **carcinomas esofágicos** acima da bifurcação desenvolvem metástases nos pulmões, via corrente sanguínea principalmente através do sistema ázigo, e metástases nos linfonodos são observadas principalmente no mediastino e no pescoço. Os **carcinomas abaixo da bifurcação** propagam-se através das veias gástricas especialmente no fígado e podem produzir metástases nos linfonodos na cavidade abdominal.

Inervação

O esôfago apresenta um **sistema nervoso entérico**, de funcionamento autônomo, que é modulado pelas divisões parassimpática e simpática do sistema nervoso autônomo: a divisão parassimpática estimula o peristaltismo e a secreção das glândulas, enquanto a divisão simpática inibe ambos os processos.

- A **inervação parassimpática** é fornecida superiormente através do nervo laríngeo recorrente, e nos segmentos torácico e abdominal através do nervo vago. Abaixo da bifurcação da traqueia, ambos os troncos do nervo vago se tornam adjacentes ao esôfago e formam na túnica adventícia o plexo esofágico, o qual na região distal dá origem aos troncos vagais anterior e posterior. Ambos os troncos, juntamente com o esôfago, passam pelo hiato esofágico do diafragma. Devido à rotação do estômago, o nervo vago esquerdo se posiciona na face anterior do estômago, enquanto o nervo vago direito se posiciona na face posterior do estômago.
- A **inervação simpática** consiste em fibras simpáticas pós-ganglionares derivadas dos gânglios cervicais craniais e torácicos superiores do tronco simpático (2º.-5º.).

Informações aferentes sensitivas, principalmente estímulos de tensão e de dor, são conduzidos para o SNC através do nervo vago.

6.4 Timo

6.4.1 Visão Geral, Função e Desenvolvimento

O timo está localizado no trígono tímico, no mediastino superior (➤ Fig. 6.46). Ele se posiciona posteriormente ao esterno e se estende da margem esternal superior até o pericárdio (altura da 4ª. cartilagem costal). Lateralmente, ele é recoberto pela parte mediastinal da pleura parietal. Posteriormente ao timo seguem os grandes vasos sanguíneos: o arco da aorta e as veias braquiocefálicas, com sua união com a veia cava superior.

O timo, como a medula óssea, é um dos principais órgãos hematopoiéticos. É um **órgão linfoide primário**, uma vez que é responsável pela maturação dos linfócitos T. A partir da medula óssea, células precursoras dos linfócitos T migram através dos vasos sanguíneos para o timo. Neste órgão ocorrem a proliferação e a maturação (aquisição da imunocompetência), bem como a seleção dos linfócitos T. Subsequentemente, os linfócitos T passam pelo sangue para atingir os órgãos linfoides secundários (baço, linfonodos, tonsilas e tecido linfoide associado a mucosas), nos quais ocorrem os mecanismos específicos de defesa imunológica propriamente ditos.

O **endoderma do 3º. par de bolsas faríngeas** forma, de ambos os lados, um brotamento ventral; ambos os brotamentos se deslocam medialmente a partir da 6ª. semana e se fundem, formando juntos os dois lobos do timo.

Um **timo de tamanho aumentado** que se projeta além da abertura superior do tórax pode levar à compressão da traqueia no recém-nascido, resultando em dificuldade respiratória.

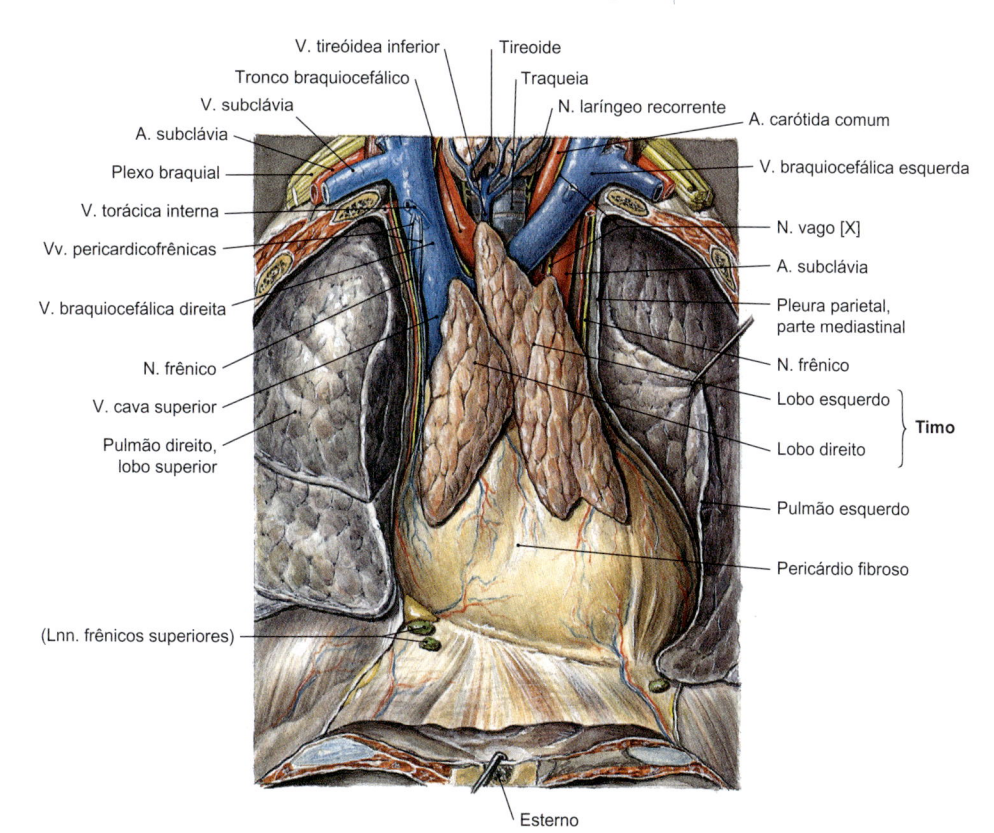

Figura 6.46 Visão geral do timo.

- V. tireóidea inferior
- Tireoide
- Tronco braquiocefálico
- Traqueia
- V. subclávia
- N. laríngeo recorrente
- A. carótida comum
- A. subclávia
- Plexo braquial
- V. braquiocefálica esquerda
- V. torácica interna
- N. vago [X]
- Vv. pericardicofrênicas
- A. subclávia
- V. braquiocefálica direita
- Pleura parietal, parte mediastinal
- N. frênico
- N. frênico
- V. cava superior
- Lobo esquerdo
- Pulmão direito, lobo superior
- Lobo direito
- Timo
- Pulmão esquerdo
- Pericárdio fibroso
- (Lnn. frênicos superiores)
- Esterno

A **síndrome de DiGeorge** caracteriza uma aplasia tímica. O timo é de fato formado, mas não pode se desenvolver. A causa envolve uma malformação do 3º par de bolsas faríngeas. Isso leva à perda de imunidade de base celular. Os pacientes sofrem de infecções recorrentes e precisam de um ambiente mais estéril possível.

N O T A

O timo e a medula óssea são caracterizados como **órgãos linfoides primários**. Eles atuam na produção e na maturação (aquisição da imunocompetência) das células de defesa. As células maduras adquirem a capacidade de distinguir elementos do próprio corpo e elementos estranhos ao corpo. As reações de defesa direta ocorrem nos órgãos linfoides secundários.

6.4.2 Estrutura

O timo consiste em **dois lobos assimétricos**, cada um envolvido por sua própria cápsula do tecido conjuntivo. Os septos do tecido conjuntivo dividem os lobos em lóbulos microscopicamente visíveis (**lóbulos tímicos**), que por sua vez podem ser subdivididos em **córtex** e **medula**. Após a puberdade, o timo sofre uma involução. O córtex é significativamente reduzido e substituído por tecido adiposo (**corpo adiposo retrosternal**). Em pessoas idosas, apenas resquícios do parênquima tímico microscopicamente detectáveis são preservados, mas, de acordo com a necessidade de respostas imunológicas, podem ser mobilizados. No timo dos idosos, caracteriza-se um parênquima altamente infiltrado de tecido adiposo, com aumento da densidade dos vasos sanguíneos. Macroscopicamente, estes resquícios só podem ser identificados por meio de pequenos ramos arteriais da artéria torácica interna, ou por conexões venosas às veias braquiocefálicas.

Lóbulos tímicos acessórios podem ocorrer no pescoço.

6.4.3 Vasos Sanguíneos e Nervos

- **Suprimento arterial**: ramos tímicos da artéria torácica interna.
- **Drenagem venosa**: veias tímicas, que drenam para a veia braquiocefálica.
- **Vasos linfáticos**: vasos linfáticos exclusivamente eferentes para os linfonodos mediastinais.
- **Inervação**: predominantemente simpática, através dos gânglios cervicais do tronco simpático; o nervo vago é responsável pela inervação parassimpática.

6.5 Cavidade Torácica

Competências

Após a leitura deste capítulo, você será capaz de:
- descrever a estrutura da cavidade torácica e o conteúdo do mediastino em preparações anatômicas;
- identificar os segmentos da cavidade pleural, com seus recessos, e descrever os vasos sanguíneos e nervos da pleura;
- descrever os mecanismos da respiração e a função dos músculos respiratórios;
- descrever o desenvolvimento das cavidades corporais e do diafragma em linhas gerais.

6.5.1 Visão Geral

A cavidade torácica é delimitada pela caixa torácica. Ela se subdivide em duas **cavidades pleurais**, cada uma contendo um pulmão. Entre elas se situa o **mediastino**, que representa um espaço de tecido conjuntivo entre o esterno e o segmento torácico da coluna vertebral (➤ Fig. 6.48).

6.5.2 Mediastino

O mediastino (do latim: o que fica no meio) é um espaço de tecido conjuntivo entre o esterno e a coluna vertebral, o qual, de acordo com o indivíduo, é preenchido com uma quantidade muito variável de tecido adiposo. O mediastino é subdividido em diferentes segmentos, de acordo com a posição relativa do coração (➤ Fig. 6.47):

Mediastino superior, acima do coração;

Mediastino inferior, no qual o coração se encontra. O mediastino inferior é dividido em:
- **mediastino anterior** (à frente do coração);
- **mediastino médio** (com o pericárdio);
- **mediastino posterior** (entre o pericárdio e a coluna vertebral).

O **mediastino superior** abriga o timo, a traqueia até a sua bifurcação, o esôfago e os grandes vasos arteriais e venosos do coração (arco da aorta, tronco pulmonar, veia cava superior com tributárias), os linfonodos mediastinais e troncos linfáticos, além de vários nervos que se projetam do pescoço através da cavidade torácica (nervo frênico, nervo vago, tronco simpático com ramos) (➤ Tabela 6.11).

O **mediastino inferior anterior** contém apenas a drenagem linfática retrosternal das mamas (a artéria e a veia torácicas internas, em contraste, estão incluídas na parede do tronco). O **mediastino**

Tabela 6.11 Conteúdo do mediastino.

Conteúdo do mediastino superior	Conteúdo do mediastino inferior
- Timo - Traqueia - Esôfago - Arco da aorta e tronco pulmonar - Veias braquiocefálicas e veia cava superior - Tratos linfáticos: troncos linfáticos (ducto torácico, troncos broncomediastinais) e linfonodos mediastinais - Sistema nervoso autônomo (tronco simpático, nervo vago [X], com nervo laríngeo recorrente) - Nervo frênico	- **Mediastino anterior**: drenagem linfática retroesternal das mamas - **Mediastino médio**: pericárdio, com os vasos da base do coração, nervo frênico, com vasos pericardicofrênicos - **Mediastino posterior**: parte descendente da aorta, esôfago com plexo esofágico do nervo vago, ducto torácico, tronco simpático com nervos esplâncnicos, veia ázigo e veia hemiázigo, além de vasos e nervos intercostais

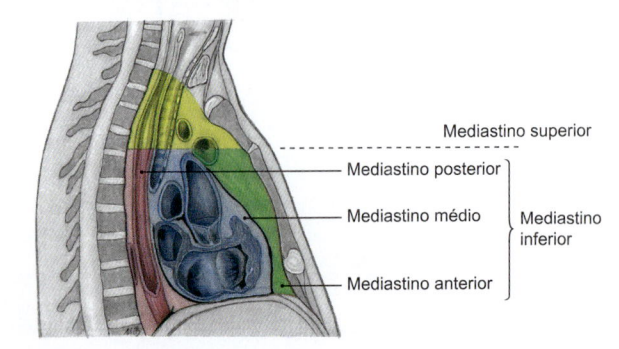

Figura 6.47 Subdivisão do mediastino.

Mediastino superior
Mediastino posterior
Mediastino médio
Mediastino anterior
Mediastino inferior

inferior médio é completamente preenchido pelo pericárdio, sobre o qual o nervo frênico e a artéria e veia pericardicofrênicas seguem. O pericárdio contém o coração e a parte ascendente da aorta. O **mediastino inferior posterior**, por outro lado, tem uma estrutura complexa, e é atravessado pelo esôfago, pela parte descendente da aorta, pelo sistema de veias ázigo, pelo nervo vago e pelo tronco simpático com seus ramos, pelo ducto torácico, e pelos vasos sanguíneos e nervos intercostais (➤ Tabela 6.11).

6.5.3 Cavidades Pleurais

A **cavidade pleural** é recoberta pela **pleura parietal**, que é subdividida de acordo com suas três superfícies:
- parte costal (internamente às costelas);
- parte mediastinal (no mediastino);
- parte diafragmática (sobre o diafragma).

Medialmente, os recessos pleurais entre a pleura costal e a pleura mediastinal de ambos os lados se insinuam entre o mediastino e o esterno, de modo que estabelecem contato. Eles divergem apenas em duas pequenas áreas, de forma que o mediastino entra em contato direto com o esterno (➤ Fig. 6.48):
- **trígono tímico** (cranialmente), que contém o timo;
- **trígono pericárdico** (caudalmente), no qual o pericárdio se associa em uma extensão muito variável ao esterno, e que corresponde ao campo de "macicez cardíaca absoluta"

Superiormente, as cavidades pleurais de ambos os lados, com as **cúpulas pleurais**, se projetam acima da abertura superior do tórax em até 5 cm (!). No **hilo** do pulmão, a pleura parietal continua com a **pleura visceral**, que recobre a superfície externa dos pulmões. Os recessos pleurais podem se estender de modo variável em direção caudal, formando o ligamento pulmonar.
Ambos os folhetos da pleura formam um espaço capilar, contendo um total de 5 mL de líquido seroso, que atua na aderência do pulmão à parede do tronco, de modo que os pulmões podem acompanhar as alterações de volume da caixa torácica durante a respiração.

Clínica

A extensão das cúpulas pleurais deve ser considerada ao se colocar um **cateter venoso central** (CVC) na **veia subclávia**, com o indivíduo em decúbito dorsal. Nesse caso, uma perfuração é feita na margem inferior da convexidade anterior da clavícula, em direção à articulação esternoclavicular. Se a cânula estiver inclinada, haverá o risco de lesão à cavidade pleural, o que pode levar ao colapso do pulmão (**pneumotórax**) devido à entrada de ar.

As cavidades pleurais apresentam quatro pares de espaços de reserva (**recessos pleurais**), nos quais os pulmões se expandem durante uma inspiração profunda:
- **Recesso costodiafragmático**: lateralmente, na linha axilar média, com profundidade de até 5 cm; ele se expande caudalmente para a direita, posteriormente ao lobo direito do fígado, e para a esquerda, posteriormente ao estômago e ao baço, podendo também se estender posteriormente ao polo superior do rim de ambos os lados (➤ Fig. 6.48).
- **Recesso costomediastinal**: situa-se anteriormente de ambos os lados, entre o mediastino e a parede torácica; corresponde à área de "macicez cardíaca relativa", uma vez que aqui o pulmão cheio de ar se encontra entre o pericárdio e a parede torácica e, portanto, não reduz a percussão tanto quanto o campo de "macicez cardíaca absoluta" (➤ Fig. 6.48).
- **Recesso frenicomediastinal**: caudalmente, entre o diafragma e o mediastino.
- **Recesso vertebromediastinal**: posteriormente, ao lado da coluna vertebral.

Enquanto a **pleura visceral** é suprida pelos vasos sanguíneos e nervos dos pulmões e não é sensível à dor, a **pleura parietal** é suprida em seus três segmentos pelos vasos sanguíneos e nervos circunjacentes. Consequentemente, ela também tem uma inervação somática e é sensível à dor:

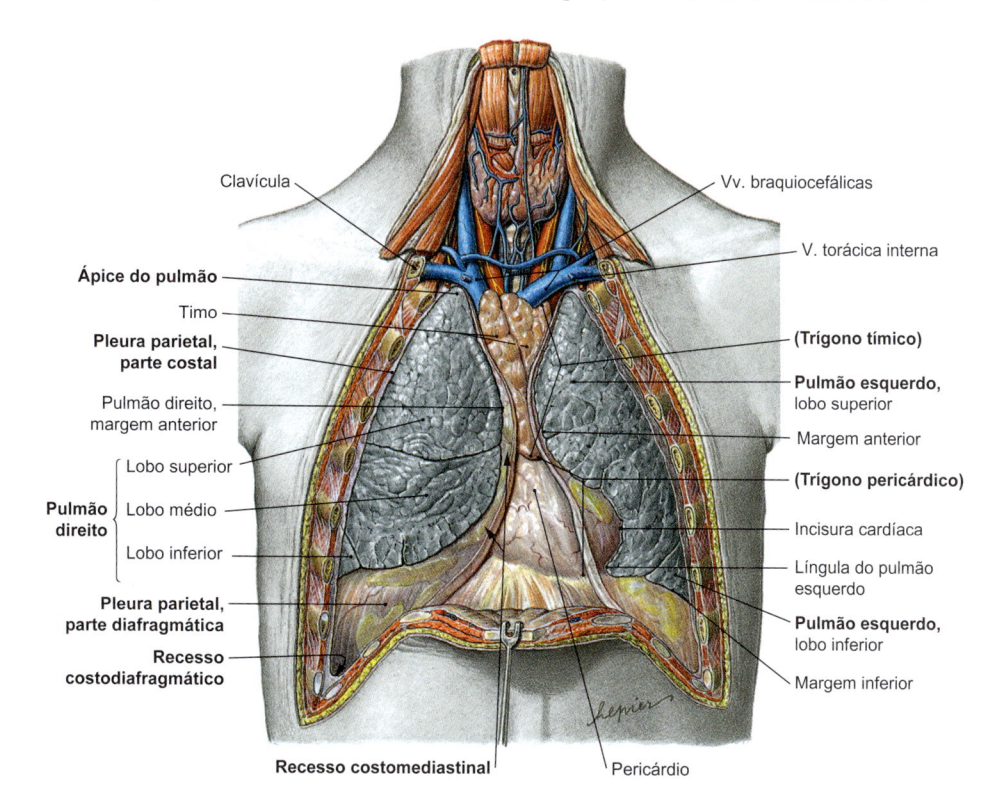

Clavícula
Vv. braquiocefálicas
V. torácica interna
Ápice do pulmão
Timo
Pleura parietal, parte costal
(Trígono tímico)
Pulmão direito, margem anterior
Pulmão esquerdo, lobo superior
Margem anterior
Lobo superior
(Trígono pericárdico)
Pulmão direito
Lobo médio
Lobo inferior
Incisura cardíaca
Língula do pulmão esquerdo
Pleura parietal, parte diafragmática
Pulmão esquerdo, lobo inferior
Recesso costodiafragmático
Margem inferior
Recesso costomediastinal
Pericárdio

Figura 6.48 Cavidades pleurais e mediastino de um indivíduo jovem. Vista anterior após remoção da parede torácica e do tecido adiposo do mediastino.

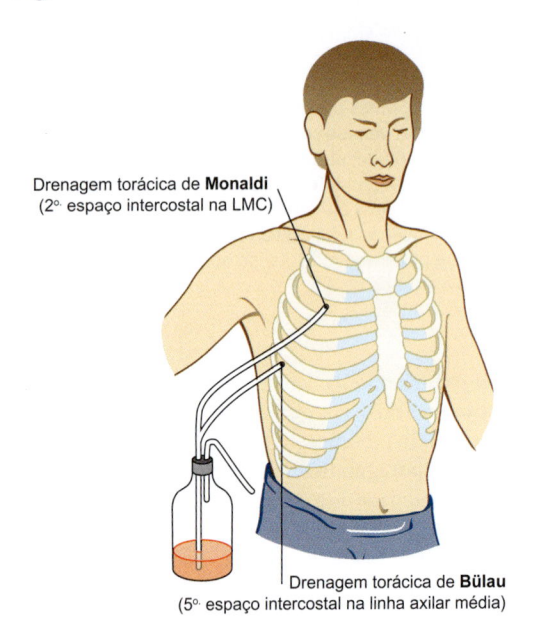

Drenagem torácica de **Monaldi**
(2º espaço intercostal na LMC)

Drenagem torácica de **Bülau**
(5º espaço intercostal na linha axilar média)

Figura 6.49 Drenagem torácica de Monaldi, no 2º espaço intercostal na linha medioclavicular (LMC), ou de Bülau, no 5º espaço intercostal na linha axilar média. O ar, ou o líquido infiltrado, é removido da cavidade pleural por meio de um sistema de drenagem. [L126]

- **Parte costal**:
  - artérias e veias intercostais posteriores (posteriormente), e ramos intercostais anteriores (anteriormente);
  - linfonodos intercostais (posteriormente) e paraesternais (anteriormente);
  - nervos intercostais.
- **Partes mediastinal e diafragmática**:
  - artéria e veia pericardicofrênicas, artéria e veia musculofrênicas, artéria e veia frênicas superiores;
  - linfonodos mediastinais e linfonodos frênicos superiores;
  - nervo frênico.

Clínica

O volume do líquido no espaço pleural pode aumentar (**efusão pleural ou derrame pleural**) em inflamações do pulmão (pleurisia), por refluxo sanguíneo na insuficiência cardíaca, ou em tumores do pulmão e da pleura. Além disso, existem derrames pleurais quilosos, nos quais a linfa escapa do ducto torácico para a cavidade pleural. Derrames pleurais causam uma percussão maciça. Eles são puncionados no recesso costodiafragmático, assim se pode esclarecer a causa e melhorar a respiração.
Na **drenagem torácica**, a cavidade pleural é puncionada para, em caso de pneumotórax, drenar o ar que tenha penetrado nesse espaço, de modo a reexpandir o pulmão ou, em caso de hemotórax, para remover o sangue (➤ Fig. 6.49). Os seguintes acessos são escolhidos em medicina de emergência:
- na drenagem de Monaldi, o 2º espaço intercostal, na linha medioclavicular, ou
- na drenagem de Bülau, o 5º espaço intercostal, na linha axilar média.
Na drenagem de Bülau, deve-se ter cuidado com uma perfuração do fígado no lado direito, que pode se estender sob a cúpula diafragmática direita no 4º espaço intercostal.
Uma vez que apenas a pleura parietal é sensível à dor, as doenças pulmonares não são sentidas como dolorosas até que a **pleura parietal** seja acometida. Em caso de irritação da

pleura costal, a dor é percebida no respectivo espaço intercostal da parede do tronco, mas, no caso de envolvimento da pleura diafragmática, a dor é percebida através do nervo frênico na área do ombro (dor referida). Por isso, **carcinomas bronquiais** somente se manifestam por meio de dores em casos de doença tumoral avançada, com invasão da pleura, e que causavam anteriormente apenas sintomas inespecíficos.

6.5.4 Respiração

As necessidades de energia do corpo humano são supridas principalmente por meio da degradação oxidativa de nutrientes. Portanto, todas as células precisam de oxigênio em quantidades suficientes, liberando dióxido de carbono como produto final. Esses gases chegam ao sangue durante a sua passagem pelos pulmões na circulação pulmonar, onde são trocados com o ar exterior. Deste modo, os próprios pulmões seguem passivamente as alterações de volume das cavidades pleurais na cavidade torácica.

Durante a **inalação** (**inspiração**), o volume das cavidades pleurais pode ser aumentado por dois mecanismos (➤ Fig. 6.50):
- Na **respiração diafragmática** ("respiração abdominal"), a cavidade pleural é ampliada caudalmente pela contração do diafragma (músculo respiratório principal), sobre o qual se encontra a parte diafragmática da pleura.
- Na **respiração costal** ("respiração torácica"), a cavidade pleural é ampliada em direções anterior, posterior e lateral, pela elevação das costelas, uma ação dos músculos intercostais externos e dos músculos escalenos.

A inspiração requer a utilização dos músculos do tórax e, assim, ocorre de forma ativa. Os músculos auxiliares da respiração sustentam a inspiração na respiração forçada (➤ Tabela 6.12).

A **exalação** (**expiração**), por outro lado, ocorre de forma predominantemente passiva, uma vez que o diafragma relaxa, e as partes cartilaginosas das costelas movimentadas durante a inspiração, os ligamentos da caixa torácica e os componentes do sistema elástico da matriz extracelular do estroma pulmonar retornam à sua posição original. Além disso, a expiração forçada é sustentada por vários músculos, os quais promovem um abaixamento das costelas (➤ Fig. 6.50, ➤ Tabela 6.12).

A **função antagônica** dos músculos intercostais externos e das partes laterais dos músculos intercostais internos pode ser explicada pelos torques dos músculos sobre as costelas. Como os músculos intercostais externos seguem da região lateral superior para a região medial inferior, o braço de alavanca virtual aumenta nos mús-

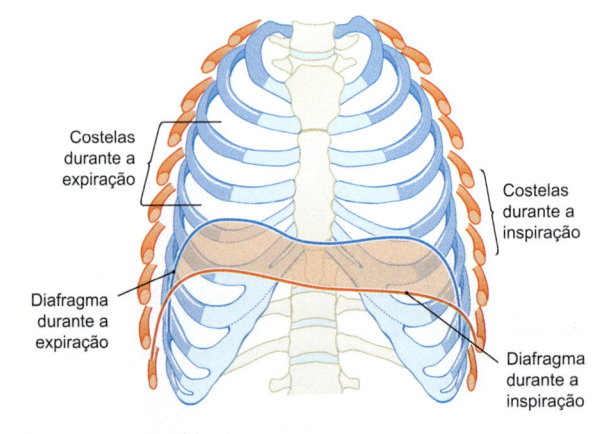

Costelas durante a expiração

Costelas durante a inspiração

Diafragma durante a expiração

Diafragma durante a inspiração

Figura 6.50 Costelas e diafragma durante a inspiração (em vermelho) e durante a expiração (em azul). [L126]

Tabela 6.12 Músculos respiratórios primários e músculos auxiliares na respiração.

Inspiração	Expiração
Músculos efetivos na inspiração:	**Músculos efetivos na expiração forçada:**
• Diafragma (principal músculo respiratório!)	• Músculos intercostais internos e íntimos
• Músculos intercostais externos	• Músculos subcostais
• Porção paraesternal dos músculos intercostais internos („músculos intercartilagíneos)	• Músculo transverso do tórax
• Músculos escalenos	**Músculos auxiliares durante a expiração forçada:**
Músculos auxiliares durante a inspiração:	• Músculo transverso do abdome
• Músculo esternocleidomastóideo (com a cabeça fixa, através da musculatura da nuca)	• Músculos oblíquos externo e interno do abdome
• Músculos serráteis posteriores superior e inferior (por meio da fixação das costelas)	• Músculo latíssimo do dorso („músculo da tosse")
• Músculo peitoral maior (com o membro superior apoiado)	• Músculo iliocostal (trato lateral aos músculos intrínsecos do dorso)
• Músculo peitoral menor (com o membro superior apoiado)	
• Músculo serrátil anterior (com o membro superior apoiado)	

culos caudais para o eixo de rotação através do colo das costelas e, portanto, através do torque, de modo que os músculos podem levantar especialmente as costelas inferiores. Os músculos intercostais internos (e íntimos), por outro lado, têm um trajeto oposto e, portanto, abaixam mais intensamente as costelas superiores.

6.5.5 Desenvolvimento das Cavidades Corporais

A **cavidade torácica**, a **cavidade abdominal** (➤ Item 7.7.1) e a **cavidade pélvica** (➤ Item 8.7.1) constituem as três grandes cavidades corporais. Nessas cavidades corporais desenvolvem-se três cavidades serosas, recobertas com uma **membrana serosa** (túnica serosa):

• Na cavidade torácica se situam a **cavidade pericárdica** e as **cavidades pleurais**.

• A **cavidade peritoneal** está incluída nas cavidades abdominal e pélvica.

As membranas serosas são derivadas do mesoderma, nas quais o **folheto parietal** (folheto parietal do pericárdio seroso, pleura parietal e peritônio parietal) é originário da parede do corpo (a chamada somatopleura), recobrindo a sua superfície interna. O **folheto visceral** (epicárdio, pleura visceral, peritônio visceral), por outro lado, origina-se do mesoderma da parede do intestino

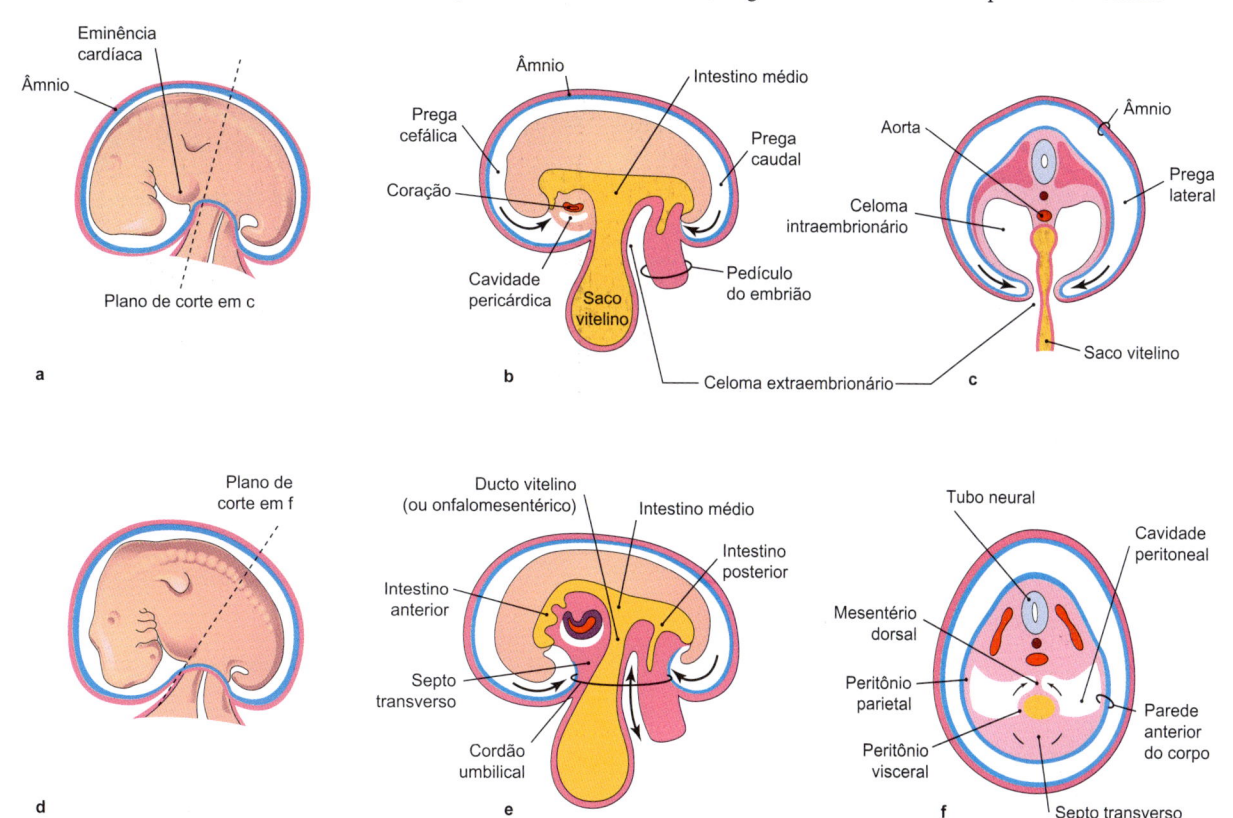

Figura 6.51 Dobramento do embrião na 4ª semana de desenvolvimento. a Vista lateral de um embrião na 4ª semana (26º dia). **b** Corte sagital do embrião no mesmo período de desenvolvimento. **c** Corte transversal do plano de corte mostrado em a. **d** Vista lateral de um embrião ao final da 4ª semana (28º dia). **e** Corte sagital do embrião no mesmo período de desenvolvimento. **f** Corte transversal do plano de corte mostrado em d. [E347-09]

primitivo (a chamada esplancnopleura) e recobre a superfície externa dos órgãos em cada cavidade.

A **cavidade corporal primitiva** (**celoma**) é formada pela fusão dos espaços no mesoderma. O celoma é composto de uma porção extraembrionária (**celoma extraembrionário** ou **cavidade coriônica**), que se forma entre o trofoblasto e o saco vitelino e um **celoma intraembrionário** no mesoderma, entre o endoderma e o ectoderma do disco embrionário. Embora essas duas porções se mantenham inicialmente conectadas uma a outra, o celoma extraembrionário regride mais tarde, enquanto o celoma intraembrionário é subdividido em cavidades pericárdica, pleurais e peritoneal.

Inicialmente, no final da *3ª. semana de desenvolvimento*, forma-se a **cavidade pleuropericárdica**, que tem a forma de ferradura e, cuja porção cranial futuramente levará à formação da cavidade pericárdica, nas proximidades do coração, enquanto os dois ramos caudais representam os primórdios das cavidades pleurais (➤ Fig. 6.51). Caudalmente, forma-se a **cavidade celomática**, que se comunica lateralmente com o celoma extraembrionário, como um primórdio da cavidade peritoneal. A cavidade pleuropericárdica está agora conectada à cavidade celomática, de modo que, através desses **canais pericardioperitoneais**, surge inicialmente uma cavidade corporal intraembrionária contínua (➤ Fig. 6.52), que futuramente será separada em suas partes.

Na *4ª. semana de desenvolvimento*, ocorre o dobramento do embrião, tanto na direção craniocaudal quanto na direção lateral (➤ Fig. 6.51c, e), levando à formação do umbigo, e a ampla conexão de superfície entre o primórdio intraembrionário do trato gastrointestinal e o saco vitelino, em posição extraembrionária, será estreitada, de modo a promover a formação do **ducto onfalomesentérico** (ou **ducto vitelino**) (➤ Fig. 6.51e). Deste modo, o intestino primitivo fica subdividido em três segmentos: cranial, caudal e o nível do ducto onfalomesentérico, que respectivamente representam o intestino anterior, o intestino posterior e o intestino médio. Devido ao pregueamento lateral do corpo do embrião, a cavidade peritoneal aumenta de ambos os lados do intestino primitivo, de modo que, em última instância, ela esteja conectada apenas à parede dorsal do tronco através de uma estreita ponte de tecido (**mesentério dorsal**) (➤ Fig. 6.51f, ➤ Fig. 6.52d). Desta forma, o mesentério dorsal torna-se recoberto de ambos os lados pelo peritônio (duplicação peritoneal), que se estende sobre a superfície do primórdio gastrointestinal como um **peritônio visceral**, e recobre a parede da cavidade peritoneal como **peritônio parietal** (➤ Fig. 6.52e).

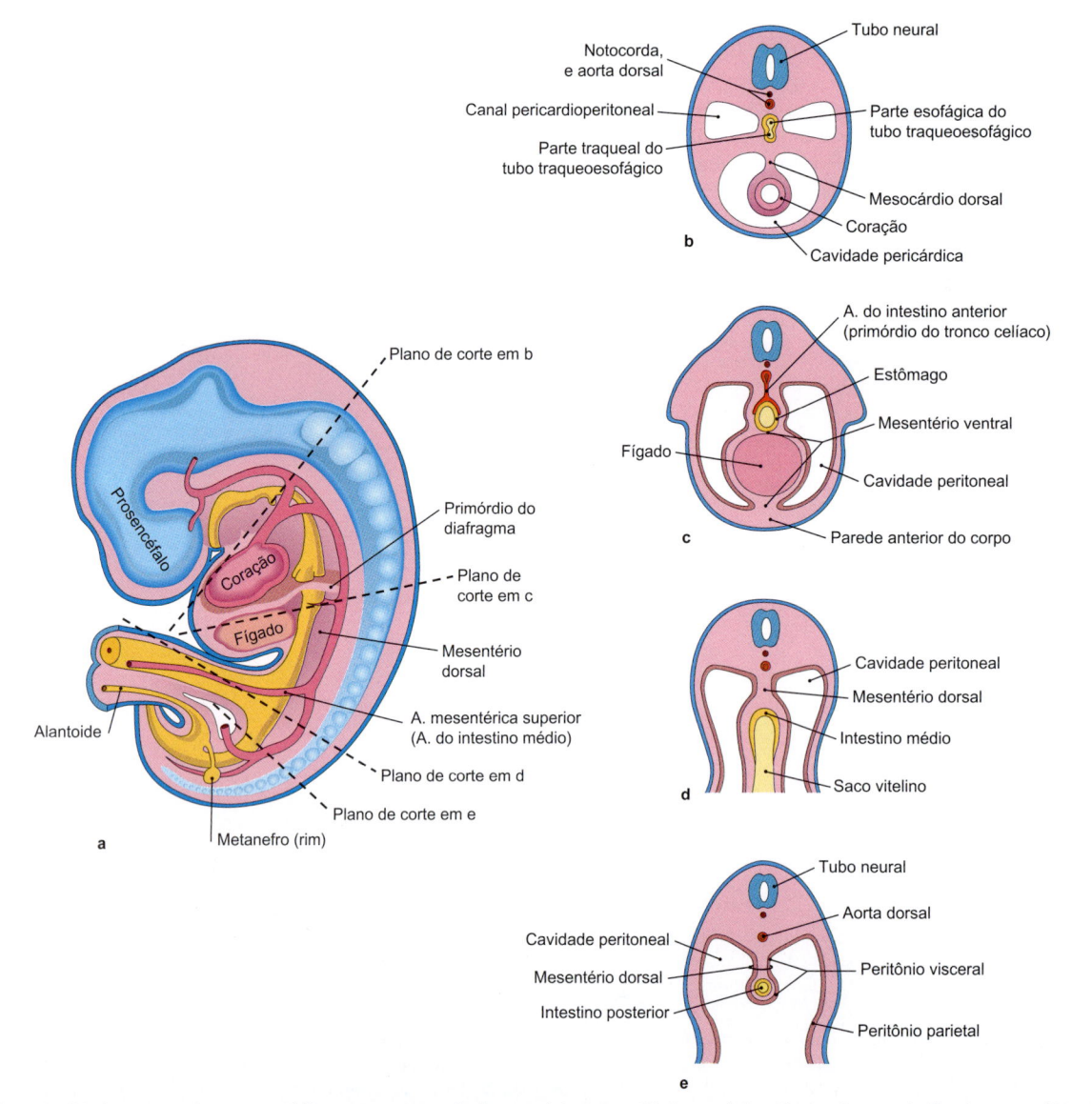

Figura 6.52 Cavidades corporais e mesentérios na 5ª. semana de desenvolvimento. a Visão geral. **b-e** Planos de corte indicados em **a**. [E347-09]

Um **mesentério ventral** se forma apenas na área acima do umbigo, isto é, no intestino anterior, porque aqui o fígado em formação estabelece uma conexão com a parede ventral do tronco por meio da sua incorporação no septo transverso (➤ Fig. 6.52c). O **septo transverso** é uma placa de mesênquima entre a cavidade pericárdica e o ducto onfalomesentérico e, portanto, uma primeira separação entre as cavidades pericárdica e peritoneal (➤ Fig. 6.51e, f). Até a *10ª. semana*, na região do umbigo, a cavidade peritoneal se comunica com o celoma extraembrionário, até que este celoma regrida durante o retorno da alça do intestino médio para a cavidade peritoneal.

As partes craniais dos canais pericardioperitoneais se dilatam para formar as cavidades pleurais e se estendem ventralmente de ambos os lados para a cavidade pericárdica, da qual são separadas na 7ª. semana pelas **membranas pleuropericárdicas** (➤ Fig. 6.53b). A cavidade pericárdica é assim incorporada ao mesênquima nas imediações do intestino anterior, o qual posteriormente formará o **mediastino** (➤ Fig. 6.53c, d). No *final do 2º mês*, as pregas serosas na extremidade caudal das cavidades pleurais separam o mediastino da cavidade pericárdica como **membranas pleuroperitoneais**, por meio das quais elas se fundem ventralmente com o septo transverso e com o mesentério dorsal do esôfago. Isso ocorre mais precocemente à direita do que à esquerda, possivelmente em função da formação do fígado neste local.

N O T A

A cavidade corporal primitiva (celoma) se forma a partir de fendas em meio ao mesoderma e se subdivide subsequentemente nas cavidades pericárdica, pleurais e peritoneal. Estas cavidades são recobertas por membranas serosas, que também são derivadas do mesoderma.

A subdivisão das cavidades pleurais e peritoneal também permite a formação do **diafragma**, cujo centro tendíneo se origina do septo transverso (➤ Fig. 6.51e). Uma vez que inicialmente esta estrutura se encontra no nível dos somitos cervicais e, em seguida, devido ao rápido crescimento do dorso do embrião, vai se deslocando para a altura dos somitos torácicos (descida), é compreensível que as células precursoras de células musculares que migram inicialmente para o septo transverso sejam inervadas pelos segmentos craniais da medula espinhal, cujas fibras nervosas formarão mais tarde o nervo frênico (plexo cervical, C3-5). A maior parte do diafragma, que circunda o centro tendíneo (**partes esternal, costal e lombar**), é composta predominantemente pelas partes adjacentes da parede do corpo. Apenas os **pilares da parte lombar do diafragma** são resquícios do mesentério dorsal do esôfago. As **membranas pleuroperitoneais**, por outro lado, regridem em grande parte e formam apenas uma pequena porção do diafragma, próximo ao trígono lombocostal (triângulo de Bochdalek).

N O T A

O diafragma é composto por quatro partes:
• Centro tendíneo: derivado do septo transverso.
• Partes esternal, costal e lombar (maior parte): derivadas da parede corporal adjacente.
• Pilares do diafragma: derivados do mesentério dorsal do esôfago.
• Pequena porção no trígono lombocostal: derivada das membranas pleuroperitoneais.
As células musculares e a sua inervação (nervo frênico) são originárias dos somitos cervicais.

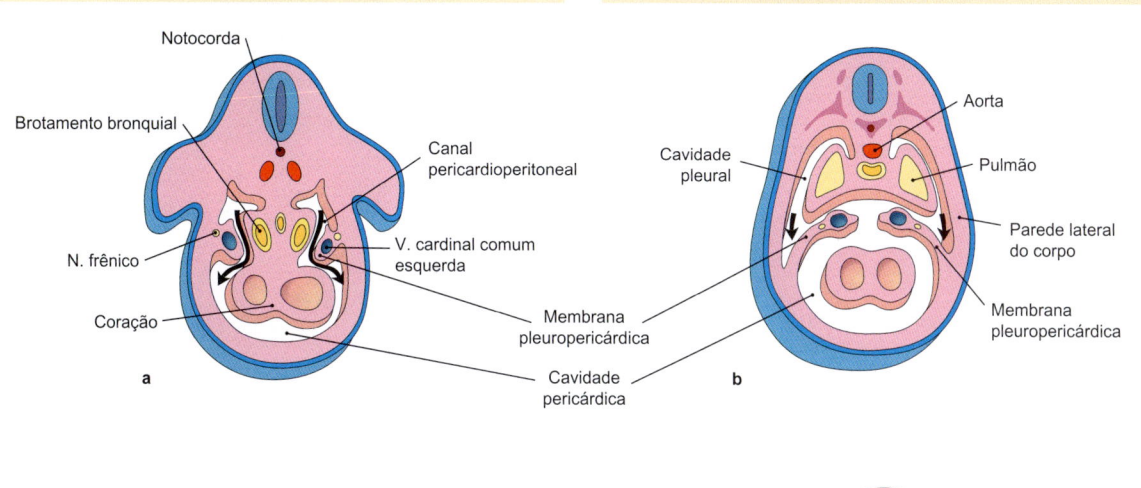

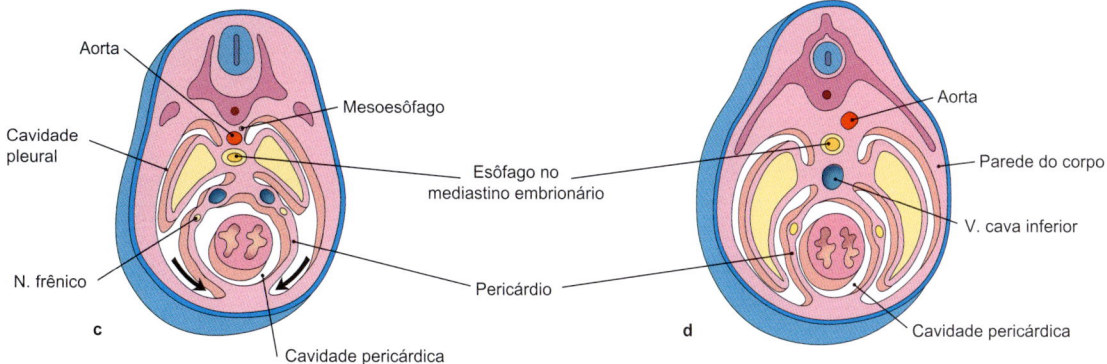

Figura 6.53 Subdivisão das cavidades corporais entre a 5ª e a 8ª semana de desenvolvimento. a Final da 5ª semana; as setas indicam as conexões entre as cavidades pleurais e pericárdica. **b** 6ª Semana: formação das membranas pleuropericárdicas. **c** 7ª Semana: expansão das cavidades pleurais em direção ventral. **d** 8ª Semana. [E347-09]

Clínica

O complexo desenvolvimento do diafragma explica por que podem ocorrer malformações congênitas. A mais comum é o **defeito diafragmático posterolateral**, no qual a maior parte do fechamento à esquerda pela membrana pleuroperitoneal não ocorre. Este defeito também é referido como hérnia congênita de Bochdalek, embora não exista, de fato, um saco herniário. Devido ao deslocamento do estômago, do baço, e de segmentos do intestino delgado para a cavidade torácica, isto geralmente leva a um subdesenvolvimento do pulmão (hipoplasia pulmonar) e, após o nascimento, a dificuldades respiratórias, pigmentação azulada da pele (cianose) e aumento da frequência cardíaca (taquicardia).

6.6 Vasos Sanguíneos e Nervos da Cavidade Torácica

Competências

Após a leitura deste capítulo, você será ser capaz de:
* descrever a estrutura básica dos vasos sanguíneos e nervos da cavidade torácica, para que se possa compreender a origem de seus trajetos nos órgãos individuais;
* identificar os segmentos da aorta na caixa torácica, com os seus ramos, em preparações anatômicas;
* descrever a veia cava superior e suas tributárias, o sistema de veias ázigo e as anastomoses cavocavais, e explicar o seu significado clínico;
* identificar os grupos de linfonodos e a sistemática dos troncos linfáticos na cavidade torácica, e mostrar o trajeto do ducto torácico em detalhes nas preparações anatômicas;
* descrever o trajeto e a região de suprimento do nervo frênico;
* descrever a organização do sistema nervoso autônomo na cavidade torácica, além de identificar a estrutura do tronco simpático e o trajeto e os ramos dos nervos vagos nas preparações anatômicas.

6.6.1 Visão Geral

Os grandes troncos arteriais, venosos e linfáticos do corpo seguem no **mediastino superior** e no **mediastino inferior posterior da cavidade torácica**. Superiormente, os vasos sanguíneos e nervos passam através da abertura superior do tórax para o espaço de tecido conjuntivo do pescoço. Inferiormente, eles passam pelo diafragma e seguem no **espaço retroperitoneal** da cavidade abdominal (➤ Item 8.7).

A **aorta** é subdividida em parte ascendente, arco da aorta e parte torácica da aorta descendente (aorta torácica), cada uma das quais originando vários ramos.

A **veia cava superior** conduz o sangue da metade superior do corpo ao coração. Ela reúne as veias do **sistema ázigo**, que, com as suas tributárias, corresponde à área de suprimento da aorta.

O principal tronco linfático do corpo, o **ducto torácico**, ascende anteriormente à coluna vertebral, cruza a cúpula pleural esquerda e desemboca no ângulo venoso esquerdo. Além disso, o mediastino contém uma grande quantidade de linfonodos.

Como partes do **sistema nervoso** somático encontram-se os nervos intercostais, que inervam a parede do tronco (➤ Item 3.2.3), e o nervo frênico no mediastino. O sistema nervoso autônomo consiste na parte torácica do tronco simpático e no nervo vago.

6.6.2 Artérias da Cavidade Torácica

No mediastino superior, a parte ascendente da aorta dá origem ao arco da aorta e, em seguida, continua como parte descendente da parte torácica da aorta (➤ Fig. 6.54).

A partir da parte ascendente da aorta, originam-se ainda no pericárdio os **vasos coronários** (**artérias coronárias direita e esquerda**).

O **arco da aorta** passa sobre a bifurcação da traqueia e se posiciona ao lado esquerdo da traqueia, do esôfago e da coluna vertebral. Ele origina os seguintes ramos (➤ Fig. 6.55, ➤ Fig. 6.56):
* **tronco braquiocefálico**, que se divide em artéria subclávia direita e artéria carótida comum direita;
* **artéria carótida comum esquerda**;
* **artéria subclávia esquerda**;
* (**artéria tireóidea ima**): uma artéria inferior ímpar da tireoide ocorre em até 10% de todos os casos, e geralmente se ramifica a partir do tronco braquiocefálico ou de uma artéria carótida comum e, portanto, não diretamente da aorta.

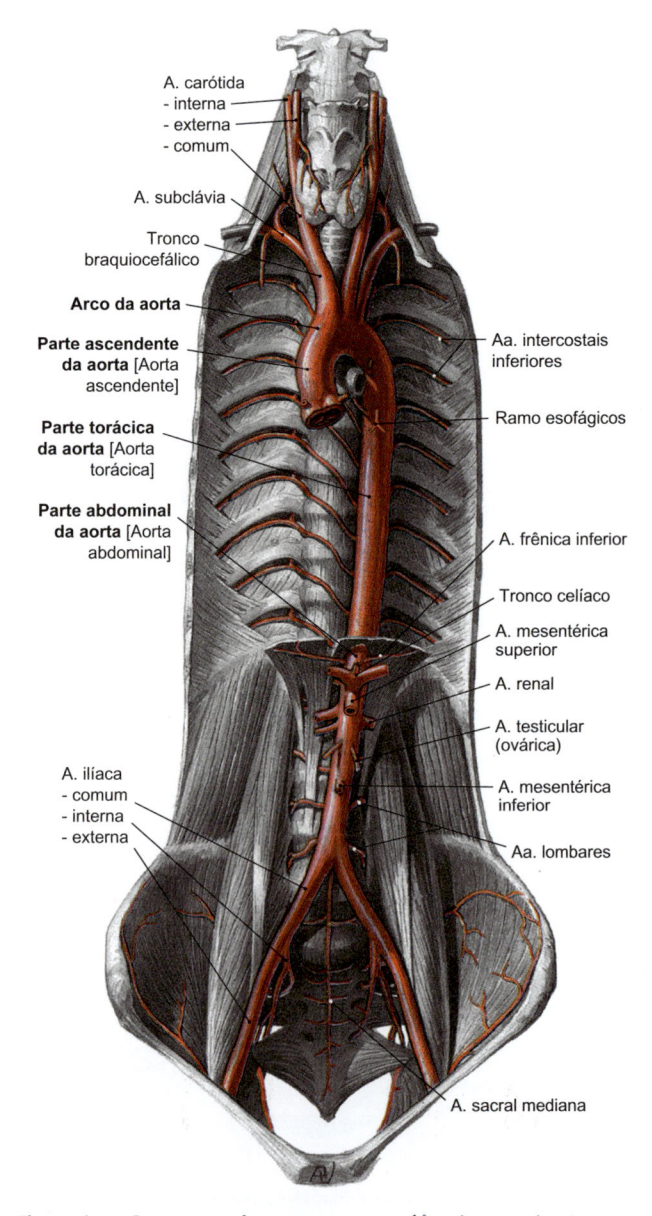

Figura 6.54 Segmentos da aorta, com as saídas das grandes Aa. a partir do arco da aorta. [S010-2-16]

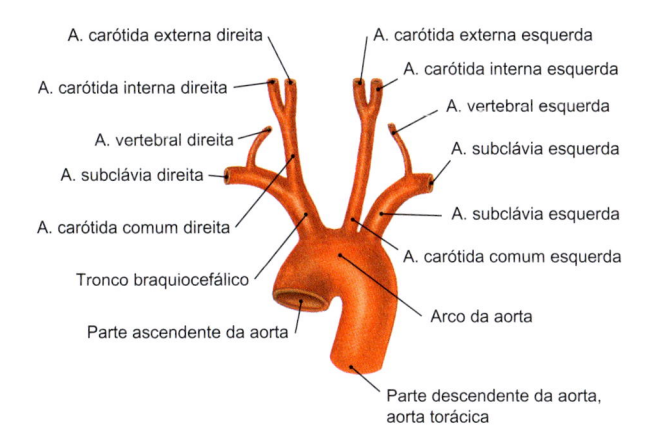

Figura 6.55 Arco da aorta e seus ramos.

Clínica

Em casos raros (< 1%), a artéria subclávia direita surge como o último ramo independente a partir do arco da aorta e, em seguida, se estende posteriormente ao esôfago em direção ao membro superior direito. Como nestes casos o esôfago se encontra estreitado entre a artéria subclávia direita (também chamada de artéria lusória) e o arco da aorta, pode haver dificuldades na deglutição (**disfagia lusória**).

A **parte descendente da aorta** segue para baixo, à esquerda, anteriormente à coluna vertebral, no mediastino posterior (**parte torácica da aorta**), e dá origem a vários ramos parietais para a parede do tronco e para o diafragma, e ramos viscerais para os pulmões, esôfago e mediastino (➤ Tabela 6.13, ➤ Fig. 6.54).

6.6.3 Veias da Cavidade Torácica

A **veia cava superior** tem 5-6 cm de comprimento e se forma à direita da coluna vertebral, posteriormente à 1ª articulação esternocostal, por meio da fusão das veias braquiocefálicas direita e es-

Tabela 6.13 Ramos da parte torácica da aorta.

Ramos parietais para a parede do tronco	Ramos viscerais para as vísceras torácicas
• Artérias intercostais posteriores: 9 pares (os dois primeiros são ramos do tronco tireocervical da artéria subclávia) • Artéria subcostal: o último par abaixo da costela XII • Artéria frênica superior: para a face superior do diafragma	• Ramos bronquiais: vasos privados dos pulmões (à direita normalmente derivado da 3ª artéria intercostal posterior direita • Ramos esofágicos: 3-6 ramos para o esôfago • Ramos mediastinais: pequenos ramos para o mediastino e para o pericárdio

querda (➤ Fig. 6.57). Em sua entrada no pericárdio, a veia ázigo desemboca no lado direito, no nível das vértebras torácicas IV-V. A veia cava superior e as veias braquiocefálicas não apresentam válvulas.

As **veias braquiocefálicas**, após a sua origem a partir da veia jugular interna e da veia subclávia, drenam para o **ângulo venoso**, que está localizado imediatamente atrás da articulação esternoclavicular, e seguem um trajeto muito diferente de cada lado (➤ Fig. 6.57). No *lado direito*, a veia é curta e se une quase verticalmente à veia cava superior. Os clínicos também se referem a esta veia como "veia anônima", e a utilizam para a inserção de um cateter venoso central (CVC). No *lado esquerdo*, no entanto, a veia cruza em trajeto quase horizontal sobre os ramos do arco da aorta e a traqueia, e consequentemente recebe dois vasos ímpares:

• veia tireóidea inferior;
• veia hemiázigo acessória.

De ambos os lados, desembocam as seguintes veias:

• veia vertebral;
• veia torácica interna;
• veia intercostal suprema.

O **sistema venoso ázigo** se situa de ambos os lados da coluna vertebral e corresponde, com suas tributárias, aos ramos da parte torácica da aorta. No *lado direito* da coluna vertebral, a **veia ázigo**

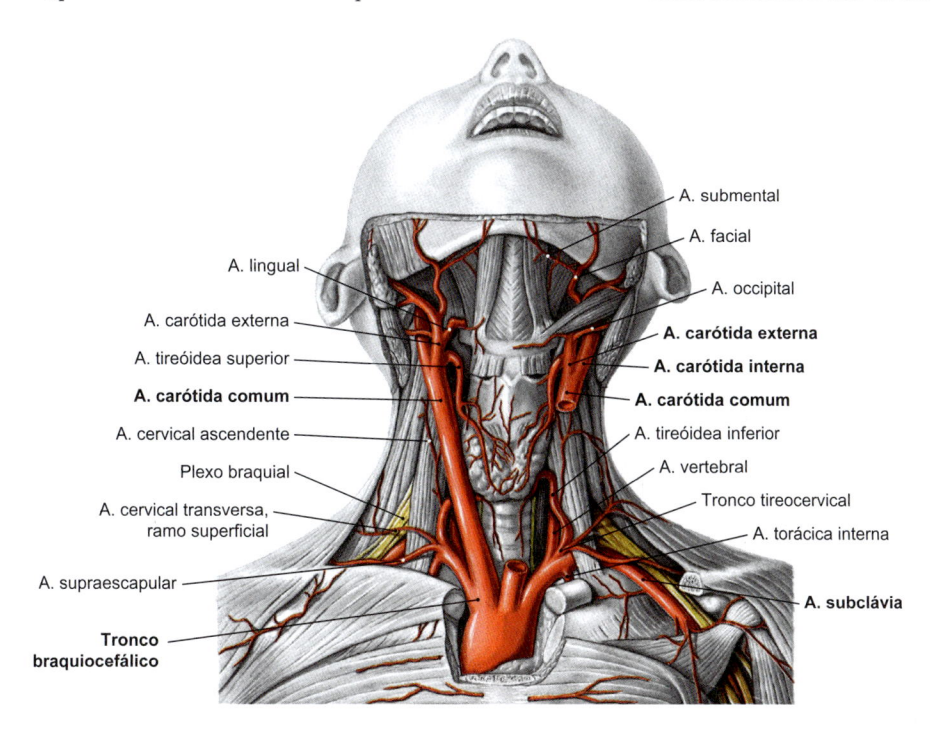

Figura 6.56 Aorta e seus ramos. [S010-2-16]

299

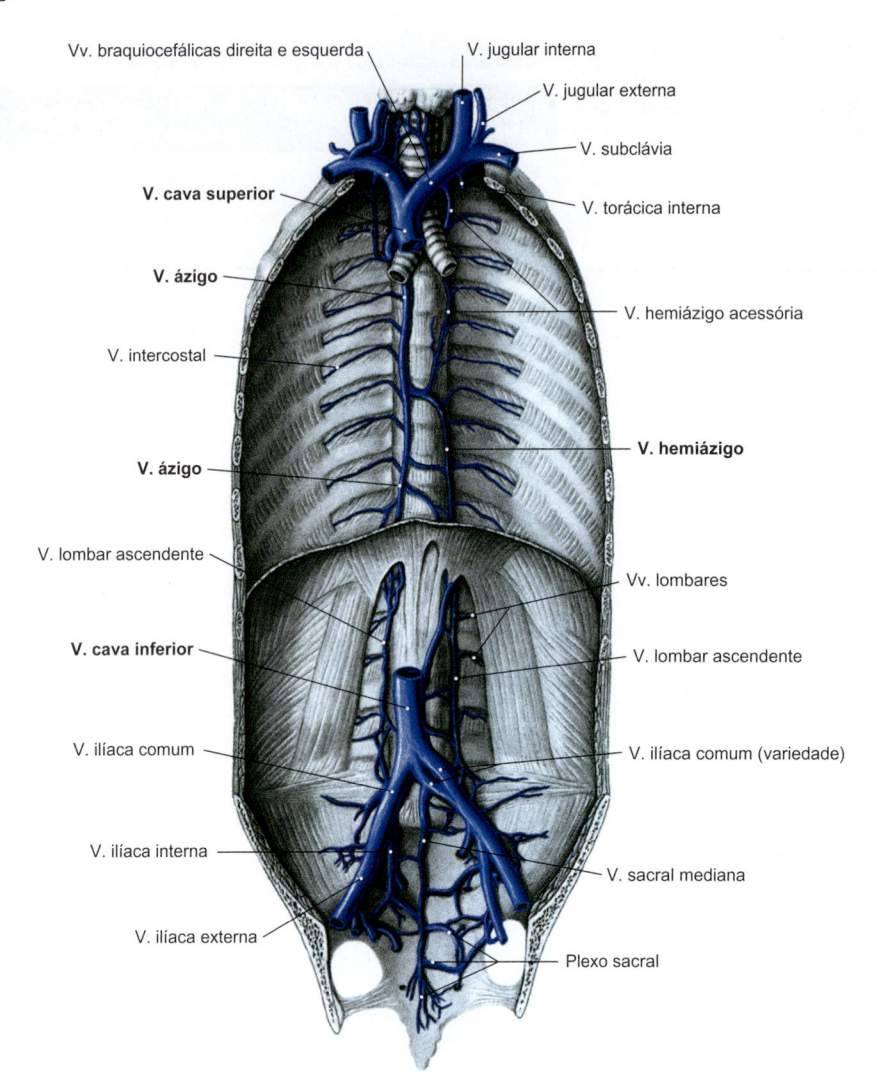

Vv. braquiocefálicas direita e esquerda

V. jugular interna

V. jugular externa

V. subclávia

V. cava superior

V. torácica interna

V. ázigo

V. hemiázigo acessória

V. intercostal

V. hemiázigo

V. ázigo

V. lombar ascendente

Vv. lombares

V. cava inferior

V. lombar ascendente

V. ilíaca comum

V. ilíaca comum (variedade)

V. ilíaca interna

V. sacral mediana

V. ilíaca externa

Plexo sacral

Figura 6.57 Veias cavas superior e inferior, e suas tributárias, e sistema ázigo de veias. [S010-2-16]

ascende, passa sobre o brônquio principal e vasos pulmonares e desemboca na veia cava superior, a partir da região posterior, na altura das vértebras torácicas IV-V. No *lado esquerdo*, sua correspondente é a **veia hemiázigo**, que por sua vez desemboca na veia ázigo, entre as vértebras torácicas VII-X. A partir das veias intercostais esquerdas superiores, uma **veia hemiázigo acessória** drena o sangue e, além de manter conexão com a veia hemiázigo, ela também mantém conexão com a veia braquiocefálica esquerda em direção cranial. Uma vez que a veia ázigo é, de longe, o maior vaso, e com frequência segue anteriormente na metade inferior do mediastino posterior, ou até mesmo à esquerda da coluna vertebral, o sistema venoso geralmente não apresenta uma conformação simétrica. As veias do sistema ázigo apresentam as seguintes tributárias:

- **Tributárias viscerais**: veias mediastinais, derivadas de órgãos do mediastino (veias esofágicas, veias bronquiais, veias pericárdicas).
- **Tributárias parietais**:
  - veias intercostais posteriores e veia subcostal: oriundas da parede posterior do tronco;
  - veias frênicas superiores: oriundas do diafragma.

Abaixo do diafragma, à direita e à esquerda, uma veia lombar ascendente continua o trajeto das veias do sistema ázigo e conecta-se à veia cava inferior. Deste modo, o sistema ázigo forma uma parte

dos circuitos de desvio, que se unem indiretamente às veias cavas superior e inferior (**anastomoses cavocavais**), e, em função de uma obstrução ou compressão, um dos dois vasos pode redirecionar o sangue. As quatro **anastomoses cavocavais** mais importantes são:

- **Veia epigástrica superior** com **veia epigástrica inferior** (na parede anterior do tronco, posteriormente ao músculo reto do abdome).
- **Veia epigástrica superficial** com **veia toracoepigástrica** (na parede anterior do tronco, no tecido adiposo subcutâneo).
- **Veias lombares** com **veia ázigo/hemiázigo** (na face interna da parede posterior do tronco, no retroperitônio e no mediastino posterior).
- **Plexo venoso vertebral** com **veias do sistema ázigo** e **veia ilíaca interna** (externamente às vértebras e no canal vertebral, com uma extensão a partir da pelve até o crânio).

6.6.4 Vasos Linfáticos da Cavidade Torácica

Os diferentes grupos de linfonodos no mediastino podem ser classificados como linfonodos **parietais** (drenagem das paredes do tronco) e linfonodos **viscerais** (drenagem das vísceras torácicas) (➤ Fig. 6.58). A partir desses grupos de linfonodos, a linfa flui para os grandes troncos linfáticos.

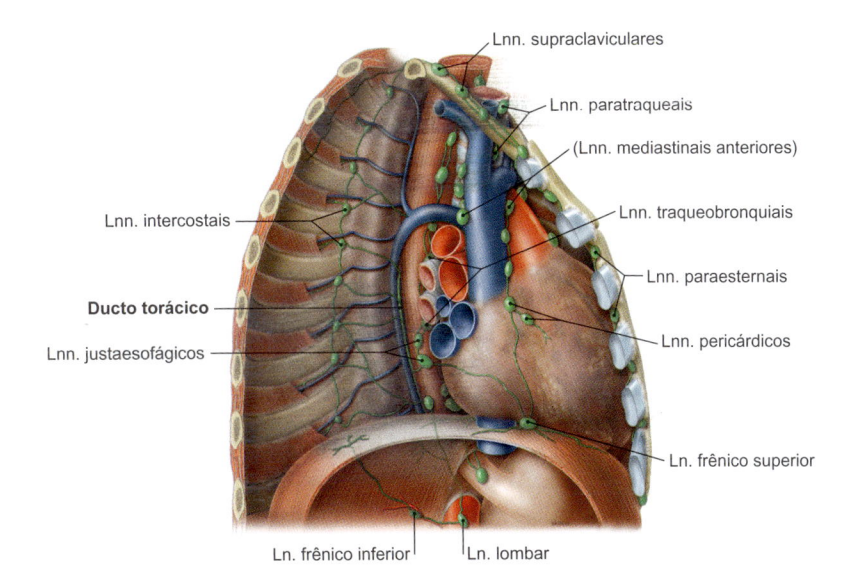

Lnn. supraclaviculares

Lnn. paratraqueais

(Lnn. mediastinais anteriores)

Lnn. traqueobronquiais

Lnn. intercostais

Lnn. paraesternais

Ducto torácico

Lnn. pericárdicos

Lnn. justaesofágicos

Ln. frênico superior

Ln. frênico inferior   Ln. lombar

Figura 6.58 Vasos linfáticos e linfonodos do mediastino. Vista anterolateral direita, após remoção da parede lateral do tórax. (Segundo [S010-2-16])

Os **linfonodos parietais** são:

- **Linfonodos paraesternais**: situam-se em ambos os lados do esterno e recebem a linfa da parede anterior do tronco, das mamas e do diafragma. A partir desses linfonodos, a linfa chega ao tronco subclávio.
- **Linfonodos intercostais**: situam-se entre as costelas e drenam a linfa da parede posterior do tórax. Os tratos linfáticos eferentes desembocam diretamente no ducto torácico.

Os linfonodos viscerais conectados aos troncos broncomediastinais são:

- **Linfonodos mediastinais anteriores**: situam-se em ambos os lados dos grandes vasos, recebem vasos aferentes oriundos dos pulmões e da pleura, do diafragma (linfonodos frênicos superiores), do coração e do pericárdio (linfonodos pericárdicos), e do timo.
- **Linfonodos mediastinais posteriores**: situam-se nos lados dos brônquios e da traqueia (linfonodos traqueobronquiais e paratraqueais), e do esôfago (linfonodos justaesofágicos).

Os troncos broncomediastinais também recebem tributários de vasos linfáticos da metade oposta do corpo. Os tratos linfáticos dos órgãos individuais e seus linfonodos regionais são estudados nos órgãos individuais da cavidade torácica. O **ducto torácico** é o **principal tronco linfático** do corpo. Ele tem, no total, cerca de 38-45 cm de comprimento e, em sua região de desembocadura, mais alargada, aproximadamente de 5 mm de espessura. Ele se forma abaixo do diafragma, por meio da fusão de ambos os troncos lombares com os troncos intestinais e, a partir daí, transporta a linfa de toda a metade inferior do corpo (➤ Item 8.8.4). Na altura da vértebra torácica XII, o ducto torácico segue **à direita e posteriormente à aorta** através do hiato aórtico do diafragma, e ascende no mediastino posterior entre a aorta (à esquerda), a veia ázigo (à direita) e o esôfago (anteriormente), anteriormente à coluna vertebral, até a vértebra cervical VII. Ele cruza a cúpula pleural esquerda atrás da artéria subclávia esquerda e desemboca posteriormente no **ângulo venoso esquerdo** (entre a veia subclávia e a veia jugular interna). Consequentemente, ele se posiciona sobre os primeiros ramos da artéria subclávia, além do tronco simpático e do nervo frênico, mas permanece posteriormente ao nervo vago e à veia jugular interna. Pouco antes da sua confluência, o ducto torácico recebe o tronco broncomediastinal esquerdo, que segue de forma independente no mediastino, bem como o tronco subclávio

esquerdo (advindo do membro superior) e o tronco jugular esquerdo (oriundo do pescoço).

No lado direito do corpo, geralmente um curto **ducto linfático direito** (1 cm) se une aos troncos linfáticos correspondentes e desemboca no **ângulo venoso direito**. Porém, os troncos linfáticos podem desembocar separadamente no ângulo venoso de ambos os lados. Na desembocadura dos troncos linfáticos existem válvulas que reduzem o refluxo do sangue. Após a morte, no entanto, o sangue que invade os canais linfáticos pode confundir a distinção com as veias.

Clínica

Lesões do ducto torácico podem ser causadas por tumores malignos no mediastino, como linfomas malignos (cânceres em linfonodos), ou em cirurgias do esôfago. Essas lesões podem ocasionar um alargamento do mediastino ou a formação de derrames pleurais ricos em gordura (**quilotórax**), além de um déficit de nutrientes, porque a maioria dos lipídios obtidos da alimentação é transportada através da linfa. O tratamento conservador, portanto, envolve dietas de baixo teor de gorduras para reduzir o fluxo linfático e permitir um fechamento espontâneo. Se este tratamento não for bem-sucedido, o ducto torácico pode ser restaurado cirurgicamente ou, mais recentemente, também pode ser embolizado por radiografia de intervenção após punção.

A sistemática dos grandes troncos linfáticos também explica por que os tumores malignos dos órgãos abdominais (p. ex., carcinoma de estômago) ou de vísceras pélvicas (p. ex., carcinoma do ovário) também podem levar à formação de metástases em linfonodos nas imediações do ângulo venoso esquerdo. Esses inchaços de linfonodos na fossa supraclavicular *esquerda* são chamados de **"linfonodo de Virchow"**, segundo o patologista que o descreveu, e devem sempre induzir o médico a esclarecer um tumor nas cavidades abdominal e pélvica.

6.6.5 Nervos da Cavidade Torácica

A cavidade torácica é inervada por partes do sistema nervoso somático e do sistema nervoso autônomo.

Nervo Frênico

O nervo frênico (C3-C5) é um nervo do plexo cervical, o qual, devido ao desenvolvimento do primórdio embrionário do diafragma, foi deslocado da região do pescoço juntamente com o diafragma para a cavidade torácica. Ele supre a inervação motora do **diafragma** e, em seu trajeto, fornece a inervação sensitiva do **pericárdio**, da **pleura** (costal e diafragmática) e, com seus ramos terminais (ramos frenicoabdominais) na face inferior do diafragma, do **peritônio**, além do fígado e da vesícula biliar. Inicialmente, o nervo frênico desce do pescoço sobre o músculo escaleno anterior e, em seguida, passa posteriormente ao ângulo venoso sobre a cúpula pleural no mediastino superior. À direita, o nervo frênico passa sobre a veia braquiocefálica direita, e à esquerda sobre o arco da aorta no pericárdio, no mediastino médio inferior, onde, acompanhado pela artéria e veia pericardicofrênicas, segue em direção ao diafragma. Seus ramos terminais passam, à direita, pelo forame da veia cava, enquanto, à esquerda, seguem separadamente através de uma abertura próxima ao ápice do coração.

Sistema Nervoso Autônomo

O sistema nervoso autônomo da cavidade torácica, além do **tronco simpático** (da divisão simpática do sistema nervoso autônomo), é formado também pelo **nervo vago** (da divisão parassimpática do sistema nervoso autônomo) (para a organização dos plexos nervosos autônomos dos órgãos abdominais, veja o ➤ Item 7.8.5).

O **tronco simpático** consiste em **12 gânglios torácicos** no mediastino posterior, que estão localizados de cada lado da coluna vertebral (posição paravertebral) no respectivo espaço intervertebral e estão interligados por ramos interganglionares (➤ Fig. 7.52). Ele continua diretamente por trás da cúpula pleural, através da abertura superior do tórax, no espaço do tecido conjuntivo do pescoço, e através do diafragma no espaço retroperitoneal. O primeiro gânglio geralmente é fundido com o gânglio cervical inferior, de modo a formar o **gânglio cervicotorácico** (ou **gânglio estrelado**), através do qual as fibras nervosas dos segmentos C8-T3 chegam à cabeça por meio do tronco simpático e aos membros superiores por meio do plexo braquial. Os neurônios pré-ganglionares da divisão simpática situam-se nos **cornos laterais** (C8-L3) da medula espinhal, saem do canal vertebral com os nervos espinhais e atingem os **gânglios do tronco simpático** por meio dos ramos comunicantes brancos. Nesses gânglios encontram-se os corpos celulares dos neurônios pós-ganglionares, com os quais eles estão interligados por sinapses. Seus axônios atingem os nervos espinhais através dos ramos comunicantes cinzentos, e seus ramos retornam, atingindo assim as paredes do tronco na região torácica, ou se estendem dos 2º-5º gânglios torácicos para o coração e os pulmões (ramos cardíacos torácicos/ramos pulmonares torácicos), de modo a proporcionar sua inervação simpática. Na parede do tronco e no membro superior (através do gânglio estrelado), a divisão simpática do sistema nervoso autônomo provoca um estreitamento de vasos sanguíneos (vasoconstrição/vasomotricidade), ativa a secreção das glândulas sudoríparas, e induz a ereção dos pelos ("arrepios") pela inervação dos folículos pilosos.

No tronco simpático, os neurônios podem ascender e descer em diferentes segmentos. As fibras nervosas de T2-T7 ascendem, por exemplo, até o gânglio cervicotorácico e nele estimulam neurônios responsáveis pela ativação das glândulas sudoríparas da cabeça, do pescoço e dos membros superiores.

Alguns neurônios pré-ganglionares não estão conectados ao tronco simpático, mas seguem com os **nervos esplâncnicos** através do diafragma para os gânglios nos plexos nervosos adjacentes à parte abdominal da aorta (gânglios pré-vertebrais), onde ocorrem as conexões sinápticas. Esses neurônios atuam na inervação dos órgãos abdominais. O **nervo esplâncnico maior** é formado a partir dos neurônios pré-ganglionares dos segmentos T5-T9 da medula espinhal, e o **nervo esplâncnico menor**, a partir dos segmentos T10-T11. Ocasionalmente, existe um **nervo esplâncnico imo** (T12).

O **nervo vago** passa à direita e ao longo da artéria subclávia, e à esquerda entre a artéria subclávia e a artéria carótida comum, posteriormente à veia braquiocefálica no mediastino superior. À esquerda, ele passa sobre o arco da aorta. A cada lado, ele dá origem a um nervo laríngeo recorrente, que, à direita, passa ao redor da artéria subclávia e, à esquerda, segue em direção posterior, ao redor do arco da aorta, para em seguida ascender entre o esôfago e a traqueia.

Os neurônios parassimpáticos pré-ganglionares entram no coração e nos pulmões (ramos cardíacos torácicos e ramos bronquiais), e também seguem pelos **nervos vagos**, que passam posteriormente à raiz dos pulmões e se aproximam do esôfago, formando o **plexo esofágico**. A partir daí, formam-se dois troncos (**troncos vagais anterior e posterior**), que seguem com o esôfago através do diafragma para formar os plexos nervosos autônomos da parte abdominal da aorta. Entretanto, aqui não há interconexões, uma vez que os neurônios pós-ganglionares geralmente se encontram nas proximidades dos respectivos órgãos.

Clínica

O trajeto dos neurônios simpáticos pode ser clinicamente relevante:

- Fibras nervosas simpáticas para a cabeça estendem-se a partir dos segmentos C8-T3 da medula espinhal através do gânglio cervicotorácico, que está localizado diretamente atrás da cúpula pleural, até o pescoço. Carcinomas bronquiais derivados dos segmentos superiores dos pulmões (os chamados tumores de Pancoast) podem lesar as fibras nervosas e causar a **síndrome de Horner**, com sinais no bulbo do olho, tais como o estreitamento da pupila (miose), queda da pálpebra (ptose) e afundamento do bulbo do olho (enoftalmia), e sempre se deve pensar em uma lesão da divisão simpática do sistema nervoso autônomo no pescoço.
- Caso haja uma tendência ao aumento da **sudorese** na face e nas mãos, é possível seccionar o tronco simpático abaixo do primeiro espaço intercostal (**simpatectomia torácica endoscópica**).

7 Órgãos do Abdome

Jens Waschke

Apendicite Aguda

História Clínica

Uma estudante de 24 anos chega à clínica cirúrgica de ambulância. Ela relata que, há 2 dias, apresenta um quadro de dor abdominal intensa – inicialmente difusa na parte superior do abdome e, desde ontem, intensificada na região direita do abdome. Relata, ainda, dois episódios de vômito, acompanhados de náuseas e, por causa da dor abdominal, não saiu da cama, embora não tenha apresentado diarreia. Ela notou que a dor diminuía quando dobrava ligeiramente a perna direita enquanto se mantinha deitada. Ao medir a temperatura corporal, na busca de um quadro de febre, ela verificou temperatura de 38ºC. A menstruação está regular, com o último episódio há uma semana. Não há relato de doenças prévias, assim como também não há relato de cirurgia abdominal prévia.

Exame Físico

A paciente apresenta dores intensas. As frequências cardíaca (70/min) e respiratória (20/min) e a pressão arterial (120/80 mmHg) se mantêm regulares; a temperatura se encontra em 38ºC (retal), e 37ºC (axilar); apresenta peso corporal aproximado de 56 kg, com 1,65 m de altura; ruídos intestinais esparsos em todos os quatro quadrantes do abdome. A dor na região inferior direita do abdome se intensifica quando esta área é pressionada, mas também ocorre quando a pressão no quadrante inferior esquerdo do abdome é subsequentemente reduzida (sensibilidade cruzada de rebote). A elevação da perna direita contra a resistência também aumenta a dor. O exame retal não mostrou alterações dignas de nota.

Métodos Diagnósticos

Com exceção de uma leucocitose (> 11.000 leucócitos/µL), todos os demais resultados laboratoriais não se mostraram relevantes.

A ultrassonografia da cavidade abdominal não fornece informações claras devido à presença de um grande volume de gases que compromete a definição das imagens. O teste de gravidez se mostrou negativo.

Qual é o Diagnóstico Preliminar?

Os achados clínicos são mais propensos a sugerir inflamação aguda do apêndice vermiforme (apendicite). Além da propagação da dor, os sintomas típicos incluem dor sob pressão, especialmente acima do ponto de McBurney e um pouco acima do ponto de Lanz, bem como sensibilidade cruzada de rebote (sinal de Blumberg). A dor, que é dependente do movimento e da posição da perna direita, indica sinal do psoas positivo, no qual o alongamento e o aumento de tensão do músculo iliopsoas são dolorosos devido à irritação da fáscia muscular. Os diagnósticos diferenciais incluem infecção gastrointestinal aguda e, nas mulheres, inflamação dos ovários ou gravidez com implantação ectópica do embrião (gravidez extrauterina). Além disso, as possibilidades de inflamação de um divertículo ileal (de Meckel) e um ureter comprimido por cálculo renal foram investigadas.

Tratamento

Remoção do apêndice vermiforme por meio de laparoscopia (apendicectomia laparoscópica). Trata-se de um apêndice vermiforme muito inflamado e edemaciado, em posição retrocecal, que foi enviado para a patologia, para a confirmação do diagnóstico.

Procedimentos Adicionais

Após o procedimento, o quadro da paciente melhorou à noite e ela recebeu alta para ir para casa no dia seguinte.

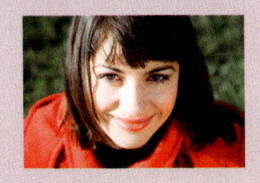

Você está realizando uma prática em bloco no setor de emergência. É sexta-feira à tarde, e você está muito ocupado. Seu médico sênior solicita que você se dirija à sala de exames, porque ele tem que atender os outros pacientes. Você deve obter uma anamnese e realizar os exames físicos e pensar sobre o que você deve dizer mais tarde a ele.

O dia mais estressante do ambulatório...   **Mc Burney, Lanz, Blumberg**

Anamnese: *Paciente de 24 anos, do sexo feminino, estudante, há 2 dias com dor abdominal intensa, inicialmente difusa, agora situada no quadrante inferior direito do abdome, acompanhada de náuseas e dois episódios de vômitos, sem diarreia, temperatura de 38ºC; a dor melhora quando a perna direita é dobrada; menstruação regular, última há uma semana, ausência de doenças ou cirurgias prévias.*

Achados: *Dor intensa sob pressão no quadrante inferior direito do abdome, sensibilidade de rebote cruzada, dor ao levantar a perna direita contra resistência, ruídos intestinais esparsos em todos os quatro quadrantes, exame retal sem anormalidades.*

Procedimentos: *Coleta de sangue, teste de gravidez negativo.*

→ *Ultrassonografia de abdome*

Suspeita **Apendicite aguda!!**

7.1 Estômago

Competências

Após a leitura deste capítulo, você será capaz de:
- mostrar as relações anatômicas do estômago em relação aos demais órgãos da região superior do abdome em preparações anatômicas e descrevê-las a partir do seu desenvolvimento;
- descrever as regiões que compõem o estômago e seus mecanismos de fechamento em relação ao esôfago e ao intestino delgado;
- identificar as artérias do estômago com a sua origem nas preparações anatômicas e descrever o seu trajeto em relação às diferentes duplicações peritoneais;
- identificar as conexões das veias gástricas com o sistema porta hepático e com as veias do esôfago, e seu significado clínico;
- descrever o significado clínico das vias de drenagem linfática do estômago;
- descrever a inervação autônoma do estômago nas preparações anatômicas.

Tabela 7.1 Organização do sistema digestório.

Segmento	Componentes
Canal Alimentar	
Tubo Digestório da Região da Cabeça	• Cavidade oral (➤ Item 9.7.1) • Faringe (➤ Item 10.7)
Tubo Digestório da Região do Tronco	• Esôfago (➤ Item 6.3) • Estômago • Intestino delgado (➤ Item 7.2) • Intestino grosso (➤ Item 7.2)
Glândulas Acessórias ao Tubo Digestório	
Glândulas salivares maiores	• (➤ Item 9.7.9
Pâncreas	• (➤ Item 7.5)
Fígado	• (➤ Item 7.3)
Vias biliares	• Vesícula biliar (➤ item 7.4) • Ductos biliares (ducto hepático comum, ducto cístico, ducto colédoco) (➤ Item 7.4)

7.1.1 Visão Geral

O estômago, juntamente com os intestinos (muitas vezes referidos como trato gastrointestinal), e em conjunto com os segmentos da cavidade oral, faringe, esôfago, além das glândulas acessórias do sistema digestório (glândulas salivares, pâncreas, fígado e vias biliares), forma o sistema digestório (➤ Fig. 7.1, ➤ Tabela 7.1). No trato digestório são distinguidos segmentos presentes na cabeça, no pescoço e no tronco, que mostram diferenças em relação à constituição histológica de suas paredes.

Como um órgão oco, o estômago serve para o armazenamento temporário de alimentos e para iniciar a digestão. Ele se situa em posição **intraperitoneal**, na região superior esquerda do abdome, ocupando espaços de diferentes proporções entre o lobo esquerdo do fígado e o baço, de acordo com as diferentes condições de enchimento ("entre o fígado e o baço ainda cabe uma cerveja"). Assim como os demais órgãos do sistema digestório, o estômago é de excepcional importância para o clínico geral e para médicos de várias especialidades, como gastroenterologistas e cirurgiões gerais. Enquanto para internistas e radiologistas a estrutura e a localização são especialmente importantes para o diagnóstico de diversas doenças, os cirurgiões também precisam de um conhecimento detalhado dos vasos sanguíneos e dos nervos, além de detalhes das relações topográficas.

7.1.2 Funções do Estômago

O estômago possui várias funções, em grande parte desempenhadas pelas células das glândulas gástricas. No entanto, como a maioria dos órgãos ocos, o estômago não é absolutamente vital e, portanto, pode ser completa ou parcialmente removido.

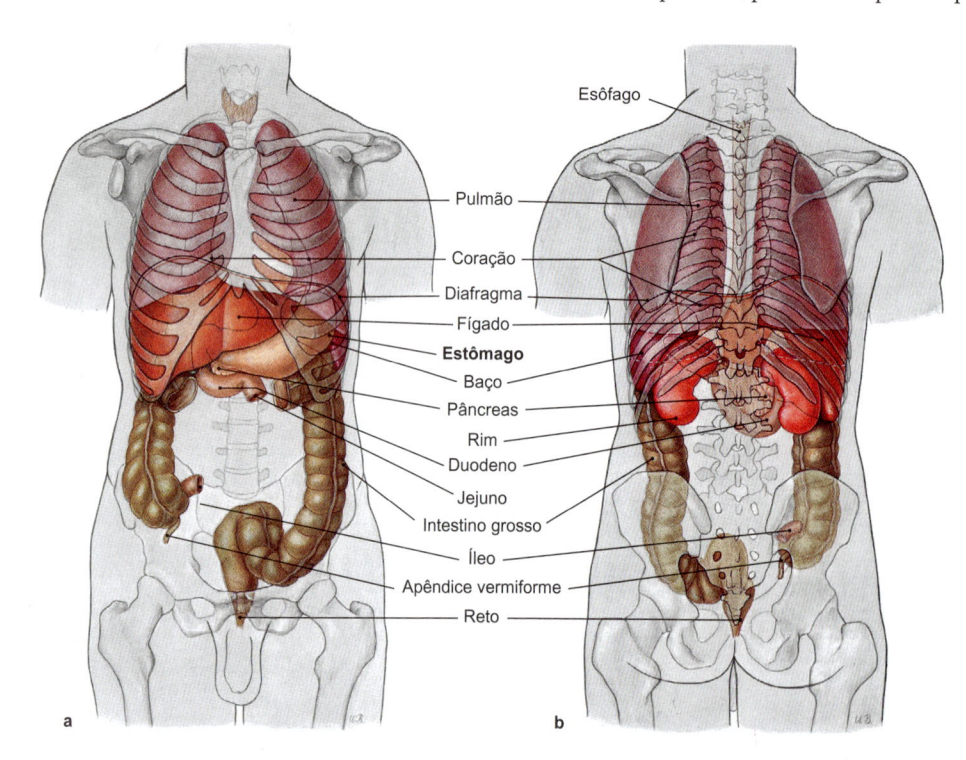

Esôfago
Pulmão
Coração
Diafragma
Fígado
Estômago
Baço
Pâncreas
Rim
Duodeno
Jejuno
Intestino grosso
Íleo
Apêndice vermiforme
Reto

a　　　　b

Figura 7.1 Projeção do estômago e dos demais órgãos internos sobre a superfície do corpo. a Vista anterior. **b** Vista posterior.

As funções do estômago incluem:

- armazenamento temporário e maceração de alimentos;
- desnaturação e digestão de proteínas;
- eliminação de micro-organismos;
- produção do "fator intrínseco" para a absorção de vitamina B$_{12}$;
- liberação de mediadores farmacológicos (p. ex., histamina) e hormônios (p. ex., gastrina) para a regulação da produção do ácido clorídrico presente no suco gástrico.

Após a passagem do alimento pelo esôfago, ele é armazenado no estômago e macerado pelos seus movimentos peristálticos. O **ácido clorídrico**, produzido pelas glândulas da mucosa do corpo do estômago, desnatura as proteínas e acidifica o quimo (bolo alimentar), de modo que o pepsinogênio (precursor enzimático), também produzido pelas glândulas, seja ativado, levando à formação da pepsina (enzima ativa). A pepsina inicia a digestão das proteínas por meio da clivagem de suas moléculas. O ácido clorídrico também elimina a maioria dos micro-organismos ingeridos com os alimentos. As glândulas da mucosa do corpo do estômago também produzem o **"fator intrínseco"**, uma proteína que se liga à vitamina B$_{12}$ no estômago, e que, mais tarde, será necessária para sua absorção no intestino delgado (íleo terminal).

7.1.3 Desenvolvimento do Estômago, da Bolsa Omental, do Omento Menor e do Omento Maior

O estômago se desenvolve a partir da parte terminal do **intestino anterior**. Durante o dobramento do embrião na *4ª semana*, uma

parte do saco vitelino é incorporada ao corpo do embrião e, juntamente com o endoderma, forma o primórdio do tubo digestório. A conexão com o saco vitelino, na região do umbigo, vai sendo progressivamente estreitada, de modo a formar o ducto onfalomesentérico (ou ducto vitelino). Como consequência, ocorre a subdivisão do tubo digestório primitivo (também chamado intestino primitivo) em três segmentos (intestino anterior, intestino médio e intestino posterior), cada um deles suprido por uma artéria própria e única, cada uma derivada da parte abdominal da aorta. À medida que o estômago se forma a partir do intestino anterior, ele é suprido com sangue pelos ramos do tronco celíaco (➤ Fig. 7.2). Durante o desenvolvimento, apenas o epitélio do estômago é derivado do **endoderma** do intestino anterior, enquanto o tecido conjuntivo e a musculatura lisa são formados pelo **mesoderma** circunjacente. Em contraste com os segmentos inferiores do trato digestório, o estômago e o duodeno são derivados do intestino anterior ligados amplamente à parede posterior da cavidade peritoneal, não somente por um **mesentério dorsal (mesogastro dorsal)**, mas, também, por um **mesentério ventral (mesogastro ventral)**, ligado à parede anterior do abdome. Esta conexão ventral deve-se ao fato de que o septo transversal está localizado nesta região como um dos primórdios do diafragma, no qual o fígado e a vesícula biliar estão inseridos (➤ Fig. 7.3a). Devido à presença do fígado, o mesogastro ventral é subdividido em meso-hepático ventral (entre a parede anterior do tronco e o fígado) e meso-hepático dorsal (entre o fígado e o estômago). Devido a esta suspensão por meio de mesentérios nas faces anterior e posterior da cavidade pe-

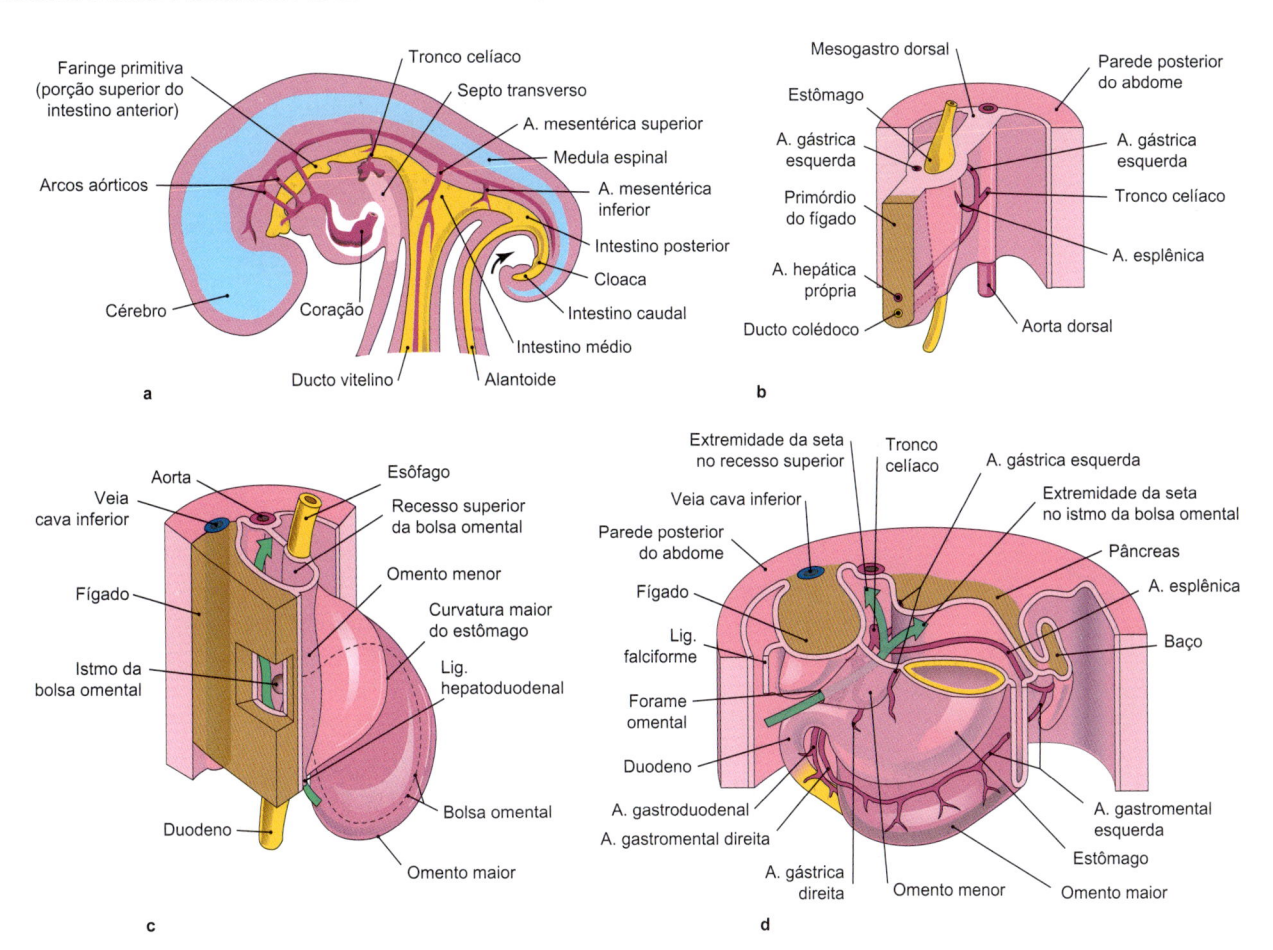

Figura 7.2 Desenvolvimento da região superior do abdome, com o estômago, a bolsa omental, o omento maior e o omento menor nas 4ª e 5ª semanas de desenvolvimento. **a** Corte sagital de um embrião ao final da 4ª semana (28º dia). **b-d** Representação da rotação do estômago no 26º dia (b), 32º dia (c) e 52º dia (d). [E347-09]

ritoneal, o estômago se situa em posição completamente intraperitoneal e é recoberto pelo peritônio visceral em todas as superfícies externas.

O desenvolvimento subsequente do estômago e de toda a região superior do abdome é determinado na 5ª semana pela **rotação do estômago**. Inicialmente, a face dorsal do primórdio do estômago cresce mais rápido do que a face ventral, que se apresenta cada vez mais proeminente e abaulada. Como consequência, formam-se a curvatura maior e a curvatura menor do estômago. Em seguida, o estômago gira em torno de um eixo longitudinal por cerca de **90º em sentido horário** (em vista cranial), considerando que a parede esquerda do estômago cresce mais intensamente do que a direita, de modo que a curvatura maior do estômago vai sendo direcionada para a esquerda e a curvatura menor, para a direita (➤ Fig. 7.3). Como resultado, os troncos vagais são, também, torcidos e, como ramos terminais do nervo vago, acompanham o esôfago através do diafragma. Deste modo, o nervo vago direito – através do tronco vagal posterior – inerva predominantemente a face posterior, e o nervo vago esquerdo – como tronco vagal anterior – inerva a face anterior do estômago. Além disso, o estômago também gira em torno de um eixo anteroposterior, de modo que o orifício de entrada do estômago (cárdia) é deslocado para a esquerda, enquanto o orifício de saída do estômago (piloro) é deslocado para a direita.

Paralelamente à rotação do estômago, nas *4ª e 5ª semanas*, a **bolsa omental** também se desenvolve como um recesso da cavidade peritoneal no mesogástrio dorsal (➤ Item 7.7.3). Inicialmente, forma-se uma invaginação a partir da superfície direita do mesogastro dorsal, que se estende como um tubo estreito em direção cranial até a região do pulmão. Por isso, esta invaginação é inicialmente referida como recesso pneumoentérico. Durante a rotação do estômago, este espaço se amplia ao longo da sua face posterior, formando a bolsa omental, como um espaço adicional da cavidade peritoneal, recoberto por uma membrana serosa, entre o estômago e o pâncreas em desenvolvimento (➤ Fig. 7.3c, d). Devido à rotação do estômago e à formação da bolsa omental, o mesogastro ventral e o mesogastro dorsal são reduzidos a delgados folhetos, formando o omento maior e o omento menor.

Derivado do mesogastro ventral, posteriormente ao fígado (meso-hepático dorsal), forma-se o **omento menor**, com suas duas partes:

- ligamento hepatogástrico (entre o fígado e o estômago);
- ligamento hepatoduodenal (entre o fígado e o duodeno).

Como resultado da rotação do estômago, o omento menor se dispõe como uma duplicação peritoneal no plano frontal. O ligamento hepatoduodenal é a margem inferior livre do antigo mesentério ventral, que foi formado apenas na região do intestino anterior. Abaixo deste ligamento, o **forame omental** permanece como o único acesso à bolsa omental.

Através da bolsa omental, o mesogastro dorsal também se torna abaulado e forma o **omento maior** (➤ Fig. 7.3d), com sua grande porção em "formato de avental". Uma vez que o baço também se forma no mesogastro dorsal, esta parte do omento maior é referida como **ligamento gastroesplênico** (➤ Fig. 7.3c), enquanto as partes situadas mais adiante na parede posterior do tronco constituem o **ligamento gastrofrênico**. Deste modo, como o omento maior se origina a partir da curvatura maior do estômago, ele também é suprido pelos vasos e nervos da curvatura maior do estômago (➤ Item 7.7.2).

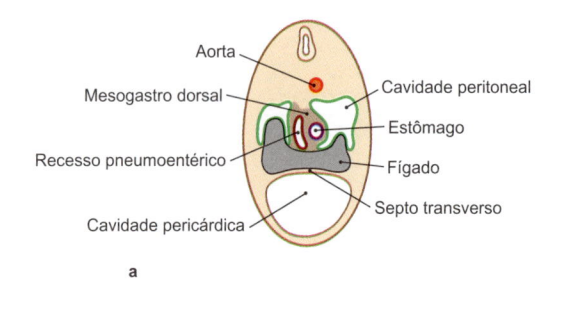

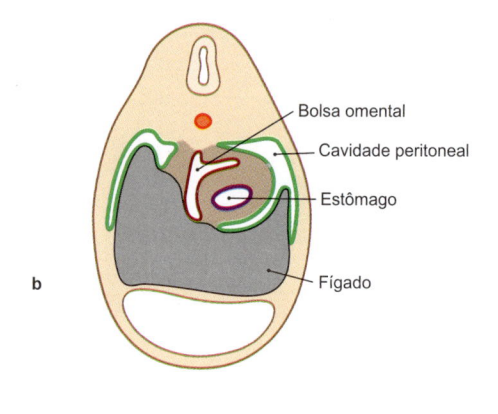

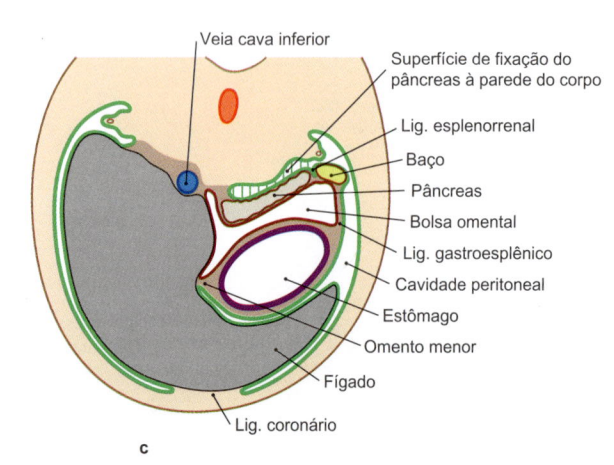

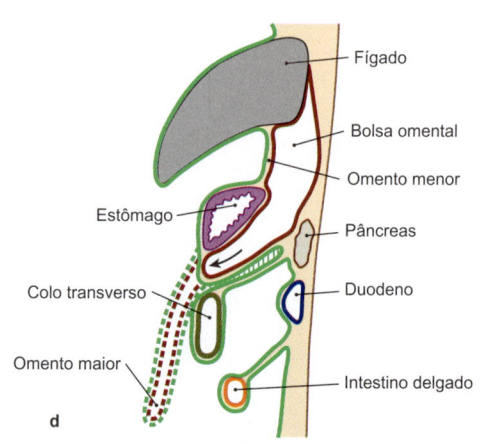

Figura 7.3 Desenvolvimento da região superior do abdome; peritônio (em verde); peritônio do recesso pneumoentérico e da bolsa omental (em vermelho-escuro). (Segundo [SO10-1-16]). **a** Final da 4ª semana, corte transversal. **b** Início da 5ª semana, corte transversal. **c** Início da 7ª semana, corte transversal. **d** Corte paramediano.

O desenvolvimento do estômago, acompanhado da sua rotação, é decisivo para toda a formação da região superior do abdome:
- O omento menor se desenvolve a partir do mesogastro ventral.
- O omento maior se desenvolve a partir do mesogastro dorsal.
- No mesogastro ventral se situam os primórdios do fígado e da vesícula biliar.
- No mesogastro dorsal se formam a bolsa omental, o pâncreas e o baço.

7.1.4 Projeção do Estômago

A projeção do estômago na parede do abdome é relevante no exame clínico, de modo que queixas ou – pelo menos – achados de exame sejam associados e orientem em relação ao estômago. Enquanto o **corpo** gástrico, dependendo do tamanho e do estado de enchimento, se estende, de forma muito variável, em direção caudal, até o nível das 2ª-3ª vértebras lombares, a entrada do estômago (cárdia) e a saída do estômago (piloro) mantêm-se relativamente constantes em sua projeção devido à fixação do esôfago e do duodeno. A **cárdia** se projeta caudalmente à constrição inferior do esôfago à medida que o esôfago atravessa o diafragma, aproximadamente até o nível da 11ª vértebra torácica e, portanto, se posiciona diretamente abaixo do processo xifoide do esterno. A posição do piloro no paciente é de mais fácil entendimento. O **piloro** se encontra de forma bastante constante 1-2 cm à direita do ponto médio de uma linha projetada entre a sínfise púbica e a fossa jugular, projetando aproximadamente sobre a 1ª vértebra lombar.

NOTA

Projeção dos segmentos do estômago sobre o esqueleto e sobre a parede anterior do tronco:
- cárdia: 11ª vértebra torácica, abaixo do processo xifoide;
- corpo gástrico: 2ª-3ª vértebras lombares;
- piloro: 1ª vértebra lombar, à direita do ponto médio da linha entre a sínfise púbica e a fossa jugular

7.1.5 Subdivisão e Estrutura do Estômago

O estômago tem capacidade de 1.000-1.500 mL (de 1 litro a 1,5 litro de cerveja!) e é dividido em **três segmentos** (➤ Fig. 7.4):

- Cárdia: parte cárdica;
- Parte principal: corpo gástrico, com fundo gástrico;
- Piloro: parte pilórica.

Devido à rotação gástrica, durante o desenvolvimento o estômago se encontra em posição quase frontal. Consequentemente, suas grandes superfícies formam uma **parede anterior** e uma **parede posterior**. As duas margens entre essas superfícies são curvas, denominadas **curvaturas**. A curvatura menor é direcionada para a direita, enquanto a curvatura maior é direcionada para a esquerda. A **cárdia** se inicia na extremidade inferior do esôfago. Este limite é reconhecido na curvatura maior em uma incisura (incisura cárdica ou ângulo de His). Deste modo, forma-se um ângulo entre o estômago e o esôfago que, geralmente, é inferior a 80°. Internamente, este ângulo forma uma prega na mucosa, que evita o refluxo de suco gástrico para o interior do esôfago e, portanto, contribui funcionalmente para os mecanismos de fechamento do esôfago (➤ Item 6.3.5). Na face interna, a transição entre as mucosas do esôfago e do estômago situa-se em uma faixa de 0,75 cm proximal e 1,5 cm distal ao limite identificado pela incisura cárdica, formando uma linha serrilhada (**linha Z**). A transição entre as mucosas se situa normalmente (cerca de 70%) na parte abdominal do esôfago, mas raramente (10%) se encontra completamente abaixo da incisura cárdica. A região cárdica (propriamente dita) do estômago forma uma estreita faixa de mucosa, com apenas 1-3 cm de largura, e que pode ser distinguida da parte principal do estômago apenas histologicamente.

Clínica

Se a incisura cárdica desaparecer, por exemplo, devido a uma falha na fixação ao diafragma (hérnia deslizante axial), pode ocorrer um refluxo de suco gástrico, com inflamação do esôfago (**esofagite de refluxo**). Caso um tratamento medicamentoso para a redução da produção de ácido clorídrico com bloqueadores da bomba de prótons seja malsucedido, o fechamento poderá ser recuperado cirurgicamente, sendo o fundo do estômago enrolado em torno do esôfago (fundoplicatura de Nissen).
Um **tumor na transição do esôfago para o estômago** deve ser classificado como carcinoma esofágico ou gástrico, exigindo a remoção do esôfago ou do estômago. Portanto, diferentes

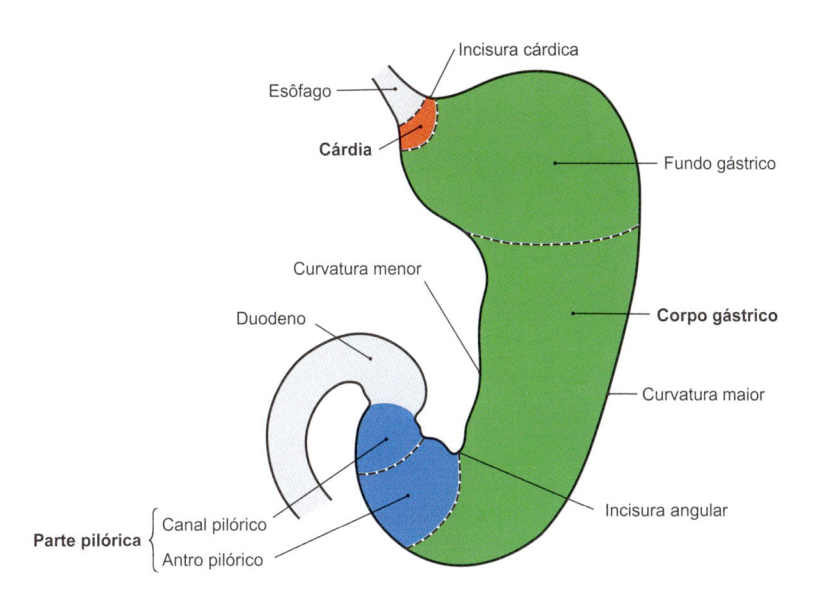

Figura 7.4 Regiões do estômago. Representação esquemática. (Segundo [S010-1-16])

classificações foram desenvolvidas para os tumores nesta região de transição, atualmente com a primeira prega da mucosa do estômago sendo considerada como limite. Esta classificação é necessária porque o refluxo de suco gástrico ácido pode levar à expansão da mucosa gástrica no esôfago, no qual se formam adenocarcinomas, que são clinicamente tratados como carcinomas esofágicos. Neste caso, o limite visível entre as mucosas (linha Z) é deslocado em direção oral.

A **parte principal** do estômago contém as típicas glândulas gástricas, responsáveis pela produção de suco gástrico, rico em ácido clorídrico. Ela se inicia com um fundo gástrico cujo polo superior é denominado fórnice gástrico.

A transição para a **parte pilórica** é identificada na curvatura menor por meio de uma incisura (incisura angular), sendo esta parte do estômago distinguida histologicamente da parte principal. O primeiro segmento da parte pilórica, seguindo a porção principal, é chamada antro pilórico, que se continua no canal pilórico, envolvido pelo músculo esfíncter do piloro.

7.1.6 Ampliação da Superfície da Mucosa Gástrica

A mucosa gástrica possui um relevo característico que leva a um aumento de sua área de superfície. No entanto, macroscopicamente, apenas as pregas gástricas podem ser identificadas, estando orientadas longitudinalmente (canais gástricos) (➤ Fig. 7.5). Com o uso de uma lupa, estes campos semelhantes a leitos (vilosidades) são visíveis nessas pregas. Da superfície da mucosa emergem depressões (criptas ou fossetas gástricas), em cujos fundos desembocam as glândulas gástricas.

Clínica

As úlceras gástricas são falhas estruturais que afetam toda a mucosa gástrica (➤ Fig. 7.6). Consequentemente, é compreensível a possibilidade de perfuração para a cavidade abdominal. Mais de 80% de todas as **úlceras do estômago e do duodeno** são causadas pela bactéria *Helicobacter pylori*. Além disso, o aumento da produção de ácido clorídrico ou a

---

diminuição da formação de muco superficial, por exemplo, devido à utilização de analgésicos contendo o ácido acetilsalicílico como composto ativo, promove a formação de úlceras gástricas. Consequentemente, o tratamento consiste na utilização de antibióticos para a eliminação da bactéria, juntamente com a inibição da produção de ácido clorídrico gástrico. Além de uma perfuração de órgãos vizinhos ou atingindo a cavidade abdominal, com o risco de peritonite fatal, existe, ainda, a possibilidade de erosão de uma artéria gástrica, o que pode levar a uma hemorragia grave. Em tais complicações, o tratamento cirúrgico é indicado.

7.1.7 Topografia

O estômago se situa em uma posição **intraperitoneal**, na região esquerda do abdome, entre o lobo esquerdo do fígado e o baço. Consequentemente, ele é amplamente recoberto pelo arco costal esquerdo, embora uma pequena área também fique diretamente adjacente à parede abdominal (**área gástrica**).

As **superfícies de contato** do estômago com os órgãos adjacentes são:

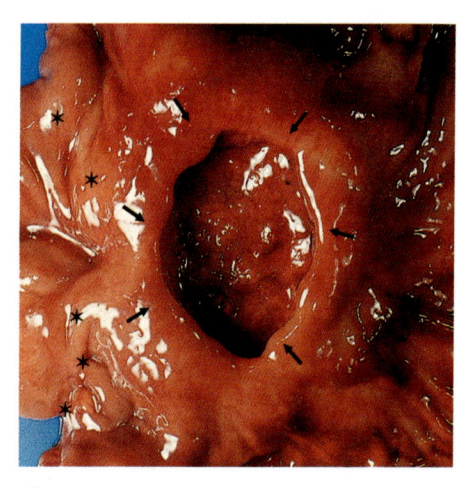

Figura 7.6 Úlcera gástrica; os asteriscos indicam o anel pilórico, enquanto as setas indicam as margens da úlcera [R236].

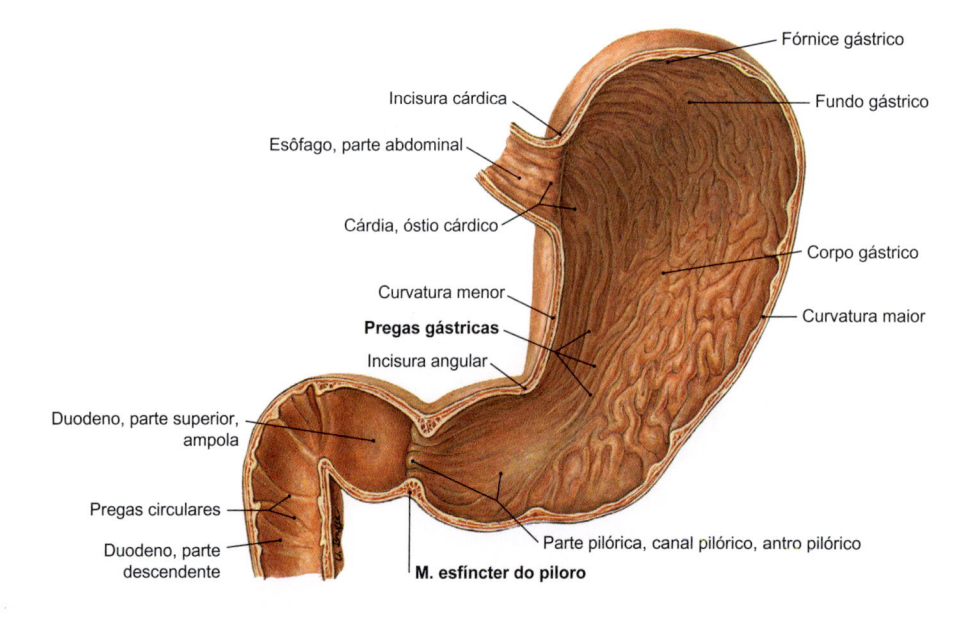

Fórnice gástrico
Incisura cárdica
Esôfago, parte abdominal
Cárdia, óstio cárdico
Curvatura menor
Pregas gástricas
Incisura angular
Duodeno, parte superior, ampola
Pregas circulares
Duodeno, parte descendente
M. esfíncter do piloro
Parte pilórica, canal pilórico, antro pilórico
Fundo gástrico
Corpo gástrico
Curvatura maior

Figura 7.5 Estômago e duodeno. Vista anterior.

- superfície anterior: fígado, diafragma, parede abdominal;
- superfície posterior: baço, rim, glândula suprarrenal, pâncreas, mesocolo transverso.

As superfícies de contato são muito variáveis, uma vez que o estômago é bem móvel em relação aos órgãos adjacentes. No entanto, uma variação do enchimento gástrico também pode alterar as superfícies de contato.

Clínica

A área gástrica é utilizada na clínica para a colocação de uma **sonda de PEG** (*percutaneous endoscopic gastrostomy*, gastrostomia endoscópica percutânea) para a nutrição do paciente. No caso de uma gastroscopia, uma fonte de luz translúcida é utilizada na superfície do corpo para orientação, através da parede abdominal, a fim de introduzir a sonda através da pele.

As superfícies de contato do estômago são de grande relevância clínica, uma vez que úlceras gástricas ou tumores gástricos podem ocasionar **perfuração nos órgãos adjacentes**, o que pode levar a lesões desses órgãos, com sintomas correspondentes, ou dificultar a remoção dos tumores.

O estômago está conectado aos órgãos adjacentes por várias duplicações peritoneais, que são referidas como ligamentos e que envolvem, parcialmente, os vasos e nervos do estômago. O trajeto desses ligamentos pode ser entendido a partir do seu desenvolvimento (➤ Item 7.1.3):
- **Curvatura menor** (parte do omento menor):
  - ligamento hepatogástrico
- **Curvatura maior** (partes do omento maior):
  - ligamento gastrocólico;
  - ligamento gastroesplênico;
  - ligamento gastrofrênico.

Na curvatura menor, o **ligamento hepatogástrico** conecta o estômago à face visceral do fígado. O ligamento se continua caudalmente com o **ligamento hepatoduodenal**, formando o **omento menor**. Atrás do ligamento hepatoduodenal se situa a entrada para a **bolsa omental** (forame omental), um recesso da cavidade abdominal recoberto pelo peritônio (➤ Item 7.7.3). A maior parte da bolsa omental se situa posteriormente ao omento menor e se projeta atrás do estômago. Os ligamentos na curvatura maior formam o **omento maior**, com uma grande porção livre, em "formato de avental" (➤ Item 7.7.2). O **ligamento gastrocólico** é apenas uma estreita faixa em direção ao colo transverso, e continua à esquerda com o **ligamento gastroesplênico**, que se fixa ao baço. O prolongamento superior do omento maior em direção ao diafragma é denominado **ligamento gastrofrênico**.

Tabela 7.2 Artérias do estômago.

Estrutura anatômica	Suprimento arterial
Curvatura menor	• Artéria gástrica esquerda (diretamente a partir do tronco celíaco) • Artéria gástrica direita (normalmente ramo da artéria hepática própria)
Curvatura maior	• Artéria gastromental esquerda (ramo da artéria esplênica) • Artéria gastromental direita (ramo da artéria gastroduodenal, da artéria hepática comum) Estes vasos também suprem o omento maior!
Fundo	Artérias gástricas curtas (na região do hilo do baço, ramos da artéria esplênica)
Face posterior	Artéria gástrica posterior (presente em 30% a 60% dos casos, origina-se posteriormente ao estômago, a partir da artéria esplênica)

Na terminologia anatômica, muitas outras duplicações peritoneais são caracterizadas e associadas aos dois omentos. Uma vez que isso não tem grande importância clínica, essas estruturas não serão abordadas neste texto.

7.1.8 Artérias do Estômago

Os três principais ramos do tronco celíaco (artéria gástrica esquerda, artéria hepática comum e artéria esplênica) originam, no total, **seis artérias gástricas** (➤ Tabela 7.2, ➤ Fig. 7.7).

As artérias gástricas formam **arcadas vasculares** em ambas as curvaturas, no omento maior e no omento menor, nas quais as artérias, em ambas as curvaturas, se anastomosam. A partir dessas arcadas emergem os ramos para as faces anterior e posterior do estômago (ramos gástricos). Na curvatura menor, a **artéria gástrica esquerda** é claramente mais desenvolvida do que a **artéria gástrica direita** e, geralmente, forma um tronco principal anterior e um tronco principal posterior. Por outro lado, ocorre o inverso na curvatura maior, na qual a **artéria gastromental direita** é o vaso dominante, e, por isso, em seu trajeto no ligamento gastrocólico, ela supre a maior parte do omento maior (ramos omentais), enquanto a **artéria gastromental esquerda** é um pouco mais delgada. A artéria gástrica esquerda, após a sua emergência a partir do tronco celíaco, eleva um pouco a prega gastropancreática, que delimita a entrada da bolsa omental de seu espaço principal. Após a liberação de ramos para a parte abdominal do esôfago (ramos esofágicos) e ocasionalmente (20%) para o lobo esquerdo do fígado, ela atinge o estômago através do ligamento hepatogástrico. O fundo do estômago recebe 5-7 **artérias gástricas curtas** próprias, que,

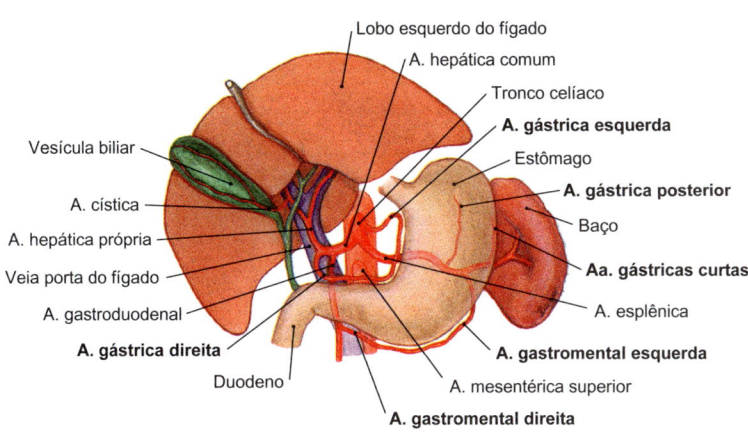

Figura 7.7 **Aa. do Estômago.**
Vista anterior.

como a **artéria gástrica posterior** – um vaso inconstante no meio da parede posterior –, se originam da artéria esplênica. A artéria gastromental esquerda e as artérias gástricas curtas seguem no ligamento gastroesplênico.

Clínica

Como as artérias gástricas seguem diretamente (e às vezes parcialmente) na parede do estômago, as **úlceras gástricas** podem causar **hemorragias gástricas** fatais.
No caso de remoção cirúrgica do esôfago devido ao carcinoma esofágico, o estômago, geralmente, é selecionado como substituto (**levantamento do estômago**). Com isso, é formado um tubo gástrico cujo suprimento é suficiente apenas pela artéria gastromental direita.

7.1.9 Veias do Estômago

As veias correspondem às artérias e as acompanham ao longo das curvaturas do estômago. No entanto, elas diferem em sua conexão com a veia porta do fígado: apenas as veias gástricas direita e esquerda desembocam diretamente na veia porta do fígado, enquanto todas as demais veias conduzem o sangue para os troncos principais da veia porta do fígado (➤ Tabela 7.3).

Tabela 7.3 Veias do estômago.

Local de desembocadura	Vasos tributários
Desembocadura direta na veia porta do fígado	• Veia gástrica esquerda • Veia gástrica direita e, por meio desta, veia pré-pilórica (inconstante), que cruza sobre o piloro
Desembocadura na veia esplênica	• Veia gastromental esquerda (ramo da artéria esplênica) • Veias gástricas curtas • Veia gástrica posterior (inconstante, mas normalmente presente quando a artéria está presente)
Desembocadura na veia mesentérica superior	• Veia gastromental direita

Clínica

Em caso de pressão elevada na circulação portal (hipertensão portal), por exemplo, na cirrose hepática, **anastomoses porto-cavas** podem se formar através de conexões da veia gástrica esquerda com as veias esofágicas, que, por sua vez, estão conectadas à veia cava superior através das veias do sistema ázigo. Estas conexões podem exigir uma grande atenção clínica, porque as veias esofágicas dilatadas (varizes esofágicas) podem se romper e ocasionar hemorragias que podem ser fatais.

7.1.10 Vasos Linfáticos do Estômago

O estômago possui três áreas de drenagem linfática e três estações de drenagem linfa, conectadas em série (➤ Fig. 7.8).
As **áreas de drenagem linfática** são:

• Região cárdica e curvatura menor: **linfonodos gástricos**, diretamente na curvatura menor.
• Quadrante superior esquerdo: **linfonodos esplênicos**, no hilo do baço.
• Dois terços inferiores da curvatura maior e piloro: **linfonodos gastromentais** e **linfonodos piloricos**.

A partir desses linfonodos regionais ao longo das curvaturas, a linfa flui através de mais duas estações, antes de ser conduzida, através dos troncos intestinais ao ducto torácico.
Deste modo, nas três grandes áreas de drenagem linfática existem três **estações de drenagem linfática** dispostas em série:

• primeira estação (➤ Fig. 7.8, em verde): linfonodos regionais das três áreas de drenagem;
• segunda estação (Fig. 7.8, em amarelo): linfonodos ao longo dos ramos do tronco celíaco;
• terceira estação (➤ Fig. 7.8, em azul): linfonodos na saída do tronco celíaco (linfonodos celíacos); em seguida, a linfa flui através dos troncos intestinais para o ducto torácico.

Clínica

As estações de drenagem linfática (➤ Fig. 7.8) desempenham um papel importante no **tratamento cirúrgico do carcinoma gástrico** (nível D dos cirurgiões). Os linfonodos da primeira e segunda estações, geralmente, são removidos juntamente com o estômago, que é referido como gastrectomia D2.

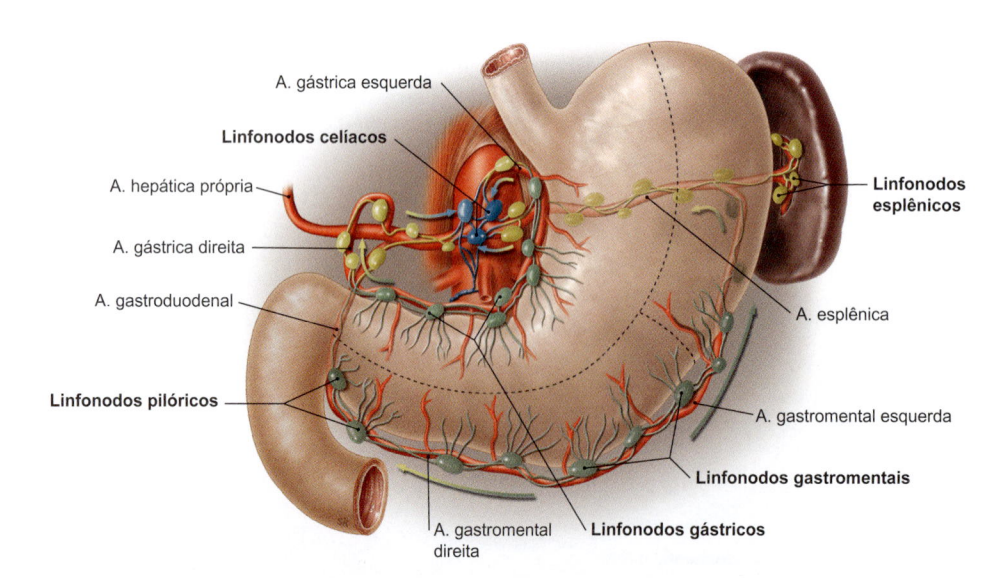

A. gástrica esquerda
Linfonodos celíacos
A. hepática própria
A. gástrica direita
A. gastroduodenal
Linfonodos piloricos
A. gastromental direita
Linfonodos gástricos
Linfonodos gastromentais
A. gastromental esquerda
A. esplênica
Linfonodos esplênicos

Figura 7.8 Estações de drenagem da linfa do estômago. Vista anterior. (Segundo [S010-1-16])

Por outro lado, caso se observe, durante a cirurgia, que os linfonodos da terceira estação também estão afetados, juntamente com os linfonodos retroperitoneais circundantes ao longo da aorta e da veia cava inferior (nível D3), não há cura possível. Neste caso, o paciente é poupado da remoção do estômago. Esta decisão, da qual depende a vida do paciente, deve ser tomada pelo cirurgião na mesa de cirurgia. Este exemplo mostra a grande importância do conhecimento da drenagem linfática de alguns órgãos.

N O T A
O estômago tem seis artérias próprias e três áreas de drenagem linfática, com três estações de drenagem linfática.
O omento maior, de acordo com o seu desenvolvimento a partir do mesogastro dorsal, é suprido por vasos sanguíneos presentes na curvatura maior do estômago e, portanto, é uma estrutura que faz parte do estômago, e não do intestino grosso.

7.1.11 Inervação do Estômago

O estômago é inervado pelas divisões simpática e parassimpática do sistema nervoso autônomo (➤ Fig. 7.9):

- A **divisão parassimpática** promove a produção de ácido clorídrico gástrico, bem como o peristaltismo e o esvaziamento gástrico.
- A **divisão simpática** atua de forma antagônica à divisão parassimpática, restringindo a secreção de ácido clorídrico gástrico, o peristaltismo e o fluxo sanguíneo, e inibindo o esvaziamento gástrico por meio da ativação do músculo esfíncter do piloro.

As fibras nervosas autônomas formam plexos nervosos (plexos gástricos) nas faces anterior e posterior do estômago. **Fibras nervosas simpáticas**, derivadas dos nervos esplâncnicos, para os gânglios celíacos, seguem após conexões sinápticas ao longo das artérias. As fibras simpáticas pré-ganglionares seguem nos nervos esplâncnicos maior e menor, de ambos os lados, através dos pilares lombares do diafragma, e atingem os gânglios celíacos na saída do tronco celíaco, onde estabelecem sinapses com neurônios pós-ganglionares. Estes neurônios, juntamente com as fibras nervosas parassimpáticas pré-ganglionares, chegam aos vários segmentos do estômago como plexos nervosos periarteriais ao longo das artérias gástricas. A divisão simpática também conduz fibras aferentes para dor. A zona de dor referida na parede do tronco (zona de Head) corresponde aos dermátomos T5-T8 na região epigástrica esquerda, onde o estômago se projeta no campo gástrico da parede anterior do tronco. As **fibras parassimpáticas** seguem pelos troncos vagais na curvatura menor e nas faces anterior e posterior do estômago; porém, para a curvatura maior, elas seguem indiretamente, através do plexo celíaco, como plexos periarteriais. As fibras parassimpáticas pré-ganglionares chegam ao estômago pelos troncos vagais anterior e posterior, acompanhando o esôfago, e seguem ao longo da curvatura menor. Daí, os ramos gástricos se irradiam pelas paredes anterior e posterior do estômago e suprem a maior parte do corpo e do fundo do estômago. Devido à rotação do estômago durante o desenvolvimento, o tronco vagal anterior se origina predominantemente do **nervo vago [X]** esquerdo, enquanto o tronco vagal posterior se origina do nervo vago direito. A parte pilórica é inervada por ramos próprios (ramos pilóricos), que inicialmente seguem como ramos hepáticos, derivados do tronco vagal anterior, para o fígado e, em seguida, se estendem no omento menor para a região do piloro. Para a curvatura maior do estômago, fibras nervosas individuais se estendem do tronco vagal posterior e fazem um desvio através do plexo celíaco, mas não fazem sinapses neste plexo e se associam às artérias gástricas derivadas do tronco celíaco. Os neurônios ganglionares (dos quais emergem as fibras pós-ganglionares) geralmente estão localizados na parede do estômago e, portanto, não podem ser visualizados nas preparações anatômicas. A organização geral do sistema nervoso autônomo na cavidade abdominal é descrita no ➤ Item 7.8.5.

Clínica

Antigamente, a secção dos troncos dos nervos vagos (**vagotomia**) era a única possibilidade efetiva para reduzir a secreção de ácido clorídrico no tratamento das úlceras gástricas. Todo o nervo vago [X] abaixo do diafragma (**vagotomia total**) ou os ramos direcionados ao estômago (**vagotomia proximal seletiva**) eram seccionados para reduzir a secreção ácida como tratamento para úlceras gástricas. O trajeto das fibras nervosas explica por que isso frequentemente levava a distúrbios do esvaziamento gástrico (ramos pilóricos) e à formação de cálculos biliares (ramos hepáticos). No entanto, uma vez que existe a possibilidade de bloqueio medicamentoso à produção de ácido clorídrico e a eliminação da bactéria *Helicobacter pylori* – responsável pela deflagração de úlceras – através de antibióticos, este procedimento perdeu drasticamente a importância.

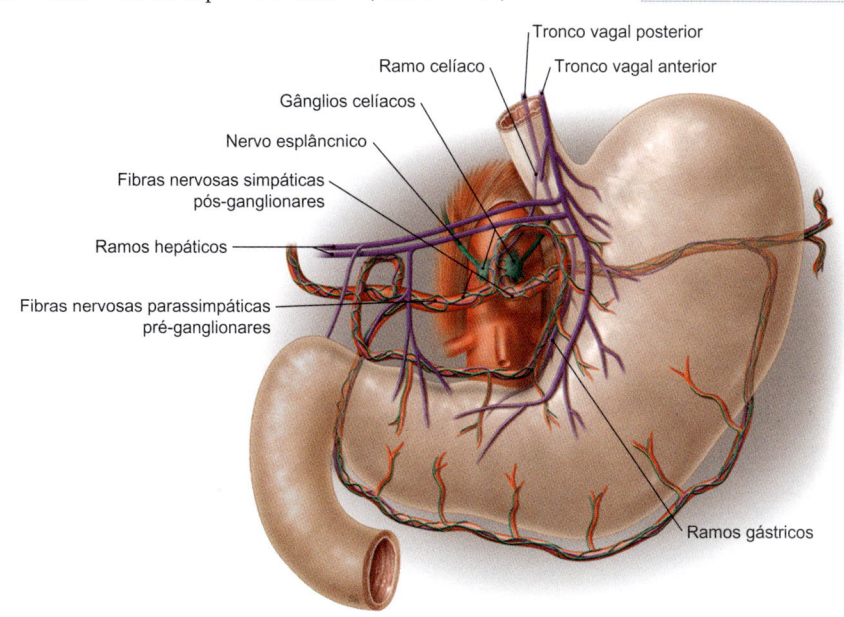

Figura 7.9 Suprimento nervoso autônomo do estômago. Inervação simpática (em verde); inervação parassimpática (em violeta). (Segundo [S010-1-16])

Tronco vagal posterior
Tronco vagal anterior
Ramo celíaco
Gânglios celíacos
Nervo esplâncnico
Fibras nervosas simpáticas pós-ganglionares
Ramos hepáticos
Fibras nervosas parassimpáticas pré-ganglionares
Ramos gástricos

7.2 Intestinos

Competências

7.2.1 Visão Geral

O tubo intestinal se liga ao estômago, e é dividido em intestino delgado e intestino grosso, cada um com diferentes segmentos e distintas relações anatômicas (➤ Fig. 7.10).

7.2.2 Funções dos Intestinos

Enquanto o intestino delgado atua essencialmente na digestão e na absorção de nutrientes, o intestino grosso é responsável pela condensação do conteúdo (pela reabsorção de água) e pela eliminação controlada das fezes. Portanto, compreende-se por que razão, pelo menos, uma parte do intestino delgado (cerca de 1 m) é vital, enquanto o intestino grosso não é essencial. Na linguagem clínica, os nomes em alemão são usados para as duas partes do tubo intestinal, enquanto os termos latinos geralmente são utilizados para seus segmentos individuais.

As funções dos intestinos são:
- transporte e fragmentação dos alimentos;
- digestão dos alimentos e absorção dos nutrientes;
- defesa imunológica;
- liberação de mediadores químicos e hormônios para a regulação da digestão;
- condensação do bolo alimentar;
- armazenamento temporário e excreção controlada das fezes.

Após o esvaziamento do estômago, devido ao **peristaltismo**, o bolo alimentar (quimo) é, subsequentemente, transportado e fragmentado no intestino delgado. No primeiro segmento do intestino delgado, o duodeno, **enzimas** produzidas pelo pâncreas e ácidos biliares (da bile, previamente armazenada na vesícula biliar) são adicionados ao bolo alimentar, promovendo a digestão de nutrientes que são, em seguida, absorvidos pelas células de revestimento da mucosa intestinal. Após essa **absorção**, os nutrientes são conduzidos pelo sangue da veia porta do fígado e pelos vasos linfáticos, chegando, finalmente, ao fígado, o órgão central do metabolismo do organismo. No intestino grosso, o líquido é removido do **conteúdo luminal**, de modo que este seja progressivamente condensado, até a formação das fezes. Nos últimos segmentos do intestino grosso (reto e canal anal), as fezes são, então, armazenadas e eliminadas de maneira controlada.

Além da absorção, as células da mucosa intestinal possuem funções adicionais. Especialmente no intestino delgado, vários **mediadores químicos** e **hormônios** são produzidos, permitindo a interação coordenada do estômago, fígado, vesícula biliar e pâncreas, o que é necessário para a digestão. Por meio da alimentação, o organismo é constantemente exposto a substâncias estranhas e patógenos, os quais são – em parte – inativados no estômago, mas ainda exigem que células do sistema imunológico na mucosa intestinal iniciem uma **defesa imunológica** quando necessário.

7.2.3 Desenvolvimento

O primórdio dos intestinos é formado na *4ª semana*, a partir do **endoderma** e de uma parte do **saco vitelino**, incluído no corpo do embrião durante o seu dobramento. O endoderma forma o epitélio de revestimento intestinal, enquanto o tecido conjuntivo e a musculatura lisa são formados pelo **mesoderma** circunjacente. A conexão com o saco vitelino, na região do umbigo, é estreitada até ocorrer a formação do ducto onfalomesentérico (ou ducto vitelino) (➤ Item 6.5.5). Como consequência, o trato intestinal é subdividido em três segmentos, cada um deles suprido por uma artéria própria que, subsequentemente, forma as diferentes partes dos intestinos delgado e grosso:
- **Intestino anterior** (cranialmente ao saco vitelino, suprido pelo **tronco celíaco**): forma a metade proximal do duodeno;
- **Intestino médio** (no nível do ducto vitelino, suprido pela **artéria mesentérica superior**): forma as demais partes do intestino delgado, além da região proximal do intestino grosso, incluindo o colo transverso;
- **Intestino posterior** (caudalmente ao saco vitelino, suprido pela **artéria mesentérica inferior**): forma o intestino grosso a partir

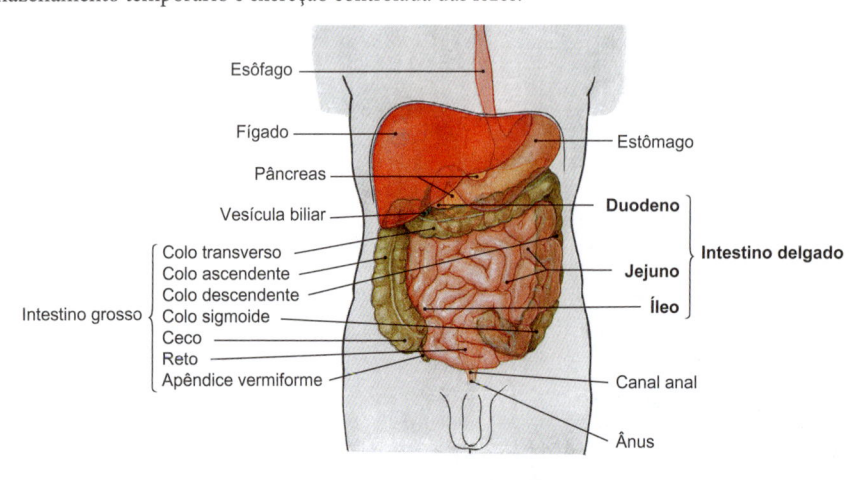

Esôfago

Fígado

Pâncreas

Vesícula biliar

Colo transverso
Colo ascendente
Colo descendente
Colo sigmoide
Ceco
Reto
Apêndice vermiforme

Intestino grosso

Estômago

Duodeno

Jejuno

Íleo

Intestino delgado

Canal anal

Ânus

Figura 7.10 Projeção dos segmentos dos intestinos sobre a superfície do corpo. Vista anterior.

do colo descendente até a metade proximal do canal anal. A metade distal do canal anal forma-se a partir da invaginação do ectoderma da fosseta anal (proctodeu).

Isso implica que as três partes – e, consequentemente, também as regiões de suprimento das três artérias, além de vasos linfáticos e nervos – não correspondem aos segmentos intestinais definitivos. Existem, portanto, três áreas clinicamente importantes no intestino delgado e no intestino grosso, nas quais as regiões de suprimento dos vasos e nervos são específicas:

- Transição entre as **regiões proximal e distal do duodeno** (limite entre o intestino anterior e o intestino médio, não identificado no tubo intestinal): aqui, a **anastomose de Bühler** une as regiões de suprimento do tronco celíaco e da artéria mesentérica superior.
- **Flexura esquerda do colo** (limite entre o intestino médio e o intestino posterior): a **anastomose de Riolan** une as regiões de suprimento das artérias mesentéricas superior e inferior.
- **Linha pectinada** (clinicamente também denominada linha denteada), na transição entre as extremidades proximal e distal do canal anal (limite entre o intestino posterior e a fosseta anal): nesta transição, a artéria mesentérica inferior se comunica com a região de suprimento da artéria ilíaca interna a partir da pelve.

Clínica

As anastomoses entre as três artérias responsáveis pelo suprimento dos intestinos permitem a formação de **circulações colaterais**, caso um vaso sanguíneo, por exemplo, seja obstruído por um êmbolo na corrente sanguínea (embolia), ou por arteriosclerose, podendo, assim, evitar a ocorrência de infartos intestinais. Na **remoção cirúrgica** de grandes porções do intestino grosso, a flexura esquerda do colo é frequentemente selecionada como limite (hemicolectomia direita ou

esquerda). As diferentes regiões de suprimento dos vasos sanguíneos também desempenham um papel importante na **propagação de tumores** por meio da formação de metástases.

A região proximal do duodeno se origina a partir da última parte do **intestino anterior** e, portanto, além de um mesentério dorsal, possui também um mesentério ventral, que, subsequentemente, se desenvolve no **ligamento hepatoduodenal** como parte do omento menor. Os segmentos intestinais distais estão fixados à parede dorsal da cavidade peritoneal apenas por meio de um mesentério dorsal. Portanto, todos os segmentos do tubo intestinal são, inicialmente, intraperitoneais e – com exceção da raiz do mesentério – recobertos por uma membrana serosa (túnica serosa), que forma o **peritônio visceral** na sua superfície. O mesentério é uma duplicação peritoneal na qual a serosa da superfície intestinal externa se continua com o **peritônio parietal**, que recobre a parede da cavidade peritoneal. Durante os processos de reorganização anatômica de posicionamento dos segmentos intestinais, cada um deles é, subsequentemente, anexado à parede posterior do tronco e assume uma posição retroperitoneal secundária. No duodeno, isso já ocorre na 5ª semana como parte da rotação do estômago. De forma especial, durante a *5ª e a 6ª semanas*, o lúmen do duodeno é ocluído devido a uma proliferação epitelial excessiva, sendo recanalizado apenas ao final do período embrionário.

Clínica

Caso a recanalização do duodeno não ocorra ou ocorra de forma incompleta, podem ocorrer oclusão completa (**atresia duodenal**) ou constrição (**estenose duodenal**) do duodeno, que se manifestam ao nascimento, manifestando-se apenas algumas horas após o nascimento, por meio da ocorrência de vômitos intensos.

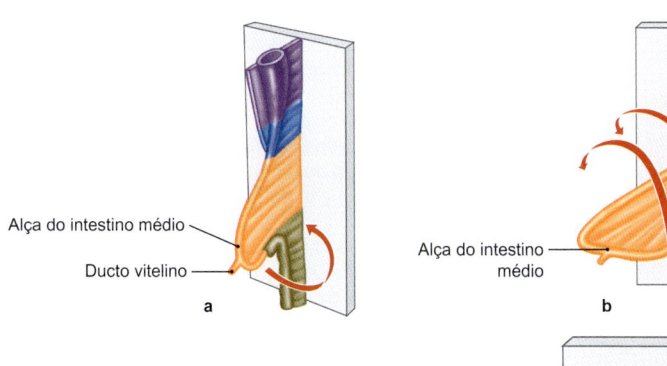

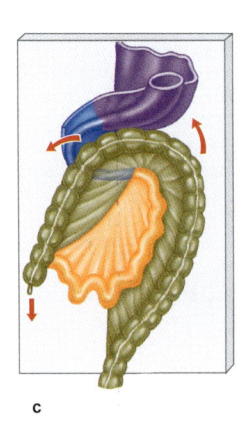

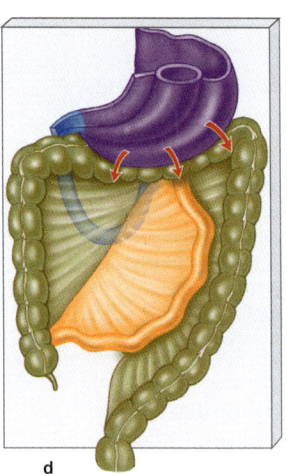

Figura 7.11 Rotação do intestino. Representação esquemática vista do lado esquerdo. Os segmentos intestinais e seus mesentérios estão representados em diferentes cores: estômago e mesogastros (em violeta), duodeno e mesoduodeno (em azul), jejuno e íleo com os respectivos mesentérios (em laranja), intestino grosso e mesocolo (em ocre). (Segundo [S010-1-16]). Rotação e deslocamento do intestino médio entre a 6ª (**a**) e a 11ª (**c**) semana de desenvolvimento, e no subsequente período fetal (**d**).

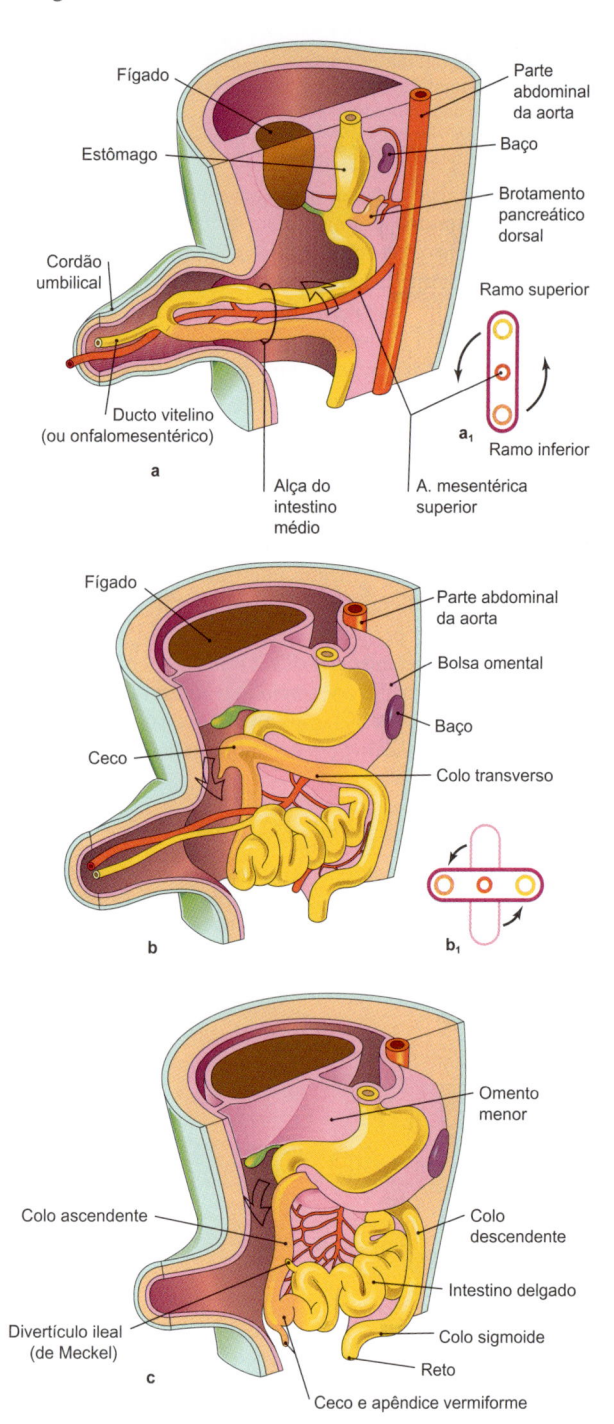

Figura 7.12 Rotação do intestino médio; vista pelo lado esquerdo. **a** Corte sagital (início da 6ª semana): a alça do intestino médio ainda não sofreu rotação e já se encontra projetada no celoma intraembrionário no pedículo do embrião. **a₁** Corte transversal esquemático através da alça do intestino médio antes do início de sua rotação. **b** 11ª semana: a rotação do intestino foi concluída e o intestino delgado já retornou para o interior da cavidade corporal. **b₁** Corte transversal esquemático através da alça do intestino médio após a conclusão da rotação do intestino. **c** Período fetal tardio: o ceco encontra-se rebaixado, em sua posição definitiva.

O desenvolvimento do **intestino médio** é determinado pela rotação da alça do intestino médio (➤ Fig. 7.11). Inicialmente, o intestino médio cresce muito intensamente e forma, na *5ª semana*, uma alça intestinal umbilical, direcionada ventralmente, cujo eixo

anteroposterior é formado pela artéria mesentérica superior e em cujo ápice se encontra o ducto onfalomesentérico (➤ Fig. 7.11a). Em torno deste eixo, o intestino médio gira cerca de 270° no sentido anti-horário. No final do período fetal, o ceco, que se formou na *6ª semana* como um brotamento do ramo distal da alça umbilical, desce para o quadrante inferior direito do abdome. Devido à falta de espaço, na 6ª semana a alça intestinal umbilical é deslocada através do umbigo para o interior do pedículo do embrião (hérnia umbilical fisiológica do desenvolvimento) e, em seguida, retorna à cavidade abdominal durante a *10ª semana* (redução da hérnia fisiológica do intestino médio; ➤ Fig. 7.12). Uma vez que o mesentério regride precocemente na região dos futuros colo ascendente e descendente, esses segmentos assumem uma posição retroperitoneal secundária.

O **intestino posterior** forma os segmentos do intestino grosso localizados no lado esquerdo e termina na cloaca, na qual também abre o canal urogenital. A cloaca se estende até o proctodeu (ou fosseta anal), que representa uma invaginação do ectoderma e que, inicialmente, se apresenta fechada pela membrana cloacal. Na *7ª semana*, a cloaca e a membrana cloacal são divididas por um septo urorretal, em um seio urogenital, em posição ventral (primórdio da bexiga urinária e da uretra), e no reto e na região superior do canal anal, localizados dorsalmente. A parte posterior da membrana cloacal forma, assim, a membrana anal, que se rompe na *8ª semana*, de modo que o proctodeu se comunique com o intestino posterior, formando a parte distal do canal anal.

Clínica

Distúrbios na rotação da alça do intestino médio podem levar a um erro na rotação (rotação reduzida ou rotação excessiva). Esta condição pode levar a uma obstrução intestinal (íleo), mas, também, a uma posição anormal dos diferentes segmentos intestinais, podendo, por exemplo, dificultar o diagnóstico de uma "apendicite". No *situs* **inverso**, todos os órgãos se encontram em disposição invertida.

Caso ocorra um retorno incompleto da alça do intestino médio para a cavidade abdominal, o recém-nascido nasce com **hérnia umbilical congênita (onfalocele)**. Além de segmentos intestinais, o saco herniário pode conter, também, outros órgãos abdominais, tais como o fígado e o baço, que foram secundariamente deslocados. O saco herniário não é recoberto pela pele, mas apenas pelo âmnio do cordão umbilical.

Em contraste, uma **hérnia umbilical adquirida** ocorre no primeiro mês após o nascimento, quando o umbigo não fecha adequadamente. Ela contém o omento maior e segmentos intestinais, os quais são recobertos externamente pela pele. Em geral, hérnias umbilicais regridem espontaneamente.

Restos do ducto onfalomesentérico podem permanecer, de modo a formar um divertículo ileal (de Meckel). Estes divertículos são frequentes (3% da população) e, geralmente, estão localizados no segmento do intestino delgado a 100 cm oralmente ao óstio ileal. Como esses divertículos geralmente contêm mucosa gástrica ectópica ou tecido pancreático ectópico, dispersos em sua estrutura, inflamação e sangramentos podem simular o quadro clínico de uma apendicite.

Quando o septo urorretal se desvia posteriormente, ocorre **estenose anal**. Caso a membrana anal não se rompa, haverá **atresia anal**.

7.2.4 Organização e Projeção do Intestino Delgado

O intestino delgado, geralmente, possui 4-6 m de comprimento e é dividido em **três segmentos** (➤ Fig. 7.10):

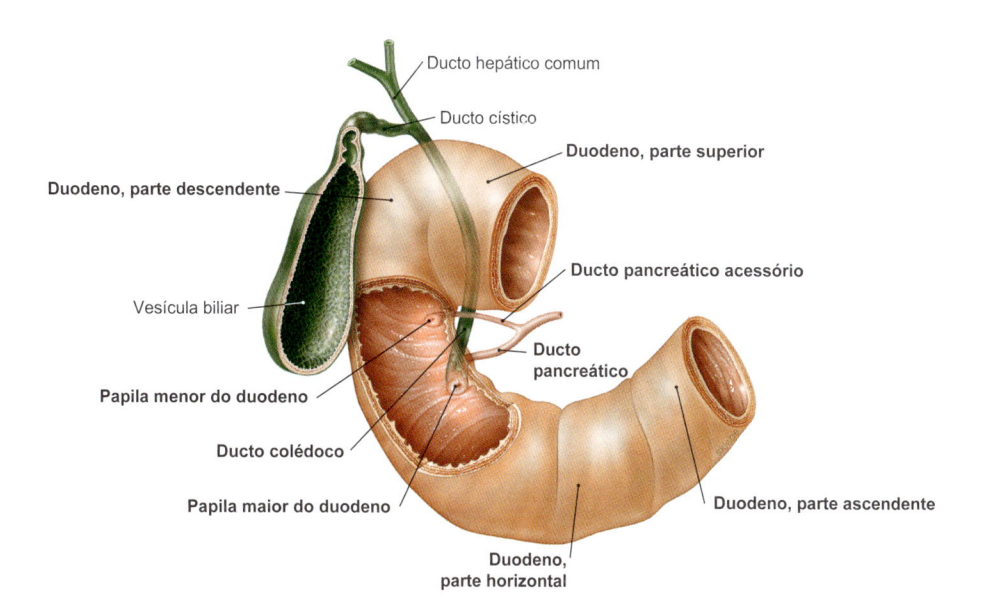

Ducto hepático comum

Ducto cístico

Duodeno, parte superior

Duodeno, parte descendente

Ducto pancreático acessório

Vesícula biliar

Ducto pancreático

Papila menor do duodeno

Ducto colédoco

Papila maior do duodeno

Duodeno, parte ascendente

Duodeno, parte horizontal

Figura 7.13 Segmentos do duodeno; ductos biliares extra-hepáticos e ductos excretores do pâncreas. Vista anterior.

- duodeno (25-30 cm), com parte superior (5 cm), parte descendente (10 cm), parte horizontal (10 cm) e parte ascendente (2,5 cm);
- jejuno (cerca de 2 m);
- íleo (cerca de 3 m).

Os segmentos do intestino delgado apresentam diferentes relações posicionais na cavidade abdominal e, portanto, são recobertos por diferentes partes do peritônio (➤ item 7.7.1). Em **posição intraperitoneal** (ou seja, no interior da cavidade peritoneal, da cavidade abdominal) se situam a parte superior do duodeno, o jejuno e o íleo. Em **posição secundariamente retroperitoneal** (na parede posterior da cavidade peritoneal, o retroperitônio) se localizam as partes descendente, horizontal e ascendente do duodeno.

O **duodeno** é o segmento mais curto, com 25-30 cm (➤ Fig. 7.13). Ele se apresenta relativamente fixado em sua posição, porque apenas a primeira parte (parte superior) se encontra em uma localização intraperitoneal, sendo aqui fixada ao fígado por uma duplicação peritoneal (ligamento hepatoduodenal), ao passo que as demais partes (partes descendente, horizontal e ascendente) se situam em posição retroperitoneal secundária e, portanto, são envolvidas por tecido conjuntivo. Deste modo, o duodeno forma uma alça em "formato de C", que envolve a cabeça do pâncreas. A **parte superior** é, frequentemente, dilatada (ampola ou bulbo) e, como o piloro do estômago, se projeta no nível da 1ª vértebra lombar. Ela se continua com a **parte descendente**, na flexura superior do duodeno. Em conexão com a flexura inferior do duodeno, a **parte horizontal** se posiciona no nível da 3ª vértebra lombar, seguida pela **parte ascendente** até a 2ª vértebra lombar. Aqui, com a flexura duodenojejunal, ocorre a transição para as subsequentes alças do intestino delgado, constituindo o jejuno (cerca de dois quintos do comprimento total) e o íleo (cerca de três quintos do comprimento total). Estes dois segmentos são intraperitoneais e não apresentam limites evidentes entre eles. O íleo termina no óstio ileal (valva de Bauhin-Klappe), a partir do qual o ceco se continua com o colo ascendente do intestino grosso.

O segmento duodenal mais importante é a parte descendente. Aqui, o **ducto colédoco**, juntamente com o ducto excretor principal do pâncreas, o **ducto pancreático** (ou ducto de Wirsung), desemboca em uma elevação da mucosa duodenal (papila maior do duodeno ou papila de Vater), que se situa a 8-10 cm a partir do piloro. Pouco antes da papila, a mucosa é, frequentemente, projetada em uma prega longitudinal (prega longitudinal do duodeno). Normalmente, 2 cm proximais à papila maior do duodeno, uma **papila menor do duodeno** recebe o **ducto pancreático acessório** (ducto de Santorini) e, através das duas papilas, o pâncreas elimina a sua secreção.

As partes intraperitoneais dos componentes convolutos do intestino delgado, correspondentes ao **jejuno** e ao **íleo**, estão fixadas à parede posterior do tronco – sob a forma de 14-16 alças intestinais – por meio de uma duplicação peritoneal, o **mesentério**. Os vasos sanguíneos seguem no interior do mesentério. Devido ao longo comprimento do intestino delgado, observa-se que a origem do mesentério – a **raiz do mesentério** – é muito mais curta do que a extremidade fixada no intestino. O último segmento do intestino delgado, com origem pouco definida, com aproximadamente 30 cm de comprimento, é referido como o íleo terminal (parte terminal). Neste segmento estão presentes, frequentemente, componentes do sistema imunológico intestinal (placas de Peyer) e somente aqui ocorrem funções absortivas específicas, tais como a absorção da vitamina B_{12} e dos ácidos biliares.

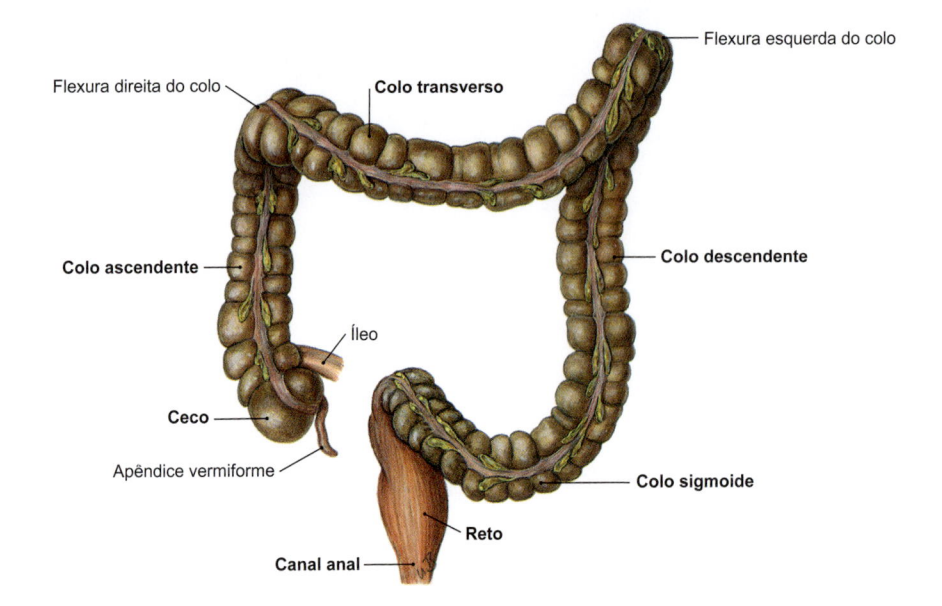

Flexura esquerda do colo
Flexura direita do colo
Colo transverso
Colo ascendente
Colo descendente
Íleo
Ceco
Apêndice vermiforme
Colo sigmoide
Reto
Canal anal

Figura 7.14 Subdivisão do intestino grosso. Vista anterior.

7.2.5 Subdivisão e Projeção do Intestino Grosso

O intestino grosso possui cerca de 1,5 m de comprimento e é dividido em **quatro segmentos** (➤ Fig. 7.14):

- Ceco, 7 cm, com o apêndice vermiforme, com 8-9 cm.
- Colo, dividido em colo ascendente (15 cm), colo transverso (50 cm), colo descendente (15 cm) e colo sigmoide (35-45 cm).
- Reto, 12 cm.
- Canal anal, 3-4 cm

Os segmentos do intestino grosso mudam suas relações posicionais na cavidade abdominal quase que de forma alternada.

- Em **posição intraperitoneal** (no interior da cavidade peritoneal da cavidade abdominal) se situam os seguintes segmentos:
  - ceco com o apêndice vermiforme (geralmente);
  - colo transverso;
  - colo sigmoide.
- Em **posição retroperitoneal secundária** (na parede posterior da cavidade peritoneal, o retroperitônio) estão:
  - colo ascendente;
  - colo descendente;
  - reto (parte proximal).
- Em **posição subperitoneal** (no tecido conjuntivo abaixo da cavidade peritoneal) são encontrados:
  - reto (parte distal);
  - canal anal.

Em geral, o **ceco** mede cerca de 7 cm de comprimento e se conecta ao íleo através do óstio ileal (valva de Bauhin) (➤ Fig. 7.15 e ➤ Fig. 7.16): a abertura (óstio ileal) é delimitada por dois lábios, que continuam lateralmente como o frênulo do óstio ileal após a sua união. O óstio possui uma musculatura circular ativada pela divisão simpática do sistema nervoso autônomo e pode, até certo ponto, evitar o refluxo do conteúdo intestinal, mas não há formação de um esfíncter verdadeiro. O ceco está projetado no nível da 5ª vértebra lombar anteriormente ou acima do sacro.

Na extremidade, no fundo cego do ceco (daí o seu nome), cerca de 2-3 cm abaixo da desembocadura do íleo, encontra-se pendente o **apêndice vermiforme**, geralmente com 8-9 cm de comprimento e que, frequentemente (mesmo por médicos), é chamado erroneamente de "ceco". Uma vez que as três tênias do ceco convergem na raiz do apêndice, geralmente o apêndice vermiforme é de fácil identificação em uma cirurgia. O apêndice normalmente possui (em posição intraperitoneal do ceco) seu próprio mesentério (mesoapêndice), no interior do qual seguem os vasos sanguíneos.

Clínica

A **apendicite** é uma condição patológica frequente nas 2ª e 3ª décadas de vida. Trata-se de uma infecção endógena, geralmente causada por uma obstrução do lúmen pelas fezes ou, mais raramente, por corpos estranhos, o que ocasiona uma infiltração da parede por bactérias da flora intestinal. Uma perfuração com peritonite, potencialmente fatal, pode ser a consequência.

A posição e a projeção do apêndice vermiforme são, portanto, de particular importância (➤ Fig. 7.16):

- Na maioria dos casos (65%), o apêndice vermiforme se apresenta desviado para trás, ao redor do ceco (posição retrocecal).
- Na segunda variação mais comum (30%), o apêndice vermiforme se projeta para o interior da pelve menor e, portanto, se situa na vizinhança imediata dos ovários e das tubas uterinas (posição pendente).

Essas variações posicionais têm efeito sobre a projeção do apêndice na parede do abdome. No ponto de McBurney (ponto situado na junção do terço lateral com os dois terços mediais de uma linha que una a espinha ilíaca anterossuperior e o umbigo, no lado direito da parede do abdome), projeta-se a base do apêndice vermifor-

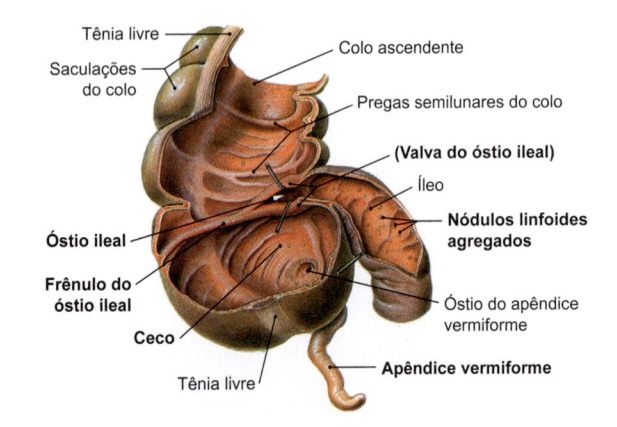

Tênia livre
Saculações do colo
Colo ascendente
Pregas semilunares do colo
(Valva do óstio ileal)
Íleo
Nódulos linfoides agregados
Óstio ileal
Frênulo do óstio ileal
Ceco
Óstio do apêndice vermiforme
Tênia livre
Apêndice vermiforme

Figura 7.15 Ceco com apêndice vermiforme e porção terminal do íleo. Vista anterior após remoção de partes da parede anterior.

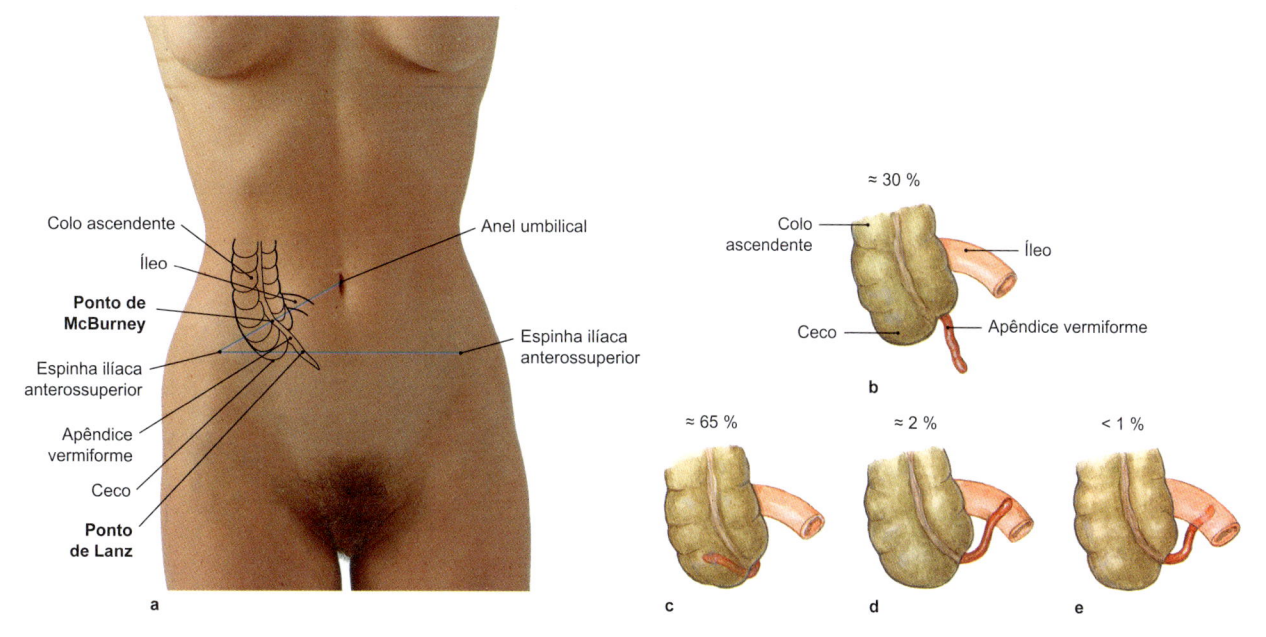

Figura 7.16 Projeção do ceco e do apêndice vermiforme sobre a parede anterior do abdome. Variações de posição do apêndice vermiforme. Vista anterior. **a** e **b** Apêndice pendente (suspenso) na pelve menor. **c** Apêndice retrocecal (caso mais frequente). **d** Apêndice pré-ileal. **e** Apêndice retroileal.

me. No ponto de Lanz (ponto de união do terço direito com o terço médio de uma linha de conexão entre as espinhas ilíacas anterossuperiores de ambos os lados) projeta-se a extremidade de um apêndice pendente.

Clínica

O **diagnóstico de apendicite** (muitas vezes referido como "inflamação do ceco") é um diagnóstico clínico no qual o cirurgião deve depender, principalmente, dos achados do exame clínico, já que outros sinais, como aumento do número de leucócitos ou achados de ultrassonografia, geralmente podem não ser específicos. Muitas vezes o diagnóstico é difícil, uma vez que dores no quadrante inferior direito do abdome também podem ser desencadeadas por uma inflamação infecciosa do intestino (enterite) ou, nas mulheres, devido a uma inflamação do ovário e da tuba uterina. Por sua vez, o diagnóstico correto é importante, pois, por um lado, no caso de uma apendicite não identificada, pode ocorrer uma perfuração com inflamação potencialmente fatal do peritônio (peritonite); por outro lado, pode-se evitar uma cirurgia desnecessária com possíveis complicações ou adesões subsequentes. Portanto, a **dor sob pressão** no ponto de McBurney ou no ponto de Lanz é um indicador de diagnóstico muito importante.

NOTA

O **ponto de McBurney** e o **ponto de Lanz** são importantes pontos de projeção do apêndice vermiforme na parede abdominal. A dor desencadeada pela pressão aplicada nesses pontos é essencial no diagnóstico de uma apendicite, e é parte de qualquer exame físico completo da região abdominal.

O ceco continua, sem uma delimitação precisa, no **colo ascendente**, que sobe em posição secundariamente retroperitoneal e, abaixo do fígado, na flexura direita do colo, tem continuidade com o **colo transverso**, que segue em posição intraperitoneal e se encontra fixado através de seu mesocolo transverso e, em seguida, em conexão com a flexura esquerda do colo, desce como **colo descendente** que,

novamente, segue em posição retroperitoneal secundária. A flexura direita do colo se projeta normalmente sobre as 1ª e 2ª vértebras lombares, enquanto a flexura esquerda do colo se situa em um nível mais alto (11ª-12ª vértebras torácicas). O limite com o **colo sigmoide**, por outro lado, é de fácil identificação, porque este segmento do intestino grosso apresenta um trajeto em "formato de S" (daí o nome) e possui seu próprio mesocolo sigmoide. A transição para o

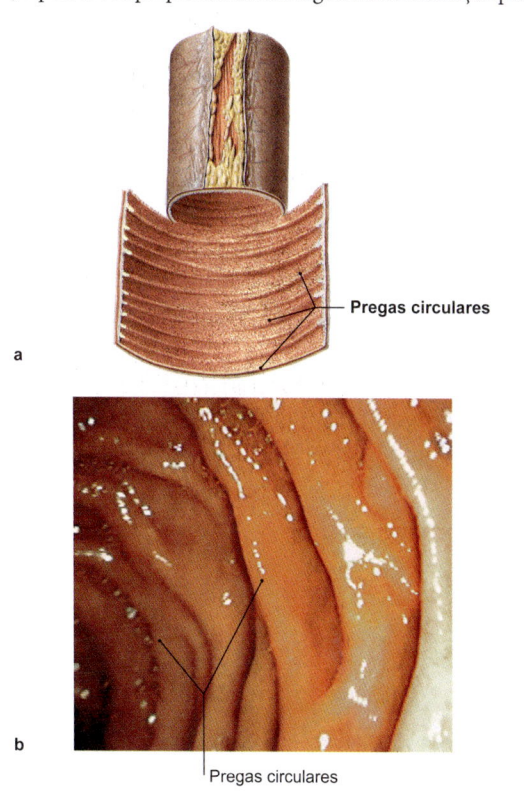

Figura 7.17 Mucosa do intestino delgado. a Fragmento do jejuno seccionado e aberto. **b** Pregas circulares em uma avaliação endoscópica do intestino delgado.

reto, no nível das 2ª e 3ª vértebras sacrais, é bem identificado, já vez que este segmento difere sob diferentes pontos de vista das características estruturais do restante do intestino grosso (veja adiante). Os diferentes segmentos do intestino grosso circundam o intestino delgado como a moldura de um quadro. No entanto, o comprimento dos segmentos, bem como a posição das flexuras do intestino grosso e, portanto, o formato do intestino grosso, são, em geral, muito variáveis. Na maioria dos casos, a flexura esquerda do colo atinge uma posição mais cranial e, devido à alteração de trajeto do intestino, em torno de quase 180°, pode ser difícil de ser ultrapassada na colonoscopia. Além disso, o colo ascendente e o colo descendente também podem ser intraperitoneais e, por isso, podem possuir seus próprios mesocolos ascendente e descendente, respectivamente.

O **reto** e o **canal anal** estão localizados na pelve, e são abordados no capítulo sobre órgãos pélvicos, devido a várias peculiaridades na topografia, estrutura, vasos sanguíneos e nervos (➤ Item 8.4).

7.2.6 Características Estruturais do Intestino Delgado e do Intestino Grosso

A mucosa intestinal possui um relevo interno, que difere em cada um dos seus segmentos. O relevo interno do **intestino delgado** apresenta projeções circulares (pregas circulares, ou pregas de Kerckring, ➤ Fig. 7.17). Em contrapartida, as pregas do intestino grosso não estão presentes em todo o lúmen intestinal, mas, de uma forma geral, possuem um formato em crescente (pregas semilunares do colo).

Consequentemente, a maior parte do **intestino grosso** (ceco e colo) é claramente distinguível do intestino delgado devido a quatro características estruturais (➤ Fig. 7.18):

- **Diâmetro maior** (ele é "grosso", enquanto o intestino delgado é bastante "fino").
- **Tênias**: a musculatura longitudinal se condensa em três faixas (tênias). Destas três faixas, a tênia livre é visível, enquanto o mesocolo transverso está fixado à tênia mesocólica e o omento maior está fixado à tênia omental.
- **Saculações do colo e pregas semilunares**: as saculações do colo são protuberâncias causadas pelas endentações das pregas semilunares.
- **Apêndices omentais do colo**: apêndices de tecido adiposo presentes no tecido conjuntivo submesotelial da serosa.

Por sua vez, o **apêndice vermiforme**, o **reto** e o **canal anal** diferem dos demais segmentos do intestino grosso nos seguintes aspectos:
- Não possuem tênias, mas apresentam uma camada muscular longitudinal completa.
- Não apresentam saculações.
- Pregas: ausentes no apêndice vermiforme, presentes no reto na forma de três pregas transversais irregulares (pregas transversas do reto) e como pregas longitudinais do canal anal (colunas anais).
- Não apresentam apêndices omentais do colo.

7.2.7 Topografia do Intestino Delgado e do Intestino Grosso

Topografia do Intestino Delgado

A **parte superior** do duodeno se situa posteriormente ao colo da vesícula biliar e possui contato direto com a face visceral do fígado, com a qual também está conectada por meio do **ligamento hepatoduodenal**. O ligamento hepatoduodenal contém os vasos sanguíneos e nervos do fígado, bem como as vias biliares extra-hepáticas, e delimita a entrada na bolsa omental (forame omental/epiploico). O ducto colédoco segue posteriormente à parte superior do duodeno.

Posteriormente à **parte descendente** do duodeno situam-se o rim e a glândula suprarrenal direitos, ainda que separados por seus diferentes envoltórios. Em sua superfície medial, voltada para a esquerda, se encaixa a cabeça do pâncreas. O colo ascendente sobe lateralmente à parte descendente.

A **parte horizontal** do duodeno segue por baixo da cabeça do pâncreas, cruza a coluna vertebral, a aorta e a veia cava inferior, com os vasos testiculares/ováricos direitos, e o ureter direito. Consequentemente, a parte horizontal é coberta pelo jejuno, pelo íleo, pelo colo transverso e pela raiz do mesentério (com a artéria e a veia mesentéricas superiores).

A **parte ascendente** eleva-se até a flexura duodenojejunal, onde é fixada à origem da artéria mesentérica superior por meio de uma duplicação peritoneal (músculo suspensor do duodeno ou ligamento de Treitz). O músculo suspensor do duodeno, a despeito de ter sido considerado um ligamento (ligamento de Treitz), contém fibras musculares estriadas esqueléticas e lisas. Nesta região, frequentemente ocorre a formação de escavações rasas da cavidade peritoneal (recessos duodenais superior e inferior). Posteriormente à parte ascendente do duodeno encontram-se o rim esquerdo, com o seu ureter, e os vasos testiculares/ováricos esquerdos.

O **jejuno** e o **íleo** têm relações de posição com ambos os rins e com vários segmentos do intestino grosso; na pelve, estão associados à bexiga urinária, e, na mulher, com as porções dos órgãos genitais internos localizadas em posição intraperitoneal (útero, ovários e tubas uterinas). A **raiz do mesentério** mede cerca de 12-16 cm de comprimento e se estende da flexura duodenojejunal até a fossa ilíaca direita. Ela cruza sobre o duodeno e o ureter direito.

> ### Clínica
>
> Como, devido à posição suspensa da parte ascendente do duodeno normalmente não ocorre refluxo do bolo alimentar (quimo) a partir de sua região distal, o músculo suspensor do duodeno também marca o limite entre **hemorragia intestinal superior e inferior**. Esta classificação é importante porque existem valores empíricos sobre as causas mais frequentes e as etapas mais sensíveis do diagnóstico para esclarecimento desta condição. Uma fonte frequente de sangramento

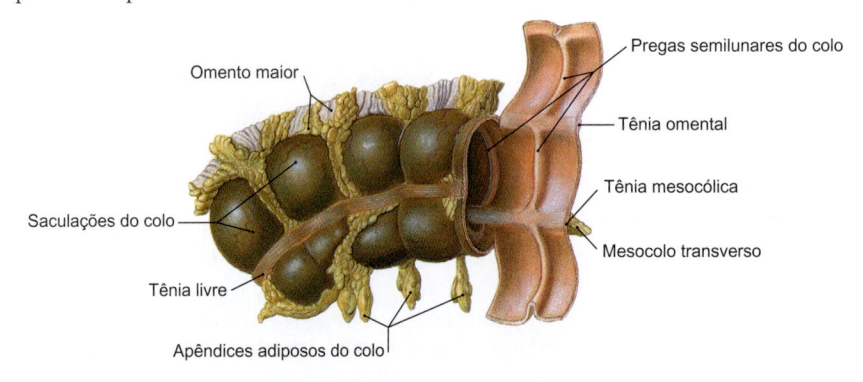

Figura 7.18 Características estruturais do intestino grosso usando o colo transverso como exemplo. Vista anterior caudal.

Omento maior — Pregas semilunares do colo — Tênia omental — Saculações do colo — Tênia mesocólica — Mesocolo transverso — Tênia livre — Apêndices adiposos do colo

(corrosão da artéria gastroduodenal) são as úlceras duodenais, que não são clinicamente distinguidas das úlceras gástricas (➤ Item 7.1.6). Em contraste, os tumores malignos são raros no duodeno.

Para o esclarecimento dessas doenças, existem várias opções de diagnóstico. A **demonstração radiológica usando meio de contraste** perdeu importância nos últimos anos, já que a sua eficiência é inferior à da **duodenoscopia**, que possibilita não somente a inspeção da mucosa, mas também a retirada de uma amostra (biópsia).

Topografia do Intestino Grosso

O **ceco** se localiza na região inguinal (fossa ilíaca direita) (➤ Fig. 7.19a). Na região de transição entre o ceco e o íleo terminal ocorrem, frequentemente, abaulamentos da cavidade peritoneal (recessos ileocecais superior e inferior). O apêndice vermiforme comumente é encontrado no recesso retrocecal. O ceco e o apêndice vermiforme se sobrepõem ao músculo iliopsoas direito e, portanto, possuem relações de posição com vários nervos do plexo lombar (nervo cutâneo femoral lateral, nervo femoral e nervo genitofemoral) e com a artéria testicular/ovárica. Nesta região, o apêndi-

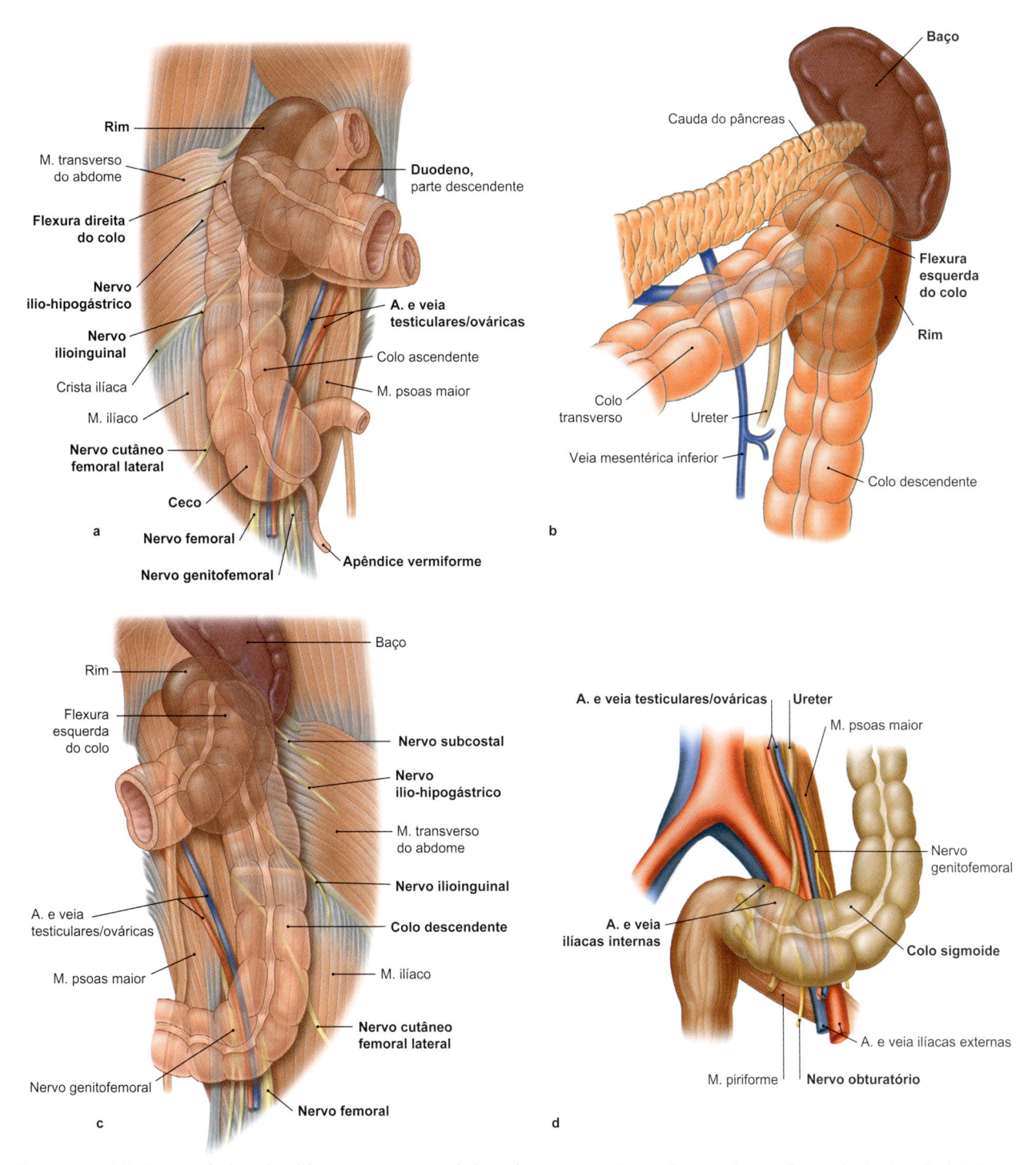

Figura 7.19 Relações anatômicas dos diferentes segmentos do intestino grosso. a Ceco, colo ascendente e flexura direita do colo. **b** Colo transverso e flexura esquerda do colo. **c** Colo descendente. **d** Colo sigmoide. [G210]

ce vermiforme do tipo suspenso (pendente) pode estar em íntima proximidade com o ovário e a tuba uterina. Em seguida, o **colo ascendente** se eleva, recoberto pelas alças do intestino delgado enrolado e localizado anteriormente aos nervos cutâneo femoral lateral, ilio-hipogástrico e ilioinguinal, até a superfície inferior do lobo direito do fígado, onde entra em contato, por meio da flexura direita do colo (também denominada "flexura hepática"), com o fundo da vesícula biliar. Posteriormente à flexura direita do colo encontra-se o rim direito, medialmente à parte descendente do duodeno (➤ Fig. 7.19a).

O **colo transverso** está fixado à parede posterior do tronco por meio do mesocolo transverso e ao estômago por meio do ligamento gastrocólico. O mesocolo transverso está associado à parede posterior do estômago, delimitando o espaço principal da bolsa omental posterior e inferiormente (➤ Fig. 7.3d). A porção em "formato de avental" do omento maior pende a partir da tênia omental do colo transverso e recobre o intestino delgado e o intestino grosso. Posteriormente ao colo transverso se encontram, à direita, a parte descendente do duodeno e a cabeça do pâncreas, no meio as alças do intestino delgado pertencentes ao jejuno e ao íleo, e à esquerda a flexura duodenojejunal.

A **flexura esquerda do colo** (➤ Fig. 7.19b) se situa, normalmente, em posição mais cranial e mais posterior do que a flexura direita do colo, e geralmente forma um ângulo mais agudo. Ela está fixada à parede do tronco por meio do ligamento frenocólico e tem contato direto, no chamado nicho esplênico, com a face visceral do baço (portanto, também é conhecida como "flexura esplênica"). Posteriormente à flexura esquerda do colo se situam a cauda do pâncreas e – separado pelos seus envoltórios – o rim esquerdo. Em seguida, o **colo descendente** desce anteriormente ao rim em direção à região inguinal esquerda e, consequentemente, cruza sobre os nervos do plexo lombar (➤ Fig. 7.19c).

Na região inferior esquerda do abdome, o **colo sigmoide** – com seu mesocolo sigmoide – se projeta de forma muito diferente para a cavidade peritoneal da pelve, aqui estabelecendo contato com o intestino delgado e a bexiga urinária (➤ Fig. 7.19d) e, no caso da mulher, com os órgãos genitais internos situados em posição intraperitoneal (útero, ovário e tuba uterina). Deste modo, forma-se um recesso sigmóideo de tamanho muito variável. O colo sigmoide passa sobre os vasos testiculares/ováricos esquerdos, o nervo obturatório esquerdo, o ureter, e os vasos ilíacos externos e internos.

7.2.8 Artérias dos Intestinos

O intestino delgado e o intestino grosso são supridos por **três grandes artérias intestinais ímpares**, que se originam anteriormente da parte abdominal da aorta (tronco celíaco, artéria mesentérica superior e artéria mesentérica inferior). Como as artérias se comunicam umas com as outras através de anastomoses bem calibrosas (anastomoses de Buhler e de Riolan) nos limites de suas regiões de suprimento, podem ocorrer **circulações colaterais** capazes de compensar totalmente a oclusão de uma artéria principal. As regiões de suprimento correspondem às subdivisões do desenvolvimento embrionário do intestino primitivo em intestino anterior, intestino médio e intestino posterior, mas não correspondem à subdivisão macroscópica em intestino delgado e intestino grosso. Por conseguinte, é fácil compreender por que razão as anastomoses entre os vasos se encontram na região do duodeno e na flexura esquerda do colo.

Artérias do Duodeno

O suprimento sanguíneo do duodeno inclui anterior e posteriormente um **duplo arco vascular**, suprido por ramos craniais e caudais (conectados pela anastomose de Bühler, ➤ Fig. 7.20):

- **Artérias pancreaticoduodenais superiores anterior e posterior**, que correspondem aos ramos terminais da artéria gastroduodenal, derivada da região de suprimento do tronco celíaco a partir da região cranial. A artéria gastroduodenal segue diretamente por trás da parte superior do duodeno (vários pequenos ramos da artéria gastroduodenal acima e por trás da parte superior do duodeno, referidos como artéria supraduodenal e artérias retroduodenais).
- **Artéria pancreaticoduodenal inferior** (com ramo anterior e ramo posterior), originada da artéria mesentérica superior a partir da região caudal.

Artérias do Jejuno e do Íleo

As alças do intestino delgado, formadas pelo jejuno e pelo íleo, são supridas pela **artéria mesentérica superior**, que segue no interior do mesentério do intestino delgado com seus ramos (geralmente 4-5 **artérias jejunais** e 12 **artérias ileais**) (➤ Fig. 7.21). Ao longo do intestino delgado, os vasos formam uma sequência de 3 (no jejuno) a 5 (no íleo) arcadas de tamanho progressivamente menor, das quais se originam ramos vasculares retos em direção à parede intestinal.

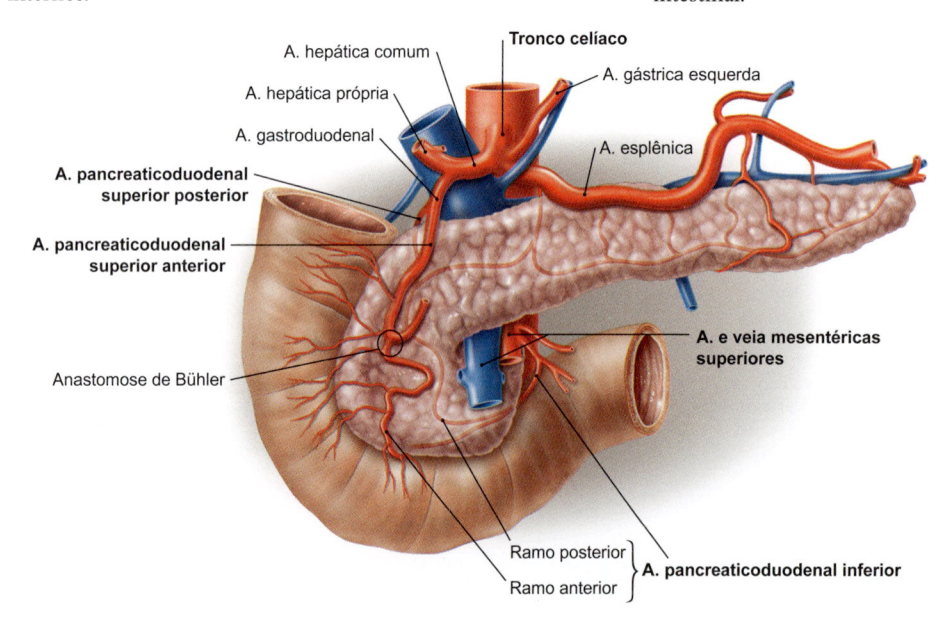

A. hepática comum — **Tronco celíaco**

A. hepática própria — A. gástrica esquerda

A. gastroduodenal — A. esplênica

A. pancreaticoduodenal superior posterior

A. pancreaticoduodenal superior anterior

A. e veia mesentéricas superiores

Anastomose de Bühler

Ramo posterior

Ramo anterior — **A. pancreaticoduodenal inferior**

Figura 7.20 Aa. do duodeno. Vista anterior. (Segundo [S010-1-16])

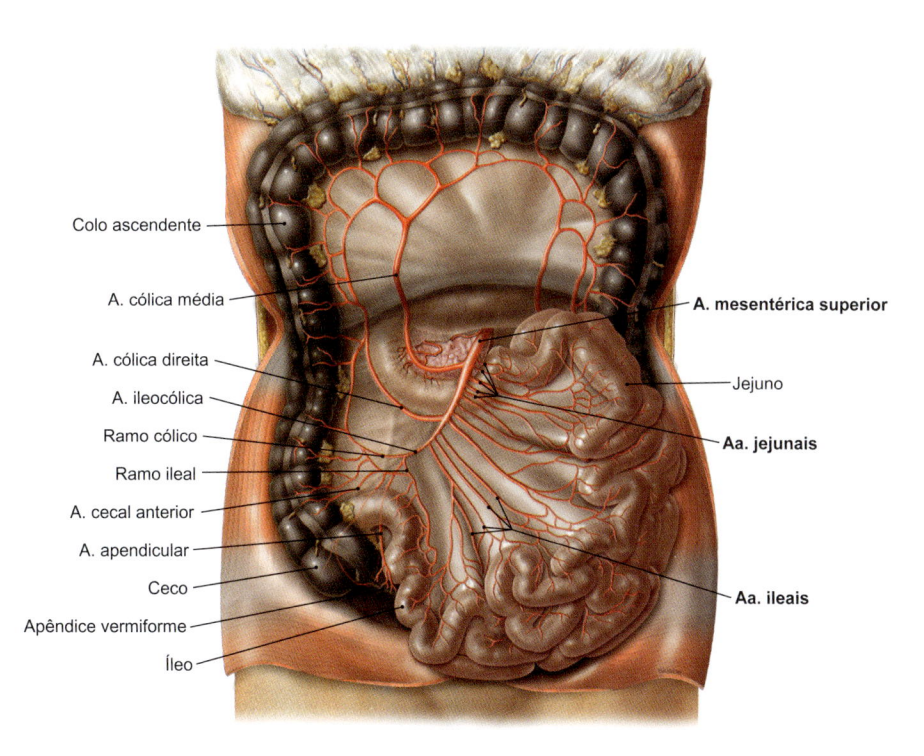

Colo ascendente

A. cólica média

A. cólica direita

A. ileocólica

Ramo cólico

Ramo ileal

A. cecal anterior

A. apendicular

Ceco

Apêndice vermiforme

Íleo

A. mesentérica superior

Jejuno

Aa. jejunais

Aa. ileais

Figura 7.21 Artérias do jejuno e do íleo. Vista anterior. O colo transverso se encontra rebatido para cima. (Segundo [S010-1-16])

Artérias do Intestino Grosso

- Ceco e apêndice vermiforme: **artéria ileocólica**, um segmento terminal da artéria mesentérica superior. Dá origem aos seguintes ramos:
  - **ramo ileal**, para o íleo terminal (anastomosado com a última artéria ileal);
  - **ramo cólico** (anastomosado com a artéria cólica direita);
  - **artéria cecal anterior** e **artéria cecal posterior**, anterior e posteriormente ao ceco;
  - **artéria apendicular**, que quase sempre (99%) segue posteriormente ao íleo terminal antes de entrar no mesoapêndice, através do qual ela supre o apêndice vermiforme.
- Colo ascendente e colo transverso:
  - **artéria cólica direita**, com um ramo ascendente e um ramo descendente (para o colo ascendente);
  - **artéria cólica média**, com um ramo direito e um ramo esquerdo (para o colo transverso);
  - Ambas as artérias se originam (frequentemente por meio de um tronco comum) a partir da artéria mesentérica superior e se anastomosam uma com a outra.
- Colo descendente e colo sigmoide: **artéria mesentérica inferior**, com os seguintes ramos:
  - **artéria cólica esquerda**, com um ramo ascendente e descendente para o colo descendente;
  - **artérias sigmóideas** (2-5) para o colo sigmoide;
  - **artéria retal superior**, que supre o reto e a parte superior do canal anal.

Entre o terço esquerdo do colo transverso e a flexura esquerda do colo, as regiões de suprimento das artérias mesentéricas superior e inferior não terminam abruptamente, mas quase sempre a artéria cólica média possui uma conexão com a artéria cólica esquerda (**anastomose de Riolan**, ➤ Fig. 7.22). Ocasionalmente, a conexão mais comum (93%) em uma arcada próxima ao intestino é denominada anastomose de Drummond. No entanto, esta terminologia é pouco utilizada na medicina alemã, e o termo "artéria de Drummond" na língua anglo-americana não é usado especificamente para conexões vasculares na flexura esquerda do colo, mas se refere a este vaso como arco justacólico, que está diretamente associado a vários segmentos do intestino grosso (como, p. ex., ao colo ascendente).

N O T A

As **regiões de suprimento** das artérias intestinais correspondem aos segmentos intestinais do desenvolvimento. Nos limites na região do duodeno e da flexura esquerda do colo, as anastomoses permitem a formação de **circulações colaterais** eficientes. A conexão vascular mais importante em cirurgia é a anastomose de Riolan. Em contraste, os termos "anastomose de Bühler" e "anastomose de Drummond", de modo geral, não são utilizados na clínica.

Clínica

As **conexões colaterais** entre a artéria cólica média e a artéria cólica esquerda, clinicamente referidas, em conjunto, como anastomose de Riolan, desempenham um papel importante nos distúrbios circulatórios, como, por exemplo, na arteriosclerose ou devido à presença de um coágulo sanguíneo deslocado (embolia). Existem conexões semelhantes nas regiões do duodeno e do reto. Mesmo uma oclusão completa de uma das três artérias abdominais ímpares (tronco celíaco, artéria mesentérica superior, artéria mesentérica inferior) pode ser compensada, sem que ocorra, necessariamente, um infarto intestinal. Os distúrbios circulatórios dos intestinos geralmente são caracterizados por dores abdominais que surgem após as refeições (pós-prandiais). A circulação colateral através do reto pode servir não somente ao suprimento do intestino grosso, mas também para manter um correto suprimento sanguíneo ao membro inferior em casos de oclusão da porção distal da aorta ou da artéria ilíaca comum, através da artéria mesentérica inferior (e sua artéria retal média) e através da artéria ilíaca interna.

Nos **carcinomas do intestino grosso**, geralmente é realizada uma **hemicolectomia**. No caso de um tumor do colo descendente, no contexto de uma hemicolectomia do lado esquerdo, o colo descendente é removido juntamente com toda a artéria mesentérica inferior. Em contrapartida, em uma hemicolectomia do lado direito para o tratamento de um tumor no

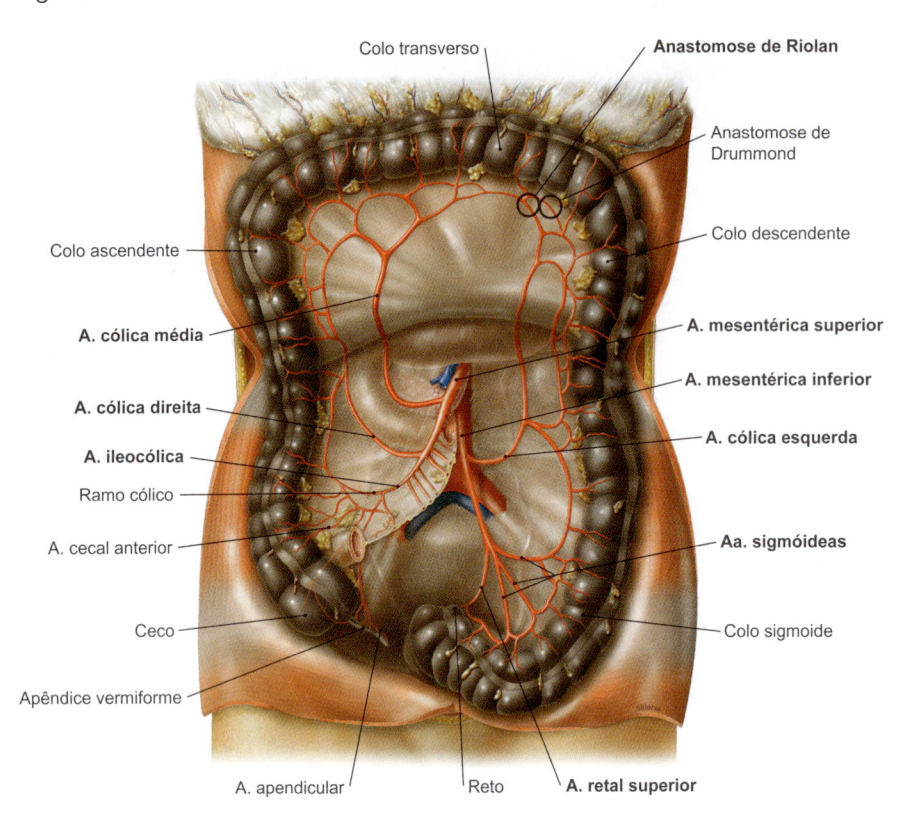

Colo transverso

Anastomose de Riolan

Anastomose de Drummond

Colo ascendente

Colo descendente

A. mesentérica superior

A. cólica média

A. mesentérica inferior

A. cólica direita

A. cólica esquerda

A. ileocólica

Ramo cólico

Aa. sigmóideas

A. cecal anterior

Ceco

Colo sigmoide

Apêndice vermiforme

A. apendicular   Reto   **A. retal superior**

Figura 7.22 Artérias do intestino grosso. Vista anterior. O colo transverso está rebatido para cima. (Segundo [S010-1-16])

colo ascendente, o segmento intestinal não pode ser removido com toda a artéria mesentérica superior, uma vez que este vaso também supre a maior parte do intestino delgado. Consequentemente, além do colo ascendente, apenas a artéria cólica direita e – no caso de uma hemicolectomia do lado direito ampliada – também o colo transverso é removido junto com a artéria cólica média.

7.2.9 Veias dos Intestinos

As veias correspondem às artérias e desembocam nos principais troncos da veia porta do fígado (➤ Fig. 7.31). A **veia mesentérica superior** se conecta, posteriormente ao colo do pâncreas, com a veia esplênica para formar a veia porta do fígado. Ela possui as seguintes tributárias:

- veia gastromental direita;
- veias pancreaticoduodenais (a veia pancreaticoduodenal superior posterior desemboca diretamente na veia porta do fígado);
- veias pancreáticas;
- veias jejunais e ileais;
- veia ileocólica;
- veia cólica direita;
- veia cólica média.

A **veia mesentérica inferior** geralmente desemboca (em 70% dos casos) na veia esplênica, e nos demais casos (30%) na veia mesentérica superior ou na origem da veia porta do fígado. As tributárias da veia mesentérica inferior são:

- veia cólica esquerda;
- veias sigmóideas;
- veia retal superior: ela drena a maior parte do sangue do reto e da parte superior do canal anal – a veia mantém conexões com a veia retal média e com a veia retal inferior, que conduzem o sangue para a veia cava inferior.

Clínica

Nos casos de pressão elevada na circulação da veia porta do fígado (hipertensão portal), por exemplo na cirrose hepática, conexões com a área de drenagem da veia cava superior e da veia cava inferior (**anastomoses portocavas**) podem ser abertas ou formadas (➤ Fig. 7.32). Entre essas anastomoses são incluídas também conexões da veia retal superior com a veia retal média e a veia retal inferior, que conduzem o sangue para a veia cava inferior. No entanto, não são esses vasos, conforme considerado em alguns casos, responsáveis pelo desenvolvimento de hemorroidas. No entanto, na administração de supositórios, deve-se ter em mente que os ingredientes ativos são introduzidos na circulação sistêmica especificamente através das veias inferiores do reto, de modo a contornar a veia porta do fígado – e, consequentemente, o fígado –, pois se essa passagem pelo fígado ocorresse, haveria desativação parcial do medicamento e consequente eliminação inicial dos componentes ativos.

7.2.10 Vasos Linfáticos dos Intestinos

Os intestinos possuem **duas grandes áreas de drenagem linfática**, nas quais 100 a 200 linfonodos estão conectados, em série, em várias estações de drenagem (➤ Tabela 7.4, ➤ Fig. 7.23).

A linfa proveniente das alças intraperitoneais do intestino delgado e dos segmentos do intestino grosso "do lado direito" (ceco, colo ascendente e colo transverso) é, finalmente, direcionada para os **linfonodos mesentéricos superiores**, ao longo da artéria mesentérica superior, antes de ser destinada ao ducto torácico por meio dos troncos intestinais.

Em contrapartida, a linfa originada dos segmentos do intestino grosso "do lado esquerdo" (colo descendente, colo sigmoide e parte proximal do reto) é drenada para os **linfonodos mesentéricos inferiores**, chegando ao ducto torácico por meio dos dois troncos lombares.

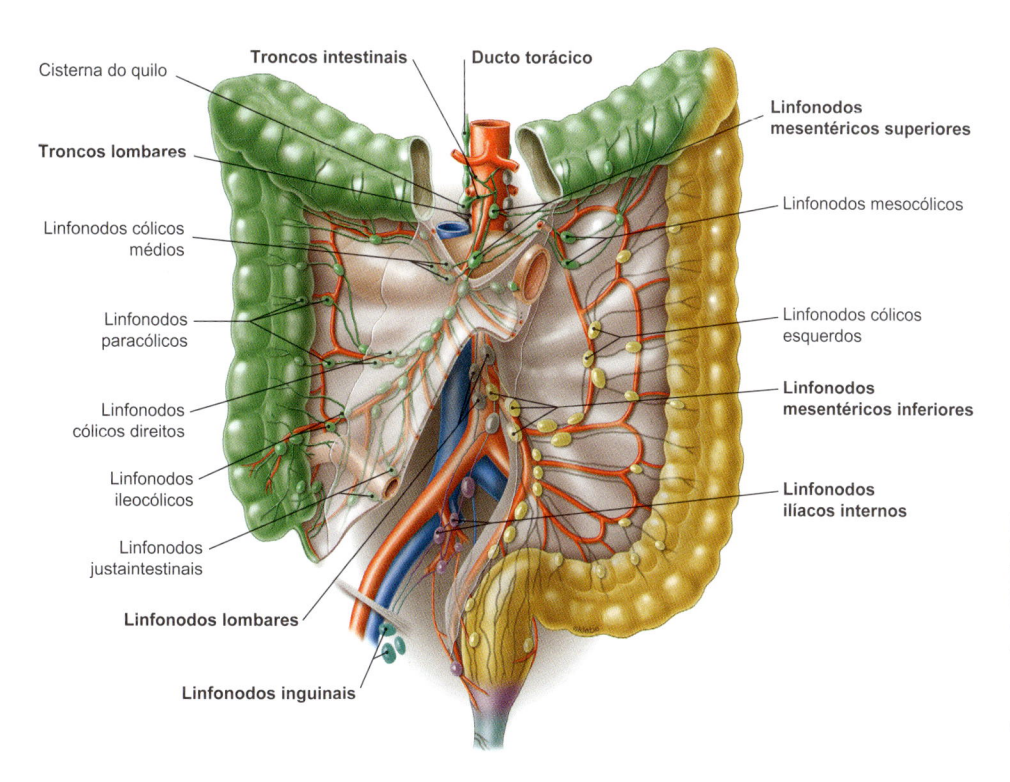

Figura 7.23 Vasos linfáticos e linfonodos regionais do intestino delgado e do intestino grosso. De acordo com suas áreas de drenagem, os grupos individuais de linfonodos estão representados em cores diferentes. (Segundo [S010-1-16])

Tabela 7.4 Estações de drenagem linfática dos intestinos.

Estação de drenagem linfática	Posição
Estações de drenagem linfática do duodeno	
Linfonodos pancreaticoduodenais	Na cabeça do pâncreas
Linfonodos hepáticos	Ao longo da artéria hepática
"Linfonodos gastroduodenais"	Ao longo da artéria gastroduodenal
Linfonodos celíacos	Retroperitoneais
Linfonodos mesentéricos superiores	Ao longo da artéria mesentérica superior até a saída (posição predominantemente intraperitoneal)
Estações de drenagem linfática do jejuno e do íleo	
Linfonodos justaintestinais	Diretamente na inserção do mesentério do intestino
Linfonodos superiores centrais	Ao longo da artéria mesentérica superior
Linfonodos mesentéricos superiores	Ao longo da artéria mesentérica superior até a saída (posição predominantemente intraperitoneal)
Estações de drenagem linfática do ceco, do apêndice vermiforme, do colo ascendente e do colo transverso	
Linfonodos paracólicos	Na arcada vascular diretamente sobre o segmento intestinal
Linfonodos pré-cecais	Na arcada vascular diretamente sobre o segmento intestinal
Linfonodos retrocecais	Na arcada vascular diretamente sobre o segmento intestinal
Linfonodos apendiculares	Na arcada vascular diretamente sobre o segmento intestinal
Linfonodos ileocólicos	Ao longo da artéria ileocólica
Linfonodos cólicos direitos	Ao longo da artéria cólica direita
Linfonodos cólicos médios	Ao longo da artéria cólica média
Linfonodos mesocólicos	No mesocolo transverso
Linfonodos superiores centrais	Ao longo da artéria mesentérica superior
Linfonodos mesentéricos superiores	Ao longo da artéria mesentérica superior até a sua emergência (posição predominantemente intraperitoneal)
Estações de drenagem linfática do colo descendente, do colo sigmoide e da parte proximal do reto	
Linfonodos paracólicos	Na arcada vascular diretamente sobre o segmento intestinal
Linfonodos retais superiores	Na arcada vascular diretamente sobre o segmento intestinal
Linfonodos mesentéricos inferiores	No tronco e na saída da artéria mesentérica inferior (posição retroperitoneal)

A linfa derivada do duodeno, por outro lado, é conduzida dos **linfonodos pancreaticoduodenais** e dos **linfonodos hepáticos**, ao longo das artérias correspondentes, para os linfonodos celíacos ou, ainda, para os linfonodos mesentéricos superiores.

Clínica

A **drenagem linfática** desempenha um importante papel no diagnóstico de **carcinomas de intestino grosso**, uma vez que o tratamento também depende do estágio da doença (estadiamento). No caso de um tumor no colo ascendente ou no colo transverso, as metástases nos linfonodos da área de drenagem devem ser pesquisadas nos linfonodos mesentéricos superiores. Em um tumor no colo descendente, por outro lado, os linfonodos mesentéricos inferiores são relevantes, uma vez que, devido ao trajeto retroperitoneal da artéria mesentérica inferior, ao longo da qual eles se situam, tais linfonodos frequentemente apresentam conexões com outros linfonodos retroperitoneais (linfonodos lombares).

7.2.11 Inervação dos Intestinos

Os intestinos, como a maioria das vísceras, são inervados pelas divisões simpática e parassimpática do sistema nervoso autônomo. A **divisão parassimpática** promove o peristaltismo e a secreção das glândulas da mucosa intestinal. A **divisão simpática**, por outro lado, inibe esta função, como também a perfusão sanguínea da mucosa e, portanto, a absorção de nutrientes, mas ativa a musculatura do óstio ileal.

Os intestinos são inervados pelo **plexo celíaco** e pelos **plexos mesentéricos superior e inferior** (plexo aórtico abdominal com gânglios simpáticos). Os plexos incluem fibras simpáticas e parassimpáticas. As fibras simpáticas fazem conexões sinápticas nos gânglios de mesmo nome (gânglios celíacos, gânglios mesentéricos superior e inferior), dos quais partem fibras pós-ganglionares, enquanto as fibras nervosas parassimpáticas são pré-ganglionares e atingem os neurônios ganglionares (dos quais partem fibras pós-ganglionares) apenas quando entram na parede intestinal, por meio de plexos nervosos (**sistema nervoso entérico**) (➤ Fig. 7.52). Os neurônios simpáticos emergem do plexo celíaco para o plexo mesentérico superior, da região cranial para a caudal, recebendo fibras nervosas adicionais, originadas dos nervos esplâncnicos lombares, para o plexo mesentérico inferior. Já a região de suprimento do nervo vago (divisão parassimpática cranial) termina na flexura esquerda do colo e, portanto, na área de distribuição do plexo mesentérico superior (tradicionalmente referido como ponto de Cannon-Böhm).

Os "segmentos do lado esquerdo do intestino grosso" recebem suas fibras nervosas da região sacral da divisão parassimpática

Tabela 7.5 Inervação dos intestinos.

Segmento do intestino	Inervação
Duodeno	Inervação simpática (T5-T12) e parassimpática (nervo vago) através do plexo celíaco e do plexo mesentérico superior (partes superior e descendente até a papila maior do duodeno diretamente pelo tronco vagal anterior, através dos ramos hepáticos)
Do jejuno ao colo transverso	Inervação simpática (T5-T12) e parassimpática (nervo vago) através do plexo mesentérico superior
Do colo descendente à região superior do canal anal	Inervação simpática (L1-L2) através do plexo mesentérico inferior, e inervação parassimpática (S2-S4) através do hipogástrico inferior

(S2-S4), de onde elas emergem como **nervos esplâncnicos pélvicos** e, em seguida, fazem conexões sinápticas com neurônios ganglionares no **plexo hipogástrico inferior** nas imediações do reto. As fibras nervosas pós-ganglionares ascendem apenas em uma pequena extensão para o plexo mesentérico inferior, enquanto a maior parte segue, predominantemente, por meio de ramos diretos para o colo descendente, colo sigmoide e a parte proximal do reto (➤ Fig. 7.52). Os plexos nervosos perivasculares chegam aos respectivos segmentos intestinais (➤ Tabela 7.5).

As divisões simpática e parassimpática do sistema nervoso autônomo também conduzem **fibras nervosas aferentes**. A zona de dor referida na parede do tronco (zona de Head) para o intestino delgado corresponde ao dermátomo T10, e para o intestino grosso ao dermátomo T11-L1. No entanto, a localização da dor é, geralmente, muito pouco determinada nas regiões periumbilical e epigástrica, enquanto no colo ascendente e no colo descendente é mais provável que ela se localize à direita ou à esquerda, respectivamente.

Sobre a organização geral do sistema nervoso autônomo no abdome, veja o ➤ Item. 7.8.5.

Clínica

O plexo celíaco é o plexo mais proeminente situado anteriormente à parte abdominal da aorta, e é conhecido como "plexo solar". Um acidente vascular no abdome pode ocasionar **queda na pressão arterial e falta de ar** devido à entrada em ação dos reflexos viscerais.

Para o diagnóstico de **apendicite**, a típica alteração de uma projeção de dor é importante. Inicialmente, a dor é indicada de modo difuso na região periumbilical ou na parte central da região superior do abdome, uma vez que a correlação de aferências viscerais em determinados segmentos da parede abdominal é muito imprecisa. Mais adiante, quando o peritônio parietal na fáscia do iliopsoas fica irritado, a dor se concentra no quadrante inferior direito do abdome.

As relações de posição com o músculo iliopsoas também explica o **"sinal do psoas"**, no qual a dor aumenta dependendo do movimento – geralmente devido à tensão do músculo durante a flexão no quadril. Consequentemente, doenças no colo descendente e no colo sigmoide – por exemplo, inflamações devido a abaulamentos da parede intestinal (**diverticulite na diverticulose**), que são muito frequentes em pessoas idosas – causam dores no quadrante inferior esquerdo do abdome e que irradiam para a face anterior da coxa esquerda por meio do plexo lombar.

N O T A

Sob o ponto de vista do desenvolvimento, as regiões de suprimento de todos os vasos e nervos se alteram na **flexura esquerda do colo**:
- Vasos sanguíneos: artéria e veia mesentéricas superiores ↔ artéria e veia mesentéricas inferiores;
- Linfonodos: linfonodos mesentéricos superiores ↔ linfonodos mesentéricos inferiores;
- Inervação simpática: plexo mesentérico superior ↔ plexo mesentérico inferior;
- Inervação parassimpática: nervo vago ↔ nervos esplâncnicos pélvicos (ponto de Cannon-Böhm).

7.3 Fígado

Competência

Após a leitura deste capítulo, você será capaz de:
- descrever a importância vital do fígado com suas várias funções;

- identificar a posição do fígado e suas duplicações peritoneais na região superior do abdome e descrevê-lo a partir do desenvolvimento;
- identificar as diferenças entre a organização anatômica e funcional do fígado, incluindo os segmentos do fígado, explicando o seu significado clínico;
- descrever o suprimento vascular arterial, venoso e linfático, e a inervação autônoma do fígado;
- descrever a inervação sensitiva da cápsula do fígado;
- descrever, com detalhes, o sistema da veia porta do fígado, com as anastomoses portocavas e o seu significado clínico.

7.3.1 Visão Geral

O **fígado** é o órgão central do metabolismo e o maior órgão do sistema digestório, além de ser a maior glândula (1.200-1.800 g) do corpo.

Ele se situa em uma localização **intraperitoneal**, na região superior direita do abdome (➤ Fig. 7.24), é dividido em dois grandes lobos, possuindo uma tonalidade marrom. Devido ao seu tamanho, sua estrutura e, não menos importante, sua fixação no espaço abdominal, o fígado domina a topografia da parte superior do abdome. Devido à fixação ao diafragma, o fígado acompanha as incursões respiratórias.

7.3.2 Funções do Fígado

O fígado apresenta muitas funções, por isso é absolutamente vital. Funções:

- Órgão central do metabolismo e responsável pelo armazenamento de nutrientes (glicogênio, gorduras, aminoácidos, vitaminas, metais).
- Funções de detoxificação e eliminação de substâncias tóxicas;
- Produção de bile (função como glândula exócrina).
- Produção de proteínas plasmáticas (fatores da coagulação, albumina [pressão oncótica], fatores hematopoiéticos).
- Produção de fatores de crescimento ("glândula endócrina").
- Defesa imunológica.
- Degradação de eritrócitos (hemólise) e função hematopoiética (no período fetal).

O fígado recebe os nutrientes absorvidos nos intestinos, conduzidos, predominantemente, através da veia porta do fígado (glicose, aminoácidos, ácidos graxos, vitaminas) ou, como no caso dos lipídios, na forma de lipoproteínas através do sistema linfático. A importância do fígado como órgão metabólico central também é evidente pelo fato de que alguns processos metabólicos (p. ex., o ciclo da ureia) ocorrem exclusivamente no fígado. A glicose é convertida – conforme a necessidade – em glicogênio, assim como várias vitaminas (vitamina A, vitamina B_{12}, ácido fólico), o ferro e o cobre, que são **armazenados em seu interior**.

A partir dos aminoácidos, uma variedade de proteínas plasmáticas é **sintetizada**, como a albumina, fatores de coagulação sanguínea, hormônios e seus precursores, além de proteínas do sistema complemento, componentes da imunidade inata. O fígado converte as lipoproteínas absorvidas no intestino para que elas possam ser usadas pelos tecidos do corpo, além de ser o local central da produção de colesterol, que é formado dependendo do suprimento de alimentos. O colesterol também é convertido em ácidos biliares, que assumem uma variedade de funções como os principais componentes da **bile**. Após a liberação nas vias biliares, a bile é armazenada na vesícula biliar. Durante a alimentação, a bile é lançada no lúmen intestinal. Deste modo, a bile permite a disponibilização do colesterol para o corpo, ao mesmo tempo que colabora na digestão das gorduras.

Além do rim, o fígado é o segundo grande **órgão excretor**. Várias substâncias endógenas (p. ex., a bilirrubina) ou substâncias exógenas (p. ex., medicamentos) são detoxificados e eliminados através da bile no lúmen intestinal, ou liberados no sangue para excreção através do rim.

Além das proteínas plasmáticas, tipos celulares específicos do fígado (p. ex., células de Kupffer) estão envolvidos na regulação da **defesa imunológica**. O fígado também pode assumir, em circunstâncias especiais, a formação e a degradação de células sanguíneas. Por exemplo, em função do aumento da renovação de hemácias (eritrócitos), o fígado pode auxiliar tanto na sua degradação quanto, no caso de uma deficiência da medula óssea, na **hematopoiese**. Normalmente, o fígado, assim como o baço, é responsável pela formação de células sanguíneas, mas apenas durante o período fetal de desenvolvimento.

7.3.3 Desenvolvimento do Fígado e da Vesícula Biliar

Os epitélios do fígado e do sistema biliar são originários do **endoderma** do intestino anterior, no nível do futuro duodeno. Na *4ª semana*, o endoderma forma um brotamento em direção ventral (divertículo hepático), que se divide em um primórdio hepático superior e um **primórdio para o sistema biliar** (vesícula biliar e ducto cístico, ➤ Fig. 7.25), em posição inferior. O pedículo do divertículo hepático forma o **ducto colédoco**. O epitélio do primórdio do fígado continua a crescer no septo transverso, que forma o tecido conjuntivo do fígado e as ilhotas hematopoiéticas. Os vasos sanguíneos em formação estabelecem conexão com a veia umbilical, que transporta o sangue rico em oxigênio oriundo da placenta.

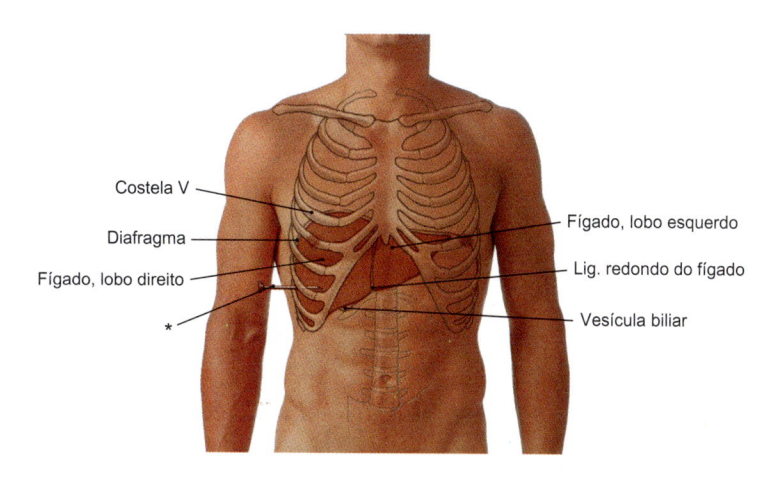

Costela V

Diafragma

Fígado, lobo direito

*

Fígado, lobo esquerdo

Lig. redondo do fígado

Vesícula biliar

Figura 7.24 Projeção do fígado sobre a parede anterior do tronco em posição de repouso respiratório; *Posição da agulha durante a punção do fígado.

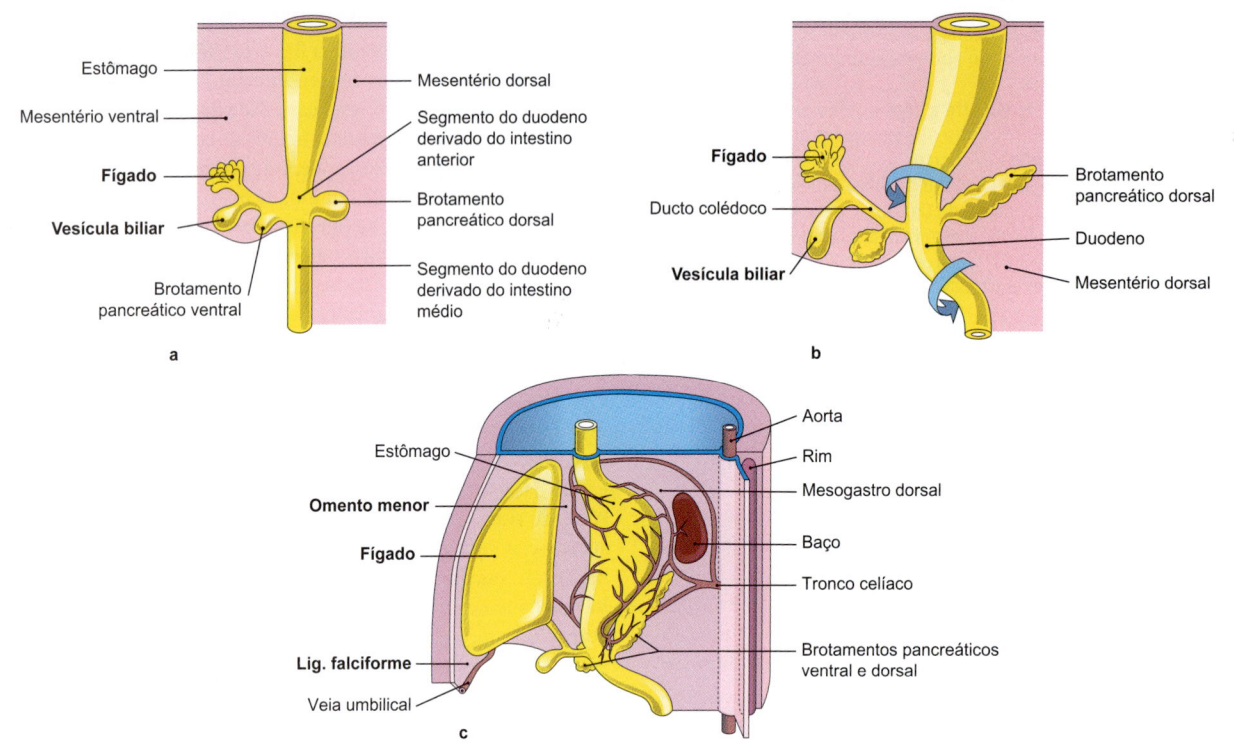

Figura 7.25 Estágios de desenvolvimento do fígado e da vesícula biliar nas 4ª e 5ª semanas. [E581]

Subsequentemente, o fígado se desloca cada vez mais para o mesogastro ventral, que, inicialmente, corresponde ao septo transverso, dividindo-o em um meso-hepático ventral e um meso-hepático dorsal. Devido à rotação do estômago, o **meso-hepático dorsal** é desviado, de modo a formar o **omento menor**, que une o fígado ao estômago e ao duodeno. À medida que a cavidade abdominal também aumenta, o fígado se separa amplamente da parede anterior do tronco, de modo que o **meso-hepático ventral** também é alongado para formar uma delgada duplicação peritoneal. Deste modo, o fígado torna-se amplamente recoberto pelo peritônio visceral e permanece apenas cranialmente – com sua área nua – fundido ao diafragma, que se origina parcialmente do septo transverso. A partir do meso-hepático ventral, como uma conexão à parede anterior do tronco, forma-se o **ligamento falciforme do fígado**, em cuja margem livre inferior a veia umbilical está incluída e que mais tarde é obliterada para formar o ligamento redondo do fígado.

7.3.4 Projeção do Fígado

O fígado se posiciona em uma localização **intraperitoneal** e ocupa a maior parte do quadrante superior direito do abdome (➤ Fig. 7.24). No lado esquerdo, o fígado se estende, com o seu lobo esquerdo, até o quadrante superior esquerdo do abdome (aproximadamente até a linha medioclavicular esquerda), posicionando-se à frente do estômago.

A margem superior do lobo direito do fígado projeta-se na posição normal do diafragma, que se encontra diretamente adjacente ao fígado, sobre o 4º espaço intercostal, enquanto o lobo esquerdo se encontra um pouco mais profundamente, sobre a 5ª costela. Devido à curvatura do diafragma (cúpulas), o fígado se sobrepõe anterior e posteriormente em parte à cavidade pleural. Na anatomia normal, a margem inferior do fígado é recoberta pelo arco costal até a linha medioclavicular direita.

De modo geral, deve-se notar que a posição do fígado é dependente da respiração, devido à sua fixação ao diafragma (o órgão é abaixado na inspiração e elevado na expiração).

Clínica

A **avaliação do fígado, com a determinação de suas dimensões**, faz parte do exame físico completo, uma vez que a consistência e o tamanho podem ser as primeiras indicações de alterações patológicas, por exemplo no caso de esteatose ("fígado gordo", p. ex., na obesidade, diabetes melito, abuso de álcool), inflamação (hepatite) por infecção pelo vírus da hepatite ou cirrose hepática como via patológica final da maioria das doenças hepáticas crônicas. A determinação da posição da margem inferior do fígado não é suficiente para a estimativa do tamanho do fígado, pois isso também depende do volume do pulmão e da posição do diafragma. No caso de pulmões de tamanho aumentado, como, por exemplo, em um enfisema pulmonar no fumante, o fígado pode ser palpável sem estar aumentado. Portanto, não apenas a margem inferior do fígado é determinada pela palpação durante a inspiração, mas também a margem superior do fígado, por meio de percussão torácica. Para a estimativa do tamanho do fígado, considera-se como medida padrão que o fígado não deve ocupar mais de 12 cm no diâmetro craniocaudal na linha medioclavicular direita.

A projeção do fígado também desempenha um papel importante nos procedimentos diagnósticos, tais como a **punção no fígado**, na qual deve ser assegurado que outros órgãos, como pulmões ou rins, não sejam acidentalmente lesados.

N O T A

O fígado se encontra em localização intraperitoneal no quadrante superior direito do abdome e – **na anatomia normal** e em posição de repouso respiratório – **não é palpável** sob o arco costal direito. No entanto, sua posição é significativamente determinada pelo volume dos pulmões e pela posição do diafragma, de modo que nem sempre há um aumento de tamanho do fígado quando ele é palpável.

7.3.5 Estrutura Anatômica

O fígado é dividido em um grande **lobo hepático direito** e um pequeno **lobo hepático esquerdo**, que são separados anteriormente pelo **ligamento falciforme do fígado**. Na margem inferior do ligamento falciforme, estendendo-se para a frente, em direção à parede abdominal, situa-se o ligamento redondo do fígado (resquício da veia umbilical).

Podem ser distinguidas uma face superior, adjacente ao diafragma (face diafragmática), e uma face inferior, voltada para as vísceras (face visceral), que é delimitada anteriormente pela margem inferior (➤ Fig. 7.26). A **face diafragmática** se encontra parcialmente em contato com o diafragma e não é recoberta pelo peritônio visceral (área nua).

Na **face visceral**, a incisura provocada pela presença do ligamento redondo do fígado (fissura do ligamento redondo) se continua até a porta do fígado.

Na **porta do fígado**, os troncos principais direito e esquerdo dos vasos e os ductos do fígado geralmente entram ou saem, da direção anterior para posterior, na seguinte ordem:

- Ducto hepático comum.
- Artéria hepática própria.
- Veia porta do fígado.

Em direção cranial, o ligamento venoso (resquício do ducto venoso da circulação fetal) continua o trajeto do ligamento redondo do fígado. Em uma reentrância situada no lado direito da porta do fígado, a veia cava inferior se posiciona na parte superior (sulco da veia cava), e a **vesícula biliar** na parte inferior, na fossa da vesícula biliar. Esta íntima relação entre a veia cava inferior e as veias hepáticas tributárias é importante para a estabilidade do fígado. Devido à presença conjunta do ligamento redondo do fígado, do ligamento venoso, da veia cava inferior e da vesícula biliar, forma-se uma estrutura em "formato de H", cuja barra transversal representa a porta do fígado. Anterior e posteriormente à porta do fígado, na face inferior do lobo direito do fígado, são delimitadas duas áreas de formato aproximadamente quadrangular, caracterizadas como **lobo quadrado** (anteriormente) e **lobo caudado** (posteriormente). Esses termos, embora consagrados pelo uso, são considerados impróprios, uma vez que são extensões, e não lobos propriamente ditos.

O fígado não é recoberto pelo peritônio em quatro áreas principais:

- Área nua.
- Porta do fígado.
- Fossa da vesícula biliar.
- Sulco da veia cava inferior.

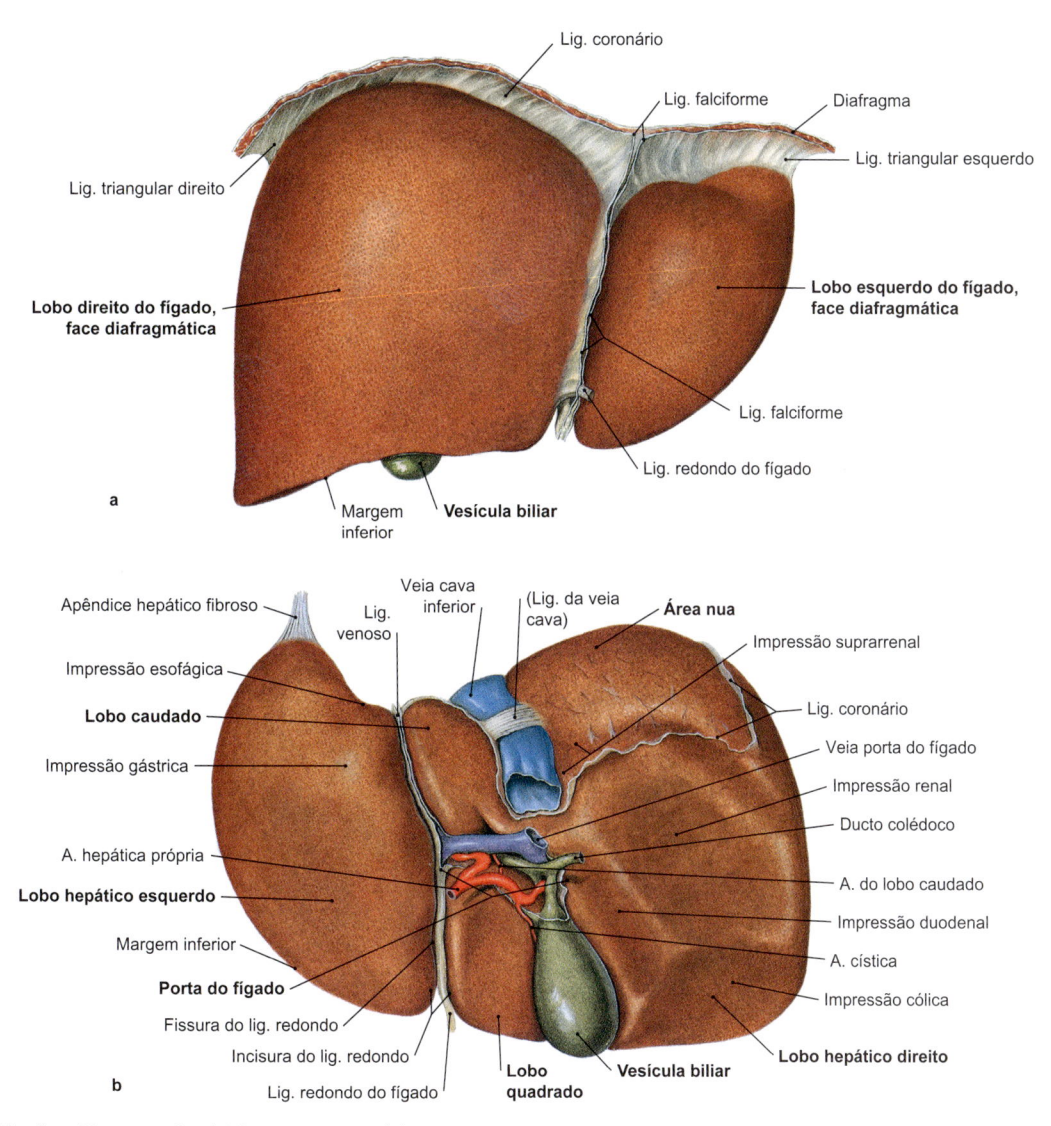

Figura 7.26 Fígado. a Vista anterior. **b** Vista posterocaudal.

7.3.6 Partes e Segmentos do Fígado

O fígado é subdividido em **oito segmentos funcionais**. Neste caso, as três veias hepáticas, de trajeto aproximadamente vertical (➤ Fig. 7.27), dividem o fígado em quatro áreas adjacentes umas às outras, com o tecido conjuntivo circunjacente formando as chamadas fissuras. A **divisão lateral esquerda** corresponde ao lobo esquerdo anatômico do fígado, que se estende até o ligamento falciforme, e posteriormente a veia hepática esquerda segue na fissura umbilical. Entre o ligamento falciforme e a vesícula biliar – em cujo nível a veia hepática média se posiciona na fissura portal principal – se projeta a **divisão medial esquerda**. No lado direito, encontramos as **divisões medial direita** e **lateral direita**, separadas pela veia hepática direita na fissura portal direita. No entanto, não podem ser identificadas na superfície externa por quaisquer pontos de referência.

Essas quatro divisões verticais são subdivididas pelos ramos vasculares e ductos da **tríade portal do fígado** (veia porta do fígado, artéria hepática própria e ducto hepático comum), em **oito segmentos hepáticos**. O segmento I corresponde ao lobo caudado; os segmentos II e III correspondem ao lobo esquerdo anatômico do fígado; o segmento IV corresponde à divisão medial esquerda; e os segmentos V-VIII correspondem ao restante do lobo direito anatômico do fígado, sendo estes últimos numerados no sentido horário. O lobo quadrado é parte do segmento IVb. Posteriormente, foi descrito um nono segmento, que se situa entre os segmentos VIII e I, mas até então este novo segmento não foi considerado no contexto cirúrgico.

Sob o ponto de vista funcional, é importante que os **segmentos I-IV** sejam supridos pelos ramos esquerdos da tríade portal e, portanto, agrupados na parte esquerda do fígado, em contraste com os lobos hepáticos macroscopicamente identificáveis, enquanto os **segmentos V-VIII** são dependentes dos ramos direitos da tríade portal e, sob o ponto de vista funcional, representam a parte direita do fígado. Somente o segmento I é suprido regularmente por ramos de ambos os lados.

Deste modo, os limites entre as partes direita e esquerda do fígado, sob o ponto de vista funcional, situam-se no plano sagital entre a veia cava inferior e a vesícula biliar (**"plano cava-vesícula biliar"**), e não no nível do ligamento falciforme do fígado.

Clínica

Os segmentos do fígado são de grande significado na **cirurgia abdominal**, uma vez que eles permitem – desde que os limites dos segmentos sejam respeitados – uma ressecção menos hemorrágica de componentes individuais do fígado. Assim, nos processos patológicos, como, por exemplo, nas metástases hepáticas, vários segmentos individuais são removidos em diferentes partes do fígado sem submeter todo o fígado a um risco. Na prática, o cirurgião realiza a remoção dos segmentos considerando os ramos individuais dos vasos aferentes, de modo que os segmentos do fígado possam ser identificados de forma confiável em função de sua descoloração associada à redução do fluxo sanguíneo.

Clínica

O fígado é dividido em **oito segmentos**, dos quais – sob o ponto de vista funcional – os segmentos **I-IV** pertencem à **parte esquerda** do fígado de acordo com seu suprimento sanguíneo, enquanto os segmentos **V-VIII** pertencem à **parte direita** do fígado. Consequentemente, a parte funcional esquerda do fígado é maior do que o lobo esquerdo anatômico do fígado.

7.3.7 Estrutura Histológica do Fígado

Dica: A breve descrição a respeito da histologia do fígado será focalizada na compreensão do fluxo sanguíneo através do fígado, para explicar como uma hipertensão portal se desenvolve a partir de um distúrbio nesse fluxo: o parênquima hepático é dividido em lóbulos hepáticos clássicos (➤ Fig. 7.28). Nos seus vértices se situam os **espaços porta**, nos quais se localizam os ramos terminais da tríade portal. No centro de cada lóbulo hepático clássico se encontra uma **veia centrolobular**, que coleta o sangue oriundo dos vasos sanguíneos das tríades portais localizadas nos espaços porta após ele ter passado entre as células do fígado (hepatócitos), sendo subsequentemente conduzido para as veias sublobulares e, daí, para as veias hepáticas. Deste modo, os hepatócitos podem captu-

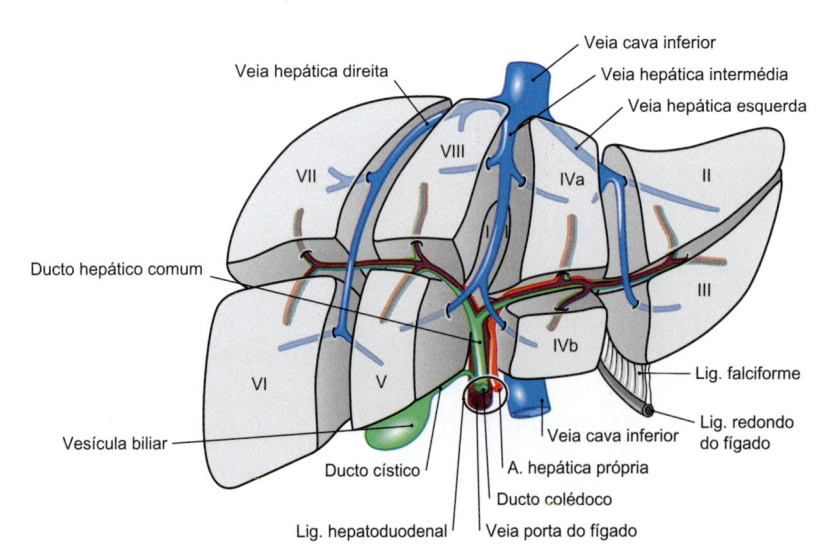

I	Segmento posterior (lobo caudado)
II	Segmento posterior lateral esquerdo
III	Segmento anterior lateral esquerdo
IV (a/b)	Segmento medial esquerdo
V	Segmento anterior medial direito
VI	Segmento anterior lateral direito
VII	Segmento posterior lateral direito
VIII	Segmento posterior medial direito

Figura 7.27 Segmentos do fígado e suas relações com os vasos intra-hepáticos e os ductos biliares. Vista anterior. (Segundo [S010-1-16])

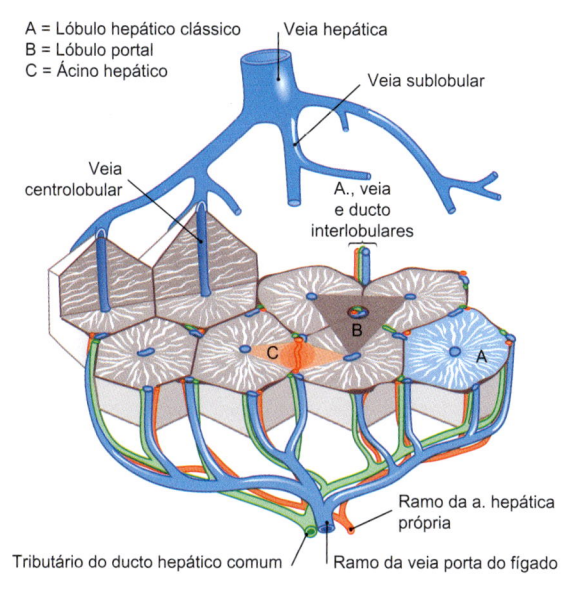

A = Lóbulo hepático clássico
B = Lóbulo portal
C = Ácino hepático

Veia hepática

Veia sublobular

Veia centrolobular

A., veia e ducto interlobulares

B

C

A

Ramo da a. hepática própria

Tributário do ducto hepático comum

Ramo da veia porta do fígado

Figura 7.28 Subdivisão do parênquima hepático em lóbulos. [L126]

rar nutrientes e substâncias liberadas do sangue e secretar substâncias sintetizadas, tais como as proteínas plasmáticas. Deve-se notar que o sangue flui no sentido do centro do lóbulo hepático clássico e, portanto, no sentido oposto ao da bile, que é conduzida por entre os hepatócitos em direção à periferia dos lóbulos, onde entra nos ductos biliares intra-hepáticos presentes nos espaços porta.

Clínica

O fluxo sanguíneo nos lóbulos hepáticos clássicos é de grande importância para a manutenção da função hepática. Quando a estrutura dos lóbulos é comprometida pela reorganização cicatricial do tecido conjuntivo na **cirrose hepática**, que promove a formação de nódulos parenquimatosos (pseudolóbulos), o fluxo sanguíneo é prejudicado. Como consequência, ocorrem o refluxo do sangue na veia porta do fígado e o aumento de pressão sanguínea portal (**hipertensão portal**). A consequência é a possível criação de desvios do sangue nas redes colaterais vasculares (**anastomoses portocavas, ➤** Item 7.3.11) (➤ Fig. 7.29).

7.3.8 Topografia

Durante a vida, o fígado sofre alterações na sua forma e se adapta ao formato dos órgãos circunjacentes. No entanto, como o fígado é fixado nas preparações anatômicas, os órgãos adjacentes deixam impressões na sua superfície que devem ser consideradas como artefatos de fixação e, assim, não têm significado. No entanto, elas fornecem informações sobre as relações anatômicas do fígado. O fígado apresenta **relações anatômicas** diretas com os seguintes órgãos vizinhos (➤ Fig. 7.26):

• lobo hepático direito: rim, glândula suprarrenal, duodeno, intestino grosso;
• lobo hepático esquerdo: esôfago, estômago.

Por meio de uma série de duplicações peritoneais, conhecidas como ligamentos, o fígado está ligado superiormente ao diafragma, na região da área nua; anteriormente à parede abdominal e inferiormente aos órgãos adjacentes. Estes ligamentos se originam a partir do "meso" ventral do intestino primitivo (mesogastro ventral). Na face diafragmática, o **ligamento falciforme do fígado** se

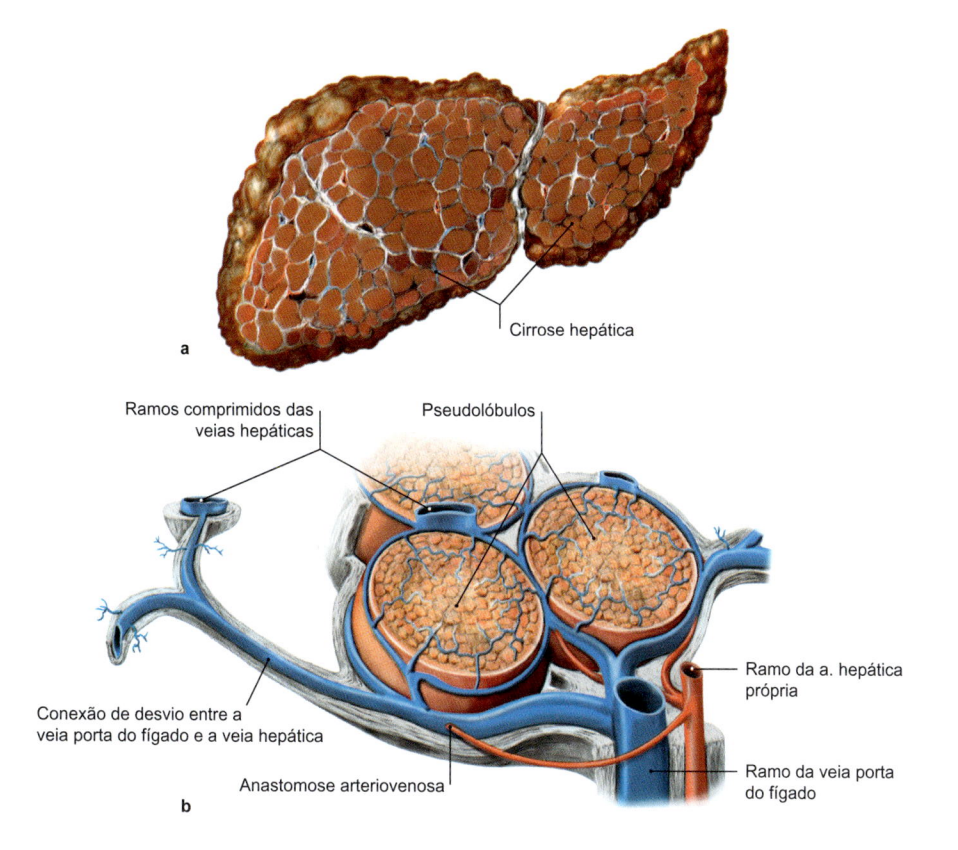

Cirrose hepática

a

Ramos comprimidos das veias hepáticas

Pseudolóbulos

Ramo da a. hepática própria

Conexão de desvio entre a veia porta do fígado e a veia hepática

Anastomose arteriovenosa

Ramo da veia porta do fígado

b

**Figura 7.29 Cirrose hepática.
a** Secção através do fígado. **b** Estrutura dos pseudolóbulos. [L266]

continua cranialmente no **ligamento coronário**. Este ligamento envolve a área nua e se continua, de cada lado, com um **ligamento triangular direito** e um **ligamento triangular esquerdo**, como conexões ao diafragma. O ligamento triangular esquerdo se funde ao apêndice fibroso do fígado, de formato cônico. Abaixo do ligamento falciforme, segue o **ligamento redondo do fígado** (resquício da veia umbilical da circulação fetal). Ambos os ligamentos se projetam na parede anterior do tronco e contêm pequenas artérias, veias (veias paraumbilicais) e canais linfáticos, através dos quais o fígado recebe conexões dos leitos vasculonervosos da parede anterior do tronco.

Clínica

Os **ligamentos do fígado** são de grande importância nas cirurgias. O ligamento triangular esquerdo estabiliza o lobo hepático esquerdo quando a metade direita (funcional) do fígado deve ser removida, impedindo, assim, uma rotação do lobo com distúrbios do fluxo venoso. Por outro lado, a secção do ligamento triangular direito ou do ligamento triangular esquerdo permite a mobilização do respectivo lobo do fígado, caso haja a necessidade de acesso à veia cava inferior, ao esôfago ou ao diafragma. Devido às conexões arteriais entre o segmento IV e a região de suprimento da artéria torácica interna no ligamento redondo do fígado, esse ligamento geralmente deve ser ligado ou cauterizado para prevenir hemorragias em todas as cirurgias na região direita do abdome que exijam mobilização do fígado.

A partir da face visceral do fígado se origina o **omento menor**, que, de acordo com suas inserções, é subdividido em um ligamento hepatogástrico e um ligamento hepatoduodenal. No ligamento hepatogástrico, os ramos hepáticos parassimpáticos, derivados dos troncos vagais, seguem para o fígado e, deste modo, originam os ramos pilóricos para o estômago. No **ligamento hepatoduodenal**, os vasos, nervos e ductos seguem para o fígado na seguinte ordem:
- à direita: ducto colédoco;
- à esquerda: artéria hepática própria;
- posteriormente: veia porta do fígado;
- além disso: canais linfáticos, linfonodos e nervos autônomos (plexo hepático).

Atrás do ligamento hepatoduodenal se localiza a entrada da bolsa omental (forame omental/epiploico), que representa uma projeção (recesso) da cavidade peritoneal posteriormente ao omento menor e ao estômago.

7.3.9 Artérias do Fígado

O fígado é suprido pela **artéria hepática própria** (➤ Fig. 7.30). Esta artéria é uma continuação da artéria hepática comum, um importante ramo do tronco celíaco. Após a origem da artéria gástrica direita, a artéria hepática própria se estende no ligamento hepatoduodenal, juntamente com a veia porta do fígado e o ducto colédoco, em direção à porta do fígado. Neste local, a artéria, geralmente, se divide em um **ramo direito** e um **ramo esquerdo** para as duas **partes funcionais do fígado**.

A cada 10% a 20% dos casos, a artéria mesentérica superior está envolvida no suprimento do lobo hepático direito, ou a artéria gástrica esquerda está envolvida no suprimento do lobo hepático esquerdo (**artérias hepáticas acessórias**). Mais raramente, toda a artéria hepática comum ou a artéria hepática própria se originam da artéria mesentérica superior (3%).

Clínica

As variações do suprimento arterial do fígado têm significado clínico:
- As artérias hepáticas acessórias podem ser lesadas nas cirurgias da região superior do abdome e causar **sangramentos** (p. ex., a artéria acessória direita nas cirurgias da cabeça do pâncreas, ou a artéria acessória esquerda na secção do omento menor, no qual ela segue).
- As artérias hepáticas acessórias podem ser cruciais para a sobrevivência de pacientes com **carcinoma dos ductos biliares**, uma vez que elas se situam mais distantes dos troncos principais do ducto hepático comum e, portanto, não são infiltradas pelo tumor.
- Nos **transplantes de fígado**, o padrão de suprimento sanguíneo deve ser bem conhecido.

7.3.10 Veias do Fígado

O fígado possui dois sistemas venosos, um aferente e outro eferente:
- A **veia porta do fígado** conduz o sangue, rico em nutrientes, oriundo dos órgãos abdominais não pares (estômago, intestinos, pâncreas, baço) *para o fígado* (➤ Fig. 7.31).
- As três **veias hepáticas** conduzem o sangue *do fígado* para a veia cava inferior.

A **veia porta do fígado** possui cerca de 7 cm de comprimento e recebe três troncos principais (veia mesentérica superior, veia esplênica e veia mesentérica inferior):

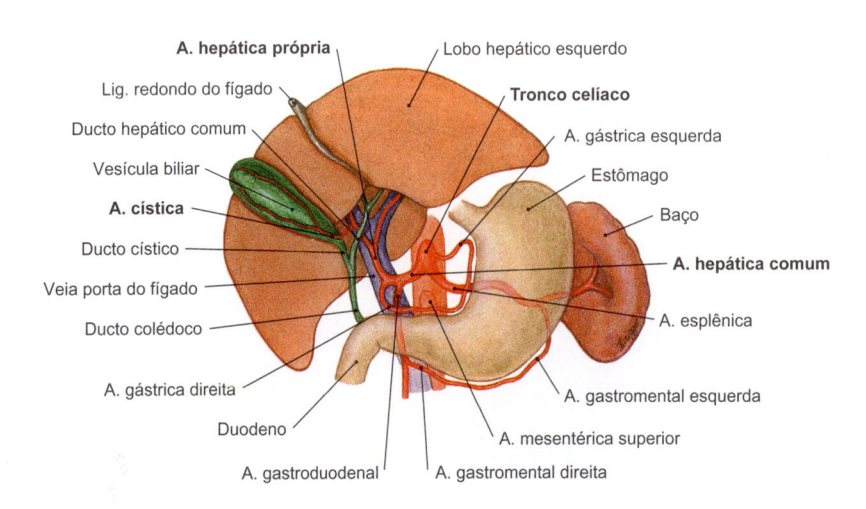

Figura 7.30 Aa. do fígado e da vesícula biliar.

- A **veia mesentérica superior** se une, posteriormente ao colo do pâncreas, com a **veia esplênica** para a formação da veia porta do fígado.
- A **veia mesentérica inferior** geralmente desemboca, na maioria dos casos (70%), na veia esplênica, e, nos demais casos (30%), na veia mesentérica superior ou na confluência dos troncos principais.

Após a fusão de seus troncos principais, a veia porta do fígado segue, inicialmente, em trajeto retroperitoneal secundário, posteriormente ao pâncreas e ao duodeno, e, na entrada do ligamento hepatoduodenal, ela se torna intraperitoneal. Na região da porta do fígado, a veia porta do fígado se divide em troncos principais direito e esquerdo.

As **tributárias da veia esplênica** (drenam o sangue do baço e de partes do estômago e do pâncreas) são as seguintes:

- veias gástricas curtas;
- veia gastromental esquerda;
- veia gástrica posterior (inconstante);
- veias pancreáticas (da cauda e do corpo do pâncreas).

As **tributárias da veia mesentérica superior** (drenam o sangue de partes do estômago e do pâncreas, de todo o intestino delgado, e dos colos ascendente e transverso) são:

- veia gastromental direita, com veias pancreaticoduodenais;
- veias pancreáticas (da cabeça e do corpo do pâncreas);
- veias jejunais e ileais;
- veia ileocólica;
- veia cólica direita;
- veia cólica média.

As **tributárias da veia mesentérica inferior** (drenam o sangue do colo descendente e da parte superior do reto):

- veia cólica esquerda;
- veias sigmóideas;

- veia retal superior: esta veia se conecta à veia retal média e à veia retal inferior, que fazem parte da área de drenagem da veia cava inferior.

Além disso, ainda existem **veias** que, após a fusão dos troncos principais, desembocam **diretamente na veia porta do fígado**:

- veia cística (oriunda da vesícula biliar);
- veias paraumbilicais (através de veias no ligamento redondo do fígado, da parede abdominal ao redor do umbigo);
- veias gástricas direita e esquerda (oriundas da curvatura menor do estômago);
- veia pancreaticoduodenal superior posterior (posteriormente à cabeça do pâncreas).

7.3.11 Anastomoses Portocavas

As conexões da veia porta do fígado com as regiões de drenagem das veias cavas superior e inferior constituem as denominadas anastomoses portocavas. Essas conexões vasculares são clinicamente importantes (e extremamente relevantes para os exames). Existem quatro circulações colaterais possíveis através de anastomoses portocavas:

- **Veia gástrica direita** e **veia gástrica esquerda**, com conexão através das veias esofágicas e das veias do sistema ázigo à veia cava superior. Isso pode levar à dilatação das veias da submucosa do esôfago (**varizes esofágicas**).
- **Veias paraumbilicais** mantêm conexões com as veias cavas superior e inferior, por meio das veias da parede anterior do corpo (veias profundas: veia epigástrica superior e veia epigástrica inferior; veias superficiais: veia toracoepigástrica e veia epigástrica superficial). A dilatação das veias superficiais pode levar à formação da "**cabeça de medusa**".

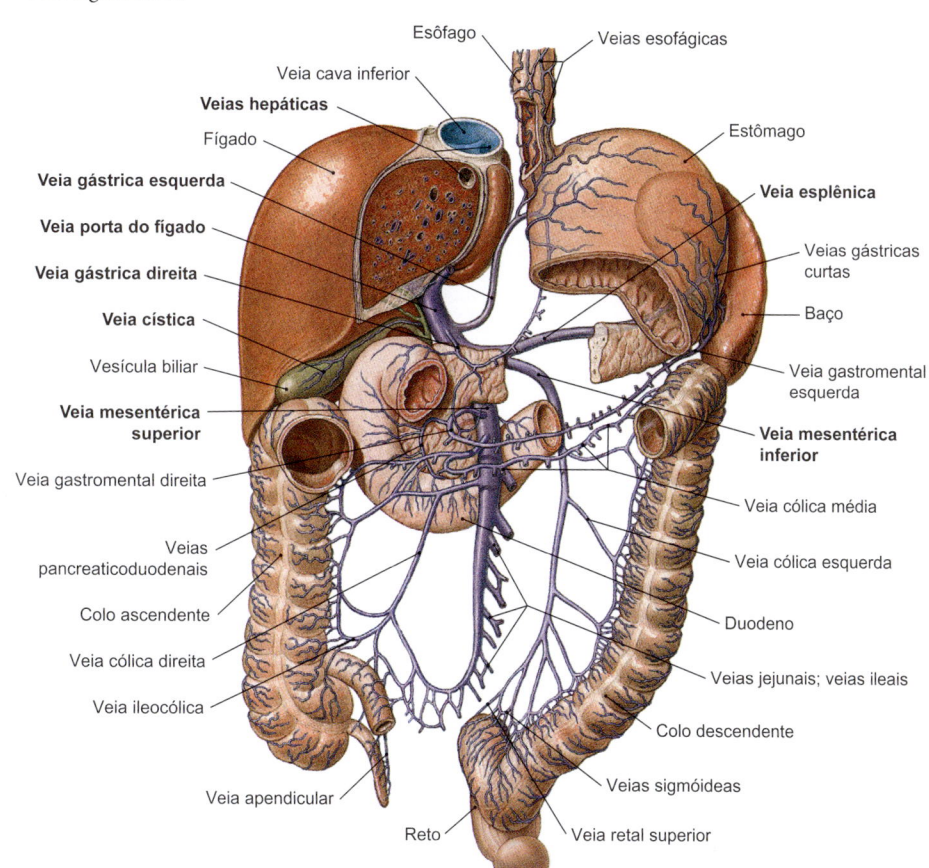

Figura 7.31 Veias do fígado e da vesícula biliar. Vista anterior.

Legendas da figura:
Esôfago — Veias esofágicas — Veia cava inferior — **Veias hepáticas** — Fígado — Estômago — **Veia gástrica esquerda** — **Veia esplênica** — **Veia porta do fígado** — Veias gástricas curtas — **Veia gástrica direita** — Baço — **Veia cística** — Vesícula biliar — Veia gastromental esquerda — **Veia mesentérica superior** — **Veia mesentérica inferior** — Veia gastromental direita — Veia cólica média — Veias pancreaticoduodenais — Veia cólica esquerda — Colo ascendente — Duodeno — Veia cólica direita — Veias jejunais; veias ileais — Veia ileocólica — Colo descendente — Veia apendicular — Veias sigmóideas — Reto — Veia retal superior

- **Veia retal superior**, através de veias da porção inferior do reto e da veia ilíaca interna, para a veia cava inferior. Raramente ocorre a formação de varizes ao redor do ânus, o que não deve ser confundido com hemorroidas.
- **Anastomoses retroperitoneais,** através da veia mesentérica inferior para a veia testicular/ovárica, com conexão à veia cava inferior.

Clínica

Com um aumento de pressão na circulação portal do fígado (hipertensão portal), por exemplo, na cirrose hepática, as conexões com as regiões de drenagem das veias cavas superior e inferior (**anastomoses portocavas**) podem ser abertas ou formadas (➤ Fig. 7.32). As conexões com as **veias esofágicas** são importantes, sob o ponto de vista clínico, porque o sangramento de varizes esofágicas rompidas é fatal e é a principal causa de morte na cirrose hepática. As conexões com a parede anterior do tronco, no entanto, são apenas de relevância diagnóstica. Embora a **"cabeça de medusa"** ocorra apenas raramente, a imagem é tão característica que uma cirrose hepática não pode ser ignorada. Em contrapartida, as conexões retroperitoneais e as anastomoses entre as veias do reto são pouco significativas sob o ponto de vista clínico.
Sob a ótica terapêutica, é possível realizar uma ligadura e a escleroterapia das varizes esofágicas nos casos graves de hipertensão portal. Alternativamente, pode-se estabelecer uma conexão entre as veias hepáticas e os ramos congestos da veia porta do fígado por meio de um cateter balão colocado na veia cava inferior, através do parênquima hepático (desvio – ou derivação – portossistêmico[a] intra-hepático[a] transjugular, TIPS – *transjugular intrahepatic portosystemic shunt*).

7.3.12 Vasos Linfáticos do Fígado

O fígado possui dois sistemas de vasos linfáticos (➤ Fig. 7.33):
- sistema subperitoneal superficial, na superfície do fígado;
- sistema intraparenquimatoso profundo, que segue os vasos sanguíneos das tríades portais até a porta do fígado.

De acordo com os linfonodos regionais, existem duas **vias principais de drenagem**:
- **Na direção caudal, para a porta do fígado** (principal via de drenagem), através dos linfonodos hepáticos na porta do fígado, de onde a linfa segue, através de vasos linfáticos no ligamento hepatoduodenal, para os linfonodos celíacos na origem do tronco celíaco, e daí para os troncos intestinais.
- **Na direção cranial, através do diafragma** (através do forame da veia cava e do hiato esofágico), via linfonodos frênicos inferiores e superiores nos linfonodos mediastinais, que estabelecem conexões com os troncos broncomediastinais. Os carcinomas do fígado também podem usar esta via para propagar metástases nos linfonodos torácicos. Vasos linfáticos individuais, no ligamento coronário e nos ligamentos triangulares, também podem desembocar no ducto torácico sem a interposição de canais linfáticos.

Clínica

Os **tumores do fígado** também podem levar à propagação de metástases nos linfonodos na cavidade torácica.

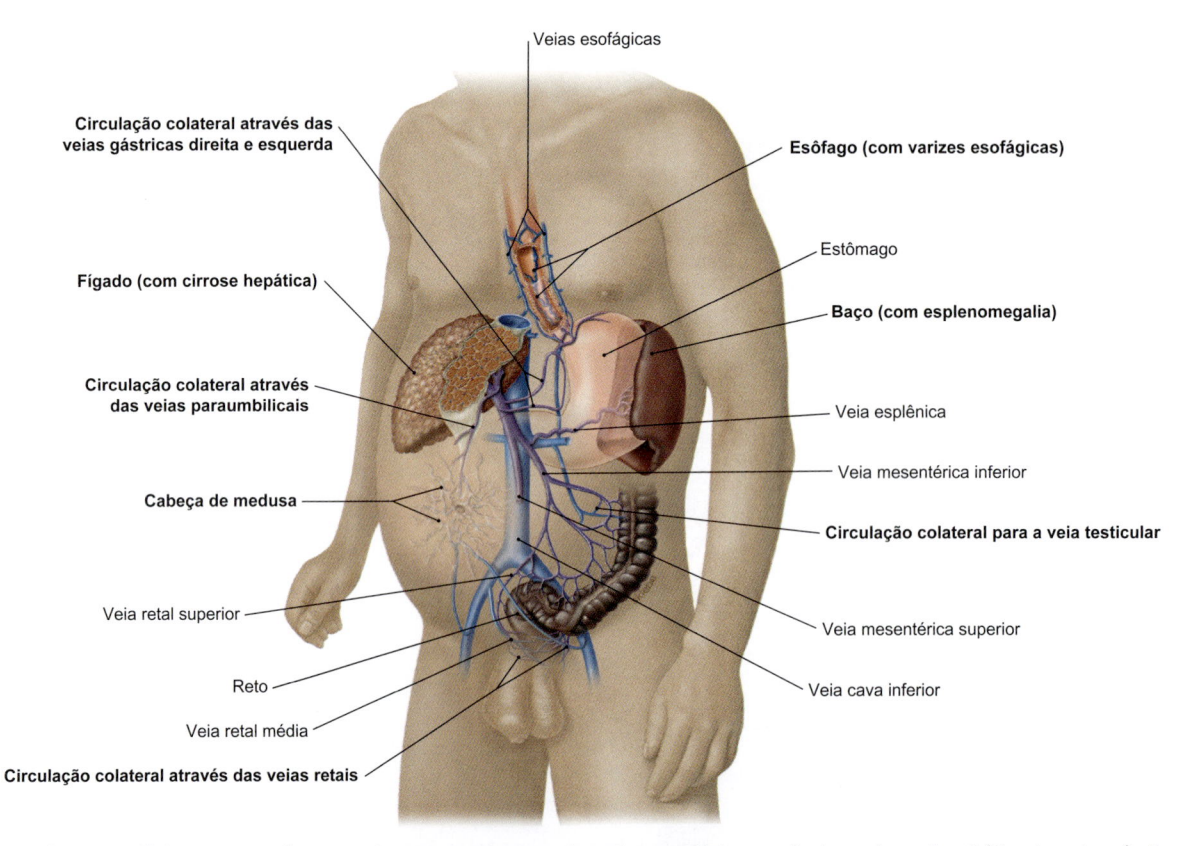

Figura 7.32 Aspectos clínicos que envolvem anastomoses portocavas. As varizes esofágicas e a "cabeça de medusa" (*Caput medusae*) são importantes sob o ponto de vista clínico. O aumento de tamanho do baço (esplenomegalia) também ocorre devido à estase sanguínea e como consequência da hipertensão portal. [L238]

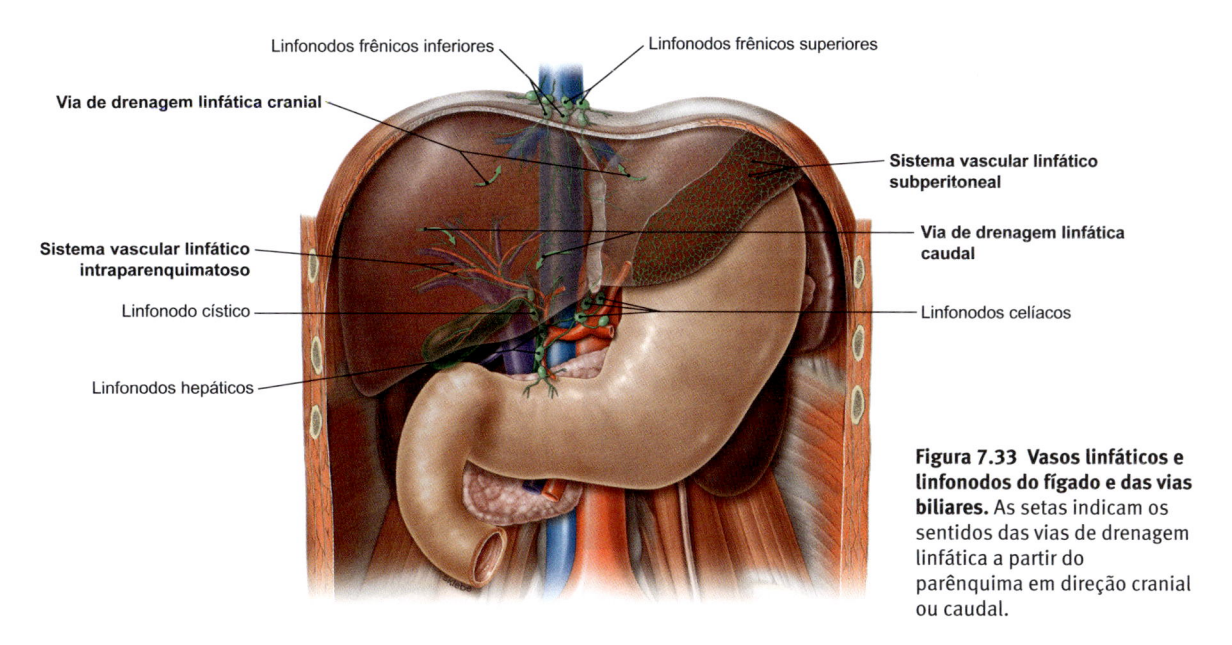

Figura 7.33 Vasos linfáticos e linfonodos do fígado e das vias biliares. As setas indicam os sentidos das vias de drenagem linfática a partir do parênquima em direção cranial ou caudal.

7.3.13 Inervação do Fígado

O **fígado** é inervado pelo **plexo hepático**, um plexo nervoso autônomo intrínseco situado ao redor da artéria hepática própria, que representa uma continuação do plexo celíaco:

- **Inervação simpática**: fibras nervosas pós-ganglionares, derivadas de neurônios, cujos corpos celulares se localizam nos gânglios celíacos (durante os exercícios, estas fibras nervosas estimulam a degradação do glicogênio de modo a aumentar os níveis de glicose no sangue; a secreção de bile é suprimida).
- **Inervação parassimpática**: fibras nervosas pré-ganglionares que, adicionalmente, se ramificam como ramos hepáticos no omento menor, derivados dos troncos vagais, e fazem conexões sinápticas no plexo hepático (estas fibras nervosas estimulam a produção da bile durante a ingestão de alimentos).
- **Inervação sensitiva**: o peritônio na superfície da cápsula do fígado é inervado pelo nervo frênico direito (ramo frenicoabdominal) e pelos nervos intercostais inferiores.

Sobre a organização geral do sistema nervoso autônomo na cavidade abdominal, veja o ➤ Item 7.8.5.

Clínica

Devido à inervação sensitiva da cápsula do fígado provida pelo nervo frênico (plexo cervical), podem ocorrer sensações dolorosas diretamente na parede abdominal durante uma **punção do fígado** ou uma **ruptura da cápsula hepática**, bem como no ombro direito (dor referida).

7.4 Vesícula Biliar e Vias Biliares

Competências

Após a leitura deste capítulo, você deverá ser capaz de:
- explicar a localização e a projeção da vesícula biliar nas preparações anatômicas;
- identificar a posição da vesícula biliar e das vias biliares, que envolvem o seu trajeto;
- descrever a desembocadura e os mecanismos de fechamento do ducto colédoco;
- descrever os vasos e os nervos da vesícula biliar e das vias biliares;
- mostrar a topografia do trígono cisto-hepático (triângulo de Calot) nas preparações anatômicas e explicar o seu significado clínico.

7.4.1 Visão Geral e Função

A **vesícula biliar** tem localização **intraperitoneal**, na região superior direita do abdome, diretamente na face inferior do fígado, incluída na fossa da vesícula biliar. Ela está ligada ao fígado e ao duodeno através das vias biliares. A vesícula biliar serve para **armazenamento** e **concentração** da **bile** produzida pelo fígado. Vale ressaltar que a vesícula biliar é preenchida por meio de um refluxo, quando o esfíncter hepatopancreático está fechado em sua desembocadura no duodeno. Portanto, ao contrário do fígado, a vesícula biliar não é um órgão vital.

Sobre o desenvolvimento da vesícula biliar, veja o ➤ Item 7.3.3.

7.4.2 Projeção e Topografia da Vesícula Biliar

O fundo da vesícula biliar ultrapassa a margem inferior do fígado e se projeta no nível da 9ª costela (➤ Fig. 7.24). Neste local, ela fica diretamente em contato com a parede abdominal. A vesícula biliar só se torna palpável quando está intensamente aumentada de volume em função de uma estase da bile. O fundo da vesícula biliar estabelece contato com a flexura direita do colo; o corpo e o colo se situam anteriormente ao duodeno.

Clínica

Devido às íntimas relações anatômicas com o duodeno e o intestino grosso, nos casos de uma inflamação da vesícula biliar (**colecistite**), devido à presença de cálculos biliares (**colelitíase**), tais cálculos podem atingir o intestino a partir da perfuração da parede da vesícula biliar, podendo ser excretados ou ocasionar obstrução intestinal (**íleus por cálculos biliares**).

7.4.3 Estrutura Anatômica da Vesícula Biliar e das Vias Biliares Extra-hepáticas

A vesícula biliar mede 7-10 cm de comprimento e é dividida em um **corpo** (corpo da vesícula biliar) com um **fundo** (fundo da vesícula biliar) e um **colo** (colo da vesícula biliar). Em condições de repouso, ela comporta 40-70 mL. O colo é seguido pelo ducto excretor (**ducto cístico**), com 3-4 cm de comprimento, fechado por uma prega (prega espiral de Heister) antes de se unir ao ducto principal do fígado (ducto hepático comum) para a formação do ducto colédoco (➤ Fig. 7.34). O ducto hepático comum se forma na porta do fígado, a partir da união dos ductos hepáticos direito e esquerdo. No colo existe uma duplicação peritoneal para o fígado na qual segue a artéria cística.

O **ducto colédoco** mede cerca de 6 cm de comprimento e tem 0,4 a 0,9 cm de calibre. O comprimento é muito variável e depende do nível em que o ducto cístico se une ao ducto hepático comum. Em casos raros, o ducto cístico pode estar duplicado ou ausente.

O ducto colédoco segue, inicialmente, no ligamento hepatoduodenal, anteriormente e à direita da veia porta do fígado, em seguida posteriormente à parte superior do duodeno e, finalmente, atinge a parte descendente do duodeno passando através da cabeça do pâncreas. Sua desembocadura se localiza na **papila maior do duodeno** (ou papila de Vater; ➤ Fig. 7.35), distante 8-10 cm do piloro do estômago, na parede posteromedial do terço médio da parte descendente do duodeno. Antes da desembocadura, o ducto colédoco geralmente se une (em 60% dos casos) ao ducto pancreático para formarem a **ampola hepatopancreática**. A musculatura lisa da parede forma um músculo esfíncter do ducto colédoco cujo segmento inferior, caracterizado como **músculo do esfíncter da ampola hepatopancreática** (**esfíncter de Oddi**), também inclui a ampola e a sua desembocadura. Juntamente com o músculo esfíncter do ducto pancreático, forma-se um complexo esfinctérico com 3 cm de comprimento.

Clínica

Uma vez que o ducto colédoco atravessa a cabeça do pâncreas e apresenta uma constrição na papila maior do duodeno, em função do músculo esfíncter da ampola hepatopancreática, nos carcinomas do pâncreas (geralmente indolores) podem ocorrer desde obstrução da papila, devido a um cálculo biliar retido (normalmente doloroso, com cólicas biliares) até estase biliar (**colestase**), com refluxo de bile para a corrente sanguínea. Devido à deposição da bilirrubina, um pigmento biliar, no tecido conjuntivo, ocorre tipicamente a pigmentação de tonalidade amarelada da esclera do olho e, mais tarde, da pele (**icterícia**). Nestes casos, os ductos biliares são visualizados por meio da ultrassonografia ou por radiografia com meio de contraste (colecistopancreatografia retrógrada endoscópica, CPRE). Um alargamento do ducto colédoco acima de 1 cm de diâmetro indica colestase. Devido à união do ducto colédoco com o ducto pancreático, pode ocorrer, simultaneamente, um refluxo da secreção pancreática, ocasionando **inflamação do pâncreas** (**pancreatite**) causada por autodigestão parcial do órgão.

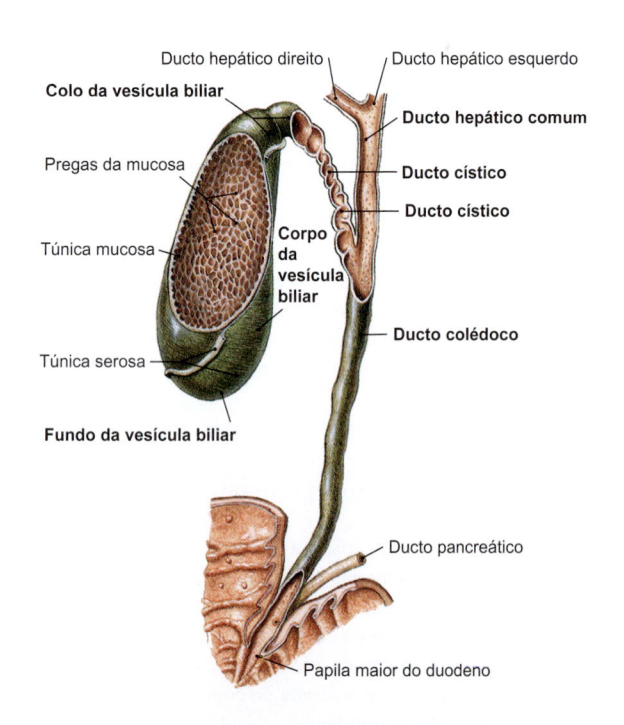

Figura 7.34 Vesícula biliar e vias biliares extra-hepáticas. Vista anterior.

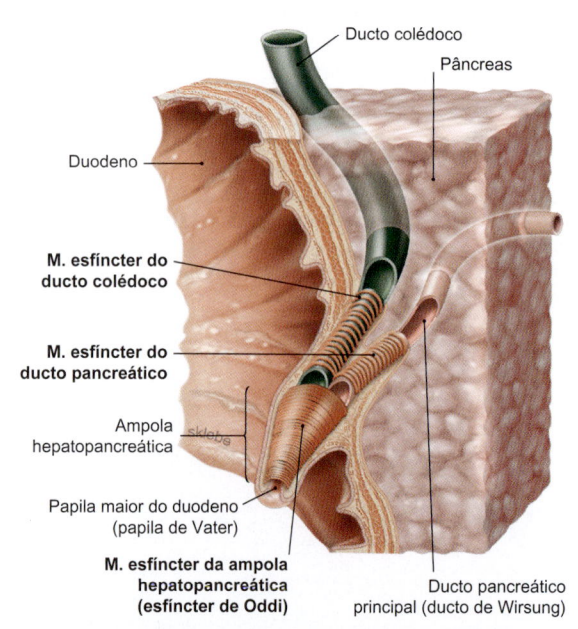

Figura 7.35 Desembocadura do ducto colédoco e do ducto pancreático no duodeno. Vista anterior. [L238]

7.4.4 Vasos e Nervos da Vesícula Biliar e das Vias Biliares

Suprimento Arterial da Vesícula Biliar

A **artéria cística** se origina, em geral (63% a 75%), do ramo direito da artéria hepática própria e se ramifica, emitindo um ramo superficial para a própria vesícula biliar e um ramo profundo para a fossa da vesícula biliar, que se anastomosam entre si. Além disso, delgados ramos, derivados do parênquima hepático (originados da ramificação do ramo direito da artéria hepática própria para o segmento hepático V) se aproximam do corpo da vesícula biliar. A artéria cística também pode se originar de outros ramos, ou do tronco da artéria hepática própria ou, ainda, da artéria gastroduodenal (cada um em 4% dos casos). Embora apenas uma artéria cística esteja presente em 80% dos casos, uma **artéria cística acessória** pode estar presente em até 20%. Este rico suprimento explica por que razão a necrose da vesícula biliar é rara.

Suprimento Arterial das Vias Biliares

Enquanto o **ducto hepático comum** é suprido apenas por ramos da artéria cística e pelo ramo direito da artéria hepática própria, o **ducto colédoco** apresenta, além destas duas artérias descendentes, artérias ascendentes, derivadas da artéria gastroduodenal. O terço distal do ducto e a papila maior do duodeno são supridos por um plexo vascular, originado da artéria pancreaticoduodenal superior (➤ Fig. 7.36).

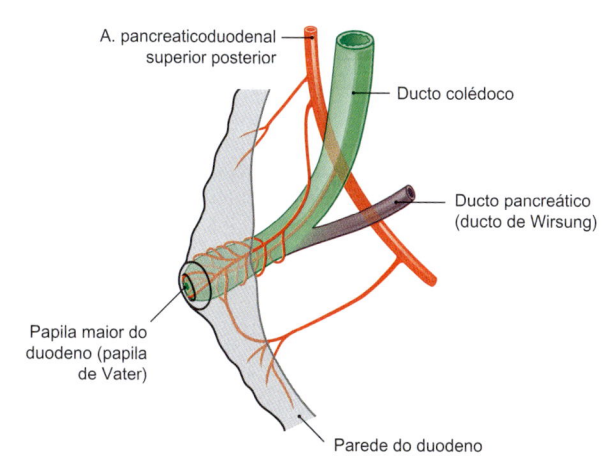

Figura 7.36 Artérias do ducto colédoco. [L126]

> #### Clínica
>
> Devido às variações na origem da artéria cística, é necessário um grande cuidado durante a remoção da vesícula biliar (**colecistectomia**). Sempre se deve excluir a presença de uma segunda artéria cística, de modo a evitar sangramentos pós-cirúrgicos. A rica perfusão sanguínea da papila maior do duodeno também explica por que razão, durante a remoção cirúrgica de um cálculo biliar retido (**papilotomia**), podem ocorrer sangramentos intensos da artéria pancreaticoduodenal superior posterior.

Drenagem Venosa

A **veia cística** segue na face peritoneal da vesícula biliar e desemboca diretamente na veia porta do fígado. Na face voltada para o fígado se situam muitos pequenos ramos que também drenam os segmentos proximais das vias biliares. O sangue oriundo dos segmentos distais flui através das **veias na cabeça do pâncreas** para a veia porta do fígado.

Vasos Linfáticos

A vesícula biliar, geralmente, tem o seu próprio **linfonodo cístico** no colo, a partir do qual a linfa é drenada, através dos linfonodos da porta do fígado, para os **linfonodos celíacos**. Em contrapartida, os vasos linfáticos dos segmentos da vesícula biliar, adjacentes ao fígado, entram no parênquima hepático e se conectam com as vias de drenagem linfática do fígado.

A linfa oriunda do segmento proximal do **ducto colédoco** também segue para o linfonodo cístico, enquanto a linfa da porção distal chega aos linfonodos na cabeça do pâncreas.

Inervação

A inervação corresponde ao suprimento do fígado:

* A **inervação simpática e parassimpática** deriva do plexo hepático. A contração mediada pela divisão parassimpática sustenta

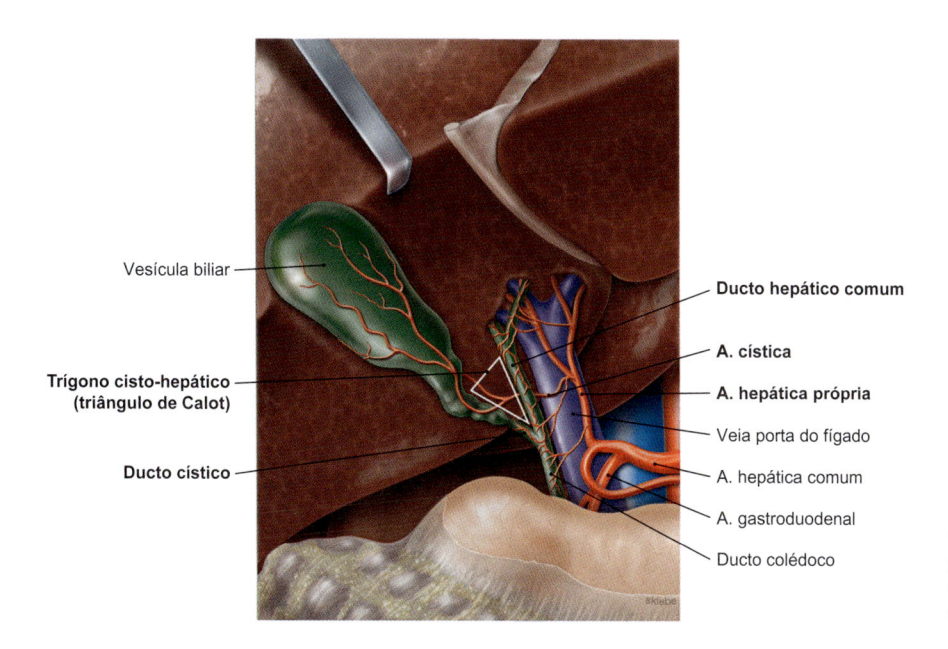

Figura 7.37 Trígono cisto-hepático (triângulo de Calot). Vista inferior. (Segundo [S010-1-16])

a contração – induzida por hormônios – da musculatura da parede da vesícula biliar, inibindo o músculo esfíncter da ampola hepatopancreática, promovendo, assim, a eliminação da bile. A divisão simpática apresenta funções antagônicas.

- **Inervação sensitiva**: o peritônio na superfície da vesícula biliar, distante do fígado, é inervado pelo nervo frênico direito (ramo frenicoabdominal).

Sobre a organização geral do sistema nervoso autônomo no abdome, veja o ➤ Item 7.8.5.

Clínica

Tal como acontece com o fígado, as dores podem irradiar para o ombro direito nos casos de inflamação da vesícula biliar (**colecistite**) devido à inervação sensitiva da cápsula do fígado pelo nervo frênico (plexo cervical).

7.4.5 Trígono Cisto-hepático

O ducto cístico forma, juntamente com o ducto hepático comum e a superfície inferior do fígado, o trígono cisto-hepático, que também é chamado triângulo de Calot (➤ Fig. 7.37). Seus limites são:

- ducto cístico;
- ducto hepático comum;
- superfície inferior do fígado.

Em 75% dos casos a artéria cística se origina no trígono cisto-hepático, a partir do ramo direito da artéria hepática própria, e se estende posteriormente através do trígono para o ducto cístico e para o colo da vesícula biliar. Nos demais casos, existem diferentes padrões de origem e trajeto da artéria cística.

Clínica

O trígono cisto-hepático é uma importante referência de orientação que deve ser reconhecida durante a **remoção da vesícula biliar**. Antes de proceder à remoção, todas as estruturas relevantes são identificadas antes que a artéria cística e o ducto cístico sejam ligados. Isso pode reduzir o risco de ligadura errônea do ducto colédoco, o que causaria estase da bile (colestase).

7.5 Pâncreas

Competências

Após a leitura deste capítulo, você será capaz de:
- descrever o significado vital e as funções exócrina e endócrina do pâncreas;
- mostrar a disposição do pâncreas nas preparações anatômicas e descrever o seu desenvolvimento, incluindo as malformações;
- descrever a topografia de cada segmento do pâncreas e sua relação com os órgãos adjacentes;
- descrever o sistema de ductos, com a desembocadura no duodeno;
- descrever os diferentes suprimentos dos segmentos do pâncreas pelas artérias, veias, vasos linfáticos e nervos autônomos e, na medida do possível, identificá-los nas preparações anatômicas.

7.5.1 Visão Geral

O **pâncreas** é uma glândula com funções exócrina e endócrina combinadas, associada ao sistema digestório, dotada de uma tonalidade rósea nos indivíduos vivos. Devido ao seu reposicionamento durante o desenvolvimento, o pâncreas é **secundariamente retroperitoneal** na região central do abdome. Esta posição, a organização da desembocadura dos ductos da porção exócrina da glândula e os padrões de suprimento pelos vasos e nervos correspondentes são de grande relevância clínica (➤ Fig. 7.38).

7.5.2 Funções do Pâncreas

O pâncreas é uma glândula com funções **exócrina** (90% de peso do órgão) e **endócrina** (10%). Os grupamentos de células endócrinas se encontram incluídos no parênquima exócrino, como agregados semelhantes a pequenas ilhas (ilhotas de Langerhans), sendo particularmente comuns no segmento da cauda. A produção do hormônio insulina, que é essencial para a regulação dos níveis de açúcares no sangue e do metabolismo, torna o pâncreas um órgão absolutamente vital. As funções do pâncreas são:

- Produção de **enzimas digestivas**, predominantemente liberadas como precursores inativos (componente exócrino).
- Liberação de hormônios para a regulação dos níveis de açúcar no sangue, do metabolismo e da digestão.

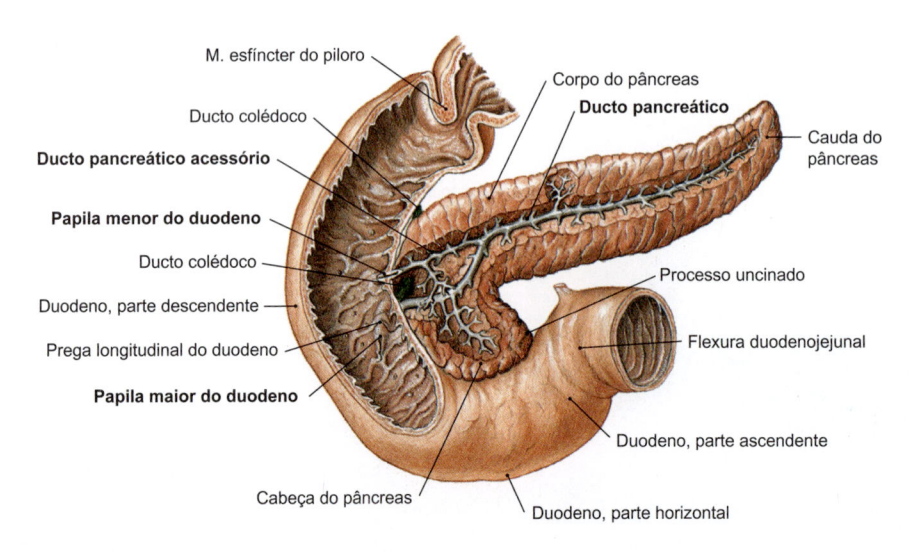

M. esfíncter do piloro
Corpo do pâncreas
Ducto colédoco
Ducto pancreático
Ducto pancreático acessório
Cauda do pâncreas
Papila menor do duodeno
Ducto colédoco
Duodeno, parte descendente
Processo uncinado
Prega longitudinal do duodeno
Flexura duodenojejunal
Papila maior do duodeno
Duodeno, parte ascendente
Cabeça do pâncreas
Duodeno, parte horizontal

Figura 7.38 Subdivisão e sistema de ductos excretores do pâncreas. Vista anterior; o ducto pancreático é visualizado após a abertura do pâncreas e do duodeno.

Assim que o bolo alimentar (quimo) chega ao duodeno, oriundo do estômago, ocorre a indução à liberação da secreção pancreática exócrina por ação hormonal, liberada no duodeno através dos dois ductos excretores do pâncreas. O suco pancreático, de natureza alcalina, contém, predominantemente, precursores enzimáticos (zimogênios), que são ativados apenas no lúmen intestinal. Este é um mecanismo protetor para evitar a digestão do parênquima pancreático.

O pâncreas **endócrino** produz vários hormônios e os libera no sangue através das veias. A liberação dos hormônios insulina e glucagon, envolvidos no metabolismo de carboidratos, é controlada diretamente pelos níveis glicêmicos.

Clínica

A função do pâncreas torna compreensível por que razão um colapso tecidual (necrose) do pâncreas, por exemplo, durante uma inflamação (**pancreatite**), pode ocasionar desde distúrbios digestórios até diarreia, e, no caso de lesões muito extensas (perda de 80% a 90% do tecido), pode também levar ao desencadeamento do diabetes melito devido à redução da produção de insulina.

7.5.3 Desenvolvimento

No final da *4ª semana*, no nível do duodeno, um brotamento pancreático ventral e um brotamento pancreático dorsal se formam a partir do **endoderma do intestino anterior** (➤ Fig. 7.39). Devido à rotação do estômago, o brotamento pancreático ventral se dobra para a esquerda, posteriormente ao duodeno e, por volta das *6ª e 7ª semanas*, se funde com o brotamento pancreático dorsal. Deste modo, o **primórdio dorsal** forma a parte superior da cabeça e todo o corpo e a cauda do pâncreas, enquanto o **primórdio ventral** forma apenas a parte inferior da cabeça e o processo uncinado.

O **ducto excretor do pâncreas** (ducto pancreático) surge da união da parte distal do ducto do primórdio pancreático dorsal com o ducto do primórdio pancreático ventral, e desemboca na papila maior do duodeno. A porção proximal do ducto do brotamento pancreático dorsal geralmente (em 65% dos casos) forma o ducto pancreático acessório, que desemboca na papila menor do duodeno, localizada no duodeno.

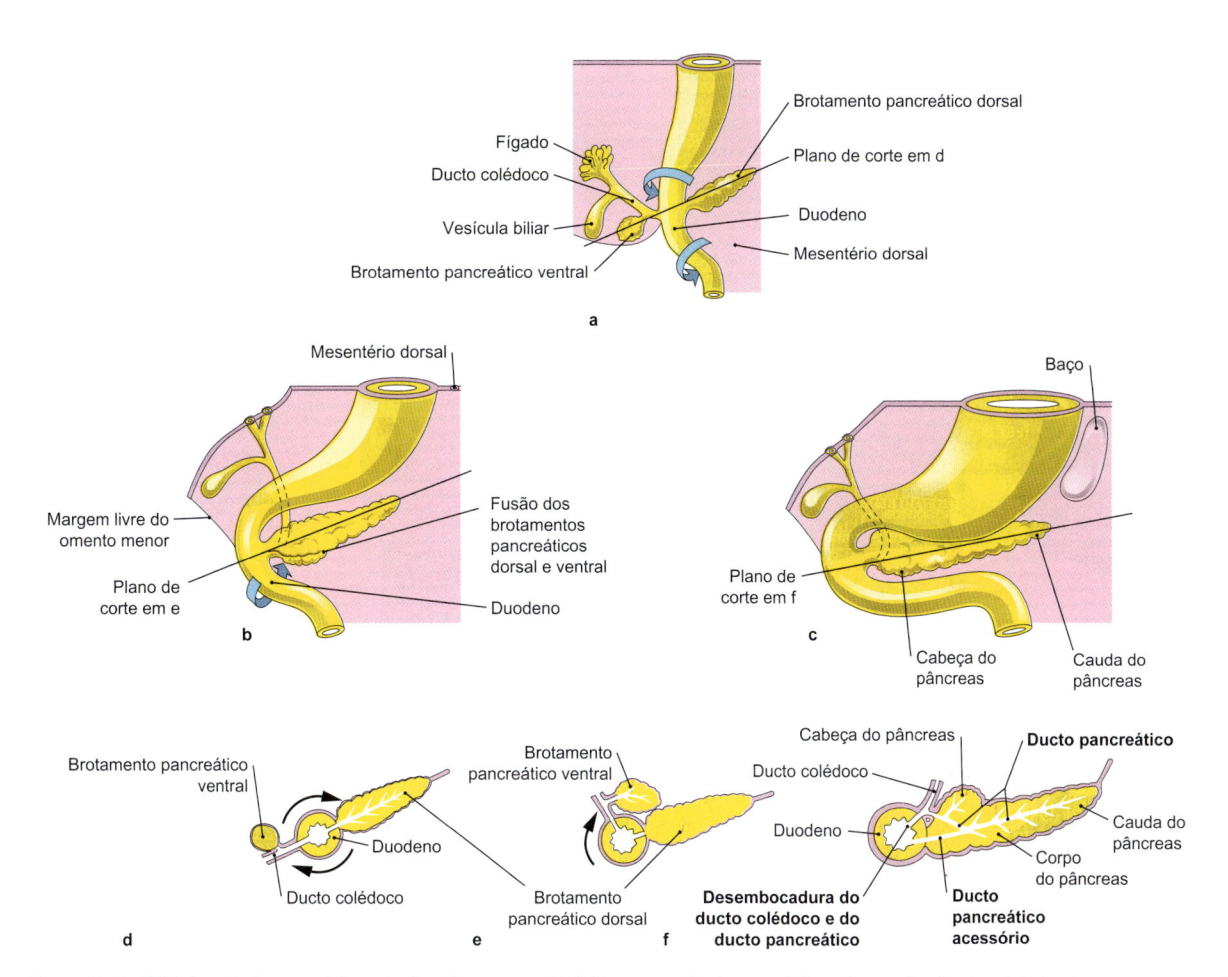

Figura 7.39 Estágios do desenvolvimento do pâncreas na 5ª à 8ª semana de desenvolvimento. a-c Fusão dos dois brotamentos pancreáticos; vista pelo lado esquerdo. **d-f** Formação dos ductos excretores a partir de ambos os brotamentos e representação de sua desembocadura no duodeno; corte transversal esquemático através do primórdio do pâncreas e do duodeno. [E581]

Clínica

O desenvolvimento do pâncreas é de grande importância, sob o ponto de vista clínico, uma vez que pode levar a malformações relacionadas a doenças:

- **Pâncreas anular:** quando o tecido pancreático forma um anel ao redor do duodeno, pode haver uma **obstrução intestinal (íleus)**, especialmente em recém-nascidos, causando vômitos (➤ Fig. 7.40a). Neste caso, o duodeno deve ser seccionado e novamente suturado adjacente ao primórdio pancreático.
- **Pâncreas *divisum*:** de modo geral (65% dos casos), existem dois ductos excretores que se conectam, mas desembocam separadamente no duodeno. No entanto, o ducto acessório (35%) também pode ser muito delgado e desembocar no ducto pancreático (➤ Fig. 7.40b e c). Caso a fusão dos dois primórdios seja incompleta e a fusão dos ductos excretores seja suprimida (em 10% dos casos), o ducto acessório poderá ser muito estreito para a liberação de secreção, ou o ducto do primórdio dorsal poderá formar o ducto excretor principal (➤ Fig. 7.40d, e), o que, em ambos os casos, pode ser uma causa de inflamação recorrente (**pancreatite**) devido à estase da secreção.

7.5.4 Projeção e Disposição do Pâncreas

O pâncreas é um órgão parenquimatoso que mede entre 14 e 20 (normalmente 16) cm de comprimento, com estrutura dividida em lóbulos, e tem peso médio de cerca de 70 (40-120) g. Devido à sua posição bem fixada no retroperitônio, o pâncreas se projeta na parte superior central do abdome de modo relativamente constante no nível da 1ª e da 2ª **vértebras lombares**, sendo aí envolvido pelo duodeno.

O pâncreas é composto por uma **cabeça** (cabeça do pâncreas), um **colo** (colo do pâncreas), um **corpo** (corpo do pâncreas) e uma **cauda** (cauda do pâncreas) (➤ Fig. 7.38). A cabeça dá origem a um apêndice, que envolve a artéria e a veia mesentéricas superiores. Devido ao seu "formato de gancho", ele é denominado processo uncinado. Este é separado do corpo do pâncreas por uma endentação (incisura pancreática). Para a esquerda, a cabeça se continua com o colo, que representa uma estreita área de transição (2 cm) com o corpo. O corpo é aproximadamente triangular. As margens superior e inferior delimitam as faces anterior e posterior, sendo a face anterior adicionalmente dividida por uma margem anterior – com frequência não muito claramente visível – em uma parte superior e uma parte inferior (faces anterossuperior, anteroinferior e posterior).

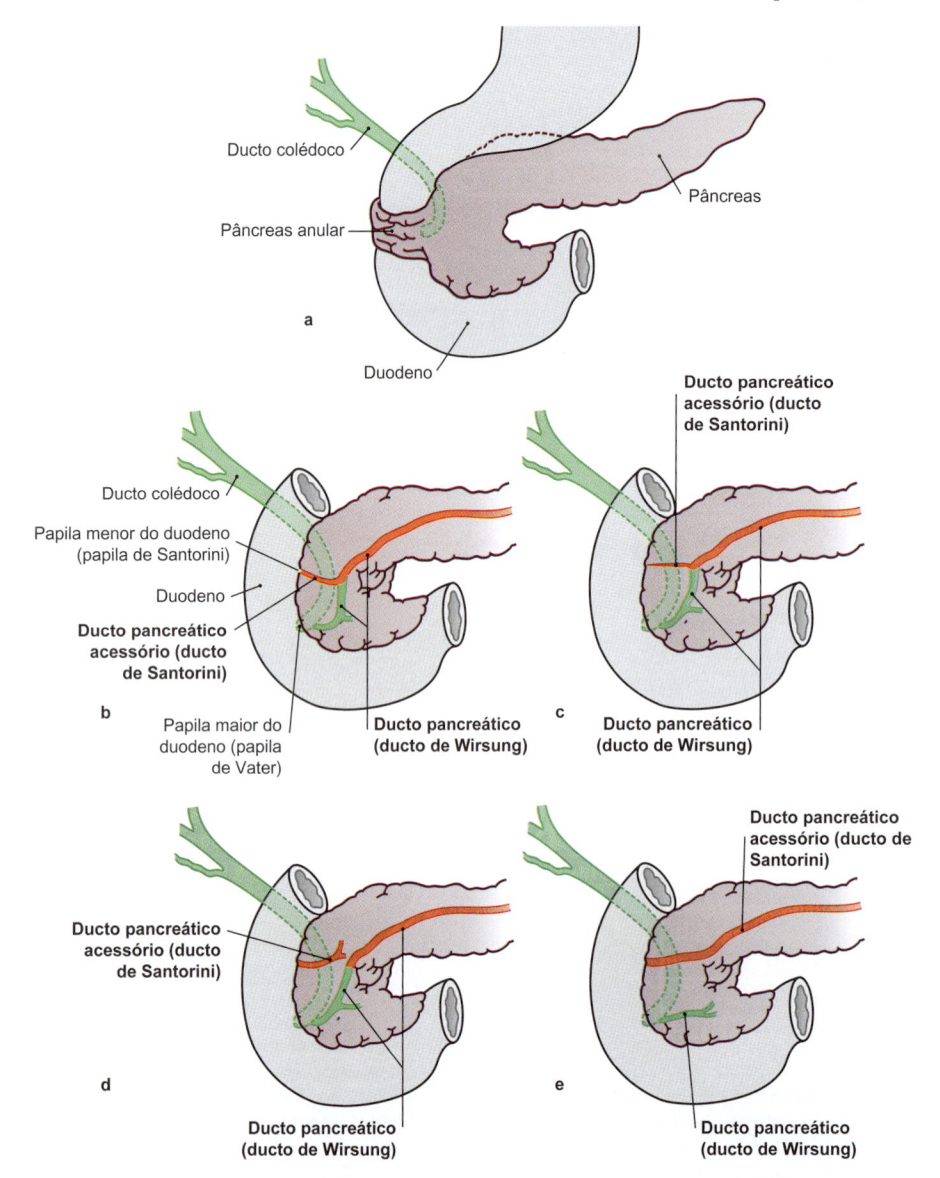

Figura 7.40 Malformações do desenvolvimento do pâncreas. a Pâncreas anular: estrutura em configuração anular, a qual, devido à disposição ao redor do duodeno, pode causar distúrbios na passagem do bolo alimentar. **b-e** Fusão normal (**b, c**) e fusão incompleta (**d, e**) dos ductos excretores (pâncreas *divisum*). [L126]

7.5.5 Sistema de Ductos Excretores do Pâncreas

Como regra geral (65% dos casos), o pâncreas apresenta dois ductos excretores (➤ Fig. 7.38):

- **Ducto pancreático principal** (ducto de Wirsung): o ducto pancreático principal conduz as secreções do pâncreas, oriundas do corpo e da cauda, e desemboca, em conjunto com o ducto colédoco, na papila maior do duodeno (ampola hepatopancreática), na parte descendente do duodeno. Antes de sua desembocadura, o ducto pancreático normalmente (em 60% dos casos) se funde com o ducto colédoco para formar a ampola hepatopancreática, na qual o músculo esfíncter do ducto pancreático se continua como o músculo esfíncter da ampola hepatopancreática (esfíncter de Oddi).
- **Ducto pancreático acessório** (ducto de Santorini): o ducto acessório conduz a secreção oriunda da cabeça do pâncreas e desemboca 2 cm em posição mais acima na papila maior do duodeno.

Clínica

A disposição da desembocadura dos ductos tem influência sobre a progressão das doenças do pâncreas. Além do abuso de álcool, a causa mais frequente de inflamação no pâncreas (**pancreatite**) é a presença de um cálculo biliar impactado na papila maior do duodeno, associado à estase da secreção, com autodigestão do tecido pancreático. Um ducto pancreático acessório com desembocadura separada, como é formado na maioria das vezes (65%), pode se mostrar útil caso ele se comunique com o ducto principal e possibilite a drenagem da secreção pancreática.

NOTA

A existência de um ducto principal e de um ducto acessório, e também a fusão do ducto pancreático principal com o ducto colédoco, são a regra e não a exceção. As conformações na fusão e na desembocadura têm relevância funcional e clínica.

7.5.6 Topografia

O pâncreas é um órgão **secundariamente retroperitoneal**, situado na região central do abdome. A **cabeça do pâncreas** é envolvida superiormente pela parte superior do duodeno e se encaixa na face medial da parte descendente do duodeno (➤ Fig. 7.38). Neste local, a cabeça é atravessada pelo ducto colédoco antes da sua união com o ducto pancreático principal. Anteriormente à cabeça do pâncreas se situa o colo transverso. O **processo uncinado**, direcionado para baixo, envolve a artéria e a veia mesentéricas superiores, acompanhadas pelos troncos linfáticos intestinais e, consequentemente, se estende posteriormente aos vasos (➤ Fig. 7.41). A cabeça se continua para a esquerda com o **colo do pâncreas**, que se situa anteriormente à veia mesentérica superior. Posteriormente ao colo, a veia porta do fígado é formada pela fusão de seus troncos principais (veia mesentérica superior e veia esplênica, que em geral recebe anteriormente a veia mesentérica inferior).

Em seguida, o **corpo do pâncreas** cruza anteriormente a aorta e a coluna vertebral, estabelecendo contato com a bolsa omental, cuja parede posterior é formada pelo pâncreas. Este abaulamento também é denominado túber omental. A face anterior do pâncreas é recoberta pelo peritônio e, portanto, tem amplo contato com a face posterior do estômago, que forma a parede anterior da bolsa omental (➤ Fig. 7.3). A face posterior do pâncreas se encontra no lado direito, diretamente sobre a veia cava inferior, e se comunica

com a veia renal direita e com a artéria e veia testiculares/ováricas direitas, e, no lado esquerdo, com a glândula suprarrenal e com os troncos linfáticos lombares esquerdos. Frequentemente, a veia esplênica segue através do parênquima pancreático. Na margem superior do corpo do pâncreas, a artéria hepática comum segue à direita, e a artéria esplênica à esquerda. Na margem inferior, a parte horizontal do duodeno se encontra à esquerda.

O corpo segue para a esquerda, continuando-se com a **cauda do pâncreas**, e aqui, posteriormente à flexura esquerda do colo, estabelece contato com o hilo do baço (➤ Fig. 7.42). Posteriormente se encontram os vasos renais esquerdos e a face anterior do rim esquerdo, separados por seus diferentes envoltórios.

Clínica

Como o ducto colédoco atravessa a cabeça do pâncreas em direção ao duodeno, pode haver estase da bile com icterícia nos **carcinomas de pâncreas** que estejam localizados na cabeça da glândula. Em contrapartida, os tumores em outros segmentos geralmente não causam sintomas durante um longo período de tempo, de modo que há mau prognóstico em relação à determinação do diagnóstico.

A íntima relação anatômica da cabeça do pâncreas com a artéria e a veia mesentéricas superiores e com a veia porta do fígado envolve o risco de que estes vasos possam ser lesados durante um **exame endoscópico da papila maior do duodeno**, para a remoção de um cálculo biliar ou para a administração de meio de contraste para a visualização de ductos biliares e pancreáticos (colecistopancreatografia retrógrada endoscópica, CPRE), o que geralmente só pode ser resolvido por meio de uma cirurgia de emergência.

7.5.7 Vasos e Nervos do Pâncreas

Suprimento Arterial e Venoso

O pâncreas é suprido por meio de dois **sistemas arteriais separados**, um para a cabeça e outro para o corpo e a cauda (➤ Fig. 7.41):

- **Cabeça e colo:** o duplo circuito vascular é composto pelas **artérias pancreaticoduodenais superiores anterior e posterior** (ramo da artéria gastroduodenal e, portanto, da região de suprimento do tronco celíaco) e a **artéria pancreaticoduodenal inferior**, com ramos anterior e posterior (ramos da artéria mesentérica superior, anastomose de Bühler).
- **Corpo e cauda: ramos pancreáticos**, derivados da artéria esplênica, que formam a artéria pancreática dorsal, posteriormente ao pâncreas, e a artéria pancreática inferior, na margem inferior do pâncreas.

Esta rica perfusão deixa claro por que os infartos nessa glândula vital são raros.

As **veias** correspondem às artérias e formam uma arcada vascular anterior e uma arcada vascular posterior. Estas veias desembocam, através da veia mesentérica superior e da veia esplênica, na veia porta do fígado. A veia pancreaticoduodenal superior posterior tem conexão direta com a veia porta do fígado, e não desemboca em nenhum dos troncos principais precedentes.

Vasos Linfáticos

Os diferentes segmentos do pâncreas apresentam **três grupos de linfonodos regionais** (➤ Fig. 7.42). A partir daí, a linfa flui para os linfonodos celíacos e linfonodos mesentéricos superiores antes de chegar ao ducto torácico através dos troncos intestinais. A loca-

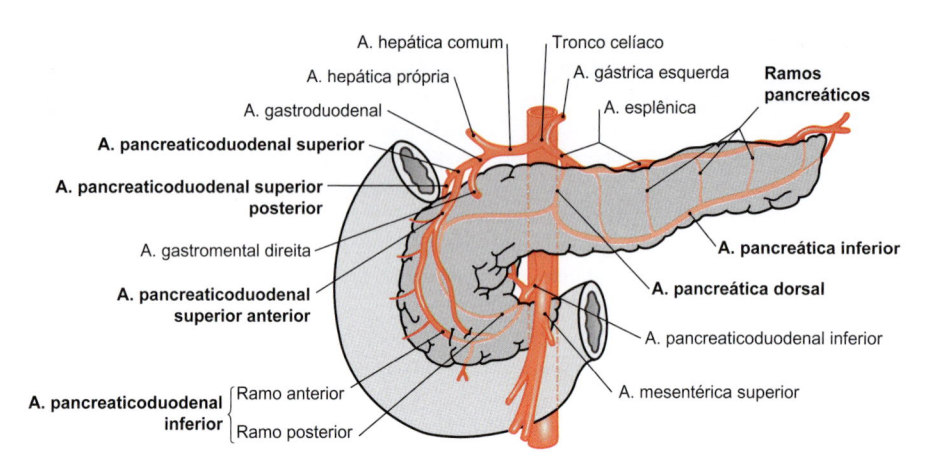

A. hepática comum
A. hepática própria
A. gastroduodenal
A. pancreaticoduodenal superior
A. pancreaticoduodenal superior posterior
A. gastromental direita
A. pancreaticoduodenal superior anterior
A. pancreaticoduodenal inferior { Ramo anterior / Ramo posterior }
Tronco celíaco
A. gástrica esquerda
A. esplênica
Ramos pancreáticos
A. pancreática inferior
A. pancreática dorsal
A. pancreaticoduodenal inferior
A. mesentérica superior

Figura 7.41 Artérias do pâncreas. (Segundo [S010-1-16])

lização retroperitoneal, com a íntima proximidade com diferentes grupos de linfonodos lombares e com os troncos lombares esquerdos, apresenta extensas conexões com outras estações de linfonodos.

- Cabeça e colo: **linfonodos pancreaticoduodenais,** ao longo das artérias de mesmo nome (artérias pancreaticoduodenais superiores anterior e posterior), que daí estabelecem conexões, através dos linfonodos hepáticos, para os linfonodos celíacos ou diretamente para os linfonodos mesentéricos superiores.
- Corpo: **linfonodos pancreáticos superiores e inferiores** nas margens superior e inferior do pâncreas, e consequentemente ao longo da artéria e veia esplênicas e, daí, também, para os linfonodos celíacos e os linfonodos mesentéricos superiores.
- Cauda: drenagem para os **linfonodos esplênicos** e, daí, para os linfonodos celíacos.

Clínica

As diferentes vias de drenagem linfática deixam claro por que razão os **carcinomas de pâncreas** geralmente revelam extensas metástases em linfonodos no momento do diagnóstico. Como estes linfonodos, em geral, não são completamente removíveis, uma cura cirúrgica dificilmente é possível.

Inervação

O pâncreas é inervado tanto pela divisão simpática quanto pela divisão parassimpática do sistema nervoso autônomo. A divisão parassimpática promove a produção de enzimas digestivas, a liberação da secreção e a produção de insulina, enquanto a divisão simpática inibe essas funções.

Divisão simpática: após as conexões sinápticas no plexo celíaco, as fibras nervosas pós-ganglionares chegam ao pâncreas como plexos perivasculares, junto com as diferentes artérias destinadas ao pâncreas.

Divisão parassimpática: as fibras nervosas pré-ganglionares chegam ao pâncreas, em parte, através de plexos perivasculares, derivadas do **plexo celíaco**, mas também diretamente a partir do **tronco vagal posterior** (e anterior) para a cabeça do pâncreas.

Os nervos simpáticos e parassimpáticos também conduzem fibras nervosas aferentes. A zona da dor referida na parede do tronco não é localizada com precisão. No entanto, as dores são, frequentemente, percebidas em disposição "de cinturão", nas regiões central e esquerda da parte superior do abdome e, muitas vezes, na área posterior esquerda da região inferior da porção torácica da coluna vertebral, quando envolvem estruturas retroperitoneais.

Sobre a organização geral do sistema nervoso autônomo no abdome, veja o ➤ Item 7.8.5.

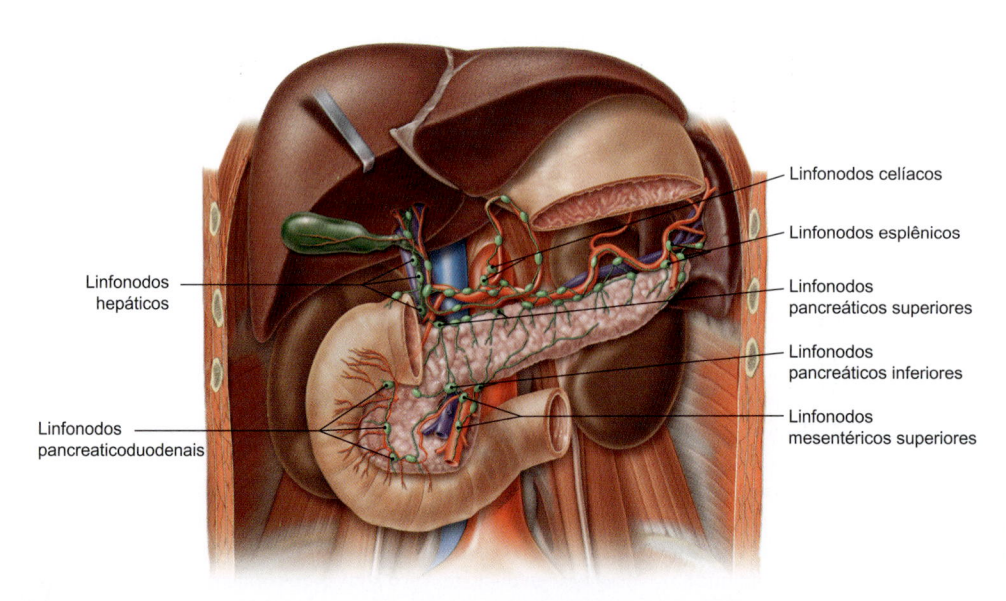

Linfonodos hepáticos
Linfonodos pancreaticoduodenais
Linfonodos celíacos
Linfonodos esplênicos
Linfonodos pancreáticos superiores
Linfonodos pancreáticos inferiores
Linfonodos mesentéricos superiores

Figura 7.42 Vias de drenagem linfática do pâncreas. Vista anterior.

7.6 Baço

7.6.1 Visão Geral

O baço se localiza em posição intraperitoneal no quadrante superior esquerdo do abdome (➤ Fig. 7.43) e, juntamente com os linfonodos, as tonsilas e o tecido linfoide associado a mucosas, por exemplo, no tubo gastrointestinal, faz parte dos chamados **órgãos linfoides secundários**.

7.6.2 Funções do Baço

Dentre as várias funções do baço, as funções de defesa são as mais importantes:
• defesa imunológica contra patógenos no sangue;
• degradação de eritrócitos alterados e envelhecidos;
• armazenamento de elementos figurados do sangue (p. ex., plaquetas);
• hematopoiese (produção de elementos figurados do sangue – no período fetal).

As **funções de defesa** são desempenhadas pela polpa branca, que corresponde a áreas esbranquiçadas, de formato arredondado, visíveis a olho nu, na superfície de corte. A deflagração de uma defesa imunológica específica contra patógenos que já atingiram a corrente sanguínea torna o baço um órgão muito importante. Embora o baço não seja absolutamente essencial para a vida, sua remoção predispõe o indivíduo a infecções que ameaçam a vida. Além disso, o baço apresenta várias funções na **degradação de elementos** figurados do sangue, que são removidos da circulação na polpa vermelha, porção do parênquima altamente infiltrada por sangue. Na polpa vermelha do baço, assim como na medula óssea vermelha e no fígado, eritrócitos (hemácias) senescentes (ou seja, no fi-

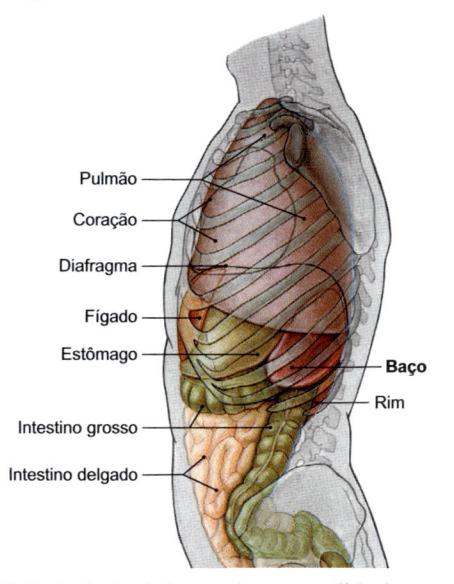

Figura 7.43 Projeção do baço sobre a superfície do corpo. Vista pelo lado esquerdo.

Pulmão
Coração
Diafragma
Fígado
Estômago
Intestino grosso
Intestino delgado
Baço
Rim

nal de seu ciclo vital) e especialmente defeituosas (eritrócitos) são degradados. Embora o baço seja muito bem suprido com sangue, ele não armazena grandes quantidades de sangue nos humanos, mas armazena até 30% de todas as plaquetas (tromboplastídeos) do corpo. Juntamente com o fígado, ele está envolvido na **hematopoiese**, no período fetal, também podendo reassumir esta função na vida pós-natal, caso a medula óssea vermelha apresente alguma insuficiência funcional.

7.6.3 Desenvolvimento

O tecido conjuntivo e a cápsula do baço se originam do **mesogastro dorsal** na *5ª semana*; a cápsula recebe a cobertura do peritônio visceral (➤ Fig. 7.3). A ligação com o estômago é realizada pelo ligamento gastroesplênico. Os linfócitos colonizam o baço no 4º mês.

7.6.4 Projeção, Estrutura e Topografia do Baço

No indivíduo vivo, o baço apresenta uma tonalidade avermelhada-acinzentada a azulada-violeta, com cerca de 11 cm de comprimento, 7 cm de largura, e 4 cm de espessura, e pesando 150 (80-300) g. Ele está localizado na região esquerda do abdome, bem protegido pelo arco costal, em posição **intraperitoneal**, em um compartimento próprio denominado **nicho esplênico** (➤ Fig. 7.43). Neste local, o baço se apresenta apoiado sobre o ligamento frenocólico, que une a flexura esquerda do colo ao diafragma. A posição do baço é altamente dependente da respiração, devido à sua localização inferior ao diafragma e, em posição de repouso respiratório, ele se projeta no nível da 9ª à 11ª costela, seguindo a 10ª costela com seu eixo longitudinal. Portanto, o baço é palpável somente quando se apresenta aumentado de tamanho.

O baço tem uma face convexa diafragmática (➤ Fig. 7.44), adjacente ao diafragma, e uma face côncava visceral, em **contato em vários órgãos**:
• parede posterior do estômago (face gástrica, posterior e superiormente), separada pelo recesso esplênico da bolsa omental;
• flexura esquerda do colo (face cólica, anterior e superiormente);
• margem lateral do rim (face renal, inferiormente);
• cauda do pâncreas (face pancreática, no hilo).

A margem superior, direcionada para cima, que separa essas duas superfícies, é normalmente endentada, enquanto a margem inferior se apresenta lisa. Devido à sua posição, na parte superior do abdome, o baço apresenta um polo direcionado anteriormente (extremidade anterior) e outro polo, direcionado posteriormente (extremidade posterior). A face visceral é dividida em duas partes pelo **hilo esplênico**, onde os vasos sanguíneos entram e saem e estabelecem as duplicações peritoneais. O **ligamento gastroesplênico**, como parte do omento maior, une o baço anteriormente ao estô-

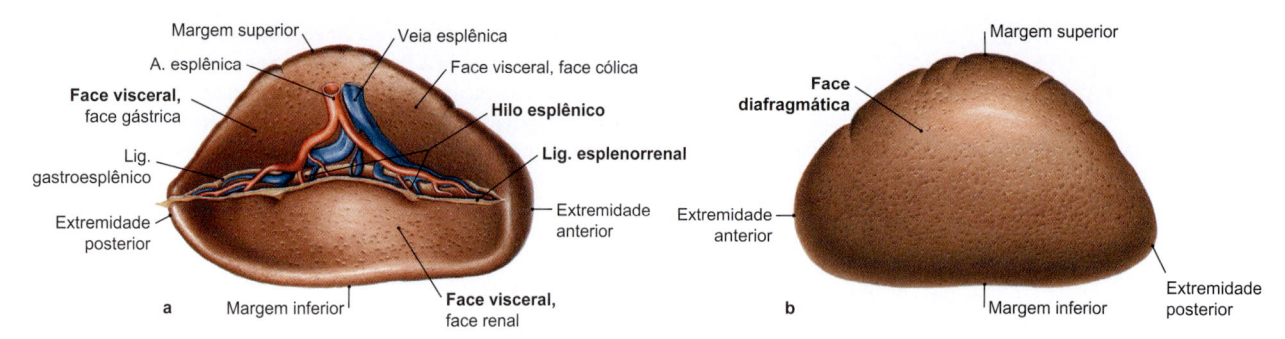

Figura 7.44 Baço. a Vista medial anterior. **b** Vista lateral cranial.

mago, enquanto o **ligamento frenoesplênico** e o **ligamento esplenorrenal** unem o baço posteriormente ao diafragma e ao rim, ainda que separados do baço pelos envoltórios próprios (➤ Fig. 7.3). Uma peculiaridade é que em 5% a 30% dos casos está presente um **baço acessório**, separado do órgão principal que, geralmente, se encontra próximo ao hilo em uma das duplicações peritoneais.

Clínica

Na remoção do baço (**esplenectomia**), a presença de um baço acessório deve ser investigada. Um baço acessório pode assumir as suas funções quando o órgão principal é removido, o que pode impedir a perda das funções de defesa. No entanto, caso a razão para a esplenectomia seja alguma alteração morfológica dos eritrócitos (hemácias), uma vez que eles estejam sendo cada vez mais degradados no baço e, portanto, ocasionando anemia, baços acessórios eventualmente presentes também devem ser removidos.

7.6.5 Vasos e Nervos do Baço

Suprimento Arterial e Venoso

A **artéria esplênica** é o único vaso nutridor e se origina do tronco celíaco. Ela se estende em um trajeto tortuoso ao longo da margem superior do pâncreas, em direção ao hilo do baço, onde se ramifica em 2 a 3 ramos principais e, em seguida, em vários ramos terminais (➤ Fig. 7.42). Em seu trajeto, a artéria esplênica supre o pâncreas (ramos pancreáticos) e o estômago (artéria gástrica posterior, artérias gástricas curtas, artéria gastromental esquerda).

Os ramos terminais da artéria esplênica são artérias terminais funcionais e subdividem o baço em 3 a 6 segmentos variáveis, organizados em "forma de cunha" (➤ Fig. 7.45).

De modo corresponde à artéria esplênica em relação à sua área de drenagem, a **veia esplênica** se estende no ligamento esplenorrenal e, em seguida, sobre a face posterior do pâncreas em direção ao seu colo, onde se une à veia mesentérica superior para a formação da veia porta do fígado. Na maioria dos casos (70%), ela recebe previamente a veia mesentérica inferior.

Vasos Linfáticos

Os linfonodos regionais são os **linfonodos esplênicos** no hilo do baço, que também recebe a linfa do fundo gástrico e da cauda do pâncreas. A partir daí, a linfa flui através dos **linfonodos celíacos** e dos troncos intestinais para o ducto torácico.

Inervação

O baço é inervado predominantemente pela **divisão simpática do sistema nervoso autônomo,** mas também é inervado pela **divisão parassimpática** (**plexo esplênico**). As fibras nervosas simpáticas pós-ganglionares, após os corpos celulares neuronais receberem conexões sinápticas no plexo celíaco, emergem deste último como uma rede perivascular, juntamente com as fibras pré-ganglionares parassimpáticas que acompanham a **artéria esplênica**. A divisão simpática acelera a circulação sanguínea, contudo, pouco se sabe a respeito da função autônoma.

Os nervos simpáticos e parassimpáticos também conduzem **fibras nervosas aferentes**. A zona de dor referida na parede do tronco é pouco distinta e se projeta na parte superior central ou esquerda do abdome, sobre os dermátomos T8-T9.

Em relação à organização geral do sistema nervoso autônomo no abdome, veja o ➤ Item 7.8.5.

7.7 Cavidade Peritoneal

Competências

Após a leitura deste capítulo, você será capaz de:
- explicar a estrutura da cavidade abdominal e as relações peritoneais entre os órgãos abdominais individuais em preparações anatômicas;
- descrever a estrutura do omento maior e do omento menor, com funções, vasos e nervos;
- mostrar os recessos da cavidade peritoneal e explicar o seu significado clínico;
- descrever a localização e a estrutura da bolsa omental em detalhes e mostrá-la em preparações anatômicas.

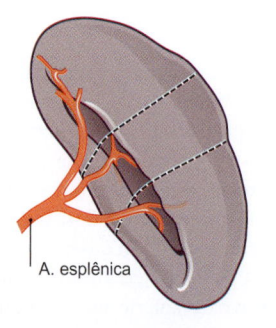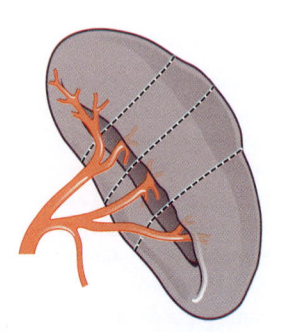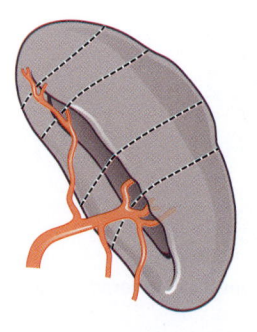

A. esplênica

Figura 7.45 Segmentos do baço. Representação esquemática de 3, 4 ou 5 segmentos. [L126]

7.7.1 Visão Geral

A **cavidade abdominal** é dividida pelo colo transverso em parte superior do abdome e parte inferior do abdome. De acordo com as relações anatômicas, a cavidade abdominal é subdividida em uma **cavidade peritoneal**, que é recoberta pelo peritônio, e em um **espaço extraperitoneal** entre o peritônio parietal e a parede do tronco. Posteriormente, o espaço extraperitoneal se expande para formar o **retroperitônio** (espaço retroperitoneal), que se continua caudalmente na cavidade pélvica com o **espaço subperitoneal** (espaço extraperitoneal da pelve) (➤ item 8.7.1). Isso resulta em diferentes relações anatômicas com variados órgãos.

Os órgãos intraperitoneais são recobertos, em toda a sua superfície, pelo peritônio visceral, que representa a túnica serosa dos respectivos órgãos. Os órgãos têm ligamentos suspensores (mesentérios e ligamentos), os quais – como duplicações peritoneais – contêm os vasos e nervos responsáveis pelo suprimento dos órgãos, e em cuja raiz o peritônio visceral dos órgãos se transforma no peritônio parietal da parede abdominal.

As duplicações peritoneais individuais são descritas nos respectivos órgãos. Sobre o desenvolvimento da cavidade peritoneal, veja o ➤ Item 6.5.5.

Em posição **intraperitoneal**, encontram-se os seguintes órgãos:
- Parte abdominal do esôfago.
- Estômago.
- Parte superior do duodeno.
- Jejuno.
- Íleo.
- Ceco.
- Apêndice vermiforme.
- Colo transverso.
- Colo sigmoide.
- Fígado.
- Vesícula biliar.
- Baço.

além dos órgãos pélvicos:
- Corpo do útero.
- Anexos do útero (ovários e tubas uterinas).

Os órgãos **retroperitoneais** geralmente são cobertos apenas em sua face anterior pelo peritônio parietal. Esses órgãos já podem estar dispostos como órgãos retroperitoneais primários – portanto, fora da cavidade abdominal –, tais como:
- Rins.
- Glândulas suprarrenais.

Os órgãos primariamente retroperitoneais e subperitoneais estão descritos no Cap. 8. Em contrapartida, os **órgãos secundariamente retroperitoneais** foram deslocados para a parede posterior do tronco durante o desenvolvimento. Estes incluem:
- as demais partes do duodeno;
- colo ascendente;
- colo descendente;
- porção proximal do reto (até a flexura sacral);
- pâncreas.

Os órgãos secundariamente retroperitoneais podem ser desviados nas preparações anatômicas pelos órgãos primariamente retroperitoneais.

Clínica

As diferenças posicionais são importantes para as **vias de acesso durante as cirurgias**, uma vez que um órgão em posição retroperitoneal também é acessível pela região posterior, sem que a cavidade peritoneal tenha que ser aberta. Isso reduz o risco de uma infecção da cavidade peritoneal (peritonite) ou aderências pós-operatórias.

N O T A

Órgãos intraperitoneais:
- localizados no interior da cavidade peritoneal da cavidade abdominal ou na pelve;
- recobertos pelo peritônio visceral por todos os lados;
- fixados por duplicações peritoneais (mesentérios e ligamentos).

Órgãos extraperitoneais:
- localizados fora da cavidade peritoneal, no espaço retroperitoneal da cavidade peritoneal ou no espaço subperitoneal da pelve (espaço extraperitoneal da pelve);
- parcialmente ou não recoberto pelo peritônio parietal.

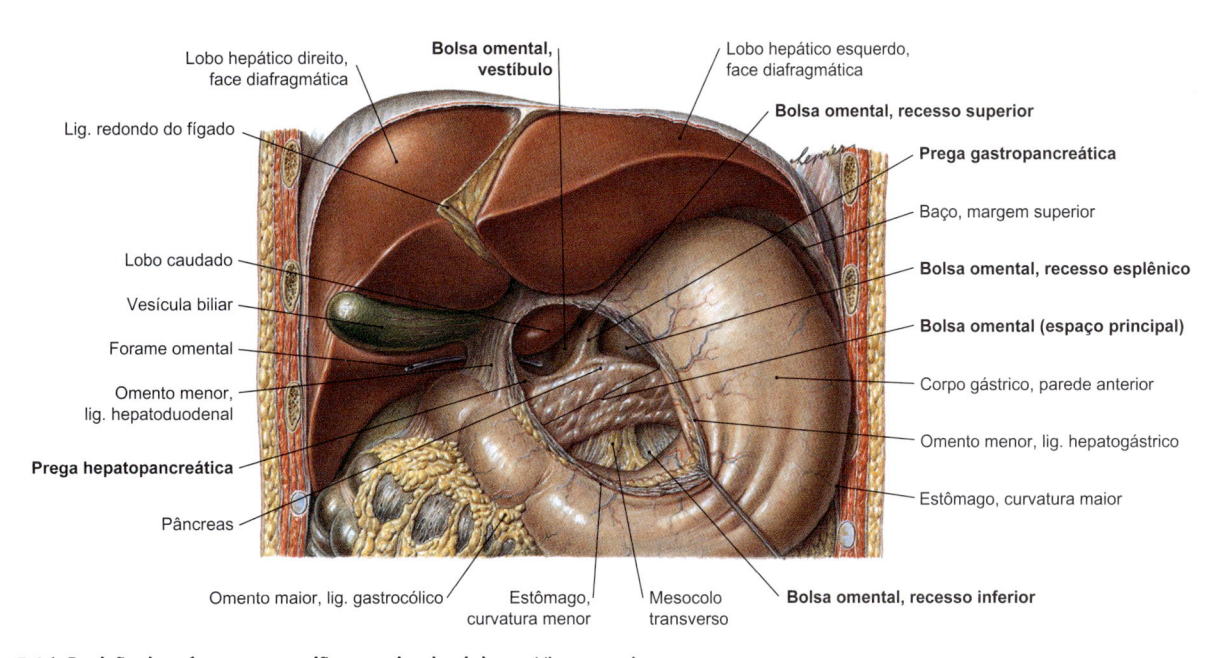

Figura 7.46 Posição das vísceras na região superior do abdome. Vista anterior.

A cavidade abdominal é subdividida pelo colo transverso, com seu mesocolo transverso, nas regiões superior e inferior do abdome. A **região superior do abdome** ("abdome glandular") é ocupada, à direita, pelo fígado com a vesícula biliar, e à esquerda pelo estômago, que se continua com a parte superior do duodeno. Posteriormente ao estômago situa-se o baço e, no retroperitônio, o pâncreas. Entre o fígado e o estômago/duodeno, o omento menor se estende como uma duplicação peritoneal no plano frontal (➤ Fig. 7.46). A **região inferior do abdome** ("abdome intestinal") contém os demais segmentos do intestino delgado e do intestino grosso, aos quais o omento maior se sobrepõe anteriormente, originando-se do estômago. No retroperitônio, além das várias partes do duodeno e do intestino grosso, também se encontram os rins e as glândulas suprarrenais.

7.7.2 Omento Maior e Omento Menor

Omento Maior

O omento maior é uma duplicação peritoneal, em "formato de avental", com uma área de cerca de 1 m², que se sobrepõe aos órgãos da região inferior do abdome. Dependendo do tipo de constituição física do indivíduo, diferentes quantidades de tecido adiposo são armazenadas no omento, de modo que ele apresente desde um aspecto translúcido até uma tonalidade amarelada. O omento maior consiste em quatro partes:

* Ligamento gastrocólico.
* Ligamento gastroesplênico.
* Ligamento gastrofrênico.
* Porção em "formato de avental".

A duplicação peritoneal mais importante é o ligamento gastrocólico, que une a curvatura maior do estômago à tênia omental do colo transverso. Este ligamento é a origem do omento maior, que se desenvolve no mesogastro dorsal e contém os vasos e nervos de suprimento. Para a esquerda, ele se continua com o ligamento gastroesplênico e para cima com o ligamento gastrofrênico. A porção em "formato de avental" é muito variável em sua extensão e pode assumir posições muito diferentes.

Funções do omento maior:

* secreção e absorção de líquido peritoneal;
* defesa imunológica: anastomoses arteriovenosas ("manchas leitosas", ou *milky spots*) para a saída de leucócitos;
* proteção mecânica;
* isolamento térmico.

Vasos e nervos do omento maior:
O omento maior é suprido por vasos e nervos ao longo da curvatura maior do estômago:

* **artérias e veias gastromentais direita** (predominantemente, com 5 a 8 ramos omentais) **e esquerda** (geralmente apenas um ramo);
* **linfonodos gastromentais direitos e esquerdos**, a partir daqui, através de linfonodos ao longo dos ramos do tronco celíaco, para linfonodos celíacos;
* **inervação simpática** e **parassimpática** pelo **plexo celíaco**, através de plexos periarteriais.

⌐ Clínica

A porção em "formato de avental" pode recobrir sítios inflamatórios ou perfurações do estômago e dos intestinos e, assim, evitar o desenvolvimento de **inflamações no peritônio (peritonite)**.

Devido à grande área superficial e, portanto, à constante renovação do líquido peritoneal, em casos de insuficiência renal e de intoxicações, as substâncias tóxicas podem ser removidas da corrente sanguínea através da **diálise peritoneal**, com a introdução repetida de soluções de eletrólitos.
Sob o ponto de vista do desenvolvimento, o omento faz parte do estômago, e é suprido por vasos e nervos na curvatura maior do estômago. Consequentemente, por exemplo, em uma colonização por células tumorais (**carcinomatose peritoneal**), tais células se instalam no estômago, e não no intestino grosso.

Omento Menor

O omento menor é uma duplicação peritoneal no plano frontal que une o fígado ao estômago e ao duodeno e forma a parede anterior da bolsa omental (ver adiante). As partes do omento menor são:

* Ligamento hepatogástrico, em direção à curvatura menor do estômago.
* Ligamento hepatoduodenal, em direção à parte superior do duodeno.

O **ligamento hepatogástrico** contém vasos e nervos, e constitui a maior parte do omento menor. Abaixo do ligamento hepatoduodenal se encontra a abertura da bolsa omental (forame omental, ou forame epiploico).
No **ligamento hepatoduodenal**, vasos, ductos e nervos continuam na seguinte ordem em direção ao fígado:

* Ducto colédoco (à direita).
* Artéria hepática própria (à esquerda).
* Veia porta do fígado (posteriormente).
* Vasos linfáticos e linfonodos, além de nervos autônomos (plexo hepático).

O omento menor é suprido por **vasos e nervos** ao longo da curvatura menor do estômago:

* **Artérias e veias gástricas direita e esquerda.**
* **Linfonodos gástricos direitos e esquerdos**, a partir daqui por meio de linfonodos, ao longo dos ramos do tronco celíaco até os linfonodos celíacos.
* **Inervação simpática** e **parassimpática** a partir do **plexo celíaco**, através de plexos periarteriais. O tronco vagal anterior dá origem aos ramos hepáticos, que formam o plexo hepático, a partir do qual os ramos pilóricos atingem o piloro do estômago.

Na terminologia anatômica, ocorrem ainda muitas denominações específicas para várias duplicações peritoneais adicionais, atribuídas a ambos os omentos. Uma vez que, sob o ponto de vista clínico, estas são pouco significativas, nós não as abordamos neste texto.

7.7.3 Recessos da Cavidade Peritoneal

As duplicações peritoneais, as quais ressaltam o relevo da parede posterior da cavidade peritoneal, como pregas e ligamentos, formam diferentes espaços (**recessos**), que representam extensões da cavidade peritoneal. Devido ao seu significado clínico, os recessos mais importantes serão brevemente descritos a seguir (➤ Fig. 7.47).

Recessos da Região Superior do Abdome (Compartimento Supramesocólico)

O maior e mais complexo desses recessos, em termos de sua extensão, é a **bolsa omental**. A bolsa omental é um espaço situado entre o estômago e o pâncreas, que se comunica com a cavidade abdominal apenas através do forame omental (ou forame epiploico), atrás do ligamento hepatoduodenal. Devido à sua pequena extensão, a bolsa omental também é referida como "pequeno saco da cavidade peritoneal".

A bolsa omental é subdividida em quatro segmentos (➤ Fig. 7.46):

- **Forame omental** (ou forame epiploico): a entrada na bolsa omental tem diâmetro de cerca de 3 cm, encontra-se delimitada anteriormente pelo ligamento hepatoduodenal, superiormente pelo lobo caudado do fígado, inferiormente pela parte superior do duodeno e posteriormente pela veia cava inferior.
- **Vestíbulo**: o vestíbulo é delimitado anteriormente pelo omento menor e se estende posteriormente ao fígado com um **recesso superior**.
- **Istmo**: a constrição entre o vestíbulo e o espaço principal é delimitada por duas pregas peritoneais: a prega hepatopancreática à direita, que é ressaltada pela artéria hepática comum, e a prega gastropancreática à esquerda, por onde segue a artéria gástrica esquerda.
- **Espaço principal**: situa-se entre o estômago (anteriormente) e o pâncreas ou o peritônio parietal da parede abdominal (posteriormente). O **recesso esplênico** se estende para a esquerda até o hilo do baço, e o **recesso inferior** se estende sob o ligamento gastrocólico até a inserção do mesocolo no colo transverso.

Abaixo do diafragma, acima da face diafragmática do fígado, encontramos o **recesso subfrênico**, que é subdividido pelo ligamento falciforme do fígado em um segmento direito e um segmento esquerdo, e pelo ligamento triangular direito/esquerdo em uma parte superior e uma parte inferior. À parte inferior direita segue-se o **recesso sub-hepático**, posteriormente ao qual se encontra o

rim direito na parte superior. Esta parte também é chamada **recesso hepatorrenal**.

Recessos da Região Inferior do Abdome (Compartimento Inframesocólico)

Este compartimento abaixo do mesocolo transverso é subdividido, pela raiz do mesentério do intestino delgado, em um espaço infracólico direito e um espaço infracólico esquerdo (➤ Fig. 7.47). Lateralmente aos colos ascendente e descendente, os **sulcos paracólicos** se invaginam, e abaixo do mesocolo sigmoide o **recesso sigmóideo** se aprofunda. O sulco paracólico direito se encontra diretamente conectado ao recesso sub-hepático e ao recesso subfrênico direito, enquanto no lado esquerdo o ligamento frenocólico representa uma barreira. Na flexura duodenojejunal, as pregas duodenais superior e inferior formam dois espaços (**recessos duodenais superior e inferior**) (➤ Fig. 7.47). [Existem outros recessos na desembocadura do íleo terminal no ceco (**recessos ileocecais superior e inferior**), além do **recesso retrocecal**, no qual, normalmente, o apêndice vermiforme projeta-se posteriormente ao ceco. No segmento pélvico da cavidade peritoneal existem diferentes espaços anteriormente ao reto em ambos os sexos. Na mulher, o espaço é delimitado anteriormente pelo útero. Esta **escavação retouterina** (ou espaço de Douglas) é o ponto mais profundo da cavidade peritoneal feminina (➤ Fig. 7.47). A **escavação vesicouterina**, localizada mais anteriormente, entre a bexiga urinária e o útero, não se estende tão caudalmente. No homem existe apenas um recesso, que se estende anteriormente até a bexiga urinária e, consequentemente, é denominado **escavação retovesical**.

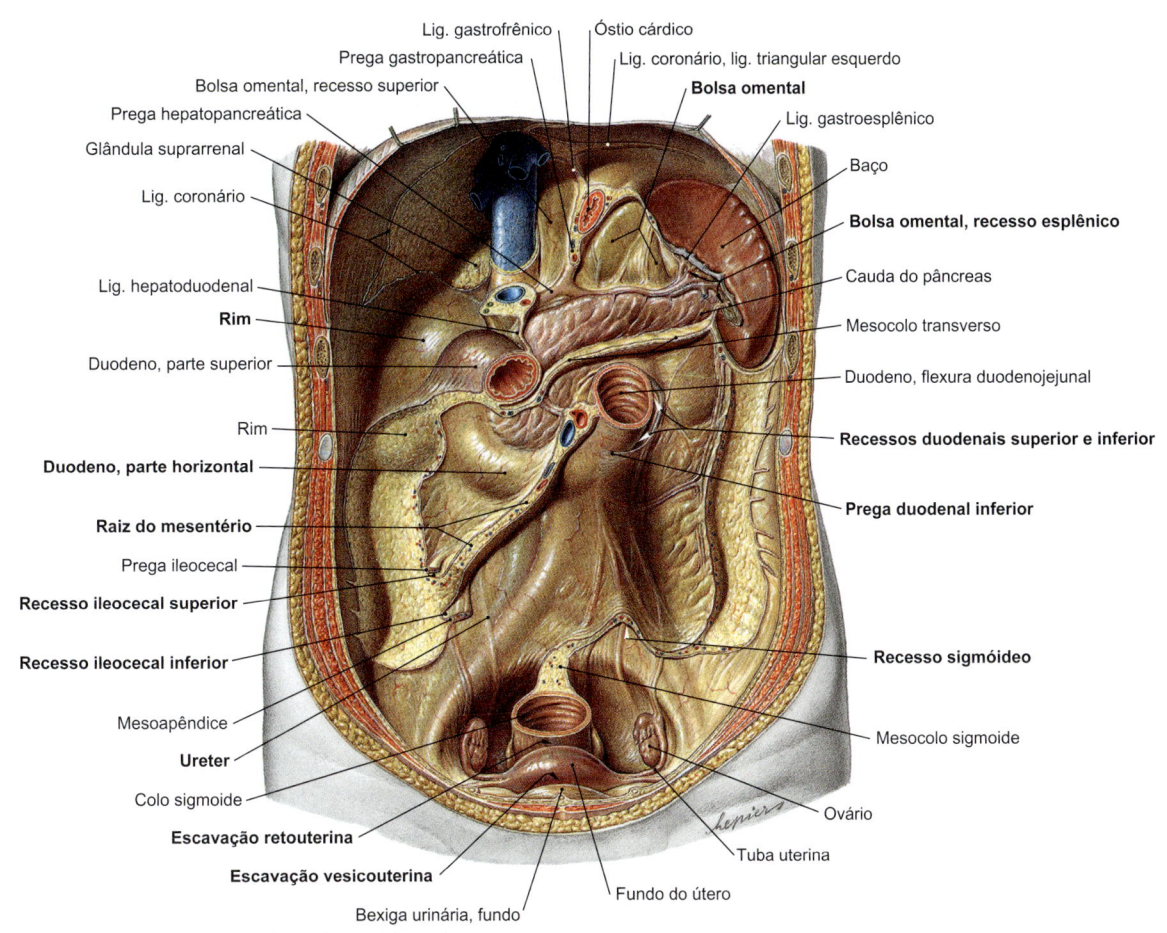

Figura 7.47 Parede posterior da cavidade peritoneal com recessos. Vista anterior.

Clínica

A **bolsa omental**, como os demais recessos da cavidade peritoneal, é de importância clínica, uma vez que nela podem ocorrer diversos processos patológicos:
- Instalação de tumores (carcinose peritoneal).
- Inflamação do peritônio (peritonite).
- Aprisionamento de alças do intestino delgado (hérnias internas).

Deste modo, o cirurgião inspeciona a bolsa omental, durante as cirurgias do abdome, para detectar sinais de alguma doença. Nas cirurgias na região superior do abdome, por exemplo, em intervenções no pâncreas, o cirurgião pode acessar a bolsa omental através de três **vias de acesso**:
- através do omento menor;
- através do ligamento gastrocólico;
- através do mesocolo transverso.

Dentre todos os recessos abdominais, o **recesso duodenal inferior** (e superior) é o local mais frequente (mais de 50%) onde ocorre o aprisionamento de alças do intestino delgado (hérnias de Treitz). Tal aprisionamento pode levar à obstrução intestinal (íleus) e a infartos intestinais.

Na postura ereta, pode haver o acúmulo de exsudatos inflamatórios ou purulentos nas saculações mais profundas da cavidade abdominal – a **escavação retovesical** nos homens, e a **escavação retouterina** (ou espaço de Douglas) nas mulheres – em inflamações na parte inferior do abdome, que podem ser detectadas como líquido livre na ultrassonografia. Em pacientes acamados, secreções inflamatórias se acumulam devido à circulação de líquido peritoneal direcionada cranialmente, especialmente no **recesso subfrênico direito** e no **recesso sub-hepático**. No lado esquerdo, a circulação através do ligamento frenocólico deve ser restrita. Entretanto, nas cirurgias na região superior esquerda do abdome, por exemplo, no baço, acúmulos de líquidos são muito comuns. Exsudatos inflamatórios devem ser removidos através de uma drenagem guiada por ultrassonografia, ou por TC, uma vez que, de outro modo, pode se formar um sítio inflamatório resistente a drogas (**empiema** ou **abscesso peritoneal**).

7.8 Vasos e Nervos da Cavidade Peritoneal

Competências

Após a leitura deste capítulo, você será capaz de:
- descrever a sistemática básica dos vasos e nervos da cavidade peritoneal, de modo que você possa compreender a sua origem nos órgãos individuais;
- descrever os ramos viscerais da parte abdominal da aorta, com suas áreas de suprimento, e identificá-los nas preparações anatômicas;
- descrever a organização do sistema nervoso autônomo na cavidade peritoneal, a fim de compreender a origem das fibras nervosas nos órgãos individuais.

7.8.1 Visão Geral

Os vasos e nervos da cavidade abdominal atuam no suprimento das vísceras e também da parede posterior do tronco. Os grandes troncos vasculares arteriais, venosos e linfáticos seguem no **retroperitônio** e se continuam caudalmente na cavidade pélvica para o **espaço subperitoneal** e cranialmente para o **mediastino posterior da cavidade torácica**. Os plexos do sistema nervoso autônomo, que inervam os órgãos das cavidades abdominal e pélvica, se sobrepõem anteriormente à aorta e se comunicam caudalmente

com os plexos nos espaços do tecido conjuntivo da pelve. Os ramos dos troncos vasculares e os plexos nervosos autônomos se estendem através das duplicações peritoneais (**mesentérios**) posteriormente na **cavidade peritoneal** e suprem os respectivos órgãos. Neste capítulo, apenas os vasos e nervos da cavidade peritoneal serão descritos em visão geral. Os ramos vasculares individuais e seu trajeto são explicados com mais detalhes na descrição dos vasos e nervos dos órgãos respectivos.

Os grandes troncos vasculares serão tratados em conjunto com os vasos do espaço retroperitoneal e da cavidade pélvica (➤ Item 8.8), e demonstrados em sua continuação em direção cranial no capítulo sobre os vasos da cavidade torácica (➤ Item 6.6).

7.8.2 Artérias da Cavidade Peritoneal

As vísceras abdominais são supridas por **três ramos arteriais ímpares** que se originam anteriormente da parte abdominal da aorta:
- Tronco celíaco.
- Artéria mesentérica superior.
- Artéria mesentérica inferior.

As três artérias estabelecem conexões vasculares (**anastomoses**) entre si e com ramos da artéria ilíaca interna. Três anastomoses são importantes:
- Conexões entre o **tronco celíaco** e a **artéria mesentérica superior** através das artérias pancreaticoduodenais (anastomose de Bühler).
- Conexões entre as **artérias mesentéricas superior e inferior**: anastomose de Riolan, entre a artéria cólica média e a artéria cólica esquerda.
- Plexo de artérias retais: aqui, a artéria retal superior, ramo da **artéria mesentérica inferior**, se conecta com as artérias retais média e inferior, derivada da região de suprimento da **artéria ilíaca interna**, que faz parte das artérias da cavidade pélvica.

Clínica

As **anastomoses** podem evitar o **infarto dos intestinos e do pâncreas** quando ocorre a oclusão de um vaso. Além disso, elas podem manter certo fornecimento de sangue para os membros inferiores através dos vasos sanguíneos ao redor do reto, quando o fornecimento de sangue é comprometido por constrições da região distal da parte abdominal da aorta ou do segmento proximal das artérias ilíacas.

Tronco Celíaco

O tronco celíaco se origina como o primeiro ramo ímpar da aorta (➤ Fig. 7.48). Ainda no espaço retroperitoneal, posteriormente à bolsa omental, esse curto tronco vascular (geralmente 1-2 cm) emite seus **três ramos principais**, que suprem os órgãos abdominais superiores (estômago, duodeno, fígado, vesícula, pâncreas e baço):
- **Artéria gástrica esquerda**: origina-se para a esquerda e superiormente, e, com isso, suspende a prega gastropancreática na parede posterior da bolsa omental. O vaso é, geralmente, mais calibroso do que a artéria gástrica direita, com a qual ele se anastomosa na curvatura menor do estômago.
- **Artéria hepática comum**: este vaso segue para a direita, forma a prega hepatopancreática da bolsa omental e se divide em:
  - **artéria hepática própria**: origina a artéria gástrica direita e, em seguida, supre o fígado e a vesícula biliar (artéria cística);
  - **artéria gastroduodenal**: desce posteriormente ao piloro ou ao duodeno, divide-se na artéria gastromental direita para a

curvatura maior do estômago, e nas artérias pancreaticoduodenais superiores anterior e posterior, que se anastomosam com a artéria pancreaticoduodenal inferior, ramo da artéria mesentérica superior, e suprem a cabeça do pâncreas e o duodeno. Vários pequenos ramos da artéria gastroduodenal situadas acima e posteriormente à parte superior do duodeno são denominados artéria supraduodenal e artérias retroduodenais.

- **Artéria esplênica**: estende-se para a esquerda e para baixo, e segue na margem superior do pâncreas, originando os seguintes ramos em seu trajeto para o baço:
  - **ramos pancreáticos**, para o pâncreas;
  - **artéria gástrica posterior**, para o estômago (em 30% a 60%);
  - **artéria gastromental esquerda**: estende-se a partir da esquerda em direção à curvatura maior do estômago e se anastomosa com a artéria gastromental direita;
  - **artérias gástricas curtas**: ramos curtos para o fundo gástrico;
  - **ramos esplênicos**: ramos terminais para o baço.

Artéria Mesentérica Superior

A artéria mesentérica superior se origina como um tronco ímpar a partir da aorta diretamente abaixo (1-2 cm) do tronco celíaco, segue, inicialmente, em trajeto retroperitoneal, posteriormente ao pâncreas e, em seguida, entra no mesentério (➤ Fig. 7.49). Ele supre partes do pâncreas e do duodeno, todo o intestino delgado e o intestino grosso até a flexura esquerda do colo.

Ramos da artéria mesentérica superior:

- **Artéria pancreaticoduodenal inferior**: origina-se geralmente para cima e para a direita; o ramo anterior e o ramo posterior se anastomosam com as artérias pancreaticoduodenais superiores anterior e posterior, derivadas da região de suprimento do tronco celíaco (artéria gastroduodenal).
- **Artérias jejunais** (4-5) e **artérias ileais** (12): originam-se para a esquerda, a partir do tronco principal.
- **Artéria cólica média**: origina-se à direita, anastomosa-se com a artéria cólica direita e com a artéria cólica esquerda (anastomose de Riolan), ramo da artéria mesentérica inferior.

- **Artéria cólica direita**: estende-se para o colo ascendente.
- **Artéria ileocólica**: supre a região distal do íleo, o ceco e o apêndice vermiforme. Seus ramos são:
  - **ramo ileal**, para a região terminal do íleo (anastomosado com a última artéria ileal);
  - **ramo cólico** (anastomosado com a artéria cólica direita);
  - uma **artéria cecal anterior** e uma **artéria cecal posterior**, em ambos os lados do ceco;
  - **artéria apendicular**, que supre o apêndice vermiforme.

Artéria Mesentérica Inferior

A artéria mesentérica inferior se origina como um tronco ímpar, 6-7 cm abaixo da artéria mesentérica superior e 3-5 cm acima da bifurcação da aorta para a esquerda e, em seguida, descendo, até que ela siga em posição retroperitoneal como um curto segmento adjacente à flexura esquerda do colo. Ela supre o colo descendente e o colo sigmoide, o reto e a parte superior do canal anal. Após 3-4 cm, a artéria se divide em um ramo principal ascendente e um ramo principal descendente.

Ramos da Artéria Mesentérica Inferior

- **Artéria cólica esquerda**: ela ascende no colo descendente, e se anastomosa com a artéria cólica média, ramo da artéria mesentérica superior (anastomose de Riolan; ➤ Fig. 7.50).
- **Artérias sigmóideas**: vários ramos (2-5) para o colo sigmoide.
- **Artéria retal superior**: estende-se de cima em direção ao reto, ao qual ela fornece o suprimento predominante, e também supre o tecido erétil na parte superior do canal anal ("corpo cavernoso do reto"), que é parte do órgão de continência.

7.8.3 Veias da Cavidade Peritoneal

Em contraste com os ramos arteriais, que se originam a partir da parte abdominal da aorta, as veias dos órgãos abdominais individuais não estão conectadas à veia cava inferior no retroperitônio, mas se unem para formar a **veia porta do fígado**, que conduz

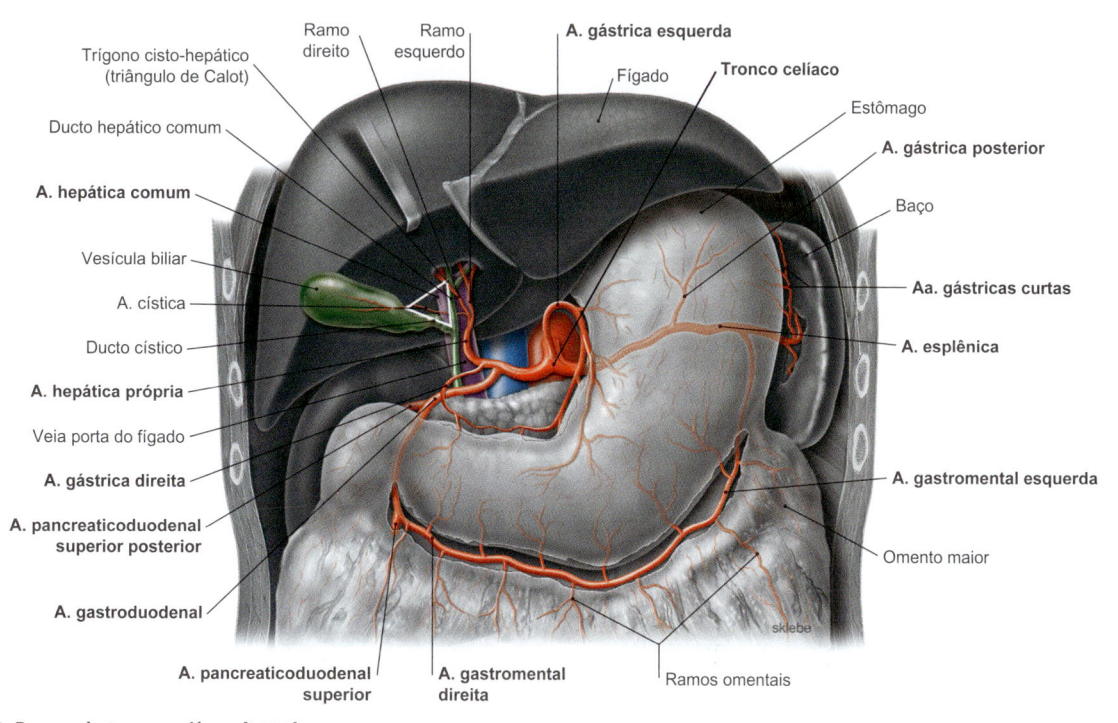

Figura 7.48 Ramos do tronco celíaco. [L238]

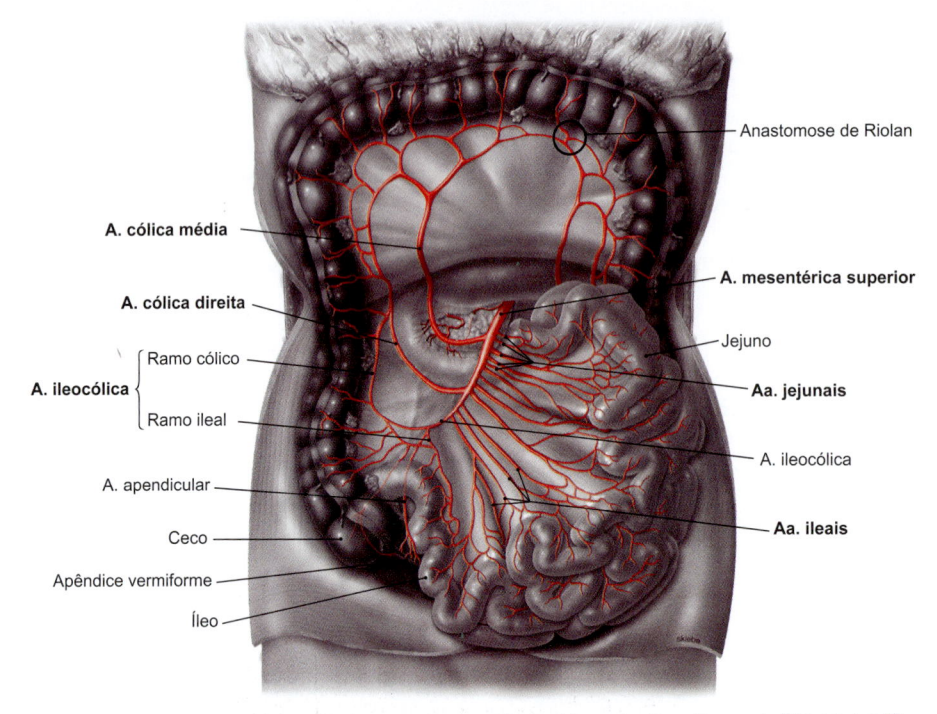

Figura 7.49 A. mesentérica superior. Vista anterior. O colo transverso está rebatido para cima. (Segundo [S0-10-1-16])

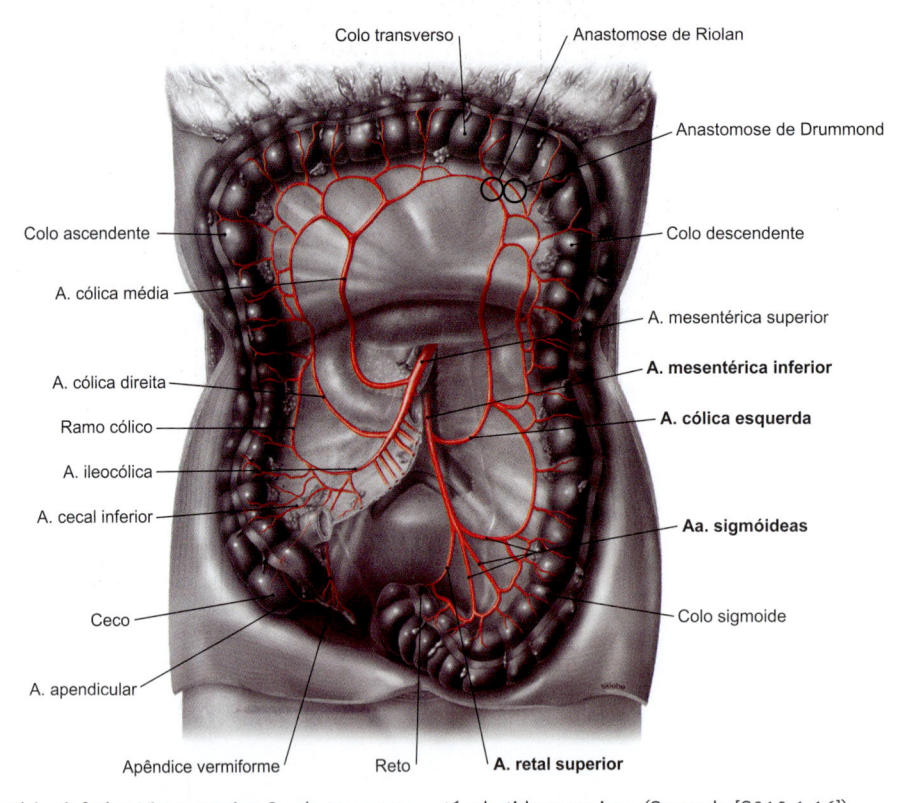

Figura 7.50 A. mesentérica inferior. Vista anterior. O colo transverso está rebatido para cima. (Segundo [S010-1-16])

um sangue rico em nutrientes, oriundo dos intestinos, para o fígado (➤ Fig. 7.31). Simultaneamente, atrás do colo do pâncreas, a veia mesentérica superior se une à veia esplênica, que na maioria das vezes (70%) recebe previamente a veia mesentérica inferior.

7.8.4 Vasos Linfáticos da Cavidade Peritoneal

As três estações de **linfonodos coletores**, que recebem toda a linfa dos órgãos abdominais intraperitoneais e secundariamente retroperitoneais, se encontram no espaço retroperitoneal, nas emergências das três grandes artérias abdominais ímpares (➤ Fig. 7.48). Eles drenam os seguintes órgãos:

- **Linfonodos celíacos**: estômago, duodeno, pâncreas, fígado, vesícula biliar e baço.
- **Linfonodos mesentéricos superiores**: duodeno e pâncreas, segmentos do intestino grosso do lado direito (ceco, apêndice vermiforme, colo ascendente e colo transverso).
- **Linfonodos mesentéricos inferiores**: segmentos do intestino grosso do lado esquerdo (colo descendente e colo sigmoide, parte proximal do reto).

A partir dos linfonodos coletores, a linfa flui através dos **troncos intestinais**, que seguem, juntamente com a veia e artéria mesentéricas superiores, na raiz do mesentério, e também na saída do tronco celíaco, unindo-se aos troncos lombares no retroperitônio, atrás e à direita da aorta, para formar a **cisterna do quilo**, da qual se origina cranialmente o **ducto torácico** como o principal tronco linfático do corpo (➤ Fig. 7.23).

7.8.5 Nervos da Cavidade Peritoneal

As vísceras abdominais são inervadas por plexos do sistema nervoso autônomo, que se encontram sobrepostos anteriormente à parte abdominal da aorta e, em sua totalidade, formam o **plexo aórtico abdominal**. Os plexos, que se localizam no retroperitônio, contêm fibras nervosas **simpáticas** e **parassimpáticas**. Suas fibras nervosas chegam aos órgãos-alvo, predominantemente, como plexos periarteriais, que seguem nas duplicações peritoneais dos mesentérios e, portanto, seguem um trajeto intraperitoneal.

Para entender a organização dos plexos nervosos autônomos dos órgãos abdominais, é preciso considerar a estrutura básica do sistema nervoso autônomo. A principal diferença entre as eferências autônomas viscerais e as eferências somáticas é que, na primeira, dois neurônios se encontram conectados em sequência. O primeiro neurônio – um **neurônio pré-ganglionar** – possui o seu corpo celular no sistema nervoso central (SNC) e envia o seu axônio (a

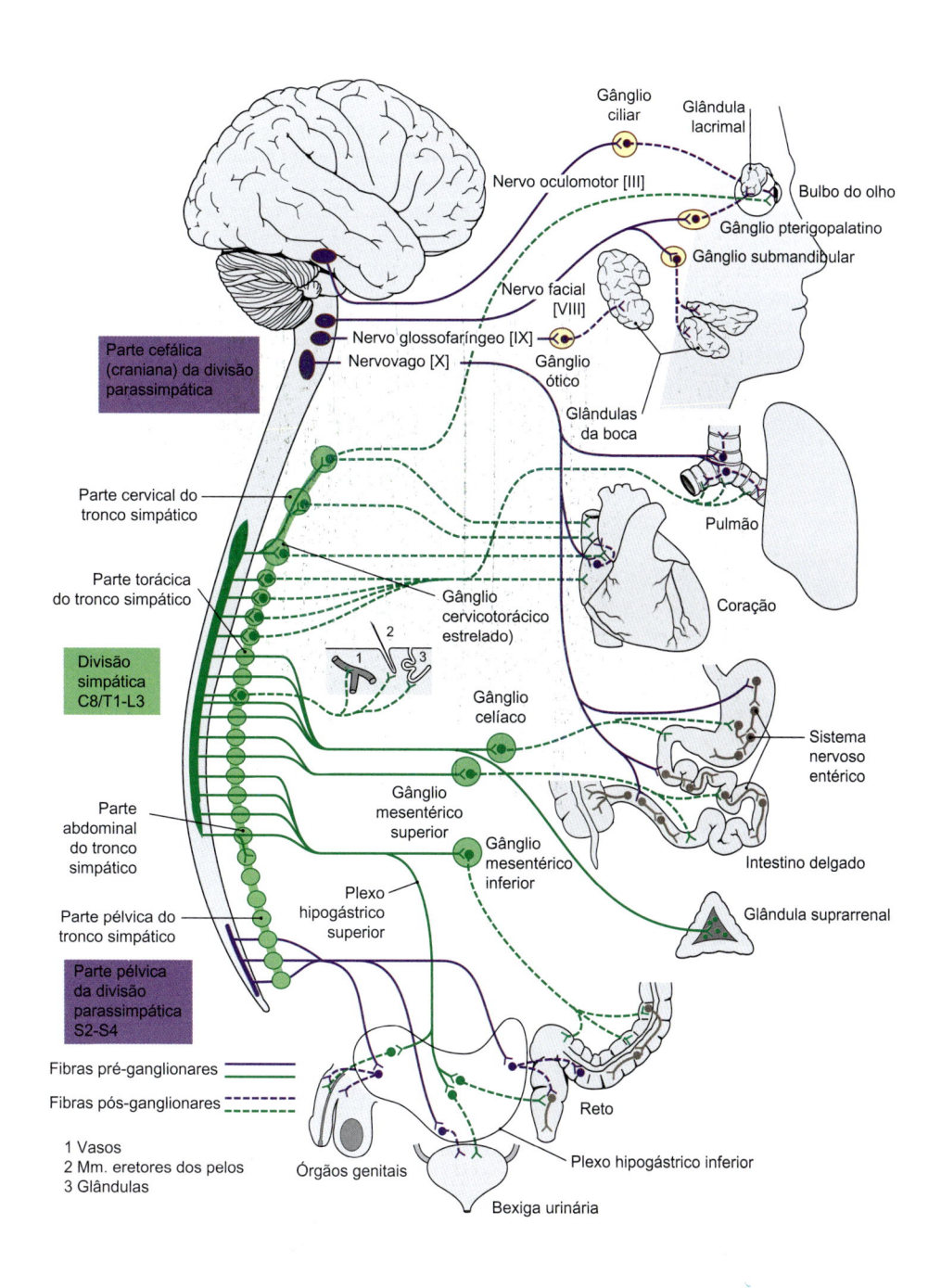

Figura 7.51 Organização do sistema nervoso autônomo. [L106]

fibra nervosa) para o sistema nervoso periférico (SNP), onde o segundo neurônio – um **neurônio pós-ganglionar** – se encontra com seu corpo celular em uma estrutura nodular (ou seja, um gânglio autônomo). Ocorrem inúmeras conexões sinápticas entre os neurônios pré-ganglionares com os neurônios pós-ganglionares, situados nos gânglios autônomos (➤ Fig. 7.51).

Os **neurônios pré-ganglionares da divisão simpática** do sistema nervoso autônomo estão situados nos cornos laterais dos segmentos torácico e lombar da medula espinal (**C8-L3**), enquanto os **neurônios pré-ganglionares da divisão parassimpática** estão situados nos núcleos dos **III, VII, IX e X nervos cranianos**, e também no segmento sacral da medula espinal (**S2-S4**); por conseguinte, a divisão parassimpática do sistema nervoso autônomo é definida como a **porção craniossacral** do sistema nervoso autônomo, enquanto a divisão simpática é caracterizada como a **porção toracolombar** do sistema nervoso autônomo.

Divisão Simpática

Os neurônios pré-ganglionares do sistema nervoso simpático projetam seus axônios com **as raízes anteriores (ou ventrais)** da medula espinal e, através dos ramos comunicantes brancos, chegam aos nervos espinais para formar o **tronco simpático**, que constitui uma cadeia de gânglios localizados de ambos os lados da coluna vertebral (gânglios paravertebrais) (➤ Fig. 7.51). As fibras nervosas para a cavidade abdominal, no entanto, **não** estabelecem conexões sinápticas nesses gânglios, mas apenas os atravessam e, com os dois nervos esplâncnicos (**nervo esplâncnico maior** [T5-T9] e **nervo esplâncnico menor** [T10-T11]), elas se estendem através do diafragma para os gânglios situados sobre a parte abdominal da aorta (gânglios pré-vertebrais), onde tais fibras estabelecem conexões sinápticas com neurônios ganglionares (de cujos corpos celu-

lares partem as fibras pós-ganglionares). Além disso, os gânglios pré-vertebrais também contêm fibras nervosas derivadas do segmento lombar da medula espinal, as quais – através da porção abdominal do tronco simpático, com seus nervos esplâncnicos lombares – chegam aos plexos nervosos dispostos sobre a aorta.

Divisão Parassimpática

Os neurônios pré-ganglionares do sistema nervoso parassimpático seguem com o **nervo vago [X]**, a partir da base do crânio, ao longo da cavidade torácica e, finalmente, atravessam o diafragma como troncos vagais anterior e posterior, acompanhando o esôfago. O **tronco vagal anterior** – devido à rotação do estômago – origina-se principalmente a partir do nervo vago esquerdo, enquanto o tronco vagal posterior corresponde ao nervo vago direito. Ramos principalmente derivados do **tronco vagal posterior** (ramos celíacos) formam o plexo celíaco e, em seguida, o plexo mesentérico superior, que se dispõem ao redor da parte abdominal da aorta.

Plexo Aórtico Abdominal

A organização dos plexos nervosos autônomos sobre a parte abdominal da aorta (plexo aórtico abdominal) é de fácil compreensão, uma vez que se tenha em mente que cada plexo se encontra na origem do ramo arterial de mesmo nome e que atinge os órgãos-alvo, acompanhando os vasos sanguíneos (➤ Fig. 7.52 e ➤ Fig. 8.64). Consequentemente, as regiões de suprimento arterial e nervoso são semelhantes. Enquanto os neurônios simpáticos descem – da região cranial para a caudal – do plexo celíaco para o plexo mesentérico superior, e também recebem fibras nervosas derivadas dos nervos esplâncnicos lombares para o plexo mesentérico inferior, a região de suprimento do nervo vago (por-

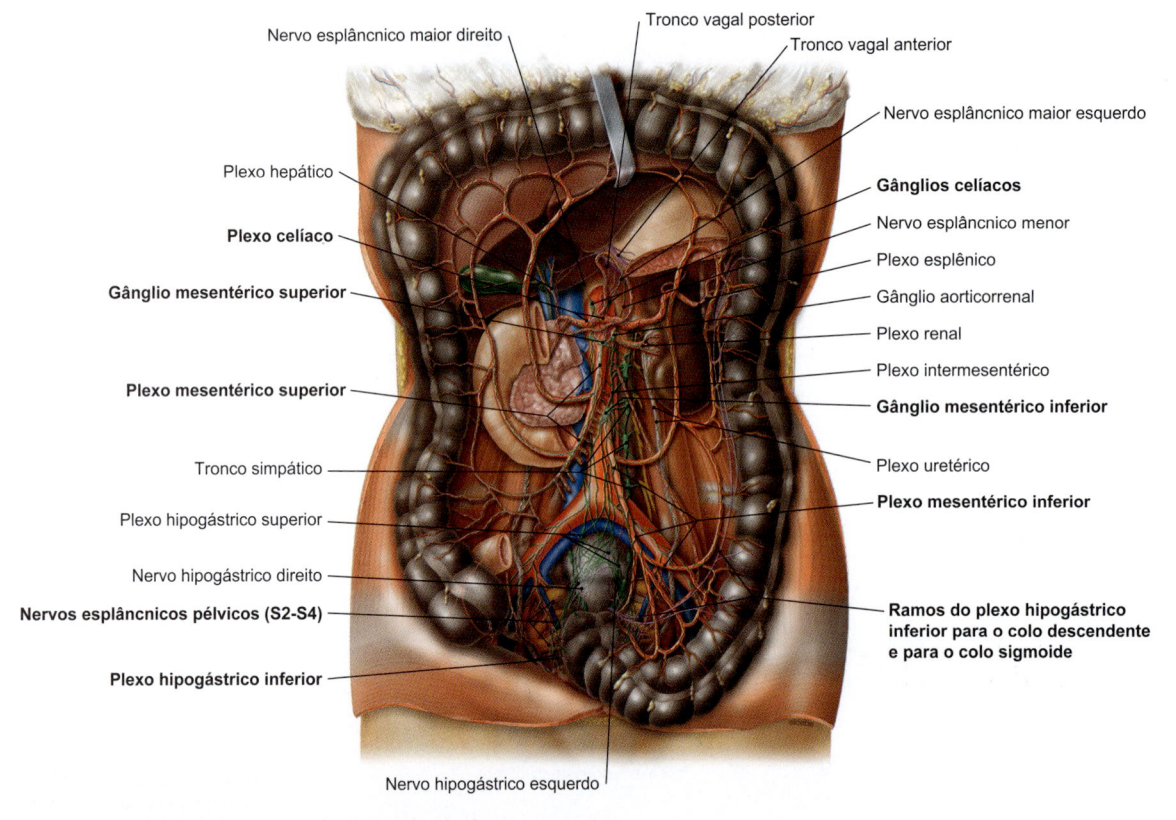

Figura 7.52 Inervação autônoma dos órgãos abdominais. Vista anterior.

ção cranial do parassimpático) termina na área da flexura esquerda do colo e, portanto, juntamente com o plexo mesentérico superior (tradicionalmente denominado ponto de Cannon-Böhm). Os segmentos do intestino grosso situados do lado esquerdo, bem como todos os órgãos pélvicos, recebem suas fibras nervosas da região sacral da divisão parassimpática (S2-S4), onde seguem como **nervos esplâncnicos pélvicos** e, em seguida, estabelecem contatos sinápticos com neurônios ganglionares (que projetam fibras nervosas pós-ganglionares) do **plexo hipogástrico inferior** nas imediações do reto (➤ Fig. 7.52). As fibras nervosas pós-ganglionares ascendem apenas até uma pequena parte do plexo me-sentérico inferior, estendendo-se, predominantemente, como ramos diretos para o colo descendente, colo sigmoide e parte proximal do reto (➤ Fig. 7.52).

NOTA

O **plexo aórtico abdominal** contém neurônios **simpáticos** e **parassimpáticos**. Por sua vez, os **gânglios** na saída das artérias do mesmo nome são puramente **simpáticos**. Isso implica que os plexos nervosos perivasculares, ao redor das artérias viscerais, contenham fibras simpáticas pós-ganglionares e fibras parassimpáticas pré-ganglionares.

8 Vísceras Pélvicas

Jens Waschke

Câncer de Próstata

História Clínica

Um homem de 72 anos relata ao seu médico de família que sente, há alguns meses, uma dor com piora progressiva na região da pelve e no dorso, e recentemente também na região do tórax. Além disso, ele se sente constantemente cansado e abatido, fato que não reconhece como habitual.

Exame Físico

A pelve, assim como as partes torácica e lombar da coluna vertebral e as costelas, é sensível ao toque. Nenhuma outra anormalidade foi observada no exame físico. Como parte de uma investigação de rotina de câncer, que o paciente nunca havia feito até o momento, o médico de família realizou o exame de toque retal (TR), no qual percebeu que o lobo direito da próstata apresentava um nódulo bastante endurecido.

Diagnóstico

Com base nos achados clínicos do exame de palpação, o médico de família solicitou a coleta de sangue para realização do exame de PSA (antígeno prostático específico) e encaminhou o paciente para um urologista. Com o propósito de excluir a possibilidade de doença coronariana, em que também pode haver sensação de dor ou de aperto no peito (*angina pectoris*), foi realizada eletrocardiografia (ECG), que não revelou nenhum achado significativo. Para exclusão da esofagite de refluxo, que está associada a dor retroesternal (azia) e poderia, pelo menos, esclarecer o desconforto torácico, o médico de família agendou adicionalmente uma consulta com um gastroenterologista para que fosse realizada endoscopia.

O resultado do exame de toque é altamente indicativo de câncer de próstata, o tumor maligno mais frequente em homens com mais de 70 anos de idade. O urologista confirmou esse diagnóstico por meio de uma biópsia transretal, na qual o patologista identificou regiões de carcinoma na próstata. Confirmando esse diagnóstico o resultado do exame de PSA mostrou-se bastante elevado para os valores de referência indicados para a idade do paciente. Uma vez que a dor é indicativa de metástase óssea extensa nesse quadro clínico, uma cintilografia óssea foi realizada pelo profissional de medicina nuclear, confirmando a presença de metástases na pelve, na coluna vertebral, nas costelas e no esterno.

Tratamento

A remoção cirúrgica da próstata, nesse caso, não é indicada devido à extensa metástase e ao mau prognóstico. Tendo em vista que o crescimento do câncer de próstata é dependente de hormônios, iniciou-se uma terapia com medicamentos que inibem a secreção e o efeito do hormônio testosterona. Adicionalmente, foi administrado um medicamento analgésico.

Evolução

Após 3 anos, o paciente faleceu devido ao grau avançado da doença.

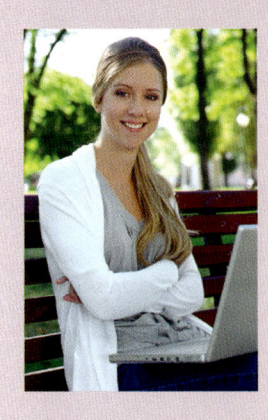

É o seu primeiro dia no posto de saúde. Você acompanhou a consulta desse paciente. O médico de família solicita agora que você escreva um curto relatório médico para o urologista ao qual o paciente foi encaminhado. Para isso, você faz aqui primeiramente algumas anotações:

> <u>*Primeiro dia – primeiro relatório médico...*</u>
>
> <u>**História clínica:**</u> *paciente com 72 anos apresenta, há alguns meses, dores crescentes na região da pelve, no dorso e no tórax. Paciente muito cansado e abatido, sem outras condições preexistentes conhecidas*
>
> <u>**Achados:**</u> *dor à palpação (pelve, coluna torácica e lombar, bem como costelas)*
>
> <u>**TR:**</u> *nódulo palpável endurecido no lobo direito da próstata*
>
> <u>**Métodos de diagnóstico:**</u> *realizado controle de PSA, resultado pendente; ECG (para exclusão de doença coronariana) não significativo; agendamento com gastroenterologista (para esclarecimento de esofagite de refluxo)*
>
> *Os achados da palpação e do exame físico são **altamente compatíveis com CaP metastático → favor confirmar diagnóstico por meio de biópsia***
>
> *O resultado de PSA será repassado assim que disponível; se o diagnóstico for confirmado, realizar cintilografia óssea na busca de metástases.*

8.1 Rim

Competências

Após a leitura deste capítulo, você será capaz de:
- explicar o funcionamento e a importância vital dos rins
- descrever o desenvolvimento dos rins, assim como de possíveis malformações
- mostrar, em preparações anatômicas, a posição e a configuração dos rins e o seu sistema de envoltórios
- descrever as estruturas vasculonervosas do rim

8.1.1 Visão Geral

O rim é um órgão parenquimatoso, apresentando coloração marrom avermelhada que, juntamente com as vias urinárias (➤ Item 8.3), forma o **sistema urinário** (➤ Fig. 8.1). Ele se localiza no **espaço retroperitoneal**, na região superior do abdome, próximo à glândula suprarrenal (➤ Item 8.2), um órgão endócrino.

O rim e as vias urinárias são especialmente importantes para a especialidade médica Urologia[1].

---

[1] Nota da Revisão Científica: As doenças renais são investigadas pela especialidade médica Nefrologia.

8.1.2 Funções do Rim

O rim tem muitas funções. Juntamente com o fígado ele é um órgão essencial de excreção de substâncias do corpo. Devido ao seu mecanismo de regulação do equilíbrio de líquido e de eletrólitos ele é considerado um órgão vital. Suas funções são:
- excreção de urina e de substâncias endógenas e exógenas
- regulação do equilíbrio ácido-base, da água e de eletrólitos
- função endócrina (eritropoietina, renina, calcitriol)

O rim filtra o sangue e forma, por dia, em torno de 170 L de **urina**, que contém, em sua maioria, substâncias endógenas (p. ex., ureia) e exógenas (p. ex., fármacos) secretadas. O rim reabsorve mais de 90% da água que compõe a urina, bem como a maioria dos eletrólitos e dos nutrientes, enquanto as outras substâncias são seletivamente reabsorvidas, de modo que, nas 24 horas aproximadamente 1,7 L de **urina** são enviados nas vias urinárias. Esse processo, controlado por hormônios, permite, por um lado, uma excreção muito eficaz e, por outro lado, uma recuperação altamente seletiva de substâncias importantes para o corpo, e este processamento pode ser adaptado de acordo com o estado metabólico do organismo. Por meio desse mecanismo de excreção, o rim controla não apenas o balanço de água e de eletrólitos do corpo, mas também os valores de pH do sangue (equilíbrio ácido-base). No entanto, cabe salientar que o rim também apresenta **funções endócrinas**: a eritropoietina, necessária para a formação de glóbulos vermelhos na medula óssea, é formada no rim, assim como o calcitriol, que regula a homeostase do cálcio. A renina, que não é considerada um hormônio, mas sim uma enzima, ativa

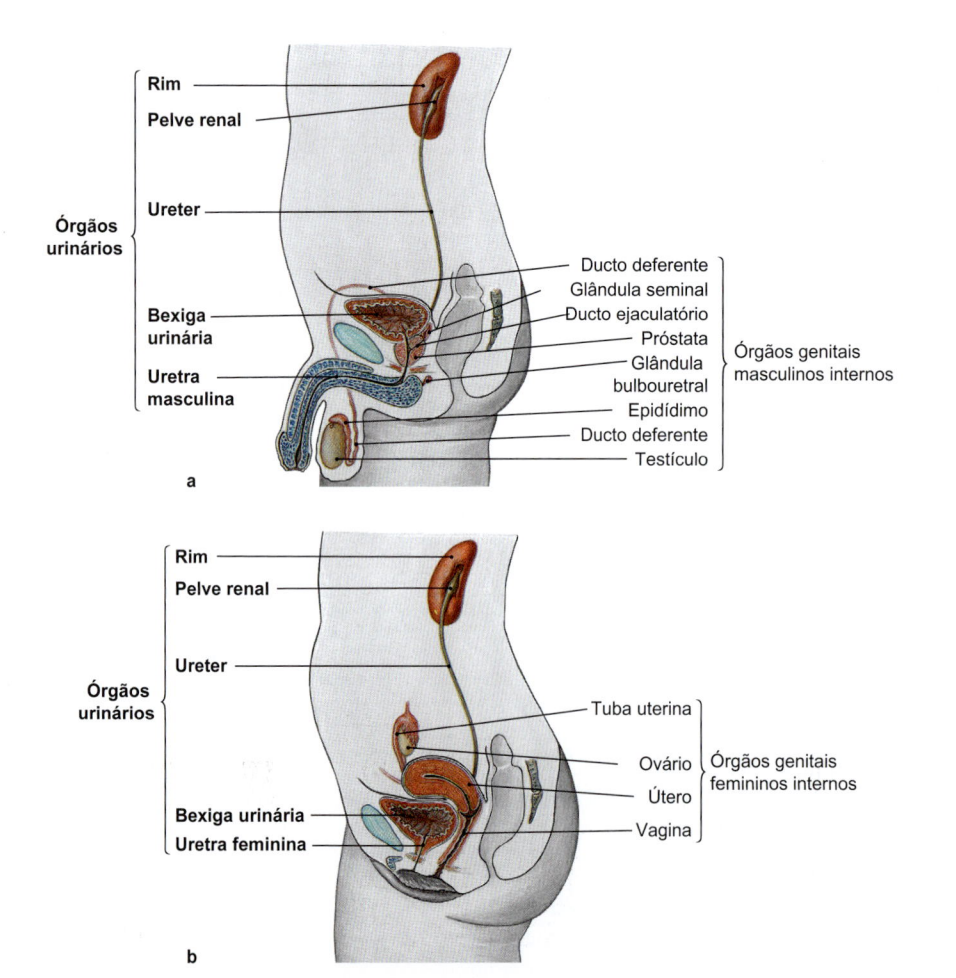

Figura 8.1 Estrutura do sistema urinário. Vista lateral esquerda. **a** Sistema urinário masculino. **b** Sistema urinário feminino.

a formação de hormônios que tem função essencial sobre o controle do equilíbrio da água no organismo.

8.1.3 Desenvolvimento dos Rins

Assim como os órgãos genitais, o rim se desenvolve a partir do **mesoderma intermediário**, que na *4ª semana* de desenvolvimento forma a **crista urogenital**, cuja região lateral é chamada de **cordão nefrogênico**. Entre a *4ª* e a *9ª semanas* de desenvolvimento originam-se, no sentido cefalocaudal, **três gerações de rins** (➤ Fig. 8.2):

- **pronefro**
- **mesonefro**
- **metanefro**

Enquanto os pronefros permanecem sem função e regridem por completo, os mesonefros se diferenciam e funcionam temporariamente, antes de também entrarem, em grande parte, em estado de atrofia. Do mesonefro permanece um ureter primitivo (**ducto mesonéfrico ou ducto de Wolff**) que desemboca na porção caudal do intestino grosso (**cloaca**) (➤ Fig. 8.2). No sexo masculino, parte do sistema de canais entre o testículo e o epidídimo (canalículos eferentes) se origina também do mesonefro. A partir do ducto de Wolff desenvolve-se, como um divertículo epitelial, o **broto ureteral**, que por um lado formará as vias urinárias e, por outro lado, induzirá a diferenciação do metanefro, na *5ª semana* de desenvolvimento. O broto ureteral formará (➤ Fig. 8.3):

- ureter
- pelve e cálices renais
- ductos coletores e parênquima renal

Assim, o rim definitivo (permanente) tem duas origens, ambas derivadas do mesoderma:

- **metanefro**: dará origem aos néfrons, nos quais o glomérulo renal será incorporado ao corpúsculo renal.
- **broto ureteral**: dará origem aos ductos coletores, que irão se conectar com os néfrons.

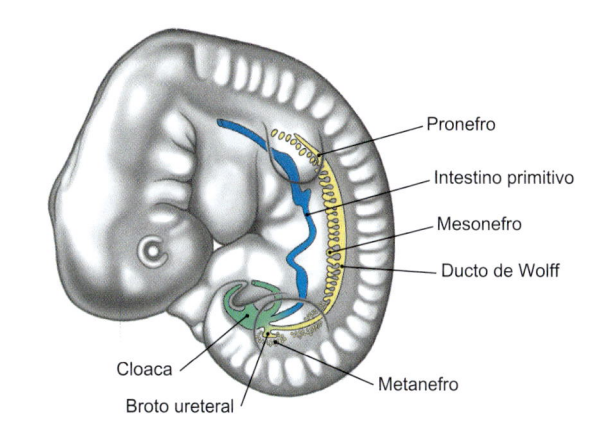

Figura 8.2 Desenvolvimento dos rins na 5ª semana de desenvolvimento.

Os rins são, inicialmente, divididos em lobos, cujas delimitações podem ser facilmente identificadas em sua superfície por meio de sulcos.

Os metanefros se diferenciam, inicialmente, no nível da futura pelve e ascendem ao longo de um rápido crescimento da porção inferior do corpo do embrião **até** a *9ª semana* (**ascensão**), até alcançarem finalmente a sua posição final (➤ Fig. 8.4). Eles permanecem na região retroperitoneal. No entanto o hilo renal, região na qual os vasos sanguíneos e o ureter entram e saem, sofre uma rotação de 90°, de tal forma que ele não fica mais alinhado no plano sagital, mas sim no plano frontal. Durante a sua ascensão no abdome, várias gerações de **artérias renais** se desenvolvem, as quais emergem inicialmente a partir da artéria pélvica (artéria ilíaca comum) e, posteriormente, a partir da parte abdominal da aorta. Esses vasos normalmente regridem, mas eles podem persistir como artérias renais acessórias.

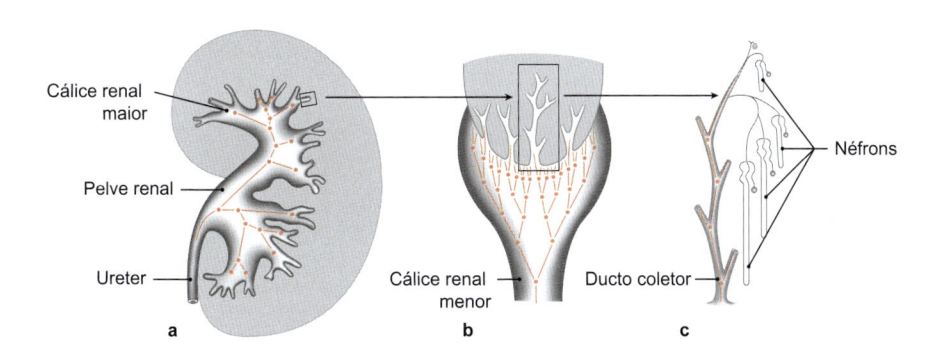

Figura 8.3 Desenvolvimento dos rins a partir do broto ureteral. a Pelve renal. **b** Cálice renal. **c** Ductos coletores. [L126]

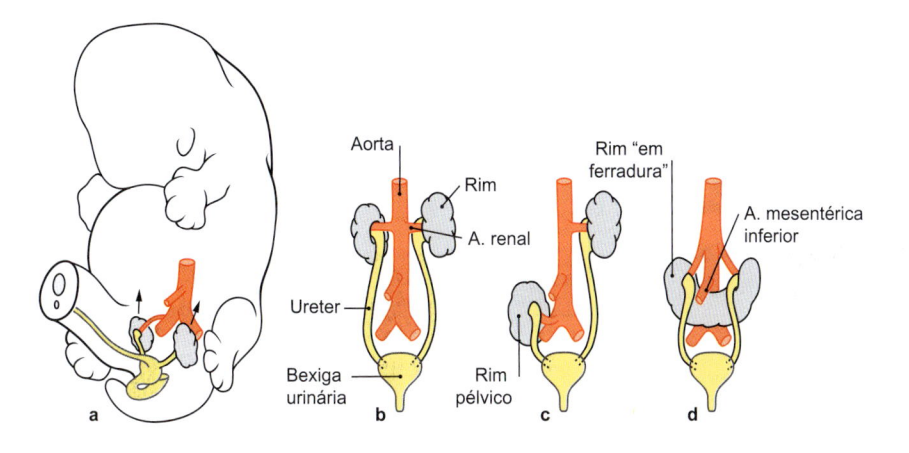

Figura 8.4 Ascensão dos rins com malformações. a Posição original/inicial dos rins. **b** Posição final fisiológica dor rins. **c** Rim pélvico direito. **d** Rim "em ferradura".

NOTA

O rim ascende desde a pelve, ao longo do seu desenvolvimento, levando consigo as suas estruturas vasculonervosas.

Clínica

Caso não ocorra a ascensão, será observado o desenvolvimento de um **rim pélvico** (➤ Fig. 8.4c). Também pode ocorrer uma fusão dos polos renais inferiores, formando um rim "em ferradura" (➤ Fig. 8.4d). Uma vez que o rim "em ferradura" é impedido de ascender devido à presença da artéria mesentérica inferior, ele também permanece na região pélvica. O rim pélvico (1:2.500 nascimentos) e o rim "em ferradura" (1:400 nascimentos) são, principalmente, achados ocasionais e não apresentam significado clínico, desde que o posicionamento do ureter não seja afetado de forma negativa. Deslocamentos do ureter podem causar retenção urinária, com consequentes danos nos rins devido ao aumento da pressão e/ou a infecções ascendentes. De forma similar, as **más rotações dos rins**, nas quais o hilo está alinhado de forma anterior ou posterior, geralmente não apresentam relevância clínica.

8.1.4 Localização e Estrutura dos Rins

O rim é um órgão parenquimatoso com aproximadamente 10-12 cm de comprimento, 5-6 cm largura e 4 cm de espessura, com peso de 120-200 g (média de 150 g). Ele apresenta um **polo (extremidade) superior e um polo inferior**, uma **face anterior e uma face posterior**, assim como uma **margem/borda medial e uma margem lateral**. Na margem medial situa-se o **hilo renal**, onde as estruturas vasculonervosas e o ureter entram e saem (➤ Fig. 8.6). Portanto, o rim é reniforme (tem a forma de um grão de feijão) (!). Ele se projeta (➤ Fig. 8.5):

- com o seu polo superior no nível da vértebra torácica XII e da costela XI;
- com o hilo no nível da vértebra lombar II;
- com o seu polo inferior no nível da vértebra lombar III.

Essas informações fazem referência ao rim esquerdo. O rim direito localiza-se mais abaixo (aproximadamente metade de uma vértebra abaixo) devido ao desvio promovido pela presença do fígado. O seu polo superior localiza-se um pouco abaixo do nível da costela XI. A posição dos rins é dependente da respiração, devido à sua proximidade com o diafragma, de modo que ambos os rins podem descer até 3 cm durante a inspiração.

Clínica

Durante o **exame físico,** a sensibilidade dolorosa dos rins deve ser, primeiramente, avaliada, por meio de percussões com o punho fechado na área de projeção dos rins na região lombar, ou seja, no dorso, logo abaixo das últimas costelas. No entanto, não se deve avisar o paciente sobre essa manobra, pois, de outra forma, ele contrairá a musculatura do dorso e, consequentemente, o impacto da percussão será atenuado. Em casos de inflamação da pelve renal (pielonefrite), por exemplo, o paciente irá se curvar e relatar a sensação de uma dor intensa. Essa manobra diagnóstica, para ser corretamente realizada, depende da boa relação entre o médico e o paciente.

O rim é dividido em **córtex** e **medula** (➤ Fig. 8.7). A medula é composta por estruturas que, devido ao seu formato triangular, são chamadas **pirâmides renais**. Entre as pirâmides renais situam-se as colunas renais. Uma pirâmide renal, com as suas colunas renais adjacentes, constitui o **lobo renal**. Como regra, o limite dos aproximadamente 14 lobos renais não é identificado na superfície externa do órgão de adultos. Os ápices/vértices das pirâmides renais (papila renal) desembocam nos **cálices renais** (maiores e menores) e, a partir dos cálices, a urina será depositada na **pelve renal**. A pelve renal, juntamente com o tecido adiposo e as estruturas

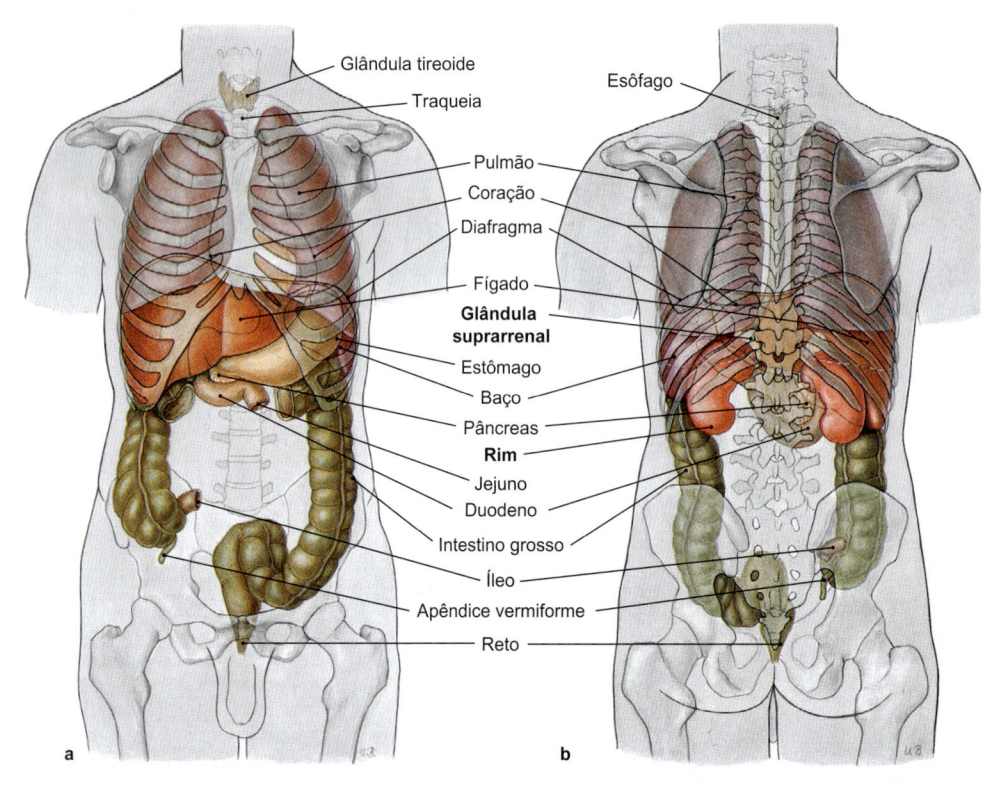

Glândula tireoide
Traqueia
Esôfago
Pulmão
Coração
Diafragma
Fígado
Glândula suprarrenal
Estômago
Baço
Pâncreas
Rim
Jejuno
Duodeno
Intestino grosso
Íleo
Apêndice vermiforme
Reto

a   b

Figura 8.5 Localização dos órgãos internos na superfície do corpo. a Vista anterior. **b** Vista posterior.

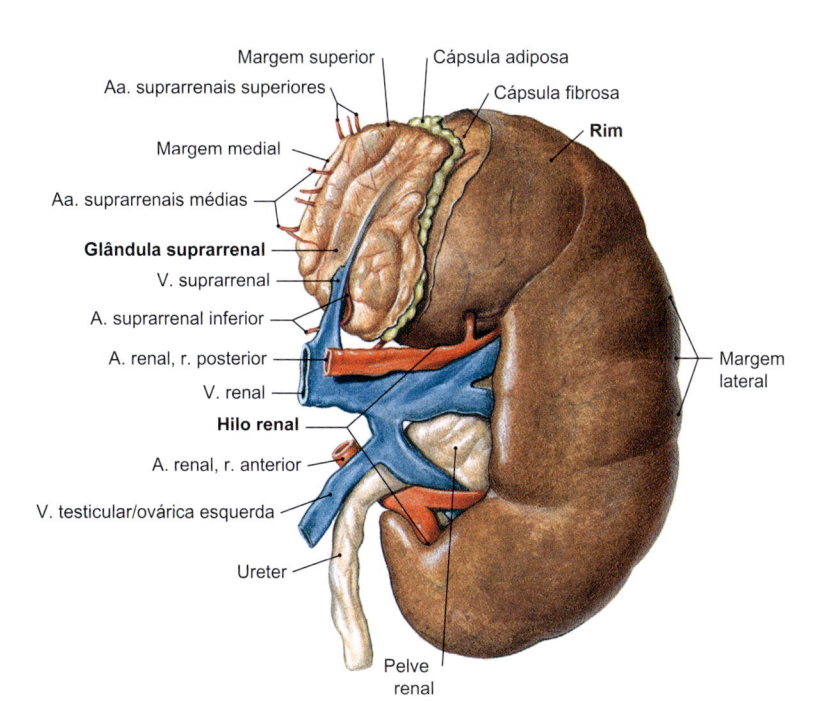

Margem superior
Aa. suprarrenais superiores
Cápsula adiposa
Cápsula fibrosa
Rim
Margem medial
Aa. suprarrenais médias
Glândula suprarrenal
V. suprarrenal
A. suprarrenal inferior
A. renal, r. posterior
V. renal
Hilo renal
A. renal, r. anterior
V. testicular/ovárica esquerda
Ureter
Margem lateral
Pelve renal

Figura 8.6 Rim e glândula suprarrenal (adrenal) do lado esquerdo. Vista anterior.

vasculonervosas, forma uma endentação no parênquima renal (**seio renal**), onde está situado o hilo renal. No hilo encontramos:

- a veia renal, acima e anteriormente
- a artéria renal, no meio
- a pelve renal, abaixo e posteriormente

O parênquima renal é constituído pelos néfrons e pelos ductos coletores (➤ Fig. 8.12), nos quais a urina é formada, por meio de processos de filtração do sangue e, posteriormente, de mecanismos de reabsorção e de secreção. Os ductos coletores drenam a urina produzida nas papilas em direção à pelve renal.

8.1.5 Sistema de Envoltórios do Rim

O rim apresenta um **sistema de envoltórios constituído por três cápsulas** (➤ Fig. 8.8):

- **cápsula fibrosa**: bainha de tecido conectivo que envolve o órgão, aplicada diretamente sobre a superfície do parênquima

- **cápsula adiposa**: bainha de tecido adiposo que envolve o rim e as glândulas suprarrenais
- **fáscia renal**: cápsula com abertura na margem medial inferior, permitindo a passagem dos ureteres e das estruturas vasculonervosas. O folheto anterior da fáscia renal é referido clinicamente como **fáscia de Gerota**. O folheto posterior se funde com a fáscia muscular do músculo psoas maior e do músculo quadrado do lombo.

Clínica

O sistema de envoltórios do rim e a relação com as estruturas adjacentes são de grande importância clínica. A cápsula adiposa fixa o rim durante a movimentação da respiração. Quando essa cápsula é fortemente reduzida, em casos de anorexia, por exemplo, pode ocorrer um deslocamento do rim no sentido caudal (**nefroptose**) ou uma rotação do órgão, e o ureter pode ser contorcido e danificado, o que leva a danos renais devido à retenção urinária.
Na **nefrectomia,** devido à presença de tumores renais malignos, tanto os rins quanto as glândulas suprarrenais e a fáscia de Gerota devem ser removidos.

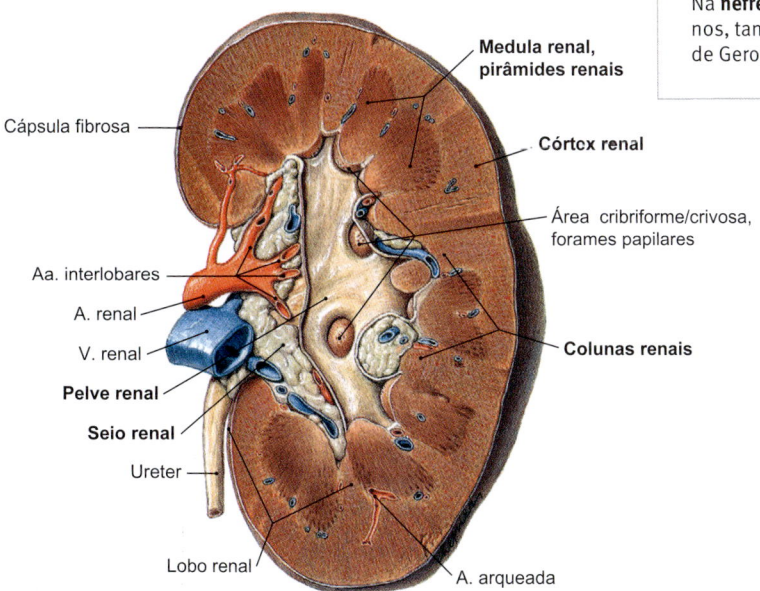

Medula renal, pirâmides renais
Cápsula fibrosa
Córtex renal
Área cribriforme/crivosa, forames papilares
Aa. interlobares
A. renal
V. renal
Pelve renal
Seio renal
Ureter
Colunas renais
Lobo renal
A. arqueada

Figura 8.7 Rim esquerdo. Vista anterior após um corte frontal com abertura dos cálices renais.

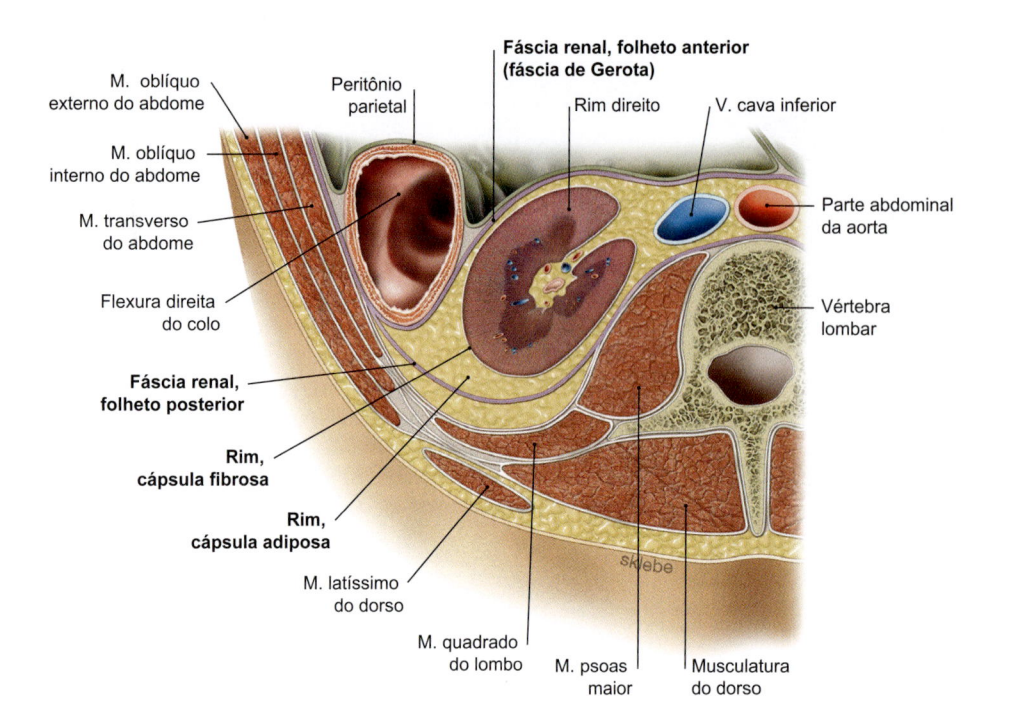

Fáscia renal, folheto anterior (fáscia de Gerota)

M. oblíquo externo do abdome

Peritônio parietal

Rim direito

V. cava inferior

M. oblíquo interno do abdome

M. transverso do abdome

Parte abdominal da aorta

Flexura direita do colo

Vértebra lombar

Fáscia renal, folheto posterior

Rim, cápsula fibrosa

Rim, cápsula adiposa

M. latíssimo do dorso

M. quadrado do lombo

M. psoas maior

Musculatura do dorso

Figura 8.8 Sistema de cápsulas renais; corte transversal no nível da terceira vértebra lombar. Vista inferior. [L238]

8.1.6 Topografia

Os rins estão localizados na região superior do abdome, no **espaço retroperitoneal**, com as **glândulas suprarrenais** situadas sobre eles (➤ Fig. 8.5).

Na sua região **anterior** eles são separados dos demais órgãos pelas três cápsulas renais, no entanto eles mantêm relações íntimas, de ambos os lados, com diferentes vísceras.

- O **rim direito** apresenta contato extenso com a face visceral do fígado, assim como, medialmente, com a porção descendente do duodeno e, no seu polo inferior, com o jejuno e com a flexura direita do intestino grosso (➤ Fig. 7.19a).
- O **rim esquerdo** apresenta, no seu polo superior, contato com a porção posterior do estômago, assim como a sua margem lateral estabelece contato com a face visceral do baço. Na altura do hilo renal se posiciona, anteriormente, a cauda do pâncreas.

No polo inferior há contato com o íleo e com o colo descendente (➤ Fig. 7.19b, c).

O rim e a glândula suprarrenal situam-se **posteriormente** no espaço retroperitoneal adjacentes à região posterior da parede do tronco e, portanto, se posicionam anteriormente ao músculo psoas maior e ao músculo quadrado do lombo. Entre o rim e a parede do tronco, existem, na região do polo inferior diretamente em contato com as cápsulas renais, diversos **nervos do plexo lombar** (➤ Fig. 8.9):

- nervo ílio-hipogástrico e nervo ilioinguinal, que, dentre outros, suprem a inervação sensitiva da região inguinal
- nervo genitofemoral, que segue inferiormente e, por esse motivo, não tem contato com o rim, mas apenas com o ureter
- 11º e 12º nervos intercostais (12º nervo intercostal = nervo subcostal), que se localizam ligeiramente acima e, por esse motivo, se posicionam logo abaixo das duas últimas costelas.

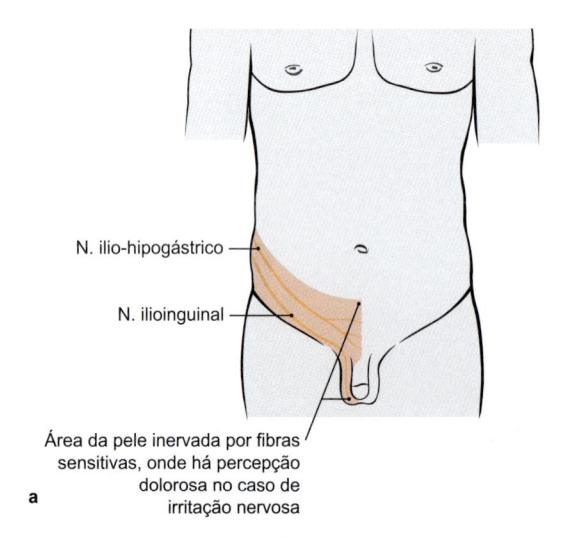

N. ilio-hipogástrico

N. ilioinguinal

Área da pele inervada por fibras sensitivas, onde há percepção dolorosa no caso de irritação nervosa

a

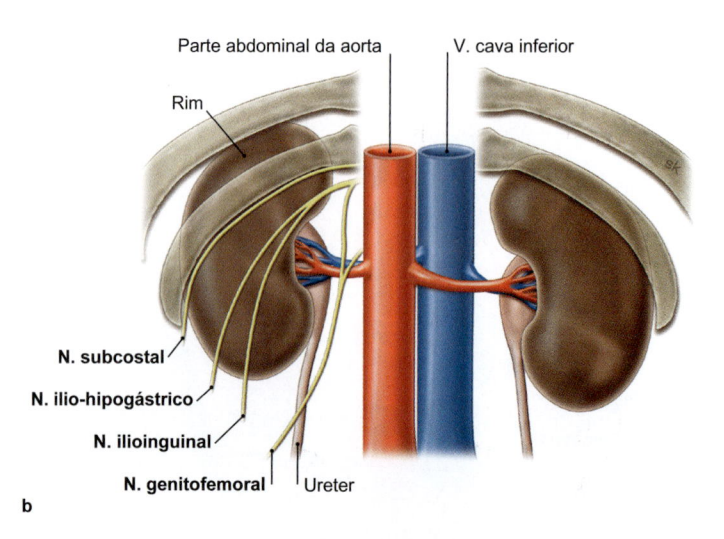

Parte abdominal da aorta

V. cava inferior

Rim

N. subcostal

N. ilio-hipogástrico

N. ilioinguinal

N. genitofemoral

Ureter

b

Figura 8.9 Proximidade dos rins com os nervos do plexo lombar. a Dor que irradia para a região inguinal. **b** Trajeto dos nervos do plexo lombar, em relação aos rins. **a** [L126]; **b** [L238]

Clínica

A proximidade do rim com o nervo ílio-hipogástrico e com o nervo ilioinguinal explica a razão pela qual as doenças renais, como a inflamação da pelve renal (pielonefrite) ou, então, a presença de cálculos renais comprimidos na pelve (nefrolitíase), podem causar **dor que irradia para a região inguinal**.

8.1.7 Vascularização e Inervação do Rim

Suprimento Arterial e Venoso

As duas **artérias renais** (➤ Fig. 8.10a) se originam a partir da parte abdominal da aorta e percorrem posteriormente às veias até o hilo renal, com a artéria renal direita passando por trás da veia cava inferior. A artéria renal direita (3-5 cm) é significativamente maior que a esquerda (2-3 cm). Em frente ao hilo renal, a artéria suprarrenal inferior segue em direção à glândula suprarrenal, emitindo, ainda, pequenas ramificações para o ureter. Os ramos da artéria renal subdividem o rim em **cinco segmentos**, de acordo com o seu suprimento sanguíneo – a artéria renal emite, no hilo renal, primeiramente um **ramo anterior**, cujas diversas ramificações irrigam os segmentos superior, inferior, assim como os dois segmentos anteriores, e um **ramo posterior**, que irriga o segmento posterior (➤ Fig. 8.11 e ➤ Fig. 8.6). De modo alternativo, o segmento inferior também pode receber uma vascularização própria. A cápsula renal é irrigada por pequenos ramos da artéria renal ou da artéria testicular/ovárica ou, ainda, pelas artérias lombares.

O trajeto percorrido pelas ramificações das **veias renais** acompanha o trajeto das ramificações das artérias – elas seguem anteriormente e convergem, em ambos os lados, para a veia cava inferior

(➤ Fig. 8.10b). Uma vez que a veia cava inferior se localiza à direita da aorta, a veia renal esquerda é, com seus 7,5 cm de comprimento, aproximadamente três vezes maior que a veia renal direita (1-2,5 cm).

No **lado esquerdo**, a veia renal recebe três veias, e, no lado direito, as veias correspondentes convergem de forma independente para veia cava inferior:

- veia suprarrenal esquerda
- veia testicular/ovárica esquerda
- veia frênica inferior esquerda

Clínica

Em contraste com as veias, as artérias intrarrenais não formam arcos vasculares fechados, ou seja, constituem artérias terminais. Portanto, nos casos de oclusões dessas artérias, por exemplo, pela presença de um coágulo de sangue (embolia), ocorre um **infarto renal**. A extensão da área acometida corresponde ao limite do segmento afetado, mas os padrões de ramificações são muito variáveis.

Artérias renais acessórias (30%) são resquícios de desenvolvimento e devem ser poupadas durante procedimentos cirúrgicos, evitando uma hemorragia. Pode haver até cinco artérias desse tipo. A**rtérias aberrantes/supranuméricas** entram no parênquima fora do hilo renal. Até mesmo os **vasos da cápsula renal** podem estar envolvidos em hemorragias durante procedimentos cirúrgicos.

Uma vez que os **carcinomas renais** geralmente avançam em direção às veias renais, a obstrução do fluxo sanguíneo nas veias testiculares, nessa condição, pode provocar dilatação das veias no testículo (**varicocele**). Por esse motivo é necessária a exclusão do diagnóstico de tumor renal sempre que houver varicocele do lado esquerdo (➤ Fig. 8.43)!

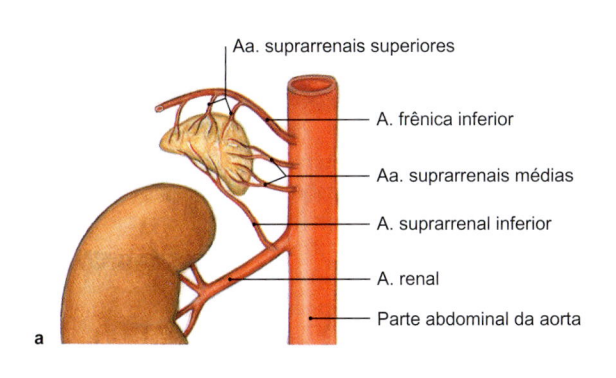

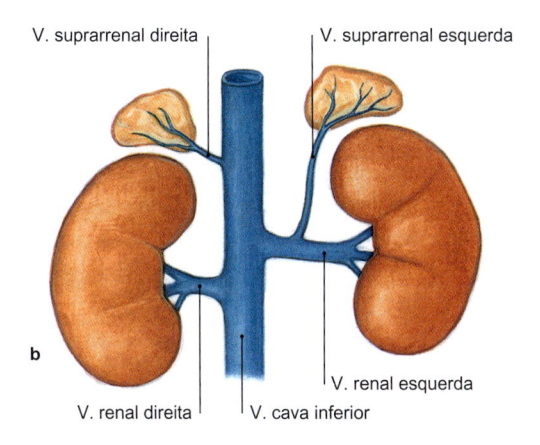

Figura 8.10 Irrigação sanguínea dos rins e das suprarrenais. Vista anterior. **a** Artérias. **b** Veias.

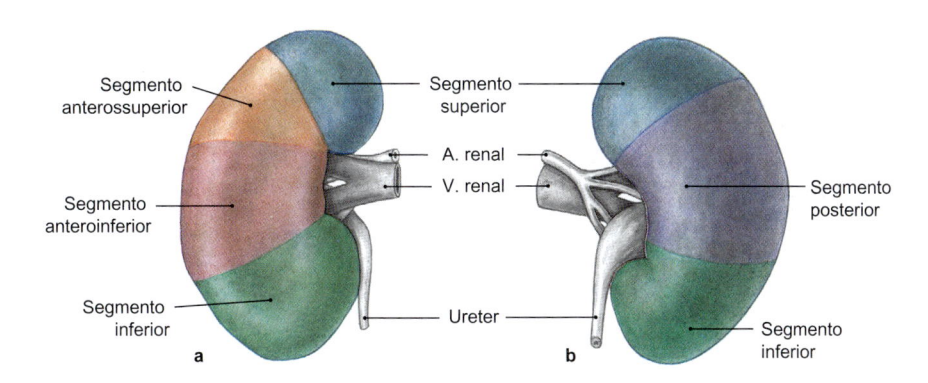

Figura 8.11 Segmentos do rim direito. a Vista anterior. **b** Vista posterior.

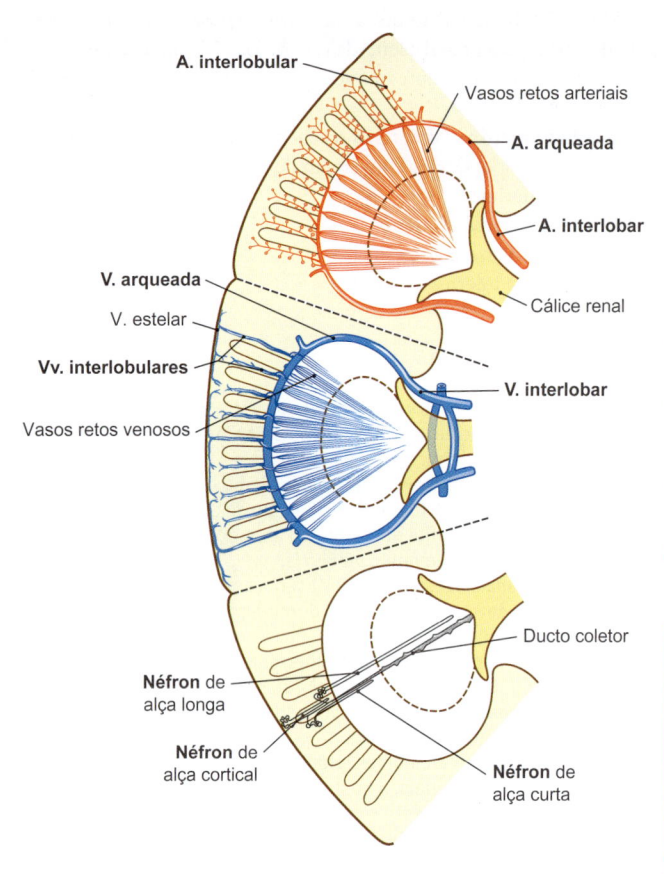

Figura 8.12 Trajeto das artérias, das veias e dos néfrons no parênquima renal; representação esquemática (segundo [S010-1-16]).

Circulação Sanguínea Intrarrenal

Os ramos segmentares das artéria e veia renais ramificam-se no hilo e ascendem como **artéria e veia interlobares** nas margens das pirâmides renais, estendendo-se à junção corticomedular como **artéria e veia arqueadas** sobre a base da pirâmide renal e seguem como **artéria e veia interlobulares**, ascendendo então em direção

à cápsula renal. A partir daí esses delgados vasos vão formar os capilares dos néfrons (➤ Fig. 8.12).

Circulação Linfática

Os linfonodos regionais do rim são os **linfonodos lombares**, situados ao redor da aorta e da veia cava inferior (➤ Fig. 8.63). A partir daí a linfa flui, de ambos os lados, para o **tronco lombar**.

Inervação

A **inervação autônoma** do rim é, predominantemente, simpática (➤ Fig. 8.13) e causa vasoconstrição, resultando em redução da circulação sanguínea, bem como liberação de renina.

As fibras nervosas pós-ganglionares simpáticas dos gânglios aorticorrenais formam, ao redor da artéria renal, o **plexo renal**. Para maiores informações sobre a organização geral do sistema nervoso autônomo do abdome, veja o ➤ Item 7.8.5 e, para os gânglios autônomos da região retroperitoneal, veja o ➤ Item 8.8.5.

8.2 Glândula Suprarrenal

Competências

Após a leitura desse capítulo, você será capaz de:
- explicar a função vital da glândula suprarrenal, assim como as suas diferentes origens de desenvolvimento e a sua subdivisão
- identificar, em preparações anatômicas, a posição das glândulas suprarrenais e a suas conexões com as estruturas vasculonervosas, de ambos os lados do corpo

8.2.1 Visão Geral

A glândula suprarrenal é um órgão endócrino de coloração amarelo-dourada que se localiza no **espaço retroperitoneal,** acima da extremidade/polo superior dos rins. Essa glândula é muito importante para os endocrinologistas e para os cirurgiões, não apenas para o diagnóstico clínico, mas também para o tratamento medicamentoso e cirúrgico.

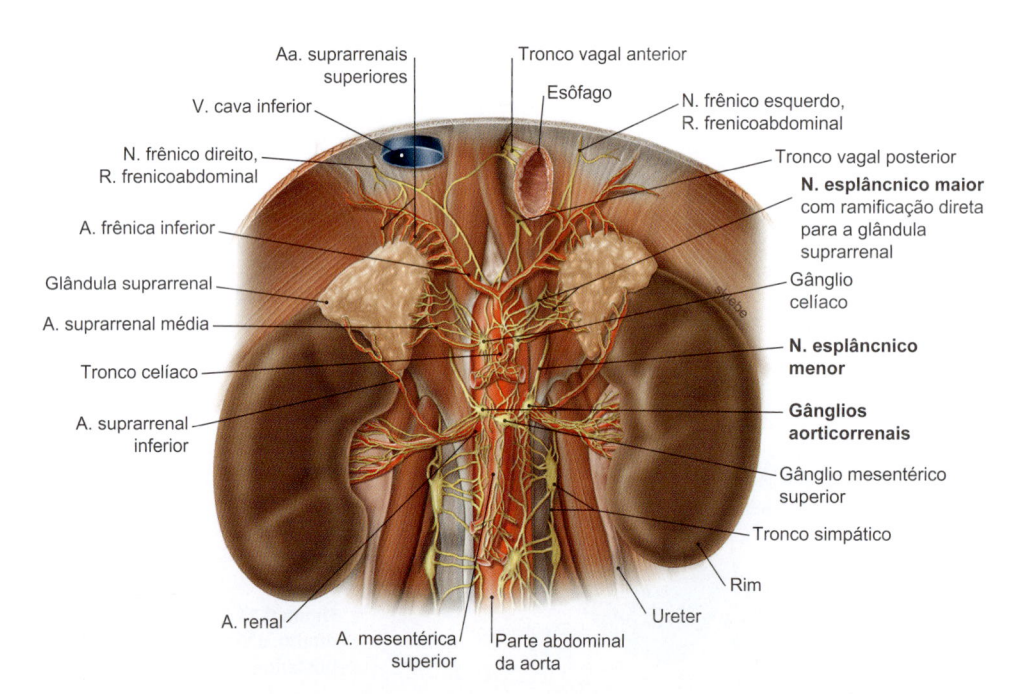

Figura 8.13 Inervação do rim e da glândula suprarrenal. [L238]

Tabela 8.1 Hormônios da glândula suprarrenal.

Hormônios do córtex (hormônios esteroides)	Hormônios da medula
• glicocorticoides (cortisol) • mineralocorticoides (aldosterona) • andrógenos (DHEA)	• catecolaminas (adrenalina e noradrenalina)

8.2.2 Funções e Desenvolvimento da Glândula Suprarrenal

A glândula suprarrenal é uma **glândula endócrina** absolutamente vital. O seu **córtex** e a sua **medula** apresentam origens embrionárias diferentes e produzem hormônios que são particularmente necessários para lidar com o estresse e com situações de emergência, e que agem na regulação do metabolismo e na circulação sanguínea (➤ Tabela 8.1).

O córtex é formado na *6ª semana de desenvolvimento* a partir do **mesoderma** na parede da cavidade do corpo (epitélio celômico); por outro lado, a medula é originada da **crista neural (neuroectoderma)** e, portanto, se apresenta como um gânglio simpático "modificado". Até o momento do nascimento, a glândula suprarrenal é, considerando o peso corporal, em comparação com adultos, 10-20 vezes maior, regredindo nos *primeiros dois anos de vida*.

Clínica

Em situações patológicas, nas quais as duas glândulas suprarrenais precisam ser removidas, medicamentos minerale- e glicocorticoides devem ser administrados, pois, caso isso não seja atendido, baixos níveis de glicose no sangue (hipoglicemia) e queda da pressão sanguínea (hipotensão) podem criar **estados de choque e colocar em risco a vida** do paciente. Isso também pode ocorrer pela insuficiência das glândulas suprarrenais (doença de Addison).

8.2.3 Formação, Localização e Topografia das Glândulas Suprarrenais

As glândulas suprarrenais apresentam 5 cm de comprimento e 2-3 cm de largura, com um peso de 4 g. Pode-se distinguir uma **face anterior, uma face posterior e uma face inferior**, assim como uma **margem medial** e uma **margem superior** (➤ Fig. 8.6). Na margem medial situa-se o **hilo**, onde as estruturas vasculonervosas entram e saem do órgão. As glândulas suprarrenais localizam-se nas proximidades do colo das costelas XI e XII, na **região retroperitoneal,** diretamente abaixo do diafragma e acima da extremidade superior dos rins (➤ Fig. 8.6), e estão relacionadas aos rins através de uma cápsula de gordura comum (**cápsula adiposa**), que é cercada por uma **fáscia renal** (fáscia de Gerota). As glândulas suprarrenais apresentam uma relação direta com as seguintes estruturas:

- **Face anterior**: face visceral do fígado e porção descendente do duodeno, assim como veia cava inferior (lado direito), parede posterior do estômago (lado esquerdo, dividido pela bolsa omental)
- **Face posterior**: diafragma
- **Face renal**: situada sobre a extremidade superior do rim

8.2.4 Vascularização e Inervação da Glândula Suprarrenal

Suprimento Arterial e Venoso

Em geral existem **três artérias suprarrenais** (➤ Fig. 8.10a):
- artéria suprarrenal superior: na maioria dos casos por meio de pequenos vasos sanguíneos que se originam da artéria frênica inferior
- artéria suprarrenal média: origina-se diretamente da aorta
- artéria suprarrenal: ramo da artéria renal

Essa "rica perfusão" evita infartos que possam colocar em perigo esse órgão vital. No entanto, em apenas um terço dos casos são formadas todas as três artérias suprarrenais – geralmente a artéria média, ou a inferior, está ausente.

Por outro lado, existe apenas uma **veia suprarrenal** que coleta o sangue e o conduz até a veia cava inferior (no lado direito) ou até a veia renal (no lado esquerdo) (➤ Fig. 8.10b).

Circulação linfática

Os linfonodos regionais das glândulas suprarrenais são os **linfonodos lombares**, ao redor da Aorta e da veia cava inferior (➤ Fig. 8.63). A partir daí, a linfa flui, de ambos os lados, para o **tronco lombar**.

Inervação

A **inervação autônoma** é provida por fibras nervosas simpáticas pré-ganglionares (!) originadas dos nervos esplâncnicos que, medialmente à glândula, formam o **plexo suprarrenal**. Sua ativação provoca a liberação de catecolaminas pela medula da glândula suprarrenal (a medula da suprarrenal corresponde a um gânglio simpático modificado) (➤ Fig. 8.13).

Para mais informações sobre a organização geral do sistema nervoso autônomo do abdome, veja o ➤ Item 7.8.5.

8.3 Vias Urinárias

Competências

Após a leitura desse capítulo, você será capaz de:
- explicar as estruturas que compõem as vias urinárias e derivações seu desenvolvimento
- localizar, em preparações anatômicas, as porções e os trajetos percorridos pelo ureter, assim como as suas curvaturas
- descrever a localização da bexiga urinária, assim como os seus mecanismos de fechamento e o processo de micção
- descrever as porções da uretra e as suas diferenças em relação ao sexo, com o seu significado clínico
- descrever as estruturas vasculonervosas das vias urinárias

8.3.1 Visão Geral e Função

As **vias urinárias** incluem:
- Pelve renal
- Ureter
- Bexiga urinária
- Uretra

As vias urinárias formam, juntamente com o rim (➤ Item 8.1), o **sistema urinário** (➤ Fig. 8.1). Elas se iniciam na pelve renal, localizada na região superior do abdome, no **espaço retroperitoneal**, e, a partir do ureter, atingem a bexiga urinária, localizada no **espaço subperitoneal** da pelve, onde finalmente a urina poderá ser excretada através da uretra (**micção**).

O sistema urinário, com exceção da uretra, é igual em ambos os sexos. No sexo masculino, a uretra é um canal de transporte de urina e de sêmen; uma vez que ela também transporta os líquidos ejaculatórios, pertence também aos órgãos genitais masculinos.

8.3.2 Desenvolvimento das Vias Urinárias

As vias urinárias formam-se a partir de duas partes (➤ Fig. 8.14):
- **Broto ureteral**: forma o ureter, a pelve renal e os ductos coletores do parênquima renal
- **Seio urogenital**: forma a bexiga urinária e a uretra

Broto Ureteral

O broto ureteral emerge na *5ª semana de desenvolvimento* como uma evaginação do ureter primitivo, no mesonefro (**ducto mesonéfrico** ou **ducto de Wolff**) e, dessa forma, é originado do **mesoderma**. O ureter apresenta, mais tarde, conexão com a porção caudal do intestino posterior (**cloaca**), que se diferencia a partir do **endoderma** (➤ Item 8.1.3). A cloaca será dividida na *7ª semana de desenvolvimento,* a partir do **septo urorretal,** em seio urogenital, na porção ventral, e em intestino grosso (reto), na porção dorsal (➤ Item 7.2.3) (➤ Fig. 8.14a-c).

Seio Urogenital

A porção superior do seio urogenital dará origem ao **epitélio da bexiga urinária**, no qual as porções inferiores do ducto mesonéfrico serão incorporadas até o broto ureteral, de modo que os **ureteres** estarão diretamente conectados com a bexiga urinária (➤ Fig. 8.14b, c). O **tecido conectivo** e a **musculatura lisa** se originam do **mesoderma** circundante. O ápice da bexiga urinária é contínuo com o **alantoide**, uma estrutura que termina como uma bolsa de fundo cego. O alantoide regride até a formação de um feixe de tecido conectivo (**úraco**) (➤ Fig. 8.14e, f), que se estende, após o nascimento, da parede anterior do abdome até o umbigo como **ligamento umbilical mediano**.

A **uretra** também se origina do seio urogenital (➤ Fig. 8.14e, f), cuja porção medial formará o epitélio da uretra em embriões do sexo feminino, e, por outro lado, dará origem apenas às porções intramural e prostática em embriões do sexo masculino. No segmento inferior do seio urogenital, a sua margem evagina para a

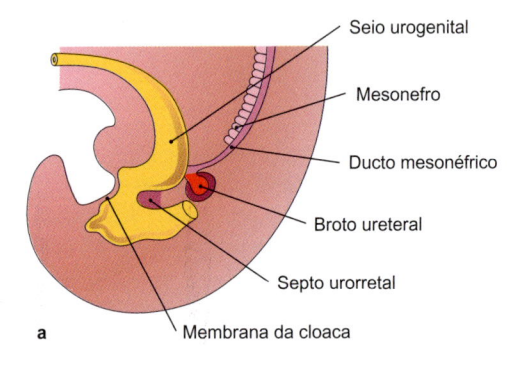

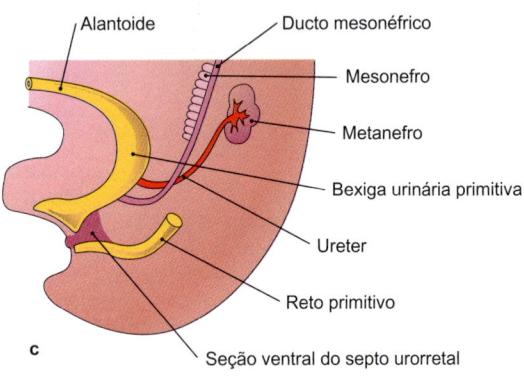

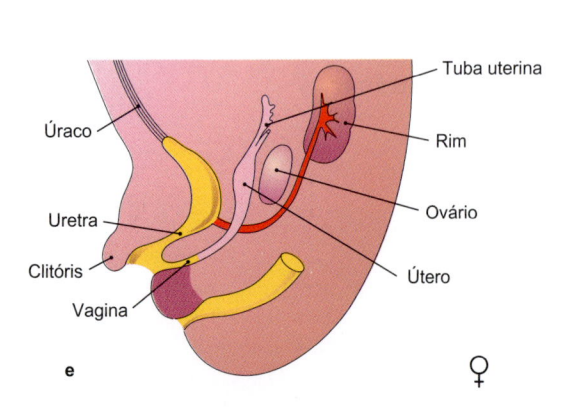

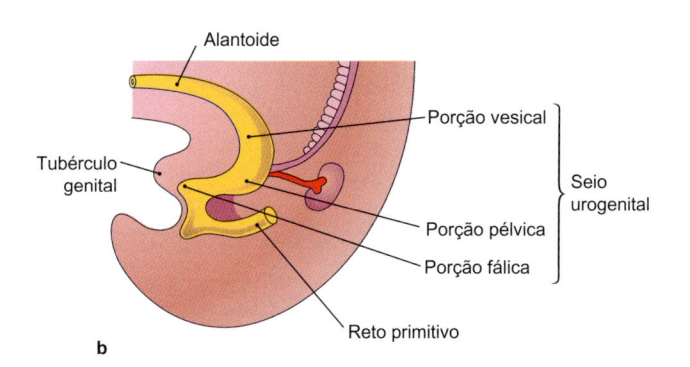

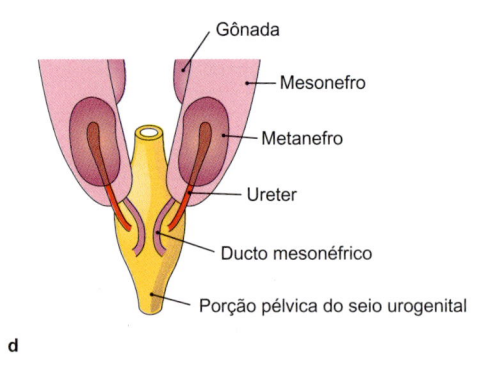

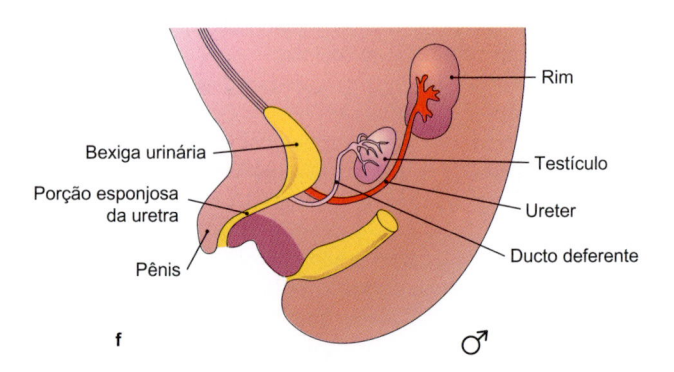

Figura 8.14 Desenvolvimento das vias urinárias entre a 5ª **(a)** e a 12ª **(e, f)** semanas de desenvolvimento; vista do lado esquerdo. [E347-09]

cavidade amniótica (**membrana urogenital**), formando duas pregas (**pregas genitais**) e rompe-se na *7ª semana de desenvolvimento* (➤ Fig. 8.31, ➤ Fig. 8.49). Nessa abertura, o **sulco uretral** é formado a partir do **endoderma** do seio urogenital. Nos embriões do sexo masculino, as dobras genitais se fecham sobre o suco uretral e formam a porção membranácea e a porção esponjosa da uretra, que são envolvidas pelo corpo esponjoso do pênis (➤ Fig. 8.31). Apenas a parte distal da glande do pênis tem **origem ectodérmica**. Nos embriões do sexo feminino, o sulco uretral não é fechado, pelo contrário, torna-se o vestíbulo da vagina (➤ Fig. 8.49).

Clínica

Pode haver várias **formações duplas** do ureter (duplicação do ureter). O **ureter fendido** é, geralmente, diagnosticado de forma acidental e não tem relevância clínica. Em contraste, o **ureter duplo** é, geralmente, acompanhado por uma falha na desembocadura na bexiga urinária, podendo provocar refluxo da urina ou incontinência urinária. Como regra, os dois ureteres cruzam um sobre o outro (Lei de Meyer-Weigert): o ureter proveniente da pelve renal mais superior desemboca em um ponto mais profundo da bexiga urinária ou até mesmo mais distalmente na uretra, podendo resultar em incontinência urinária. Por sua vez, o ureter que se origina da pelve renal em uma posição mais baixa, que desemboca em uma posição mais alta, apresenta, geralmente, um curto segmento intramural na parede da bexiga urinária, podendo causar refluxo da urina. Esse refluxo favorece a ocorrência de infeções ascendentes, que podem provocar lesão permanente do rim.

Quando o úraco não regride de forma completa, pode-se formar um **cisto uracal**, que pode infeccionar. No caso de **fístula do úraco**, essa estrutura permanece com uma abertura, que ainda pode apresentar conexão com a bexiga urinária; por isso, em recém-nascidos, pode haver saída de urina pelo umbigo.

8.3.3 Pelve Renal e Ureter

A **pelve renal** é envolvida por tecido adiposo e se localiza no seio renal (➤ Fig. 8.7). Nas papilas, as pirâmides renais se relacionam com os **cálices menores**, que se agrupam em **cálices maiores** e, finalmente levam à formação da pelve renal. A largura e o comprimento dos cálices são utilizados para diferenciar os tipos **dendrítico** e **ampular**.

O **ureter** tem 25-30 cm de comprimento e cerca de 5 mm de diâmetro (➤ Fig. 8.15). Ele transporta a urina por meio de ondas peristálticas regulares e é dividido em **três segmentos**:

- porção abdominal: no espaço retroperitoneal
- porção pélvica: na pelve menor
- porção intramural: atravessa a parede da bexiga urinária

O ureter deixa a pelve renal no sentido inferior e medial e, inicialmente, cruza o polo inferior do rim.

- a **porção abdominal** passa primeiramente *por cima* do nervo genitofemoral e passa *por trás* das artérias e veia testiculares/ováricas. No lado **direito**, ela é coberta pelo duodeno, pela artéria cólica direita e pela raiz do mesentério; no lado **esquerdo**, ela é recoberta pelas artéria e veia mesentéricas inferiores ou

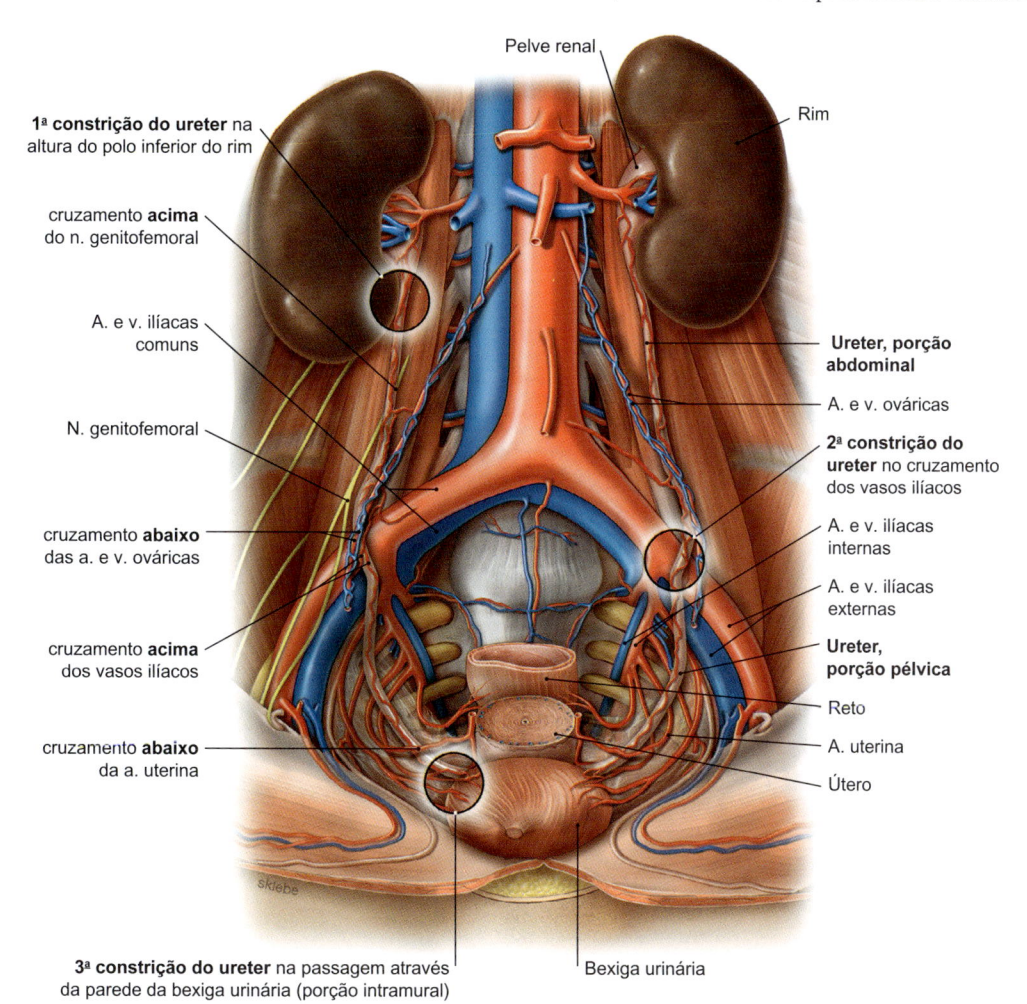

1ª **constrição do ureter** na altura do polo inferior do rim

cruzamento **acima** do n. genitofemoral

A. e v. ilíacas comuns

N. genitofemoral

cruzamento **abaixo** das a. e v. ováricas

cruzamento **acima** dos vasos ilíacos

cruzamento **abaixo** da a. uterina

Pelve renal

Rim

Ureter, porção abdominal

A. e v. ováricas

2ª **constrição do ureter** no cruzamento dos vasos ilíacos

A. e v. ilíacas internas

A. e v. ilíacas externas

Ureter, porção pélvica

Reto

A. uterina

Útero

3ª **constrição do ureter** na passagem através da parede da bexiga urinária (porção intramural)

Bexiga urinária

Figura 8.15 Segmentos do ureter e suas contrições. [L238]

pela artéria cólica esquerda. Ao entrar na pelve menor, o ureter passa *por diante* das artéria e veia ilíacas comuns.

- a **porção pélvica,** nos homens, passa *por trás* do ducto deferente e, nas mulheres, passa *por trás* do ovário e próximo do útero *por baixo* da artéria uterina.
- a **porção intramural** percorre 1,5-2 cm através da musculatura da parede da bexiga urinária e termina com as duas aberturas em forma de fenda (óstios uretrais) no trígono da bexiga urinária. Os orifícios, em forma de aba, são fechados quando nenhuma urina passa pelo ureter, para impedir o refluxo de urina, que poderia comprometer o rim pela ocorrência de infecções ascendentes.

N O T A

Regra do acima-abaixo-acima-abaixo para o trajeto do ureter: o ureter passa primeiro *acima* do nervo genitofemoral, *abaixo* das artéria e veia testiculares/ováricas, *acima* das artérias e veia ilíacas e *abaixo* do ducto deferente, nos homens, e da artéria uterina, nas mulheres.

O ureter apresenta **três constrições** (➤ Fig. 8.15):
- na saída da pelve renal
- no cruzamento com a artéria ilíaca comum ou externa
- ao passar pela parede da bexiga urinária (ponto mais estreito)

─ Clínica ─────────

Cálculos renais mais volumosos podem ficar fixados nas regiões estreitadas (constrições) e, então, causar dor muito intensa e intermitente. A proximidade do ureter com a artéria uterina deve ser levada em consideração quando se realiza a **remoção do útero** (histerectomia), para que não ocorra a ligadura acidental do ureter juntamente com a ligadura da artéria. Um bloqueio urinário levaria a danos irreversíveis ao rim.

8.3.4 Bexiga Urinária

A **bexiga** urinária localiza-se **subperitonealmente** e é recoberta na sua face superior pelo peritônio parietal da cavidade pélvica. Ela é dividida em **corpo** (corpo da bexiga), que se estende até o **ápice** (ápice da bexiga) e forma, na região ínfero-posterior, o **fundo** (fundo da bexiga) (➤ Fig. 8.16). Na região ínfero-anterior a bexiga torna-se pouco a pouco mais estreitada, levando à formação do **colo** (colo da bexiga), que se continua na uretra.

A parede da bexiga urinária possui uma espessa camada muscular, que é ativada pelo sistema nervoso **parassimpático** e é chamada **músculo detrusor da bexiga**.

Internamente, o óstio interno da uretra juntamente com a desembocadura, de ambos os lados, dos óstios dos ureteres (óstio ureteral) forma o **trígono da bexiga**. A bexiga urinária tem uma capacidade de armazenamento de 500-1.500 mL.

Nos **homens,** a glândula prostática, que é atravessada pela uretra, localiza-se logo abaixo da base da bexiga, onde se situa a úvula da bexiga.

Na região posterior, estão localizados, aos pares, no sentido **mediolateral** em relação à bexiga:
- porção mais extensa do ducto deferente (ampola do ducto deferente)
- glândula seminal
- ureter

A bexiga urinária é envolvida por tecido adiposo perivesical e é fixada por diversos **ligamentos**:
- **Ligamento umbilical mediano** (contém o úraco = resquício do alantoide): estende-se do ápice da bexiga até o umbigo
- **Ligamento pubovesical** (➤ Fig. 8.58), atravessa o espaço retropúbico e fixa, nas mulheres, em ambos os lados, o colo da bexiga à região posterior do púbis
- **Ligamento puboprostático** (➤ Fig. 8.57), ligamento correspondente no homem

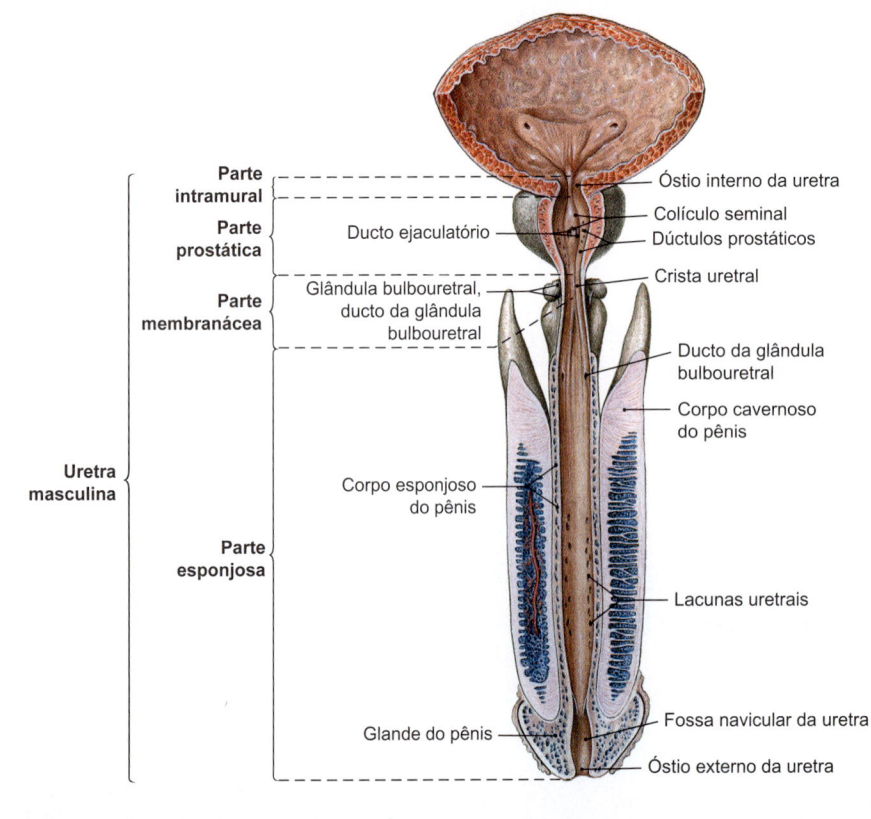

Parte intramural
Parte prostática
Parte membranácea
Uretra masculina
Parte esponjosa

Óstio interno da uretra
Colículo seminal
Ducto ejaculatório
Dúctulos prostáticos
Crista uretral
Glândula bulbouretral, ducto da glândula bulbouretral
Ducto da glândula bulbouretral
Corpo cavernoso do pênis
Corpo esponjoso do pênis
Lacunas uretrais
Glande do pênis
Fossa navicular da uretra
Óstio externo da uretra

Figura 8.16 Bexiga urinária e uretra. Vista dorsal; a bexiga urinária e a uretra estão abertas longitudinalmente.

Atrás da bexiga urinária, em ambos os sexos, a cavidade peritoneal é prolongada posteriormente em um recesso: a **escavação vesicouterina** e a **escavação retrovesical** separam a bexiga urinária do útero (nas mulheres) e do reto (nos homens).

Clínica

Quando cheia, a bexiga salienta-se na sínfise púbica e pode ser puncionada em situações de retenção urinária sem haver necessidade de abertura da cavidade peritoneal (**cateter suprapúbico**).

8.3.5 Uretra

A **uretra** tem a estrutura bastante diferente em ambos os sexos.
- A uretra **feminina** tem 6 mm de largura e é bastante curta (3-5 cm) e desemboca diretamente na região **anterior** do vestíbulo da vagina (➤ Fig. 8.46).
- A uretra **masculina**, por outro lado, é relativamente longa (20 cm) e pode ser dividida em diferentes porções (➤ Fig. 8.16):
  - **porção intramural** (1 cm): localizada na bexiga urinária, inicia no óstio interno da uretra
  - **porção prostática** (3,5 cm): atravessa a próstata; nesse ponto desembocam os ductos ejaculatórios (ducto comum do ducto ejaculatório e das vesículas seminais) no colículo seminal e, em ambos os lados, os ductos da glândula prostática
  - porção **membran**ácea (1-2 cm): passando pelo diafragma da pelve
  - porção **esponjosa** (15 cm): passa através do corpo esponjoso do pênis até o óstio externo da uretra. Nessa porção desembocam as glândulas bulbouretral (de Cowper) e as glândulas uretrais (de Littré). A porção final se prolonga até a fossa navicular. A porção proximal é ligeiramente mais larga e, por isso, as vezes é referida como "ampola uretral".

Ao longo do seu trajeto, a uretra masculina apresenta duas **curvaturas** (➤ Fig. 8.57) – uma na transição da porção membranácea para a porção esponjosa e uma outra no meio da porção esponjosa – e as seguintes regiões estreitadas/constrições (➤ Fig. 8.16):
- óstio interno da uretra
- porção membranácea
- óstio externo da uretra (ponto mais estreito com 6 mm de diâmetro, em média). Em contrapartida, a porção esponjosa (especialmente a região proximal = "ampola uretral") e a fossa navicular são, relativamente, bastante largas.

Clínica

Infecções ascendentes da bexiga urinária (**cistite**) são mais comuns nas mulheres do que nos homens, devido ao fato de a uretra feminina ser muito mais curta do que a masculina.

Devido ao trajeto mais retilíneo da uretra feminina, a colocação de um **cateter vesical** é um procedimento muito mais fácil nas mulheres. No entanto, deve-se atentar ao fato de que a abertura da uretra no vestíbulo da vagina localiza-se *anteriormente* à abertura vaginal. Nos homens, em contrapartida, as curvaturas da uretra devem ser retificadas por meio do alinhamento/extensão do pênis, com o intuito de evitar perfurações nas suas paredes, especialmente envolvendo o tecido prostático, que pode levar à hemorragia grave e à dor intensa. Primeiramente o cateter vesical é introduzido após a retificação do pênis, a fim de eliminar a curvatura da porção esponjosa. Com certa resistência, a segunda curvatura, antes da constrição da porção membranácea, é atingida. Para facilitar a passagem por essa segunda curvatura, o pênis do paciente é inclinado para baixo, entre as suas coxas.

8.3.6 Mecanismos de Fechamento da Bexiga Urinária e da Uretra

A contração da **musculatura lisa** da parede da uretra, assim como a **musculatura estriada** da região do períneo estão envolvidas no mecanismo de controle do esvaziamento/contenção da bexiga urinária (➤ Fig. 8.17):
- **Musculatura lisa** da camada muscular circular da **uretra** ("músculo esfíncter interno da uretra"). Essa camada muscular é ativada pelo **simpático**. Um esfíncter verdadeiro do ponto de vista morfológico é indistinguível. Essa musculatura evita, nos homens, a ejaculação retrógrada em direção à bexiga. Por outro lado, a sua contribuição para casos de continência urinária não é clara.
- **Músculo esfíncter externo da uretra:** nos homens, esse músculo é um desmembramento do músculo transverso profundo do períneo, que nas mulheres não forma um músculo distinto. Essa musculatura estriada, que tem a forma de U e é incompleta na região caudal em direção ao reto, é inervada pelo nervo pudendo e permite um fechamento voluntário das vias urinárias.

Adicionalmente, a forma e a **função do diafragma da pelve** são cruciais para a continência, uma vez que ele sustenta a bexiga. Embora a bexiga tenha capacidade de armazenar 500-1.500 mL, há sensação de necessidade de urinar quando seu volume atinge 250 mL. Por meio da ativação de receptores de estiramento, um **arco reflexo parassimpático na região sacral (S2-4)** na medula espinal é ativado, aumentando o tônus da musculatura lisa da parede da bexiga urinária (músculo detrusor da bexiga). A micção é iniciada pela ativação do **centro da micção na ponte** (centro pontino da

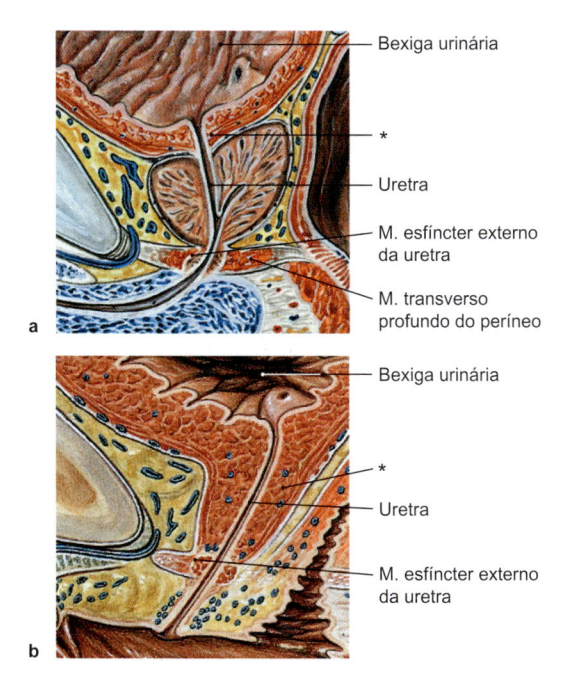

Figura 8.17 Mecanismo de fechamento da bexiga urinária e da uretra; corte sagital mediano; vista do lado esquerdo; * musculatura lisa da uretra. **a** No sexo masculino. **b** No sexo feminino.

(legendas da figura)
Bexiga urinária
*
Uretra
M. esfíncter externo da uretra
M. transverso profundo do períneo
a

Bexiga urinária
*
Uretra
M. esfíncter externo da uretra
b

micção): primeiro o diafragma da pelve relaxa, permitindo que a bexiga se posicione mais profundamente, e, então, o tônus da musculatura lisa e da musculatura estriada do esfíncter diminui:

- através de arco reflexo parassimpático (S2-4):
  - contração reflexa do músculo detrusor da bexiga (de forma parassimpática, S2-4)
- através de regulação do centro da micção no tronco encefálico (ponte):
  - relaxamento do diafragma da pelve → posicionamento mais profundo da bexiga urinária
  - relaxamento do esfíncter interno da uretra (inibição do simpático)
  - relaxamento do músculo esfíncter externo da uretra

Clínica

Se os mecanismos de fechamento da bexiga falharem ocorrerá **incontinência** urinária, uma condição mais comum nas mulheres com idade mais avançada, especialmente quando o diafragma da pelve perde a sua tonicidade após a gravidez (disfunção do diafragma da pelve). A terapia consiste em fortalecimento da musculatura do diafragma da pelve e, quando necessário, tratamento cirúrgico. Nos homens, a remoção cirúrgica da próstata também resulta, geralmente, em incontinência urinária, devido a danos na musculatura lisa da porção proximal da uretra.

8.3.7 Vascularização e Inervação das Vias Urinárias

Suprimento Arterial

Apenas a bexiga urinária possui artérias próprias, enquanto todos os outros componentes das vias urinárias são irrigados por vasos em suas proximidades:

- **pelve renal**: é irrigada pela artéria renal
- **ureter**: devido ao seu longo percurso, várias artérias são responsáveis por sua irrigação (➤ Fig. 8.15).
  - porção abdominal: artéria renal, artéria testicular/ovárica, ramos da parte abdominal da aorta, artéria ilíaca comum
  - porções pélvica e intramural: artéria ilíaca interna com artérias vesicais superior e inferior bem como artéria uterina
- **bexiga urinária**:
  - grande parte de sua região superior (cerca de dois terços): artéria vesical superior (oriunda da artéria umbilical da artéria ilíaca interna)
  - corpo e colo da bexiga (cerca de um terço): artéria vesical inferior; nas mulheres, a artéria vaginal geralmente substitui a artéria vesical inferior
- **uretra**: artéria vesical inferior ou artéria vaginal, nos homens a porção esponjosa é irrigada por sua própria artéria uretral, que é um ramo terminal da artéria bulbopeniana (originada da artéria pudenda interna)

Drenagem Venosa

O sistema venoso corresponde ao sistema arterial. Na pelve, as veias formam plexos extensos em torno de órgãos individuais, que se comunicam amplamente entre eles. O **plexo venoso vesical** drena através de suas **veias vesicais** para a veia ilíaca interna.

Circulação Linfática

Os linfonodos regionais do ureter proximal são os **linfonodos lombares** ao redor da aorta e da veia cava inferior (➤ Fig. 8.63).

Na pelve, a principal rede de linfonodos para a região distal do ureter, para a bexiga urinária e para a uretra (**linfonodos ilíacos internos e externos**) localiza-se imediatamente às proximidades da bexiga urinária. A partir de ambos os grupos a linfa flui bilateralmente para o **tronco lombar**. Apenas as vias linfáticas oriundas da porção esponjosa da uretra masculina apresentam, assim como as do pênis, conexão com os **linfonodos inguinais**.

Inervação

As vias urinárias são inervadas tanto pelo **simpático**, quanto pelo **parassimpático**:

- o **simpático** inibe o peristaltismo da musculatura lisa do ureter e o músculo detrusor da bexiga, no entanto ele ativa a musculatura lisa da uretra na saída da bexiga.
- o **parassimpático**, por outro lado, promove a contração do músculo detrusor da bexiga e ativa o reflexo da micção.

As fibras nervosas **simpáticas** pré-ganglionares oriundas da cadeia terminal (T11-L2) atingem o plexo aórtico abdominal através dos nervos esplâncnicos lombares e sacrais. Os neurônios para o ureter proximal formam sinapses nos gânglios aorticorrenais e chegam ao ureter através do **plexo renal** e do **plexo testicular/espermático,** acompanhando as respectivas artérias. Os neurônios simpáticos para o ureter distal, para a bexiga urinária e para a uretra descem até a pelve passando por cima do plexo hipogástrico superior em direção ao **plexo hipogástrico inferior**, onde fazem sinapses com neurônios pós-ganglionares e chegam aos órgãos-alvo sobre o **plexo vesical**.

As fibras nervosas **parassimpáticas** pré-ganglionares oriundas da região sacral da medula espinhal (S2-4) chegam ao plexo hipogástrico inferior através dos **nervos esplâncnicos** pélvicos, onde fazem conexões sinápticas e seguem em direção ao plexo vesical.

Há também no ureter e na bexiga urinária **fibras nervosas aferentes**, que deflagram o reflexo da micção e também percebem estiramentos dolorosos do órgão através de fibras nervosas (p. ex. na presença de cálculos renais mais volumosos). A porção esponjosa da uretra masculina apresenta, assim como o pênis, inervação sensitiva através do nervo pudendo e, portanto, é altamente sensível à dor. Para mais informações sobre a organização geral do sistema nervoso autônomo do abdome, veja o ➤ Item 7.8.5 e, para os gânglios autônomos da região retroperitoneal, veja o ➤ Item 8.8.5.

8.4 Reto e Canal Anal
Jens Waschke, Friederich Paulsen

Competências

Após a leitura desse capítulo, você será capaz de:
- identificar, em preparações anatômicas, as porções do reto e do canal anal e explicar as suas origens embrionárias
- descrever as relações anatômicas do reto e do canal anal, bem como a extensão e a delimitação do mesorreto
- descrever as funções e as porções do órgão de continência, assim como o processo de defecação
- identificar, em preparações anatômicas, os limites das áreas da circulação sanguínea e linfática, assim como da inervação, do reto e do canal anal e definir os seus significados clínicos

8.4.1 Visão Geral e Função

O **reto** e o **canal anal** são as porções distais do intestino grosso (➤ Item 7.2) e são responsáveis pelo armazenamento temporário e pela excreção controlada das fezes. Juntos eles formam uma unidade funcional.

Devido às suas várias peculiaridades em relação ao posicionamento, à formação, à inervação e à circulação sanguínea e linfática, essas duas estruturas são abordadas no capítulo de órgãos pélvicos. Para o estudo da formação dessas estruturas, veja o ➤ Item 7.2.3.

8.4.2 Estrutura, Localização e Formação do Reto e do Canal Anal

O reto é uma continuação do colo sigmoide e se origina na altura da vértebra sacral II e da III (➤ Fig. 8.5). Ele se localiza na cavidade pélvica e tem 12 cm de comprimento. Ao passar através do diafragma da pelve, o reto continua no canal anal, que, ao longo dos seus 3-4 cm de comprimento, é envolto por um esfíncter e termina no ânus. O canal anal é mais curto nas mulheres. A transição anorretal projeta-se no ápice do cóccix.

No plano sagital, o reto apresenta duas curvaturas:

- **flexura sacral**, convexa no sentido posterior; e
- **flexura perineal**, convexa no sentido anterior

Abaixo da flexura perineal, que é criada pela passagem do músculo puborretal, parte do músculo levantador do ânus (➤ Fig. 8.22), está presente o canal anal. A região superoproximal do reto (dois terços) até a flexura sacral localiza-se **secundariamente no espaço retroperitoneal**, enquanto que a região ínfero-distal (um terço) e o canal anal se situam no **espaço subperitoneal**.

O reto e o canal anal se diferenciam, assim como o apêndice vermiforme, das demais porções do intestino grosso (➤ Fig. 8.18), de modo que a transição do colo sigmoide para o reto pode, por exemplo, ser identificada a olho nu em procedimentos cirúrgicos a partir de:

- **ausência de tênias**, mas presença de musculatura longitudinal contínua. As tênias formam, primeiramente, nas regiões anterior e posterior, dois feixes musculares largos, que então se fundem a uma camada contínua que circunda todo o reto

- **ausência de saculações do colo**
- **dobras/pregas**: o reto apresenta (visíveis apenas internamente) três dobras irregulares transversais (pregas transversas do reto, ➤ Fig. 8.21), enquanto o canal anal tem pregas longitudinais (colunas anais)
- **ausência de apêndices adiposos do colo**

As pregas transversas do reto provocam, além das duas curvaturas no plano sagital, a formação de até três curvaturas no plano frontal (**flexuras laterais**), que, no entanto, são bastante irregulares e difíceis de identificar. Uma dessas pregas, com seus 6-9 cm, é relativamente constante, localiza-se acima da linha anocutânea e é palpável (**prega transversa do reto = prega de Kohlrausch**). Abaixo dessa prega, o reto mostra-se mais dilatado, formando a **ampola retal** (➤ Fig. 8.18). A **linha anorretal** forma a área de transição para o canal anal, que pode ser identificada pela alteração das pregas transversais do reto para as pregas longitudinais do canal anal.

Clínica

Do ponto de vista clínico, geralmente, o canal anal inicia no nível do músculo puborretal ("anel anorretal passível de palpação"), na altura da linha pectínea (➤ Fig. 8.18). Anatomicamente essa margem percorre toda a linha anorretal. Devido à sua localização entre as duas linhas (linha pectínea e anorretal), o corpo cavernoso do canal anal é atribuído ao reto (corpo cavernoso do reto) ou ao canal anal (corpo cavernoso anal). O corpo cavernoso anal será discutido mais adiante.

NOTA

O reto apresenta duas **flexuras** nítidas no plano sagital (flexura sacral e flexura perineal) e três flexuras menos salientes no plano frontal (flexuras laterais). A flexura sacral permanece passiva, na qual o reto acompanha a curvatura do sacro; a flexura perineal é ativa devido à passagem do músculo puborretal. As flexuras laterais correspondem internamente às pregas transversas do reto.

O **canal anal** é dividido em **três zonas** (➤ Fig. 8.18, ➤ Fig. 8.20):

- **Zona colunar (histol.: zona transicional)**: estende-se da linha anorretal até a linha pectínea e possui 6-10 dobras longitudinais (**colunas anais = colunas de Morgagni**) que são distribuídas através de um corpo cavernoso (**corpo cavernoso anal**). Essas pregas longitudinais são delimitadas inferiormente através das **válvulas anais**, que se estendem no sentido caudal em pequenas cápsulas (seios anais), em cujos lúmens desembocam as **glândulas anais**.
- **Zona alba (anoderme, histol.: zona escamosa) ou pécten anal (zona de Hilton)**: com cerca de 1 cm de comprimento, estende-se da **linha pectínea (clinicamente denominada linha denteada**; com um trajeto "em zigue-zague", uma vez que a válvula anal, presente da região inferior, e o epitélio escamoso branco sobre as pregas longitudinais, oriundo da região superior, se encontram) até a linha anocutânea. Devido à presença do epitélio escamoso estratificado não queratinizado, a túnica mucosa dessa região apresenta uma coloração esbranquiçada e, portanto, é denominada **"zona alba"**. O epitélio cresce juntamente com o terço inferior do músculo esfíncter interno do ânus, sendo que um deslocamento para cima ou para baixo não é possível, mas há uma forte capacidade de extensão no sentido horizontal, que é importante para a passagem do bolo fecal.
- **Zona cutânea (pele perianal)**: inicia na turva linha anocutânea (linha de Hilton) e forma a zona de transição para a pele externa. A pele é fortemente enrugada, pigmentada e sem pelos. Um

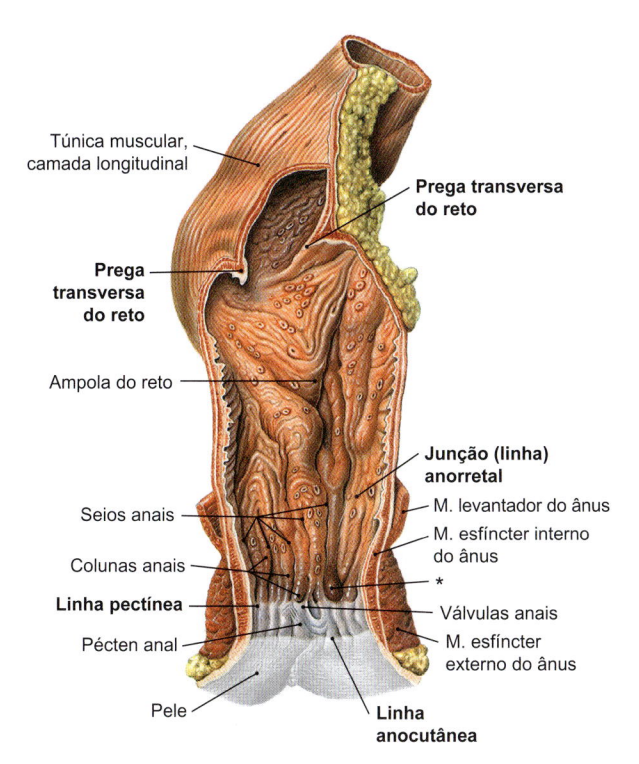

Figura 8.18 Reto e canal anal. Vista anterior; * mamilo hemorroidário.

Túnica muscular, camada longitudinal
Prega transversa do reto
Prega transversa do reto
Ampola do reto
Junção (linha) anorretal
M. levantador do ânus
Seios anais
M. esfíncter interno do ânus
Colunas anais
*
Linha pectínea
Válvulas anais
Pécten anal
M. esfíncter externo do ânus
Pele
Linha anocutânea

pouco mais afastada do ânus situa-se a região perianal, com pelos e glândulas sebáceas e sudoríparas (➤ Fig. 8.21). No limite entre a zona cutânea e a região perianal situa-se, abaixo do epitélio, o plexo venoso subcutâneo.

Clínica

Considerando que o reto apresenta dobras transversas (pregas transversais do reto) e o canal anal, em contrapartida, tem pregas longitudinais (colunas anais), em caso de externalização de porção do intestino para fora do ânus (prolapso), é possível identificar, a olho nu, se está presente um **prolapso anal** ou um **prolapso retal**. No prolapso anal, identificam-se as pregas da mucosa em sentido longitudinal, enquanto no prolapso retal as pregas apresentam uma disposição circular. Ambas as condições podem causar incontinência fecal.
Devido a modificações nas regiões de suprimento das estruturas vasculonervosas nessa área, a linha pectínea tem importância clínica bastante relevante para o **diagnóstico e para a terapia dos carcinomas de canal anal (veja a seguir)**.
As glândulas anais podem penetrar nos esfíncteres e quando inflamadas podem levar à formação de **fístulas e abcessos**, que podem se propagar para a fossa isquioanal.

8.4.3 Mesorreto

A topografia do reto tem importante significado clínico (➤ Fig. 8.19). A pelve óssea é internamente revestida por uma **fáscia parietal (fáscia parietal da pelve)**. A porção localizada anteriormente ao sacro é denominada **fáscia pré-sacral** (clinicamente: fáscia de Waldeyer). Adicionalmente, cada órgão é revestido por tecido conectivo que, em conjunto, representa a **fáscia visceral (fáscia visceral da pelve)**. Essas fáscias foram, há muito tempo,

negligenciadas no estudo da anatomia, pois elas não são bem evidentes nas preparações anatômicas. A porção da fáscia visceral ao redor do reto (clinicamente: **fáscia mesorretal**) é de particular importância. Ela cerca um espaço preenchido de gordura e de tecido conectivo , que comporta os vasos linfáticos do reto e os linfonodos regionais. Esse espaço no interior da "fáscia mesorretal" é denominado, na prática clínica, "**mesorreto**".
O "mesorreto" é fixado, nos homens, à parede anterior do reto, primeiramente por trás da bexiga urinária e das vesículas seminais e, mais adiante, no desenvolvimento abaixo da próstata. Com isso, o reto é separado da próstata apenas através da fina **fáscia própria dos órgãos pélvicos** (clinicamente: **fáscia de Denonvilliers**) (➤ Fig. 8.19), que se estende no sentido cranial para o **septo retovesical**. Nas mulheres, o reto tem uma relação íntima com a parede posterior da vagina e é separado dela apenas pela **fáscia retovaginal (septo retovaginal)** (➤ Fig. 8.58).
A fáscia mesorretal separa, dessa forma, o reto com as suas estruturas vasculonervosas do plexo hipogástrico inferior, que representa a grande rede nervosa autônoma da pelve e, dessa forma, é responsável pela inervação de todas as vísceras pélvicas (➤ Item 8.8.5).

Clínica

A fáscia mesorretal é uma estrutura limítrofe importante na cirurgia coloproctológica. Ela permite, nos casos de **carcinoma retal**, a remoção do reto e dos seus linfonodos regionais (**excisão total do mesorreto, ETM**) com pouca hemorragia. Na ETM, o plexo hipogástrico inferior, importante estrutura para a continência fecal e urinária, assim como para a ereção e para a ejaculação nos homens e para a função das glândulas vestibulares maiores (de Bartholin) nas mulheres, pode ser poupado. Dessa forma,

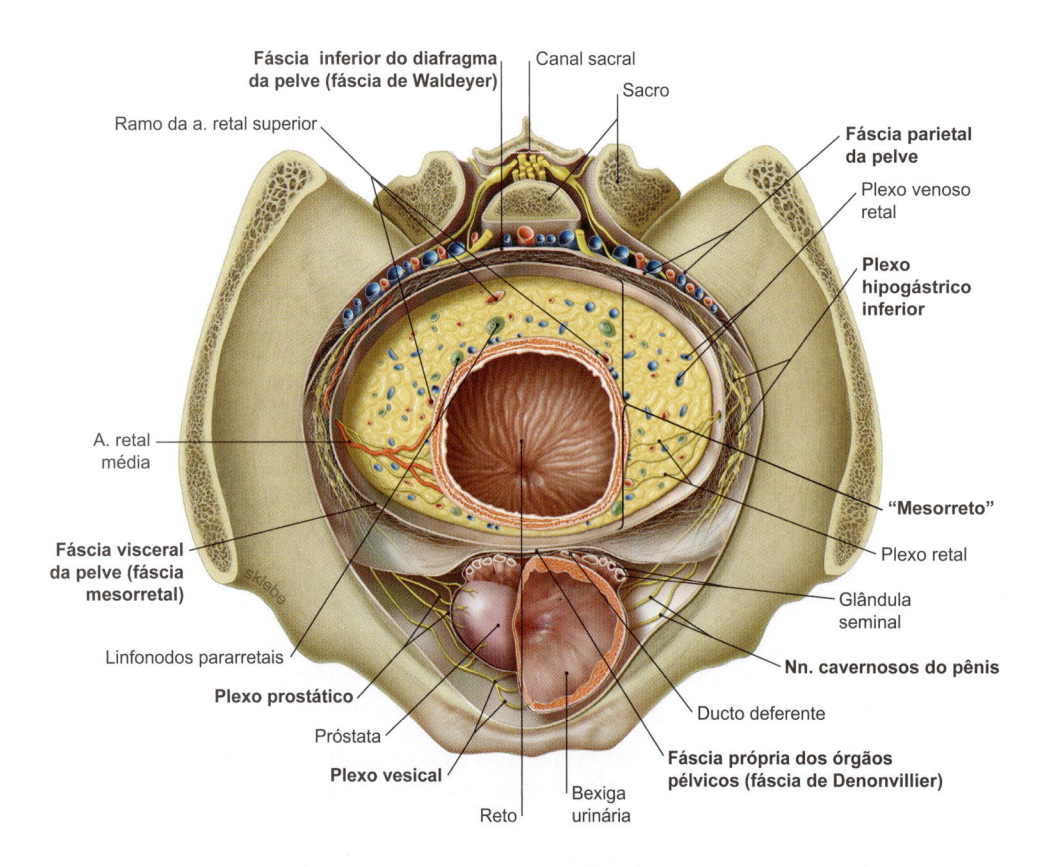

Fáscia inferior do diafragma da pelve (fáscia de Waldeyer)
Canal sacral
Sacro
Ramo da a. retal superior
Fáscia parietal da pelve
Plexo venoso retal
Plexo hipogástrico inferior
A. retal média
"Mesorreto"
Plexo retal
Fáscia visceral da pelve (fáscia mesorretal)
Glândula seminal
Linfonodos pararretais
Nn. cavernosos do pênis
Plexo prostático
Ducto deferente
Próstata
Fáscia própria dos órgãos pélvicos (fáscia de Denonvillier)
Plexo vesical
Reto
Bexiga urinária

Figura 8.19 Mesorreto; representação esquemática de um corte transversal, vista cranial. [L238]

problemas de incontinência e de disfunções sexuais podem ser, geralmente, evitados.

Uma vez que o reto, nos homens, é separado da próstata apenas pela fina fáscia própria dos órgãos pélvicos (fáscia de Denonvilliers), a **avaliação diagnóstica da próstata** é possível por meio do **exame de toque retal**. Devido à grande frequência de adenomas prostáticos benignos (hiperplasia prostática) e de câncer de próstata, o exame de toque retal faz parte do exame físico para todos os homens com mais de 50 anos de idade.

8.4.4 Órgão de Continência

Continência é a capacidade de conter, de modo voluntário e reflexo, o conteúdo intestinal/fezes e de iniciar, de modo voluntário e reflexo, o seu esvaziamento, em momento desejado. O canal anal possui, para isso, um órgão de continência controlado por neurônios locais e centrais (➤ Fig. 8.20, ➤ Fig. 8.21).

Componentes

O órgão de continência é formado por:

- **ampola retal**: o estiramento da ampola, causado pelo seu enchimento, é captado por meio de sinais aferentes viscerais (nervos esplâncnicos pélvicos) e percebido como necessidade de esvaziamento através de vias centrais. Um curto relaxamento do músculo esfíncter interno do ânus é então induzido através do arco reflexo mediado na medula espinhal (veja a seguir o **reflexo de relaxamento anorretal**), resultando em relaxamento de todos os esfíncteres.
- **músculo levantador do ânus** (musculatura estriada, voluntária, inervada pelo nervo pudendo e diretamente do plexo sacral): A porção puborretal do músculo levantador do ânus (arco levantador = músculo puborretal, ➤ Fig. 8.22) envolve a porção distal do reto na transição para o canal anal (músculo esfíncter retal). O músculo encontra-se **constantemente contraído**, e relaxa apenas por curtos períodos durante o processo de defecação. A porção pubococcígea (músculo pubococcígeo) do músculo

levantador do ânus também está envolvida no processo de continência.

- **músculo esfíncter externo do ânus** (musculatura estriada, voluntária, inervada pelo nervo pudendo): esse músculo apresenta três porções: profunda, superficial e subcutânea (➤ Fig. 8.20). A porção profunda é funcionalmente conectada aos músculos puborretal e pubococcígeo e ao tecido conectivo retrorretal. Um estiramento da ampola faz com que, por meio de um breve relaxamento do músculo esfíncter interno do ânus (veja a seguir), o conteúdo do reto entre em contato com a zona intermediária (anoderme). Isso resulta em uma contração reflexa do músculo esfíncter externo do ânus. Se essa contração é conscientemente reforçada, o músculo esfíncter interno do ânus é novamente contraído e a defecação é suprimida. Se o "esfíncter externo" não é voluntariamente contraído, ocorre a defecação (➤ Fig. 8.21). O músculo esfíncter externo do ânus tem, consequentemente, uma **função reguladora** no processo de defecação.
- **músculo esfíncter interno do ânus** (responsável por 70% do desempenho de continência em repouso, contração sustentada, musculatura lisa, involuntária, ativada pelo simpático): esse músculo forma o **centro do órgão de continência**. Ele é contínuo à musculatura circular da parede intestinal e é, por assim dizer, " incluído" no músculo esfíncter externo do ânus (entre eles há apenas tecido conectivo, ➤ Fig. 8.21). No sentido cranial, ele tem conexão com o músculo puborretal. As fibras longitudinais passam externamente à musculatura circular, constituindo a chamada musculatura longitudinal (**músculo corrugador anal**) e terminam em tendões elásticos na pele perianal. Uma contração do músculo corrugador do ânus provoca enrugamento da pele do ânus e uma "tração" da pele perianal nas porções externas do canal anal com oclusão da margem anal. Durante a defecação, o músculo corrugador do ânus contrai e provoca redução do comprimento do canal anal. A musculatura circular tem mais força no sentido caudal, na região do músculo esfíncter interno do ânus (em comparação com o restante do trato intestinal) = esfíncter verdadeiro. O comportamento fisio-

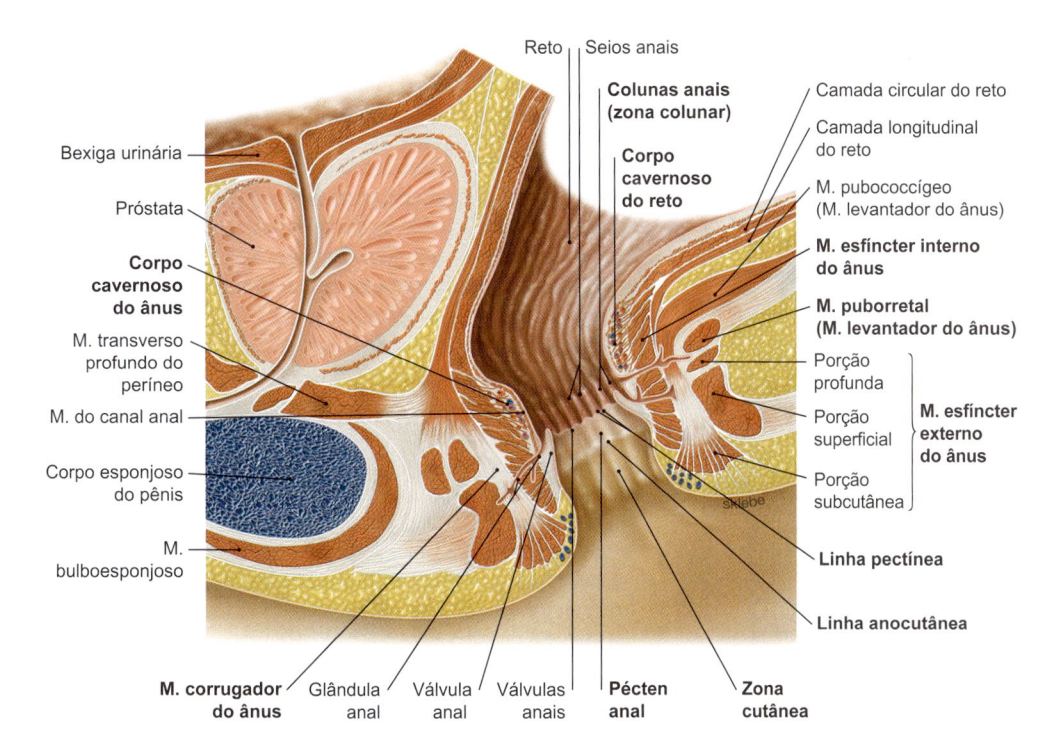

Figura 8.20 Reto e canal anal no homem com representação do órgão de continência; corte sagital; vista pelo lado esquerdo. (Segundo [S010-1-16])

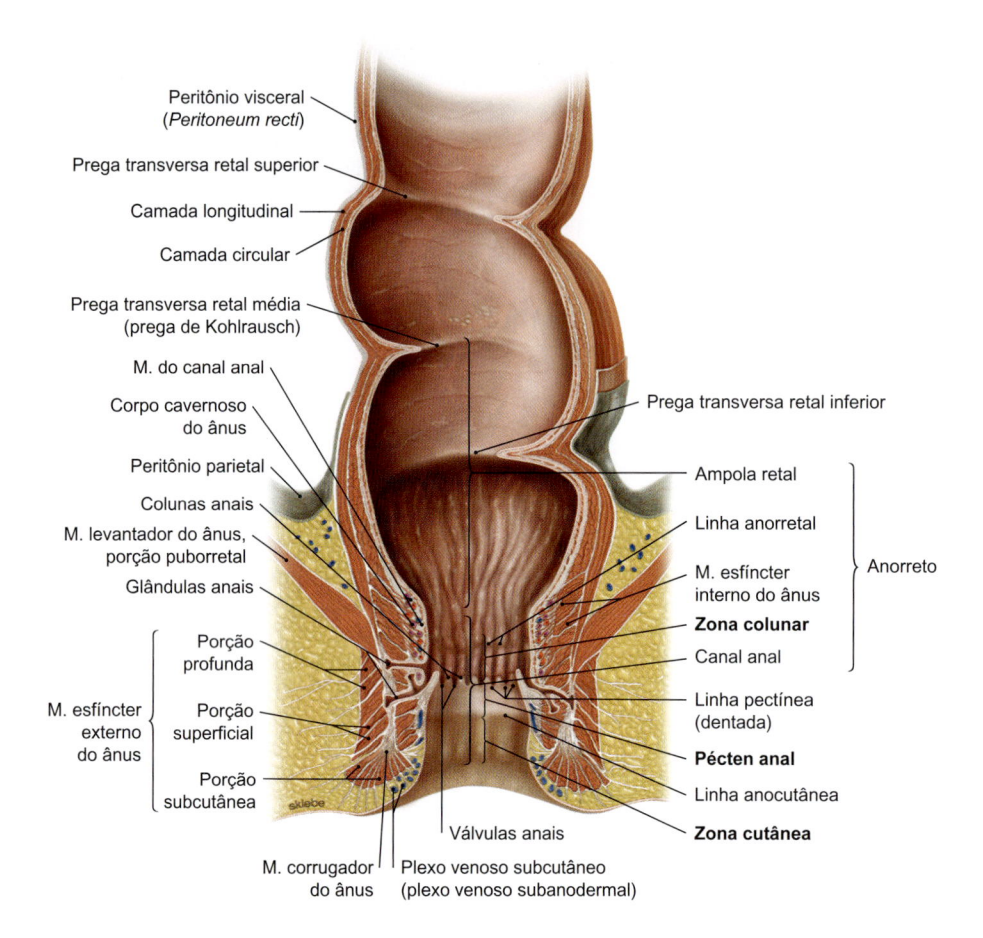

Peritônio visceral (*Peritoneum recti*)
Prega transversa retal superior
Camada longitudinal
Camada circular
Prega transversa retal média (prega de Kohlrausch)
M. do canal anal
Corpo cavernoso do ânus
Peritônio parietal
Colunas anais
M. levantador do ânus, porção puborretal
Glândulas anais
Porção profunda
M. esfíncter externo do ânus
Porção superficial
Porção subcutânea
M. corrugador do ânus
Válvulas anais
Plexo venoso subcutâneo (plexo venoso subanodermal)

Prega transversa retal inferior
Ampola retal
Linha anorretal
M. esfíncter interno do ânus
Zona colunar
Canal anal
Linha pectínea (dentada)
Pécten anal
Linha anocutânea
Zona cutânea
Anorreto

Figura 8.21 Corte frontal da pelve com a ampola retal e com o canal anal. [L238]

lógico da musculatura lisa do "esfíncter interno" difere das demais musculaturas do intestino, uma vez que sua contração é sustentada e não apresenta peristalse. Apenas no momento da defecação o esfíncter é brevemente, e de forma reflexa, relaxado.

- **músculo do canal anal** (musculatura lisa) e **corpo cavernoso do ânus**: isoladamente os esfíncteres não conseguem fechar o canal anal. Mesmo exercendo contração máxima haveria uma pequena abertura de alguns milímetros. Essa abertura é, então, ocluída pelo músculo do canal anal e pelo corpo cavernoso do ânus, localizado acima dele.
  - esse músculo se origina do músculo esfíncter interno do ânus e da camada muscular longitudinal do reto e irradia, em for-

ma de leque, no epitélio acima do corpo cavernoso, onde ele penetra. Há uma conexão muito forte entre a porção muscular contrátil do aparelho de continência e os vasos sanguíneos (**aparelho de continência/de oclusão vasculomuscular**). Por intermédio do seu trajeto "em forma de leque", há fibras musculares de diferentes comprimentos; as mais curtas terminam na altura da linha dentada. Como resultado da expansão para o interior da mucosa, a linha dentada é mantida reta e o corpo cavernoso é fixado acima dessa linha (➤ Fig. 8.21).

- o corpo cavernoso do ânus (responsável por cerca de 10% do desempenho de continência) é irrigado por via arterial e consiste em anastomoses arteriovenosas com vasos especializados. Ele permite o fechamento completo (**continência refinada**) do canal anal que impede a passagem de gás, de água e de fezes mais próximas ao canal. Quando o músculo esfíncter interno do ânus está contraído (enquanto a continência em repouso é mantida), a saída venosa é restrita, enquanto o fluxo arterial é mantido. O tecido cavernoso enche de sangue, aumenta de volume e veda o lúmen do canal anal, de forma efetiva. Com isso os coxins vasculares juntam-se entre elas em "forma de estrela". A Aartérias retal superior divide-se na altura da 3ª vértebra sacral (correspondente à prega transversa do reto de Kolrausch) em dois ramos principais; o ramo direito divide-se novamente (➤ Fig. 8.24). Dessa forma, três artérias principais alcançam, nas posições de 3, 7 e 11 horas, na altura da linha anorretal, a parede do intestino e irrigam, entre outras estruturas, o corpo cavernoso do ânus (➤ Fig. 8.21).

- **Pele anal (anoderme)**: acima da linha anocutânea (linha de Hilton), a pele é bastante sensível e contém glândulas sebáceas. Com uma largura de aproximadamente 1 cm, ela está, no nível da margem inferior do músculo esfíncter interno do ânus, ade-

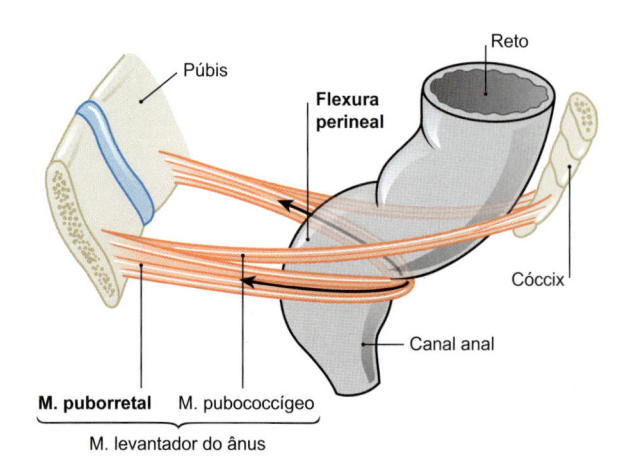

Púbis
Reto
Flexura perineal
Cóccix
Canal anal
M. puborretal — M. pubococcígeo
M. levantador do ânus

Figura 8.22 Percurso do M. puborretal; representação esquemática. [L126]

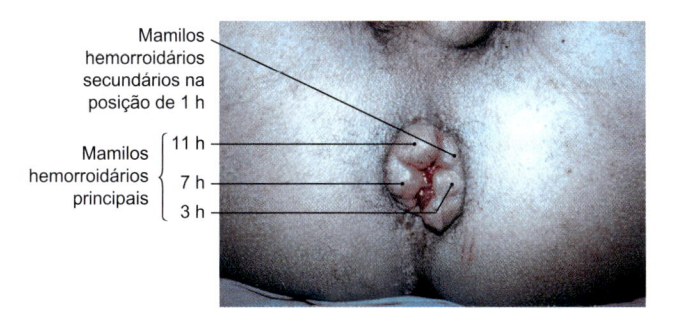

Mamilos hemorroidários secundários na posição de 1 h

Mamilos hemorroidários principais { 11 h / 7 h / 3 h

Figura 8.23 Hemorroidas no estágio IV; vista inferior na posição de litotomia, na qual o paciente se posiciona em decúbito dorsal e o examinador tem acesso visual do períneo. [R234]

rida, de forma imóvel, ao esfíncter: pécten anal (zona de Hilton). Essa pele, altamente sensível, é crucial para a manutenção do reflexo anorretal. Ela controla o volume, a consistência (líquido, sólido ou gasoso) e a posição. A percepção é também o gatilho para a finalização voluntária da defecação. Nesse caso, os músculos esfíncter externo do ânus e puborretal contraem. Por curto período de tempo o músculo esfíncter interno do ânus contrai novamente.

Clínica

Hemorroidas são dilatações não fisiológicas do corpo cavernoso do ânus e ocorrem com frequência. As causas são, em grande parte, desconhecidas, mas parecem estar relacionadas com os hábitos alimentares nos países industrializados (ingestão de poucas fibras e de alimentos ricos em gordura). A localização dos mamilos hemorroidários é indicada de acordo com os ponteiros do relógio (na "posição de litotomia"). Devido ao padrão de ramificação dos principais ramos da artéria retal superior, na entrada do corpo cavernoso, os chamados mamilos hemorroidários principais formam-se, geralmente, nas posições de 3, 7 e 11 horas. Ao redor podem surgir "mamilos hemorroidários secundários" (correspondentes a ramos secundários que emergem dos ramos principais), por exemplo na referência de 1 hora, ➤ Fig. 8.23.
As hemorroidas podem ser diferenciadas em diversos **estágios:**
* Estágio I: visível somente através de endoscopia
* Estágio II: deslocam-se para fora através do canal anal quando comprimidas, mas retornam espontaneamente ao interior do canal anal
* Estágio III: deslocam-se para fora espontaneamente, no entanto podem ser reposicionadas com os dedos
* Estágio IV: deslocam-se para fora do canal anal e não podem mais ser reposicionadas
A partir do estágio II o tratamento deve ser realizado de acordo com o estágio e com a gravidade: o tratamento pode ser feito por meio de esclerose ou pela aplicação de anéis de borracha (estágio II), ou pode ser cirúrgico: fixação ou remoção (estágios III e IV).

Defecação

Um **arco reflexo** autônomo **na parte sacral do sistema parassimpático (S2-4)** na medula espinhal é ativado por meio de receptores de estiramento localizados na ampola retal (reflexo da defecação) (➤ Fig. 8.26), aumentando a atividade peristáltica da musculatura do colo sigmoide e do reto e diminuindo o tônus do músculo esfíncter interno do ânus (➤ Tabela 8.2). Por meio de um relaxamento voluntário da musculatura puborretal e do músculo

Tabela 8.2 Procedimentos da eliminação das fezes (defecação).

Através de arco-reflexo parassimpático (S2-4, tronco encefálico)	Consciente (tálamo e telencéfalo)
• contração reflexa da musculatura do colo sigmoide e do reto (parassimpático, S2-4) • relaxamento do músculo esfíncter interno do ânus (inibição do simpático)	• relaxamento do músculo puborretal e do diafragma da pelve → **distensão da flexura perineal e posicionamento do reto** • relaxamento do músculo esfíncter externo do ânus

esfíncter externo do ânus, o ângulo anorretal é neutralizado, ampliando o canal anal. O corpo cavernoso do ânus cheio de sangue é lentamente "comprimido" pela passagem do bolo fecal. As porções lisas do músculo levantador do ânus se contraem, e, consequentemente, há um aumento da pressão intra-abdominal. O aumento da pressão intra-abdominal origina-se da contração simultânea dos músculos da parede diafragmática e anterolateral do abdome e do fechamento da glote. Uma posição de agachamento facilita o mecanismo de defecção. Por meio das aferências somáticas do nervo pudendo, a passagem do bolo fecal através do ânus é registrada. Ao completar a passagem das fezes, o processo de defecação é concluído pela contração de ambos os esfíncteres anais e da musculatura puborretal.

Clínica

Para que o mecanismo de **defecação** ocorra de forma adequada, vários fatores devem interagir de forma conjunta: a consistência do bolo fecal deve ser tal que:
* a pressão intrarretal seja aumentada para que o músculo esfíncter interno do ânus relaxe,
* o corpo cavernoso do ânus seja comprimido durante a passagem do bolo fecal e esvaziado,
* as fezes na região da pele do ânus possam ser claramente percebidas, a fim de que a defecação possa ser finalizada.
Não é esse o caso quando o bolo fecal é muito amolecido (**diarreia**) ou muito endurecido (**constipação**).

8.4.5 Artérias do Reto e do Canal Anal

O reto e o canal anal são irrigados por **três artérias (artérias retais superior, média e inferior)**. A região de irrigação dessas artérias corresponde à origem de desenvolvimento. Visto que o reto e a porção superior do canal anal originam-se do intestino posterior, enquanto a porção inferior do canal anal, no entanto, se origina do proctodeu, entende-se porque as anastomoses dos vasos estão localizadas na região da linha pectínea (clinicamente denominada "linha dentada"). As artérias do reto e do canal anal são (➤ Fig. 8.24):
* **artéria retal superior** (ímpar): ramo da artéria mesentérica inferior, irriga a maior parte do reto, do músculo esfíncter interno do ânus, assim como a membrana mucosa do canal anal *acima* da linha pectínea e, dessa forma, também o corpo cavernoso do ânus. Suas ramificações formam anastomoses com a artéria retal interior.
* **artéria retal média** (par): Ramificação da artéria ilíaca interna *acima* do diafragma da pelve (músculo levantador do ânus). No entanto, essa artéria é encontrada raramente em ambos os lados e pode, até mesmo, estar ausente em ambos os lados. Quando presente auxilia no suprimento sanguíneo do terço inferior do reto.

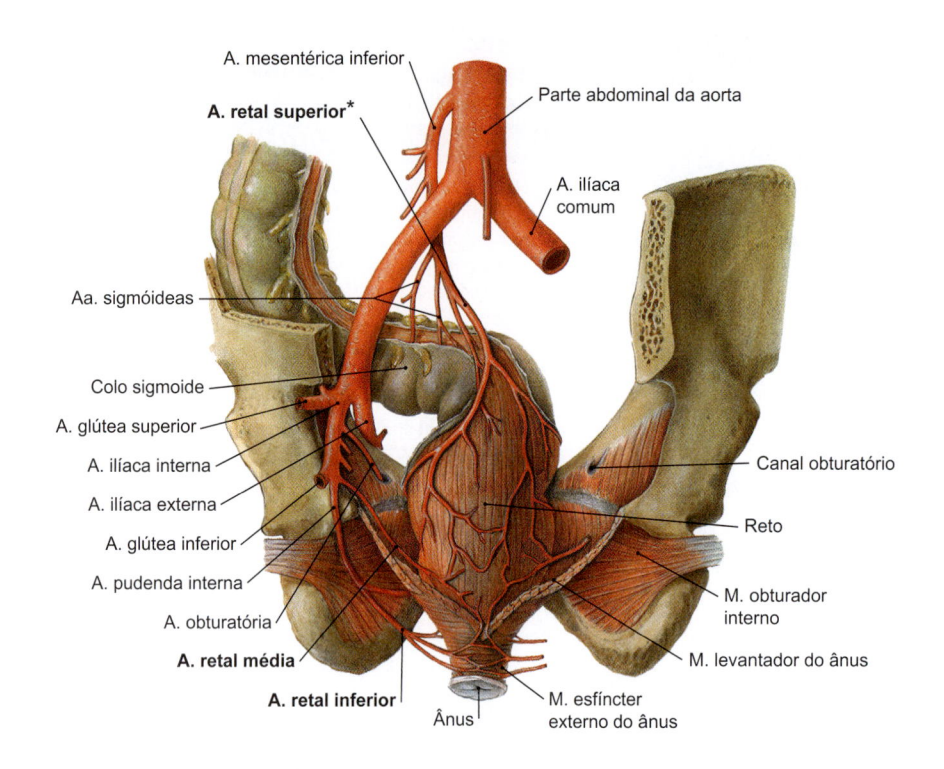

Figura 8.24 Artérias do reto, Aa. retais. Vista posterior. A A. retal superior é uma artéria terminal a partir do ponto de Sudeck (*).

- **artéria retal inferior** (par): Ramificação da artéria pudenda interna *abaixo* do diafragma da pelve. Irriga a porção externa do canal anal com os seus esfíncteres, até o terço inferior do reto, assim como a mucosa do canal anal *abaixo* da linha pectínea. Entre as diversas artérias formam-se inúmeras anastomoses. A artéria retal superior é a última ramificação da artéria mesentérica inferior. Ela emite um ramo, que forma, juntamente com as artérias sigmóideas, uma anastomose. A partir desse ponto (clinicamente chamado de **ponto de Sudeck** [*]), ela é uma artéria terminal.

Clínica

O corpo cavernoso do canal anal é irrigado, predominantemente, pela artéria retal superior. Consequentemente, os **sangramentos derivados das hemorroidas**, que representam vasos dilatados do corpo cavernoso do reto, são sangramentos arteriais e, dessa forma, manifestam-se pela sua coloração vermelho-clara.

8.4.6 Veias do Reto e do Canal Anal

Como em todos os órgãos pélvicos, as veias do reto, no mesorreto, formam plexos extensos (**plexo venoso retal**). A partir desses plexos, o sangue circula, correspondente às artérias, do reto e do canal anal através de **três veias** (➤ Fig. 8.25):
- **veia retal superior** (ímpar): conexão através da veia mesentérica inferior com a veia porta do fígado
- **veia retal média** (par, mas muito variável): conexão através da veia ilíaca interna com a veia cava inferior
- **veia retal inferior** (par): conexão através da veia pudenda interna e da veia ilíaca interna com a veia cava inferior

O limite entre a área de drenagem da veia porta do fígado e da veia cava inferior localiza-se na região da **linha pectínea**. No entanto, existem aqui inúmeras conexões.

Clínica

A administração de **supositórios** tira vantagem da drenagem venosa de forma específica: a intenção é fornecer ao corpo o princípio ativo do medicamento sem que ocorra a passagem pelo sistema porta do fígado, que metabolizaria parte considerável da medicação. Por esse motivo, os supositórios não devem ser introduzidos muito profundamente no canal anal, pois, desse modo, o princípio ativo seria drenado através da veia retal superior via veia porta diretamente para o fígado.

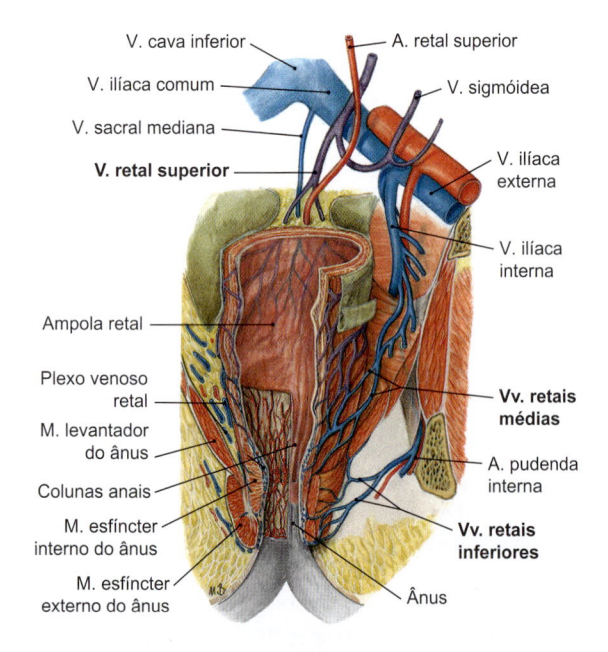

Figura 8.25 Suprimento venoso do reto e do canal anal. Vista anterior. A circulação para a v. porta do fígado e para a v. cava inferior estão representadas em roxo e em azul, respectivamente

A **trombose venosa anal e perianal** é uma causa comum de consulta imediata ao proctologista, pois ela é extremamente dolorosa. Em pouco tempo, um ou mais nódulos dolorosos de coloração azul-avermelhada formam-se na margem do ânus, causados pela formação de coágulo sanguíneo nas veias do plexo venoso subcutâneo. Um nódulo pode conter vários trombos e atingir o tamanho de uma cereja ou, até mesmo, em casos raros, o tamanho de uma ameixa. As causas são, frequentemente, estresses inusitados e atividade física intensa, somados ao aumento da pressão intra-abdominal, que pode ocorrer, por exemplo, quando um paciente permanece por muito tempo sentado, em voos de longa distância, ou devido ao parto. A trombose venosa perianal deve ser diferenciada das hemorroidas.

Quando há aumento da pressão na circulação portal (**hipertensão portal**), originada, por exemplo, pela cirrose hepática, o sangue pode passar através da junção veia retal superior – plexo venoso retal – veias retais médias e inferiores (**anastomose porto-cava**) para a porção inferior das veias cavas (➤ Fig. 7.32). Pode haver formação de varizes; não há, nesse caso, o aparecimento de hemorroidas.

para-aórticos localizados retroperitonealmente (**linfonodos lombares**) e para o **tronco lombar** (➤ Fig. 7.23).

O **segmento distal do reto** e o **canal anal**, incluindo o M. esfíncter interno do ânus, também se conectam com o **tronco lombar**. O primeiro conjunto de linfonodos são os **linfonodos ilíacos internos** e, em relação ao segmento final do canal anal, abaixo da **linha pectínea** e para o músculo esfíncter externo do ânus, são os **linfonodos inguinais superficiais** localizados na região inguinal (➤ Fig. 7.23).

Clínica

Enquanto um **tumor maligno** permanecer restrito à parede intestinal, metástases nos linfonodos locais ocorrem geralmente no mesorreto, de tal forma que uma excisão total do mesorreto (ETM) pode ser uma forma de tratamento. No entanto, quando o tumor se localiza abaixo da linha pectínea, metástases nos linfonodos inguinais também podem estar presentes, exigindo uma estratégia terapêutica diferenciada.

8.4.7 Vasos Linfáticos do Reto e do Canal Anal

A drenagem linfática está baseada no trajeto dos vasos arteriais. Os linfonodos regionais são os **linfonodos anorretais/pararretais**, que se localizam diretamente na parede intestinal e, em seguida, os **linfonodos renais superiores**, também localizados no mesorreto (➤ Fig. 8.19).

A partir do segmento proximal do **reto**, a linfa é drenada nos **linfonodos mesentéricos inferiores** próximo à saída da artéria mesentérica inferior e, a partir daí, é drenada nos linfonodos

8.4.8 Inervação do Reto e do Canal Anal

O **plexo retal** é uma continuação do plexo hipogástrico inferior e contém fibras nervosas simpáticas e parassimpáticas (➤ Tabela 8.3, ➤ Fig. 8.26):

- as fibras nervosas **simpáticas** ativam o músculo esfíncter interno do ânus, garantindo, assim, a continência.
- as fibras nervosas **parassimpáticas** promovem o peristaltismo e inibem o esfíncter.

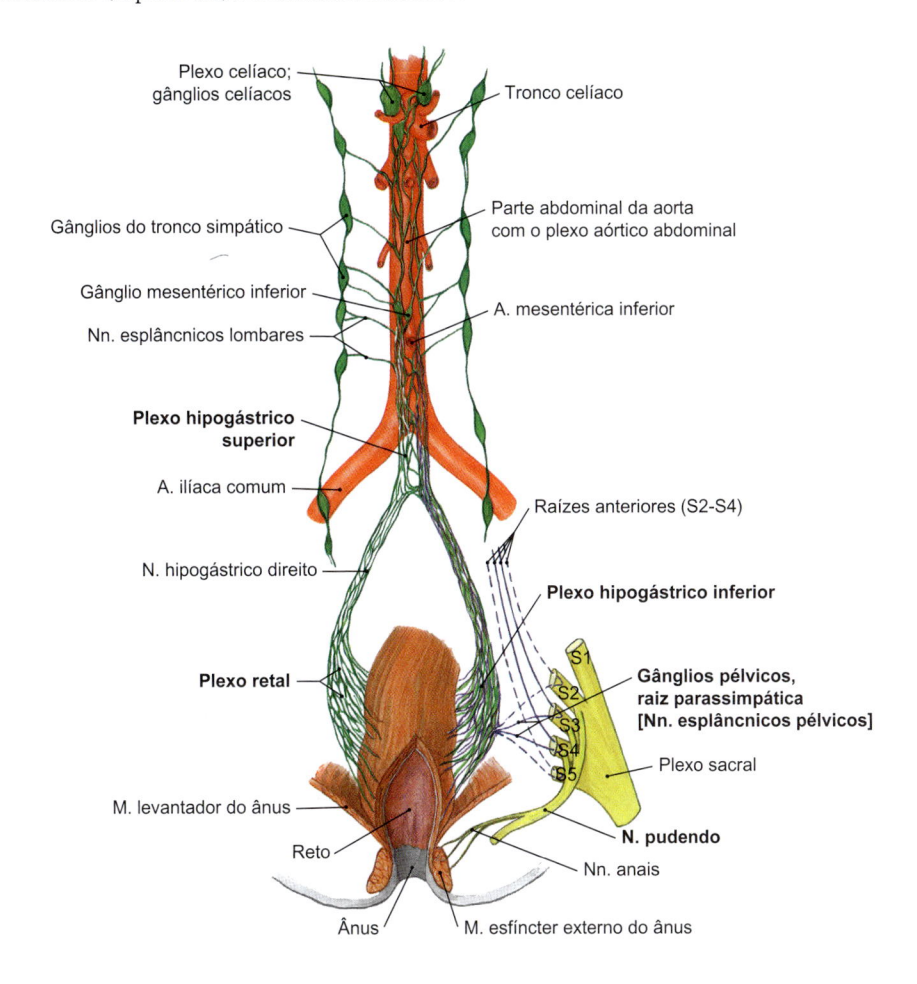

Plexo celíaco; gânglios celíacos

Tronco celíaco

Gânglios do tronco simpático

Parte abdominal da aorta com o plexo aórtico abdominal

Gânglio mesentérico inferior

A. mesentérica inferior

Nn. esplâncnicos lombares

Plexo hipogástrico superior

A. ilíaca comum

Raízes anteriores (S2-S4)

N. hipogástrico direito

Plexo hipogástrico inferior

Plexo retal

S1
S2
S3
S4
S5

Gânglios pélvicos, raiz parassimpática [Nn. esplâncnicos pélvicos]

Plexo sacral

M. levantador do ânus

N. pudendo

Reto

Nn. anais

Ânus

M. esfíncter externo do ânus

Figura 8.26 Inervação do reto e do canal anal. Vista anterior; representação esquemática. O plexo retal contém fibras nervosas simpáticas (em verde) e parassimpáticas (em violeta).

Tabela 8.3 Inervação do reto e do canal anal.

Inervação do reto e do canal anal acima da linha pectínea	Inervação do canal anal abaixo da linha pectínea
• simpático (T10-L3) através do plexo mesentérico inferior e do plexo hipogástrico inferior • parassimpático (S2-4) através do plexo hipogástrico inferior	• somático através do nervo pudendo

As **fibras nervosas simpáticas** pré-ganglionares (T10-L3) alcançam o reto através do **plexo mesentérico inferior** ou descem do plexo aórtico abdominal através do plexo hipogástrico superior e, a partir dos gânglios sacrais do tronco simpático, por meio dos nervos esplâncnicos sacrais. As fibras estabelecem conexões sinápticas, predominantemente, com neurônios pós-ganglionares do **plexo hipogástrico inferior**. Esses neurônios alcançam o reto acompanhando as ramificações da artérias retais superior e média. As **fibras nervosas parassimpáticas** pré-ganglionares estendem-se a partir da porção sacral do parassimpático (S2-S4), através dos nervos esplâncnicos pélvicos, para os gânglios do **plexo hipogástrico inferior**. Nestes ou nas mediações do intestino, as fibras estabelecerão conexões sinápticas com fibras nervosas pós-ganglionares (gânglios pélvicos), as quais penetram no mesorreto e nele ascendem, de forma independente, ou ao longo da artéria retal superior.

A inervação autônoma termina aproximadamente na região da **linha pectínea**. O segmento inferior do canal anal recebe inervação somática por meio de fibras aferentes do **nervo pudendo**. Adicionalmente fibras motoras do nervo pudendo ativam o músculo esfíncter externo do ânus e o músculo puborretal, possibilitando, assim, a contração voluntária do ânus.

Para mais informações sobre a organização geral do sistema nervoso autônomo da pelve, veja o ➤ Item 8.8.5.

Clínica

Considerando que as áreas de circulação sanguínea e linfática e de inervação se alteram na região da linha pectínea, esta serve como uma orientação tanto para a **clínica** quanto para a **cirurgia de carcinomas do reto e do canal anal**.
• Tumores malignos proximais à linha pectínea geram metástases para os linfonodos da pelve e, através do sangue venoso, para o fígado. Tumores proximais são, geralmente, indolores.
• Carcinomas distais geram metástases primariamente para os linfonodos inguinais e para os pulmões. Os tumores distais podem ser bastante dolorosos, tenho em vista a sua inervação somática através do nervo pudendo externo. Contudo, a classificação dos carcinomas retais é baseada, atualmente, na distância dos tumores em relação à linha anocutânea.

NOTA

O histórico de formação/desenvolvimento da **linha pectínea** leva a uma alteração das áreas de distribuição de todas as **estruturas vasculonervosas**:
• **Artérias:** artéria mesentérica inferior ↔ artéria ilíaca interna
• **Veias:** veia porta do fígado ↔ veia ilíaca interna
• **Linfonodos:** linfonodos ilíacos internos ↔ linfonodos inguinais
• **Inervação:** inervação autônoma (plexo mesentérico inferior e plexo hipogástrico inferior) ↔ inervação somática (nervo pudendo)

8.5 Órgãos Genitais Masculinos

Competências

Após a leitura desse capítulo, você será capaz de:
• descrever os órgãos genitais masculinos, internos e externos, assim como as suas funções
• explicar o desenvolvimento dos órgãos genitais masculinos, estabelecendo as diferenças no seu desenvolvimento quando comparados com os órgãos genitais femininos, assim como as suas possíveis malformações
• identificar, em preparações anatômicas, a formação e as partes do pênis e do escroto
• mostrar, em preparações anatômicas, a estrutura, a formação e as camadas dos testículos e do epidídimo, bem como o trajeto percorrido pelo ducto deferente
• identificar, em preparações anatômicas, o conteúdo do funículo espermático
• descrever a forma e a função das glândulas genitais acessórias
• explicar a estrutura (zonas) da próstata e o seu relacionamento posicional com o reto, definindo o seu significado clínico
• mostrar as artérias de cada órgão genital e as suas diferentes origens de desenvolvimento

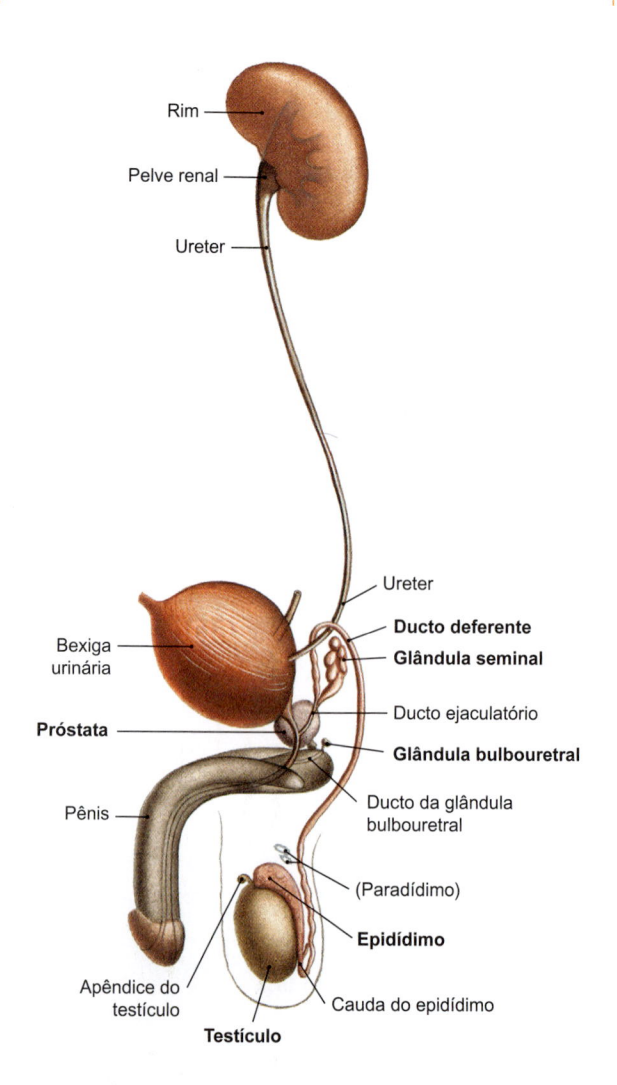

Rim — Pelve renal — Ureter — Bexiga urinária — **Ducto deferente** — **Glândula seminal** — Ducto ejaculatório — **Glândula bulbouretral** — **Próstata** — Pênis — Ducto da glândula bulbouretral — (Paradídimo) — **Epidídimo** — Apêndice do testículo — Cauda do epidídimo — **Testículo**

Figura 8.27 Órgãos urinários e sexuais masculinos. Vista pelo lado esquerdo.

- caracterizar a área de drenagem venosa e linfática, indicando o seu significado clínico
- descrever o trajeto percorrido pelas artérias e pelas veias penianas e o seu funcionamento em relação ao mecanismo da ereção
- explicar a inervação somática e a inervação autônoma dos órgãos genitais e os seus significados para a função sexual

8.5.1 Visão Geral

Os órgãos genitais masculinos são divididos em órgãos genitais masculinos internos e externos (➤ Fig. 8.27). Os órgãos genitais externos localizam-se fora da cavidade pélvica, na região do períneo (➤ Item 8.9.3), enquanto os órgãos genitais internos se localizam no interior da cavidade pélvica ou, de acordo com o seu desenvolvimento, no escroto. A especialidade médica que estuda os órgãos genitais masculinos é a Urologia.

Os órgãos genitais masculinos externos incluem:

- Pênis
- Uretra (uretra masculina)
- Escroto (saco escrotal)

A uretra foi descrita juntamente com as vias urinárias (➤ Item 8.3).

Os órgãos genitais masculinos internos são:

- Testículo
- Epidídimo
- Ducto deferente
- Funículo espermático
- Glândulas sexuais acessórias:
  - Próstata
  - Glândula seminal (par)
  - Glândula bulbouretral de Cowper (par)

8.5.2 Função dos Órgãos Genitais Masculinos

Os órgãos genitais masculinos externos são os órgãos sexuais. O pênis é o órgão envolvido no ato sexual. O escroto envolve o testículo, o epidídimo e a primeira porção do ducto deferente, assim como as suas estruturas vasculonervosas. Ele possibilita, devido ao posicionamento dos testículos fora da cavidade pélvica, a redução da temperatura local, fator importante para o mecanismo de formação dos espermatozoides, chamado espermatogênese.

Os órgãos genitais masculinos internos são os órgãos reprodutores e apresentam diferentes funções:

- Testículos: formação dos espermatozoides e dos hormônios sexuais (testosterona)
- Epidídimos e ducto deferente: armazenamento e transporte dos espermatozoides
- Funículo espermático: direcionamento do ducto deferente e das estruturas vasculonervosas dos testículos
- Glândulas genitais acessórias: secreção do ejaculado e lubrificação

Os espermatozoides são formados no testículo e conduzidos ao epidídimo, onde são armazenados. Durante o orgasmo os espermatozoides são transportados, através do ducto deferente, para a uretra (**emissão**), onde serão misturados com as demais secreções da próstata e da vesícula seminal, antes de serem expelidos pelo pênis (**ejaculação**). As secreções do ejaculado são importantes para a nutrição dos espermatozoides e auxiliam na fertilização. A glândula bulbouretral (de Cowper) secreta seu produto já durante a fase de excitação, auxiliando na lubrificação da vagina. O testículo apresenta, além da sua função de formação dos

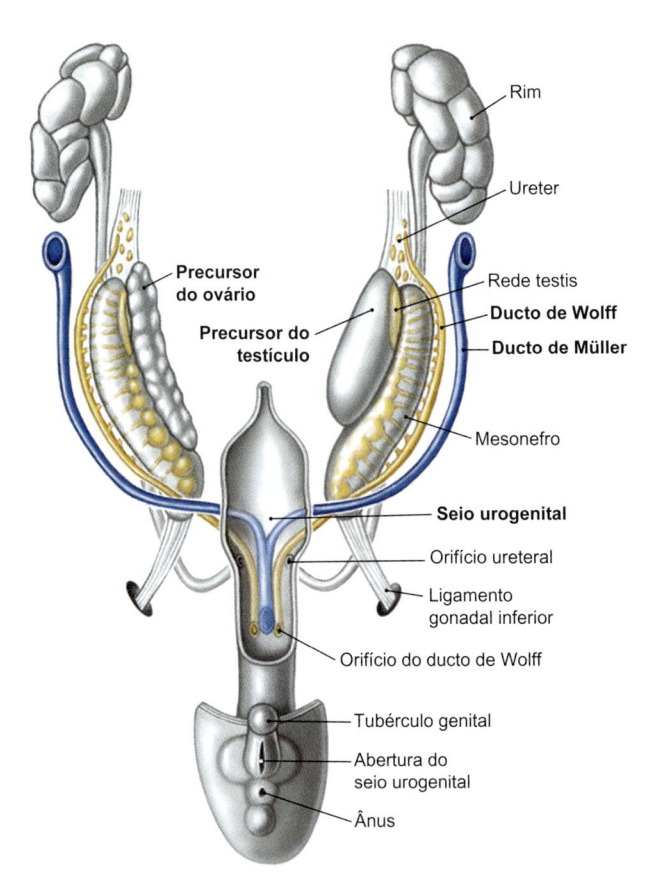

Figura 8.28 Desenvolvimento dos órgãos urinários e desenvolvimento inicial dos órgãos genitais internos em ambos os sexos na 8ª semana de desenvolvimento. (Segundo [S010-1-16])

espermatozoides, a função da secreção do hormônio sexual masculino, a testosterona. Uma vez que o testículo e o epidídimo estão, juntamente com os seus envoltórios, situados no interior do escroto, as suas estruturas vasculonervosas se originam de acordo com o seu local de origem no espaço retroperitoneal, no nível dos rins, e seguem em conjunto, no canal inguinal, com o ducto deferente no funículo espermático.

8.5.3 Desenvolvimento dos Órgãos Genitais Masculinos

Os órgãos genitais internos e externos em ambos os sexos se desenvolvem igualmente até a *7ª semana de desenvolvimento* (estágio sexual indiferenciado). A partir de então os órgãos genitais se diferenciam de forma específica de acordo com o sexo genético do embrião.

Desenvolvimento dos Órgãos Genitais Internos (Estágio Sexual Indiferenciado)

Os órgãos genitais se originam do **mesoderma intermediário**, formando a **crista urogenital**, na *4ª semana de desenvolvimento*. A porção medial surge na *5ª semana de desenvolvimento* como uma **crista genital** e, portanto, uma semana depois de o sistema renal estar localizado lateralmente e que, nesta fase, ainda se encontra em estágio de mesonefro (➤ Fig. 8.28, ➤ Fig. 8.29). O **tecido conectivo** da crista genital é recoberto por uma túnica serosa, que emerge do **epitélio celômico** da cavidade do embrião. Na *6ª semana de desenvolvimento*, desenvolvem-se os **cordões sexuais primários**, nos quais as **células germinativas primordiais** migram para

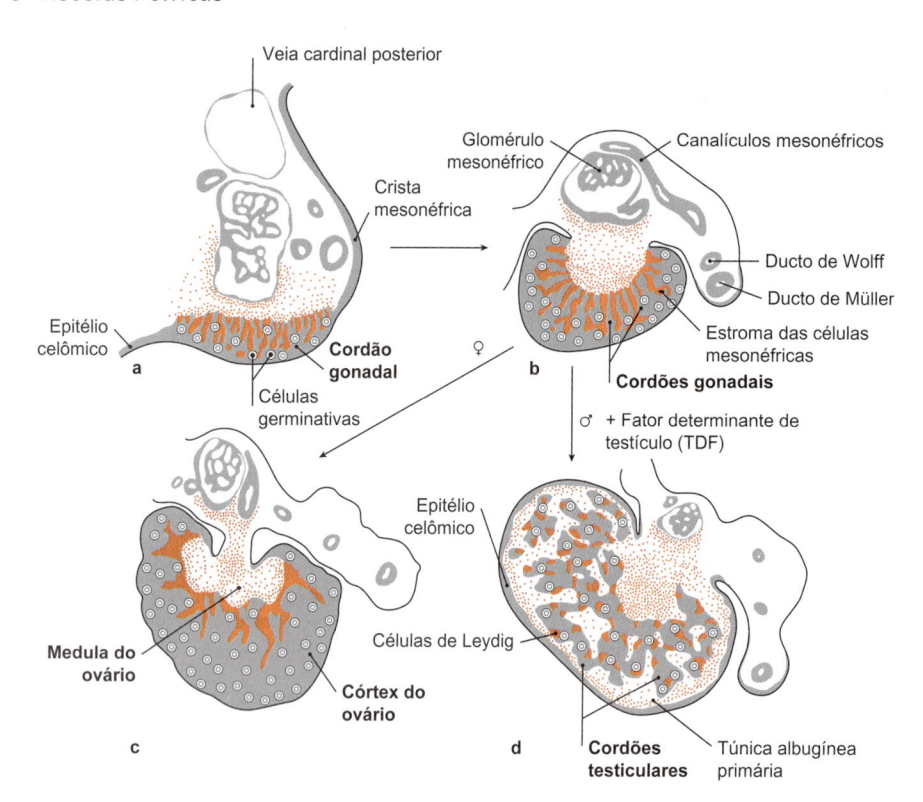

Figura 8.29 Desenvolvimento das gônadas do estágio de gônadas em estágio sexual indiferenciado a partir da 6a semana (a, b) para ovário (c) e para testículo (d). (Segundo [S010-1-16]) [L126]

a futura região da genitália (➤ Fig. 8.29). Essas células seguem um caminho intricado: após serem definidas já na *2ª semana de desenvolvimento* na região da linha primitiva, elas atingem, na *4ª semana*, primeiramente com o saco vitelino, o epitélio do intestino posterior, deixando-o novamente, para migrar sobre o seu próprio meso na crista genital.

Lateralmente a essas **gônadas genitais indiferenciadas,** dois ductos se desenvolvem sucessivamente, de forma paralela: primeiro, na *5ª semana de desenvolvimento,* o ducto mesonéfrico (**de Wolff**), está presente, de ambos os lados, como ureter primitivo do mesonefro, o qual se conecta à porção caudal do intestino posterior; deste, o seio urogenital resulta posteriormente como precursor da bexiga urinária (➤ Fig. 8.28). Ele induz, na *7ª semana de desenvolvimento*, a formação do ducto paramesonéfrico (**de Müller**), também como uma estrutura par, que se afasta então do epitélio celômico da crista genital e permanece em contato aberto com a cavidade abdominal (➤ Fig. 8.28, ➤ Fig. 8.29). Em contraste com o ducto de Wolff, as extremidades distais dos ductos de Müller se fundem antes de sua confluência no seio urogenital, formando o canal uterovaginal.

Desenvolvimento dos Órgãos Genitais Masculinos Internos

No final da *7ª semana de desenvolvimento* os testículos se formam nos embriões do sexo masculino, a partir dos primórdios gonadais. O fator determinante de testículo (TDF, "*testis-determining factor*") é responsável pela formação dos testículos. O TDF é expresso a partir de um gene localizado no cromossomo Y (SRY, "*sex-determining region of the Y-chromosome*") de embriões do sexo masculino. Os cordões sexuais, então, dão origem aos **cordões testiculares**, que se tornam os **túbulos seminíferos** (➤ Fig. 8.29). Na parede desses cordões, **espermatogônias** são depositadas no epitélio das **células de Sertoli**, como progenitoras das células germinativas primordiais. Entre os túbulos seminíferos, as células do tecido conectivo se diferenciam nas **células de Leydig**.

Dessa forma o testículo é formado como gônada masculina. Na ausência de TDF, forma-se o ovário.

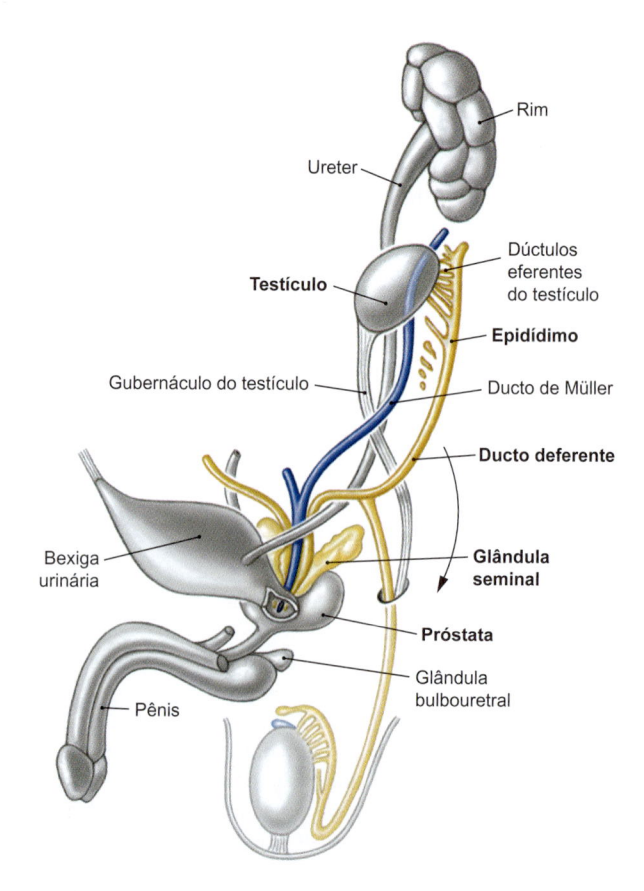

Figura 8.30 Desenvolvimento dos órgãos genitais masculinos internos. (Segundo [S010-1-16])

O testículo é formado na região lombar, na altura do mesonefro, que também fornece alguns canais (canalículos eferentes) para conexão com o futuro epidídimo. O testículo se projeta na cavidade peritoneal e está ancorado na sua porção posterior por uma prega peritoneal (**mesórquio**), na qual o epitélio celômico passa para a superfície do testículo. Essa prega forma, na região cranial e caudal do testículo, o **ligamento gonadal** inferior e superior (➤ Fig. 8.28). Durante o crescimento do corpo, o testículo migra progressivamente em direção caudal (**descida do testículo**), sendo acompanhado pelas suas estruturas vasculonervosas como funículo espermático. Consequentemente, forma-se inicialmente, ao longo do ligamento gonadal inferior (também chamado de **gubernáculo do testículo**), uma evaginação peritoneal (**processo vaginal do peritônio**), que se estende até a região do futuro escroto, acompanhando a descida do testículo até o nascimento (➤ Fig. 8.30). Quando o processo vaginal do peritônio pressiona as camadas anteriores da parede do tronco, formam-se as paredes do **canal inguinal**. Próximo do nascimento, o processo vaginal do peritônio se fecha na região do funículo espermático. A porção distal do processo vaginal do peritônio persiste e forma a **túnica vaginal do testículo** como parte da capa/túnica testicular.

A formação da genitália é dependente de hormônios, os quais são produzidos apenas nos testículos:

- **Testosterona** (produzida pelas células de Leydig): promove a diferenciação dos ductos de Wolff
- **AMH** (hormônio anti-mülleriano, produzido pelas células de Sertoli): inibe o desenvolvimento dos ductos de Müller

A testosterona promove a diferenciação dos **ductos de Wolff** em:

- **Epidídimo**
- **Ducto deferente**
- **Glândula seminal**

Além de promover a formação das demais glândulas genitais acessórias (**próstata, glândula bulbouretral de Cowper**) a partir da **endoderme** do **seio urogenital**, que, nessa porção, se desenvolveu na uretra. Dessa forma, somente as porções epiteliais dos órgãos são formadas a partir do ducto de Wolff, assim como do seio urogenital. O tecido conectivo e a musculatura lisa são originados da respectiva mesoderme adjacente.

N O T A

Os órgãos genitais masculinos internos têm três origens:
- Crista genital com células germinativas primordiais → **testículo**
- Ducto de Wolff → **epidídimo, ducto deferente e vesícula seminal**
- Seio urogenital → **próstata e glândula bulbouretral de Cowper**
O desenvolvimento do testículo é determinado pelo sexo genético masculino, enquanto a diferenciação dos demais órgãos genitais masculinos internos e externos é determinada pelo hormônio sexual testosterona, sintetizado pelo testículo.

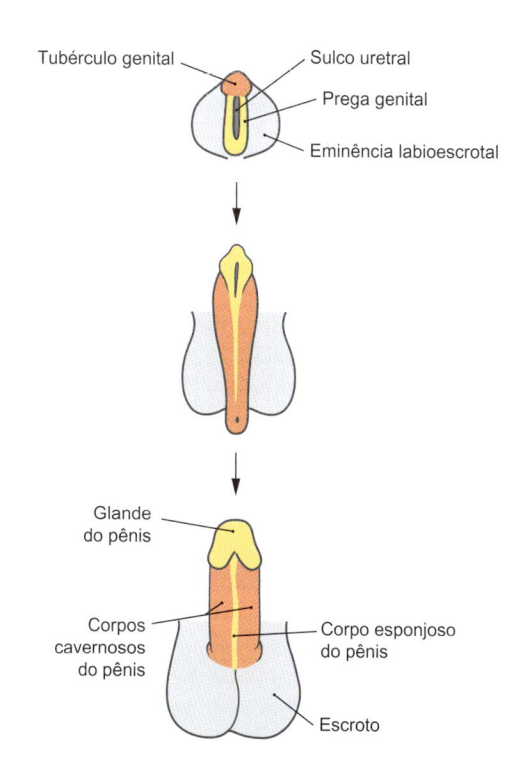

Figura 8.31 Desenvolvimento dos órgãos genitais masculinos externos.

Clínica

Os testículos migram para o escroto em 97% de todos os recém-nascidos, apesar de esse valor ser inferior em recém-nascidos prematuros (70%). Nos demais casos não ocorre a descida do testículo (**criptorquidismo**), situação clínica em que o(s) testículo(s) geralmente se posiciona(m) no canal inguinal. Nesses casos, geralmente, ocorre descida espontânea do testículo nos primeiros seis meses de vida – mas não depois disso, de forma que deve ser realizado um procedimento cirúrgico para correção da posição do testículo no interior do escroto, devido a possível infertilidade e ao risco aumentado de carcinoma do testículo.

Pequenas protuberâncias no testículo e no epidídimo surgem como resquícios do seu desenvolvimento (➤ Fig. 8.35) e, apesar de seu tamanho reduzido, são clinicamente relevantes (veja a seguir). O **apêndice testicular** no polo superior do testículo é um resquício do ducto de Müller, enquanto o **apêndice epididimário,** localizado na cabeça do epidídimo, é um resquício do ducto de Wolff.

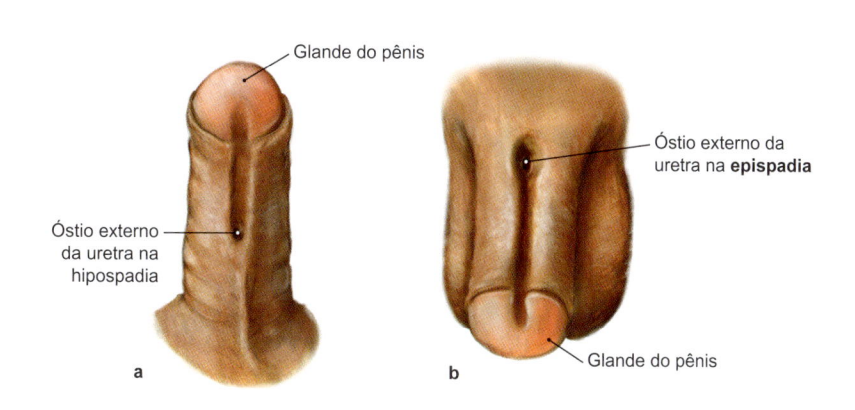

Figura 8.32 Hipospadia e epispadia. O óstio externo da uretra não se localiza no final da glande do pênis, mas sim na face ventral do pênis, na hipospadia (**a**), ou no dorso do pênis, na epispadia (**b**). [L266]

Quando o processo vaginal do peritônio não é obliterado de forma completa, a presença de líquido do espaço peritoneal pode provocar edema do escroto (**hidrocele**). Se a abertura permanecer, de modo que as vísceras intestinais possam penetrar no interior do canal inguinal, há formação de hérnia inguinal congênita.

Desenvolvimento dos Órgãos Genitais Masculinos Externos

A genitália externa se desenvolve a partir da porção caudal do **seio urogenital**. Além disso, a **ectoderme** e seu tecido conectivo subjacente também estão envolvidos. Inicialmente a genitália externa de ambos os sexos se desenvolve igualmente entre a *4ª e a 7ª semana de desenvolvimento* (estágio sexual indiferenciado). Em seguida, a parede anterior do seio urogenital se aprofunda, formando o **sulco uretral**, o qual é delimitado, de ambos os lados, pelas **pregas genitais**. Lateralmente a essas pregas, situam-se as **eminências labioescrotais** e, na margem anterior do sulco, o **tubérculo genital** (➤ Fig. 8.31).

Em seguida originam-se, em embriões masculinos, sob o efeito da testosterona produzida no testículo:

- do tubérculo genital, o **pênis (corpo cavernoso)**
- das pregas genitais, o **corpo esponjoso** e a **glande do pênis**
- da eminência labioescrotal, o escroto (**saco escrotal**)

Durante o fechamento das pregas genitais sobre o sulco uretral surge, simultaneamente, a porção esponjosa da **uretra**.

⌐ Clínica

Quando o fechamento do sulco uretral é incompleto, o óstio externo da uretra não se encontra na glande do pênis, mas em posição mais proximal (➤ Fig. 8.32). Na **hipospadia** (malformação mais comum do pênis), a uretra desemboca na face ventral do pênis, no trajeto entre o escroto e a glande. Na **epispadia** (rara) a uretra se abre em um sulco na região dorsal do pênis. Além de distúrbios na micção

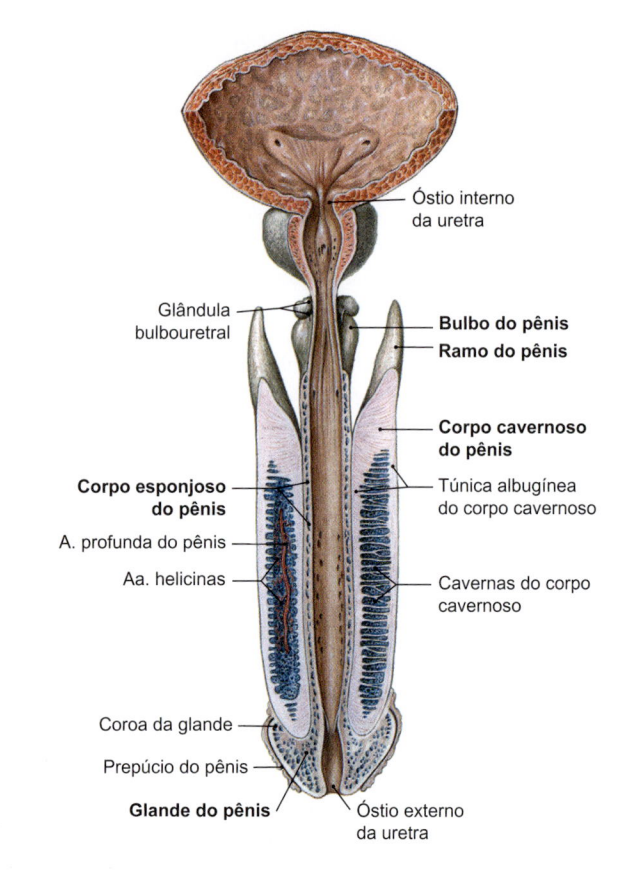

Figura 8.33 Membro masculino, pênis, com exposição dos corpos cavernosos. Vista do dorso com a bexiga urinária e a uretra abertas e com a fáscia do pênis removida.

pode haver também um encurvamento do pênis, de modo que correção cirúrgica deve ser realizada nos primeiros anos de vida.

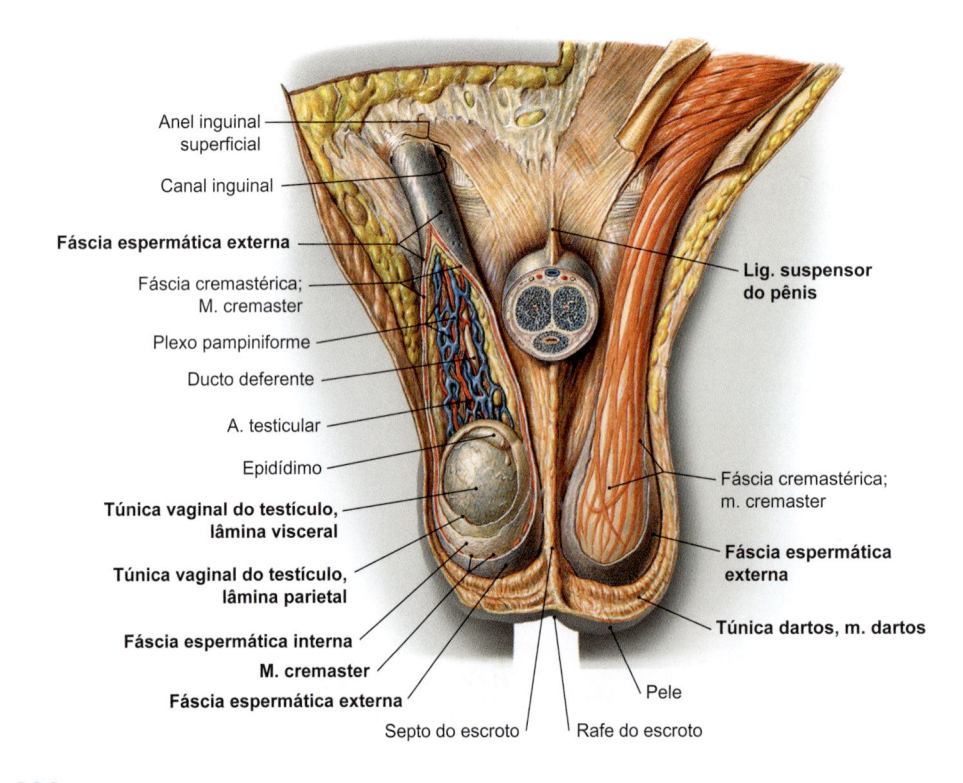

Figura 8.34 Escroto e funículo espermático. Vista anterior; escroto aberto e pênis em secção frontal.

8.5.4 Pênis e Escroto

O pênis, em estado não excitado/flácido, tem cerca de 10 cm de comprimento e pode ser dividido em **corpo** e **base** (➤ Fig. 8.33). As estruturas vasculonervosas do pênis se localizam na sua região dorsal (dorso do pênis). A base do pênis é conectada à parede anterior do tronco por meio de dois ligamentos:

- o **ligamento fundiforme do pênis** (superficial) projeta-se, a partir da linha alba, envolvendo o pênis em ambos os lados, à medida que os feixes de fibras formam um arco.
- o **ligamento suspensor do pênis**, localizado inferiormente, está conectado à sínfise púbica (➤ Fig. 8.34).

A extremidade distal do pênis é dilatada na **glande**, a qual apresenta base abaulada (coroa da glande). Quando o pênis se encontra em estado flácido, a glande é recoberta pelo prepúcio, o qual está fixado à porção inferior do pênis por meio de um ligamento, o frênulo do prepúcio.

O pênis é formado a partir de um par de corpos cavernosos **(corpos cavernosos do pênis)**, revestidos por um denso envoltório (túnica albugínea) e separados por meio de um septo peniano, e a partir de um corpo esponjoso **(corpo esponjoso do pênis)**, que circunda a uretra. Os corpos cavernosos do pênis estão fixados com as extremidades proximais (crura peniana) na porção inferior da pelve e são estabilizados pelos músculos isquiocavernosos. Na sua parte proximal, o corpo esponjoso mostra uma dilatação, formando o bulbo do pênis, recoberto pelo músculo bulboesponjoso e, na região distal, forma a glande do pênis. Externamente todas as estruturas de tecido erétil do pênis são envolvidas pela **fáscia do pênis**, apresentando fibras superficiais e profundas.

Clínica

Quando o prepúcio é muito estreito (**fimose**) e não pode ser tracionado proximalmente, distúrbios na micção e infecções podem ocorrer. Nesse caso o prepúcio deve ser cirurgicamente excisado (circuncisão).

Lesões nos ligamentos podem levar a alterações nas curvaturas do pênis.

O **escroto** (**saco escrotal**) é dividido na linha média, externamente por um feixe membranoso (rafe do escroto) e internamente por um septo de tecido conectivo (septo do escroto), em duas partes (➤ Fig. 8.34). A parede do escroto é formada pela pele com uma pigmentação relativamente forte, sob a qual se situa a camada subcutânea livre de gordura com muito músculo liso (túnica dartos), que contribui no controle da temperatura do escroto, de acordo com sua contração involuntária. Abaixo deste nível, seguem como demais camadas, assim como no funículo espermático, a fáscia espermática externa, a fáscia cremastérica e a fáscia espermática interna (➤ Item 8.5.5).

8.5.5 Testículo e Epidídimo

O **testículo** tem forma ovoide (➤ Fig. 8.35) e mede 4 × 3 cm (10-15 g). Ele apresenta um **polo superior** e um **polo inferior** (extremidade superior e extremidade inferior). As margens anterior e posterior não são visivelmente delimitadas e, portanto, separam brandamente uma **fáscia medial e uma fáscia lateral**. Superior e posteriormente ao testículo situa-se o **epidídimo**, fixado através de um ligamento superior e de um ligamento inferior (Ligamento superior do epidídimo e Ligamento inferior do epidídimo) (➤ Fig. 8.35). O epidídimo é dividido em cabeça, corpo e cauda.

O testículo contém finos canalículos, em cujas paredes os espermatozoides são formados e que transportam os espermatozoides para o epidídimo. O epidídimo consiste em um único ducto tortuoso (ducto epididimário) de 6 cm de comprimento que se continua com o ducto deferente. Entre a parede do escroto e o testículo situa-se a **túnica vaginal do testículo** (➤ Fig. 8.34). Ela é formada por uma lâmina parietal externa (periórquio), no lado interno do escroto, e por uma lâmina visceral interna (epiórquio), na superfície do testículo, que estão conectadas através do mesórquio. Entre essas duas lâminas encontra-se a "**cavidade serosa do escroto**", que corresponde a uma extensão da cavidade peritoneal, devido à descida do testículo.

Clínica

Doenças do testículo, que comumente acometem crianças e adolescentes, podem ser fulminantes e acompanhadas de dor intensa (**escroto agudo**). A mais comum é a **torção testicular**, na qual o testículo gira em torno do seu eixo longitudinal e, pela torção do funículo espermático e da artéria testicular em seu interior, ocorre uma redução do suprimento sanguíneo, podendo causar danos irreversíveis em poucas horas. A torção geralmente ocorre de forma espontânea ou durante uma atividade física. Após confirmação do diagnóstico por ultrassonografia com Doppler, a redução do suprimento sanguíneo deve ser cirurgicamente corrigida: o testículo afetado é "distorcido" (colocado em sua localização fisiológica) e os dois testículos são acomodados no escroto.

Deve haver diagnóstico diferencial da torção do apêndice do testículo e do epidídimo (**torção das hidátides**), as quais são, no entanto, tratadas com analgésicos (➤ Item 8.5.3), assim como de **infeções** virais e bacterianas, nas quais o testículo e o epidídimo encontram-se edemaciados devido à inflamação.

Em adultos, o aumento assintomático do tamanho do testículo deve ser sempre considerado uma indicação de possível **tumor testicular**, cujo diagnóstico pode ser confirmado ou excluído por meio de biópsia (veja a seguir).

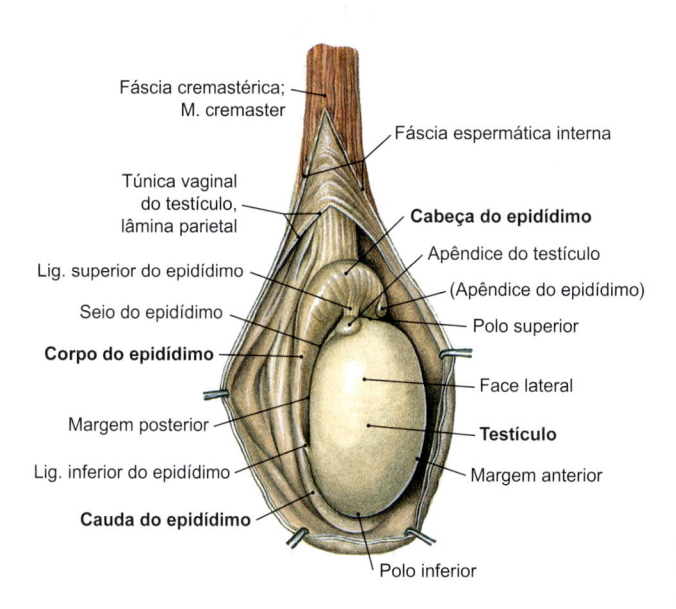

Fáscia cremastérica;
M. cremaster

Fáscia espermática interna

Túnica vaginal
do testículo,
lâmina parietal

Cabeça do epidídimo

Lig. superior do epidídimo

Apêndice do testículo

(Apêndice do epidídimo)

Seio do epidídimo

Polo superior

Corpo do epidídimo

Face lateral

Margem posterior

Testículo

Lig. inferior do epidídimo

Margem anterior

Cauda do epidídimo

Polo inferior

Figura 8.35 Testículo e epidídimo. Vista pelo lado direito.

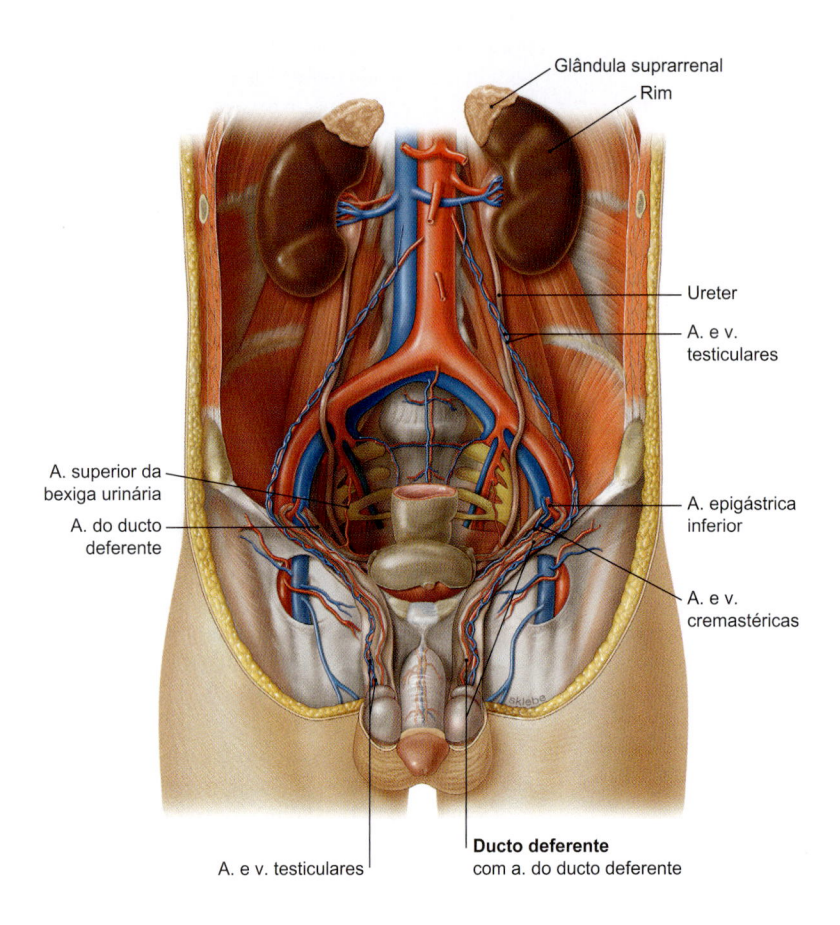

Glândula suprarrenal
Rim
Ureter
A. e v. testiculares
A. superior da bexiga urinária
A. do ducto deferente
A. epigástrica inferior
A. e v. cremastéricas
A. e v. testiculares
Ducto deferente com a. do ducto deferente

Figura 8.36 Porções e trajeto do ducto deferente. Vista anterior. [L238]

8.5.6 Ducto Deferente e Funículo Espermático

O **ducto deferente** tem aproximadamente 35-40 cm de comprimento e 3 mm de calibre e compõe o funículo espermático, projetando-se, com suas porções escrotal, funicular, inguinal e pélvica (➤ Fig. 8.36) através do canal inguinal. Na pelve ele cruza *por cima* do ureter, antes de estabelecer um contato com a parede posterior da bexiga urinária, onde ele se dilata (formando a ampola do ducto deferente) e se conecta com o ducto da glândula seminal, formando o **ducto ejaculatório** (➤ Fig. 8.27) que, por fim, desemboca na porção prostática da uretra (➤ Fig. 8.16). No funículo espermático, o ducto deferente pode ser claramente palpado devido à sua espessa parede muscular!

O **funículo espermático** no escroto e no canal inguinal é constituído por uma série de estruturas, como o ducto deferente e os elementos vasculonervosos do testículo. Os **envoltórios do funículo espermático** estão em contato com a parede abdominal e formam, portanto, várias camadas, descritas a seguir (➤ Fig. 8.34, ➤ Fig. 8.37):

- pele do escroto
- túnica dartos: camada subcutânea do escroto com musculatura lisa
- fáscia espermática externa: continuação da fáscia superficial do corpo (fáscia superficial do abdome)
- músculo cremaster com a fáscia cremastérica
- fáscia espermática interna: continuação da fáscia transversal

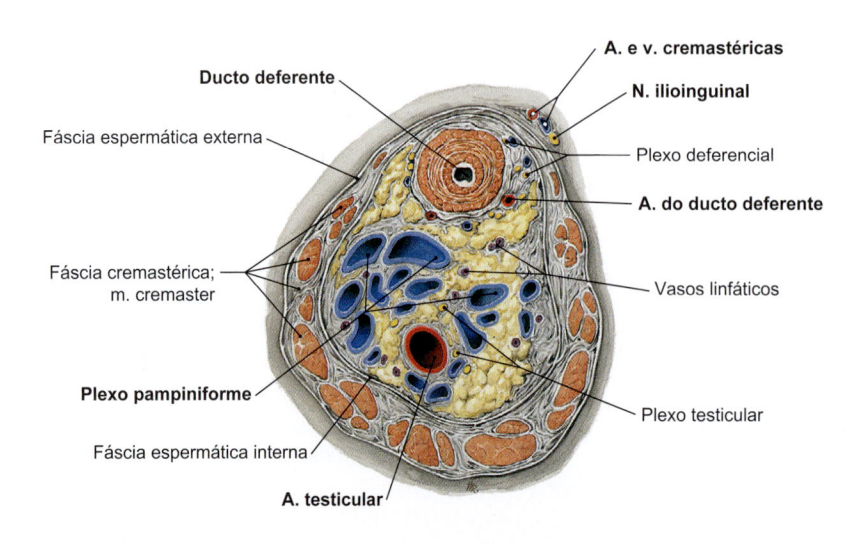

Ducto deferente
A. e v. cremastéricas
N. ilioinguinal
Fáscia espermática externa
Plexo deferencial
A. do ducto deferente
Fáscia cremastérica; m. cremaster
Vasos linfáticos
Plexo pampiniforme
Fáscia espermática interna
Plexo testicular
A. testicular

Figura 8.37 Envoltórios e conteúdo do funículo espermático esquerdo. Corte transversal; Vista superior. [S010-17]

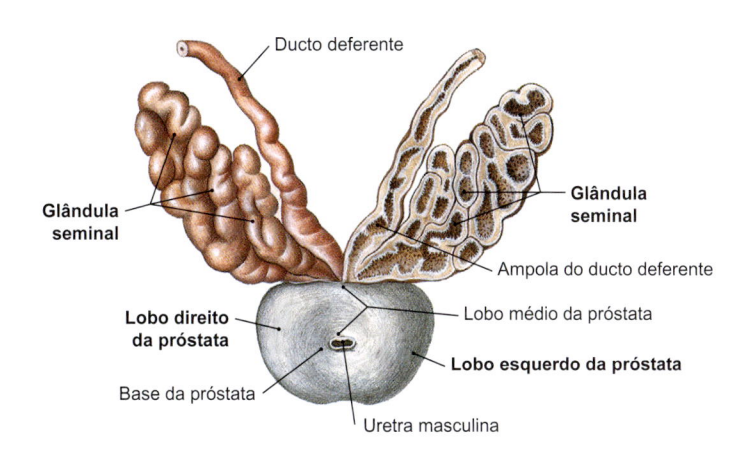

Figura 8.38 Próstata e vesícula seminal. Vista superior.

- túnica vaginal do testículo

O **conteúdo do funículo espermático** consiste no ducto deferente e em diversas estruturas vasculonervosas do testículo, bem como os seus envoltórios (➤ Fig. 8.37):

- ducto deferente com a artéria do ducto deferente (ramo da artéria umbilical)
- artéria testicular, ramo da parte abdominal da aorta, e plexo pampiniforme como veias acompanhantes
- nervo genitofemoral, ramo genital (inervação do músculo cremaster)
- vasos linfáticos em direção aos linfonodos lombares
- fibras nervosas autônomas (plexo testicular), derivadas dos plexos da parte abdominal da aorta

Externamente ao funículo espermático encontram-se:

- nervo ilioinguinal
- artéria e veia cremastéricas (ramos da artéria e veia epigástricas inferiores)

Clínica

Na **cirurgia de hérnia inguinal,** no sexo masculino, deve-se ter o cuidado de não reduzir demais a dimensão do canal inguinal, caso contrário a artéria testicular será comprimida, podendo desenvolver infertilidade masculina.

Uma vez que o ducto deferente, antes de sua entrada no canal inguinal, é facilmente acessível, sua interrupção mecânica, em ambos os lados, promove a esterilização masculina (**vasectomia**).

8.5.7 Glândulas Genitais Acessórias

A glândulas genitais acessórias incluem a próstata (ímpar), assim como as duas glândulas seminais e as duas glândulas bulbouretrais (glândulas de Cowper).

Próstata

A próstata é uma glândula ímpar que mede $4 \times 3 \times 2$ cm (20 g) e se localiza abaixo do colo da bexiga urinária. A próstata apresenta uma base superiormente e um ápice inferiormente, assim como uma face anterior e uma face posterior. Ela é dividida em um **lobo direito** e um **lobo esquerdo**, separados por um sulco raso, além de um **lobo médio** (➤ Fig. 8.38). Internamente, a próstata é atravessada pela uretra (porção prostática), onde as suas 30-50 glândulas individuais* liberam as suas secreções através de seus próprios ductos em *ambos os lados* do colículo seminal. Sua secreção representa 15-30% do volume do ejaculado. No seu interior, a próstata é dividida em diferentes **zonas**, que apresentam grande relevância na prática clínica (➤ Fig. 8.39):

- **zona central ou zona interna** (25% do tecido glandular): segmento em forma de cunha entre o ducto ejaculatório até a sua abertura e a uretra
- **zona periférica ou zona externa** (70% do tecido glandular): segmento que reveste posteriormente a zona interna
- **zona anterior:** área livre de glândulas anteriormente à uretra
- **zona periuretral**: faixa estreita de tecido imediatamente ao redor do segmento proximal da uretra

---

* Nota da Revisão Científica: Pequenas glândulas tubuloalveolares que, conjuntamente, formam a próstata.

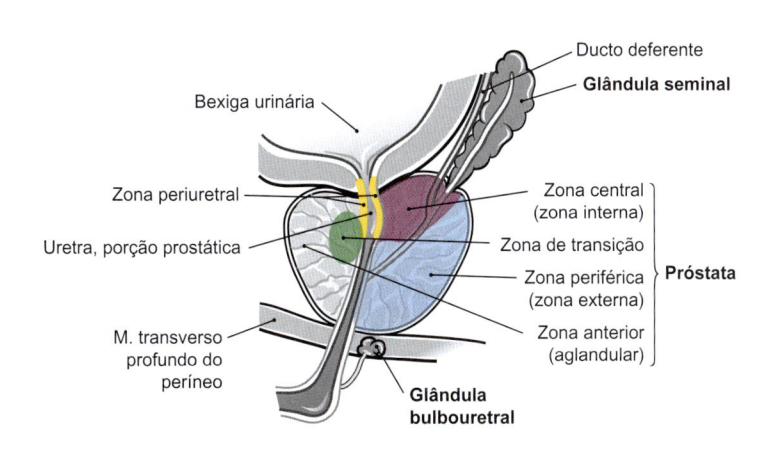

Figura 8.39 Zonas da próstata. Vista pelo lado esquerdo; corte sagital.

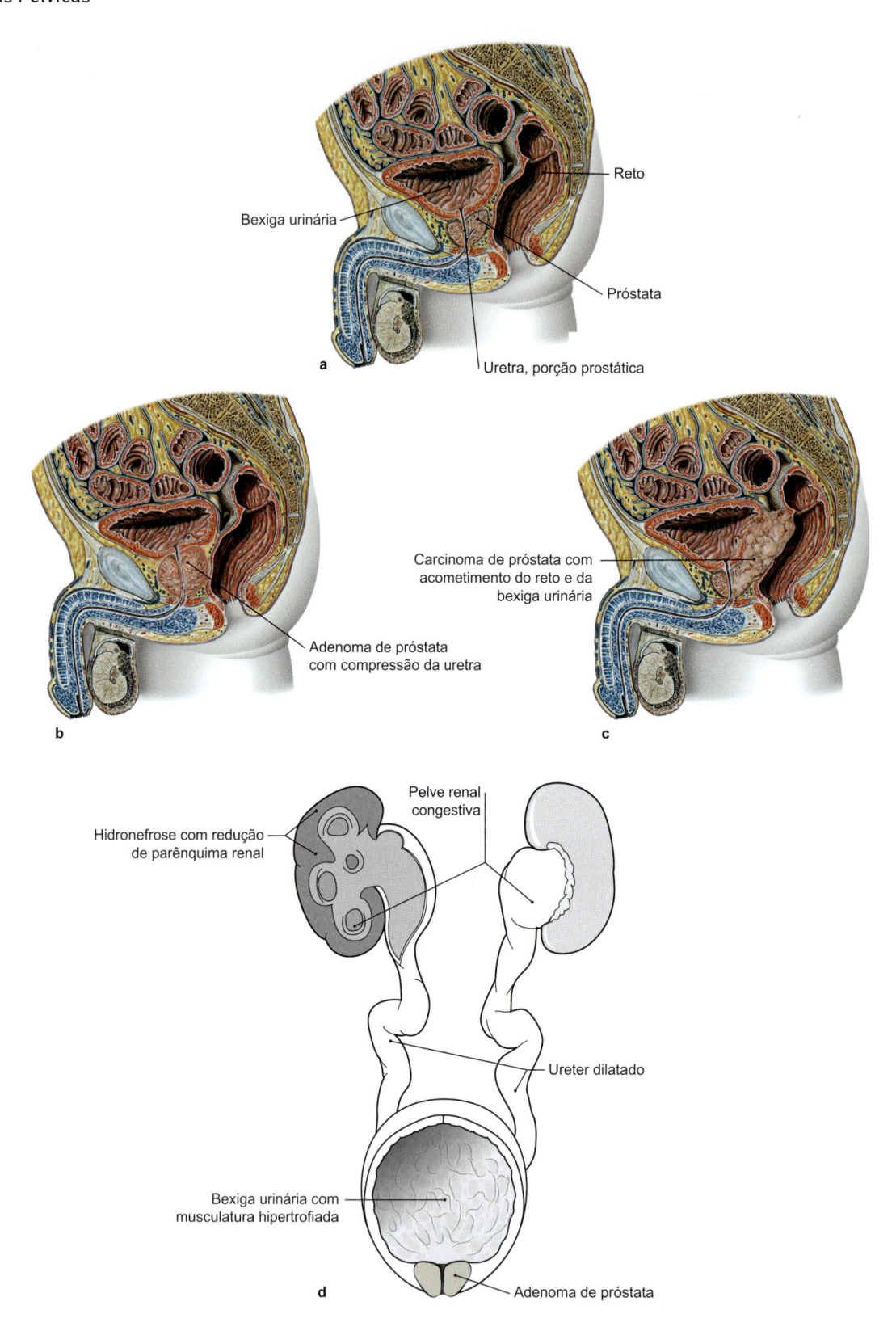

Figura 8.40 Tumores de próstata com sintomas clínicos. a-c Corte sagital da pelve masculina. **a** Próstata fisiológica. **b** Adenoma de próstata. O adenoma começa a partir da zona de transição em direção ao interior da glândula e comprime, consequentemente, a uretra, de modo que a micção é rapidamente prejudicada. O aumento da próstata é palpável durante o exame de toque retal. **c** Carcinoma de próstata. Considerando que, ao contrário do adenoma, o carcinoma começa a partir da zona externa, disfunções na micção são raras. A palpação retal de nódulo fibroso pode, portanto, ser o primeiro achado clínico. **d** Devido ao refluxo de urina pela constrição crônica da uretra, na presença de adenoma de próstata, ocorre hipertrofia da musculatura da bexiga urinária, dilatação dos ureteres e da pelve renal e hidronefrose. [L266]

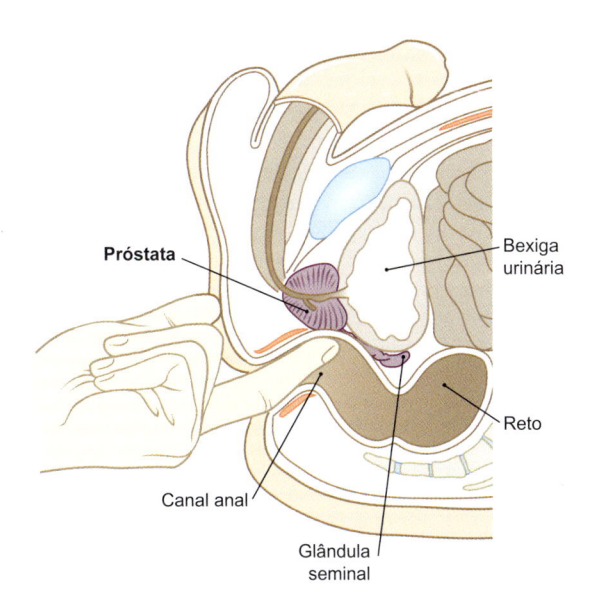

Figura 8.41 Palpação da próstata. [L126]

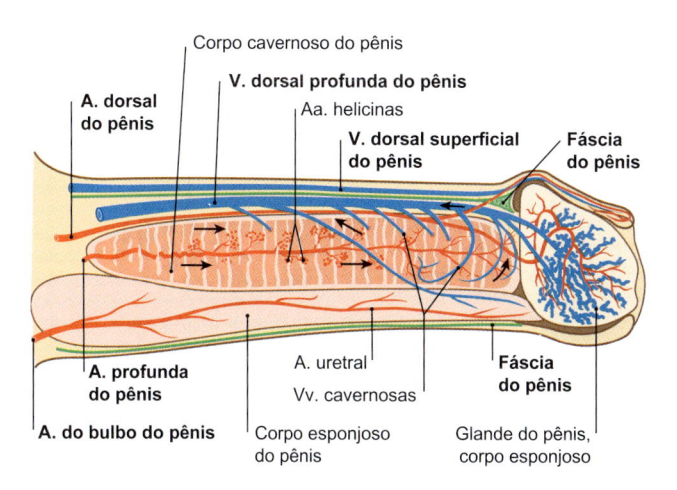

Figura 8.42 Artérias e veias do pênis. [L126]

- **zona de transição ou de passagem** (5% do tecido glandular): em ambos os lados, lateral à zona periuretral.

Glândula Seminal

Esse par de glândulas se localiza na face posterior da bexiga urinária (➤ Fig. 8.38). As glândulas seminais têm forma ovoide alongada (5 × 1 × 1 cm) e cada uma consiste em uma única glândula de 15 cm de comprimento. O ducto excretor de cada glândula se une com o ducto deferente, formando o ducto ejaculatório, desembocando na porção prostática da uretra *acima* do colículo seminal (➤ Fig. 8.16). Sua secreção constitui 50-80% do volume do ejaculado.

Glândula Bulbouretral (Glândula de Cowper)

As glândulas bulbouretrais de Cowper estão incluídas, em ambos os lados, na musculatura perineal (músculo transverso profundo do períneo) (➤ Fig. 8.16). As glândulas individuais têm diâmetro de aproximadamente 1 cm e desembocam, em ambos os lados, com os seus ductos de aproximadamente 3 cm de comprimento,

na região proximal da porção esponjosa da uretra (2,5 cm abaixo da membrana do períneo).

Topografia

A **próstata** localiza-se **subperitonealmente,** logo abaixo do colo da bexiga urinária. Portanto, a sua base limita-se, *acima,* com a musculatura lisa na saída da uretra ("músculo esfíncter interno da uretra"). O seu ápice se localiza, *abaixo,* na musculatura perineal e tem contato com o músculo esfíncter externo da uretra (➤ Fig. 8.57). *Anteriormente,* a próstata está conectada com a face posterior do ramo púbico, através do Ligamento puboprostático, e, *posteriormente,* ela é separada do reto através da fáscia própria dos órgãos pélvicos (fáscia de Denonvillier). Os nervos cavernosos do pênis (parassimpático) estendem-se, *lateralmente,* a partir do plexo hipogástrico inferior, ao longo da glândula para alcançar, através da musculatura perineal, os corpos cavernosos do pênis (➤ Fig. 8.19).

As **glândulas seminais** localizam-se **subperitonealmente** imediatamente entre a face posterior da bexiga urinária e a face anterior do reto.

As **glândulas bulbouretrais de Cowper** estão inseridas abaixo do diafragma da pelve (**extrapélvicas**), na musculatura perineal do espaço profundo do períneo.

NOTA

Todas as glândulas genitais acessórias são importantes para a formação das secreções do ejaculado, assim como para umidificar a genitália feminina. No entanto, a próstata, com as suas diferentes zonas, tem maior relevância clínica. O **carcinoma de próstata** (maligno) desenvolve-se geralmente na zona externa, enquanto o **adenoma de próstata** (benigno) se desenvolve a partir da zona de transição lateralmente à zona interna.

Tabela 8.4 Vasos sanguíneos dos órgãos genitais internos.

	Órgão	Vasos sanguíneos
Artérias	Testículo e epidídimo	Artéria testicular (ramo da parte abdominal da aorta)
	Ducto deferente	Artéria do ducto deferente (geralmente ramo da artéria umbilical)
	Funículo espermático (músculo cremaster)	Artéria cremastérica (ramo da artéria epigástrica inferior)
	Glândulas genitais acessórias	Artéria vesical inferior, artéria retal média e artéria pudenda interna (todas são ramos da artéria ilíaca interna)
Veias	Testículo, epidídimo, ducto deferente e funículo espermático	Plexo pampiniforme: plexo venoso cujas ramificações se unem à veia testicular, que converge, à direita, para a veia cava inferior e, à esquerda, para a veia renal esquerda
	Glândulas genitais acessórias	Plexos venosos vesical e prostático, conectando-se à veia ilíaca interna

- **veia dorsal profunda do pênis**: ímpar, percorre em posição *sub*fascial e drena o sangue dos corpos cavernosos, através das veias cavernosas, para o plexo venoso prostático
- **veia do bulbo do pênis**: par, drena o sangue do bulbo do pênis para a veia dorsal profunda do pênis

Durante a **ereção peniana** ocorre dilatação da artéria profunda do pênis, ativada pelo sistema parassimpático, e, com isso, ocorre o enchimento dos corpos cavernosos. Esse aumento de volume comprime a veia dorsal profunda do pênis situada sob a rígida fáscia do pênis, de modo que o sangue não consegue retornar. Adicionalmente, a contração do músculo isquiocavernoso (inervado pelo nervo pudendo) provoca a ereção.

Clínica

As fibras nervosas parassimpáticas liberam óxido nítrico (NO), provocando um aumento na produção do segundo mensageiro GMPc nas células musculares lisas dos vasos sanguíneos, inibindo a sua contração. **Inibidores da fosfodiesterase** (p. ex. Viagra®) retardam a degradação do GMPc e, com isso, melhoram a ereção.

8.5.8 Vascularização e Inervação dos Órgãos Genitais Masculinos Internos e Externos

Suprimento Arterial e Drenagem Venosa
Órgãos Genitais Masculinos Externos

Os vasos sanguíneos do pênis têm uma disposição complexa. A sua localização em relação à fáscia do pênis é de grande importância para o mecanismo de ereção do pênis (➤ Fig. 8.42).

O pênis é suprido por **três pares de artérias**, ramos da artéria pudenda interna:

- **artéria dorsal do pênis**: percorre, em posição *sub*fascial, entre a veia dorsal profunda do pênis (medialmente) e o nervo dorsal do pênis (lateralmente) e irriga a pele do pênis e a glande
- **artéria profunda do pênis**: localiza-se no interior dos corpos cavernosos, sendo responsável, através das artérias helicinas, pelo seu preenchimento
- **artéria do bulbo do pênis**: penetra no bulbo do pênis, supre a glândula bulbouretral e, como artéria uretral, supre a uretra e o corpo esponjoso

O sangue é drenado através de **três sistemas de veias**:

- **veia dorsal superficial do pênis**: par ou ímpar, em localização *epi*fascial subcutânea, drena o sangue da pele do pênis para a veia pudenda externa

O **escroto** é suprido pela artéria pudenda interna (ramos escrotais posteriores) e pelas artérias pudendas externas (ramos escrotais anteriores), assim como pela artéria cremastérica. As veias correspondem às artérias.

Órgãos Genitais Masculinos Internos

O testículo e o epidídimo, assim como o ducto deferente e o funículo espermático possuem as suas próprias artérias (➤ Fig. 8.36, ➤ Tabela 8.4). Em contrapartida, as glândulas acessórias são irrigadas por ramos viscerais da artéria ilíaca interna (➤ Fig. 8.61, ➤ Tabela 8.4).

A **artéria testicular** irriga o testículo e o epidídimo. Ela tem origem na parte abdominal da aorta, um pouco abaixo das artérias renais, e desce, então, no espaço retroperitoneal, onde cruza *por cima* do nervo genitofemoral, do ureter e da artéria ilíaca externa, antes de entrar no canal inguinal e, então, seguir no funículo espermático até o escroto.

A **artéria do ducto deferente** é um vaso pouco calibroso, geralmente originado da artéria umbilical ou da artéria vesical inferior, que segue paralelamente a porção pélvica do ducto deferente até entrar no epidídimo.

Os envoltórios do funículo espermático são irrigados pela **artéria cremastérica**, um ramo da artéria epigástrica inferior que segue de forma paralela, externamente, pelo funículo espermático.

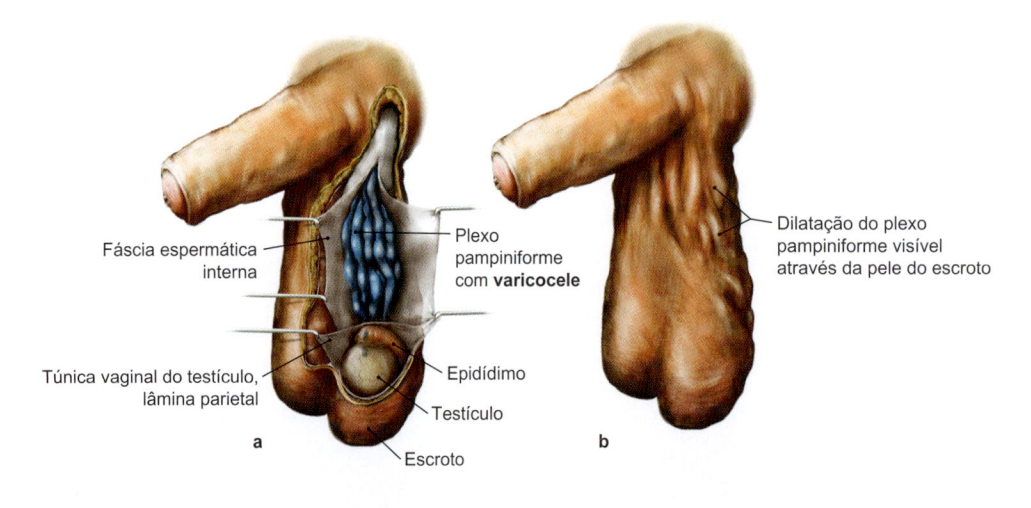

Fáscia espermática interna

Túnica vaginal do testículo, lâmina parietal

Plexo pampiniforme com **varicocele**

Epidídimo

Testículo

Escroto

a   b

Dilatação do plexo pampiniforme visível através da pele do escroto

Figura 8.43 Varicocele. Dilatação do plexo pampiniforme pode ocorrer devido ao refluxo do sangue na V. renal esquerda (**a**), visível através da pele do escroto (**b**). [L266]

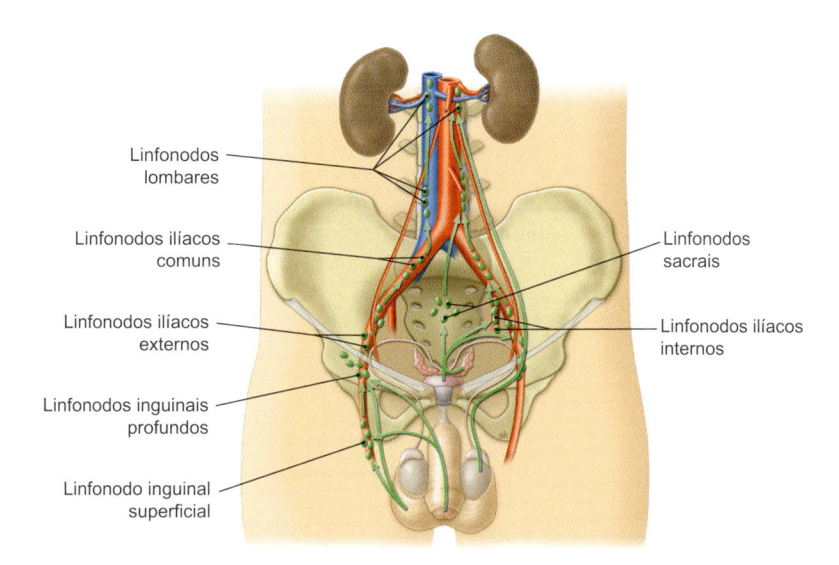

Figura 8.44 Circulação linfática dos órgãos genitais masculinos externos e internos. Vista anterior.

As glândulas genitais acessórias são irrigadas por ramos viscerais da artéria ilíaca interna, situados em suas proximidades. A próstata e a glândula seminal recebem o sangue através da **artéria vesical inferior** e da **artéria retal média** (➤ Fig. 8.61), enquanto a glândula bulbouretral recebe o sangue da **artéria pudenda interna** quando ela passa profundamente através do espaço profundo do períneo.

O sangue do testículo, do epidídimo e do ducto deferente é drenado primeiramente por uma rede de vasos venosos, o **plexo pampiniforme**, cujos ramos se reúnem proximalmente no funículo espermático e levam à formação das veias testiculares (➤ Fig. 8.36). As veias testiculares passam através do canal inguinal, ascendem sob o peritônio na cavidade pélvica no espaço retroperitoneal e convergem, no lado direito, para a veia cava inferior, e, no lado esquerdo, para a veia renal esquerda.

O sangue das glândulas genitais acessórias chega na pelve em uma rede de vasos venosos ao redor da próstata e da bexiga urinária (**plexo venoso prostático e vesical**) e é drenado através das **veias vesicais** para a veia ilíaca interna (➤ Fig. 8.61).

A veia cremastérica acompanha a artéria de mesmo nome e converge para a veia epigástrica inferior.

Clínica

A dilatação das veias do plexo pampiniforme (**varicocele**) (➤ Fig. 8.43) pode provocar infertilidade devido ao refluxo sanguíneo.

Vasos Linfáticos dos Órgãos Genitais Internos e Externos

Os órgãos genitais internos e externos, no sexo masculino, apresentam **vasos linfáticos completamente distintos** (➤ Fig. 8.44)!

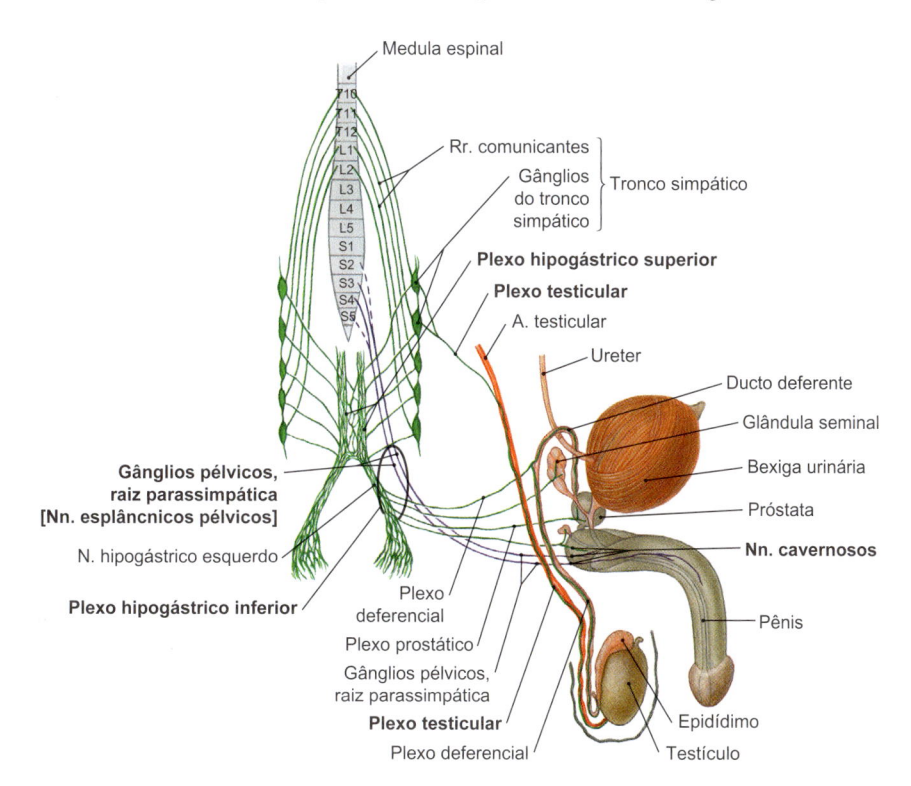

Figura 8.45 Inervação dos órgãos genitais masculinos. Vista anterolateral; representação esquemática. O plexo hipogástrico inferior contém fibras nervosas simpáticas (em verde) e fibras nervosas parassimpáticas (em violeta).

Tabela 8.5 Inervação da genitália masculina.

Inervação	Órgãos-alvo
Inervação simpática (T10-L2)	• ducto deferente e glândulas genitais acessórias (plexo hipogástrico inferior) • testículo e epidídimo (plexo testicular)
Inervação parassimpática (S2-4)	• glândulas genitais acessórias (plexo hipogástrico inferior) • corpos cavernosos do pênis (nervos cavernosos do pênis)
Inervação somática	• sensitiva: predominantemente nervo pudendo para o pênis e para o escroto • motora: nervo pudendo para a musculatura do períneo

- a primeira cadeia de linfonodos para os órgãos genitais externos (**pênis** e **escroto**) se localiza na região inguinal (**linfonodos inguinais superficiais**).
- os linfonodos regionais do **testículo** e do **epidídimo** são os **linfonodos lombares**, localizados na altura dos rins, a partir dos quais a linfa é drenada para o tronco lombar.
- a linfa do **ducto deferente, do funículo espermático e das glândulas genitais acessórias**, por outro lado, é drenada, primeiramente, para os linfonodos da cavidade pélvica (**linfonodos ilíacos internos/externos e linfonodos sacrais**).

> **N O T A**
> Os órgãos genitais internos e externos, no sexo masculino, apresentam vasos linfáticos completamente distintos! Devido à descida dos testículos, durante o seu desenvolvimento, os vasos linfáticos do testículo e do epidídimo ascendem até os linfonodos lombares, na altura dos rins. Os linfonodos regionais dos órgãos genitais externos, por outro lado, são os linfonodos inguinais.

┌─ Clínica ──────────────

Devido às diferentes vias de drenagem linfática, as primeiras **metástases nos linfonodos** ocorrem na região inguinal, nos casos de carcinoma de pênis, ou no espaço retroperitoneal, nos casos de tumores de testículo. Uma vez que o trajeto percorrido pelos vasos linfáticos dos órgãos genitais masculinos externos e internos não se comunicam entre si, diante da suspeita de um **tumor de testículo**

não se deve realizar biópsia transescrotal, uma vez que esse procedimento pode levar ao transporte de células tumorais, através dos vasos linfáticos, para os linfonodos inguinais. Nesse caso, a biópsia sempre deve ser realizada através do canal inguinal.

Inervação dos Órgãos Genitais Internos e Externos

Os órgãos genitais masculinos externos apresentam **inervação autônoma e somática** (➤ Fig. 8.45):

- a **inervação parassimpática** aumenta o fluxo sanguíneo no tecido erétil do pênis e promove, dessa forma, a ereção.
- a **inervação somática** é sensitiva e está associada à excitação sexual.
- a **inervação motora** da musculatura do períneo (músculo bulboesponjoso e músculo isquiocavernoso) auxilia na ejaculação através da uretra.

Em contrapartida, a inervação dos órgãos genitais masculinos internos é **puramente autônoma**:

- a **inervação simpática** diminui a circulação sanguínea no testículo e no epidídimo e induz, por meio da contração da musculatura lisa do ducto deferente, a emissão dos espermatozoides na uretra e a secreção das glândulas acessórias. Ao mesmo tempo, a ejaculação retrógrada para a bexiga urinária é impedida pelo esfíncter da uretra, localizado na saída da bexiga.
- **fibras parassimpáticas** isoladas promovem a formação das secreções glandulares durante a excitação.

As **fibras nervosas simpáticas** pré-ganglionares (T10-L2) descem, a partir do plexo aórtico abdominal, através do plexo hipogástrico superior e dos gânglios sacrais do tronco simpático, através dos nervos esplâncnicos sacrais, e promovem, predominantemente, conexões sinápticas com neurônios pós-ganglionares no plexo hipogástrico inferior (➤ Fig. 8.45). As fibras nervosas pós-ganglionares atingem os órgãos da pelve e, consequentemente, as glândulas genitais acessórias e o ducto deferente (plexo deferencial). Algumas fibras se associam aos nervos cavernosos do pênis, penetrando no diafragma da pelve e suprindo os corpos cavernosos do pênis. As fibras nervosas (predominantemente) simpáticas pós-ganglionares para o testículo e para o epidídimo percorrem o plexo testicular ao longo da artéria testicular, após terem estabelecido conexões sinápticas no gânglio aorticorrenal ou no plexo hipogástrico superior (➤ Tabela 8.5).

As **fibras nervosas parassimpáticas** pré-ganglionares seguem, a partir da região sacral do sistema parassimpático (S2-S4), através

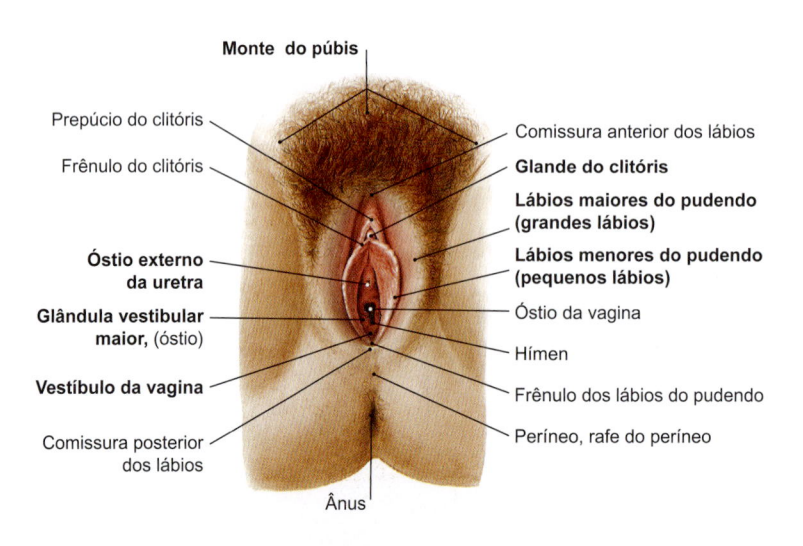

Monte do púbis

Prepúcio do clitóris

Frênulo do clitóris

Óstio externo da uretra

Glândula vestibular maior, (óstio)

Vestíbulo da vagina

Comissura posterior dos lábios

Ânus

Comissura anterior dos lábios

Glande do clitóris

Lábios maiores do pudendo (grandes lábios)

Lábios menores do pudendo (pequenos lábios)

Óstio da vagina

Hímen

Frênulo dos lábios do pudendo

Períneo, rafe do períneo

Figura 8.46 Órgãos genitais femininos externos. Vista inferior.

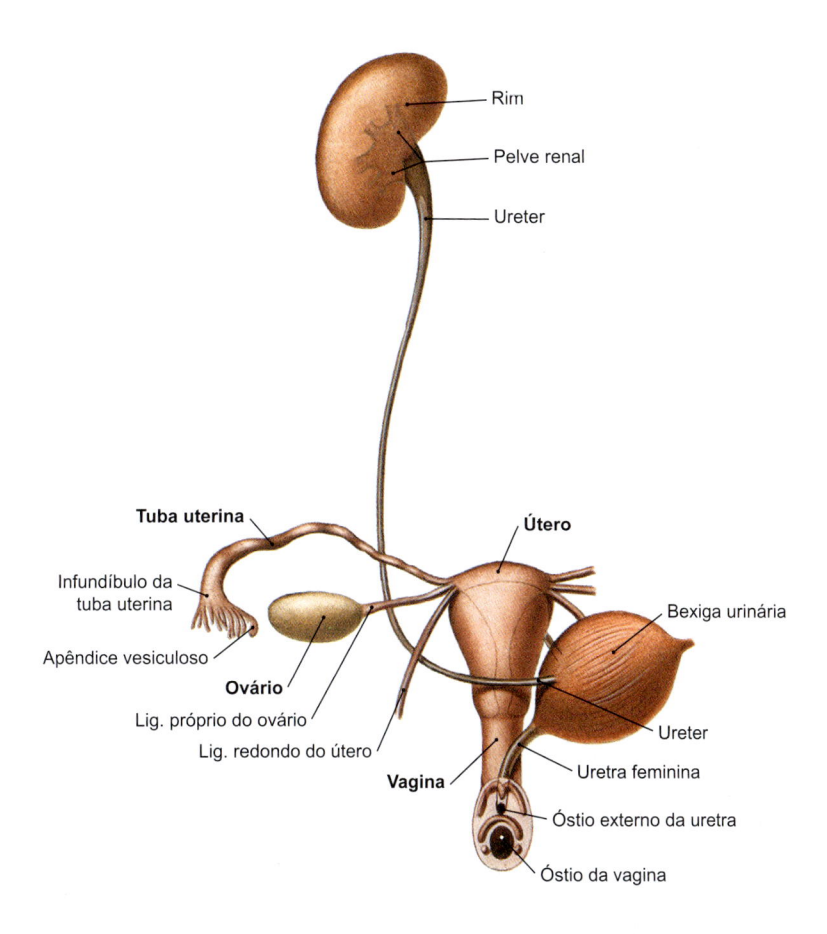

Rim

Pelve renal

Ureter

Tuba uterina

Útero

Infundíbulo da
tuba uterina

Apêndice vesiculoso

Ovário

Lig. próprio do ovário

Lig. redondo do útero

Vagina

Bexiga urinária

Ureter

Uretra feminina

Óstio externo da uretra

Óstio da vagina

Figura 8.47 Órgãos genitais femininos internos e órgãos urinários. Vista anterior.

dos nervos esplâncnicos pélvicos, para os gânglios do plexo hipogástrico inferior (➤ Fig. 8.45). Nesse local, ou nas imediações dos órgãos, esses neurônios estabelecem conexões sinápticas com fibras pós-ganglionares, que irão alcançar as glândulas acessórias. Os **nervos cavernosos do pênis** penetram no diafragma da pelve e se estendem (em parte através da associação com o nervo dorsal do pênis) até os corpos cavernosos, onde promoverão a ereção (➤ Fig. 8.65, ➤ Tabela 8.5).

A inervação somática pelo **nervo pudendo** promove a inervação sensitiva do pênis, através do nervo dorsal do pênis (➤ Fig. 8.45). O escroto também é, predominantemente, inervado pelo nervo pudendo (ramos escrotais posteriores) e, apenas uma pequena porção, é inervada sensorialmente pelo nervo cutâneo femoral posterior (ramos perineais), pelo nervo ilioinguinal (ramos escrotais anteriores) e pelo nervo genitofemoral (ramo genital). Fibras motoras se estendem para a região perineal (músculo bulboesponjoso e músculo isquiocavernoso, ➤ Tabela 8.5).

NOTA

O **sistema parassimpático** promove a ereção, enquanto o **sistema simpático** promove a emissão e o **nervo pudendo** promove a ejaculação.

Clínica

Nos casos de remoção cirúrgica dos linfonodos para-aórticos, por exemplo devido à presença de um carcinoma testicular, carcinoma do colo descendente, ou em procedimentos cirúrgicos na parte abdominal da aorta e nas grandes artérias da pelve, o **sistema simpático** pode ser lesionado. Essa lesão pode provocar infertilidade

(*Impotentia generandi*), devido a distúrbios na emissão, e consequentemente na ejaculação, dos espermatozoides. Nos procedimentos cirúrgicos de remoção do reto ou da próstata, por exemplo, devido à presença de carcinoma de reto e da próstata, respectivamente, ou devido à hiperplasia prostática avançada, as fibras **parassimpáticas** que inervam o pênis podem ser rompidas, de modo que a ereção não é mais possível (*Impotentia coeundi*).

Para mais informações sobre a organização geral do sistema nervoso autônomo do abdome, veja o ➤ Item 7.8.5, e dos gânglios autônomos da região retroperitoneal, veja o ➤ Item 8.5.5.

8.6 Órgãos Genitais Femininos

Competências

Após a leitura desse capítulo, você será capaz de:
- descrever os segmentos internos e externos dos órgãos genitais femininos, assim como as suas funções
- explicar o desenvolvimento da genitália feminina, em comparação com os órgãos genitais masculinos
- identificar, em preparações anatômicas, as regiões do pudendo feminino
- descrever a formação, os segmentos e a localização dos órgãos genitais femininos internos
- descrever as possíveis alterações do útero em relação à forma e à função da placenta
- explicar todos os ligamentos dos órgãos genitais femininos internos e as duplicações do peritônio

- identificar as artérias de cada um dos órgãos genitais femininos, identificando suas diferentes origens a partir de seu desenvolvimento caracterizar as áreas de drenagem venosa e linfática, indicando as suas implicações clínicas, e mostrar as diferenças em relação à genitália masculina
- explicar a inervação autônoma e somática dos órgãos genitais, indicando o seu significado clínico para a função sexual

8.6.1 Visão Geral

No trato reprodutor feminino, os órgãos genitais externos se localizam externamente à pelve, na área perineal, e os órgãos genitais internos se localizam no interior da cavidade pélvica. A especialidade médica Ginecologia é responsável não apenas pelo diagnóstico clínico, mas também pelos tratamentos, cirúrgico ou clínico, da genitália feminina.

Os órgãos genitais externos constituem o chamado **pudendo feminino** (➤ Fig. 8.46) e incluem:

- monte do púbis
- lábios maiores do pudendo (grandes lábios)
- lábios menores do pudendo (pequenos lábios)
- clitóris
- vestíbulo da vagina
- glândulas vestibulares maiores (glândulas de Bartholin) e glândulas vestibulares menores

O vestíbulo da vagina estende-se até o hímen, que delimita a entrada da vagina (óstio da vagina). A vagina faz parte dos órgãos genitais internos.

Os órgãos genitais internos compreendem (➤ Fig. 8.47):

- vagina
- útero

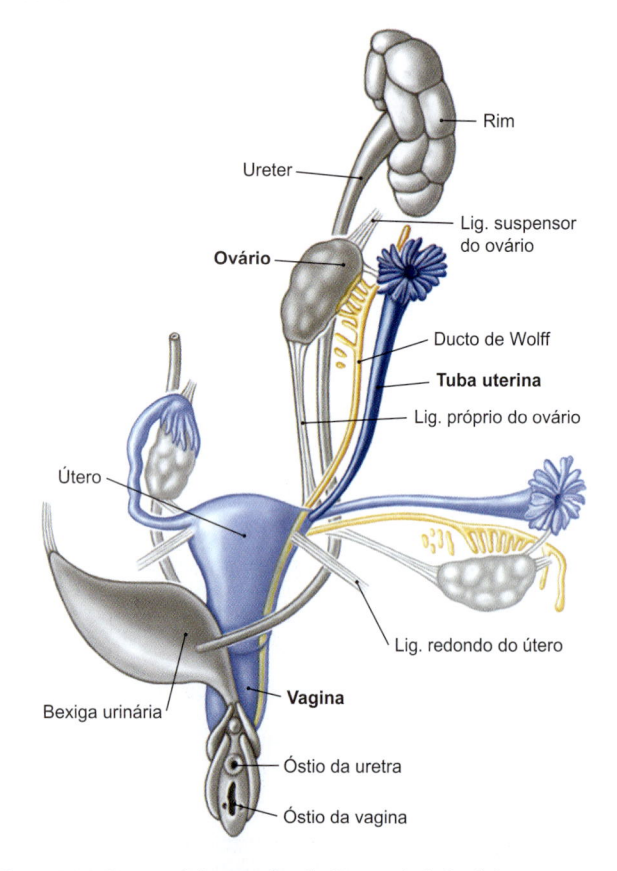

Figura 8.48 Desenvolvimento dos órgãos genitais femininos internos. (Segundo [S010-1-16])

Rim
Ureter
Lig. suspensor do ovário
Ovário
Ducto de Wolff
Tuba uterina
Lig. próprio do ovário
Útero
Lig. redondo do útero
Vagina
Bexiga urinária
Óstio da uretra
Óstio da vagina

- tuba uterina
- ovário

As tubas uterinas e os ovários são estruturas pareadas denominadas **anexos**.

8.6.2 Função dos Órgãos Genitais Femininos

Os órgãos genitais externos são os órgãos sexuais e servem para a relação sexual. No vestíbulo da vagina desemboca também o óstio externo da uretra, que está localizado em posição anterior ao óstio da vagina. Os órgãos genitais femininos internos são tanto órgãos reprodutores quanto órgãos sexuais:

- **ovário**: formação dos oócitos e dos hormônios sexuais (estrogênio)
- **tuba uterina**: recepção do ovócito e local da fecundação
- **útero**: desenvolvimento do embrião/feto
- **vagina**: órgão envolvido na relação sexual e no parto

8.6.3 Desenvolvimento dos Órgãos Genitais Femininos Internos e Externos

Desenvolvimento dos órgãos genitais femininos internos

Os órgãos genitais femininos internos e externos desenvolvem-se de forma análoga, em ambos os sexos, até a *7ª semana de desenvolvimento* (estágio sexual indiferenciado, ➤ Item 8.5.3, ➤ Fig. 8.28, ➤ Fig. 8.29). Apenas a partir desse estágio os órgãos genitais se diferenciam especificamente de acordo com o sexo genético do embrião.

Como no sexo feminino não há formação do TDF (fator determinante de testículo – "*testis-determining factor*"), expresso por um gene localizado no cromossomo Y, a partir da *10ª semana de desenvolvimento* há formação do **ovário** (➤ Fig. 8.28, Fig. 8.29), em ambos os lados, a partir dos primórdios das gônadas. Os primeiros cordões sexuais formam o **córtex do ovário**, onde os **ov**ócitos, que se desenvolvem a partir das células germinativas primordiais, serão cercados por **células epiteliais** e, assim, formarão os **folículos ovarianos** até a *17ª semana de desenvolvimento*. De forma semelhante aos testículos, os ovários são deslocados para a cavidade abdominal e mantêm o **mesovário** como duplicação/prega peritoneal para sua fixação à parede posterior do tronco com um ligamento superior e um ligamento inferior (**ligamento gonadal superior e inferior**). No entanto, o epitélio celômico permanece na superfície do ovário (epitélio superficial), de modo que o ovário permanece na **região intraperitoneal**.

De forma semelhante ao testículo, o ovário está localizado na região lombar, na altura do mesonefro (➤ Fig. 8.28, ➤ Fig. 8.29). No entanto, no decorrer do desenvolvimento do corpo, o ovário é deslocado apenas até a pelve menor (**descida**), não deixando a cavidade peritoneal (➤ Fig. 8.48). O ligamento superior formará o **Ligamento suspensor do ovário**, contendo suas estruturas vasculonervosas, que acompanha o ovário em sua descida. A porção superior do ligamento inferior, que se origina diretamente do ovário, forma o **Ligamento próprio do ovário** e irá conectar o ovário ao útero. A partir daí, a sua porção inferior, que corresponde ao gubernáculo do testículo, segue através do canal inguinal e formará o **Ligamento redondo do útero**, que fixará o útero ao tecido conectivo dos lábios maiores do pudendo.

Na ausência do efeito supressor do hormônio anti-mülleriano, produzido pelos testículos, os ductos de Müller se desenvolvem nas vias genitais femininas:

- **tuba uterina**
- **útero**

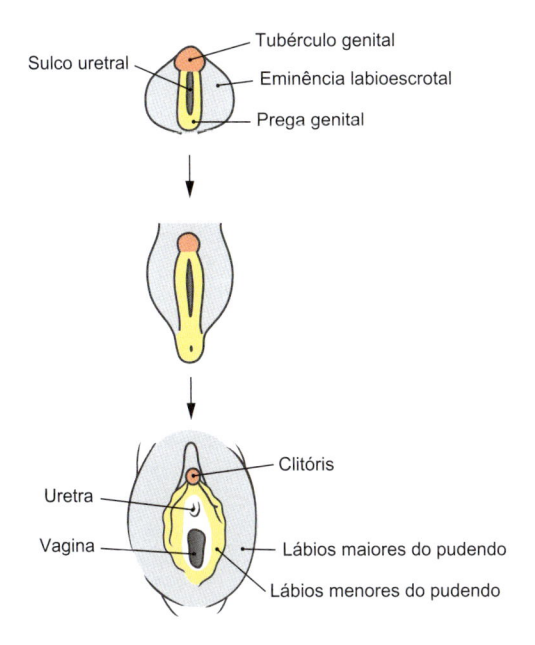

Sulco uretral — Tubérculo genital

Eminência labioescrotal

Prega genital

Clitóris

Uretra

Vagina

Lábios maiores do pudendo

Lábios menores do pudendo

Figura 8.49 Desenvolvimento dos órgãos genitais femininos externos.

- **vagina**

Os ductos de Wolff, por outro lado, atrofiam, uma vez que a testosterona não está presente. As porções superiores não fusionadas dos ductos de Müller dão origem, a partir da *12ª semana de desenvolvimento*, às tubas uterinas, enquanto as porções distais fusionadas dão origem ao útero e à parte superior da vagina (➤ Fig. 8.28, ➤ Fig. 8.48).

A **parte inferior da vagina**, a maior parte do seu epitélio e também as **glândulas vestibulares maiores (de Bartholin)** se originam do **seio urogenital**. Com isso, os ductos de Müller e o seio urogenital formam apenas o epitélio de diversos órgãos, enquanto o tecido conectivo e a musculatura lisa se originam da mesoderme adjacente.

As duplicações peritoneais do ducto de Müller, que se projetam na cavidade peritoneal, formam, posteriormente, as pregas peritoneais da tuba uterina (**mesossalpinge**) e do útero (**Ligamento**

largo do útero), que divide a porção inferior da cavidade peritoneal em uma área posterior, a **escavação retouterina (bolsa/fundo de saco de Douglas)**, e em uma área anterior, a **escavação vesicouterina**.

No local em que o canal uterovaginal desemboca no seio urogenital, forma-se uma **protuberância do seio**. Nessa região se origina, a partir da endoderme do seio urogenital, a **placa vaginal**, cujo lúmen se desenvolve depois. Essa protuberância do seio permanece como **hímen** e delimita a vagina inferiormente até o vestíbulo da vagina. Próximo do nascimento, o hímen é absorvido na sua área central e permanece como um remanescente ao redor da posterior da abertura da vagina.

N O T A

Quando os hormônios produzidos pelos testículos (testosterona e hormônio anti-mülleriano) não estão presentes o ovário é formado e o ducto de Müller se diferencia na tuba uterina, no útero e na vagina. Semelhante ao que ocorre no embrião masculino, os órgãos genitais femininos internos têm três origens:
- crista genital com células germinativas → ovário
- ducto de Müller → tuba uterina, útero e vagina (porção superior)
- seio urogenital → vagina (porção inferior)

Clínica

Quando os ductos de Müller não se fundem pode ocorrer a **formação de septos** na cavidade do útero (útero septado ou subseptado) ou até mesmo a formação de um útero didelfo (útero duplo). No útero bicorno apenas a parte superior é dividida. Quando o canal uterovaginal e o seio urogenital não formam a placa vaginal, o útero e a vagina estão ausentes (síndrome de Mayer-Rokitansky-Küster-Hauser). Se não há formação de lúmen na placa vaginal, a vagina permanece fechada na sua região superior (**atresia vaginal**). Na **atresia himenal** a porção inferior da vagina não se encontra aberta, de modo que o hímen, após o parto, não sofre a reabsorção central, como deveria e, a partir da puberdade, o sangramento menstrual fica retido no interior da vagina.

Resquícios de diversas estruturas raramente são achados clínicos, quando eles formam cistos e se manifestam devido à formação de protuberâncias ou devido a processos inflamatórios: resquícios do ducto de Wolff podem

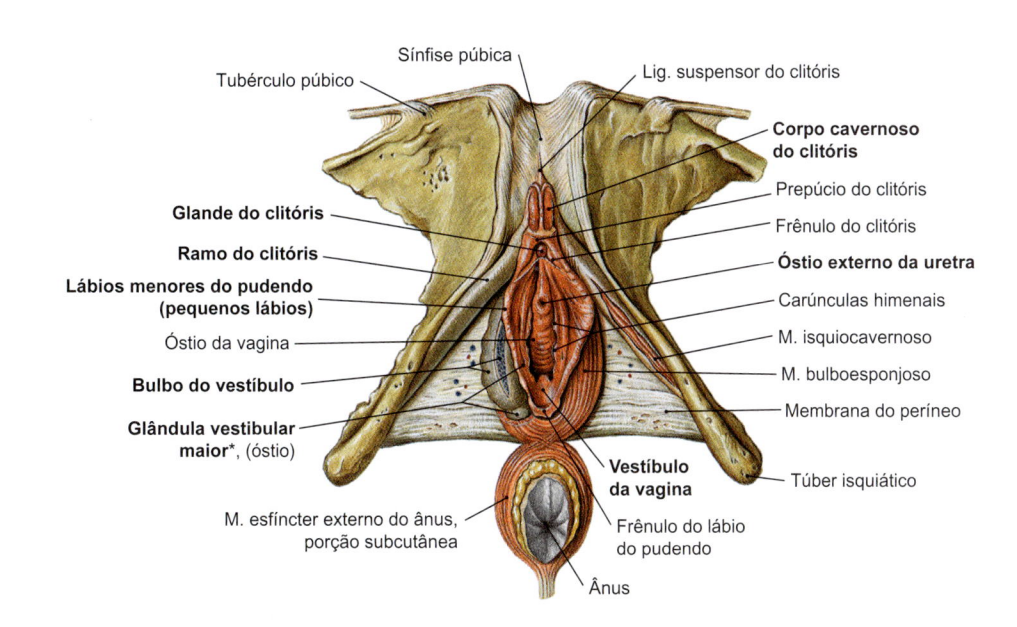

Sínfise púbica

Tubérculo púbico

Lig. suspensor do clitóris

Corpo cavernoso do clitóris

Prepúcio do clitóris

Frênulo do clitóris

Glande do clitóris

Ramo do clitóris

Óstio externo da uretra

Lábios menores do pudendo (pequenos lábios)

Carúnculas himenais

Óstio da vagina

M. isquiocavernoso

Bulbo do vestíbulo

M. bulboesponjoso

Glândula vestibular maior*, (óstio)

Membrana do períneo

Vestíbulo da vagina

Túber isquiático

M. esfíncter externo do ânus, porção subcutânea

Frênulo do lábio do pudendo

Ânus

Figura 8.50 Órgãos genitais femininos externos. Vista inferior após a remoção da fáscia do corpo e das estruturas vasculonervosas.

permanecer como apêndice vesiculoso nas proximidades do ovário ou como ducto de Gartner no Ligamento largo do útero e na parede da vagina. A extremidade superior do ducto de Müller pode formar uma pequena vesícula (hidátide de Morgagni) na tuba uterina. Resquícios dos túbulos mesonéfricos podem permanecer como epoóforo no mesovário ou como paraoóforo no Ligamento largo do útero.

Desenvolvimento dos órgãos genitais femininos externos

Primeiramente a genitália de ambos os sexos se desenvolve de forma similar entre a *4ª e a 7ª semana de desenvolvimento* (estágio sexual indiferenciado). A genitália externa se desenvolve a partir da porção caudal do **seio urogenital**. Em seguida a parede anterior do seio urogenital inicialmente se aprofunda, formando o **sulco uretral**, delimitado, em ambos os lados, pelas **pregas genitais**. Lateralmente a essas pregas estão localizadas as **eminências labioescrotais** e, na margem anterior do sulco, o **tubérculo genital** (➤ Fig. 8.49). Em seguida se desenvolvem, no sexo feminino, sob a influência dos hormônios sexuais produzidos pelo ovário (estrógenos):

- o **clitóris** (corpos cavernosos), a partir do tubérculo genital
- os **lábios menores do pudendo**, a partir das pregas genitais
- os **lábios** maiores do pudendo e o **monte do púbis**, a partir das eminências labioescrotais

Ao contrário do que ocorre no sexo masculino, no sexo feminino, as pregas genitais não se fecham e as eminências labioescrotais se fecham apenas na frente e atrás das regiões de junção dos lábios maiores do pudendo (comissura labial anterior e posterior). As **glândulas vestibulares maiores de Bartholin** se originam do seio urogenital.

Clínica

As similaridades com o desenvolvimento dos órgãos genitais masculinos externos explicam por que, em distúrbios associados à produção excessiva de hormônios sexuais masculinos (**síndrome adrenogenital**), pode ocorrer hiperplasia do clitóris, induzindo-o a um formato similar ao do pênis.

8.6.4 Pudendo Feminino

O **monte do púbis** que, após a puberdade, é recoberto por pelos pubianos, termina abaixo nos **lábios** maiores do pudendo (grandes lábios), que se unem anterior e posteriormente (comissura labial anterior e posterior). Em ambos os lados dos lábios maiores do pudendo encontra-se o **corpo cavernoso do vestíbulo** da vagina (bulbo do vestíbulo), com 3 cm de comprimento, e, atrás dele, as **glândulas vestibulares** (glândulas vestibulares maiores de Bartholin e menores, clinicamente **glândulas de Bartholin**). As glândulas vestibulares maiores de Bartholin possuem um ducto de 2 cm de comprimento, correspondem às glândulas de Cowper no sexo masculino e umedecem o vestíbulo da vagina durante a excitação sexual.

Entre os lábios maiores do pudendo encontram-se os **lábios menores** do pudendo (pequenos lábios), que circundam o **vestíbulo da vagina**. Os lábios menores do pudendo se estendem para frente, com o seu frênulo em direção à glande do clitóris e ao seu prepúcio (➤ Fig. 8.50). No vestíbulo da vagina desembocam:

- a vagina (posteriormente)
- a uretra (posição anterior), cerca de 2,5 cm abaixo do clitóris
- os ductos das glândulas vestibulares maiores de Bartholin (posição lateral)

Clínica

Inflamações das glândulas vestibulares maiores (de Bartholin) podem provocar um edema doloroso nos lábios maiores do pudendo (**abcesso de Bartholin**). A causa pode ser a localização não fisiológica dos ductos das glândulas.

A topografia das aberturas da vagina e da uretra no vestíbulo da vagina tem importância clínica na **colocação de um cateter uretral**, para evitar que esse seja introduzido inadvertidamente na vagina (➤ Item 8.3.5).

O **clitóris**, com 3-4 cm de comprimento, é o órgão sensorial para o estímulo sexual. De acordo com o seu desenvolvimento, existem algumas semelhanças entre a formação do clitóris e a formação do pênis. Portanto, os mecanismos de enchimento dos corpos cavernosos e de ereção também são semelhantes em ambos os sexos. O

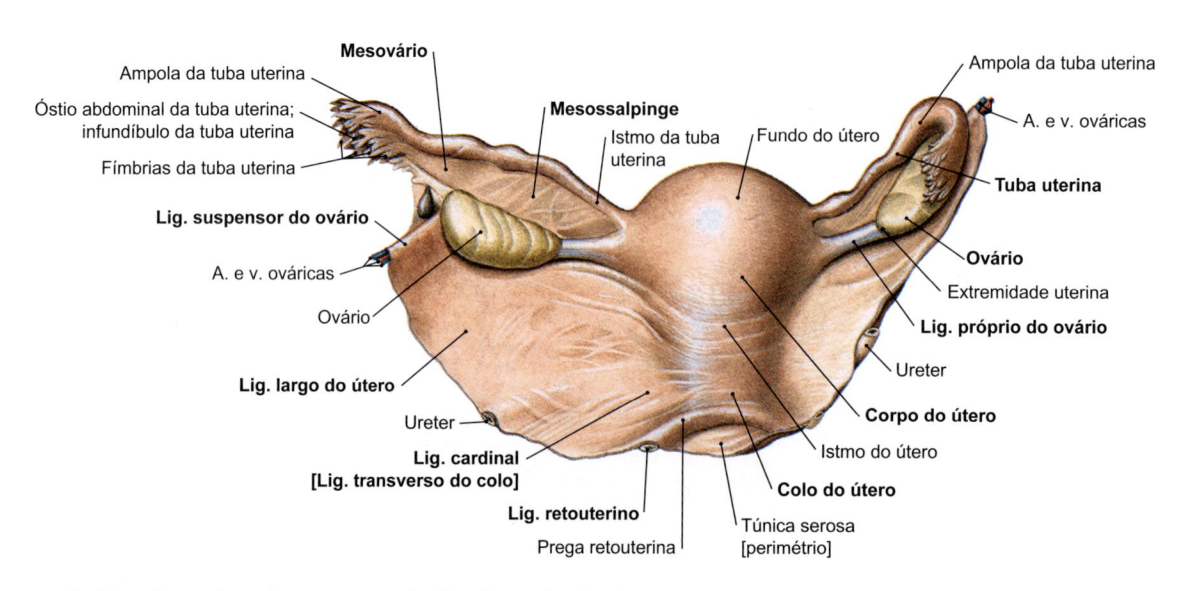

Figura 8.51 Ovário, tuba uterina e útero com suas duplicações perineais. Vista posterior.

clitóris é formado por dois **corpos cavernosos** (**corpos cavernosos do clitóris**), os quais são recobertos por uma **fáscia** (**fáscia do clitóris**) e se juntam, em posição ventral, a um pequeno **corpo** (**corpo do clitóris**), onde permanecem, no entanto, separados pelo septo do corpo cavernoso (➤ Fig. 8.50). Na região caudal conecta-se a **glande do clitóris**, recoberta pelo **prepúcio do clitóris**. Os corpos cavernosos se separam, posteriormente, do corpo do clitóris, formando os **ramos do clitóris** (*crura do clitóris*), que estão fixados nos ramos inferiores do púbis. Os ramos do clitóris são envolvidos pelos músculos isquiocavernosos. O músculo bulboesponjoso estabiliza o bulbo do vestíbulo, que corresponde, como o corpo cavernoso, ao corpo esponjoso do pênis. Semelhante ao pênis, o clitóris também é fixado por dois ligamentos suspensores, superficialmente com o **Ligamento fundiforme do clitóris** e profundamente com o **Ligamento suspensor do clitóris**, que está fixado na sínfise púbica (➤ Fig. 8.50).

8.6.5 Ovário e Tuba Uterina

O ovário e a tuba uterina, no conjunto, constituem os chamados **anexos**. Eles são cobertos pelo peritônio e, portanto, estão localizados **intraperitonealmente** na cavidade pélvica (➤ Fig. 8.51).

Ovário

O ovário, em idade fértil, mede 4 × 2 × 3 cm, pesa 7-14 g e tem forma oval (➤ Fig. 8.51). Durante a gestação ele duplica o seu tamanho e após a menopausa ele regride de forma acentuada.
É possível diferenciar um polo superior (extremidade tubária) e um polo inferior (extremidade uterina), assim como uma margem medial e outra lateral (face medial e lateral). Na margem anterior (margem mesovárica), o **mesovário** se encontra fixado, como duplicação do peritônio, enquanto a margem posterior (margem livre) permanece livre. No hilo do ovário as estruturas vasculonervosas entram e saem.
O ovário é fixado por dois ligamentos suspensores:
- **Ligamento próprio do ovário**: está ligado à extremidade uterina e conecta o ovário ao útero
- **Ligamento suspensor do ovário** (clinicamente, Ligamento infundibulopélvico): conecta o ovário, de sua extremidade tubária, à parede lateral da pelve. Conduz a artéria e a veia ováricas.

Posteriormente, o ovário estabelece contato com o ureter e com o nervo obturador e, do lado direito, com o ápice do apêndice vermiforme do intestino grosso, quando esse desce para a pelve menor (tipo descendente). À esquerda, o colo sigmoide passa por cima do polo superior do ovário. **Inferiormente** seguem a artéria umbilical e a artéria obturatória (ambas ramos da artéria ilíaca interna, ➤ Fig. 8.62).

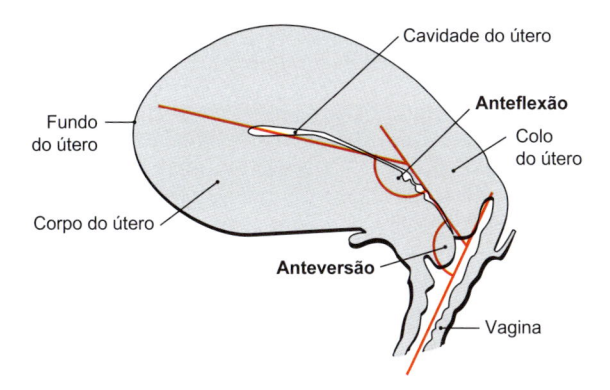

Figura 8.52 Posição do útero e da vagina. Vista do lado esquerdo.

Tuba Uterina
A tuba uterina liga o ovário ao útero (➤ Fig. 8.51). Ela tem 10-14 cm de comprimento e apresenta diferentes segmentos:
- **infundíbulo da tuba uterina**: com 1-2 cm de comprimento, possui uma abertura para a cavidade abdominal (óstio abdominal da tuba uterina) e prolongamentos em formato de franja (fímbrias da tuba uterina)
- **ampola da tuba uterina**: com 7-8 cm de comprimento, estende-se ao redor do ovário em formato de arco
- **istmo da tuba uterina**: área estreitada com 3-6 cm de comprimento na transição para a entrada o útero
- **segmento intramural** (porção uterina) com 1 cm de comprimento, no interior da parede do útero (óstio uterino)

Comparável com o mesovário, a tuba uterina apresenta uma duplicação do peritônio, o **mesossalpinge**, que se estende para o Ligamento largo do útero.

> **NOTA**
> O ovário e a **tuba uterina**, que são agrupados como anexos, localizam-se, assim como o corpo do útero, no **espaço intraperitoneal** e são, portanto, cobertos em sua superfície pelo peritônio. Em contraste, não existem órgãos genitais intraperitoneais nos homens.

> **Clínica**
>
> O posicionamento intraperitoneal dos anexos tem grande relevância clínica:
> - a conexão aberta da tuba uterina com a cavidade abdominal possibilita a ocorrência de **gravidez ectópica**, na qual o ovócito fertilizado implanta no peritônio, nas proximidades do ovário, ao invés de implantar no útero. Nesse caso pode ocorrer hemorragia grave com risco de vida, devido ao rompimento de vasos sanguíneos.
> - grande parte dos tumores malignos de ovário (**carcinoma de ovário**) se origina não propriamente do órgão, mas sim de células epiteliais do peritônio que estão em sua superfície.
> Após infecções bacterianas ascendentes na tuba uterina (**salpingite**), as suas paredes podem colabar, de modo que a tuba uterina não permitirá mais o trânsito dos gametas, impedindo a fertilização. Na **esterilização** as tubas uterinas são desconectadas/seccionadas.
> O posicionamento próximo dos anexos (ovário e tuba uterina) com o apêndice vermiforme do intestino grosso explica por que os pacientes sentem dor similar no segmento inferior direito do abdome tanto em situações de inflamação do apêndice vermiforme (**apendicite**) quanto em situações de inflamação da tuba uterina (**salpingite**).

8.6.6 Útero

Estrutura e Função
O útero tem 8 cm de comprimento, 5 cm de largura e 2-3 cm de espessura. O seu peso é bastante variável, de 30 a 120 g (média de 50 g), podendo chegar a 1 kg durante a gestação e ser bem reduzido nas mulheres com idade avançada. O útero é dividido em um segmento/corpo intraperitoneal (**corpo do útero**), com um fundo posicionado para cima (fundo do útero) e com um colo fixado subperitonealmente (**colo uterino**) de aproximadamente 2,5 cm de comprimento, estreitado na região do istmo do útero (➤ Fig. 8.51). O corpo do útero conecta-se, em ambos os lados, com as tubas uterinas, que permitem a sua conexão com os ovários.
O útero tem uma face anterior (ou vesical), posicionada em contato com a bexiga urinária, e uma face posterior (face posterior ou intestinal), que estabelece relação com o reto. Entre esses órgãos

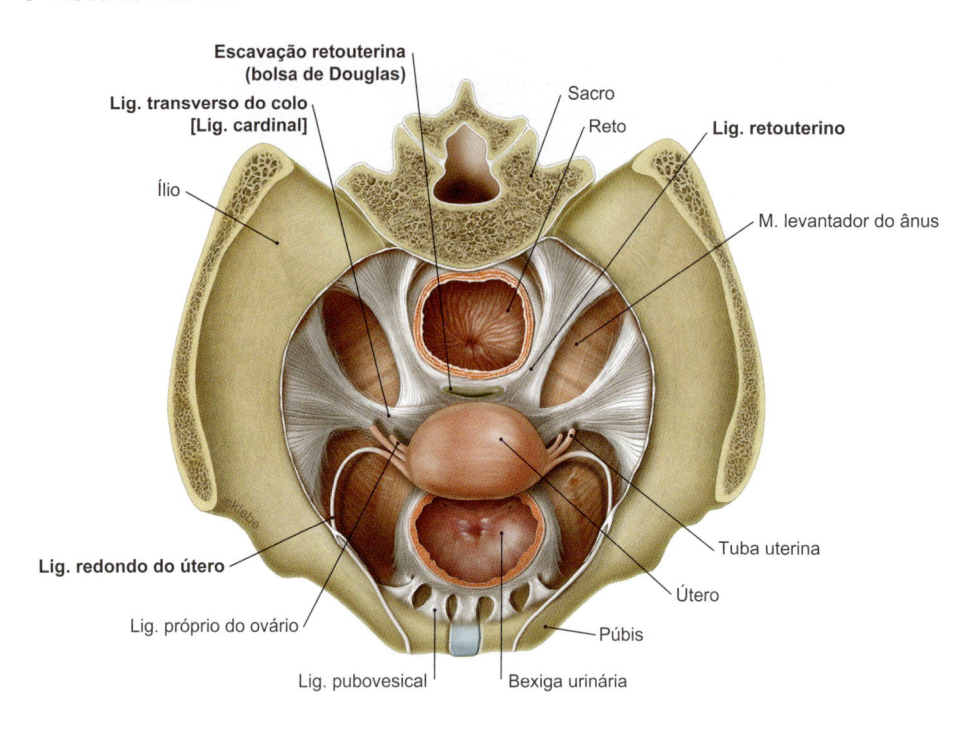

Figura 8.53 Ligamentos do útero e espaços do tecido conectivo da pelve. Corte transversal na altura do colo do útero; vista superior; representação semiesquemática. [L238]

há uma deflexão da cavidade peritoneal, em posição anterior, formando a **escavação vesicouterina** e, em posição posterior, formando a **escavação retouterina** (**fundo de saco de Douglas**). Na posição normal o útero está, em relação à vagina, inclinado para frente (**anteversão**) e o corpo do útero, em relação ao colo do útero, está dobrado para frente (**anteflexão**) (➤ Fig. 8.52). Esse posicionamento funciona como uma proteção, impedindo que o útero seja exteriorizado em situações nas quais a pressão intra-abdominal se torne elevada (espirros, tosse).

O espaço interno do útero é dividido em **cavidade uterina**, no corpo do útero, e em **canal do colo do útero**, no colo. O colo converge por meio de seu segmento inferior, através do **orifício externo** (óstio uterino), para a vagina; por esse motivo esse segmento é chamado de **porção vaginal do colo**. O segmento superior, que inicia no istmo com o **orifício interno** (óstio anatômico interno do útero), é a **porção supravaginal do colo**.

Clínica

A avaliação do colo do útero e o esfregaço cervical fazem parte do exame ginecológico de rotina e são considerados **exames preventivos** para mulheres com mais de 20 anos de idade. Os exames devem ser realizados pelo menos uma vez ao ano, a fim de permitir identificar precocemente – e se necessário remover – tumores malignos (**carcinoma de colo de útero**). O carcinoma de colo de útero está entre os mais frequentes tumores malignos em mulheres com menos de 40 anos de idade.

A **parede do útero** consiste em uma camada mucosa interna (endométrio), seguida de uma camada espessa de músculo liso (miométrio) e, externamente, de uma capa peritoneal (perimétrio).

NOTA

Endométrio: camada mucosa do útero
Miométrio: musculatura lisa do útero
Perimétrio: revestimento peritoneal do útero
Parâmetrio (Ligamento cardinal): tecido conectivo de ancoragem do colo na pelve
Mesométrio (Ligamento largo): duplicação peritoneal frontal

Ligamentos Suspensores

Os dois segmentos do útero apresentam diversos ligamentos suspensores de grande relevância clínica nas cirurgias ginecológicas.
- Corpo do útero
  - **Ligamento largo do útero** (mesométrio): forma juntamente com as duplicações peritoneais dos anexos (mesossalpinge e mesovário) uma prega frontal na pelve menor, que recobre o corpo do útero (➤ Fig. 8.51) → útero, tubas uterinas e ovários se localizam, portanto, na região intraperitoneal
  - **Ligamento redondo do útero**: cordão de tecido conectivo que se estende do ângulo tubário para frente e lateralmente em direção à parede da pelve, passando através do canal inguinal, até os lábios maiores do pudendo, inserindo-se na pele e no tecido adiposo dessa região; fixação do útero.
- Colo do útero (➤ Fig. 8.53):
  - **Ligamento cardinal** (Ligamento transverso do colo): feixes de tecido conectivo do colo do útero em direção à parede lateral da pelve (chamados também de paramétrio)
  - **Ligamento retouterino** (clinicamente: Ligamento sacrouterino): feixes de tecido conectivo do colo do útero para a região posterior, ao redor do reto, até o sacro
  - **Ligamento pubocervical**: fixa o colo do útero, anteriormente ao púbis

Tabela 8.6 Vasos sanguíneos do clitóris e do bulbo do vestíbulo.

Artérias	Veias
• **Artéria dorsal do clitóris:** irriga a glande do clitóris	• **Veia dorsal superficial do clitóris:** drena o sangue da glande para a veia pudenda externa
• **Artéria profunda do clitóris:** penetra na crura do clitóris e irriga os corpos cavernosos do clitóris	• **Veia dorsal profunda do clitóris:** drena o sangue do corpo cavernoso para o plexo vesical venoso
• **Artéria do bulbo do vestíbulo:** irriga o bulbo do vestíbulo	• **Veia do bulbo do vestíbulo:** par, transporta o sangue do bulbo do vestíbulo para a veia dorsal profunda do clitóris

O **Ligamento retouterino** também é exposto durante procedimentos cirúrgicos ginecológicos, a fim de proteger as fibras nervosas do plexo hipogástrico inferior que seguem por esse feixe de tecido conectivo.

O tecido conectivo cria, em posição cranial, uma prega peritoneal (**prega retouterina**), que, em ambos os lados, delimita lateralmente a escavação retouterina (bolsa de Douglas).

Modificações do Útero Durante a Gestação

No útero ocorre o desenvolvimento do embrião/feto. Após o ovócito ser fertilizado pelo espermatozoide, na tuba uterina, o embrião migra para o útero, onde se implantará no endométrio. No endométrio, será desenvolvido um tecido materno-fetal, a **placenta**. A placenta é diferenciada no *4o* mês e tem, ao nascimento, tamanho médio de 20 cm e peso de 350-700 g. Podemos imaginar o formato da placenta (em forma de disco), como uma "panela rasa com tampa". O fundo da panela corresponde à **placa basal**, que está fixada ao endométrio do útero. A tampa corresponde à **placa coriônica**, a partir da qual partem os vasos sanguíneos, que se estendem até o **cordão umbilical** da criança. No cordão umbilical, as duas artérias (artérias umbilicais) se encontram contorcidas ao redor de uma veia (veia umbilical). A **veia umbilical** transporta *sangue rico em oxigênio* proveniente da placenta para a criança e conecta-se, contornando o fígado, à veia cava inferior (➤ Item 6.1.4). As duas **artérias umbilicais** se ramificam a partir das artérias ilíacas internas e transportam *sangue pobre em oxigênio* para a placenta. Entre as placas basal e coriônica há uma cavidade preenchida por sangue materno, chamada de **espaço interviloso**, uma vez que as **vilosidades placentárias** passam da placa coriônica para uma superfície de dilatação. Nas vilosidades há vasos sanguíneos oriundos do feto, que absorvem os gases respiratórios e os nutrientes e se unem na placa coriônica com os vasos umbilicais.

Funções da placenta:

- troca de gases respiratórios e de nutrientes entre o sangue materno e fetal
- produção de hormônios (hormônio para manutenção da placenta, entre outros)
- tolerância imunológica (para evitar a rejeição do feto)

8.6.7 Vagina

A **vagina** é um órgão muscular oco, de 10 cm de comprimento, que se localiza no espaço subperitoneal. Podem ser distinguidas uma parede anterior e uma parede posterior, que apresentam, na

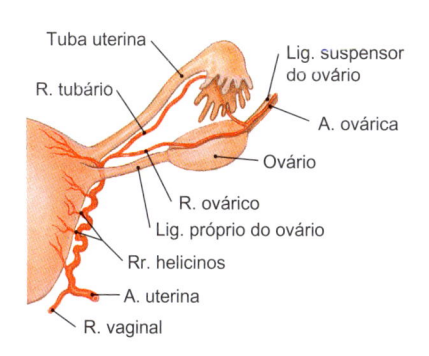

Figura 8.54 Suprimento arterial dos órgãos genitais femininos internos. Vista posterior.

superfície interna, pregas transversais (rugas vaginais). A porção vaginal do colo do útero delimita o **fórnice da vagina**, dividido em segmentos anterior, lateral e posterior (➤ Fig. 8.58). Considerando que o útero se apresenta inclinado para frente (anteversão), a sua parede posterior é mais ampla do que a sua parede anterior, e o segmento posterior do fórnice da vagina é, correspondentemente, maior do que o seu segmento anterior (➤ Fig. 8.52). Inferiormente, a vagina abre-se, posteriormente à uretra, no **vestíbulo da vagina**, que faz parte dos órgãos genitais externos. Antes da primeira relação sexual essa conexão é fechada pelos resquícios do **hímen**.

A vagina apresenta uma relação posterior com o reto, sendo separada dele apenas pela **fáscia retovaginal** (**septo retovaginal**) (➤ Fig. 8.58). O tecido conectivo anterior à bexiga urinária é referido clinicamente como **septo vesicovaginal**.

> ### Clínica
>
> A **escavação retouterina** (bolsa de Douglas) pode ser puncionada atrás do útero, no fundo do fórnice vaginal, a fim de coletar líquido livre para diagnóstico clínico.

8.6.8 Vascularização e Inervação dos Órgãos Genitais Femininos Internos e Externos

Devido ao seu desenvolvimento, a vascularização e a inervação dos órgãos genitais femininos apresentam muitas semelhanças

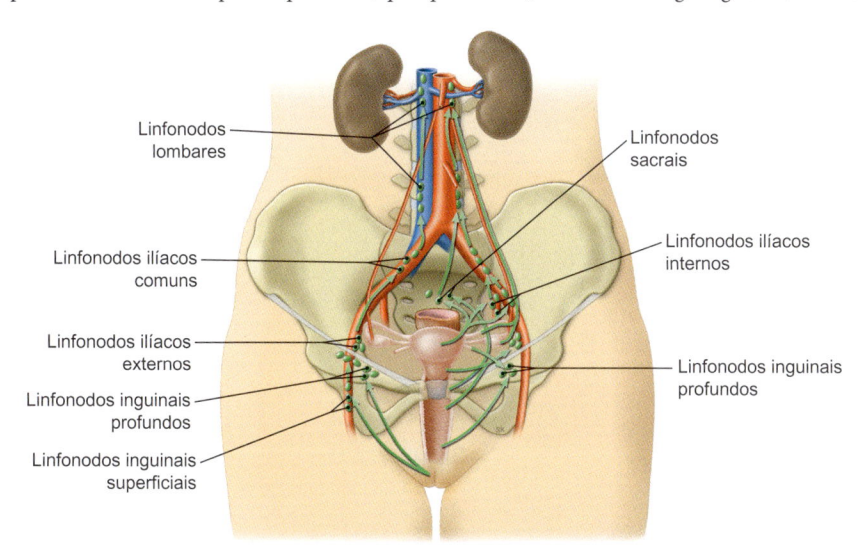

Figura 8.55 Vias de drenagem linfática dos órgãos genitais femininos externos e internos. Vista anterior.

com as estruturas vasculonervosas encontradas na genitália masculina (item 8.5.8).

Suprimento Arterial e Drenagem Venosa dos Órgãos Genitais Externos

Os órgãos genitais externos são irrigados por ramos terminais da **artéria pudenda interna** e das **artérias pudendas externas** (➤ Tabela 8.6). Os vasos sanguíneos do pudendo feminino correspondem, dessa forma, aos vasos do pênis e do escroto. Do mesmo modo, os mecanismos de enchimento dos corpos cavernosos, importantes para a atividade sexual, são comparáveis (➤ Item 8.5.8). Os lábios maiores do pudendo, que correspondem, de acordo com o seu desenvolvimento, ao **escroto**, são irrigados pela artéria pudenda interna (ramos labiais posteriores) e pela artéria pudenda externa (ramos labiais anteriores). As veias correspondem às artérias.

Suprimento Arterial e Drenagem Venosa dos Órgãos Genitais Internos

Os órgãos genitais femininos internos são supridos por três pares de artérias, que se originam da parte abdominal da aorta e da artéria ilíaca interna (➤ Fig. 8.54, ➤ Fig. 8.62).

A **artéria ovárica** irriga o ovário e os segmentos adjacentes da tuba uterina. Ela se origina da parte abdominal da aorta, logo abaixo das artérias renais e ascende no espaço retroperitoneal, passando *por cima* do nervo genitofemoral, do ureter e da artéria ilíaca externa, antes de se dirigir ao ovário, no Ligamento suspensor do ovário.

A **artéria uterina** é um ramo visceral da artéria ilíaca interna. No Ligamento largo do útero a artéria passa sobre o ureter e emite os seus ramos terminais, com os quais ela promove o suprimento sanguíneo de todos os órgãos genitais internos (➤ Fig. 8.54):

- **Ramos helicinos**, se entrelaçam ao longo do útero, o qual elas irrigam, e podem se adaptar ao crescimento do útero durante a gestação

- **Ramo tubário**, irriga a ampola da tuba uterina
- **Ramo ovárico**, irriga, juntamente com a artéria ovárica, o ovário
- **Ramos vaginais,** descem na porção superior da vagina, provendo a sua irrigação, juntamente com a artéria vaginal

A vagina é irrigada, principalmente, pela **artéria vaginal**, ramo da artéria ilíaca interna.

O sangue do ovário e da tuba uterina é drenado através da **veia ovárica**. A veia ascende no interior do Ligamento suspensor do ovário em direção à parede da pelve e converge, à direita, para a veia cava inferior (➤ Fig. 8.62) e, à esquerda, para a veia renal esquerda. O sangue drenado do útero, da tuba uterina e da vagina é drenado na pelve em uma rede de vasos venosos nas proximidades dos órgãos (**plexos venosos uterino e plexo venoso vaginal**), sendo coletado, finalmente, através das **veias uterinas** para a veia ilíaca interna (➤ Fig. 8.62).

Clínica

Nos casos de **carcinoma de endométrio** ou de tumor não maligno do miométrio (**mioma**), que podem provocar intensos sangramentos, a remoção cirúrgica do útero (**histerectomia**) faz-se necessária, sendo um procedimento geralmente realizado por via transvaginal. Nessa condição existe o risco de ocorrer, acidentalmente, a ligadura do ureter juntamente com a ligadura da artéria. A retenção urinária resultante pode levar à perda do rim e requer, portanto, uma nova intervenção cirúrgica.

Vias de Drenagem Linfática da Genitália Externa e Interna

De forma diferente do que ocorre no sexo masculino, os órgãos genitais femininos externos e internos *não* possuem vias de

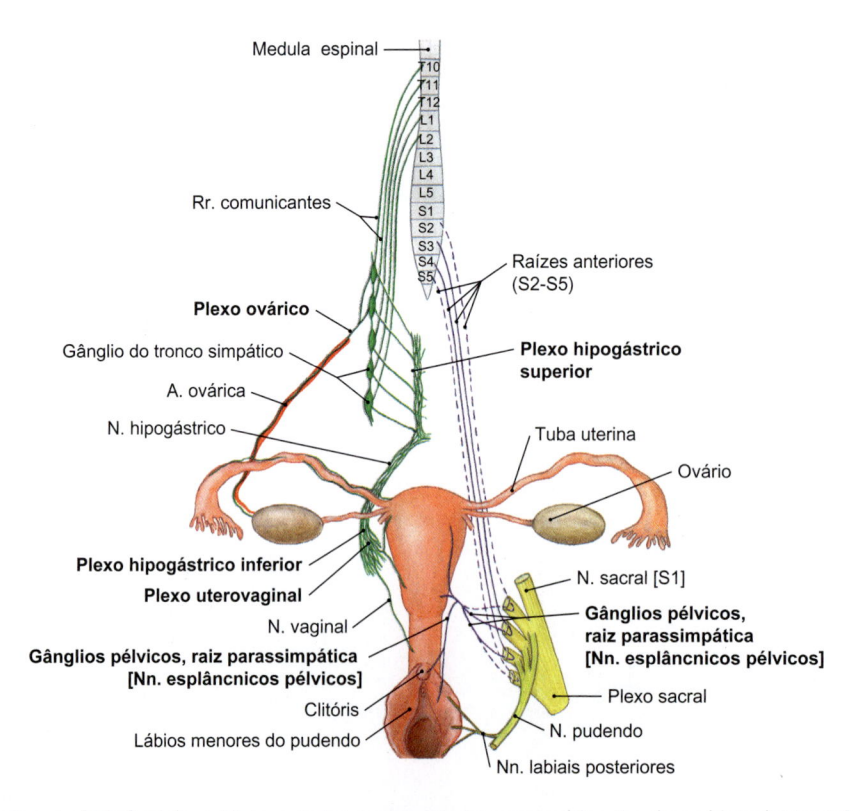

Figura 8.56 Inervação dos órgãos genitais femininos. Vista anterior; representação esquemática. Os plexos hipogástrico inferior e uterovaginal contêm fibras nervosas simpáticas (em verde) e parassimpáticas (em violeta).

Tabela. 8.7 Inervação da genitália feminina.

Inervação autônoma	Inervação somática
simpático (T10-L2) e parassimpático (S2-4): • útero, tuba uterina e vagina (plexo hipogástrico inferior) • ovário (plexo ovárico) • corpos cavernosos do clitóris e glândulas vestibulares maiores de Bartholin (nervos cavernosos do clitóris)	• sensiliva: predominantemente nervo pudendo para o clitóris, para os lábios e para a vagina (porção inferior) • motora: nervo pudendo para a musculatura do períneo

drenagem linfática completamente distintas, uma vez que os órgãos genitais femininos também têm conexão com os linfonodos inguinais (➤ Fig. 8.55)!

Para os órgãos genitais externos (**pudendo feminino**), os linfonodos inguinais (**linfonodos inguinais superiores**) representam, assim como no sexo masculino, a primeira cadeia de linfonodos. Os linfonodos regionais do **ovário** - que corresponde, de acordo com o seu desenvolvimento, ao testículo - da tuba uterina e do útero ("ângulo tubário") são os **linfonodos lombares**, localizados no nível dos rins, a partir dos quais a linfa é drenada para o tronco lombar. As vias linfáticas ascendem no Ligamento suspensor do ovário.

A partir do útero, da **tuba uterina** e da **vagina** a linfa é inicialmente drenada para os linfonodos da cavidade pélvica (**linfonodos ilíacos internos/externos e linfonodos sacrais**).

A característica especial da drenagem linfática da genitália interna feminina é que tanto o útero, na saída do **Ligamento redondo do útero** ("ângulo tubário") através dos vasos linfáticos que percorrem ao longo desse ligamento, quanto a **porção inferior da vagina** têm conexão com os linfonodos inguinais (**linfonodos inguinais superficiais e profundos**) (➤ Fig. 8.55).

Clínica

Devido às diferentes vias de drenagem linfática, as primeiras **metástases nos linfonodos** são observadas na região inguinal, nos casos de carcinoma do pudendo feminino, na pelve menor, nos casos de carcinoma de endométrio e de colo uterino, ou no espaço retroperitoneal, nos casos de tumores de ovário.

Inervação da Genitália Externa e Interna

Os órgãos genitais externos e internos possuem inervação somática e visceral (➤ Fig. 8.56, ➤ Tabela 8.7).

A predominante **inervação parassimpática do pudendo feminino** aumenta a perfusão sanguínea do corpo cavernoso e, portanto, auxilia no mecanismo de excitação sexual, que será reconhecido pela inervação somática.

A inervação autônoma (visceral) dos órgãos genitais internos modula, de acordo com a situação hormonal, o tônus da musculatura do útero, a motilidade das tubas uterinas e a secreção das glândulas. A **inervação simpática** reduz a perfusão sanguínea dos órgãos e provoca contração da musculatura do útero. O sistema **parassimpático** provoca, em contrapartida, dilatação nos vasos do útero e redução do tônus da musculatura uterina. Ele promove a formação de secreção na vagina (transudato oriundo dos vasos

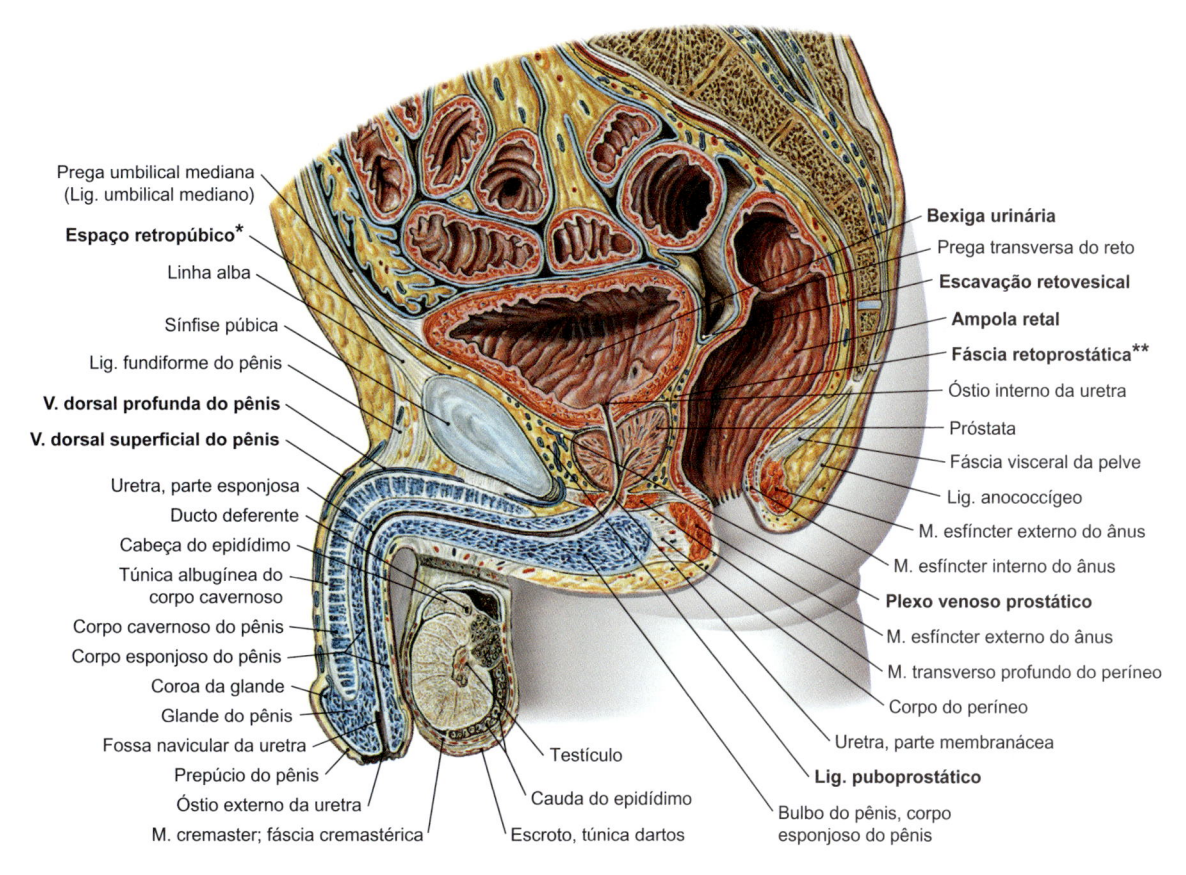

Figura 8.57 Pelve no sexo masculino. Corte sagital mediano; vista do lado esquerdo; * espaço retropúbico de Retzius ** clinicamente fáscia de Denonvillier.

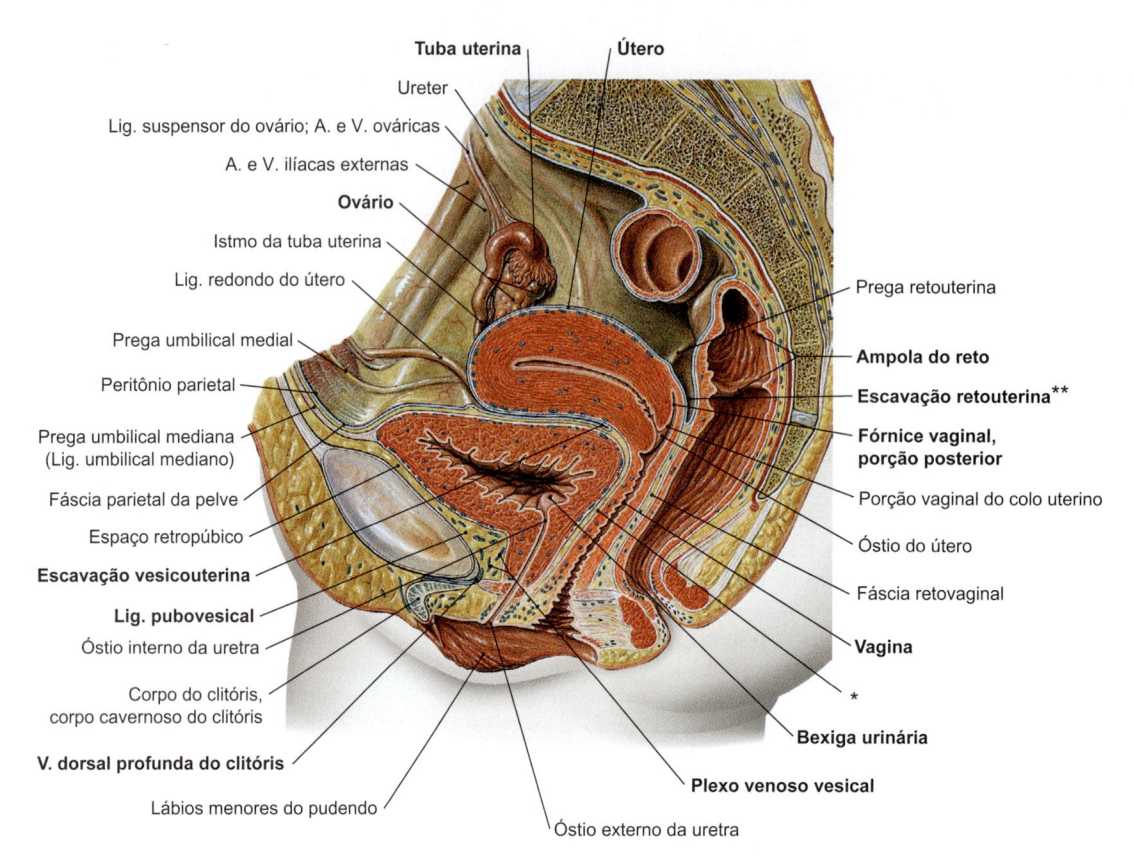

Tuba uterina | Útero

Ureter

Lig. suspensor do ovário; A. e V. ováricas

A. e V. ilíacas externas

Ovário

Istmo da tuba uterina

Lig. redondo do útero

Prega umbilical medial

Peritônio parietal

Prega umbilical mediana
(Lig. umbilical mediano)

Fáscia parietal da pelve

Espaço retropúbico

Escavação vesicouterina

Lig. pubovesical

Óstio interno da uretra

Corpo do clitóris,
corpo cavernoso do clitóris

V. dorsal profunda do clitóris

Lábios menores do pudendo

Óstio externo da uretra

Prega retouterina

Ampola do reto

Escavação retouterina**

**Fórnice vaginal,
porção posterior**

Porção vaginal do colo uterino

Óstio do útero

Fáscia retovaginal

Vagina

*

Bexiga urinária

Plexo venoso vesical

Figura 8.58 Pelve no sexo feminino. Corte sagital mediano; vista pelo lado esquerdo; * clinicamente: septo vesicovaginal, ** clinicamente: bolsa de Douglas.

sanguíneos, uma vez que não existem glândulas na vagina), assim como a secreção das glândulas vestibulares maiores de Bartholin, durante a excitação.

A inervação somática dos segmentos inferiores da vagina promovem a **excitação sexual**.

As **fibras nervosas simpáticas** pré-ganglionares (T10-L2) emergem do plexo aórtico abdominal, através do plexo hipogástrico superior e a partir dos gânglios sacrais do tronco simpático através dos nervos esplâncnicos sacrais, e formam, predominantemente, conexões sinápticas com neurônios pós-ganglionares no plexo hipogástrico inferior (➤ Fig. 8.56). Os seus axônios atingem os órgãos pélvicos e se continuam no **plexo uterovaginal** (plexo de Frankenhäuser), que inerva o útero, a tuba uterina e a vagina. As (predominantes) fibras nervosas simpáticas pós-ganglionares para o ovário seguem no plexo ovárico, ao longo da artéria ovárica, após terem estabelecido conexões sinápticas nos gânglios aorticorrenais ou no plexo hipogástrico superior.

As **fibras nervosas parassimpáticas** pré-ganglionares estendem-se a partir do segmento sacral do sistema parassimpático (S2-S4) através dos nervos esplâncnicos pélvicos para os gânglios do plexo hipogástrico inferior (➤ Fig. 8.56). Nesse local, ou nas proximidades dos órgãos, elas fazem conexões sinápticas com neurônios pós-ganglionares inervando o útero, a tuba uterina e a vagina. Os **nervos cavernosos do clitóris** penetram no diafragma da pelve e se estendem (parcialmente sob ligação com o nervo dorsal do clitóris) até os corpos cavernosos, onde irão promover o seu enchimento (ereção), e até as glândulas vestibulares maiores de Bartholin.

A inervação somática, provida pelo **nervo pudendo**, promove a inervação sensitiva da parte inferior da vagina, assim como os dois terços posteriores dos lábios do pudendo, através dos ramos labiais posteriores, e do clitóris, através do nervo dorsal do clitóris

(➤ Fig. 8.56). A sensibilidade do terço anterior dos lábios do pudendo é provida pelo nervo ilioinguinal (ramos labiais anteriores) e a sensibilidade dos segmentos laterais é, adicionalmente, suprida pelos nervo cutâneo femoral posterior (ramos perineais) e pelo nervo genitofemoral (ramo genital).

Para mais informações sobre a organização geral do sistema nervoso autônomo do abdome, veja o item 7.8.5, e, para um estudo dos gânglios autônomos da região retroperitoneal, veja o ➤ Item 8.8.5.

8.7 Espaço Retroperitoneal e Cavidade Pélvica

Competências

Após a leitura desse capítulo, você será capaz de:
- descrever a divisão do espaço retroperitoneal e da cavidade pélvica
- descrever, em preparações anatômicas, a relação de posicionamento dos órgãos

8.7.1 Visão Geral

A **cavidade abdominal** e a **cavidade pélvica** são revestidas, predominantemente, por peritônio e formam, em conjunto, a **cavidade peritoneal** (➤ Item 7.7). Em posição posterior e inferior à cavidade peritoneal encontra-se o **espaço extraperitoneal**, o qual, em posição posterior como **retroperitônio** (espaço retroperitoneal, ➤ Item 8.7.2), é recoberto, entre os órgãos e as estruturas vasculonervosas, predominantemente por tecido adiposo e se estende, em direção caudal, para a cavidade pélvica no **espaço subperitoneal** (espaço extraperitoneal da pelve, ➤ Item 8.7.3). Os órgãos do **espaço retroperitoneal** são, geralmente, revestidos pelo peritônio parietal apenas em sua superfície anterior (➤ Fig. 7.47). Esses órgãos são

- inicialmente já dispostos externamente à cavidade abdominal (órgãos retroperitoneais primários):
  - rim
  - glândula suprarrenal
- ou então deslocados, durante o desenvolvimento, em direção à região posterior da parede do tronco (órgãos retroperitoneais secundários, item 7):
  - duodeno (exceto a porção superior)
  - colo ascendente
  - colo descendente
  - reto proximal (até a flexura sacral)
  - pâncreas

Os órgãos retroperitoneais secundários podem ser separados, durante a dissecção, dos órgãos retroperitoneais primários.

No **espaço subperitoneal**, alguns órgãos, como a bexiga urinária em uma parte de sua porção superior, são cobertos por peritônio parietal, enquanto outros órgãos da pelve (o reto distal a partir da flexura sacral, o canal anal, o colo do útero, a vagina, a próstata e a glândula seminal) não têm nenhuma relação com o peritônio (➤ Fig. 8.57, ➤ Fig. 8.58).

Clínica

Órgãos retroperitoneais como, por exemplo, os rins, podem ser acessados posteriormente em **procedimentos cirúrgicos**

sem que a cavidade peritoneal seja aberta. Dessa forma o risco de infecção da cavidade abdominal (peritonite) e de formação de aderências no pós-operatório é reduzido.

N O T A

Extraperitoneal:
- localizado externamente à cavidade peritoneal no espaço retroperitoneal da cavidade abdominal (espaço retroperitoneal) ou no espaço subperitoneal da pelve (espaço extraperitoneal da pelve)
- sem o revestimento, ou com revestimento parcial, do peritônio parietal

8.7.2 Espaço Retroperitoneal

O retroperitônio (espaço retroperitoneal) é um espaço, em forma de fenda, localizado posteriormente em relação à cavidade peritoneal, delimitado, anteriormente, pelo peritônio parietal e, posteriormente, pela musculatura da parede posterior do tronco (músculo psoas maior e músculo quadrado do lombo). Nesse espaço localizam-se os rins, as glândulas suprarrenais e os ureteres, que são revestidos, em conjunto, por um sistema de envoltórios (➤ Item 8.1, ➤ Item 8.2). Entre os dois rins encontram-se as estruturas vasculonervosas do espaço retroperitoneal (➤ Item 8.8).

8.7.3 Espaço Subperitoneal

O espaço extraperitoneal é estendido, inferiormente ao segmento pélvico da cavidade peritoneal (cavidade peritoneal da pelve), para o espaço subperitoneal (espaço extraperitoneal da pelve), no qual

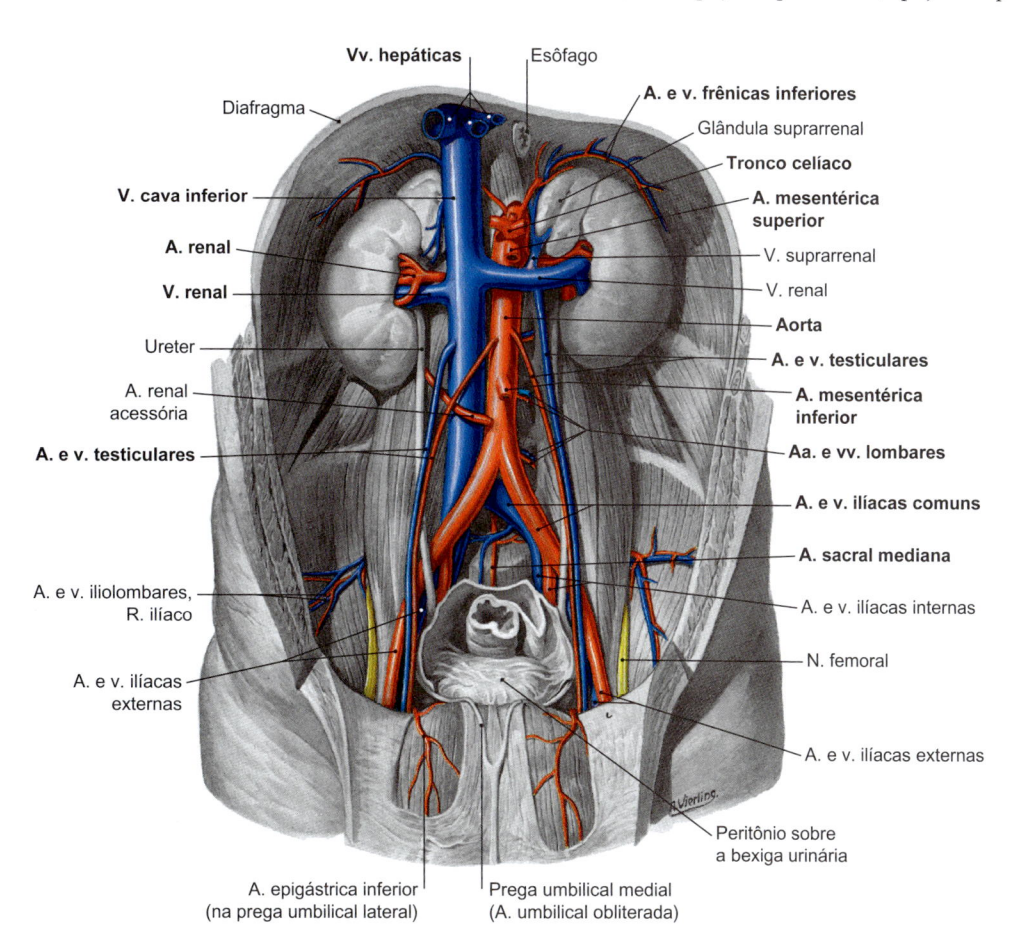

Figura 8.59 **Parte abdominal da aorta e V. cava inferior.** [S010-2-16]

401

o tecido conectivo de cada órgão é recoberto é envolvido pelas suas estruturas vasculonervosas específicas. O tecido conectivo é, parcialmente, condensado nas chamadas fáscias, que circundam os órgãos individualmente e que subdividem os compartimentos individuais como, por exemplo, o "mesorreto", que representa um espaço clinicamente muito relevante ao redor do reto (➤ Item 8.4.3). O espaço posterior à sínfise púbica é chamado de **espaço retropúbico** (clinicamente espaço de Retzius) (➤ Fig. 8.57, ➤ Fig. 8.58). As fáscias na pelve dividem-se em:

- **fáscia parietal da pelve**: reveste, interiormente, a pelve óssea; a porção anterior ao sacro é denominada **fáscia pré-sacral (fáscia de Waldeyer)**
- **fáscia visceral da pelve**: envolve os órgãos individuais com as suas estruturas vasculonervosas, por exemplo, a "fáscia mesorretal" ao redor do reto com o seu "mesorreto"; adicionalmente, existem folhetos de tecido conectivo que separam os órgãos individuais uns dos outros, como por exemplo, no sexo masculino, a **fáscia retoprostática (septo retoprostático**, clinicamente fáscia de Denonvillier) e, no sexo feminino, a **fáscia retovaginal (septo retovaginal)**.

Outras condensações de tecido conectivo são referidas como ligamentos no sistema musculoesquelético e servem para fixar os órgãos individuais na pelve óssea. O restante do tecido conectivo frouxo, que segue continuamente pela parede dos órgãos ou pelas cavidades de tecido conectivo, também é referido na prática clínica com nomes específicos:

- **paramétrio**: feixes de fibras que partem do colo do útero para a parede lateral da pelve (Ligamento cardinal)
- **paraprocto**: tecido conectivo ao redor do reto
- **paracisto**: tecido conectivo ao redor da bexiga urinária
- **paracolpo**: tecido conectivo ao redor da vagina

A cavidade pélvica é, portanto, dividida em **três segmentos**. Os órgãos pélvicos localizam-se no segmento caudal, abaixo da linha terminal, clinicamente conhecido como "**pelve menor**", que é delimitada, anteriormente, pela linha pectínea do púbis e, inferiormente, pela linha arqueada. Os segmentos da cavidade pélvica (no sentido craniocaudal) são:

- **segmento pélvico da cavidade peritoneal** (cavidade peritoneal da pelve), delimitada inferiormente pelo peritônio parietal
- **espaço subperitoneal,** que se estende inferiormente até o diafragma da pelve (➤ Item 8.9)
- **região perineal,** localizada abaixo do diafragma pélvico e dividida, anteriormente, em ambos os lados, nos dois espaços perineais e, posteriormente, na fossa isquioanal (➤ Item 8.9)

Tabela 8.8 Ramos da parte abdominal da aorta.

Ramos parietais para a parede do tronco	• Artéria frênica inferior: na face inferior do diafragma; origina a artéria suprarrenal superior para a glândula suprarrenal • artérias lombares: quatro pares originados diretamente da aorta; o quinto par se origina da artéria sacral mediana
Ramos viscerais	• Tronco celíaco: ímpar, origina-se imediatamente abaixo do hiato aórtico e irriga os órgãos da região superior do abdome (➤ Fig. 7.48) • Artéria suprarrenal média: irriga a glândula suprarrenal • Artéria renal: para o rim, origina também a artéria suprarrenal inferior, para a glândula suprarrenal • Artéria mesentérica superior: ímpar, irriga parte do pâncreas, todo o intestino delgado e o intestino grosso até a flexura esquerda do colo (➤ Fig. 7.49) • Artéria testicular/ovárica: irriga, no sexo masculino, o testículo e o epidídimo, e, no sexo feminino, o ovário • Artéria mesentérica inferior: ímpar, irriga o colo descendente e a porção superior do reto (➤ Fig. 7.50)
Ramos terminais	• Artéria ilíaca comum: para a pelve e membros inferiores • Artéria sacral mediana: desce anteriormente ao sacro

A cavidade perineal alcança, com diversas bolsas revestidas de peritônio parietal (recessos), o espaço subperitoneal. O espaço mais profundo da cavidade abdominal é, no sexo masculino, representado pela **escavação retovesical**, enquanto que, no sexo feminino, é representado pela **escavação retouterina (bolsa de Douglas)**, que se localiza ainda mais inferiormente do que a **escavação vesicouterina**, localizada anteriormente.

Clínica

Na **postura ereta**, em caso de inflamação da região inferior do abdome, pode ocorrer acúmulo de pus ou de exsudato inflamatório no espaço mais profundo da cavidade abdominal – na **escavação retovesical** nos homens e na **escavação retouterina** (bolsa de Douglas) nas mulheres. Esse acúmulo pode ser comprovado na ultrassonografia pela presença de líquido livre na cavidade. A escavação retouterina estende-se até a porção posterior do fórnice da vagina e pode ser puncionada nesse local, a fim de examinar o líquido livre.

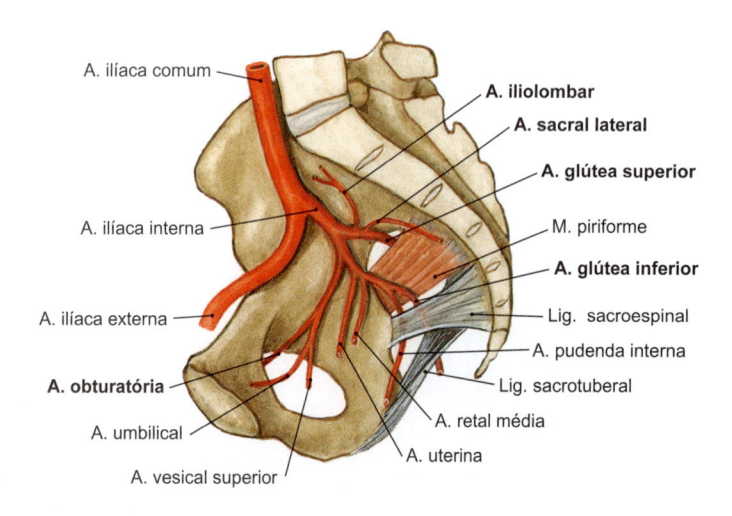

A. ilíaca comum
A. iliolombar
A. sacral lateral
A. glútea superior
A. ilíaca interna
M. piriforme
A. glútea inferior
A. ilíaca externa
Lig. sacroespinal
A. pudenda interna
A. obturatória
Lig. sacrotuberal
A. umbilical
A. retal média
A. vesical superior
A. uterina

Figura 8.60 Ramos parietais da a. ilíaca interna.

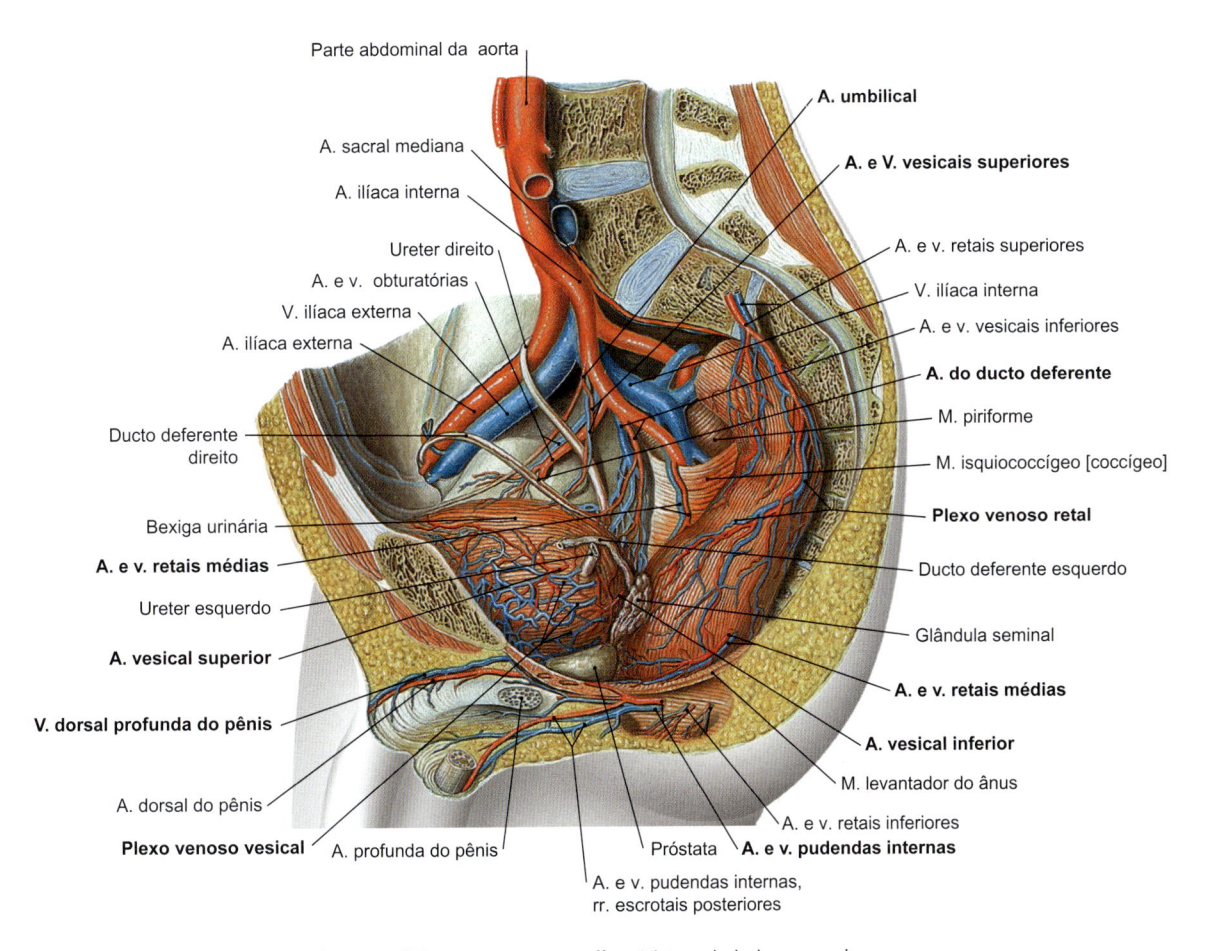

Parte abdominal da aorta

A. sacral mediana

A. ilíaca interna

Ureter direito

A. e v. obturatórias

V. ilíaca externa

A. ilíaca externa

Ducto deferente direito

Bexiga urinária

A. e v. retais médias

Ureter esquerdo

A. vesical superior

V. dorsal profunda do pênis

Plexo venoso vesical

A. dorsal do pênis

A. profunda do pênis

A. umbilical

A. e V. vesicais superiores

A. e v. retais superiores

V. ilíaca interna

A. e v. vesicais inferiores

A. do ducto deferente

M. piriforme

M. isquiococcígeo [coccígeo]

Plexo venoso retal

Ducto deferente esquerdo

Glândula seminal

A. e v. retais médias

A. vesical inferior

M. levantador do ânus

A. e v. retais inferiores

Próstata **A. e v. pudendas internas**

A. e v. pudendas internas, rr. escrotais posteriores

Figura 8.61 Suprimento sanguíneo das vísceras pélvicas no sexo masculino. Vista pelo lado esquerdo.

8.8 Vascularização e Inervação do Espaço Extraperitoneal e da Cavidade Pélvica

Competências

Após a leitura desse capítulo, você será capaz de:
- descrever a organização básica das estruturas vasculonervosas do retroperitônio e da pelve, e identificar a origem dos vasos sanguíneos e linfáticos, além da inervação de cada órgão
- identificar, em preparações anatômicas, os ramos da parte abdominal da aorta e os vasos tributários da veia cava inferior
- identificar, em preparações anatômicas, os ramos das artérias ilíacas externa e interna, assim como os seus trajetos e as suas áreas de irrigação
- descrever os plexos da pelve e as suas conexões e os seus significados clínicos
- identificar os linfonodos e a organização das vias de drenagem linfática com a formação do ducto torácico
- explicar a organização do sistema nervoso autônomo com os seus plexos e gânglios no retroperitônio e na pelve

8.8.1 Visão Geral

Os grandes vasos arteriais, venosos e linfáticos do corpo no **retroperitônio** estendem-se, no sentido caudal, para a cavidade pélvica no **espaço subperitoneal,** bem como, no sentido cranial, para o **mediastino posterior da cavidade torácica** (➤ Item 6.6). As

estruturas vasculonervosas atingem, dessa forma, não apenas a região posterior da parede do tronco (vasos parietais), mas também as vísceras (vasos viscerais) das cavidades abdominal e pélvica e estendem-se como vasos das extremidades inferiores.

A **parte abdominal da aorta** (**aorta abdominal**) penetra no espaço retroperitoneal, através do diafragma, a partir da cavidade torácica. Os seus ramos terminais são as artérias pélvicas (artérias ilíacas comuns), que, na pelve, dividem-se em artéria ilíaca interna (para o suprimento da parede da pelve e dos órgãos pélvicos) e artéria ilíaca externa (que se continua como a artéria femoral, abaixo do ligamento inguinal).

A **veia cava inferior** corresponde, com os seus afluentes, em grande parte à aorta. Após a sua passagem através do diafragma ela segue diretamente para o átrio direito do coração.

No retroperitônio, os ramos linfáticos oriundos das cavidades abdominal e pélvica se unem no **ducto torácico,** o maior tronco linfático do corpo, que continua, no seu percurso para o ângulo venoso esquerdo através do diafragma, no mediastino posterior.

Os espaços sub- e retroperitoneal também possuem segmentos do sistema nervoso somático e autônomo. O **plexo lombossacral** é um plexo nervoso somático formado a partir dos ramos anteriores dos nervos espinhais e localiza-se entre os segmentos do músculo psoas maior. Os seus nervos servem principalmente para a inervação dos membros inferiores (➤ Item 5.6.1), mas também para a inervação do canal anal e da genitália externa.

As fibras nervosas dos **sistemas simpático e parassimpático** formam nas proximidades da aorta um plexo nervoso autônomo (**plexo aórtico abdominal**), cujas partes individuais suprem, acompanhando seus respectivos vasos arteriais, os órgãos

403

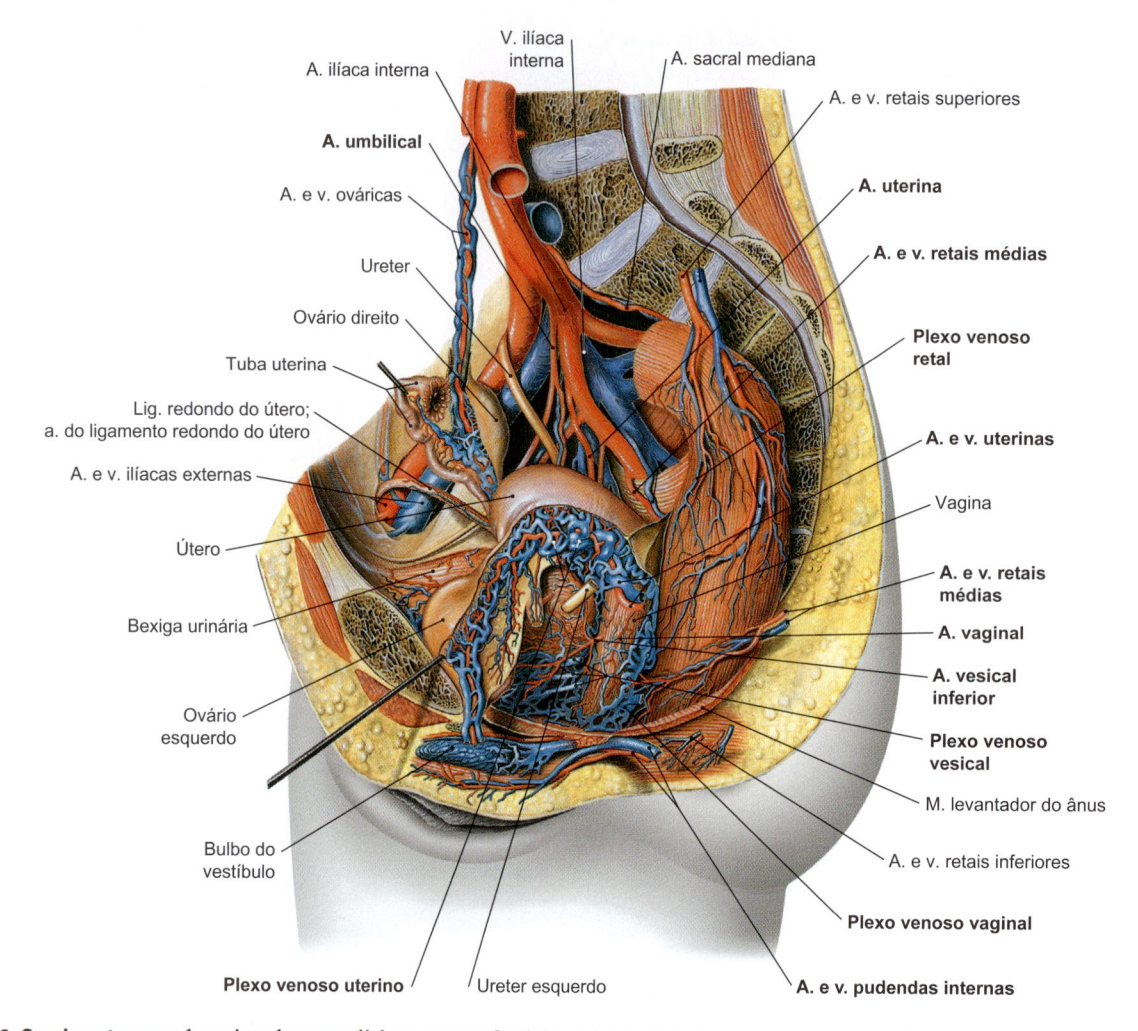

Figura 8.62 Suprimento sanguíneo das vísceras pélvicas no sexo feminino. Vista pelo lado esquerdo.

individuais. Através do plexo hipogástrico superior, o plexo nervoso autônomo se estende para a cavidade pélvica onde, como **plexo hipogástrico inferior**, inerva todos os órgãos.

8.8.2 Artérias do Retroperitônio e da Cavidade Pélvica

A **parte abdominal da aorta** (**aorta abdominal**) recebe essa denominação na altura da 7ª vértebra torácica, ao atravessar o hiato aórtico do diafragma e desce, então, à esquerda e anteriormente à coluna vertebral (➤ Fig. 8.59). Durante o seu trajeto, dá origem a **ramos parietais,** para a parede do tronco, e **ramos viscerais**, para as vísceras da cavidade peritoneal e do sub- e retroperitônio (➤ Tabela 8.8). Enquanto os ramos viscerais pares irrigam os órgãos do retroperitônio e da cavidade pélvica, as vísceras são irrigadas por **três ramos arteriais ímpares**:

- tronco celíaco
- artéria mesentérica superior
- artéria mesentérica inferior

Na altura da vértebra lombar IV a aorta se divide em seus **ramos terminais**. As artérias ilíacas comuns seguem, de ambos os lados, na cavidade pélvica, onde elas se ramificam. A delgada artéria sacral mediana continua no nível do sacro (➤ Fig. 8.59). Anteriormente à articulação sacroilíaca, a artéria ilíaca comum se divide na **artéria ilíaca externa**, que se continua, abaixo do ligamento inguinal, na artéria femoral (➤ Item 5.7.2), e na **artéria**

ilíaca interna, que promove o suprimento sanguíneo da pelve e de suas vísceras (➤ Fig. 8.60). A artéria ilíaca interna geralmente (60% dos casos) se divide em um tronco principal anterior e um tronco principal posterior. Visto que a sua ramificação é bastante variável, torna-se mais apropriado classificar os seus ramos, de acordo com a sua área de suprimento sanguíneo, em **ramos parietais**, que irrigam a parede da pelve e os órgãos genitais externos, e em **ramos viscerais**, que irrigam as vísceras pélvicas.

Os ramos parietais são formados em ambos os sexos igualmente (➤ Fig. 8.60):

- **Artéria iliolombar**: irriga a fossa ilíaca e a região lombar e também dá origem a um ramo para o canal vertebral.
- **Artérias sacrais laterais**: essas artérias penetram no canal sacral e suprem as meninges da medula espinhal.
- **Artéria obturatória**: ela atravessa, juntamente com o nervo obturatório, o canal obturatório em direção à coxa. O **ramo** púbico produz uma anastomose com um ramo de mesmo nome oriundo da artéria epigástrica inferior – em até 20% dos casos, a artéria obturatória se origina completamente desse vaso. A artéria obturatória se divide, no canal obturatório, em um **ramo anterior**, que irriga os adutores da coxa e, nesse local, cria uma anastomose com a artéria circunflexa femoral medial. O **ramo posterior** estende-se para a musculatura da região glútea. O **ramo acetabular** nutre a cabeça do fêmur, através do ligamento da cabeça do fêmur, e é essencial na criança para a nutrição da epífise femoral proximal.

- **Artéria glútea superior**: estende-se, através do forame suprapiriforme, para a região glútea e irriga a musculatura glútea.
- **Artéria glútea inferior**: atravessa o forame infrapiriforme e irriga também a musculatura glútea.

Clínica

Quando a anastomose entre a artéria obturatória e a artéria epigástrica inferior se apresenta bem desenvolvida ela é, tradicionalmente, chamada de **coroa mortal** (*Corona mortis*), visto que, antigamente, durante os procedimentos cirúrgicos na região inguinal, por exemplo devido a hérnias inguinais, havia risco de hemorragia grave, ameaçando a vida do paciente. Atualmente, devido ao aprimoramento das técnicas cirúrgicas e as opções hemostáticas, esse risco não é mais tão relevante.

Nas crianças, quando o ramo acetabular não pode garantir o suprimento sanguíneo da cabeça do fêmur, devido a traumatismos (p. ex., luxação do quadril) ou outras etiologias desconhecidas como na doença de Perthes, ocorre uma **necrose óssea**, que põe em perigo a mobilidade e a estabilidade da articulação do quadril.

Os **ramos viscerais**, por outro lado, são parcialmente diferentes nos sexos masculino e feminino (➤ Fig. 8.61, ➤ Fig. 8.62):

- **Artéria umbilical**: origina a **artéria vesical superior** (para a bexiga urinária) e, no sexo masculino, geralmente a **artéria do ducto deferente** (para o ducto deferente), antes de ser ocluída (Ligamento umbilical medial) e de levar à formação da prega umbilical medial.

- **Artéria vesical inferior**: estende-se para a bexiga urinária e, no sexo masculino, para a próstata e para a glândula seminal c, ocasionalmente, origina a artéria do ducto deferente. No sexo feminino, a artéria vesical inferior irriga também a vagina, mas pode estar ausente, sendo então substituída pela artéria vaginal.
- **Artéria uterina** (*apenas nas mulheres*): passa *por cima* do ureter, antes da entrada no Ligamento redondo do útero. Em seguida, se ramifica e irriga o útero, a tuba uterina, o ovário e a vagina, cada um por meio dos seus próprios ramos.
- **Artéria vaginal** (*apenas nas mulheres*): irriga grande parte da vagina e substitui, às vezes, a artéria vesical inferior.
- **Artéria retal média:** segue acima do diafragma da pelve em direção ao reto. Esse vaso raramente é observado em ambos os lados e pode, inclusive, estar ausente por completo.
- **Artéria pudenda interna**: estende-se através do forame infrapiriforme e, em seguida, através do forame isquiático menor, para a parede lateral da fossa isquioanal (canal do pudendo, canal de Alcock). Nesse local ela origina a artéria retal inferior, para a porção inferior do canal anal e, então, se divide, de acordo com o sexo, em ramos terminais superficiais e profundos a fim de suprir a genitália externa:
  - no sexo masculino, origina a **artéria perineal** superficial que supre o períneo e os ramos escrotais posteriores para o escroto. Os **ramos profundos** irrigam o pênis com seus corpos cavernosos (artéria do bulbo do pênis, artéria dorsal do pênis e artéria profunda do pênis).
  - no sexo feminino, a **artéria perineal** superficial se estende para o períneo e origina os ramos labiais posteriores nos lábios do pudendo. Os **ramos profundos** irrigam o clitóris

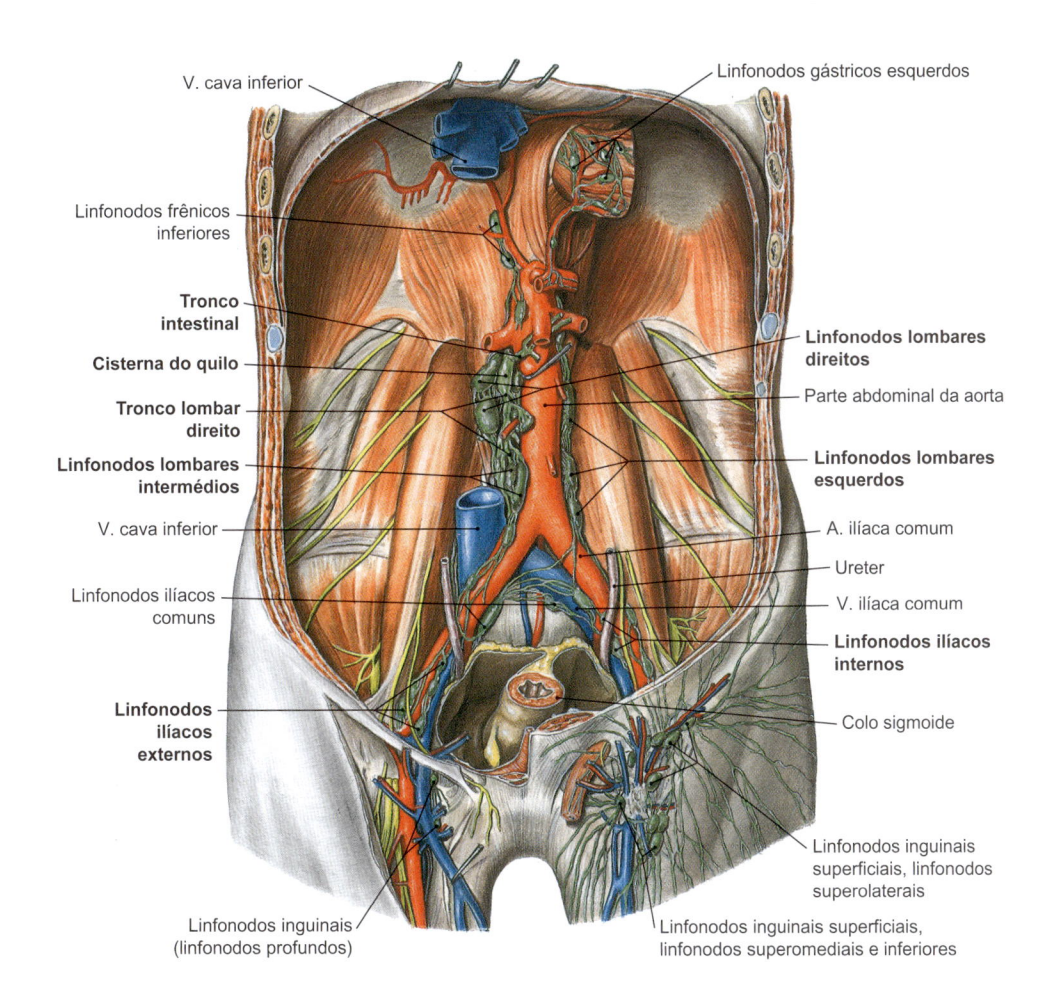

V. cava inferior
Linfonodos gástricos esquerdos
Linfonodos frênicos inferiores
Tronco intestinal
Cisterna do quilo
Tronco lombar direito
Linfonodos lombares intermédios
V. cava inferior
Linfonodos ilíacos comuns
Linfonodos ilíacos externos
Linfonodos inguinais (linfonodos profundos)
Linfonodos lombares direitos
Parte abdominal da aorta
Linfonodos lombares esquerdos
A. ilíaca comum
Ureter
V. ilíaca comum
Linfonodos ilíacos internos
Colo sigmoide
Linfonodos inguinais superficiais, linfonodos superolaterais
Linfonodos inguinais superficiais, linfonodos superomediais e inferiores

Figura 8.63 Vasos linfáticos e linfonodos do espaço retroperitoneal; vista anterior.

com seus corpos cavernosos e o bulbo do vestíbulo nos lábios maiores do pudendo (artéria do bulbo do vestíbulo, artéria dorsal do clitóris e artéria profunda do clitóris).

8.8.3 Veias do Retroperitônio e da Cavidade Pélvica

A **veia cava inferior** origina-se à direita da aorta na altura da 5ª vértebra lombar pela união das duas veias ilíacas comuns. Elas conduzem o sangue, através da **veia ilíaca externa**, dos membros inferiores e, através da **veia ilíaca interna**, das vísceras pélvicas. A característica especial na cavidade pélvica é que as veias que circundam os órgãos individuais formam **plexos** (**plexos venosos**), que se comunicam entre si e, adicionalmente, por meio de **anastomoses cava-cava**, estabelecem comunicação com a veia cava superior. A veia cava inferior ascende à direita em frente à coluna vertebral e penetra no forame da veia cava, através do diafragma. Os **plexos venosos da pelve** são (➤ Fig. 8.61, ➤ Fig. 8.62):

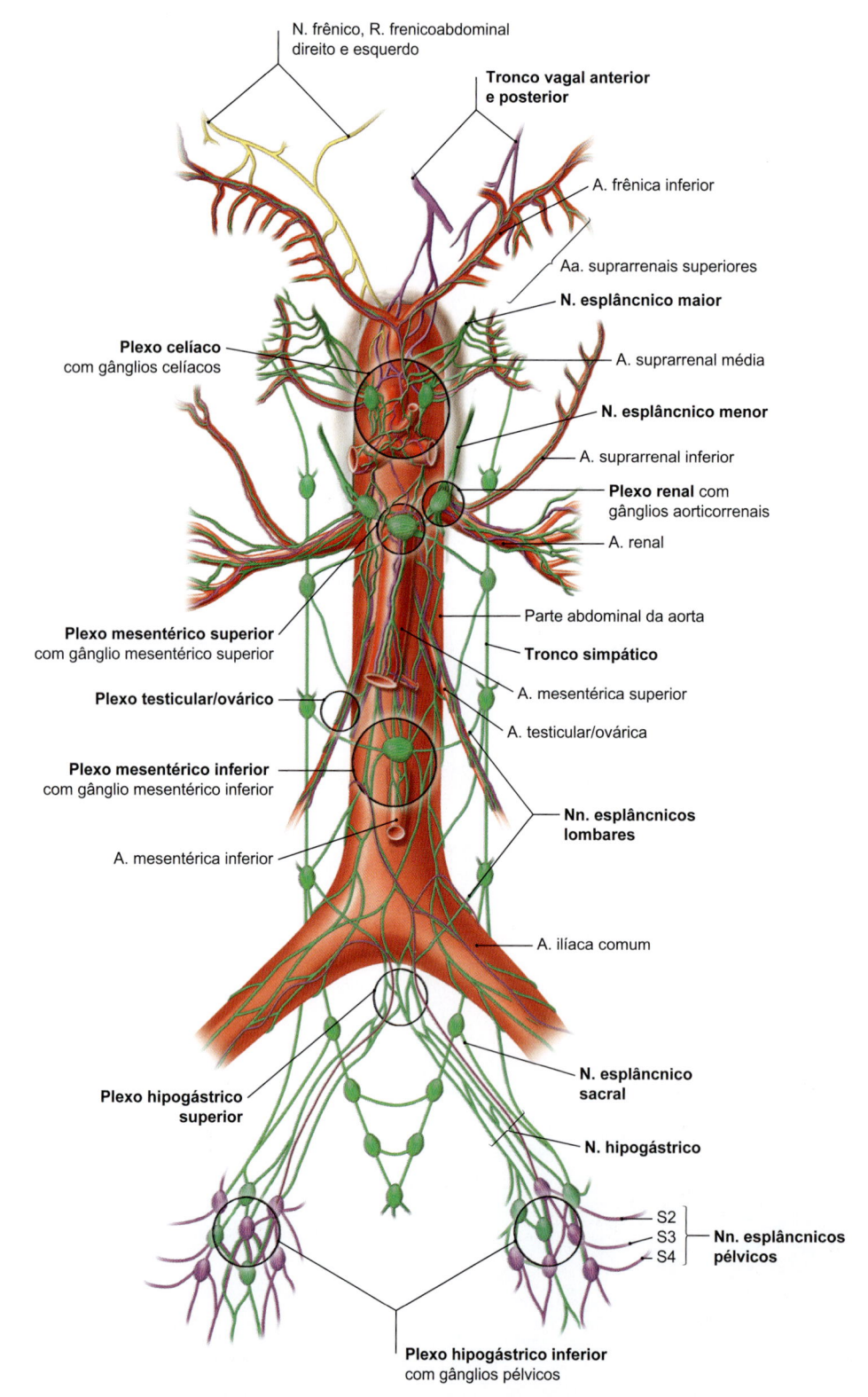

Figura 8.64 Plexo aórtico abdominal com gânglios simpáticos. [L238]

- **Plexo venoso retal**: esse plexo do reto situa-se no interior do "mesorreto" e se conecta, através da veia retal superior, com a circulação portal e, através das veias retais média e inferior, com a área de drenagem da veia cava inferior (anastomose porto-cava).
- **Plexo venoso vesical**: o plexo venoso na base da bexiga urinária drena o sangue da bexiga urinária, e, no sexo masculino, das glândulas genitais acessórias e, no sexo feminino, dos corpos cavernosos (veia dorsal profunda do clitóris).
- **Plexo venoso prostático**: drena, no sexo masculino, além do sangue da próstata, também o sangue dos corpos cavernosos do pênis (veia dorsal profunda do pênis).
- **Plexos venosos uterino e vaginal**: os plexos ao redor do útero e da vagina drenam o sangue desses dois órgãos.

A partir desses plexos, as veias retais médias, veias vesicais e veias uterinas convergem para a veia ilíaca interna. Adicionalmente desembocam as veias que correspondem aos ramos parietais da artéria ilíaca interna (veias glúteas superiores e inferiores, veias obturatórias e veias sacrais laterais).

A **veia cava inferior** corresponde, com suas ramificações, em grande parte, aos ramos correspondentes da parte abdominal da

aorta (➤ Tabela 8.9). No entanto, estão ausentes as veias que correspondem às três artérias viscerais ímpares (tronco celíaco, artéria mesentérica superior e artéria mesentérica inferior), uma vez

Tabela 8.9 Ramos convergentes da veia renal esquerda e da veia cava inferior.

Tributárias da veia renal esquerda	Tributárias da veia cava inferior
<ul><li>veia frênica inferior (esquerda)</li><li>veia testicular/ovárica (esquerda)</li><li>veia suprarrenal (esquerda)</li></ul>	<ul><li>veias ilíacas comuns</li><li>veia sacral mediana</li><li>veias lombares</li><li>veia frênica inferior direita; no lado esquerdo, converge para a veia renal</li><li>veia testicular/ovárica direita; no lado esquerdo, converge para a veia renal</li><li>veia suprarrenal direita; no lado esquerdo, converge para a veia renal</li><li>veias renais direita e esquerda</li><li>três veias hepáticas (veias hepáticas direita, intermediária e esquerda)</li></ul>

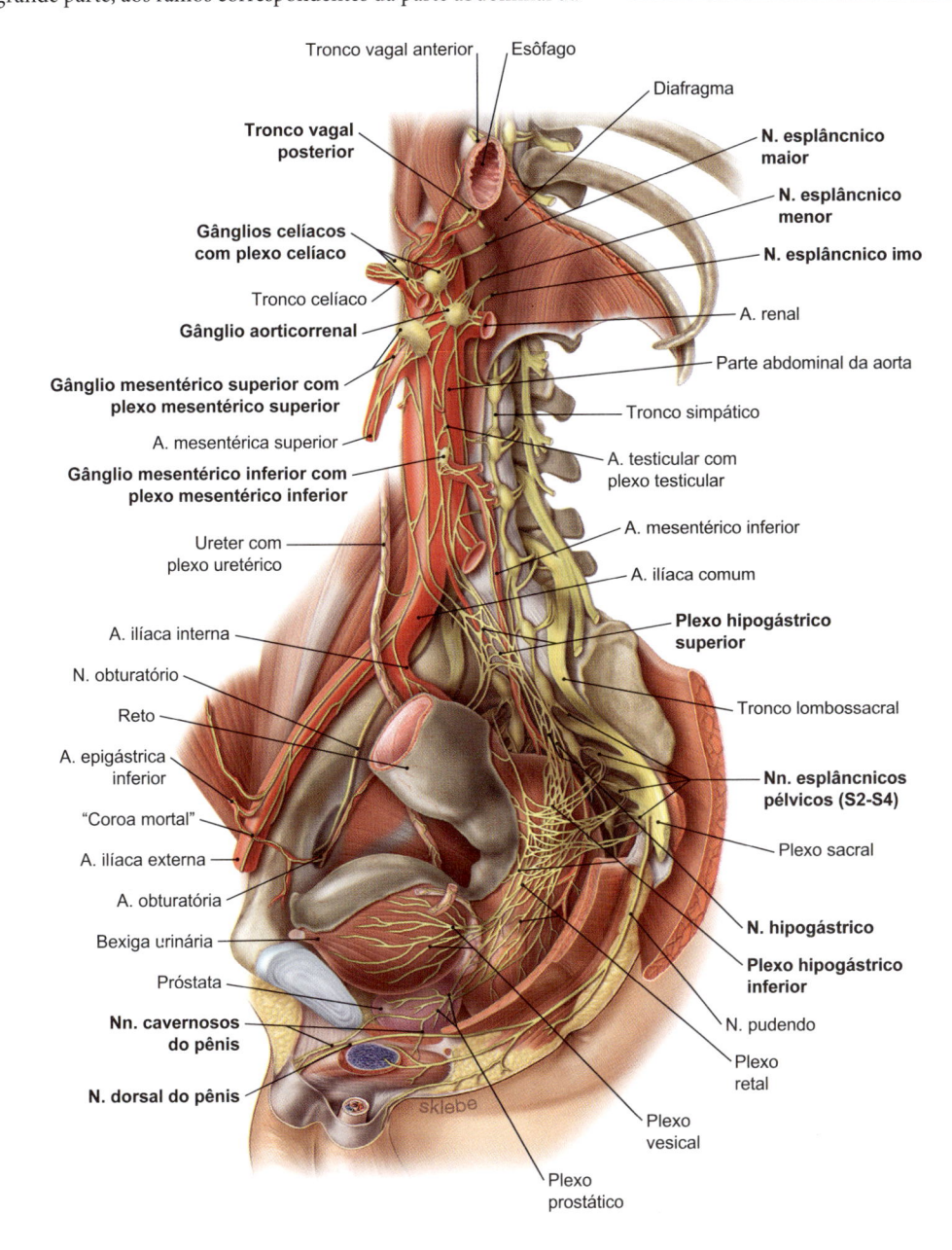

Figura 8.65 Plexo hipogástrico inferior. [L238]

que o sangue oriundo dos órgãos abdominais ímpares é transportado pela veia porta do fígado (veia porta hepática) através do fígado. Na saída do sangue venoso do fígado, **três veias hepáticas** convergem para a veia cava inferior, que conduz todo o sangue dos órgãos abdominais intraperitoneais. O segundo desvio sanguíneo é formado por uma assimetria nas ramificações de vasos individuais. Enquanto no lado direito todos os vasos convergem diretamente para a veia cava inferior, no lado esquerdo três vasos se juntam com a veia renal (➤ Tabela 8.9).

As veias cavas inferior e superior desembocam diretamente no átrio direito do coração, de modo que elas não se comunicam diretamente entre si. No entanto, existem circulações colaterais que comunicam esses dois vasos indiretamente entre si (**anastomoses cava-cava**) e que permitem que o sangue seja desviado quando ocorre uma obstrução ou compressão de uma das veias cavas (➤ Item 6.6.3).

Clínica

A junção unilateral da veia testicular esquerda na veia renal esquerda pode ser clinicamente relevante nos casos de **carcinoma maligno renal, no sexo masculino**. Considerando que os carcinomas renais tendem a se propagar a partir do rim, continuamente para o sistema venoso, pode ocorrer obstrução do fluxo sanguíneo nas veia testiculares com dilatação do plexo pampiniforme no escroto, uma condição chamada de **varicocele** (➤ Fig. 8.43). Por esse motivo há a necessidade de exclusão de diagnóstico de tumor renal sempre que é observado um quadro de varicocele no lado esquerdo.

A união do plexo prostático com o plexo venoso da coluna vertebral (anastomoses cava-cava) explica por que, nos casos de **carcinoma de próstata**, por exemplo, **metástases na coluna vertebral** são frequentes, podendo se estender até a área cervical e, por meio de fraturas na coluna, provocar lesões na medula espinhal, levando à paraplegia.

8.8.4 Vasos Linfáticos do Retroperitônio e da Cavidade Pélvica

Na pelve localizam-se os **linfonodos ilíacos internos e externos** ao longo dos respectivos vasos sanguíneos e os **linfonodos sacrais** na parede anterior do sacro (➤ Fig. 8.63). Devido à proximidade

entre os linfonodos parietais (para a parede do tronco) e os linfonodos viscerais (para os órgãos), não é possível fazer uma distinção rigorosa entre eles. As vísceras pélvicas (reto, bexiga urinária e órgãos genitais internos) têm, portanto, conexões com todas as cadeias de linfonodos.

Através dos **linfonodos ilíacos comuns** a linfa derivada da pelve chega aos linfonodos parietais do espaço retroperitoneal, conhecidos como **linfonodos lombares**. Esses linfonodos se posicionam em três cadeias como linfonodos lombares esquerdos, ao redor da aorta, como linfonodos lombares direitos, em ambos os lados da veia cava inferior, e como linfonodos lombares intermediários, entre os dois vasos. Os linfonodos lombares são os locais de drenagem da linfa:

- dos membros inferiores
- das vísceras pélvicas
- do lado esquerdo do intestino grosso (colo descendente, colo sigmoide, reto e canal anal)
- dos rins e das glândulas suprarrenais
- dos testículos/ovários

As vias de drenagem linfática dos órgãos individuais e de seus linfonodos regionais são abordadas nos órgãos individuais das cavidades abdominal e pélvica.

A partir dos vasos linfáticos eferentes dos linfonodos lombares, originam-se, em ambos os lados, os **troncos lombares**, os quais, à direita da aorta, no retroperitônio e abaixo do diafragma, se unem com o **tronco intestinal** (coletam a linfa dos linfonodos viscerais da cavidade abdominal), continuando-se com o **ducto torácico**. A região de união é, geralmente, expandida para a cisterna do quilo (➤ Fig. 8.63), que apresenta, no entanto, uma formação bastante variável. Dessa forma, o ducto torácico conduz, como principal tronco linfático do corpo abaixo do diafragma, toda a linfa da metade inferior do corpo. Ele se origina na altura da vértebra torácica XII à direita e em posição posterior à aorta através do hiato aórtico do diafragma, ascende no mediastino posterior e desemboca, finalmente, no ângulo venoso esquerdo, que está localizado atrás da articulação esternoclavicular.

Clínica

A organização dos grandes troncos linfáticos explica por que os tumores malignos dos órgãos abdominais (p. ex. carcinoma

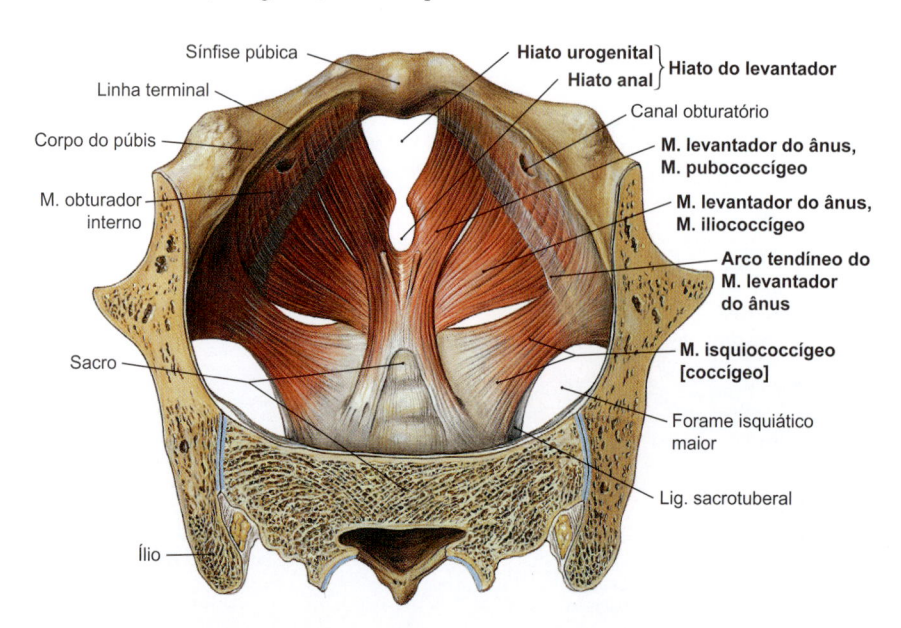

Sínfise púbica
Linha terminal
Corpo do púbis
M. obturador interno
Sacro
Ílio
Hiato urogenital
Hiato anal
Hiato do levantador
Canal obturatório
M. levantador do ânus, M. pubococcígeo
M. levantador do ânus, M. iliococcígeo
Arco tendíneo do M. levantador do ânus
M. isquiococcígeo [coccígeo]
Forame isquiático maior
Lig. sacrotuberal

Figura 8.66 Diafragma da pelve no sexo feminino. Vista superior.

gástrico) ou das vísceras pélvicas (p. ex. carcinoma de ovário) também podem produzir metástases nos linfonodos das proximidades do ângulo venoso esquerdo. Esses intumescimentos dos linfonodos na fossa supraclavicular *esquerda* são chamados, segundo o seu primeiro descritor, de **nódulos de Virchow** e requerem esclarecimentos por parte do médico com relação à possibilidade de tumores das cavidades abdominal e pélvica.

8.8.5 Inervação do Retroperitônio e da Cavidade Pélvica

Para mais informações sobre a organização geral do sistema nervoso autônomo do abdome, veja o ➤ Item 7.8.5.

No espaço retroperitoneal localiza-se, na face anterior da parte abdominal da aorta, um plexo do sistema nervoso autônomo (**plexo aórtico abdominal**), o qual inerva as vísceras pélvicas (➤ Fig. 8.64, ➤ Fig. 8.65). O plexo é subdividido, nas zonas de emergências dos ramos dos vasos viscerais da aorta, em segmentos de mesmo nome:

- plexo celíaco
- plexo mesentérico superior
- plexo mesentérico inferior
- plexo renal
- plexo testicular/ovárico

Esses plexos autônomos possuem fibras nervosas do sistema simpático e do sistema parassimpático. As **fibras nervosas simpáticas** se originam, principalmente, a partir do segmento torácico do tronco simpático e emergem como nervos esplâncnicos maiores e menores através do diafragma (➤ Fig. 8.64, ➤ Fig. 8.65). Adicionalmente se apresentam, a partir da porção abdominal do tronco simpático, como nervos esplâncnicos lombares, neurônios situados nos plexos situados anteriormente à aorta. Os **neurônios parassimpáticos** se originam com os troncos vagais, juntamente com o esôfago, através do diafragma e são os ramos terminais do nervos vagos.

A partir do plexo aórtico abdominal as fibras nervosas atingem os seus órgãos-alvo na cavidade abdominal, predominantemente como **plexos periarteriais**, formando plexos órgão-específicos de acordo com o respectivo órgão. Assim como em todos os segmentos do sistema nervoso autônomo, as emergências viscerais para os órgãos-alvo são constituídas de dois neurônios, com o neurônio pré-ganglionar originando-se no SNC e realizando sinapses com o chamado neurônio pós-ganglionar em um determinado gânglio

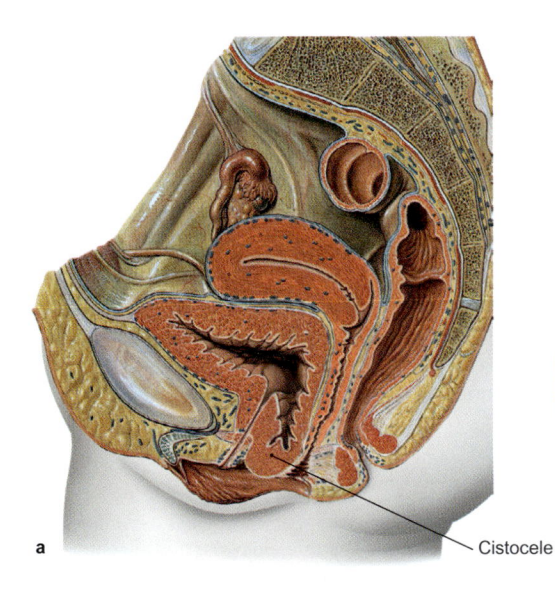

a   Cistocele

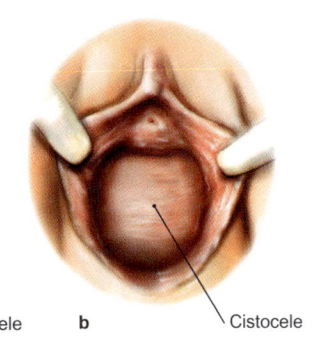

b   Cistocele

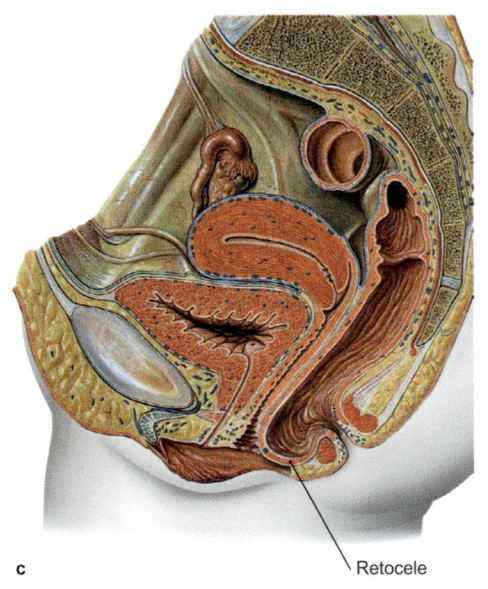

c   Retocele

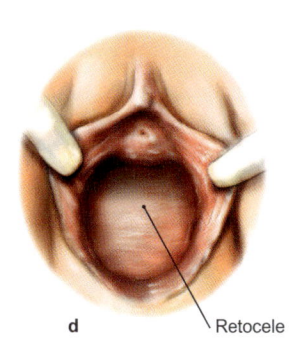

d   Retocele

Figura 8.67 Insuficiência do diafragma da pelve. Quando a função de estabilização do diafragma da pelve falha, a parede posterior da bexiga urinária ou a parede anterior do reto podem prolapsar. **a,b** Queda para frente da parede posterior da bexiga urinária com cistocele e incontinência urinária. A cistocele é visível através da vagina, com a sombra no sentido posterior indicando que se trata da parede posterior da bexiga urinária. **c,d** Protrusão da parede anterior do reto com retocele e incontinência fecal. A retocele é visível através da vagina, a sombra é, nesse caso, anterior. [L266]

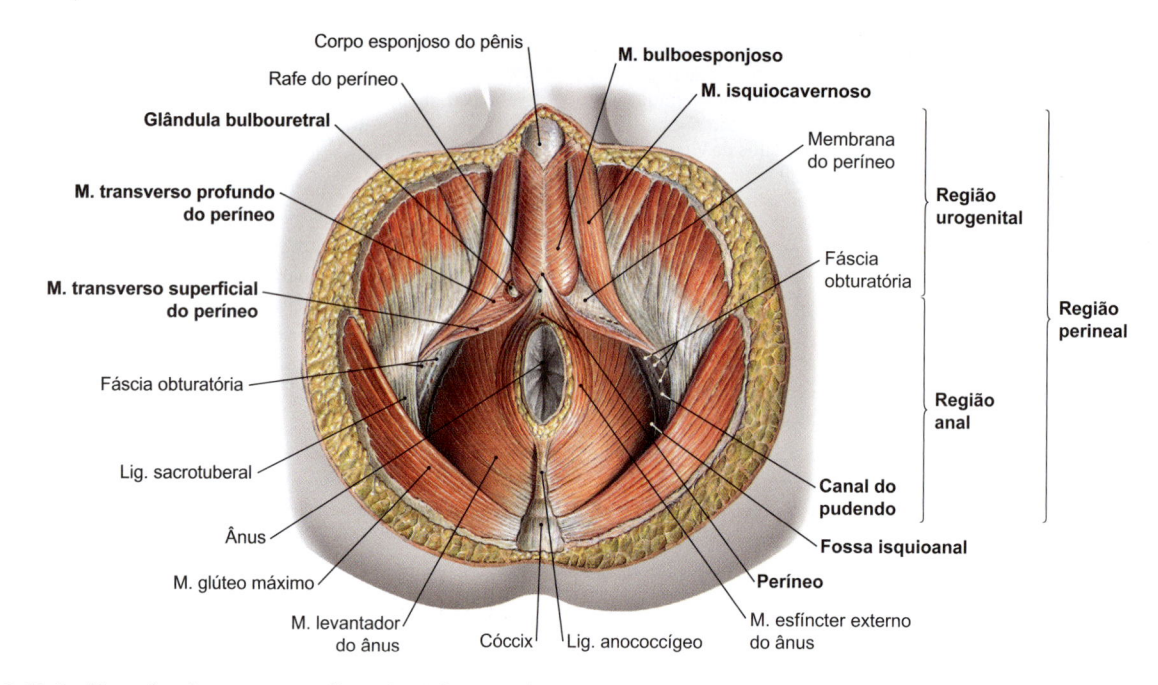

Corpo esponjoso do pênis
Rafe do períneo
Glândula bulbouretral
M. transverso profundo do períneo
M. transverso superficial do períneo
Fáscia obturatória
Lig. sacrotuberal
Ânus
M. glúteo máximo
M. levantador do ânus
Cóccix
Lig. anococcígeo
M. bulboesponjoso
M. isquiocavernoso
Membrana do períneo
Fáscia obturatória
Canal do pudendo
Fossa isquioanal
Períneo
M. esfíncter externo do ânus
Região urogenital
Região anal
Região perineal

Figura 8.68 Região perineal no sexo masculino. Vista inferior, após a remoção de todas as estruturas vasculonervosas.

autônomo. Enquanto os neurônios parassimpáticos se comunicam primeiramente próximo aos órgãos e, consequentemente, percorrem como neurônios pré-ganglionares pelos ramos do plexo aórtico abdominal, os neurônios simpáticos se comunicam nos gânglios localizados longe dos órgãos, os quais estão situados nos ramos vasculares de mesmo nome da parte abdominal da aorta .

Os gânglios do plexo aórtico abdominal são (➤ Fig. 8.64, ➤ Fig. 8.65):

- gânglios celíacos
- gânglio mesentérico superior
- gânglio mesentérico inferior
- gânglios aorticorrenais

Na pelve, o plexo aórtico abdominal continua como **plexo ilíaco** acompanhando a artéria ilíaca comum e como **plexo hipogástrico superior** e como **plexo hipogástrico inferior** para o suprimento dos órgãos pélvicos (➤ Fig. 8.65). Enquanto os neurônios simpáticos, em parte, continuam a partir da cavidade abdominal e, adicionalmente, surgem como nervos esplâncnicos sacrais, a partir da porção pélvica do tronco simpático, todos os nervos parassimpáticos emergem como **nervos esplâncnicos pélvicos,** a partir do segmento sacral da medula espinhal (S2-4).

Nos gânglios do plexo hipogástrico inferior tanto os neurônios simpáticos quanto os neurônios parassimpáticos formam suas conexões (gânglios pélvicos) e atingem os órgãos pélvicos predominantemente de forma individual e, dessa forma, independente dos vasos sanguíneos.

O plexo hipogástrico inferior situa-se, em ambos os lados, entre a fáscia visceral da pelve, que circunda o "mesorreto", e a fáscia parietal da pelve, incorporado sobre a pelve óssea no tecido conectivo do espaço subperitoneal (➤ Fig. 8.65; também ➤ Fig. 8.19). No sexo feminino, o plexo se localiza no Ligamento retouterino entre o colo do útero e o reto, produzindo uma prega peritoneal, que indica a entrada da escavação retouterina (bolsa de Douglas) como **prega retouterina.**

N O T A

- os **plexos** nervosos autônomos situados nas proximidades da parte abdominal da **aorta** possuem fibras nervosas simpáticas e parassimpáticas. Em contrapartida, nos **gânglios** encontram-se apenas fibras nervosas simpáticas, estabelecendo conexões sinápticas entre os neurônios pré-ganglionares e pós-ganglionares.
- o **plexo hipogástrico inferior** na pelve, por outro lado, apresenta tanto gânglios simpáticos quanto gânglios parassimpáticos, nos quais as fibras nervosas são conectadas próximas ao órgão-alvo.

Tabela 8.10 Músculos do diafragma da pelve.

Inervação	Origem	Inserção	Ação
Músculo levantador do ânus			
Plexo sacral (S3-S4)	• Músculo pubococcígeo: superfície interna do púbis, próximo à sínfise • Músculo iliococcígeo: arco tendíneo do levantador do ânus	• Centro tendíneo do períneo, cóccix e sacro • *Alças* com fibras do lado oposto atrás do ânus (músculo puborretal)	Estabiliza os órgãos da pelve e, portanto, envolve a continência fecal e urinária; circunda o reto por trás, fechando o reto (músculo puborretal)
Músculo isquiococcígeo			
Plexo sacral (S3-S4)	Espinha isquiática, Ligamento sacroespinal	Cóccix e sacro	Similar à ação do músculo levantador do ânus

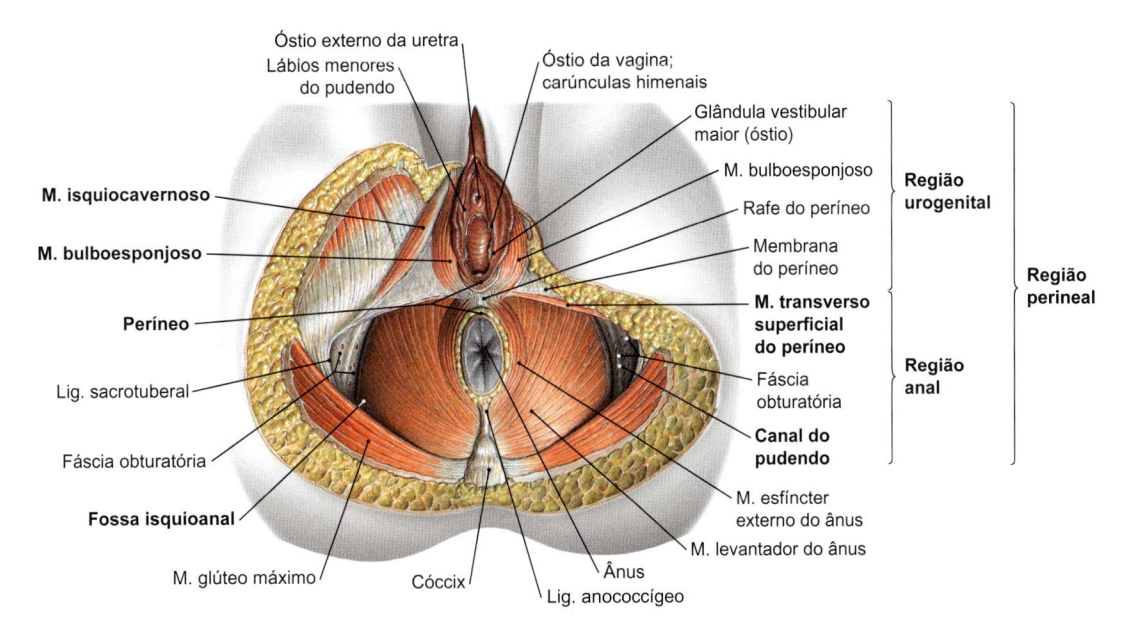

Figura 8.69 Região perineal no sexo feminino. Vista inferior, após a remoção de todas as estruturas vasculonervosas.

8.9 Diafragma da Pelve e Região Perineal

Competências

Após a leitura desse capítulo, você será capaz de:
- descrever a formação, a inervação e a função do diafragma da pelve, assim como identificar, em preparações anatômicas, os seus segmentos
- diferenciar o períneo e o espaço perineal
- explicar as diferenças na formação da musculatura perineal e as diferenças entre espaços perineais, em ambos os sexos
- identificar, em preparações anatômicas, o limite e o conteúdo da fossa isquioanal e definir o seu significado clínico

8.9.1 Visão Geral

A cavidade pélvica (➤ Item 8.7) é delimitada inferiormente pelo assoalho muscular da pelve (**diafragma da pelve**). Abaixo posiciona-se a **região perineal**; em sua seção posterior em ambos os lados do ânus, localiza-se a **fossa isquioanal**, enquanto a sua porção anterior é dividida em dois segmentos com um **espaço superficial do períneo** e um **espaço profundo do períneo**, com a musculatura perineal como suporte do diafragma da pelve. A anatomia do diafragma da pelve é particularmente relevante para a ginecologia,

uma vez que o diafragma da pelve e a musculatura da região perineal podem ser danificados durante a gestação ou durante o parto. Considerando que essas áreas musculares são fundamentais para a continência fecal, a sua localização também é importante para os cirurgiões gerais.

Tabela 8.12 Conteúdo dos espaços do períneo.

Conteúdo comum em ambos os sexos	Conteúdo no sexo masculino	Conteúdo no sexo feminino
Espaço profundo do períneo		
• ramos terminais profundos das artérias e veia pudendas internas e nervo pudendo	• músculo transverso profundo do períneo e músculo esfíncter externo da uretra	• músculo esfíncter uretrovaginal (músculo transverso profundo do períneo)
	• uretra	• vagina com junção da uretra
	• nervos cavernosos do pênis	• nervos cavernosos do clitóris (fibras parassimpáticas para os corpos cavernosos)
	• glândulas bulbouretrais (de Cowper)	
Espaço superficial do períneo		
• ramos terminais superficiais das artéria e veia pudendas internas e nervo pudendo	• crura do pênis	• crura do clitóris
	• bulbo do pênis	• bulbo do vestíbulo
• músculo transverso superficial do períneo, músculo bulboesponjoso e músculo isquiocavernoso		• glândulas vestibulares maiores (de Bartholin)

Tabela 8.11 Limites da fossa isquioanal.

Limites	Estruturas
Medial e superior	Músculo esfíncter externo do ânus e músculo levantador do ânus
Lateral	Músculo obturador interno
Posterior	Músculo glúteo máximo e Ligamento sacrotuberal
Anterior	Margem posterior dos espaços superficial e profundo do períneo, com extensão de seus prolongamentos até a sínfise púbica
Inferior	Fáscia e pele do períneo

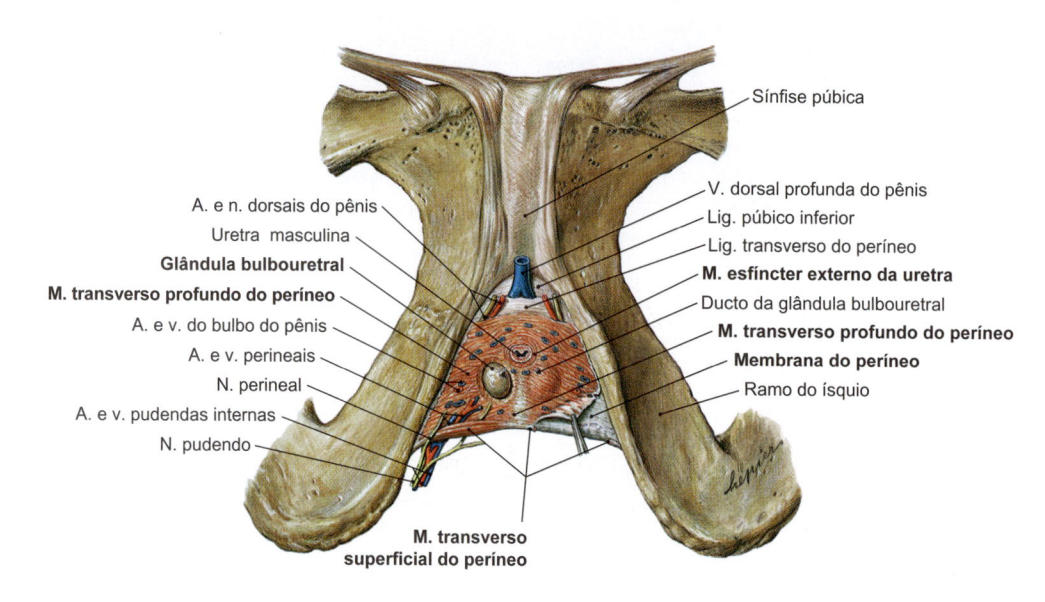

Figura 8.70 Musculatura do períneo no sexo masculino. Vista anterior após a remoção de todos os demais músculos.

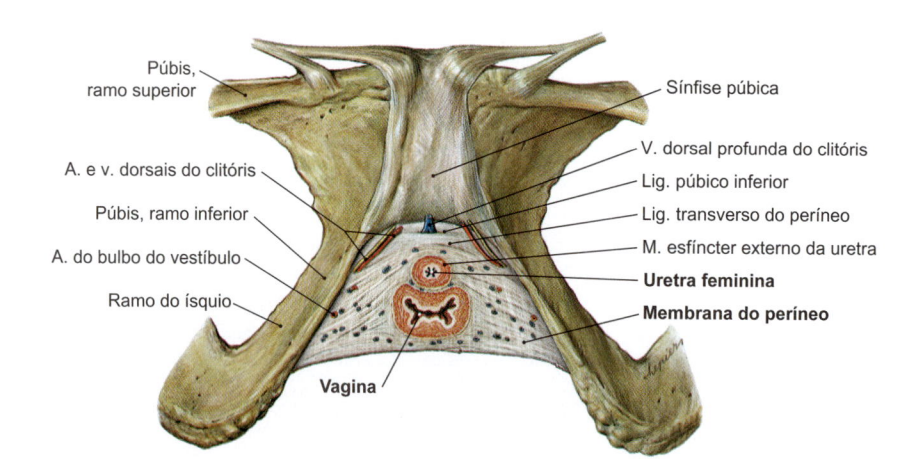

Figura 8.71 Musculatura do períneo na mulher. Vista anterior após a remoção de todos os demais músculos.

Tabela 8.13 Musculatura do períneo.

Inervação	Origem	Inserção	Ação
Músculo transverso profundo do períneo			
Nervo pudendo (plexo sacral)	Ramo inferior do púbis	Centro tendíneo do períneo	Protege o levantador do ânus
Músculo esfíncter externo da uretra (parte do músculo transverso profundo do períneo)			
Nervo pudendo (plexo sacral)	Esfíncter, fibras oriundas do músculo transverso profundo do períneo	• tecido conectivo ao redor da uretra (porção membranácea) • parede da vagina (músculo esfíncter uretrovaginal)	• fechamento da uretra • fechamento da bexiga urinária, durante a ejaculação
Músculo transverso superficial do períneo (músculo inconstante)			
Nervo pudendo (plexo sacral)	Ramo do ísquio	Centro tendíneo do períneo	Auxilia o músculo transverso profundo do períneo
Músculo isquiocavernoso			
Nervo pudendo (plexo sacral)	Ramo do ísquio	Ramo do pênis/clitóris	Estabilização dos corpos cavernosos, ejaculação
Músculo bulboesponjoso			
Nervo pudendo (plexo sacral)	• centro tendíneo do períneo • no sexo masculino, adicionalmente, na rafe do pênis	Envolve o bulbo do pênis/bulbo do vestíbulo	Estabilização dos corpos cavernosos, ejaculação

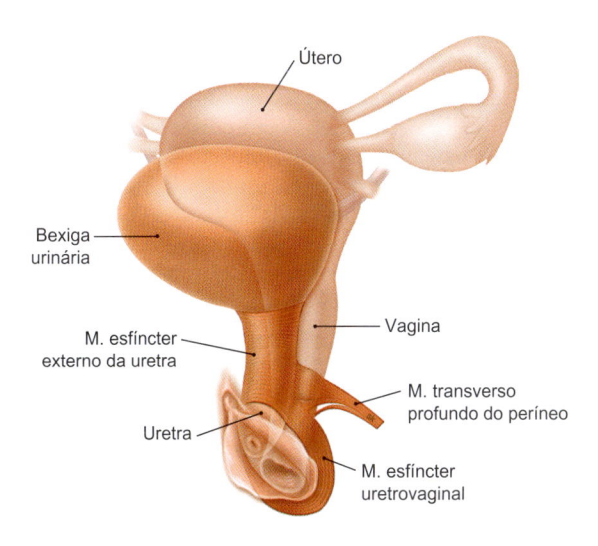

Figura 8.72 Esfíncteres voluntários da bexiga urinária.

8.9.2 Diafragma da Pelve

O diafragma da pelve é uma lâmina de músculo estriado que delimita e fecha, no sentido caudal, a cavidade pélvica. O diafragma da pelve é formado igualmente nos dois sexos.

Função: o diafragma da pelve estabiliza a região dos órgãos pélvicos e assegura, dessa forma, a continência urinária e fecal.

Os **músculos** do diafragma da pelve (➤ Fig. 8.66, ➤ Tabela 8.10) são:

- **Músculo levantador do ânus**, formado a partir do músculo pubococcígeo, do músculo iliococcígeo e do músculo puborretal
- **Músculo isquiococcígeo**

Em comparação ao músculo pubococcígeo e ao músculo isquiococcígeo, o músculo iliococcígeo não se origina dos ossos do quadril, mas sim do **arco tendíneo do músculo levantador do ânus**, que representa um espessamento da fáscia do músculo obturador interno em sua porção superior.

Fibras musculares isoladas do músculo pubococcígeo estendem-se para o canal anal, para a próstata ou para a vagina e são, portanto, referidos, respectivamente, como músculo puboanal, músculo prostático ou músculo vaginal, ou então, em conjunto, como "músculo pubovisceral".

O diafragma da pelve tem contato, em sua superfície superior, com a bexiga urinária, com o reto e com a próstata ou a vagina. Os músculos do diafragma da pelve delimitam, de ambos os lados, o **"hiato do levantador"**, subdividido pelo tecido conectivo do **corpo do períneo** (**centro do períneo**) em um **hiato urogenital** (anteriormente), como local de passagem para a uretra e, no sexo feminino, para a vagina, e em um **"hiato anal"** (posteriormente), para o reto. O músculo puborretal forma uma alça ao redor do reto e provoca, através do seu tônus, a formação da flexura perineal, que faz parte do órgão de continência (➤ Item 8.4.4).

O diafragma da pelve é inervado por ramos diretos oriundos do **plexo sacral (S3-S4)**. Apenas o músculo puborretal também é inervado pelo nervo pudendo. O suprimento sanguíneo deriva de diversos ramos da **artéria ilíaca interna** (artéria glútea inferior, artéria vesical inferior e artéria pudenda interna).

Clínica

O enfraquecimento do diafragma da pelve (**insuficiência do diafragma da pelve**) é muito mais frequente no sexo feminino

do que no sexo masculino, considerando que o diafragma da pelve é comprometido durante a gestação e durante o parto devido às fortes distensões do hiato do levantador. Como consequência pode haver **queda** (descida) ou **prolapso** do útero ou da vagina. Sabendo-se que o útero se mantém em contato com a parede posterior da bexiga urinária e a vagina com a face anterior do reto, esses achados clínicos são frequentemente acompanhados por prolapso da bexiga (cistocele) ou do reto (retocele) e, consequentemente, por **incontinência urinária e fecal** (➤ Fig. 8.67).

8.9.3 Região Perineal

Abaixo do diafragma da pelve está a **região perineal**, que se estende da sínfise púbica até o ápice do cóccix (➤ Fig. 8.68, ➤ Fig. 8.69). Em contrapartida, o termo **períneo** corresponde apenas a um estreito espaço de tecidos moles entre a margem posterior dos lábios maiores do pudendo (no sexo feminino) ou a raiz do pênis (no sexo masculino) e o ânus. O denso tecido conectivo situado entre o ânus e o cóccix forma o ligamento anococcígeo.

NOTA

- **Região perineal**: toda a área situada entre a sínfise púbica e o cóccix
- **Períneo**: segmento estreito entre a margem posterior dos lábios maiores do pudendo/raiz do pênis e o ânus

Clínica

Durante o trabalho de parto pode haver lacerações acidentais da pele e da musculatura do períneo, atingindo até os esfíncteres do ânus (**lacerações do períneo**), as quais, em algumas situações, podem ser evitadas por meio de incisões laterais nas paredes do pudendo feminino (**episiotomia**).

A região perineal pode ser dividida em uma **região urogenital**, localizada **anteriormente**, contendo os órgãos genitais e a uretra, e em uma **região anal**, localizada **posteriormente**, ao redor do ânus (➤ Fig. 8.68, ➤ Fig. 8.69). Ambas as regiões apresentam espaços:

- Região anal:
  - fossa isquioanal
- Região urogenital:
  - espaço superficial do períneo
  - espaço profundo do períneo

Fossa Isquioanal

A fossa isquioanal é um espaço em "formato de pirâmide", preenchido por tecido adiposo, de ambos os lados do ânus, que tem estrutura semelhante em ambos os sexos (➤ Fig. 8.68, ➤ Fig. 8.69). As suas delimitações estão indicadas na ➤ Tabela 8.11. Na parede lateral, em uma duplicação da fáscia na face inferior do músculo obturador interno, localiza-se o **canal do pudendo** (**canal de Alcock**). A fossa isquioanal possui:

- artéria e veia pudendas internas
- nervo pudendo

As estruturas vasculonervosas estendem-se da região glútea, através do forame isquiático menor, sobre o canal do pudendo (de Alcock), para a fossa isquioanal.

Clínica

A fossa isquioanal tem grande relevância clínica em virtude da sua extensão em ambos os lados do ânus. **Acúmulos de** pus (abcessos), por exemplo, em casos de fístulas do canal anal, podem se estender para diante, por toda a fossa is-quioanal, em direção à sínfise púbica. Esses tipos de abces-sos são acompanhados de sintomas inflamatórios inespecífi-cos e de dor intensa quando a região perineal é palpada.

Espaços Superficial e Profundo do Períneo

À frente da fossa isquioanal os dois **espaços perineais** formam dois segmentos, que se diferenciam entre os sexos com relação a sua formação e ao seu conteúdo (➤ Tabela 8.12):

- o **espaço profundo do períneo** é delimitado, no sentido caudal, pela membrana perineal (espessamento da fáscia do músculo transverso profundo do períneo) e é ocupado pelo músculo transverso profundo do períneo (bem desenvolvido no sexo masculino e com estrutura frágil no sexo feminino) e pelo mús-culo esfíncter externo da uretra.
- no **espaço superficial do períneo**, delimitado no sentido cra-nial pela membrana perineal e no sentido caudal pela fáscia do corpo (fáscia do períneo), localizam-se o músculo transverso superficial do períneo, o músculo bulboesponjoso e o músculo isquiocavernoso, que, no sexo masculino, estabilizam os corpos cavernosos do pênis e auxiliam nos mecanismos de ereção de ejaculação. No sexo feminino, eles estabilizam os corpos caver-nosos do vestíbulo da vagina e do clitóris.

Espaços Perineais no Sexo Masculino

No sexo masculino, o hiato urogenital, através de aberturas do músculo puborretal, é, em grande parte, fechado pela musculatura perineal subjacente, de modo que apenas a passagem da uretra permanece livre.

A musculatura do períneo é formada, no sexo masculino, a partir de um músculo relativamente espesso, o **músculo transverso pro-fundo do períneo**, em cuja parede posterior se localiza o delgado **músculo transverso superficial do períneo** (➤ Fig. 8.70, ➤ Ta-bela 8.13). Considerando que esses músculos formam um tipo de placa muscular, eles eram antes denominados "**diafragma uroge-nital**", para se diferenciar do diafragma da pelve do assoalho pélvi-co. No entanto, levando em consideração que não se trata de um verdadeiro diafragma e que uma musculatura comparável, geral-mente, não está presente sexo feminino, essa nomenclatura caiu em desuso na anatomia, apesar de ainda continuar sendo empre-gada na linguagem clínica.

Em suas faces superior e inferior, o músculo transverso profundo do períneo é, recoberto por uma fáscia. Ela é, na porção inferior, espessada é por isso, chamada de **membrana perineal**.

O espaço entre as duas fáscias, que é quase completamente preen-chido pelo músculo transverso profundo do períneo, é o **espaço profundo do períneo**. Ele contém, no sexo masculino, além da uretra, as glândulas bulbouretrais (de Cowper) e é atravessado pe-los ramos profundos do nervo pudendo e pelas artéria e veia pu-dendas internas, em seu trajeto para a raiz do pênis (➤ Tabela 8.12). Os nervos cavernosos do pênis atravessam o espaço perineal profundo e penetram nos corpos cavernosos do pênis. O **espaço superficial do períneo** se conecta, no sentido caudal, com a mem-brana do períneo e contém os demais músculos do períneo (mús-culo transverso superficial do períneo, músculo isquiocavernoso e músculo bulboesponjoso), assim como as estruturas vasculoner-vosas superficiais.

Espaços Perineais na Mulher

No sexo feminino, o **espaço profundo do períneo** é preenchido, predominantemente, por tecido conectivo e por fibras musculares isoladas do músculo transverso profundo do períneo (➤ Fig. 8.71, ➤ Tabela 8.13). Apesar de esse músculo não ser muito desenvolvi-do, a **membrana do períneo** está presente como uma camada de tecido conectivo espesso, permitindo a demarcação dos dois espa-ços perineais. O espaço profundo do períneo apresenta local de passagem para a vagina e para a uretra. Assim como ocorre no sexo masculino ele é atravessado pelo nervo pudendo e pelos ra-mos profundos das artéria e veia pudendas internas (➤ Tabela 8.12). Os nervos cavernosos do clitóris atingem os corpos caver-nosos do clitóris.

O **espaço superficial do períneo** estende-se entre a membrana do períneo e a fáscia do corpo (fáscia do períneo). Ele contém, além do músculo transverso superficial do períneo, os ramos dos cor-pos cavernosos do clitóris e o bulbo do vestíbulo com as suas mus-culaturas adjacentes (músculo isquiocavernoso e M. bulboespon-joso), assim como as glândulas vestibulares maiores (glândulas de Bartholin).

Em ambos os sexos, o músculo transverso profundo do períneo também forma o **músculo esfíncter externo da uretra**, que repre-senta o esfíncter muscular voluntário da bexiga urinária (➤ Fig. 8.70, ➤ Fig. 8.71, ➤ Tabela 8.13). No sexo feminino ele também se estende até a vagina como **músculo uretrovaginal** (➤ Fig. 8.72).

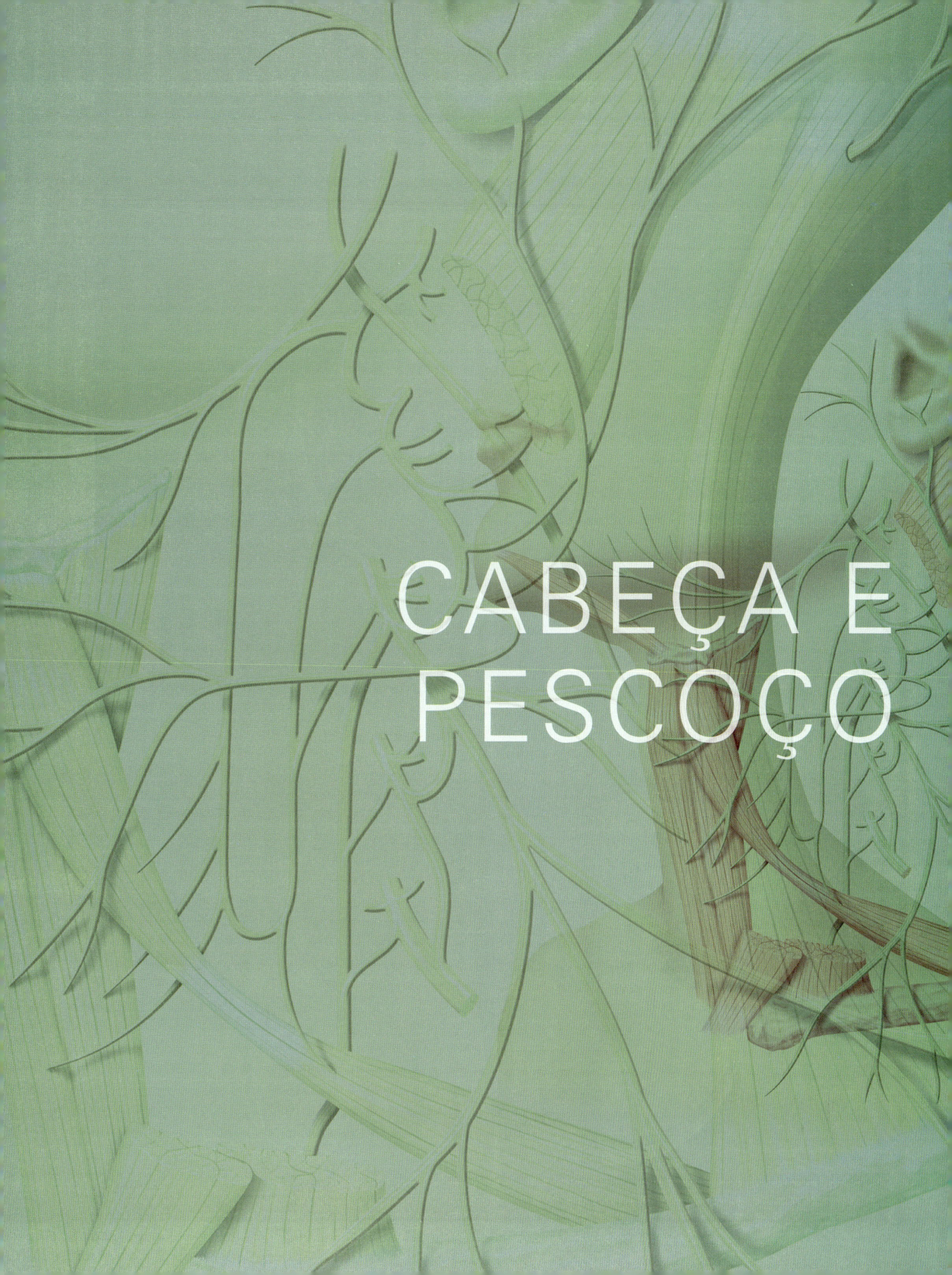

CABEÇA E PESCOÇO

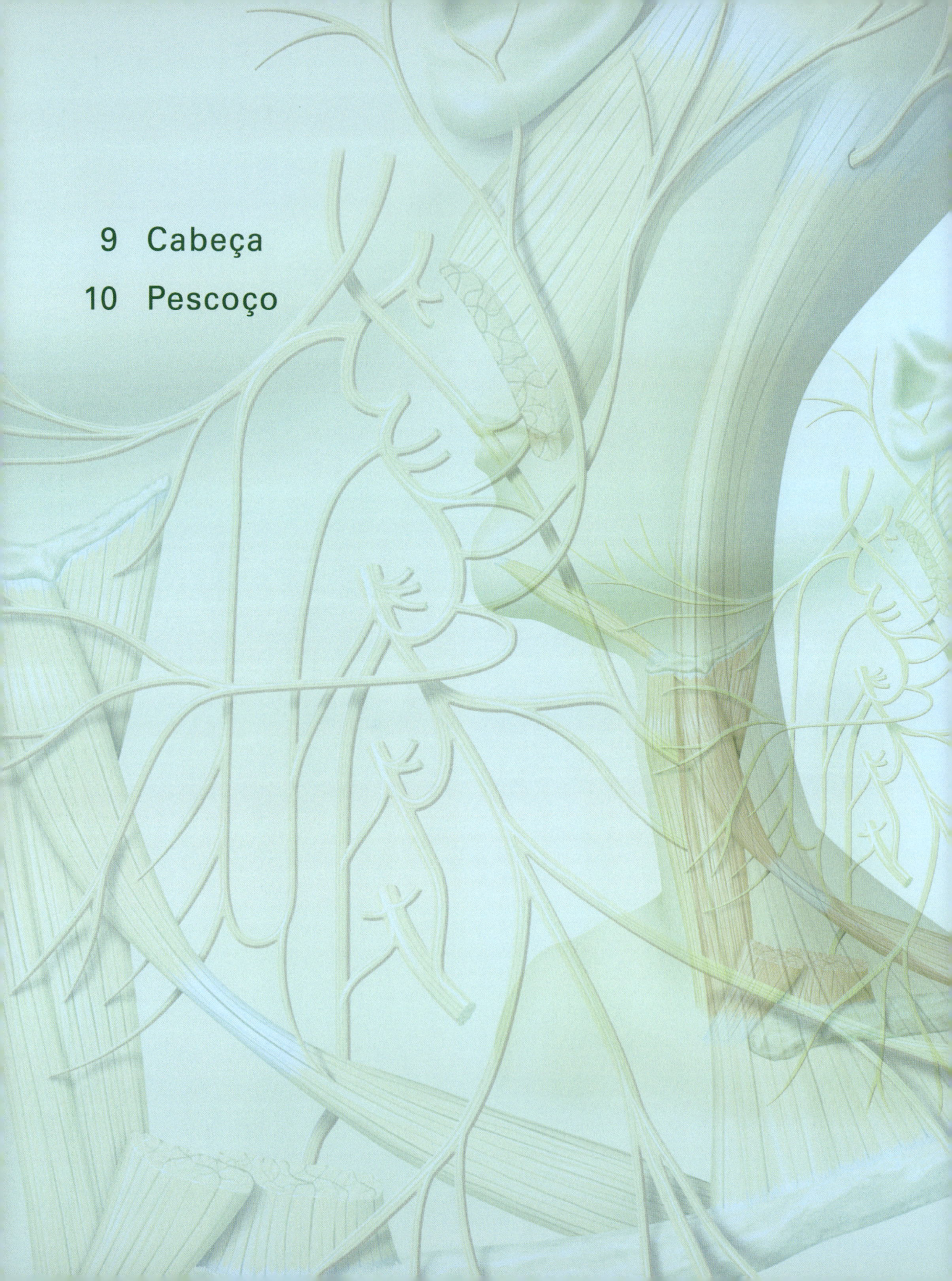

9 Cabeça

10 Pescoço

9 Cabeça

Hematoma Epidural

Acidente

Um estudante de 23 anos está a caminho da universidade, de bicicleta, sem, no entanto, usar um capacete de ciclismo. Em um cruzamento, pouco antes de chegar ao prédio do auditório, ele é atropelado por um carro. Ele bate com a parte lateral da cabeça no para-brisa do carro. Depois de um curto período de perda de consciência de menos de 20 segundos, ele retoma a consciência, responde a perguntas e não apresenta grandes problemas, exceto dores na perna e um hematoma na região temporal esquerda; ele consegue se levantar, recusa uma ambulância e decide fazer uma pequena pausa para descanso em um banco em frente ao prédio da sala de aula. Na meia hora seguinte, no entanto, ele fica extremamente sonolento, e logo não responde mais a chamados. Os outros estudantes chamam uma ambulância para que o levem pelo caminho mais rápido para o setor de emergência nas proximidades do Hospital Universitário.

Exame Diagnóstico

No setor de emergência, a frequência respiratória do estudante cai abruptamente, por isso é realizada uma entubação de emergência. Os médicos realizam, imediatamente, uma TC craniana, na qual o radiologista identifica uma área lenticular (biconvexa) no interior do crânio, na metade esquerda da cabeça. Com base nos resultados, o radiologista fez o diagnóstico de hematoma peridural, com uma largura de cerca de 3 cm, com desvio da linha média.

Patogênese

Devido à colisão com o para-brisa do carro, o paciente sofreu uma fratura na área do ptério, o que danificou a lâmina interna da calvária, resultando na formação de relevos ósseos pontiagudos; a lâmina externa da calvária não foi fraturada. Os fragmentos ósseos pontiagudos provocaram a lesão da artéria meníngea média (entre a dura-máter e os ossos do crânio), resultando em hemorragia arterial. Devido à pressão do sangramento, a dura-máter descolou-se lentamente dos ossos do crânio em uma área circunscrita, o que, por sua vez, levou à formação de uma massa intracraniana que ocupa um espaço – o intervalo sem sintomas que levou o paciente a recusar uma ambulância é característico deste tipo de lesão.

Tratamento

O estudante foi imediatamente levado para a sala de cirurgia e o crânio foi aberto (trepanação). Em seguida, o cirurgião responsável (neurocirurgião) removeu o hematoma e fechou a fonte do sangramento, reposicionando o fragmento ósseo removido. O paciente permaneceu na unidade de cuidados intensivos por 2 dias após a cirurgia, depois foi mantido internado por 1 semana no hospital para observação. Após 2 semanas, todos os déficits cerebrais, causados pela massa do hematoma regrediram. Ele pode continuar os seus estudos, mas passou a usar um capacete ao andar de bicicleta.

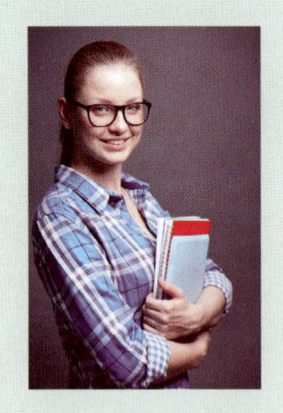

Você está no seu 6º semestre e, como colega do aluno, você testemunhou o acidente. Relembrando os fatos, você se pergunta se o sangramento poderia ter sido detectado mais rapidamente com base nos sintomas. Você tem a impressão de que não é tão fácil distinguir as características da hemorragia cerebral e, portanto, você faz um relato detalhado sobre o assunto.

Hemorragia cerebral e como reconhecê-la

Hematoma epidural

Fratura da calvária → Lesão de vasos da dura-máter: frequentemente a artéria meníngea média

Notas:
epidural: sangramento arterial
subdural: sangramento venoso

Quadro típico: intervalo **sem sintomas**

TC: massa hiperdensa biconvexa

Hematoma subdural

agudo:	**crônico:** após traumatismo leve,
normalmente ruptura de *pontes venosas* em um intervalo de 72 horas após o traumatismo sintomas muito variáveis, possível diminuição rápida da vigília	frequentemente não lembrado, mesmo após várias semanas, favorecido pelo uso de anticoagulantes; dores de cabeça, alterações de memória, distúrbios de personalidade etc.
TC: massa extracerebral hiperdensa, em formato de meia-lua	TC: massa em formato de meia-lua, hip*o*densa

A **cabeça** abriga órgãos com funções muito diferentes. A estrutura óssea básica é o crânio, que contém o encéfalo e os grandes órgãos sensoriais:

- Órgão da visão
- Órgão da audição
- Órgão do equilíbrio
- Órgão do olfato
- Órgão da gustação (paladar)

Na cabeça iniciam as vias respiratória e digestória. O nariz e os seios paranasais, juntamente com a boca, a faringe e o aparelho de mastigação, contribuem, significativamente, para a morfologia da região da face. A cavidade oral também está envolvida na articulação da fala e do canto. A cabeça se articula com grande mobilidade na região cervical da coluna vertebral. Os limites entre a cabeça e o pescoço são a mandíbula, a fixação da orelha e a protuberância occipital externa (ver adiante) na face posterior do crânio.

9.1 Crânio
Lars Bräuer

┌─ **Competências** ──────────────────────┐

Após a leitura deste capítulo, você será capaz de:
- descrever o desenvolvimento do crânio e de seus ossos
- citar os nomes dos fontículos (pontos de oclusão) e as suturas
- descrever a estrutura básica do crânio e de seus ossos, além das conexões entre eles
- caracterizar a estrutura do viscerocrânio, do neurocrânio, da base do crânio, da calvária e das fossas do crânio
- citar os locais de passagens, os forames, as fissuras e as impressões internas e externas da base do crânio

└───┘

9.1.1 Neurocrânio e Viscerocrânio

O crânio, com exceção dos três ossículos da audição e da mandíbula (maxilar inferior), consiste em 22 ossos individuais conectados uns aos outros por meio de suturas. A mandíbula articula-se com o restante do crânio por meio do par de articulações temporomandibulares, e pode assim se movimentar em relação à parte superior do crânio. Sob os pontos de vista embriológico e funcional, o crânio é dividido em duas partes:

- Neurocrânio:
  - **osso temporal**, par
  - **martelo, bigorna** e **estribo** = ossículos da audição
  - **osso parietal**, par
  - partes do **osso frontal**, ímpar
  - **osso esfenoide**, ímpar
  - **osso etmoide**, ímpar
  - **osso occipital**, ímpar
- Viscerocrânio ou esplancnocrânio:
  - partes orbitais do **osso frontal**, ímpar
  - **osso zigomático**, par
  - **osso maxila**, par
  - **osso lacrimal**, par
  - **osso nasal**, par
  - **osso palatino**, par
  - **osso vômer**, ímpar
  - **concha nasal inferior**, par
  - **mandíbula**, ímpar

No **neurocrânio**, a **calvária** (calota do crânio) e a **base do crânio** podem ser, morfologicamente, delimitadas. O crânio atua na absor-

ção de impactos e na proteção do encéfalo, contendo também partes da orelha externa, a orelha média e a orelha interna (➤ Item 9.1.6). O **viscerocrânio** forma a base estrutural da face (➤ Item 9.1.5). Além dos ossos anteriormente mencionados, o osso incisivo deve ser listado; no entanto, ele se funde com a maxila ainda na vida intrauterina.

9.1.2 Desenvolvimento do Crânio | Embriologia

Desmocrânio e Condrocrânio

Sob o ponto de vista funcional, o crânio é subdividido em neurocrânio e viscerocrânio, mas, sob o ponto de vista embrionário, também pode ser subdividido – de acordo com o tipo de ossificação dos ossos individuais – em **desmocrânio** e **condrocrânio**:

- Por meio da ossificação intramembranosa, os ossos são formados diretamente a partir de um tecido conectivo embrionário.
- Em contraste, na ossificação endocondral, os ossos inicialmente se desenvolvem a partir de uma estrutura cartilaginosa, subsequentemente reabsorvida e mineralizada, sendo gradativamente substituída pelo tecido ósseo, por meio de processos de diferenciação.

Em ambas as formas de ossificação, o tecido componente do material primordial é o mesmo, isto é, o **mesênquima da cabeça**, derivado do mesoderma paraxial da cabeça, do mesoderma pré-cordal, dos somitos occipitais e da crista neural. Dois dos ossículos da audição – o martelo e a bigorna – originam-se como uma continuação da **cartilagem de Meckel** (cartilagem do 1º arco faríngeo), enquanto o terceiro ossículo – o estribo – deriva da **cartilagem de Reichert** (cartilagem do 2º arco faríngeo); deste modo, são formados por um típico processo de ossificação endocondral. Da mesma forma, a concha nasal inferior e o etmoide também são formados, exclusivamente, a partir de uma ossificação endocondral (➤ Tabela 9.1). A ossificação intramembranosa é responsável pela formação dos ossos maxila, zigomático, palatino, nasal, vômer, lacrimal, frontal e parietal (➤ Tabela 9.1). Ossos formados por ambos os tipos de ossificação incluem o esfenoide, o temporal e o occipital (➤ Tabela 9.2).

Tabela 9.1 Tipos de ossificação dos ossos do crânio.

Ossos	Tipo de Ossificação
Maxila	Intramembranosa
Mandíbula	Intramembranosa (exceto o processo condilar)
Zigomático	Intramembranosa
Palatino	Intramembranosa
Nasal	Intramembranosa
Vômer	Intramembranosa
Lacrimal	Intramembranosa
Frontal	Intramembranosa
Parietal	Intramembranosa
Etmoide	Endocondral
Concha nasal inferior	Endocondral
Temporal	Endocondral (exceto a parte escamosa e o processo estiloide)
Esfenoide	Endocondral (exceto a lâmina medial)
Occipital	Endocondral (exceto a parte escamosa)
Martelo	Endocondral, a partir da cartilagem de Meckel
Bigorna	Endocondral, a partir da cartilagem de Meckel
Estribo	Endocondral, a partir da cartilagem de Reichert

Tabela 9.2 Formas mistas dos tipos de ossificação.

Ossos	Partes
Esfenoide	Lâmina medial: ossificação intramembranosa; demais partes: ossificação endocondral
Temporal	Partes petrosa e timpânica: ossificação endocondral; parte escamosa: ossificação intramembranosa; processo estiloide: derivado da cartilagem do 2º arco faríngeo
Occipital	Parte escamosa: ossificação intramembranosa; partes laterais e basilar: ossificação endocondral

A mandíbula é, inicialmente, formada como uma continuação cartilaginosa da cartilagem do 1º arco faríngeo (cartilagem de Meckel); entretanto, esta cartilagem regride e a mandíbula é formada por ossificação intramembranosa, exceto o seu processo condilar (formado por ossificação endocondral) (➤ Tabela 9.1).

N O T A
A parte principal da base do crânio se desenvolve por meio de ossificação endocondral, enquanto a parte principal da calvária e o viscerocrânio (esqueleto da face) são formados por ossificação intramembranosa.

Fontículos (Fontanelas)
Ao nascimento e, por algum tempo depois, os ossos da calvária são mantidos unidos por meio de tecido conectivo mesenquimal, na região das suturas – tal mesênquima se torna ossificado ao longo da vida por ossificação intramembranosa (➤ Item 9.1.3). No caso de junção de mais de duas margens ósseas, as áreas das suturas se expandem e formam fontículos (ou fontanelas), preenchidos com tecido conectivo mesenquimal (➤ Tabela 9.3, ➤ Fig. 9.1). Podem ser distinguidos dois fontículos principais ímpares e dois pares de fontículos menores, que permitem leve deformabilidade do crânio durante o parto.

— **Clínica** —

Os distúrbios do crescimento ósseo são reunidos sob o conceito de **disostose**. Quando ocorre oclusão prematura das suturas do crânio (craniossinostose), este quadro geralmente leva a crescimento desproporcional do crânio. Por exemplo, se a sutura coronal sofre ossificação prematura, forma-se um crânio em torre (turricefalia) ou um crânio pontudo (oxicefalia). Se a sutura sagital ou a sutura frontal fecha prematuramente, o resultado é um crânio em formato de canoa (escafocefalia) ou um crânio triangular (trigonocefalia), respectivamente. Se as suturas lambdóidea e coronal se fecham prematuramente em apenas um dos lados, ocorre crescimento assimétrico do crânio. Consequentemente, o crânio torna-se deformado (crânio oblíquo ou torto, plagiocefalia). Se a maioria das suturas cranianas ossifica muito precocemente, a cessação prematura do crescimento pode resultar no desenvolvimento de uma microcefalia, associada a um distúrbio do desenvolvimento cerebral e retardo mental.

9.1.3 Calvária

A calvária inclui:
* os dois **ossos parietais**
* a **escama do osso frontal**

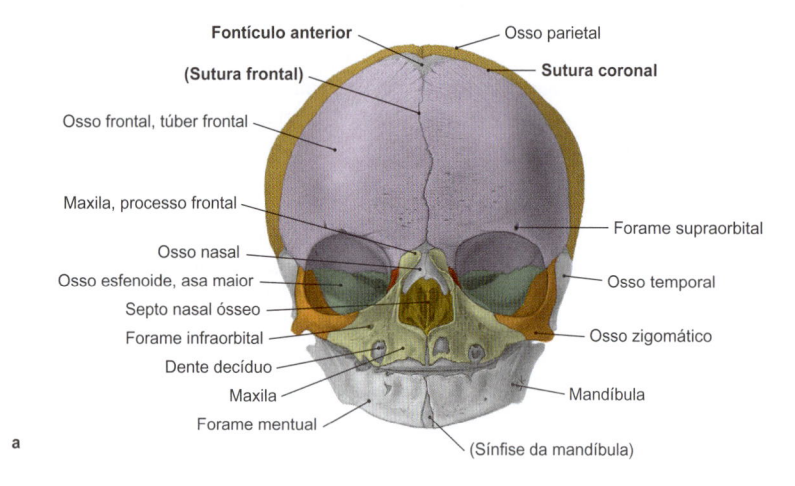

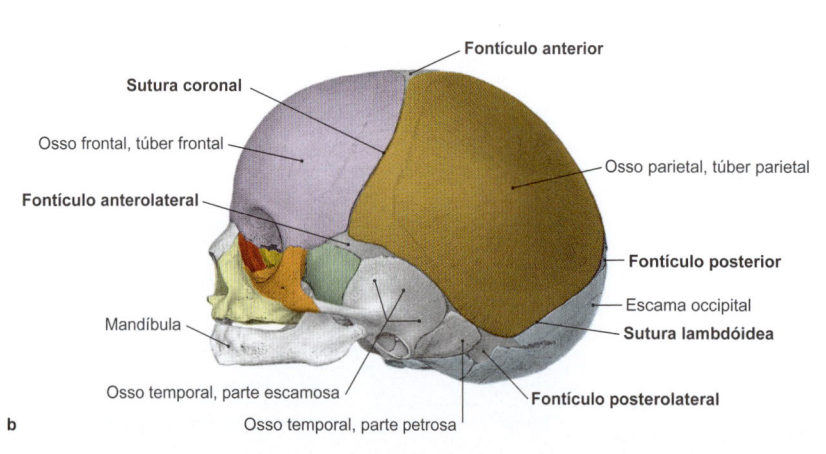

Figura 9.1 Crânio de um recém-nascido com fontículos (fontanelas). O viscerocrânio ainda é significativamente menor do que o neurocrânio; durante o desenvolvimento para o crânio adulto, essas proporções irão ser equalizadas ou revertidas devido ao rápido crescimento do esqueleto da face. **a** Vista anterior. **b** Vista lateral.

Tabela 9.3 Fontículos (fontanelas).

Fontículo	Quantidade	Fechamento	Posição
Fontículo anterior (grande fontanela)	Ímpar	24º-36º mês	Entre os dois ossos frontais e os dois ossos parietais, na interface entre as suturas coronal e sagital (➤ Fig. 9.1a)
Fontículo posterior (pequena fontanela)	Ímpar	2º-3º mês	Entre os dois ossos parietais e o osso occipital, na interface entre as suturas sagital e lambdóidea (➤ Fig. 9.1b)
Fontículo anterolateral	Par	5º-7º mês	Lateralmente, entre os ossos frontal e parietal, e a asa maior do esfenoide (➤ Fig. 9.1b)
Fontículo posterolateral	Par	17º-20º mês	Lateralmente, entre os ossos parietal, temporal occipital e o processo mastoide (➤ Fig. 9.1b)

- o **osso occipital**
- a **parte escamosa** do **osso temporal**

Camadas

Os ossos da calvária têm uma típica disposição em camadas, de fora para dentro:

- **lâmina externa** (correspondente ao tecido ósseo compacto voltado para fora)
- **díploe** (correspondente ao tecido ósseo esponjoso em posição intermediária)
- **lâmina interna** (ou lâmina vítrea, correspondente ao tecido ósseo compacto interno)

Na face externa, o periósteo forma o **pericrânio**; à face interna do crânio, encontra-se adjacente o **folheto periosteal (estrato periosteal) da dura-máter**. Este último, com exceção das regiões dos seios venosos, está firmemente fundido com o folheto meníngeo (**estrato meníngeo**) da dura-máter (fibras de Sharpey). Isso significa também que, sob condições fisiológicas, não há um espaço peridural (espaço entre a lâmina interna e a dura-máter) nesta região. Em contraste, no canal vertebral, entre o periósteo do corpo das vértebras e a dura-máter, o espaço peridural é preenchido por tecido adiposo e pelo plexo venoso vertebral. Deste modo, a dura-máter encefálica e a dura-máter espinal são distinguidas.

Clínica

Em um traumatismo cranioencefálico, uma artéria meníngea (geralmente a artéria meníngea média) pode romper, causando sangramento entre a lâmina interna do crânio e a dura-máter (**hemorragia peridural**). O paciente geralmente não apresenta lesões externas na cabeça, nem qualquer tipo de desconforto na primeira meia hora após o traumatismo (intervalo sem sintomas, veja o Quadro Clínico). No entanto, a hemorragia arterial posteriormente provoca a separação entre os ossos do crânio e a dura-máter, e o **hematoma peridural** desloca partes do cérebro, do tronco encefálico e de nervos cranianos, levando a aumento da pressão intracraniana (**sintomatologia de hipertensão intracraniana**). Assim podem surgir manifestações graves. Sem um rápido tratamento (fechamento da fonte de sangramento e drenagem do hematoma), a consequência é a morte do paciente, em geral, após um curto período de tempo.

No caso de traumatismo local em um espaço pequeno (p. ex., golpe com um objeto pontiagudo), geralmente ocorre uma **fratura de impressão** dos ossos planos. Frequentemente, ocorre apenas a separação da lâmina interna. Podem ocorrer lesões das meninges e do cérebro. Se a força do traumatismo atingir uma área maior do crânio, geralmente ocorrem **fraturas de explosão** (p. ex., batida da cabeça após uma queda).

Suturas

Os ossos do crânio são fundidos uns aos outros por meio de suturas (interfaces do tecido conectivo, pertencentes às sindesmoses, articulações falsas), particularmente fáceis de ser identificadas no crânio (macerado) na área da calvária (➤ Fig. 9.2, também ➤ Fig. 9.9). Na linha mediana, na qual as duas partes dos ossos parietais estão conectadas entre si, segue a **sutura sagital**, em posição frontal e perpendicular à **sutura coronal** e, em posição occipital, está conectada à **sutura lambdóidea**. O ponto de contato entre a sutura coronal e a sutura sagital é chamado bregma, enquanto o ponto situado entre a sutura sagital e a sutura lambdóidea é chamado lambda (➤ Fig. 9.2). Uma variação anatômica é o **osso interparietal**. Trata-se de um osso acessório (osso sutural, ou osso vormiano) na região da sutura lambdóidea, que não tem relevância clínica, mas que deve ser reconhecido como uma variação nos achados radiológicos. Em muitos vertebrados, o osso interparietal ocorre regularmente. A **sutura escamosa**, em formato de arco, une os dois ossos temporais aos ossos parietais. As suturas do crânio se ossificam em períodos diferentes, apenas muito tempo após o nascimento (➤ Tabela 9.4).

Clínica

A **hidrocefalia** é caracterizada como um aumento patológico dos ventrículos encefálicos e/ou do espaço contendo líquido cerebrospinal. Existem diferentes formas de hidrocefalia, que são classificadas de acordo com a localização e a causa. Elas podem ser congênitas (p. ex., na monossomia 4p, malformações do crânio, microcefalia) ou adquiridas (p. ex., meningite, tumores cerebrais, traumatismo). Quando a hidrocefalia ocorre em recém-nascidos ou em crianças um pouco mais velhas, geralmente resulta em uma expansão do crânio, que assume um formato de balão, com diferentes sintomas, visto que o crescimento do crânio se adapta ao crescimento do encéfalo. Uma hidrocefalia pode se formar aproximadamente até os *10 anos de idade*; em seguida, as suturas já não podem mais ser abertas e o paciente apresenta a sintomatologia do aumento da pressão intracraniana.

Sulcos e Fovéolas

Na observação do relevo interno da calvária, além das suturas, destacam-se as impressões das artérias meníngeas – os **sulcos arteriais**

Tabela 9.4 Suturas.

Sutura	Ossificação	Localização
Sutura lambdóidea	40-50 anos de idade	Entre os ossos parietais e a escama occipital
Sutura frontal	1-2 anos de idade	Entre os ossos frontais
Sutura sagital	20-30 anos de idade	Entre os ossos parietais
Sutura coronal	30-40 anos de idade	Entre os ossos frontal e parietal

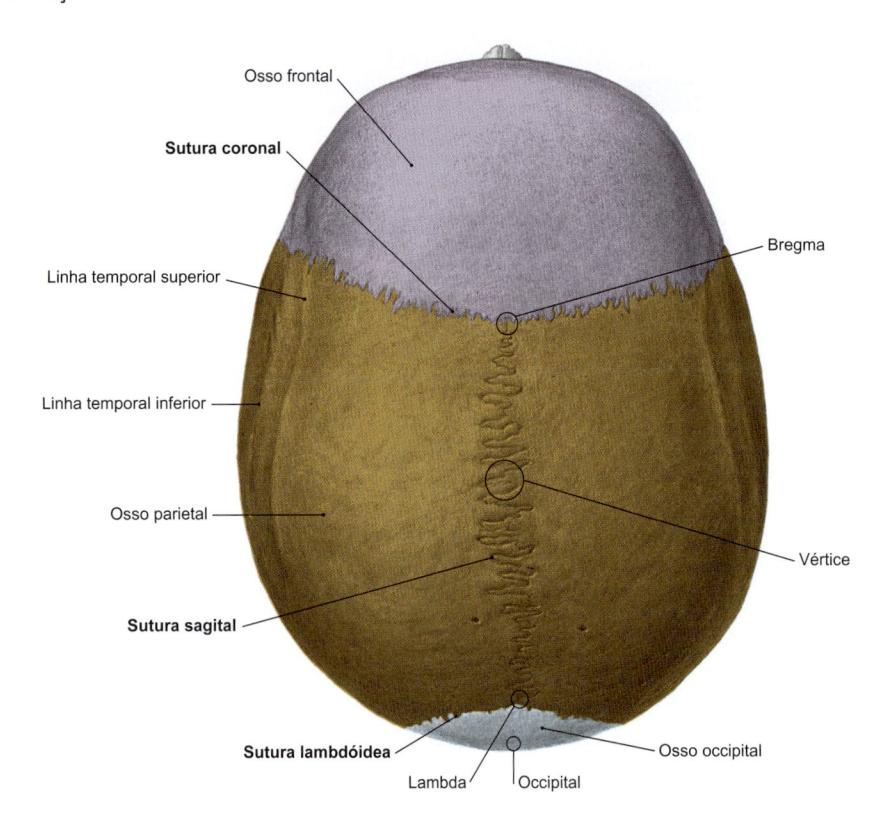

Figura 9.2 Ossos do crânio com as suturas. Vista superior. A sutura sagital une os ossos parietais (vértice da calvária), a sutura coronal une o osso frontal com os dois ossos parietais e a sutura lambdóidea une os ossos parietais com o osso occipital.

– causadas pela pulsação dessas artérias. O seio venoso sagital superior também produz uma ampla depressão na região mediana da face interna da calvária (sulco do seio sagital superior). Mais anteriormente, ela é elevada de modo a formar uma crista (crista frontal), que atua como ponto de fixação para a **foice do cérebro** (uma duplicação da dura-máter que se insinua entre os dois hemisférios cerebrais). Lateralmente ao sulco do seio sagital superior, distribuídas, ao longo de toda a extensão do sulco, porém de forma irregular, encontram-se pequenas depressões (**fovéolas granulares**). Essas fossetas, no indivíduo vivo, contêm as granulações aracnóideas (granulações de Pacchioni), através das quais o líquido cerebrospinal é reabsorvido. Em alguns locais, podem ser observados pequenos orifícios que atravessam todas as três camadas da calvária, sendo encontrados na superfície do crânio. São locais de passagem para as **veias emissárias**, curtas conexões venosas entre as veias superficiais do crânio, as veias diploicas e os seios venosos do encéfalo.

9.1.4 Base do Crânio

Na base do crânio, são distinguidas uma superfície interna (**base interna do crânio**) e uma superfície externa (**base externa do crânio**). A base interna do crânio e a base externa do crânio são interrompidas por uma variedade de passagens, fissuras e aberturas, devido à presença de vasos e nervos. Uma grande parte dos ossos da base do crânio é pneumatizada (preenchida com ar), o que reduz o peso do crânio.

Base Interna do Crânio

A superfície interna da base do crânio (base interna do crânio, ➤ Fig. 9.3) é subdividida em três áreas distintas que, juntas, formam a estrutura da base do crânio e servem como superfície de suporte para o encéfalo:
- fossa anterior do crânio
- fossa média do crânio
- fossa posterior do crânio

Fossa Anterior do Crânio

A fossa anterior do crânio é composta pelos seguintes ossos:
- **frontal** (partes orbitais), que forma as partes anterior e laterais
- **etmoide** (lâmina cribriforme), que forma o assoalho da fossa anterior do crânio
- **esfenoide** (rostro, jugo e asas menores), que forma os limites com a base média do crânio

Na superfície da fossa anterior do crânio, localiza-se o lobo frontal do cérebro, que deixa as impressões dos giros correspondentes nas delgadas lamelas ósseas. Na parte anterior, situa-se, medialmente, a lâmina cribriforme do etmoide, através de cujos forames passam os filamentos olfatórios do nervo olfatório [I], que entram em contato com o bulbo do nervo craniano do mesmo nome (➤ Fig. 9.4, ➤ Tabela 9.5). Entre as lâminas cribriformes direita e esquerda existe uma proeminência óssea em forma de crista (crista etmoidal), que serve como um local de fixação para a foice do cérebro (uma duplicação do tecido conectivo da dura-máter que se insinua entre os hemisférios cerebrais). Na extremidade rostral da crista etmoidal, logo em sua transição para a crista frontal, encontra-se o forame cego, que na criança abriga uma veia emissária para conexão com a cavidade nasal (nos adultos, esse forame está fechado).

N O T A
A fossa anterior do crânio forma o teto da cavidade nasal e da órbita.

Fossa Média do Crânio

A fossa média do crânio é formada pelos seguintes ossos:
- **esfenoide** (asas maiores), que forma a parte anterior do assoalho
- **temporal** (parte escamosa), que forma o assoalho, juntamente com as asas maiores na parte intermediária
- **temporal** (face anterior da parte petrosa), que forma os limites com a fossa posterior do crânio

O corpo do esfenoide, com a **sela turca**, divide ao meio a fossa média do crânio. Nesta região se situam a fossa hipofisial, que con-

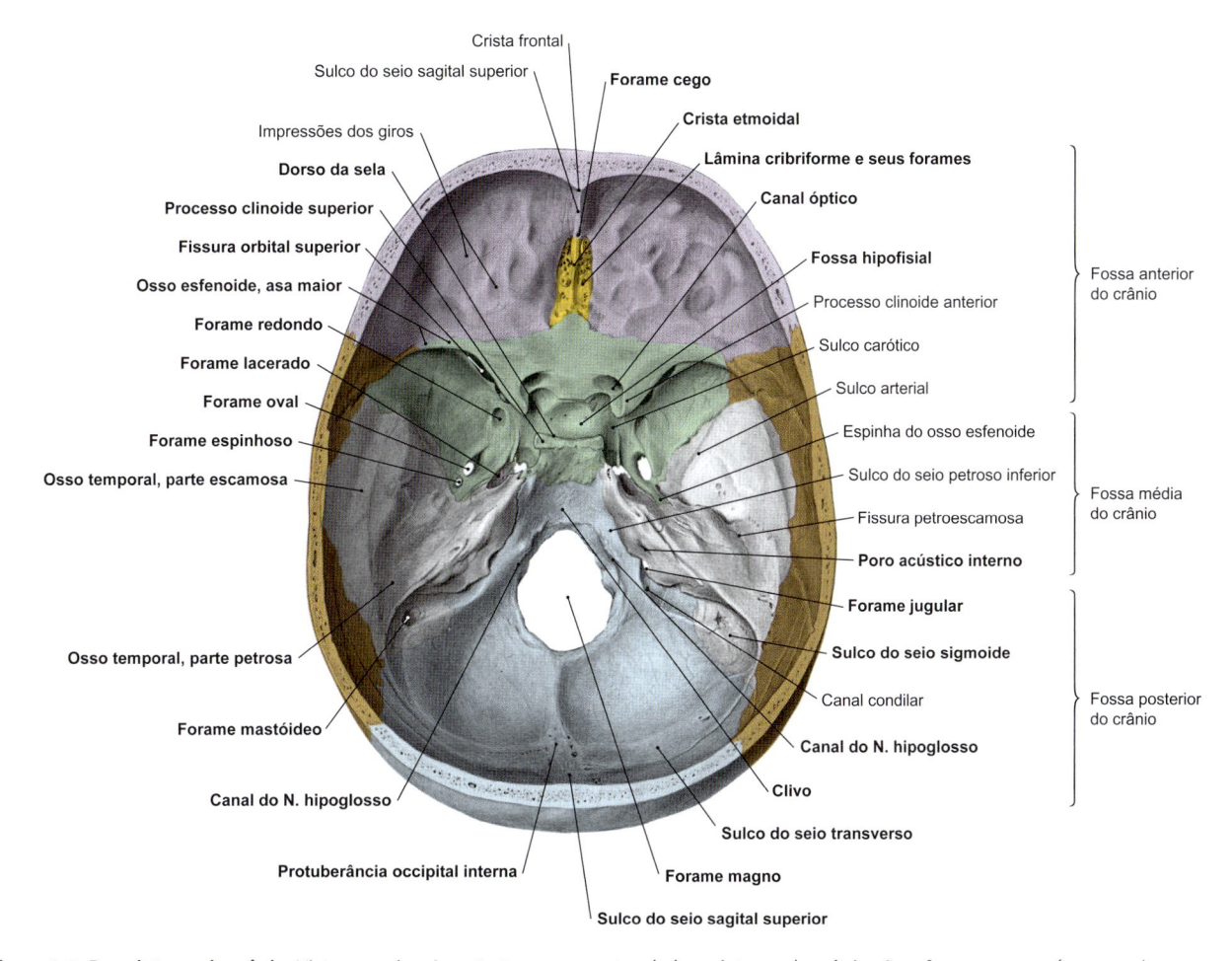

Crista frontal
Sulco do seio sagital superior
Forame cego
Crista etmoidal
Impressões dos giros
Lâmina cribriforme e seus forames
Dorso da sela
Canal óptico
Processo clinoide superior
Fissura orbital superior
Fossa hipofisial
Osso esfenoide, asa maior
Processo clinoide anterior
Forame redondo
Sulco carótico
Forame lacerado
Sulco arterial
Forame oval
Espinha do osso esfenoide
Forame espinhoso
Sulco do seio petroso inferior
Osso temporal, parte escamosa
Fissura petroescamosa
Poro acústico interno
Forame jugular
Osso temporal, parte petrosa
Sulco do seio sigmoide
Canal condilar
Forame mastóideo
Canal do N. hipoglosso
Canal do N. hipoglosso
Clivo
Sulco do seio transverso
Protuberância occipital interna
Forame magno
Sulco do seio sagital superior

Fossa anterior do crânio
Fossa média do crânio
Fossa posterior do crânio

Figura 9.3 Base interna do crânio. Vista superior. As estruturas marcantes da base interna do crânio são o forame magno (p. ex., pela passagem do bulbo) no interior do osso occipital, a fossa hipofisial (localização da hipófise no interior de uma duplicação da dura-máter), além da lâmina cribriforme do osso etmoide, através da qual as fibras nervosas do nervo olfatório [I] se projetam. Além disso, especialmente na região da fossa anterior do crânio, podem ser observadas as impressões dos giros do lobo frontal.

tém a hipófise; o dorso da sela, com os processos clinoides posteriores; assim como, anteriormente, no tubérculo da sela, o sulco pré-quiasmático (para o quiasma óptico) e os processos clinoides anteriores. Além disso, nesta região se localizam várias aberturas (➤ Fig. 9.3):

- **Canal óptico** (nervo óptico e artéria oftálmica)
- **Fissura orbital superior** (nervos oculomotor [III], troclear [IV], oftálmico [V/1], lacrimal, frontal, nasociliar e abducente [VI], e veia oftálmica)
- **Forame rotundo** (nervo maxilar [V/2])
- **Forame oval** (nervo mandibular [V/3])
- **Forame espinhoso** (ramo meníngeo do nervo mandibular [V/3] e artéria meníngea média)

Medialmente ao forame oval se localiza o forame lacerado, que *in vivo* é fechado por tecido conectivo, mas que é atravessado por diferentes estruturas (➤ Fig. 9.4):

- **Nervo petroso maior**
- **Artéria do canal pterigoide**
- **Ramo meníngeo** (originado da artéria faríngea ascendente).

Acima do forame lacerado, na sela turca, encontra-se o **sulco carótico**, no qual segue a artéria carótida interna. Na face medial, anteriormente à parte petrosa do osso temporal, se situam os locais de passagem do nervo petroso maior (hiato do canal do nervo petroso maior) e do nervo petroso menor (hiato do canal do nervo petroso menor). Com o nervo petroso menor, a artéria timpânica

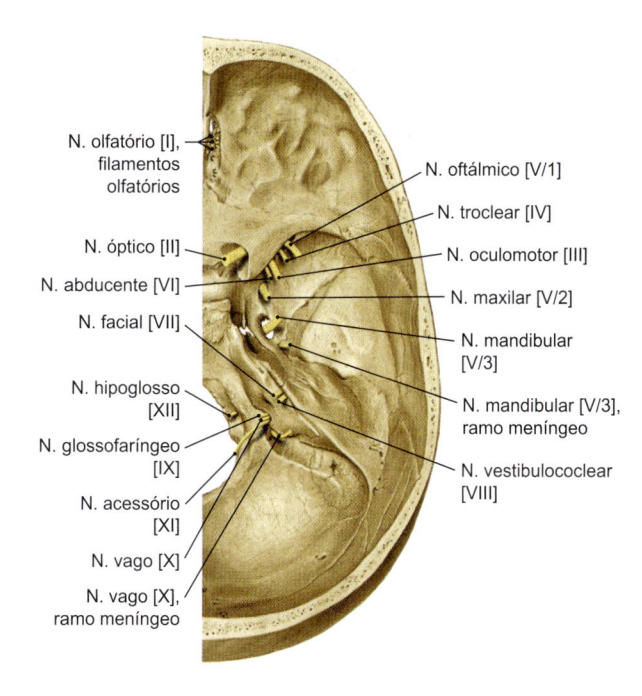

N. olfatório [I], filamentos olfatórios
N. oftálmico [V/1]
N. troclear [IV]
N. óptico [II]
N. oculomotor [III]
N. abducente [VI]
N. maxilar [V/2]
N. facial [VII]
N. mandibular [V/3]
N. hipoglosso [XII]
N. mandibular [V/3], ramo meníngeo
N. glossofaríngeo [IX]
N. vestibulococlear [VIII]
N. acessório [XI]
N. vago [X]
N. vago [X], ramo meníngeo

Figura 9.4 Locais de passagem da base interna do crânio. Vista superior.

Tabela 9.5 Locais de passagem na base interna do crânio e seus conteúdos.

Local de Passagem	Conteúdo
Forames da lâmina cribriforme	• Nervos olfatórios (I) • Artéria etmoidal anterior (artéria oftálmica)
Canal óptico	• Nervo óptico (II) • Artéria oftálmica (artéria carótida interna) • Meninges; bainhas do nervo óptico

Fissura orbital superior	Região medial:
	• Nervo nasociliar (nervo oftálmico [V/1])
	• Nervo oculomotor [III]
	• Nervo abducente [VI]
	Região lateral:
	• Nervo troclear [IV]
	• Tronco comum com:
	  – nervo frontal (nervo oftálmico [V/1])
	  – nervo lacrimal (nervo oftálmico [V/1])
	• Ramo orbital (artéria meníngea média)
	• Veia oftálmica superior

Forame redondo	• Nervo maxilar [V/2]
Forame oval	• Nervo mandibular [V/3] • Plexo venoso do forame oval
Forame espinhoso	• Ramo meníngeo (nervo mandibular [V/3]) • Artéria meníngea média (artéria maxilar)
Fissura esfenopetrosa, forame lacerado	• Nervo petroso menor (nervo glossofaríngeo [IX]) • Nervo petroso maior (nervo facial [VII]) • Nervo petroso profundo (plexo carótico interno)
Abertura interna do canal carótico e canal carótico	• Artéria carótida interna, parte petrosa • Plexo venoso carótico interno • Plexo carótico interno (tronco simpático, gânglio cervical superior)
Poro acústico interno e meato acústico interno	• Nervo facial [VII] • Nervo vestibulococlear [VIII] • Artéria do labirinto (artéria basilar) • Vv. do labirinto
Forame jugular	Região anterior: • Seio petroso inferior • Nervo glossofaríngeo [IX] Região posterior: • Artéria meníngea posterior (artéria faríngea ascendente) • Seio sigmóideo (bulbo superior da veia jugular) • Nervo vago [X] • Nervo acessório [XI] • Ramo meníngeo (nervo vago [X])
Canal do nervo hipoglosso	• Nervo hipoglosso [XII] • Plexo venoso do canal do nervo hipoglosso
Canal condilar	Veia emissária condilar
Forame magno	• Meninges • Plexo venoso vertebral interno (seio marginal) • Artérias vertebrais (artérias subclávias) • Artéria espinal anterior (artérias vertebrais) • Bulbo/medula espinal • Raízes espinais (nervo acessório [XI])

superior (ramo da artéria meníngea média) segue pelo hiato do canal do nervo petroso menor. O nervo petroso maior deixa a fossa média do crânio através do forame lacerado; o nervo petroso menor segue, de modo variável, pela fissura esfenopetrosa, pelo forame lacerado ou, ocasionalmente, pelo forame oval.

> **NOTA**
> A fossa média do crânio forma a base óssea para os dois lobos temporais do cérebro e para a hipófise.

Fossa Posterior do Crânio

A fossa posterior do crânio é formada pelos seguintes ossos:
- **esfenoide** (parte esfenoidal do clivo), que forma a parte anterior
- **temporal** (face posterior da parte petrosa), que forma o limite anterolateral com a fossa média do crânio
- **occipital** (partes basilar e lateral), que forma o assoalho da fossa posterior

O **forame magno**, como o maior local de passagem do crânio, representa a conexão com o canal vertebral. Em sua margem, em imediata proximidade com os côndilos occipitais, se situa o canal do nervo hipoglosso. Rostralmente, o **clivo** se eleva até o dorso da sela do osso esfenoide. Em posição occipital, a crista occipital interna se projeta para formar a protuberância occipital interna. Posteriormente ao forame magno, o sulco do seio sigmóideo e o sulco do seio transverso delimitam, lateralmente, a fossa cerebelar. A fossa posterior do crânio, além do forame magno, contém, ainda, outros locais de passagem (➤ Fig. 9.3, ➤ Fig. 9.4):
- **Forame magno** – bulbo, raiz espinal do nervo acessório [XI], artérias vertebrais, artéria espinal anterior, artérias espinais posteriores, meninges e conexões venosas entre o plexo basilar e o plexo vertebral interno
- **Canal do nervo hipoglosso** – nervo hipoglosso [XII]
- **Forame jugular** – nervos glossofaríngeo [IX], vago [X], acessório [XI], artéria meníngea posterior, veia jugular interna
- **Poro acústico interno** – nervos facial, intermédio e vestibulococlear, além da artéria e veia do labirinto

> **NOTA**
> As partes ósseas da fossa posterior do crânio formam um assoalho para o cerebelo, para a ponte e para o bulbo.

Base Externa do Crânio

De modo semelhante à base interna do crânio, a base externa do crânio (➤ Fig. 9.5) é subdividida em partes anterior, média e posterior.

Parte Anterior

O local de contato entre o osso incisivo e o osso maxila corresponde à fossa incisiva, com o forame incisivo e o canal incisivo em posição rostral. Através desses espaços segue o nervo nasopalatino (nervo maxilar [V/2]) (➤ Fig. 9.6, ➤ Tabela 9.6). No ponto de contato entre a maxila e o osso palatino está localizado o forame palatino maior, através do qual passam o nervo palatino maior e a artéria maior palatina maior, e os forames palatinos menores, por onde seguem os nervos palatinos menores e as artérias palatinas menores. O palato duro termina posteriormente aos cóanos, que marcam a entrada posterior da cavidade nasal.

> **NOTA**
> Em termos estritos, a parte anterior da base externa do crânio pertence ao visceroçrânio e forma o assoalho da cavidade nasal, bem como o palato duro (processo palatino da maxila, osso incisivo e lâmina horizontal do osso palatino) e, portanto, o teto da cavidade oral.

Parte Média

A parte média é formada principalmente pelo osso esfenoide e pela superfície inferior do osso temporal. As estruturas proemi-

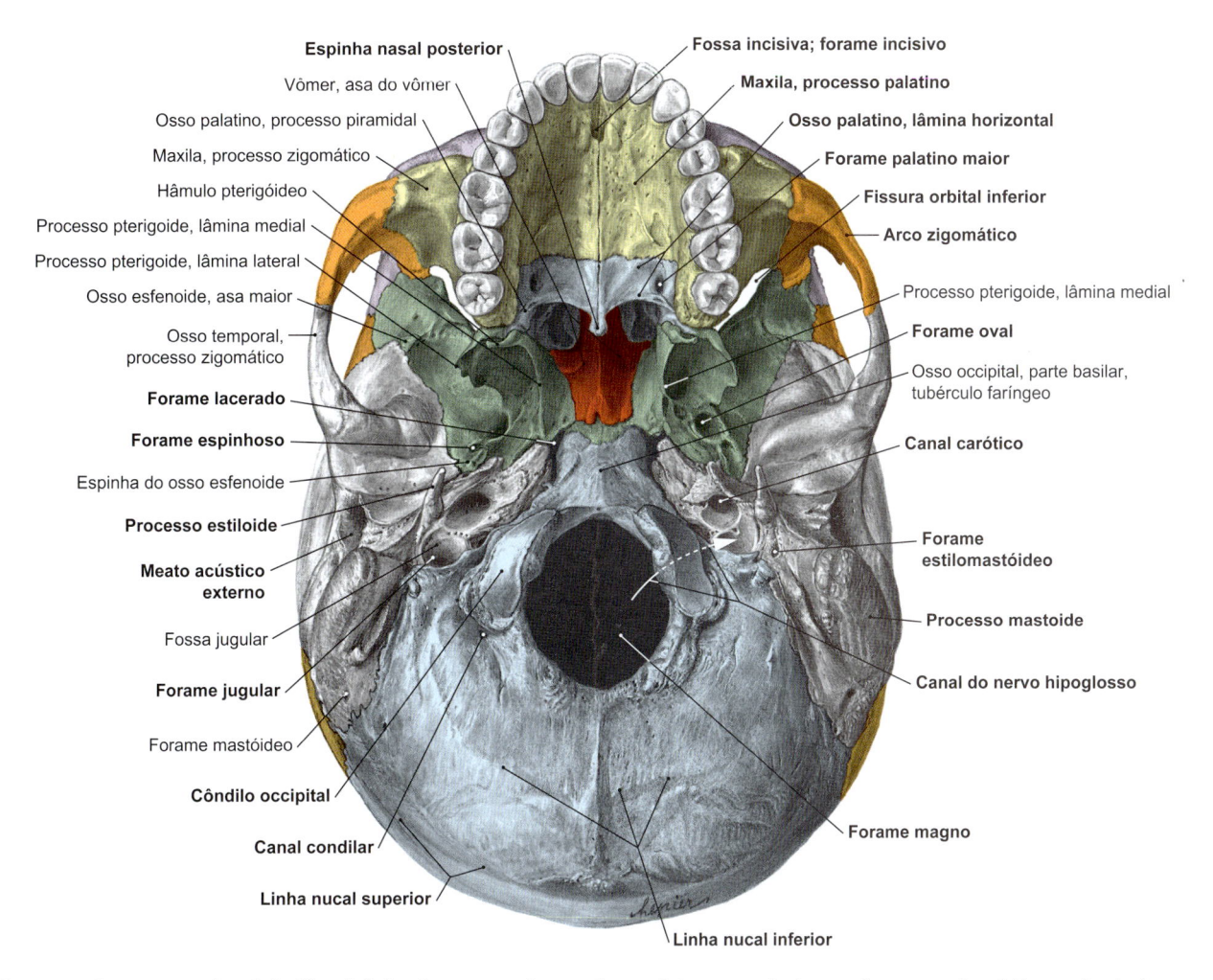

Espinha nasal posterior
Vômer, asa do vômer
Osso palatino, processo piramidal
Maxila, processo zigomático
Hâmulo pterigóideo
Processo pterigoide, lâmina medial
Processo pterigoide, lâmina lateral
Osso esfenoide, asa maior
Osso temporal, processo zigomático
Forame lacerado
Forame espinhoso
Espinha do osso esfenoide
Processo estiloide
Meato acústico externo
Fossa jugular
Forame jugular
Forame mastóideo
Côndilo occipital
Canal condilar
Linha nucal superior

Fossa incisiva; forame incisivo
Maxila, processo palatino
Osso palatino, lâmina horizontal
Forame palatino maior
Fissura orbital inferior
Arco zigomático
Processo pterigoide, lâmina medial
Forame oval
Osso occipital, parte basilar, tubérculo faríngeo
Canal carótico
Forame estilomastóideo
Processo mastoide
Canal do nervo hipoglosso
Forame magno
Linha nucal inferior

Figura 9.5 Base externa do crânio. Vista inferior. A parte anterior contém o palato com os dentes maxilares, a parte média se estende da margem posterior do palato duro até a margem anterior do forame magno e a parte posterior corresponde desde margem anterior do forame magno até a linha nucal superior. A base externa do crânio inclui, principalmente, os locais de passagem dos nervos cranianos e dos vasos, mas também contém numerosos locais de inserção para músculos e ligamentos (p. ex., processo estiloide ou processo mastoide). Lateralmente, de ambos os lados do forame magno, estão as superfícies articulares (côndilos occipitais) para as duas articulações superiores da cabeça (articulações atlantoccipitais).

nentes são o processo pterigoide e a fossa pterigoide, que fazem parte do osso esfenoide. Lateralmente, acima do processo pterigoide, situa-se a fossa pterigopalatina, que acomoda um dos gânglios parassimpáticos da cabeça (gânglio pterigopalatino). A parte média também representa os locais de passagem para várias estruturas. A seguir, são mencionadas apenas as estruturas e as passagens que diferem da base interna do crânio (➤ Fig. 9.5, ➤ Fig. 9.6):

- **Fissura orbital inferior** – nervos infraorbital e zigomático [V/2], artéria infraorbital, veia oftálmica inferior
- **Canal pterigóideo** – nervo do canal pterigóideo
- **Fissura esfenopetrosa** – corda do tímpano, artéria timpânica maior (alguns autores acreditam que o corda do tímpano e a artéria timpânica maior seguem através da fissura petrotimpânica [fenda de Glaser])
- **Canalículo mastóideo** – ramo auricular do nervo vago [X]
- **Canalículo timpânico** – nervo timpânico [derivado de IX]
- **Forame estilomastóideo** – nervo facial [VII], artéria estilomastóidea
- **Canal musculotubário** – músculo tensor do tímpano, tuba auditiva

Lateralmente e como parte da superfície inferior do osso temporal, estão localizados a base da parte petrosa e o processo

mastoide, bem como o processo estiloide; além disso, lateralmente a essas estruturas estão a parte escamosa e a parte timpânica.

Medialmente ao processo estiloide, localizam-se o forame jugular e o forame estilomastóideo. Rostralmente e, portanto, à frente do processo mastoide se abre o poro acústico externo (abertura da porção óssea do meato acústico externo) e, anteriormente, se situa a fossa mandibular, que se articula com a cabeça da mandíbula e que é delimitada, anteriormente, pelo tubérculo articular.

Parte Posterior

A área principal da parte posterior é formada pelo osso occipital, com a parte basilar e as duas partes laterais; ela se estende em direção posterior, sobre a escama occipital, até a protuberância occipital externa (ínio). O osso occipital é perfurado pelo forame magno, que é flanqueado, de ambos os lados pelos côndilos occipitais. Através de cada um desses côndilos segue o canal condilar através do qual passa a **veia emissária condilar**. Posteriormente ao processo mastoide se localiza o forame mastóideo, através do qual também segue uma veia emissária (veia emissária mastóidea).

Tabela 9.6 Locais de passagem na base externa do crânio e seus conteúdos.

Local de Passagem	Conteúdo
Forame incisivo	• Nervo nasopalatino (nervo maxilar [V/2])
Forame palatino maior	• Nervo palatino maior (nervo maxilar [V/2]) • Artéria palatina maior (artéria palatina descendente)
Forames palatinos menores	• Nervos palatinos menores (nervo maxilar [V/2]) • Artérias palatinas menores (artéria palatina descendente)
Fissura orbital inferior	• Artéria infraorbital (artéria maxilar) • Veia oftálmica inferior • Nervo infraorbital (nervo maxilar [V/2]) • Nervo zigomático (nervo maxilar [V/2])
Forame redondo	• Nervo maxilar [V/2]
Forame oval	• Nervo mandibular [V/3] • Plexo venoso do forame oval
Forame espinhoso	• Ramo meníngeo (nervo mandibular [V/3]) • Artéria meníngea média (artéria maxilar)
Fissura esfenopetrosa, forame lacerado	• Nervo petroso menor (nervo glossofaríngeo [IX]) • Nervo petroso maior (nervo facial [VII]) • Nervo petroso profundo (plexo carótico interno)
Abertura externa do canal carótico e canal carótico	• Artéria carótida interna, parte petrosa • Plexo venoso carótico interno • Plexo carótico interno (tronco simpático, gânglio cervical superior)
Forame estilomastóideo	• Nervo facial [VII]
Forame jugular	Região anterior: • Seio petroso inferior • Nervo glossofaríngeo [IX] Região posterior: • Artéria meníngea posterior (artéria faríngea ascendente) • Seio sigmóideo (bulbo superior da veia jugular) • Nervo vago [X] • Ramo meníngeo (nervo vago [X]) • Nervo acessório [XI]
Canalículo mastóideo	• Ramo auricular do nervo vago [X]
Canal do nervo hipoglosso	• Nervo hipoglosso [XII] • Plexo venoso do canal do nervo hipoglosso
Canal condilar	• Veia emissária condilar
Forame magno	• Meninges • Plexo venoso vertebral interno (seio marginal) • Artérias vertebrais (artérias subclávias) • Artéria espinal anterior (artérias vertebrais) • Bulbo/medula espinal • Raízes espinais (nervo acessório [XI])

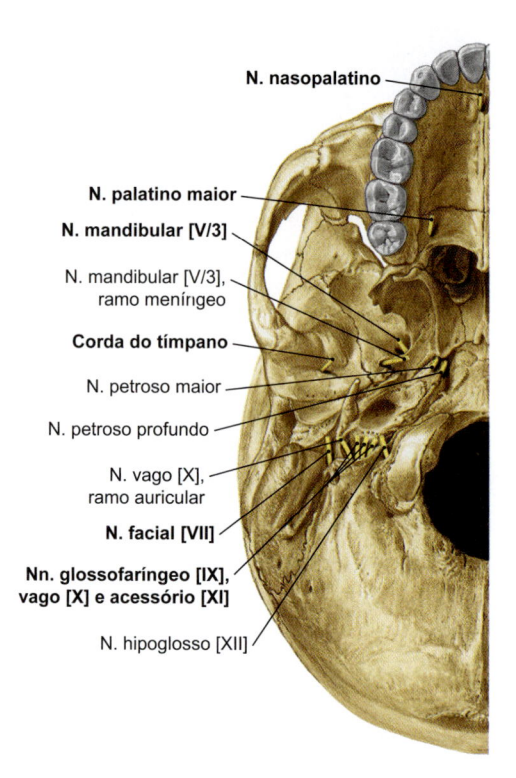

Figura 9.6 Locais de passagem da base externa do crânio. Vista inferior.

N. nasopalatino
N. palatino maior
N. mandibular [V/3]
N. mandibular [V/3], ramo meníngeo
Corda do tímpano
N. petroso maior
N. petroso profundo
N. vago [X], ramo auricular
N. facial [VII]
Nn. glossofaríngeo [IX], vago [X] e acessório [XI]
N. hipoglosso [XII]

são lesadas, o que pode levar a um sangramento e/ou extravasamento do líquido cerebrospinal pelo nariz ou pelo meato acústico externo, além de deficiências dos nervos.

9.1.5 Ossos Individuais do Viscerocrânio

Mandíbula

A **mandíbula**, o maior dos ossos ímpares do viscerocrânio, consiste em 1 corpo e 2 ramos, que são contínuos entre si no ângulo da mandíbula. Com exceção dos ossículos da audição, a mandíbula é o único osso móvel no crânio. Ambos os ramos da mandíbula apresentam um processo coronoide e, em sua extremidade livre, um processo condilar, que, através da cabeça da mandíbula, se articula com a fossa mandibular do osso temporal, formando, assim, a **articulação temporomandibular** (veja adiante). O corpo consiste em uma base e uma parte alveolar, que contém os dentes mandibulares (➤ Fig. 9.7). A parte alveolar e a base são separadas uma da outra pela linha oblíqua, que desce em direção rostral, a partir do processo coronoide. A chanfradura entre o processo condilar e o processo coronoide é chamada incisura da mandíbula. O ponto mais rostral da mandíbula é a **protuberância mental**, que se une lateralmente aos tubérculos mentuais, de ambos os lados, e confere ao mento seu formato característico. Entre a parte alveolar e os tubérculos mentuais se localiza o par de **forames mentuais**, através dos quais segue o nervo mental [V/3] e supre a inervação sensitiva de grandes partes da mandíbula.

— Clínica —

No caso de **perda dos dentes** permanentes, não havendo a colocação de uma prótese dentária, a parte alveolar da mandíbula é reabsorvida na região dos dentes ausentes. Esta

— Clínica —

Devido a traumatismos no crânio (especialmente traumatismos súbitos e impactantes, como nos acidentes de trânsito), os ossos da base do crânio podem sofrer fraturas. Neste caso, tanto a fossa anterior quanto a média ou a posterior podem ser afetadas. Os pontos mais fracos são as numerosas aberturas na região média da base do crânio. Através dessas aberturas, as linhas de fratura caracterizam a **fratura de base do crânio**. Não raramente, as estruturas de passagem

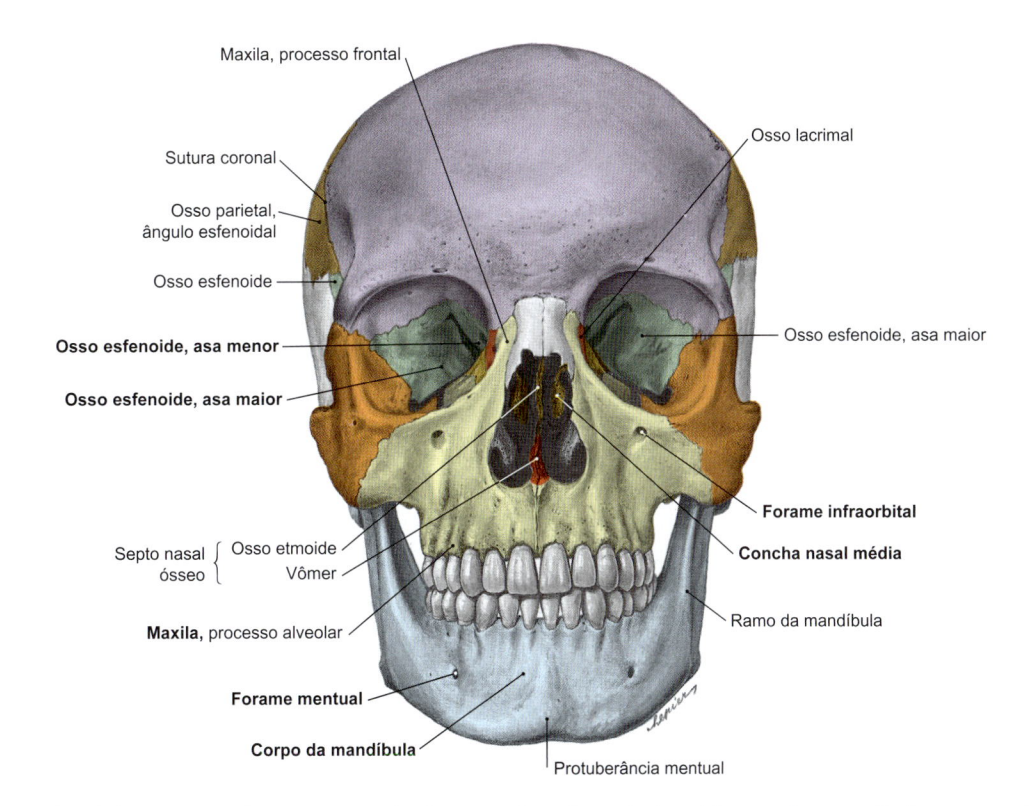

Maxila, processo frontal
Sutura coronal
Osso parietal, ângulo esfenoidal
Osso esfenoide
Osso esfenoide, asa menor
Osso esfenoide, asa maior
Septo nasal ósseo { Osso etmoide — Vômer
Maxila, processo alveolar
Forame mentual
Corpo da mandíbula
Osso lacrimal
Osso esfenoide, asa maior
Forame infraorbital
Concha nasal média
Ramo da mandíbula
Protuberância mentual

Figura 9.7 Ossos do crânio. Visão anterior. A parte anterior dos ossos frontal, nasal, zigomático, maxila e mandíbula corresponde aos principais componentes para a formação do relevo facial. A maxila, o frontal, o zigomático, o esfenoide, o lacrimal e uma pequena parte do palatino formam a órbita. O forame supraorbital (frontal), o forame infraorbital (maxila) e o forame mentual (mandíbula) representam os locais de passagem para as partes sensitivas do nervo trigêmeo [V] e são utilizadas no exame físico de um paciente como pontos de pressão do trigêmeo. A margem inferior da maxila é formada pelo processo alveolar, no qual estão posicionados os dentes maxilares. A mandíbula é constituída por um corpo e por dois ramos, que se continuam nos ângulos da mandíbula. Além disso, a mandíbula tem uma parte alveolar, na qual os dentes estão ancorados. Abaixo desta parte se situa a base da mandíbula que se projeta, na linha média, para formar a protuberância mentual.

progressiva reabsorção óssea, devido à ausência de tratamento, ocasiona o posicionamento do forame mentual diretamente na margem superior da mandíbula. Dores, neuralgia e distúrbios sensitivos na região de suprimento do nervo mentual podem ser a consequência, comprometendo gravemente a pessoa afetada e dificultando a sua mastigação. A colocação de uma prótese dentária é muito difícil nestes casos, e geralmente só é bem sucedida após a reconstrução da estrutura óssea.

Na face interna dos ramos da mandíbula está localizado o par de forames da mandíbula; cada um deles conduz ao **canal da mandíbula**. Através do canal da mandíbula segue o nervo alveolar inferior [ramo de V/3], que origina ramos sensitivos para a inervação dos dentes mandibulares. Anteriormente a cada forame da mandíbula, se localiza a **língula da mandíbula**, que corresponde ao local de inserção para o ligamento esfenomandibular e representa uma estrutura de referência odontológica para o bloqueio anestésico. No forame da mandíbula origina-se o **sulco milo-hióideo**, que segue em direção rostral. A linha milo-hióidea, que segue em trajeto escalariforme em direção mais rostral, serve como local de inserção para o músculo milo-hióideo e corresponde ao nível do assoalho da boca. Em 10-15% de todas as mandíbulas, na fossa retromolar, imediatamente atrás dos últimos dentes molares (dentes serotinos, dentes do siso), existe um **forame retromolar** que, através de um canal próprio (canal

retromolar) está ligado ao canal da mandíbula. Através do forame, que segue predominantemente de forma unilateral, passam ramos variáveis do nervo alveolar inferior e da artéria alveolar inferior. O conhecimento a respeito de tal variação é importante nas cirurgias dentárias e também para bloqueios anestésicos nesta região.

NOTA

A articulação temporomandibular é também referida como **articulação mandibular secundária**. Sob o ponto de vista evolutivo, a articulação entre o 1º e o 2º ossículos da audição (martelo e bigorna) é referida como **articulação temporomandibular primária**. Esta articulação tem origem a partir da cartilagem do primeiro arco faríngeo.

Clínica

A segunda fratura mais frequente do viscerocrânio é a **fratura da mandíbula**. Devido à sua franca exposição e ao "formato em U", a mandíbula é frequentemente sujeita a fraturas, especialmente na região do mento (incisivos) e no corpo (3º molar). As lesões dos vasos sanguíneos relacionadas a fraturas (frequentemente a artéria alveolar inferior) ocasionam pequenas hemorragias internas que se manisfestam como manchas na região do assoalho da boca (equimoses) e que são características de uma fratura. Muito frequentemente, o osso nasal é afetado por fraturas.

Maxila

O par de **maxilas** se conecta através da sutura palatina mediana para formar o maciço maxilar superior (➤ Fig. 9.8), que se mantém conectado a todos os outros ossos do visccerocrânio (exceção: mandíbula). A maxila tem a formato de uma pirâmide, constituindo uma parte do assoalho da órbita e, como um osso pneumático, contém o **seio maxilar**. Quatro superfícies (faces orbital, anterior, nasal e infratemporal) e quatro processos (processos frontal, zigomático, palatino e alveolar) podem ser delimitados. No interior da face orbital segue o sulco infraorbital, que converge para o canal infraorbital e, finalmente, para o forame infraorbital, e cuja abertura de saída (para o nervo infraorbital e para a artéria infraorbital) se situa imediatamente abaixo da margem inferior da órbita óssea. A face nasal participa da formação da parede nasal lateral e é atravessada pelo hiato maxilar. O processo alveolar contém, de modo semelhante à mandíbula, os dentes superiores. Acima do processo alveolar se situa a crista zigomaticoalveolar, que representa um limite com o processo zigomático. Os dois terços anteriores do palato duro são formados pelo processo palatino da maxila. Por meio da sutura frontomaxilar, o processo frontal da maxila é conectado ao osso frontal, e a sutura zigomaticomaxilar estabelece, de forma correspondente, a conexão com o osso zigomático. O **osso incisivo** é um osso independente situado no interior da maxila e que, na região dos dentes incisivos, se encontra fundido com ela (já na vida intrauterina), e forma tanto o forame incisivo quanto o canal incisivo.

Clínica

As **fraturas medianas da face** sempre incluem a maxila. Elas são subdivididas segundo Lefort:
- **Fratura de Lefort do tipo I**: separação horizontal entre o processo alveolar da maxila e o assoalho do nariz

- **Fratura de Lefort do tipo II**: separação, em formato piramidal (também chamada de fratura piramidal), da maxila ao longo da sutura frontomaxilar, com envolvimento dos ossos nasais, as margens infraorbitais e os assoalhos de ambas as órbitas
- **Fratura de Lefort do tipo III**: avulsão completa da região média da face, em relação à base do crânio e que, além da fratura de Lefort do tipo II, inclui os ossos zigomáticos. Neste tipo de fratura, ocorre, frequentemente, extravasamento de líquido cerebrospinal (liquorreia), dificuldade respiratória aguda (dispneia) e a ruptura dos filamentos olfatórios (anosmia = perda do olfato).

As fraturas de Lefort geralmente ocorrem como resultado de acidentes de trânsito ou devido a traumatismos graves e fechados (pontapés).

Palatino

O par de **ossos palatinos**, em "formato de L", forma o terço posterior do palato duro, por meio de sua lâmina horizontal, e está conectado ao processo palatino da maxila, através da sutura palatina transversa (➤ Fig. 9.8). O osso palatino apresenta, ainda, uma lâmina perpendicular com um processo esfenoidal e um processo orbital, através da qual o osso palatino é conectado ao esfenoide. Nesta região, ele é interrompido pela incisura esfenopalatina, que, simultaneamente, está envolvida na formação do forame esfenopalatino (local de passagem para o nervo nasopalatino e para a artéria esfenopalatina). Em sua face craniana, a lâmina horizontal forma o assoalho da cavidade nasal através da face nasal, assim como a face palatina forma o teto ósseo da cavidade oral.

Zigomático

O par de **ossos zigomáticos**, compostos por três processos e três superfícies, é, em grande parte, responsável pelo contorno das bochechas (➤ Fig. 9.9). Eles se mantêm em conexão:

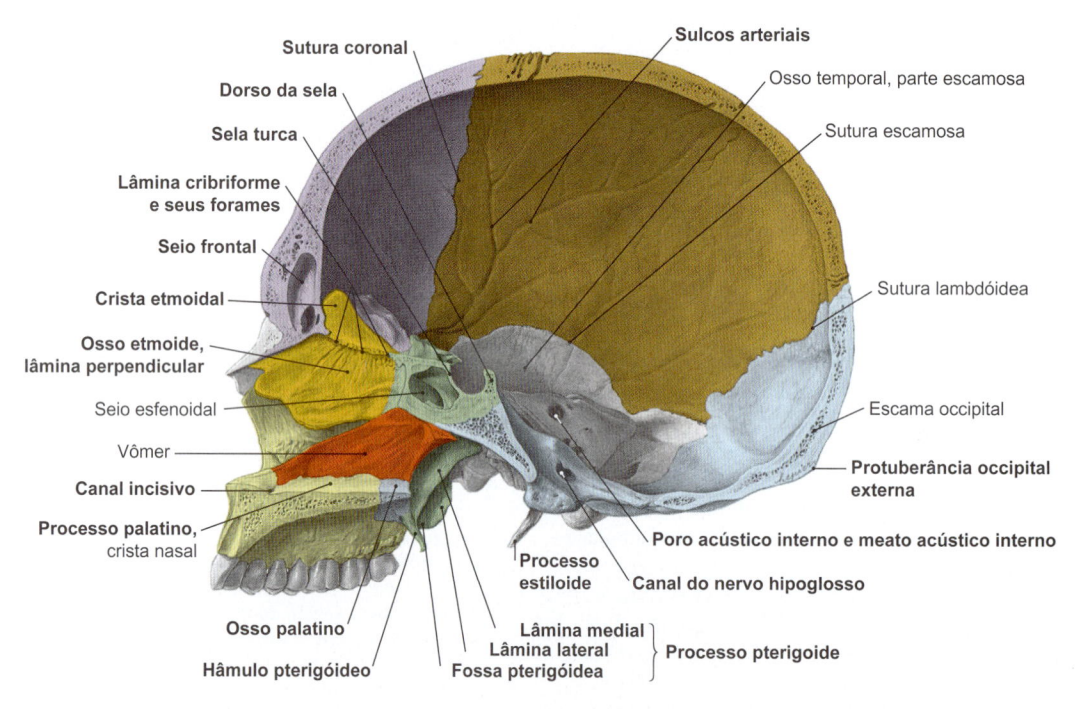

Figura 9.8 Ossos do crânio (lado direito). Vista medial. Neste corte sagital mediano do crânio, são observadas as partes ósseas do esqueleto nasal (lâmina perpendicular do osso etmoide, vômer e osso nasal) e partes do palato duro (maxila e lâmina horizontal do osso palatino). Além disso, nesta secção, podem ser observadas as partes pneumatizadas do osso frontal (seio frontal) e do osso esfenoide (seio esfenoidal). As impressões dos vasos meníngeos (sulcos arteriais), que seguem entre a dura-máter e a calvária, são proeminentes.

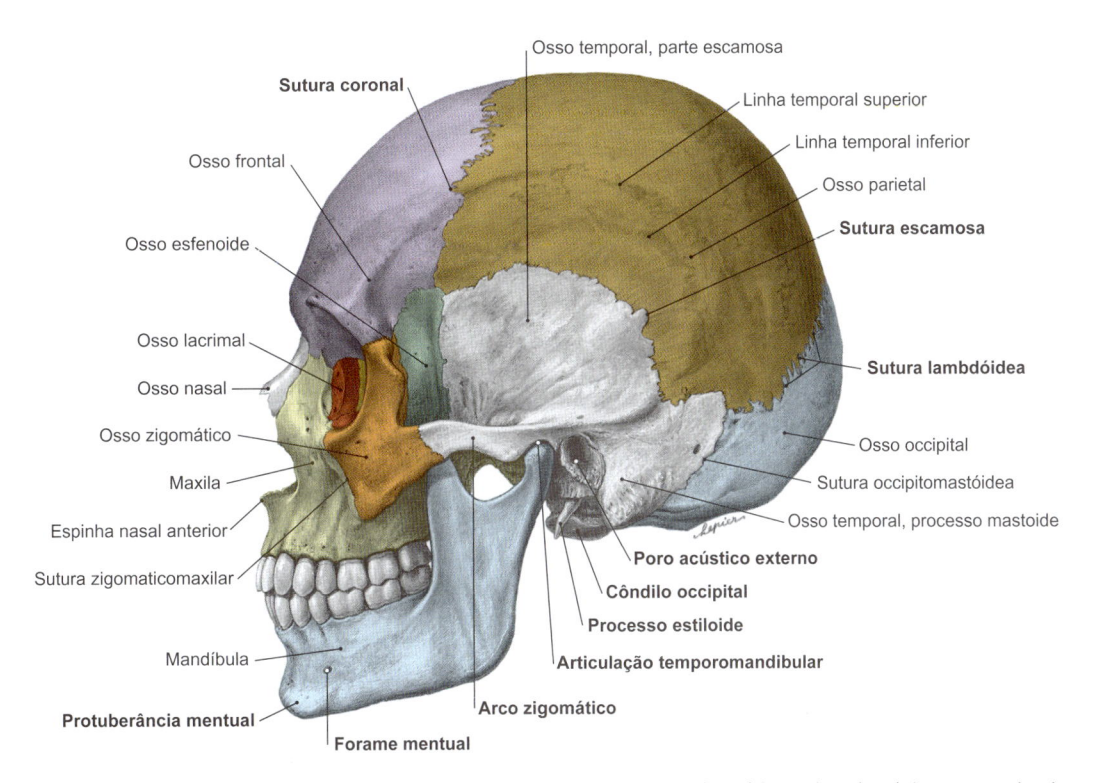

Figura 9.9 Ossos do crânio. Vista lateral esquerda. A parte principal do relevo lateral do crânio é formada pelos dois ossos parietais e os dois ossos temporais (principalmente a parte escamosa), pertencentes ao neurocrânio. O osso zigomático se limita com o arco zigomático do osso temporal e é responsável pelo contorno da bochecha. No limite anterior, em direção ao processo mastoide, está o poro acústico externo, que faz parte da orelha externa. No interior da articulação temporomandibular, a cabeça da mandíbula se articula com a fossa mandibular do osso temporal.

- com a maxila, através do processo maxilar (sutura zigomaticomaxilar)
- com osso frontal, através do processo frontal (sutura zigomaticofrontal)
- com o osso temporal, através do processo temporal (sutura zigomaticotemporal)

Sua face orbital forma uma parte do assoalho da órbita. A face temporal é perfurada pelo forame zigomaticotemporal (ramo zigomaticotemporal), e a face lateral, pelo forame zigomaticofacial (ramo zigomaticofacial). O processo temporal forma, em conjunto com o processo zigomático do osso temporal, o arco zigomático.

> **NOTA**
> Ossos zigomático, palatino, maxila e mandíbula, formam – juntamente com o osso hioide, que não faz parte do crânio – o esqueleto do aparelho da mastigação.

Lacrimal

O par de **ossos lacrimais** corresponde aos menores ossos do viscerocrânio e contribui, com uma pequena parte, para a estrutura das órbitas (➤ Fig. 9.7). Sua parte medial forma o **sulco lacrimal** (para o ducto lacrimonasal), que se continua cranialmente para formar a **fossa do saco lacrimal** (para a acomodação do saco lacrimal). A margem posterior da fossa do saco lacrimal se continua na crista lacrimal posterior e inferiormente no hâmulo lacrimal.

Concha Nasal Inferior

Cada concha nasal inferior consiste em um osso isolado e está localizada abaixo da concha nasal média do osso etmoide. Na parede nasal lateral, este osso está conectado ao osso palatino e à maxi-

la, através do processo maxilar. Abaixo da concha nasal inferior se localiza o meato nasal inferior, no qual se abre o ducto lacrimonasal.

Vômer

O **vômer** é um osso ímpar que tem o formato de um arado clássico (➤ Fig. 9.8). Ele forma a parte inferior e, ao mesmo tempo, a maior parte do septo nasal ósseo e está conectado, superiormente, à lâmina perpendicular do osso etmoide e, posteriormente, ao osso esfenoide. Em sua face externa segue o sulco do vômer, no qual a parte cartilaginosa do septo nasal está ancorada. Além disso, ele forma a parede medial de cada cóano.

Etmoide

O **etmoide** é um osso ímpar e irregular, repleto de câmaras, e faz parte do grupo dos ossos pneumáticos (➤ Fig. 9.8). Ele faz parte das paredes da cavidade nasal e contém as **células etmoidais anteriores e posteriores**. Sua parte mais cranial, a **lâmina cribriforme**, é atravessada (como uma peneira) à direita e à esquerda por uma infinidade de orifícios (forames da lâmina cribriforme), que possibilitam a passagem dos filamentos olfatórios (nervo olfatório [I]), a partir da fossa anterior do crânio para o teto da cavidade nasal. Na linha média da lâmina cribriforme, a **crista etmoidal** (como uma crista de galo) sobressai, na fossa anterior do crânio, e divide ao meio a lâmina cribriforme.

Nasal

Cada um dos dois **ossos nasais** está articulado lateralmente com a maxila e, através da sutura frontonasal, com o osso frontal (➤ Fig. 9.8). Os dois ossos nasais estão conectados na linha média através da sutura internasal. O osso nasal forma apenas uma pequena parte do esqueleto do nariz.

Órbita

A órbita é uma fossa profunda, em formato de pirâmide, cujo ápice está voltado em direção ao osso occipital. Na órbita se localizam os locais de passagens para vários nervos e vasos:

- Teto:
  - **Incisura frontal** ou **forame supraorbital**: nervo supraorbital (nervo oftálmico [V/1]), ramo medial
- Parede lateral
  - **Fissura orbital superior**: nervo oculomotor [III], nervo troclear [IV], nervo nasociliar (nervo oftálmico [V/1]), nervo frontal (nervo oftálmico [V/1]), nervo lacrimal (nervo oftálmico [V/1]), nervo abducente [VI], ramo orbital (artéria meníngea média), veia oftálmica superior
  - **Fissura orbital inferior**: nervo zigomático (nervo maxilar [V/2]), nervo infraorbital (nervo maxilar [V/2]), artéria infraorbital (artéria maxilar), veia oftálmica inferior
  - **Forame zigomaticorbital**: nervo zigomático, com divisão em ramo zigomaticotemporal (nervo maxilar [V/2]) (através do forame zigomaticotemporal) e ramo zigomaticofacial (nervo maxilar [V/2]) (através do forame zigomaticofacial)
- Parede medial
  - **Canal lacrimonasal**: ducto lacrimonasal
  - **Canal óptico**: nervo óptico [II], artéria oftálmica
  - **Forame etmoidal anterior**: artéria etmoidal anterior, nervo etmoidal anterior (nervo oftálmico [V/1])
  - **Forame etmoidal posterior**: artéria etmoidal posterior, nervo etmoidal posterior (nervo oftálmico [V/1])
- Assoalho
  - **Canal infraorbital** e **forame infraorbital**: nervo infraorbital (nervo maxilar [V/2]), artéria infraorbital
- Ossos da órbita
  - **Frontal** (teto, parcialmente)
  - **Zigomático** (parede lateral)
  - **Esfenoide, asa maior** (parede lateral)
  - **Esfenoide, asa menor** (parede medial)
  - **Maxila, processo frontal** (parede medial)
  - **Etmoide** (parede medial)
  - **Lacrimal** (parede medial)
  - **Frontal** (parede medial)
  - **Maxila** (assoalho)
  - **Zigomático** (assoalho)
  - **Palatino** (assoalho)

9.1.6 Ossos Individuais do Neurocrânio

Frontal

A parte anterior do neurocrânio é formada pela escama frontal do **osso frontal**, que também é responsável pela formação do teto da órbita (> Fig. 9.7) e do assoalho da fossa anterior do crânio (> Fig. 9.3). Portanto, o osso frontal forma a transição entre o viscerocrânio e o neurocrânio. No interior da escama frontal, acima da órbita, de ambos os lados, encontra-se o par de seios frontais, que se projetam de forma abaulada, como o arco superciliar (neste local estão situados os supercílios) (> Fig. 9.8). O arco superciliar é mais pronunciado no sexo masculino do que no sexo feminino. Entre os dois arcos superciliares situa-se a **glabela** (região entre os supercílios). Em vista inferior, de ambos os lados, abaixo da glabela, situam-se as fovéolas etmoidais, que marcam as entradas dos seios frontais e, ao mesmo tempo, são parte do teto das células etmoidais. A margem anterior dos dois tetos orbitais é formada pelas **margens supraorbitais**, que apresentam uma incisura frontal ou um forame frontal (local de passagem do nervo supraorbital). O osso frontal estende-se até a **sutura coronal** e estabelece contato com o osso parietal através desta sutura. Inferiormente, ele se limita com o etmoide e forma uma parte da parede medial da órbita com os forames etmoidais anterior e posterior, que permitem a passagem dos vasos e nervos de mesmo nome. A face orbital, que forma o teto da órbita, é aprofundada em direção temporal, para a formação da fossa da glândula lacrimal (posição da glândula lacrimal). O frontal se limita com o esfenoide através da sutura frontal. No interior do crânio, começando pelo forame cego, a crista frontal segue em posição mediana, continuando no sulco do seio sagital superior. Conforme já descrito, identificam-se na face interna dos ossos tanto os sulcos arteriais (posição da artéria meníngea anterior) quanto as fovéolas granulares (para as granulações de Pacchioni).

Temporal

O par de **ossos temporais** faz parte tanto do viscerocrânio quanto do neurocrânio (> Fig. 9.9). Tais ossos também estão envolvidos na formação das **articulações temporomandibulares** (fossa mandibular), da parede externa do crânio (> Fig. 9.8) e da base do crânio (> Fig. 9.3). Por meio da fossa mandibular e do tubérculo articular, situado anteriormente a ela, o osso temporal se articula com a mandíbula, formando a **articulação temporomandibular** (> Fig. 9.9). Posteriormente à fossa mandibular se localiza o **meato acústico externo**, que se encontra adjacente ao **processo mastoide**, que, nos adultos, é preenchido com ar (**células mastóideas**). O osso temporal é dividido nas seguintes partes:

- **Parte petrosa** ("pirâmide petrosa"): limita-se, posteriormente, com os ossos parietal e occipital, sendo o meato acústico externo sua abertura central externa. O processo mastoide situa-se posterior e inferiormente na parte petrosa. A parte petrosa aloja a orelha média e a orelha interna. Os orifícios/espaços são, por um lado, o meato acústico interno, com passagem do nervo facial [VII], nervo intermédio [VII], nervo vestibulococlear [VIII] e artéria do labirinto, e, por outro lado, o forame estilomastóideo, com a passagem do nervo facial [VII] e do canal musculotubário (passagem da tuba auditiva [de Eustáquio] e localização do músculo tensor do tímpano). Além disso, ela forma a abertura externa do canal carótico para a artéria carótida interna e, juntamente com o tímpano, constitui a parede lateral da cavidade timpânica.

- **Parte timpânica**: delimita a parede óssea do meato acústico externo anterior, inferior e posteriormente, estendendo-se até a membrana do tímpano e assumindo um formato de anel junto às partes escamosa e petrosa.
- **Parte escamosa**: representa a maior parte do osso temporal e se limita com o osso parietal através da margem parietal. A parte escamosa forma a parte anterior e superior da região temporal. Anterior e superiormente ao meato acústico externo, o processo zigomático se projeta para frente como parte do arco zigomático. Por meio da sutura occipitomastóidea, ela estabelece contato com o osso occipital e, através da sutura esfenoescamosa, com o osso esfenoide.

Esfenoide

O **esfenoide**, um osso ímpar de formato semelhante a uma borboleta, faz parte – como os ossos frontal e temporal – tanto do neurocrânio quanto do viscerocrânio (➤ Fig. 9.3). Ele está localizado no meio da base do crânio, contendo locais de passagem para vários vasos e nervos, e constitui a interface de contato com todos os outros ossos da base do crânio. O esfenoide se articula, anteriormente, com o osso frontal e, em uma pequena parte, com o osso etmoide. Lateralmente ele se limita com ambos os ossos temporais e, posteriormente, está conectado ao clivo do occipital. Além disso, o esfenoide participa na configuração da estrutura da órbita. No centro do esfenoide está presente a **sela turca** (➤ Fig. 9.8), em cuja **fossa hipofisial** se localiza a hipófise. Podem ser distinguidas duas asas maiores, inferiores, e duas asas menores, superiores, que se originam do **corpo do esfenoide**. O corpo do esfenoide é pneu-

matizado e contém os seios esfenoidais, que fazem parte dos seios paranasais. De suas margens laterais, pode-se atingir a órbita pela asa menor, através do canal óptico. Entre as duas **asas do esfenoide**, a fissura orbital superior também conduz à órbita. As asas maiores são perfuradas, de ambos os lados, pelos forames redondo, oval e espinhoso. Inferiormente ao corpo do esfenoide, os processos pterigoides se elevam de ambos os lados; tais processos apresentam uma lâmina medial menor e uma lâmina lateral maior.

Parietal

O par de **ossos parietais** forma a maior parte da região lateral do crânio e parte da calvária (➤ Fig. 9.9, ➤ Fig. 9.10). Eles são ossos abaulados e possuem, cada um, quatro margens que os conectam aos ossos adjacentes:

- Anteriormente, ao frontal, por meio da sutura coronal
- Lateralmente, ao temporal, por meio da sutura escamosa (e, em uma pequena extensão, ao esfenoide)
- Inferiormente, ao occipital, por meio da sutura lambdóidea medialmente, ao parietal, do lado oposto

O relevo interno do parietal é marcado pelas impressões das artérias meníngeas média e anterior (**sulcos arteriais**, ➤ Fig. 9.8) e do seio sigmóideo da dura-máter (sulco do seio sigmóideo). Na parede externa, pode-se identificar uma linha temporal superior e uma linha temporal inferior (➤ Fig. 9.9).

Occipital

O **occipital** é um osso ímpar que constitui o componente principal da base do crânio e consiste em quatro partes ósseas (➤ Fig. 9.10), que, juntas, delimitam o forame magno (local de passagem do bulbo):

- **Parte escamosa**
- **Parte basilar**
- **Parte lateral**
- **Plano occipital**

As quatro partes ósseas fundem-se apenas aos *4 anos de idade*, de modo que, em crianças até essa idade, até 4 ossos individuais podem ser distinguidos, constituindo o osso occipital. De forma similar aos ossos parietais, aos quais ele está conectado por meio da sutura lambdóidea, em sua face interna podem ser identificadas

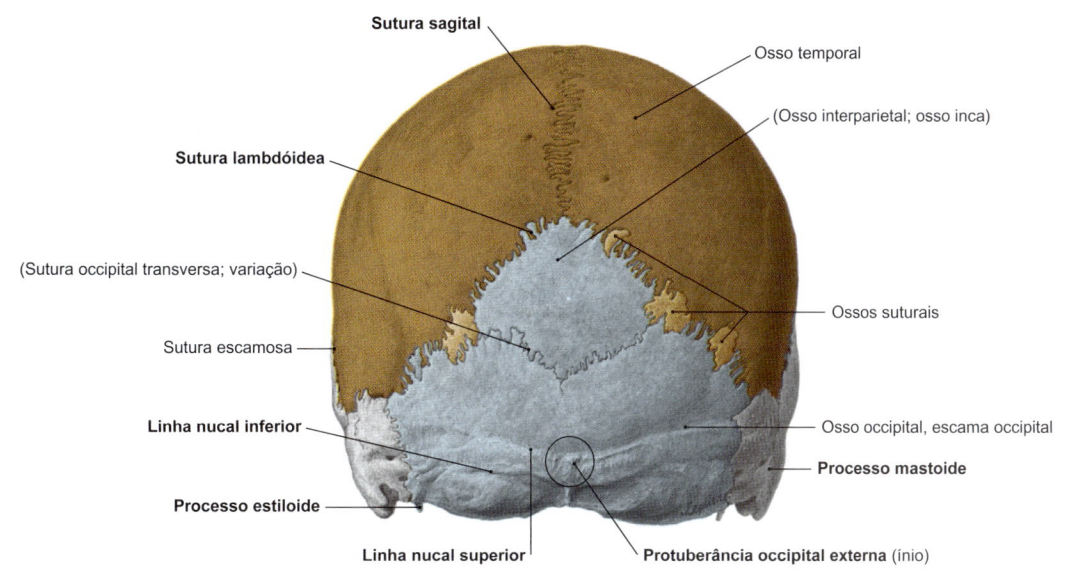

Figura 9.10 Osso do crânio. Vista posterior. A maior parte da região occipital é formada pelo osso occipital, cuja estrutura central é a escama occipital. O ponto mais proeminente do occipício é a protuberância occipital externa (ínio), bem palpável, que se continua, de ambos os lados, na linha nucal superior (local de inserção dos músculos intrínsecos do dorso).

impressões dos seios da dura-máter, tanto à direita quanto à esquerda: **sulco do seio sigmóideo**, **sulco do seio petroso inferior**, **sulco do seio occipital**, além do **sulco do seio transverso** e do **sulco do seio sagital superior** (➤ Fig. 9.8). Estes últimos se encontram na protuberância occipital interna (confluência dos seios). Esta confluência está em conexão com a crista occipital interna. Além disso, na face interna, no interior de cada escama occipital, situa-se a fossa cerebelar, na qual o cerebelo está localizado. Externamente, destacam-se uma linha nucal inferior e, superiormente, uma linha nucal superior (em alguns crânios, pode haver, adicionalmente, uma linha nucal suprema). Na superfície inferior das partes laterais localizam-se os côndilos occipitais, por meio dos quais o crânio se articula com a primeira vértebra cervical (atlas). Acima dos côndilos, nas margens laterais do forame magno, situa-se o **canal do nervo hipoglosso** (local de passagem para o nervo hipoglosso [XII]).

Clínica

A **síndrome do estiloide**, também referida como **síndrome de Eagle**, é um grupo de sintomas desencadeados por um processo estiloide muito longo. O processo estiloide não apenas pode ser muito longo, mas, em casos extremos, pode se articular com o osso hioide. O processo estiloide muito longo pode, ocasionalmente, tocar a parede da faringe e causar a sensação de um corpo estranho, dificuldades na deglutição (disfagia) e dor de garganta pouco distinta.

9.2 Cobertura de Tecidos Moles
Lars Bräuer, Friedrich Paulsen

Competências

Após a leitura deste capítulo, você será capaz de:
- descrever os músculos da expressão facial com suas origens inserções, funções e inervações
- orientar-se na face e em sua região lateral e denominar as regiões de forma sistemática
- definir a estrutura anatômica, o suprimento sanguíneo, a inervação e a drenagem linfática, bem como a função do couro cabeludo
- descrever o trajeto topográfico dos vasos sanguíneos, nervos e vasos linfáticos nas diferentes regiões da face

- descrever as importantes relações topográficas e clínicas da região lateral da face
- projetar, sob o ponto de vista tridimensional, as estruturas anatômicas que não são visíveis externamente e estão profundamente situadas na região lateral da face

9.2.1 Visão Geral
Friedrich Paulsen

O crânio é recoberto externamente por partes moles que – como no pescoço e no tronco – estão subdivididas em diferentes regiões (**regiões da cabeça**) (➤ Tabela 9.7, ➤ Fig. 9.11):
- **Região frontal**
- **Região nasal***
- **Região orbital***
- **Região infraorbital***
- **Região zigomática***
- **Região bucal**
- **Região oral***
- **Região mental***
- **Região parotideomassetérica**
- **Região temporal***
- **Região parietal***
- **Região occipital***

*As regiões marcadas com um asterisco compõem, em conjunto, a região da face.

Os tecidos moles incluem a pele, a tela subcutânea adiposa e os músculos da expressão facial (ou músculos da mímica), que formam uma unidade funcional, em termos da expressão facial e da fisionomia. Os músculos da expressão facial têm sua origem nos ossos do crânio e irradiam por meio de tendões flexíveis na derme da pele.

N O T A

O encontro de duas pessoas "face a face" é um aspecto essencial do **contato** entre dois indivíduos. A expressão facial desempenha papel importante na expressão das emoções e o médico pode, assim, obter informações valiosas sobre o estado mental e a saúde do paciente. A compreensão das estruturas faciais é, portanto, de grande relevância na prática médica

Com a progressão da idade, a **flexibilidade** dos tendões dos músculos da expressão facial que se projetam para a pele diminui. O resultado é a formação de rugas.

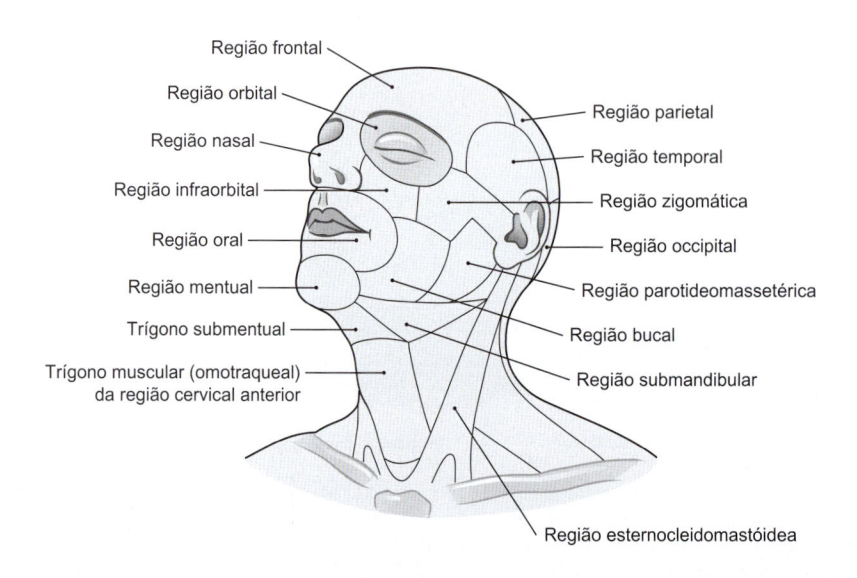

Região frontal
Região orbital
Região nasal
Região infraorbital
Região oral
Região mental
Trígono submentual
Trígono muscular (omotraqueal) da região cervical anterior

Região parietal
Região temporal
Região zigomática
Região occipital
Região parotideomassetérica
Região bucal
Região submandibular

Região esternocleidomastóidea

Figura 9.11 Regiões da cabeça. [L126]

Os músculos da expressão facial atuam não somente na mímica e na fisionomia, mas também na proteção de órgãos sensoriais e na ingestão de alimentos. Os músculos da mastigação também têm grande influência na conformação da região da face. Os músculos que se estendem do cíngulo do membro superior (músculo esternocleidomastóideo) e da coluna vertebral (músculos do pescoço) em direção à cabeça estão envolvidos nos movimentos da cabeça em relação à coluna vertebral.

As partes moles da cabeça podem ser divididas em três regiões, de acordo com as características estruturais e a afinidade regional:

- **couro cabeludo (escalpo)**
- **região frontal da face**
- **região lateral da face**:
  - região lateral superficial da face
  - região lateral profunda da face

9.2.2 Couro Cabeludo
Friedrich Paulsen

As partes moles que cobrem a calvária (couro cabeludo) se estendem do arco superciliar até a protuberância occipital e a linha nucal superior e lateralmente até o arco zigomático.

Camadas

O couro cabeludo é caracterizado como a unidade funcional formada por pele, tela subcutânea e aponeurose epicrânica (gálea aponeurótica), que se dispõe sobre a calvária (espessura total de aproximadamente 5 mm). Abaixo da aponeurose epi-

Tabela 9.7 Regiões da face.

Região anterior da face	Região lateral supeficial da face	Região lateral profunda da face
• Região orbital	• Região bucal	• Fossa infratemporal
• Região nasal	• Região parotideomassetérica	• Fossa pterigopalatina
• Região infraorbital		
• Região zigomática		
• Região oral		
• Região mental		

crânica, encontra-se, ainda, um tecido conectivo frouxo (tecido conectivo subaponeurótico) que conecta a aponeurose ao pericrânio (periósteo da superfície externa da calvária), possibilitando, deste modo, a livre movimentação do couro cabeludo sobre a calvária.

Pele

A pele forma a camada externa do couro cabeludo. Sob o ponto de vista estrutural, ela é similar à pele do restante da superfície do corpo, mas, nessa região, ela é espessa e áspera, em função da presença de um número particularmente grande de folículos pilosos, além de glândulas sebáceas associadas e glândulas sudoríparas écrinas. Na região frontal, existem apenas poucos pelos delicados (velos), e não estão presentes pelos terminais.

Tecido Subcutâneo

A tela subcutânea da região do couro cabeludo abriga uma grande quantidade de bulbos pilosos dos folículos pilosos, que contêm as respectivas papilas associadas à matriz dos pelos. Em sua maior parte, a tela subcutânea é constituída por **tecido conectivo frouxo**, que fixa a pele à aponeurose epicrânica subjacente (veja adiante). Além disso, nela seguem artérias, veias e nervos para o suprimento sanguíneo e a inervação do couro cabeludo. Nas áreas desprovidas de pelos, a tela subcutânea é mais delgada.

Aponeurose

A base estrutural do couro cabeludo é a **aponeurose epicrânica** (ou **gálea aponeurótica**), um tendão plano, do qual irradiam músculos em direções anterior, posterior e lateral:

- Na região anterior, encontra-se o ventre frontal do **músculo epicrânico** (músculo occipitofrontal), cujo par de ventres musculares, entre os arcos superciliares, se origina a partir do tecido conectivo subcutâneo entre os supercílios e a glabela, e se estende em direção posterior, assumindo um formato de V.
- Posteriormente, situa-se o ventre occipital do músculo epicrânico, que se origina da linha nucal suprema e irradia para a aponeurose epicrânica, no nível do meio da concha da orelha.
- Lateralmente, situa-se o **músculo temporoparietal**, que segue de forma variável. Sua parte voltada para o crânio também é denominada músculo auricular superior. Ele pertence a um siste-

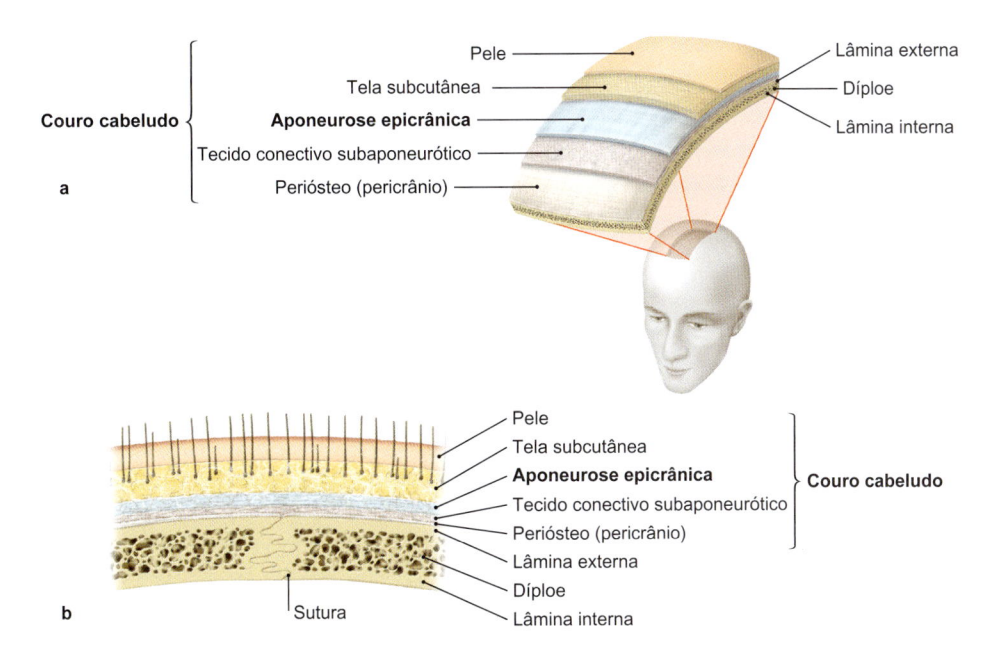

Couro cabeludo
- Pele
- Tela subcutânea
- **Aponeurose epicrânica**
- Tecido conectivo subaponeurótico
- Periósteo (pericrânio)
- Lâmina externa
- Díploe
- Lâmina interna

a

b

- Pele
- Tela subcutânea
- **Aponeurose epicrânica**
- Tecido conectivo subaponeurótico
- Periósteo (pericrânio)
- Lâmina externa
- Díploe
- Lâmina interna
- Sutura

Couro cabeludo

Figura 9.12 Estrutura do couro cabeludo. a Escalpo. **b** Camadas do couro cabeludo. [L127]

ma rudimentar de esfíncteres que pode movimentar a orelha e fechar o meato acústico externo.

A aponeurose epicrânica está firmemente fixada à tela subcutânea por trabéculas densas de tecido conectivo (retináculos). Os músculos permitem um leve movimento do couro cabeludo sobre o crânio durante a sua contração. O ventre frontal do músculo epicrânico pode enrugar a testa (franzir a testa).

Camada Subaponeurótica de Tecido Conectivo Frouxo

A face inferior da aponeurose epicrânica está fixada ao periósteo do crânio (pericrânio) por meio de um tecido conectivo frouxo, de modo a permitir o seu deslizamento sobre a calvária. Ela forma o espaço supraperiosteal e é chamada, sob o ponto de vista funcional, de **camada subaponeurótica**.

Pericrânio

O periósteo da calvária está firmemente fixado à lâmina externa dos ossos do crânio e ao tecido conectivo das suturas cranianas.

Clínica

Devido ao tecido conectivo frouxo presente na camada da tela subcutânea, após uma lesão, as artérias são frequentemente mantidas abertas em todo o couro cabeludo. Consequentemente, isso pode levar a grandes **hemorragias** arteriais. Caso apenas a pele e a tela subcutânea sejam lesadas, o sangramento será menor. Em contrapartida, hemorragias venosas são geralmente intensas, já que os vasos na tela subcutânea praticamente não podem se retrair.

No **escalpelamento** – como se sabe por histórias indígenas –, o couro cabeludo é arrancado do crânio, de tal forma que o periósteo pode ser facilmente destacado do osso. Isso é realizado durante as intervenções cirúrgicas do cérebro, nas quais se traciona o couro cabeludo através de uma "incisão coronal" (de uma orelha à outra) para a frente e para trás, a partir do periósteo, reposicionando-o após a cirurgia e suturando a incisão da pele. **Lesões por escalpelamento** também são possíveis desta maneira. Quando cabelos longos são tracionados em acidentes com máquinas rotativas, todo o couro cabeludo pode ser arrancado. Por esta razão, a segurança no trabalho, hoje em dia, exige o uso de uma proteção para a cabeça quando se trabalha com tais máquinas.

Durante o parto, pode haver edema (ou bossa) serossanguíneo na tela subcutânea da criança (especialmente nas regiões occipital e parietal), que se apresenta como um **abaulamento** (ou **tumefação**) **da cabeça** (*caput succedaneum*). Sangramentos subperiosteais também são possíveis durante o parto. Como o periósteo é, em especial, fortemente fundido às suturas cranianas, tal sangramento subperiosteal é restrito a ossos individuais da calvária (**cefalematoma**).

Vasos e Nervos

Os vasos e nervos chegam ao couro cabeludo nas regiões frontal, temporal e occipital. Com exceção da região frontal, os vasos se situam na tela subcutânea. Na região frontal, os vasos seguem na camada subaponeurótica de tecido conectivo frouxo. Os vasos e nervos são os seguintes:

- região frontal:
  - artéria, veia, e nervo supraorbitais
  - artéria e veia supratroclear
- região temporal:
  - artéria e veia temporais superficiais
  - nervo auriculotemporal (derivado de [V/2])
  - ramo zigomaticotemporal do nervo zigomático (derivado de [V/2]).

- região occipital:
  - artéria e veia occipitais
  - artéria e veia auriculares posteriores
  - nervo occipital maior
  - nervo occipital menor
  - nervo auricular magno

Artérias

O couro cabeludo é suprido com sangue por ramos da artéria oftálmica ou por ramos da artéria carótida externa.

Ramos da Artéria Oftálmica

As partes anterior e superior do couro cabeludo, na região frontal, são supridas pelas seguintes artérias:

- **artéria supratroclear**
- **artéria supraorbital**

Eles se ramificam na órbita, a partir da artéria oftálmica, estendem-se através da órbita em direção rostral e atravessam o septo orbital acompanhadas pelas veias e nervos do mesmo nome; já a artéria supratroclear segue pela incisura ou pelo forame supratroclear. Juntamente com os nervos e as veias, as artérias ascendem na região frontal, suprindo o couro cabeludo até o vértice da calvária.

Ramos da Artéria Carótida Externa

A maior parte do couro cabeludo é suprida com sangue por três ramos da artéria carótida externa (➤ Fig. 9.13).

- **Artéria auricular posterior**: é o menor ramo, originando-se da artéria carótida externa, na região da fossa retromandibular, em direção posterior, em seguida atingindo as superfícies inferior e posterior da orelha, para suprir parte do couro cabeludo.
- **Artéria temporal superficial**: é um ramo terminal da artéria carótida externa que segue em direção cranial, imediatamente à frente da orelha, e emite, na região do osso temporal, os ramos anterior e posterior.
- **Artéria occipital**: origina-se da artéria carótida externa um pouco mais abaixo, estende-se mais posteriormente e ascende obliquamente através dos músculos da nuca até a superfície, de modo a perfundir o couro cabeludo, na região occipital da cabeça.

Veias

As veias que drenam o sangue do couro cabeludo acompanham as artérias correspondentes (➤ Fig. 9.14):

- **Veia supratroclear** e **veia supraorbital**: drenam o sangue da região anterior do couro cabeludo, a partir do vértice da calvária, até o arco superciliar, entram na órbita, acompanhando as artérias de mesmo nome e drenam para a veia oftálmica superior. Antes de sua entrada na órbita, ocorrem anastomoses com a veia angular (ramo da veia facial) no ângulo medial da rima palpebral.
- **Veia auricular posterior**: coleta o sangue das regiões posterior e inferior da orelha e drena para a veia retromandibular.
- **Veia temporal superficial**: coleta o sangue de toda a região lateral do couro cabeludo, acima da orelha, e drena, também, para a veia retromandibular.
- **Veia occipital**: drena a parte posterior do couro cabeludo, entre a protuberância occipital externa e a linha nucal superior, até o vértice da calvária. Abaixo da linha nucal superior, ela segue profundamente através da musculatura da nuca, na região posterior do pescoço. Nesta, a calibrosa veia participa da drenagem da região da nuca e desemboca, de forma variável, na veia vertebral, na veia jugular externa, ou na veia jugular interna. Além disso, ela se mantém em conexão com a veia diploica occipital.

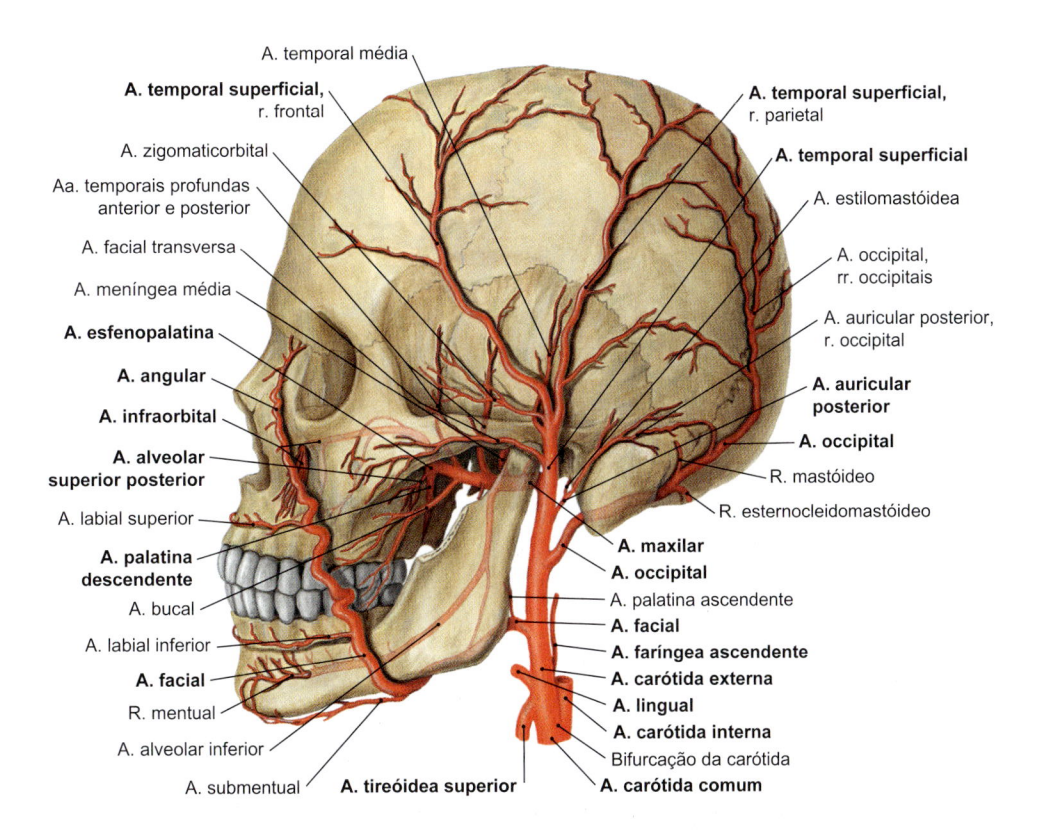

A. temporal média
A. temporal superficial, r. frontal
A. zigomaticorbital
Aa. temporais profundas anterior e posterior
A. facial transversa
A. meníngea média
A. esfenopalatina
A. angular
A. infraorbital
A. alveolar superior posterior
A. labial superior
A. palatina descendente
A. bucal
A. labial inferior
A. facial
R. mentual
A. alveolar inferior
A. submental
A. tireóidea superior

A. temporal superficial, r. parietal
A. temporal superficial
A. estilomastóidea
A. occipital, rr. occipitais
A. auricular posterior, r. occipital
A. auricular posterior
A. occipital
R. mastóideo
R. esternocleidomastóideo
A. maxilar
A. occipital
A. palatina ascendente
A. facial
A. faríngea ascendente
A. carótida externa
A. lingual
A. carótida interna
Bifurcação da carótida
A. carótida comum

Figura 9.13 Ramos da artéria carótida externa.

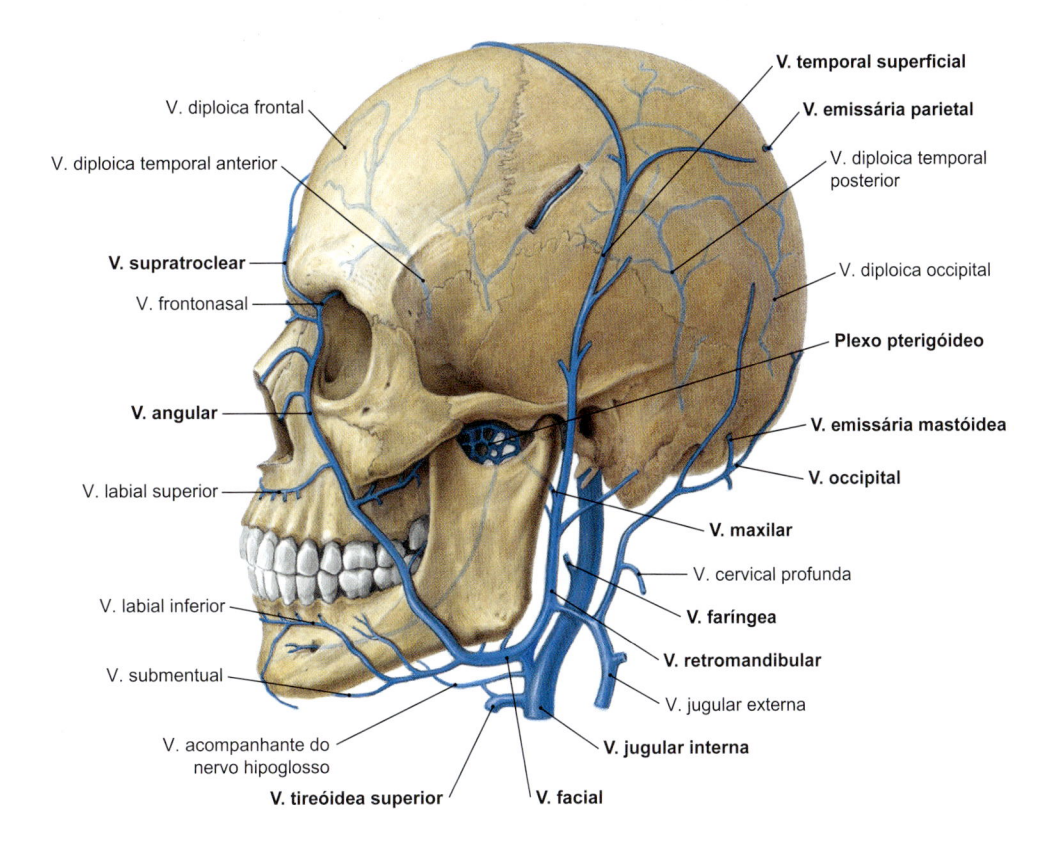

V. diploica frontal
V. diploica temporal anterior
V. supratroclear
V. frontonasal
V. angular
V. labial superior
V. labial inferior
V. submental
V. acompanhante do nervo hipoglosso
V. tireóidea superior

V. temporal superficial
V. emissária parietal
V. diploica temporal posterior
V. diploica occipital
Plexo pterigóideo
V. emissária mastóidea
V. occipital
V. maxilar
V. cervical profunda
V. faríngea
V. retromandibular
V. jugular externa
V. jugular interna
V. facial

Figura 9.14 Tributárias da veia jugular interna.

Vasos Linfáticos

A drenagem linfática do couro cabeludo também segue, essencialmente, a região de suprimento das artérias. São delineadas quatro áreas de drenagem (➤ Fig. 9.15), nas quais as regiões temporal, parietal e occipital apresentam sempre linfonodos na região da cabeça, enquanto a região frontal tem uma drenagem variável para os linfonodos da cabeça ou do pescoço:

- Região frontal – **linfonodos pré-auriculares**, **linfonodos submandibulares** (linfonodos faciais variáveis)
- Região temporal – **linfonodos parotídeos**

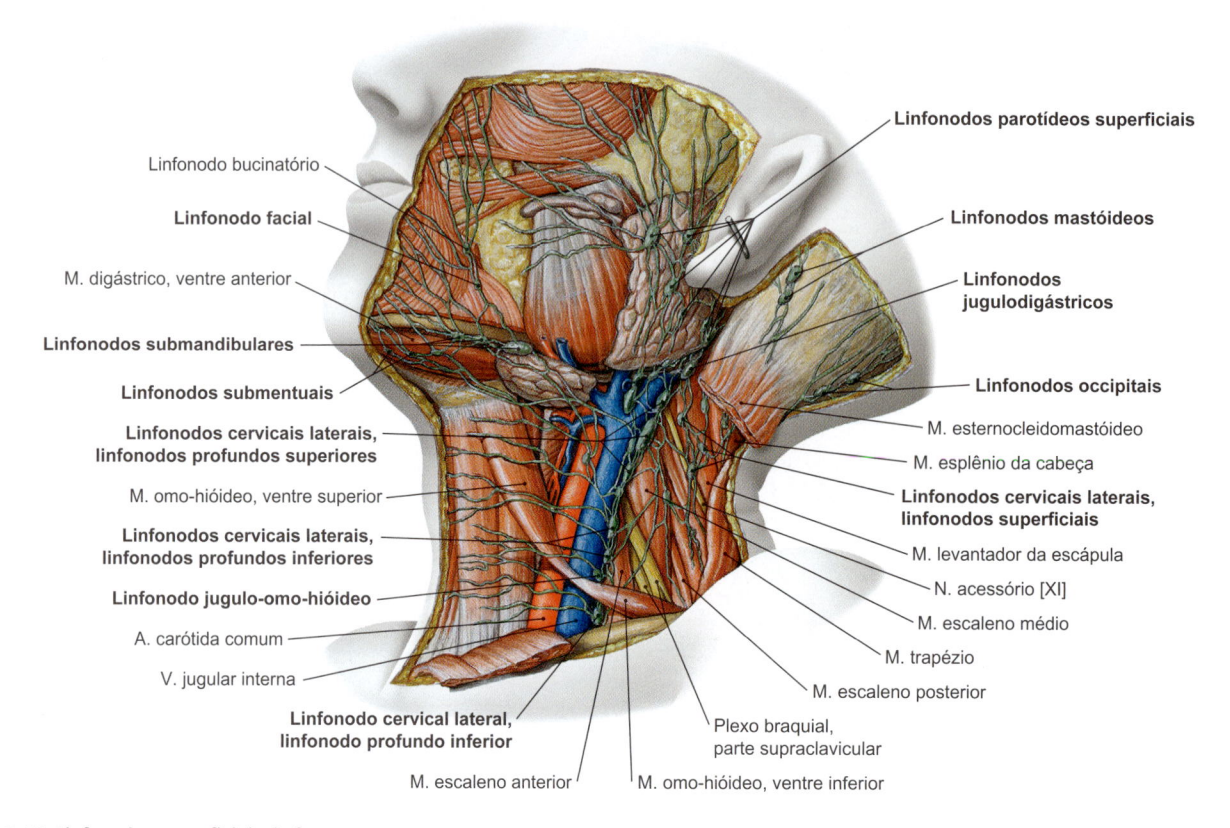

Linfonodos parotídeos superficiais

Linfonodo bucinatório

Linfonodo facial

M. digástrico, ventre anterior

Linfonodos submandibulares

Linfonodos submentuais

Linfonodos cervicais laterais, linfonodos profundos superiores

M. omo-hióideo, ventre superior

Linfonodos cervicais laterais, linfonodos profundos inferiores

Linfonodo jugulo-omo-hióideo

A. carótida comum

V. jugular interna

Linfonodo cervical lateral, linfonodo profundo inferior

M. escaleno anterior

Linfonodos mastóideos

Linfonodos jugulodigástricos

Linfonodos occipitais

M. esternocleidomastóideo

M. esplênio da cabeça

Linfonodos cervicais laterais, linfonodos superficiais

M. levantador da escápula

N. acessório [XI]

M. escaleno médio

M. trapézio

M. escaleno posterior

Plexo braquial, parte supraclavicular

M. omo-hióideo, ventre inferior

Figura 9.15 Linfonodos superficiais da face.

- Região parietal – **linfonodos infra-auriculares**
- Região occipital – **linfonodos occipitais**, **linfonodos mastóideos** (linfonodos retroauriculares, linfonodos auriculares posteriores)

A partir dessas estações primárias dos linfonodos, a linfa, finalmente, entra nos linfonodos cervicais profundos.

Inervação

A inervação sensitiva do couro cabeludo (➤ Fig. 9.16) é provida pelos nervos cranianos e pelo plexo cervical. Consequentemente, o vértice da calvária pode ser considerado como um limite. O músculo occipitofrontal e o músculo temporoparietal, como todos os músculos da expressão facial, são inervados por ramos do **nervo facial** [**VII**].

Posição Rostral em Relação ao Vértice da Calvária

As regiões à frente do vértice da calvária e anterior à orelha são inervadas por ramos do **nervo trigêmeo** [**V**]:

- **Nervo supraorbital** (ramo do nervo frontal, derivado de [V/1]): emerge da órbita com um **ramo lateral** (que atravessa o forame supraorbital/incisura supraorbital) e um **ramo medial** (que atravessa a incisura frontal). Ambos os ramos perfuram o ventre frontal do músculo occipitofrontal e proporcionam a inervação sensitiva da região frontal até a região do vértice da calvária.
- **Nervo supratroclear** (ramo do nervo frontal, derivado de [V/1]): após a saída da órbita, logo acima do ângulo medial da rima palpebral, seus ramos inervam as partes média e inferior da região frontal.
- **Ramo zigomaticotemporal do nervo zigomático** (derivado de [V/2]): seus ramos inervam uma pequena área da região temporal do couro cabeludo.
- **Nervo auriculotemporal** (derivado de [V/3]): segue, superficialmente, com os vasos temporais superficiais à frente da ore-

lha e inerva a parte pilosa da região temporal e o couro cabeludo com seus **ramos temporais superficiais**.

Região Occipital em Relação ao Vértice da Calvária

Posteriormente à orelha e ao vértice da calvária, o couro cabeludo é provido por uma inervação sensitiva derivada de ramos do plexo cervical (➤ Fig. 9.16).

- **Nervo auricular magno** (originado do ponto nervoso [ponto de Erb], ramos anteriores de C2 e C3): o calibroso nervo inerva, com seus ramos, a pele atrás da orelha. Além disso, seus ramos estendem-se até as áreas de pele do pescoço, abaixo da orelha.

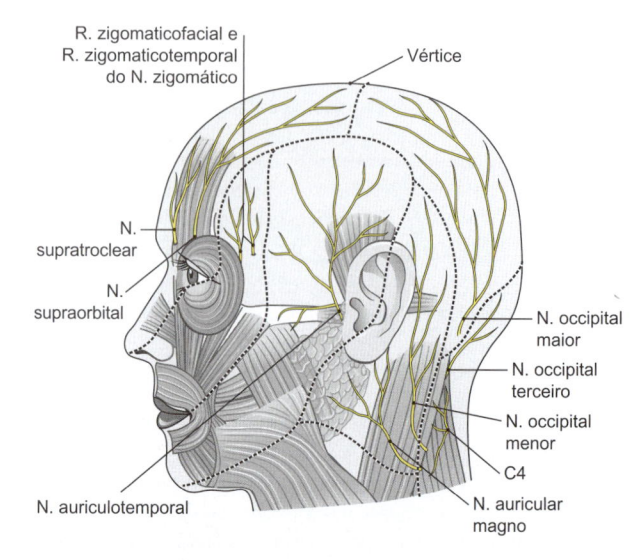

R. zigomaticofacial e R. zigomaticotemporal do N. zigomático

Vértice

N. supratroclear

N. supraorbital

N. auriculotemporal

N. occipital maior

N. occipital terceiro

N. occipital menor

C4

N. auricular magno

Figura 9.16 Inervação do couro cabeludo. [L126]

- **Nervo occipital menor** (originado do ponto nervoso [ponto de Erb], ramo anterior de C2): segue, para cima, ao longo da margem posterior do músculo esternocleidomastóideo, sobre a região de inserção do músculo na região occipital lateral, onde ele conduz informações sensitivas do couro cabeludo.
- **Nervo occipital maior** (ramo posterior de C2): ascende por baixo do músculo oblíquo inferior da cabeça (➤ Item 3.2.2), da profundidade do trígono vertebral, atravessa os músculos semiespinal da cabeça e trapézio e, em seguida, segue, com os seus ramos da região occipital até o vértice da calvária, de modo a suprir a inervação sensitiva da maior parte do couro cabeludo.
- **Nervo occipital terceiro** (ramo posterior de C3): da mesma forma que o nervo occipital maior, inicialmente atravessa os músculos semiespinal e trapézio. Consequentemente, segue na linha média e, em seguida, inerva uma pequena área na região posterior do couro cabeludo, nas proximidades da linha média.

9.2.3 Face e Partes Moles da Face
Lars Bräuer, Friedrich Paulsen

Anatomia de Superfície
Friedrich Paulsen

A face estende-se da raiz do nariz e dos supercílios até as orelhas, incluindo as conchas das orelhas e a margem posterior da mandíbula, compreendendo as regiões orbital, nasal, infraorbital, zigomática, oral e mentual (➤ Fig. 9.11). Sob o ponto de vista clínico, a face é dividida em:
- uma região média (frontal) (**região medial da face**)
- um par de regiões laterais (**região lateral da face**)

Cada região lateral é, ainda, subdividida em:
- **região lateral superficial da face**
- **região lateral profunda da face**

Anatomicamente, a **região frontal** (➤ Fig. 9.11) é delimitada de acordo com sua relação com a caixa craniana e com a calvária. Em termos gerais, no entanto, a face se estende até a linha frontal do cabelo e, deste modo, inclui a fronte. Na região da face estão incluídos os olhos, o nariz e a boca. Assumindo os olhos e a boca como limites horizontais, a face pode ser dividida em partes superior, média e inferior.

As bases estruturais da face são o esqueleto do crânio e o esqueleto cartilaginoso da parte externa do nariz e da orelha externa. Eles são recobertos por uma camada relativamente delgada de partes moles que inclui a pele, os tecidos conectivos e a tela subcutânea adiposa, além da musculatura da expressão facial. As áreas proeminentes da face são os arcos superciliares, a parte externa do nariz, o arco zigomático, as conchas das orelhas e o mento (queixo). A conformação externa da região lateral da face é determinada pelo corpo adiposo da bochecha (corpo adiposo de Bichat), o músculo masseter e a glândula salivar parótida.

Região Orbital
O formato da região orbital (➤ Fig. 9.11) é determinado pelas pálpebras e por formato, densidade e posição dos **supercílios** (sobrancelhas). Uma **pálpebra superior** e uma pálpebra inferior delimitam a **rima das pálpebras** e recobrem a parte anterior do bulbo do olho com os olhos fechados. Em posições temporal e nasal, as pálpebras se unem no **ângulo lateral do olho** e no **ângulo medial do olho**, respectivamente (➤ Fig. 9.11).

Região Nasal
A configuração da região nasal (➤ Fig. 9.11) é determinada pela estrutura externa do nariz. As bases estruturais são a **raiz do nariz**, o **dorso do nariz** o par de **asas do nariz**, o **ápice do nariz**, as narinas e o **septo nasal** entre elas. As narinas formam a entrada do trato respiratório. Das narinas, o **sulco nasolabial** desce, lateralmente, em direção aos ângulos da boca (➤ Fig. 9.11). Nos indivíduos jovens, este sulco é apenas fracamente demarcado e torna-se mais proeminente a partir da quarta década de vida.

Região Oral
A região oral (➤ Fig. 9.11) é delimitada pelo **lábio superior** e pelo **lábio inferior**, que se unem um com o outro no **ângulo da boca** (formando a **comissura dos lábio**s). Na linha média, forma-se um pequeno nódulo no lábio superior (**tubérculo do lábio superior**), e o limite da margem vermelha (ou vermelhão) do lábio delineia um arco duplo com a pele da face ("arco do cupido"). Deste local, um sulco de 8-10 mm de largura e de afilamento ascendente (**filtro**) segue em direção à raiz do nariz (na Antiguidade, acreditava-se que o filtro era uma das zonas mais erógenas do corpo, por isso o termo "arco do cupido") (➤ Fig. 9.11).

Região Mentual
A região mentual (➤ Fig. 9.11) é delimitada da região oral pelo **sulco mentolabial**, com um trajeto horizontal (➤ Fig. 9.11). O abaulamento diferenciado do mento deve-se, principalmente, à quantidade de tecido adiposo subcutâneo e, em menor grau, à **protuberância mentual** óssea. Em alguns indivíduos, o músculo mentual, que irradia para a pele (➤ Tabela 9.8), causa uma depressão bem marcante ("covinha") na pele do mento.

Pele da Face
A natureza e as características da pele e da tela subcutânea variam consideravelmente de uma região para outra na face. A pele que recobre as asas do nariz, as bochechas e o mento é relativamente espessa, mas se apresenta proporcionalmente delgada sobre as pálpebras. A distribuição das glândulas sudoríparas e das glândulas sebáceas varia de forma extraordinária entre as regiões. As pálpebras e as orelhas não têm um tecido adiposo subcutâneo, o qual, no entanto, é bastante proeminente nas bochechas e no mento. Os vasos e os nervos seguem na tela subcutânea.

> ### Clínica
>
> Devido à relativa escassez de tecido conectivo frouxo subcutâneo nas pálpebras, podem ocorrer intensos edemas, o que torna impossível a abertura palpebral (**edema da pálpebra**). Os procedimentos cirúrgicos na face seguem sempre as **linhas da tensão da pele** (linhas de tensão da pele relaxada; RSTL, *relaxed skin tension lines*) na realização das incisões, de modo a evitar ao máximo a formação de cicatrizes visíveis.

Músculos da Expressão Facial
Lars Bräuer

Os músculos da expressão facial são, em grande parte, responsáveis pela mímica facial e pela formação de uma expressão facial individual (**fisionomia**). Entretanto, eles também são importantes para a ingestão de alimentos e para a produção da linguagem (músculos na região da boca). Além disso, eles têm funções de proteção (músculos oculares, reflexo do fechamento das rimas das pálpebras). Sob o ponto de vista evolutivo, os músculos da expressão facial, dispostos ao redor dos olhos, orelhas, nariz e boca, têm uma função protetora porque podem fechar as respectivas aberturas corporais. Alguns desses músculos, no entanto, estão presentes de forma apenas rudimentar na espécie humana (p. ex., ao redor das orelhas). O par de músculos orbiculares dos olhos, e os músculos orbicular da boca

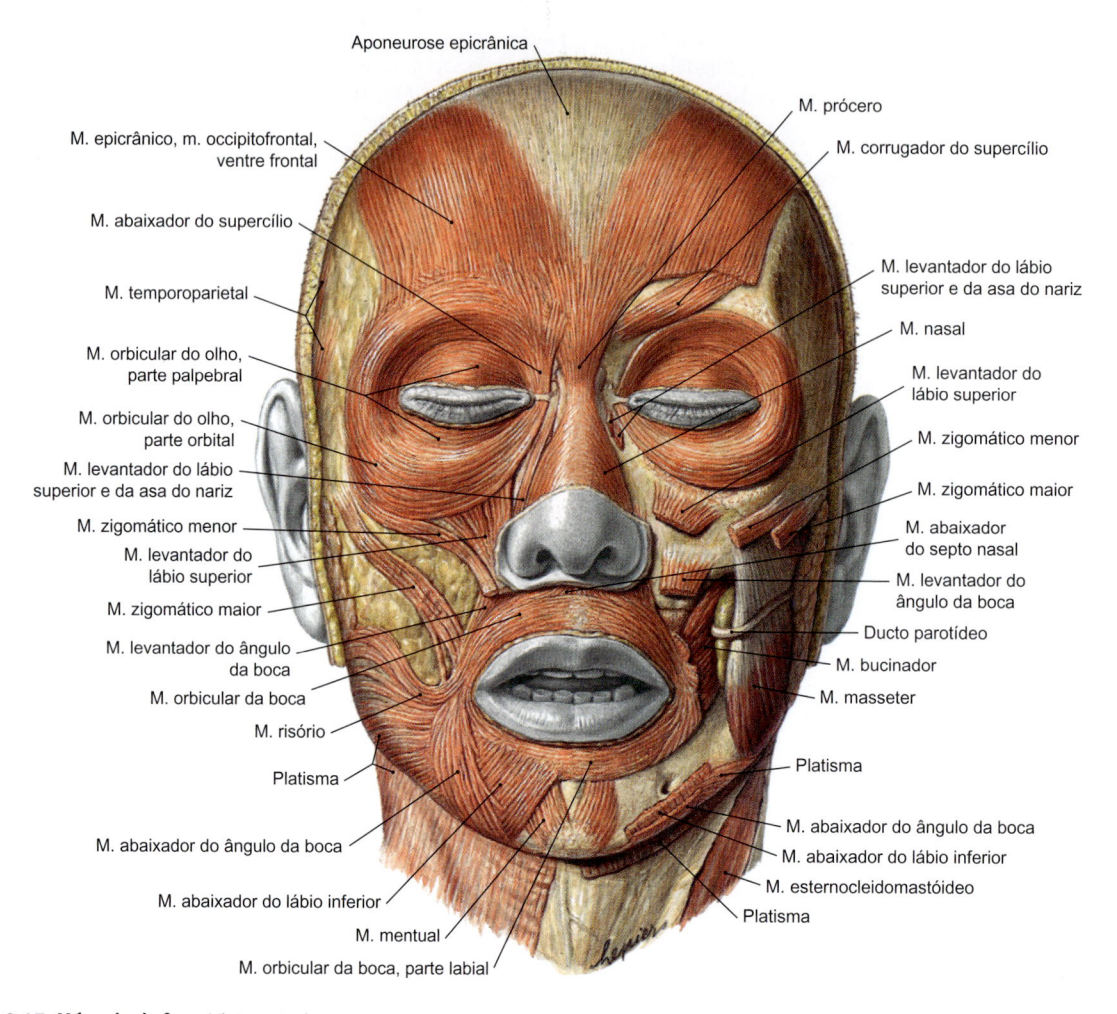

Aponeurose epicrânica
M. epicrânico, m. occipitofrontal, ventre frontal
M. abaixador do supercílio
M. temporoparietal
M. orbicular do olho, parte palpebral
M. orbicular do olho, parte orbital
M. levantador do lábio superior e da asa do nariz
M. zigomático menor
M. levantador do lábio superior
M. zigomático maior
M. levantador do ângulo da boca
M. orbicular da boca
M. risório
Platisma
M. abaixador do ângulo da boca
M. abaixador do lábio inferior
M. mentual
M. orbicular da boca, parte labial

M. prócero
M. corrugador do supercílio
M. levantador do lábio superior e da asa do nariz
M. nasal
M. levantador do lábio superior
M. zigomático menor
M. zigomático maior
M. abaixador do septo nasal
M. levantador do ângulo da boca
Ducto parotídeo
M. bucinador
M. masseter
Platisma
M. abaixador do ângulo da boca
M. abaixador do lábio inferior
M. esternocleidomastóideo
Platisma

Figura 9.17 Músculo da face. Vista anterior.

e occipitofrontal – ambos ímpares – representam as maiores extensões dos músculos faciais (➤ Fig. 9.17). Os pequenos músculos da expressão facial manifestam-se de forma extraordinariamente individual e permitem as expressões faciais detalhadas e exclusivas (p. ex., músculo risório, músculo corrugador do supercílio).

Os músculos da expressão facial estão diretamente associados à derme da pele, por meio do sistema aponeurótico muscular superficial (SAMS, veja adiante), de tal forma que estiram ou afrouxam a pele, com sua contração ou relaxamento correspondente, permitindo, assim, a expressão facial. A exceção é o músculo bucinador, que tem uma **fáscia muscular**. Os músculos da expressão facial geralmente se originam de estruturas ósseas ou cartilaginosas do esqueleto do crânio e inserem na pele por meio de tendões flexíveis. Os músculos com disposição circular ao redor das órbitas e da cavidade da boca são semelhantes a um esfíncter, o que lhes permitem fechar a boca ou os olhos. Os músculos da expressão facial (incluindo o platisma) desenvolvem-se a partir de um primórdio no segundo arco faríngeo, juntamente com o nervo responsável por sua inervação (nervo facial [VII]). A seguir, os dois grandes músculos de trajeto circular em torno da órbita e da abertura da boca são descritos com mais detalhes. Todos os músculos da expressão facial estão listados na ➤ Tabela 9.8.

Músculo Orbicular da Boca

O músculo orbicular da boca é um músculo de formato anelar ao redor da abertura da boca (➤ Fig. 9.17). Ele forma a base estrutu-

ral muscular para os lábios e apresenta inervação motora originada de três ramos do nervo facial:

• Lábio superior – ramos zigomáticos
• Ângulo da boca – ramos bucais
• Lábio inferior – ramo marginal da mandíbula

As fibras musculares, em disposição arqueada, de acordo com sua posição e seu trajeto, podem estar organizadas em duas grandes porções:

• **Parte marginal** – ao redor da boca
• **Parte labial** – a maior parte do músculo, que se estende do lábio superior até o septo nasal e do lábio inferior até o mento.

Outra parte, chamada músculo reto do lábio, é formada por fibras musculares individuais, com trajeto radial. Quando as partes periféricas do músculo (parte labial) se contraem, os lábios são franzidos (beijo na boca, assobio).

Clínica

O **reflexo orbicular da boca** (reflexo perioral) serve para a avaliação e a exclusão de distúrbios dos neurônios motores (motoneurônios) superiores do nervo facial [VII] ou dos tratos nervosos entre a ponte e o córtex cerebral. Por meio de uma leve percussão na face, acima do ângulo da boca, provoca-se uma contração reflexa do músculo orbicular da boca e o enrugamento dos lábios nos pacientes afetados. Pacientes saudáveis e pacientes com lesões nos neurônios motores inferiores

Tabela 9.8 Musculatura da expressão facial (músculos da mímica). O nervo facial [VII] é o responsável pela inervação da musculatura.

Origem	Inserção	Função
Fronte		
Músculo occipitofrontal		
• Ventre frontal: pele da fronte (➤ Fig. 9.17) • Ventre occipital: linha nucal suprema (➤ Fig. 9.18)	Aponeurose epicrânica	*Fronte:* • Ventre frontal: enrugamento da fronte (espanto) • Ventre occipital: reduz as rugas da fronte
Músculo temporoparietal (➤ Fig. 9.18)		
Pele da fronte, fáscia temporal	Aponeurose epicrânica	Movimenta a pele da cabeça para baixo
O músculo occipitofrontal e o músculo temporoparietal são denominados, em conjunto, como músculo epicrânico		
Concha da orelha		
Músculo auricular anterior (➤ Fig. 9.18)		
Fáscia temporal	Anteriormente à concha da orelha	Movimenta a concha da orelha para a frente e para cima
Músculo auricular superior (➤ Fig. 9.18)		
Aponeurose epicrânica	Superiormente à concha da orelha	Movimenta a concha da orelha para trás e para cima
Músculo auricular posterior (➤ Fig. 9.18)		
Processo mastoide	Superiormente à concha da orelha	Movimenta a concha da orelha para trás
Pálpebra		
Músculo orbicular do olho (envolve o ádito da órbita, de forma semelhante a um esfíncter, ➤ Fig. 9.17)		
• Parte orbital: parte nasal do osso frontal, processo frontal da maxila, osso lacrimal, ligamento palpebral medial • Parte palpebral: ligamento palpebral medial, saco lacrimal • Parte lacrimal: crista lacrimal posterior do osso lacrimal, saco lacrimal	• Parte orbital: ligamento palpebral lateral • Parte palpebral: ligamento. palpebral lateral • Parte lacrimal: canalículos lacrimais, margens das pálpebras	Fecha as rimas das pálpebras (fechamento rápido) Fechamento das rimas das pálpebras Distende o saco lacrimal
Músculo abaixador do supercílio (afastamento da parte orbital do músculo orbicular do olho, ➤ Fig. 9.17)		
Parte nasal do osso frontal, dorso do nariz	Terço medial da pele do supercílio	Abaixa a pele do supercílio
Músculo corrugador do supercílio (➤ Fig. 9.17)		
Parte nasal do osso frontal	Terço medial da pele do supercílio	Estende a pele da fronte e dos supercílios, até a raiz do nariz, cria uma prega vertical sobre a raiz do nariz (raiva, reflexão)
Músculo prócero (➤ Fig. 9.17)		
Osso nasal	Pele da glabela	Pregas transversais do dorso do nariz ("fungar")
Nariz		
Músculo nasal (➤ Fig. 9.17)		
• Parte alar: maxila, na altura dos dentes incisivos laterais • Parte transversa: maxila, na altura dos dentes caninos	• Parte alar: asa do nariz, margem da narina • Parte transversa: placa tendínea do dorso do nariz	Movimenta as asas do nariz • Parte alar: amplia as aberturas das narinas • Parte transversa: estreita as aberturas das narinas
Músculo abaixador do septo nasal (➤ Fig. 9.17)		
Maxila, na altura dos dentes incisivos mediais	Cartilagem do septo nasal	Movimenta o septo nasal para baixo
Boca		
Músculo orbicular da boca (➤ Fig. 9.17)		
Parte marginal e parte labial: lateralmente ao ângulo da boca	Pele do lábio	Une os lábios, afila a boca ("fazer bico")
Músculo bucinador (➤ Fig. 9.17)		
Maxila, rafe pterigomandibular, mandíbula	Ângulo da boca	Tensiona os lábios, causando aumento da pressão interna da cavidade oral, por exemplo, durante o sopro ou a mastigação
Músculo levantador do lábio superior (➤ Fig. 9.17)		
Maxila, sobre o forame infraorbital	Lábio superior	Estira o lábio superior lateralmente e para cima
Músculo abaixador do lábio inferior (➤ Fig. 9.17)		
Mandíbula, abaixo do forame mentual	Lábio inferior	Estira o lábio inferior lateralmente e para baixo

(Continua)

Tabela 9.8 Musculatura da expressão facial (músculos da mímica). O nervo facial [VII] é responsável pela inervação. (*Continuação*)

Origem	Inserção	Função
Músculo mentual (➤ Fig. 9.17)		
Mandíbula, na altura dos dentes incisivos laterais inferiores	Pele do mento	Crias as "covinhas" no mento, projeta o lábio inferior, juntamente com o músculo orbicular da boca ("beicinho", "careta")
Músculo transverso do mento		
Subdivisão transversal, a partir do músculo mentual	Pele da proeminência do mento	Movimenta a pele do mento
Músculo abaixador do ângulo da boca (➤ Fig. 9.17)		
Margem inferior da mandíbula	Ângulo da boca	Estira o ângulo da boca para baixo
Músculo risório (➤ Fig. 9.17, ➤ Fig. 9.18)		
Fáscia parotídea, fáscia massetérica	Ângulo da boca	Amplia a rima da boca (sorriso), cria as "covinhas" da bochecha
Músculo levantador do ângulo da boca (➤ Fig. 9.17)		
Fossa canina da maxila	Ângulo da boca	Estira o ângulo da boca em direção medial e para cima
Músculo zigomático maior (➤ Fig. 9.17)		
Osso zigomático	Ângulo da boca	Estira o ângulo da boca na direção lateral e para cima
Músculo zigomático menor (➤ Fig. 9.17)		
Osso zigomático	Ângulo da boca	Eleva os lábios e as asas do nariz
Músculo levantador do lábio superior e da asa do nariz (➤ Fig. 9.18)		
Processo frontal da maxila (parede medial da órbita)	Asa do nariz, lábio superior	Eleva os lábios e as asas do nariz
Pescoço		
Platisma (➤ Fig. 9.17, ➤ Fig. 9.18)		
Base da mandíbula, fáscia parotídea	Pele abaixo da clavícula, fáscia peitoral	Estira a pele do pescoço, forma pregas longitudinais

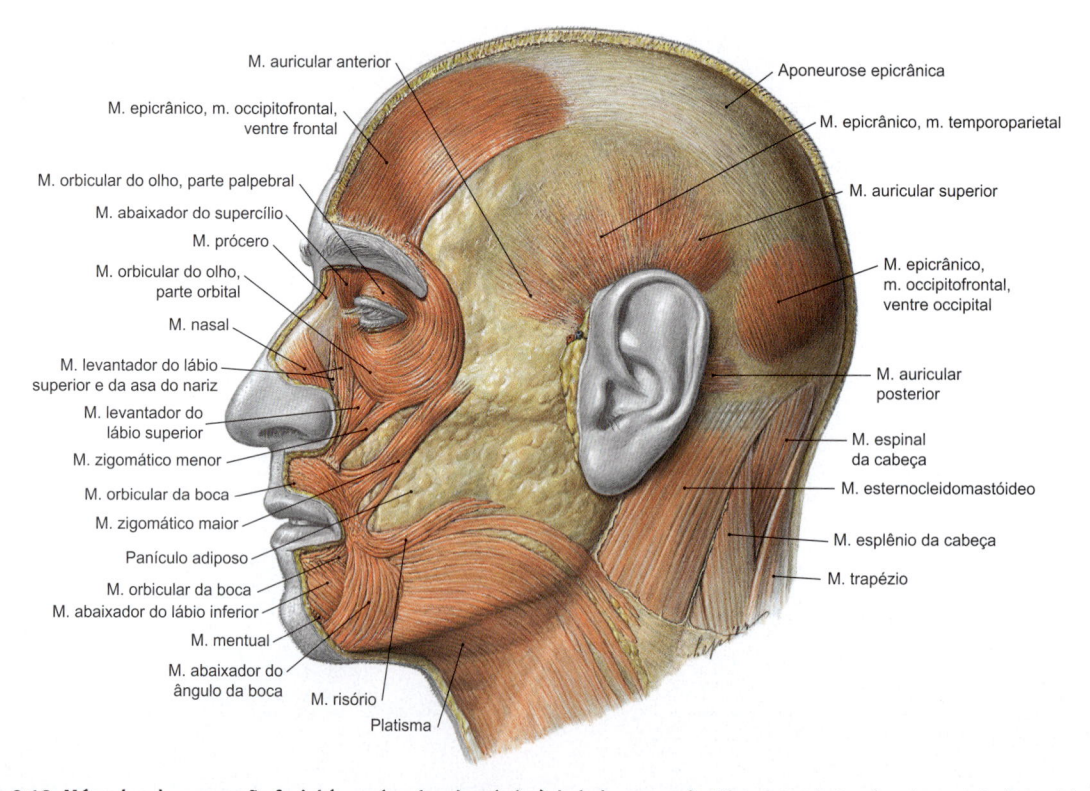

Figura 9.18 Músculos da expressão facial (ou músculos da mímica) do lado esquerdo. Vista lateral. O músculo occipitofrontal é subdividido em uma porção frontal (ventre frontal) e uma porção posterior (ventre occipital), conectadas, uma a outra, por uma lâmina de tecido conjuntivo (aponeurose epicrânica). O platisma tem características e tamanho muito variáveis, geralmente é mais desenvolvido no sexo masculino e se projeta da base da mandíbula até a clavícula (e, às vezes, até a fáscia peitoral).

não apresentam este reflexo. O ramo aferente do arco reflexo é o nervo trigêmeo [V], e o ramo eferente é o nervo facial [VII]. As exotoxinas com elevado grau de toxicidade das espécies de bactérias *Clostridium botulium* e *Clostridium butyricum* têm sido cada vez mais utilizadas nos últimos anos em tratamentos clínicos e plásticos/cosméticos, em diluições muito altas. O **Botox®**, por exemplo, atualmente vem alcançando recordes de vendas em todo o mundo como medicamento eliminador de rugas. Dependendo da indicação, baixas concentrações da toxina botulínica são injetadas por via subcutânea ou intramuscular.

Músculo Orbicular do Olho

O músculo orbicular do olho é o único músculo que pode fechar o olho (➤ Fig. 9.17). Ele tem um trajeto arqueado, semelhante ao do músculo orbicular da boca. Suas fibras seguem ao redor da margem óssea da órbita e servem para um forte fechamento das rimas das pálpebras. O músculo, também inervado pelo nervo facial [VII] (pálpebra superior – ramos temporais; pálpebra inferior – ramos zigomáticos), é subdividido em três partes:

- **Parte orbital**: a parte orbital, mais externa, segue acima e abaixo da margem orbital óssea e se sobrepõe ao ventre frontal do músculo occipitofrontal. A parte orbital origina fibras para os supercílios que abaixam esta região (músculo abaixador do supercílio). Inferiormente, a parte orbital se situa adjacente ao músculo zigomático menor.
- **Parte palpebral**: a parte palpebral é a base estrutural das pálpebras e se posiciona entre o tecido subcutâneo e o tarso (placa tarsal) ou o septo orbital. As fibras musculares originam-se no ligamento palpebral medial e seguem, com a pálpebra fechada, para o ligamento palpebral lateral. Na margem da pálpebra, as fibras musculares irradiam da parte palpebral no tarso e envolvem os ductos excretores das glândulas tarsais ali localizadas. Essas fibras musculares são conhecidas como fascículos ciliares ou músculo de Riolan.
- **Parte lacrimal**: esta parte, também chamada de músculo de Horner, é recoberta pelas outras duas partes musculares. Ela se estende do saco lacrimal até a parte palpebral e, em seu trajeto, envolve os canalículos lacrimais superior e inferior. Ela é essencial para o fluxo das lágrimas durante o fechamento das rimas das pálpebras.

O músculo orbicular do olho está envolvido em arcos reflexos para fechar rapidamente a rima das pálpebras quando necessário (p. ex., reflexo opticofacial [piscar de olhos], reflexo corneopalpebral e conjuntival).

Clínica

A **paralisia do músculo orbicular do olho** é um sinal frequente da lesão do nervo facial, o que resulta em incapacidade de fechar a rima das pálpebras (ato de piscar). A consequência é a interrupção da lubrificação do bulbo do olho pelo filme lacrimal, com subsequente ressecamento da córnea, uma vez que o filme lacrimal já não consegue umidificar a córnea durante o piscar de olhos.

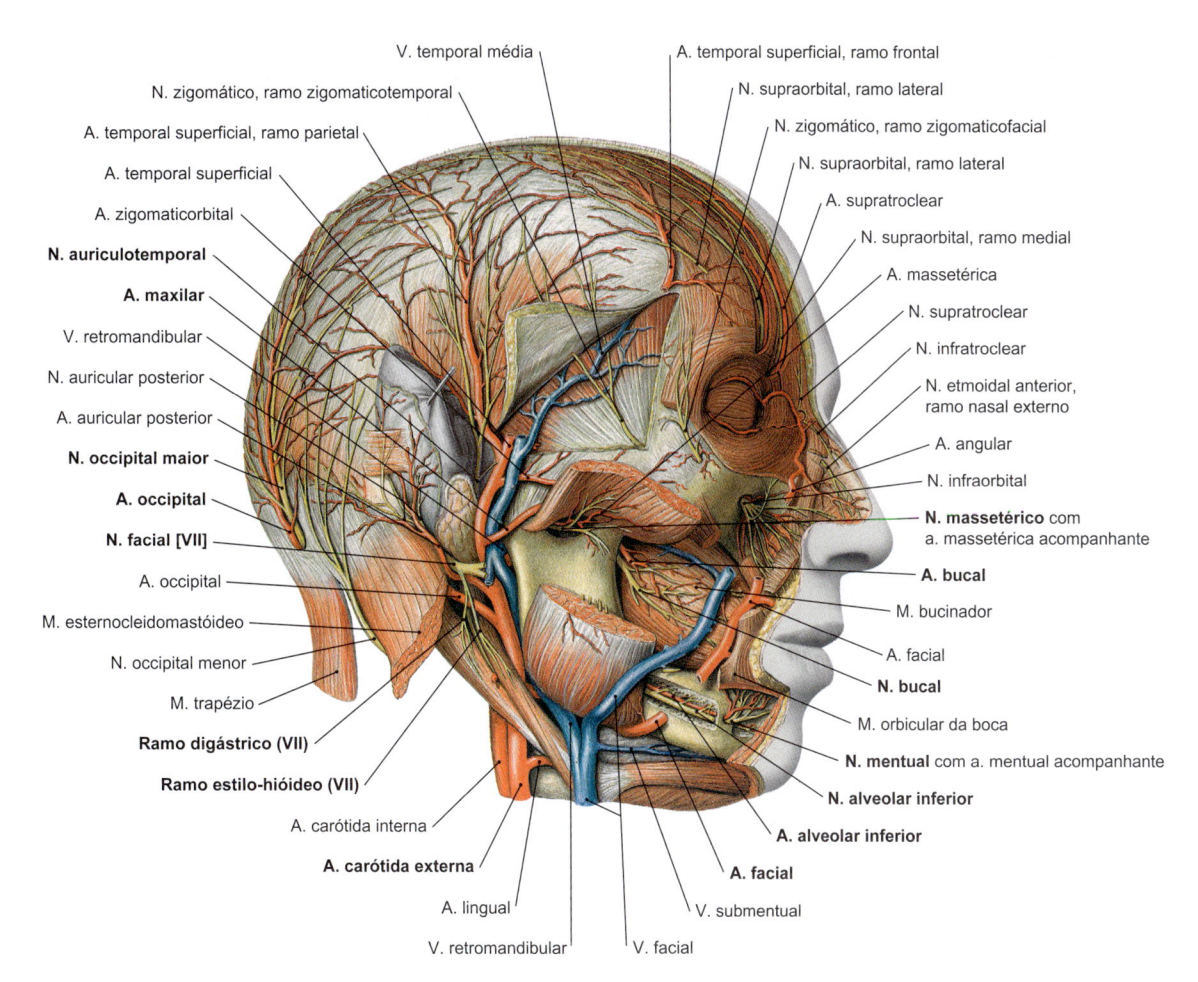

Figura 9.19 Vasos sanguíneos e nervos na fossa retromandibular.

Vasos e Nervos
Friedrich Paulsen

Na região anterior da face, as artérias, as veias e os nervos para o suprimento da cobertura das partes moles seguem, em grande parte, independentes uns dos outros.

Artérias

O suprimento de sangue arterial é amplamente provido por ramos da artéria carótida externa (➤ Fig. 9.13, ➤ Fig. 9.19, ➤ Fig. 9.20) e, em menor grau, por um ramo da artéria carótida interna.

Artéria Carótida Externa

A **artéria facial** é o vaso arterial mais importante da região média da face. Ela se origina da artéria carótida externa na região cervical, na fossa retromandibular e projeta-se, em direção oblíqua, para a frente. Na face interna do ângulo da mandíbula, ela segue para a frente até a margem posterior da glândula salivar submandibular e, no corpo da mandíbula, vira-se para fora passando lateralmente ao osso. Ela segue, então, em um trajeto oblíquo ascendente sobre o músculo masseter (em que é intensamente tortuosa [trecho de reserva para alongamento]), lateralmente ao ângulo da boca, e, passando pelo nariz, alcança o ângulo medial do olho. Neste ponto ela entra na órbita como artéria angular. Em seu trajeto, ela se situa:

– abaixo dos músculos platisma, risório, zigomático maior e zigomático menor
– acima dos músculos masseter, bucinador e levantador do ângulo da boca
– acima ou através do músculo levantador do lábio superior

Os ramos da artéria facial são:

- **Artéria labial inferior**: supre o lábio inferior
- **Artéria labial superior**: supre o lábio superior e, com uma **artéria do septo nasal**, partes anteriores do septo nasal
- **Artéria nasal lateral**: atua no suprimento de sangue para as asas do nariz e para o dorso do nariz

O ramo terminal da artéria facial é a **artéria angular**, que se anastomosa com a artéria dorsal do nariz (veja adiante).

N O T A

As artérias labiais inferiores e as artérias labiais superiores se anastomosam entre si, de ambos os lados, e formam um círculo vascular ao redor da boca.

A **artéria maxilar** (➤ Fig. 9.20) origina vários ramos para o suprimento da face:

- **Artéria infraorbital**: entra no forame infraorbital e supre a região infraorbital
- **Artéria alveolar inferior**, **ramo mentual**: entra no mento através do forame mentual e fornece sangue para uma pequena área do mento
- **Artéria bucal**: chega à face pela superfície externa do músculo bucinador e supre uma área marginal da região média da face

A **artéria temporal superficial** ascende na região lateral da face, à frente da orelha, em direção à região temporal, e emite ramos para a região média da face:

- **Artéria facial transversa**: atinge a região lateral da face, pela margem anterior da glândula salivar parótida e acessa a região infraorbital com seus ramos
- **Artéria zigomaticorbital**: estende-se sobre o arco zigomático em direção ao ângulo lateral do olho

Artéria Carótida Interna

A **artéria oftálmica** situa-se na órbita e origina pequenos ramos para o suprimento sanguíneo da face:

- **Artéria dorsal do nariz**: ramo terminal da artéria oftálmica, emerge do ângulo medial do olho e supre o dorso do nariz
- **Ramo nasal externo da artéria etmoidal**: estende-se superficialmente no limite osteocartilaginoso do dorso do nariz e contribui para o suprimento sanguíneo da parte externa do nariz
- **Artéria zigomaticofacial**: ramo da artéria lacrimal, entra na face através do forame zigomaticofacial e supre a região acima do arco zigomático estendendo a área de suprimento até a região lateral da pálpebra superior
- **Artérias palpebrais laterais**: ramos da artéria lacrimal, que seguem pelo forame zigomaticotemporal ou pelo forame zigomaticofacial, para a região zigomática e para a fossa temporal; elas

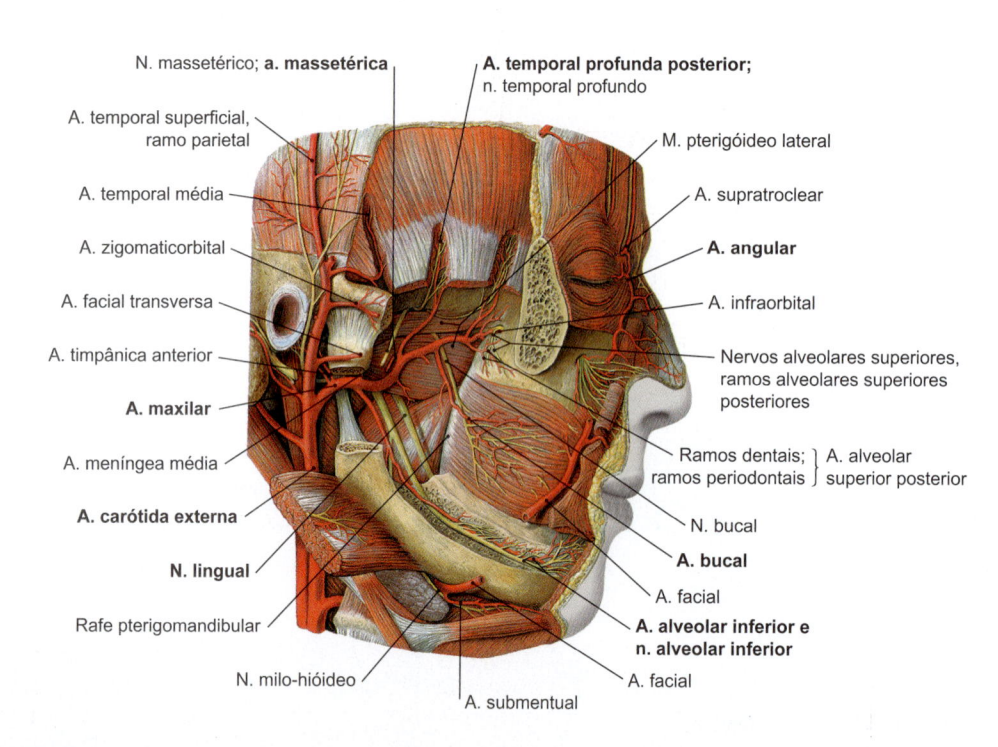

N. massetérico; **a. massetérica**
A. temporal profunda posterior; n. temporal profundo
A. temporal superficial, ramo parietal
M. pterigóideo lateral
A. temporal média
A. supratroclear
A. zigomaticorbital
A. angular
A. facial transversa
A. infraorbital
A. timpânica anterior
Nervos alveolares superiores, ramos alveolares superiores posteriores
A. maxilar
Ramos dentais; ramos periodontais } A. alveolar superior posterior
A. meníngea média
A. carótida externa
N. bucal
N. lingual
A. bucal
A. facial
Rafe pterigomandibular
A. alveolar inferior e n. alveolar inferior
N. milo-hióideo
A. facial
A. submentual

Figura 9.20 Artérias e nervos da região profunda da face.

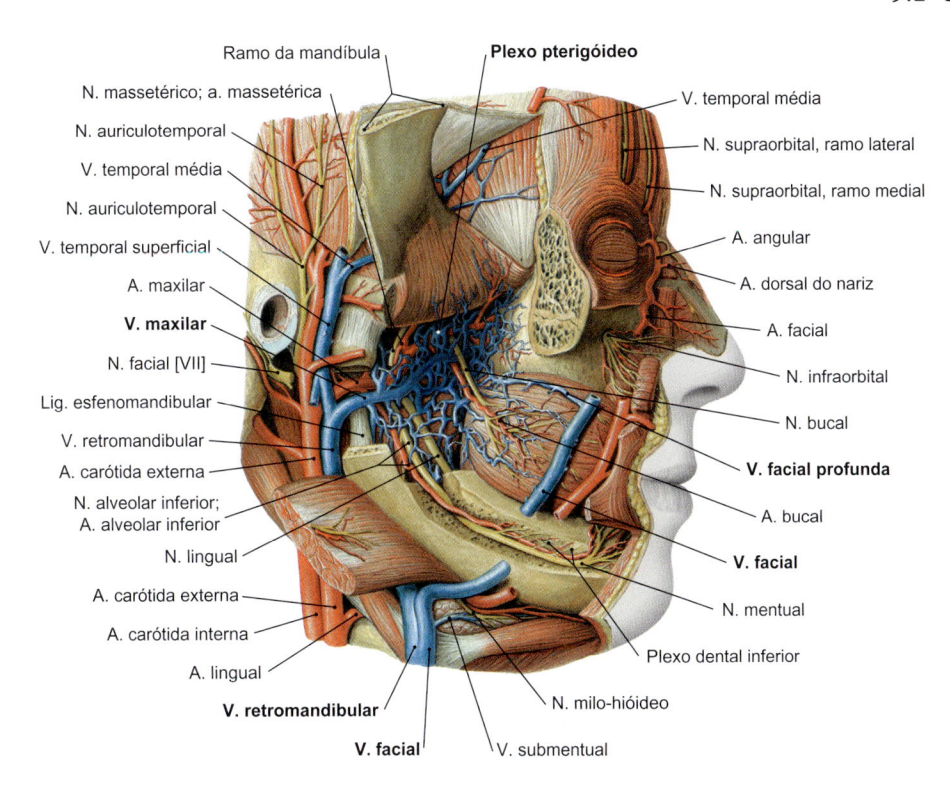

Ramo da mandíbula
N. massetérico; a. massetérica
N. auriculotemporal
V. temporal média
N. auriculotemporal
V. temporal superficial
A. maxilar
V. maxilar
N. facial [VII]
Lig. esfenomandibular
V. retromandibular
A. carótida externa
N. alveolar inferior; A. alveolar inferior
N. lingual
A. carótida externa
A. carótida interna
A. lingual
V. retromandibular
V. facial
V. submentual
N. milo-hióideo
Plexo dental inferior
N. mentual
V. facial
V. facial profunda
A. bucal
N. bucal
N. infraorbital
A. facial
A. dorsal do nariz
A. angular
N. supraorbital, ramo medial
N. supraorbital, ramo lateral
V. temporal média
Plexo pterigóideo

Figura 9.21 Veias e nervos da região lateral profunda da face.

participam na formação dos arcos palpebrais superiores e inferiores

- **Artérias palpebrais mediais**: ramos da artéria supratroclear, envolvidos na formação dos arcos palpebrais superiores e inferiores.

Veias

O principal componente venoso da região média da face é a **veia facial**, que se origina como **veia angular**, no ângulo medial do olho (➤ Fig. 9.14). A veia segue, inicialmente, atrás da artéria; em seguida, ela se estende, ainda mais posteriormente, abaixo dos músculos zigomáticos maior e menor, à frente do músculo masseter e sobre o músculo bucinador. No corpo da mandíbula, a veia facial e a artéria facial situam-se lado a lado, com a artéria cruzando a mandíbula à frente da veia, antes que ambos os vasos atinjam a glândula salivar submandibular. Através da órbita, a veia angular se comunica com a veia oftálmica superior e, em seguida, com o seio cavernoso. As conexões da veia facial ocorrem através da **veia facial transversa** para a formação da veia temporal superficial. A veia facial une-se à veia retromandibular e desemboca na veia jugular interna (➤ Fig. 9.21). Além disso, todas as artérias da região média da face anteriormente mencionadas são acompanhadas por veias que estão associadas aos grandes troncos venosos. Elas são denominadas da mesma maneira que as artérias. O trajeto das veias é extremamente variável na região da face.

Vasos Linfáticos

A linfa da região média da face (➤ Fig. 9.15) é drenada para os seguintes grupos de linfonodos:

- **Linfonodos submentuais**
- **Linfonodos submandibulares**
- Linfonodos faciais bucais (inconstantes)
- **Linfonodos parotídeos**

Inervação
Inervação Sensitiva
Informações sensitivas originadas da região média da face são conduzidas pelos ramos do **nervo trigêmeo** [V] e por um ramo do

plexo cervical para o SNC (➤ Fig. 9.19, ➤ Fig. 9.20, ➤ Fig. 9.21). Os nervos responsáveis pela inervação sensitiva estão listados a seguir:

- O **nervo oftálmico** [V/1] inerva a parte superior da face, incluindo a fronte, até o vértice da calvária, além da pálpebra superior, o ângulo medial do olho e o dorso do nariz
- O **nervo maxilar** [V/2] inerva a região média da face, da pálpebra inferior até o ângulo da boca, incluindo o lábio superior e as narinas
- O **nervo mandibular** [V/3] inerva a parte inferior da face, incluindo o lábio inferior e o mento, até a margem inferior da mandíbula
- O **nervo auricular magno** (ramos anteriores de C2 e C3) inerva uma pequena área à frente e abaixo do lóbulo da orelha, além do ângulo da mandíbula.

Informações detalhadas sobre a inervação sensitiva estão reunidas na ➤ Tabela 9.9.

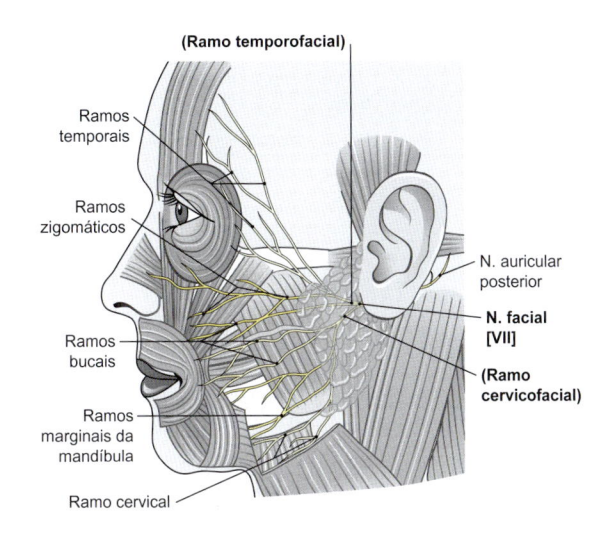

(Ramo temporofacial)
Ramos temporais
Ramos zigomáticos
Ramos bucais
Ramos marginais da mandíbula
Ramo cervical
N. auricular posterior
N. facial [VII]
(Ramo cervicofacial)

Figura 9.22 Ramos terminais do nervo facial [VII]. [E402]

Tabela 9.9 Inervação sensitiva da face.

Ramo	Região de Inervação	Locais de Passagem
Nervo oftálmico [V/1]		
• Nervo lacrimal	Região lateral da pálpebra superior	
• Nervo frontal		
– Ramo medial do nervo supraorbital	Partes intermédias da fronte até o vértice da cabeça	Incisura frontal
– Ramo lateral do nervo supraorbital	Partes laterais da fronte até o vértice da cabeça	Incisura supraorbital (forame supraorbital)
– Nervo supratroclear	Região medial das pálpebras superior e inferior	A partir da órbita
• Nervo nasociliar		
– Nervo infratroclear	Pele do ângulo medial do olho	A partir da órbita
– Ramos nasais externos, originados do nervo etmoidal anterior	Pele do dorso do nariz	
Nervo maxilar [V/2]		
• Nervo infraorbital		Forame infraorbital
– Ramos palpebrais inferiores	Pálpebra inferior, particularmente a região lateral	
– Ramos nasais externos e internos	Nariz externo e vestíbulo do nariz	
– Ramos labiais superiores	Lábio superior	
• Nervo zigomático		
– Ramo zigomaticofacial	Pele sobre o osso zigomático	Forame zigomaticofacial
– Ramo zigomaticotemporal	Região anterior da têmpora	Forame zigomaticotemporal
Nervo mandibular [V/3]		
• Nervo auriculotemporal		
– Ramos temporais superficiais	Região temporal anterior estendendo-se sobre a concha da orelha	
– Nervos auriculares anteriores	Parte anterior da superfície da concha da orelha	
• Nervo bucal	Pele da bochecha	
• Nervo mentual, ramo do nervo alveolar inferior	Pele do mento e do lábio inferior	
Plexo cervical		
• Nervo auricular magno	Ângulo da mandíbula e lóbulo da orelha	Derivado do ponto nervoso (ponto de ERB)

Tabela 9.10 Ramos motores do nervo facial [VII] para a inervação da musculatura da expressão facial (músculos da mímica).

Músculo	Ramo
Ventre frontal do músculo occipitofrontal	Ramos temporais
Músculo corrugador do supercílio	Ramos temporais
Músculo orbicular do olho (pálpebra superior)	Ramos temporais
Músculo prócero	Ramos temporais e/ou ramos zigomáticos
Músculo abaixador do supercílio	Ramos temporais e/ou ramos zigomáticos
Músculo orbicular do olho (pálpebra inferior)	Ramos zigomáticos
Músculo levantador do lábio superior e da asa do nariz	Ramos zigomáticos
Músculo zigomático maior	Ramos zigomáticos
Músculo zigomático menor	Ramos zigomáticos
Músculo levantador do lábio superior	Ramos zigomáticos
Músculo nasal	Ramos zigomáticos e/ou ramos bucais
Músculo abaixador do septo nasal	Ramos zigomáticos e/ou ramos bucais
Músculo bucinador	Ramos zigomáticos e/ou ramos bucais
Músculo levantador do ângulo da boca	Ramos zigomáticos e/ou ramos bucais
Músculo orbicular da boca	Ramos bucais
Músculo abaixador do ângulo da boca	Ramos bucais
Músculo transverso do mento	Ramos bucais
Músculo risório	Ramos bucais
Músculo abaixador do lábio inferior	Ramo marginal da mandíbula
Músculo mentual	Ramo marginal da mandíbula
Platisma	Ramo cervical
Ventre occipital do músculo occipitofrontal	Nervo auricular posterior
Músculo temporoparietal	Ramo auricular do nervo auricular posterior
Músculo auricular inferior	Ramo auricular do nervo auricular posterior
Músculo auricular anterior	Ramo auricular do nervo auricular posterior
Músculo auricular superior	Ramo auricular do nervo auricular posterior

Inervação Motora

Sob o ponto de vista embrionário, a musculatura facial, os músculos da mímica dispostos ao redor da orelha e os músculos que inserem no couro cabeludo são derivados do segundo arco faríngeo. O nervo do 2º arco faríngeo é o **nervo facial** [VII] que, consequente-mente, inerva todos os músculos faciais (➤ Fig. 9.22). Após a sua emergência do forame estilomastóideo, na base do crânio, o nervo curva-se para a frente e entra na glândula salivar parótida, onde forma o *plexo parotídeo*. Seu tronco principal se divide, normal-mente, em um *ramo temporofacial* superior e um *ramo cervicofacial* inferior. Entre os dois ramos, muitas fibras são permutadas no interior da glândula salivar parótida (daí a formação do plexo parotídeo). Nas margens superior, anterior e inferior da glândula salivar parótida originam-se cinco grupos de ramos terminais do plexo parotídeo: **ramos temporais**, **ramos zigomáticos**, **ramos bucais**,

ramo marginal da mandíbula, e **ramo cervical**. Embora o padrão de distribuição seja variável, basicamente podem ser distinguidos os cinco grupos de ramos terminais, que inervam os músculos da expressão facial, listados na ➤ Tabela 9.10. Pouco depois de sua emergência do forame estilomastóideo, o **nervo auricular posterior** segue para trás para inervar os músculos da mímica situados posterior e superiormente à orelha, além do ventre posterior do músculo occipitofrontal (➤ Tabela 9.10)

Inervação Autônoma

As **fibras nervosas parassimpáticas** pós-ganglionares, para a inervação de vasos sanguíneos e glândulas da pele da região média da face, são originárias do gânglio pterigopalatino e do gânglio ótico. As **fibras nervosas simpáticas** pós-ganglionares são derivadas de neurônios do gânglio cervical superior, que seguem como plexos periarteriais com os ramos da artéria carótida externa (plexo carótico externo) ou da artéria carótida interna (plexo carótico interno) e inervam, por exemplo, vasos sanguíneos, glândulas sudoríparas e folículos pilosos. Algumas fibras nervosas se unem aos ramos do nervo trigêmeo [V] na região do gânglio trigeminal e, dessa forma, atingem suas áreas-alvo na face.

9.2.4 Região Lateral Superficial da Face
Friedrich Paulsen

Os limites da região lateral superficial da face são o sulco nasolabial, a orelha externa até o processo mastoide, o arco zigomático e a margem inferior do corpo da mandíbula. Ela é dividida em:
- **Região bucal**
- **Região parotideomassetérica**

Anatomia de Superfície
Região Bucal

O elemento central da região bucal é o **músculo bucinador** (➤ Fig. 9.19, ➤ Fig. 9.20), que forma a base estrutural da bochecha. Ele é o único músculo da expressão facial dotado de uma fáscia (fáscia bucofaríngea). Suas fibras anteriores irradiam para o ângulo da boca, onde terminam em um nódulo muscular (modíolo do ângulo da boca). Nele, todos os músculos que se estendem para o ângulo da boca estão entrelaçados. Nesta área, a mucosa do vestíbulo da boca está fundida com a superfície muscular. No nível do segundo molar superior, o **ducto parotídeo** (ducto de Stenon) perfura o músculo. Posteriormente, o músculo bucinador termina na **rafe pterigomandibular**, que se origina no processo pterigoide e segue em direção ao ramo da mandíbula. A rafe não é apenas um local de inserção para o músculo bucinador, mas também para o músculo constritor superior da faringe e estabelece o limite com a região parotideomassetérica. Entre a rafe pterigomandibular e o músculo pterigóideo medial, que segue na face interna do ramo da mandíbula, há um espaço. Ele é preenchido por uma massa de tecido adiposo (**corpo adiposo da bochecha**, ou **corpo adiposo de Bichat**) (➤ Fig. 9.23), que se torna saliente com a sua parte anterior na região bucal, aproximadamente sobre a extremidade posterior do músculo bucinador. O corpo adiposo da bochecha consiste em tecido adiposo estrutural, ou seja, usado na sustentação. Na margem inferior do corpo adiposo da bochecha, o ducto parotídeo segue para baixo e penetra no músculo bucinador. Sobre o músculo bucinador, próximo ao local de passagem do ducto parotídeo, encontra-se o órgão justaoral (órgão de Chievitz) (➤ Fig. 9.23). Na região bucal, seguem os músculos zigomático maior, risório e a parte superior do músculo platisma.

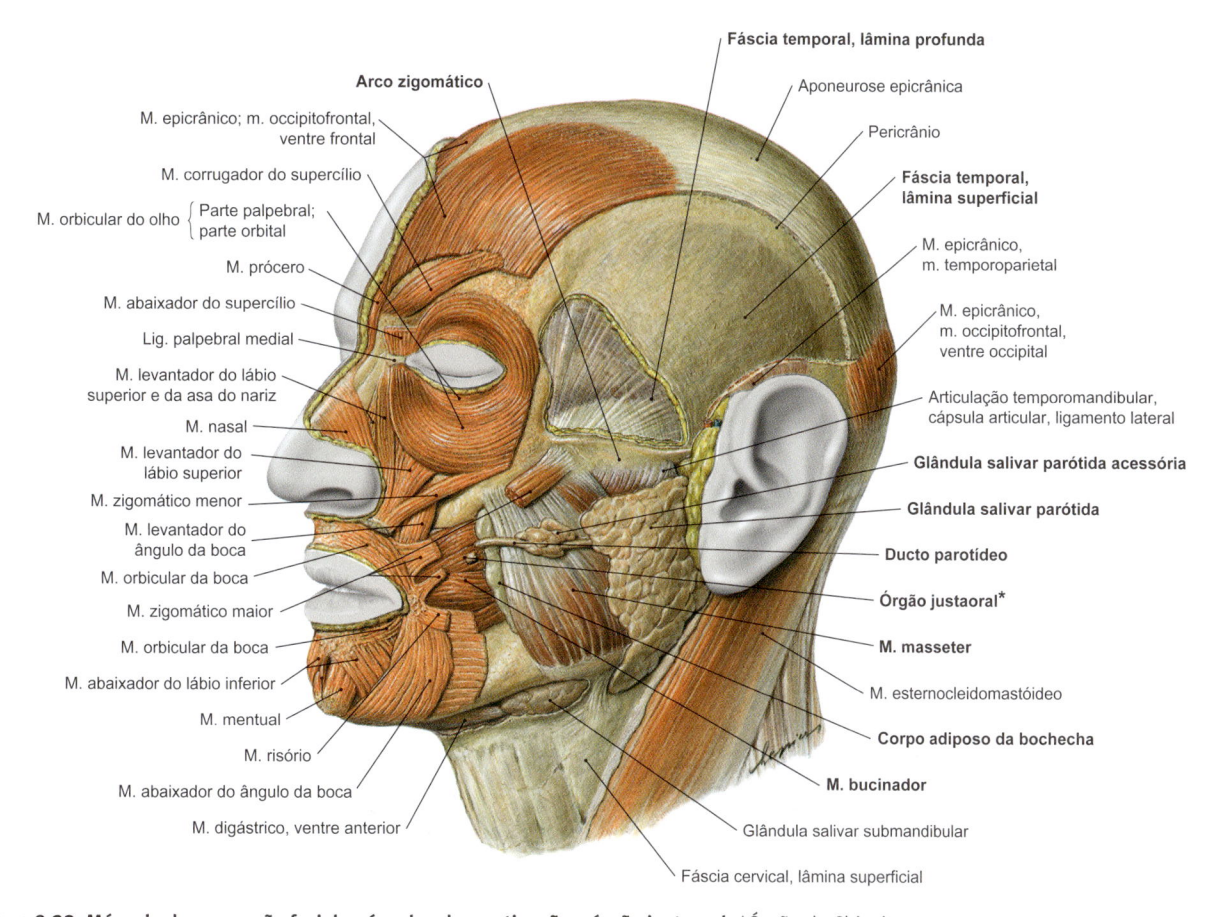

Figura 9.23 Músculo da expressão facial, músculos da mastigação e órgão justaoral; *Órgão de Chievitz.

N O T A

O **órgão justaoral** (ou **órgão de Chievitz**) é um pequeno órgão epite-lial na bochecha, medindo aproximadamente 8 x 3 mm, embebido em um tecido conectivo ricamente celularizado e inervado, e envol-vido por uma firme bainha perineural. Um ramo do nervo bucal che-ga ao órgão, e o seu suprimento sanguíneo deriva da fossa infra-temporal (veja adiante) através da artéria bucal. A função do órgão justaoral não foi ainda esclarecida de modo conclusivo. Admite-se uma função de receptor que perceba alterações dinâmicas durante a mastigação, a deglutição e a fala, entre outras funções, contri-buindo para evitar que se morda a bochecha durante a mastigação.

Região Parotideomassetérica

A região parotideomassetérica estende-se para cima, da margem anterior do músculo masseter até o arco zigomático, e para baixo, até a margem anterior da parte superior do músculo esternoclei-domastóideo. Entre a margem posterior do ramo da mandíbula e a margem anterior do músculo esternocleidomastóideo ou o pro-cesso mastoide está o **espaço retromandibular** (ou **fossa retro-mandibular**), principalmente preenchido pela parte profunda da **glândula salivar parótida** (➤ Item 9.7.9). A parte superficial da glândula sobrepõe-se parcialmente ao músculo masseter. O parên-quima glandular estende-se para cima, de forma variável, até a frente do trago, e segue caudalmente até as proximidades da glân-dula salivar submandibular (➤ Fig. 9.23). A parótida é, superfi-cialmente, coberta por sua própria fáscia (fáscia parotídea, veja adiante). Através da fáscia parotídea e da fossa retromandibular

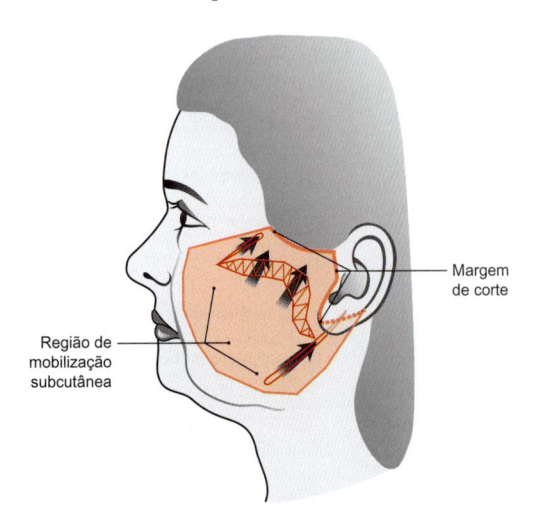

Figura 9.24 Levantamento facial. [L126]

Margem de corte

Região de mobilização subcutânea

forma-se um compartimento (**loja parotídea**). Na face anterior da parte superficial da glândula salivar parótida, o ducto parotídeo (ou ducto de Stenon) sai da glândula e se estende, em um trajeto horizontal, através da fáscia do músculo masseter até a sua mar-gem anterior. Aqui ele se aprofunda e penetra no músculo bucina-dor (veja anteriormente). Em seu trajeto, ele é acompanhado, de forma variável, por porções parenquimatosas das glândulas saliva-res (glândulas salivares parótidas acessórias).

Fáscias da Região Lateral Superficial da Face

O músculo masseter e o músculo temporal têm as suas próprias fáscias. A **fáscia massetérica** recobre o músculo masseter e divide-se em um folheto superficial e um folheto profundo, que como um compartimento fascial, além do músculo masseter, envolve os mús-culos pterigóideos lateral e medial. O folheto superficial está ligado à **fáscia parotídea**, que recobre a glândula salivar parótida. Ambos os folhetos, juntos, formam a **fáscia parotideomassetérica**. O fo-lheto profundo envolve os músculos pterigóideos.

A **fáscia temporal** também consiste em um folheto superficial e um folheto profundo. A robusta fáscia temporal segue ao longo da linha temporal superficial. Ela corresponde à área de origem das partes superficiais do músculo temporal. Consequentemente, ela recobre o músculo temporal e se divide em um folheto superficial e um folheto profundo, cerca de 1-1,5 cm acima do arco zigomático. O folheto superficial insere-se na margem externa do arco zigomá-tico, e o folheto profundo se estende para a margem interna do arco zigomático. Entre os dois folhetos, forma-se um espaço osteofibro-so preenchido com tecido adiposo de sustentação. O músculo buci-nador é o único músculo da expressão facial envolvido por uma fáscia (**fáscia bucofaríngea**). A glândula salivar parótida também é envolvida por uma fáscia (fáscia parotídea). A fáscia massetérica e a fáscia parotídea pertencem ao folheto superficial da fáscia cervi-cal (**fáscia cervical superficial**).

Vasos e Nervos

Os vasos e nervos da região lateral superficial da face são classifi-cados de acordo com seu trajeto:

- Vasos e nervos da loja parotídea (seja para a inervação da glân-dula ou como via em trânsito)
- Vasos e nervos fora da loja parotídea

Vasos e Nervos da Loja Parotídea

Estes incluem a artéria carótida externa, a veia retromandibular, o nervo facial [VII] e o nervo auriculotemporal (ramo de [V/3]).

A **artéria carótida externa** chega até a fossa retromandibular a partir do pescoço, da região medial inferior, onde ainda segue na bainha carótica, por baixo da glândula salivar parótida, e assume um trajeto cranial. Em seguida, ela se divide na artéria maxilar e na artéria temporal superficial, normalmente no nível do colo da mandíbula (➤ Fig. 9.19). A **artéria maxilar** permanece na parte profunda da fossa retromandibular e geralmente entra na região lateral profunda da face, por trás do ramo da mandíbula (veja adiante). A **artéria temporal superficial** segue para cima, através do parênquima da glândula, e chega à superfície da margem superior da glândula salivar parótida juntamente com a veia temporal superficial. Ali, ambos os vasos seguem à frente da concha da orelha, sobre o arco zigomático, em direção cranial para a região temporal, onde se ramificam. A **artéria facial transversa** é um ramo da A. temporal superficial que supre uma parte da região lateral superficial da face. Ela geralmente se ramifica no parênquima da glândula salivar parótida quase perpendicularmente, a partir da artéria temporal superficial e, em seguida, assume uma direção ligeiramente horizontal e descendente sobre a parte superior do músculo masseter, através da região lateral da face, para a frente, atingindo a região infraorbital. Anastomoses com ramos da artéria facial são possíveis.

A **veia retromandibular** (➤ Fig. 9.19) corresponde à continuação da veia temporal superficial, caudalmente. Sua maior parte segue no interior da glândula salivar parótida. Aqui ela recebe as veias maxilares e, em geral, segue superficialmente à artéria carótida externa. Na extremidade inferior da parótida, a veia emerge da glândula e, após um curto trajeto, desemboca na veia facial.

O **nervo facial** [**VII**], após a sua emergência do forame estilomastóideo, penetra posteriormente na glândula salivar parótida. Ali ele se divide superficialmente, como os vasos anteriormente mencionados, no interior do parênquima glandular em um ramo superior e um ramo inferior (➤ Fig. 9.22). Ambos os ramos trocam numerosas fibras (*plexo intraparotídeo*), ramificam-se ainda mais e formam, finalmente, cinco ramos terminais (➤ Item 9.2.3):

- Ramos temporais
- Ramos zigomáticos
- Ramos bucais
- Ramo marginal da mandíbula
- Ramo cervical

Clínica

As **cirurgias envolvendo a glândula salivar parótida** (p. ex., nos tumores parotídeos) são muito arriscadas em virtude da íntima relação topográfica entre a glândula e o nervo facial [VII], uma vez que todos os ramos nervosos devem ser preservados para evitar uma paresia parcial dos músculos da face (lesões periféricas do nervo facial [VII]). Uma vez que a fáscia parotídea não é elástica, **edemas causados por inflamações** (p. ex., na parotidite epidêmica, mais conhecida como caxumba) são extremamente dolorosos.

O **nervo auriculotemporal** (ramo de [V/3]) segue posteriormente ao colo da mandíbula, na fossa retromandibular (➤ Fig. 9.20). Por isso, frequentemente, ele forma uma alça ao redor da artéria meníngea média. Logo após a sua entrada na glândula salivar parótida, ele se divide em vários ramos:

- O tronco principal segue em direção cranial à frente da concha da orelha e se une à artéria temporal superficial (**ramos temporais superficiais**)
- Os demais ramos no interior da glândula parótida estendem-se para os seguintes locais:
  - para a cápsula da articulação temporomandibular (**ramo da cápsula da articulação temporomandibular**)
  - para a superfície anterior da concha da orelha (**nervos auriculares anteriores**)
  - para o meato acústico externo (**nervo do meato acústico externo**)
  - para a membrana do tímpano (**ramos da membrana do tímpano**)
  - diretamente para a glândula salivar parótida (**ramos parotídeos**)
  - indiretamente, por meio dos ramos do nervo facial (**ramos comunicantes com o nervo facial**)

Os **ramos parotídeos** e os **ramos comunicantes com o nervo facial** conduzem fibras parassimpáticas pós-ganglionares para inervação da glândula salivar parótida. Os corpos celulares dos neurônios que enviam as fibras pré-ganglionares originam-se do núcleo salivatório inferior e seguem, através do nervo glossofaríngeo, pelo nervo timpânico (anastomose de Jacobson), pelo plexo timpânico e pelo nervo petroso maior para o gânglio ótico, no qual ocorrem as sinapses com os neurônios que emitem as fibras pós-ganglionares. A partir do gânglio ótico, as fibras pós-ganglionares seguem inicialmente para o nervo mandibular [V/3], e em seguida para o nervo auriculotemporal. De acordo com pesquisas recentes, as fibras parassimpáticas atingem a glândula salivar parótida apenas através dos ramos parotídeos do nervo auriculotemporal, e não através dos ramos comunicantes com o nervo facial, embora isso ainda não tenha sido esclarecido de modo conclusivo.

Vasos e Nervos Externos à Loja Parotídea

Essas estruturas incluem a artéria e as veias faciais, a artéria facial transversa, a artéria e a veia bucais e o nervo bucal (➤ Fig. 9.19, ➤ Fig. 9.20). A **artéria facial** e a **veia facial** geralmente seguem separadamente uma da outra sobre a parte anterior do músculo bucinador e anteriormente ao músculo masseter. A artéria, em seu trajeto tortuoso, geralmente fica à frente da veia – o seu pulso pode ser sentido sobre o corpo da mandíbula. Na região bucal, são comuns as anastomoses com a **artéria facial transversa** (ramo da artéria temporal superficial) e com a artéria bucal (um ramo da artéria maxilar). A veia segue, em direção caudal e posteriormente sobre o ângulo da mandíbula, e se une com a veia retromandibular, abaixo do ângulo da mandíbula para, em seguida, desembocar na veia jugular interna.

A **artéria bucal** e a **veia bucal** chegam, por via posterior, à região lateral da face (➤ Fig. 9.20). Elas chegam à superfície entre o mús-

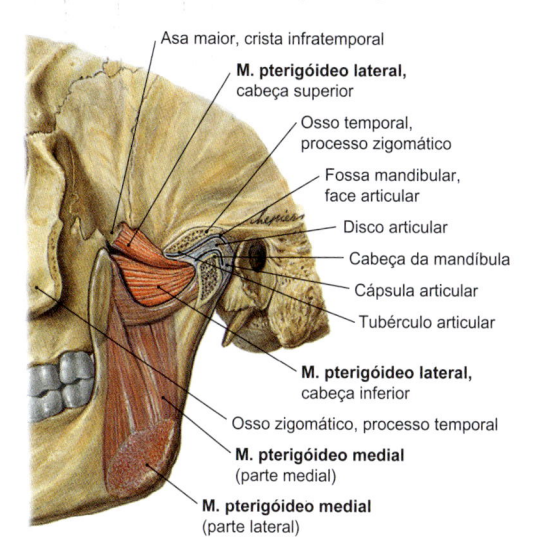

Asa maior, crista infratemporal

M. pterigóideo lateral,
cabeça superior

Osso temporal,
processo zigomático

Fossa mandibular,
face articular

Disco articular

Cabeça da mandíbula

Cápsula articular

Tubérculo articular

M. pterigóideo lateral,
cabeça inferior

Osso zigomático, processo temporal

M. pterigóideo medial
(parte medial)

M. pterigóideo medial
(parte lateral)

Figura 9.25 Posição dos músculos pterigóideos na fossa infratemporal.

Tabela 9.11 Limites ósseos e relações da fossa infratemporal.

Orientação	Limites	Conexões/Relações de Proximidade
Cranial	Face infratemporal da asa maior do osso esfenoide, parte anteroinferior do osso temporal	Forame oval (nervo mandibular [V/3]), forame espinhoso (artéria meníngea média, ramo meníngeo derivado de [V/3]) com a fossa média do crânio, abaixo do arco zigomático com a fossa temporal
Medial	Lâmina lateral do processo pterigoide do osso esfenoide	Abre-se na fossa pterigopalatina
Rostral	Face infratemporal e processo alveolar da maxila, face temporal do osso zigomático	Fissura orbital inferior com a órbita, região bucal, forames alveolares em direção ao túber da maxila
Lateral	Ramo da mandíbula com processo coronoide (e a inserção do músculo temporal), arco zigomático	Forame da mandíbula com a mandíbula
Occipital	Arco zigomático do osso temporal	Fossa retromandibular (loja parotídea), espaço perifaríngeo

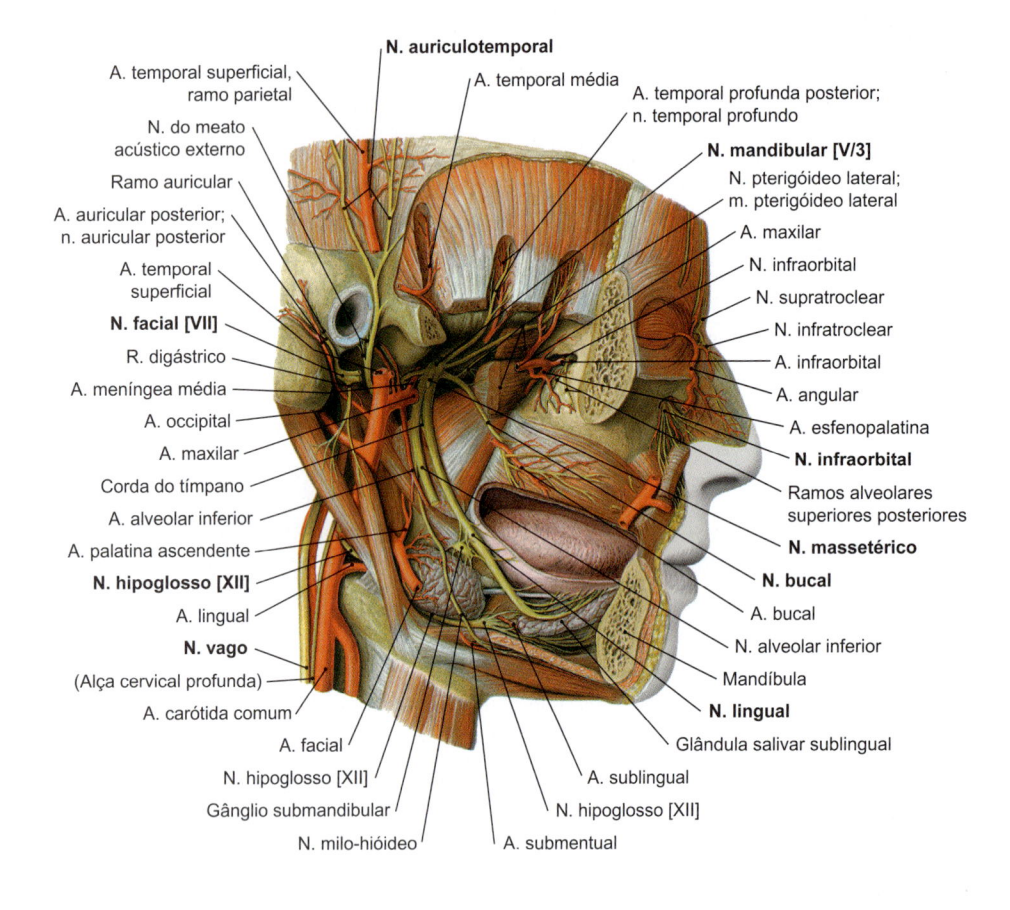

Figura 9.26 Artérias e nervos na região lateral profunda da face.

Tabela 9.12 Partes e ramos da artéria maxilar.

Parte	Ramo	Suprimento Sanguíneo
Parte mandibular (fossa retromandibular)	Artéria auricular profunda	Articulação temporomandibular, meato acústico externo, tímpano
	Artéria timpânica anterior	Orelha média
	Artéria alveolar inferior • Ramos dentais • Ramos peridentais • Ramo mentual • Ramo milo-hióideo	Dentes mandibulares, mento, assoalho da boca
	Artéria meníngea média	Meninges
	(Artéria pterigomeníngea [artéria meníngea acessória]) (não formada regularmente)	Músculo pterigóideo lateral, músculo pterigóideo medial, músculo tensor do véu palatino, tuba auditiva, meninges

Tabela 9.12 Partes e ramos da artéria maxilar. (*Continuação*)

Parte	Ramo	Suprimento Sanguíneo
Parte pterigóidea (fossa infratemporal)	Artéria massetérica	Músculo masseter
	Artéria temporal profunda anterior	Músculo temporal
	Artéria temporal profunda posterior	Músculo temporal
	Ramos pterigóideos	Músculo pterigóideo lateral, músculo pterigóideo medial
	Artéria bucal	Músculo bucinador
Parte pterigopalatina (fossa pterigopalatina)	Artéria alveolar superior posterior • Ramos dentais • Ramos peridentais	Maxila, dentes maxilares, gengiva da maxila, seio maxilar

	Artéria infraorbital
	• Artérias alveolares superiores anteriores
	  – Ramos dentais
	  – Ramo peridentais
		Músculos extrínsecos do bulbo do olho adjacentes, parte superior das vias de drenagem lacrimal, dentes maxilares, seio maxilar, parte superior da metade anterior da face, abaixo da órbita

	Artéria do canal pterigóideo	Parte nasal da faringe, tuba auditiva
	Artéria palatina descendente • Artéria palatina maior • Artérias palatinas menores	Palato
	Artéria esfenopalatina	Partes maiores do nariz e dos seios paranasais, área de Kiesselbach

culo pterigóideo medial e o músculo bucinador. A artéria ramifica-se (a veia também recebe tributárias) sobre o músculo bucinador para o suprimento de sangue ao músculo. Ocorrem frequentes anastomoses de ambos os vasos com a artéria facial e a veia facial. O **nervo bucal**, juntamente com os vasos bucais, chega à bochecha através da fossa infratemporal (veja adiante) (➤ Fig. 9.20). Ele é responsável pela inervação sensitiva da pele sobre a bochecha e da gengiva nas partes bucal e vestibular na região dos dentes molares. No entanto, a inervação pode chegar aos dentes caninos.

Tabela 9.13 Veias tributárias e veias de drenagem do plexo venoso pterigóideo.

Veias tributárias	Veias de drenagem
• Veia esfenopalatina	• Veia maxilar
• Veia oftálmica inferior	• Veia retromandibular
• Veia alveolar inferior	• Veia facial profunda
• Veias temporais profundas	• Veia facial
• Veias meníngeas médias	• Seio cavernoso

Tabela 9.14 Ramos e trajeto do nervo mandibular [V/3] na fossa infratemporal; regiões de inervação.

Ramo	Trajeto	Inervação
Ramo meníngeo	Em sentido retrógrado, através do forame espinhoso, na fossa média do crânio	Partes das meninges
Nervo massetérico	A partir da região medial, através da incisura da mandíbula	Músculo masseter
Nervos temporais profundos	A partir da região medial	Músculo temporal
Nervo pterigóideo lateral	A partir da região medial	Músculo pterigóideo lateral
Nervo pterigóideo medial	A partir da região medial	Músculo pterigóideo medial
Nervo do músculo tensor do véu palatino		Músculo tensor do véu palatino
Nervo do músculo tensor do tímpano		Músculo tensor do tímpano
Nervo bucal	Entre a cabeça superior e a cabeça inferior do músculo pterigóideo lateral	Pele e mucosa da bochecha, além da gengiva da mandíbula
Nervo auriculotemporal	Envolve a artéria meníngea média como uma alça, para em seguida se inclinar entre a articulação temporomandibular e o meato acústico externo, na direção cranial, até à região temporal	Fibras pós-ganglionares derivadas do gânglio ótico para a glândula salivar parótida, meato acústico externo, tímpano, pele anterior à concha da orelha, pele da parte posterior da região temporal
Nervo lingual	Incorpora a corda do tímpano e se projeta entre os músculos pterigóideos, lateralmente ao nervo alveolar inferior, em direção rostral, abaixo da língua	Mucosa do palato mole, mucosa do assoalho da boca, inervação sensitiva e fibras gustatórias dos dois terços anteriores da língua, fibras pré-ganglionares parassimpáticas destinadas ao gânglio submandibular
Nervo alveolar inferior	Segue posterior e lateralmente ao nervo lingual, abaixo do músculo pterigóideo lateral, em direção caudal, entrando na mandíbula, através do forame da mandíbula	Dentes e gengiva da mandíbula, músculo milo-hióideo e ventre anterior do músculo digástrico, pele do mento

Tabela 9.15 Limites e relações da fossa pterigopalatina.

Orientação	Limites	Ligações/Relações de Proximidade
Cranial	Corpo do osso esfenoide, raiz das asas maiores do osso esfenoide	
Medial	Lâmina perpendicular do osso palatino (ela forma, simultaneamente, a parede lateral da cavidade nasal, na região do cóano)	Forame esfenopalatino com a cavidade nasal
Rostral	Túber da maxila, processo orbital do osso palatino	Fissura orbital inferior com a órbita, forames alveolares posteriores, em relação ao túber da maxila
Lateral	Fossa infratemporal	Fissura pterigomaxilar
Occipital	Face maxilar da asa maior do osso esfenoide, margem anterior do processo pterigoide do osso esfenoide	Forame redondo, em relação à fossa média do crânio, canal pterigóideo (canal vidiano) com a base externa do crânio
Caudal	Cavidade oral	Canal palatino maior, canais palatinos menores com o palato

9.2.5 Região Lateral Profunda da Face
Friedrich Paulsen

Fossa Infratemporal
A fossa temporal segue por baixo do arco zigomático, em direção caudal na **fossa infratemporal**. Esta fossa faz parte da parte profunda da região lateral da face e se expande na profundidade da base externa do crânio. Seus limites e relações estão reunidos na ➤ Tabela 9.11 (➤ Fig. 9.5).

O conteúdo da fossa infratemporal é representado por músculos, vasos e nervos. Os músculos são os seguintes (➤ Fig. 9.25):

- **Músculo pterigóideo medial**: sua inserção na mandíbula forma o limite caudal da fossa infratemporal. Entre o músculo e a mandíbula está o espaço pterigomandibular, em forma de fenda

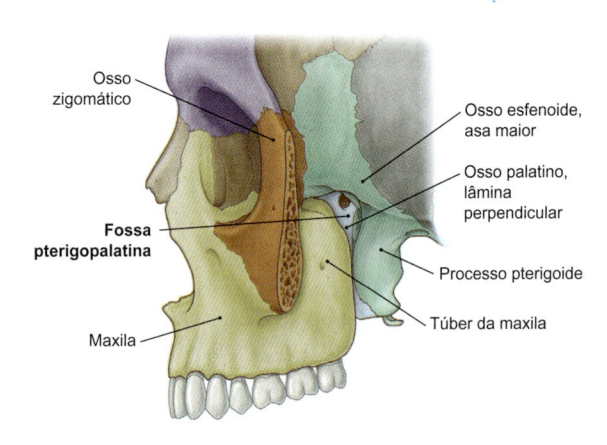

Figura 9.27 Limites ósseos da fossa pterigopalatina. [E402]

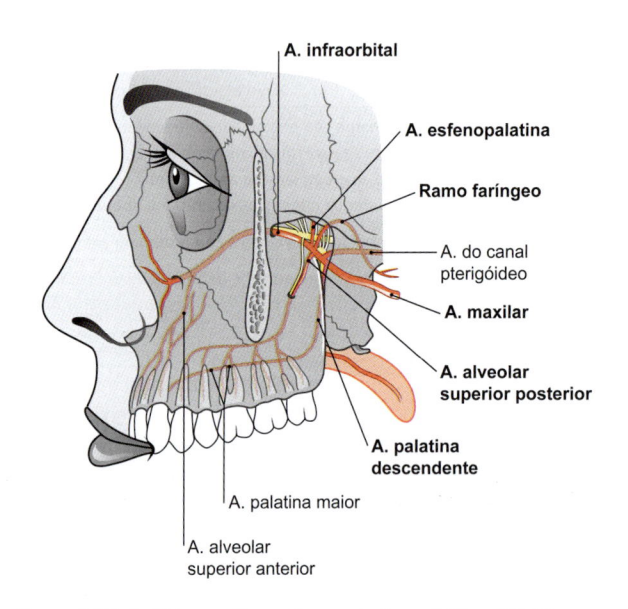

Figura 9.28 Artéria maxilar na fossa pterigopalatina. [E402]

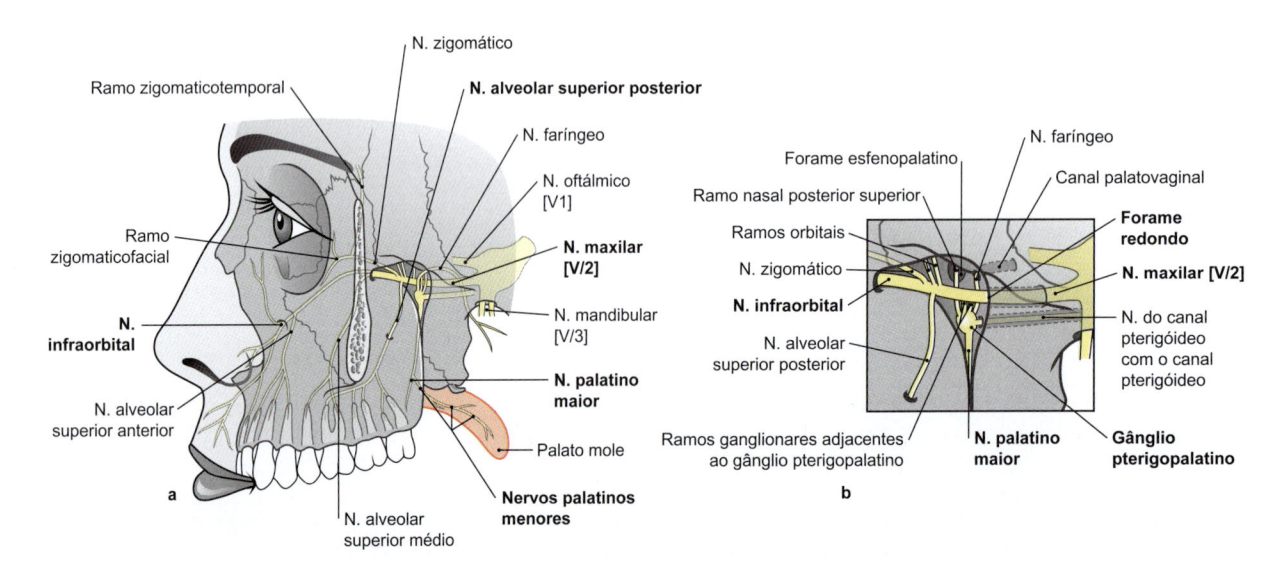

Figura 9.29 Nervo maxilar na fossa pterigopalatina. a Ramos terminais. **b** Relação espacial com o gânglio pterigopalatino. [E402]

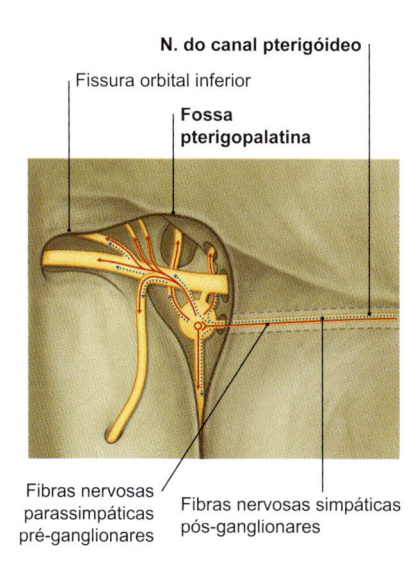

N. do canal pterigóideo

Fissura orbital inferior

Fossa pterigopalatina

Fibras nervosas parassimpáticas pré-ganglionares

Fibras nervosas simpáticas pós-ganglionares

Figura 9.30 Fibras simpáticas e parassimpáticas na fossa pterigopalatina. [E402]

- **Músculo pterigóideo lateral**
- **Músculo bucinador**: apenas uma pequena parte posterior do músculo na transição com o músculo constritor superior da faringe está localizada na fossa infratemporal, e é recoberta pelo músculo pterigóideo medial. A porção anterior faz parte da região lateral superficial da face (veja anteriormente)

Tabela 9.16 Conexões e relações da fossa pterigopalatina com as regiões adjacentes e as estruturas que as atravessam.

Vias de Conexão	Locais de Conexão	Vasos e Nervos
Fissura orbital inferior	Órbita	Artéria infraorbital, veia infraorbital, nervo infraorbital (originado de [V/2]), nervo zigomático (originado de [V/2]), ramos orbitais (originados de [V/2])
Forame redondo	Fossa média do crânio	Nervo maxilar [V/2] (com pequenas artérias acompanhantes)
Canal pterigóideo (canal do nervo vidiano)	Base externa do crânio	Artéria do canal pterigóideo, veias do canal pterigóideo, nervo do canal pterigóideo (fibras derivadas do nervo petroso maior [parassimpáticas] e do nervo petroso profundo [simpáticas])
Forame esfenopalatino	Cavidade nasal	Artéria esfenopalatina (artérias nasais posteriores laterais e ramos septais posteriores), veia esfenopalatina, ramos nasais posteriores superiores mediais e laterais (originados de [V/2])
Canal palatino maior, canais palatinos menores	Palato	Artéria palatina descendente, artéria palatina maior, artérias palatinas menores, veia palatina descendente, nervo palatino maior (originado de [V/2]), nervos palatinos menores (originados de [V/2])
Fissura pterigopalatina	Fissura infratemporal	Artéria maxilar, plexo pterigóideo
	Forames alveolares no túber da maxila	Artérias alveolares superiores posteriores (com as veias acompanhantes), nervo alveolar superior posterior (originado de [V/2])

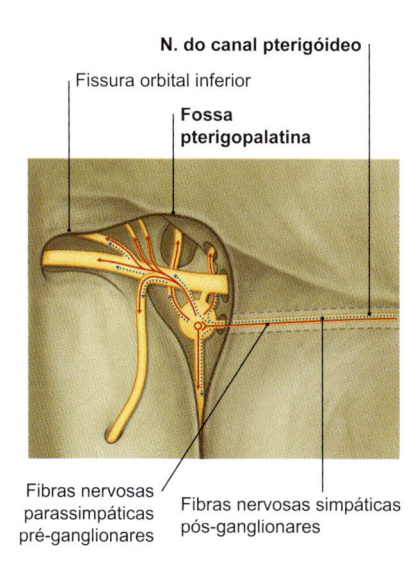

9.2 Cobertura de Tecidos Moles

Vasos e Nervos

Entre os vasos e nervos da fossa infratemporal estão localizados a parte intermuscular da artéria maxilar (parte pterigóidea), o plexo venoso pterigóideo, as ramificações do nervo mandibular [V/3], o gânglio ótico e o corda do tímpano.

A **artéria maxilar** é um dos dois ramos terminais da artéria carótida externa. Ela segue perpendicular e posteriormente ao ramo da mandíbula, na fossa infratemporal (➤ Fig. 9.20). Deste modo, ela segue à frente do ligamento esfenomandibular. Normalmente a artéria maxilar atravessa a fossa infratemporal, lateralmente ao músculo pterigóideo lateral; mais raramente, ela segue medialmente ao músculo. Sua porção terminal se prolonga na fossa pterigopalatina. A artéria tem numerosos ramos vasculares e é dividida em três partes (➤ Tabela 9.12).

O **plexo venoso pterigóideo** é uma proeminente rede venosa situada entre o músculo temporal, o músculo pterigóideo lateral e o músculo pterigóideo medial (➤ Fig. 9.21). Suas veias tributárias e área de drenagem são resumidas na ➤ Tabela 9.13. Além da drenagem do sangue, este plexo também pode desempenhar uma função no contexto da regulação da temperatura do cérebro.

O **nervo mandibular** [V/3] atinge a fossa infratemporal através do *forame oval*. Ali ele emite seus ramos, cujo trajeto no interior da fossa infratemporal está resumido na ➤ Tabela 9.14 (➤ Fig. 9.26, ➤ Fig. 9.35).

Clínica

Devido à conexão das veias desprovidas de válvulas do plexo venoso pterigóideo com o seio cavernoso, pode ocorrer contaminação cruzada nos casos de infecções bacterianas na face, com subsequente **trombose do seio cavernoso** (➤ Item 11.5.8).

O **corda do tímpano** (➤ Fig. 9.37) está localizado adjacente ao nervo lingual, medialmente ao músculo pterigóideo medial. Ele atinge a fossa infratemporal após a passagem pela *fissura esfenopetrosa* (medial e dorsalmente à articulação temporomandibular) na base do crânio (a fissura petrotimpânica [ou fenda de Glaser] localiza-se em íntima proximidade, lateralmente à fissura esfenopetrosa); contrariamente à opinião generalizada, este não é o local de passagem usual do corda do tímpano através da base do crânio).

O **gânglio ótico**, que pertence ao sistema parassimpático (➤ Fig. 9.39), encontra-se imediatamente abaixo do forame oval, sobre a face medial do nervo mandibular [V/3]. Ele se mantém em contato com o nervo mandibular [V/3] por meio de ramos ganglionares.

Fossa Pterigopalatina

A **fossa pterigopalatina**, em formato de funil, e que vai se afilando ainda mais da região cranial para a caudal, forma a continuação medial da fossa infratemporal. Assim como a fossa infratemporal, ela pertence à parte profunda da região lateral da face e se expande, ainda mais, na profundidade da base externa do crânio. Os ossos maxila, palatino e esfenoide participam da delimitação deste espaço ósseo de formato aproximadamente triangular (➤ Fig. 9.27). Juntos, os ossos formam a *fissura pterigomaxilar* como o limite com a fossa infratemporal. Os limites e as relações da fossa pterigopalatina estão reunidas na ➤ Tabela 9.15. Sob o ponto de vista funcional, a fossa pterigopalatina é um ponto central de distribuição para vasos e nervos da região lateral profunda da face.

Vasos e Nervos

Os vasos e nervos da fossa pterigopalatina incluem a parte pterigopalatina da artéria maxilar (➤ Fig. 9.28), veias acompanhantes

451

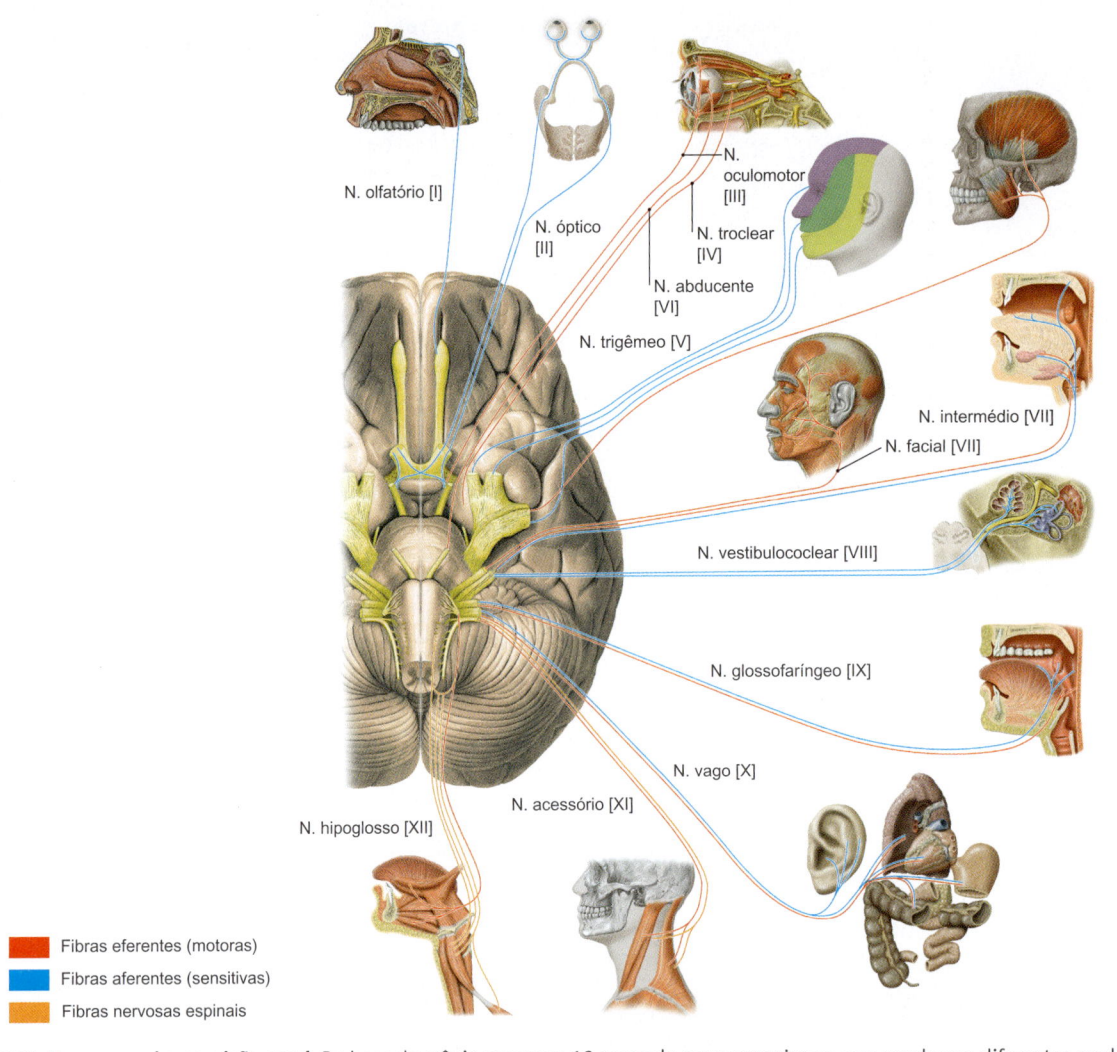

N. olfatório [I]

N. óptico [II]

N. oculomotor [III]

N. troclear [IV]

N. abducente [VI]

N. trigêmeo [V]

N. intermédio [VII]

N. facial [VII]

N. vestibulococlear [VIII]

N. glossofaríngeo [IX]

N. vago [X]

N. acessório [XI]

N. hipoglosso [XII]

■ Fibras eferentes (motoras)
■ Fibras aferentes (sensitivas)
■ Fibras nervosas espinais

Figura 9.31 Nervos cranianos, visão geral. Da base do crânio emergem 12 pares de nervos cranianos, que conduzem diferentes modalidades funcionais de fibras nervosas e que são numerados em algarismos romanos de I a XII, da região frontal para a região occipital.

dos ramos arteriais da parte pterigopalatina (veias infraorbital, esfenopalatina, palatina descendente e veias do canal pterigóideo), ramificações do nervo maxilar [V/2] e o gânglio pterigopalatino. O segmento terminal da **artéria maxilar** entra na fossa pterigopalatina (parte pterigopalatina). Os ramos vasculares estão listados na ➤ Tabela 9.12.

As **veias** do mesmo nome acompanham os ramos arteriais da parte pterigopalatina e são listadas da ➤ Tabela 9.16. Elas também estão associadas ao plexo venoso pterigóideo, à veia facial e à veia oftálmica inferior.

O **nervo maxilar** [V/2] atravessa o forame redondo, na base do crânio, até a fossa pterigopalatina e emite seus ramos, os quais deixam a fossa através de vários pontos de saída (➤ Tabela 9.16, ➤ Fig. 9.29).

O **gânglio pterigopalatino**, de natureza parassimpática, encontra-se no nível do forame esfenopalatino. Ele está situado medialmente e abaixo do nervo maxilar [V/2] (➤ Fig. 9.30). Cranialmente, existem conexões de fibras com o nervo maxilar [V/2]. Da região posterior, o nervo do canal pterigóideo atinge o gânglio a partir do canal pterigóideo. Ele conduz fibras parassimpáticas pré-ganglionares, que estabelecem sinapses com os neurônios ganglionares. As fibras simpáticas derivadas do nervo do canal pterigóideo (via nervo petroso profundo) são fibras pós-ganglionares e seguem através do gânglio sem estabelecer contatos sinápticos. Os ramos

ganglionares sensitivos oriundos da órbita, do nariz e da faringe seguem para o gânglio pterigopalatino, em direção ao nervo maxilar.

9.3 Nervos Cranianos
Lars Bräuer

Competências

Após a leitura deste capítulo, você será capaz de:
• descrever os aspectos anatômicos fundamentais de origem, trajeto, modalidade funcional das fibras e regiões de inervação dos 12 nervos cranianos

Caso Clínico

Prolactinoma

História Clínica
Uma paciente de 32 anos se apresenta ao seu ginecologista devido à suspensão de seu fluxo menstrual (amenorreia). Além disso, ela relata aumento de tamanho das mamas, com um esporádico fluxo de leite (galactorreia).

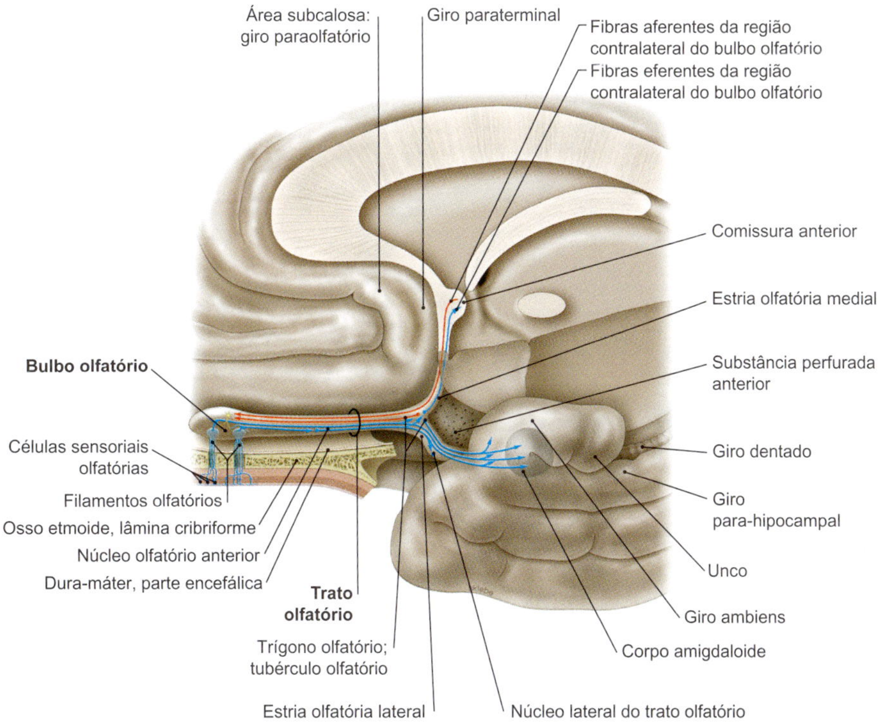

Área subcalosa: giro paraolfatório

Giro paraterminal

Fibras aferentes da região contralateral do bulbo olfatório

Fibras eferentes da região contralateral do bulbo olfatório

Comissura anterior

Estria olfatória medial

Substância perfurada anterior

Giro dentado

Giro para-hipocampal

Unco

Giro ambiens

Corpo amigdaloide

Núcleo lateral do trato olfatório

Bulbo olfatório

Células sensoriais olfatórias

Filamentos olfatórios

Osso etmoide, lâmina cribriforme

Núcleo olfatório anterior

Dura-máter, parte encefálica

Trato olfatório

Trígono olfatório; tubérculo olfatório

Estria olfatória lateral

Figura 9.32 Nervo olfatório com filamentos olfatórios. No teto da cavidade nasal se localiza a área olfatória, com suas células sensoriais olfatórias (= células sensoriais bipolares primárias = neurônios olfatórios).

Diagnóstico

O ginecologista, inicialmente, suspeitou de gravidez, que, no entanto, não foi confirmada. A mamografia realizada posteriormente não mostrou alterações patológicas no tecido glandular. Câncer de mama pôde ser excluído. Casualmente, a paciente comentou que, ocasionalmente, apresenta falhas em seu campo visual. O ginecologista coletou o sangue da paciente para determinar seu perfil hormonal e enviou os resultados a um oftalmologista, no mesmo hospital, para esclarecer os sintomas oculares. Ele investigou um pouco mais sobre as perturbações oculares e descreveu o quadro como "hemianopsia bitemporal esporádica". Este quadro indica um possível processo no quiasma óptico e, assim, o oftalmologista requisitou imediatamente uma imagem de ressonância magnética (IRM) como rotina da prática de exames de imagem. As imagens de RM mostraram um grande tumor (macroadenoma) da hipófise (sela turca), que já comprime, para baixo, o quiasma óptico. A análise do exame de sangue pelo ginecologista mostrou os níveis de prolactina de 240 ng/mL (referência: <20 ng/mL), o que explica os sintomas ginecológicos. Os médicos fizeram o diagnóstico de prolactinoma (tumor hipofisário mais comum).

Tratamento

Um tratamento medicamentoso, iniciado imediatamente com bromocriptina (antagonista da dopamina), promove a redução do tamanho do tumor, de modo que as falhas do campo visual e as queixas ginecológicas regridam após algum tempo.

Curso de Longa Duração

Após 3 anos, no entanto, os sintomas reapareceram na paciente, e determinou-se que o tumor cresceu novamente (recorrência). Dessa vez, aconselhou-se à paciente que se submetesse à remoção cirúrgica do tumor por um neurocirurgião, por meio de uma abordagem transnasal e transesfenoidal. A paciente, então, estaria livre dos sintomas.

Nota: Os nervos cranianos também estão descritos no ➤ Item 12.5. Os humanos têm **12 pares de nervos cranianos**, referidos com numerais romanos, e têm seus pontos de saída e entrada no cérebro e no tronco encefálico (➤ Fig. 9.31). Todos os nervos, com exceção do N. vago [X], têm sua região de suprimento na área da cabeça e do pescoço, onde inervam todas as estruturas, tais como glândulas e a musculatura (tanto estriada esquelética quanto lisa). Por definição, os nervos cranianos, com exceção do nervo olfatório [I] e do nervo óptico [II], são nervos propriamente ditos, ou seja, pertencem ao sistema nervoso periférico. Em contraste, o nervo olfatório [I] e o nervo óptico [II] são, respectivamente, extensões do telencéfalo [I] e do diencéfalo [II] e, portanto, pertencem ao sistema nervoso central. Embora os III a XII nervos cranianos sejam considerados nervos do SNP, eles são distintamente diferentes dos nervos supracitados (ou dos nervos espinais): eles não estão dispostos de forma segmentar, não têm raízes separadas em fibras aferentes ou eferentes e também variam, significativamente, em sua função e sua qualidade de fibras. Os V, VII, IX, X e XI nervos cranianos são derivados de primórdios nos arcos faríngeos e, portanto, também são chamados de **nervos branquiais**. Os nervos individuais, suas regiões de suprimento e os gânglios associados são discutidos a seguir.

9.3.1 Nervo Olfatório [I]

O nervo olfatório, que tem fibras aferentes somáticas especiais (ASE), é composto pelos **filamentos olfatórios**. Esses delgados axônios, pobremente mielinizados, são prolongamentos originados de células sensoriais primárias, que se localizam na região olfatória (mucosa olfatória), no teto da cavidade nasal (➤ Fig. 9.32). A partir daí, eles seguem pelos forames da lâmina cribriforme do osso etmoide, na fossa anterior do crânio, de modo a estabelecer sinapses com o segundo neurônio no interior do **bulbo olfatório**. Em seguida, os axônios dos segundos neurônios seguem como **trato olfatório** para as áreas olfatórias primárias e secundárias correspondentes (p. ex., corpo amigdaloide) (➤ Item 13.6.2). Uma peculiaridade do nervo olfatório [I] é que as fibras sem inter-

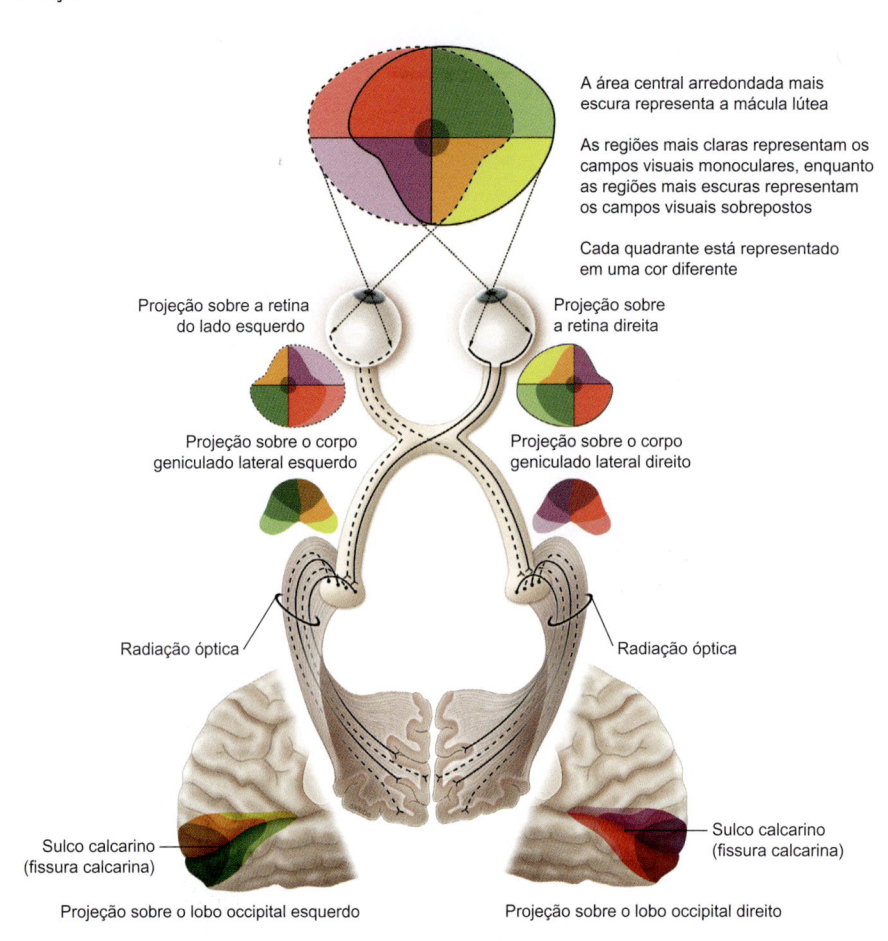

A área central arredondada mais escura representa a mácula lútea

As regiões mais claras representam os campos visuais monoculares, enquanto as regiões mais escuras representam os campos visuais sobrepostos

Cada quadrante está representado em uma cor diferente

Projeção sobre a retina do lado esquerdo

Projeção sobre a retina direita

Projeção sobre o corpo geniculado lateral esquerdo

Projeção sobre o corpo geniculado lateral direito

Radiação óptica

Radiação óptica

Sulco calcarino (fissura calcarina)

Sulco calcarino (fissura calcarina)

Projeção sobre o lobo occipital esquerdo

Projeção sobre o lobo occipital direito

Figura 9.33 Nervo óptico e conexões sinápticas na retina e na via visual (esquema muito simplificado). Os primeiros três neurônios (visão fotópica, para visão diurna e/ou a cores) ou os primeiros quatro neurônios (visão escotópica, para visão noturna ou distinção entre claro e escuro) da via visual se situam no interior da retina. As fibras nervosas da retina (axônios dos neurônios ganglionares) saem da retina, de modo a formar o nervo óptico [II] e, subsequentemente, após o cruzamento parcial das fibras nervosas no quiasma óptico, elas seguem como trato óptico, e se projetam, em sua maior parte, em direção ao corpo geniculado lateral, em que fazem conexões sinápticas; daí, fibras nervosas partem, como a radiação óptica, em direção ao sulco calcarino, na região do lobo occipital.

pretação prévia (extratalâmicas) seguem diretamente para as áreas olfatórias primárias e secundárias. Portanto, os odores são de especial importância, por exemplo, no contexto da memória de longa duração. Os filamentos olfatórios têm uma vida útil limitada (cerca de 60 dias) e, portanto, devem ser constantemente renovados a partir de células-tronco correspondentes.

Clínica

No caso de **fraturas da base do crânio**, os filamentos olfatórios podem se romper em seu ponto de passagem pela lâmina cribriforme. De modo geral, isso resulta em uma incapacidade irreversível de perceber os odores (**anosmia**). Caso a lesão acometa apenas uma parte dos filamentos olfatórios, ocorre redução na percepção olfativa (**hiposmia**). Em particular, as pessoas afetadas não podem mais perceber substâncias aromáticas, ao passo que compostos inorgânicos "irritantes" (p. ex., amônia) são percebidos através do nervo trigêmeo [V] como dor (nocicepção). Muitas vezes, os pacientes também sofrem um distúrbio na sensação do paladar, uma vez que os sabores doce, azedo, salgado, amargo e umami são percebidos apenas isoladamente.

9.3.2 Nervo Óptico [II]

O nervo óptico [II] também apresenta fibras aferentes somáticas especiais (ASE). Durante o desenvolvimento do olho, ele se forma como uma projeção do diencéfalo e, portanto, faz parte do cérebro. A via visual (➤ Item 13.3.1) inicia no interior da retina da seguinte maneira:

- para a *visão a cores* (*visão fotópica*), com os primeiros 3 neurônios de projeção (1º neurônio – cones; 2º neurônio – células bipolares; 3º neurônio – células ganglionares) e interneurônios (células horizontais e células amácrinas)
- para a *visão no escuro* (*visão escotópica*), com até 40 bastonetes (1º neurônio), que transmitem o seu sinal para uma célula bipolar de bastonete (2º neurônio), o qual por sua vez, por via indireta, sob mediação de células amácrinas (3º neurônio), transmite o sinal para uma célula ganglionar (4º neurônio)

Aproximadamente 1 milhão de axônios amielínicos (derivados das células ganglionares da retina) seguem para a **papila do nervo óptico** (ponto cego do olho) e dali saem do bulbo do olho. A partir da lâmina cribriforme da esclera, as fibras aferentes somáticas especiais são mielinizadas por oligodendrócitos. Devido aos processos fisiológicos de envelhecimento, cada pessoa perde cerca de 5.000 axônios/ano. O nervo óptico [II] é envolvido pelas meninges (pia-máter, aracnoide-máter e dura-máter). Ele sai da órbita através do **canal óptico** para se unir, um pouco mais adiante, com o nervo do lado oposto, formando o **quiasma óptico**. A partir daí, ele não é mais chamado nervo óptico, sendo então caracterizado como trato óptico. No quiasma óptico, as fibras retinianas nasais (formação da imagem do campo temporal da visão) cruzam para o lado oposto; as fibras retinianas temporais (formação da imagem do campo nasal da visão) não cruzam para o outro lado. A maior parte das fibras, em seguida, continua no trato óptico em direção ao **corpo geniculado lateral** (tálamo). Após a formação de sinapses, a via visual segue para a área estriada, no interior do córtex occipital, no sulco calcarino. O trajeto do nervo óptico (II) e do trato óptico, a partir do bulbo do olho até o sulco calcarino, no interior do lobo occipital, é mostrado na ➤ Fig. 9.33. Aproximadamente 10% das fibras se estendem externamente ao corpo geniculado lateral, seguem para os colículos superiores (lâmina do teto) e são responsáveis pelos **reflexos ópticos,** por meio de interneurônios específicos (p. ex., reflexo corneopalpebral).

Clínica

A via visual pode ser danificada em seu trajeto em vários locais. Caso o **nervo óptico [II]** seja afetado anteriormente ao quiasma óptico, em particular no canal óptico (p. ex., após um traumatismo cranioencefálico) isso poderá levar à cegueira do olho afetado. Quando a lesão se localiza na **região do quiasma óptico** (p. ex., no caso de tumores hipofisários [tumor mais comum: prolactinoma]), geralmente há hemianopsia bitemporal: ambos os campos temporais de visão falham (perda da visão lateral, "visão com antolhos"), enquanto os campos nasais ainda permanecem intactos, uma vez que as células presentes na retina temporal – cujos axônios dos neurônios de projeção no quiasma óptico seguem ao longo de sua margem – inicialmente não são afetadas pelo tumor. As lesões do **trato óptico** (p. ex., hemorragia) levam à perda do campo de visão temporal do olho contralateral e ao campo de visão nasal do olho ipsilateral (hemianopsia homônima). Se a **radiação óptica**, que segue um trajeto anterior no lobo temporal, for danificada (p. ex., por isquemia), ocorrerá quadrantopsia superior. Lesões de toda a radiação óptica (p. ex., por sangramento massivo) causam hemianopsia homônima, como as lesões do trato óptico.

9.3.3 Nervo Oculomotor [III]

O nervo oculomotor [III] (➤ Fig. 9.34) inerva os músculos extrínsecos do bulbo do olho, com exceção do músculo oblíquo superior (nervo troclear [IV]) e do músculo reto lateral (nervo abducente [VI]). Ele é um nervo misto com fibras eferentes somáticas gerais (ESG) e fibras eferentes viscerais gerais (EVG), cujos neurônios parassimpáticos pré-ganglionares estão localizados no **núcleo visceral do nervo oculomotor** (**núcleo de Edinger-Westphal**, no mesencéfalo). Seus neurônios motores somáticos, por outro lado, estão localizados no **núcleo do nervo oculomotor**. O nervo oculomotor [III] emerge da margem anterior da ponte, no interior da fossa interpeduncular e se estende entre a artéria cerebral posterior e a artéria cerebelar superior, de modo a passar medialmente ao tentório do cerebelo, em direção ao seio cavernoso. A partir daí, ele segue pela fissura orbital superior na órbita e divide-se em um **ramo superior**, um **ramo inferior** e um **ramo para o gânglio ciliar** (➤ Item 12.5.6). O ramo superior inerva os músculos levantador da pálpebra superior e reto superior; o ramo inferior supre o músculo reto medial, o músculo reto inferior e o músculo oblíquo inferior. As fibras parassimpáticas pré-ganglionares provenientes do núcleo visceral do nervo oculomotor (de Edinger-Westphal) se estendem para o **gânglio ciliar**, onde estabelecem contatos sinápticos com neurônios de cujos corpos celulares partem fibras pósganglionares que seguem como **nervos ciliares curtos**, que inervam o músculo ciliar e o **músculo esfíncter da pupila**. Por meio da inervação dos músculos oculares correspondentes, o nervo oculomotor [III] é responsável pela elevação da pálpebra (músculo levantador da pálpebra superior) e pelos movimentos do bulbo do

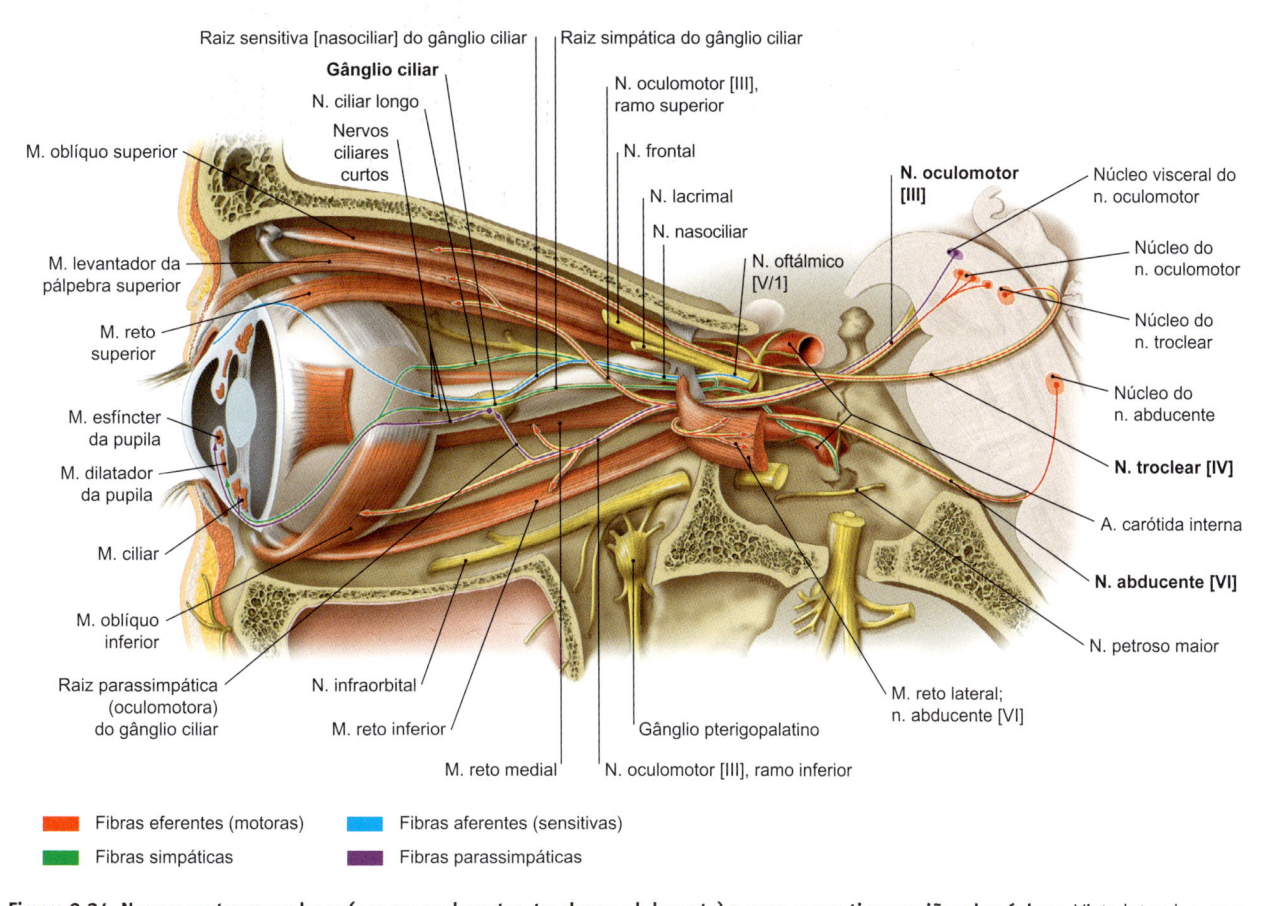

Fibras eferentes (motoras)   Fibras aferentes (sensitivas)

Fibras simpáticas   Fibras parassimpáticas

Figura 9.34 Nervos motores oculares (nervos oculomotor, troclear e abducente) e suas respectivas regiões de núcleos. Vista lateral, com a órbita aberta e o tecido adiposo retrobulbar removido; o músculo reto lateral foi seccionado e rebatido.

olho nas direções superior lateral, superior medial, medial e inferior medial. Ainda, incorporado nas pálpebras, está o músculo tarsal, que consiste em musculatura lisa e é responsável pelo pregueamento das pálpebras. Ele recebe inervação simpática, de modo que, no caso de uma falha do nervo oculomotor [III], uma possível abertura da rima das pálpebras ainda é possível. As fibras parassimpáticas medeiam a acomodação da lente pelo músculo ciliar e regulam a constrição da pupila pelo **músculo esfíncter da pupila**.

Clínica

Uma **lesão do nervo oculomotor [III]** leva à ptose palpebral (queda da pálpebra superior), midríase (dilatação da pupila) e incapacidade de acomodação visual. Além disso, os pacientes apresentam o bulbo do olho abduzido e direcionado para baixo.

Gânglio Ciliar

O gânglio ciliar está localizado no interior da órbita, lateralmente ao nervo óptico e aproximadamente a 1,5 cm posteriormente ao bulbo do olho (➤ Fig. 9.34). No gânglio, as **fibras parassimpáticas pré-ganglionares** do nervo oculomotor [III] fazem sinapses com os neurônios ganglionares, os quais emitem seus axônios

pós-ganglionares para a inervação dos músculos intrínsecos do bulbo do olho. As fibras simpáticas e sensitivas que também seguem através do gânglio não fazem contatos sinápticos ganglionares. O gânglio recebe suas aferências a partir de três raízes diferentes:

- originadas de uma **raiz parassimpática** do nervo oculomotor, que é responsável pela inervação dos músculos intrínsecos do bulbo do olho (músculo esfíncter da pupila e músculo ciliar)
- originadas de uma **raiz simpática** com fibras derivadas do tronco simpático para a inervação do músculo dilatador da pupila (músculo intrínseco do bulbo do olho, que regula o diâmetro da pupila)
- originadas de uma **raiz sensitiva** com fibras derivadas do nervo nasociliar para a inervação sensitiva da córnea e da conjuntiva

Tanto as fibras sensitivas quanto as fibras simpáticas passam através do gânglio ciliar sem estabelecer contatos sinápticos. Como eferências pós-ganglionares, os nervos **ciliares curtos** saem do gânglio ciliar de modo a inervar os músculos intrínsecos do bulbo do olho através da esclera.

9.3.4 Nervo Troclear [IV]

O **nervo troclear [IV]** é um nervo puramente motor (formado por fibras eferentes somáticas gerais, ESG) que inerva o músculo oblíquo superior, pertencente ao grupo de músculos extrínsecos

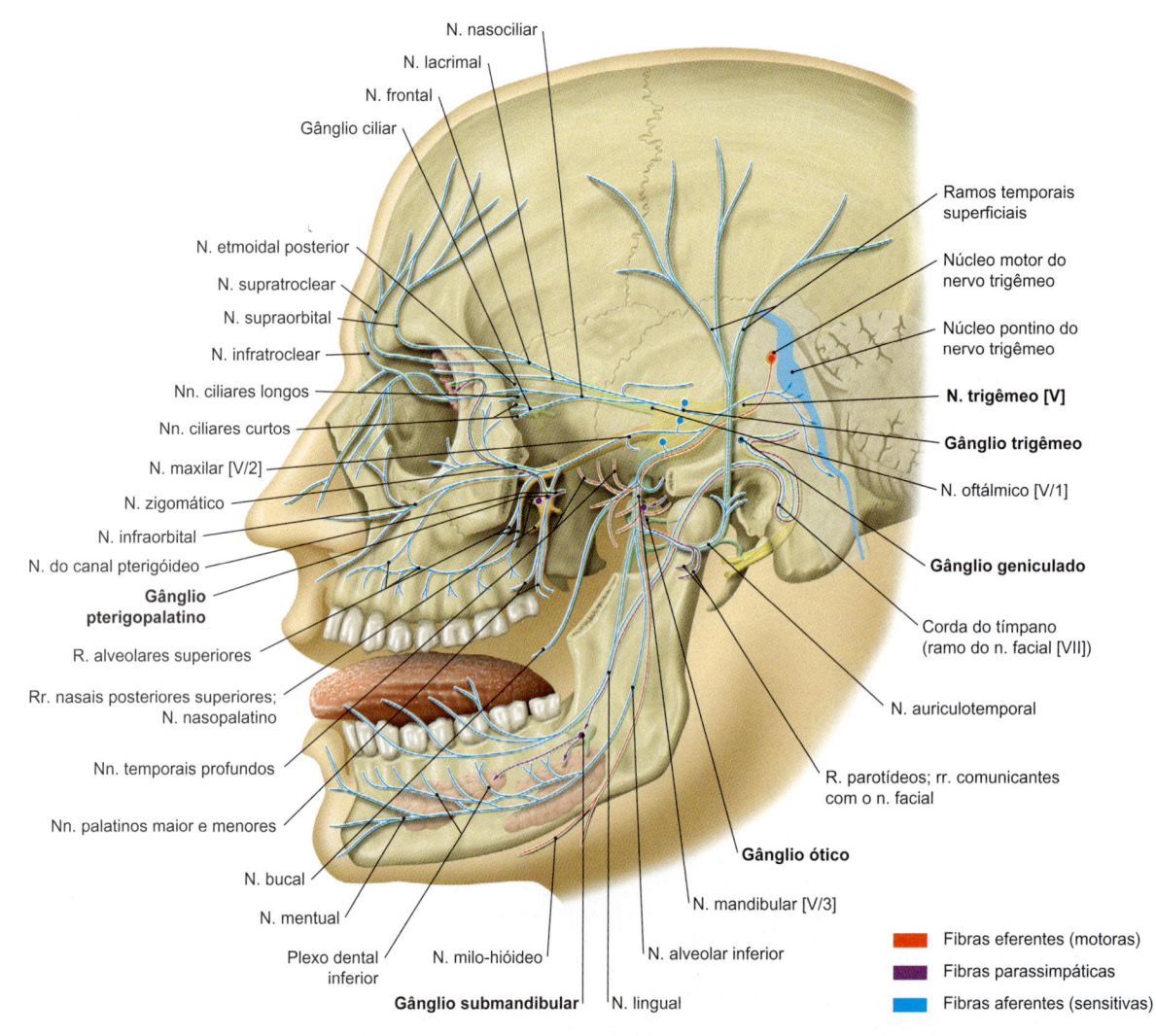

Figura 9.35 Nervo trigêmeo [V], regiões de núcleos e tipos de fibras. Vista lateral, com o arco zigomático e o processo coronoide removidos. O nervo trigêmeo se divide em três partes, com cada ramo saindo através de uma abertura na base do crânio.

Tabela 9.17 Ramos do nervo oftálmico [V/1] (puramente aferentes somáticos).

Ramo	Sub-ramos	Região de Inervação
Ramo meníngeo recorrente (ramo do tentório)		Partes das meninges
Nervo frontal	Nervo supraorbital	Pele da fronte e mucosa do seio frontal
	Nervo supratroclear	Pele e conjuntiva do ângulo medial do olho
Nervo lacrimal		Glândula lacrimal (para a inervação secretora, as fibras pós-ganglionares parassimpáticas, derivadas do nervo zigomático, se associam), pele e conjuntiva do ângulo lateral do olho
Nervo nasociliar	➤ Tabela 9.18	Seios paranasais, parte anterior da cavidade nasal propriamente dita, além da íris, corpo ciliar, e córnea do bulbo do olho (➤ Tabela 9.18)

Tabela 9.18 Ramos do nervo nasociliar [originados de V/1].

Ramo	Trajeto	Região de Inervação
Raiz sensitiva do gânglio ciliar (ramo comunicante com o gânglio ciliar)	Contribui para o componente sensitivo do gânglio ciliar, do qual emergem os nervos ciliares curtos	Bulbo do olho e sua conjuntiva (juntamente com os nervos ciliares longos)
Nervos ciliares longos	Associam-se ao nervo óptico (II) e se projetam com os nervos ciliares curtos, originados do gânglio ciliar, para o bulbo do olho; além disso, suas fibras simpáticas, originadas do plexo carótico, também se associam	Bulbo do olho e sua conjuntiva; as fibras simpáticas inervam o músculo dilatador da pupila
Nervo etmoidal posterior	Projeta-se através do forame de mesmo nome para as células etmoidais posteriores e para o seio etmoidal	Mucosa das células etmoidais posteriores e do seio etmoidal
Nervo etmoidal anterior	Projeta-se para trás, através do forame de mesmo nome, na fossa anterior do crânio e, daí, segue através da lâmina cribriforme, em direção à cavidade nasal; ele termina com os ramos nasais externos na pele do dorso do nariz	Mucosa da região anterior da cavidade nasal e das células etmoidais anteriores; pele do dorso do nariz
Nervo infratroclear	Projeta-se abaixo da tróclea, em direção ao ângulo medial do olho	Pele do ângulo medial do olho

Tabela 9.19 Ramos do nervo maxilar [V/2] (puramente aferentes somáticos).

Ramo	Sub-ramos	Região de Inervação
Ramo meníngeo		Meninges da fossa média do crânio
Nervo zigomático	Ramo zigomaticotemporal	Pele da região temporal
	Ramo zigomaticofacial	Pele da região superior da bochecha (região bucal superior); para a inervação secretora da glândula lacrimal, fibras pós-ganglionares parassimpáticas seguem com o nervo zigomático, do qual se origina o nervo lacrimal (ramo comunicante com o nervo zigomático)
Ramos ganglionares do gânglio pterigopalatino		Contribuem com fibras sensitivas para o gânglio pterigopalatino, inervação do palato e do nariz, associam-se a fibras simpáticas e parassimpáticas para as glândulas nasais e palatinas (eferentes viscerais especiais), além de fibras gustatórias
Nervo infraorbital (ramo terminal do nervo maxilar)	Nervos alveolares superiores com ramos alveolares superiores posteriores, médios, e anteriores (plexo dental superior)	Mucosa do seio maxilar, dentes maxilares e gengiva associada
	Ramos palpebrais inferiores, ramos nasais externos e internos, e ramos labiais superiores	Pele e conjuntiva da pálpebra inferior, pele situada lateralmente à asa do nariz, pele do lábio superior e região lateral da bochecha, entre o lábio superior e o lábio inferior
Nervo palatino maior	Projeta-se sobre o canal palatino maior, através do forame palatino maior	Mucosa do palato duro, glândulas palatinas, corpúsculos gustativos no palato
Nervos palatinos menores	Emergem do canal palatino maior através dos forames palatinos menores	Mucosa do palato mole, tonsila palatina, glândulas palatinas, corpúsculos gustativos no palato
Ramos nasais posteriores superiores laterais e mediais	Projetam-se através do forame esfenopalatino, na cavidade nasal e dão origem ao nervo nasopalatino, que se projeta através do canal incisivo para o palato duro	Mucosa das conchas nasais, septo nasal, parte anterior da mucosa do palato duro, dentes incisivos superiores e gengiva associada, glândulas nasais

Tabela 9.20 Ramos do nervo mandibular [V/3] (aferentes somáticos, eferentes somáticos e eferentes viscerais).

Ramo	Sub-ramos	Região de Inervação
Ramo meníngeo		Partes das meninges
Nervo massetérico		Músculo masseter
Nervos temporais profundos		Músculo temporal
Nervo pterigóideo lateral		Músculo pterigóideo lateral
Nervo pterigóideo medial		Músculo pterigóideo medial
Nervo do músculo tensor do véu palatino		Músculo tensor do véu palatino
Nervo do músculo tensor do tímpano		Músculo tensor do tímpano
Nervo bucal		Pele e mucosa da bochecha, além da gengiva da mandíbula
Nervo auriculotemporal	Ramos parotídeos	Fibras pós-ganglionares parassimpáticas derivadas do gânglio ótico se associam e inervam a glândula salivar parótida
	Ramos comunicantes com o nervo facial	Fibras pós-ganglionares parassimpáticas originadas do gânglio ótico se associam e inervam a glândula salivar parótida (controverso)
	Nervo do meato acústico externo	Meato acústico externo, tímpano
	Nervos auriculares anteriores	Pele anterior à concha da orelha
	Ramos temporais superficiais	Pele da porção posterior da região temporal
Nervo lingual	Ramos do istmo das fauces	Mucosa do palato mole
	Nervo sublingual	Mucosa do assoalho da boca
		Inervação sensitiva dos dois terços anteriores da língua, fibras gustatórias dos dois terços anteriores da língua, com incorporação de fibras pré-ganglionares parassimpáticas originadas da corda do tímpano e seguindo em direção ao gânglio submandibular
Nervo alveolar inferior	Plexo dental inferior	Dentes mandibulares e gengiva associada
	Nervo milo-hióideo	Músculo milo-hióideo e ventre anterior do músculo digástrico
	Nervo mental	Pele do mento

do bulbo do olho. Seus neurônios de origem estão localizados no **núcleo do nervo troclear** do mesencéfalo (➤ Fig. 9.34). Suas fibras deixam o encéfalo pela face posterior do tronco encefálico, na região inferior da **lâmina do teto**, como um nervo delgado. A partir daí, ele se estende lateralmente aos dois pedúnculos cerebrais, em direção ao tentório do cerebelo, para atravessar a dura--máter. Juntamente com o nervo oculomotor [III] e o nervo oftálmico [V/1], ele entra na órbita, através da fissura orbital superior e segue externamente ao anel tendíneo comum (anel tendíneo de Zinn) em direção ao **músculo oblíquo superior**, para suprir a sua inervação motora. A contração do músculo oblíquo superior, que é girado por uma alça de tecido conectivo que atua como um hipomóclio (tróclea, daí o nome do nervo), provoca a rotação interna do bulbo do olho, com um movimento lateral inferior simultâneo. Caso o bulbo do olho já se encontre em uma posição aduzida, o músculo oblíquo superior direciona o bulbo do olho lateralmente e para baixo.

Clínica

Uma **lesão do nervo troclear [IV]** está associada a uma visão dupla do paciente. Isso é causado por um **estrabismo** em direção nasal e para cima. Os pacientes afetados tentam compensar a deformidade do bulbo do olho por movimentos correspondentes da cabeça, o que se manifesta como um desvio da cabeça. Além disso, os pacientes relatam dificuldade em subir escadas, uma vez que já que não é mais possível olhar para baixo durante a movimentação dos olhos.

9.3.5 Nervo Trigêmeo [V]

O nervo trigêmeo [V] é o mais robusto dos 12 nervos cranianos e, ao mesmo tempo, é o *nervo do primeiro arco faríngeo* (ou *arco mandibular*). Ele conduz fibras motoras (eferentes viscerais especiais, EVE) e sensitivas (aferentes somáticas gerais, ASG), provenientes de diferentes regiões de núcleos. Três núcleos são sensitivos somáticos gerais e se estendem do tronco encefálico até a região superior da medula espinal (➤ Fig. 9.35):

- **Núcleo mesencefálico do nervo trigêmeo** (fibras aferentes somáticas gerais [ASG], envolvidas na propriocepção)
- **Núcleo pontino do nervo trigêmeo** (fibras aferentes somáticas gerais [ASG], envolvidas na mecanorrecepção)
- **Núcleo espinal do nervo trigêmeo** (fibras aferentes somáticas gerais [ASG], envolvidas na nocicepção, termorrecepção e mecanorrecepção)

O núcleo eferente visceral especial (EVE) do N. trigêmeo, o **núcleo motor do nervo trigêmeo**, está localizado no interior da ponte. Todas as fibras nervosas formam tratos na região da ponte para sair do encéfalo por sua margem lateral e, como nervo típico (raiz sensitiva e raiz motora), se estender em direção rostral através da parte petrosa do osso temporal. Daí, o nervo entra em uma duplicação da dura-máter (cavidade trigeminal, ou cavidade de Meckel) no nível do forame lacerado. Os corpos celulares dos neurônios, que emitem as fibras sensitivas, formam, neste ponto, o gânglio trigeminal (gânglio semilunar, ou gânglio de Gasser), que se divide em três grandes ramos principais (por isso o nome de nervo trigêmeo):

- O **nervo oftálmico** [**V/1**] (fibras aferentes somáticas gerais [ASG], puramente sensitivas, ➤ Tabela 9.17) entra na órbita através da fissura orbital superior e, finalmentc, chega à região superior da face. Ele inerva o bulbo do olho (especialmente a córnea e a conjuntiva), a pele da pálpebra superior, a fronte e o dorso do nariz, além das mucosas das cavidades nasais e dos seios paranasais. Além disso, no interior da órbita, fibras autônomas se associam a este nervo para prover a inervação da glândula lacrimal.
- O **nervo maxilar** [**V/2**] (fibras aferentes somáticas gerais [ASG], puramente sensitivas, ➤ Tabela 9.19) sai do crânio através do forame redondo. Ele inerva a pele da região temporal anterior, a parte superior das bochechas, a pálpebra inferior e a pele abaixo da pálpebra. Além disso, ele é responsável pela inervação sensitiva do palato, dos dentes maxilares e da gengiva correspondente, além da mucosa do seio maxilar.
- O **nervo mandibular** [**V/3**] (fibras aferentes somáticas gerais [ASG] e fibras eferentes viscerais especiais [EVE], sensitivas e motoras, ➤ Tabela 9.20) passa pelo forame oval e promove a inervação sensitiva da pele da região temporal posterior, da parte inferior das bochechas, do mento e dos dentes mandibulares, além da gengiva correspondente. Já a inervação motora é fornecida aos músculos da mastigação, dois músculos do assoalho da boca (músculo milo-hióideo e ventre anterior do músculo digástrico), o músculo tensor do véu palatino e o músculo tensor do tímpano. De modo semelhante ao nervo oftálmico [V/1], fibras autônomas se associam ao nervo mandibular para a inervação de algumas glândulas (glândulas salivares menores linguais, glândulas salivares sublinguais, glândulas salivares submandibulares), bem como fibras adicionais para a sensibilidade (paladar) dos dois terços anteriores da língua (**corda do tímpano**).

O trajeto do nervo trigêmeo e de seus ramos está demonstrado na ➤ Tabela 9.17 até a ➤ Tabela 9.20.

NOTA

Os locais de emergência dos ramos sensitivos da face (forame supraorbital, forame infraorbital e forame mentual) constituem o que se denomina **pontos de pressão trigeminal,** sendo de grande importância na prática clínica para o médico examinador (➤ Item 12.5.8).

Clínica

A **neuralgia do nervo trigêmeo** (“**tique doloroso**”) é um complexo distúrbio sensitivo da raiz do nervo trigêmeo que causa dores intensas e, às vezes, até mesmo irritação da pele da face. A patogênese ainda não foi totalmente elucidada. Supõe-se que distúrbios ou estenose dos vasos nutridores – principalmente na região do **gânglio trigeminal** e do ângulo pontocerebelar – levem a uma redução do suprimento dos neurônios. Os pacientes sofrem de dores agudas, intensas e repentinas, que atingem a máxima intensidade, em uma escala subjetiva de dor. Leves toques, ou até mesmo o vento, podem desencadear a dor, principalmente nas regiões de suprimento do nervo mandibular [V/3] e do nervo maxilar [V/2]. Medicamentos analgésicos ou anestésicos podem proporcionar alívio sintomático. Não raramente, os pacientes buscam uma saída no suicídio. A neuralgia do trigêmeo também pode ocorrer como resultado da infecção pelo vírus da varicela-zóster (**neuralgia pós-zóster**). Uma vez que o nervo oftálmico [V/1] atua como uma via de transporte para os vírus (transporte axonal), ocorrem deficiências na sua região de inervação. Por isso, o acometimento da superfície ocular é particularmente temido, pois, além de estar envolvido em dores intensas, em determinados casos, pode levar à cegueira (**zóster oftálmico**).

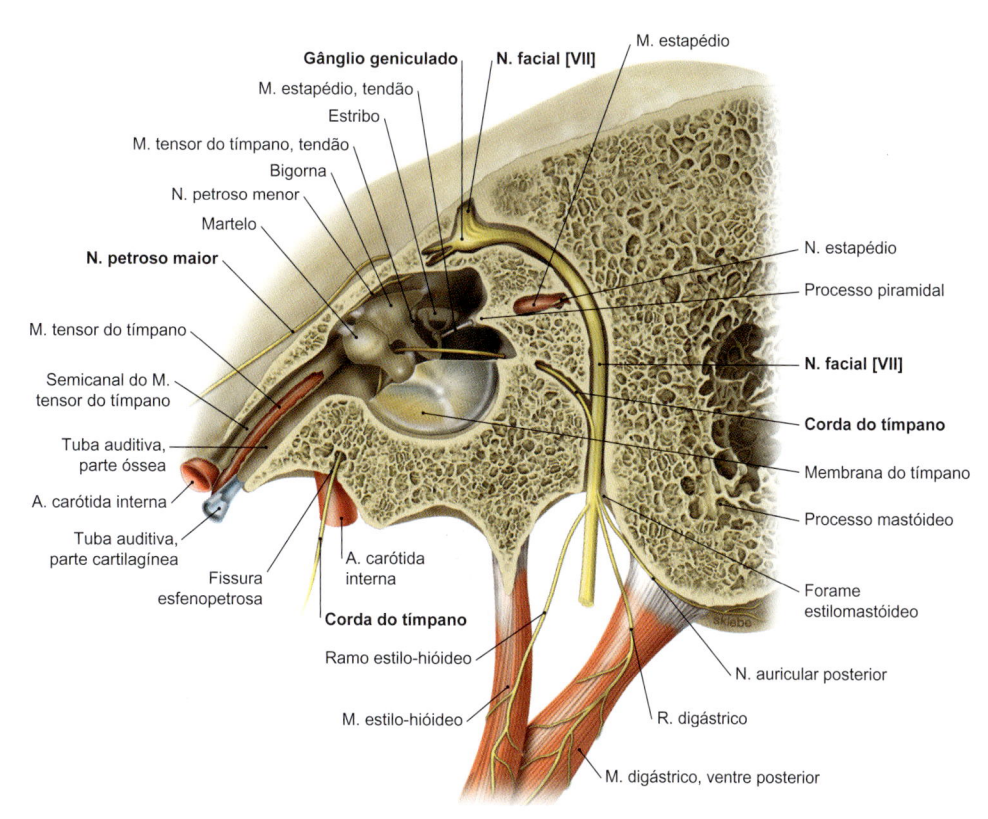

Figura 9.36 Trajeto do nervo facial [VII]. Corte longitudinal através do canal do nervo facial, vista pelo lado esquerdo.

9.3.6 Nervo Abducente [VI]

De modo semelhante ao nervo troclear [IV], o nervo abducente [VI] é um nervo com fibras eferentes somáticas gerais (ESG) que inerva apenas um músculo, o **músculo reto lateral**. A contração deste músculo extrínseco do bulbo do olho leva à abdução do bulbo do olho e, portanto, a uma visão em direção temporal (abdução, daí o nome do nervo). Os neurônios estão localizados no **núcleo do nervo abducente** no interior da ponte. O núcleo do nervo abducente é envolvido por fibras do nervo facial [VII] que ainda seguem na ponte (**joelho interno do nervo facial**). O nervo abducente [VI] emerge do interior do **sulco bulbopontino**, entre a ponte e o bulbo, e segue paralelamente à artéria basilar, em direção ao clivo, onde penetra na dura-máter. No interior da dura-máter, ele segue juntamente com os nervos oculomotor [III] e troclear [IV] para o **seio cavernoso**, onde é o único nervo craniano que não segue na parede lateral, mas diretamente em meio ao plexo venoso. Dali, ele segue através da fissura orbital superior e entra na órbita, atravessa o anel tendíneo comum (anel tendíneo de ZINN) e inerva o músculo reto lateral.

O trajeto e os tipos de fibras do nervo abducente [VI] são mostrados na ➤ Fig. 9.34 (juntamente com os nervos oculomotor [III] e troclear [IV]).

Clínica

Devido ao seu longo trajeto extradural e à sua passagem pelo seio cavernoso, o nervo abducente é particularmente suscetível a lesões (**paresia por lesão do nervo abducente**). Quando o paciente movimenta, como solicitado, o olho afetado em direção temporal, o bulbo do olho permanece voltado para a frente, uma vez que o músculo reto lateral está paralisado. De forma semelhante à paralisia do nervo troclear, os pacientes geralmente desenvolvem **visão dupla** (diplopia).

9.3.7 Nervo Facial [VII]

O nervo facial [VII] é o nervo do segundo arco faríngeo (ou arco hióideo). Sua principal função é a inervação eferente visceral especial (EVE) dos músculos da expressão facial. Ele consiste em duas partes principais (**nervo facial [VII]** e **nervo intermédio**) com diferentes tipos de fibras. De acordo com o tipo de função conduzida por suas fibras, as partes do nervo facial [VII] apresentam três núcleos diferentes:

- O **núcleo do nervo facial**, do qual partem **fibras eferentes (motoras) viscerais especiais** (**EVE**) e que se encontra no interior da ponte, é constituído por um grupo superior de neurônios (inervação da musculatura da fronte e das pálpebras, controlada pelo giro pré-central ipsilateral e contralateral) e um grupo inferior de neurônios (inervação dos demais músculos da expressão facial [inferiores], controlada pelo giro pré-central contralateral). Deste modo, a porção superior do núcleo recebe inervação originada de ambos os hemisférios. A parte inferior do núcleo é inervada apenas pelas fibras corticonucleares contralaterais.
- O **núcleo salivatório superior**, de onde partem **fibras eferentes viscerais gerais** (**EVG**) (parassimpáticas), também se situa no interior da ponte e é responsável pela inervação autônoma das glândulas salivares maiores (exceção: glândula salivar parótida), das glândulas lacrimais e por uma parte das glândulas nasais.
- O **núcleo do trato solitário** (parte superior), de onde partem **fibras aferentes viscerais especiais** (**AVE**) (que permitem a percepção do paladar) e que se estendem da ponte até o bulbo, contém os neurônios envolvidos na inervação sensitiva dos dois terços anteriores da língua (paladar).

Além disso, **fibras aferentes somáticas gerais** (**ASG**) seguem com o N. facial [VII] originadas da parede posterior do meato acústico externo, da pele posterior da concha da orelha e do tímpano. As fibras seguem por um pequeno trajeto, com o nervo vago [X] (ramo comunicante com o nervo vago) e se associam ao nervo facial

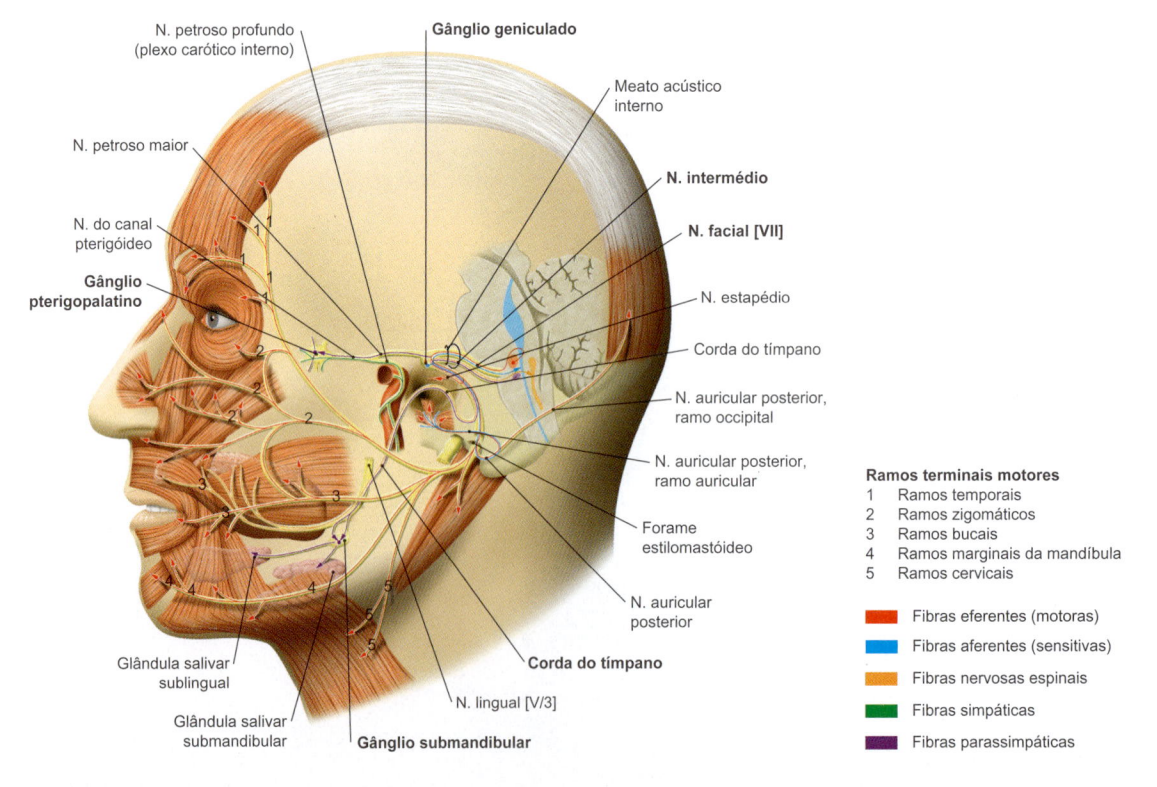

Figura 9.37 Nervo facial [VII], núcleos e tipos de fibras. Vista pelo lado esquerdo.

[VII] na parte petrosa do osso temporal. Como ocorre com corpos celulares de neurônios das fibras sensitivas para o paladar, os corpos celulares dos neurônios estão localizados no gânglio geniculado e se projetam, através do nervo intermédio (parte intermediária do nervo facial [VII]), para o **núcleo espinal do nervo trigêmeo**. Ambas as partes principais (partes facial e intermédia) emergem do encéfalo a partir do **ângulo pontocerebelar** para, juntamente com o nervo vestibulococlear [VIII], entrar no **poro acústico interno** e no **meato acústico interno**. Pouco antes de chegar à orelha interna, a parte principal do nervo se inclina quase em ângulo reto nas direções dorsal e inferior (➤ Fig. 9.36). Este local de inclinação é referido como o **joelho externo do nervo facial** (joelho interno do nervo facial: trajeto das fibras intrapontinas do nervo facial [VII] ao redor do núcleo do nervo abducente). O joelho externo do nervo facial é o local onde está situado o **gânglio geniculado**, que contém corpos celulares de neurônios pseudounipolares e que emitem tanto fibras sensitivas para o paladar que atingem os dois terços anteriores da língua quanto fibras nervosas sensitivas para a orelha externa. Em outro trajeto, através do **canal do nervo facial** na parte petrosa do osso temporal, o nervo facial [VII] dá origem a outros três ramos:

- O **nervo petroso maior** (parassimpático) atravessa o hiato do canal do nervo petroso maior e, mais adiante, segue na fossa média do crânio entre a dura-máter e a parte petrosa do osso temporal, em direção ao forame lacerado (➤ Fig. 9.36). A ele se associam fibras simpáticas que formam o nervo petroso profundo. Após a passagem de ambos os nervos através do forame lacerado, as fibras parassimpáticas do nervo petroso maior e as fibras simpáticas do nervo petroso profundo se unem para formar o nervo do canal pterigóideo (ou nervo vidiano), que se estende através do canal do mesmo nome, na fossa pterigopalatina, em direção ao gânglio pterigopalatino (veja adiante).
- O **nervo estapédio** (➤ Fig. 9.36) permanece no interior da porção petrosa do osso temporal e segue em direção ao músculo estapédio, situado no processo piramidal do osso temporal, para prover a sua inervação motora (sua contração muscular leva à inclinação da base do estribo na janela oval, com resultante enrijecimento da cadeia de ossículos da audição e redução da transmissão de sons agudos).
- Pouco antes de o nervo facial [VII] emergir do canal ósseo do nervo facial, através do forame estilomastóideo, ele dá origem ao **corda do tímpano** (➤ Fig. 9.36). Após um curto trajeto através de um canal próprio, na porção petrosa do osso temporal, ele entra na cavidade timpânica. Circundado pela mucosa da orelha média, ele prossegue através da cavidade timpânica sobre os ossículos da audição, passa entre o colo do martelo e a parte superior do ramo longo da bigorna e, em seguida, se inclina para baixo na direção da **fissura esfenopetrosa**, pela qual, na maioria dos casos, ele segue na orelha média (em ocorrências mais raras, o corda do tímpano penetra na base do crânio através da **fissura petrotimpânica** [fenda de Glaser]). Através de ambas as fissuras, o corda do tímpano atinge a região posterior ou medial à fossa mandibular e segue, medialmente, ao côndilo da mandíbula e ao ramo da mandíbula, estendendo-se para baixo. Aproximadamente 1 cm abaixo da incisura da mandíbula, o corda do tímpano se associa ao nervo lingual.
  - A partir do **nervo lingual**, o corda do tímpano incorpora fibras sensitivas gustatórias oriundas dos corpúsculos gustativos dos dois terços anteriores da língua, cujos corpos celulares dos neurônios se situam no gânglio geniculado do nervo facial [VII] e se projetam para o núcleo espinal do nervo trigêmeo.
  - No corda do tímpano estão presentes **fibras parassimpáticas** associadas ao **núcleo salivatório superior**. Elas emergem do

nervo lingual e se estendem para o gânglio submandibular (veja adiante).

A parte principal do nervo facial [VII] deixa a base do crânio através do **forame estilomastóideo** do osso temporal. Logo após a sua emergência, ela dá origem aos seguintes ramos motores:

- **Nervo auricular posterior**, para a inervação do ventre posterior do músculo occipitofrontal
- **Ramo auricular** (geralmente como ramo do nervo auricular posterior), para a inervação dos músculos auriculares, músculos da mímica em disposição rudimentar
- Um **ramo direto** para a inervação do ventre posterior do músculo digástrico
- Um **ramo direto** para a inervação do músculo estilo-hióideo

O tronco principal entra, finalmente, na glândula salivar parótida, onde se ramifica para formar o **plexo intraparotídeo** (➤ Fig. 9.37). Normalmente ele se divide em um ramo temporofacial superior e um ramo cervicofacial inferior. Os ramos terminais emergem pelas margens anterior e inferior da glândula salivar parótida como **ramos temporais** (clinicamente também conhecidos como ramo terminal frontal), **ramos zigomáticos**, **ramos bucais**, **ramo marginal da mandíbula** e **ramo cervical**, para a inervação dos músculos da expressão facial (➤ Item 9.2. 3).

N O T A

Embora as fibras parassimpáticas sigam, parcialmente, com o nervo facial [VII] e se estendam através da glândula salivar parótida, elas não inervam esta glândula. A inervação parassimpática da glândula parótida deriva do nervo glossofaríngeo [IX] (➤ Item 9.3.9).

Clínica

Em processos patológicos nos quais se formam massas aberrantes no ângulo pontocerebelar (geralmente um neurinoma acústico benigno, mas de crescimento extrusivo) tanto o nervo vestibulococlear [VIII] (distúrbios da audição e do equilíbrio) quanto o nervo facial [VII] podem ser afetados. As possíveis consequências de uma **lesão infranuclear** (lesão abaixo do joelho interno do nervo facial) são:

- secreção limitada das glândulas lacrimais (consequência: ressecamento ocular ["olho seco"])
- deficiência do nervo estapédio (consequência: hiperacusia)
- deficiência do corda do tímpano (consequência: distúrbios do sentido do paladar, produção limitada de saliva de um dos lados)
- deficiência dos ramos motores (consequência: **paralisia periférica devido à lesão do nervo facial** com lagoftalmia [incapacidade de fechar o olho, devido à deficiência do músculo orbicular do olho], e resultante interrupção da lubrificação da superfície ocular pelo filme lacrimal, com turvação da superfície ocular devido à desidratação, até a possível cegueira no lado afetado)

As **lesões supranucleares** são caracterizadas por danos na região das fibras corticonucleares do nervo. Elas representam o que se chama de **paralisia facial central**. Esse tipo de lesão é caracterizado por deficiências motoras da musculatura facial inferior contralateral (a chamada paralisia facial inferior). Uma vez que a musculatura dos olhos e da fronte é inervada por ambas as metades do cérebro, a metade superior da face não é afetada em uma paralisia facial central, e a fronte pode ser enrugada.

Gânglio Pterigopalatino

O nervo petroso maior (fibras parassimpáticas pré-ganglionares) e o nervo petroso profundo (fibras simpáticas pós-ganglionares)

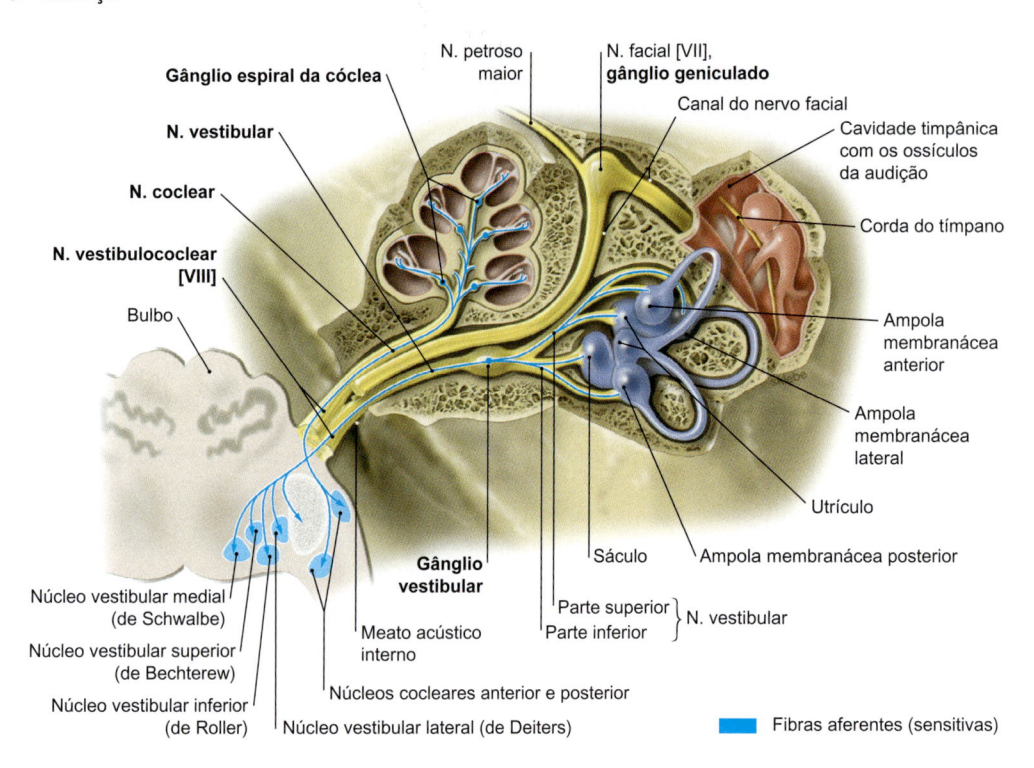

N. petroso maior

N. facial [VII], **gânglio geniculado**

Canal do nervo facial

Cavidade timpânica com os ossículos da audição

Gânglio espiral da cóclea

N. vestibular

N. coclear

N. vestibulococlear [VIII]

Bulbo

Corda do tímpano

Ampola membranácea anterior

Ampola membranácea lateral

Utrículo

Sáculo

Ampola membranácea posterior

Núcleo vestibular medial (de Schwalbe)

Núcleo vestibular superior (de Bechterew)

Núcleo vestibular inferior (de Roller)

Gânglio vestibular

Meato acústico interno

Núcleos cocleares anterior e posterior

Núcleo vestibular lateral (de Deiters)

Parte superior
Parte inferior } N. vestibular

■ Fibras aferentes (sensitivas)

Figura 9.38 Nervo vestibulococlear [VIII], núcleos e tipos de fibras. Vista superior, com a parte petrosa aberta.

chegam ao gânglio pterigopalatino como nervo do canal pterigóideo (➤ Fig. 9.37). Além disso, o gânglio recebe fibras sensitivas do palato – como uma rota de trânsito em seu trajeto para o nervo maxilar [V/2]:

- Uma parte das fibras parassimpáticas derivadas do nervo petroso maior, após a conexão sináptica de fibras pré-ganglionares com neurônios ganglionares, une-se ao **nervo zigomático** e segue com ele através da fissura orbital inferior, no interior da órbita. Ali, estas fibras se unem ao **ramo zigomaticotemporal** e, em seguida, ao **ramo comunicante com o nervo zigomático**, para a formação do **nervo lacrimal**, de modo a proporcionar a inervação da glândula lacrimal.
- Uma segunda parte das fibras parassimpáticas se estende da fossa pterigopalatina, com o **nervo nasal posterior superior,** através do forame esfenopalatino, e entra na cavidade nasal. Ali, as fibras se distribuem pela mucosa nasal e inervam as glândulas nasais.
- Uma terceira parte das fibras parassimpáticas entra com o **nervo palatino maior** e os **nervos palatinos menores**, após a passagem pelos forames de mesmo nome, em direção aos palatos duro e mole, inervando as **glândulas palatinas**.
- Com as fibras parassimpáticas mencionadas, seguem **fibras simpáticas pós-ganglionares** derivadas do nervo petroso profundo para as glândulas correspondentes, as quais já estabeleceram conexões sinápticas no gânglio cervical superior.
- **Ramos sensitivos,** originados do palato mole, seguem com o nervo palatino maior e com os nervos palatinos menores para o gânglio pterigopalatino, passando por ele sem estabelecer contatos sinápticos e, pouco antes do forame redondo, se unem ao nervo maxilar [V/2]. Os corpos celulares de seus neurônios estão localizados no gânglio trigeminal e se projetam para o núcleo pontino do nervo trigêmeo.

Gânglio Submandibular

O gânglio submandibular está localizado nas imediações (acima) da glândula salivar submandibular, sendo responsável por sua inervação e pela inervação das glândulas salivares sublinguais e

das glândulas linguais (➤ Fig. 9.37). As fibras parassimpáticas seguem com o **corda do tímpano**, que se une ao nervo lingual. No entanto, as fibras seguem apenas em uma pequena parte com o nervo lingual [ramo de V/3]; em seguida, elas se ramificam e chegam ao **gânglio submandibular**, situado medialmente ao ângulo da mandíbula. Ali, as fibras pré-ganglionares fazem sinapses com os neurônios ganglionares, de onde uma parte das fibras se estende diretamente para a glândula salivar submandibular adjacente, inervando-a, enquanto a outra parte se associa ao nervo lingual, e segue com ele em direção à língua para a inervação das **glândulas linguais anteriores**, situadas no ápice da língua (**glândulas do ápice da língua**, ou **glândulas de Blandin-Nuhn**), ou emergem do nervo lingual [V/3], após um curto trajeto, para inervar a **glândula salivar sublingual**.

De modo semelhante ao gânglio pterigopalatino, as partes da raiz simpática derivam do plexo carótico, que se origina na região cervical do tronco simpático. No interior do gânglio, apenas as fibras parassimpáticas fazem conexões sinápticas; as fibras simpáticas seguem através do gânglio sem conexões.

9.3.8 Nervo Vestibulococlear [VIII]

O nervo vestibulococlear [VIII], que na clínica também é conhecido como nervo estatoacústico, é formado por fibras aferentes somáticas especiais (ASE) e também contém fibras eferentes, referidas na formação do feixe olivococlear (➤ Item 12.5.11). Ele está dividido em duas partes (➤ Fig. 9.38):

- A **parte coclear** conduz informações oriundas do órgão da audição (cóclea) para as regiões de núcleos no tronco encefálico
- A **parte vestibular** conduz informações do órgão vestibular (órgão do equilíbrio) para as regiões de núcleos correspondentes no tronco encefálico

As fibras nervosas aferentes somáticas especiais do **nervo coclear** originam-se do órgão espiral (de Corti) da cóclea. Os corpos celulares de neurônios bipolares se situam no interior da cóclea, no **gânglio espiral da cóclea**, no interior do modíolo. Na cóclea, as células sensitivas primárias do órgão espiral recebem contatos sinápticos oriundos do nervo coclear. Este nervo se estende (com o nervo vestibular e o nervo facial) através do meato acústico interno, e suas fibras entram no tronco encefálico através do ângulo pontoccrebelar para se projetar nos **núcleos cocleares anterior e posterior**. Os prolongamentos centrais dos **primeiros neurônios da via do equilíbrio**, oriundos do sáculo (aceleração linear vertical), do utrículo (aceleração linear horizontal) e dos ductos semicirculares (aceleração rotacional), inicialmente, se fundem em dois feixes – **parte superior** e **parte inferior** – que se unem para formar o **nervo vestibular** e, juntamente com o nervo coclear, seguem pelo meato acústico interno e entram no tronco encefálico através do ângulo pontocerebelar. Seus corpos celulares estão localizados no **gânglio vestibular**, na margem do meato acústico interno. Eles se projetam para os quatro **núcleos vestibulares** – **núcleo superior** (**de Bechterew**), **núcleo inferior** (**de Roller**), **núcleo medial** (**de Schwalbe**) e **núcleo lateral** (**de Deiters**) (➤ Fig. 9.38). Algumas fibras seguem através do pedúnculo cerebelar inferior para o cerebelo.

Clínica

Um **neurinoma do acústico** é um tumor benigno de crescimento lento (pode durar anos a décadas), mas que provoca progressivo deslocamento das estruturas durante este crescimento, com origem nas células de Schwann da bainha de mielina das fibras do nervo vestibular [VIII] (schwannoma). Em geral, este tumor se desenvolve na região do poro acústico interno. Os primeiros sintomas são, frequentemente, perda da audição (especialmente dos sons em alta frequência)

e/ou zumbido, além de tonturas (distúrbios do equilíbrio) como o terceiro sintoma mais comum. Estes três sintomas ocorrem quando o neurinoma do acústico ainda é relativamente pequeno e está predominante ou exclusivamente localizado na parte óssea do meato acústico (posição intrameatal). Devido ao deslocamento provocado pelo crescimento tumoral, o nervo facial [VII] pode ser afetado. Após o diagnóstico, o neurinoma é removido por meio de um procedimento neurocirúrgico.

9.3.9 Nervo Glossofaríngeo [IX]

O nervo do terceiro arco faríngeo, o nervo glossofaríngeo [IX], é um nervo misto, com fibras eferentes viscerais gerais (EVG), fibras eferentes viscerais especiais (EVE) e fibras aferentes somáticas gerais (ASG), além de fibras aferentes viscerais gerais (AVG) e fibras aferentes viscerais especiais (AVE). Ele é, portanto, muito semelhante ao nervo vago [X] (➤ Item 9.3.10). De acordo com suas diferentes modalidades funcionais de fibras, o nervo glossofaríngeo tem uma grande área de inervação – ele inerva a glândula salivar parótida, os músculos e a mucosa da faringe e fornece inervação sensitiva do terço posterior da língua. Além disso, ele conduz informações do **corpo carótico** e do **seio carótico**, e, portanto, está envolvido na regulação da pressão arterial. Suas quatro regiões de núcleos estão localizadas no bulbo:

- **Núcleo salivatório inferior** (EVG), núcleo estimulador da secreção
- **Núcleo ambíguo** (EVE), núcleo motor

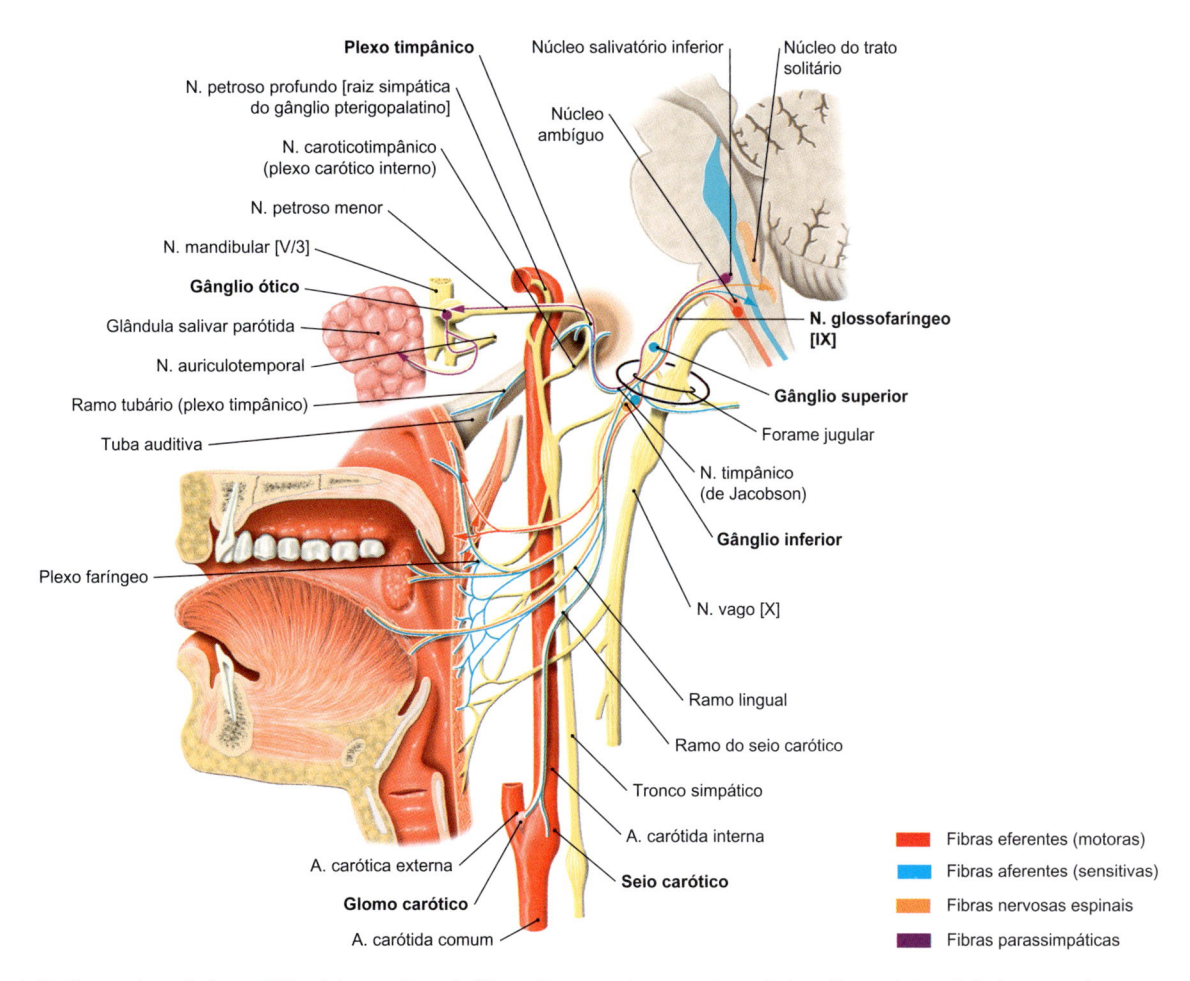

Figura 9.39 Nervo glossofaríngeo [IX], núcleos e tipos de fibras. Esquema de um corte sagital mediano, vista pelo lado esquerdo.

- **Núcleo espinal do nervo trigêmeo** (ASG), núcleo para a sensibilidade superficial
- **Núcleo do trato solitário** [núcleo solitário] (AVE, AVG), núcleo sensitivo para fibras gustatórias

O nervo glossofaríngeo [IX] sai juntamente (e acima) com o nervo vago [X] (➤ Item 9.3.10) e com o nervo acessório [XI] (➤ Item 9.3.11) no **sulco retro-olivar**, a partir do bulbo (➤ Fig. 9.39). Ele segue, recoberto pelo cerebelo, abaixo do lóbulo flóculo cerebelar, em direção ao **forame jugular**, através do qual ele emerge do crânio, juntamente com o nervo vago [X] e o nervo acessório [XI]. No nível do forame jugular estão situados dois gânglios sensitivos (**gânglio superior** [dentro do crânio] e **gânglio inferior** [fora do crânio]), os quais se tornam elevados por fibras nervosas sensitivas originadas de corpos celulares de neurônios pseudounipolares (gânglios superior e inferior) e fibras nervosas espinais (apenas no gânglio inferior). Após a sua passagem pela base do crânio, o nervo segue caudalmente entre a artéria carótida interna e a veia jugular interna, em direção ao **músculo estilofaríngeo**, que serve como estrutura de referência para o nervo. Ao longo do músculo, a partir da região posterior, ele chega à faringe e ao espaço parafa-

ríngeo, em direção à língua. Em seu trajeto, ele dá origem aos seguintes ramos:

- **Nervo timpânico** (**de Jacobson**) (EVG e ASG): ramifica-se no nível do gânglio inferior, logo abaixo do forame jugular, e se estende para a cavidade timpânica através de um canal ósseo. Ali, suas fibras nervosas se ramificam na mucosa da cavidade timpânica e, juntamente com fibras simpáticas do plexo carótico, formam o **plexo timpânico** (➤ Fig. 9.39). As fibras nervosas sensitivas inervam a mucosa da orelha média, e uma parte se funde ao **ramo tubário** e inerva a mucosa da tuba auditiva. Os corpos celulares dos neurônios das fibras sensitivas estão situados no **gânglio superior** e se projetam para o **núcleo espinal do nervo trigêmeo** e para o **trato espinal do nervo trigêmeo**. Fibras parassimpáticas pré-ganglionares, derivadas do núcleo salivatório inferior, seguem, sem conexões sinápticas com o nervo timpânico e com o plexo timpânico através da orelha média, e, em seguida, se associam às fibras simpáticas do plexo carótico interno, que também se estendem pela mucosa da orelha média, para a formação do **nervo petroso menor**. Este atravessa o **hiato do canal do nervo petroso menor** na fossa média do crânio,

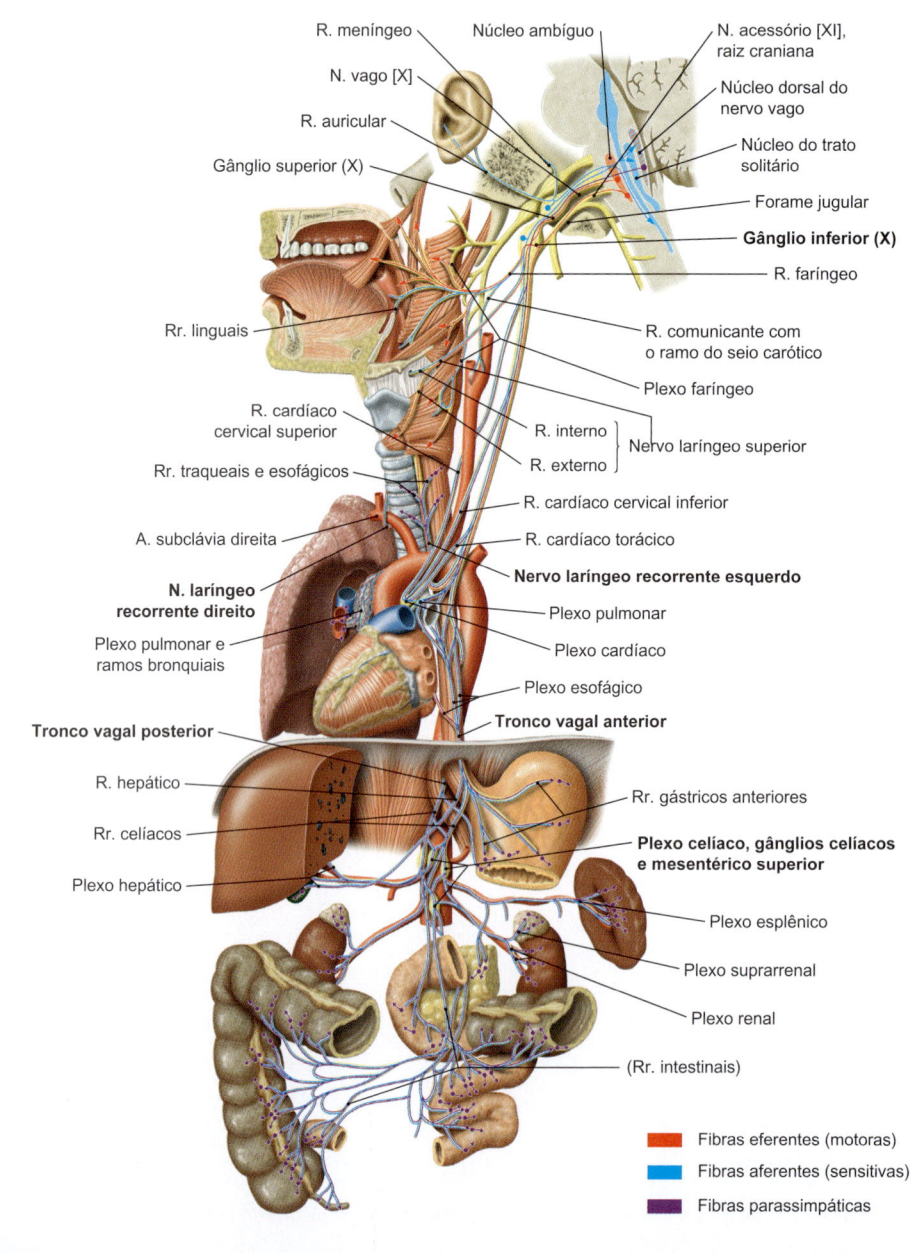

Figura 9.40 Nervo vago [X], núcleos e tipos de fibras, esquema simplificado.

e deixa esse espaço através do forame lacerado. A partir dali, as fibras se estendem para o **gânglio ótico**, no tronco do nervo mandibular [V/3] e para o forame oval. No gânglio, as fibras parassimpáticas pré-ganglionares fazem contatos sinápticos com os neurônios ganglionares, enquanto as fibras simpáticas seguem pelo gânglio sem conexões. As fibras pós-ganglionares se associam ao **nervo auriculotemporal**, em direção à **glândula salivar parótida**, e, no interior da parótida, se associam parcialmente às fibras intraparotídeas do **nervo facial [VII]**, com o qual elas entram no parênquima da glândula. O trecho das fibras que estabelecem as conexões desde o núcleo salivatório inferior até a glândula salivar parótida constitui a **anastomose de Jacobson**. Algumas fibras se estendem para a frente e inervam as **glândulas bucais** e **labiais**.

- **Ramo do seio carótico** (AVG): no interior do ramo do seio carótico seguem fibras nervosas que se originam no **seio carótico** (barorreceptores – regulação da pressão sanguínea) e no **corpo carótico** (quimiorreceptores – pressão parcial de O_2 e de CO_2) (➤ Fig. 9.39). Os corpos celulares desses neurônios estão localizados no gânglio inferior do nervo glossofaríngeo e se projetam para o **trato solitário**.
- **Ramos faríngeos** (EVG, EVE, ASG, AVE): os ramos conduzem diferentes tipos de fibras (➤ Fig. 9.39):
  - Fibras aferentes (sensitivas) (ASG) são originadas da parede da faringe. Os corpos celulares dos neurônios estão localizados no gânglio inferior e se projetam para o trato espinal do nervo trigêmeo.
  - Fibras motoras (EVE) originadas do núcleo ambíguo inervam, juntamente com fibras motoras do nervo vago [X], como plexo faríngeo, a musculatura da faringe e a musculatura do palato mole.
  - Fibras parassimpáticas (EVG) do núcleo salivatório inferior inervam as glândulas mucosas da faringe.
- **Ramos tonsilares e linguais** (ASG, AVE): estes ramos apresentam dois tipos de fibras (➤ Fig. 9.39):
  - Fibras aferentes (sensitivas) (ASG) oriundas da raiz da língua e do istmo das fauces, incluindo as tonsilas. Os corpos celulares dos neurônios estão localizados no gânglio inferior e se projetam para o trato espinal do nervo trigêmeo.
  - Fibras nervosas espinais (AVE) conduzem sensações gustatórias do terço posterior da língua e da mucosa adjacente na região do istmo das fauces para o núcleo do trato solitário e para o trato solitário. Os corpos celulares dos neurônios estão localizados no gânglio inferior.
- **Ramo do músculo estilofaríngeo** (EVE): este ramo originado do núcleo ambíguo inerva o músculo estilofaríngeo (➤ Fig. 9.39).

Gânglio Ótico

O gânglio ótico está localizado no tronco do nervo mandibular [V/3], próximo ao forame oval. No gânglio, fibras parassimpáticas pré-ganglionares fazem contatos sinápticos com neurônios ganglionares. Os corpos celulares dos neurônios das fibras estão localizados no núcleo salivatório inferior e, inicialmente, seguem para o gânglio óptico com o nervo glossofaríngeo [IX], através da anastomose de Jacobson, descrita anteriormente. As fibras pós-ganglionares estendem-se através do nervo auriculotemporal [V/3] e, parcialmente, com ramos intraparotídeos do nervo facial [VII], para a glândula salivar parótida, suprindo a inervação parassimpática da glândula. Outras fibras parassimpáticas se estendem do gânglio ótico para a raiz da língua e inervam as glândulas linguais. Além disso, fibras simpáticas pós-ganglionares passam pelo gânglio ótico, sem estabelecer contatos sinápticos e chegam às estruturas-alvo descritas com as fibras parassimpáticas.

> ### Clínica
>
> Essencialmente, **lesões do nervo glossofaríngeo [IX]** têm como consequência distúrbios da deglutição (disfagia), uma vez que a inervação motora do músculo constritor superior da faringe é danificada. Outros sintomas típicos incluem um desvio da úvula para o lado sadio (paralisia dos músculos levantador do véu palatino, palatoglosso, palatofaríngeo e da úvula), distúrbios de sensibilidade na região superior da faringe (p. ex., abolição do reflexo do vômito) e distúrbios da sensação do paladar na raiz da língua.

9.3.10 Nervo Vago [X]

Dentre todos os nervos cranianos, o nervo vago [X] (➤ Fig. 9.40) tem a maior área de inervação, que se estende até a cavidade abdominal, e é o principal nervo da divisão parassimpática cranial do sistema nervoso autônomo. Ele apresenta os mesmos tipos de fibras que o nervo glossofaríngeo [IX] (EVG, EVE, ASG, AVG, AVE, ➤ Item 9.3.9) e utiliza, na maior parte, as mesmas regiões de núcleos:

- **Núcleo ambíguo** (EVE), núcleo motor
- **Núcleo do trato solitário** [núcleo solitário] (AVE, AVG), núcleo sensitivo para fibras gustatórias
- **Núcleo espinal do nervo trigêmeo** (ASG), núcleo para sensibilidade superficial
- **Núcleo dorsal do nervo vago** (EVG, AVG), núcleo parassimpático

O nervo emerge como um feixe relativamente plano entre o nervo glossofaríngeo [IX] (➤ Item 9.3.9) e o nervo acessório [XI] (➤ Item 9.3.11) no **sulco retro-olivar** do bulbo, e se estende, juntamente com os outros dois nervos, para o forame jugular. Ele também tem dois gânglios (gânglio superior [gânglio jugular no forame jugular ou no interior do crânio] e gânglio inferior [gânglio nodoso, externamente ao crânio]). Ainda no interior da cavidade craniana, ele recebe dois ramos:

- **Ramo meníngeo** (ASG): fibras sensitivas oriundas das meninges da região da fossa posterior do crânio
- **Ramo auricular** (ASG): fibras sensitivas oriundas do meato acústico externo

---

> ### Clínica
>
> **Procedimentos no meato acústico externo,** por exemplo, pelo médico otorrinolaringologista para a remoção de cerume, desencadeiam o reflexo da tosse por meio das fibras sensitivas do nervo vago [X]. No caso de uma superestimulação, vômitos também podem ocorrer. Da mesma forma, a irritação do ramo meníngeo, por exemplo, no caso de meningite na região da fossa posterior do crânio, provoca vômitos.

O tronco principal do nervo segue juntamente com a artéria carótida interna e a veia jugular interna, no interior de uma bainha comum (**bainha carótica**) como um feixe vasculonervoso, em direção caudal, através do pescoço. Em seu trajeto, ele dá origem aos seguintes ramos:

- **Ramo faríngeo** (EVE, ASG): juntamente com o nervo glossofaríngeo [IX], forma o **plexo faríngeo** e proporciona a inervação motora para os músculos da faringe. As informações sensitivas são conduzidas pelos ramos linguais e pelo plexo faríngeo a partir da mucosa da faringe, do istmo das fauces, da base da língua e da entrada da laringe para o núcleo espinal do nervo trigêmeo. Os corpos celulares dos neurônios estão localizados no gânglio nodoso (ou gânglio inferior).

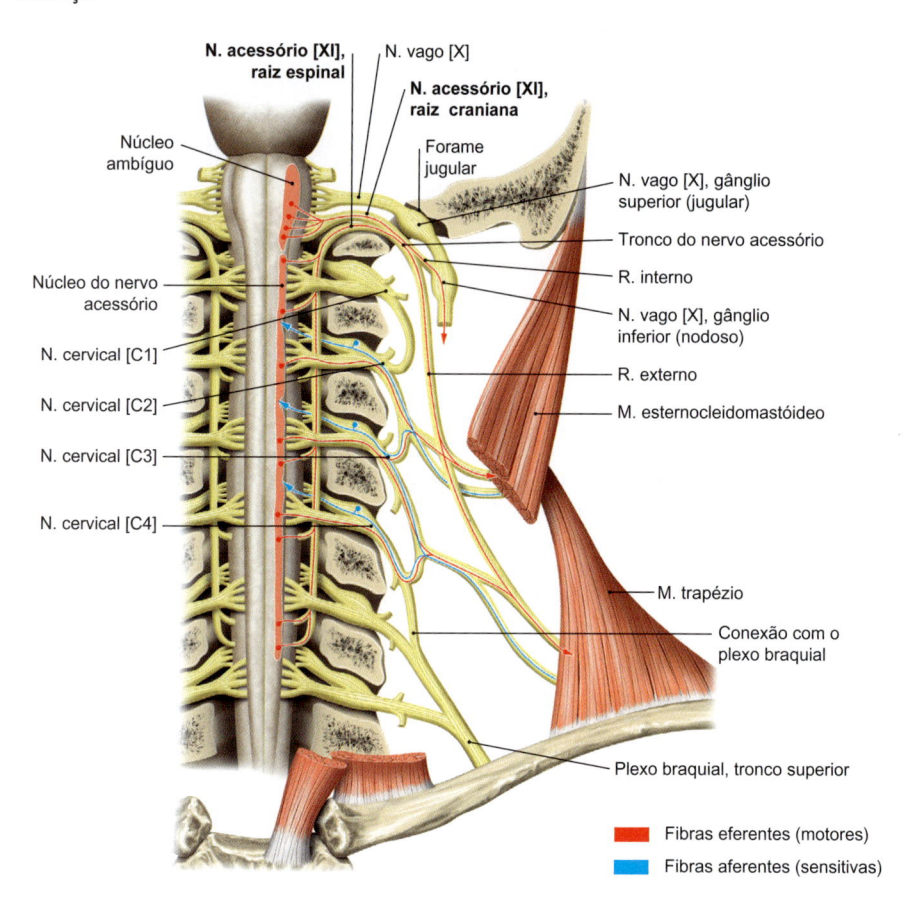

Figura 9.41 Nervo acessório [XI], núcleos e tipos de fibras. Vista anterior; o canal vertebral e o crânio abertos.

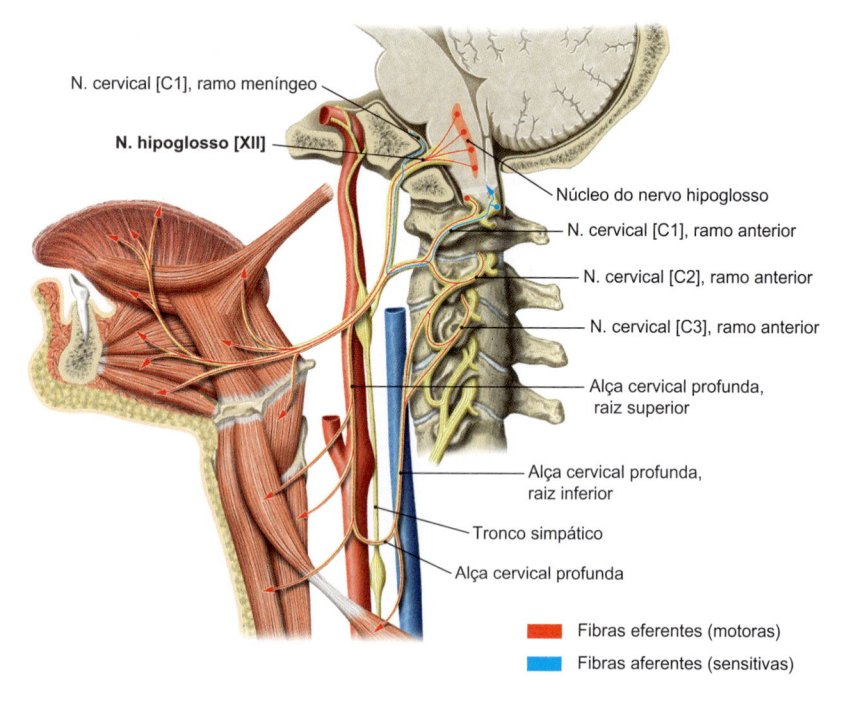

Figura 9.42 Nervo hipoglosso [XII], núcleos e tipos de fibras. Esquema de um corte sagital mediano, vista pelo lado esquerdo.

- **Nervo laríngeo superior** (EVE, ASG): o ramo emerge do nervo vago [X], normalmente logo após a sua emergência do crânio, e se estende entre a artéria carótida interna e a parede da faringe, em direção caudal até o nível da laringe. Aqui ele se divide nos seguintes ramos:
  - O **ramo externo** inerva o músculo cricotireóideo
  - O **ramo interno** fornece a inervação sensitiva da mucosa da laringe, acima da rima da glote

- **Ramos cardíacos cervicais superiores e inferiores, ramos cardíacos torácicos** (EVG, AVG): os ramos se originam do nervo vago já na região cervical e na região superior do tórax, e se estendem para o coração. Em seguida, o nervo vago atravessa a abertura superior do tórax. Os ramos cardíacos formam o **plexo cardíaco** no coração. Ali, as fibras nervosas fazem contatos sinápticos com o segundo neurônio e, em seguida, fornecem a inervação parassimpática dos átrios cardíacos, do nó sinoatrial (parte direita do nervo vago), e do nó atrioventricular (parte esquerda do nervo vago). Os ventrículos do coração não são inervados pelo nervo vago.

- **Nervo laríngeo recorrente** (EVE, ASG): no lado esquerdo, ele se projeta da frente para trás, em torno do arco da aorta (e forma uma alça ao redor do ligamento arterial de Botalli). No lado direito, ele se projeta da frente para trás ao redor da artéria subclávia e, como no lado esquerdo, se posiciona no sulco entre a traqueia e o esôfago. Em ambos os lados, ele dá origem aos **ramos traqueais e esofágicos** (ramos parassimpáticos), e se estende, mais cranialmente, em direção à laringe, que estabelece contato, de cada lado, já como **nervo laríngeo inferior**. Suas fibras se dividem e inervam – com exceção do músculo cricotireóideo, já inervado pelo nervo laríngeo superior – todos os outros músculos da laringe, bem como a mucosa da glote e abaixo da glote (subglote).
- Na caixa torácica, numerosas fibras emergem do nervo vago e formam os **ramos bronquiais**, o **plexo pulmonar** e o **plexo esofágico**, para a inervação parassimpática das estruturas correspondentes.
- Abaixo da bifurcação da traqueia, fibras, originalmente pertencentes ao nervo vago [X] esquerdo, estendem-se para a frente e formam o **tronco vagal anterior**, enquanto as fibras pertencentes ao nervo vago [X] direito se desviam posteriormente e formam o **tronco vagal posterior**. Esta disposição ocorre devido à rotação do estômago, durante o desenvolvimento embrionário. Ambos os troncos vagais entram na cavidade abdominal, juntamente com o esôfago, através do hiato esofágico do diafragma e, em seguida, se ramificam acompanhando os vasos sanguíneos como parte do sistema nervoso entérico, dando origem aos seguintes ramos: ramo hepático (omento menor), plexo hepático, ramos gástricos anteriores, plexo celíaco, gânglios celíaco e mesentérico superior, plexo esplênico, plexo suprarrenal, plexo renal, e ramos intestinais. Consequentemente, eles fornecem a inervação parassimpática das vísceras da região superior do abdome e do trato gastrointestinal. As conexões sinápticas entre fibras pré-ganglionares e os neurônios ganglionares ocorrem diretamente no respectivo órgão.

A região de suprimento do nervo vago [X] termina no nível da flexura esquerda do colo (**ponto de Cannon-Böhm**). A partir daí, a inervação parassimpática para todos os segmentos distalmente posicionados é suprida pela região sacral da medula espinal. As duas porções do sistema nervoso autônomo se sobrepõem amplamente nesta área, de tal modo que não existe um limite nítido entre a porção parassimpática craniana (nervo vago [X]) e a porção parassimpática sacral.

N O T A

O **trajeto do nervo laríngeo recorrente** é diferente de ambos os lados (à esquerda em torno do arco da aorta, à direita ao redor da artéria subclávia). Isso é explicado pelo desenvolvimento das estruturas da região. Uma bainha de mielina mais espessa no lado esquerdo garante que, apesar de o nervo apresentar um trajeto mais longo, ambas as pregas vocais possam vibrar simultaneamente e de forma sincronizada. Em casos raros, a artéria subclávia direita se origina como o último ramo dos arcos aórticos (a chamada **artéria lusória**) e, em seguida, se estende para trás ou à frente do esôfago, ou entre o esôfago e traqueia, no lado direito do corpo. Nesse caso, não há nervo laríngeo recorrente no lado direito. Como consequência, o nervo laríngeo inferior se origina em conjunto com o nervo laríngeo superior, ou alguns milímetros abaixo deste, a partir do nervo vago [X].

Clínica

Lesões do nervo vago [X] geralmente ocorrem como complicações de fraturas da base do crânio, na região do forame jugular. No entanto, tumores no ângulo pontocerebelar ou até mesmo causas iatrogênicas (devido a intervenções médicas), por exemplo, a excisão de linfonodos para análise ou uma dissecção do pescoço, também podem danificar o nervo. Dependendo da localização da lesão, podem ocorrer distúrbios na deglutição, distúrbios na sensibilidade na faringe e na epiglote (ausência do reflexo do vômito, distúrbios do paladar), rouquidão (devido à lesão dos nervos laríngeos), taquicardia, arritmias, além de problemas respiratórios e circulatórios.

9.3.11 Nervo Acessório [XI]

Por definição, o nervo acessório [XI] (EVE) *não é, propriamente, um verdadeiro nervo craniano*, uma vez que a sua parte principal (**raiz espinal**) não se origina de regiões de núcleos encefálicos, mas do corno anterior (**núcleo do nervo acessório**) da região cervical da medula espinal (C5). Por isso o nome "acessório" = adicional. Apenas uma pequena porção (**raiz craniana**) emerge, juntamente com o nervo glossofaríngeo [IX] (➤ Item 9.3.9) e o nervo vago [X] (➤ Item 9.3.10) no sulco retro-olivar do tronco encefálico. Os neurônios se situam no núcleo ambíguo. No interior do forame jugular, ambas as raízes se unem para formar o nervo acessório [XI] (➤ Fig. 9.41). Não está definitivamente esclarecido se as fibras da raiz craniana seguem por baixo do forame jugular como **ramo interno** para formar o nervo vago [X], ou se uma conexão com o nervo vago, de fato, não existe. A raiz craniana participa na inervação da musculatura da faringe e da laringe, o que, portanto, estritamente falando, não é atribuído ao nervo acessório [XI]. As fibras da raiz espinal, cujos neurônios estão localizados no núcleo do nervo acessório, se estendem como **ramo externo**, sobre o músculo levantador da escápula, abaixo do músculo esternocleidomastóideo, inervando esses músculos. Em seguida, uma parte continua através do trígono cervical lateral para a margem anterior do músculo trapézio, que ele também inerva.

Clínica

Uma vez que o nervo acessório [XI] segue muito superficialmente no pescoço, ele é muito suscetível a lesões (p. ex., na remoção de linfonodos). Na maioria dos casos, a **lesão** se encontra abaixo da emergência para o músculo esternocleidomastóideo, no trígono cervical lateral, de modo a ocasionar uma deficiência na inervação do músculo trapézio. As consequências são uma depressão do ombro e dificuldades para elevar o braço acima da horizontal (comprometimento da elevação do braço). Caso a lesão se situe acima da emergência do nervo para o músculo esternocleidomastóideo, este músculo se torna desnervado e o paciente pode – além das dificuldades na elevação do braço – não conseguir virar a cabeça para o lado sadio.

9.3.12 Nervo Hipoglosso [XII]

O nervo hipoglosso [XII] é um nervo puramente motor, com um único tipo de fibra (ESG). Sua região de núcleo envolve o **núcleo do nervo hipoglosso**. Ele emerge do encéfalo como o único nervo craniano com inúmeros pequenos feixes de fibras no **sulco**

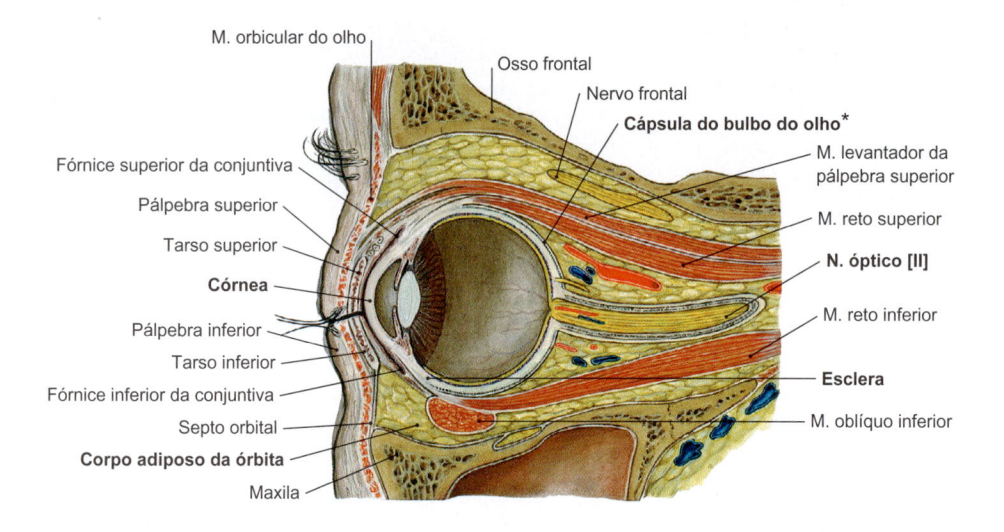

M. orbicular do olho
Osso frontal
Nervo frontal
Cápsula do bulbo do olho*
Fórnice superior da conjuntiva
Pálpebra superior
M. levantador da pálpebra superior
Tarso superior
M. reto superior
Córnea
N. óptico [II]
Pálpebra inferior
M. reto inferior
Tarso inferior
Fórnice inferior da conjuntiva
Esclera
Septo orbital
M. oblíquo inferior
Corpo adiposo da órbita
Maxila

Figura 9.43 Corte longitudinal através da região média da órbita. Vista medial. Todas as estruturas no interior da órbita se encontram incluídas em meio a um corpo adiposo, que envolve o conteúdo estrutural como uma massa de preenchimento ou um coxim.
*Cápsula de Tenon.

anterolateral, entre a oliva e a pirâmide. Após a agregação dos feixes de fibras para a formação do nervo hipoglosso [XII], este nervo atravessa o **canal do nervo hipoglosso**, lateralmente ao forame magno, através da base do crânio (➤ Fig. 9.42). Imediatamente abaixo da base do crânio, o nervo se associa às fibras dos nervos espinais C1 e C2 (plexo cervical), que se estendem para os músculos genio-hióideo e tireo-hióideo, inervando-os. Após a sua passagem pela base do crânio, o nervo hipoglosso se estende anteriormente no **espaço laterofaríngeo**, entre a artéria carótida interna e a veia jugular interna, em direção ao assoalho da boca. As fibras oriundas de C1 e C2 seguem, juntas, como a **alça cervical do nervo hipoglosso**. Ela entra lateralmente na língua, entre os músculos milo-hióideo e hioglosso, e fornece a inervação motora para os músculos intrínsecos da língua (músculos longitudinais superior e inferior da língua, músculo transverso da língua, músculo vertical da língua, além dos músculos estiloglosso, hioglosso, e genioglosso). Ele é o único nervo motor da língua e, portanto, é essencial para comer, beber, engolir e falar.

9.4 Olho
Michael Scholz

Competências

Após a leitura deste capítulo, você será capaz de:
- entender o desenvolvimento embrionário do olho e avaliar as características das respectivas estruturas do olho, resultantes deste desenvolvimento
- caracterizar a estrutura anatômica e os componentes do conteúdo da órbita
- distinguir as estruturas de sustentação da órbita e explicar as suas funções
- descrever a estrutura e a função dos músculos extrínsecos do bulbo do olho, bem como o suprimento sanguíneo e a inervação do bulbo do olho e da órbita
- distinguir os componentes do bulbo do olho e atribuir as suas funções

Clínica

Fraturas na base do crânio ou infartos na área de suprimento da artéria vertebral podem causar **lesões do nervo hipoglosso [XII]**. De modo geral, apenas um lado é afetado. Os pacientes podem apresentar distúrbios da articulação da fala (disartria) e distúrbios da deglutição (disfagia). Quando se pede para o paciente expor a língua, esta se desvia para o **lado afetado**, uma vez que a musculatura do lado saudável prevalece. Caso a lesão seja de longa duração, a consequência é a atrofia dos músculos da língua do lado afetado.

Caso Clínico

Ruptura do Nervo Óptico [II]

Acidente
Um homem de 32 anos sofre uma queda com sua bicicleta de corrida em um ligeiro declive e bate com força com a face lateral do crânio no asfalto. Embora o homem não estivesse usando um capacete de ciclista, ele não perde a consciência com a queda. Ele percebe um clarão no olho direito por alguns segundos e, tapando o olho esquerdo, ele nota que não consegue enxergar mais nada com o olho direito. Além

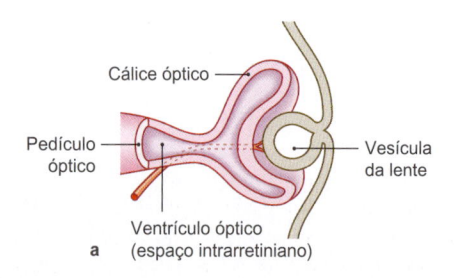

Cálice óptico
Pedículo óptico
Vesícula da lente
Ventrículo óptico
(espaço intrarretiniano)
a

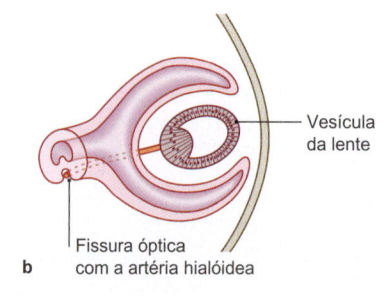

Vesícula da lente
Fissura óptica com a artéria hialóidea
b

Figura 9.44 Fases do desenvolvimento do olho na 5ª e na 6ª semanas (representação esquemática). **a** 5ª Semana. **b** 6ª Semana. [E838]

de leves escoriações, forma-se um hematoma na região temporal direita.

Diagnóstico

Após a entrada na clínica, uma tomografia computadorizada (TC) de emergência foi realizada para avaliar a ocorrência de possíveis fraturas. Uma fratura não foi detectada e o canal do nervo óptico (canal óptico) se mostrou intacto. Além disso, o teste de exposição alternada para detectar a reação da pupila demonstra uma completa alteração aferente da percepção da luz no olho direito.

Tratamento

A administração intravenosa imediata de uma megadose do glicocorticoide prednisolona, de ação anti-inflamatória, não pôde melhorar a perda de visão no lado direito.

Diagnóstico a Longo Prazo

Após cerca de 7 semanas, observou-se atrofia do nervo óptico. Devido ao impacto lateral da cabeça desprotegida (ausência do capacete durante a atividade de ciclismo!), durante o trajeto para a clínica, houve ruptura do nervo óptico [II] e/ou dos vasos associados, no canal óptico.

Tabela 9.21 Tecidos de origem dos primórdios do bulbo do olho com os respectivos tecidos associados, durante o seu desenvolvimento.

Tecido de Origem	Partes do Olho Derivadas
Neuroectoderma (diencéfalo)	• Retina • Camada interna do corpo ciliar • Camada posterior da íris • Nervo óptico
Ectoderma superficial (cabeça)	• Lente do olho • Epitélio anterior da córnea
Mesênquima da cabeça	• Esclera • Córnea • Corioide

O olho, como o órgão da visão humana, sob o ponto de vista funcional é composto pelo **bulbo do olho**, como o aparelho óptico propriamente dito, pelos **músculos extraoculares** (**músculos extrínsecos do bulbo do olho**), numerosos vasos sanguíneos e nervos, bem como várias estruturas auxiliares, tais como as **pálpebras**, a **conjuntiva** e o **aparelho lacrimal**. Exceto em relação às pálpebras, todas as estruturas auxiliares, juntamente com o bulbo do olho, que é envolvido por uma **cápsula de tecido conectivo** (**bainha do bulbo do olho**, ou **cápsula de Tenon**), e uma massa de tecido adiposo (**corpo adiposo da órbita**), encontram-se alojadas na órbita óssea (➤ Fig. 9.43).

- Cada olho é provido por uma **pálpebra superior** e uma **pálpebra inferior**.
- O **aparelho lacrimal** é composto pela glândula lacrimal, glândulas lacrimais acessórias, glândulas tarsais (glândulas de Meibomio) nas pálpebras, canalículos lacrimais superior e inferior, saco lacrimal e ducto lacrimonasal.
- Na órbita existem **seis músculos que movimentam o bulbo do olho**, além do **músculo levantador da pálpebra superior**. Dos seis músculos que movimentam o bulbo do olho, quatro deles seguem um trajeto retilíneo (músculo reto superior, músculo reto inferior, músculo reto medial, e músculo reto lateral) e dois apresentam um trajeto oblíquo (músculo oblíquo superior e músculo oblíquo inferior).
- O **bulbo do olho** assemelha-se a uma "cebola", devido à sua organização estrutural em camadas concêntricas. A túnica externa do olho (túnica fibrosa), composta pela esclera e pela córnea, considerada como uma camada de revestimento, é seguida pela túnica média do bulbo do olho (túnica vascular ou úvea), composta pela corioide, o corpo ciliar e a íris. A túnica interna do olho (túnica nervosa) é a retina. No interior do bulbo do olho estão presentes o humor aquoso, a lente e o corpo vítreo.

9.4.1 Embriologia

Tecidos de Origem

O desenvolvimento do olho é, em princípio, controlado por uma série de sinais indutivos, que se originam, inicialmente, do neuroectoderma do diencéfalo e, mais tarde, da interação recíproca entre as respectivas porções do primórdio do olho. Basicamente, durante o desenvolvimento embrionário, os futuros tecidos do olho se originam de três diferentes estruturas (➤ Tabela 9.21):
- neuroectoderma do diencéfalo
- ectoderma superficial da cabeça
- mesênquima da cabeça

Desenvolvimento do Primórdio do Olho

O desenvolvimento do primórdio de olho já se torna visível no início da 4ª semana. Inicialmente, ocorre uma invaginação do neuroectoderma, em formato de calha (sulco óptico), de ambos os lados. Deste modo, durante a fusão das pregas neurais, formam-se as vesículas ópticas, as quais, subsequentemente no desenvolvimento, entram em contato com o ectoderma superficial. O ectoderma superficial se espessa nos pontos de proximidade com as vesículas ópticas e forma, em cada caso, um placoide da lente, como primórdio da futura lente do olho. Os placoides das lentes progressivamente invaginam e, finalmente, têm as suas bordas fundidas, formando as vesículas das lentes, de formato esférico, as quais, em seguida, perdem a conexão com o ectoderma da superfície. As vesículas ópticas crescem lateralmente ao redor da vesícula da lente, de modo que, em torno da vesícula da lente, forma-se um cálice óptico. Através do sulco óptico, o cálice óptico permanece conectado ao diencéfalo. Ao longo da face ventral do pedículo do cálice óptico, forma-se uma invaginação alongada – a fissura óptica – ao longo da qual as células mesenquimais podem migrar por toda a extensão do primórdio do olho, com exceção do espaço entre as

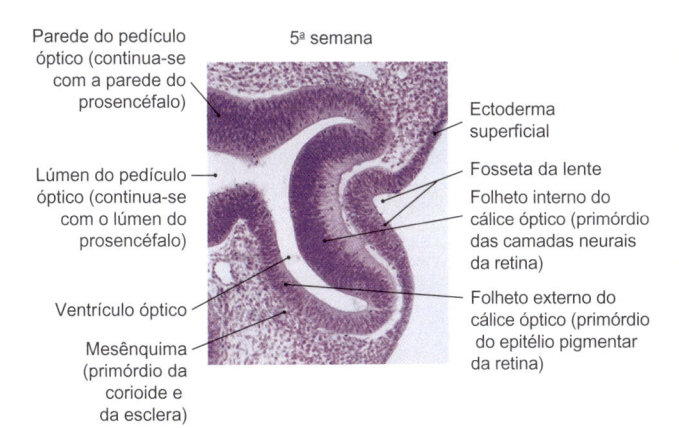

5ª semana

Parede do pedículo óptico (continua-se com a parede do prosencéfalo)

Lúmen do pedículo óptico (continua-se com o lúmen do prosencéfalo)

Ventrículo óptico

Mesênquima (primórdio da corioide e da esclera)

Ectoderma superficial

Fosseta da lente

Folheto interno do cálice óptico (primórdio das camadas neurais da retina)

Folheto externo do cálice óptico (primórdio do epitélio pigmentar da retina)

Figura 9.45 Corte histológico sagital de um olho em desenvolvimento na 5a semana, 200x. A vesícula óptica já se apresenta invaginada, formando o cálice óptico, e se encontra em íntima proximidade com o placoide da lente. As camadas interna e externa do cálice óptico e o ventrículo óptico, ainda presentes, podem ser claramente distinguidos. [E581]

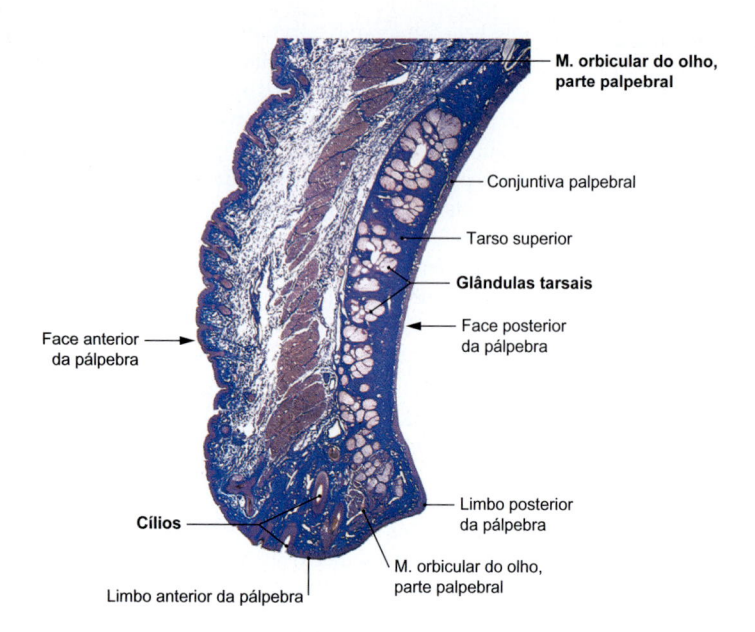

M. orbicular do olho, parte palpebral

Conjuntiva palpebral

Tarso superior

Glândulas tarsais

Face posterior da pálpebra

Face anterior da pálpebra

Limbo posterior da pálpebra

Cílios

M. orbicular do olho, parte palpebral

Limbo anterior da pálpebra

Figura 9.46 Pálpebra superior. Fotomicrografia de um corte histológico sagital; coloração de Azan. Aumento menor. [M375]

duas camadas do cálice óptico. Nesta fissura formam-se vasos sanguíneos, os quais, em parte, já estão envolvidos pelas primeiras fibras nervosas do futuro nervo óptico [II]. Estes vasos sanguíneos, caracterizados como a artéria hialóidea e a veia hialóidea (vasos vítreos), suprem a camada interna do cálice óptico, a vesícula da lente e o mesênquima do cálice óptico. À medida que o desenvolvimento progride, as margens da fissura óptica começam a se fundir distalmente. Devido ao alongamento desta zona de fusão, que progride em direção proximal, os vasos vítreos vão sendo cada vez mais envolvidos por fibras do nervo óptico [II] em formação. Os ramos distais dos vasos vítreos, subsequentemente, degeneram, enquanto os ramos proximais permanecem preservados como a artéria e a veia centrais da retina no nervo óptico (➤ Fig. 9.44).

Clínica

Como o desenvolvimento do olho é muito complexo, pode ocorrer uma série de **malformações congênitas do olho**. A maioria das malformações resulta de distúrbios de fechamento da fissura óptica. Em princípio, o tipo e a gravidade das respectivas anomalias dependem do estágio embrionário em que o distúrbio do desenvolvimento ocorre. Além de fatores exógenos (p. ex., toxinas ambientais), distúrbios na expressão de importantes fatores moleculares podem exercer significativa influência no desenvolvimento do olho (p. ex., o fator de transcrição Pax6 ou moléculas de sinalização secretadas, tais como Shh [*sonic hedgehog*]).

Desenvolvimento da Retina

A retina desenvolve-se a partir das camadas do cálice óptico. A delgada camada externa do cálice óptico dá origem ao epitélio pigmentar da retina, um epitélio cúbico simples, enquanto a camada interna já se espessa durante a invaginação do cálice óptico e se desenvolve nas demais camadas da retina (➤ Fig. 9.45). O espaço existente entre ambas as camadas do cálice óptico desaparece completamente até o nascimento, devido à íntima justaposição de ambas as camadas da retina. No entanto, não são formadas junções intercelulares definidas entre as duas camadas, de modo que o contato entre elas não é muito resistente, sob o ponto de vista mecânico; isto, por sua vez, sob o ponto de vista clínico, representa uma informação significativa, por exemplo, no desencadeamento de um deslocamento de retina, uma condição que pode ocorrer dependendo da idade do indivíduo.

Desenvolvimento dos Demais Tecidos do Olho

O epitélio externo da córnea desenvolve-se do ectoderma superficial, enquanto as células do estroma corneano e o epitélio interno da córnea, denominado endotélio, se desenvolvem de células da crista neural. A configuração da curvatura normal da córnea, fundamental para a acuidade visual normal, depende da pressão intraocular.

O mesênquima circunjacente ao cálice óptico (derivado da crista neural) é estimulado pela influência indutora do epitélio pigmentar da retina para sua subsequente diferenciação, formando duas camadas: uma camada interna de tecido conectivo frouxo, rica-

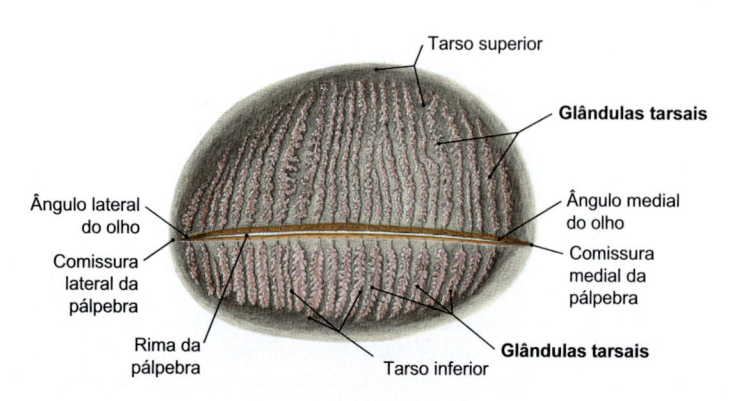

Tarso superior

Glândulas tarsais

Ângulo lateral do olho

Ângulo medial do olho

Comissura lateral da pálpebra

Comissura medial da pálpebra

Rima da pálpebra

Tarso inferior

Glândulas tarsais

Figura 9.47 Pálpebras, lado direito. Vista posterior. Porções secretoras das glândulas tarsais em preparado clarificado. Cada pálpebra contém, aproximadamente, 20-30 glândulas individuais, que desembocam na margem da pálpebra, através de um ducto excretor próprio.

mente vascularizada, e futuramente também pigmentada, denominada corioide; e uma camada externa, de tecido conectivo denso modelado e, inicialmente, pobre em vasos sanguíneos, a esclera. No primórdio da esclera, o mesênquima se condensa e se funde levemente com a córnea em uma zona de transição (limbo). A corioide modifica-se na margem do cálice óptico e forma, nesta área, o eixo dos processos ciliares do corpo ciliar, recobertos pelo epitélio ciliar, com suas duas camadas celulares. A íris desenvolve-se da margem anterior (parte cega) do cálice óptico, que se projeta internamente, cobrindo, parcialmente, a lente pelo lado de fora. De modo análogo às camadas do cálice óptico, a íris tem, em sua face posterior, um epitélio com duas camadas de células, que se continua proximalmente com o epitélio do corpo ciliar. Logo no início do desenvolvimento da íris, a pigmentação passa da camada externa para a camada interna do cálice óptico, estendendo-se até a região de transição com o epitélio ciliar, tornando a íris uma estrutura completamente opaca, estabelecendo sua futura função como um diafragma do olho, protegendo-o contra a luz incidente.

Desenvolvimento das Pálpebras e das Glândulas Lacrimais

As pálpebras desenvolvem-se ao longo da 6ª semana, a partir de duas pregas de pele que se sobrepõem, progressivamente, a cada córnea, contendo células do mesênquima da cabeça. Aproximadamente a partir do início da 10ª semana, essas pregas da pele recobrem completamente a córnea e se fundem entre si até a 26ª semana. Enquanto esta fusão existir, a conjuntiva previamente diferenciada forma uma bolsa fechada e posicionada anteriormente à córnea. Devido à queratinização do primórdio da epiderme, nas margens das pálpebras, a conexão epitelial nesta área se dissolve em torno do 7º mês, e o olho pode ser aberto.

Os primórdios das duas glândulas lacrimais se desenvolvem como condensações semelhantes a brotamentos do ectoderma superficial. Por meio de invaginações epiteliais para o mesênquima, os brotamentos formam ramificações, dos quais o sistema de ductos e as porções secretoras terminais das glândulas se diferenciam. As glândulas lacrimais não são totalmente funcionais no momento do nascimento, fato pelo qual os recém-nascidos não conseguem produzir lágrimas quando choram.

9.4.2 Estruturas de Proteção e de Sustentação do Olho

Como estruturas de proteção e de sustentação do olho estão incluídas as pálpebras, a conjuntiva, o aparelho lacrimal e os músculos extrínsecos do bulbo do olho. Além disso, também são consi-

Tabela 9.22 Subdivisão (muito simplificada) da composição do filme lacrimal, em três componentes com diferentes composições, que se fundem continuamente entre si.

Componente do Filme Lacrimal	Glândulas/Células Responsáveis por sua Secreção
Camada lipídica **Função:** impedir uma rápida evaporação do filme lacrimal	Principalmente glândulas tarsais (de Meibomio) e, em menor proporção, lipídios das membrana de células descamadas
Componente aquoso • Solução eletrolítica isotônica • Mucinas formadoras de gel e produtos derivados da clivagem de mucinas da membrana plasmática • Substâncias antimicrobianas (p. ex., lisozima, lactoferrina, lipocalina, defensina, proteínas surfactantes A e D) • IgA (através de transcitose) **Função:** líquido de umidificação, compensação de irregularidades da superfície, proteção antimicrobiana	• Glândulas lacrimais • Células caliciformes do revestimento da túnica conjuntiva • Glândulas lacrimais acessórias (glândulas de Krause, glândulas de Wolfring)
Componente mucoso • Mucinas transmembranas, na membrana plasmática de micropegas das células epiteliais superficiais da córnea e da conjuntiva **Função:** componente do glicocálice, estabelece a conexão entre o epitélio e o componente aquoso do filme lacrimal, atuando, assim, na aderência do filme lacrimal	• Células epiteliais da córnea • Túnica conjuntiva

derados o corpo adiposo da órbita e os vasos e nervos que seguem em sua estrutura.

Pálpebras e Conjuntiva

As **pálpebras** podem ser entendidas como pregas móveis de tecidos moles da face que, especialmente, recobrem anteriormente a córnea do bulbo do olho e a protegem contra lesões mecânicas. Por outro lado, o movimento regular de piscar os olhos (10-15 vezes por minuto) garante uma distribuição uniforme do líquido lacrimal sobre a córnea e a conjuntiva e, portanto, protege o olho do ressecamento. A pele da pálpebra é relativamente delgada e sem tecido adiposo associado. Ao longo da margem anterior da pálpebra, os cílios são

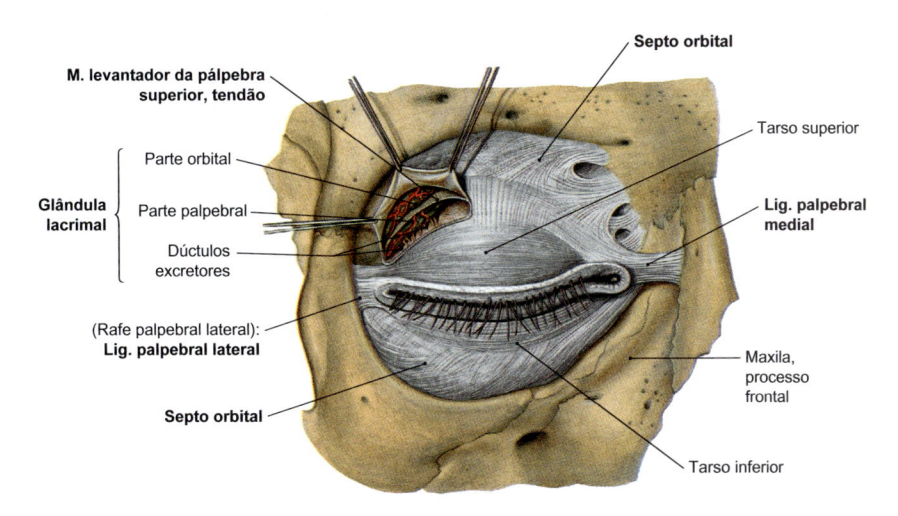

M. levantador da pálpebra superior, tendão

Septo orbital

Glândula lacrimal
- Parte orbital
- Parte palpebral
- Dúctulos excretores

(Rafe palpebral lateral): **Lig. palpebral lateral**

Septo orbital

Tarso superior

Lig. palpebral medial

Maxila, processo frontal

Tarso inferior

Figura 9.48 Ádito orbital direito, com septo orbital e glândula lacrimal situada posteriormente (o septo orbital foi aberto no quadrante temporal superior).

identificados em numerosas fileiras condensadas, curvando-se para cima na pálpebra superior e, geralmente, sendo mais longos do que na pálpebra inferior. Nos folículos pilosos dos cílios desembocam os ductos excretores de grandes glândulas sebáceas (glândulas de Zeis). Nas proximidades dos bulbos pilosos dos folículos pilosos dos cílios encontram-se glândulas sudoríparas apócrinas (glândulas de Moll, ou glândulas ciliares). Na pálpebra superior, pequenas glândulas lacrimais acessórias estão presentes nas proximidades do fórnice da conjuntiva (glândulas de Krause) e na margem superior do tarso, junto às glândulas de Meibomio (glândulas de Wolfring).

A pálpebra (as pálpebras superiores e inferiores têm basicamente a mesma estrutura) é dividida em um folheto externo e um folheto interno (➤ Fig. 9.46):

- O **folheto externo** da pálpebra contém o **músculo orbicular do olho**, um músculo estriado esquelético, um componente da musculatura da expressão facial, com sua **parte palpebral** atuando como um esfíncter da pálpebra. A abertura da rima palpebral é realizada, principalmente, pelo **músculo levantador da pálpebra superior**, cujo tendão irradia para a margem superior do tecido conectivo constituinte da placa do tarso da pálpebra superior. A porção do músculo próxima à margem palpebral é chamada músculo de Riolan (veja adiante). Tanto na pálpebra superior quanto na pálpebra inferior, as fibras musculares lisas do **músculo tarsal** se inserem na margem do tarso, sendo inervadas pela divisão simpática do sistema nervoso autônomo e promovem a retração das pálpebras. Uma ativação reduzida do músculo, por exemplo, durante fadiga ou cansaço (ativação da divisão parassimpática), mostra o sentido mais explícito da expressão "fechar os olhos".
- O **folheto interno** da pálpebra consiste na **placa tarsal** (ou **tarso**), composta por um tecido conectivo denso não modelado, rico em fibras colágenas, ao longo de cuja extensão se encontram incorporadas 25-35 (na pálpebra superior) e 15-25 (na pálpebra inferior) glândulas tarsais (de Meibomio), que são glândulas sebáceas modificadas e que desembocam na margem posterior da pálpebra (➤ Fig. 9.47). Na região da margem palpebral, as fibras musculares da parte palpebral do músculo orbicular dos olhos se encontram organizadas concentricamente, em torno dos ductos das glândulas tarsais, e que irradiam para o tarso, sendo referidas como músculo de Riolan ou fascículos ciliares. Ainda não está esclarecido se o músculo auxilia a eliminação sob pressão da secreção oleosa das glândulas tarsais ou se ele promove o fechamento das glândulas (p. ex., durante o sono). A conjuntiva palpebral corresponde à mucosa no revestimento interno das pálpebras.

A **conjuntiva** não recobre apenas a face interna das pálpebras. No seu trajeto em direção ao bulbo do olho, ela reflete na região da margem da órbita sobre o bulbo do olho, e, deste modo, forma pregas de reserva, que são importantes para os movimentos dos olhos (fórnices superior e inferior da conjuntiva). Em seguida, a conjuntiva recobre – com exceção da córnea – toda a superfície anterior do bulbo do olho, agora como conjuntiva bulbar. Ambas as partes formam, juntas, o saco conjuntival. Isso possibilita os movimentos das pálpebras e representa, também, uma proteção para o olho. No ângulo medial do olho encontra-se uma terceira prega de mucosa, pequena e de formato ligeiramente curvo (prega semilunar da conjuntiva), que nos humanos é considerada um resquício da membrana nictitante, bem desenvolvida em outros animais. O epitélio cilíndrico estratificado do revestimento da conjuntiva contém células caliciformes, cujo produto de secreção faz parte do filme lacrimal. Além disso, há folículos linfoides na conjuntiva, que pertencem ao tecido linfoide associado a mucosas (CALT = tecido linfoide associado à conjuntiva; do inglês, *conjuntiva-associated lymphoid tissue*).

Clínica

O **calázio** é um edema indolor da pálpebra que normalmente é causado pela obstrução do ducto excretor de uma glândula tarsal, acompanhado por uma inflamação não bacteriana. O calázio é diferente da infecção dolorosa das glândulas da margem palpebral (glândulas de Zeis ou glândulas de Moll), a qual é denominada **terçol** (ou **hordéolo externo**) geralmente causada por bactérias (*Staphylococcus aureus*). O **hordéolo interno** é a inflamação bacteriana de uma glândula tarsal. Em ambos os casos, o quadro clínico mostra uma marcante vermelhidão da margem da pálpebra, com edema e possível formação de pus.

Aparelho Lacrimal
Glândula Lacrimal

No interior da órbita, a **glândula lacrimal** está localizada imediatamente abaixo da periórbita, na fossa da glândula lacrimal do osso frontal e acima do ângulo lateral do olho (➤ Fig. 9.48). Sua margem anterior estende-se até o septo orbital, que fecha a órbita externamente com um tecido conectivo. Ela é dividida, de forma incompleta, em uma parte superior maior (parte orbital) e uma parte inferior menor (parte palpebral) pelo tendão do músculo levantador da pálpebra sendo, ainda, subdividida em 2-3 lóbulos. Na parte lateral posterior da glândula, as duas partes se associam entre si. Aproximadamente 10 ductos desta glândula acinosa composta desembocam no fórnice superior da conjuntiva, por trás da pálpebra. Sua função mais importante é a secreção da maior parte do componente aquoso do filme lacrimal (➤ Tabela 9.22).

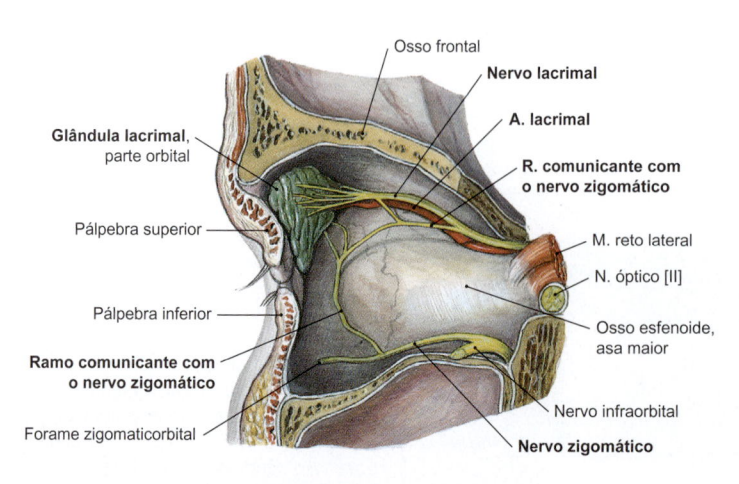

Osso frontal
Nervo lacrimal
A. lacrimal
Glândula lacrimal, parte orbital
R. comunicante com o nervo zigomático
Pálpebra superior
M. reto lateral
N. óptico [II]
Pálpebra inferior
Osso esfenoide, asa maior
Ramo comunicante com o nervo zigomático
Forame zigomaticorbital
Nervo infraorbital
Nervo zigomático

Figura 9.49 Suprimento arterial e inervação da glândula lacrimal. Vista medial, representação esquemática.

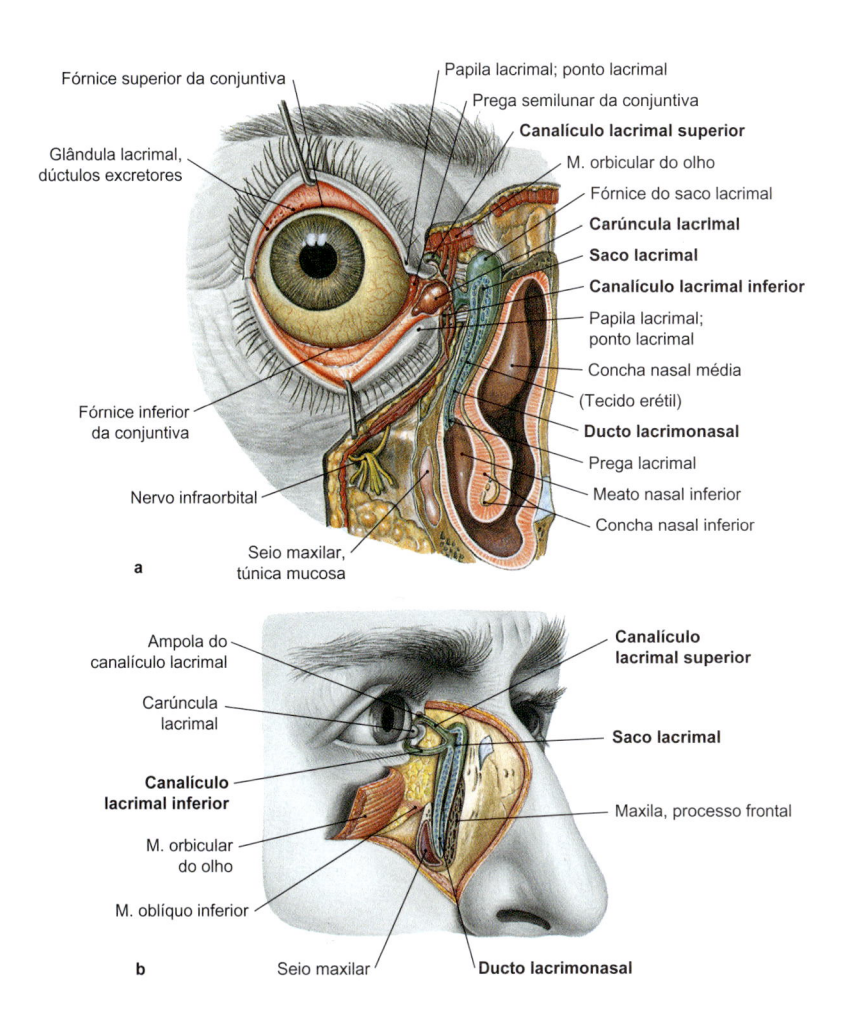

Fórnice superior da conjuntiva
Glândula lacrimal, dúctulos excretores
Fórnice inferior da conjuntiva
Nervo infraorbital
Seio maxilar, túnica mucosa

Papila lacrimal; ponto lacrimal
Prega semilunar da conjuntiva
Canalículo lacrimal superior
M. orbicular do olho
Fórnice do saco lacrimal
Carúncula lacrimal
Saco lacrimal
Canalículo lacrimal inferior
Papila lacrimal; ponto lacrimal
Concha nasal média
(Tecido erétil)
Ducto lacrimonasal
Prega lacrimal
Meato nasal inferior
Concha nasal inferior

a

Ampola do canalículo lacrimal
Carúncula lacrimal
Canalículo lacrimal inferior
M. orbicular do olho
M. oblíquo inferior

Canalículo lacrimal superior
Saco lacrimal
Maxila, processo frontal

b
Seio maxilar
Ducto lacrimonasal

Figura 9.50 Estruturas do aparelho lacrimal, lado direito. a Vista anterolateral. Canalículos superior e inferior, saco lacrimal e ducto lacrimonasal. O ducto lacrimonasal foi aberto até a sua desembocadura no meato nasal inferior (abaixo da concha nasal inferior). **b** Corte horizontal na altura do saco lacrimal.

Clínica

Na avaliação da função normal da glândula lacrimal, é realizado um **teste de Schirmer**. Neste teste, uma tira de papel de filtro de comprimento padronizado é colocada no saco conjuntival. A tira de papel absorve o líquido lacrimal e, progressivamente, vai sendo descolorida. Caso a produção de líquido lacrimal seja fisiologicamente normal, mais de dois terços da tira de papel se tornarão descoloridos dentro de 5 minutos. Se uma porção menor do papel de filtro ainda estiver colorida, isso indica uma produção reduzida do líquido lacrimal.

Filme Lacrimal

Os epitélios da córnea e da conjuntiva são umedecidos por um **filme lacrimal** de até 40 mm de espessura. Seu componente principal é o componente aquoso originário da glândula lacrimal, uma solução eletrolítica isotônica, que contém proteínas e peptídios antimicrobianos, bem como mucinas de elevado peso molecular formadoras de gel (componente principal do muco), produzidas pelas células caliciformes da conjuntiva e pelas glândulas lacrimais. Além disso, as glândulas lacrimais acessórias das pálpebras produzem uma pequena porção do componente aquoso do líquido lacrimal. A aderência do filme lacrimal é possível graças à presença de micropregas nas células epiteliais superficiais e de mucinas presentes na membrana plasmática apical das células superficiais da córnea e da conjuntiva. A evaporação do componente aquoso é impedida por uma camada lipídica superficial, que se sobrepõe ao componente aquoso e que é produzida, principalmente, pelas glândulas tarsais das pálpebras (➤ Tabela 9.22). O filme lacrimal protege e nutre a superfície ocular, formando, simultaneamente, a superfície anterior refratária do sistema visual.

Clínica

O **olho seco** (**síndrome seca**) é uma das doenças crônicas mais frequentes dos olhos. Cerca de 50% dos pacientes que procuram um oftalmologista particular sofrem de uma das formas de olho seco. Esta condição é definida como um

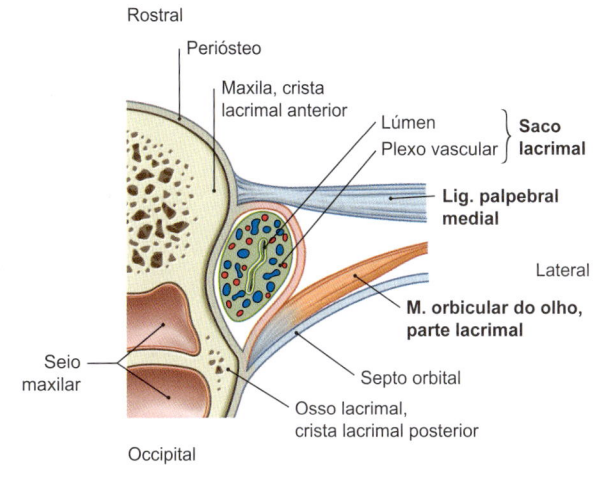

Rostral
Periósteo
Maxila, crista lacrimal anterior
Lúmen
Plexo vascular
Saco lacrimal
Lig. palpebral medial
Lateral
M. orbicular do olho, parte lacrimal
Septo orbital
Osso lacrimal, crista lacrimal posterior
Seio maxilar
Occipital

Figura 9.51 Aparelho lacrimal, lado direito. Corte horizontal na altura do saco lacrimal (esquema). [E402]

distúrbio multifatorial na produção de filme lacrimal e da superfície ocular, levando a sintomas como desconforto ocular, visão turva e instabilidade do filme lacrimal, associados a lesões potenciais da superfície ocular. A doença é acompanhada por aumento da osmolaridade do filme lacrimal e inflamação da superfície ocular. Frequentemente, a causa é uma alteração do líquido lacrimal em relação à quantidade produzida (p. ex., redução da frequência de piscar durante o trabalho com monitores de computador, síndrome de Sjögren) e à sua composição. Na maioria das vezes, há um distúrbio funcional das glândulas tarsais. Uma camada lipídica insuficiente pode fazer com que o líquido lacrimal evapore mais rapidamente, resultando em "manchas ressecadas" na superfície ocular. Outras causas também podem ser uma incompetência do fechamento das pálpebras (p. ex., na paralisia facial) ou doenças sistêmicas (p. ex., diabetes melito).

Clínica

Na **remoção cirúrgica da parte lacrimal da glândula lacrimal**, basicamente todos os ductos da glândula lacrimal são removidos. No entanto, a produção de lágrimas não é suspensa. A razão para isso é a presença das glândulas lacrimais acessórias (glândulas de Krause e glândulas de Wolfring) da pálpebra superior. Eles devem ser responsáveis pela secreção básica do filme lacrimal (em torno de 5%).

Suprimento Vascular e Inervação

A glândula lacrimal é suprida com sangue através da **artéria lacrimal** (ramo da artéria oftálmica) (➤ Fig. 9.49). O sangue venoso é drenado através da **veia oftálmica superior** para o seio cavernoso. A divisão parassimpática do sistema nervoso autônomo exerce um efeito crescente na secreção do líquido lacrimal, enquanto a divisão simpática a inibe. Fibras pré-ganglionares simpáticas fazem contatos sinápticos com neurônios no gânglio cervical superior do tronco simpático, do qual saem as fibras pós-ganglionares. Estas fibras chegam à glândula lacrimal, acompanhando as artérias carótida interna, oftálmica e lacrimal; ou elas saem do plexo ao redor da artéria carótida interna como nervo petroso profundo, cujas fibras se unem às fibras parassimpáticas no canal pterigóideo

como nervo do canal pterigóideo, de modo a alcançar a glândula lacrimal. As fibras pré-ganglionares parassimpáticas (com o corpo celular do 1º neurônio no núcleo salivatório superior) seguem através da parte intermédia do nervo facial [VII] como nervo petroso maior e, subsequentemente, como nervo do canal pterigóideo (em conjunto com fibras simpáticas derivadas do nervo petroso profundo) em direção ao gânglio pterigopalatino. Neste gânglio ocorrem conexões sinápticas das fibras pré-ganglionares com os corpos celulares dos neurônios, de onde partem as fibras pós-ganglionares que, em seguida, chegam à glândula lacrimal como nervo lacrimal, juntamente com o nervo zigomático (ramo do nervo maxilar [V/2]) através do ramo comunicante com o nervo zigomático (➤ Fig. 9.49).

Vias de Drenagem Lacrimal
Michael Scholz, Friedrich Paulsen

O piscar dos olhos, devido ao movimento das pálpebras, ocorre da região temporal para a nasal (parte palpebral do músculo orbicular do olho), consequentemente desviando o líquido lacrimal para o ângulo medial do olho. Ali iniciam as vias de drenagem lacrimal com os **pontos lacrimais** superior e inferior, que estão localizados na margem medial da pálpebra superior ou inferior, próximo ao ângulo medial do olho (➤ Fig. 9.50a). Com o fechamento da pálpebra, os pontos lacrimais se aprofundam para o **lago lacrimal**. Este corresponde ao "velho" líquido lacrimal usado, que se acumulou no ângulo medial do olho. Através dos pontos lacrimais, o líquido lacrimal chega aos **canalículos lacrimais superior e inferior**, que desembocam de forma independente ou através de sua união por um curto trajeto final comum, formando o **saco lacrimal** (➤ Fig. 9.50a, b). Ao redor dos ductos lacrimais se localiza a **parte lacrimal do músculo orbicular do olho** (**músculo de Horner**), que é essencial para o fluxo das lágrimas através dos canalículos. A função de parte lacrimal, denominada "bomba lacrimal", ainda não é bem compreendida. As fibras musculares inserem-se, por meio de pequenos tendões no septo lacrimal, na parede lateral do saco lacrimal.

O saco lacrimal, localizado na fossa lacrimal e separado, lateralmente, na órbita por meio do septo lacrimal (➤ Fig. 9.51), expande-se em direção cranial para formar o fórnice do saco lacrimal, e

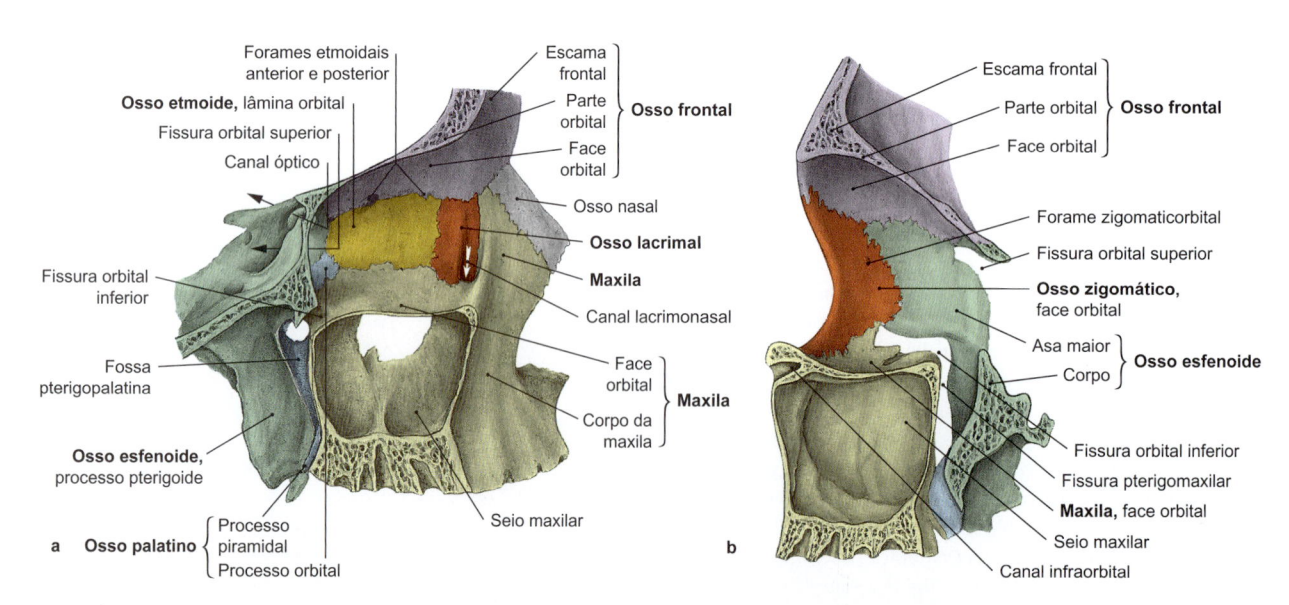

Figura 9.52 Estrutura óssea da órbita. Ossos frontal (em violeta), etmoide (em amarelo-escuro), esfenoide (em verde), palatino (em azul), lacrimal (em vermelho-escuro) e zigomático (em vermelho-claro). **a** Vista da parede medial da órbita. **b** Vista da parede lateral da órbita.

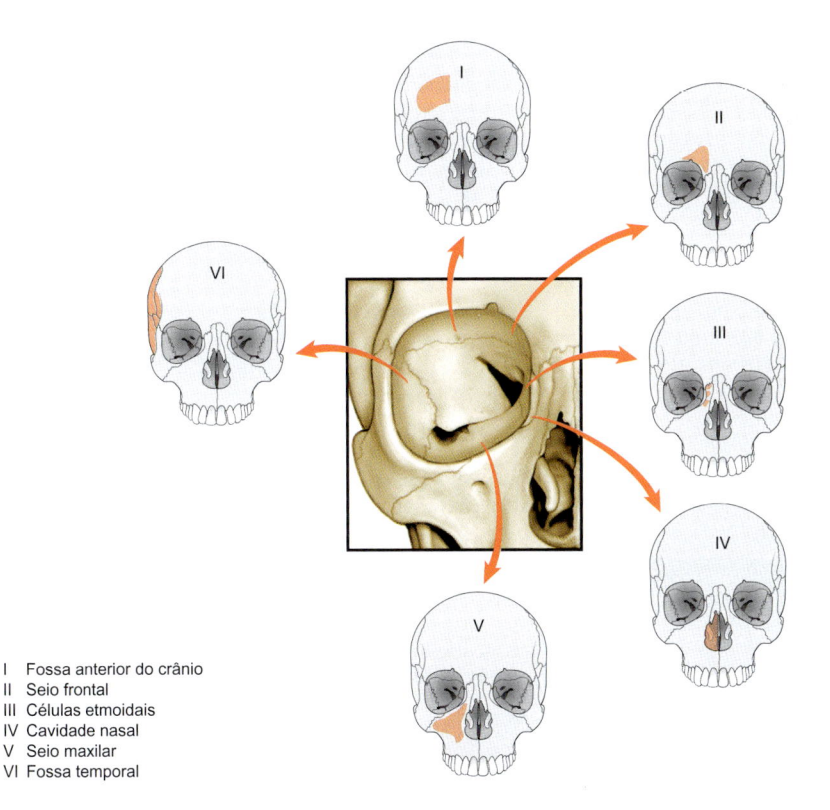

I Fossa anterior do crânio
II Seio frontal
III Células etmoidais
IV Cavidade nasal
V Seio maxilar
VI Fossa temporal

Figura 9.53 Localização e representação das regiões diretamente adjacentes à órbita.

se continua, inferiormente, com o **ducto lacrimonasal**, com 25 mm de comprimento. O ducto lacrimonasal está localizado em um canal ósseo formado pela maxila e o osso lacrimal, e possui uma relação topográfica posterior com o seio maxilar. Medialmente, uma célula etmoidal anterior (célula da crista do nariz) pode se posicionar entre a parede do canal ósseo e a parede nasal lateral. Inferiormente, o ducto lacrimonasal se continua no meato nasal inferior, abaixo da concha nasal inferior. A região de desembocadura na cavidade nasal se encontra abaixo da porção anterior da concha nasal inferior e tem estrutura muito variável. Em muitos casos, no local de desembocadura existe uma **prega de mucosa** (**prega lacrimal**, **valva de Hasner**). Os lúmens do saco lacrimal e do ducto lacrimonasal são envolvidos por um proeminente plexo vascular, funcionalmente comparável a uma área de tecido erétil. Ao redor e entre os vasos da área de tecido erétil, fibras conectivas, com trajeto espiralado, seguem do saco lacrimal até a concha nasal

inferior. Devido à fixação na região da cocha nasal inferior e ao trajeto espiralado das fibras do tecido conectivo, o saco lacrimal e o ducto lacrimonasal são tracionados em direção cranial durante a contração da parte lacrimal do músculo orbicular do olho; consequentemente, o aparelho de drenagem lacrimal é torcido como uma toalha e o líquido lacrimal é drenado distalmente.

Clínica

As alterações patológicas mais comuns nas vias de drenagem lacrimal incluem processos **inflamatórios (dacriocistites)**, **estreitamentos (dacrioestenoses)** e **formação de cálculos (dacriolitíase)**. Nesses casos, como sintoma principal, ocorre a **epífora** (do grego: "gotejamento de lágrimas"), um excesso de líquido lacrimal sobre a margem palpebral. No caso das dacrioestenoses, pode-se considerar a possibilidade de um

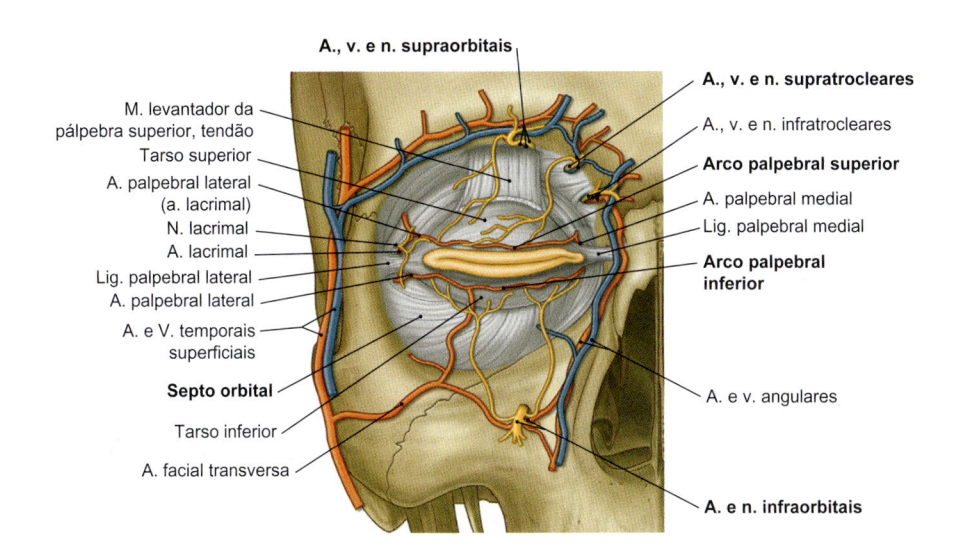

A., v. e n. supraorbitais
M. levantador da pálpebra superior, tendão
Tarso superior
A. palpebral lateral (a. lacrimal)
N. lacrimal
A. lacrimal
Lig. palpebral lateral
A. palpebral lateral
A. e V. temporais superficiais
Septo orbital
Tarso inferior
A. facial transversa

A., v. e n. supratrocleares
A., v. e n. infratrocleares
Arco palpebral superior
A. palpebral medial
Lig. palpebral medial
Arco palpebral inferior
A. e v. angulares
A. e n. infraorbitais

Figura 9.54 Artérias, veias e nervos da região orbital, lado direito. Vista anterior. [E460]

defeito congênito, por exemplo, a **persistência da membrana de Hasner**, uma delgada membrana de tecido conectivo na transição com o meato nasal inferior, impedindo, assim, uma drenagem normal das lágrimas. Na maioria dos casos, esta membrana se rompe logo após o nascimento. Se ela persistir por mais de um ano, ela deve ser perfurada cirurgicamente.

NOTA

Quando ocorre o ingurgitamento do tecido erétil, o fluxo das lágrimas através das vias de drenagem lacrimal é reduzido ou até mesmo impedido. Como consequência, o líquido lacrimal extravasa sobre as bochechas e a pessoa "chora". Além de causas mecânicas (corpos estranhos no saco conjuntival, "lágrimas reflexas"), os vasos sanguíneos do tecido erétil podem se ingurgitar também

Tabela 9.23 Visão geral sobre os locais de passagem da órbita, com os respectivos vasos e nervos associados.

Locais de Passagem da Órbita	Vasos e Nervos
Canal óptico	• Nervo óptico (II) • Artéria oftálmica • Meninges; bainhas do nervo óptico
Fissura orbital superior (porção lateral)	• Nervo frontal (nervo oftálmico [V/1]) • Nervo lacrimal (nervo oftálmico [V/1]) • Nervo troclear [IV] • Ramo orbital (artéria meníngea média) • Veia oftálmica superior *Irregularmente:* • Anastomoses entre a artéria meníngea média e a artéria lacrimal
Fissura orbital superior (parte anular)	• Nervo nasociliar (nervo oftálmico [V/1]) • Nervo oculomotor [III], com ramo superior e ramo inferior • Nervo abducente [VI]
Fissura orbital superior (parte medial)	• Tributárias da veia oftálmica inferior até o seio cavernoso
Fissura orbital inferior	• Veia oftálmica inferior • Nervo zigomático (nervo maxilar [V/2]) • Artéria infraorbital, veia infraorbital e nervo infraorbital (nervo maxilar [V/2]) • Músculo orbital
Forames etmoidais anterior e posterior	• Artérias etmoidais anterior e posterior, e nervos etmoidais anterior e posterior (nervo oftálmico [V/1])
Forame zigomático	• Nervo zigomático (nervo maxilar [V/2]), com ramo zigomaticotemporal e zigomaticofacial

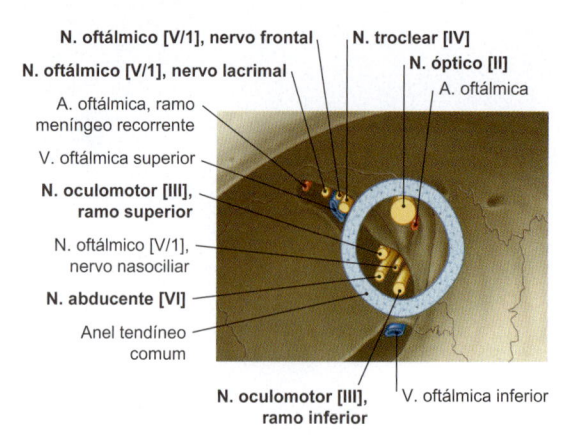

Figura 9.55 Locais de passagem dos vasos e nervos na órbita através das fissuras orbitais superior e inferior, bem como no interior do anel tendíneo comum (anel tendíneo de Zinn). [E460]

durante fortes emoções (p. ex., grande alegria, ansiedade ou tristeza) (paralelamente, a produção de líquido lacrimal pelas glândulas lacrimais é amplamente aumentada). **No decorrer da vida, uma pessoa chora até 80 litros de líquido lacrimal.** Existem diferentes teorias e hipóteses para as causas do desencadeamento das "lágrimas emocionais". Não há dúvida de que o chorar exerce importante função social entre as pessoas. Enquanto o choro para bebês e crianças pequenas é, até certo ponto, a única forma de comunicação, nos adultos, é geralmente a expressão de diferentes emoções. No mundo animal, as lágrimas emocionais do homem são provavelmente as únicas. Embora outros mamíferos e répteis possam chorar com um aparelho lacrimal correspondente, as chamadas **"lágrimas de crocodilo"** são, na verdade, lágrimas reflexas e, provavelmente, decorrem do fato de que os répteis abrem amplamente sua boca ao comer e, assim, aumentam mecanicamente a pressão sobre a glândula lacrimal. No entanto, dor e tristeza são sentimentos demonstrados também pelos animais, mesmo que estes não derramem lágrimas durante tais sensações.

9.4.3 Órbita

A **órbita** é um espaço ósseo em formato cônico. Ela é formada por partes de diferentes ossos do neurocrânio (crânio do encéfalo) e do viscerocrânio (crânio da face) (➤ Fig. 9.52, também ➤ Fig. 9.7). As partes do neurocrânio incluem as seguintes partes ósseas:
• face orbital do osso frontal (teto da órbita)
• lâmina orbital do osso etmoide (parede medial)
• asas maior e menor do osso esfenoide (limite posterior da órbita)
Os limites ósseos da órbita pertencentes ao viscerocrânio são constituídos pelas seguintes partes:

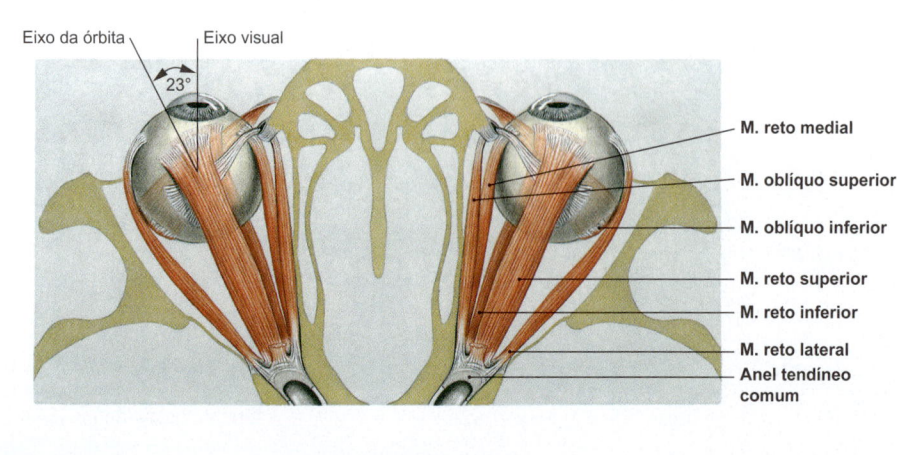

Figura 9.56 Trajeto dos músculos extrínsecos do bulbo do olho e sua posição em relação ao bulbo do olho (esquema). O eixo visual e o eixo da órbita diferem em torno de 23°.

- processo orbital do osso palatino
- face orbital da maxila (parte inferior da órbita)
- osso lacrimal (parede medial)
- face orbital do osso zigomático (parede lateral)

Clínica

A estrutura óssea da órbita depende de **relações topográficas** muito próximas com as regiões diretamente adjacentes e que são de grande significado clínico (➤ Fig. 9.53). O tratamento de alterações patológicas no interior ou ao redor da órbita pode exigir a colaboração interdisciplinar de diferentes especialidades médicas. Processos inflamatórios ou tumorais na órbita, por exemplo, podem se propagar, muito rapidamente, para as regiões vizinhas e, geralmente, exigem uma abordagem interdisciplinar nos tratamentos. Nesses casos, além do oftalmologista, profissionais como otorrinolaringologistas, radiologistas, cirurgiões bucomaxilofaciais e neurocirurgiões ou neurologistas estão envolvidos nas medidas terapêuticas adequadas.

A abertura frontal da órbita, delimitada por uma margem óssea (margem orbital) é chamada de **ádito orbital**. A órbita óssea é revestida, internamente, pelo periósteo, denominado **periórbita**. No canal óptico e na fissura orbital superior, a periórbita se continua com a parte encefálica da dura-máter e se sobrepõe à fissura orbital inferior como **membrana orbital**. Nesta membrana seguem as fibras do **músculo orbital**, um músculo liso inervado por fibras simpáticas do nervo petroso profundo, cujo tônus age na regulação da drenagem do sangue através da veia oftálmica inferior. Externamente, a órbita é fechada por uma delgada lâmina de tecido conectivo, o **septo orbital**, correspondente a cada uma das pálpebras (➤ Fig. 9.54). O septo orbital é fixado acima e abaixo na região da margem orbital, e se estende logo atrás da parte palpebral do músculo orbicular até a margem externa do tarso.

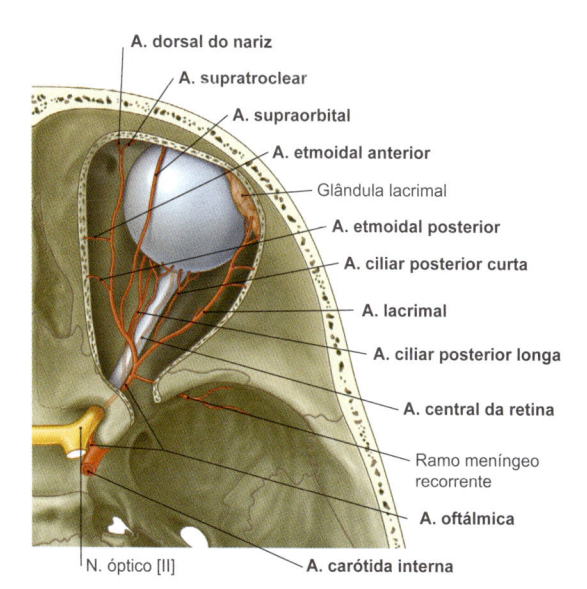

Figura 9.57 Vista superior da órbita direita aberta, com o bulbo do olho e os ramos vasculares originados da artéria carótida interna. [E460]

Clínica

Os limites ósseos entre a órbita e seios paranasais (seio maxilar, células etmoidais) são extremamente delgados. Consequentemente, eles podem facilmente sofrer uma fratura em um traumatismo. Por isso, os **processos inflamatórios** podem se propagar facilmente das membranas mucosas dos seios paranasais – colonizadas por microrganismos – para a órbita "estéril" (p. ex., na celulite orbital).

Tabela 9.24 Músculos extrínsecos do bulbo do olho, com as respectivas origens e inserções, além das suas funções e inervações.

Inervação	Origem	Inserção	Função
Músculo reto superior			
Nervo oculomotor [III], ramo superior	Parte superior do anel tendíneo comum	Parte superior do bulbo do olho, anteriormente ao equador	Elevação do eixo visual, adução e rotação interna do bulbo do olho
Músculo reto inferior			
Nervo oculomotor [III], ramo inferior	Parte inferior do anel tendíneo comum	Parte inferior do bulbo do olho, anteriormente ao equador	Abaixamento do eixo visual, adução e rotação externa do bulbo do olho
Músculo reto lateral			
Nervo abducente [VI]	Parte lateral do anel tendíneo comum	Parte lateral do bulbo do olho, anteriormente ao equador	Abdução do bulbo do olho
Músculo reto medial			
Nervo oculomotor [III], ramo inferior	Parte medial do anel tendíneo comum	Parte medial do bulbo do olho, anteriormente ao equador	Adução do bulbo do olho
Músculo oblíquo inferior			
Nervo oculomotor [III], ramo inferior	Parte medial do assoalho da órbita, posteriormente à margem da órbita; sobre a maxila, lateralmente ao sulco lacrimal	Quadrante lateral posterior do bulbo do olho	Elevação do eixo visual, abdução e rotação externa do bulbo do olho
Músculo oblíquo superior			
Nervo troclear [IV]	Corpo do osso esfenoide, acima e medialmente ao canal óptico	Quadrante lateral posterior do bulbo do olho	Abaixamento do eixo visual, abdução e rotação interna do bulbo do olho
Músculo levantador da pálpebra superior			
Nervo oculomotor [III], ramo superior	Asa menor do osso esfenoide, à frente do canal óptico	Superfície anterior do tarso na pálpebra superior; fibras para a pele e para o fórnice da conjuntiva	Elevação da pálpebra superior

Vascularização e Inervação da Região da Órbita

Acima do septo orbital, a órbita é envolvida por um circuito vascular arterial, com disposição circular (➤ Fig. 9.54). Nesta área, as **regiões de suprimento da artéria carótida interna** com seus ramos (artéria supraorbital, artérias palpebrais laterais [ramos da artéria lacrimal] e artérias palpebrais mediais) se sobrepõem com as regiões de suprimento da **artéria carótida externa** (artéria facial, artéria angular, artéria infraorbital, artéria temporal superficial e artéria zigomaticorbital). Veias com o mesmo nome acompanham as artérias. O **nervo supraorbital** deixa a órbita, de forma variável, como ramo do nervo oftálmico [V/1], através do forame supraorbital ou da incisura supraorbital. O **nervo infraorbital**, ramo do nervo maxilar [V/2], passa por baixo da órbita, através do forame infraorbital, para a região superficial da face. Os pontos de passagem de ambos os nervos (nervo supraorbital e nervo infraorbital) servem como pontos de pressão no exame físico de um paciente para a avaliação da função dos dois ramos superiores do nervo trigêmeo [V] (pontos de pressão do trigêmeo).

N O T A
A veia angular conecta a região superficial da face com a veia oftálmica inferior, que, por sua vez, drena para o seio cavernoso. Infecções na face (p. ex., após a espremedura de uma espinha na bochecha) podem disseminar microrganismos, por esta via, para o **seio cavernoso**. Isso pode levar a uma **trombose**, que pode ser acompanhada de complicações intracranianas (p. ex., lesões dos nervos cranianos que seguem através ou ao redor da margem do seio cavernoso, resultando em deficiências neurológicas ou em meningite).

Conteúdo da Órbita

Incorporados ao corpo adiposo da órbita, são encontrados o músculo levantador da pálpebra e os seis músculos extrínsecos do bulbo do olho. Vasos e nervos entram e saem da órbita através de aberturas ósseas (➤ Tabela 9.23).

Músculos Extrínsecos do Olho

No ápice do cone orbital insere-se um anel tendinoso (**anel tendíneo comum**, ou **anel tendíneo de Zinn**) formado pela periórbita, constituindo a origem da maioria dos músculos extrínsecos do olho. Através de sua abertura central seguem os II, III e VI nervos cranianos (nervos óptico, oculomotor e abducente, respectivamente), bem como ramos do nervo oftálmico [V/1], do nervo nasociliar e da artéria oftálmica (➤ Fig. 9.55).

⌐ Clínica

A **síndrome do ápice orbital** (**síndrome de Tolosa-Hunt**) constitui uma paralisia dolorosa dos músculos extrínsecos do bulbo do olho (oftalmoplegia). A causa é, geralmente, um processo inflamatório crônico e, mais raramente, doenças malignas na área do ápice orbital. Para a obtenção de elementos seguros sobre os achados, geralmente é necessária a realização de exames de imagens para o diagnóstico.

O bulbo do olho pode, de forma semelhante a uma articulação esferóidea, realizar movimentos de rotação em torno de todos os seus três eixos. Para a realização desses movimentos entram em ação três pares de músculos de atividades antagônicas: os quatro músculos retos e os dois músculos oblíquos. O músculo levantador da pálpebra superior atua na elevação da pálpebra, e não está envolvido na movimentação do bulbo do olho. Os 4 músculos retos do olho (músculo reto superior, músculo reto inferior, músculo reto

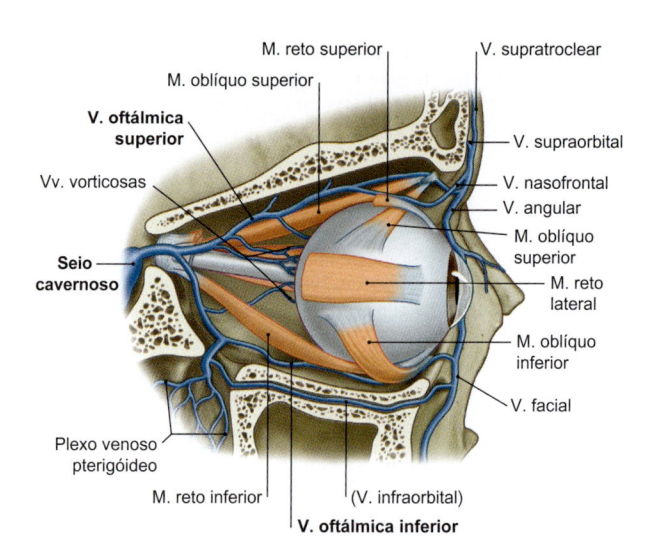

Figura 9.58 Vista lateral dos vasos venosos da órbita, em seu trajeto da região anterior em direção à região occipital. A parede lateral da órbita foi removida. [E460]

lateral e músculo reto medial) têm sua origem no anel tendíneo comum (anel tendíneo de Zinn) e inserem na esclera, anteriormente ao equador do bulbo do olho. Em contraste com a origem dos músculos retos do olho, a origem dos dois músculos oblíquos do olho não ocorre no anel tendíneo comum. Seus tendões terminais, assim como os dos músculos retos extrínsecos, irradiam para a esclera do bulbo do olho, mas, posteriormente, do equador (➤ Fig. 9.56). Particularmente digno de menção é o trajeto do tendão de inserção do músculo oblíquo superior, pois em seu trajeto para a frente, se estende por uma tróclea (uma alça de tecido conectivo, semelhante a uma fibrocartilagem) que atua como um hipomóclio, redirecionando a linha de ação, lateral e posteriormente, antes de irradiar para a esclera, por trás do equador do bulbo do olho. Considera-se que o eixo de cada órbita seja orientado da região posterior para a anterior, e ligeiramente em direção lateral. Por outro lado, o bulbo do olho, com o eixo óptico da visão, é direcionado exatamente para frente (➤ Fig. 9.56). Como resultado, a interação dos seis músculos extrínsecos do bulbo do olho leva a diferentes movimentos do bulbo do olho, em um espaço tridimensional (➤ Tabela 9.24).

⌐ Clínica

Uma **paralisia devido à lesão externa do nervo oculomotor** ocorre em função de um comprometimento extremamente complexo da mobilidade do bulbo do olho, uma vez que o nervo oculomotor [III] inerva – com exceção dos músculos reto lateral (nervo abducente [VI]) e oblíquo superior (nervo troclear [IV]) – todos os músculos extrínsecos do bulbo do olho. A prevalência dos dois músculos não acometidos pela lesão faz com que o olho seja direcionado para baixo. Se, ao mesmo tempo, a inervação do músculo levantador da pálpebra superior estiver afetada, ocorre também uma ptose palpebral – a queda da pálpebra sobre o eixo visual – de modo que o paciente não apresenta duplicidade de visão, apesar da deformidade do bulbo do olho. Se a pálpebra do paciente afetado for tracionada, manualmente, para cima, a diplopia se manifesta (visão dupla). No caso de uma paralisia interna por lesão do nervo oculomotor, a inervação parassimpática do músculo esfíncter da pupila e do músculo ciliar é comprometida. Isso se manifesta por meio de uma pupila dilatada e não responsiva à luz, além de uma limitada capacidade de acomodação visual.

Vasos e Nervos da Órbita

Artérias

Basicamente, todas as estruturas no interior da órbita, incluindo o bulbo do olho, são supridas com sangue através da **artéria oftálmica**, o primeiro ramo da parte cerebral da artéria carótida interna, imediatamente após a passagem pela dura-máter (➤ Fig. 9.57). A artéria oftálmica entra na órbita juntamente com o nervo óptico [II]. Nela se dividem os ramos descritos a seguir:

- A **artéria lacrimal** se origina-se da artéria oftálmica, lateralmente ao nervo óptico, e se entende em direção temporal para suprir a glândula lacrimal, os músculos extrínsecos do bulbo do olho nesta área, o bulbo do olho (suprido pelas artérias ciliares anteriores), e a porção lateral das pálpebras superior e inferior (pela artéria palpebral lateral).

- A **artéria central da retina** posiciona-se centralmente no nervo óptico [II] até a papila do nervo óptico, onde emite vários ramos. Ela é responsável pelo suprimento das camadas internas da retina, no bulbo do olho, como uma artéria terminal (risco de cegueira com a oclusão/obstrução deste vaso!).

- As **artérias ciliares posteriores longas e curtas** entram no bulbo do olho posteriormente e se dispõem em suas paredes laterais, através da esclera, e suprem as estruturas internas do bulbo do olho.

- Após a artéria oftálmica ter cruzado o nervo óptico [II] em seu trajeto, ela dá origem à **artéria supraorbital**. Esta artéria segue, juntamente com o nervo supraorbital, através do forame supraorbital do osso frontal e fornece o suprimento sanguíneo à fronte e ao couro cabeludo.

- A **artéria etmoidal anterior** estende-se para fora da órbita através do forame etmoidal anterior, e segue para a cavidade nasal. Ali ela supre a parede lateral da cavidade nasal, a parte superior do septo nasal e as células etmoidais anteriores (➤ Item 9.6.5). Finalmente, ele se une à artéria dorsal do nariz, que supre a superfície do nariz como um dos dois ramos terminais da artéria oftálmica.

- A **artéria etmoidal posterior** deixa a órbita através do forame etmoidal posterior e supre a região superior e posterior da cavidade nasal e, também, parcialmente as células etmoidais (➤ Item 9.6.5).

- O segundo ramo terminal da artéria oftálmica é a **artéria supratroclear**, que deixa a órbita, juntamente com o nervo supratroclear, e, em seu trajeto, supre partes da fronte (➤ Fig. 9.57).

Veias

O sangue venoso deixa a órbita através de dois grandes vasos, as **veias oftálmicas superior e inferior** (➤ Fig. 9.58). Ambas as veias oftálmicas recebem drenagem de vasos venosos das regiões superficial e profunda da face: veia supraorbital, veia nasofrontal, veia angular (" veia oftálmica superior) e veia facial (" veia oftálmica inferior). Basicamente, a veia oftálmica superior segue pela parte superior da órbita, enquanto a veia oftálmica inferior segue pela sua parte inferior. Por isso, ambas as veias recebem tributárias correspondentes, oriundas dos músculos e de outras veias, que seguem na respectiva parte da órbita com as artérias. Posteriormente, a veia oftálmica superior sai da órbita através da fissura orbital superior e desemboca, em seguida, no seio cavernoso. A veia oftálmica inferior, em sua porção posterior, se une com a veia oftálmica superior, mas também pode entrar na fissura orbital superior como um vaso separado, para desembocar, de forma independente, no seio cavernoso. Outro vaso tributário posterior se une à veia infraorbital, passa através da fissura orbital inferior, e drena para o plexo pterigóideo, que está localizado na fossa infratemporal.

Inervação

A inervação do bulbo do olho e das estruturas orbitais ocorre por meio dos II-VI nervos cranianos e de fibras simpáticas derivadas da região torácica da medula espinal. A ➤ Figura 9.59 apresenta a vista superior, na cavidade orbital aberta, após a remoção inicial da dura-máter, em seguida do teto da órbita e, finalmente, da periórbita com partes do corpo adiposo da órbita. Ao mesmo tempo,

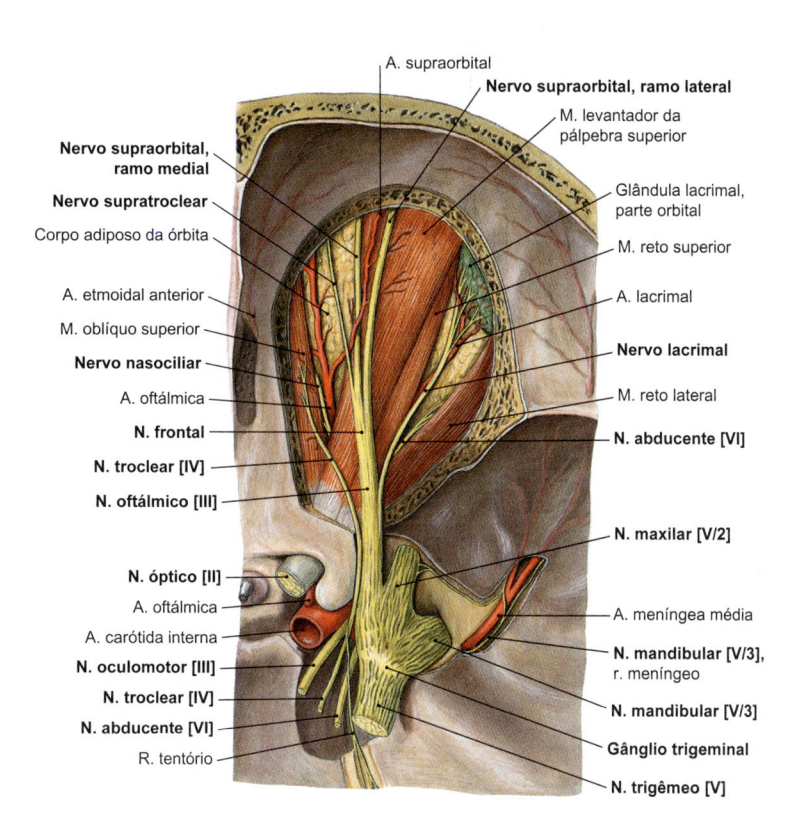

Figura 9.59 Conteúdo da órbita aberta superiormente, com o gânglio trigeminal. O trajeto do nervo oftálmico [V/1] e de seus ramos pode ser identificado através da fissura orbital superior aberta. Além disso, foram mostradas as entradas dos III, IV e VI nervos cranianos na órbita, que inervam os músculos extrínsecos do bulbo do olho, e a passagem do nervo óptico [II] pelo canal óptico.

a dura-máter foi removida acima do gânglio trigeminal (gânglio semilunar, ou gânglio de Gasser).

Nervo Óptico [II]

No interior da retina, internamente ao bulbo do olho, encontram-se as três primeiras séries de neurônios de projeção da via visual.

Os prolongamentos (axônios) das células ganglionares convergem para o disco do nervo óptico e se unem neste nível (ou na papila do nervo óptico) para formar o nervo óptico [II], que sai do bulbo do olho em sua porção posterior. O nervo segue através do tecido adiposo retrobulbar para o anel tendíneo comum (anel tendíneo de Zinn), atravessando-o, e continua através do canal óptico até a

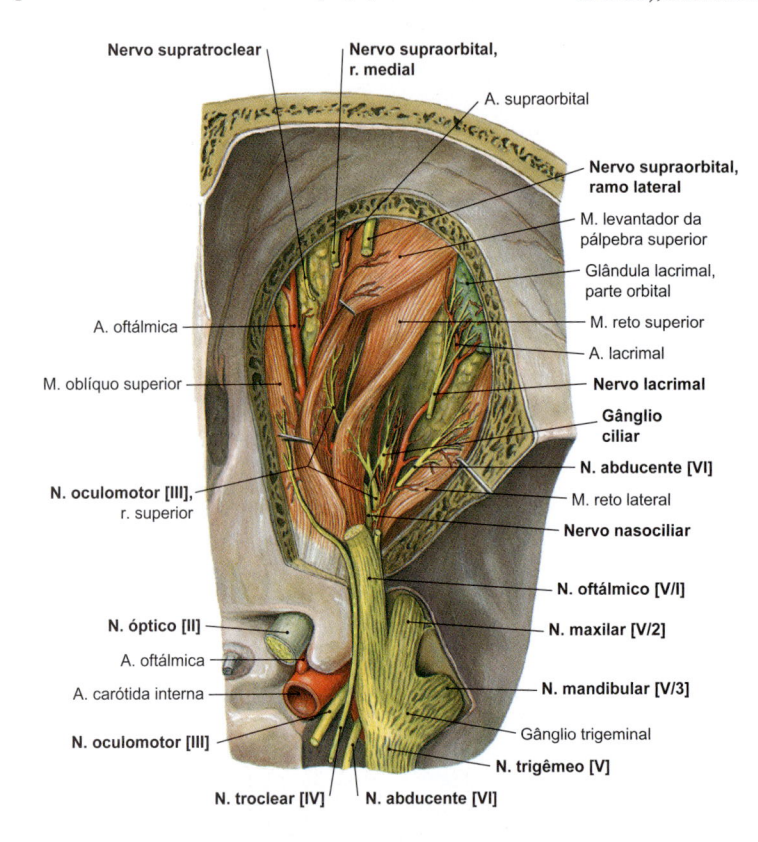

Figura 9.60 Vista superior da órbita após o rebatimento dos **Mm. levantador da pálpebra superior e reto superior.** Os ramos dos III, IV, e VI nervos cranianos, que chegam aos respectivos músculos, estão claramente visíveis. Após a remoção do tecido adiposo orbital, apenas o gânglio ciliar, com cerca de 2 mm de diâmetro, é visível, situando-se, aproximadamente, 2 cm posteriormente ao bulbo do olho, lateralmente ao nervo óptico [II].

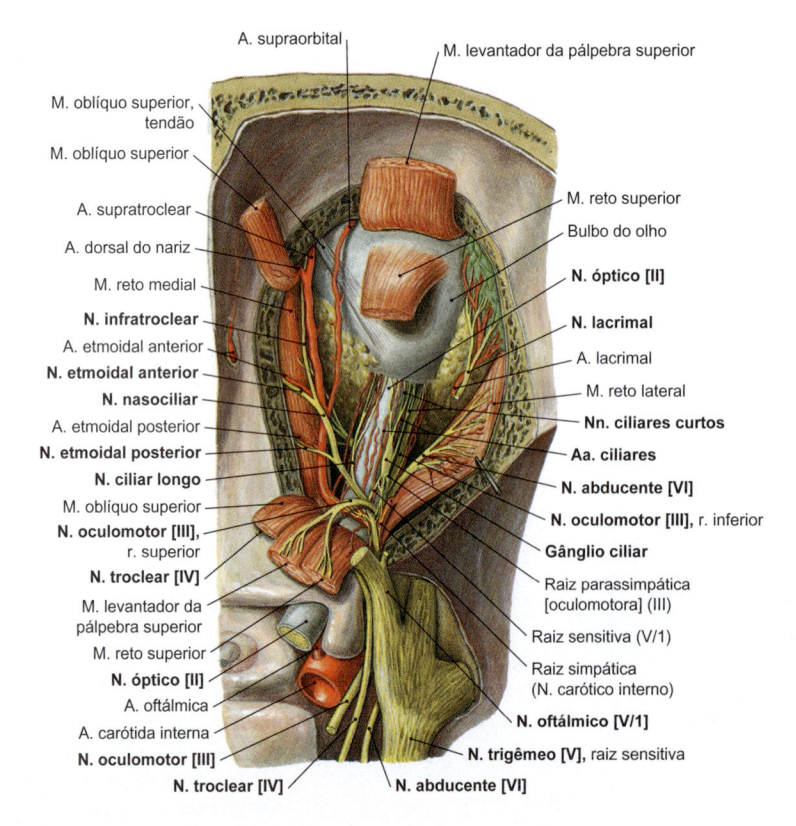

Figura 9.61 Vista superior da órbita após transecção e rebatimento dos músculos levantador da pálpebra superior, reto superior e oblíquo superior. Além do gânglio ciliar e dos ramos da artéria oftálmica, o nervo óptico [II] e os ramos do nervo nasociliar podem ser identificados.

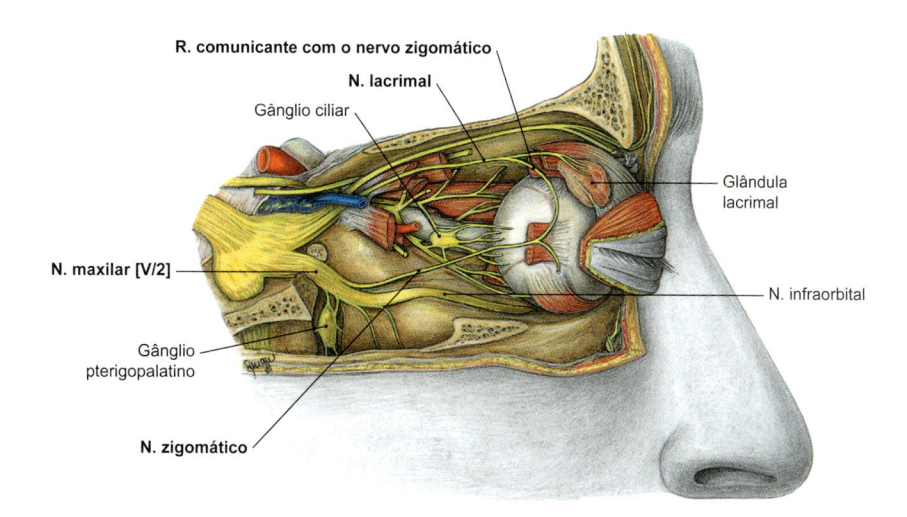

R. comunicante com o nervo zigomático

N. lacrimal

Gânglio ciliar

Glândula lacrimal

N. maxilar [V/2]

N. infraorbital

Gânglio pterigopalatino

N. zigomático

Figura 9.62 Trajeto dos nervos na órbita. Vista lateral após remoção da parede temporal e do corpo adiposo da órbita.

fossa anterior do crânio (➤ Fig. 9.55; a artéria oftálmica segue no sentido oposto através do canal óptico e, em seguida, através do anel tendíneo comum, para se ramificar na órbita). No interior da órbita, o nervo óptico [II] geralmente descreve um arco convexo, levemente dirigido para fora, em uma preparação anatômica. Trata-se de uma extensão de reserva para a adaptação aos diferentes movimentos oculares. Como uma evaginação do diencéfalo, o nervo óptico [II] não é um verdadeiro nervo craniano, pois se encontra completamente envolvido pelas três meninges. No bulbo do olho, a dura-máter se transforma na esclera; partes das leptomeninges se continuam através da corioide.

Clínica

Devido ao seu trajeto, o nervo óptico [II] está em íntima **relação topográfica com o seio esfenoidal**. Os processos patológicos no interior do seio esfenoidal (inflamações, tumores) podem se estender ao nervo óptico, através da delgada parede óssea do seio esfenoidal, semelhante a um papel. Em intervenções cirúrgicas no seio esfenoidal, este local se torna bastante suscetível a lesões.

Nervo Oculomotor [III]

Um pouco antes ou após sua passagem pela fissura orbital superior, na órbita, o nervo oculomotor [III] se divide em um ramo superior e um ramo inferior (➤ Fig. 9.60, ➤ Fig. 9.34) e que, durante a entrada na órbita, se estendem pelo anel tendíneo comum (➤ Fig. 9.55). Na órbita, o **ramo superior** segue lateralmente ao nervo óptico [II] em direção superior e inerva os músculos reto superior e levantador da pálpebra superior (➤ Fig. 9.60). O **ramo inferior**, maior, emite, em seu trajeto, em três outros ramos, que suprem a inervação motora dos músculos reto medial, reto inferior e oblíquo inferior (➤ Fig. 9.61). No trajeto para o músculo oblíquo inferior, o 3º ramo do ramo inferior ainda dá origem a um ramo para o gânglio ciliar (veja adiante). Essas fibras pré-ganglionares formam a raiz parassimpática do gânglio ciliar. Tais fibras fazem conexões sinápticas com os corpos celulares de neurônios do gânglio ciliar, dos quais emergem as fibras parassimpáticas pós-ganglionares que seguem pelos nervos ciliares curtos no bulbo do olho e inervam o músculo esfíncter da pupila e o músculo ciliar.

Gânglio Ciliar

O mais superior dos quatro gânglios parassimpáticos da cabeça situa-se lateralmente ao nervo óptico [II] (➤ Fig. 9.60, ➤ Fig. 9.61,

➤ Fig. 9.34). Neste gânglio, as fibras parassimpáticas pré-ganglionares originadas do ramo inferior do nervo oculomotor (raiz oculomotora) estabelecem contatos sinápticos com os corpos celulares de neurônios ganglionares. Como os demais gânglios da cabeça, no gânglio ciliar existe, também, uma **raiz sensitiva** adicional do nervo trigêmeo [V] (nervo nasociliar) e uma **raiz simpática**, com fibras pós-ganglionares derivadas do plexo carótico interno. As fibras de ambas as raízes, previamente mencionadas, seguem através do gânglio ciliar sem estabelecer contatos sinápticos. As fibras sensitivas se originam, em sua maior parte, da superfície do bulbo do olho (córnea e conjuntiva). Elas emergem do bulbo através dos nervos ciliares curtos. As fibras simpáticas assumem o trajeto oposto e se estendem para o interior do bulbo do olho, principalmente para inervar o músculo dilatador da pupila (➤ Fig. 9.34).

Nervo Troclear [IV]

Da mesma forma que o nervo oculomotor [III], o nervo troclear [IV] segue em um trajeto intradural na parede lateral do seio cavernoso (➤ Fig. 9.59, ➤ Fig. 9.60). Pouco antes de atingir a órbita, ele segue para cima, cruzando sobre o nervo oculomotor (➤ Fig. 9.60), e entra na órbita, através da fissura orbital superior, acima do anel tendíneo comum (anel tendíneo de Zinn). Em seu trajeto intraorbital, comparativamente curto, ele se estende medialmente sobre o músculo levantador da pálpebra superior e se distribui sobre o músculo oblíquo superior, promovendo a sua inervação motora (➤ Fig. 9.34).

Nervo Trigêmeo [V]
Nervo Oftálmico [V/1]

Após o seu trajeto intradural, também na parede lateral do seio cavernoso, o nervo oftálmico [V/1] – como o ramo principal do nervo trigêmeo [V] que se estende mais cranialmente – entra na órbita através da fissura orbital superior (➤ Fig. 9.59). Pouco antes, este nervo puramente sensitivo se divide em três ramos:

- Nervo nasociliar
- Nervo frontal
- Nervo lacrimal

O nervo frontal e o nervo lacrimal seguem externamente, ao redor do anel tendíneo comum, enquanto o nervo nasociliar, geralmente, atravessa o anel.

O **nervo nasociliar**, puramente sensitivo, segue na órbita em posição mais caudal. Em seu trajeto, ele cruza sobre o nervo óptico [II] (➤ Fig. 9.61) e se estende medialmente e por baixo do músculo reto superior. Seus ramos estão listados na ➤ Tabela 9.18.

481

O **nervo frontal**, após sua passagem pela fissura orbital superior, segue anteriormente entre o músculo levantador da pálpebra superior e a periórbita. Aproximadamente no meio da órbita, ele se divide em seus dois ramos terminais:

- Nervo supraorbital
- Nervo supratroclear (➤ Fig. 9.60)

O espesso **nervo supraorbital** deixa a órbita através do forame supraorbital ou da incisura supraorbital. Ambos os nervos inervam a fronte e uma parte do couro cabeludo.

O **nervo lacrimal** segue como o menor ramo do nervo oftálmico [V/1] sobre a margem superior do músculo reto lateral em direção anterior. Em seu trajeto, ele recebe fibras do ramo zigomaticotemporal do nervo zigomático, contribuindo para a inervação da glândula lacrimal tanto com fibras pós-ganglionares parassimpáticas (do gânglio pterigopalatino) quanto com fibras pós-ganglionares simpáticas (do gânglio cervical superior). Além disso, o nervo lacrimal supre a inervação sensitiva de partes da conjuntiva e da região lateral da pálpebra superior.

Nervo Maxilar [V/2]

O **nervo zigomático** é um ramo do nervo maxilar [V/2] e emerge deste nervo em seu trajeto na fossa pterigopalatina. Após receber fibras pós-ganglionares parassimpáticas derivadas do gânglio pterigopalatino, ele se estende na órbita através da fissura orbital inferior, e ali se divide em dois ramos sensitivos que inervam a pele:

- Ramo zigomaticofacial
- Ramo zigomaticotemporal

As fibras parassimpáticas (eferentes viscerais) seguem pelo ramo comunicante com o nervo zigomático e pelo nervo lacrimal para promover a inervação da glândula lacrimal (➤ Fig. 9.62).

Nervo Abducente [VI]

O nervo abducente [VI], após sua saída do tronco encefálico, segue através do seio cavernoso, lateralmente à artéria carótida interna e, então, chega à órbita sobre a fissura orbital superior, através do anel tendíneo comum (anel tendíneo de Zinn) (➤ Fig. 9.55, ➤ Fig. 9.34). Ali, estende-se lateralmente em direção ao músculo do reto lateral, promovendo a sua inervação motora.

Clínica

No caso de uma lesão do nervo troclear [IV] (**paralisia por lesão do nervo troclear**), o músculo oblíquo superior não pode mais ser movimentado. Nesses pacientes, portanto, o eixo

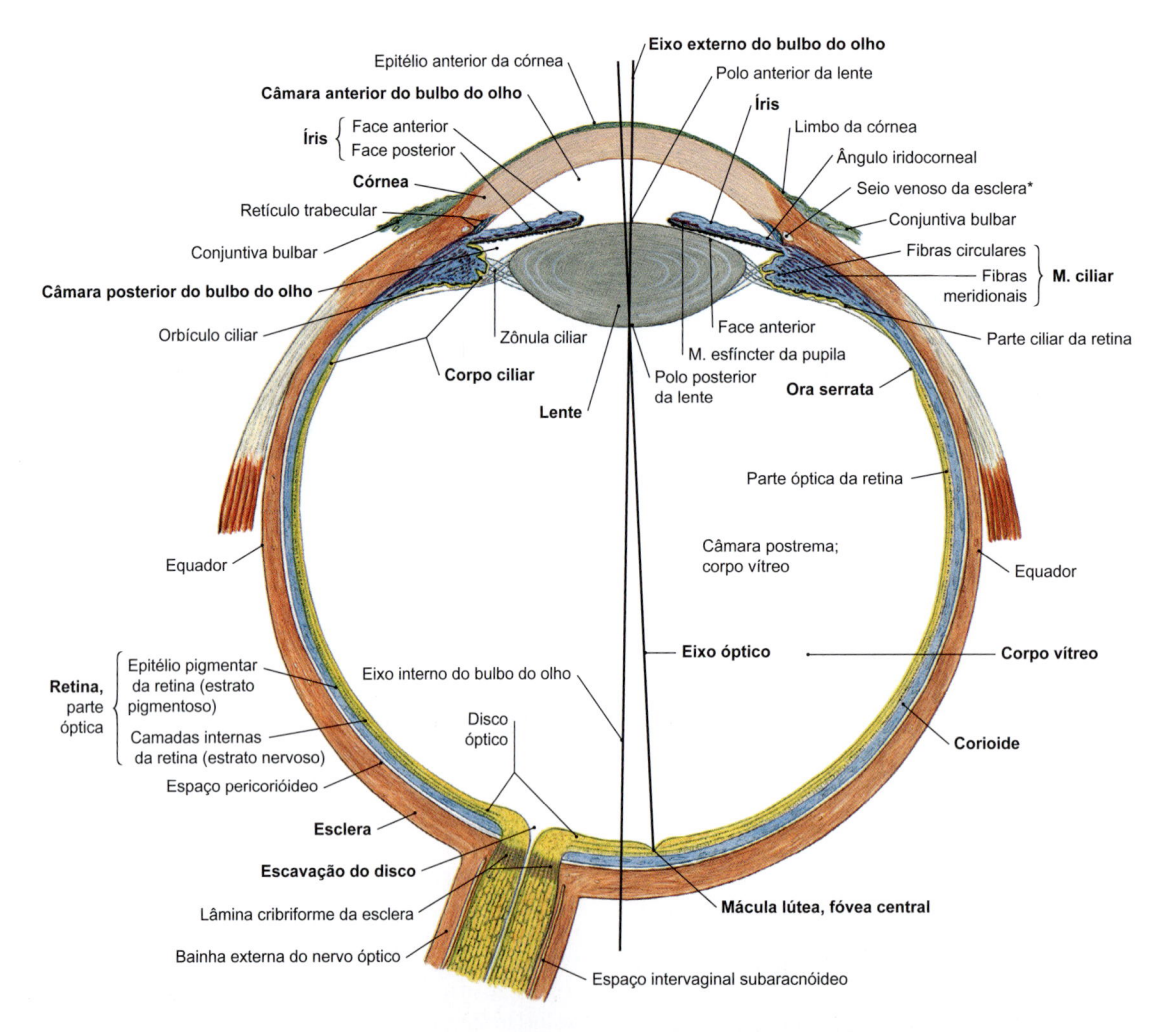

Figura 9.63 Bulbo do olho direito em corte horizontal com secção do nervo óptico [II], no nível da pupila. Abaixo da esclera encontramos a úvea (túnica média ou túnica vascular) que, na região anterior do bulbo do olho, consiste na íris e no corpo ciliar, e, na região posterior, consiste na corioide. A ora serrata marca a transição do corpo ciliar para a corioide. Por um lado, isso é importante para a nutrição das camadas internas da retina mas, ao mesmo tempo, garante a regulação da temperatura do bulbo do olho. A retina, com seus diferentes tipos de neurônios (incluindo os fotorreceptores), forma a camada mais interna do bulbo do olho. No segmento anterior do olho, o epitélio ciliar e o epitélio da íris também fazem parte da retina.

visual é deslocado em direção medial e para cima. Devido ao seu trajeto central através do seio cavernoso, o nervo abducente [VI] é particularmente afetado em uma trombose do seio cavernoso e, frequentemente, é o primeiro nervo craniano acometido (**paralisia por lesão do nervo abducente**). O paciente não pode mais abduzir o olho afetado. Para encontrar um acesso cirúrgico adequado, utiliza-se a seguinte **subdivisão da órbita**, de acordo com diferentes aspectos clínicos:

- Porção bulbar/retrobulbar
- Parte central ou intraconal/parte periférica ou extraconal:
  - a parte intraconal é a parte da órbita delimitada pelos músculos extrínsecos retos do bulbo olho, organizados em formato cônico
- Níveis superior/médio/inferior da órbita:
  - o nível superior estende-se do teto da órbita até o músculo reto superior e inclui o músculo levantador da pálpebra superior, os nervos frontal, troclear [IV] e lacrimal, assim como as artérias supraorbital, supratroclear, artéria e veia lacrimais, e a veia oftálmica superior (➤ Fig. 9.43; ➤ Fig. 9.59)
  - O nível médio é o mesmo do espaço intraconal mencionado anteriormente entre os músculos extrínsecos retos do olho, e inclui os nervos óptico [II], oculomotor [III], nasociliar, abducente [VI] e zigomático, o gânglio ciliar, a artéria oftálmica, a veia oftálmica superior, além das artérias ciliares posteriores curtas e longas (➤ Fig. 9.61)
  - o nível inferior estende-se do músculo reto inferior ao assoalho da órbita, e inclui o nervo infraorbital, a artéria infraorbital e a veia oftálmica inferior (➤ Fig. 9.43; ➤ Fig. 9.58)

9.4.4 Bulbo do Olho

O **bulbo do olho** tem um formato quase esférico e, nos adultos, apresenta diâmetro de cerca de 2,5 cm. Ele pesa entre 8 e 10 gramas e ocupa a porção frontal da órbita. A maior parte do bulbo do olho é envolvida pela **esclera**. Esta camada é composta por um tecido conectivo denso, rico em fibras colágenas e elásticas. A **bainha do bulbo** (ou **cápsula de Tenon**) é um envoltório de tecido conectivo e recobre toda a superfície do bulbo do olho, a partir do local de emergência do nervo óptico [II] até o limbo da córnea, onde a esclera se funde com a córnea. Entre a esclera e a bainha do bulbo encontra-se um delicado espaço (**espaço episcleral**).

Ao penetrarem na bainha do bulbo, os tendões dos músculos extrínsecos do bulbo do olho se inserem na esclera. Anteriormente, o formato arredondado do bulbo do olho é interrompido pelo abaulamento da **córnea**, de natureza transparente (➤ Fig. 9.63). Na região do limbo da córnea, ela se funde com a esclera e com a conjuntiva transparente que recobre a esclera (conjuntiva bulbar). A córnea é avascular e assim permanece, até a transição com a conjuntiva bulbar, bastante vascularizada, de modo que as camadas superficiais do epitélio anterior da córnea possam ser supridas com nutrientes e de oxigênio através do líquido lacrimal.

Clínica

A **orbitopatia endócrina** é uma condição que pertence ao grupo das doenças autoimunes específicas de órgãos e geralmente ocorre no contexto de uma doença de Basedow. Acredita-se que o sistema imunológico produza autoanticorpos contra os tecidos específicos na órbita (p. ex., músculos oculares, tecido adiposo) e, como consequência, cause reações inflamatórias. Sob o ponto de vista clínico, tal doença se manifesta pela protrusão dos olhos (exoftalmia), um aumento de tamanho da rima palpebral, com retração das pálpebras e distúrbios dos movimentos dos olhos.

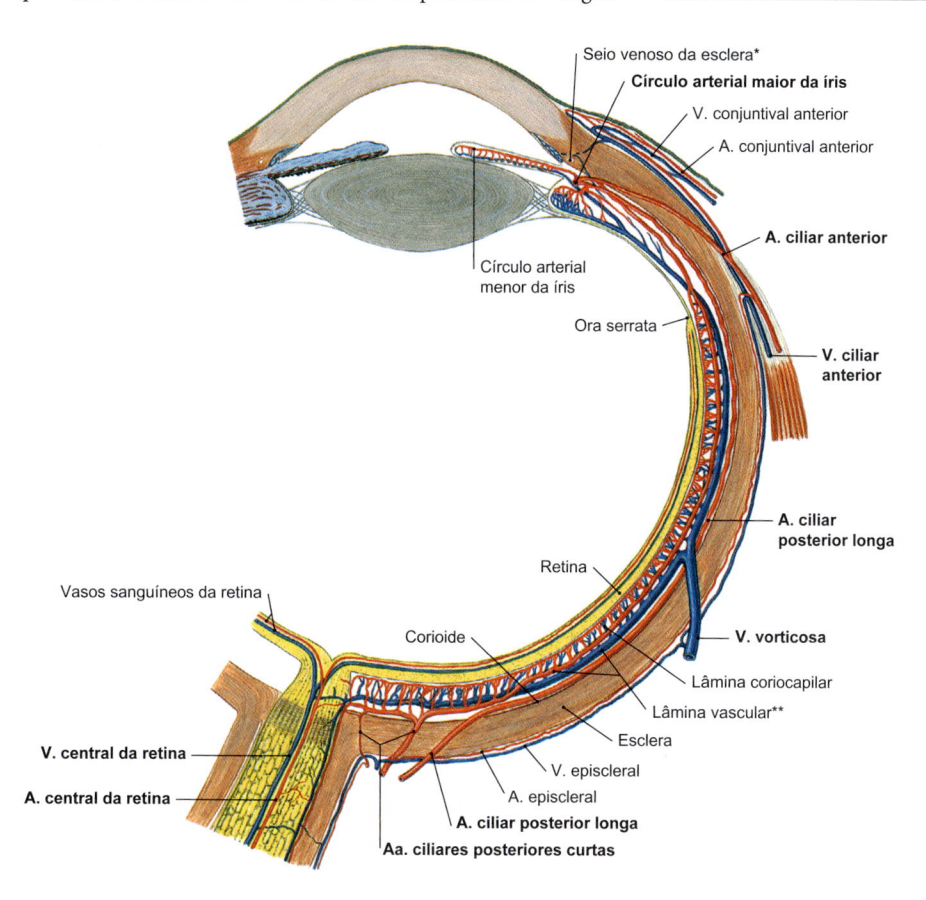

Seio venoso da esclera*
Círculo arterial maior da íris
V. conjuntival anterior
A. conjuntival anterior
A. ciliar anterior
Círculo arterial menor da íris
Ora serrata
V. ciliar anterior
A. ciliar posterior longa
Retina
Vasos sanguíneos da retina
Corioide
V. vorticosa
Lâmina coriocapilar
Lâmina vascular**
V. central da retina
Esclera
V. episcleral
A. central da retina
A. episcleral
A. ciliar posterior longa
Aa. ciliares posteriores curtas

Figura 9.64 Vasos sanguíneos do bulbo do olho direito (esquema).
* sob o ponto de vista clínico: canal de Schlemm
** sob o ponto de vista clínico: úvea

Tabela 9.25 Túnicas do bulbo do olho e suas subdivisões.

Túnica fibrosa do bulbo	Túnica vascular do bulbo	Túnica interna do bulbo
• Esclera	• Corioide	• Retina
• Córnea	• Corpo ciliar	– parte cega da retina
	• Íris	– parte óptica da retina

Em seu interior, o bulbo do olho é oco. Posteriormente à córnea, em direção ao nervo óptico, encontra-se a **câmara anterior do olho**, que se estende entre a córnea e a face anterior da íris. A câmara anterior do olho se comunica com a **câmara posterior do olho** por meio da **abertura pupilar da íris**. Através dessa abertura, o humor aquoso circula da câmara posterior do olho para a câmara anterior do olho. O **humor aquoso** é secretado pelo epitélio ciliar do corpo ciliar (parte pregueada) para o interior da câmara posterior do olho, e flui entre a lente e a face posterior da íris, através da pupila para a câmara anterior do olho. No **ângulo iridocorneal**, delimitado pela raiz da íris, pelo corpo ciliar e pela córnea, encontra-se a **trama trabecular** (**trabéculas esclerocorneais** formadas por tecido conectivo frouxo), que delimita espaços através dos quais o humor aquoso é drenado para o **seio venoso da esclera** (**canal de Schlemm**), seguindo nesta região em trajeto anular, sendo, finalmente, conduzido para o sistema venoso através das veias intraesclerais e episclerais (➤ Fig. 9.64). A contínua produção e drenagem do humor aquoso (cerca de 6-7 mL por dia) é fundamental para a nutrição das camadas internas da córnea e da estrutura da lente, e para a manutenção da pressão intraocular fisiológica (faixa normal entre 10 e 21 mmHg), o que garante o formato esférico estável do bulbo do olho e as distâncias estáveis dos meios ópticos uns entre os outros no interior do bulbo do olho.

Clínica

Caso ocorra um distúrbio na drenagem do humor aquoso, um **glaucoma** pode se desenvolver. O subsequente aumento da pressão intraocular causa lesões neuronais na área da retina e na papila do nervo óptico (disco óptico), uma vez que a esclera de tecido conectivo não é, particularmente, extensível. As doenças glaucomatosas estão entre as causas mais comuns de cegueira em todo o mundo. A causa da redução na drenagem do humor aquoso é, por exemplo, um deslocamento do ângulo iridocorneal devido à aderência da íris à córnea (sinéquias), o que pode ocasionar o desenvolvimento de um glaucoma de ângulo fechado. Quando o ângulo iridocorneal está aberto, no entanto, pode haver outras causas que promovam distúrbios na drenagem do humor aquoso através da trama trabecular para o seio venoso da esclera (glaucoma de ângulo aberto). No glaucoma de pressão normal, o qual é considerado uma forma especial de glaucoma primário de ângulo aberto, ocorrem lesões no nervo óptico, embora a pressão intraocular não seja elevada nesses pacientes.

A câmara posterior do olho é delimitada, posteriormente, pela **lente do olho**. Esta estrutura consiste em um núcleo de lente e do córtex da lente, e é envolvida pela cápsula da lente. Na região do equador, sob a cápsula da lente, novas células são formadas, ao longo da vida, em uma zona de crescimento (zona germinativa). Como consequência, essas células se transformam em fibras alongadas, armazenam proteínas que mantêm a transparência da lente (cristalinas) e, subsequentemente, perdem suas organelas celulares. A lente – de propriedades elásticas, natureza transparente, e de formato biconvexo – perde a sua elasticidade devido ao seu contínuo processo de crescimento com o aumento da idade, o que, por volta dos 40-45º anos da idade, leva à presbiopia (vista cansada). As **fibras da zônula ciliar**, que se originam dos processos ciliares do **corpo ciliar**, inserem-se na cápsula da lente (➤ Fig. 9.63). A contração do músculo ciliar faz com que o corpo ciliar se movimente em direção à lente, reduzindo a tensão das fibras zonulares. Isso promove o arredondamento da lente, e o olho focaliza objetos mais próximos (acomodação para perto). No estado relaxado do músculo ciliar, a tensão das fibras zonulares predomina, e a lente se torna mais plana. Deste modo, o olho focaliza objetos em posição mais distante. Posteriormente à lente e ao seu aparelho de sustentação, o olho é preenchido até a retina com o **corpo vítreo**, transparente e de consistência gelatinosa, que é composto, em quase 98%, de água. Ele ocupa quase quatro quintos do volume total do bulbo do olho (➤ Fig. 9.63). A córnea, o humor aquoso nas câmaras do olho, a íris, a lente e o corpo vítreo formam o aparelho óptico do bulbo do olho.

Suprimento Vascular

O bulbo do olho é suprido com sangue através de diferentes ramos arteriais, todos provenientes da artéria oftálmica (➤ Fig. 9.64):

• **Artéria central da retina**: origina-se da artéria oftálmica (➤ Fig. 9.50) e, após sua entrada, segue centralmente no nervo óptico [II]. A entrada no bulbo do olho ocorre a partir da papila do nervo óptico (disco óptico), suprindo as camadas internas da retina

• **Artérias ciliares anteriores**: elas suprem todos os músculos intrínsecos do bulbo do olho e formam anastomoses com as artérias ciliares posteriores longas

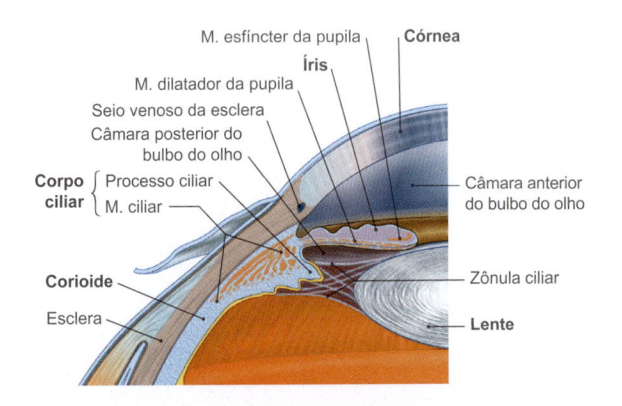

Figura 9.65 Estruturas do ângulo iridocorneal (esquema). [E460]

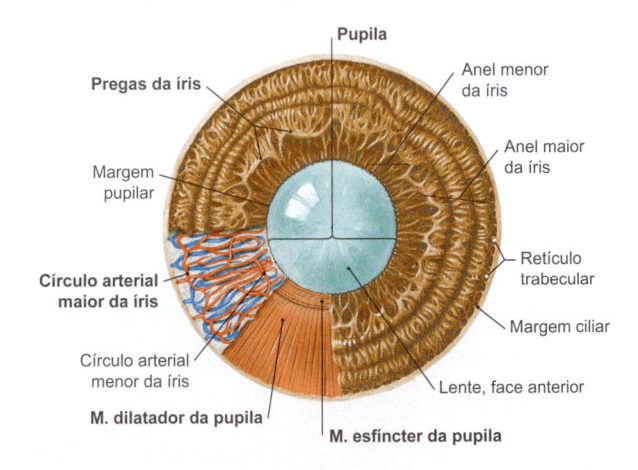

Figura 9.66 Íris e lente em vista anterior (esquema). [L127]

- **Artérias ciliares posteriores longas**: atravessam a esclera medial e lateralmente ao nervo óptico [II] e seguem para a frente no interior da corioide
- **Artérias ciliares posteriores curtas**: esses ramos penetram na esclera imediatamente ao redor do nervo óptico [II] e seguem para entrar na corioide

A *drenagem venosa* do bulbo do olho ocorre, principalmente, através das **veias vorticosas**, quatro vasos que, provenientes da corioide, se estendem pela esclera em cada um dos quatro quadrantes da região posterior do bulbo do olho e, em seguida, desembocam na veia oftálmica superior ou na veia oftálmica inferior. O sangue venoso das camadas internas da retina é conduzido através da **veia central da retina** que, em seu subsequente trajeto, desemboca na veia oftálmica superior ou diretamente no seio cavernoso.

Clínica

Uma doença vascular relativamente comum que acomete a veia central da retina é a **trombose venosa central**. Os pacientes percebem, inicialmente, uma deterioração indolor da visão (acuidade visual). Exceto pelos fatores de risco gerais para o desenvolvimento de tromboses, a causa da trombose venosa central ainda não foi suficientemente esclarecida.

Estrutura da Parede do Bulbo do Olho

O conteúdo do bulbo do olho é delimitado por uma parede, que pode ser dividida em três camadas ➤ Tabela 9.25).

Túnica Fibrosa do Bulbo do Olho

A túnica fibrosa do bulbo do olho consiste em duas partes, a esclera e a córnea:

- A **esclera**, frequentemente chamada de "branco do olho", recobre as partes posterior e laterais do bulbo do olho, e é atravessada por numerosos vasos.
- A **córnea** é composta por cinco camadas:
  - Epitélio anterior
  - Lâmina limitante anterior, ou membrana de Bowman (uma espessa membrana basal)
  - Estroma (compõe cerca de 90% da espessura da córnea)
  - Lâmina limitante posterior ou membrana de Descemet (uma espessa membrana basal)
  - Endotélio (esta camada está principalmente envolvida na regulação metabólica entre o humor aquoso e o estroma corneal).

Clínica

Após as lesões, a córnea apresenta apenas capacidade parcial de regeneração. Frequentemente, após lesões não tratadas, formam-se cicatrizes que podem levar a uma grave perda de visão. Para a restauração da visão, após uma cicatrização ou uma turvação da córnea, geralmente é necessário um **transplante de córnea** (**ceratoplastia**). Este procedimento corresponde ao transplante de tecido mais comumente realizado na Alemanha. A possibilidade de cura para este procedimento varia de boa até muito boa (a aceitação absoluta do enxerto atinge cerca de 90% das cirurgias), uma vez que a córnea é um tecido avascular (ela é um dos órgãos imunoprivilegiados). As reações de rejeição ao tecido do doador são raras (< 5%). No entanto, caso ocorra migração de vasos sanguíneos para a córnea transplantada para o receptor, o risco de rejeição aumenta consideravelmente (ceratoplastia de alto risco). Para minimizar esse risco, antes da cirurgia realiza-se uma tipificação tecidual por meio de amostras de sangue (tipagem de HLA) no receptor, para encontrar córneas adequadas para transplante (via bancos da córnea) que se adaptem ao tipo de tecido do receptor.

Túnica Vascular do Bulbo do Olho

Na túnica vascular do bulbo do olho (túnica média do bulbo, ou úvea) seguem numerosos vasos sanguíneos e linfáticos. Ela inclui todos os músculos intrínsecos do bulbo do olho, necessários para a regulação da luz que entra no olho e para o controle do formato da lente, e é responsável pela secreção do humor aquoso. Nesta túnica estão incluídas a íris, o corpo ciliar e a corioide (➤ Fig. 9.65).

Corioide

A corioide forma a porção posterior da túnica vascular do bulbo do olho e representa cerca de dois terços de toda esta túnica. O oxigênio e os nutrientes atingem as partes externas da retina através do seu sistema de capilares. A corioide é pigmentada e está intimamente associada à parte externa da retina, mas frouxamente associada externamente à esclera.

Corpo Ciliar

O corpo ciliar posiciona-se anteriormente à corioide. Ele se estende para a frente até a transição entre a córnea e a esclera e, para trás, até a ora serrata. Ele é formado, principalmente, pelo **músculo ciliar**, que consiste em fibras musculares lisas dispostas em orientações circular, radial e longitudinal. Deste modo, o músculo ciliar projeta-se para o interior do olho e, durante a sua contração, ocasiona relaxamento das **fibras da zônula ciliar** do aparelho de sustentação da lente, levando, portanto, à acomodação para perto. As fibras da zônula ciliar são originárias dos processos ciliares do corpo ciliar, sendo visíveis como pregas longitudinais em sua superfície interna (➤ Fig. 9.65). O conjunto das fibras da zônula ciliar forma o chamado ligamento suspensor da lente. O corpo ciliar é subdividido em uma **parte plana** e uma **parte preguegada**. Da parte preguegada são originados cerca de 70 **processos ciliares**, dos quais as fibras da zônula ciliar do aparelho de sustentação da lente irradiam. O **epitélio ciliar**, na região da parte preguegada, também secreta o humor aquoso.

Íris

A túnica vascular do bulbo é finalizada anteriormente pela íris. A íris representa o diafragma ajustável do olho, e é visível através da córnea como a parte colorida do olho. Em sua face posterior, ela é

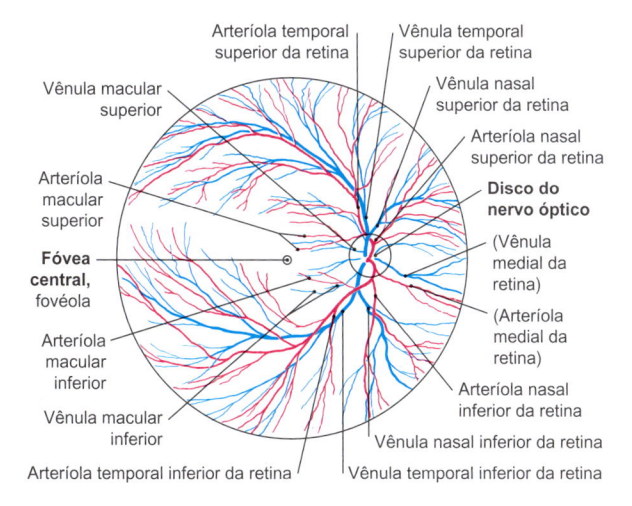

Figura 9.67 Ramificação dos vasos sanguíneos da retina, com a localização do disco óptico e da fóvea central (esquema).

recoberta por uma dupla camada epitelial pigmentada (➤ Fig. 9.66). Ela possui uma abertura central, a **pupila**. A mudança de calibre da abertura da pupila (variável entre aproximadamente 1,5 e 8 mm) é possibilitada por feixes de fibras musculares lisas inseridos no estroma de tecido conectivo frouxo da íris. As fibras musculares que se dispõem ao redor da abertura pupilar, em trajeto anelar, formam o **músculo esfíncter da pupila**, o qual, durante a contração, leva a uma diminuição do diâmetro da pupila (miose; ➤ Fig. 9.66). Elas são inervadas por fibras pós-ganglionares parassimpáticas oriundas do gânglio ciliar (nervos ciliares curtos). Ao longo de sua face posterior, feixes de fibras musculares lisas em disposição radial e em formato de leque formam o **músculo dilatador da pupila**. Durante a sua contração, este músculo provoca um alargamento da abertura pupilar (midríase). Suas fibras musculares apoiam-se diretamente sobre a dupla camada epitelial pigmentada da íris e são inervadas por fibras nervosas pós-ganglionares simpáticas derivadas do gânglio cervical superior, que também se estendem pelo gânglio ciliar, mas sem conexões sinápticas, em direção ao bulbo do olho. O suprimento vascular da íris ocorre através de dois anéis arteriais, o **círculo arterioso maior da íris** (em posição externa) e o **círculo arterioso menor da íris** (em posição interna, mas incompleto) (➤ Fig. 9.66). Ambos os anéis arteriais estão conectados um ao outro por meio de anastomoses. A face posterior da íris tem estrutura radiada, que é definida pela ora serrata da retina (parte ciliar da retina) e pela disposição dos processos ciliares do corpo ciliar (pregas da íris).

Túnica Interna do Bulbo do Olho

A túnica interna do bulbo do olho (retina) é composta por duas partes:

- A **parte cega da retina**, com suas duas porções situadas anteriormente à ora serrata, recobrindo a superfície interna do corpo ciliar (parte ciliar da retina) e da íris (parte irídica da retina);
- Estendendo-se posterior e lateralmente no bulbo do olho, até a ora serrata, situa-se a **parte óptica da retina**, a parte da retina verdadeiramente sensível à luz. Ela consiste em duas camadas:
  - o **epitélio pigmentar da retina**, uma camada externa (**estrato pigmentoso**), que se encontra firmemente ancorado à corioide e que se continua anteriormente como uma camada pigmentada na região da parte cega da retina
  - a **retina neuronal**, que constitui a camada interna (**estrato nervoso**), associada diretamente ao nervo óptico [II] e ao epitélio pigmentar da retina, a partir da ora serrata.

A retina neuronal é, por sua vez, dividida em várias camadas. A camada mais externa, que se encontra diretamente apoiada ao epitélio pigmentar da retina, contém os segmentos externos dos **fotorreceptores** (**cones e bastonetes**), distribuídos de forma desigual pela retina e nos quais ocorre a transdução de um sinal a partir de um estímulo luminoso (fóton) em um impulso nervoso fisiológico (fototransdução). Os fotorreceptores estabelecem conexões sinápticas com neurônios das camadas mais internas da retina (**células bipolares**, **células horizontais**, **células amácrinas**) e que, por sua vez, estabelecem contatos sinápticos com os neurônios mais internos da retina, as **células ganglionares**. Um fóton deve, inicialmente, atravessar todas as camadas da retina antes que a transdução do sinal possa ocorrer nos segmentos externos dos fotorreceptores. As células ganglionares são os únicos neurônios da retina que enviam estímulos visuais ao cérebro através do trajeto comum de seus axônios. Para tanto, os axônios das células ganglionares da retina convergem para **papila do nervo óptico (disco óptico)**, e dela se estendem como nervo óptico [II] e, após o quiasma óptico, como trato óptico em direção ao tálamo (corpo

geniculado lateral) do diencéfalo (➤ Item 9.3.2). Na região da papila do nervo óptico não existem estruturas retinianas, com exceção dos axônios das células ganglionares. Por este motivo, esta área da retina é denominada **ponto cego**. Neste local, a artéria central da retina entra no bulbo do olho e dá origem a vários ramos para suprir de sangue as camadas internas da retina (➤ Fig. 9.67). A veia correspondente (veia central da retina) sai do bulbo do olho através do disco óptico. Lateralmente à papila do nervo óptico está localizada a **mácula lútea**. Esta região é caracterizada por uma depressão (**fóvea central**), que representa a parte mais delgada da retina e a região de maior acuidade visual. A maior sensibilidade visual nesta região da retina é baseada na alta densidade de cones, sem a presença de bastonetes. Durante a focalização direta de um objeto, a imagem atinge esta área da retina e, consequentemente, pode ser vista com grande nitidez.

> ### Clínica
>
> Alterações patológicas da retina, na região da mácula lútea, são caracterizadas como processos de **degeneração macular**. A forma mais comum dessas doenças progressivas, que levam a uma perda generalizada da visão, é a **degeneração macular senil** ou **relacionada à idade (DMRI).** Em países industrializados, tal doença é mais comumente associada à cegueira em pessoas com mais de 50 anos, seguida das doenças glaucomatosas e da retinopatia diabética. Os fatores de risco para a DMRI incluem predisposição genética, tabagismo e pressão arterial sistêmica elevada.

> ### Clínica
>
> Sob vários pontos de vista funcionais, o epitélio pigmentar da retina mantém coesas as partes externas da retina. Em um **descolamento da retina**, a associação entre a retina neuronal e o epitélio pigmentar é perdida por várias razões. Caso os fotorreceptores não sejam mais adequadamente supridos pela perda de contato, a duração e a localização do descolamento podem levar a uma perda expressiva da função nas áreas retinianas afetadas. Um descolamento da retina é tratado de acordo com sua causa, localização e extensão. Após o reposicionamento da retina, pode-se obter regeneração funcional.

9.5 Orelha
Friedrich Paulsen

> ### Competências
>
> Após a leitura deste capítulo, você será capaz de:
> - descrever a estrutura anatômica da orelha externa, da orelha média e da orelha interna e citar as suas estruturas componentes
> - descrever as diferentes regiões da orelha, definir claramente seus limites e relacioná-las em um contexto topográfico e clínico com as estruturas adjacentes
> - explicar a estrutura da tuba auditiva, os músculos envolvidos na função do tuba e a relação com a orelha média
> - descrever o trajeto de vasos e nervos na parte petrosa do osso temporal, e suas diferentes regiões de suprimento sanguíneo e de inervação ordenadas
> - explicar o desenvolvimento embrionário da orelha externa, da orelha média e da orelha interna, assim como a sua estrutura e função

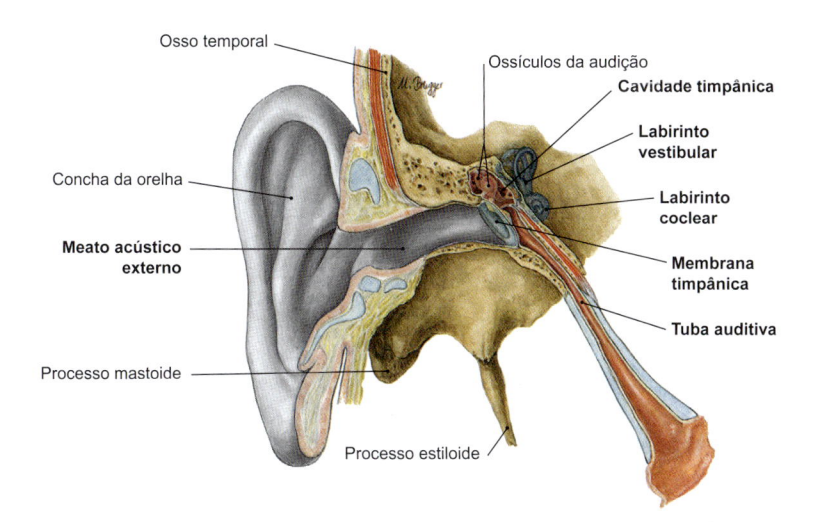

Figura 9.68 Partes da orelha direita.
Corte longitudinal através do meato acústico externo, da orelha média e da tuba auditiva; vista anterior.

Caso Clínico

Oto-hematoma

História Clínica

Um jovem se apresenta no final da noite ao médico otorrinolaringologista de plantão com edema intenso da concha da orelha. Ele pratica *kickboxing* e alega ter recebido um chute na cabeça enquanto treinava. Logo, a orelha começou a doer, mas a dor diminuiu rapidamente. No entanto, a orelha inchou de forma relativamente rápida e o instrutor o mandou diretamente para a clínica de otorrinolaringologia.

Exames Iniciais

O médico analisa detalhadamente a orelha, o meato acústico externo e o tímpano. O edema azulado da concha da orelha é macio e flutuante. O médico otorrinolaringologista fez o diagnóstico de um oto-hematoma, ou seja, um derrame serossanguíneo entre o pericôndrio e a cartilagem auricular. O chute durante a prática de *kickboxing* aplicou a uma força tangencial sobre a orelha, na qual o pericôndrio foi destacado da cartilagem. Isso criou um espaço, preenchido, em seguida, com líquido.

Tratamento

O médico otorrinolaringologista fez uma incisão no edema em condições estéreis, de modo a prevenir pericondrite auricular. Deste modo, a secreção serossanguínea foi drenada. Para fixar novamente o pericôndrio adequadamente à cartilagem, ele fez duas suturas de acolchoamento. Além disso, prescreveu um antibiótico. Finalmente, ele explicou ao paciente que tal lesão é muito comum no boxe e aconselha-o a usar, regularmente, uma proteção de cabeça, já que oto-hematomas recorrentes podem levar à formação de uma "orelha em couve-flor", em longo prazo. Nos casos crônicos, ocorre uma reorganização do tecido conectivo na região do hematoma, com restrições ao suprimento de nutrientes para a cartilagem da orelha, e destruição do tecido cartilaginoso, o que, em última instância, leva à deformidade da concha da orelha.

A orelha inclui o órgão da audição e o órgão do equilíbrio. Ela está dividida em **orelha externa**, **orelha média** e **orelha interna** (➤ Fig. 9.68):

- A **orelha externa** inclui a concha da orelha, o meato acústico externo e a membrana do tímpano
- A **orelha média** consiste na cavidade timpânica, que se posiciona centralmente na parte petrosa do osso temporal. Ela é separada do meato acústico externo pela membrana timpânica, abriga os três ossículos da audição, e está conectada à parte nasal da faringe, através da tuba auditiva, assim como ao processo mastóideo através do antro mastóideo.
- A **orelha interna**, também conhecida como labirinto, também está localizada na parte petrosa do osso temporal. Ela consiste em diferentes cavidades que se limitam lateralmente com a orelha média e medialmente com o meato acústico interno.

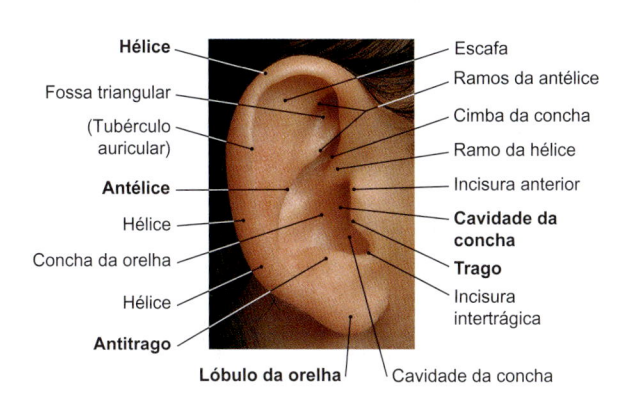

Figura 9.69 Concha da orelha, lado direito. Vista lateral.

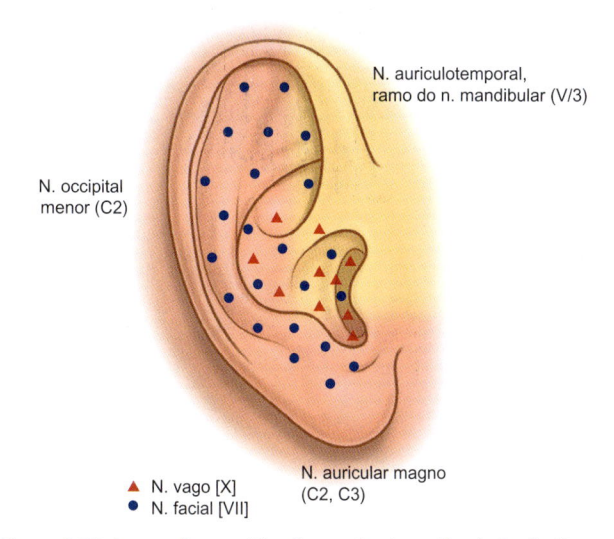

Figura 9.70 Inervação sensitiva da concha da orelha, lado direito. Vista lateral.

O órgão da audição localizado na orelha interna (órgão cóclea) recebe os sons e ruídos captados pela orelha externa, transmitidos e amplificados pela orelha média como informações mecânicas e que, em seguida, são convertidas em impulsos elétricos para que as informações possam ser transmitidas ao cérebro. Além disso, células receptoras especializadas se encontram alojadas na orelha interna para a determinação de movimentos e posições no espaço (órgão de equilíbrio).

9.5.1 Embriologia

Desenvolvimento da Orelha Externa
A orelha externa, que serve para a captação dos sons, desenvolve-se a partir do primeiro sulco faríngeo, entre o primeiro e o segundo arcos faríngeos.

Desenvolvimento da Concha da Orelha a partir dos Seis Tubérculos Auriculares
Na extremidade dorsocranial do primeiro sulco faríngeo, no início da 6ª semana, existem, de cada lado, duas fileiras de três **tubérculos auriculares**, que crescem em diferentes velocidades e se fundem rapidamente para formar a concha da orelha. Com o alongamento do ramo da mandíbula no primeiro arco faríngeo, as conchas das orelhas são deslocadas indiretamente em direção cranial e, finalmente, se posicionam no nível dos olhos.

> **Clínica**
>
> A fusão excessiva ou deficiente dos tubérculos auriculares ocorre de forma pouco frequente e espontânea (**malformações auriculares**); pavilhões auriculares com inserção baixa estão frequentemente associados a anormalidades cromossômicas.

Desenvolvimento do Meato Acústico Externo a partir do Primeiro Sulco Faríngeo
O meato acústico externo desenvolve-se a partir do ectoderma no fundo do primeiro sulco faríngeo, que cresce para dentro como um tubo, em formato afunilado, até o revestimento endodérmico da cavidade timpânica (recesso tubotimpânico, formado a partir da 1ª bolsa faríngea) e, no início da 9ª semana, forma uma placa sólida no assoalho do canal do meato acústico externo.

> **Clínica**
>
> Caso a placa do meato acústico externo não se canalize novamente até o 7º mês, ocorrerá **surdez congênita**.

Desenvolvimento da Orelha Média
O revestimento endodérmico da 1ª bolsa faríngea cresce a partir da 5ª semana, como uma projeção do intestino faríngeo em direção lateral, levando à formação da **orelha média**. Esta projeção se encontra com o tecido ectodérmico no assoalho do 1º sulco faríngeo. No ponto de contato, permanece apenas uma delgada membrana – o **tímpano**. Agora, a parte distal da 1ª bolsa faríngea, o recesso tubotimpânico, se alarga e forma a **cavidade timpânica** primitiva. A porção proximal permanece estreitada e torna-se a **tuba auditiva** (ou trompa de Eustáquio).

Desenvolvimento dos Ossículos da Audição
Ainda no início da 5ª semana, os ossículos da audição começam a se diferenciar no mesênquima do 1º e 2º arcos faríngeos:
- O martelo e a bigorna são derivados da cartilagem de Meckel (cartilagem do 1º arco faríngeo); o músculo tensor do tímpano também é um derivado do 1º arco faríngeo (portanto, a sua inervação ocorre através do nervo mandibular [V/3], o nervo do 1º arco faríngeo)
- O estribo é derivado da cartilagem de Reichert (cartilagem do 2º arco faríngeo); o músculo estapédio também é um derivado do 2º arco faríngeo (sua inervação, portanto, ocorre através do nervo facial [VII], o nervo do 2º arco faríngeo)

Desenvolvimento da Orelha Interna
Por volta do 22º dia, de ambos os lados do rombencéfalo, forma-se um **placoide ótico** como um espessamento do epitélio no **ectoderma superficial**; este placoide logo se invagina, formando um **sulco ótico**, que sofre um estreitamento e dá origem à **vesícula ótica**. Cada vesícula ótica se divide em uma **porção anterior (rostral)**, da qual se originam o sáculo e o ducto coclear, e em uma **parte posterior (occipital)**, da qual se originam o utrículo, os ductos semicirculares e o ducto endolinfático; as partes rostral e occipital permanecem unidas por um estreito ducto e, em seu conjunto, formam o **labirinto membranoso**.

9.5.2 Orelha Externa

A orelha externa é dividida na concha da orelha, externamente visível; no meato acústico externo, que segue para o interior; e no tímpano (ou membrana timpânica). Ele serve para a condução dos sons e atua na orientação direcional.

Concha da Orelha
A concha da orelha (➤ Fig. 9.69) consiste em um esqueleto de cartilagem elástica. A pele sobre a superfície externa é imóvel e desprovida de pregas, associada ao pericôndrio; na superfície posterior, a pele é móvel. O tecido adiposo subcutâneo está ausente. O **lóbulo da orelha** é desprovido de cartilagem, tem formato variável

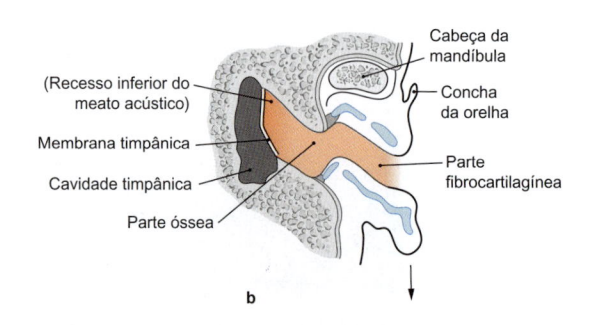

Figura 9.71 Meato acústico externo, lado direito (esquema). As setas indicam o sentido no qual o examinador deve tracionar a concha da orelha, de modo a estender o meato acústico externo e permitir a visualização da membrana timpânica. **a** Corte frontal. **b** Corte horizontal.

e consiste em tecido adiposo subcutâneo com cobertura de pele. A margem externa da concha da orelha, a **hélice**, tem formato encurvado, enquanto a **antélice** é a prega interna da concha da orelha; o **trago** e o **antitrago** são partes proeminentes de cartilagem, que delimitam a cavidade central (**cavidade da concha**) na entrada do meato acústico externo. O trago se continua com a parte cartilaginosa do meato acústico externo. Outros termos são utilizados para a concha da orelha, mas são insignificantes para a sua compreensão.

Músculos

Na concha da orelha, músculos rudimentares ainda são frequentemente encontrados, tais como os músculos auriculares anterior, superior, e posterior, ou o músculo trágico (algumas pessoas podem mexer as orelhas, mas apenas em colaboração com o músculo epicrânio). Trata-se de músculos da expressão facial (inervação por meio do nervo auricular posterior, ramo do nervo facial [VII]) que pertencem a um sistema rudimentar de esfíncteres (músculo orbicular da orelha) e que se apresentam bem desenvolvidos em outros animais. Deste modo, cavalos giram as orelhas em direção ao som. Ouriços e ursos fecham os meatos acústicos externos durante a hibernação para não serem perturbados por ruídos externos.

Vasos e Nervos
Artérias
Devido à sua posição exposta (proteção contra o frio, liberação de calor), a concha da orelha é muito bem suprida com sangue. As artérias são ramos da artéria carótida externa. A **artéria temporal superficial** atinge a face anterior da concha da orelha com ramos auriculares; os ramos auriculares da **artéria auricular posterior** suprem a face posterior.

Veias
As **veias auriculares anteriores** correspondentes drenam para o **plexo pterigóideo**; a veia auricular posterior desemboca na veia jugular externa, e as veias temporais superficiais desembocam na veia jugular interna.

Vasos Linfáticos
A linfa da concha da orelha é drenada anteriormente para os **linfonodos parotídeos** e, posteriormente, para os **linfonodos mastóideos** e, parcialmente, também para os **linfonodos cervicais profundos**.

Inervação
A inervação da concha da orelha (➤ Fig. 9.70) ocorre anteriormente à orelha por meio do **nervo auriculotemporal** (derivado do nervo mandibular [V/3]), posterior e inferiormente à orelha pelo plexo cervical (**nervo auricular magno, nervo occipital menor**), na concha da orelha propriamente dita pelo nervo facial [VII] (ainda não está definitivamente claro que porção do **nervo facial [VII]** fornece exatamente a inervação), e na entrada no meato acústico externo pelo **nervo vago** [X].

Meato Acústico Externo
O meato acústico externo tem aproximadamente 25 a 35 mm de comprimento nos adultos, sendo, em geral, ligeiramente encurvado anteriormente, "em formato de S", nos planos horizontal e vertical (em recém-nascidos, seu trajeto ainda é retilíneo) (➤ Fig. 9.71). Ele se estende do fundo da cavidade da concha da orelha até o tímpano, e consiste em duas partes:

- uma **parte fibrocartilagínea** (de até 20 mm), formada por uma peça alongada de cartilagem elástica, em posição externa
- uma **parte óssea**

A parte óssea pertence à parte timpânica do osso temporal, que se limita anterior, inferior e posteriormente com o meato acústico externo. Acima, o anel ósseo é interrompido pela incisura timpânica (local de fixação da parte flácida do tímpano, veja adiante). A extremidade do meato acústico externo é formada pelo sulco timpânico e pela incisura timpânica, onde o tímpano é fixado. Sob o ponto de vista funcional, o meato acústico externo atua como uma corneta (diâmetro na entrada de cerca de 8 mm, e na parte óssea de apenas 6-7 mm, com o ponto mais estreito na transição da parte cartilaginosa para a parte óssea). A cartilagem do meato acústico externo é contínua com o trago da concha da orelha. A parte cartilaginosa é recoberta internamente, em todo o seu trajeto, por pele delgada, que contém folículos pilosos, glândulas sebáceas livres especializadas e glândulas sudoríparas tubulosas apócrinas (glândulas ceruminosas). As secreções das glândulas formam a cera (ou cerúmen), que contém lipídios e pigmentos proteicos (que conferem a cor marrom) e substâncias amargas (desagradáveis para insetos de todos os tipos), além de células epiteliais descamadas.

Vasos e Nervos
Artérias
O meato acústico externo é suprido por **ramos auriculares anteriores** da artéria temporal superficial, pelo **ramo auricular posterior** da artéria carótida externa e pela **artéria auricular profunda**, ramo da artéria maxilar.

Veias
A drenagem venosa ocorre através das **veias auriculares anteriores** para as veias temporais superficiais, e daí para a veia jugular

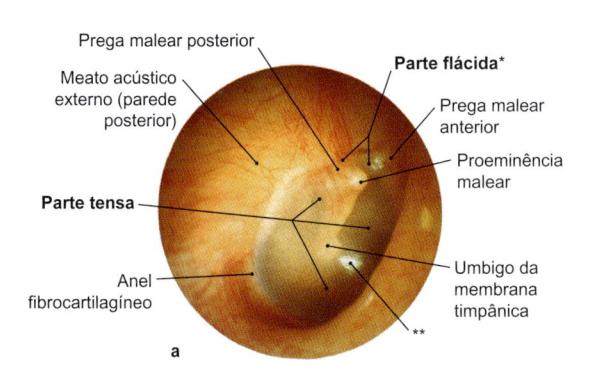
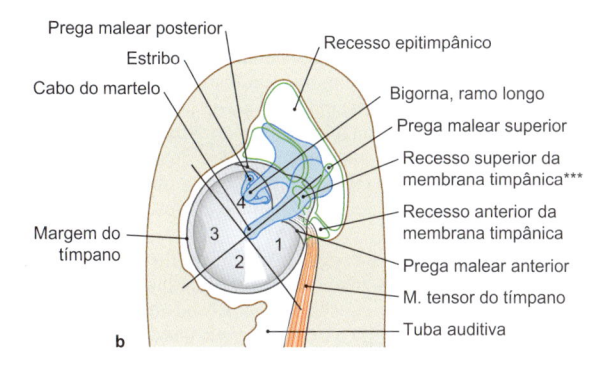

Figura 9.72 Membrana timpânica, lado direito. Vista lateral. **a** Reflexo da imagem da orelha. **b** Representação esquemática com o recesso da cavidade timpânica e divisão em quatro quadrantes. * Sob o ponto de vista clínico: membrana de Scrhapnel; ** Reflexo luminoso tipicamente localizado; *** Sob o ponto de vista clínico: espaço de Prussak.

interna e, também, através da **veia auricular posterior** tanto para a veia jugular interna quanto para a veia jugular externa.

Vasos Linfáticos

As estações de linfonodos regionais são os **linfonodos parotídeos superficiais** e **profundos**, bem como os **linfonodos infra-auriculares**, que drenam para os **linfonodos cervicais profundos**.

Inervação

As paredes anterior e superior são inervadas pelo **nervo do meato acústico externo**, ramo do **nervo auriculotemporal** (originado do nervo mandibular [V/3]); a parede posterior e parte da parede inferior são inervadas pelo ramo auricular do **nervo vago [X]**. A parede posterior e a face externa do tímpano são inervadas pelos ramos auriculares do **nervo facial [VII]** e pelo **nervo glossofaríngeo [IX]**.

Topografia

O meato acústico externo encontra-se imediatamente adjacente à glândula salivar parótida, ao processo mastoide, à fossa média do crânio e à articulação temporomandibular. Quando da abertura da boca, a cabeça da articulação temporomandibular desliza na inclinação do tubérculo articular do osso temporal. Consequentemente, a porção cartilagínea do meato acústico externo é ligeiramente dilatada.

⌐ Clínica

Como resultado de uma lesão ou de picadas de insetos na concha da orelha, pode ocorrer inflamação da cartilagem elástica (**pericondrite da concha da orelha**). O lóbulo da orelha permanece inalterado, uma vez que ele não contém cartilagem.

Como o lóbulo da orelha é muito bem suprido com sangue, é muito facilmente acessível e não possui cartilagem elástica, ele é frequentemente utilizado para a obtenção de amostras de sangue, por exemplo, em diabéticos para determinar o nível de glicose no sangue. Devido à localização exposta e à falta de gordura, congelamento e queimaduras solares não são raros.

Alterações na concha da orelha frequentemente exigem cirurgias plásticas de reconstrução. Manipulações mecânicas (p. ex., limpeza do meato auditivo com um cotonete) ou lesões não raramente ocasionam inflamação na área da concha da orelha e no meato acústico externo (**otite externa**). A produção excessiva de cerume ("cera de ouvido") leva, frequentemente, à formação de um tampão de cerume que pode obstruir o meato acústico externo (**cerume impactado**) e causa **surdez de condução**.

Devido à inervação sensitiva do meato acústico externo pelo nervo vago [X], manipulações no meato acústico (p. ex., durante a remoção de cerume ou de corpos estranhos no meato), quase sempre desencadeiam uma **irritação na garganta** (**tosse**) do indivíduo. No pior das hipóteses, a manipulação pode levar a vômito ou desmaio. Para a inspeção do tímpano com um otoscópio ou um microscópio (**otoscopia**), a concha da orelha deve ser puxada para trás e para cima. Desse modo, a parte cartilagínea do meato acústico é estendida, e a membrana timpânica fica bem evidente (pelo menos parcialmente) (➤ Fig. 9.71).

O **herpes-zóster ótico** é a segunda manifestação de infecção com o vírus da varicela-zóster na região da orelha. Trata-se da formação de bolhas na concha da orelha e/ou no meato acústico externo. O zóster típico é caracterizado por dores intensas. A infecção também pode se disseminar para a orelha interna e causar desde uma paracusia até uma surdez (nervo coclear) ou distúrbios do sentido do equilíbrio (nervo vestibular).

Membrana Timpânica

Cada meio físico possui uma resistência característica às ondas sonoras, denominada impedância. As impedâncias do ar e de um dos líquidos presentes na orelha interna (perilinfa) são tão diferentes, que 98% das ondas sonoras incidentes serão refletidas do ar para a orelha interna por transmissão direta. Os 2% restantes seriam insuficientes para uma percepção cortical adequada. O tímpano (ou membrana timpânica) e os ossículos da orelha média, no entanto, servem como conversores de impedância e reduzem a reflexão do som, de modo que, em média, 60% da energia sonora possa ser transmitida para a janela oval da orelha interna.

A **membrana timpânica** (➤ Fig. 9.72a, ➤ Fig. 9.73) forma o limite entre a orelha externa e a orelha média e separa, hermeticamente, uma câmara da outra (deste modo, com o tímpano intacto, a orelha média é ventilada unicamente através da tuba auditiva). A membrana timpânica tem tonalidade acinzentada e aspecto perolado brilhante, tem formato elíptico e diâmetro de cerca de 9 mm, com superfície de 85 mm². As estruturas que se situam na orelha média, posteriormente à membrana timpânica, podem ser vistas devido à sua transparência. Existem duas superfícies:

- A **parte flácida**, muito menor, mais delgada, localizada na porção cranial (membrana de Shrapnell, com cerca de 25 mm²) e que não vibra durante as exposições ao som (➤ Fig. 9.72a)
- A **parte tensa**, maior e mais espessa (cerca de 0,1 mm), que atua na transferência dos sons para a cabeça do martelo

A membrana timpânica tem uma margem espessa (**limbo da membrana timpânica**) que, na região da parte tensa, é fixada por meio de um anel fibrocartilagíneo no sulco timpânico da parte petrosa do osso temporal e na incisura timpânica, um recesso anterior e superior do sulco. A membrana timpânica posiciona-se obliquamente em relação ao eixo do meato acústico externo. Pode-se imaginar a posição de ambos os tímpanos ao se colocar as palmas das mãos esticadas juntas como a proa de um navio, de modo que apenas as extremidades dos 3º-5º dedos se toquem: os dorsos das mãos estão voltados para os meatos acústicos, enquanto as palmas estão direcionadas para a cavidade craniana. Em recém-nascidos e crianças um pouco mais velhas, a membrana timpânica é ainda mais inclinada do que no adulto. A membrana timpânica tem o formato de um funil tracionado para dentro. A extremidade em posição excêntrica corresponde ao ponto mais profundo no lado do meato acústico externo, ou **umbigo da membrana timpânica**; no lado da orelha média, este é o local de fixação da extremidade do cabo do martelo, que se continua, obliquamente, para a frente e para cima. No ponto de fixação mais cranial

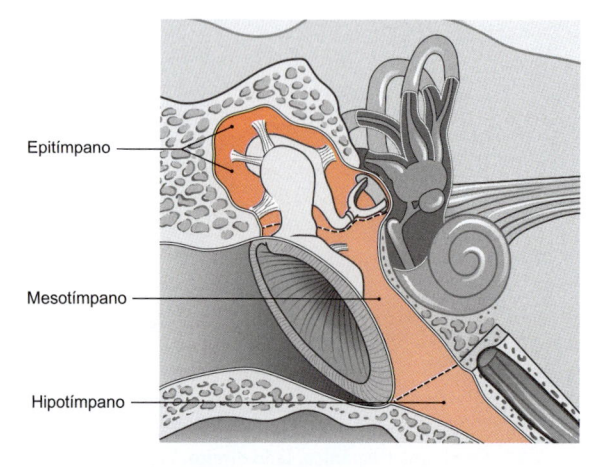

Epitímpano

Mesotímpano

Hipotímpano

Figura 9.73 Níveis da cavidade timpânica, lado direito. Vista anterior. [L126]

do martelo, o curto processo lateral do martelo se projeta na direção do meato acústico externo. A partir desta elevação, seguem sobre a superfície interna da membrana timpânica as pregas maleares anterior e posterior, que delimitam a parte flácida da parte tensa da membrana timpânica.

Traçando uma linha imaginária através do cabo do martelo e uma linha perpendicular a esta, que segue exatamente através do umbigo da membrana timpânica, pode-se dividir o tímpano em quatro quadrantes:

• um quadrante superior anterior
• um quadrante superior posterior
• um quadrante inferior anterior
• um quadrante inferior posterior

A divisão em quadrantes (➤ Fig. 9.72b) tem significado clínico prático. Posteriormente aos quadrantes superiores estão localizados os ossículos da audição. Além disso, aqui seguem o corda do tímpano (ramo do nervo facial [VII]) e o tendão de inserção do músculo tensor do tímpano (veja adiante). A base estrutural do tímpano é uma camada de tecido conectivo (estrato fibroso), que forma uma rede de fibras radiais e circulares e proporciona a rigidez do tímpano. Ao lado do meato, o tecido conectivo da membrana timpânica é recoberto por um epitélio estratificado pavimentoso queratinizado, enquanto na orelha média a membrana timpânica é revestida por uma túnica mucosa com um epitélio cúbico simples.

Vasos e Nervos

Artérias

A face externa da membrana timpânica é suprida pela **artéria estilomastóidea**, que é um ramo da artéria maxilar, através da artéria auricular profunda. A face interna recebe o seu suprimento sanguíneo a partir da **artéria timpânica anterior**, um ramo da artéria carótida externa.

Veias

A drenagem venosa ocorre tanto na face externa quanto na face interna, através de veias perfurantes para a veia estilomastóidea e, desta, para o plexo pterigóideo.

Vasos Linfáticos

Os linfonodos regionais são os **linfonodos parotídeos superficiais** e **profundos**, bem como os **linfonodos infra-auriculares**, e deles a drenagem se faz para os **linfonodos cervicais profundos**.

Inervação

A membrana timpânica apresenta uma abundante inervação sensitiva. A face externa é inervada pelos ramos auriculares do **nervo vago [X]** e pelo **nervo auriculotemporal** (ramo do nervo mandibular [V/3]); na face interna, a inervação é fornecida pelo **plexo timpânico de fibras do nervo facial [VII]** e pelo **nervo glossofaríngeo [IX]**.

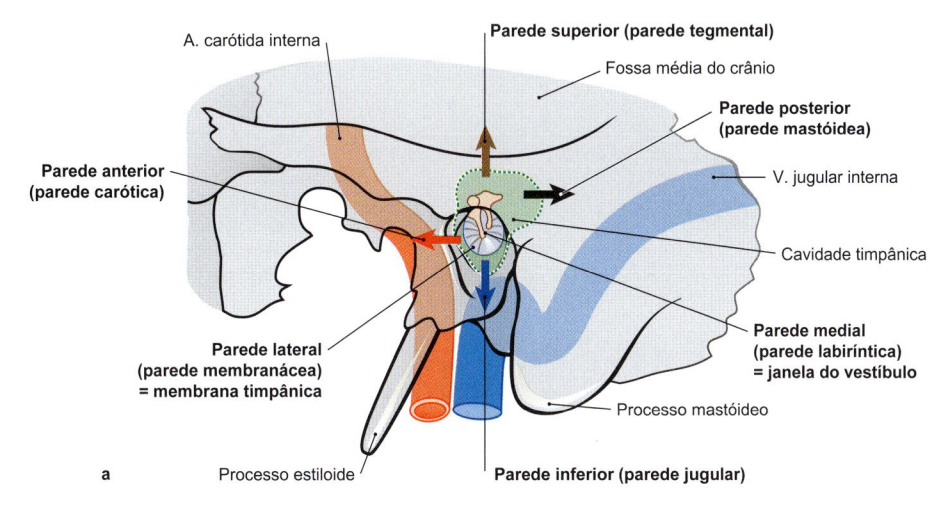

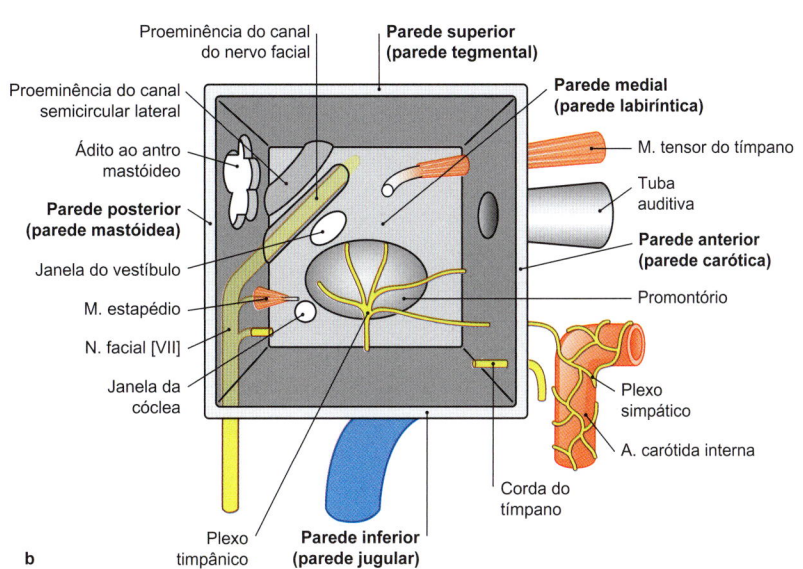

Figura 9.74 Relações topográficas da cavidade timpânica com as estruturas adjacentes. a Lado direito; vista lateral externa; representação esquemática (Tabela 9.26). **b** Lado direito; vista lateral, representando esquematicamente a cavidade timpânica como uma caixa.

Clínica

No exame da membrana timpânica com o otoscópio, observa-se no quadrante inferior anterior um reflexo luminoso brilhante, com formato piramidal, que é referido como um **reflexo luminoso ou timpânico**. Ele permite conclusões sobre a tensão da membrana timpânica. A base da pirâmide do reflexo luminoso está direcionada para o anel fibrocartilagíneo. A parte flácida da membrana timpânica é mais fina do que a parte tensa e, portanto, em uma **otite média purulenta**, é o local preferido para uma perfuração espontânea.
Derrames na cavidade timpânica podem ser visualizados e drenados através do tímpano. Para que estruturas da orelha média não sejam postas em risco, a paracentese (incisão através da membrana timpânica) é realizada no quadrante inferior anterior ou no quadrante inferior posterior. Subsequentemente, pode-se inserir, através do corte, um pequeno **tubo de drenagem da cavidade timpânica** para uma ventilação da orelha média de longa duração.

9.5.3 Orelha Média

A orelha média inclui a cavidade timpânica com os três ossículos da audição. Existem conexões através do antro mastóideo com as células aéreas do processo mastoide, e através da tuba auditiva (trompa de Eustáquio) com a parte nasal da faringe.

Cavidade Timpânica

A **cavidade timpânica** é hermeticamente separada do meato acústico externo pelo tímpano e, portanto, representa um espaço fechado que deve ser ventilado. Esta ventilação da cavidade timpânica (e das células aéreas mastóideas) ocorre apenas no processo de deglutição, durante o qual a tuba auditiva, usualmente fechada, abre rapidamente e permite a troca de ar entre a parte nasal da faringe e a orelha média.

A cavidade timpânica é dividida, sob os pontos de vista anatômico e clínico, nas seguintes regiões (➤ Fig. 9.73):

- O **epitímpano** (cúpula da cavidade timpânica, ou ático) acomoda o aparelho de sustentação e a maior parte dos ossículos da audição, e se comunica com as células mastóideas (espaços retrotimpânicos) através do antro mastóideo. Abaixo do antro, projeta-se a maior parte dos canais semicirculares, o "osso do labirinto". A área situada entre a parte flácida da membrana timpânica (lateralmente), a cabeça do martelo e o corpo da bigorna

Tabela 9.26 Paredes da cavidade timpânica.

Parede	Relação	Aberturas/Conexões
Parede posterior (processo mastoide)	Processo mastoide (parede mastóidea)	Ádito ao antro mastóideo (transição com as células mastóideas); eminência piramidal (passagem do tendão do músculo estapédio); abertura do canalículo da corda do tímpano
Parede anterior (canal carótico)	Artéria carótida interna (parede carótica)	Canalículos caroticotimpânicos (passagem de fibras nervosas simpáticas); semicanal da tuba auditiva (conexão óssea em direção à parte nasal da faringe)
Parede superior (fossa média do crânio)	Fossa média do crânio (parede tegmental)	Abertura do semicanal do músculo tensor do tímpano e passagem do seu tendão; fissura petroescamosa (passagem da artéria timpânica superior); canalículo do nervo petroso menor (contém fibras pré-ganglionares parassimpáticas do nervo. glossofaríngeo [IX], que se projetam para o gânglio ótico)
Parede inferior (fossa jugular)	Veia jugular (parede jugular)	Canalículo timpânico (passagem do nervo timpânico e da artéria timpânica inferior)
Parede medial (labirinto)	Janela oval (parede labiríntica)	Janela do vestíbulo (acima do promontório, contém a base do estribo); janela da cóclea (abaixo e posteriormente ao promontório; fechada pela membrana timpânica secundária)
Parede lateral	Tímpano (parede membranácea)	Fissura esfenopetrosa (passagem da corda do tímpano)

(medialmente) é o **recesso epitimpânico**. Um espaço ainda menor entre a parte flácida e o colo de martelo é o recesso superior da membrana timpânica (espaço de Prussak).

- O **mesotímpano** (espaço timpânico) inclui o cabo do martelo, o processo lenticular da bigorna e o tendão do músculo tensor do tímpano, e se posiciona diretamente atrás do tímpano.
- O **hipotímpano** (recesso hipotimpânico), que recebe a tuba auditiva, é a parte mais profunda da cavidade timpânica e está localizado abaixo do nível do tímpano.

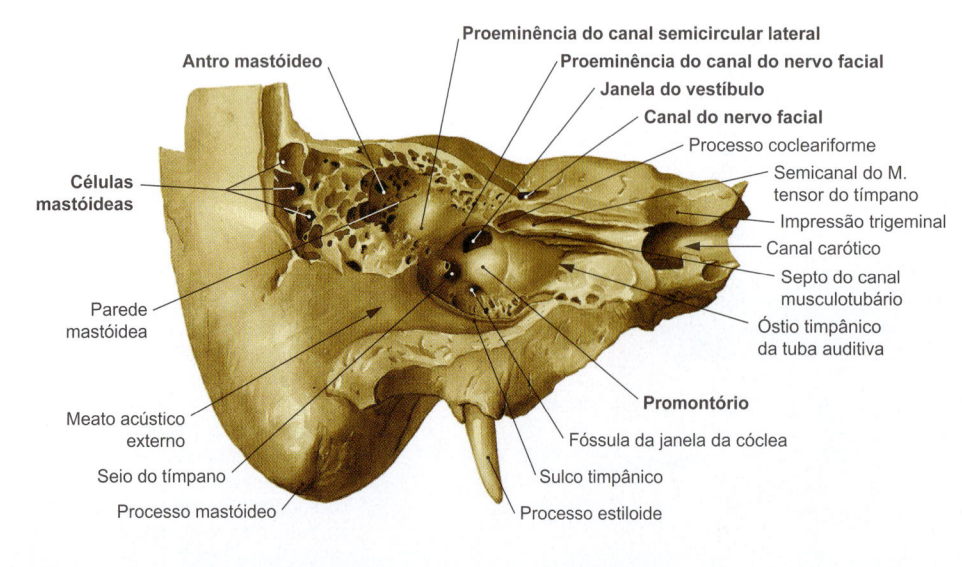

Proeminência do canal semicircular lateral
Proeminência do canal do nervo facial
Janela do vestíbulo
Canal do nervo facial
Processo cocleariforme
Semicanal do M. tensor do tímpano
Impressão trigeminal
Canal carótico
Septo do canal musculotubário
Óstio timpânico da tuba auditiva
Promontório
Fóssula da janela da cóclea
Sulco timpânico
Processo estiloide
Processo mastóideo
Seio do tímpano
Meato acústico externo
Parede mastóidea
Células mastóideas
Antro mastóideo

Figura 9.75 Parede medial (parede labiríntica) da cavidade timpânica, lado direito. Corte longitudinal no eixo da porção petrosa do osso temporal; vista anterolateral.

Tabela 9.27 Artérias da cavidade timpânica.

Artéria (e Vaso de Origem)	Local de Entrada	Região de Suprimento
Artérias caroticotimpânicas (artéria carótida interna)	Canalículos caroticotimpânicos	Promontório
Artéria timpânica superior (artéria meníngea média)	Canal do nervo petroso menor	Músculo tensor do tímpano, epitímpano, estribo
Ramo petroso (artéria meníngea média)	Hiato do canal do nervo petroso menor	Nervo facial [VII], estribo
Artéria timpânica anterior (artéria maxilar)	Fissura esfenopetrosa	Epitímpano, martelo, bigorna, antro mastóideo, membrana do tímpano
Artéria timpânica posterior (artéria estilomastóidea)	Canalículo da corda do tímpano	Corda do tímpano, martelo, membrana do tímpano
Artéria timpânica inferior (artéria faríngea ascendente)	Canalículo timpânico	Estribo, promontório, hipotímpano, parte cartilagínea da tuba auditiva
Artéria auricular profunda (artéria maxilar)	Base da parte petrosa do osso temporal	Meato acústico externo, membrana do tímpano, hipotímpano
Artéria estilomastóidea (artéria auricular posterior)	Canal do nervo facial	Células mastóideas, antro mastóideo, parede mastóidea, estribo, músculo estapédio
Ramo mastóideo (artéria occipital)	Forame mastóideo	Células mastóideas
Artéria subarqueada (artéria do labirinto)	Abaixo do canal semicircular anterior	Células mastóideas

A extensão entre o epitímpano e o hipotímpano é de cerca de 12-15 mm, com uma profundidade de 3-7 mm. O volume interno da cavidade timpânica é apenas de cerca de 1 cm³.

A cavidade timpânica é revestida por um epitélio cúbico simples; células caliciformes e células ciliadas podem estar presentes isoladamente. Os ossículos da audição são recobertos por um epitélio pavimentoso estratificado não queratinizado. Na lâmina própria, localizam-se glândulas tubulosas (glândulas timpânicas), as quais são inervadas pelo plexo timpânico.

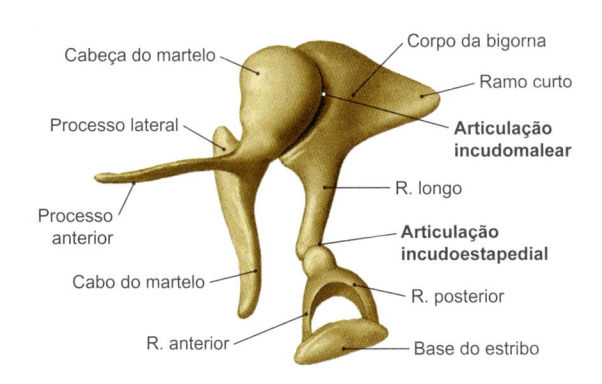

Figura 9.76 Ossículos da audição, lado direito. Vista medial superior.

Labels: Cabeça do martelo; Corpo da bigorna; Ramo curto; Processo lateral; **Articulação incudomalear**; R. longo; Processo anterior; **Articulação incudoestapedial**; Cabo do martelo; R. posterior; R. anterior; Base do estribo

Limites

A cavidade timpânica tem seis paredes (➤ Fig. 9.74, ➤ Tabela 9.26): uma parede posterior, uma parede anterior, um teto, um assoalho, uma parede medial e uma parede lateral:

- O epitímpano é separado superiormente da fossa média do crânio por uma delgada placa óssea (tegme timpânico, **parede tegmental**).
- A delgada parede anterior do mesotímpano, de espessura comparável a um papel (**parede carótica**) está relacionada à artéria carótida interna.
- A parede lateral (**parede membranácea**) é, quase exclusivamente, formada pela membrana timpânica. Na margem superior encontra-se a fissura esfenopetrosa, através da qual o corda do tímpano, a artéria timpânica anterior e o ligamento anterior do martelo entram e saem. Na parte inferior da parede, a tuba auditiva se abre na cavidade timpânica.
- A parede posterior (**parede mastóidea**) encontra-se adjacente ao processo mastoide (➤ Fig. 9.75). Posteriormente, na parte mais elevada, há uma conexão direta com os espaços normalmente pneumatizados (células mastóideas) do antro mastoide. Na parte superior da parede posterior, a eminência piramidal forma uma elevação. Deste ponto emerge o tendão de músculo estapédio. Logo abaixo deste tendão desemboca, também, o canalículo da corda do tímpano, através do qual a corda do tímpano entra na cavidade timpânica.
- A parede inferior da cavidade timpânica (**parede jugular**) pertence ao hipotímpano. Ela separa a cavidade timpânica da veia jugular interna. O osso é muito fino neste ponto (cerca de 0,5 mm) e, parcialmente, pneumatizado. Aqui, o nervo timpânico, acompanhando a artéria timpânica inferior, entra na cavidade timpânica através do canalículo timpânico.
- A parede medial (**parede labiríntica**) separa a cóclea da cavidade timpânica e, deste modo, forma o limite com a orelha interna (labirinto). Ela tem duas aberturas (➤ Fig. 9.75): a **janela oval** (ou janela do vestíbulo), na qual se encontra a placa da base do estribo, que é fixada na janela oval através do ligamento estapedial anular, e a **janela redonda** (ou janela da cóclea), localizada mais abaixo, que é fechada pela membrana timpânica secundária. Entre as janelas oval e redonda, a parede medial da cavidade timpânica é abaulada pelo giro basal da cóclea, formando o **promontório**. Acima da janela oval, a parede medial se projeta através do canal semicircular lateral para formar a **proeminência do canal semicircular lateral**. O nervo facial [VII] atravessa a parede medial no **canal do nervo facial**. O canal abaula a parede medial para formar a **proeminência do canal do nervo facial**, que se estende horizontalmente.

A tuba auditiva se inicia no óstio timpânico da tuba auditiva, e é separada superiormente do semicanal do músculo tensor do tímpano pelo septo do canal musculotubário.

Clínica

A inflamação aguda da orelha média (**otite média**) é uma das doenças infantis mais comuns. As causas são geralmente infecções por bactérias e vírus que entram na orelha média, através da tuba auditiva, durante uma após uma infecção da parte nasal da faringe. A inflamação é caracterizada por vermelhidão e edema da mucosa, infiltração de granulócitos e formação de pus. Uma vez que o pus não drena, devido ao bloqueio inflamatório da tuba auditiva, a inflamação pode se propagar para os tecidos ao redor e causar **complicações** graves, como, por exemplo:

- **Perfuração da membrana timpânica** (caso mais comum, através da parede membranácea)

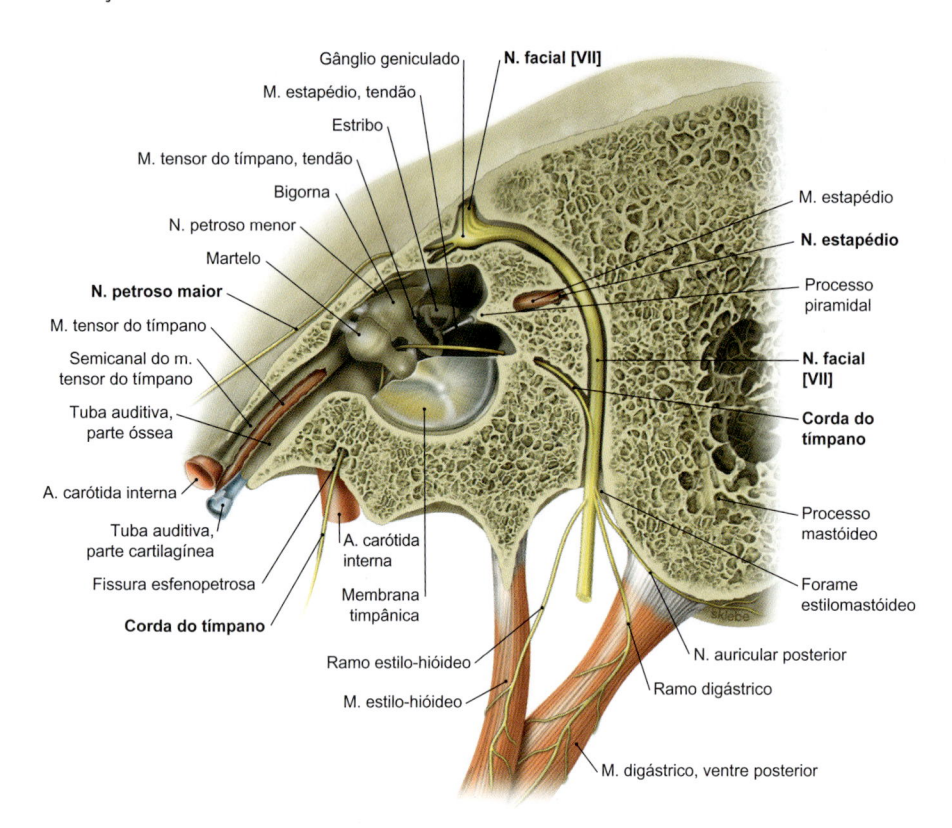

Gânglio geniculado
M. estapédio, tendão
Estribo
M. tensor do tímpano, tendão
Bigorna
N. petroso menor
Martelo
N. petroso maior
M. tensor do tímpano
Semicanal do m. tensor do tímpano
Tuba auditiva, parte óssea
A. carótida interna
Tuba auditiva, parte cartilagínea
Fissura esfenopetrosa
Corda do tímpano
Ramo estilo-hióideo
M. estilo-hióideo
M. digástrico, ventre posterior
A. carótida interna
Membrana timpânica
Ramo digástrico
N. facial [VII]
M. estapédio
N. estapédio
Processo piramidal
N. facial [VII]
Corda do tímpano
Processo mastóideo
Forame estilomastóideo
N. auricular posterior

Figura 9.77 Cavidade timpânica com os ossículos da audição, músculos dos ossículos da audição, trajeto do nervo facial [VII] e alguns de seus ramos. Corte vertical através do canal do nervo facial; vista pelo lado esquerdo.

- **Mastoidite** (através da parede mastóidea, pelo antro mastóideo)
- **Tromboflebite** e **trombose da veia jugular** (através da parede de jugular)
- **Sepse** (contaminação do sangue através da parede carótica)
- **Abscesso cerebral** e/ou **meningite** (através da parede tegmental)
- **Paralisia por lesão periférica o nervo facial** (através da parede labiríntica)
- **Labirintite** (a chamada labirintite timpanogênica, com tonturas e redução da audição, através da parede labiríntica)

A labirintite timpanogênica deve ser distinguida da **labirintite meningocócica**. Esta última ocorre a partir do acesso de bactérias (pneumococos ou meningococos) à orelha interna, no contexto de uma meningite (meningite) através do aqueduto da cóclea (ver adiante) e ocasionando deficiências do labirinto.

Distúrbios na cadeia de condução do som (membrana timpânica, ossículos da audição) levam à **surdez de condução**. No caso de falhas na condução da pressão sonora, a perda auditiva é de cerca de 20 dB. Uma típica doença que causa esse transtorno é a **otosclerose**. Nesta doença localizada da porção petrosa do osso temporal, ocorre a ossificação do ligamento estapedial anular, o que promove a imobilização da base do estribo na janela oval. O resultado é uma perda auditiva de condução de progressão lenta. Os focos da doença na região da cóclea também podem causar surdez da orelha interna. As mulheres entre 20 e 40 anos de idade são duas vezes mais propensas a serem afetadas que os homens. Em 70% dos casos, a otosclerose ocorre em ambas as orelhas.

Vasos e Nervos

Artérias

A orelha média, incluindo os ossículos da audição e as células mastoideas, é suprida por 10 artérias (➤ Tabela 9.27). Elas estão listadas aqui por uma questão de clareza, mas o seu conhecimento exato para a compreensão da orelha média não é considerado necessário.

Em caso de necessidade, o leitor pode procurar essas informações mais específicas. Exceto pelas artérias caroticotimpânicas, todos os vasos são ramos da artéria carótida externa. A maioria das artérias forma um sistema de anastomoses na região do promontório.

Veias

As veias de mesmo nome drenam para os seios petrosos superior e inferior, para o seio sigmóideo, para o bulbo superior da veia jugular, para a veia meníngea média e para o plexo faríngeo.

Vasos Linfáticos

Os linfonodos regionais são os **linfonodos parotídeos profundos** e os **linfonodos retrofaríngeos**, que drenam para os linfonodos cervicais profundos.

Inervação

A cavidade timpânica, os ossículos da audição e as células mastóideas recebem a sua inervação sensitiva pelo **nervo timpânico do nervo glossofaríngeo [IX]**. As fibras parassimpáticas pré-ganglionares do nervo facial [VII] e do nervo glossofaríngeo [IX] formam o plexo timpânico abaixo da mucosa da cavidade timpânica. Uma parte das fibras faz conexões sinápticas com pequenos grupos de neurônios ganglionares multipolares, cujos axônios inervam a mucosa da cavidade timpânica. A outra parte sai da cavidade timpânica e forma o **nervo petroso menor** (inervação da glândula salivar parótida, anastomose de Jacobson). Além de fibras parassimpáticas, no plexo timpânico estão ainda presentes fibras simpáticas (algumas vezes constituindo um ramo comunicante com o plexo timpânico), que chegam ao plexo nervoso da artéria carótida interna como os chamados nervos caroticotimpânicos (passagem através da parede carótica).

Ossículos da Audição

Os três ossículos da audição, recobertos por mucosa (➤ Fig. 9.76) – o **martelo**, a **bigorna** e o **estribo** – encontram-se suspensos na cavidade timpânica e formam uma cadeia móvel que se estende da membrana timpânica até a janela oval (janela do vestíbulo):

- O **martelo** consiste na **cabeça do martelo**, no **colo do martelo**, no **cabo do martelo**, no **processo anterior** longo e no **processo lateral** curto. O cabo do martelo e o processo lateral são fundidos à membrana timpânica. Além disso, o tendão do músculo tensor do tímpano insere no cabo do martelo.
- A **bigorna** é composta por 1 corpo (**corpo da bigorna**) e 2 ramos (**ramo longo** e **ramo curto** da bigorna). Na face anterior do corpo se localiza a superfície para a articulação com o martelo. O ramo longo segue paralelamente ao cabo do martelo. Em sua extremidade se encontra o **processo lenticular**, que está dobrado em ângulo reto e contém a superfície para a articulação com o estribo.
- O **estribo** consiste na **cabeça do estribo**, 2 ramos (**ramo anterior** e **ramo posterior** do estribo) e na **base do estribo**. A base do estribo é fixada, apresentando certo grau de mobilidade, na janela oval através de um ligamento anular de tecido conectivo (**ligamento estapedial anular**) e transfere as vibrações sonoras para a perilinfa da orelha interna.

Os três ossículos estão conectados em série e através de articulações verdadeiras (a **articulação incudomalear** – uma articulação em sela – e a **articulação incudoestapedial** – uma articulação esferoide). Na cavidade timpânica, os ligamentos fixam os ossículos:

- Ligamento superior do martelo, ligamento anterior do martelo [resquício da cartilagem de Meckel] e ligamento posterior do martelo (os ligamentos anterior e posterior do martelo juntos formam o "ligamento axial", que atua como um braço de alavanca para o martelo)
- Ligamentos superior e posterior da bigorna

Os ligamentos são apenas sucintamente listados por questões de clareza.

N O T A

A cadeia dos ossículos da audição serve para a transmissão das ondas sonoras transferidas através da membrana timpânica para a perilinfa da orelha interna. Nesta condição, a baixa resistência do ar deve ser transferida para a resistência muito maior do líquido da orelha interna. Neste caso, é necessária uma amplificação das ondas sonoras (ajuste de impedância), que é realizada pela diferença de área da superfície do tímpano (55 mm²) em relação à superfície da janela oval (3,2 mm²; 17 vezes) e a ação de alavanca da cadeia de ossículos (1,3 vezes). Consequentemente, a pressão sonora aumenta 22 vezes.

Músculos

A transmissão do som é influenciada por dois músculos estriados (músculos dos ossículos da audição) (➤ Fig. 9.77), o músculo tensor do tímpano e o músculo estapédio. Sua contração faz com que as altas intensidades sonoras sejam reduzidas e a faixa de volume seja dinamicamente ajustada. Além disso, eles enfraquecem a condução da própria voz.

O **músculo tensor do tímpano** se origina no semicanal do músculo tensor do tímpano, na porção petrosa do osso temporal. Seu tendão entra no processo cocleariforme, através da parede tegmental na cavidade timpânica e, em seguida, é desviado quase em ângulo reto. Após um curto trajeto, ele se insere na margem superior do cabo do martelo. Ele é suprido pela **artéria timpânica superior**, e sua inervação é fornecida pelo **nervo pterigóideo medial, ramo** do nervo mandibular [V/3]. Sob o ponto de vista funcional, o músculo tensor do tímpano tensiona a membrana timpânica através da tração do cabo do martelo e do enrijecimento da cadeia de ossículos. Deste modo, ele promove uma melhor transmissão das altas frequências.

O **músculo estapédio** está situado na cavidade do músculo estapédio. Seu tendão entra no ápice do processo piramidal, na parede mastóidea na cavidade timpânica, e segue em direção à cabeça do estribo. A **artéria estilomastóidea** fornece o seu suprimento sanguíneo, enquanto o nervo **facial [VII]** é responsável pela sua inervação. Uma contração inclina desse músculo a base do estribo na janela do vestíbulo (oval) e reduz a transferência de energia. Deste modo, ruídos muito altos são enfraquecidos, protegendo a orelha interna.

Vasos e Nervos

O suprimento sanguíneo já foi discutido anteriormente para a cavidade timpânica. Os ossículos da audição recebem inervação sensitiva por intermédio do nervo **mandibular [V/3]**, inervação autônoma pelo nervo **timpânico** e pelos nervos **caroticotimpânicos**, da mesma forma que a mucosa da cavidade timpânica.

Processo Mastoide

No recém-nascido, apenas a cavidade timpânica e o antro mastóideo são preenchidos com ar. Somente na infância (conclusão em torno dos *6 anos de idade*), formam-se, a partir do antro, células aéreas no processo mastoide. O grau de **pneumatização** sofre variações individuais. O arco zigomático e a porção petrosa do osso temporal podem ser quase totalmente "pneumatizados" (pneumatização extensa); no entanto, a pneumatização também pode estar completamente ausente (processo mastoide compacto) ou apenas ligeiramente formada (pneumatização inibida). Todos os espaços pneumatizados (células mastóideas) comunicam-se com a cavidade timpânica através do antro mastóideo (➤ Fig. 9.75), são revestidos por uma membrana mucosa e devem ser ventilados. O suprimento sanguíneo e a inervação já foram discutidos na cavidade timpânica.

Tabela 9.28 Musculatura da tuba auditiva.

Inervação	Origem	Inserção	Função
Músculo tensor do véu palatino			
Nervo do músculo tensor do véu palatino	Fossa escafóidea no processo pterigoide, parte membranácea da tuba auditiva	Aponeurose palatina	Dilata o lúmen da tuba auditiva, tensiona o véu palatino
Músculo levantador do véu palatino			
Plexo faríngeo por meio de ramos do nervo glossofaríngeo [IX] e do nervo vago [X]	Superfície inferior da parte petrosa do osso temporal, cartilagem da tuba auditiva	Aponeurose palatina	Dilata o lúmen da tuba auditiva, eleva o véu palatino
Músculo salpingofaríngeo			
Plexo faríngeo, ramo, principalmente, do nervo vago [X]	Parte inferior da cartilagem da tuba auditiva na região do espaço da parte nasal da faringe	Cartilagem tireóidea, parede lateral da faringe	Fecha a tuba auditiva, eleva a faringe

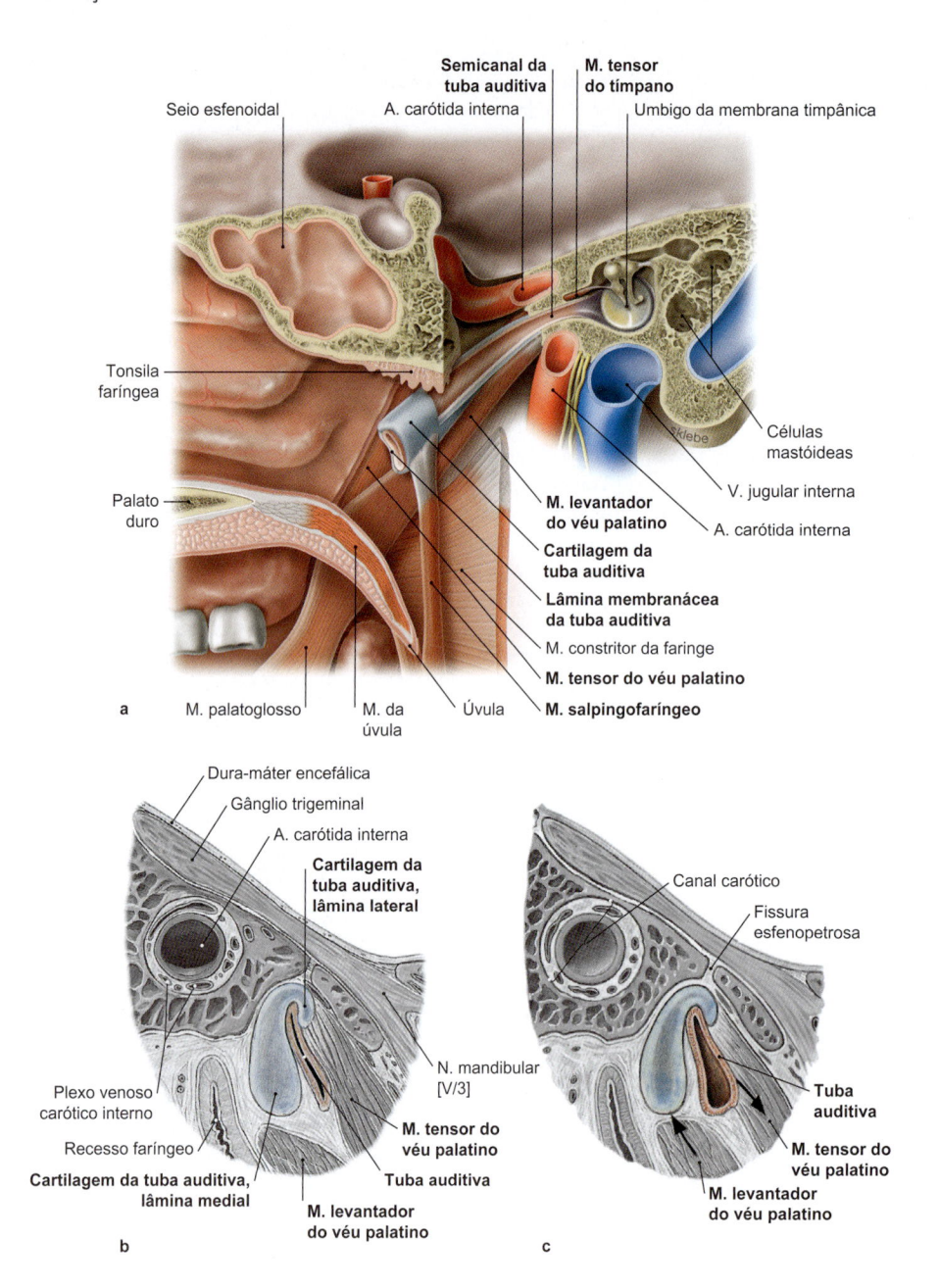

Figura 9.78 Tuba auditiva, lado direito. a Vista medial, conexão entre a cavidade timpânica e a parte nasal da faringe, além da posição dos músculos. [L238] **b, c** Corte transversal na altura da porção lateral da parte cartilagínea, com a tuba auditiva fechada (**b**) e com a tuba auditiva aberta (**c**); o efeito dos músculos sobre a tuba auditiva foi indicado por setas.

Clínica

A inflamação das células mastóideas (**mastoidite**) geralmente é propagada a partir da cavidade timpânica. Esta é uma das complicações mais comuns da otite média. A partir do processo mastoide pode haver a propagação da inflamação para as partes moles situadas anterior e posteriormente à orelha, para o músculo esternocleidomastóideo, para a orelha interna, para o seio sigmóideo, para as meninges, para o cerebelo e para o nervo facial [VII].

Topografia do Nervo Facial [VII] e seus Ramos
Trajeto

O nervo facial [**VII**] segue, em sua parte periférica, por um longo trajeto, através do osso temporal (➤ Fig. 9.77). Ele possui dois troncos, o nervo facial propriamente dito e o nervo intermédio. Ambos se unem no fundo do canal do nervo facial, para formar o nervo intermediofacial (comumente referido como nervo facial

[VII]) (➤ Fig. 9.81a). Após a sua emergência do ângulo pontoce-rebelar, ele se estende em conjunto com o nervo vestibular [VIII] através do meato acústico interno, na porção petrosa do osso temporal (**trajetos meatal e labiríntico**) até o gânglio geniculado (joelho externo do nervo facial), dobrando-se aqui em direção posterior e, subsequentemente, segue na parede medial da cavidade timpânica (parede labiríntica) em um delgado canal ósseo entre o epitímpano e o mesotímpano (**trajeto timpânico**). Seu canal ósseo causa um abaulamento no osso sobre a janela oval. Logo em seguida, o nervo facial [VII] curva-se caudalmente e se estende pela porção anterior do processo mastoide (**trajeto mastóideo**). Entre o processo mastoide e o processo estiloide, ele deixa a base do crânio através do forame estilomastóideo.

Ramos

Em seu trajeto através da porção petrosa do osso temporal, o nervo facial [VII] dá origem aos nervos petroso maior e estapédio, além do corda do tímpano (veja também o ➤ Item 9.3.7).

A partir do gânglio geniculado, o primeiro ramo a emergir é o **nervo petroso maior** (➤ Fig. 9.77). Ele segue no osso temporal em direção anterior e medial, e sai pelo hiato do nervo petroso maior, na face anterior da parte petrosa do osso temporal, abaixo da dura-máter. O nervo conduz fibras parassimpáticas pré-ganglionares para a inervação das glândulas lacrimais, glândulas nasais, glândulas palatinas e glândulas da faringe, em direção ao gânglio pterigopalatino, além de fibras aferentes gustatórias originárias do palato.

Como o nervo facial [VII] passa diretamente na porção petrosa do osso temporal, em cuja cavidade se localiza o músculo estapédio, o **nervo estapédio** é um nervo muito curto que se origina diretamente do nervo facial [VII] (➤ Fig. 9.77).

O **corda do tímpano**, que emerge um pouco antes da extremidade do canal do nervo facial e que retorna, passando através de um canal ósseo próprio, se estende para o interior da cavidade timpânica e segue ali, incorporado na mucosa, entre o martelo e o ramo longo da bigorna, através do centro da cavidade timpânica, até sair pela base do crânio através da fissura esfenopetrosa (ou fissura petrotimpânica) (➤ Fig. 9.77).

Clínica

O **nervo facial [VII]** pode ser lesado no caso de fraturas do osso temporal, inflamações da orelha média ou do processo mastoide, bem como em cirurgias frequentemente decorrentes desses processos. Para o **diagnóstico das lesões do nervo facial** (nível da lesão) e o monitoramento do processo, após uma paralisia facial, são utilizados diferentes procedimentos experimentais: teste de Schirmer (função das glândulas lacrimais), exame do reflexo do músculo estapédio, avaliação da sensibilidade gustatória e, algumas vezes, também sialometria (avaliação da função das glândulas salivares) para a avaliação do corda do tímpano, além de eletromiografia (EMG) e de eletroneuromiografia (ENMG) para a avaliação dos músculos da expressão facial. No entanto, esses procedimentos estão sendo cada vez mais substituídos por modernas técnicas de imagens de alta resolução.

Devido ao seu trajeto, o corda do tímpano é vulnerável nas cirurgias da orelha média. Na otite média, geralmente há uma **falha isolada do corda do tímpano**, com secura da boca e perda da sensibilidade gustatória no lado afetado.

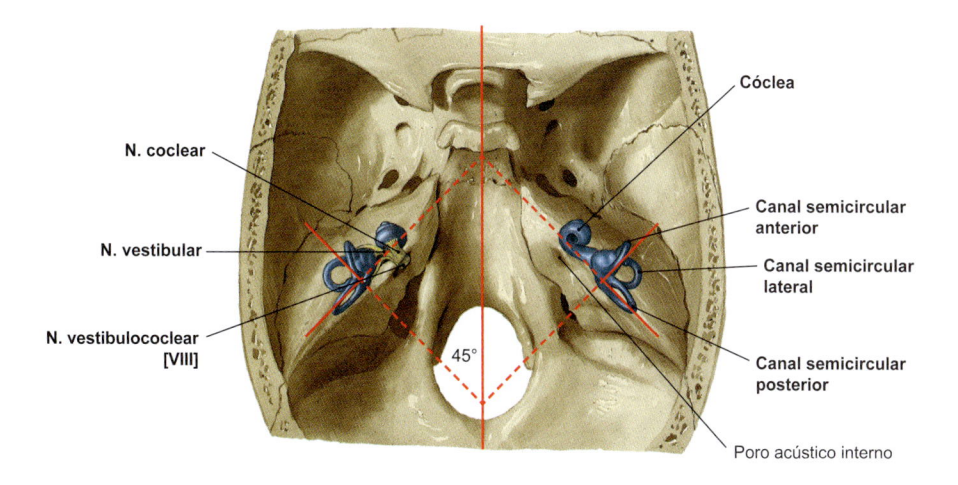

Figura 9.79 Orelha interna e nervo vestibulococlear [VIII]. Vista superior; orelha interna em sua posição anatômica, projetada sobre a porção petrosa do osso temporal.

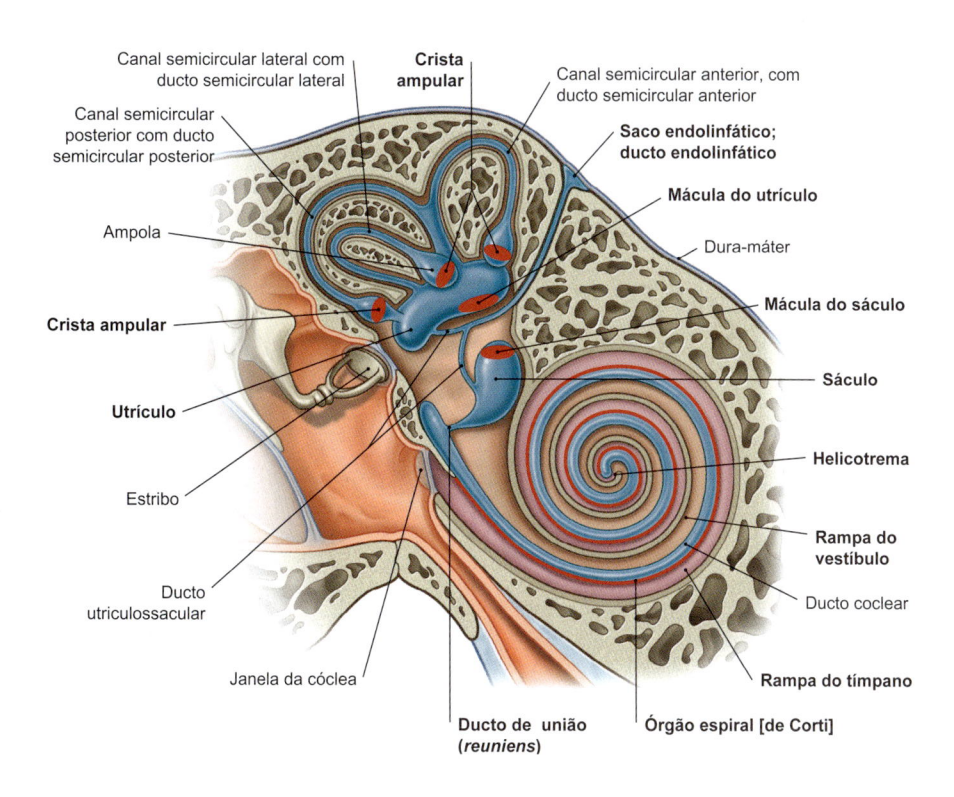

Figura 9.80 Labirinto membranáceo, lado direito. Representação esquemática de um corte longitudinal através da porção petrosa do osso temporal; vista anterior. [E402]

Se o nervo estapédio estiver envolvido e, portanto, o músculo estapédio estiver paralisado, isso resulta em um distúrbio da audição no lado afetado. Ruídos altos são percebidos como incrivelmente incômodos (**hiperacusia**), devido à redução do amortecimento (considerando a inclinação da base do estribo na janela oval). O nervo facial [VII] pode ser cirurgicamente liberado ao longo do processo mastoide, por exemplo, para proporcionar alívio no contexto de um edema inflamatório do nervo. Deste modo, o canal ósseo é aberto ou removido por trás.

Tuba Auditiva

A tuba auditiva (ou trompa de Eustáquio) tem aproximadamente 3,5 cm de comprimento e segue, obliquamente, da região lateral superior e posterior para a região medial inferior e anterior. Ela une a cavidade timpânica à parte nasal da faringe (espaço nasofaríngeo) e atua, funcionalmente, na equalização das pressões (➤ Fig. 9.78a). Para uma adequada condução do som, a mesma pressão do ar deve estar presente tanto na cavidade timpânica quanto no meato acústico externo. Se este equilíbrio não ocorrer, por exemplo, durante a decolagem ou a aterrissagem de um avião, ou durante um mergulho, a consequência pode ser a perda de audição.

A tuba auditiva é contígua ao hipotímpano e se inicia na parede anterior da cavidade timpânica (parede carótica) com o óstio timpânico da tuba auditiva. Ele desemboca no **óstio faríngeo da tuba audi-**

tiva que se projeta lateral e posteriormente na parte nasal da faringe (os óstios de ambos os lados se projetam como os toros tubários). Em sua mucosa se localiza a tonsila tubária, como componente do anel linfático da faringe (anel de Waldeyer). Na tuba auditiva são distinguidas uma **parte óssea** e uma **parte cartilagínea**, esta última é cerca de duas vezes mais longa (➤ Fig. 9.68, ➤ Fig. 9.78a), contendo uma peça de cartilagem elástica em formato de calha (cartilagem da tuba auditiva). O sulco da peça cartilaginosa, voltado para baixo, é fechado medialmente por um tecido conectivo (lâmina membranácea) para constituir um canal, em forma de fenda. A tuba auditiva é aberta pela contração dos músculos tensor e levantador do véu palatino, durante a deglutição (➤ Fig. 9.78b, c).

A parte óssea da tuba auditiva encontra-se em um canal ósseo triangular (semicanal da tuba auditiva do canal musculotubário), na porção petrosa do osso temporal. Separado deste canal através de uma delgada parede óssea, o músculo tensor do tímpano segue no **semicanal do músculo tensor do tímpano do canal musculotubário** (➤ Fig. 9.77).

Clínica

A tuba auditiva é revestida por uma mucosa dotada de um epitélio pseudoestratificado ciliado e com células caliciformes (epitélio respiratório); na lâmina própria de tecido

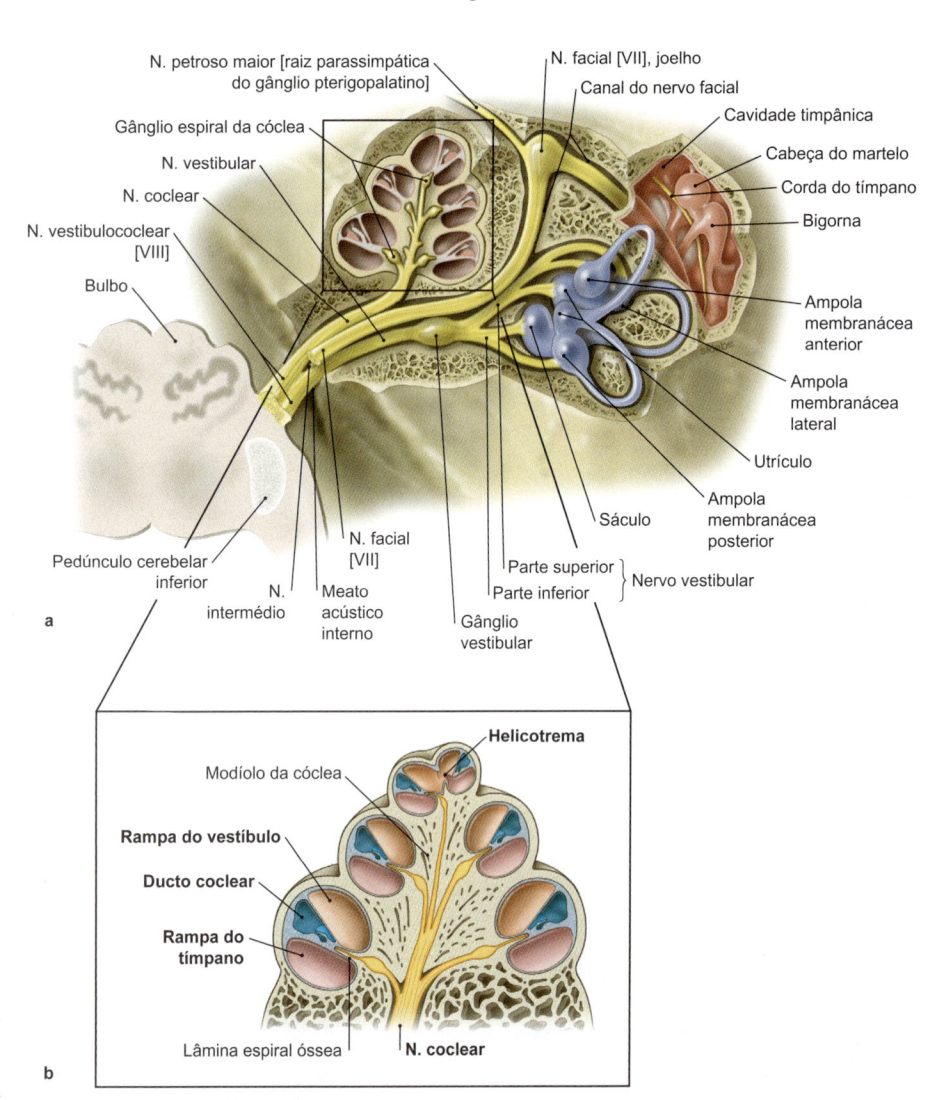

N. petroso maior [raiz parassimpática do gânglio pterigopalatino]
Gânglio espiral da cóclea
N. vestibular
N. coclear
N. vestibulococlear [VIII]
Bulbo
Pedúnculo cerebelar inferior
N. intermédio
N. facial [VII]
Meato acústico interno
Gânglio vestibular
Parte superior
Parte inferior } Nervo vestibular
Sáculo
Ampola membranácea posterior
Utrículo
Ampola membranácea lateral
Ampola membranácea anterior
Bigorna
Corda do tímpano
Cabeça do martelo
Cavidade timpânica
Canal do nervo facial
N. facial [VII], joelho

a

b

Helicotrema
Modíolo da cóclea
Rampa do vestíbulo
Ducto coclear
Rampa do tímpano
Lâmina espiral óssea
N. coclear

Figura 9.81 Cóclea. a Cóclea, juntamente com o órgão do equilíbrio (órgão vestibular), nervo vestibulococlear [VIII] e nervo facial [VII], trajeto na porção petrosa do osso temporal; vista superior; a porção petrosa foi aberta. **b** Corte transversal (esquema). [E402]

conectivo subepitelial, estão presentes glândulas mistas (glândulas tubárias). O batimento ciliar é direcionado para a parte nasal da faringe. Falhas nos mecanismos de proteção na tuba ocorrem em inflamações ascendentes, com a formação de um **catarro tubário**, até o desencadeamento de otite média. Pela tentativa de expulsão do ar com o nariz fechado, aderências e oclusões da tuba auditiva podem ser resolvidas (p. ex., engolir durante alterações de pressão na orelha interna).

Uma das causas mais comuns de surdez de condução em crianças é um deslocamento da abertura das tubas (**oclusão tubária**) devido a catarro tubário ou a respiração nasal comprometida, devido à hiperplasia da tonsila faríngea (**adenoide**). Se o distúrbio na função da tuba persistir por um longo período de tempo, podem ocorrer processos de remodelação na mucosa da orelha média. Consequentemente, desenvolve-se um epitélio ativamente secretor, com formação de acúmulo de líquido na cavidade timpânica (**otite média seromucosa**).

Músculos

A manutenção da abertura da tuba auditiva e, consequentemente, o equilíbrio de pressão entre a cavidade timpânica e a parte nasal da faringe, são realizados com o auxílio dos músculos tensor do véu palatino e levantador do véu palatino, além do músculo salpingofaríngeo (➤ Fig. 9.78, ➤ Tabela 9.28). Durante a deglutição, ocorre a contração dos músculos tensor e levantador do véu palatino. A **contração do músculo tensor do véu palatino** promove uma tração da parte membranácea e da margem superior da cartilagem da tuba auditiva, o que amplia o lúmen da tuba (➤ Fig. 9.78b, c). A **contração do músculo levantador do véu palatino**, devido à disposição do ventre muscular, promove uma onda de pressão de baixo para cima sobre a cartilagem da tuba auditiva. Com isso, o sulco da peça cartilaginosa torna-se encurvado, e o lúmen da tuba é alargado. O músculo salpingofaríngeo colabora para o fechamento da tuba auditiva (➤ Fig. 9.78a).

⎯ Clínica ⎯

Fendas palatinas estão associadas a uma perda de função dos músculos tensor e levantador do véu palatino, uma vez que o ponto de fixação dos músculos está ausente e eles não têm como contrair. Consequentemente, a função da tuba auditiva é impedida. Caso esta condição não seja resolvida, a orelha média desenvolverá um **processo de aderência** devido à ausência de ventilação da orelha média. As crianças ouvem muito mal e geralmente não aprendem a falar.

Vasos e Nervos

Artérias

A parte óssea recebe sangue das **artérias caroticotimpânicas** (ramos da artéria carótida interna); a parte cartilagínea é suprida através da **artéria timpânica inferior**, ramo da artéria faríngea ascendente (➤ Tabela 9.27).

Veias

A drenagem venosa ocorre para o **plexo pterigóideo**.

Vasos Linfáticos

Os linfonodos regionais são os **linfonodos retrofaríngeos**, que drenam para os linfonodos cervicais anteriores, e os **linfonodos parotídeos profundos**, que drenam para os linfonodos jugulares internos.

Inervação

A tuba auditiva recebe sua inervação sensitiva através do **plexo nervoso timpânico,** do ramo tubário derivado do **nervo glossofaríngeo [IX]**. Fibras parassimpáticas também se estendem através do plexo timpânico para a parte óssea. A parte cartilagínea recebe o seu suprimento parassimpático pelo **plexo faríngeo**. Fibras simpáticas se originam de plexos nervosos ao redor da artéria carótida interna. O óstio faríngeo da tuba auditiva é inervado por meio de fibras parassimpáticas do ramo tubário do nervo glossofaríngeo [IX].

9.5.4 Orelha Interna

A orelha interna é um complexo de canais e dilatações ósseas, na parte petrosa do osso temporal (**labirinto ósseo**, ➤ Fig. 9,79). Em seu interior há um sistema de tubos e sacos membranosos, constituindo o **labirinto membranáceo** (➤ Fig. 9.80). O labirinto membranáceo inclui o órgão do equilíbrio e o órgão da audição (**órgão vestibulococlear**). A extremidade da cóclea é direcionada lateral e anteriormente. Os canais semicirculares estão orientados em um ângulo de 45° em relação aos planos principais do crânio (planos frontal, sagital e horizontal) (➤ Fig. 9.79).

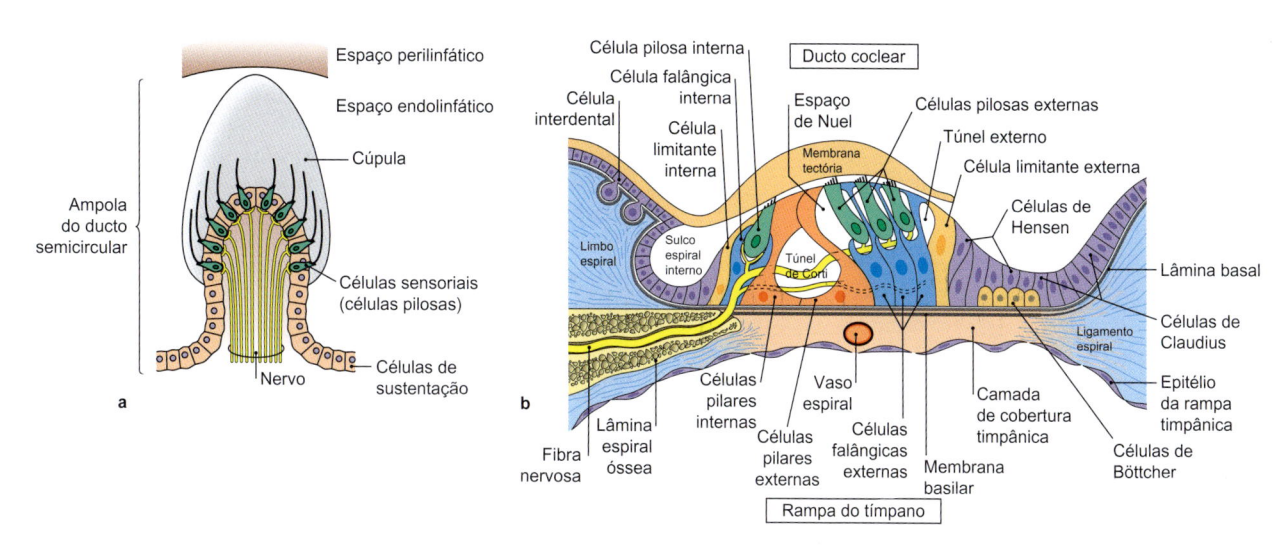

Figura 9.82 Estrutura dos órgãos da orelha interna que contêm células sensoriais (esquema). **a** Estrutura da crista ampular. **b** Estrutura do órgão espiral (órgão de Corti). [L141]

Labirinto Ósseo

O labirinto ósseo consiste nas seguintes porções (➤ Fig. 9.80):

- O vestíbulo
- Três canais semicirculares ósseos
- A cóclea óssea
- O meato acústico interno

O **vestíbulo** é o ponto de origem para a cóclea e para os canais semicirculares. Ele está conectado à cavidade timpânica através da janela do vestíbulo.

Os canais semicirculares compreendem o **canal semicircular anterior**, o **canal semicircular posterior** e o **canal semicircular lateral**. Eles se estendem a partir do vestíbulo em direção posterossuperior. Os canais se estendem por cerca de dois terços de um círculo, nos quais uma extremidade se inicia no vestíbulo e a outra extremidade é dilatada para formar uma ampola. Cada canal é perpendicular aos outros dois.

A **cóclea** consiste em um canal (**canal espiral da cóclea**), enovelado em 2½ voltas, em torno de um eixo ósseo (**modíolo da cóclea**). Ela está disposta de modo que sua base (**base da cóclea**) esteja direcionada posteromedialmente e sua extremidade (ápice da cóclea) seja direcionada anterolateralmente. Deste modo, a base do modíolo se situa próxima ao meato acústico interno. No canal espiral e nos canais longitudinais do modíolo se situa o **gânglio espiral da cóclea**, com os corpos celulares dos neurônios bipolares do nervo coclear (➤ Fig. 9.81). A partir do modíolo, a lâmina espiral óssea se projeta no canal espiral da cóclea. Ao redor do modíolo, o **ducto coclear** (parte do labirinto membranáceo) se enovela, sendo fixado à lâmina espiral e lateralmente à parede externa da cóclea. Este arranjo resulta em dois canais (um acima – a rampa do vestíbulo – e um abaixo – a rampa do tímpano – do ducto coclear), os quais se estendem por toda a cóclea e se comunicam no ápice, através do helicotrema. A **rampa do vestíbulo** se inicia no vestíbulo; a rampa do tímpano conduz à janela da cóclea (janela redonda) e é separada da orelha média por uma membrana de tecido conectivo. Próximo à janela da cóclea se inicia um pequeno canal (canalículo da cóclea), que atravessa o osso temporal e se abre na face posterior na fossa posterior do crânio. Nele existe uma conexão entre o espaço perilinfático e o espaço subaracnóideo.

O **meato acústico interno** se inicia no **poro acústico interno** e se continua, lateralmente, por aproximadamente 1 cm. Ali termina em uma placa óssea porosa. No segmento de 1 cm de comprimento seguem o nervo facial [VII] e o nervo vestibulococlear [VIII] (➤ Fig. 9.79).

Labirinto Membranáceo

O labirinto membranáceo é um sistema associado de ductos e de sacos no interior do labirinto ósseo e inclui as seguintes porções (➤ Fig. 9.80, ➤ Fig. 9.81):

- Ducto coclear
- Sáculo
- Utrículo
- Três ductos semicirculares membranosos

Os três **ductos semicirculares membranosos** estão conectados ao utrículo. Cada ducto semicircular forma uma dilatação (ampola membranácea) na transição com o utrículo. Os ductos semicirculares superior e posterior unem-se um ao outro para formar um pilar membranáceo comum. Cada ampola contém um epitélio sensorial (**crista ampular**, ➤ Fig. 9.82).

O labirinto membranáceo é preenchido com **endolinfa**, um líquido rico em potássio e pobre em sódio (produzido principalmente na estria vascular do ducto coclear), sendo separado do periósteo das paredes ósseas do labirinto pela perilinfa. Ele não se situa diretamente adjacente ao labirinto ósseo, mas é separado deste pelo espaço perilinfático, preenchido com perilinfa. Acredita-se que o espaço perilinfático seja formado por células semelhantes a células epiteliais adjacentes ao osso e ao labirinto membranáceo. A **perilinfa** é formada como um exsudato de capilares do espaço perilinfático e, provavelmente, é absorvida na região de vênulas pós-capilares do espaço perilinfático, ou passa através do aqueduto da cóclea, um tubo situado no canalículo da cóclea óssea, para o líquido cerebrospinal. De acordo com sua função, o labirinto membranáceo é dividido em uma parte vestibular e uma parte coclear.

Órgão do Equilíbrio
Estrutura

O **labirinto vestibular** inclui as estruturas localizadas no vestíbulo – o sáculo e o utrículo – o ducto utriculossacular, os três ductos semicirculares e o ducto endolinfático (➤ Fig. 9.80). O **utrículo** é maior do que o sáculo e está localizado na parte superoposterior do vestíbulo. Nele, todos os três ductos semicirculares se abrem tanto com a sua porção inicial quanto com a sua porção ampular. O **sáculo** encontra-se anterior e inferiormente ao vestíbulo; nele desemboca o ducto coclear. O **ducto utriculossacular** conecta o sáculo ao utrículo. Aproximadamente no ponto médio, origina-se deste ducto o **ducto endolinfático**, que após um curto trajeto através do vestíbulo entra no aqueduto do vestíbulo (parte do labirinto ósseo), se estende pelo osso temporal, em direção à face posterior da porção petrosa e ali desemboca com o saco endolinfático na fossa posterior do crânio.

N O T A

O saco endolinfático é uma dilatação epidural localizada na superfície posterior da porção petrosa do osso temporal, através da qual a endolinfa é drenada para os espaços linfáticos da dura-máter.

— Clínica

A tríade formada por ataques de tontura (vertigem paroxística), surdez unilateral e zumbido unilateral, é referida como **doença de Menière**. A causa para tal doença – como um distúrbio da reabsorção da endolinfa, com distensão do labirinto membranáceo (hidropsia da cóclea) – é discutida. Ela resulta em alterações patológicas nas células sensoriais.

Células Sensoriais

As células sensoriais do labirinto vestibular, preenchido com endolinfa, estão organizadas como a **mácula do sáculo** (registro de acelerações lineares verticais), como a **mácula do utrículo** (registro de acelerações lineares horizontais) e como as **cristas ampulares** dos três ductos semicirculares (registro de acelerações rotacionais) (➤ Fig. 9.80). As células sensoriais do órgão vestibular têm um longo quinocílio, além de estereocílios, os quais se projetam para o interior de uma massa gelatinosa (cúpula) (➤ Fig. 9.82a). Os movimentos da cúpula causam uma inclinação dos prolongamentos das células sensoriais. Este estímulo leva à ativação sináptica das fibras aferentes do nervo vestibular.

Órgão da Audição
Estrutura

O **labirinto coclear** é formado pelo ducto coclear. O labirinto vestibular e o labirinto coclear se comunicam através do **ducto de união**, ou *ductus reuniens* (➤ Fig. 9.80).

O ducto coclear se enovela ao redor do modíolo. Ele está fixado à lâmina espiral e, lateralmente, à parede externa da cóclea, dividindo o canal espiral da cóclea em três espaços (➤ Fig. 9.81b):

- A **rampa do vestíbulo**, preenchida com perilinfa e que se estende do vestíbulo até o helicotrema, estando localizada na parte superior e separada do ducto coclear, situado abaixo, através da membrana vestibular (membrana de Reissner)

- O **ducto coclear**, preenchido com endolinfa, delimitado da rampa do tímpano pela membrana basilar
- A **rampa do tímpano**, preenchida com perilinfa, que se estende do helicotrema até a janela da cóclea, na parede medial da cavidade timpânica

No helicotrema, a rampa do vestíbulo e a rampa do tímpano estão conectadas uma à outra.

Células Sensoriais

O assoalho do ducto coclear é a membrana basilar (ou lâmina basilar), que sustenta o órgão da audição (órgão espiral, ou **órgão de Corti, ➤** Fig. 9.82b). Nela, células sensoriais auditivas (células pilosas internas e externas) se encontram intimamente organizadas, juntamente com células de sustentação sobre a membrana basilar, e são recobertas por uma membrana gelatinosa (membrana tectória). O órgão espiral (de Corti) estende-se ao longo de todo o comprimento do ducto coclear. As células ciliadas são inervadas, de forma muito complexa, por fibras aferentes e eferentes.

> **Clínica**
>
> Lesões nas células pilosas, por exemplo, quando se ouve uma música em volume muito alto, ou após uma explosão (trauma acústico), muito frequentemente estão associadas a um **zumbido**. A expressão em latim "tinnitus aurium" ("balançar das orelhas"), ou zumbido curto, é definida como um sintoma no qual o indivíduo afetado percebe sons que não têm qualquer associação externa perceptível por outras pessoas. Depois da obesidade, o zumbido é uma das principais doenças nos países industrializados, com 22% das pessoas sofrendo da sua forma aguda (até 3 meses) e 4% de sua forma crônica. **Surdez súbita** é uma perda súbita de audição sem causa aparente. Ela é distinguida dos distúrbios auditivos com causa identificada. Sob o ponto de vista diagnóstico, a **surdez neurossensorial** é estabelecida. O curso da surdez súbita é muito variável; porém, reconhece-se um elevado índice de recuperação espontânea. Há uma variedade de tratamentos para a surdez súbita; o mais comum é uma terapia de infusão.

Vasos e Nervos

Artérias e Veias

O *labirinto ósseo* é suprido pela **artéria timpânica anterior**, ramo da artéria maxilar, pela **artéria estilomastóidea**, ramo da artéria auricular posterior, bem como pelo **ramo petroso** derivado da artéria meníngea média. Todo o suprimento sanguíneo do *labirinto membranáceo* ocorre a partir de ramos da **artéria do labirinto**, que se divide em um ramo coclear e 1 ou 2 ramos vestibulares; o sangue é drenado através de veias do labirinto para o seio petroso inferior ou para o seio sigmóideo. A artéria e a veia cerebelares inferiores anteriores se estendem, geralmente por poucos milímetros, para o interior do meato acústico interno, e aqui dão origem e recebem, respectivamente, a artéria do labirinto e as veias do labirinto, para o suprimento sanguíneo do labirinto (*Cuidado*: a artéria do labirinto é uma artéria terminal). Raramente, a artéria do labirinto se origina, diretamente, a partir da artéria basilar.

> **Clínica**
>
> **Obstruções trombóticas** da artéria do labirinto ou de seus ramos precedentes estão associadas a distúrbios do equilíbrio e deficiências da audição, uma vez que a artéria do labirinto é uma artéria terminal.

Inervação

A inervação ocorre através do nervo vestibulococlear [VIII] (na clínica, frequentemente, também chamado de nervo estatoacústico) (➤ Fig. 9.81a). Ele conduz fibras sensitivas para a audição (nervo coclear) e para o equilíbrio (nervo vestibular). O **nervo coclear** apresenta um trajeto ligeiramente arqueado, a partir da cóclea. Os neurônios do gânglio espiral e as fibras do nervo coclear estão localizados em cavidades do modíolo ósseo. Eles se unem na base do modíolo para formar o nervo coclear. O **nervo vestibular** é composto por uma parte superior, originada dos ductos semicirculares anterior e lateral, assim como do sáculo, e uma parte inferior, originada do utrículo e do ducto semicircular posterior. Os corpos celulares dos neurônios de ambas as partes são agregados no **gânglio vestibular**. O nervo vestibular e o nervo coclear se unem na porção petrosa do osso temporal. Antes de sua emergência pelo poro acústico interno, o nervo facial [VII] e a sua parte intermédia se associam a estes nervos. Os nervos vestibular e coclear se reúnem como o nervo vestibulococlear [VIII] através da fossa posterior do crânio e emergem na superfície lateral do tronco encefálico, entre a ponte e o bulbo.

> **Clínica**
>
> O **neurinoma acústico** (schwannoma vestibular) é um tumor benigno das células de Schwann (➤ Item 9.3.8).

Condução dos Sons

As ondas sonoras são captadas através da orelha externa (concha da orelha e meato acústico externo) e transferidas, através do tímpano e da cadeia de ossículos da audição, via base do estribo, para a perilinfa. Isso produz o movimento das ondas que migram ao longo das paredes do ducto coclear (especialmente na membrana basilar) (**ondas itinerantes**). Tais movimentos ocasionam deslocamentos no órgão de Corti. Os estereocílios das células pilosas internas são inclinados (deflexão). Esses eventos biomecânicos são convertidos, pelas células sensoriais, em potenciais receptores (transdução mecanoelétrica).

> **Clínica**
>
> Em um **colesteatoma** (uma proliferação do epitélio estratificado pavimentoso queratinizado na orelha média, com subsequente inflamação crônica purulenta da orelha média), na otite média aguda, na mastoidite e após a ocorrência de traumatismos cranianos, pode ocorrer **labirintite** com tonturas e nistagmo por estimulação excessiva ou deficiência (tremores oculares, movimentos rítmicos descontrolados dos olhos). As vias de infecção são as janelas coclear e vestibular, as lacunas no labirinto ósseo (após lesão e erosão óssea de espaços pneumatizados infectados) ou as inflamações propagadas através de nervos e vasos, do canalículo da cóclea, ou do canalículo do vestíbulo, para as meninges. As consequências incluem desde **surdez neurossensorial** até perda total da audição e destruição do órgão do equilíbrio.

Processamento dos Estímulos

O processamento do estímulo está descrito no Capítulo 13 (➤ Item 13.4).

9.6 Nariz
Friedrich Paulsen

Competências

Após a leitura deste capítulo, você será capaz de:
- citar as estruturas do nariz externo, a estrutura óssea e cartilaginosa do esqueleto nasal, os limites das cavidades nasais e sua extensão
- caracterizar a posição, os limites ósseos, os locais de desembocadura e as relações topográficas dos seios paranasais
- descrever e demonstrar o suprimento sanguíneo e a inervação do nariz, em termos de relevância clínica
- descrever a drenagem linfática regional
- descrever o desenvolvimento do nariz e dos seios paranasais em termos gerais

Caso Clínico

História Clínica
Um homem de 22 anos é levado por três pessoas para o setor de emergência cirúrgica de um grande hospital por volta das 3 horas da manhã. As pessoas afirmaram que viram o jovem ser espancado por outros três homens. Ele parece ter recebido um golpe na cabeça. Além disso, ele teria sofrido chutes várias vezes, visto que ele já estava no chão. Apenas os gritos de ajuda dessas pessoas e a sua intervenção empenhada levaram os três homens a deixá-lo, fugindo em seguida. Uma vez que a sala de emergência estava muito próxima, eles rapidamente pegaram o homem por baixo dos braços e o levaram ao hospital.

Exame Inicial
O jovem estava em estado de choque e pareceu desorientado nas primeiras respostas, mas se mostrava responsivo. O dorso de seu nariz parecia afundado e anormalmente aumentado de tamanho. O nariz apresentava certo desvio. Além disso, havia a presença de sangue ressecado no nariz e no queixo. Sua camiseta branca estava manchada de sangue. No lado direito, o olho mostrava-se muito inchado e abaulado, as pálpebras não podiam ser devidamente fechadas e se encontravam sob tensão. O exame inicial indicou, além de uma fratura dos ossos nasais, uma pronunciada protrusão do bulbo do olho no lado direito. O paciente não conseguia fechar e abrir corretamente o olho no lado afetado. Além disso, apresentava escoriações na região temporal direita e vários hematomas no braço esquerdo e no dorso.

Exames Complementares
Em caráter emergencial, foi realizada a TC helicoidal do corpo inteiro , que inclui uma TC da cabeça (TCC). Com exceção dos hematomas, não foi possível detectar lesões internas no tronco ou nos órgãos do pescoço. Além de uma fratura do esqueleto nasal, a TCC mostrou a presença de bolsas de ar na região do ápice da órbita, bem como fragmentos ósseos da lâmina orbital nas cavidades de duas células etmoidais posteriores. Por esse trajeto, o ar das células etmoidais atingiu o ápice da órbita e causou a protrusão no bulbo do olho. Uma lesão na dura-máter não foi detectada. O oftalmologista de plantão determinou que houve acentuada redução da visão para 10%.

Tratamento
Após o diagnóstico, o paciente foi transferido, à noite, para a clínica de otorrinolaringologia. Devido à pronunciada protrusão do bulbo do olho, o otorrinolaringologista de plantão realizou uma cantotomia lateral na margem direita do olho,

sob anestesia local. Consequentemente, todas as estruturas no ângulo lateral do olho (pele, ligamento lateral palpebral, orbital septal) foram seccionadas com a tesoura, sob a devida proteção do bulbo do olho (cantólise). Deste modo, promoveu-se o alívio da pressão no compartimento posterior da órbita, que aliviou as estruturas ali contidas (especialmente o nervo óptico). Durante os procedimentos, a fratura do esqueleto nasal foi reduzida. O paciente foi tratado com antibióticos por via intravenosa e também recebeu uma dose de cortisona.

Evolução
No dia seguinte, a protrusão do bulbo do olho começou a regredir, as bolsas de ar, no ápice orbital, foram reabsorvidas, após um curto período de tempo (horas a dias), a visão do paciente melhorou e, no 3º dia após a cirurgia, atingiu 100%.

9.6.1 Visão Geral

Sistema Respiratório
O trato respiratório tem sua função voltada para o transporte de gases e para as trocas gasosas entre o ar e o sangue. Ele é subdividido em órgãos da porção condutora e órgãos da porção respiratória. Os órgãos da porção condutora do sistema respiratório estão divididos em vias respiratórias superiores (nariz, parte nasal da faringe) e vias respiratórias inferiores (laringe, traqueia, árvore bronquial); o limite entre as duas porções é representada pela entrada da laringe. As trocas gasosas (respiração externa) ocorrem nos pulmões.
- Trato respiratório
- Porção condutora:
  - Vias respiratórias superiores:
    - nariz
    - parte nasal da faringe
  - Vias respiratórias inferiores:
    - laringe
    - traqueia
    - árvore bronquial (brônquios)
- Porção respiratória:
  - pulmões

Vias Respiratórias Superiores
As vias respiratórias superiores incluem o nariz e a faringe. A faringe faz parte tanto do trato respiratório quanto do trato digestório, isto é, ela serve tanto para o transporte de gases quanto para o transporte de alimentos. Sua porção superior (parte nasal da faringe) se continua com o nariz, transporta gases e, portanto, é puramente uma via de condução aérea, enquanto a porção média (parte oral da faringe) tem dupla função no transporte de gases e de alimentos. No nível da entrada da laringe, as vias respiratória e digestória são, novamente, divididas. O ar entra nas vias respiratórias inferiores, começando pela laringe; os líquidos e os alimentos sólidos são, subsequentemente, conduzidos para a parte inferior da faringe (parte laríngea da faringe).

Nariz
O nariz é a entrada do trato respiratório. Ele é dividido no **nariz externo**, externamente visível e nas **cavidades nasais** (nariz interno). Os **seios paranasais** e a parte superior da faringe (parte nasal) se mantêm em ampla conexão com ambas as cavidades nasais. As **funções da cavidade nasal**, além da condução de ar (aerodinâmica), incluem a purificação mecânica, o aquecimento e a umidificação (climatização) do ar inspirado, bem como a defesa imunológica contra microrganismos. No teto da cavidade nasal encontra-se

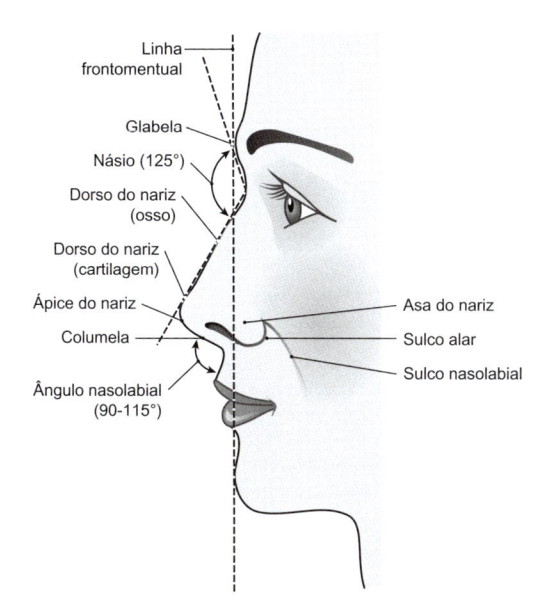

Figura 9.83 Nariz externo, com ângulo do nariz estético e pontos de orientação. [L126]

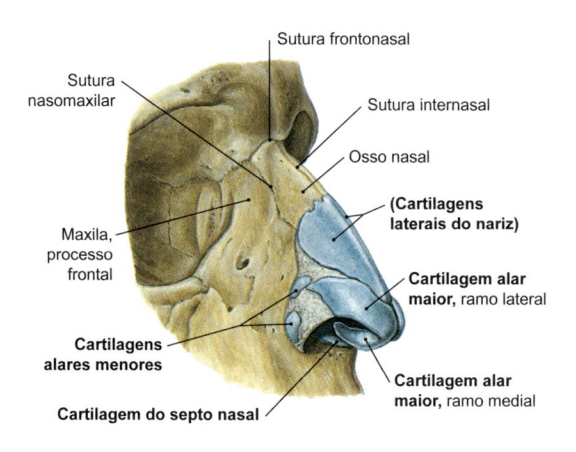

Figura 9.84 Esqueleto do nariz externo. Vista anterior do lado direito.

a área olfatória, através da qual o ar inspirado é avaliado (função olfatória). Reflexos específicos do nariz (p. ex., espirros) protegem o sistema respiratório. Além disso, as cavidades nasais participam da fonação como espaço de ressonância e local de formação de consoantes.

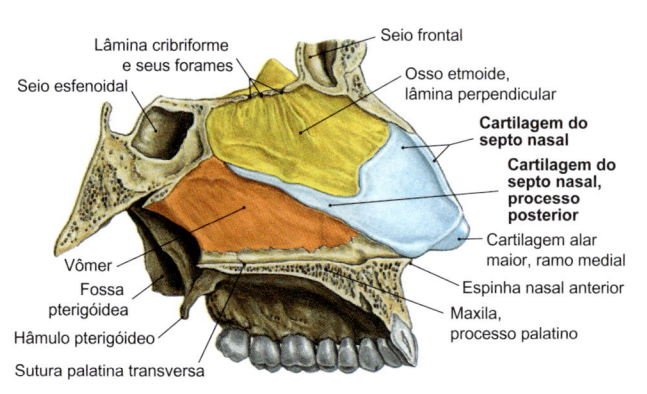

Figura 9.85 Septo nasal. Vista pelo lado direito.

9.6.2 Desenvolvimento

Nariz

O desenvolvimento do nariz faz parte da formação da face e está intimamente associado ao desenvolvimento do palato e da cavidade oral. Entre a *4ª e a 5ª semana de desenvolvimento embrionário*, o ectoderma da eminência frontonasal, próximo ao estomodeu, se condensa para formar os placoides nasais. Eles se aprofundam no mesênquima e se tornam os **sulcos nasais** e as **fossetas nasais**, dos quais se formarão as futuras cavidades nasais. As margens dos sulcos nasais tornam-se elevadas, pois, em cada uma delas, há a formação de um processo nasal lateral e um processo nasal medial. Os dois **processos nasais mediais**, separados pela área internasal, crescem para fora e para baixo até entrar em contato com os processos maxilares. Neste local formam-se a parte média do lábio superior, o filtro, a parte membranácea do septo nasal e o palato primário. Os dois **processos nasais laterais** diferenciam-se nas asas do nariz. As fossetas nasais direita e esquerda crescem até o teto da cavidade oral primitiva, permanecem separadas dela, por um curto período de tempo, por uma placa epitelial (parede epitelial de Hochstetter, membrana coanal epitelial ou membrana buconasal) e, em seguida, estabelecem conexão com a cavidade oral primitiva, após a absorção desta membrana na 7ª semana. As duas conexões são caracterizadas como os **cóanos primitivos**; a área restante entre as aberturas externa e interna é referida como o **palato primário**. No entanto, ele não é o mesmo que a extensão do futuro segmento intermaxilar. O subsequente desenvolvimento das cavidades nasais está associado ao desenvolvimento do palato secundário. No teto da cavidade oral primitiva, o septo nasal se forma por trás do palato primário. Ele cresce como uma placa sagital verticalmente para baixo, e se encontra na linha média com os dois processos palatinos em formação no plano transversal, a partir da parede lateral, de ambos os lados (esquerdo e direito) da cavidade oral primitiva, com os quais o septo nasal se funde, de modo a formar uma sutura (rafe palatina). Os processos palatinos que se fundem entre si formam o **palato secundário**. No local em "formato de V" onde os processos palatinos e o septo nasal se fundem ao palato primário cônico, forma-se um canal (**ducto nasopalatino**). A partir deste canal, irão se formar, futuramente na maxila, o canal incisivo e o forame incisivo.

N O T A

> O **palato primário** torna-se a porção pré-maxilar do palato definitivo. Dele se origina o osso incisivo ("osso de Goethe") com os dentes incisivos.

A formação do palato secundário promove a separação entre a cavidade nasal e a cavidade oral; a formação do septo nasal divide o nariz interno em duas cavidades separadas, sendo que cada uma

Tabela 9.29 Características da cirurgia plástica do nariz.

Conceito	Comentários
Área supra-tip	Dorso do nariz, logo acima do ápice do nariz
Triângulo fraco	A região do dorso do nariz, logo acima do ápice do nariz, sendo formada apenas pelo septo nasal
Área de Keystone	Sobreposição da cartilagem lateral pelo osso nasal
Triângulo mole	Região de pele na margem superior da narina, em cuja proximidade o ramo medial da cartilagem alar inclina ao redor do ramo lateral (a área livre de cartilagem consiste apenas em uma duplicação da pele)
Columela	Parte anterior do septo nasal entre o ápice do nariz e o filtro

Tabela 9.30 Musculatura do nariz externo.

Músculo	Função
Músculo nasal, parte alar (músculo dilatador)	Dilata a narina
Músculo nasal, parte transversa (músculo compressor)	Estreita a narina
Músculo abaixador do septo nasal	Movimenta o septo nasal para baixo
Músculo levantador do lábio superior e da asa do nariz	Eleva a asa do nariz

delas se abre posteriormente na parte nasal da faringe, através de um meato nasofaríngeo (cóano secundário ou definitivo).

Clínica

As **fendas do palato, da maxila e das partes moles da face** se devem a uma proliferação insuficiente de células mesenquimais e, portanto, à ausência de fusão entre os processos nasais e maxilares, que podem se manifestar de formas extremamente diversas. Nas formas leves ("lábio leporino"), apenas o lábio superior é afetado em um ou ambos os lados. Formas graves se manifestam como fendas contínuas em direção occipital, acometendo simultaneamente o lábio, o palato e a maxila (**fendas labiopalatinomaxilares**; frequência de 1:2.500 nascimentos). Fendas palatinas isoladas decorrem da não fusão dos processos palatinos (fenda palatina posterior) ou entre os processos palatinos e o palato primário (fenda palatina anterior). As combinações são possíveis. A forma mais leve de uma fenda palatina posterior é uma úvula bífida. As causas das fendas palatinas, maxilares e faciais são múltiplas.

A partir dos componentes primordiais das **fossetas nasais** são originados o vestíbulo nasal, uma parte da cavidade nasal e a área olfatória. A porção restante deriva dos componentes primordiais da cavidade oral primitiva. O mesênquima que circunda a cavidade nasal secundária se diferencia na cápsula nasal cartilaginosa. Esta cápsula sofre ossificação endocondral e uma parte do mesênquima associado sofre ossificação intramembranosa. A cartilagem do septo nasal, com o processo posterior, e as cartilagens do nariz externo permanecem sem sofrer ossificação endocondral. Enquanto o septo nasal permanece como uma parede lisa, a superfície de cada uma das paredes nasais laterais aumenta, devido ao desenvol-

vimento das **conchas nasais**, que se projetam como cristas epiteliais (ossos turbinados) para o lúmen da cavidade nasal. Tipicamente, diferenciam-se, de cada lado, três conchas nasais, referidas como maxiloturbinado (concha nasal inferior), etmoturbinado I (concha nasal média) e etmoturbinado II (concha nasal superior). Entretanto, como em todo o Reino Animal, também é possível a formação de uma 4ª concha nasal (concha nasal suprema). Inicialmente, o esqueleto das conchas nasais ainda é cartilaginoso, sendo substituído por tecido ósseo no 5º mês da vida fetal.

N O T A

No contexto do desenvolvimento do nariz, forma-se uma conexão tubular entre o septo nasal e o assoalho da cavidade nasal, às vezes aparecendo como um saco em fundo cego, o ducto incisivo. Este tubo constitui o chamado **órgão vomeronasal** (órgão de Jacobson), que aparece nos seres humanos como um órgão sensorial rudimentar. Em vários outros animais, ele faz parte do sistema olfatório e tem várias funções importantes, tais como a escolha do parceiro, a procura de alimentos, o reconhecimento individual ou a detecção de marcações territoriais. Para tais funções, feromônios desempenham papel crucial. Os resquícios do órgão vomeronasal são detectáveis nos humanos até após o nascimento.

Seios Paranasais

Os seios paranasais crescem, já no período fetal, como pequenos brotamentos epiteliais das cavidades nasais no interior do mesênquima dos ossos do crânio circunjacentes. No entanto, eles atingem a sua formação completa somente após a conclusão do crescimento e podem aumentar, ainda mais, no decorrer da vida. Sua formação intensamente variável entre os indivíduos está extremamente associada ao desenvolvimento dos dentes e acompanha a formação da face. Uma exceção é o seio esfenoidal. Este seio se desenvolve como uma subdivisão derivada da cavidade nasal, devido ao primórdio de uma concha esfenoidal. Por volta dos *4 anos de idade*, o seio esfenoidal cresce no corpo do esfenoide. Sua extensão é tão variável quanto os outros seios paranasais.

9.6.3 Nariz Externo

No nariz externo (➤ Fig. 9.83) são distinguidas as seguintes partes:
- a raiz do nariz, que se encontra acima do filtro (sulco nasolabial)
- o dorso do nariz

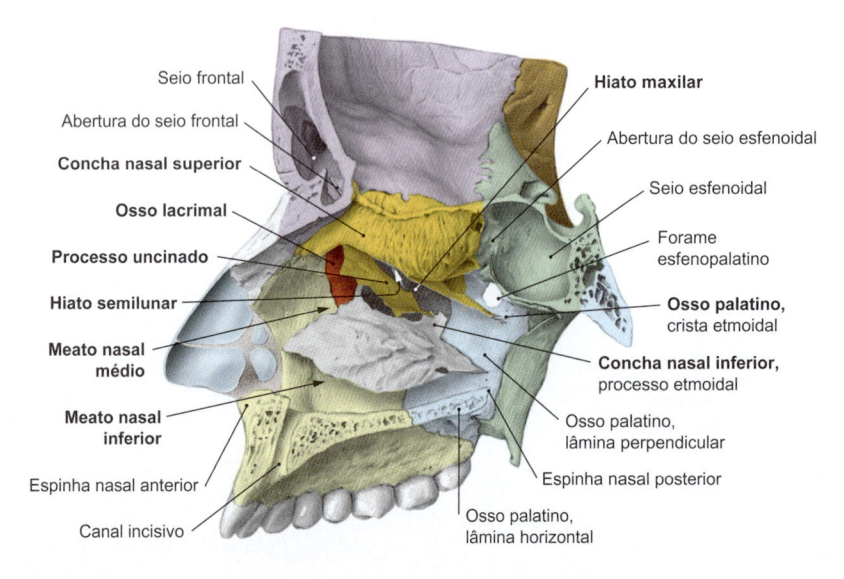

Seio frontal
Abertura do seio frontal
Concha nasal superior
Osso lacrimal
Processo uncinado
Hiato semilunar
Meato nasal médio
Meato nasal inferior
Espinha nasal anterior
Canal incisivo
Osso palatino, lâmina horizontal

Hiato maxilar
Abertura do seio esfenoidal
Seio esfenoidal
Forame esfenopalatino
Osso palatino, crista etmoidal
Concha nasal inferior, processo etmoidal
Osso palatino, lâmina perpendicular
Espinha nasal posterior

Figura 9.86 Parede lateral do nariz, sem a concha nasal média.

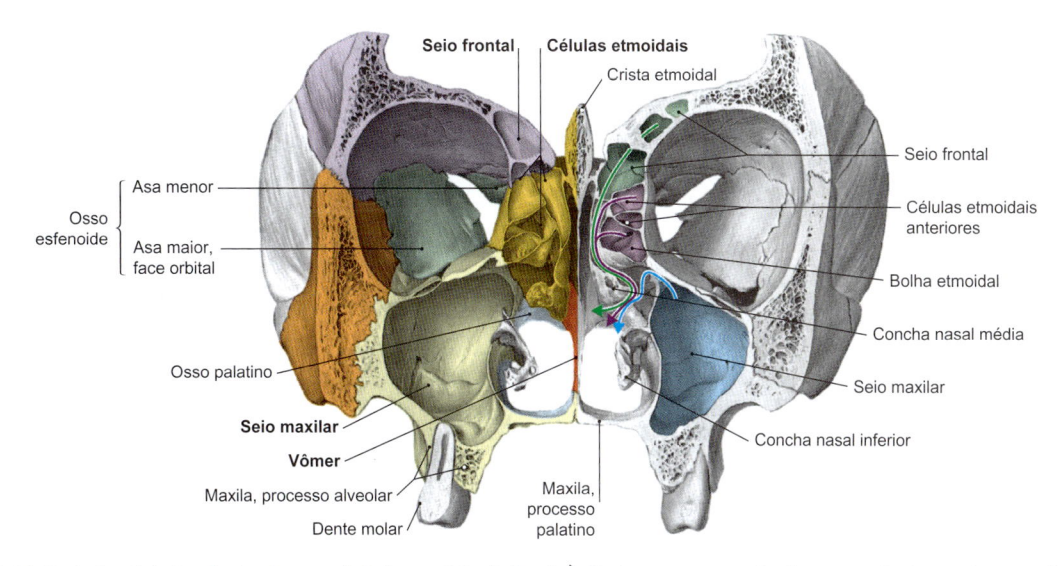

Figura 9.87 Corte frontal através do viscerocrânio (esqueleto da face). À direita: representação da topografia óssea; à esquerda: desembocadura dos seios paranasais. Verde = seio frontal; violeta = células etmoidais anteriores; azul = seio maxilar (setas).

- o par de asas do nariz (asas direita e esquerda)
- o ápice do nariz
- a parte membranácea do septo nasal (columela, ou parte móvel do septo nasal)
- as narinas

O nariz externo tem papel importante na conformação da face.

Esqueleto

A complacência mecânica é obtida por meio de um sistema esquelético formado por peças de cartilagem hialina e tecido conectivo, fixados à pirâmide nasal óssea (esqueleto do nariz, constituído pelo osso frontal, osso nasal e processo frontal da maxila). Os ossos nasais mantêm-se ligados entre si por meio da sutura internasal e, juntamente com a incisura nasal e o processo palatino da maxila, formam a abertura óssea externa do nariz (abertura piriforme).

A parte cartilaginosa móvel (➤ Fig. 9.84) é composta, de cada lado, pelos seguintes componentes:

- Cartilagem triangular (ou cartilagem lateral do nariz)
- Cartilagem alar maior (cartilagem do ápice do nariz)
- Pequenas placas de cartilagem (cartilagens alares menores e cartilagens nasais acessórias)

A cartilagem alar origina, com um pequeno ramo medial (columela) e um ramo lateral de largura maior (asa do nariz), o formato

da narina. O septo nasal cartilaginoso (cartilagem do septo nasal, ➤ Fig. 9.85) inicia entre as cartilagens alares. As áreas livres de cartilagem são preenchidas com tecido conectivo denso, que conecta as cartilagens umas às outras e aos ossos.

> **Clínica**
>
> O esqueleto do nariz é de grande importância na cirurgia plástica nasal. Aqui prevaleceram as denominações específicas em tal procedimento (➤ Tabela 9.29).

Musculatura

O nariz externo pode ser movimentado por vários músculos faciais (➤ Tabela 9.30, ➤ Fig. 9.23) e possibilita o controle da largura da entrada do nariz. Para a inervação da musculatura, veja a ➤ Tabela 9.10; para as inserções, veja a ➤ Tabela 9.8.

> **Clínica**
>
> Nada caracteriza tanto a fisionomia da face quanto o nariz. **Deformidades nasais** (p. ex., giba nasal, nariz em sela, nariz oblíquo) não se tornam apenas evidentes, mas também podem indicar doenças agudas ou crônicas, além de lesões. Devido à sua posição exposta, podem ocorrer **tumores** benignos (p. ex., rinofima) e malignos (p. ex., carcinoma basocelular, carcinoma espinocelular) no nariz externo.

9.6.4 Cavidades Nasais

O par de **cavidades nasais**, juntamente com a faringe, pertence ao trato respiratório superior e contém as áreas olfatórias. Cada cavidade nasal é um espaço em forma de cunha, cuja base forma o assoalho da cavidade nasal e cuja extremidade forma o teto da cavidade nasal. A porção anterior e mais estreita de cada cavidade nasal é fechada pelo esqueleto do nariz externo, enquanto a porção posterior e mais ampla está localizada centralmente no crânio. O ar inspirado passa através das narinas para o vestíbulo do nariz. O limite do vestíbulo do nariz com cada cavidade nasal forma o limiar do nariz, que é abaulado pelo ramo lateral da cartilagem alar. O limiar do nariz forma, juntamente com o ramo medial da carti-

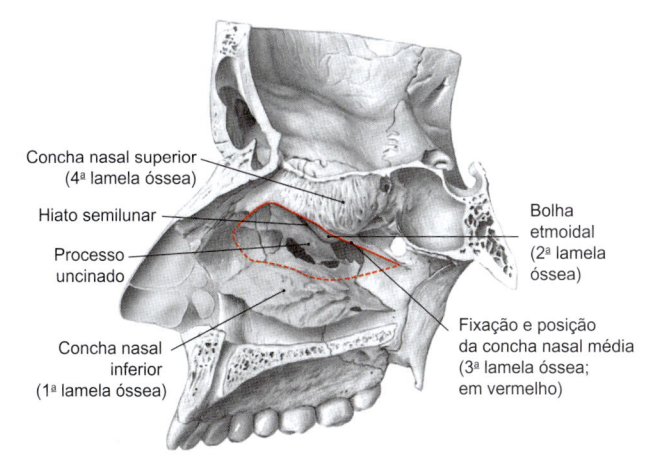

Figura 9.88 Parede lateral da cavidade nasal direita, com contorno da concha nasal média (em vermelho).

lagem alar e uma crista do assoalho da maxila, a valva nasal interna (local mais estreito da cavidade nasal para o fluxo de ar). Nela, o ar inspirado faz uma corrente em espiral e é distribuído para cada cavidade nasal, considerando que o contato entre o ar e a mucosa é aumentado (efeito difusor). Cada cavidade nasal tem quatro paredes: um assoalho, um teto e paredes medial e lateral da cavidade nasal (➤ Fig. 9.85, ➤ Fig. 9.86, ➤ Fig. 9.87). As cavidades nasais são separadas:

- da cavidade oral através do palato duro
- da cavidade craniana por meio de porções dos ossos frontais, etmoide e esfenoide
- uma da outra pelo septo nasal
- lateralmente das órbitas e dos seios paranasais

Posteriormente, cada uma das cavidades nasais continua através de um cóano com a parte nasal da faringe (epifaringe).

Assoalho das Cavidades Nasais

O **assoalho das cavidades nasais** (➤ Fig. 9.85, ➤ Fig. 9.86, ➤ Fig. 9.87) é ligeiramente côncavo, liso e muito mais amplo do que o teto da cavidade nasal. Ele é formado:

- anteriormente pelo esqueleto nasal cartilaginoso do nariz externo
- a partir da superfície do processo palatino da maxila (incluindo o osso incisivo)
- pela lâmina horizontal do osso palatino

O septo nasal, localizado na linha média, é fixado ao assoalho da cavidade nasal por meio da espinha nasal anterior, em formato abaulado, e da crista nasal anterior. As narinas se abrem anteriormente no assoalho. As aberturas dos canais incisivos estão localizadas nas proximidades do septo nasal, logo atrás do vestíbulo do nariz, no início das cavidades nasais. Os canais incisivos desembocam juntos no forame incisivo, único, na cavidade oral.

Teto da Cavidade Nasal

O **teto da cavidade nasal** (➤ Fig. 9.85, ➤ Fig. 9.86, ➤ Fig. 9.87) é estreito e está situado no centro, formado pela lâmina cribriforme do osso etmoide, em seu ponto mais elevado. Anteriormente à lâmina cribriforme, o teto inclina-se para baixo, em direção às narinas, sendo aqui formado pelas seguintes estruturas:

- Espinha nasal do osso frontal
- Ossos nasais
- Processos laterais da cartilagem do septo nasal
- Cartilagens alares do nariz externo

Posteriormente, o teto se aprofunda através do recesso esfenoetmoidal em direção ao respectivo cóano, e é formado pela superfície anterior do corpo do esfenoide. As áreas olfatórias estão localizadas diretamente abaixo da lâmina cribriforme, no teto da cavidade nasal.

Parede Medial da Cavidade Nasal

A base estrutural da **parede medial da cavidade nasal** é o **septo nasal** (➤ Fig. 9.85, ➤ Fig. 9.87), uma lâmina perpendicular, disposta no plano sagital mediano, formada por tecido conectivo, cartilagem e tecido ósseo, que separa as duas cavidades nasais.
O septo nasal consiste nas seguintes partes:

- **Parte membranácea** – no vestíbulo do nariz, formada, predominantemente, por tecido conectivo denso (columela)
- **Parte cartilagínea** – formada pela cartilagem do septo nasal anteriormente, e pelo processo posterior da cartilagem do septo nasal, que se estende, de forma variável, em direção posterior, entre a lâmina perpendicular do osso etmoide e o vômer, e que, com o avançar da idade, sofre um lento processo de ossificação da região posterior para a região anterior

Tabela 9.31 Terminologia clínica da parede lateral da cavidade nasal e dos seios paranasais.

Conceito	Comentários
Célula da crista do nariz	Célula etmoidal anterior à frente e acima da inserção da concha nasal média, em íntima relação topográfica com o ducto lacrimonasal
Átrio do meato médio	Região à frente do meato nasal médio, acima da cabeça da concha nasal inferior
Bolha etmoidal	Célula etmoidal anterior acima do hiato semilunar que, muito frequentemente, está presente, mas pode estar ausente
Fontanela	Abertura acessória na parede medial do seio maxilar, revestida por mucosa
Lamelas ósseas (➤ Fig. 9.88)	Lamelas que se estendem como resíduos embrionários do osso etmoide. São distinguidas quatro lamelas ósseas (LO): • LO 1: processo uncinado • LO 2: bolha etmoidal • LO 3: concha nasal média • LO 4:concha nasal superior
Célula de Haller	Célula etmoidal que torna a parede inferior da órbita pneumatizada (célula infraorbital)
Hiato maxilar	Grande abertura do seio maxilar para a cavidade nasal, que é fechada, parcialmente, pelo processo uncinado do osso etmoide e por mucosa
Hiato semilunar	Espaço em formato de crescente, com até 3 mm de largura, entre a bolha etmoidal e a margem superior livre do processo uncinado; o hiato semilunar permite o acesso ao infundíbulo etmoidal
Infundíbulo etmoidal	Depressão situada posteriormente ao hiato semilunar, que se situa entre o processo uncinado e a bolha etmoidal
Célula de Ónodi-Grünwald	Célula etmoidal posterior que se projeta posteriormente sobre o seio esfenoidal
Complexo osteomeatal	Termo genérico para a complexa anatomia do hiato semilunar e as regiões adjacentes
Processo uncinado	Delgada lamela óssea do etmoide que forma uma parte da parede medial do seio maxilar e que fecha, de modo incompleto, o hiato maxilar e é delimitada anterior e inferiormente pelo hiato semilunar
Recesso frontal	Espaço em forma de fenda que estabelece a conexão entre o seio frontal e a cavidade nasal (ducto nasofrontal, canal nasofrontal)
Sulco olfatório	Sulco entre a inserção anterior da concha nasal média na base do crânio e o teto da cavidade nasal

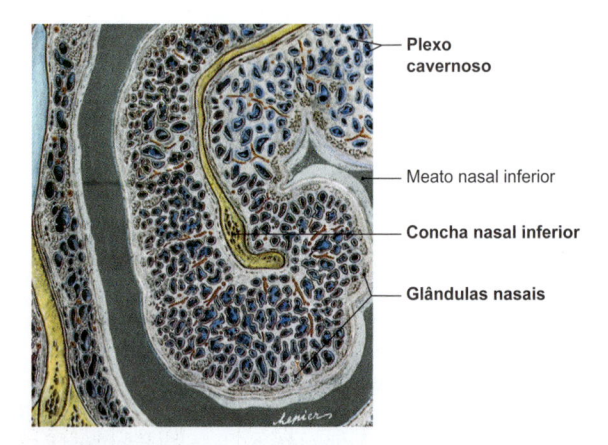

Plexo cavernoso

Meato nasal inferior

Concha nasal inferior

Glândulas nasais

Figura 9.89 Tecido erétil no septo nasal (à esquerda) e na concha nasal inferior.

- **Parte óssea** – formada pelo vômer e pela lâmina perpendicular do etmoide, além de uma pequena parte de cada osso nasal, da espinha nasal superior do osso frontal, da espinha nasal anterior, da crista incisiva da maxila, da crista nasal da maxila, da crista nasal do osso palatino e da crista esfenoidal.

Clínica

Leves desvios do septo nasal, a partir do plano mediano, ocorrem regularmente e não têm grande significado funcional. Normalmente, pode-se observar através de uma pressão sobre a columela do nariz se o septo nasal apresenta algum grau de tortuosidade. No entanto, um **desvio do septo** mais pronunciado pode dificultar a respiração nasal e afetar o sentido do olfato. Após impactos traumáticos no nariz externo ou em distúrbios hemorrágicos pode ocorrer um **hematoma de septo**, o que pode ser aliviado por meio de uma punção e, caso necessário, uma incisão e tamponamento nasal, para evitar que a cartilagem do septo seja destruída.
Rinite (inflamação do nariz, catarro nasal, resfriado, coriza) é uma inflamação aguda ou crônica da mucosa nasal, associada a processos infecciosos, alérgicos ou lesões vasculares. Ela ocorre, mais frequentemente, como parte de resfriados comuns.

Parede Lateral da Cavidade Nasal

A **parede lateral de cada cavidade nasal** tem uma estrutura complexa (➤ Fig. 9.86, ➤ Fig. 9.87, ➤ Fig. 9.88). Como o septo nasal, seu esqueleto consiste em tecido ósseo, cartilagem e tecido conectivo. Aqui, somente a estrutura geral está descrita. As variações são comuns. Os ossos envolvidos em sua estrutura são:

- **Na região anterior**:
  - o osso nasal
  - a face nasal da maxila
  - o osso lacrimal
- **Na porção média**:
  - o corpo da maxila com seu hiato maxilar
  - o osso etmoide (com o delgado processo uncinado, a parede que conduz às células etmoidais anteriores e posteriores, e as conchas nasais superior e média, que se projetam para o interior da cavidade nasal)
  - a concha nasal inferior, que é um osso separado

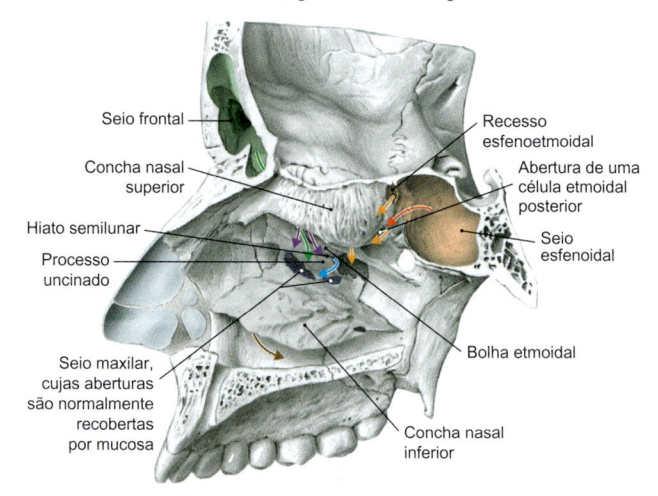

Seio frontal
Concha nasal superior
Hiato semilunar
Processo uncinado
Seio maxilar, cujas aberturas são normalmente recobertas por mucosa
Recesso esfenoetmoidal
Abertura de uma célula etmoidal posterior
Seio esfenoidal
Bolha etmoidal
Concha nasal inferior

Figura 9.90 Desembocadura dos seios paranasais e do ducto lacrimonasal na parede lateral do nariz. Marrom = ducto lacrimonasal; verde = seio frontal; violeta = células etmoidais anteriores; azul = seio maxilar; laranja = células etmoidais posteriores; vermelho = seio esfenoidal (setas).

Tabela 9.32 Locais de desembocadura do ducto lacrimonasal e dos seios paranasais.

	Meato Nasal Inferior	Meato Nasal Médio	Meato Nasal Superior
Ducto lacrimonasal	x		
Seio frontal		x	
Células etmoidais anteriores		x	
Células etmoidais posteriores			x
Seio maxilar		x	
Seio esfenoidal			x

- **Na região posterior**:
  - a lâmina perpendicular do osso palatino
  - a lâmina medial do processo pterigoide do osso esfenoide

Na região do nariz externo, a parede lateral é formada por estruturas cartilaginosas (processo lateral da cartilagem do septo nasal, ramo medial da asa menor e cartilagens menores) e por tecido conectivo. As **conchas nasais**, em cada cavidade nasal representada por uma concha nasal superior, uma concha nasal média, e uma concha nasal inferior, se projetam a partir de sua fixação na parede lateral do nariz para a respectiva cavidade nasal. Elas dividem cada cavidade nasal em quatro canais aéreos. O canal superior está localizado diretamente abaixo da área olfatória, enquanto os outros três formam os **meatos nasais** (superior, médio e inferior), cada um dos quais se estendendo por baixo da respectiva concha nasal. As partes ósseas das conchas nasais são recobertas por um **tecido erétil** (➤ Fig. 9.89), o qual, no caso de ingurgitamento, deixa apenas espaços estreitos residuais entre eles e o septo nasal (chamados, no conjunto, de meato nasal comum). Dependendo das condições de ingurgitamento, aproximadamente 35% do volume da mucosa nasal é constituído por plexos vasculares. O tecido vascular erétil é mais desenvolvido nas conchas inferior e média (bem como no septo nasal, na área de Kiesselbach, veja adiante). Em meio ao tecido erétil, há uma grande quantidade de glândulas serosas, cuja secreção hidrata o epitélio respiratório que recobre a mucosa das conchas. Em cerca de 80% de todas as pessoas existe um **ciclo nasal**, isto é, ocorre alternadamente um ingurgitamento e uma detumescência da mucosa nasal, de ambos os lados do nariz, em um período de 2-7 horas, com relação alternada da resistência nasal durante a respiração na proporção de 1:3, com resistência total constante. A **concha nasal inferior** é a maior delas. Sua cabeça se encontra a cerca de 1 cm posteriormente à valva nasal, e sua cauda termina cerca de 1 cm à frente da entrada da tuba auditiva, na altura do cóano correspondente. A **concha nasal média** está localizada acima da concha nasal inferior, cuja cabeça se encontra aproximadamente 1 cm em posição mais dorsal, mas sua cauda termina também no nível do respectivo cóano. A **concha nasal superior** é significativamente menor em relação às conchas média e inferior. Sua cabeça se inicia aproximadamente na altura da região média da lâmina cribriforme. Sua cauda segue caudalmente, à frente da parede anterior óssea do seio esfenoidal, e se estende até a parte superior do respectivo cóano. O ar inspirado entra na parte nasal da faringe, através dos cóanos. A estrutura mais complexa da parede nasal lateral (**complexo osteomeatal**, ➤ Tabela 9.31) é o hiato maxilar, situado abaixo da concha nasal média (➤ Fig. 9.86, ➤ Fig. 9.88; também a ➤ Fig. 9.91). Ele é apenas parcialmente fechado por três estruturas:

- Centralmente, o **processo uncinado** do osso etmoide se encontra embutido na abertura do **hiato maxilar**. Na margem superior do processo uncinado permanece uma fenda lisa, em formato de crescente (**hiato semilunar**, ➤ Tabela 9.31). As extremidades anterior e cranial do hiato semilunar formam uma depressão, conhecida como infundíbulo etmoidal. Posterior e inferiormente ao processo uncinado estão presentes outras aberturas.

- Anterior e inferiormente ao hiato maxilar, o osso lacrimal e a concha nasal inferior se limitam um com o outro.
- De baixo para cima, uma proeminente célula etmoidal anterior se projeta para dentro e à frente do hiato maxilar (**bolha etmoidal**, ➤ Tabela 9.31). Ela se limita com o hiato semilunar posterior e superiormente.

Com a exceção do hiato semilunar, todas as aberturas não fechadas por tecido ósseo ao redor do processo uncinado são normalmente recobertas pela mucosa e, portanto, não são visíveis (fontanelas posterior e anterior, ➤ Tabela 9.31).

O ducto lacrimonasal e a maioria dos seios paranasais possuem suas desembocaduras na parede lateral da cavidade nasal (➤ Tabela 9.32, ➤ Fig. 9.90, ➤ Fig. 9.87):

- **Abaixo da concha nasal inferior**:
  - O ducto lacrimonasal se abre no meato nasal inferior, na parede lateral da cavidade nasal, através da abertura do ducto lacrimonasal (valva de Hasner), sob a margem anterior da concha nasal inferior. Na mucosa do meato nasal inferior, um sulco da mucosa pode ser frequentemente observado, sendo direcionado posteriormente à abertura, correspondendo ao local onde ocorre o fluxo de secreção. O ducto lacrimonasal está localizado em um canal ósseo formado pelo osso lacrimal e pela maxila, na parede lateral da cavidade nasal, que segue da região cranial para a caudal à frente da cabeça da concha nasal média e abaixo da cabeça da concha nasal inferior. Posteriormente, o canal se limita com o seio maxilar.
- **Abaixo da concha nasal média**:
  - O seio frontal conduz suas secreções através do ducto nasofrontal e do infundíbulo etmoidal para a região cranial (anterior) do hiato semilunar.
  - As células etmoidais anteriores também drenam para o ducto nasofrontal ou para o infundíbulo etmoidal do hiato semilunar. As células etmoidais anteriores incluem a bolha etmoidal, que se limita posterior e superiormente com o hiato semilunar, onde ela drena. Outras células etmoidais anteriores se abrem sobre ou diretamente acima da bolha etmoidal, alcançando, assim, o hiato semilunar.

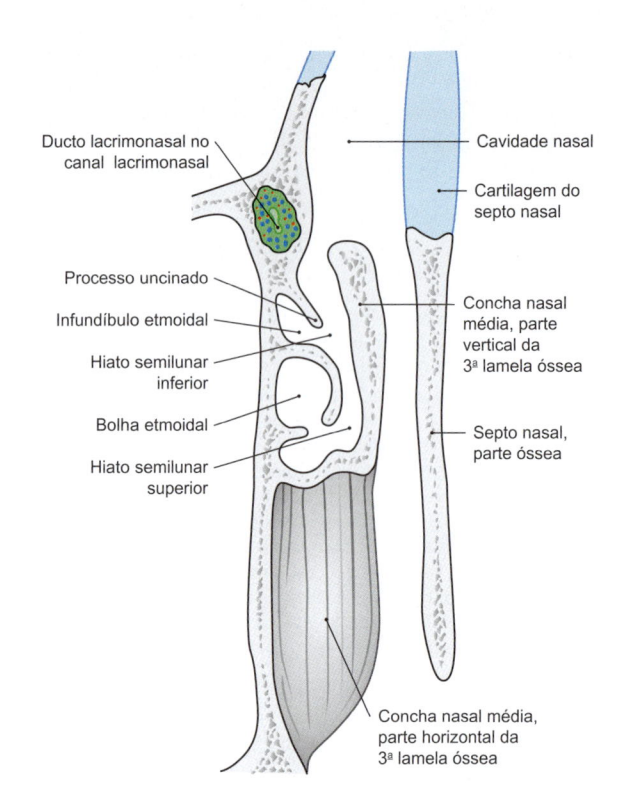

Figura 9.91 Corte horizontal através do septo nasal e do complexo osteomeatal do lado esquerdo da cavidade nasal, um pouco acima da concha nasal inferior. [L126]

  - O seio maxilar se abre na parte inferior do hiato semilunar (infundíbulo maxilar), em geral, diretamente abaixo da bolha etmoidal.
- **Posteriormente à concha nasal superior**:
  - As células etmoidais posteriores geralmente se abrem no meato nasal superior da parede lateral da cavidade nasal.
  - O seio esfenoidal é o único seio paranasal que não se abre na parede lateral da cavidade nasal. A abertura do seio esfenoidal se situa na parede posterior da cavidade nasal e desemboca no recesso esfenoetmoidal (espaço acima da concha nasal superior, na região do teto da cavidade nasal, na zona de transição entre a lâmina cribriforme e o corpo do esfenoide), posteriormente à concha nasal superior, no meato nasal superior.

NOTA

Em geral, a parede lateral da cavidade nasal tem estrutura muito variável entre os indivíduos. O tamanho da concha nasal superior pode variar muito, e a desembocadura do seio frontal no hiato semilunar frequentemente difere do padrão descrito aqui.

Clínica

As estruturas reunidas pelo termo **unidade osteomeatal**, abaixo da concha nasal média, são extremamente importantes sob o ponto de vista clínico, não apenas para a ventilação, mas também a respeito da drenagem dos seios paranasais. A área serve como uma via de acesso na **cirurgia endonasal**, por exemplo, no tratamento de sinusites crônicas ou dos pólipos nasais.

Nos recém-nascidos, no local de desembocadura do ducto lacrimonasal, no meato nasal inferior, uma delgada membrana de tecido conjuntivo (membrana de Hasner) pode permanecer como resquício embrionário, ou o ducto lacrimonasal

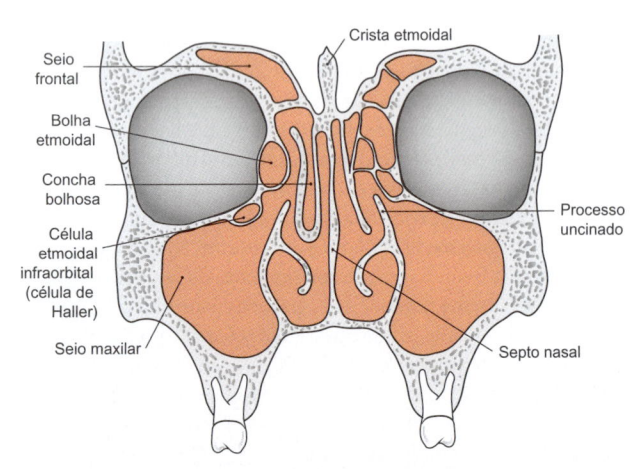

Figura 9.92 Corte frontal através do viscerocrânio. Representação das variações anatômicas do osso etmoide. [L126]

não está conectado ao meato nasal inferior. Nesses casos, a drenagem das lágrimas torna-se impedida. Consequentemente, a criança sofre de uma epífora persistente (gotejamento de lágrimas) no lado afetado. Na maioria dos casos, as vias lacrimais de drenagem acima da membrana ou da oclusão (**dacriocistite neonatal**) ficam inflamadas e ocorre descarga purulenta que emerge dos pontos lacrimais. Caso a membrana de Hasner ou o defeito do ducto permaneça, uma intervenção cirúrgica deve ser realizada para o restabelecimento da drenagem fisiológica pelo nariz.

9.6.5 Seios Paranasais

Uma grande parte dos ossos imediatamente adjacentes às cavidades nasais torna-se progressivamente pneumatizada nos primeiros anos de vida, até a idade avançada (ossos pneumáticos). Isso resulta na formação dos **seios paranasais** (➤ Fig. 9.87, ➤ Fig. 9.90, ➤ Fig. 9.92), que estão conectados às cavidades nasais por meio de óstios e também são revestidos pela mucosa respiratória. Eles são ventilados através das cavidades nasais. Acredita-se que este processo sirva, sob o ponto de vista funcional, para tornar a estrutura do crânio mais leve. Eles não têm função como caixas de ressonância. Os seios paranasais são de grande relevância clínica devido à sua relação topográfica com estruturas adjacentes.

Seio Maxilar

O par de seios maxilares (➤ Fig. 9.87, ➤ Fig. 9.90, ➤ Fig. 9.92) corresponde, geralmente, aos maiores seios paranasais. Frequentemente, cada um deles preenche completamente o corpo da maxila e pode ser subdividido por lamelas ósseas (recessos). O assoalho do seio maxilar está relacionado ao processo alveolar (arco alveolar). Isso diz respeito especialmente aos ápices das raízes dos 2os dentes pré-molares e dos dois primeiros molares (15, 16, 17, 25, 26, 27; ➤ Item 9.7.2.), dos quais, às vezes, estão separados do seio maxilar, apenas por delgadas lamelas ósseas ou simplesmente pela mucosa. Caso o recesso alveolar esteja ampliado, o 1° pré-molar, o canino, e o dente serotino ("dente do siso", veja adiante) também podem estar envolvidos no seio maxilar. A parede anterior se limita com o sulco lacrimal nas vias de drenagem lacrimal, enquanto a parede posterior se limita com a túber da maxila, na fossa pterigopalatina. No teto, que é ao mesmo tempo o assoalho da órbita, seguem o nervo infraorbital e os vasos infraorbitais. A parede lateral é adjacente ao osso zigomático, enquanto medialmente se localiza o hiato maxilar, com o complexo osteomeatal (➤ Item 9.6.4). Aqui, próximo ao teto, o óstio do seio maxilar desemboca através do infundíbulo maxilar no ponto médio do infundíbulo etmoidal. Produtos de secreção da mucosa do seio maxilar e o ar atingem, assim, o hiato semilunar e a respectiva cavidade nasal. Caso o revestimento da mucosa esteja ausente na área das fontanelas, abaixo do processo uncinado, em até 10% dos casos, o seio maxilar apresentará um ou até mesmo dois óstios acessórios (fontanelas abertas).

Seio Frontal

O par de seios frontais (➤ Fig. 9.87, ➤ Fig. 9.90, ➤ Fig. 9.92) é caracterizado por uma variabilidade particularmente grande em sua extensão e entre ambas as cavidades. Ambos os seios frontais costumam ser separados por uma parede óssea (septo dos seios frontais), mas que, geralmente, não se situa em posição mediana. Um seio frontal pode se estender através do plano mediano para o outro lado (obstruindo, assim, a expansão da outra cavidade). A extensão do seio frontal atinge a margem superior da órbita por

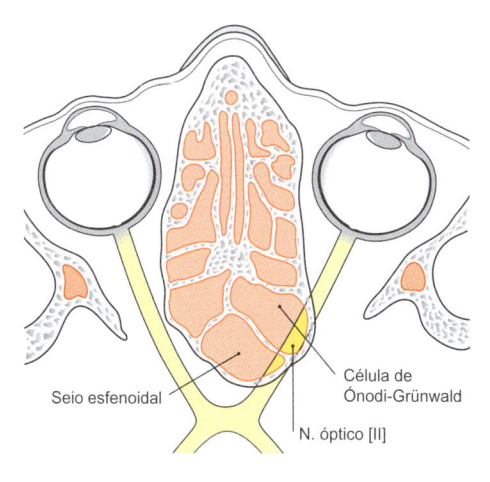

Figura 9.93 Corte horizontal através do osso etmoide na altura do canal óptico. Relações com a estrutura de uma célula de Ónodi-Grünwald. [L126]

volta dos *7 anos de idade*. Subsequentemente, a escama frontal, o arco superciliar ou a parte orbital do osso frontal podem sofrer pneumatização. Em uma pneumatização pronunciada, este processo pode atingir o canal óptico. Com uma pneumatização mais intensa, o osso geralmente se torna muito delgado, em direção à fossa anterior do crânio. Em cerca de 5% dos indivíduos, o seio frontal pode estar ausente (aplasia do seio frontal). Na maioria das vezes, em seu ponto mais profundo, o seio frontal forma uma depressão em formato de funil, na qual o óstio frontal estabelece a conexão com a cavidade nasal. Como regra geral, a típica desembocadura do seio frontal, na cavidade nasal, se origina na forma do ducto lacrimonasal, configurada pelas células etmoidais anteriores que o delimitam, abrindo-se no infundíbulo etmoidal, ao qual se segue o hiato semilunar. Existem inúmeras variações da forma mais frequente de desembocadura do seio frontal aqui descrita.

Células Etmoidais

As **células etmoidais** (➤ Fig. 9.87, ➤ Fig. 9.90, ➤ Fig. 9.92, ➤ Fig. 9.93) também são reunidas sob os termos complexo etmoidal ou labirinto etmoidal. Dependendo da sua posição, em relação à inserção da concha nasal média, elas são subdivididas em **células etmoidais anteriores** e **células etmoidais posteriores**, sob os pontos de vista embrionário e clínico. Todas as células etmoidais anteriores, em última instância, drenam para o infundíbulo etmoidal e, consequentemente – como o seio maxilar e o seio frontal – para o hiato semilunar. As células etmoidais posteriores, por sua vez, se abrem no meato nasal superior. O tamanho e o formato das células etmoidais e as relação entre elas são extremamente variáveis, mas, geralmente, as células são significativamente menores do que os seios maxilares, frontais e esfenoidais e, por isso, são referidos apenas como células. Uma vez que as células etmoidais geralmente crescem nos ossos além do etmoide, suas paredes podem ser formadas inteiramente pelos ossos frontal, maxila, lacrimal, esfenoide, palatino, ou uma combinação dos ossos individuais. Como exemplo, incluímos a célula da crista do nariz, uma bolha frontal, uma célula infraorbital (célula de Haller) ou a célula esfenoetmoidal (célula de Ónodi-Grünwald) (➤ Tabela 9.31, ➤ Fig. 9.92, ➤ Fig. 9.93). A maior e mais constante célula etmoidal é a bolha etmoidal, que se limita, superiormente, com o hiato semilunar. O etmoide possui íntima relação topográfica com a órbita. As paredes ósseas entre as células etmoidais e a órbita são extremamente finas. Devido a essa pequena espessura, há certa transparência através do crânio ósseo (lâmina papirácea – delgada como um papel). As paredes ósseas de numerosas células etmoidais formam uma parte do assoalho da fossa anterior do crânio na região da crista etmoidal. Elas formam ali as fovéolas etmoidais do osso frontal.

Seios Esfenoidais

O par de seios esfenoidais (➤ Fig. 9.87, ➤ Fig. 9.87, ➤ Fig. 9.92) se localiza no corpo do osso esfenoide, logo abaixo da sela turca. Tal como acontece com todos os outros seios paranasais, a pneumatização do osso esfenoide é extraordinariamente variável, com eventuais conformações diferentes de ambos os lados. Um septo do seio esfenoidal, que divide ambos os seios esfenoidais, na maioria dos casos, segue de forma assimétrica e pode estar parcial ou completamente ausente. Septos adicionais incompletos são possíveis. O seio esfenoidal abre-se através da abertura do seio esfenoidal no recesso esfenoetmoidal da parede anterior do seio esfenoidal, próximo à base do crânio. Existem íntimas relações topográficas lateralmente com o canal óptico e o nervo óptico (➤ Fig. 9.93), a artéria carótida interna, o seio cavernoso, e o nervo trigêmeo [V], bem como uma relação anterior com as células etmoidais posteriores, e posterior e superiormente com a hipófise. Na presença de uma célula de Ónodi-Grünwald (➤ Tabela 9.31, ➤ Fig. 9.93), o seio esfenoidal encontra-se parcialmente abaixo desta célula etmoidal. Com uma pneumatização pronunciada, as paredes ósseas, são, em geral, são extremamente delicadas.

⎡ Clínica

Inflamações dos seios paranasais (sinusites) são quadros clínicos muito comuns. Nas crianças, as células etmoidais são particularmente afetadas, enquanto, nos adultos, o seio maxilar é o mais comumente afetado, embora os seios frontais e esfenoidais também possam se tornar inflamados. Inflamações unilaterais do seio maxilar são, frequentemente, de origem odontogênica (**sinusite maxilar odontogênica**). A inflamação geralmente começa a partir dos 2ᵒˢ pré-molares ou dos 1ᵒˢ molares (veja anteriormente). Eventuais complicações de uma inflamação das células etmoidais podem ocorrer pela disseminação do processo inflamatório, por um lado, para a órbita através de delgada lâmina papirácea (celulite orbital) e, por outro lado, através das paredes ósseas do canal óptico para o nervo óptico, com o risco de lesões ao nervo

óptico, caso as células etmoidais posteriores ou o seio esfenoidal sejam afetados. Caso o seio frontal tenha a sua estrutura ampliada em direção occipital, ao longo do teto da órbita (recesso supraorbital), isto é considerado pelos clínicos como um **seio frontal de risco**. Devido às delgadas paredes ósseas da fossa anterior do crânio, uma inflamação do seio frontal pode ocasionar, por exemplo, meningites, abscessos peridurais ou abscessos cerebrais. **Tumores malignos** do nariz tornaram-se mais raros devido a melhores medidas de segurança ocupacional. Entretanto, caso ocorram, tais tumores são extremamente perigosos e de difícil tratamento, devido ao crescimento com infiltração nas regiões adjacentes, como órbita, base do crânio, palato e faringe.

NOTA

Acessos para as cavidades nasais

No esqueleto nasal, existem vários acessos aos nervos e vasos:
- Lâmina cribriforme
- Forame esfenopalatino
- Canal incisivo
- Narinas

9.6.6 Vasos e Nervos

Artérias

O suprimento sanguíneo do nariz e dos seios paranasais (➤ Fig. 9.94) ocorre através de ramos da artéria carótida externa e da artéria carótida interna. A partir da artéria carótida interna origina a artéria oftálmica, que se estende para a órbita através do canal óptico. Ela dá origem à **artéria etmoidal posterior** na parede medial da órbita e, mais anteriormente, à **artéria etmoidal anterior**. Ambas as artérias entram no complexo etmoidal, através dos respectivos forames etmoidais anterior e posterior no complexo etmoidal, e seguem, por canais etmoidais, entre as células etmoidais até a cavidade nasal. Nela se ramificam para o septo nasal e para a parede lateral da cavidade nasal. A artéria etmoidal anterior emite ramos nasais laterais anteriores e ramos septais anteriores, que se anastomosam com os outros vasos que suprem a cavidade nasal. A artéria etmoidal posterior perfunde uma pequena região próximo à base do crânio.

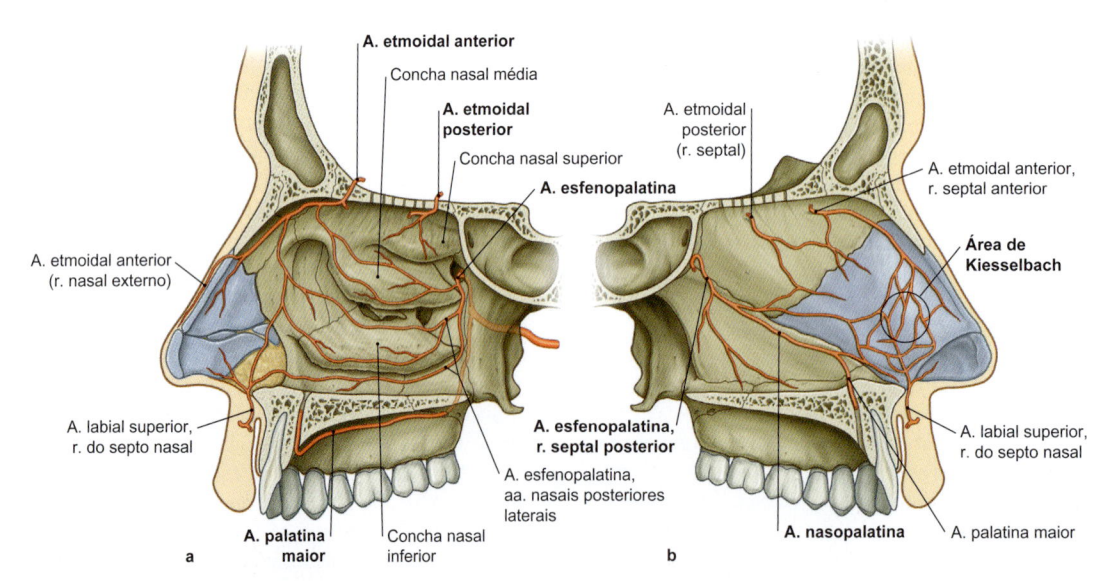

Figura 9.94 Suprimento arterial da cavidade nasal. a Parede lateral da cavidade nasal direita. **b** Septo nasal, voltado para a cavidade nasal direita. [E402]

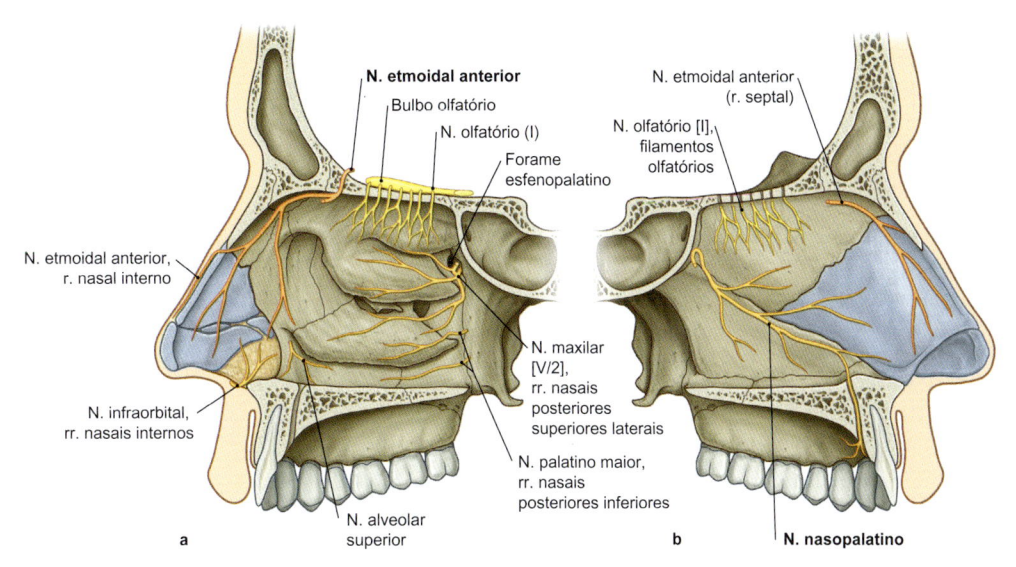

Figura 9.95 Inervação da cavidade nasal. a Parede lateral da cavidade nasal direita. **b** Septo nasal voltado para a cavidade nasal direita. [E402]

O nariz externo recebe sangue através da **artéria dorsal do nariz**, a qual, via artéria supratroclear, também é um ramo da artéria oftálmica. Existem anastomoses com a artéria angular na face. O vestíbulo do nariz recebe sangue através do **ramo do septo nasal**, derivado da artéria labial superior.

O principal suprimento de sangue da cavidade nasal ocorre através da **artéria esfenopalatina**, um ramo terminal da artéria maxilar, originada da artéria carótida externa. Ela entra na cavidade nasal sobre a fossa pterigopalatina, através do forame esfenopalatino e se ramifica nas artérias nasais laterais posteriores e nos ramos septais posteriores. Entre as artérias existem extensas anastomoses, além de conexões com a artéria palatina descendente e com a artéria palatina maior (via canal incisivo). Na região anteroinferior do septo nasal, encontra-se uma área ricamente vascularizada com uma mucosa muito delgada (**área de Kiesselbach**). Ela é suprida, predominantemente, pela parte septal da artéria etmoidal anterior, com participação da parte septal da artéria esfenopalatina.

O suprimento arterial dos seios paranasais ocorre da seguinte maneira:

- para o seio maxilar, através de um ramo da artéria esfenopalatina, da artéria infraorbital e da artéria alveolar superior (todos ramos da artéria maxilar)
- para as células etmoidais, através das artérias etmoidais
- para o seio frontal, através da artéria etmoidal anterior
- para o seio esfenoidal, superiormente, através de ramos de artérias da dura-máter.

Veias

O nariz externo tem o sangue drenado através das **veias nasais externas,** na veia facial. O sangue das cavidades nasais é conduzido para os plexos cavernosos das conchas e outras redes venosas da mucosa nasal. Então, o sangue é drenado nas **veias etmoidais** para a veia oftálmica superior, nas **veias nasais internas** via plexo pterigóideo, veias maxilares e veia retromandibular na veia jugular interna e na veia palatina maior.

Os seios paranasais têm o sangue drenado de forma distinta:

- No seio maxilar, nas redes vasculares das raízes dentárias para o plexo pterigóideo
- Nas células etmoidais, a partir das veias etmoidais, para as veias da órbita e, daí, para o seio cavernoso, no tecido erétil das vias de drenagem lacrimal e, ao final, para as veias da órbita e para o plexo pterigóideo

- No seio frontal, no seio sagital superior e no plexo pterigóideo
- No seio esfenoidal, no seio sagital superior e no plexo pterigóideo

O plexo pterigóideo constitui uma estação de drenagem central para todos os seios paranasais que, devido às suas conexões com a fossa média do crânio e com o seio cavernoso, torna-se clinicamente importante.

Vasos Linfáticos

As estações de linfonodos regionais do nariz externo e do vestíbulo do nariz são os **linfonodos submandibulares**. A linfa da cavidade nasal e dos seios paranasais é drenada, em sua maior parte, no sentido da faringe para os linfonodos retrofaríngeos e, daí, para os **linfonodos cervicais profundos** e, em menor extensão para a frente, em direção aos linfonodos submandibulares.

Inervação

O nariz e os seios paranasais recebem a sua inervação sensitiva a partir de ramos do nervo oftálmico [V/1] e do nervo maxilar [V/2] (➤ Fig. 9.95). O nervo olfatório [I] está envolvido no sentido do olfato. A inervação para o suprimento da atividade secretora das glândulas, assim como dos vasos sanguíneos da mucosa nasal e dos seios paranasais, ocorre através de fibras parassimpáticas do nervo facial [VII] que se associam, principalmente, ao nervo maxilar [V/2] na fossa pterigopalatina, assim como através de fibras simpáticas, que fazem conexões sinápticas nos neurônios do gânglio cervical superior.

Inervação Sensitiva:

- O nervo etmoidal anterior (ramo do nervo nasociliar, derivado de V/3) é dividido em um ramo nasal externo para a inervação do nariz externo e em ramos nasais internos, que inervam a região anterior da parede lateral do nariz como ramos nasais laterais, além do septo nasal como ramos nasais mediais.
- O nervo etmoidal posterior inerva a mucosa das células etmoidais posteriores e do seio esfenoidal.
- Ramos nasais posteriores superiores laterais e mediais chegam como ramos do nervo maxilar [V/2], através do forame esfenopalatino, na cavidade nasal e inervam a mucosa na região superoposterior da cavidade nasal (septo nasal, paredes lateral e posterior da cavidade nasal, na região do recesso esfenoetmoidal).
- Ramos nasais posteriores inferiores se originam do nervo nasopalatino e inervam a região dos meatos nasais médio e infe-

511

rior, incluindo a concha nasal inferior e a porção inferior do septo nasal.

- Reflexo do espirro: o ramo aferente deste reflexo de proteção deflagrado na mucosa nasal, e que é acompanhado de um fechamento reflexo da glote, segue através do nervo maxilar [V/2] em direção ao bulbo.

Inervação Sensitiva Especial:

- A partir das áreas olfatórias, os filamentos olfatórios atravessam a lâmina cribriforme da base do crânio, estabelecendo conexões sinápticas com neurônios do bulbo olfatório. Axônios desses neurônios seguem como fibras do trato olfatório em direção a regiões centrais de núcleos.

Inervação Parassimpática:

- A parte intermédia do nervo facial [VII] segue como nervo petroso maior e, em seu trajeto subsequente, como nervo do canal pterigóideo em direção ao gânglio pterigopalatino, estabelecendo aí conexões sinápticas. As fibras pós-ganglionares dos neurônios deste gânglio seguem, juntamente com fibras sensitivas do nervo maxilar [V/2] derivadas da fossa pterigopalatina, para a mucosa nasal. As fibras proporcionam a ativação da secreção das glândulas, bem como a vasodilatação.

Inervação Simpática:

- Fibras pós-ganglionares originadas de neurônios do gânglio cervical superior seguem como o nervo petroso profundo, através do canal pterigóideo e atingem a cavidade nasal, através da fossa pterigopalatina e do forame esfenopalatino. Elas são responsáveis pela inibição da secreção das glândulas e pela vasoconstrição.

Clínica

A **hiposmia** (diminuição da sensação do olfato) ou a **anosmia** (ausência da sensação do olfato) podem ser causadas por infecções virais, sinusites crônicas, obstruções em consequência de deslocamento das vias respiratórias em relação à mucosa olfatória, por exemplo, em alergias, efeitos colaterais de medicamentos, tumores cerebrais ou traumatismos cranioencefálicos com lesões dos nervos olfatórios, em seu trajeto através da passagem pela lâmina cribriforme.

9.7 Cavidade Oral, Aparelho Mastigatório, Língua, Palato, Assoalho da Boca e Glândulas Salivares Maiores
Wolfgang H. Arnold

Competências

Após a leitura deste capítulo, você será capaz de:
- citar todas as estruturas da região e da cavidade oral
- descrever o trajeto dos nervos na cavidade oral
- explicar o suprimento vascular da cavidade oral
- explicar o desenvolvimento dos dentes
- descrever a estrutura detalhada dos diferentes dentes
- explicar a estrutura e a função da articulação temporomandibular, bem como a posição e a função dos músculos da mastigação
- descrever a estrutura, a posição e as funções da língua e do palato
- descrever a posição, a estrutura e a função das glândulas salivares maiores
- explicar a estrutura do assoalho da boca e seus compartimentos
- caracterizar o suprimento sanguíneo, a inervação e a drenagem linfática das estruturas e dos órgãos anteriormente mencionados
- caracterizar a localização topográfica e as relações de proximidade das estruturas e órgãos entre si e com as regiões adjacentes, descrevendo as suas funções
- descrever o desenvolvimento da cavidade oral, do aparelho mastigatório, da língua, do palato e das glândulas salivares maiores

Caso Clínico

Abscesso Perimandibular

História Clínica
Um paciente de 50 anos, que há 1 ano teve que passar por um tratamento de canal da raiz do dente, devido a uma cárie profunda no dente 46, apresenta-se em más condições gerais de saúde, com temperatura de 38,5°C. Ele afirma sentir dores

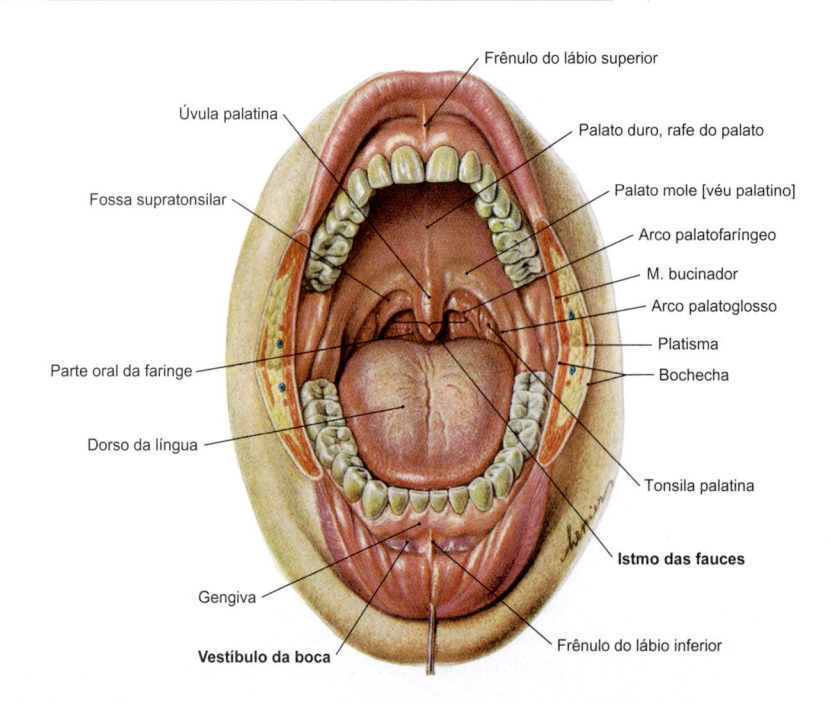

Frênulo do lábio superior
Úvula palatina
Palato duro, rafe do palato
Fossa supratonsilar
Palato mole [véu palatino]
Arco palatofaríngeo
M. bucinador
Arco palatoglosso
Platisma
Parte oral da faringe
Bochecha
Dorso da língua
Tonsila palatina
Istmo das fauces
Gengiva
Frênulo do lábio inferior
Vestíbulo da boca

Figura 9.96 Cavidade oral. Vista anterior, com a boca aberta.

na bochecha direita e no pescoço, que irradiam para a orelha direita, de modo que ele não consegue abrir muito bem a boca, além de ter dores durante a deglutição.

Exames Iniciais

A frequência de pulso do paciente está aumentada, e os distúrbios na deglutição e a abertura restrita da boca são evidentes. O paciente apresenta higiene bucal inadequada. No registro clínico, recessões gengivais (retrações gengivais sem inflamação) e bolsas periodontais de até 12 mm foram registradas em exames anteriores. A bochecha direita e o lado direito do pescoço, logo abaixo da mandíbula, estão nitidamente inchados, com edema localizado e envolvendo os tecidos moles submandibulares. A mandíbula não é palpável nessa área. Linfonodos submandibulares são palpáveis. Clinicamente, há a impressão de uma expansão do edema para a região parafaríngea. Além de dor espontânea moderada, obtêm-se forte dor sob pressão local.

Exame Diagnóstico

De acordo com os achados clínicos, um diagnóstico diferencial deve ser feito entre um abscesso perimandibular no lado direito, um cálculo na glândula salivar submandibular ou um tumor da glândula salivar submandibular. Para se excluir um cálculo ou tumor de glândula salivar, foi realizada uma ultrassonografia. Além disso, foram também realizadas tomografia panorâmica e TC dentária para a investigação de um potencial processo osteolítico. A partir dos achados, chegou-se ao diagnóstico de abscesso perimandibular.

Tratamento

O dentista decidiu realizar a abertura intraoral do abscesso e a administração de antibiótico. As penicilinas são os antibióticos de primeira escolha para infecções odontogênicas. Após a abertura do abscesso, o dentista realizou uma drenagem para a eliminação da secreção purulenta e das secreções da ferida. A ferida na cavidade oral foi resolvida completamente dentro de pouco tempo. Após a cicatrização, a restauração do preenchimento da raiz com a ressecção do ápice radicular seguiu-se em uma segunda sessão. O dentista aconselhou, insistentemente, que o paciente melhore os seus hábitos de higiene oral. Além disso, ele prescreveu ao paciente que verifique as condições periodontais, com a limpeza dos dentes de 3 em 3 meses, realizada por profissional da área.

9.7.1 Cavidade Oral

A cavidade oral está localizada ao início do trato digestório, e é subdividida em várias regiões (➤ Fig. 9.96): O **vestíbulo da boca** forma o átrio oral e é delimitado, externamente, pelos lábios e pelas bochechas e, internamente, pelos processos alveolares e pelos dentes. A **cavidade oral propriamente dita** é a verdadeira cavidade da boca. O **istmo das fauces**, a transição entre a cavidade oral propriamente dita e a faringe, delimita a cavidade oral posteriormente. A partir daí, a cavidade oral se continua com a parte oral da faringe (orofaringe). Atrás da fileira dos dentes mandibulares situa-se o corpo da língua. Na cavidade oral desembocam os ductos excretores das três grandes glândulas salivares maiores (glândula salivar parótida, glândula salivar submandibular e glândula salivar sublingual), cujas secreções formam a saliva e que atua na umidificação e na lubrificação da cavidade oral. Em toda a sua superfície, a cavidade oral é revestida por mucosa.

Desenvolvimento

Em relação ao desenvolvimento, a cavidade oral é formada a partir de **dois folhetos embrionários**. A porção posterior se desenvolve

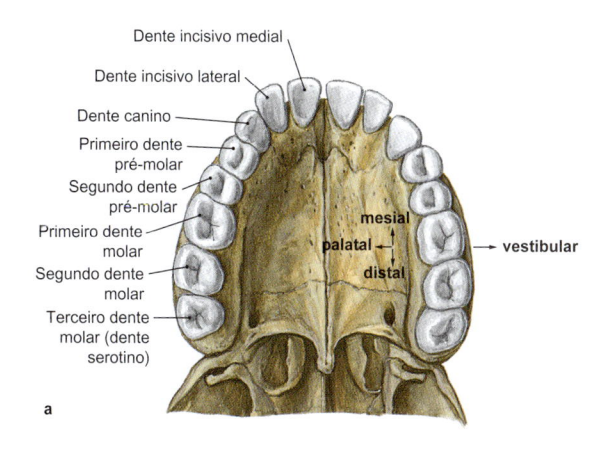

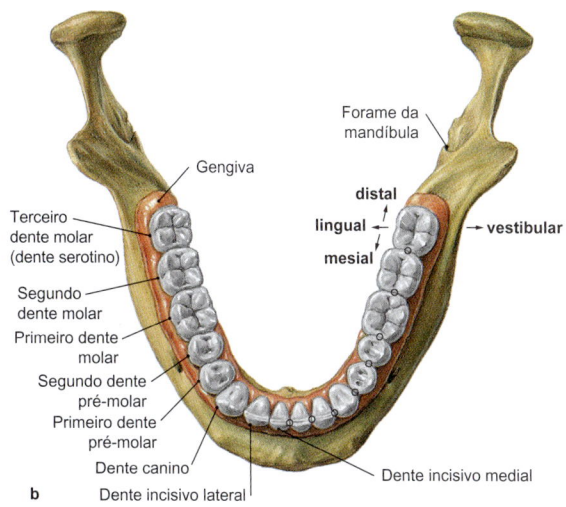

Figura 9.97 Arcos dentais com representação das relações de orientação e dos tipos individuais de dentes. a Maxila. **b** Mandíbula.

a partir do **endoderma do intestino anterior**, enquanto a porção anterior se desenvolve a partir do **ectoderma do estomodeu** (boca primitiva). Devido ao desenvolvimento do prosencéfalo, a **proeminência frontonasal** (única) cresce para a frente e para baixo, enquanto os pares de **processos maxilares e mandibulares** crescem para a frente. Subsequentemente, todos os cinco processos faciais delimitam a **cavidade oral primitiva (estomodeu)**. A cavidade oral primitiva é um espaço bucofaríngeo uniforme, separado do intestino anterior pela **membrana bucofaríngea**. Já na 3ª semana de desenvolvimento embrionário, a membrana bucofaríngea se rompe, de modo que o estomodeu e o intestino anterior se conectam um ao outro. Por volta da 6ª semana de desenvolvimento embrionário, a partir da proeminência frontonasal, forma-se o **pa-**

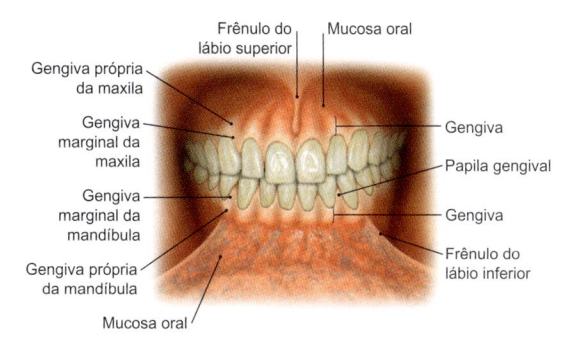

Figura 9.98 Subdivisões da gengiva e da mucosa oral. [L127]

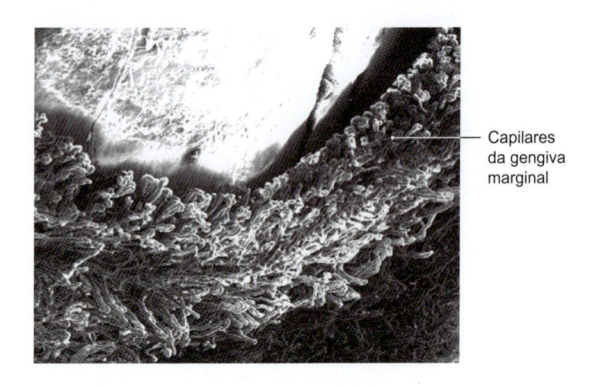

Capilares da gengiva marginal

Figura 9.99 Eletromicrografia de varredura de um preparado por corrosão das alças capilares da gengiva marginal. [T785]

lato primário, ímpar; por sua vez, de cada um dos dois processos maxilares surgem os **processos palatinos**. Estes crescem, em direção medial, um em direção ao outro, chegando a uma fusão na linha média, de modo que as cavidades oral e nasal são completamente separadas uma da outra.

Delimitação da Cavidade Oral

A **rima da boca** constitui a entrada da cavidade oral. Lateralmente, a cavidade oral é delimitada pelas **bochechas**, cuja base muscular é o músculo bucinador. O teto da cavidade oral é formado pelo palato, que é subdividido em **palato duro** e **palato mole**. O assoalho da boca é formado, principalmente, pelo **corpo da língua**. Sob a língua se situa o diafragma da boca, cuja base muscular é o músculo milo-hióideo. Posteriormente, a cavidade oral se abre na parte oral da faringe, através do istmo das fauces.

Orientação

Basicamente, as orientações direcionais do corpo também se aplicam à cavidade oral. No entanto, uma vez que os dentes estão dispostos em um arco elipsoide, são necessárias orientações direcionais adicionais. As superfícies dentárias que estão voltadas para o vestíbulo da boca são referidas como **faces labiais** na região anterior – tanto em relação ao maxilar quanto em relação à mandíbula – e, na região dentária lateral, referidas como **faces vestibulares e bucais**. As superfícies voltadas para a cavidade oral propriamente dita são referidas na mandíbula como **faces linguais**, enquanto, em relação à maxila, elas são referidas como **faces palatais**. Quando consideradas em conjunto, utiliza-se a designação **face oral**. As superfícies dentárias voltadas em direção à faringe são referidas como **faces distais**, e as superfícies dentárias voltadas em direção à rima da boca são referidas como **faces mesiais**. Juntas, as superfícies dentárias de justapostas e, em contato, constituem as chamadas **faces aproximais** (➤ Fig. 9.97).

Mucosa Oral
Subdivisão

A **mucosa oral** tem uma estrutura variada, nas diferentes regiões da cavidade oral. Basicamente, trata-se de uma mucosa revestida por um epitélio pavimentoso estratificado, que está presente no palato e no dorso da língua é predominantemente queratinizado, enquanto nas bochechas e no assoalho da boca, o epitélio é não queratinizado. Ao redor dos dentes encontra-se a **gengiva**, que é dividida em diferentes partes. Diretamente associada ao colo do dente, caracteriza-se a **gengiva marginal** (ou gengiva livre), que é móvel e forma o sulco gengival entre o colo do dente e a gengiva. A gengiva marginal é seguida pela **gengiva inserida**, que está firmemente unida ao periósteo do processo alveolar, sendo fundida e

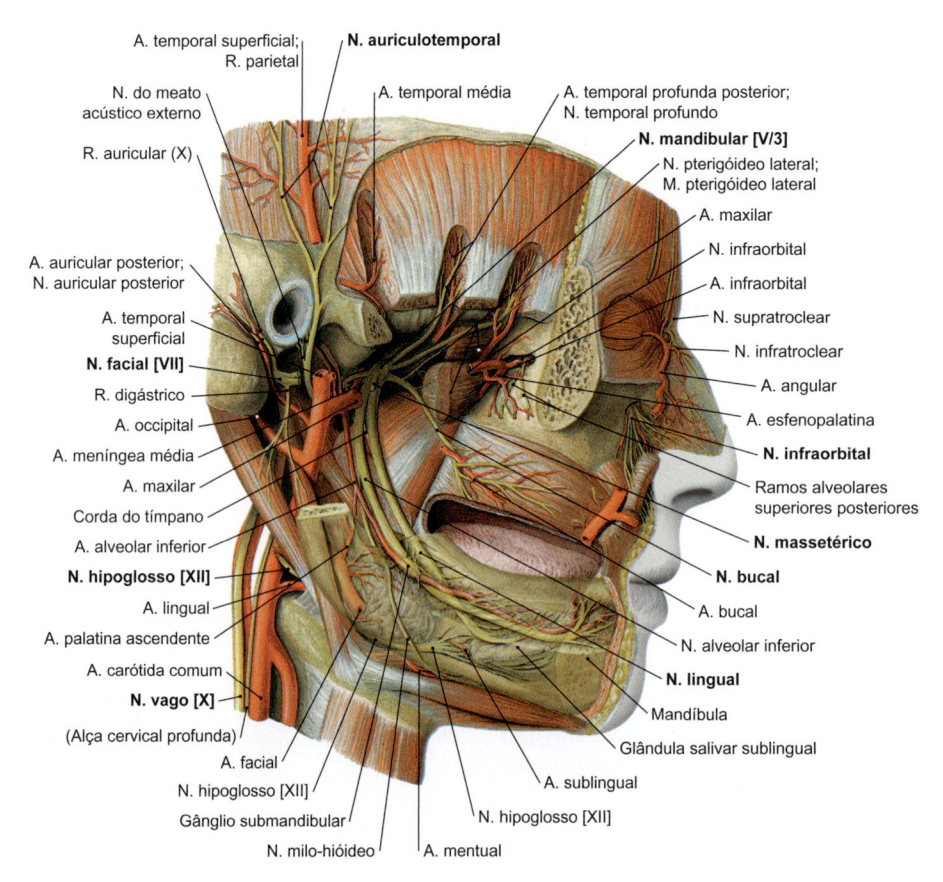

Figura 9.100 Artérias e nervos da cabeça.

Tabela 9.33 Inervação da mucosa oral.

Nervo	Região de Inervação	Trajeto
Nervo maxilar [V/2]	Maxila	• Forame redondo • Fossa pterigopalatina
• Nervo infraorbital	Gengiva da região vestibular dos dentes anteriores maxilares	• Canal infraorbital • Forame infraorbital
• Nervo nasopalatino	Gengiva da região palatal dos dentes maxilares anteriores	• Septo nasal • Forame incisivo
• Nervo palatino maior	Gengiva da região palatal e mucosa do palato duro	• Canal palatino maior • Forame palatino maior
• Nervos palatinos menores	Mucosa do palato mole	• Canalículos palatinos menores
Nervo mandibular [V/3]	Mandíbula	• Forame oval • Fossa infratemporal
• Nervo bucal • Nervo lingual	Mucosa da bochecha, 2/3 anteriores da língua, mucosa do assoalho da boca, gengiva da região lingual	Abaixo do músculo pterigóideo medial sobre o músculo bucinador, face interna do ramo da mandíbula sob o músculo pterigóideo medial e sobre o músculo hioglosso, em direção à língua
• Nervo alveolar inferior	Dentes mandibulares, gengiva da região vestibular	• Forame mandibular • Canal da mandíbula • Forame mentual

Tabela 9.34 Folhetos embrionários e respectivas estruturas embrionárias responsáveis pela formação dos dentes.

Folheto Embrionário	Estrutura Embrionária	Tecido Dentário/ Periodontal Derivado
Ectoderma	Órgão do esmalte (órgão dentário)	Esmalte
Mesênquima da crista neural	Papila dentária	Dentina
		Odontoblastos
		Polpa dentária
	Folículo dentário	Periodonto[1]

[1] Nota do Tradutor: os três elementos do periodonto (cemento, ligamento periodontal e osso alveolar) são derivados do mesênquima do folículo dentário.

imóvel. Entre os dentes encontra-se a **papila interdental** (➤ Fig. 9.98). O lábio superior é fixado à mucosa oral e à gengiva através do **frênulo do lábio superior**, que está localizado entre os dois primeiros dentes incisivos. O lábio inferior é fixado aos lados esquerdo e direito através do **frênulo do lábio inferior** que, geralmente, se estende do lábio inferior até a mucosa oral, normalmente situada entre o canino e os primeiros pré-molares.

Vasos e Nervos

A gengiva e a mucosa oral são muito bem vascularizadas. Os **vasos sanguíneos** formam uma densa rede capilar, imediatamente abaixo do epitélio da mucosa. Na área da gengiva marginal, os capilares formam alças vasculares intimamente associadas (➤ Fig. 9.99). Na bochecha e no assoalho da boca, os capilares formam, mais frequentemente, uma rede plana sob o epitélio.

A mucosa oral recebe **inervação sensitiva** através de ramos terminais do nervo trigêmeo [V]. Na maxila, o responsável por tal inervação é o nervo maxilar [V/2], enquanto, na mandíbula, é o nervo mandibular [V/3] (➤ Fig. 9.100, ➤ Tabela 9.33).

9.7.2 Aparelho Mastigatório | Dentes

Desenvolvimento

A formação dos dentes começa em torno do 40º dia de desenvolvimento embrionário, com a invaginação do epitélio oral no mesênquima subjacente. Como resultado, uma faixa epitelial com uma

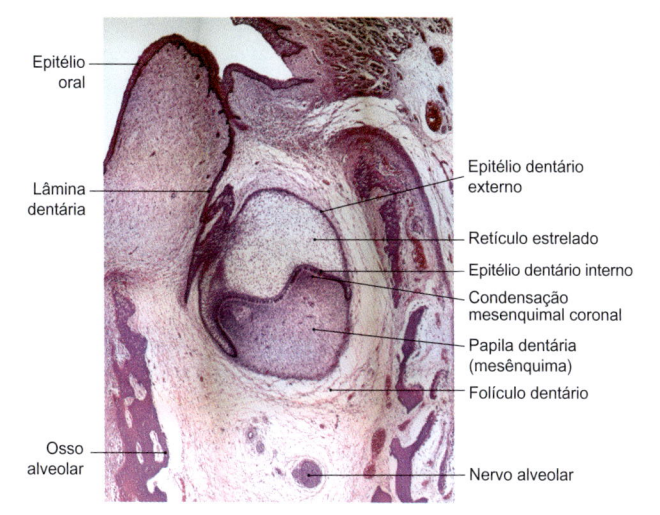

Epitélio oral
Lâmina dentária
Osso alveolar
Epitélio dentário externo
Retículo estrelado
Epitélio dentário interno
Condensação mesenquimal coronal
Papila dentária (mesênquima)
Folículo dentário
Nervo alveolar

Figura 9.101 Desenvolvimento do dente. Estágio de campânula do desenvolvimento de um dente molar na mandíbula, mostrando o órgão dentário (ou órgão do esmalte) e a papila dentária (primórdio da dentina e da polpa).

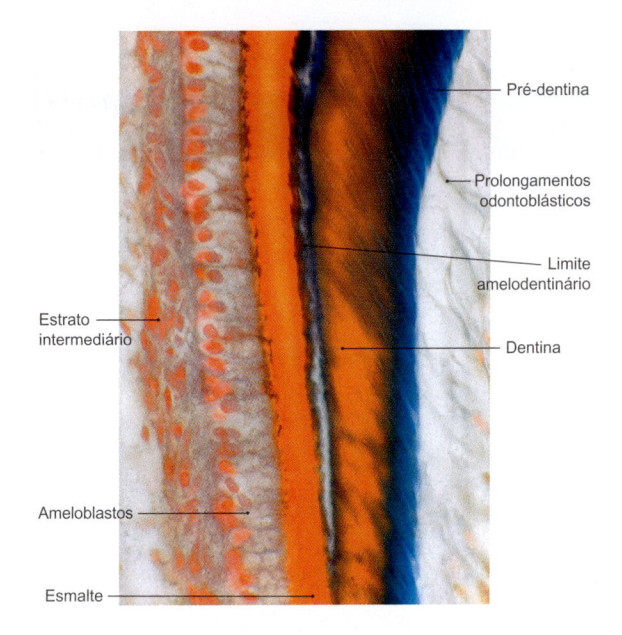

Pré-dentina

Prolongamentos odontoblásticos

Limite amelodentinário

Dentina

Estrato intermediário

Ameloblastos

Esmalte

Figura 9.102 Desenvolvimento do dente, com o início da mineralização dos tecidos duros do dente . [T785]

"configuração de U" se forma tanto na maxila quanto na mandíbula. São as **lâminas dentárias** gerais. A íntima proximidade entre os dois diferentes folhetos embrionários desencadeia uma complexa cascata de interações genéticas que, em última instância, leva à formação dos dentes (➤ Tabela 9.34). Como consequência, genes são ativados de modo recíproco nas células epiteliais (origem ectodérmica) e nas células do tecido conectivo mesenquimal (células da crista neural da cabeça) e que são responsáveis pela expressão de substâncias sinalizadoras específicas (indutores). As moléculas de sinalização induzem uma subsequente diferenciação nas células adjacentes, de modo a ocorrer a formação de células altamente especializadas ou a produção de outros fatores de diferenciação. O epitélio em proliferação nas porções mais profundas da lâmina dentária estimula uma proliferação no mesênquima, levando a uma condensação das células mesenquimais e, portanto, à forma-

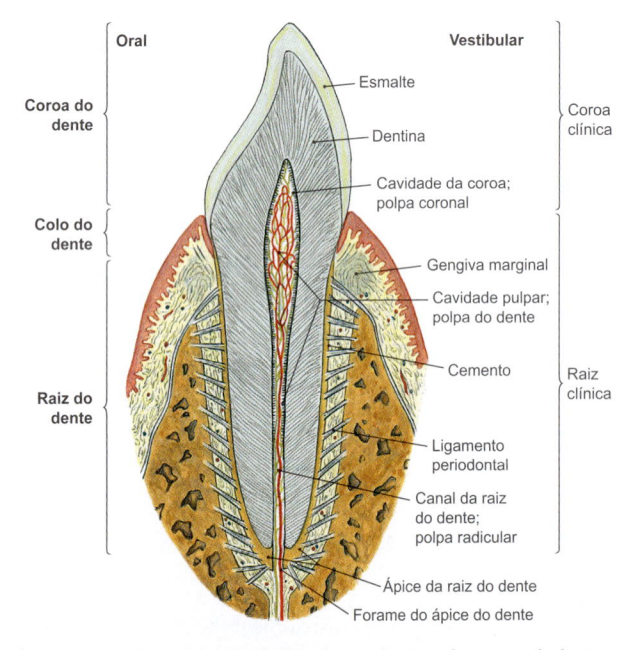

Oral

Vestibular

Esmalte

Coroa do dente

Dentina

Cavidade da coroa; polpa coronal

Coroa clínica

Colo do dente

Gengiva marginal

Cavidade pulpar; polpa do dente

Cemento

Raiz clínica

Raiz do dente

Ligamento periodontal

Canal da raiz do dente; polpa radicular

Ápice da raiz do dente

Forame do ápice do dente

Figura 9.103 Estrutura anatômica de um dente e de seu periodonto (dente incisivo).

ção do germe dentário, com a formação do **órgão do esmalte** (ou órgão dentário, porção epitelial) e da **papila dentária** (porção mesenquimal condensada). A subsequente diferenciação celular no órgão do esmalte dá origem a camadas, representadas pelo **epitélio dentário externo** (ou epitélio externo do esmalte), no **retículo estrelado** e no **epitélio dentário interno** (ou epitélio interno do esmalte) com o órgão dentário apoiado sobre a papila dentária. A diferenciação de tais camadas, no órgão do esmalte, faz com que esta porção do germe dentário assuma um formato similar ao da "campânula de um sino", fazendo com que este estágio de desenvolvimento do dente seja denominado *estágio de sino* ou *de campânula* (➤ Fig. 9.101). Nesta fase, o germe dentário começa a se preparar para o surgimento dos tecidos dentários mineralizados.

Durante o desenvolvimento do órgão do esmalte, o mesênquima da papila dentária aumenta a condensação celular, havendo o desenvolvimento de vasos sanguíneos e de nervos em meio à sua estrutura. Devido a fatores derivados do epitélio dentário interno, células mesenquimais, em sua imediata vizinhança (ou seja, na periferia da papila dentária), formam uma camada de morfologia epitelial, contendo as futuras células produtoras da dentina (**pré-odontoblastos**). O mesênquima ao redor do órgão dentário e da papila dentária, juntamente com fibras conjuntivas, constitui o *folículo dentário*, que representa o primórdio dos componentes do periodonto (aparelho de sustentação do dente). Os pré-odontoblastos, na papila dentária (futura polpa dentária), formam longos prolongamentos citoplasmáticos (**prolongamentos odontoblásticos, ou de Tomes**), os quais iniciam a secreção da matriz orgânica da dentina (**pré-dentina**) e, finalmente, se diferenciam em **odontoblastos**. Em seguida à formação da pré-dentina, células do epitélio dentário interno, nas proximidades da pré-dentina, começam a se diferenciar em **ameloblastos** e que, por sua vez, começam a produzir a matriz orgânica do esmalte (➤ Fig. 9.102). Assim como a pré-dentina, a matriz do esmalte inicia a sua mineralização. Ao contrário dos odontoblastos, os ameloblastos formam apenas processos celulares mais curtos (processos de Tomes), os quais se apresentam como pequenas protrusões, em formato piramidal, na superfície apical dos ameloblastos. Após o início da mineralização, a matriz orgânica do esmalte é, gradativamente, quase totalmente reabsorvida pelos próprios ameloblastos, de modo que o esmalte tem uma quantidade extremamente pequena de matriz orgânica. A disposição dos ameloblastos resulta na configuração da estrutura dos prismas do esmalte. O resultado da atividade dos ameloblastos (secreção da matriz orgânica do esmalte, iniciação da mineralização, reabsorção de proteínas da matriz) é representado por prismas de esmalte, compostos quase exclusivamente de cristais de hidroxiapatita, formando a sua matriz inorgânica (ou mineral). Enquanto o esmalte é formado de dentro para fora (centrifugamente), a formação da dentina ocorre centripetamente, isto é, em direção à papila dentária (polpa dentária jovem). A pré-dentina formada pelos prolongamentos odontoblásticos consiste, principalmente, em fibras colágenas e que, subsequentemente, são infiltradas por cristais de hidroxiapatita, tornando-se, portanto, mineralizadas. Consequentemente, a dentina consiste essencialmente em fibras colágenas (como principais componentes de sua matriz orgânica) e cristais de hidroxiapatita (matriz inorgânica). Os prolongamentos dos odontoblastos permanecem incluídos no interior de finíssimos canais, os túbulos dentinários e, ainda, são capazes de produzir pré-dentina. Os corpos celulares dos odontoblastos permanecem na periferia da polpa dentária. Com o progressivo aumento da espessura da dentina, os prolongamentos odontoblásticos – que representam os elementos celulares da dentina – alongam-se de forma constante. Juntamente com os prolongamentos odontoblásticos, estão presentes finíssimas fibras nervosas e pequenas quantidade de líquido no interior dos túbulos dentinários, sendo a movimentação deste líquido responsável pela reação da dentina aos estímulos externos.

Clínica

Com os prolongamentos de odontoblastos, as fibras nervosas se estendem para os túbulos dentinários, de modo que a dentina, ao contrário do esmalte, é sensível à dor. Ao longo da vida, a polpa se torna cada vez mais estreita, devido à constante formação da dentina. Portanto, o **risco de abertura da polpa durante a remoção de uma cárie** é maior em crianças do que em pessoas idosas.

A proliferação subsequente dos epitélios dentários externo e interno promove o seu alongamento em direção ao mesênquima, sem a presença do retículo estrelado entre os dois epitélios, de modo que os dois epitélios unidos um ao outro formam uma estrutura tubular que circunda o mesênquima, denominada **bainha epitelial radicular de Hertwig**. Durante a formação desta bainha, uma dupla camada formada pelos epitélios dentários interno e externo impede a diferenciação de ameloblastos, a partir do epitélio dentário interno. Junto à face interna da bainha epitelial radicular, os odontoblastos se diferenciam a partir de células mesenquimais periféricas e produzem a **dentina radicular**. Após a formação da raiz, as células da bainha epitelial radicular de Hertwig sofrem apoptose. Deste modo, células mesenquimais do folículo dentário entram em contato com a dentina radicular exposta, que se diferenciam em **cementoblastos** e que depositam o cemento sobre a dentina radicular, e também se diferenciam em células que vão produzir os elementos de matriz extracelular do **ligamento periodontal**.

Estrutura e Componentes do Dente
Estrutura
Cada dente consiste em uma coroa do dente, um colo do dente e uma raiz do dente:
- A **coroa do dente** é semelhante a uma tampa, recoberta pelo **esmalte**. Ela se estende até a gengiva.
- No **colo do dente**, a cobertura da coroa pelo esmalte termina e se inicia o revestimento da raiz pelo cemento.
- A dentina da **raiz do dente** é coberta pelo **cemento**. O ponto mais profundo da raiz do dente é o **ápice da raiz do dente**. Nele se localiza a **papila do dente**, que no forame apical do dente é

perfurada pelo **canal radicular**. Através do forame apical do dente, vasos e nervos entram na **cavidade pulpar**. A cavidade pulpar é dividida no(s) canal(is) da(s) raiz(ízes) do dente e na cavidade da coroa. A polpa contém artérias e veias, vasos linfáticos e nervos, e consiste em tecido conectivo frouxo (➤ Fig. 9.103).

A raiz do dente está fixada à maxila ou à mandíbula, pelo conjunto de elementos que promovem a sustentação do dente, constituindo o **periodonto**, do qual fazem parte o cemento, o ligamento periodontal e o osso alveolar. As fibras colágenas do ligamento periodontal se inserem por uma extremidade no cemento que reveste as raízes e pela outra extremidade no osso alveolar (que delimita os alvéolos dentários nos maxilares), formando as **fibras de Sharpey** (fibras cementoalveolares), que mantêm os dentes suspensos nos alvéolos dentários. São distinguidos os seguintes grupos de fibras do ligamento periodontal:
- Grupo de fibras da crista alveolar, que se projetam obliquamente da crista alveolar para o interior da gengiva, em direção ao cemento, imediatamente abaixo do limite amelocementário (entre esmalte e cemento)
- Grupo de fibras horizontais, que seguem horizontalmente da margem alveolar em direção ao cemento, sendo perpendiculares à raiz do dente
- Grupo de fibras oblíquas, o mais numeroso, que se dirigem inclinadas em direção ao ápice da raiz do dente
- Grupo de fibras apicais, que inserem no ápice da raiz do dente, se originando do fundo do alvéolo dentário
- Grupo de fibras interradiculares, na bifurcação das raízes dos dentes multirradiculares

Tecidos Dentários Mineralizados
O esmalte, a dentina e o cemento são tecidos mineralizados, sendo que o esmalte e a dentina são componentes do dente, enquanto o cemento faz parte do periodonto. Ao contrário do tecido ósseo, eles não contêm vasos sanguíneos.

Esmalte
O **esmalte** é a substância mais dura do corpo humano. O esmalte maduro é composto, quase completamente, por cristais de hidroxiapatita, que são organizados em prismas de esmalte. Os prismas de esmalte se estendem desde o limite amelodentinário (região de união entre o esmalte e a dentina) até quase a superfície do esmalte. Uma vez que o esmalte não possui células, ele não pode ser substituído após a perda.

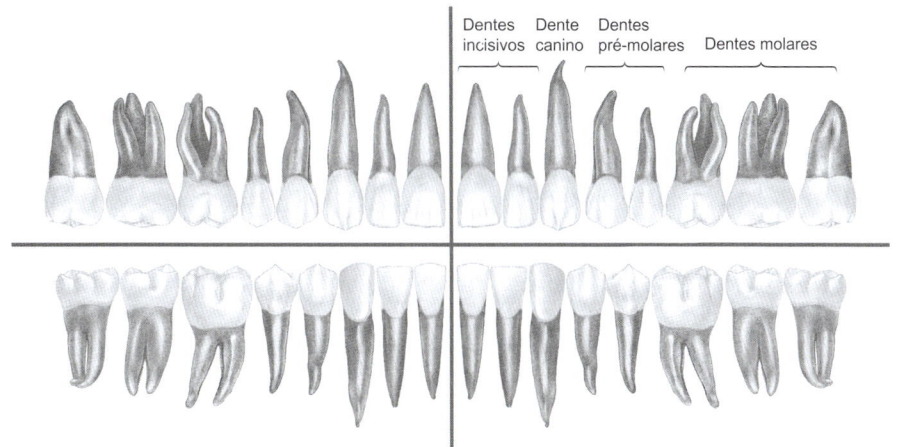

Quadrante 1, maxila, lado direito **Quadrante 2, maxila, lado esquerdo**

Dentes incisivos Dente canino Dentes pré-molares Dentes molares

Quadrante 4, mandíbula, lado direito **Quadrante 3, mandíbula, lado esquerdo**

Figura 9.104 Dentes permanentes. Vista vestibular.

Dentina

A **dentina**, ao contrário do esmalte, é um tecido vivo e forma a maior parte do dente. Ela é atravessada por túbulos dentinários que se estendem radialmente, a partir da cavidade da polpa, em direção ao limite amelodentinário, e nos quais se localizam, durante toda a vida, os prolongamentos dos odontoblastos (ou prolongamentos de Tomes), juntamente com delicadas fibras nervosas. Na coroa do dente, a dentina é recoberta pelo esmalte (dentina da coroa), enquanto, na raiz, a dentina é recoberta pelo cemento (dentina radicular). O limite amelocementário (região de junção entre o esmalte e o cemento) sobre a dentina corresponde ao colo do dente. A dentina é a segunda substância mais dura do corpo, após o esmalte.

Cemento

O **cemento** é relativamente semelhante ao tecido ósseo, contendo quase a mesma quantidade de matriz orgânica, mas possuindo um conteúdo mineral maior e aproximadamente metade da quantidade de água. Como os osteócitos no tecido ósseo, os cementócitos se localizam nas lacunas do cemento. No cemento estão inseridas as fibras de Sharpey, que mantêm o dente suspenso no alvéolo dentário de cada processo alveolar da maxila ou da mandíbula (veja anteriormente).

Características dos Dentes

Como os dentes não estão dispostos em um arco circular, mas em um arco parabólico, eles possuem um raio de curvatura diferente. Além disso, de ambos os lados, eles se apresentam como imagens espelhadas, de modo que não possam ser trocados. As seguintes características são utilizadas para a distinção dos dentes individuais:

- **Curvatura**: descreve as diferentes curvaturas das superfícies vestibulares. A superfície mesial é mais curva do que a superfície distal, especialmente na região lateral dos dentes.
- **Características angulares**: a superfície de mastigação de uma coroa forma um ângulo mais agudo com a superfície de contato mesial do que com a superfície de contato distal.
- **Características da raiz**: descrevem o desvio do trajeto da raiz do eixo do dente em direção distal.

Dentes Permanentes

A **dentição adulta** permanente tem **32 dentes**, com 16 dentes em cada maxilar (superior e inferior). Cada arco dentário é dividido em metades simétricas, resultando em um total de quatro quadrantes. Os quatro quadrantes são numerados de cima para baixo, de 1 a 4, resultando em um esquema com oito dentes cada. Quatro tipos de dentes são diferenciados em cada quadrante: 2 **dentes incisivos**, 1 **dente canino**, 2 **dentes pré-molares** e 3 **dentes molares** (➤ Fig. 9.104). A Federação Dentária Internacional (Fédération Dentaire Internationale, F.D.I.) desenvolveu um protocolo mundial para os dentes, atualmente válido, pelo qual cada dente de um quadrante é numerado de 1 a 8 sequencialmente, com o número do quadrante definido antes do número do dente. Para os dentes da **dentição decídua** (**20 dentes**), os quadrantes são numerados de 5 a 8, de acordo com a dentição adulta.

Esquema dentário da dentição permanente

18	17	16	15	14	13	12	11	21	22	23	24	25	26	27	28
48	47	46	45	44	43	42	41	31	32	33	34	35	36	37	38

Esquema dentário da dentição decídua

55	54	53	52	51	61	62	63	64	65
85	84	83	82	81	71	72	73	74	75

> **NOTA**
>
> Os **dentes incisivos** são dentes unirradiculares (contêm uma única raiz) com uma margem incisal (para corte). Os **dentes caninos** também apresentam apenas uma raiz e a sua coroa tem formato similar a um cinzel afiado. Os **dentes pré-molares** são projetados de forma diferente: o primeiro pré-molar superior é um dente birradicular, com uma raiz em direção palatal e a outra em direção vestibular. O segundo pré-molar é um dente unirradicular, como os dois pré-molares mandibulares. Os pré-molares não têm margem incisal, mas uma superfície de mastigação com um relevo dotado de tubérculos. Os três **dentes molares maxilares** são dentes trirradiculares, com uma raiz palatina e duas raízes vestibulares. Os **dentes molares mandibulares** têm duas raízes: uma raiz mesial e uma raiz distal. Todos os dentes molares são caracterizados por um relevo muito diferenciado em relação aos tubérculos, em sua superfície oclusal, atuando na trituração dos alimentos.

Dentes Incisivos

Os dentes incisivos apresentam coroas em formato de cinzel e uma única raiz. Os dentes incisivos superiores são maiores que os dentes incisivos inferiores.

Coroas

Nas coroas dos dentes incisivos, distinguem-se uma face vestibular e uma face lingual. Na margem incisal dos dentes mais jovens, existem vários pequenos tubérculos marginais. A face lingual é caracterizada pela presença de cristais marginais, que seguem um trajeto convexo em direção à gengiva e formam o tubérculo do dente na região cervical do dente. Acima do tubérculo dos dentes incisivos superiores encontra-se o forame cego, uma depressão do esmalte onde, frequentemente, uma cárie pode se desenvolver.

Raízes

Os incisivos são dentes unirradiculares, cujas raízes frequentemente apresentam sulcos longitudinais em suas superfícies mesial e distal. O ápice da raiz é encurvada distalmente. O 1º incisivo superior possui a raiz mais forte e mais longa, enquanto o 1º incisivo inferior possui uma raiz menor.

Polpa

A cavidade da coroa dos incisivos corresponde ao formato da coroa do dente.

Canal Radicular

O canal radicular do dente é geralmente estreito e frequentemente interrompido por pontes dentinárias. Ramificações do canal radicular são comuns.

Dentes Caninos

Os caninos são os maiores dentes na região anterior. Eles são importantes alicerces de sustentação entre os incisivos e os pré-molares, pois na odontologia protética são dentes de ancoragem para pontes e suportes.

Coroas

A margem incisal segue, obliquamente, para uma extremidade ligeiramente deslocada em direção mesial, de modo que a coroa é semelhante a um cinzel. A margem incisal mesial é mais curta e mais plana do que a distal. A partir do ápice da coroa, uma inclinação moderada, mais plana, segue em direção cervical, o que subdivide a superfície vestibular em uma faceta mesial e uma faceta distal. Na face lingual se situam duas cristas marginais que convergem em direção cervical. A superfície lingual também é subdividida por uma crista central em uma faceta mesial e uma faceta distal. Na extremidade cervical das cristas marginais convergentes se localiza o tubérculo do dente.

Raízes

Os caninos são dentes unirradiculares cujas raízes vestibulares são mais fortes que as raízes linguais. A raiz do canino maxilar é a maior de todos os dentes.

Polpa

A cavidade da coroa do canino é um espaço estreito e alongado que se continua com o canal radicular na área cervical.

Canal Radicular

O canal radicular do dente canino do maxilar superior é relativamente longo e não ramificado. No canino mandibular, o canal radicular é frequentemente dividido em dois ramos inferiores.

Dentes Pré-molares
Coroas

Os pré-molares não apresentam uma margem incisal, mas uma superfície de oclusão (**face oclusal**). Os pré-molares superiores têm, cada um, dois tubérculos (ou cúspides), um vestibular e um palatal. Nos pré-molares inferiores, a cúspide vestibular é maior do que a lingual. Entre ambas as cúspides segue uma nítida e proeminente crista marginal nas faces mesial e distal. Da região mesial para a distal, estende-se uma fissura longitudinal, em cujas extremidades se encontram uma fosseta mesial e uma fosseta distal. Nos pré-molares inferiores, as cúspides são menores e, por esse motivo, as cristas marginais são menos pronunciadas. O 1º molar tem um padrão de coroa, predominantemente, com duas cúspides; O 2º pré-molar inferior também pode apresentar três cúspides. A face oclusal nos pré-molares mandibulares com duas cúspides é semelhante aos pré-molares superiores. Como a cúspide vestibular é maior que a lingual, a superfície oclusal é inclinada para dentro, o que é considerado como inclinação dentária. Como resultado, o ápice da cúspide vestibular se localiza no meio da face oclusal e a cúspide da face lingual se encontra na margem lingual da coroa. No tipo triangular da face oclusal se situam duas cúspides linguais e uma cúspide vestibular. Ambas as cúspides linguais são separadas por uma fissura transversal, criando um padrão de fissuras "em formato de Y".

A **face vestibular** de todos os pré-molares é semelhante à dos caninos. A porção oclusal da coroa é desviada na direção lingual, o que torna a inclinação dentária mais evidente. A **face lingual** é muito mais estreita e menor do que a face vestibular. A curvatura transversal desta superfície se continua imediatamente com face aproximal, enquanto a curvatura longitudinal é relativamente plana, fazendo com que a parede lingual da coroa tenha uma disposição vertical.

Raízes

O 1º pré-molar superior geralmente tem duas raízes: uma raiz vestibular, mais robusta, e uma raiz palatal, mais delgada. Todos os outros pré-molares têm apenas uma raiz, cujo formato se assemelha ao dos dentes caninos.

Polpa

A cavidade da coroa dos pré-molares corresponde ao formato das coroas dentárias.

Canal Radicular

Os pré-molares unirradiculares, muito frequentemente, apresentam dois canais radiculares. Mais comumente, os 1º pré-molares superiores unirradiculares apresentam dois canais radiculares.

Dentes Molares

Os molares da dentição permanente são os dentes de maiores dimensões. Eles possuem múltiplas cúspides em suas superfícies de mastigação, que servem para a trituração dos alimentos. É por isso que eles são chamados molares. Os molares da maxila e da mandíbula são muito diferentes uns dos outros.

Dentes Molares do Maxilar Superior
Coroas

A face oclusal geralmente tem quatro cúspides, sendo duas vestibulares e duas linguais. Às vezes, existem apenas três cúspides e, em alguns casos, existe até uma quinta cúspide (tubérculo de Carabelli, veja adiante). As cúspides mesiais são mais altas que as distais. A maior delas é a cúspide mesiolingual, que está conectada à cúspide distovestibular por uma crista do esmalte (crista transversal). A menor delas é a cúspide distolingual. O sistema de fissuras é composto por uma fissura mesovestibular e uma fissura distolingual. Ambas as fissuras estão ligadas uma à outra por uma fissura transversal. A fissura mesovestibular separa as duas cúspides mesiais e separa, ainda, a cúspide mesiovestibular da cúspide distovestibular. A fissura distolingual separa as duas cúspides distal e lingual. Nos locais de cruzamento da fissura transversal com as outras duas fissuras estão presentes pequenas depressões, a fóvea mesial e a fóvea distal. Anteriormente às cristas marginais, entre as cúspides mesiovestibular e mesiolingual, e entre as cúspides distovestibular e distolingual, se situa a fóvea triangular. Na posição mesial, as faces vestibulares e linguais são maiores que a face distal. A coroa do 3º dente molar superior é semelhante à coroa do 2º molar. No entanto, o formato da coroa do 3º dente molar superior é muito variável.

Tubérculo de Carabelli

O tubérculo de Carabelli (ou cúspide de Carabelli) é uma cúspide adicional, na porção mesial da parede lingual da coroa. Mais comumente, ele está presente nos 1ºs molares.

Raízes

Os molares superiores são dentes trirradiculares com uma raiz lingual, uma raiz vestibular mesial e uma raiz vestibular distal. A raiz lingual é a mais forte dentre as três raízes. Ela se projeta entre as origens das duas raízes vestibulares. As raízes são amplamente afastadas umas das outras, com os seus ápices curvados um em direção ao outro. As raízes dos 3ºs dentes molares apresentam uma grande variabilidade no formato. Os ápices das raízes dos dentes

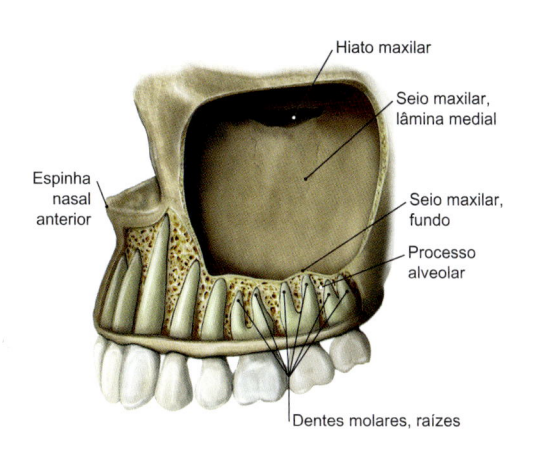

Figura 9.105 Extensão do seio maxilar, com representação das relações das raízes dentárias com o assoalho do seio maxilar. [L266]

519

molares superiores estão em íntimo contato com o assoalho do seio maxilar. As lamelas ósseas entre os alvéolos e o seio maxilar são, frequentemente, muito delgadas (➤ Fig. 9.105).

Clínica

Na extração dos molares superiores existe o **risco de abertura do seio maxilar**. Uma conexão entre a cavidade oral e o seio maxilar leva à degeneração do epitélio pseudoestratificado ciliado da mucosa do seio maxilar, com infecção crônica.

Dentes Molares da Mandíbula

Coroas

A face oclusal do 1º molar, muito frequentemente, apresenta cinco cúspides, sendo duas cúspides vestibulares, duas cúspides linguais e uma cúspide distal. Em contraste, o 2º molar inferior tem apenas quatro cúspides. A cúspide distal está ausente. A maior é a cúspide mesovestibular. A menor é a cúspide distal.

Fissuras

Nos primeiros molares se situam uma fissura longitudinal mesiodistal e três fissuras transversais. A fissura transversal mesovestibular separa as duas cúspides vestibulares, as duas cúspides linguais são separadas pela fissura transversal lingual e a cúspide distovestibular é separada da cúspide distal pela fissura transversal distal. Nos pontos de cruzamento entre as fissuras longitudinais e transversais, outras pequenas depressões podem ser encontradas. O padrão de fissuras dos 2ºˢ molares inferiores é formado por uma fissura em cruz, que separa duas cúspides vestibulares e duas cúspides linguais. As cúspides mesiais são ligeiramente maiores do que as distais.

Os 3ºˢ dentes molares inferiores apresentam um grande número de variações de tamanho e de formato. A face oclusal geralmente possui quatro ou cinco cúspides, que são separadas umas das outras pelas fissuras correspondentes.

Raízes

Os molares da mandíbula são dentes birradiculares, com uma raiz mesial e uma raiz distal. A raiz mesial é plana e larga, enquanto a raiz distal é arredondada e relativamente pontiaguda. A raiz mesial é curvada para a frente; a raiz distal tem um trajeto mais retilíneo. As raízes dos 2ºˢ molares apresentam um formato mais sim-

ples. Elas não se distanciam tanto quanto as raízes dos 1ºˢ molares. Nos 3ºˢ dentes molares ("dentes de siso"), mais uma vez, as raízes mostram uma grande variabilidade de formatos.

Polpa e Canais Radiculares

O formato e o tamanho da polpa coronal refletem o formato da coroa do dente. Nos indivíduos jovens, a polpa da coroa é maior do que nas pessoas idosas. A **cavidade pulpar dos molares superiores** é relativamente grande e tem quatro paredes que se abaulam ligeiramente em direção à polpa. Na direção cervical, ela apresenta "um formato de funil", enquanto na direção oclusal encontram-se os cornos pulpares sob as cúspides. O canal radicular da raiz lingual é o mais amplo; os dois canais radiculares vestibulares possuem formato mais estreito. A raiz mesiovestibular apresenta numerosas variações e, frequentemente, o canal radicular é subdividido em dois canais. Os 3ºˢ dentes molares ("dentes de siso") possuem um sistema de canais radiculares muito variado. A **cavidade pulpar dos molares inferiores** tem formato cuboide, com uma parede distal menor e uma parede mesial maior. Sob cada cúspide, normalmente, se localiza um corno pulpar. Na raiz mesial, especialmente no 1º molar, frequentemente, se encontram dois canais radiculares. O 3º dente molar inferior apresenta, como o superior, uma intensa variabilidade no número e no formato dos canais radiculares.

Dentição Decíduos ("Dentes de Leite")

Em contraste com a dentição permanente, a **dentição decídua** consiste apenas em 20 dentes, com cinco dentes em cada quadrante (➤ Fig. 9.106).

N O T A

Pode ser feita uma distinção entre os dentes incisivos decíduos, os dentes caninos decíduos e os dentes molares decíduos. Os dentes incisivos e caninos são monorradiculares, com margens incisais e coroas em "formato de cinzel". Não existem dentes pré-molares na dentição decídua. Os dentes molares superiores são trirradiculares, cada um com uma raiz palatal e duas raízes vestibulares. Os dentes molares mandibulares da dentição decídua contêm, cada um, duas raízes, uma mesial e a outra distal.

Dentes Incisivos Decíduos

Nos dentes incisivos superiores, as coroas são baixas e largas, com uma proeminente crista cervical no esmalte, o **cíngulo**. As coroas dos dentes incisivos inferiores praticamente não apresentam diferenças no formato. Às vezes, o primeiro dente incisivo possui três tubérculos marginais na margem incisal.

Dentes Caninos Decíduos

Os dentes caninos decíduos superiores possuem uma coroa mais larga do que o primeiro dente incisivo decíduo. Além disso, eles apresentam um amplo cíngulo. Na face lingual, a superfície é frequentemente dividida por um grau no meio, no qual em posição cervical ocorre um tubérculo bem evidente. O **dente canino inferior** é mais estreito do que o dente canino superior. O cíngulo não é tão pronunciado.

Dentes Molares Decíduos

A coroa dos dentes molares decíduos superiores tem o formato semelhante ao da coroa dos dentes molares permanentes. Na face vestibular, nos quadrantes mesiais inferiores, se localiza o tubérculo molar. Também na face lingual, frequentemente se encontra um tubérculo de Carabelli.

As raízes dos **dentes molares decíduos superiores** estão amplamente afastadas umas das outras. O dente molar superior apresen-

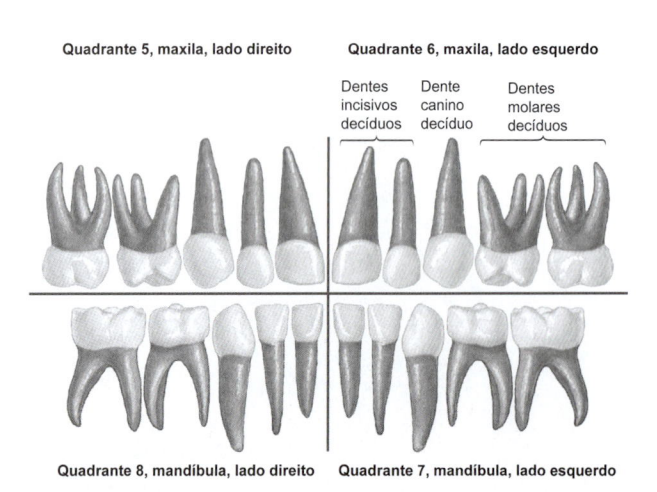

Quadrante 5, maxila, lado direito   Quadrante 6, maxila, lado esquerdo

Dentes incisivos decíduos   Dente canino decíduo   Dentes molares decíduos

Quadrante 8, mandíbula, lado direito   Quadrante 7, mandíbula, lado esquerdo

Figura 9.106 Dentes decíduos de uma criança de cerca de 3 anos de idade. Vista vestibular.

Tabela 9.35 Período de erupção dos dentes decíduos em meses.

Tipo de dente	1º Incisivo	2º Incisivo	Canino	1º Molar	2º Molar
Maxilar ♂	9,1 ± 1,5	10,4 ± 2,4	18,9 ± 2,7	16,0 ± 2,3	27,6 ± 4,4
Maxilar ♀	9,6 ± 2,0	11,9 ± 2,7	20,1 ± 3,2	15,7 ± 2,3	28,4 ± 4,3
Mandíbular ♂	7,3 ± 1,6	13,0 ± 2,8	19,3 ± 2,9	16,2 ± 1,9	25,9 ± 3,8
Mandíbular ♀	7,8 ± 2,1	13,8 ± 3,6	20,2 ± 3,4	15,6 ± 2,2	27,1 ± 4,2

Tabela 9.36 Ramos do nervo infraorbital e suas regiões de inervação.

Nervo	Região de Inervação	Trajeto
Ramos alveolares superiores	Molares	Sobre o túber da maxila, através dos forames alveolares, em direção à mucosa lateral do seio maxilar
Ramo alveolar superior medial	Pré-molares	No canal infraorbital, em direção à mucosa do seio maxilar
Ramos alveolares superiores anteriores	Caninos e incisivos	A partir do forame infraorbital, sobre o corpo da maxila, em direção aos dentes anteriores

ta duas variações: como um tipo pré-molar, com duas cúspides, e como um tipo molar, com quatro cúspides. A variação de quatro cúspides apresenta um padrão de fissuras em "forma de H", semelhante ao 1º dente molar superior permanente.

Nos **dentes molares inferiores** existem duas variações de formato, o tipo pré-molar e o tipo molar. A face oclusal do tipo molar possui quatro ou cinco cúspides. As cúspides linguais são longas e pontiagudas. Distalmente, com frequência, pode haver, ainda, uma terceira cúspide menor. As raízes são bem espaçadas umas das outras e se curvam em suas extremidades. A raiz mesial é maior e mais longa. O **1º dente molar decíduo inferior** possui uma nítida inclinação dentária, ainda mais intensificada por uma protrusão do cíngulo e um tubérculo molar. O **2º dente molar decíduo inferior** corresponde, na sua aparência externa, aos 1ºs molares permanentes inferiores. Ele normalmente possui cinco cúspides, com um padrão irregular de fissuras. Um tubérculo molar geralmente não está presente.

Erupção (ou Irrupção) e Esfoliação Dentárias

Aproximadamente a partir do *6º mês de vida*, os dentes decíduos irrompem em uma sequência coordenada na cavidade oral, mas a extensão da irrupção é muito variável e pode ser inferior ou superior aos períodos descritos na ➤ Tabela 9.35. O início se dá com a irrupção dos dentes incisivos inferiores; com a irrupção do 2º dente molar decíduo até a idade de 2½ a 3 anos, a dentição decídua está completa. Os dentes decíduos são ligeiramente menores que os dentes permanentes.

Aproximadamente a partir dos *6 anos de idade*, começa o período da **esfoliação dentária**, quando ocorrem as trocas dos dentes decíduos pelos dentes permanentes. As raízes dos dentes e as paredes ósseas dos alvéolos dentários são reabsorvidas. Como resultado, a coroa do dente decíduo se torna cada vez mais frouxa e, finalmen-

te, cai. Os dentes decíduos são substituídos por dentes permanentes, que são chamados **dentes sucedâneos**. Os dentes adicionais da dentição permanente que não substituem os dentes decíduos são os **dentes não sucedâneos**. Durante a troca das dentições, os tamanhos da maxila e da mandíbula aumentam e atingem o seu tamanho final apenas após a irrupção de todos os dentes permanentes.

O período de esfoliação dentária e troca das dentições é composto de duas fases:

- Inicialmente (5º-9º anos de idade), os dentes não sucedâneos e os dentes incisivos permanentes (dentes sucedâneos) irrompem
- Em seguida (10º-12º anos de idade), os dentes molares decíduos são substituídos pelos dentes pré-molares (dentes sucedâneos), assim como os dentes caninos decíduos são substituídos pelos dentes caninos permanentes.

Como regra geral:

- o 1º dente molar é o molar dos 6 anos de idade
- o 2º dente molar é o molar dos 12 anos de idade
- o 3º dente molar é o "dente de siso" (dente serotino, por volta dos 17-25 anos).

Inervação dos Dentes
Maxila

Todos os dentes maxilares recebem inervação sensitiva a partir de vários ramos individuais do **nervo infraorbital**, um ramo do nervo maxilar [V/2] (➤ Tabela 9.36, ➤ Fig. 9.107). Isso implica que os dentes maxilares são inervados individualmente. Todo o plexo nervoso responsável pela inervação dos dentes maxilares é chamado **plexo dental superior**.

> ### Clínica
>
> Devido à inervação individual dos dentes maxilares, uma anestesia por bloqueio não é possível. Na maxila, emprega-se uma **anestesia por infiltração individual de cada um dos** dentes individuais. Os dentes incisivos maxilares são inervados tanto pela face vestibular quanto pela face palatal.

Mandíbula

Os dentes mandibulares recebem a inervação sensitiva apenas a partir de um único nervo, o **nervo alveolar inferior**, um ramo do nervo mandibular [V/3]. Ele se estende através do forame da mandíbula, passando no canal da mandíbula, onde ele forma o **plexo dental inferior**. Antes de entrar no canal da mandíbula, o nervo milo-hióideo emerge do nervo alveolar inferior como ramo motor deste nervo.

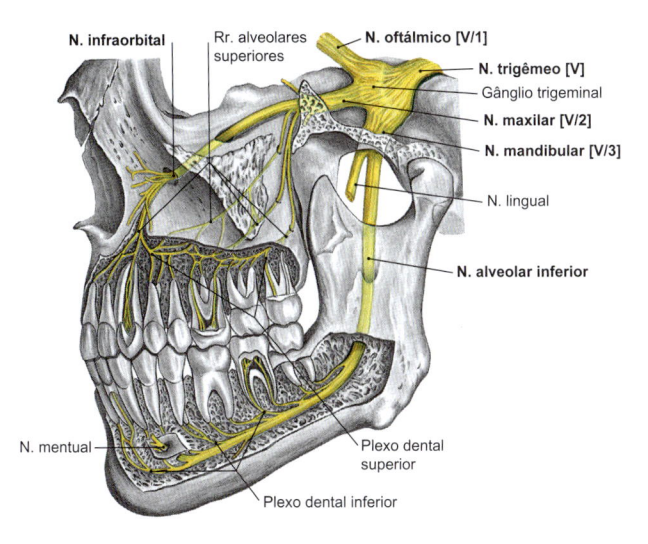

Figura 9.107 Inervação dos dentes.

Clínica

Na entrada do nervo alveolar inferior no canal da mandíbula, todos os dentes da mandíbula podem ser anestesiados, em conjunto, em um quadrante por meio de **anestesia de bloqueio**. No entanto, devido à proximidade espacial, o nervo lingual e o nervo milo-hióideo também sempre são anestesiados, o que leva à perda do paladar e da sensibilidade da língua.

Periodonto

O periodonto (aparelho de sustentação e manutenção da posição dos dentes) consiste em quatro elementos diferentes (➤ Fig. 9.103):

- Cemento
- Ligamento periodontal
- Osso alveolar (dos processos alveolares da maxila e da mandíbula)
- Gengiva

Como os elementos do periodonto são responsáveis pela suspensão dos dentes nos alvéolos dentários, eles regridem, quase completamente, após a perda de um dente.

Clínica

Uma **periodontite crônica** (doença periodontal) leva à degradação do osso alveolar e à degeneração do ligamento periodontal, com perda das fibras de Sharpey. A doença **periodontal** é a condição mais comum que leva à perda de dentes na velhice. A regressão do osso alveolar pode causar problemas na inserção de implantes para a substituição dos dentes perdidos.

9.7.3 Aparelhos de Mastigação | Músculos da Mastigação

Os músculos da mastigação são responsáveis pelo movimento da mandíbula em relação à maxila. Todos os quatro músculos da mastigação (➤ Tabela 9.37) têm as suas origens na base do crânio e se estendem para a mandíbula. Eles atuam de modo que os alimentos sejam mastigados e fragmentados. O grupo de músculos da mastigação é sustentado por outros músculos na região da cabeça e do pescoço. Estes incluem os músculos da expressão facial, os músculos supra-hióideos e infra-hióideos, o músculo esternocleidomastóideo e os músculos da nuca.

Músculo Masseter

O **músculo masseter** insere na face externa do ramo da mandíbula. A **parte superficial** segue, obliquamente, da região superior para a região anteroinferior, enquanto a **parte profunda** segue verticalmente. A margem posterior do músculo é recoberta pela glândula salivar parótida. Na margem anterior, entre o músculo masseter e o músculo bucinador, situa-se o corpo adiposo da bochecha (ou corpo adiposo de Bichat). Ele impõe o contorno da região posterior da bochecha e forma uma rafe na margem posterior do ramo da mandíbula, juntamente com o músculo pterigóideo medial que se origina na face interna do ramo da mandíbula.

Músculo Temporal

O **músculo temporal** ocupa a fossa infratemporal e é recoberto, em sua face anterior, pela fáscia temporal, que se estende da linha temporal superior até o arco zigomático. Logo acima do arco zigomático, a fáscia temporal forma um folheto superficial e um folheto profundo, que inserem na superfície externa e na superfície interna do arco zigomático, respectivamente. O espaço osteofibroso formado entre estas superfícies é preenchido por tecido adiposo de sustentação. A região de inserção no processo coronoide da mandíbula é recoberto pelo arco zigomático e pelo músculo masseter. O músculo temporal é o maior e mais robusto músculo da mastigação. Ele geralmente forma íntimas conexões com os músculo masseter (veja anteriormente) e pterigoide lateral. Em sua margem anteroinferior se localiza a parte superior do corpo adiposo da bochecha.

Músculo Pterigóideo Medial

O **músculo pterigóideo medial** (➤ Fig. 9.108) e o músculo masseter normalmente são conectados entre si por meio de uma rafe de tecido conjuntivo, na margem inferior da mandíbula, de modo que eles envolvem o corpo da mandíbula, na região do ângulo da mandíbula, na forma de um estribo. Desta forma, eles podem

Tabela 9.37 Músculos da mastigação.

Inervação	Origem	Inserção	Função	Suprimento Sanguíneo
Músculo masseter				
Nervo massetérico [ramo de V/3]	• Parte superficial: margem inferior do osso zigomático, dois terços anteriores • Parte profunda: superfície interna do osso zigomático, terço posterior	• Parte superficial: tuberosidade massetérica • Parte profunda: superfície externa do processo coronoide	Adução, protrusão em contração unilateral, laterotrusão	Artéria massetérica (artéria maxilar), artéria facial, artéria facial transversa, artéria temporal superficial, artéria bucal (artéria maxilar)
Músculo temporal				
Nervos temporais profundos [derivados de V/3]	• Parte profunda: plano temporal do osso zigomático • Parte superficial: face temporal	Processo coronoide da mandíbula	Adução, retrusão	Artérias temporais profundas anterior e posterior (artéria maxilar), artéria temporal média (artéria temporal superficial)
Músculo pterigóideo medial				
Nervo pterigóideo medial [derivado de V/3]	• Parte medial: fossa pterigóidea • Parte lateral: lâmina lateral do processo pterigoide	Tuberosidade pterigóidea da mandíbula	Adução, protrusão, mediotrusão	Artéria alveolar superior, artéria alveolar inferior, artéria bucal (artéria maxilar)
Músculo pterigóideo lateral				
Nervo pterigóideo lateral [ramo de V/3]	• Cabeça inferior: lâmina lateral do processo pterigoide • Cabeça superior: face e crista infratemporais	Fóvea pterigóidea da mandíbula, cápsula articular e disco articular	Protrusão em contração bilateral, mediotrusão e adução em contração unilateral	Ramo pterigóideo (artéria maxilar)

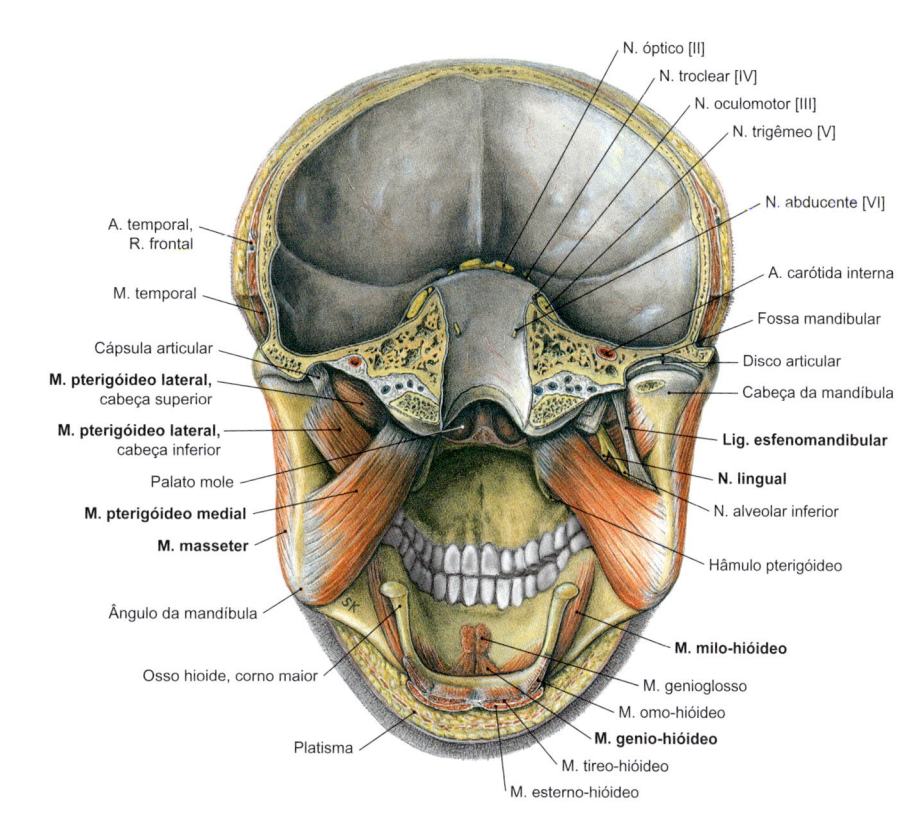

Figura 9.108 Musculatura da mastigação. Vista posterior.

exercer uma força máxima e provocar o fechamento da boca e os movimentos de trituração para a fragmentação dos alimentos. O músculo pterigóideo medial tem duas origens:

- A **parte medial** é maior e se origina da fossa pterigóidea.
- A **parte lateral** é proveniente da face externa da lâmina lateral do processo pterigoide.

Entre ambas as partes, a cabeça inferior do músculo pterigóideo lateral se movimenta.

Músculo Pterigóideo Lateral

O **músculo pterigóideo lateral** está essencialmente envolvido na abertura da boca. Ele possui uma **cabeça superior** menor e uma **cabeça inferior** maior. Uma parte das fibras musculares da cabeça superior insere tanto no ligamento anterior do disco articular quanto na cápsula da articulação temporomandibular e, com a sua atividade bilateral, fixa a cabeça da mandíbula à inclinação do tubérculo articular durante a adução da mandíbula. A atividade unilateral leva a movimentos de trituração no lado onde se posiciona o alimento e à estabilização da cabeça da mandíbula no lado em repouso. A cabeça inferior é a única parte da musculatura da mastigação envolvida na abertura da boca (abaixamento da mandíbula). Ela inicia a abertura da boca e força os demais movimentos em uma combinação de rotação e translação.

N O T A

O músculo pterigóideo lateral ocupa uma posição-chave para a cinemática da articulação temporomandibular.

9.7.4 Aparelho da Mastigação | Articulação Temporomandibular

O par de articulações temporomandibulares faz parte do aparelho da mastigação. Sob o ponto de vista funcional, as articulações tem-poromandibulares atuam na preensão e na fragmentação dos alimentos, bem como na articulação da fala e do canto. Ambas as articulações temporomandibulares formam uma unidade funcional e, portanto, sempre atuam simultaneamente.

Desenvolvimento

A articulação temporomandibular é uma **articulação por aposição**. Ela envolve a mandíbula e o osso temporal a partir de uma **cartilagem secundária** com uma zona de crescimento. O formato da articulação está ligado ao desenvolvimento da dentição e, portanto, não depende apenas se os dentes estão presentes ou não, mas, também, da forma de mordedura ou de oclusão dental.

Estrutura

A **cabeça da mandíbula**, na articulação temporomandibular, forma um processo articular encurvado biconvexo da mandíbula. Ela se articula com a parte anterior da **fossa mandibular** e com o tubérculo articular do osso temporal. A parte posterior da fossa mandibular, que faz parte da porção timpânica do osso temporal, mas não faz parte da articulação temporomandibular e se situa, assim, em posição extracapsular. As superfícies articulares não são recobertas por cartilagem hialina, mas por uma fibrocartilagem, influenciando as características biomecânicas da articulação temporomandibular. Entre as superfícies articulares existe um **disco articular**, que divide a cavidade articular em duas câmaras (articulação ditalâmica). Os eixos da cabeça articular são inclinados e se cruzam à frente do forame magno em um ângulo entre 150° e 165°. A articulação temporomandibular é completamente envolvida por uma espessa cápsula articular.

Cabeça da Mandíbula

Ela forma a extremidade superior do **processo articular (processo condilar** ou **côndilo da mandíbula)** e tem a forma de um rolo. Sua forma varia amplamente entre os indivíduos. Normalmente, as cabeças articulares não são simétricas de ambos os lados. As superfícies articulares da cabeça da mandíbula são recobertas por fibrocartilagem e se posicionam, principalmente, na face anterior da cabeça articular.

Fossa Mandibular

A fossa mandibular está localizada na face inferior do osso temporal e é duas a três vezes maior que a superfície articular da cabeça da mandíbula. No ponto mais profundo da fossa mandibular, o osso é muito delgado e translúcido no crânio. A superfície articular estende-se para a frente até o ápice do **tubérculo articular**. O tubérculo articular está localizado à frente da fossa mandibular e forma uma superfície articular oblíqua, que se estende para baixo, constituindo a chamada **inclinação do tubérculo**. No tubérculo articular, o revestimento cartilaginoso é particularmente espesso, pois nesta região ocorre a transmissão da força sobre o disco articular. Juntamente com a fossa mandibular, o tubérculo articular apresenta um contorno articular em forma de S".

Disco Articular

O disco articular apoia como um capuz sobre a cabeça articular e divide a articulação temporomandibular em uma articulação superior ligeiramente maior (articulação discotemporal) e uma articulação inferior (articulação discomandibular). Consequentemente, ela possui duas câmaras (**articulação ditalâmica**). O disco é fundido firmemente, na cápsula articular, nas posições anteromedial e lateral. Em sua região central ele é muito delgado, sendo mais espesso nas margens. Ele consiste em tecido conectivo e fibrocartilagem e apresenta uma estrutura diferente sob o ponto de vista regional (➤ Fig. 9.109), sendo subdividida em quatro partes (da região anterior para a posterior):

* **Ligamento anterior** (para este local irradiam os tendões das fibras musculares da cabeça superior do músculo pterigóideo lateral superficial, da região anterior para o interior do disco articular)
* **Zona intermédia**
* **Ligamento posterior**
* **Zona bilaminar** (tecido conectivo que se divide em dois folhetos, anteriormente à parte cartilagínea do meato acústico externo, uma parte direcionada para cima e outra parte direcionada para baixo).

O folheto inferior da zona bilaminar, juntamente com a cápsula articular, está fixado ao colo da mandíbula e, deste modo, constitui o limite posterior do espaço articular inferior. Ele é composto por fibras colágenas densamente compactadas e se continua, mais posteriormente, com um tecido conjuntivo altamente vascularizado, o **plexo retroarticular**. O folheto superior consiste, principalmente, em tecido conectivo rico em fibras elásticas, fixado à fissura timpanoescamosa e à fissura petroescamosa. Durante a abertura da boca, o folheto inferior é estendido, enquanto o folheto superior é relaxado. Durante o fechamento da boca, eles se comportam da maneira exatamente inversa. Nas posições anteromedial e lateral, o disco articular está associado à cápsula articular.

Uma vez que a cabeça da mandíbula e a fossa mandibular não congruentes entre si, o disco tem a **função** de compensar essa incongruência dos elementos esqueléticos articulados. Ao abrir e fechar a boca, o disco articular se movimenta (ele desliza sobre a inclinação do tubérculo) e adapta-se às alterações das proporções.

> **N O T A**
> Mesmo com a produção de uma força máxima da de mastigação sobre as faces oclusais, a articulação temporomandibular não impõe uma sobrecarga à fossa mandibular, uma vez que a pressão de mastigação sobre os dentes é transferida para a base do crânio e para a calvária através de trajetórias do viscerocrânio.

Clínica

Distúrbios de oclusão, disgnatia ou perda de dentes podem levar a sobrecargas excessivas e crônicas à articulação temporomandibular, frequentemente associadas a alterações degenerativas da cartilagem articular e do disco articular. As **alterações degenerativas (osteoartrose)** geralmente estão

Tabela 9.38 Ligamentos da articulação temporomandibular.

Ligamento	Função	Relação com a Cápsula Articular	Conexões
Ligamento lateral (ligamento temporomandibular)	Participa da orientação da articulação, inibe movimentos marginais e estabiliza a cabeça da mandíbula do lado da mordida	Reforça a cápsula articular na face externa	Arco zigomático, obliquamente em direção posterior, em relação ao colo da mandíbula
Ligamento medial	Variavelmente presente, reforça a cápsula articular, e inibe movimentos marginais	Reforça a cápsula articular na face interna	Margem interna da fossa mandibular em relação ao colo da mandíbula
Ligamento esfenomandibular	Inibe a abertura da boca próximo à posição final	Sem relação	Espinha do osso esfenoide entre os músculos pterigóideos em relação à língula da mandíbula
Ligamento estilomandibular	Normalmente fraco, sustenta o ligamento esfenomandibular	Sem relação	Margem inferior do processo estiloide com a margem posterior do ramo da mandíbula

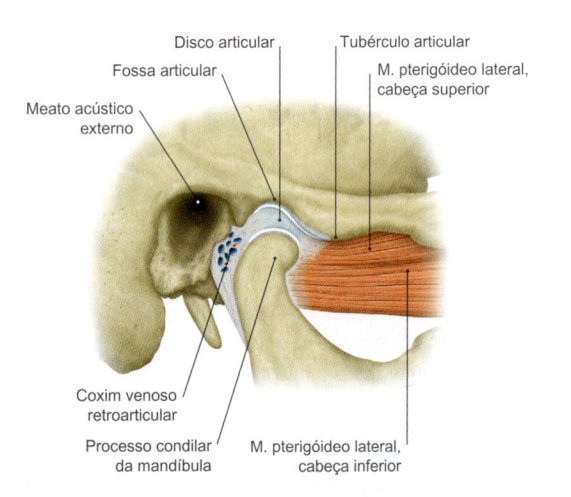

Figura 9.109 Partes ósseas da articulação temporomandibular, com o disco articular e o músculo pterigóideo lateral. [L127]

Labels na figura:
Disco articular
Tubérculo articular
Fossa articular
M. pterigóideo lateral, cabeça superior
Meato acústico externo
Coxim venoso retroarticular
Processo condilar da mandíbula
M. pterigóideo lateral, cabeça inferior

associadas a degenerações na região lateral do disco articular (**perfuração**). Uma vez que as articulações temporomandibulares são articulações verdadeiras (diartroses), elas podem ser acometidas por todas as doenças que também afetam as grandes articulações dos membros (p. ex., doenças do espectro reumático). Traumatismos mais graves na mandíbula podem resultar em uma **fratura de colo da mandíbula**, com ou sem deslocamento. Sangramentos do coxim venoso retroarticular, frequentemente, causam dificuldades durante a abertura da boca, mesmo sem fratura. Em pessoas idosas, como consequência de uma grave atrofia do osso, na fossa mandibular, devido a quedas ou golpes no queixo, pode ocorrer **fratura central da fossa mandibular**, com acometimento da fossa média do crânio. Em todas as doenças da articulação temporomandibular, a dor é, frequentemente, projetada no meato acústico externo. Por isso, sempre se deve pensar em acometimentos da articulação temporomandibular.

Cápsula Articular

A delgada cápsula articular se estende da margem da fossa mandibular ao redor do tubérculo articular e insere na mandíbula, acima da fóvea pterigóidea. Como ela se encontra firmemente conectada ao disco articular, o disco separa a cavidade articular na articulação discotemporal e na articulação discomandibular. Em geral, as cavidades articulares não têm conexão entre si. A cápsula articular é reforçada por ligamentos (➤ Tabela 9.38).

Ligamentos

Os movimentos da articulação temporomandibular são influenciados tanto por ligamentos da cápsula articular quanto por ligamentos não diretamente relacionados à cápsula articular (➤ Tabela 9.38).

Biomecânica

A articulação temporomandibular é uma articulação complexa e dupla, ela permite movimentos em todos os três planos do espaço. De acordo com o seu formato, ela é caracterizada como uma **articulação bicondilar**. Uma vez que ambas as articulações temporomandibulares estão conectadas entre si através da mandíbula, não são possíveis movimentos independentes de cada uma das articulações (acoplamento biomecânico).

> ### Clínica
>
> O formato das superfícies articulares, o formato e a posição dos dentes, a condição geral dos dentes, a oclusão, os músculos da mastigação e sua inervação formam um sistema funcional comum (sistema craniomandibular, SCM), que influencia os movimentos na articulação temporomandibular. Distúrbios neste sistema como, por exemplo, dentição incompleta ou má oclusão, levam a **alterações dos movimentos nas articulações temporomandibulares**.

Os principais movimentos das articulações temporomandibulares durante a mastigação são:

- **Abdução e adução** (abertura e fechamento, levantamento e abaixamento da mandíbula): trata-se de uma combinação de movimentos de deslizamento com movimentos em dobradiça que ocorre de forma bilateral simétrica. O disco articular desliza pela tração do músculo pterigóideo lateral sobre o tubérculo articular, para a frente e para baixo. Deste modo, o ângulo da mandíbula move-se para trás. O eixo deste movimento em dobradiça passa pelo forame da mandíbula, razão pela qual o nervo alveolar inferior não é estendido durante esse movimento.

- **Movimentos de trituração**: esses movimentos assimétricos são compostos de movimentos combinados de translação e rotação:
  - **Protrusão e retrusão** (deslocamento anterior e posterior) da mandíbula: este movimento ocorre na articulação discotemporal e é orientado pelo alinhamento dos dentes. Por esta razão, malposições dos dentes e distúrbios de oclusão podem comprometer o trajeto dos movimentos nas articulações temporomandibulares.
  - **Mediotrusão e laterotrusão** (translação em direção medial e em direção lateral, respectivamente): este movimento também é orientado pelo alinhamento dos dentes. Em um lado, a cabeça articular gira em torno de um eixo vertical na cavidade articular, enquanto no outro lado, a cabeça articular gira sobre o tubérculo articular e é conduzida para a frente, ocorrendo, deste lado, a separação dos dentes.

O movimento de trituração ocorre no lado da rotação (lado do trabalho da mordida, lado ativo, lado da laterotrusão, côndilo de rotação, côndilo em repouso). Com isso, a mandíbula é movimentada contra a maxila. A extensão do deslocamento lateral define o **ângulo de Bennett**, que em pessoas saudáveis atinge entre 15º e 20º. A articulação contralateral, que apenas acompanha o movimento, é o lado de equilíbrio (lado de mediotrusão). Neste lado, considera-se o côndilo oscilante ou o côndilo de translação.

Vasos e Nervos
Artérias e Veias

A articulação temporomandibular é suprida através dos seguintes vasos:

- Artéria temporal superficial
- Artéria facial transversa
- Artéria auricular profunda
- Ramos articulares (artéria maxilar)

A drenagem venosa ocorre através das veias correspondentes, bem como através do plexo retroarticular.

Inervação

A articulação temporomandibular é ricamente inervada por ramos nervosos sensitivos (➤ Tabela 9.39). Em pessoas mais jovens, o disco articular apresenta uma inervação sensitiva. No idoso, no entanto, ele ainda deve se manter inervado apenas nas regiões onde ele está fundido com a cápsula articular. O ligamento lateral, assim como o tecido circunjacente, são levemente inervados. Esta é a base para a sensibilidade à dor da articulação temporomandibular nos distúrbios funcionais.

Posições da Mandíbula

Em cada situação, a mandíbula ocupa uma posição correspondente em relação à maxila. Os côndilos se encontram em diferentes posições na cavidade articular:

Tabela 9.39 Inervação da articulação temporomandibular.

Nervo	Região de Inervação
• Nervo auriculotemporal • Ramos articulares • Nervo massetérico	Regiões lateral, dorsal, e medial da cápsula articular
• Nervos temporais profundos • Nervo pterigóideo lateral, ramos articulares	Região anterior da cápsula articular
Nervo facial [VII]	Ligamento lateral
Gânglio ótico, ramos articulares	Membrana sinovial, inervação parassimpática e secretora

- **Relação entre os maxilares**: ela descreve a relação de posicionamento entre a maxila e a mandíbula, e é a base para análises funcionais do sistema de mastigação. Deste modo, diferentes relações são consideradas:
  - Altura da mordida (denominada relação vertical entre os maxilares): define a distância dos maxilares com dentição completa em direção vertical, na posição de oclusão
  - Linha de fechamento dos lábios: descreve a altura do plano oclusal
  - Linha de sorriso: corresponde ao trajeto do lábio superior durante o sorriso
  - Relações sagital e horizontal entre os maxilares: descreve a relação posicional da maxila e da mandíbula nos planos sagital e horizontal
- **Relação central**: na relação central, a mandíbula se encontra em sua posição mais central em relação ao crânio. As cabeças articulares se encontram, de ambos os lados, no local mais profundo da fossa mandibular.
- **Posição de repouso**: na posição de repouso, as fileiras de dentes são, inconscientemente, mantidas em uma distância de alguns milímetros uma da outra. Ambos os côndilos e os discos articulares estão localizados na parede posterior do tubérculo articular. A posição de repouso é definida pelo tônus dos músculos da mastigação. Quando os músculos da mastigação relaxam, por exemplo, durante o sono ou na inconsciência, a mandíbula a abaixa levemente e a boca abre. A postura da cabeça também influencia a posição de repouso.
- **Posição de mordedura**: na posição final da oclusão (intercuspidação habitual) ocorre a posição final da mandíbula, na qual os dentes se encontram em interação máxima, devido ao posicionamento entre a fossa articular e o tubérculo articular. Os côndilos estão no ponto mais baixo da fossa articular. Na posição final de oclusão, no entanto, o teto da cavidade articular é apenas ligeiramente carregado, uma vez que a pressão mastigatória sobre as fileiras de dentes sofre ação das trajetórias do viscerocrânio.
- **Posição dos ligamentos**: na posição dos ligamentos, a boca se encontra em sua abertura máxima e os côndilos se localizam posteriormente ao ponto mais profundo do tubérculo articular.

Os ligamentos e a cápsula articular estão tensionados no nível máximo, não havendo mais possibilidade de movimentos.

Clínica

A **altura da mordida** (relação entre os maxilares) é importante para a produção de próteses para maxilares edêntulos. Nos casos de superextensão dos ligamentos e da cápsula, ou no caso de tubérculos planos, a cabeça articular desliza para frente do tubérculo articular (deslocamento), causando, assim, uma **luxação da mandíbula** (a mandíbula não pode ser aduzida). O termo **trismo mandibular** se refere a um impedimento da abertura da boca (abaixamento da mandíbula), por exemplo, em função de um hematoma retroarticular, após uma queda ou um traumatismo na mandíbula, ou devido a uma inflamação na glândula salivar parótida (parotidite).

9.7.5 Língua

Visão Geral

Funções

A língua tem inúmeras funções:

- **Transporte, modelagem e fragmentação mecânica**: durante a fragmentação dos alimentos, o bolo alimentar é formado com o auxílio da língua, uma vez que o corpo da língua empurra o alimento entre as superfícies de mastigação dos molares e, em seguida, transporta o bolo alimentar em direção à entrada da faringe. Além disso, componentes moles dos alimentos são atritados contra o palato duro pela pressão da língua.
- **Paladar**: no epitélio da mucosa das regiões do dorso da língua, da margem da língua e da raiz da língua se encontram numerosos corpúsculos gustativos para a percepção dos sabores.
- **Tato**: Numerosos corpúsculos táteis sensitivos da mucosa lingual tornam a língua um órgão extremamente sensível ao toque (tato), uma vez que objetos na cavidade oral podem ter sua percepção ampliada várias vezes.
- **Fala**: devido à sua excelente mobilidade e capacidade de alterações na forma, através da musculatura lingual, a língua contribui, significativamente, na produção da fala (fonação).

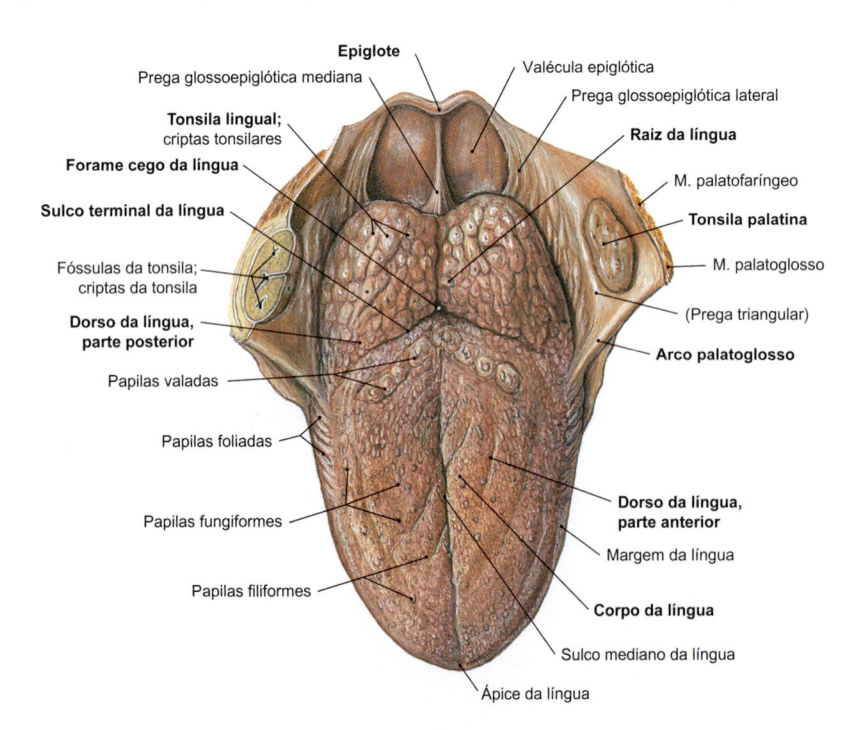

Figura 9.110 **Língua.** Vista superior.

(Legendas da figura)
Epiglote
Prega glossoepiglótica mediana
Valécula epiglótica
Prega glossoepiglótica lateral
Tonsila lingual; criptas tonsilares
Raiz da língua
Forame cego da língua
M. palatofaríngeo
Sulco terminal da língua
Tonsila palatina
Fóssulas da tonsila; criptas da tonsila
M. palatoglosso
(Prega triangular)
Dorso da língua, parte posterior
Arco palatoglosso
Papilas valadas
Papilas foliadas
Papilas fungiformes
Dorso da língua, parte anterior
Margem da língua
Papilas filiformes
Corpo da língua
Sulco mediano da língua
Ápice da língua

Estrutura da Língua

A língua é subdividida no **corpo da língua** e na **raiz da língua**. O corpo da língua e a raiz da língua são separados pelo sulco terminal, em forma de V, com o vértice do V no meio da língua, voltado para o istmo das fauces. No ápice do V lingual se localiza o forame cego da língua, um resquício do ducto tireoglosso, a partir do qual a glândula tireoide se desenvolveu. A parte anterior da língua termina no ápice da língua. O corpo da língua se continua com o ápice da língua, sem delimitações.

Desenvolvimento

Em torno da 4ª semana de desenvolvimento embrionário inicia-se o desenvolvimento do primórdio da língua, na região do 1º arco faríngeo. Inicialmente, sob o ectoderma do estomodeu, formam-se três projeções mesenquimais: duas eminências linguais laterais e o tubérculo ímpar, na região mediana e posterior às duas projeções anteriores. Todas as três projeções se fundem entre si e, mais tarde, formam os dois terços anteriores da língua. A partir dos 2º, 3º, e 4º arcos faríngeos, desenvolve-se, posteriormente ao tubérculo ímpar, outra protuberância, a cópula, a partir da qual se origina a raiz da língua. O sulco terminal marca o limite entre o corpo da língua e a raiz da língua. Entre o tubérculo ímpar e a cópula, desenvolve-se, na região mediana, o divertículo tireóideo, um primórdio cujo epitélio se estreita para formar o ducto tireoglosso, migrando profundamente na região do mesênquima do pescoço, para formar a glândula tireoide. O local de oclusão do ducto tireoglosso é marcado, no adulto, pelo forame cego. A musculatura da língua desenvolve-se nas regiões dos miótomos occipitais, inervados pelo nervo hipoglosso [XII], cujas células migram da região dorsal em direção ao mesênquima, subjacente ao epitélio da língua. O desenvolvimento da língua, a partir dos vários arcos faríngeos e dos miótomos occipitais, explica a complexa inervação da língua.

Mucosa da Língua

O **dorso da língua** se funde com a **margem da língua** e se continua com a **face inferior da língua**. Na linha mediana, o dorso da língua é subdividido pelo **sulco mediano da língua** em metades direita e esquerda (➤ Fig. 9.110). A parte do dorso da língua, situada anteriormente ao sulco terminal, é referida como parte pré-sulcal (parte anterior), e a parte situada posteriormente ao sulco terminal é referida como parte pós-sulcal (parte posterior). A membrana mucosa do dorso da língua, na região da parte pré-sulcal, apresenta várias **papilas linguais**, distinguidas sob diferentes tipos, a seguir:

- Papilas filiformes
- Papilas fungiformes
- Papilas folheáceas (ou foliáceas)
- Papilas valadas (ou circunvaladas, ou caliciformes).

As papilas estão distribuídas de forma diversa na mucosa da língua. As papilas filiformes e as papilas fungiformes estão predominantemente localizadas na parte pré-sulcal do dorso da língua. As papilas foliadas se concentram na margem da língua, enquanto as papilas valadas (apenas cerca de 9-14) estão situadas à frente do sulco terminal (➤ Fig. 9.110).

Mucosa da Língua

A túnica mucosa da língua é áspera, na parte anterior do dorso da língua, anteriormente ao sulco terminal, sendo revestida por um epitélio pavimentoso estratificado queratinizado, apresentando diferentes graus de queratinização. A textura áspera é causada pela presença de numerosas papilas de tecido conjuntivo (papilas linguais), geralmente pequenas, às vezes macroscopicamente visíveis, e que atuam na percepção tátil e de sabores. As papilas, geralmente, formam um eixo de tecido conjuntivo frouxo (papila primária),

do qual emergem papilas secundárias menores. A mucosa está firmemente fixada em uma lâmina de tecido conjuntivo denso (**aponeurose da língua**), na ausência de uma túnica submucosa.

Papilas Linguais

Papilas Filiformes

As papilas filiformes são distribuídas por todo o dorso da língua e são recobertas por um epitélio pavimentoso estratificado queratinizado. Os ápices das papilas são intensamente queratinizados e apontam para a faringe. Nas papilas se encontram terminações nervosas livres, corpúsculos táteis na forma de bulbos terminais, fibras nervosas amielínicas e corpúsculos táteis de Meissner, que atuam na percepção do tato fino, tato profundo, temperatura e dor. Eles aumentam a percepção dos objetos detectados em torno de um fator de 1,6 (estereognosia).

Papilas Fungiformes

As papilas fungiformes estão presentes, em menor quantidade, no dorso da língua e se posicionam difusamente entre as papilas filiformes. Elas são identificadas como pontos avermelhados brilhantes em meio às papilas filiformes. As papilas fungiformes têm um eixo de tecido conjuntivo abaulado, do qual curtas papilas secundárias, mais superficiais, se irradiam em direção ao epitélio. Na periferia do eixo de tecido conjuntivo da papila se encontra um abundante plexo vascular, responsável pela coloração vermelha das papilas. As papilas fungiformes são recobertas por um epitélio pavimentoso estratificado queratinizado. No epitélio apical dessas papilas se encontram alguns corpúsculos gustativos. Além disso, o eixo de tecido conectivo contém vários mecanorreceptores e termorreceptores, bem como terminações nervosas livres. Assim, as papilas fungiformes atuam tanto na percepção do paladar, quanto, também, como termorreceptores e mecanorreceptores.

Papilas Foliadas

As papilas foliadas (ou folheáceas) estão localizadas na margem lateral e na região posterior da língua e seguem verticalmente do dorso da língua até a raiz da língua. Elas são recobertas por um epitélio pavimentoso estratificado queratinizado; no epitélio lateral das invaginações entre estas papilas se encontram corpúsculos gustativos. No fundo dessas invaginações, desembocam os ductos excretores das glândulas serosas de Von Ebner. As glândulas estão localizadas no tecido conjuntivo da lâmina própria, abaixo do epitélio.

Papilas Valadas

Na margem anterior do sulco terminal se encontram aproximadamente 9-14 papilas valadas (também conhecidas como papilas circunvaladas ou papilas caliciformes). Cada papila possui um grande corpo, com um amplo eixo de tecido conjuntivo, revestido por um epitélio pavimentoso estratificado queratinizado, e cercado por um profundo sulco (ou vala). No assoalho do sulco, desembocam os ductos excretores das glândulas serosas de Von Ebner. Pelo fato de a papila ser envolvida por um sulco, o corpo da papila está localizado no nível da superfície da língua. No epitélio da papila, voltado para as paredes do sulco e a parede do próprio sulco, existem numerosos corpúsculos gustativos.

> **NOTA**
> - Papilas filiformes: percepção de tato fino, tato profundo, temperatura e dor
> - Papilas fungiformes: percepção do paladar, termorrecepção e mecanorrecepção
> - Papilas foliadas: percepção do paladar
> - Papilas valadas: percepção do paladar

Corpúsculos Gustativos

O conjunto de todos os **corpúsculos gustativos** (ou botões gustativos) forma o **órgão do paladar**. Os corpúsculos gustativos estão localizados no epitélio das papilas valadas, das papilas fungiformes e das papilas foliadas. Em recém-nascidos e crianças ainda existem corpúsculos gustativos na entrada da laringe e na entrada do esôfago, mas que regridem, lentamente, ao longo da vida. Os corpúsculos gustativos consistem em células sensoriais e células de sustentação organizadas de modo concêntrico, similar a uma cebola. O polo basal das células sensoriais e das células de sustentação está apoiado sobre a membrana basal. O polo apical das células termina no poro gustativo e possui longos microvilos. A porção basal das células sensoriais está associada por meio de sinapses formadas por fibras nervosas sensitivas gustatórias. Supõe-se que as células de sustentação funcionem na regeneração das células sensoriais gustatórias. Por meio dos corpúsculos gustativos, são percebidas cinco modalidades de sabores: **doce**, **azedo**, **salgado**, **amargo** e **umami** ("saboroso", em japonês). Achados recentes admitem ainda a existência de uma sexta modalidade de sabor (**gorduroso**).

Face Inferior da Língua

A face inferior da língua possui uma mucosa recoberta por um epitélio pavimentoso estratificado não queratinizado, mais delgado que o da superfície dorsal, apoiado diretamente na lâmina própria. Abaixo da mucosa não existe uma túnica submucosa. Na linha média, a membrana mucosa se projeta para formar o **frênulo da língua**. Além disso, duas pregas irregulares da mucosa seguem da margem da língua até o ápice da língua (**pregas franjadas**) à direita e à esquerda. Lateralmente, os ductos excretores das glândulas linguais anteriores (glândulas de Blandin-Nuhn) desembocam na face inferior do ápice da língua. Essas glândulas salivares menores seromucosas estão localizadas em meio à musculatura do ápice da língua. De ambos os lados da base do frênulo, o ducto excretor comum das glândulas salivares submandibular e sublingual (ducto submandibular ou ducto de Wharton) desemboca na **carúncula sublingual**.

> **NOTA**
> Sob a língua se situa, na lâmina própria, uma rede venosa subepitelial. Aqui, medicamentos administrados por via sublingual são rapidamente absorvidos (p. ex., *spray* de nitroglicerina, para a angina do peito).

Raiz da Língua

Posteriormente ao sulco terminal se situa a **raiz da língua**, com a **tonsila lingual**, que faz parte do anel linfático da faringe (de Waldeyer). A raiz da língua tem uma mucosa recoberta por um epitélio pavimentoso estratificado não queratinizado e forma amplas criptas planas espaçadas umas das outras, em direção ao tecido linfoide da tonsila palatina. Ductos excretores das **glândulas linguais mucosas** desembocam nas criptas. Na raiz da língua, a **prega glossoepiglótica mediana**, ímpar, e o par de **pregas glossoepiglóticas laterais** emergem em direção à epiglote e delimitam pequenas fossetas entre elas (**valéculas epiglóticas**).

> **Clínica**
>
> Lesões da língua são frequentes em **escaldamentos** ou **queimaduras**. Especialmente em fumantes de cachimbos, **lesões pré-cancerosas** potenciais aparecem na raiz da língua como hiperqueratoses ou leucoplasias.
> O termo **glossite** inclui doenças agudas e crônicas ou alterações da superfície da língua e/ou do corpo da língua, que podem estar associadas a causas muito distintas, tais como infecções bacterianas e virais, infecção por fungos, influências tóxicas (tabagismo, álcool), deficiência de ferro e muitas outras. Durante a deglutição, **corpos estranhos** podem se alojar nas valéculas epiglóticas na raiz da língua e, em virtude da pressão sobre a epiglote, podem causar obstrução da via aérea. Isso predispõe ao risco de sufocamento.

Musculatura da Língua

Podem ser distinguidas a **musculatura intrínseca** (músculos próprios da língua) e a **musculatura extrínseca**, que se originam do esqueleto. Os músculos extrínsecos alteram a posição da língua, enquanto os músculos intrínsecos mudam o seu formato. Uma grande parte da musculatura da língua está fixada à aponeurose da língua. Na linha média, o septo da língua divide a língua ao meio, de forma incompleta. A configuração estrutural dos músculos da língua é tão diferente sob o ponto de vista individual quanto as suas possibilidades de movimento.

Musculatura Intrínseca

Os músculos intrínsecos têm a sua origem e inserção na própria língua (➤ Tabela 9.40). Eles se dispõem perpendiculares entre si nos três planos do espaço e se entrelaçam uns aos outros. Funcionalmente, eles permitem a mastigação, a fala, o canto, o ato de sugar ou assobiar.

Musculatura Extrínseca

Os músculos extrínsecos da língua são todos pares e se dispõem de fora para dentro da língua (➤ Tabela 9.41).

> **Clínica**
>
> Em um estado de profunda inconsciência, o músculo genioglosso relaxa e a língua se projeta em posição posterior, em direção à faringe, podendo obstruir a via aérea. Por essa razão, pessoas inconscientes devem sempre ser posicionadas o mais rapidamente possível em **decúbito lateral estável**.

Tabela 9.40 Músculos intrínsecos da língua.

Inervação	Origem	Inserção	Função
Músculo longitudinal superior			
Nervo hipoglosso [XII]	Aponeurose da língua	Aponeurose da língua	Projeção da língua para baixo
Músculo transverso da língua			
Nervo hipoglosso [XII]	Aponeurose da língua na margem da língua	Septo da língua	Extensão da língua
Músculo vertical da língua			
Nervo hipoglosso [XII]	Aponeurose da língua na face superior da língua	Aponeurose da língua na face inferior da língua	Aplainamento da língua e formação de um sulco no dorso da língua

Tabela 9.41 Músculos extrínsecos da língua.

Inervação	Origem	Inserção	Função
Músculo genioglosso			
Nervo hipoglosso [XII]	Espinha mental	Corpo da língua	Condução do dorso da língua e da raiz da língua para frente, projeção da língua
Músculo estiloglosso			
Nervo hipoglosso [XII]	Processo estiloide	Margem da língua até o ápice da língua	Retração do corpo da língua
Músculo hioglosso			
Nervo hipoglosso [XII]	• Osso hioide, corno maior (músculo ceratoglosso) • Osso hioide, corno menor (músculo condroglosso)	Corpo da língua	Rotação da língua e achatamento da parte posterior da língua
Músculo palatoglosso			
Nervo glossofaríngeo [IX] e nervo vago [X]; ramo faríngeo	Parte posterior do músculo transverso da língua	Aponeurose palatina	Fechamento do istmo das fauces, abaixamento do véu palatino

Tabela 9.42 Inervação da língua.

Nervo	Tipo de Inervação	Região de Inervação
Nervo lingual (ramo de [V/3])	Sensitiva	2/3 anteriores da língua
Nervo glossofaríngeo [IX]	Sensitiva geral e especial	1/3 posterior da língua; papilas foliadas e valadas
Nervo vago [X] Nervo laríngeo superior (ramo de [X])	Sensitiva geral e especial	Transição para a epiglote
Corda do tímpano (ramo da parte intermédia de [VII])	Sensitiva especial e parassimpática	Papilas filiformes Glândula salivar submandibular, glândula salivar sublingual, glândulas salivares menores da cavidade oral
Nervo hipoglosso [XII]	Motora	Todos os músculos da língua, com exceção do músculo palatoglosso
Plexo faríngeo (ramos derivados de [IX] e [X])	Motora	Músculo palatoglosso

Vasos e Nervos

Artérias e Veias

A língua é suprida através da **artéria lingual**, ramo da artéria carótida externa. A artéria lingual se estende sobre a margem posterior do diafragma oral, medialmente ao nervo hipoglosso e por baixo do músculo hipoglosso no corpo da língua, onde se divide em seus ramos terminais:

- **Artéria profunda da língua** (ramo principal): estende-se até ao ápice da língua (➤ Fig. 10.17)
- **Ramos dorsais da língua**: suprem a raiz da língua e originam ramos menores para a tonsila palatina

- **Artéria sublingual**: supre a glândula salivar sublingual e a mucosa do assoalho da boca

As artérias são acompanhadas por veias de mesmo nome. A **veia lingual** conduz o sangue para a veia facial e, daí, para a veia jugular interna.

Vasos Linfáticos

Os linfonodos regionais da língua são:
- **Linfonodos submandibulares**
- **Linfonodos submentuais**
- **Linfonodo jugulodigástrico** (da raiz da língua)

A partir daqui, a linfa é drenada para os linfonodos cervicais profundos (veja também o ➤ Item 9.7.8).

> ### Clínica
>
> A artéria sublingual segue, relativamente superficial, na margem do corpo da mandíbula. Deve-se tomar cuidado durante a remoção cirúrgica de dentes molares ou a preparação da crista alveolar para o aumento de tecido ósseo, de modo a não causar a **lesão da artéria sublingual,** durante a exposição da mandíbula.

Inervação da Língua

Devido ao seu desenvolvimento, a língua tem uma complexa inervação (➤ Tabela 9.42).

Inervação Sensitiva

- Dois terços anteriores: o **nervo lingual** (ramo de [V/3]) segue no espaço infratemporal e se estende lateralmente na língua a partir da região dorsal, sobre o músculo constritor superior da faringe e do músculo hioglosso.
- Terço posterior: o **nervo glossofaríngeo** [IX] se dispõe sobre o músculo estilofaríngeo e se estende a partir da região dorsal, por baixo do músculo hioglosso, na raiz da língua. A mucosa na

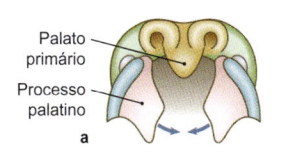
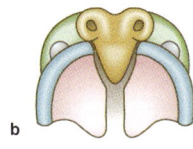
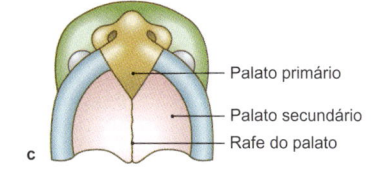

Palato primário
Processo palatino

a   b   c

Palato primário
Palato secundário
Rafe do palato

Figura 9.111 Desenvolvimento do palato, separação entre as cavidades nasal e oral. a 7ª semana. **b** 8ª semana. **c** 10ª semana. [E838]

transição para a epiglote é inervada pelo nervo laríngeo superior (ramo de [X]).

Inervação Sensorial

O **corda do tímpano** (ramo do VII) é o nervo responsável pela inervação sensorial dos dois terços anteriores da língua e para o terço posterior a inervação sensorial é realizada pelo **nervo glossofaríngeo** [IX]. A corda do tímpano se projeta a partir da região posterior, no espaço infratemporal, se une ao nervo lingual e continua com este nervo em direção à língua. As papilas valadas e foliadas da língua recebem sua inervação sensorial através do nervo glossofaríngeo [IX]. Os ramos oriundos dos corpúsculos gustativos, na região de transição para a epiglote, se associam, parcialmente, também ao nervo vago.

Inervação Parassimpática

As fibras parassimpáticas para as glândulas salivares submandibular e sublingual seguem como fibras pré-ganglionares no **corda do tímpano** nervo lingual e daqui se ramificam até o **gânglio submandibular**. As fibras pré-ganglionares fazem contatos sinápticos com os neurônios ganglionares, dos quais se originam as fibras pós-ganglionares que, então, seguem com os ramos terminais do nervo lingual para a glândula salivar sublingual ou, diretamente, do gânglio para a glândula salivar submandibular.

Inervação Motora

Com a exceção do músculo palatoglosso, todos os músculos da língua são inervados pelo **nervo hipoglosso [XII]**. O músculo palatoglosso recebe suas fibras a partir do plexo faríngeo (ramos de [IX] e [X]).

Clínica

Lesões no nervo hipoglosso [XII] fazem com que a língua desvie para o lado afetado quando é projetada para fora da boca; em seguida, neste lado afetado, ocorre a atrofia muscular.

9.7.6 Palato

Desenvolvimento

Sob o ponto de vista do desenvolvimento, o palato se origina de três processos palatinos. A proeminência frontonasal dá origem ao palato primário, ímpar, que se expande horizontalmente da região anterior para a região posterior. A partir dos processos maxilares formam-se, nos lados esquerdo e direito, dois processos palatinos secundários que, inicialmente, crescem da região cranial para a região caudal, em torno das margens laterais da língua. Aproximadamente na *7ª semana de desenvolvimento embrionário*, o assoalho da boca se aprofunda, fazendo com o que os processos palatinos secundários venham a se posicionar sobre a língua e se reorientem em uma direção horizontal. Subsequentemente, eles crescem mais amplamente na direção medial, até que eles se encontrem na linha média e se fundam com o vômer, em crescimento de cima para baixo. O processo de fusão começa entre o palato primário e os processos palatinos secundários e, gradualmente, prossegue em direção posterior, até a margem posterior do palato (➤ Fig. 9.111). Este processo é concluído na 12ª semana. O revestimento epitelial, localizado entre os processos palatinos secundários (parede epitelial de Hochstetter) regride, de modo a se formar uma ponte de tecido conjuntivo, completando o fechamento do palato.

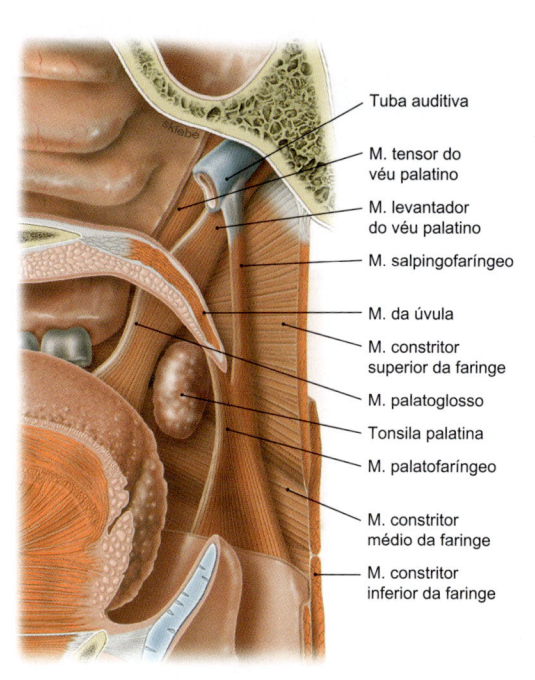

Figura 9.112 Bases estruturais musculares do istmo das fauces e da musculatura do palato mole e da faringe.

Legendas da figura:
- Tuba auditiva
- M. tensor do véu palatino
- M. levantador do véu palatino
- M. salpingofaríngeo
- M. da úvula
- M. constritor superior da faringe
- M. palatoglosso
- Tonsila palatina
- M. palatofaríngeo
- M. constritor médio da faringe
- M. constritor inferior da faringe

Clínica

Caso não ocorra a fusão dos processos palatinos, formam-se diferentes fendas faciais (**fendas labiais e palatinas**). Podem ser distinguidas **fendas do lábio superior (queilosquises)**, que sempre se formam lateralmente e são atribuídas à falha na fusão entre o processo nasal medial e o processo maxilar. Além disso, pode haver a formação de **fendas da maxila (gnatosquises)**, que ocorrem entre o palato primário e os processos palatinos e são atribuídas a uma falta de fusão do palato primário com os processos palatinos secundários. Elas seguem distalmente aos segundos incisivos superiores, em direção ao forame incisivo. Finalmente, ocorrem as **fendas palatinas (palatosquises)** no meio do palato, em que os processos palatinos secundários não se fundem entre si, levando à formação de uma conexão entre as cavidades oral e nasal, de ambos os lados ou apenas em um dos lados. Existem muitas combinações e níveis da gravidade entre as manifestações das fendas. As malformações dos lábios, da maxila e do palato são os distúrbios de desenvolvimento mais comuns dentre os humanos. A forma conhecida como "lábio leporino", em linguagem coloquial, representa a formação de uma fenda unilateral ou bilateral do lábio superior. A forma menos grave é uma úvula fendida (**úvula bífida**). Nem todas as fendas são determinadas por distúrbios genéticos, pois também podem ser decorrentes de uma deficiência de ácido fólico da mãe durante a gravidez.

Palato Duro e Palato Mole

O palato forma o teto da cavidade oral e o assoalho da cavidade nasal. Ele é dividido em **palato duro** e **palato mole**. Sob o ponto de vista funcional, o palato duro atua na articulação da fala (produção de consoantes) e utiliza a língua como um suporte para a trituração dos alimentos. O palato mole separa a parte nasal da parte oral da faringe (➤ Item 10.7.6), dispondo-se adjacente à parede posterior da faringe.

Palato Duro

O paladar duro é uma placa óssea abaulada, em formato de cúpula, e é composto pelo processo palatino da maxila e pela lâmina

Tabela 9.43 Músculos do palato mole.

Inervação	Origem	Inserção	Função
Músculo levantador do véu palatino			
Plexo faríngeo (ramos de [IX] e [X], às vezes também do nervo facial [VII]	Face inferior da parte petrosa do osso temporal e cartilagem da tuba auditiva	Aponeurose palatina	Estira e eleva o véu palatino, abre a tuba auditiva e fecha o espaço da parte nasal da faringe, juntamente com o músculo constritor superior da faringe, projeta o toro do levantador da parede da faringe
Músculo tensor do véu palatino			
Nervo do músculo tensor do véu palatino (ramo de [V/3])	Lâmina medial do processo pterigoide, asa maior do esfenoide, lâmina membranácea da tuba auditiva; ele contorna horizontalmente o hâmulo pterigóideo	Aponeurose palatina	Estira o véu palatino, abre a tuba auditiva e deforma o palato na formação do som
Músculo palatofaríngeo			
Plexo faríngeo (ramos derivados de [IX])	Aponeurose palatina, hâmulo pterigóideo e lâmina medial do processo pterigoide	Parede lateral da faringe e margem posterior da cartilagem tireóidea, base estrutural do arco palatofaríngeo	Eleva a faringe, base estrutural do arco palatofaríngeo
Músculo palatoglosso			
Plexo faríngeo (ramos derivados de [IX] e [X])	Partição posterior originada do músculo transverso da língua	Aponeurose palatina	Fecha o istmo das fauces, abaixa o véu palatino, base estrutural do arco palatoglosso
Músculo da úvula			
Plexo faríngeo (ramos de [IX] e [X])	Aponeurose palatina	Mucosa da úvula	Retrai a úvula

horizontal do osso palatino. As placas ósseas se unem na linha média, formando a **sutura palatina mediana**. Posteriormente, a lâmina horizontal é unida ao processo palatino, por meio da **sutura palatina transversa**. O palato duro é atravessado, anteriormente, pelo forame incisivo e, posteriormente, pelo par de forames palatinos maiores e pelo par de forames palatinos menores.

Palato Mole

O **palato mole** segue posteriormente ao palato duro e é distinguível do palato duro durante a inspeção da cavidade oral pela chamada linha A. A base estrutural do palato mole é uma lâmina de tecido conjuntivo, em trajeto horizontal (**aponeurose palatina**), na qual cinco músculos inserem (➤ Tabela 10.9). A aponeurose se continua, posteriormente, com a margem fibromuscular posterior

do palato mole, onde se encontra a úvula palatina. De cada lado da úvula, projetam-se duas pregas – o arco palatoglosso (arco palatino anterior ou prega anterior das fauces) e o arco palatofaríngeo (arco palatino posterior ou prega posterior das fauces).

Istmo das Fauces

Os **arcos palatinos** delimitam, entre si, de cada lado, uma fossa (fossa tonsilar), na qual se localiza a tonsila palatina. Acima da tonsila palatina há uma pequena depressão triangular (fossa supratonsilar).

- O **arco palatoglosso** (**arco anterior do palato**) se projeta para a margem lateral da língua. Sua margem medial livre pode recobrir facilmente a tonsila palatina. Ele é projetado pela presença do músculo palatoglosso.

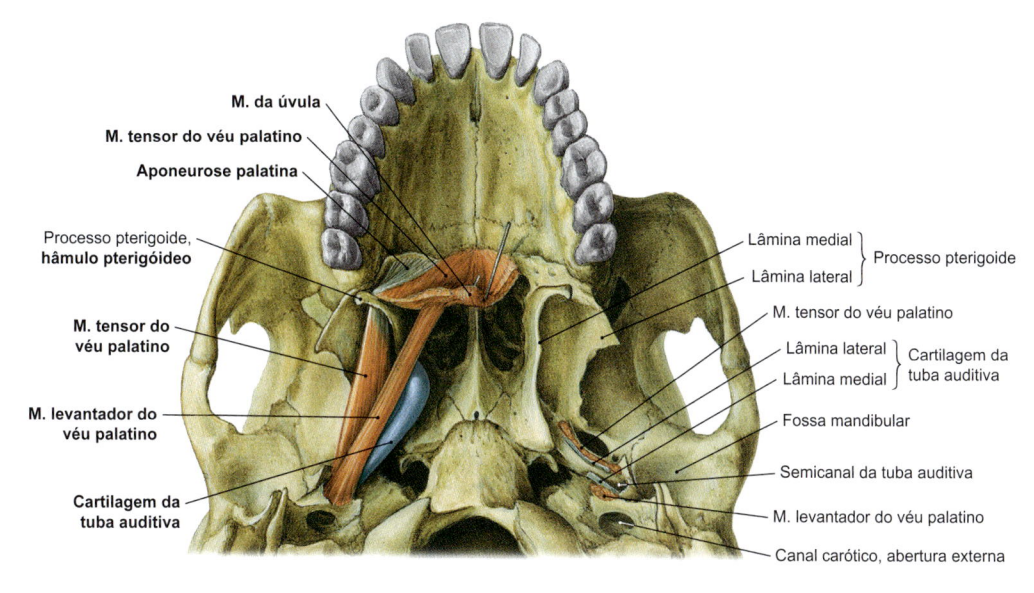

Figura 9.113 Músculo levantador do véu palatino, músculo tensor do véu palatino e cartilagem da tuba auditiva.

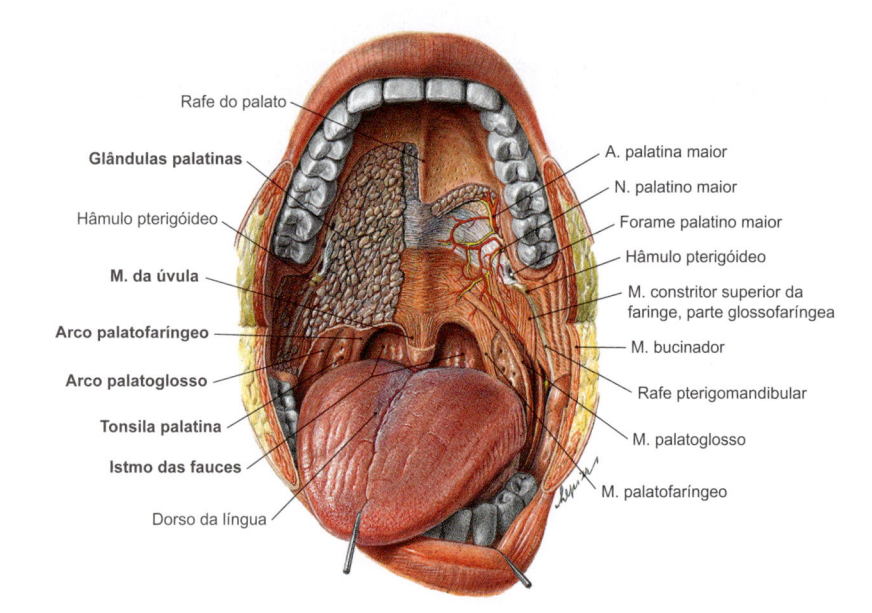

Rafe do palato
Glândulas palatinas
Hâmulo pterigóideo
M. da úvula
Arco palatofaríngeo
Arco palatoglosso
Tonsila palatina
Istmo das fauces
Dorso da língua

A. palatina maior
N. palatino maior
Forame palatino maior
Hâmulo pterigóideo
M. constritor superior da faringe, parte glossofaríngea
M. bucinador
Rafe pterigomandibular
M. palatoglosso
M. palatofaríngeo

Figura 9.114 Cavidade oral e músculos do palato. Vista anterior.

- O **arco palatofaríngeo** (**arco posterior do palato**) se projeta, posteriormente, em direção à parede da faringe. Ele é projetado pela presença do músculo palatofaríngeo.

Os arcos palatinos, juntamente com o palato mole e a raiz da língua, formam o **istmo das fauces** (➤ Fig. 9.112), que representa a transição da cavidade oral para a parte oral da faringe.

Clínica

Cerca de 60% dos homens e 40% das mulheres roncam, regularmente, a partir dos 40 anos de idade. Nas crianças, isso ocorre em apenas 10% dos casos. O **ronco normal** (ronco compensado) é de baixa gravidade e não tem valor patológico. Normalmente, o palato mole (véu palatino) vibra quando ele fica relaxado durante o sono. O clínico considera o ronco em um sentido patológico (roncopatia) quando ele se manifesta como um barulho alto e perturbador, que se origina nas

vias aéreas superiores e leva a uma redução do suprimento de oxigênio e, em seguida, a distúrbios do sono. Esta condição é considerada como ronco obstrutivo.

Um estímulo (toque) na raiz da língua, nos arcos palatinos ou na parede posterior da faringe, geralmente, desencadeia o **reflexo da deglutição ou do engasgo**. Os reflexos envolvem os músculos da língua, a faringe, a laringe e o esôfago.

Reações alérgicas no palato mole podem levar a um edema na mucosa, potencialmente fatal. **Inflamações** na área do palato mole são geralmente acompanhadas de intensas dificuldades na deglutição.

Distúrbios circulatórios do tronco encefálico ocorrem em muitas pessoas com idade avançada. Caso ocorra o comprometimento da região de suprimento da artéria vertebral, tais alterações são frequentemente acompanhadas de paralisia dos músculos do palato, no lado afetado, cujas consequências são distúrbios da deglutição e de ventilação da tuba auditiva. Deste modo, pode ocorrer paralisia do palato mole (lesões nos núcleos do nervo glossofaríngeo [IX] e do nervo vago [X]). Devido à paralisia do músculo levantador do véu palatino, o palato mole desvia para o lado afetado e a úvula é desviada para o lado saudável.

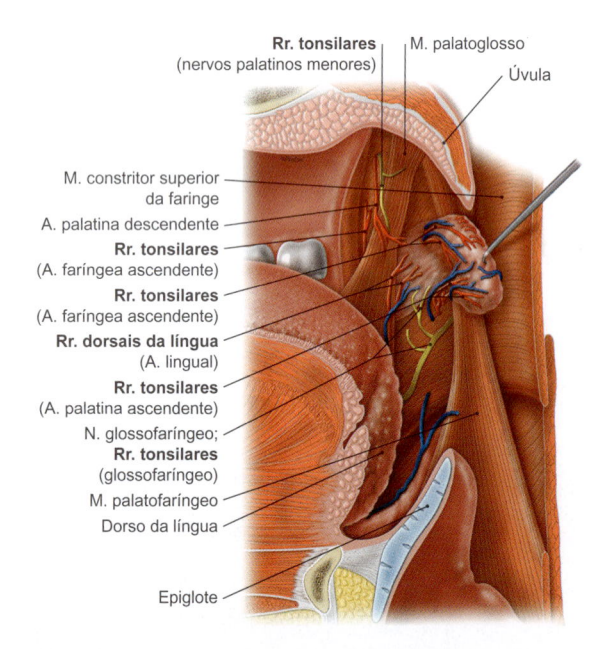

Rr. tonsilares (nervos palatinos menores)
M. palatoglosso
Úvula
M. constritor superior da faringe
A. palatina descendente
Rr. tonsilares (A. faríngea ascendente)
Rr. tonsilares (A. faríngea ascendente)
Rr. dorsais da língua (A. lingual)
Rr. tonsilares (A. palatina ascendente)
N. glossofaríngeo; Rr. tonsilares (glossofaríngeo)
M. palatofaríngeo
Dorso da língua
Epiglote

Figura 9.115 Suprimento vascular da tonsila palatina.

Mucosa do Palato

A mucosa do palato é revestida por um epitélio pavimentoso estratificado queratinizado no palato duro e por um epitélio pavimentoso estratificado não queratinizado no palato mole. Ambos os epitélios são acompanhados de uma lâmina própria de tecido conjuntivo. No palato duro, a mucosa é imóvel, enquanto no palato mole a mucosa apresenta certa mobilidade. O palato duro é ricamente vascularizado. Na submucosa (camada de tecido conectivo subjacente à mucosa) tanto do palato duro quanto do palato mole, estão presentes centenas de **glândulas salivares menores** (glândulas palatinas, ➤ Fig. 9.114). Lateralmente, a mucosa do palato duro se continua com a gengiva. Na linha média, a mucosa é elevada, formando a **rafe palatina**. Na parte anterior do palato duro se localizam numerosas pregas palatinas transversais (ou rugas palatinas), que atuam na apreensão e na trituração de componentes alimentares. Na face nasal, a mucosa do palato mole é recoberta por um epitélio pseudoestratificado ciliado, enquanto na face oral a mucosa é revestida por um epitélio pavimentoso estratificado não queratinizado.

Tabela 9.44 Suprimento sanguíneo da tonsila palatina.

Artéria nutridora	Ramo terminal
Artéria lingual	Ramos dorsais da língua
Artéria palatina ascendente	Ramos tonsilares
Artéria faríngea ascendente	Ramos faríngeos com ramos tonsilares
Artéria palatina descendente	Ramo faríngeo com ramos tonsilares

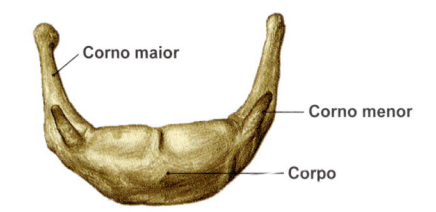

Figura 9.117 Osso hioide. Vista anterossuperior.

Durante a sua contração, ele eleva e abre o óstio da tuba auditiva.

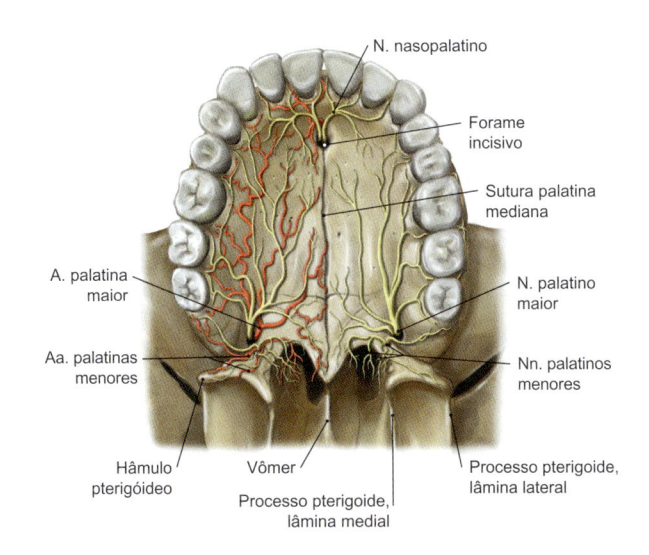

Figura 9.116 Inervação e suprimento vascular do palato duro e do palato mole. [L266]

Músculos do Palato

A aponeurose palatina forma um ponto de fixação de tecido conjuntivo para quatro pares de músculos e para o músculo da úvula, ímpar (➤ Fig. 9.112, ➤ Fig. 9.113, ➤ Tabela 9.43). O **músculo tensor do véu palatino** segue da lâmina medial do processo pterigoide em direção anteroinferior e se curva em torno do hâmulo pterigóideo para, em seguida, inserir horizontalmente na aponeurose palatina. O **músculo levantador do véu palatino**, em seu trajeto a partir da face externa do osso temporal, cruza por baixo da tuba auditiva, em direção medial.

Vasos e Nervos
Artérias e Veias

O suprimento arterial (➤ Fig. 9.114) ocorre através dos seguintes vasos:

- **Artéria palatina descendente** (ramo terminal da artéria maxilar): ela se origina da fossa pterigopalatina, através do canal palatino maior e do forame palatino maior, e atinge a mucosa na transição entre o palato duro e o palato mole.
- **Artéria palatina maior**: ela se origina, a partir da artéria palatina descendente e, após a passagem através do forame palatino maior, se estende anteriormente na mucosa do palato, em direção ao forame incisivo, onde ela entra em contato com a artéria nasopalatina, ramo da artéria esfenopalatina, através do canal incisivo.
- **Artérias palatinas menores**: elas se originam da artéria palatina descendente e, após a passagem pelo canal palatino e pelos forames palatinos menores, seguem, em direção posterior, para o palato mole e estruturas adjacentes.
- **Artéria palatina ascendente** (ramo da artéria facial), para o palato mole e para os arcos palatinos.
- **Artéria faríngea ascendente** (ramo da artéria carótida externa), para o palato mole e para os arcos palatinos.

O sangue venoso é conduzido para o **plexo pterigóideo,** na fossa infratemporal.

Suprimento Sanguíneo da Tonsila Palatina

Juntamente com a tonsila lingual na raiz da língua, a tonsila palatina faz parte ao anel linfático da faringe, de Waldeyer (➤ Item 10.7.7). A tonsila palatina possui um suprimento vascular muito diferenciado (➤ Fig. 9.115, ➤ Tabela 9.44).

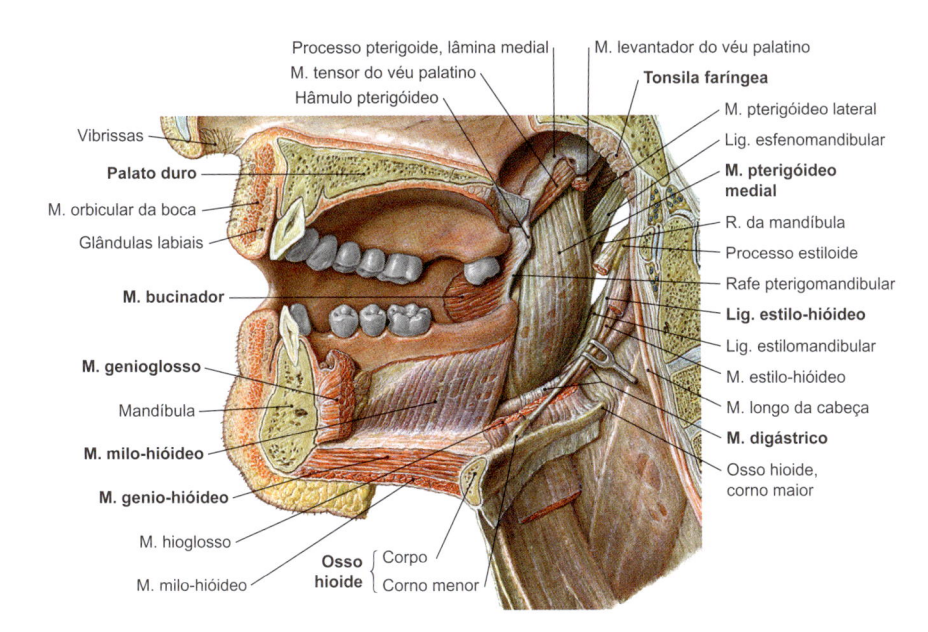

Figura 9.118 Cavidade oral, com representação do assoalho da boca (diafragma da boca).

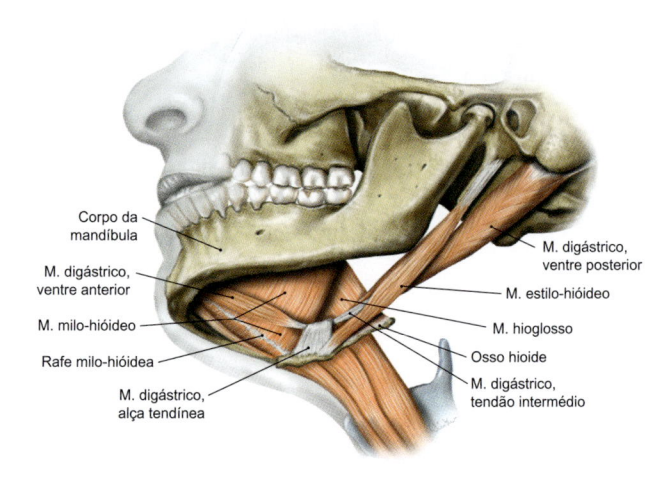

Corpo da mandíbula

M. digástrico, ventre anterior

M. milo-hióideo

Rafe milo-hióidea

M. digástrico, alça tendínea

M. digástrico, ventre posterior

M. estilo-hióideo

M. hioglosso

Osso hioide

M. digástrico, tendão intermédio

Figura 9.119 Musculatura do assoalho da boca. Vista lateral inferior.

Clínica

Tonsilite (comumente conhecida como amigdalite) é uma inflamação altamente dolorosa das tonsilas palatinas. É contagiosa e pode ser transmitida por infecção através das partículas de aerossóis. Os principais causadores de uma tonsilite aguda são, principalmente, os estreptococos. A amigdalite é um dos 20 quadros clínicos mais comuns na prática médica da clínica geral. Na remoção cirúrgica da tonsila palatina (**tonsilectomia**), devido às numerosas artérias, o risco de hemorragia pós-operatória é relativamente grande e preocupante. Caso exista a chamada **alça carótica de risco** (variação de trajeto da parte cervical da artéria carótida interna em relação à parede posterior da faringe), devido à íntima relação entre a artéria carótida interna e a fossa tonsilar (posição da tonsila palatina na margem posterior do istmo das fauces) na realização de uma tonsilectomia ou da abertura de um abscesso peritonsilar, a artéria carótida interna pode ser lesada e causar hemorragia fatal.

Vasos Linfáticos

A linfa atinge os **linfonodos regionais cervicais profundos** (veja também o ➤ Item 9.7.8).

Inervação

Ocorre através dos seguintes nervos (➤ Fig. 9.116):

- Ramos terminais do nervo nasopalatino: mucosa palatina e gengiva em torno dos dentes anteriores (o nervo nasopalatino chega ao palato duro pelo forame incisivo)
- Nervo palatino maior: gengiva e mucosa na região dos dentes laterais (o nervo palatino maior chega ao palato, nos dois lados, através do forame palatino maior)
- Nervos palatinos menores: mucosa do palato mole (eles seguem pelos forames palatinos menores para o palato mole)

Clínica

No forame palatino maior, o nervo palatino maior pode ser bloqueado por **anestesia de condução**. Como resultado, pode ser obtida a analgesia da gengiva palatina na região dos dentes laterais. A analgesia da gengiva palatina dos dentes anteriores é obtida por uma anestesia de condução do nervo nasopalatino, no forame incisivo.

Inervação da Tonsila Palatina

A inervação da fossa tonsilar é realizada por meio dos ramos tonsilares dos nervos palatinos menores e do nervo glossofaríngeo [IX].

9.7.7 Assoalho da Boca

O **assoalho da boca** (ou **diafragma da boca**) consiste em vários músculos, que se encontram posicionados entre o corpo da mandíbula e o osso hioide (➤ Fig. 9.117, ➤ Fig. 9.119). As estruturas centrais do assoalho da boca são representadas pelos dois **músculos milo-hióideos**, que estão conectados, entre si na linha média, através da rafe milo-hióidea de tecido conjuntivo (➤ Fig. 9.118, ➤ Fig. 9.119). Além disso, na formação do assoalho da boca, ain-

---

Tabela 9.45 Músculos supra-hióideos.

Inervação	Origem	Inserção	Função
Músculo milo-hióideo			
Nervo milo-hióideo (ramo de [V/3])	Linha milo-hióidea em direção inferior, medialmente à rafe milo-hióidea	Osso hioide e rafe milo-hióidea	Elevação do assoalho da boca durante a deglutição
Músculo genio-hióideo			
Nervo hipoglosso [XII], plexo cervical (C1, C2)	Espinha mental	Osso hioide	Com a fixação do osso hioide pelo ventre posterior do músculo digástrico e do músculo estilo-hióideo, abertura da boca com a fixação da mandíbula pelos músculos da mastigação, elevação da laringe
Músculo digástrico, ventre anterior			
Nervo milo-hióideo (ramo de [V/3])	Fossa digástrica da mandíbula	Tendão intermediário do músculo digástrico, no osso hioide	Elevação do assoalho da boca durante a deglutição
Músculo digástrico, ventre posterior (não faz parte da musculatura do assoalho da boca)			
Nervo facial [VII], ramo digástrico	Incisura mastóidea, medialmente ao processo mastoide	Tendão intermediário no osso hioide	Fixação do osso hioide, elevação da laringe
Músculo estilo-hióideo (não faz parte da musculatura do assoalho da boca)			
Nervo facial [VII], ramo estilo-hióideo	Processo estilo-hióideo	Corpo e corno maior do osso hioide	Traciona o osso hioide para cima e para trás, durante a deglutição

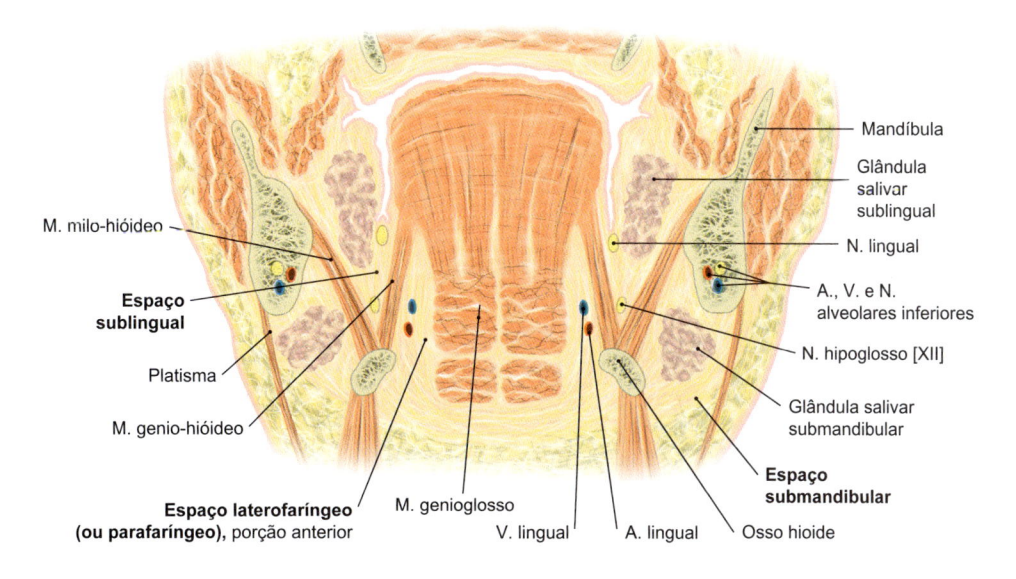

Figura 9.120 Corte horizontal através da musculatura do assoalho da boca na região do osso hioide, com representação dos compartimentos do assoalho da boca. [L127]

da, participam os **músculos genio-hióideo, digástrico e estilo-hióideo**. Todos os músculos estão direta ou indiretamente conectados ao osso hioide (veja adiante, ➤ Item 10.2.1) e são referidos como músculos supra-hióideos ou musculatura supra-hióidea (➤ Fig. 9.118, ➤ Fig. 9.119, ➤ Tabela 9.45). Funcionalmente, o assoalho da boca atua como um sustentáculo para a língua.

Osso Hioide
O **osso hioide** é um osso em forma de U no assoalho da boca (➤ Fig. 9.117). Uma vez que ele não está conectado ao restante do esqueleto, mas apenas suspenso por músculos e ligamentos, ele está ausente dos esqueletos humanos que são disponibilizados para o ensino. Sob o ponto de vista embrionário, ele se origina das cartilagens dos 2º e 3º arcos faríngeos. No corpo do osso hioide se encontram, lateralmente, dois pares de cornos. O **corno maior** está conectado à laringe através da membrana tireo-hióidea e suas estruturas de reforço (➤ Item 10.2.1), sendo di-

recionado posteriormente, enquanto o **corno menor** está conectado ao processo estiloide do osso temporal, por meio do **ligamento estilo-hióideo**.

> ### Clínica
>
> Após a completa **perda dos dentes** mandibulares, o processo alveolar regride. Como resultado, a linha milo-hióidea atinge a margem superior do corpo da mandíbula. As próteses completas na mandíbula são, portanto, difíceis de serem mantidas na posição, uma vez que elas se apoiam sobre a crista óssea do corpo da mandíbula, e a prótese é pressionada para cima pela contração dos músculos, durante a deglutição.

Musculatura do Assoalho da Boca
Os músculos do assoalho da boca, além do ventre posterior do músculo digástrico e do músculo estilo-hióideo (que não fazem

Tabela 9.46 Linfonodos regionais da cavidade oral.

Grupos de Linfonodos	Área de Drenagem da Linfa	Fluxo de Saída da Linfa
Linfonodos occipitais se localizam na origem do músculo trapézio, na altura da linha da nuca	Occipúcio até o vértice da cabeça, nuca	Linfonodos cervicais profundos
Linfonodos retroauriculares se localizam na inserção do músculo esternocleidomastóideo no processo mastoide	Face posterior da orelha, pele do occipúcio	Linfonodos cervicais profundos
Linfonodos parotídeos se localizam sobre a glândula salivar parótida, anteriormente ao meato acústico externo	Fronte, têmpora, parte lateral das pálpebras, raiz do nariz, concha da orelha, meato acústico externo, membrana do tímpano, tuba auditiva, glândula salivar parótida, espaço da parte nasal da faringe	Linfonodos cervicais profundos
Linfonodos submandibulares se localizam no espaço submandibular	Drenagem de duas regiões: • região superficial: porção média da fronte, além das pálpebras, nariz externo, lábio superior e bochecha • região profunda: ápice da língua, porções anteriores do palato e do assoalho da boca, dentes, gengivas, vestíbulo do nariz, fossa infratemporal Além disso, ocorre um fluxo da linfa a partir dos linfonodos faciais e submentuais	Linfonodos cervicais superficiais e profundos
Linfonodos submentuais se localizam lateralmente e abaixo da mandíbula, no trígono submentual	Mento e região média do lábio inferior, dentes incisivos mandibulares, além da gengiva, ápice da língua e assoalho da boca	• Linfonodos submandibulares • Linfonodos cervicais profundos e superficiais
Linfonodos bucais se localizam na região da bochecha	Parte posterior da cavidade nasal, além da cavidade oral e raiz da língua – fossa pterigóidea, fossa infratemporal, palato e faringe	Linfonodos cervicais profundos

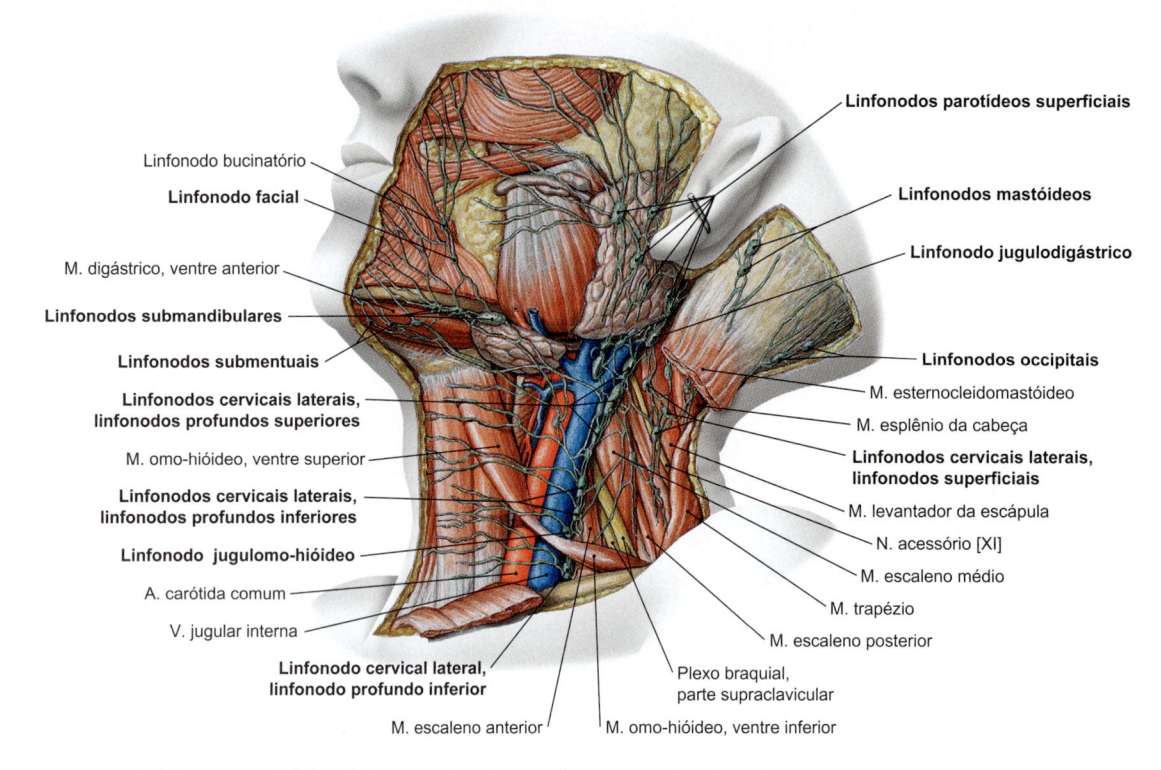

Linfonodos parotídeos superficiais

Linfonodo bucinatório

Linfonodo facial

Linfonodos mastóideos

Linfonodo jugulodigástrico

M. digástrico, ventre anterior

Linfonodos submandibulares

Linfonodos submentuais

Linfonodos cervicais laterais, linfonodos profundos superiores

M. omo-hióideo, ventre superior

Linfonodos cervicais laterais, linfonodos profundos inferiores

Linfonodo jugulomo-hióideo

A. carótida comum

V. jugular interna

Linfonodo cervical lateral, linfonodo profundo inferior

M. escaleno anterior

Linfonodos occipitais

M. esternocleidomastóideo

M. esplênio da cabeça

Linfonodos cervicais laterais, linfonodos superficiais

M. levantador da escápula

N. acessório [XI]

M. escaleno médio

M. trapézio

M. escaleno posterior

Plexo braquial, parte supraclavicular

M. omo-hióideo, ventre inferior

Figura 9.121 Vasos linfáticos superficiais e linfonodos da cabeça e do pescoço. Vista lateral.

parte da musculatura do assoalho da boca) são mostrados na ➤ Tabela 9.45.

Compartimentos do Assoalho da Boca

Entre os músculos do assoalho da boca, são formados espaços do tecido conjuntivo, caracterizados como compartimentos do assoalho da boca (➤ Fig. 9.120):

- Entre o músculo genioglosso e o músculo genio-hióideo, o **espaço parafaríngeo** segue em sua **parte anterior**. Ele contém a artéria lingual e a veia lingual.
- Entre o músculo genio-hióideo e o músculo milo-hióideo, o **espaço sublingual** se projeta. Medialmente à glândula salivar sublingual se situa o nervo lingual.
- Abaixo do músculo milo-hióideo, recoberto pelo platisma, encontra-se o **espaço submandibular**, com a glândula salivar submandibular.

Cada um dos três compartimentos do assoalho da boca possui conexões posteriores com os feixes vasculonervosos do pescoço.

Clínica

Os **abscessos do assoalho da boca** podem se propagar posterior e inferiormente, através dos feixes vasculonervosos do pescoço, até o mediastino, levando a condições que ameaçam a vida.

9.7.8 Vias de Drenagem Linfática da Cavidade Oral

A linfa derivada da cavidade oral (➤ Fig. 9.121, ➤ Tabela 9.46) é coletada, de ambos os lados, no tronco jugular que, juntamente com a artéria carótida comum e a veia jugular interna, segue em direção à veia subclávia.

Clínica

Processos inflamatórios na mandíbula geralmente levam a um aumento de tamanho dos linfonodos submentuais e submandibulares. Deste modo, eles se tornam palpáveis sob o mento ou no trígono submandibular. **Carcinomas do assoalho da boca** enviam metástases para os linfonodos submandibulares, enquanto, em contrapartida, os **carcinomas da raiz da língua** enviam metástases para os linfonodos cervicais profundos.

9.7.9 Glândulas Salivares

Os ductos excretores dos três pares de glândulas salivares maiores e de várias glândulas salivares menores desembocam na cavidade oral, sendo agrupadas como glândulas salivares da boca. Tais glândulas são:

- **Glândulas salivares maiores**:
  - Glândula salivar parótida
  - Glândula salivar submandibular
  - Glândula salivar sublingual
- **Glândulas salivares menores**:
  - Glândulas bucais (na bochecha)
  - Glândulas labiais (nos lábios)
  - Glândulas palatinas (no palato duro e no palato mole)
  - Glândulas linguais (na língua), incluídas aqui o par de glândulas linguais anteriores (glândulas de Blandin--Nuhn)
  - Glândulas gengivais (nas gengivas)
- **Glândulas molares (na região dos dentes molares)**

Os ductos excretores das glândulas salivares maiores costumam ser mais longos em seu trajeto até a desembocadura na cavidade oral.

Desenvolvimento

As glândulas salivares originam-se durante as 6ª-7ª semana de desenvolvimento como brotamentos epiteliais sólidos do revestimento ectodérmico do estomodeu.

Saliva

A cavidade oral é continuamente umedecida com a **saliva** (cerca de 1,5 L diariamente), quc é produzida pelas três glândulas salivares maiores e pelas numerosas glândulas salivares menores. As secreções das glândulas salivares sublinguais e das glândulas salivares menores atuam na umidificação da mucosa oral, enquanto as secreções das glândulas salivares parótidas e das glândulas salivares submandibulares são secretadas sob estímulos reflexos. A saliva é composta por 96% de componentes líquidos e 4% de componentes sólidos. Os componentes líquidos consistem em:

- Água
- Eletrólitos
- Componentes do muco (mucinas)
- Enzimas (α-amilase)

Substâncias antimicrobianas (p. ex., IgA, lisozima, defensinas). Os componentes sólidos são células epiteliais descamadas, bem como numerosas bactérias que povoam toda a cavidade oral como uma flora fisiológica. A secreção salivar é liberada por estímulos mecânicos, químicos, olfativos e psíquicos.

Clínica

Para a proteção dos dentes, eles são recobertos por um delgado biofilme, desprovido de bactérias, caracterizado como **película**. A película consiste em componentes orgânicos da saliva e protege o esmalte da abrasão e dos ácidos presentes nos alimentos. Por outro lado, diferentes bactérias podem se agregar e proporcionar a base para a formação da placa bacteriana (biofilme bacteriano patogênico). A escovação dos dentes remove a película e a sua reconstrução, a partir da saliva, leva vários minutos. O consumo regular de alimentos ácidos (como maçãs) antes de escovar os dentes pode causar danos ao esmalte, uma vez que a escovação remove as película dos dentes, mas não toda a acidez da saliva na cavidade oral, o que pode acometer os dentes. Caso ocorra o depósito de minerais (precipitação de sais de cálcio) nas placas bacterianas, forma-se o **tártaro** (**cálculos dentários**).

Glândula Salivar Parótida

A **glândula salivar parótida** está localizada na região parotideo-massetérica e é envolta por uma espessa fáscia (**fáscia parotídea**), que delimita o compartimento parotídeo (loja parotídea). Na margem posterior do ramo da mandíbula, a fáscia massetérica é dividida em um folheto superficial e um folheto profundo. O folheto profundo delimita, medialmente, o espaço parafaríngeo (➤ Fig. 9.122), enquanto o folheto superficial se encontra intimamente ad-

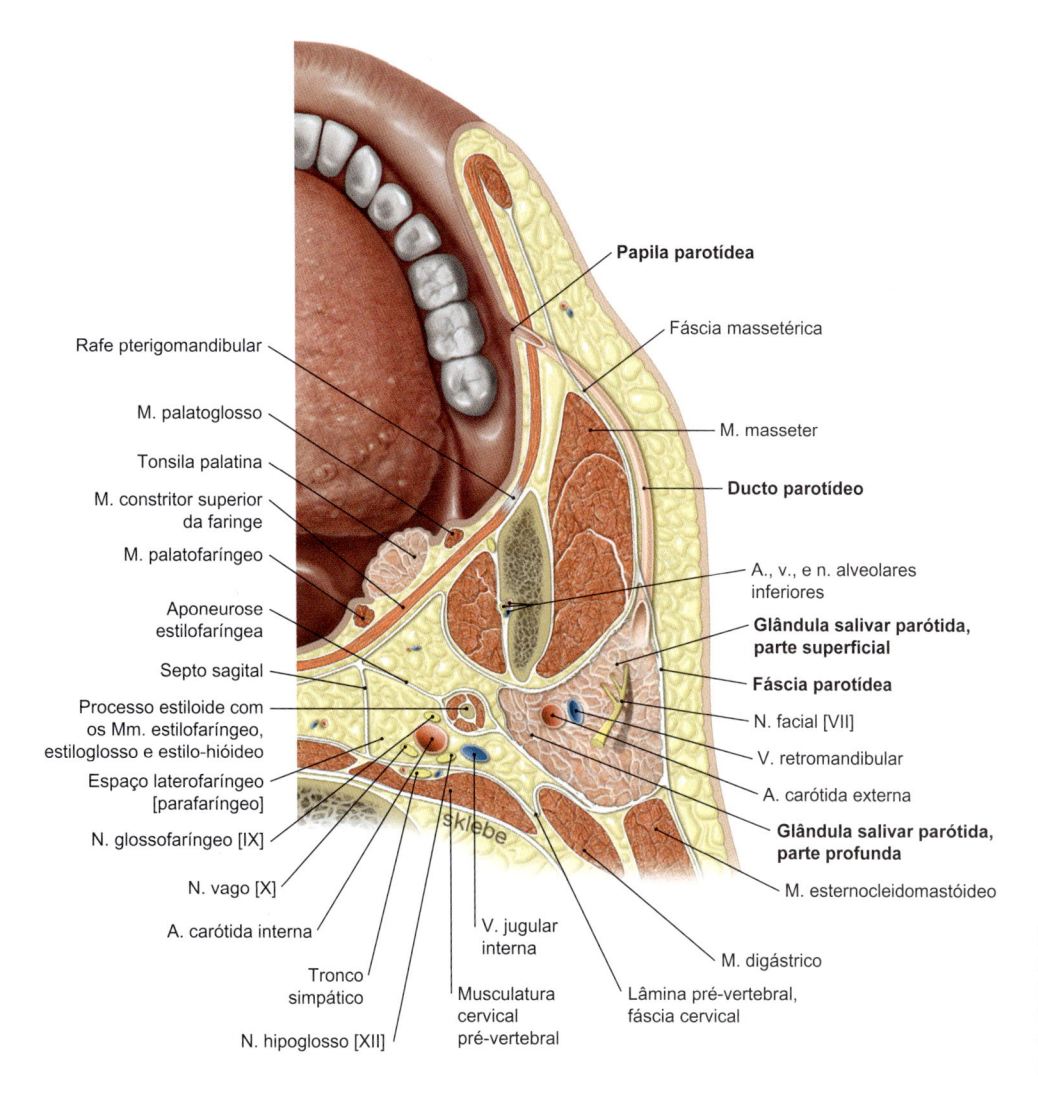

Papila parotídea

Fáscia massetérica

Rafe pterigomandibular

M. palatoglosso

Tonsila palatina

M. constritor superior da faringe

M. palatofaríngeo

Aponeurose estilofaríngea

Septo sagital

Processo estiloide com os Mm. estilofaríngeo, estiloglosso e estilo-hióideo

Espaço laterofaríngeo [parafaríngeo]

N. glossofaríngeo [IX]

N. vago [X]

A. carótida interna

Tronco simpático

N. hipoglosso [XII]

Musculatura cervical pré-vertebral

V. jugular interna

Lâmina pré-vertebral, fáscia cervical

M. digástrico

M. masseter

Ducto parotídeo

A., v., e n. alveolares inferiores

Glândula salivar parótida, parte superficial

Fáscia parotídea

N. facial [VII]

V. retromandibular

A. carótida externa

Glândula salivar parótida, parte profunda

M. esternocleidomastóideo

Figura 9.122 Preparado de corte através da loja parotídea, na altura do forame da mandíbula, com representação das fáscias da loja parotídea. [L238]

jacente à glândula como fáscia parotídea. Anteriormente, a glândula salivar parótida se dispõe sobre o músculo masseter, estendendo-se superiormente até o arco zigomático; posteriormente, ela se limita com o meato acústico externo, o trago e o processo mastoide, enquanto inferiormente ela recobre a parte superior do músculo esternocleidomastóideo. A maior parte da glândula se situa posteriormente ao ramo da mandíbula e se estende medialmente até o músculo pterigóideo medial e o processo estiloide (➤ Fig. 9.122). O ducto excretor (**ducto parotídeo**, ou ducto de Stenon) se estende sobre o músculo masseter, atravessa o músculo bucinador e desemboca na **papila parotídea**, em frente ao segundo molar superior. Frequentemente, o ducto parotídeo é cercado por tecido glandular disperso. Essas porções glandulares dispersas constituem as chamadas **glândulas salivares parótidas acessórias**.

O nervo facial [VII] penetra posteriormente na glândula parótida, formando o plexo parotídeo e seu interior. O plexo parotídeo divide a glândula em uma **parte superficial** e uma **parte profunda**. A porção retromandibular da glândula salivar parótida contém a artéria carótida externa, a veia retromandibular, o nervo auriculotemporal e o tronco do nervo facial [VII]. Na porção anterior seguem a artéria facial transversa e o ducto parotídeo, que deixa a glândula em uma direção anterior.

Clínica

Externamente, o compartimento parotídeo é bem demarcado pela fáscia parotídea intimamente ajustada, de modo que inflamações e tumores sejam difíceis de se propagar. **Processos inflamatórios (parotidites)** se propagam medialmente para o espaço parafaríngeo. Por outro lado, infecções das tonsilas podem ultrapassar o espaço parafaríngeo. Através da artéria carótida externa e da veia retromandibular, existe uma conexão via feixes neurovasculares do pescoço até o mediastino. **Processos purulentos no compartimento parotídeo** ou no espaço parafaríngeo podem, portanto, se propagar até o mediastino.

Tumores parotídeos comumente exigem tratamento cirúrgico. Durante o procedimento, fibras nervosas simpáticas e parassimpáticas são seccionadas no interior do parênquima glandular. Como parte da subsequente regeneração, fibras nervosas parassimpáticas podem estabelecer conexões com glândulas sudoríparas da pele acima da parótida previamente inervadas por fibras simpáticas, levando à **sudorese gustatória (ou síndrome de Frey)**. Isso é possível uma vez que o

neurotransmissor liberado nas sinapses dos axônios pós-ganglionares simpáticos e parassimpáticos é a acetilcolina. A cada vez que fibras nervosas parassimpáticas são ativadas, por exemplo, se a pessoa está com fome e vê algo para comer, ocorre a ativação das glândulas sudoríparas com a transpiração na bochecha.

Tumores parotídeos malignos podem levar à paralisia facial periférica; tumores benignos geralmente não levam a essa complicação. A **caxumba** (parotidite epidêmica) é uma doença viral sistêmica aguda (geralmente na infância), na qual ocorre um intenso edema glandular no interior da fáscia parotídea. Isso é extremamente doloroso para os indivíduos afetados. A **síndrome de Sjögren** é uma inflamação crônica das glândulas da cabeça e do pescoço, mas, especialmente, das glândulas salivares. São distinguidas as síndromes de Sjögren primária e secundária. Em primeiro plano, as manifestações da doença provocam a sintomatologia de uma síndrome seca, que significa a secura da boca (**xerostomia**) e da superfície ocular (**xeroftalmia**). As glândulas salivares maiores, especialmente a glândula parótida, podem se apresentar edemaciadas.

Glândula Salivar Submandibular

A **glândula salivar submandibular** está localizada no **trígono submandibular** (ou **espaço submandibular**), que é delimitado, lateralmente, pelo corpo da mandíbula, medialmente pelo ventre anterior do músculo digástrico e, em direção occipital, pelo ventre posterior do músculo digástrico. O teto do trígono submandibular é formado pelo músculo milo-hióideo. O corpo da glândula, juntamente com o ducto submandibular, se inclina, em "formato de anzol", em torno da margem posterior do músculo milo-hióideo, de modo a conectar o trígono submandibular ao espaço sublingual (➤ Fig. 9.123). O trígono submandibular e o espaço sublingual mantêm conexões posteriores com feixes vasculonervosos do pescoço. O **ducto submandibular (ducto de Wharton)** é envolvido por tecido glandular e se dispõe sobre o assoalho da boca, onde se projeta medialmente, ao lado da glândula sublingual, em direção à carúncula sublingual. O ducto da glândula é acompanhado pelo nervo lingual e pela artéria e veia sublinguais. A artéria lingual se posiciona, no início do trajeto, lateralmente ao ducto da glândula para, em seguida, cruzar sobre este ducto e, finalmente, entrar medialmente na língua.

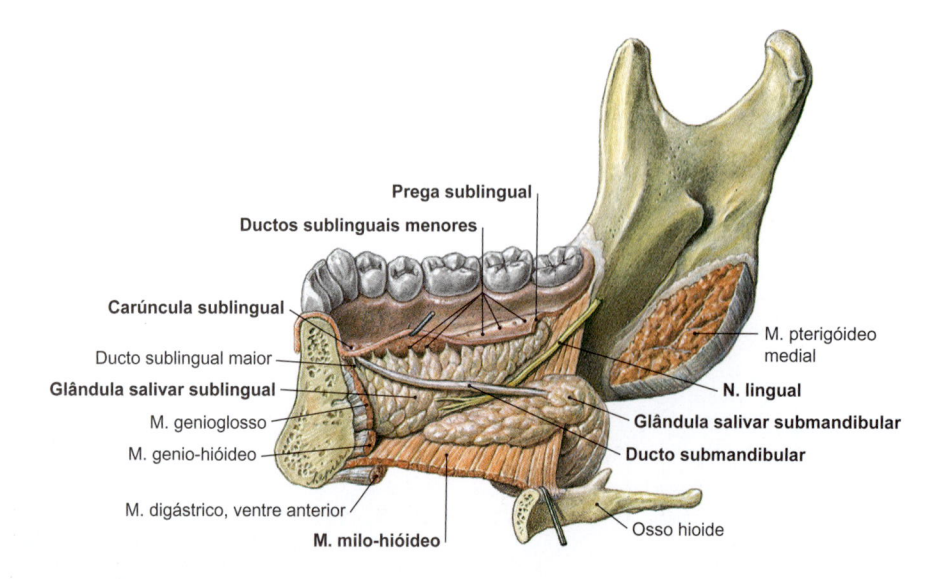

Prega sublingual
Ductos sublinguais menores
Carúncula sublingual
Ducto sublingual maior
Glândula salivar sublingual
M. genioglosso
M. genio-hióideo
M. digástrico, ventre anterior
M. milo-hióideo
M. pterigóideo medial
N. lingual
Glândula salivar submandibular
Ducto submandibular
Osso hioide

Figura 9.123 Glândula salivar submandibular e glândula salivar sublingual, do lado direito.

Clínica

No sistema de ductos excretores da glândula salivar submandibular, às vezes ocorre a **formação de cálculos salivares (sialolitos)**. Devido ao acúmulo de sais e a uma saliva espessada, formam-se núcleos de cristalização, os quais crescem progressivamente até formar um sialolito, que pode obstruir completamente o ducto excretor. Consequentemente, a cada vez que se come, a glândula aumenta de tamanho, tornando-se edemaciada (tumoração salivar) e dolorida (cólica salivar). **Malformações dos ductos excretores principais** das glândulas salivares, especialmente envolvendo o ducto submandibular, podem resultar em cistos de retenção salivar (rânulas).

Glândula Salivar Sublingual

A **glândula salivar sublingual** está localizada imediatamente abaixo da mucosa do assoalho da boca, no espaço sublingual, sobre o músculo milo-hióideo (➤ Fig. 9.123). O corpo da glândula forma a prega sublingual, no assoalho da boca, no qual se abrem inúmeros pequenos ductos excretores (**ductos sublinguais menores**) da glândula sublingual. Medialmente, a glândula se posiciona adjacente aos músculos genio-hióideo, genioglosso e hioglosso. Posteriormente, a glândula salivar sublingual se limita com a glândula salivar submandibular (➤ Fig. 9.123). Além dos pequenos ductos excretores, a glândula salivar sublingual possui um grande ducto excretor (**ducto sublingual**), que se funde ao ducto submandibular e desemboca na carúncula sublingual.

Vasos e Nervos

Glândula Salivar Parótida

A glândula salivar parótida é suprida pela **artéria temporal superficial**, um ramo da artéria carótida externa. O sangue venoso flui através das **veias parotídeas**, que drenam para o plexo pterigóideo, e deste para a veia facial.

A **linfa** é transportada via linfonodos parotídeos superficiais e profundos para os linfonodos cervicais superficiais.

A **inervação parassimpática** ocorre através da **anastomose de Jacobson**. Os corpos dos neurônios estão localizados no núcleo salivatório inferior e as fibras nervosas seguem com o **nervo glossofaríngeo [IX]**, através do nervo timpânico, do plexo timpânico e do nervo petroso menor, em direção ao gânglio ótico. As fibras pós-ganglionares que emergem deste gânglio juntam-se ao nervo auriculotemporal (ramo de [V/3]), alcançando o compartimento parotídeo e se ramificando, como plexo parotídeo, no parênquima da glândula. Deste modo, elas acompanham os ramos do nervo facial [VII] na glândula parótida (➤ Fig. 9.124). A **inervação simpática** origina-se do gânglio cervical superior. As fibras simpáticas pós-ganglionares seguem com os ramos da artéria carótida externa na glândula.

Glândula Salivar Submandibular

A glândula salivar submandibular é suprida pela **artéria facial** e pela **artéria lingual**, ramos da artéria carótida externa. O sangue venoso flui através da **veia submentual**, que desemboca na veia facial. A partir daí, o sangue é drenado para a veia jugular interna.

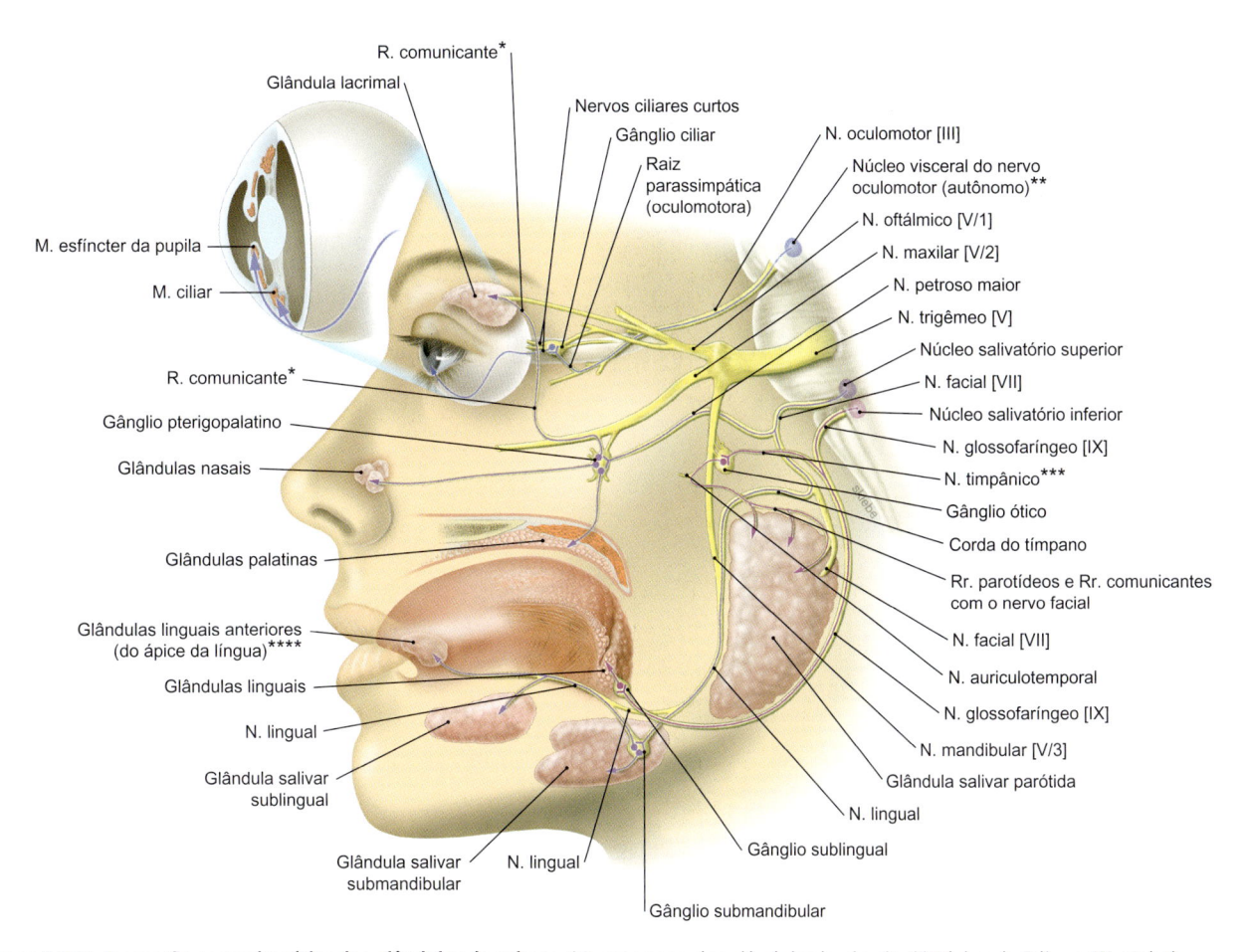

Figura 9.124 Inervação parassimpática das glândulas da cabeça; *Anastomose das glândulas lacrimais; **Núcleo de Edinger-Westphal; ***Nervo de Jacobson; ****Glândulas de Blandin-Nuhn.

A **linfa** é transportada para os linfonodos submandibulares adjacentes e, daí, para os linfonodos cervicais superficiais e profundos.

A **inervação parassimpática secretora** da glândula ocorre a partir do núcleo salivatório superior, através do nervo intermédio do nervo facial [VII]. Este nervo origina posteriormente a corda do tímpano, antes do forame estilomastóideo, que segue através da orelha média, até a base do crânio, geralmente penetrando na fissura esfenopetrosa e se irradiando para baixo, após passar posteriormente à articulação temporomandibular, no nervo lingual. Do nervo lingual seguem os ramos ganglionares, em direção ao gânglio submandibular, com cujos neurônios fazem sinapses e dos quais emergem as fibras pós-ganglionares (➤ Fig. 9.124). A **inervação simpática** ocorre através do gânglio cervical superior. A partir deste gânglio, fibras pós-ganglionares, juntamente com a artéria submandibular, se dirigem para a glândula.

Glândula Salivar Sublingual

A glândula salivar sublingual é suprida pela **artéria lingual**. A artéria lingual se origina, como um pequeno ramo, da artéria carótida externa. A drenagem venosa ocorre através da **veia sublingual**, que desemboca na veia lingual. A partir daí, o sangue é drenado para a veia jugular interna.

Tal como ocorre com a glândula salivar submandibular, a **linfa** é conduzida para os linfonodos submandibulares adjacentes e, daí, para os linfonodos cervicais superficiais e profundos.

A **inervação parassimpática secretora** corresponde à inervação da glândula salivar submandibular, seguindo também pela corda do tímpano, que segue para o gânglio submandibular com o nervo lingual. Fibras pós-ganglionares se unem ao nervo lingual e chegam à glândula (➤ Fig. 9.124). A **inervação simpática** também corresponde à da glândula salivar submandibular.

Clínica

Em casos de doenças renais, algumas substâncias normalmente excretadas pelo trato urinário podem ser eliminadas através das glândulas salivares.

A terapia de radiação para o tratamento de tumores da área da cabeça e do pescoço ou algum tipo de tratamento radioativo pode levar à **síndrome seca** (**boca seca**) com dificuldades na deglutição e na fala.

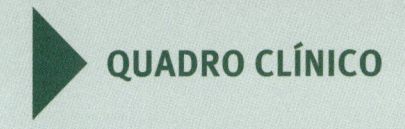

QUADRO CLÍNICO

Cisto Cervical

História Clínica

Um homem leva a sua filha de 12 anos ao pediatra. A menina tem reclamado, há algum tempo, de um inchaço recorrente com sensação de pressão no lado esquerdo do pescoço. O inchaço sempre regrediu sem tratamento médico, mas, há mais de uma semana, ele se apresenta permanente e associado a uma dor crescente, vermelhidão na pele nesta região e aumento da temperatura.

Exames Complementares e Diagnóstico

Para confirmar uma suspeita diagnóstica de cisto cervical lateral, o pediatra encaminha a menina para um otorrinolaringologista, que realiza exames de ultrassonografia e ressonância magnética (RM) do pescoço. É, então, possível visualizar o cisto cervical lateral na margem anterior do músculo esternocleidomastóideo esquerdo, sem dúvidas, eliminando outras possíveis causas desses inchaço. Cistos cervicais (fechados) ou fístulas do pescoço (perfuração da pele) são o resultado de malformações congênitas das vísceras do pescoço. Com isso, é possível diferenciar o cisto cervical localizado centralmente (mediano) dos cistos cervicais laterais. Um cisto cervical lateral é o resultado de uma involução defeituosa dos sistemas dos arcos faríngeos nesta área (seio cervical). Na maioria dos casos, os cistos laterais estão localizados acima do músculo esternocleidomastóideo.

Tratamento

A inflamação aguda é tratada, inicialmente, com antibióticos e medicamentos para redução da febre e da dor. Porém, como é provável que a infecção seja recorrente ou leve à formação de uma fístula, o cisto cervical deve ser removido cirurgicamente. Normalmente, esta cirurgia é um procedimento de rotina com poucas complicações. No entanto, deve-se tomar o cuidado de remover completamente o tecido do cisto, para que não haja chance de recorrência. Pouco tempo depois de os pais terem optado pela cirurgia, a menina foi operada. Após a cirurgia, ela permaneceu sob observação durante a noite e foi liberada para casa no dia seguinte. Desde então, a ferida cicatrizou bem e nenhum sintoma voltou a ocorrer.

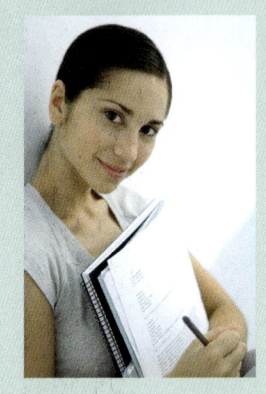

Você agora está fazendo o seu período de prática em Pediatria e está investigando uma jovem paciente suspeita de ter um cisto lateral do pescoço. Como você considera este caso interessante e gostaria de usá-lo para a apresentação de pacientes no seminário de Pediatria, você faz anotações.

Do pediatra ao otorrinolaringologista

Paciente de 6 anos com inchaço recorrente e sensação de pressão no lado esquerdo do pescoço. Até então, o inchaço regredia espontaneamente.

Agora: inchaço se mostra permanente há mais de 1 semana, com aumento da dor, vermelhidão significativa, temperatura corporal elevada.

Possível diagnóstico: cisto cervical lateral

BUSQUE! Diferença entre cisto cervical mediano e lateral?!?

Outro procedimento: encaminhamento ao otorrinolaringologista (sono?)

Releitura em casa: et., pat, clínica, Dx, tratamento!

O **pescoço (colo, cérvix)** é um segmento de conexão tubular e flexível entre a cabeça e o tronco. A base óssea é a coluna cervical onde a cabeça se apoia. A disposição e a estrutura das articulações cervicais permitem a rotação da cabeça cerca de 90° para cada lado, em relação ao tronco. Do ponto de vista do desenvolvimento, isso somente se tornou possível há 370 milhões de anos, quando os primeiros anfíbios conquistaram a Terra. Em comparação, a cabeça e a coluna vertebral dos peixes continuam imóveis até hoje. No entanto, a estrutura humana do pescoço não é um conceito basicamente novo a ser compreendido. Na verdade, a imagem de um limite cabeça-tronco semialongado expressa esta parte do corpo de forma muito compreensível. Isso também explica por que, por exemplo, os nervos da cabeça também estão envolvidos na inervação dos músculos dos ombros e como são distribuídas as raízes superiores dos nervos que emergem da coluna cervical. O pescoço não é apenas uma área de conexão, mas também contém órgãos próprios como a glândula tireoide, a glândula paratireoide e a laringe.

Clínica

Lesões na região do pescoço são consideradas muito perigosas, porque além da coluna vertebral, diversas estruturas importantes passam pelos tecidos moles, como grandes vasos sanguíneos e tratos nervosos, além de componentes dos sistemas respiratório e digestório.

10.1 Visão Geral
Michael Scholz

Competências

Após a leitura deste capítulo, você será capaz de:
- Descrever a estrutura anatômica do pescoço e identificar as estruturas do seu conteúdo
- Descrever topograficamente as diferentes regiões do pescoço e definir com clareza os seus limites

10.1.1 Anatomia de Superfície do Pescoço

O formato e os relevos do pescoço são definidos, primariamente, pelos músculos cervicais que se mostram mais ou menos pronunciados, pelo volume e o formato da tireoide e da laringe, além da distribuição subcutânea do tecido adiposo. Do ponto de vista do crânio, é mostrada uma secção do pescoço longitudinal caudal. Nos homens, a **cartilagem tireóidea** da laringe é claramente identificada na superfície da pele e palpável como a **proeminência laríngea** (pomo de Adão) (➤ Tabela 10.1). Nas mulheres e crianças, esta estrutura raramente se projeta no relevo do pescoço. A posição do **osso hioide** pode ser determinada por meio de um sulco transversal da pele acima da laringe, que também representa o limite externo visível entre o assoalho da boca e o pescoço.

Os **limites ósseos do pescoço** são a mandíbula e o osso occipital, na junção craniana, e as clavículas e a margem superior das escápulas caudalmente. Através da abertura superior do tórax, um anel ósseo articulado envolvendo o esterno, o primeiro par das costelas

Tabela 10.1 Estruturas facilmente palpáveis e pontos ósseos na região cervical.

Estrutura anatômica	Estrutura palpável
Mandíbula	• Margem inferior
Osso temporal	• Processo mastoide
Osso occipital	• Protuberância occipital externa
Esterno	• Margem superior
Clavícula	• Margem superior
Escápula	• Acrômio
Osso hioide	• Corpo • Corno maior do hioide
Laringe	• Cartilagem tireóidea • Cartilagem cricóidea
Traqueia	• Cartilagem cricóidea
Fossa jugular	
VII. vértebra cervical; C7	• Processo espinhoso

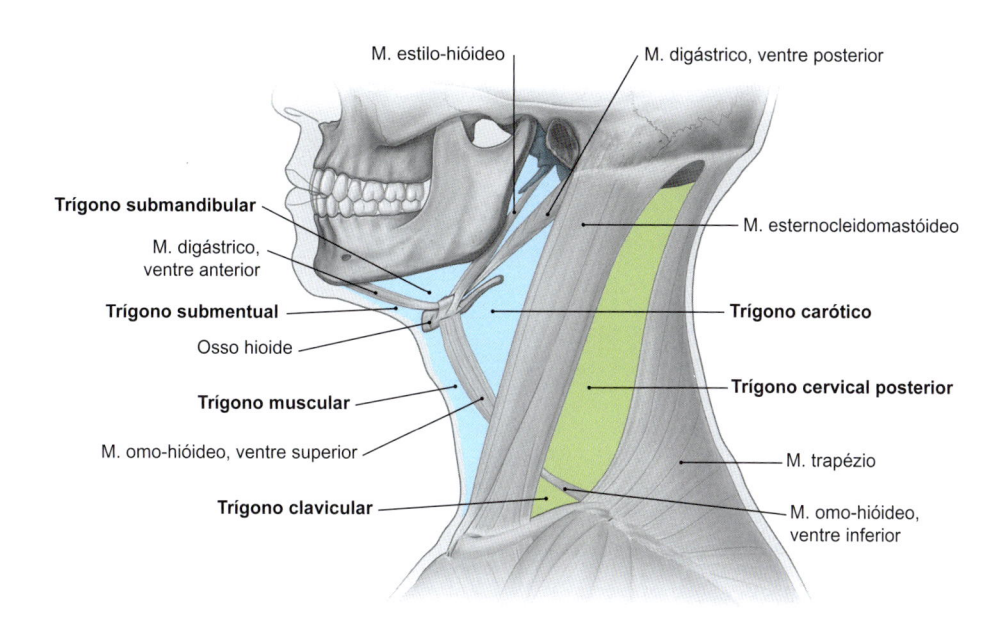

Figura 10.1 Regiões anterior (azul) e lateral (verde) do pescoço, observadas a partir do lado esquerdo (esquema). Quatro trígonos cervicais anteriores também estão representados como estruturas delimitantes. [E402]

e a primeira vértebra torácica, o pescoço se continua inferiormente com a região do mediastino, no tórax.

Na base da região cervical anterior, logo acima do esterno, existe uma depressão claramente visível representada pela **fossa jugular**. Ao aplicar uma leve pressão nesta área, é possível sentir a cartilagem superior da traqueia, diretamente abaixo da pele. Os segmentos cervicais do trato digestório (faringe, esôfago) estão localizados no pescoço ao longo da coluna cervical, atrás das vias respiratórias (laringe, traqueia).

10.1.2 Regiões do Pescoço e Trígonos do Pescoço

O pescoço pode ser dividido em quatro grandes regiões (**regiões cervicais**):

- Região cervical anterior
- Região esternocleidomastóidea
- Região cervical lateral
- Região cervical posterior.

Além disso, as diversas regiões podem ser subdivididas em trígonos cervicais (➤ Fig. 10.1, ➤ Tabela 10.2). O **músculo esterno-cleidomastóideo**, que se apresenta como uma saliência perceptível abaixo da pele na área cervical lateral, é a estrutura proeminente utilizada na definição das regiões do pescoço. O músculo origina-se no manúbrio do esterno (cabeça esternal) e na extremidade esternal da clavícula (cabeça clavicular) e se direciona superiormente até a fixação na parte posterior do do processo mastoide, do osso temporal e na linha nucal superior. A área cervical lateral, que é definida por esse músculo, é chamada **região esternocleidomastóidea**. A área cervical anterior (**região cervical anterior, trígono cervical anterior**) situa-se medialmente a ambos os músculos esternocleidomastóideos. Topograficamente, esta região (➤ Fig. 10.1, azul) pode ser subdividida em trígonos cervicais menores delimitados pelas estruturas subjacentes (➤ Tabela 10.2). Lateralmente ao músculo esternocleidomastóideo, situado no limite anterior do músculo trapézio e acima do terço médio da clavícula, está localizado o trígono cervical lateral (**região cervical lateral, trígono cervical posterior**). Nesta região (➤ Fig. 10.1, verde), abaixo do ventre inferior do músculo omo-hióideo, está presente outro trígono, o **trígono omoclavicular (fossa supraclavicular maior)** (➤ Fig. 10.1). A **região cervical posterior** é caracterizada pela presença de músculos compactos e bem desenvolvidos do pescoço.

Tabela 10.2 Divisão da região cervical anterior com seus trígonos com respectivos limites.

Divisão	Limite
Trígono submandibular (par)	• Margem inferior da mandíbula • Ventre anterior e ventre posterior do músculo digástrico
Trígono submentual (ímpar)	• Ventre anterior do músculo digástrico • Osso hioide
Trígono carótico (par)	• Ventre posterior do músculo digástrico • Músculo estilo-hióideo • Ventre superior do músculo omo-hióideo • Margem anterior do músculo esternocleidomastóideo
Trígono muscular (par)	• Osso hioide • Ventre superior do músculo omo-hióideo • Margem anterior do músculo esternocleidomastóideo • Linha mediana do pescoço

10.2 Componentes do Sistema Locomotor do Pescoço
Michael Stolz

Competências

Após a leitura deste capítulo, você será capaz de:
- Descrever, em detalhes, as estruturas que compõem o sistema locomotor ativo e passivo do pescoço, definindo as estruturas e as suas funções.

Em relação aos componentes do sistema locomotor, o pescoço também pode ser dividido em elementos passivos e ativos.

10.2.1 Parte Passiva

Os componentes passivos incluem a coluna cervical com as suas articulações, os discos invertebrais e os ligamentos (➤ Item 3.3.2) e o **osso hioide** com os seus ligamentos. O osso hioide é um osso com "formato de ferradura" de aproximadamente 3-5 cm, composto por um corpo (corpo do osso hioide), 2 grandes cornos (cornos maiores) e 2 pequenos cornos (cornos menores) (➤ Fig. 10.2). Normalmente, o osso hioide e o corno maior são palpáveis através da pele.

O **músculo constritor médio da faringe** está posicionado sobre eles. O osso hioide não tem conexão com outras estruturas ósseas e está posicionado entre a musculatura do assoalho da boca (musculatura supra-hióidea) e a musculatura infra-hióidea. Como resultado, ele se mantém suspenso, revelando certa mobilidade, no interior desse plano muscular.

Por meio do **ligamento estilo-hióideo**, o osso hioide se mantém conectado com a base do crânio (osso temporal). O ligamento evita que o osso hioide seja tracionado para baixo do nível da 4ª vértebra cervical. Esse ligamento pode se ossificar total ou parcialmente com a idade. O osso hioide está conectado com a cartilagem tireoide da laringe por meio da **membrana tíreo-hióidea** (➤ Fig. 10.3, também ➤ Item 10.6.3).

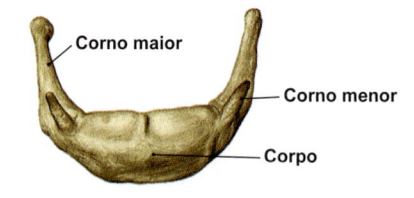

Figura 10.2 Osso hioide. Vista anterior.

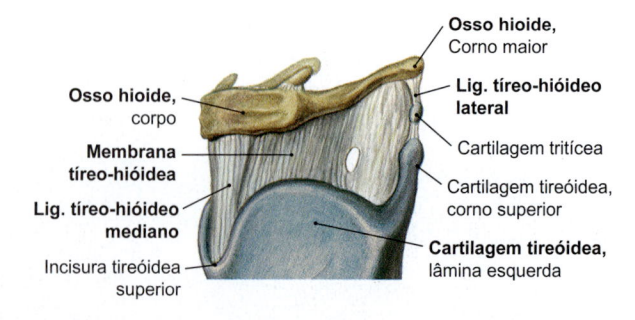

Figura 10.3 Ligamentos entre o osso hioide e a cartilagem tireóidea da laringe.

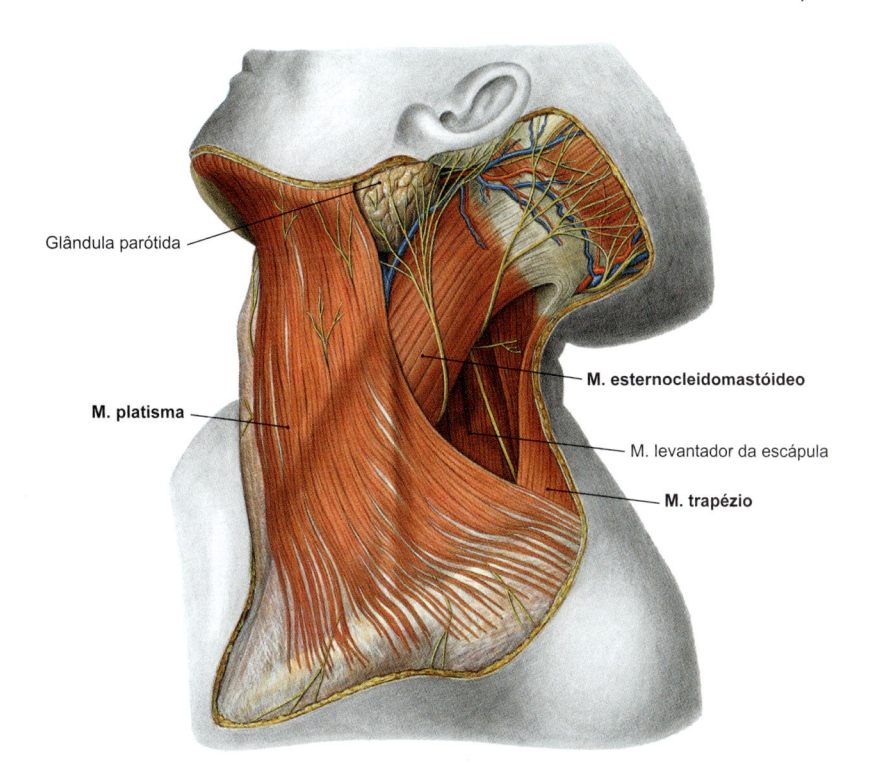

Glândula parótida

M. platisma

M. esternocleidomastóideo

M. levantador da escápula

M. trapézio

Figura 10.4 Musculatura superficial do pescoço nas regiões anterior e lateral do pescoço. Vista oblíqua do lado esquerdo.

A membrana é reforçada na linha média pelo **ligamento tíreo-hióideo mediano**, que se estende da incisura superior da tireoide até o corpo do osso hioide . A parte posterior e reforçada da membrana tíreo-hióidea é chamada **ligamento tíreo-hióideo lateral**, e envolve, no seu trajeto do corno maior do osso hioide até o corno superior da cartilagem tireóidea, uma pequena (poucos milímetros) parte de cartilagem.

Clínica

Nos casos de **fratura do osso hioide** causado por um traumatismo (p. ex., no estrangulamento), partes do osso hióideo podem penetrar na laringe e impedir a deglutição (perigo de aspiração).

10.2.2 Parte Ativa – Músculos do Pescoço

A parte ativa do sistema locomotor é formada pelos músculos do pescoço e da região da nuca. Topograficamente, além dos músculos cervicais, o músculo trapézio também faz parte da musculatura do pescoço. Funcionalmente, o músculo trapézio faz parte da musculatura do cíngulo do membro superior e os músculos cervicais são, ainda, considerados parte dos músculos intrínsecos do dorso (músculo eretor da espinha).
Os músculos cervicais podem ser divididos em camadas superficial, média e profunda (➤ Tabela 10.3).

Tabela 10.3 Camadas dos músculos cervicais.

Camada muscular superficial	Camada muscular média	Camada muscular profunda
• Músculo platisma • Músculo esternocleidomastóideo	• Músculos supra-hióideos • Músculos infra-hióideos	• Músculos escalenos • Músculos pré-vertebrais

Camada Superficial dos Músculos Cervicais

Os músculos superficiais do pescoço incluem o músculo platisma e o músculo esternocleidomastóideo.

Músculo Platisma

O **músculo platisma** está situado diretamente abaixo da pele e é um músculo delgado e plano. Ele faz parte dos músculos da mímica (expressão facial) e não apresenta fáscia. Ele se origina na pele abaixo da parte superior da região torácica e se insere na margem inferior da mandíbula. No seu trajeto, ele recobre as veias cervicais superficiais e uma grande parte do músculo esternocleidomastóideo. Entre o músculo platisma e o músculo esternocleidomastóideo, situa-se o polo inferior da glândula parótida (➤ Fig. 10.4). O formato do músculo platisma varia muito entre os indivíduos, muitas vezes ele alcança apenas o meio do pescoço ou está completamente ausente. O músculo platisma é inervado pelo **ramo cervical do nervo facial [VII]**. Normalmente, esse ramo do nervo facial [VII] se origina no interior da glândula parótida, e emerge

Tabela 10.4 Músculo esternocleidomastóideo.

Inervação	Origem	Inserção	Função
Músculo esternocleidomastóideo			
Nervo acessório [XI]	• Cabeça esternal: margem superior do manúbrio do esterno • Cabeça clavicular: terço central da clavícula	Processo mastoide, linha superior da nuca	• Na atividade de um lado: inclinação lateral da cabeça para o mesmo lado e movimento de giro para o lado contrário • Na atividade dos dois lados: extensão dorsal da cabeça • Com a cabeça parada: músculo de auxílio de respiração

do ramo superior do nervo cervical transverso (ponto nervoso do pescoço, ponto de ERB; plexo cervical) (➤ Fig. 10.20). Por meio desta conexão, as fibras nervosas motoras passam pelo nervo cervical transverso para as áreas mais distantes do músculo platisma. Devido ao seu trajeto, o músculo platisma tensiona a pele do pescoço, durante a contração, influenciando as expressões faciais (gesto de ameaça).

NOTA

O nervo cervical transverso segue transversalmente externamente ao músculo esternocleidomastóideo e abaixo do músculo platisma.

Músculo Esternocleidomastóideo

O **músculo esternocleidomastóideo** (➤ Tabela 10.4) constitui o limite entre a região cervical anterior e a região cervical lateral. Ele se origina na margem superior do manúbrio do esterno (**cabeça esternal**) e na extremidade externa da clavícula (**cabeça clavicular**). Entre as duas cabeças situa-se a **fossa supraclavicular menor** (Fig, 10.5). A cabeça clavicular e a cabeça esternal se unem, ao longo do trajeto, para formar um músculo amplo, que se projeta obliquamente do tórax até a cabeça, e se insere, por meio de um forte tendão, no **processo mastoide** e na linha nucal superior. Entre as cabeças esternais do músculo esquerdo e direito, situa-se a **fossa jugular** que constitui uma boa referência superficial. A inervação motora do músculo esternocleidomastóideo, juntamente com o músculo trapézio deriva do **nervo acessório [XI]** porque ambos os músculos são provenientes do mesmo sistema na fase embrionária e se originam dos antigos músculos do arco faríngeo. A contração unilateral desse músculo causa uma inclinação lateral da cabeça para o mesmo lado e um movimento de rotação para o lado oposto ("músculo para virar a cabeça"). A contração simultânea de ambos os músculos esternocleidomastóideos provoca a extensão da cabeça.

Com a cabeça fixada, o músculo esternocleidomastóideo funciona como músculo da respiração.

Clínica

Um encurtamento unilateral do músculo esternocleidomastóideo pode causar um **torcicolo muscular**. A causa é, comumente, uma malformação muscular. No entanto, processos traumáticos ou inflamatórios (miosite) podem causar fibroses e encurtamento do músculo. As consequências do encurtamento do músculo e da inclinação relacionada da cabeça podem ser a ocorrência de assimetrias faciais e cranianas.

Camada Média dos Músculos Cervicais

A camada média dos músculos cervicais é formada pelos músculos supra- e infra-hióideos (➤ Tabela 10.5). Ambos os grupos de músculos se originam no osso hioide e influenciam na posição do osso hioide por meio dessa interação. Eles estão envolvidos na deglutição e na fonação.

Músculos Supra-hióideos

Os músculos supra-hióideos originam-se de diversas estruturas embrionárias:

- O **músculo milo-hióideo** e o **ventre anterior do músculo digástrico** são formados no primeiro arco faríngeo.

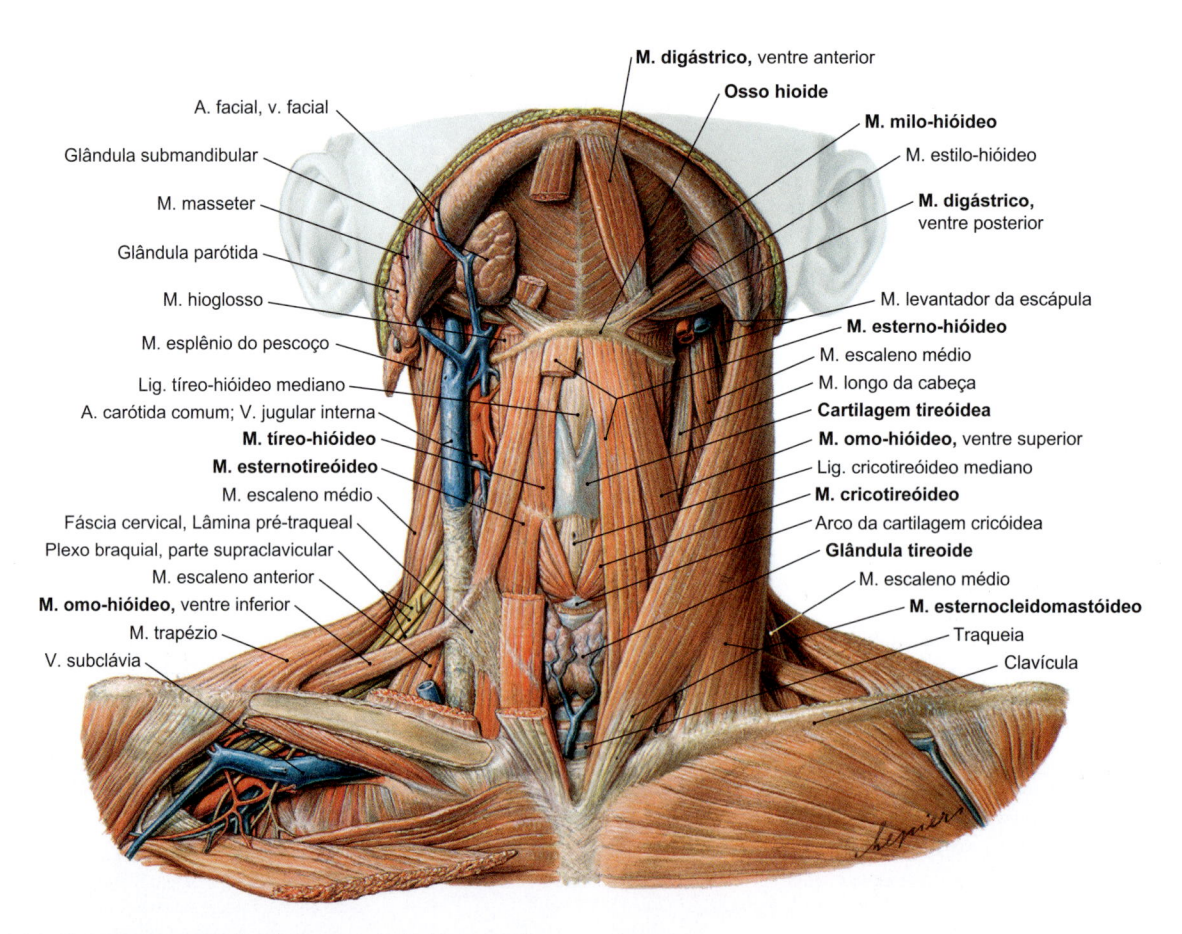

M. digástrico, ventre anterior
Osso hioide
M. milo-hióideo
M. estilo-hióideo
M. digástrico, ventre posterior
M. levantador da escápula
M. esterno-hióideo
M. escaleno médio
M. longo da cabeça
Cartilagem tireóidea
M. omo-hióideo, ventre superior
Lig. cricotireóideo mediano
M. cricotireóideo
Arco da cartilagem cricóidea
Glândula tireoide
M. escaleno médio
M. esternocleidomastóideo
Traqueia
Clavícula

A. facial, v. facial
Glândula submandibular
M. masseter
Glândula parótida
M. hioglosso
M. esplênio do pescoço
Lig. tíreo-hióideo mediano
A. carótida comum; V. jugular interna
M. tíreo-hióideo
M. esternotireóideo
M. escaleno médio
Fáscia cervical, Lâmina pré-traqueal
Plexo braquial, parte supraclavicular
M. escaleno anterior
M. omo-hióideo, ventre inferior
M. trapézio
V. subclávia

Figura 10.5 Musculatura cervical e vísceras cervicais. Vista anterior.

Tabela 10.5 Músculos supra e infra-hióideos.

Musculatura supra-hióidea	Musculatura infra-hióidea

• Músculo estilo-hióideo
• Músculo digástrico
  – Ventre anterior
  – Ventre posterior
• Músculo milo-hióideo
• Músculo gênio-hióideo
	• Músculo esterno-hióideo
	• Músculo omo-hióideo
	  – Ventre superior
	  – Ventre inferior
	• Músculo tíreo-hióideo
	• Músculo esternotireóideo

- O **ventre posterior do músculo digástrico** e do **músculo estilo-hióideo** provém do segundo arco faríngeo
- O **músculo gênio-hióideo** faz parte do grupo reto do pescoço. Ele se origina no somito do pescoço.

As diferentes origens dos músculos supra-hióideos explicam por que eles são inervados por diferentes nervos.

Músculo Estilo-hióideo

O músculo estilo-hióideo (➤ Tabela 10.5) origina-se por meio de um tendão delgado na base do processo estiloide e segue anteroinferiormente em direção à parede lateral do corpo do osso hioide. Imediatamente antes da sua inserção no osso hioide, ele se divide em dois tendões e inclui o tendão intermédio do músculo digástrico (alça tendínea), fixando-o (➤ Fig. 10.6). Durante a deglutição, ele traciona o osso hioide para cima e para trás. Ele é inervado pelo nervo facial [VII].

Músculo Digástrico

O músculo digástrico (➤ Tabela 10.6) possui dois ventres: um ventre anterior, mais curto, e um ventre posterior, mais longo, que estão conectados entre si por meio de um tendão. Os ventres, por sua vez, são fixados ao corpo do osso hioide por uma alça de tecido conectivo (alça tendínea) (➤ Fig. 10.6). O **ventre anterior** se

Tabela 10.6 Musculatura supra-hióidea.

Inervação	Origem	Inserção	Função
Músculo estilo-hióideo			
Ramo estilo-hióideo do nervo facial [VII]	Processo estilo-hióideo do osso temporal	Corpo e corno maior do osso hioide	Traciona o osso hioide para trás no caso de uma atividade lateral
Músculo digástrico, ventre anterior e ventre posterior			
• Ventre anterior: nervo milo-hióideo de [V/3] • Ventre posterior: ramo digástrico do nervo facial [VII]	- Ventre anterior: fossa digástrica mandibular - Ventre posterior: incisura mastóidea	Tendão intermédio por meio de uma alça de tecido conjuntivo no corno maior do osso hioide	• Osso hioide fixado e atividade bilateral: abaixamento (abdução) da mandíbula = abertura da boca • Osso hioide fixado e atividade unilateral: movimento da mastigação • Mandíbula fixada: elevação do osso hioide na deglutição
Músculo milo-hióideo			
Nervo milo-hióideo, ramo do nervo mandibular [V/3]	Linha milo-hióidea da mandíbula	Rafe milo-hióidea , corpo do osso hioide	• Eleva o assoalho da boca, abertura da boca (abaixa a mandíbula no caso de bilateral e com o osso hioide fixado) • No caso de atividade unilateral e o osso hioide fixado: movimento da mastigação • No caso de atividade bilateral e com o osso hioide fixado: elevação do osso hioide durante a deglutição
Músculo gênio-hióideo			
Ramos musculares (C1-C2), que seguem pelo nervo. hipoglosso [XII]	Espinha geniana da mandíbula	Corpo do osso hioide	• Eleva o assoalho da boca, abertura da boca (abaixa a mandíbula,no caso de atividade bilateral e com o osso hioide fixado) • No caso de atividade unilateral e osso hioide fixado: movimento da mastigação • No caso de atividade bilateral e com o osso hioide fixado: elevação do osso hioide durante a deglutição

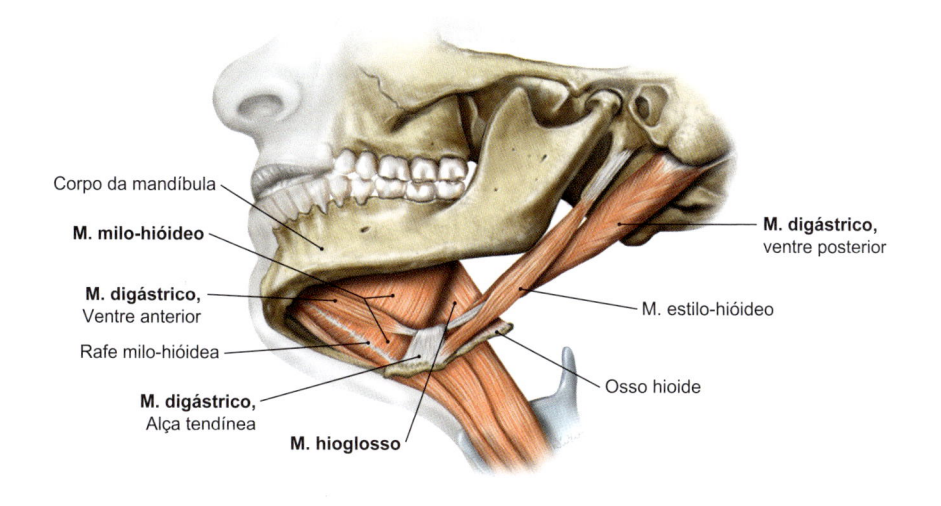

Corpo da mandíbula
M. milo-hióideo
M. digástrico, Ventre anterior
Rafe milo-hióidea
M. digástrico, Alça tendínea
M. hioglosso
M. digástrico, ventre posterior
M. estilo-hióideo
Osso hioide

Figura 10.6 Região do assoalho da boca com musculatura supra-hióidea. Vista oblíqua inferior.

origina na fossa digástrica no interior da mandíbula e é inervado, como o músculo milo-hióideo, pelo nervo milo-hióideo (ramo do nervo mandibular [V/3]). O **ventre posterior** se origina na incisura mastóidea na face medial do processo mastoide (osso temporal). Esse ventre se origina no mesmo sistema que o músculo estilo-hióideo e é inervado pelo nervo facial [VII] (ramo digástrico). Com a mandíbula fixada, o músculo digástrico eleva o osso hioide (deglutição); com osso hioide fixado, ele abre a boca (abaixamento da mandíbula).

Músculo Milo-hióideo

O músculo milo-hióideo (➤ Tabela 10.6) se origina na linha milo-hióidea da mandíbula e fica situado acima do ventre anterior do músculo digástrico. As amplas placas musculares dos dois lados se unem ao longo da linha mediana em uma rafe milo-hióidea de aproximadamente 4-5 cm de comprimento. A inserção desse músculo ocorre no corpo do osso hioide (➤ Fig. 10.5). O músculo milo-hióideo é inervado pelo nervo milo-hióideo (ramo do nervo mandibular [V/3]), ele sustenta e eleva o assoalho da boca.

Músculo Gênio-hióideo

O músculo gênio-hióideo (➤ Tabela 10.6) está localizado superiormente ao músculo milo-hióideo e segue desde a espinha mental do corpo da mandíbula até o corpo do osso hioide. É um músculo pareado e relativamente delgado, cujas margens mediais quase se tocam ao longo do trajeto. O músculo se origina no sistema dos músculos retos do pescoço e é inervado por um ramo do plexo cervical (C1). Ele eleva o osso hioide com a mandíbula fixada e sustenta a abertura da boca com o osso hioide fixado.

Músculos Infra-hióideos

Os quatro pares de músculos planos do grupo infra-hióideo continuam o sistema reto do tronco na direção cranial. Todos os músculos infra-hióideos estão localizados no trígono da região cervical anterior, posicionando-se entre o esterno, a cartilagem tireóidea e o osso hioide, e cobrem, no seu trajeto, a traqueia, a tireoide e uma grande parte da laringe. Eles estão divididos em duas camadas, a camada superior envolvendo o **músculo esterno-hióideo** e o músculo omo-hióideo, e a camada inferior envolvendo o **músculo esternotireóideo** e o **músculo tíreo-hióideo** (➤ Fig. 10.5). Todos os músculos infra-hióideos são inervados por ramos do plexo cervical (C1-C4), que se reúnem na denominada alça cervical (profunda). Em conjunto com os músculos supra-hióideos, a musculatura infra-hióidea determina a posição do osso hioide e da laringe e, com isso, desempenha uma função importante na deglutição e na fonação.

N O T A

Os termos alça cervical superficial (anastomose do nervo cervical transverso com o ramo cervical do nervo facial [VII]) e alça cervical profunda (inervação da musculatura infra-hióidea) muitas vezes causavam confusão. Por isso, atualmente usamos o termo **alça cervical** apenas como referência ao ramo de nervos ao redor da veia jugular interna, que provê a inervação da musculatura infra-hióidea. No entanto, como não existe um novo termo para a antiga alça cervical superficial e este termo ainda é usado, os termos antigos foram mantidos nas ilustrações.

Músculo Esterno-hióideo

O músculo esterno-hióideo (➤ Tabela 10.7) é um músculo plano e longo, que se origina na face posterior do manúbrio do esterno e na face da articulação esternoclavicular, e se estende pela margem inferior do corpo do osso hioide. À medida que ele se dirige ao osso hioide, os músculos dos dois lados se aproximam cada vez,

deixando a proeminência laríngea da cartilagem tireóidea (pomo de Adão) descoberta (➤ Fig. 10.5). Na sua área de origem, pode existir um tendão intermédio.

Músculo Omo-hióideo

O músculo omo-hióideo (➤ Tabela 10.7) origina-se na margem superior da escápula na área do ligamento transverso superior da escápula e insere-se no osso hioide (➤ Fig. 10.5). A origem do músculo também determinou o seu nome, derivado do antigo termo anatômico "omoplata" usado em relação à escápula. Através de um tendão intermédio, o músculo é dividido em dois ventres, um ventre superior e um ventre inferior. O **ventre inferior** origina-se medialmente na incisura da escápula, na margem superior da escápula. No seu trajeto, ele segue como limite superior do trígono omoclavicular (fossa supraclavicular maior), como limite inferior do trígono cervical lateral e se fixa diretamente na bainha carótida por meio do seu tendão intermédio. O **ventre superior** se origina no tendão intermédio e traciona para cima o corpo do osso hioide. Ele se fixa lateralmente ao ponto de fixação do músculo esterno-hióideo (➤ Fig. 10.5).

N O T A

O **tendão intermédio do músculo omo-hióideo** está localizado atrás do músculo esternocleidomastóideo e cruza a bainha carótica. No ponto de intersecção, o tendão intermédio e a bainha carótica estão fundidos. Por causa da tensão mantida do músculo omo-hióideo, a bainha carótica fica permanentemente tensionada neste ponto. Com isso, o lúmen da veia jugular interna é mantido expandido, facilitando o retorno do sangue venoso ao coração, graças a essa tensão. O ponto de intersecção na altura da cartilagem cricóidea também serve como local de punção para um acesso intravenoso.

Músculo Tíreo-hióideo

O músculo tíreo-hióideo (➤ Tabela 10.7) segue da linha oblíqua da cartilagem tireóidea até o corno maior do osso hioide (➤ Fig. 10.7). Ao longo do seu trajeto, ele fica abaixo do ventre superior do músculo omo-hióideo e abaixo do músculo esterno-hióideo (➤ Fig. 10.5). Ele abaixa e fixa o osso hioide. Na deglutição, ele eleva a laringe.

Músculo Esternotireóideo

O músculo esternotireóideo passa pela continuação caudal do músculo tíreo-hióideo e abaixo do músculo esterno-hióideo (➤ Tabela 10.7). Ele se origina na face posterior do manúbrio do esterno e segue para cima em direção à linha oblíqua da cartilagem tireóidea. Lateralmente, a separação dos músculos esternotireóideo e tíreo-hióideo é incompleta, porque as fibras laterais dos músculos se misturam e seguem juntas em direção ao osso hioide. No trajeto, o músculo cobre os lobos laterais da glândula tireoide. O músculo esternotireóideo traciona a laringe no sentido caudal e fixa a laringe, por meio de contração isométrica, durante a fonação.

Camada Profunda dos Músculos Cervicais

A camada profunda dos músculos cervicais é composta por dois grupos de músculos:
- Os **músculos escalenos**, que são profundos e laterais
- Os **músculos pré-vertebrais** que seguem anteriormente à coluna cervical.

Os dois grupos de músculos seguem em direção à coluna cervical ou seguem anteriormente à base do crânio. Eles são antagonistas dos músculos da nuca.

Músculos Escalenos

Os músculos escalenos correspondem à continuação da musculatura intercostal do tórax na região cervical (➤ Fig. 10.7). Existem três músculos escalenos (➤ Tabela 10.8), que são inervados por ramos diretos da medula cervical (C3-C8). O mais potente desses músculos é o escaleno médio, cuja origem, por meio de algumas fibras, pode estar situada no atlas e no áxis. Ocasionalmente (em cerca de um terço da população), também pode estar presente um quarto músculo escaleno (músculo escaleno mínimo).

N O T A

O músculo escaleno anterior e o músculo escaleno médio formam, juntamente com a margem superior da 1ª costela, um triângulo, chamado **hiato dos escalenos**, por onde passam a artéria subclávia e o plexo braquial. Alguns autores distinguem o hiato anterior do posterior dos escalenos. No entanto, o hiato anterior dos escalenos não é um hiato verdadeiro, mas descreve o trajeto da veia subclávia anteriormente ao músculo escaleno anterior, por cima da 1ª costela, enquanto o hiato posterior dos escalenos descreve o trajeto topográfico descrito anteriormente.

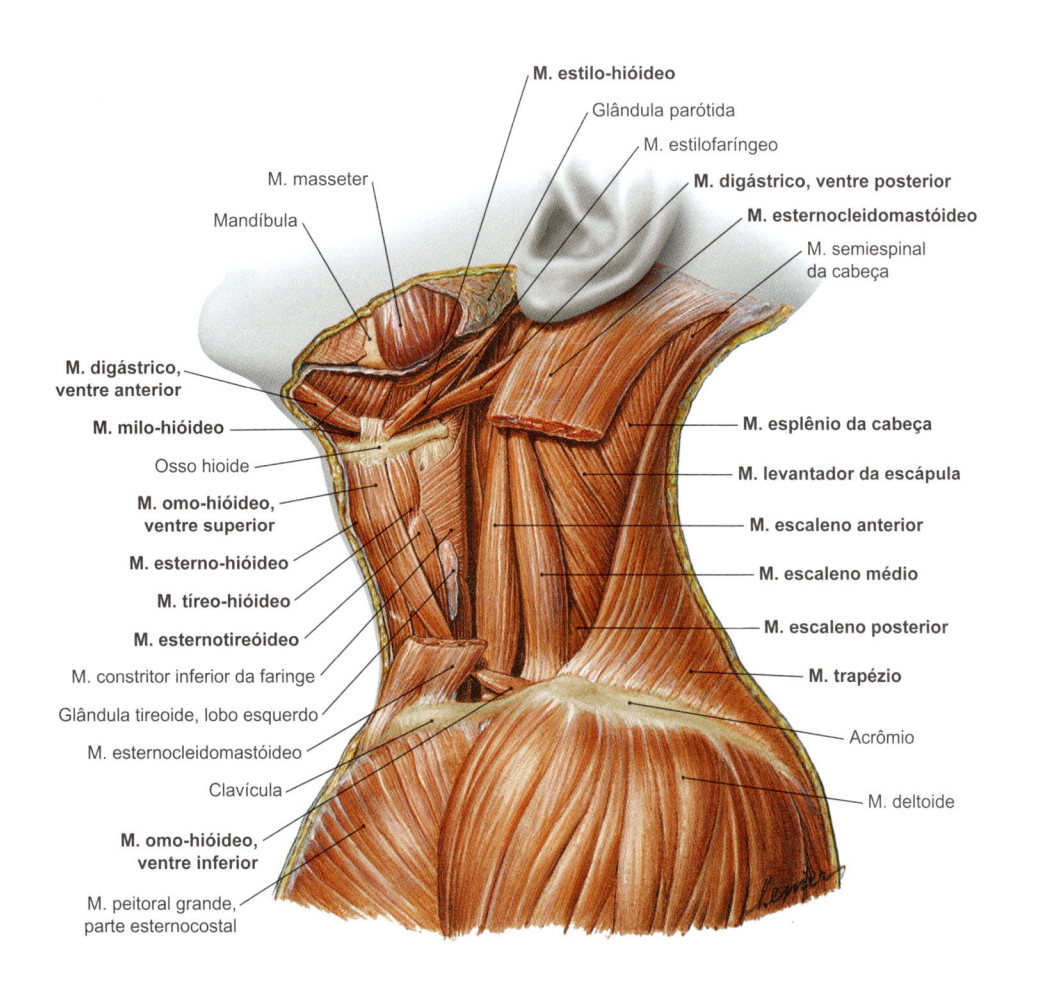

Figura 10.7 Representação lateral da musculatura cervical. Todas as fáscias musculares, o músculo platisma e a porção média do músculo esternocleidomastóideo foram removidos.

Tabela 10.7 Musculatura infra-hióidea.

Inervação	Origem	Inserção	Função
Músculo esterno-hióideo			
Plexo cervical, alça cervical (profunda)	Face posterior do manúbrio do esterno	Corpo do osso hioide	Traciona o osso hioide no sentido caudal, fixa o osso hioide para o abaixamento da mandíbula e age no movimento de mastigação
Músculo omo-hióideo			
Plexo cervical, alça cervical (profunda)	Margem superior da escápula	Corpo do osso hioide	Traciona o osso hioide para baixo, fixa o osso hioide; tensiona a fáscia cervical mediana, facilita o retorno venoso da área da cabeça e do pescoço pela abertura da veia jugular interna
Músculo tíreo-hióideo			
Plexo cervical, alça cervical (profunda)	Superfície externa da lâmina da cartilagem tireóidea	Corpo do osso hioide	• Com o osso hioide fixado: elevação da laringe na deglutição • Com a laringe fixada: abaixamento do osso hioide, influenciando a fonação
Músculo esternotireóideo			
Plexo cervical, alça cervical (profunda)	Face medial do manúbrio do esterno	Linha oblíqua da lâmina da cartilagem tireóidea	Traciona o osso hioide para baixo, fixa o osso hioide durante a fonação

Tabela 10.8 Músculos escalenos.

Inervação	Origem	Inserção	Função
Músculo escaleno anterior			
Plexo cervical (ramos anteriores dos nervos cervicais IV-VII)	Vértebra cervical III-VI (tubérculos anteriores)	Costela I (tubérculo do músculo escaleno)	• Atividade bilateral: inclinação da coluna cervical para frente • Atividade unilateral: inclinação lateral e rotação da coluna cervical para o mesmo lado • Coluna cervical fixada: elevação da Costela I, auxílio na respiração
Músculo escaleno médio			
Plexo cervical (ramos anteriores dos nervos cervicais III-VIII)	Vértebra cervical III-VII (tubérculos anteriores)	Costela I, posterolateralmente ao sulco da artéria subclávia	• Atividade bilateral: inclinação da coluna cervical para frente • Atividade unilateral: inclinação lateral e rotação da coluna cervical para o mesmo lado • Coluna cervical fixada: elevação da Costela I, auxílio na respiração
Músculo escaleno posterior			
Plexo cervical (ramos anteriores dos nervos cervicais VII-VIII)	Processo transverso da vértebra cervical V-VI (tubérculos anteriores)	Costela II (face externa), às vezes também Costela III	• Atividade unilateral: inclinação lateral e rotação da coluna cervical para o mesmo lado • Coluna cervical fixada: elevação da Costela I, auxílio na respiração
Músculo escaleno mínimo			
Plexo cervical (ramos anteriores do nervo cervical VIII)	Vértebra cervical VII (tubérculo anterior)	Costela I (margem posterior, atrás do músculo escaleno anterior)	• Atividade unilateral: inclinação lateral e rotação da coluna cervical para o mesmo lado • Coluna cervical fixada: elevação da Costela I, auxílio a respiração

Tabela 10.9 Músculos pré-vertebrais.

Inervação	Origem	Inserção	Função
M. reto anterior da cabeça			
Plexo cervical (R. anterior do N. cervical I)	Massa lateral do atlas	Parte basilar do osso occipital	Ajuste da posição da cabeça , inclinação da cabeça para a frente
M. reto lateral da cabeça			
Plexo cervical (R. anterior do N. cervical I)	Proc. transverso do atlas	Proc. jugular do osso occipital	Ajuste da posição da cabeça na articulação da cabeça, inclinação lateral da cabeça
M. longo da cabeça			
Plexo cervical (Rr. anteriores dos Nn. cervicais I-III)	Tubérculos anteriores dos Procc. transversos das vértebras cervicais III-VI	Parte basilar do osso occipital	• Atividade bilateral: inclinação da cabeça para frente • Atividade unilateral: inclinação lateral da cabeça
M. longo do pescoço			
Plexo cervical (Rr. anteriores dos Nn. cervicais II-IV)	Corpos das vértebras cervicais V-VII e das vértebras torácicas I-III; tubérculo anterior dos procc. transversos das vértebras cervicais II-V	Procc. transversos das vértebras cervicais V-VI, corpos das vértebras cervicais II-IV, tubérculo anterior do atlas	• Atividade bilateral: suporte da inclinação da cabeça para frente • Atividade unilateral: inclinação lateral e rotação da coluna cervical para o mesmo lado

---

Clínica

Variantes anatômicas na área do hiato dos escalenos (presença de uma costela cervical, hiato dos escalenos estreito, presença do músculo escaleno mínimo acessório, presença de fibras musculares aberrantes) podem ser associadas a uma **síndrome de passagem estreita do hiato dos escalenos**. Isso comumente resulta na compressão do plexo braquial e/ou da artéria subclávia com déficits correspondentes.

Músculos Pré-vertebrais

Os músculos pré-vertebrais (➤ Fig. 10.8) são:
- **Músculo reto anterior da cabeça**
- **Músculo reto lateral da cabeça**
- **Músculo longo da cabeça**
- **Músculo longo do pescoço.**

Os músculos passam, bilateralmente, entre os processos transversos e os corpos das vértebras cervicais e das três vértebras torácicas superiores. Os feixes do músculo longo da cabeça e do músculo longo do pescoço não são fisicamente separados e formam um complexo muscular, composto por fibras longitudinais e transversais. Os músculos pré-vertebrais são inervados pelos ramos anteriores dos nervos espinais cervicais.

Músculo Reto Anterior da Cabeça

O músculo reto anterior da cabeça (➤ Tabela 10.9) origina-se da massa lateral do atlas e da parte basilar do osso occipital. Ao contrair, ele sustenta a inclinação da cabeça para frente e estabiliza a articulação atlanto-occipital.

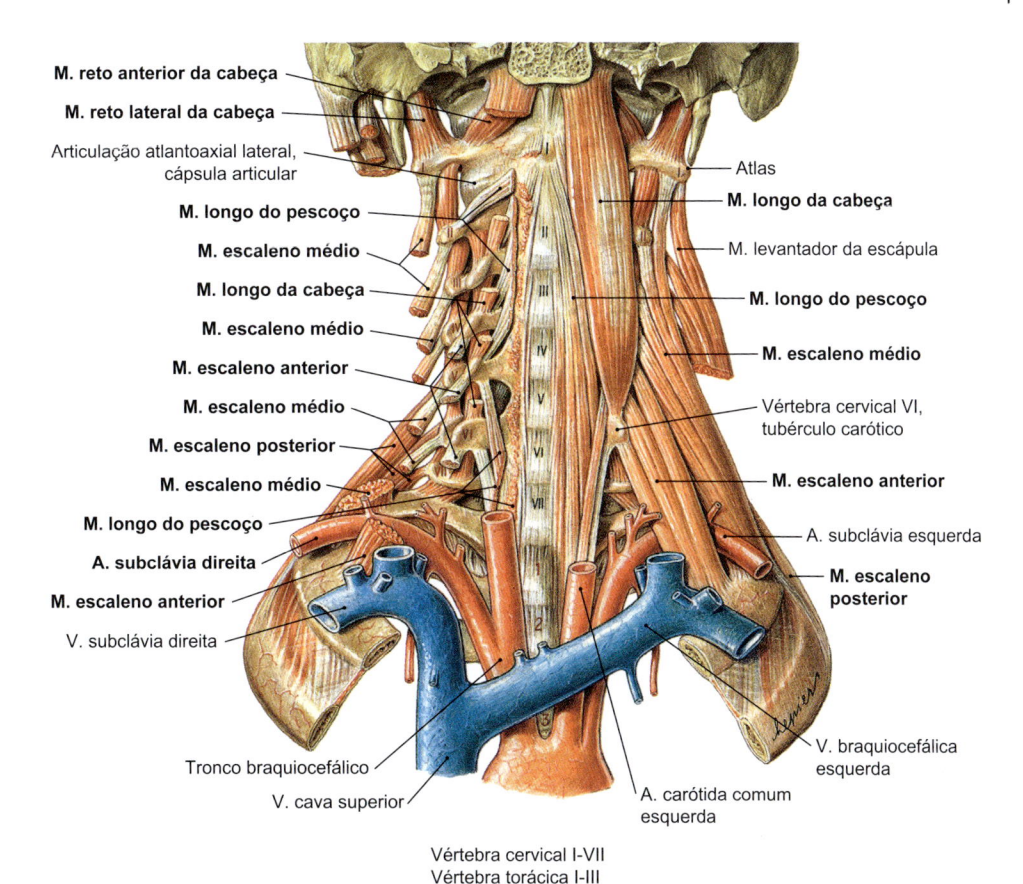

M. reto anterior da cabeça
M. reto lateral da cabeça
Articulação atlantoaxial lateral, cápsula articular
M. longo do pescoço
M. escaleno médio
M. longo da cabeça
M. escaleno médio
M. escaleno anterior
M. escaleno médio
M. escaleno posterior
M. escaleno médio
M. longo do pescoço
A. subclávia direita
M. escaleno anterior
V. subclávia direita
Tronco braquiocefálico
V. cava superior
Vértebra cervical I-VII
Vértebra torácica I-III

Atlas
M. longo da cabeça
M. levantador da escápula
M. longo do pescoço
M. escaleno médio
Vértebra cervical VI, tubérculo carótico
M. escaleno anterior
A. subclávia esquerda
M. escaleno posterior
A. carótida comum esquerda
V. braquiocefálica esquerda

Figura 10.8 Musculatura pré-vertebral e músculo longo da cabeça, vista anterior.

Músculo Reto Lateral da Cabeça

O músculo reto lateral da cabeça (➤ Tabela 10.9) é um músculo curto e plano, que se estende da massa lateral do atlas até o processo jugular do osso occipital (➤ Fig. 10.8). Ele sustenta a inclinação lateral da cabeça.

Músculo Longo da Cabeça

O músculo longo da cabeça (➤ Tabela 10.9) origina-se no tubérculo anterior do processo transverso das vértebras cervicais III-VI e se insere no processo basilar do osso occipital na região média do crânio (➤ Fig. 10.8). Uma contração bilateral do músculo longo da cabeça causa a flexão da coluna cervical. Uma contração unilateral do músculo faz com que a cabeça se incline ou rode para o mesmo lado.

Músculo Longo do Pescoço

O músculo longo do pescoço é composto por três partes que conferem ao músculo o seu típico formato triangular (➤ Fig. 10.8). Uma **parte oblíqua superior**, que se estende do processo transverso das vértebras cervicais superiores III-V até o tubérculo anterior do atlas; **uma parte reta**, com a origem na face anterior dos corpos das três vértebras torácicas superiores e nas três vértebras cervicais inferiores e inserção na face anterior dos corpos das vértebras cervicais II-IV; e uma **parte oblíqua inferior,** com a sua origem anteriormente na vértebra torácica I-III e inserções no tubérculo anterior dos processos anteriores das vértebras cervicais V-VII. A contração unilateral faz com que a cabeça incline e rode para o mesmo lado. Uma contração bilateral sustenta a flexão da coluna cervical e inclina a cabeça para frente.

10.3 Fáscias Cervicais e Espaços de Tecido Conectivo
Michael Scholz

> ### Competências
>
> Após a leitura deste capítulo, você será capaz de:
> • Identificar as diferentes fáscias e as cavidades anatômicas do pescoço e definir os seus limites.

O tecido conectivo que compõe a fáscia cervical envolve e interconecta os músculos, os ductos e as vísceras do pescoço. Ele se condensa regionalmente formando três lâminas distintas e espessas. As respectivas lâminas das fáscias delimitam, no seu trajeto, diferentes áreas de mobilidade (espaços). Esses espaços, preenchidos com tecido conectivo frouxo, envolvem as vísceras e os ductos, garantindo, com isso, a mobilidade dessas estruturas. Isso é necessário porque as vísceras do pescoço precisam acompanhar, sem atritos, os movimentos funcionais da coluna cervical e as alterações de posições durante a deglutição. As próprias vísceras do pescoço, além dos grandes ductos, são envolvidas pelos próprios envoltórios dos tecidos conectivos.

> **N O T A**
> Os espaços (cavidades) do pescoço produzidos pela presença dessas fáscias se projetam, no sentido cranial, até a base do crânio e, no sentido caudal, de forma contínua, até o mediastino. Por causa disso, os processos inflamatórios ou as hemorragias podem se propagar, quase sem obstáculos, desde a base do crânio até o mediastino.

10.3.1 Fáscias Cervicais

As fáscias cervicais são compostas por uma fáscia muscular com três lâminas, uma fáscia das vias e uma fáscia geral dos órgãos, além de uma fáscia especial dos órgãos (➤ Fig. 10.9, ➤ Tabela 10.10).

Fáscia Muscular

A **lâmina superficial da fáscia cervical**, que tem uma estrutura irregular, fica abaixo do tecido adiposo subcutâneo e abaixo do músculo platisma. A lâmina superficial envolve toda a circunferência do pescoço e separa os músculos esternocleidomastóideo das partes superiores dos músculos trapézios (parte descendente) (➤ Fig. 10.10). Inferiormente, a lâmina superficial está fixada na face anterior do manúbrio do esterno e na clavícula, e continua com a fáscia peitoral. Superiormente, a lâmina está fixada na margem inferior da mandíbula e conectada lateralmente com a fáscia parotídea. Além disso, a lâmina superficial está fixada no osso hioide (➤ Fig. 10.11).

Acima do osso hioide, a lâmina superficial cobre o trígono submandibular e a glândula submandibular, que, por sua vez, estão envolvidas por um envoltório próprio (fáscia do órgão). Na lâmina superficial, seguem os ramos principais do plexo cervical e das veias cervicais superficiais (veias jugulares externas e anteriores).

Em comparação com a fáscia cervical superficial, a **lâmina central da fáscia cervical** (lâmina pré-traqueal) é uma estrutura significativamente mais espessa e muito mais bem definida. Ela é tensionada bilateralmente pelos músculos omo-hióideos e permanece como uma função protetora em frente aos órgãos do pescoço. Ela cobre todos os músculos infra-hióideos (➤ Fig. 10.9, ➤ Fig. 10.10), mas não existe relação direta com a traqueia. A lâmina fascial se mantém tensa entre o osso hioide e a face posterior do manúbrio do esterno e da clavícula (➤ Fig. 10.11). A bainha carótica e a lâmina pré-traqueal estão entrelaçadas no ponto de intersecção do tendão intermédio do músculo omo-hióideo.

A **lâmina profunda da fáscia cervical (lâmina pré-vertebral)** está fixada no ligamento longitudinal anterior, ao longo da coluna cervical. Ela envolve tanto os músculos pré-vertebrais quanto os músculos escalenos e o músculo levantador da escápula e, na nuca, segue em direção à fáscia dos músculos próprios do dorso (➤ Fig. 10.9). Superiormente, a lâmina pré-vertebral se estende até a base do crânio e, inferiormente, ela segue na fáscia endotorácica. O tronco simpático é envolvido pela lâmina pré-vertebral, na parte inferior do pescoço até a altura da C4. A lâmina pré-vertebral também cobre os feixes primários do plexo braquial, do nervo frênico e da artéria subclávia.

Fáscias dos Ductos

A **bainha carótica** corresponde ao tecido conectivo que cobre os ductos, envolvendo os vasos e nervos situados lateralmente na região cervical (➤ Fig. 10.10). Ela se estende da abertura superior do tórax até a base do crânio. No seu trajeto, de baixo para cima, na região esternocleidomastóidea, ela passa primeiro pela artéria carótida comum, depois pela veia jugular interna com seus linfonodos cervicais profundos laterais e, por último pelo nervo vago [X]. No trígono carótico, a artéria carótida comum se divide na artéria carótida interna e artéria carótida externa; a artéria carótida interna continua o trajeto da artéria carótida comum e, junto com a veia jugular interna e o nervo vago [X], tensiona a bainha carótica em direção à base do crânio.

Tabela 10.10 Fáscias cervicais.

Fáscia	Estruturas encapsuladas
Fáscia muscular (fáscias cervicais)	
• Lâmina superficial	• Pescoço de forma geral (na nuca também chamada fáscia da nuca) • M. esternocleidomastóideo • M. trapézio
• Lâmina pré-traqueal (lâmina central)	• Mm. infra-hióideos
• Lâmina pré-vertebral (lâmina profunda)	• Mm. escalenos • Mm. pré-vertebrais • M. levantador da escápula • Envolve a musculatura própria do dorso • Tronco simpático, parte cervical
Fáscia das vias	
• Bainha carótica	• Aa. carótidas comum, carótida interna e carótida externa • V. jugular interna • N. vago [X]
Fáscia dos órgãos	
• Fáscia geral dos órgãos	Todas as vísceras do pescoço em conjunto (faringe, laringe, glândula tireoide, glândula paratireoide, parte superior da traqueia, parte cervical do esôfago)
• Fáscia especial dos órgãos = cápsula dos órgãos	Cada órgão individual do pescoço, por exemplo, fáscia do esôfago

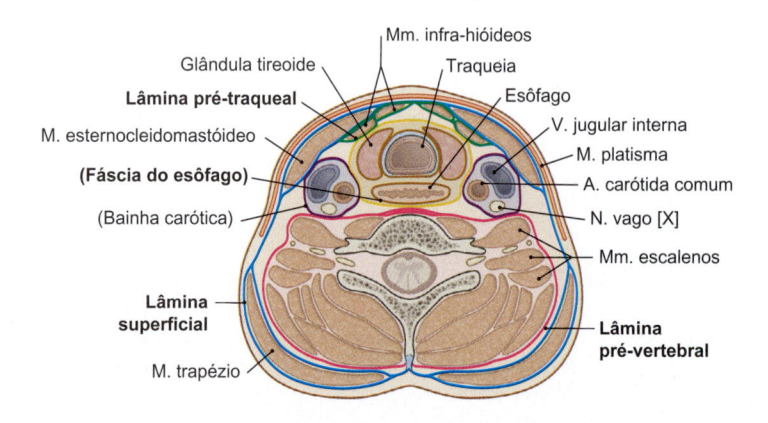

Figura 10.9 Seção transversal do pescoço no nível da glândula tireoide (esquema). Os respectivos trajetos das fáscias musculares, das fáscias dos ductos e das fáscias das vísceras (órgãos) estão marcadas em cores, de acordo com as respectivas estruturas do seu conteúdo. Lâmina superficial (azul), lâmina pré-traqueal (verde), lâmina pré-vertebral (vermelho), bainha carótica (roxo), fáscia geral de órgão (amarelo), fáscia específica do órgão (marrom). [E402]

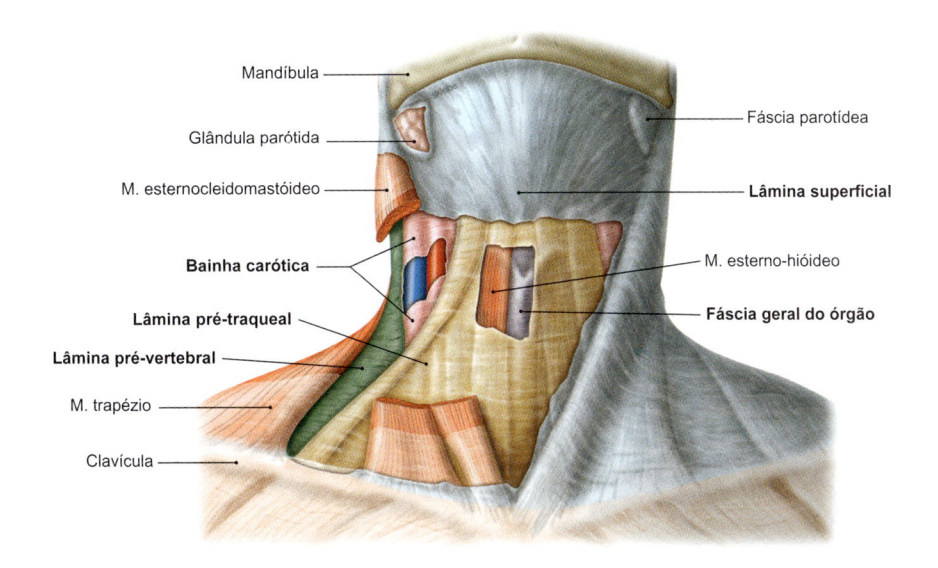

Figura 10.10 Fáscias dos músculos do pescoço. Vista a partir do ventre. O músculo platisma foi removido em ambos os lados. À esquerda do corpo, a lâmina superficial está intacta, envolvendo o músculo esternocleidomastóideo. À direita do corpo, está a parte medial do músculo e a maior parte da lâmina superficial foi removida. Com isso, é possível reconhecer o percurso das fáscias cervicais médias e profundas e a bainha carótida. A seção medial na lâmina pré-traqueal possibilita a visualização da cartilagem tireóidea e do músculo esterno-hióideo, que normalmente estão envoltos por fáscias de órgão geral. Lâmina superficial (cinza), lâmina pré-traqueal (marrom), lâmina pré-vertebral (verde), bainha carótida (vermelho).

N O T A

A **posição da artéria, da veia e do nervo** no interior da bainha carótica muda de baixo para cima. Primeiro, na região esternocleidomastóidea, a veia e o nervo estão situados ao lado da artéria, depois, ao longo do trajeto até a base do crânio, os dois mudam para uma posição posterior. No trígono carótico, as veias seguem posterolateralmente à artéria; o nervo vago [X] passa posteriormente entre os vasos.

Na bifurcação da artéria carótida, encontram-se o glomo carótico e o seio carótico:

- O **glomo carótico** é um pequeno paragânglio nodular, composto por células de revestimento e células principais. Ele tem um diâmetro de aproximadamente 3 mm. Além dos vasos sanguíneos, também saem do paragânglio, fibras aferentes dos nervos que se conectam ao nervo glossofaríngeo (**ramo do seio carótico dos nervos glossofaríngeos**). As células principais são quimorreceptores que acusam alterações da pressão parcial do oxigênio e do dióxido de carbono, além do valor do pH do sangue.
- O **seio carótico** acomoda, em sua parede, barorreceptores que detectam variações da pressão arterial. Por meio do nervo glossofaríngeo [IX], são conduzidas as informações, de ambos os sistemas, para o centro circulatório e respiratório, no tronco encefálico. A frequência e a profundidade da respiração, além da frequência cardíaca, são ajustadas de forma reflexa. Outros glomos e seios com funções similares, por exemplo, estão presentes na parede da artéria aorta.

Fáscias dos Órgãos

As fáscias dos órgãos estão subdivididas em fáscia geral e específica dos órgãos (➤ Fig. 10.9). O tecido conectivo da fáscia geral dos órgãos separa todos os órgãos do pescoço, como faringe, laringe, tireoide, glândula paratireoide, a seção superior da traqueia e as partes cervicais do esôfago; as fáscias especiais dos órgãos envolvem cada órgão individual do pescoço em uma cápsula de órgão de tecido conectivo própria (p. ex., fáscia esofágica).

10.3.2 Espaços de Tecido Conectivo do Pescoço

Devido à divisão espacial nas lâminas individuais da fáscia cervical em uma lâmina superficial, central e profunda, são criados espaços do tecido conectivo. Além da sua função anatômica/fisiológica de garantir a mobilidade dos órgãos cervicais durante a deglutição, respiração e movimentos do pescoço, esses espaços também são clinicamente importantes, porque os processos inflamatórios podem se propagar por eles.

Espaço Supraesternal

Entre a lâmina superficial e a lâmina pré-traqueal, origina-se o espaço supraesternal, por causa dos diferentes pontos de fixação dessas duas lâminas da fáscia cervical no manúbrio do esterno (➤ Fig. 10.11). Este espaço de deslocamento, preenchido com tecido adiposo, é limitado inferiormente pelo ligamento interclavicular – conectando as duas articulações esternoclaviculares – e pelo manúbrio do esterno.

N O T A

No interior do espaço supraesternal, a junção das duas veias jugulares anteriores passa, em diferentes níveis, levando à formação do arco venoso jugular (➤ Fig. 10.18). Há um perigo potencial de lesão da conexão vascular durante uma traqueotomia realizada em condições clínicas.

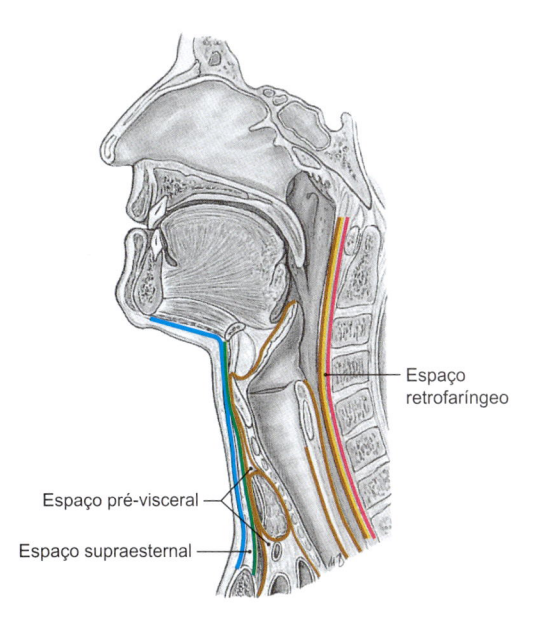

Figura 10.11 Posição das fáscias cervicais e dos espaços viscerais resultantes no corte sagital (esquema). Lâmina superficial (azul), lâmina pré-traqueal (verde), lâmina pré-vertebral (vermelho), fáscia geral do órgão (amarelo), fáscia especial do órgão (marrom).

Espaço Perivisceral

O espaço perivisceral (pré-visceral) pode ser definido como um espaço de deslocamento entre a lâmina pré-traqueal e a fáscia geral do órgão (➤ Fig. 10.11). Ele se estende desde o osso hioide até o mediastino anterior, onde termina, aproximadamente, no nível da base do coração.

Espaço Perifaríngeo

O espaço perifaríngeo envolve a faringe posterolateralmente e está dividido em duas partes:
- o **espaço retrofaríngeo (espaço retrovisceral)**
- o **espaço laterofaríngeo (espaço parafaríngeo)**.

Espaço Retrofaríngeo

O espaço retrofaríngeo (➤ Fig. 10.11) é um espaço de tecido conectivo com "formato de fenda fina" entre a parede posterior da faringe ou a parte cervical do esôfago e a lâmina profunda da fáscia cervical (lâmina pré-vertebral). O espaço retrofaríngeo começa na base do crânio e continua, para baixo, até o mediastino poste-

rior. A delimitação para o espaço laterofaríngeo adjacente é realizada por uma densa placa de tecido conectivo (septo sagital), seguindo de cima para baixo.

Clínica

A conexão do espaço retrofaríngeo com o mediastino posterior também representa um perigo potencial na transmissão dos processos infamatórios do pescoço para o tórax (**abscesso retrofaríngeo**).

Espaço Laterofaríngeo

O espaço laterofaríngeo, assim como o espaço retrofaríngeo, estende-se da base do crânio até o mediastino. Ele pode ser caracterizado pelo trajeto da fáscia estilofaríngea, que tensiona o processo estiloide em direção à parede lateral da faringe, sendo dividido em um compartimento anterior e um compartimento posterior. A parte anterior desse espaço do tecido conectivo se estende até a

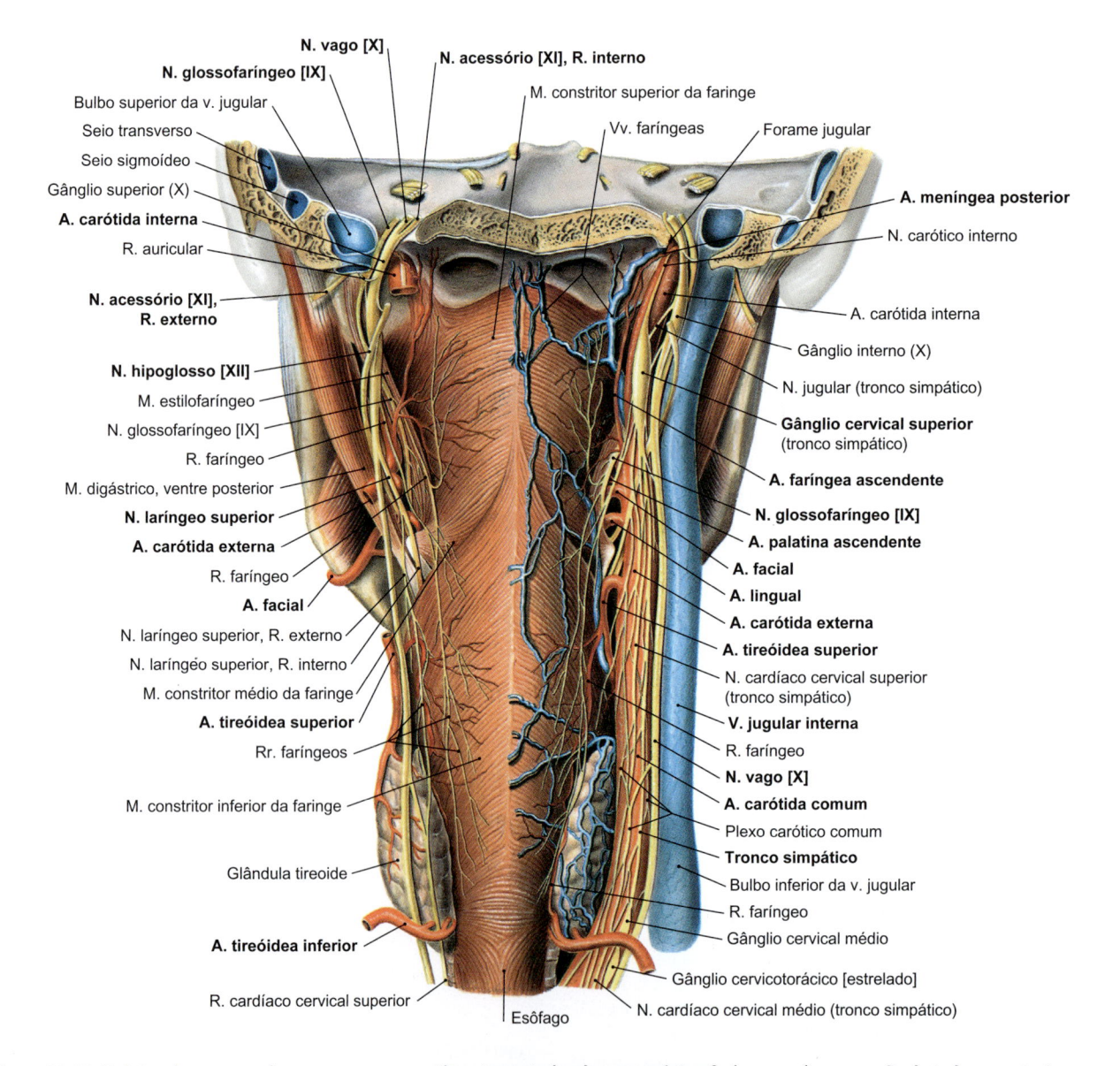

Figura 10.12 Trajetos dos vasos e dos nervos no compartimento posterior do espaço laterofaríngeo após a remoção de todas as estruturas de tecido conectivo. Metade esquerda da imagem: trajeto dos nervos depois da remoção dos vasos cervicais com o plexo superior, vista posterior.

hipoderme no nível do músculo bucinador e contém somente os vasos que se estendem até as tonsilas (ramos tonsilares da artéria e veia faríngea ascendente).

A parte posterior da fáscia estilofaríngea contém os grandes ductos do pescoço, como a artéria carótida interna, a veia jugular interna e o nervo vago [X], que também são envolvidos pela bainha carótica. Além disso, também passam nesta região o tronco simpático, o nervo glossofaríngeo [IX], o nervo acessório [XI] e o nervo hipoglosso [XII] (➤ Fig. 10.12).

10.4 Vias de Condução
Michael Scholz

Competências

Após a leitura deste capítulo, você será capaz de:
• Classificar o trajeto dos ductos no pescoço e descrever a estrutura das diferentes áreas de cobertura e de inervação.

No pescoço existem dois grandes tratos vasculonervosos que percorrem até os membros superiores e a cabeça (➤ Tabela 10.11). Os linfonodos do pescoço compreendem os linfonodos superficiais e profundos (linfonodos cervicais) e no final, a linfa é drenada pelo ducto linfático direito e pelo ducto torácico no respectivo ângulo venoso. A inervação dos músculos cervicais e dos músculos da faringe e da laringe é realizada pelos nervos espinais cervicais (plexos cervical e braquial) e pelos nervos cranianos [V, VII, IX, X, XI]. A inervação sensitiva do pescoço é suprida pelos ramos do plexo cervical, que compreendem os ramos posteriores dos nervos espinais cervicais. Além disso, o nervo hipoglosso [XII] e o nervo frênico (C3-C5) no curso de suas respectivas áreas de inervação, seguem através do do pescoço suprindo as suas estruturas.

Tabela 10.11 Estruturas no interior dos dois grandes tratos vasculonervosos do pescoço.

Vaso sanguíneo	Nervo	Linfático
Região cervical lateral		
• A. Subclávia • V. subclávia	• Plexo braquial	• Tronco subclávio
Região cervical dorsolateral		
• A. carótida comum • A. carótida externa • A. carótida interna • V. jugular interna	• N. vago • Tronco simpático	• Tronco jugular

10.4.1 Artérias do Pescoço

No pescoço, encontramos duas grandes artérias (artéria subclávia e artéria carótida comum) que, com seus ramos ao longo do seus trajetos, fornecem sangue para diversas áreas da cabeça, do pescoço, do tórax e da parede do abdome.

Tabela 10.12 Ramos principais e secundários da artéria subclávia.

Artérias	Ramos
A. vertebral	
A. torácica interna	
Tronco tireocervical	• A. tireóidea inferior • A. cervical ascendente • A. supraescapular • A. cervical transversa
Tronco costocervical	• A. cervical profunda • A. intercostal suprema

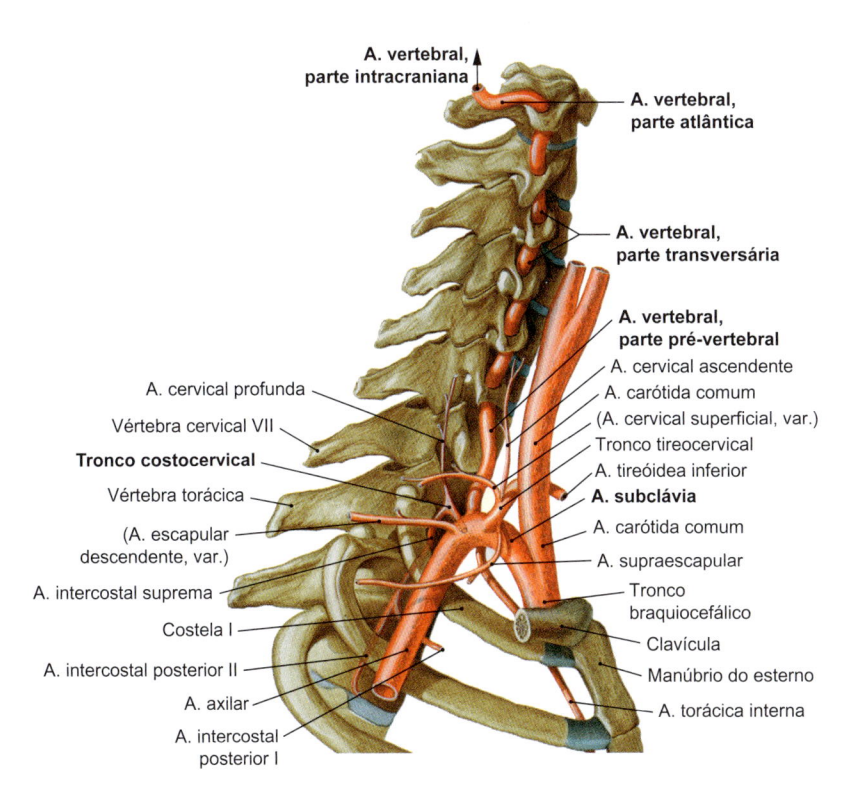

A. vertebral, parte intracraniana
A. vertebral, parte atlântica
A. vertebral, parte transversária
A. vertebral, parte pré-vertebral
A. cervical ascendente
A. carótida comum
(A. cervical superficial, var.)
Tronco tireocervical
A. tireóidea inferior
A. subclávia
A. carótida comum
A. supraescapular
Tronco braquiocefálico
Clavícula
Manúbrio do esterno
A. torácica interna

A. cervical profunda
Vértebra cervical VII
Tronco costocervical
Vértebra torácica
(A. escapular descendente, var.)
A. intercostal suprema
Costela I
A. intercostal posterior II
A. axilar
A. intercostal posterior I

Figura 10.13 Ramificações da artéria subclávia com o tronco tirocervical e com o tronco costocervical.

Artéria Subclávia

A artéria subclávia se origina, no lado direito, no tronco braquio-cefálico e, no lado esquerdo, como último ramo do arco da aorta. Em ambos os lados, a artéria se curva lateralmente por cima da cúpula pleural e penetra no hiato dos escalenos junto com os ramos primários do plexo braquial. Ao continuar o seu trajeto, ela passa por cima da 1ª costela no sulco da artéria subclávia e, depois, continua na margem inferior da 1ª costela como artéria axilar (➤ Fig. 10.13). Ao longo do seu trajeto a artéria subclávia dá origem a inúmeros ramos que, excetuando a artéria torácica interna e a artéria intercostal profunda, participam no suprimento de sangue do pescoço (➤ Tabela 10.12).

Clínica

A origem atípica de uma artéria subclávia direita, que emerge como último ramo do arco da aorta, em vez do tronco braquiocefálico, constitui a chamada **artéria lusória**. No seu trajeto para o braço direito, a artéria passa atrás do esôfago ou entre a traqueia e o esôfago. Isso pode comprometer o funcionamento do esôfago, criando dificuldades na deglutição (**disfagia lusória**) (veja também o Item 10.6.6).
Uma estenose grave na área de saída da artéria subclávia esquerda (raramente na artéria subclávia direita) pode causar a reversão do fluxo na artéria vertebral, no lado afetado (**síndrome do roubo da subclávia**), nos casos de excesso de exercício e aumento de sustentação de carga no braço. Isso pode resultar em uma redução na perfusão do cérebro com tontura e dor de cabeça.

Artéria Vertebral

A artéria vertebral origina-se como primeiro ramo do arco formado pela pela artéria subclávia. Ela segue quase verticalmente em direção ao crânio e, em 90% dos casos (➤ Fig. 10.14), passa embaixo da VI vértebra cervical, penetrando no forame transversário da VI vértebra cervical. A partir dali ela segue através dos forames transversários das vértebras cervicais até o atlas. No seu trajeto intracraniano, a artéria vertebral supre, junto com a artéria carótida interna, o cérebro e outras estruturas do SNC. No pescoço, pequenos ramos segmentares emergem da artéria vertebral para suprir os músculos cervicais profundos, o corpo vertebral, a medula espinal e as meninges da medula espinal.

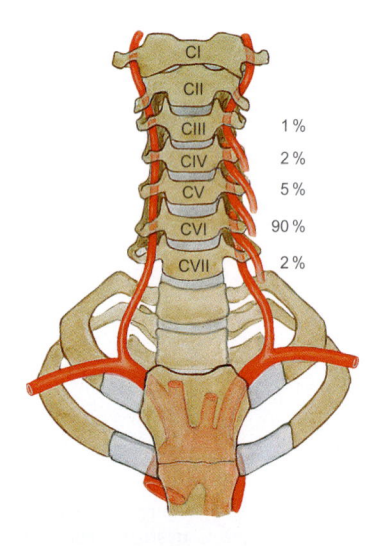

Figura 10.14 Variantes do nível de entrada da artéria vertebral no forame transversário da coluna vertebral.

Artéria Torácica Interna

A artéria torácica interna emerge da margem inferior da artéria subclávia e, no seu trajeto, passa ao lado do esterno através da abertura superior do tórax . Ela segue paralelamente ao esterno em direção ao diafragma.

Tronco Tireocervical

O tronco tireocervical emerge na margem medial do músculo escaleno anterior (➤ Fig. 10.15a). A partir do pequeno ramo arterial, normalmente se originam quatro artérias, mas devido à grande variabilidade das artérias, elas também podem se originar como vasos independentes da artéria subclávia (➤ Fig. 10.15b-g). Os quatro vasos são:

- **Artéria tireóidea inferior:** sobe em direção à tireoide, suprindo esta glândula, juntamente com a artéria tireóidea superior, um ramo da artéria carótida externa. Além disso, a artéria tireóidea inferior também supre as glândulas paratireoides, a laringe, a faringe, o esôfago e a traqueia.
- **Artéria cervical ascendente:** segue medialmente ao nervo frênico, acompanhando o músculo escaleno anterior, no sentido cranial e supre os músculos cervicais profundos (➤ Fig. 10.16).
- **Artéria supraescapular:** segue para o lado dorsal da escápula, onde forma a anastomose da escápula junto com a artéria circunflexa escapular que surge na artéria auxiliar.
- **Artéria cervical transversa:** ao longo do seu trajeto através da região cervical lateral, ela emite dois ramos terminais, o ramo superficial e o **ramo profundo** (➤ Fig. 10.15a, ➤ Fig. 10.16). O ramo superficial segue junto com o nervo acessório [XI] em direção ao músculo trapézio. O ramo profundo segue através da região cervical lateral junto com o nervo escapular dorsal, em direção aos músculos romboide e latíssimo do dorso.

Artéria Carótida Comum

A **artéria carótida comum direita** origina-se do tronco braquicefálico, diretamente atrás da articulação esternoclavicular direita. A **artéria carótida comum esquerda** origina-se diretamente do arco da aorta e segue na direção cranial atrás da articulação esternoclavicular esquerda, em direção ao pescoço (➤ Fig. 10.8). A artéria carótida comum, de cada lado, segue junto com a veia jugular interna e o nervo vago [X] envolvidos pela bainha carótica e não emite nenhum outro ramo no seu trajeto através do pescoço. No trígono carótico, na altura da margem superior da cartilagem tireóidea, a artéria carótida comum emite seus dois ramos finais, a artéria carótida externa e a artéria carótida interna (➤ Fig. 10.17). A **artéria carótida interna** continua o trajeto da artéria carótida comum direita, em direção à base do crânio, sem originar outros ramos entre o trígono carótico e o espaço parafaríngeo. Através do canal carótico, na parte petrosa do osso temporal, a artéria carótida interna entra no crânio e, com isso, atinge as suas áreas de suprimento.

Imediatamente após se originar da artéria carótida comum, a **artéria carótida externa** fornece os ramos para o suprimento de sangue dos órgãos cervicais, da língua, da face e do couro cabeludo (➤ Fig. 10.17):

- Artéria tireóidea superior
- Artéria faríngea ascendente
- Artéria lingual
- Artéria facial
- Artéria occipital
- Artéria auricular posterior
- Artéria temporal superficial
- Artéria maxilar.

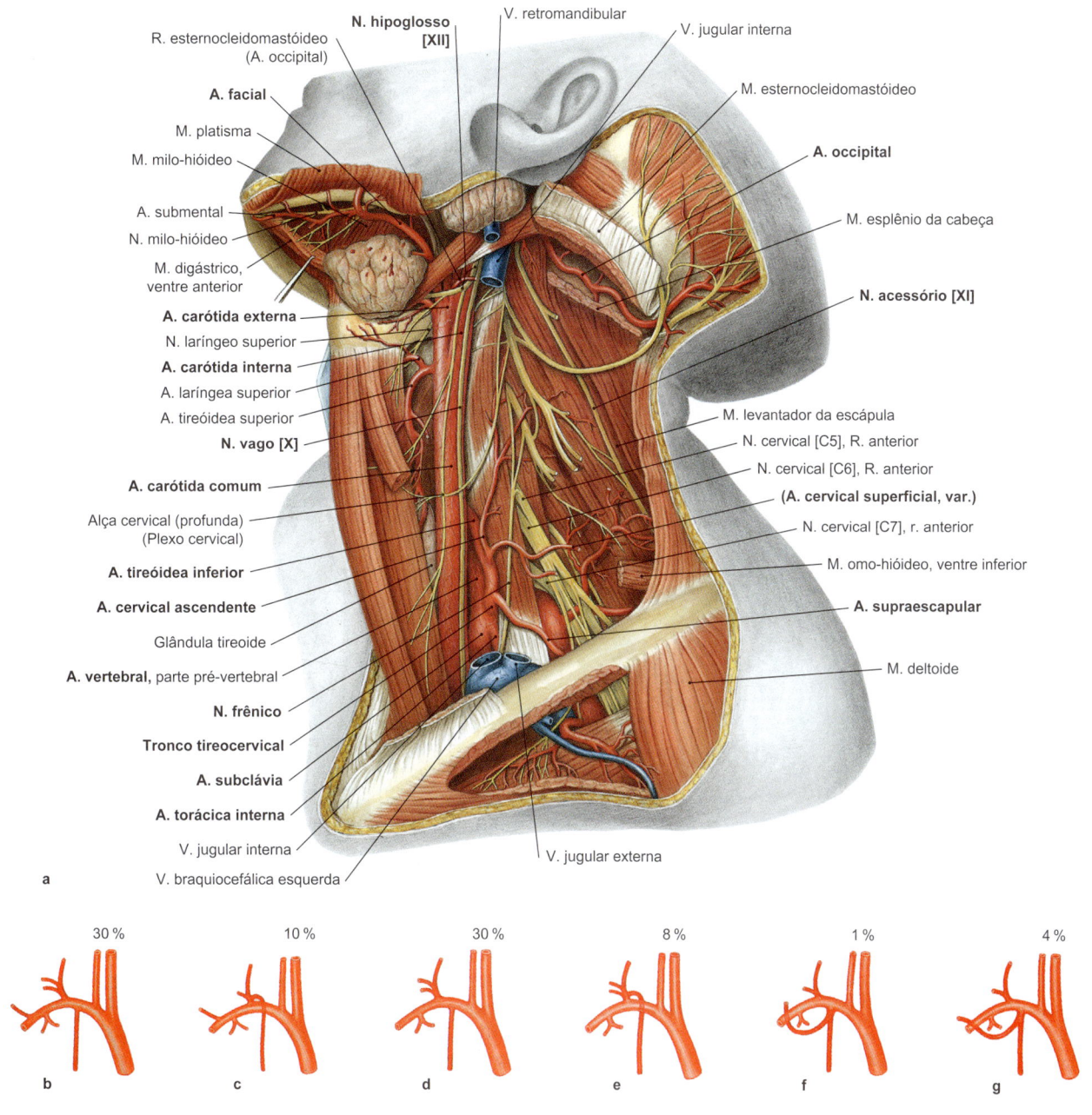

Figura 10.15 Região cervical lateral com variantes nas origens dos vasos. a Vasos e nervos da região cervical lateral, camada profunda. Vista lateral esquerda depois da remoção da veia jugular interna. **b-g** Variantes nas origens dos ramos da artéria subclávia e do tronco tireocervical.

Artéria Tireóidea Superior

A artéria tireóidea superior é o primeiro ramo da artéria carótida externa, na sua parte anterior, logo acima da bifurcação da artéria carótida comum. Ela segue para frente e para baixo e supre os lobos direito e esquerdo da tireoide. No seu trajeto para a tireoide, a artéria tireóidea superior origina a **artéria laríngea superior**. A tireoide também é irrigada pela artéria tireóidea inferior, um ramo da artéria subclávia.

Artéria Faríngea Ascendente

A artéria faríngea ascendente é o segundo e menor ramo da artéria carótida externa, no compartimento posterior do espaço laterofaríngeo, entre a artéria carótida interna e a faringe. No seu trajeto, ela supre a faringe e a tonsila palatina e chega até as meninges com o seu ramo terminal (**artéria meníngea posterior**).

Artéria Lingual

Logo acima da emergência da artéria tireóidea superior, origina-se a artéria lingual, no nível do osso hioide, anteriormente à artéria carótida externa (➤ Fig. 10.17). A artéria lingual passa atrás do músculo estilo-hióideo e do ventre posterior do músculo digástrico, em direção ao trígono submandibular e à região sublingual. Ela fornece ramos para o suprimento da língua e das outras estruturas da região sublingual.

Artéria Facial

A artéria facial origina-se da artéria carótida externa, logo acima da emergência da artéria lingual. Ambos os vasos podem se originar como variante ou a partir de um tronco comum (tronco linguofacial) da artéria carótida externa.
A artéria facial passa abaixo do músculo estilo-hióideo e do ventre posterior do músculo digástrico, depois segue entre a glândula

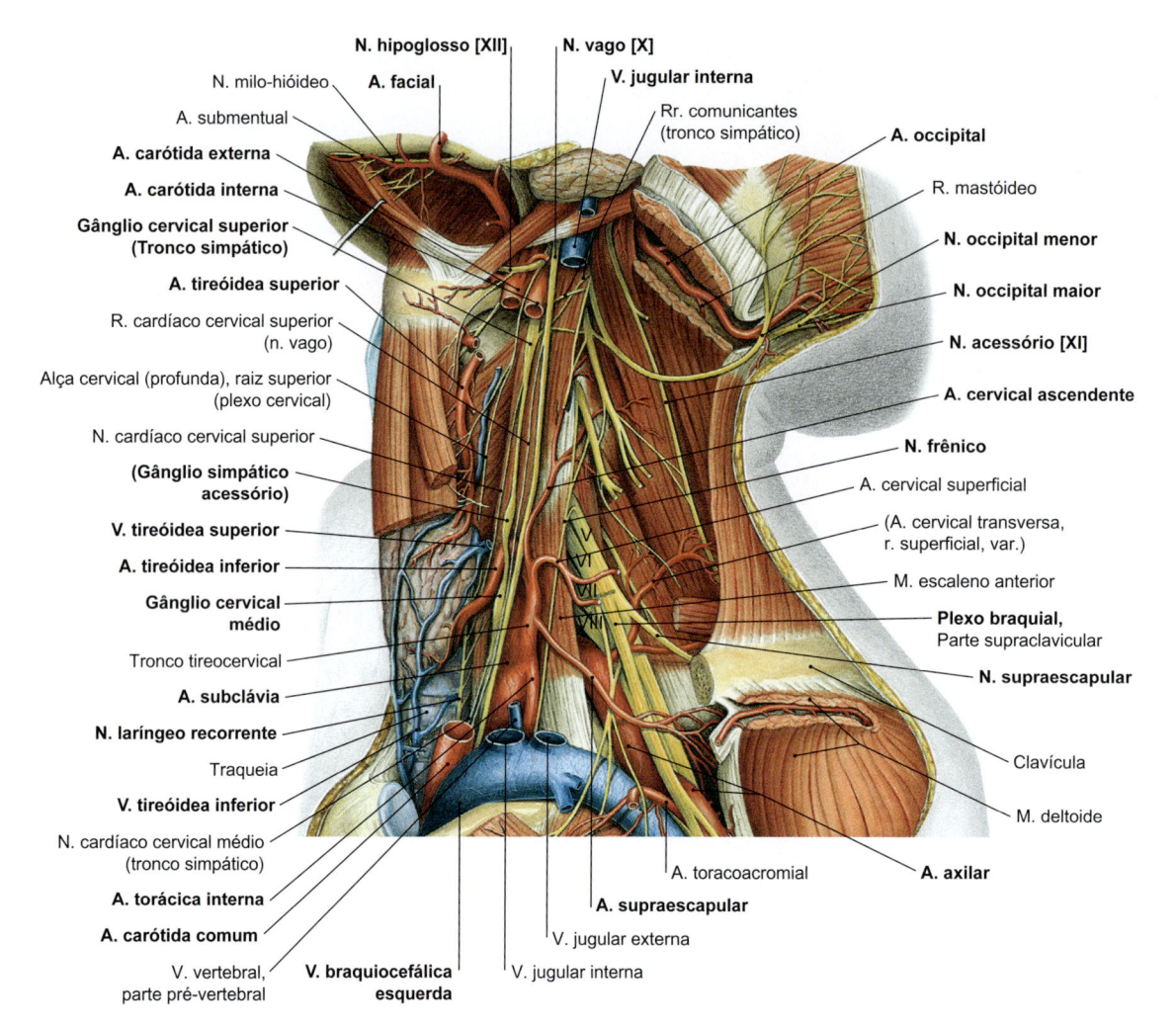

Figura 10.16 Vasos e nervos da região cervical e da região axilar lateral profunda após a remoção do músculo esternocleidomastóideo, os calibrosos vasos cervicais e os dois terços mediais da clavícula. Os números romanos V-VIII designam os nervos cervicais correspondentes.

submandibular e a mandíbula, na margem anterior do músculo masseter, ultrapassa a margem da mandíbula e prossegue obliquamente em direção à face (➤ Fig. 10.17). No seu trajeto pelo trígono submandibular, ela origina outros ramos para suprir a tonsila palatina (**ramo tonsilar da artéria palatina ascendente**), região mentual (**artéria submentual**) e diversos ramos menores para o suprimento da glândula submandibular (**ramos glandulares**).

Artéria Occipital
A artéria occipital, muitas vezes, é originada no trígono submandibular, no lado oposto da origem da artéria facial. Ela prossegue posteriormente em direção ao osso occipital, onde forma, com seus ramos, uma densa rede vascular.

Artéria Auricular Posterior
A artéria auricular posterior é um pequeno ramo da artéria carótida externa, que também se origina posteriormente e prossegue na direção posterossuperior chegando à região da orelha. Ela supre a região da orelha por meio de ramos menores (**ramos auriculares**). Além disso, ela se ramifica na orelha média e interna e na dura-máter.

Artéria Temporal Superficial e Artéria Maxilar
A artéria temporal superficial e a artéria maxilar são dois ramos terminais da artéria carótida externa. A **artéria temporal superficial** origina-se atrás do colo da mandíbula, seguindo superiormente em direção à região temporal, entre a margem posterior da

mandíbula e a frente do poro acústico externo. Aqui ela se divide, emitindo um **ramo frontal** e um **ramo parietal,** para o suprimento dessas regiões (➤ Fig. 10.17). A **artéria maxilar** é o mais calibroso dos ramos terminais e, normalmente, segue posteriormente ao do colo da mandíbula, na fossa infratemporal e se ramifica nos seus ramos terminais (➤ Item 9.2.5).

10.4.2 Veias do Pescoço

Visão Geral
O sangue venoso da região da cabeça e do pescoço é drenado, mais comumente, pelo sistema jugular, que é composto pelos seguintes pares de veias:
- **Veia jugular interna**
- **Veia jugular externa**
- **Veia jugular anterior.**

 Um volume menor de sangue é conduzido pelas **veias subclávias** pareadas. A rede venosa do pescoço pode variar muito entre os indivíduos e as veias estão interconectadas por meio de inúmeras anastomoses.

A veia jugular interna e a veia subclávia se unem nos ângulos venoso esquerdo e direito, formando as **veias braquiocefálicas**, de cada lado (➤ Fig. 10.19). No ângulo venoso, também desembocam os grandes troncos linfáticos; o **ducto linfático direito** (no lado direito) e o **ducto torácico** (no lado esquerdo). As veias bra-

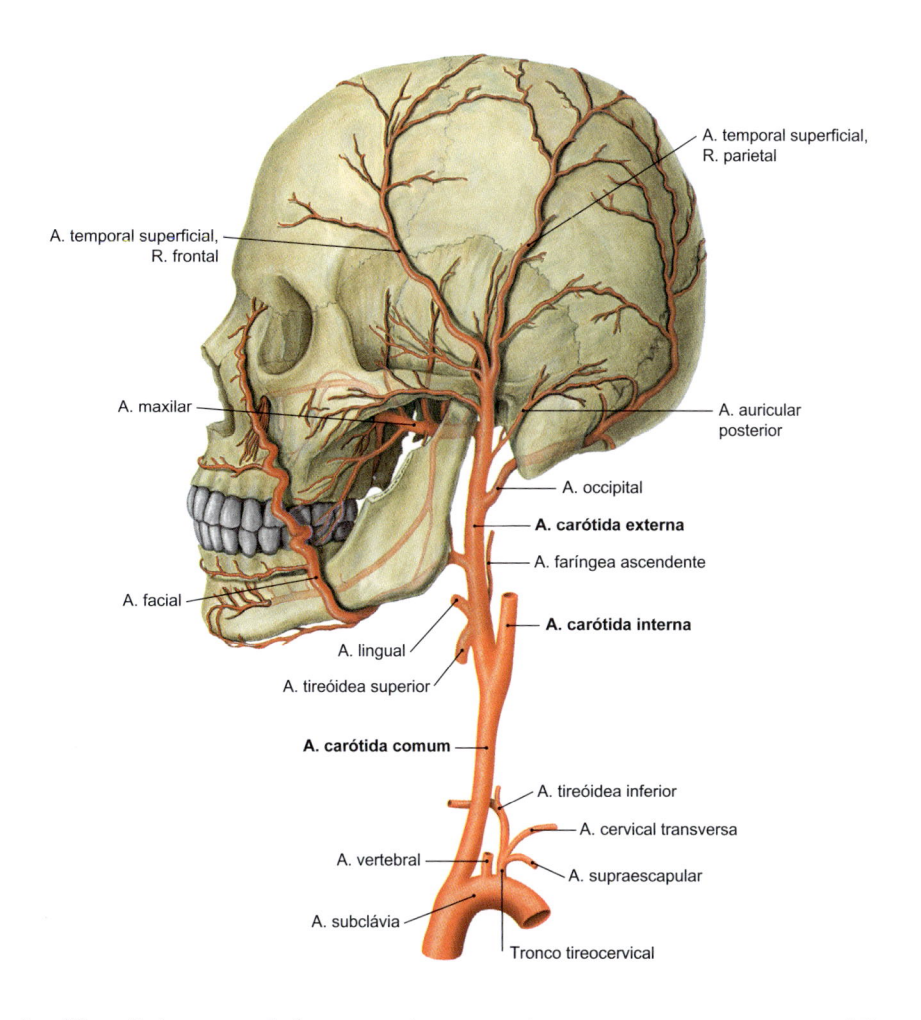

Figura 10.17 Trajeto da artéria subclávia e da artéria carótida comum, vista lateral.

Labels na figura:
- A. temporal superficial, R. parietal
- A. temporal superficial, R. frontal
- A. maxilar
- A. auricular posterior
- A. occipital
- **A. carótida externa**
- A. faríngea ascendente
- **A. carótida interna**
- A. facial
- A. lingual
- A. tireóidea superior
- **A. carótida comum**
- A. tireóidea inferior
- A. cervical transversa
- A. vertebral
- A. supraescapular
- A. subclávia
- Tronco tireocervical

quiocefálicas direita e esquerda formam a veia cava superior (➤ Fig. 10.19), que desemboca no átrio direito do coração.

Clínica

A colocação de um **acesso intravenoso** é a técnica mais utilizada nos tratamentos pré-clínicos de emergência. Em quadros mais graves, o acesso pela veia jugular externa pode ser uma boa alternativa (manobras de ressuscitação). No interior de um **cateter venoso central** (CVC), um tubo plástico delgado é inserido em uma veia de calibre grande, depois o tubo é movido até o átrio direito do coração, através da veia cava superior ou da veia cava inferior. Nestas condições, é possível administrar medicamentos e soluções com hiperosmolaridade (nutrição parenteral) altamente concentradas e medir a **pressão venosa central** (PVC). Devido à facilidade da sua localização anatômica, muitas vezes, com auxílio da ultrassonografia, a veia jugular interna e a veia subclávia são preferidas para a colocação do acesso através do cateter venoso central. No entanto, também é possível colocar o acesso em outras vias.

Trajeto das Veias
Veia Jugular Interna
A veia jugular interna pareada é originada no nível do forame jugular, na base do crânio, ao partir do **bulbo superior da veia jugular**, que é a continuação do seio sigmoide. Juntamente com o nervo glossofaríngeo [IX], o nervo vago [X] e o nervo acessório [XI], a veia jugular interna penetra no forame jugular e depois segue no interior da bainha carótica, juntamente com a artéria carótida in-

terna e o nervo vago [X], seguindo para baixo, através do espaço laterofaríngeo e o trígono carótico. Na região esternocleidomastóidea, ela é acompanhada pela artéria carótida comum e o nervo vago [X]. A veia jugular interna se expande pouco antes de se unir com a veia subclávia, formando o **bulbo inferior da veia jugular** (➤ Fig. 10.18, ➤ Fig. 10.19).

N O T A
A veia jugular interna coleta e drena o sangue venoso do cérebro, do couro cabeludo, da região facial e da tireoide.

Veia Jugular Externa
A veia jugular externa pareada origina-se da união da **veia occipital** e da **veia auricular posterior** segue inferiormente, nas proximidades do músculo esternocleidomastóideo, desembocando na veia subclávia (➤ Fig. 10.18, ➤ Fig. 10.20). Ela transporta sangue da área superficial da cabeça e da região da concha da orelha.

Veia Jugular Anterior
A veia jugular anterior pareada origina-se na região do osso hioide e drena o sangue venoso no assoalho da boca e a região anterior do pescoço. Pouco antes de atingir o ângulo venoso, ela se une com a veia jugular externa. No espaço supraesternal (➤ Fig. 10.11, ➤ Fig. 10.18), ambas as veias jugulares anteriores são interconectadas pelo **arco venoso jugular**.

Veia Subclávia
A veia subclávia coleta o sangue venoso da coluna cervical, do membro superior e da escápula, de uma parte da parede torácica e

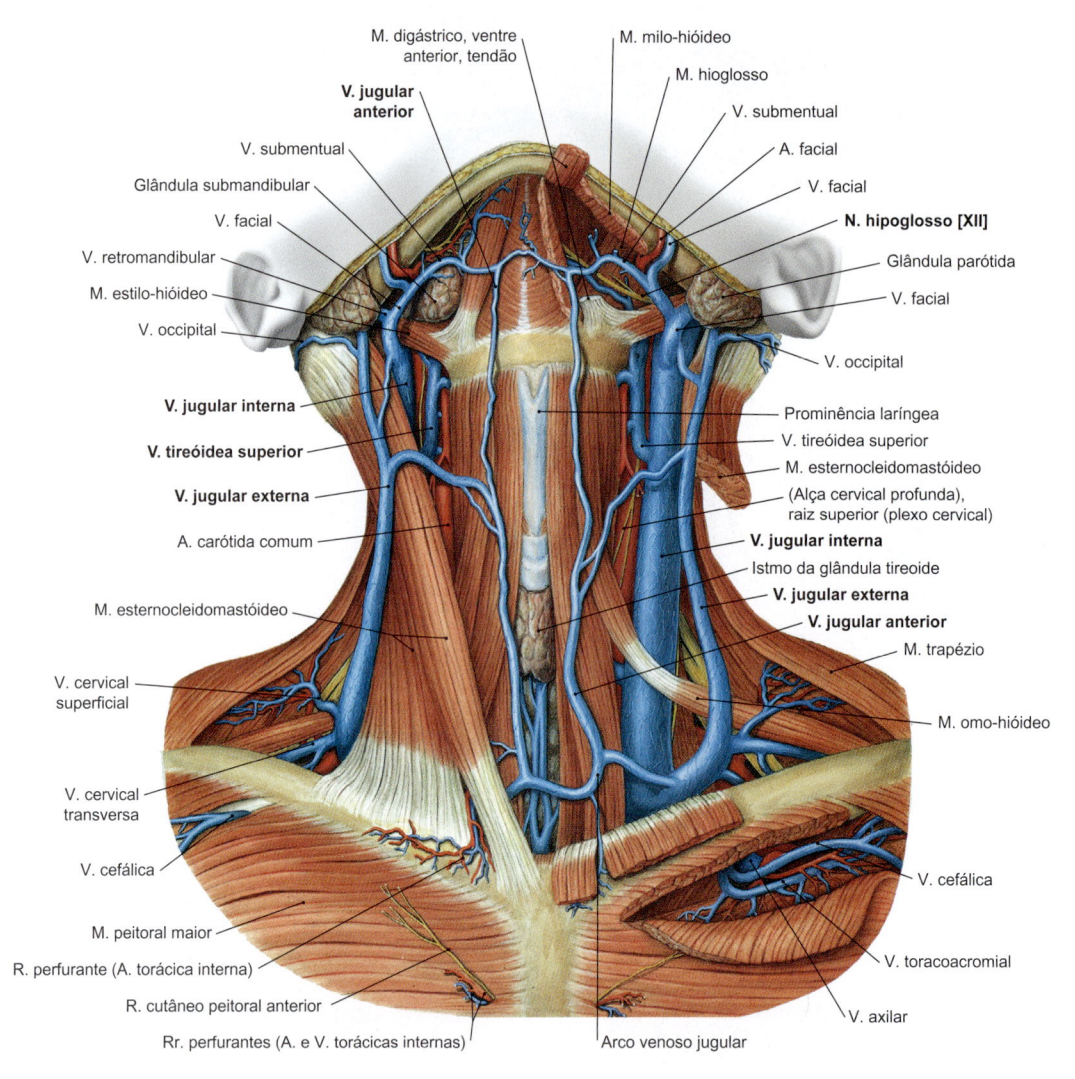

M. digástrico, ventre anterior, tendão
M. milo-hióideo
V. jugular anterior
M. hioglosso
V. submentual
A. facial
V. facial
N. hipoglosso [XII]
Glândula parótida
V. facial
V. occipital
Prominência laríngea
V. tireóidea superior
M. esternocleidomastóideo
(Alça cervical profunda), raiz superior (plexo cervical)
V. jugular interna
Istmo da glândula tireoide
V. jugular externa
V. jugular anterior
M. trapézio
M. omo-hióideo
V. cefálica
V. toracoacromial
V. axilar
Arco venoso jugular
V. submentual
Glândula submandibular
V. facial
V. retromandibular
M. estilo-hióideo
V. occipital
V. jugular interna
V. tireóidea superior
V. jugular externa
A. carótida comum
M. esternocleidomastóideo
V. cervical superficial
V. cervical transversa
V. cefálica
M. peitoral maior
R. perfurante (A. torácica interna)
R. cutâneo peitoral anterior
Rr. perfurantes (A. e V. torácicas internas)

Figura 10.18 Veias do pescoço depois da remoção de todas as fáscias cervicais. No lado esquerdo, grande parte do músculo esternocleidomastoideo foi removida, vista anterior.

dos músculos cervicais profundos. A área de drenagem da veia coincide, na maior parte, com a área de suprimento da artéria (artéria subclávia). A veia segue como uma continuação da **veia axilar** entre a costela I e a clavícula e entre o músculo escaleno anterior e a origem clavicular do músculo esternocleidomastóideo. Ela é recoberta, nesta área, pela fáscia pré-traqueal e está conectada com as estruturas adjacentes por meio de tecido conectivo. No ângulo venoso, ela se une com veia jugular interna para formar a veia braquiocefálica.

Veia Braquiocefálica

A veia braquiocefálica também drena o sangue da região cervical (➤ Fig. 10.19). A **veia tireóidea inferior** desemboca como uma veia isolada ou como plexo tireóideo ímpar na veia braquiocefálica esquerda. A **veia vertebral**, que anteriormente recebia a maior parte do sangue venoso da veia cervical profunda, também desemboca na veia braquiocefálica.

10.4.3 Nervos do Pescoço

A inervação da pele do pescoço é suprida pelos ramos do plexo cervical (área anterolateral da pele) e pelos ramos posteriores dos nervos espinais C2-C8. Diferentes nervos espinais (plexo cervical;

plexo braquial; ramos posteriores de C1–C8) e os nervos cranianos (nervo trigêmeo [V], nervo facial [VII], nervo glossofaríngeo [IX], nervo vago [X] e nervo acessório [XI]) estão envolvidos na inervação motora dos músculos cervicais.

As fibras nervosas autônomas do pescoço originam-se do tronco simpático cervical (tronco simpático, parte cervical) e do nervo vago [X]. O nervo hipoglosso [XII] também passa pelo pescoço em direção à língua, suprindo a sua inervação motora.

Nervos Espinais Cervicais

Assim como ocorre com todos os nervos espinais, os **nervos espinais cervicais** apresentam um **ramo anterior** e um **ramo posterior** para a inervação de diferentes áreas-alvo:

- Os ramos anteriores se conectam em duas grandes redes neurais, o **plexo cervical** e o **plexo braquial**. No plexo, as fibras nervosas se conectam a partir de diversos segmentos da medula espinal.
- Os ramos posteriores (C2-C8), que são mais delgados em comparação com os ramos anteriores, mantêm a sua disposição segmentar. Pouco depois da emergência, os nervos espinais cervicais são divididos em um **ramo lateral** e um **ramo medial** (➤ Tabela 10.13) e são responsáveis pela inervação motora dos músculos cervicais, partes dos músculos próprios do dorso,

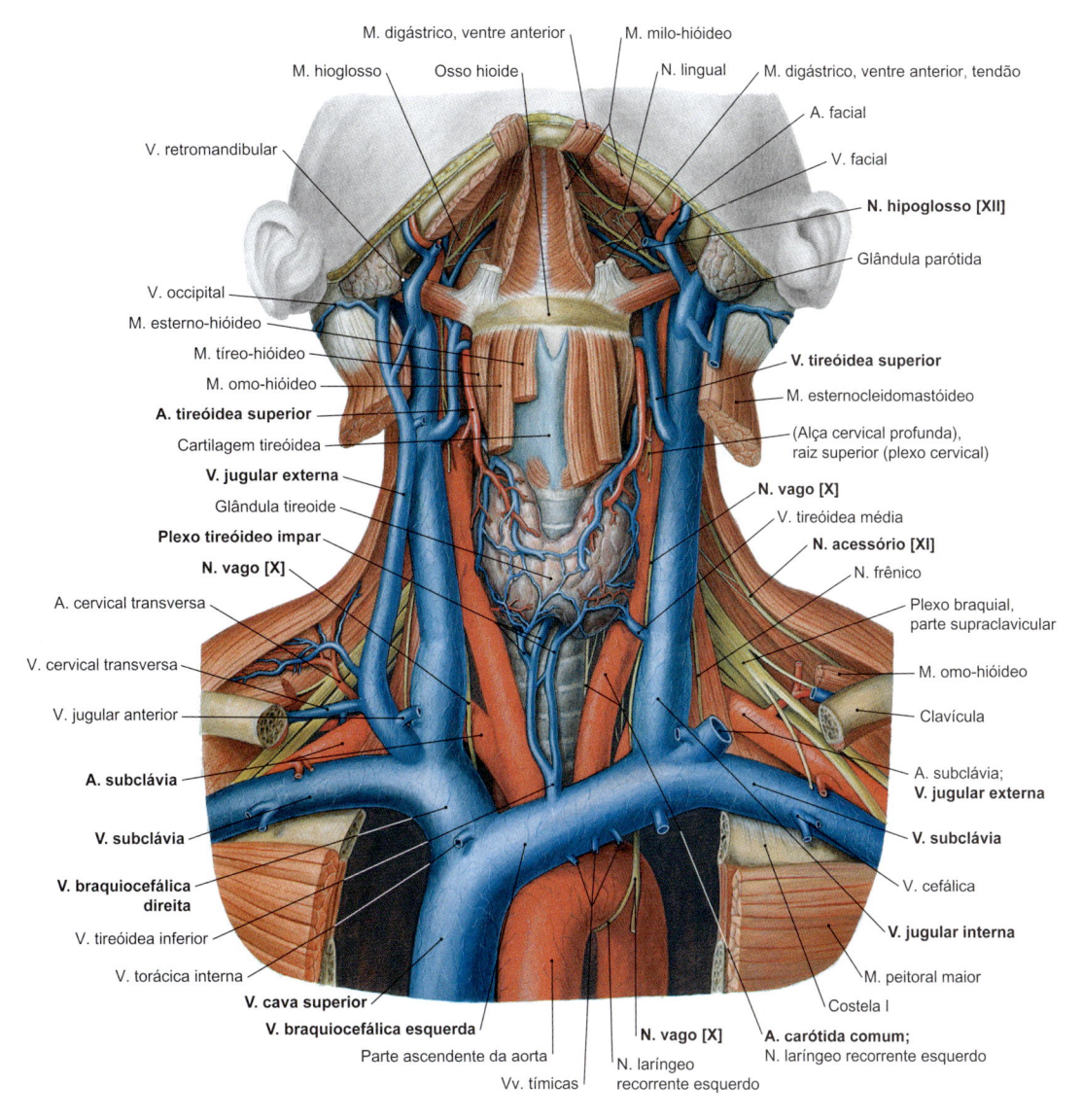

M. digástrico, ventre anterior
M. milo-hióideo
M. hioglosso
Osso hioide
N. lingual
M. digástrico, ventre anterior, tendão
V. retromandibular
A. facial
V. facial
N. hipoglosso [XII]
Glândula parótida
V. occipital
M. esterno-hióideo
M. tíreo-hióideo
M. omo-hióideo
V. tireóidea superior
A. tireóidea superior
M. esternocleidomastóideo
Cartilagem tireóidea
(Alça cervical profunda), raiz superior (plexo cervical)
V. jugular externa
Glândula tireoide
N. vago [X]
V. tireóidea média
Plexo tireóideo impar
N. acessório [XI]
N. vago [X]
N. frênico
A. cervical transversa
Plexo braquial, parte supraclavicular
V. cervical transversa
M. omo-hióideo
V. jugular anterior
Clavícula
A. subclávia
A. subclávia; **V. jugular externa**
V. subclávia
V. subclávia
V. braquiocefálica direita
V. cefálica
V. tireóidea inferior
V. jugular interna
V. torácica interna
M. peitoral maior
V. cava superior
Costela I
V. braquiocefálica esquerda
Parte ascendente da aorta
Vv. tímicas
N. vago [X]
N. laríngeo recorrente esquerdo
A. carótida comum; N. laríngeo recorrente esquerdo

Figura 10.19 Vasos e nervos do pescoço e da abertura superior do tórax após a remoção do esterno, de partes da clavícula e de partes do músculo esternocleidomastóideo e da musculatura infra-hioidea, vista anterior.

além da pele do pescoço e da região occipital, e da inervação sensitiva até o limite da área de distribuição do nervo trigêmeo [V] (➤ Fig. 10.21).

Plexo Cervical

O plexo cervical é formado pelos **ramos anteriores dos nervos espinais C1-C4**. Os nervos originados desse plexo inervam a pele das regiões anterior e posterior do pescoço, os músculos infra-hióideos e o diafragma, além de uma parte das membranas serosas, como pleura parietal e o pericárdio no tórax e o peritônio no abdome. Os ramos do plexo cervical, envolvidos pela lâmina pré-traqueal, são divididos nos **ramos cutâneo**s e nos **ramos musculares**.

Ramos Cutâneos

Os ramos cutâneos sensitivos do plexo cervical tornam-se evidentes na margem posterior do músculo esternocleidomastóideo em aproximadamente metade do comprimento do músculo, através da lâmina superficial. O local é chamado **ponto nervoso (ponto de ERB)** (➤ Tabela 10.14, ➤ Fig. 10.20).

O **nervo occipital menor** assume o trajeto ascendente na margem posterior do músculo esternocleidomastóideo e cruza o nervo

Tabela 10.13 Ramos posteriores dos nervos espinais cervicais com origem, tipo das fibras e área de suprimento.

Nervo	Origem	Tipo	Área de suprimento
R. posterior (N. suboccipital)	C1	Puramente motor	• Musculatura profunda da nuca • M. longo da cabeça • M. semiespinal da cabeça
R. posterior • R. lateral • R. medial (n. occipital maior)	C2	Misto	• M. semiespinal da cabeça • M. longuíssimo da cabeça • M. esplênio da cabeça • Pele do pescoço até o vértice
R. posterior • R. lateral • R. medial (n. occipital terceiro)	C3	Misto	• Musculatura autóctone do pescoço • Inervação da pele do pescoço
Rr. posteriores • R. lateral • R. medial	C4-C8	Misto	• Musculatura autóctone do pescoço • Áreas da pele da região

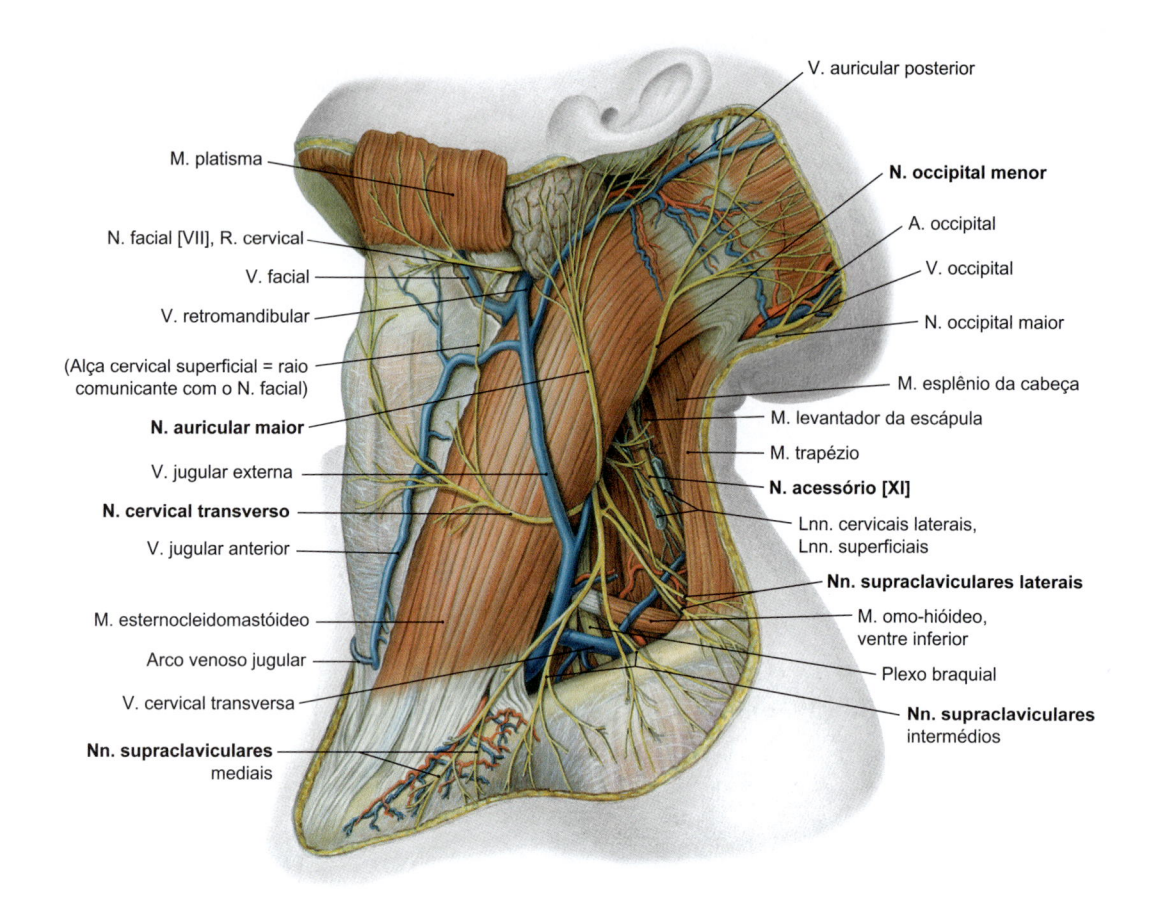

V. auricular posterior

M. platisma

N. facial [VII], R. cervical

V. facial

V. retromandibular

(Alça cervical superficial = raio comunicante com o N. facial)

N. auricular maior

V. jugular externa

N. cervical transverso

V. jugular anterior

M. esternocleidomastóideo

Arco venoso jugular

V. cervical transversa

Nn. supraclaviculares mediais

N. occipital menor

A. occipital

V. occipital

N. occipital maior

M. esplênio da cabeça

M. levantador da escápula

M. trapézio

N. acessório [XI]

Lnn. cervicais laterais, Lnn. superficiais

Nn. supraclaviculares laterais

M. omo-hióideo, ventre inferior

Plexo braquial

Nn. supraclaviculares intermédios

Figura 10.20 Vasos e nervos da região cervical lateral após a remoção da lâmina superficial da lâmina cervical. O músculo platisma foi rebatido para cima, vista lateral esquerda.

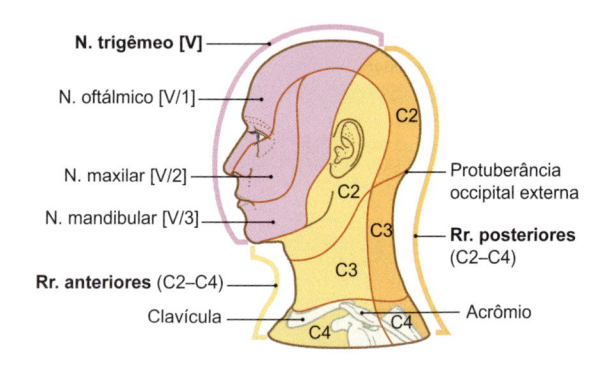

N. trigêmeo [V]

N. oftálmico [V/1]

N. maxilar [V/2]

N. mandibular [V/3]

Rr. anteriores (C2–C4)

Clavícula

C2

C2

C3

C3

C4

C4

Protuberância occipital externa

Rr. posteriores (C2–C4)

Acrômio

Figura 10.21 Inervação sensitiva da pele da cabeça e do pescoço com distribuição segmentar da inervação cutânea (esquema). [E402]

Tabela 10.14 Ramos sensitivos da pele do plexo cervical no ponto nervoso (ponto de ERB) com suas ramificações.

Nervo	Origem
N. occipital menor	C2-C3
N. auricular maior • R. anterior • R. posterior	C2-C3
N. cervical transverso • Rr. superiores • Rr. inferiores	C2-C3
Nn. supraclaviculares • mediais • intermédios • laterais	C3-C4

acessório [XI]. Ele provê a inervação sensitiva da pele do pescoço e da cabeça, atrás da da concha da orelha (➤ Fig. 10.22).

O **nervo auricular magno** é, comumente, o ramo mais importante do ponto nervoso. Ele segue diagonalmente, na margem posterior do músculo esternocleidomastóideo, cruzando esse músculo em um trajeto ascendente, em direção ao lóbulo da orelha.

Por meio dos seus *ramos anteriores*, ele supre a sensibilidade da pele na superfície anterior da orelha e do ângulo da mandíbula (➤ Fig. 10.22). A pele da parte posterior da orelha é inervada pelo **ramo posterior.**

O **nervo cervical transverso** segue horizontalmente na altura do ponto médio do músculo esternocleidomastóideo, cruzando o músculo de medial para a região cervical anterior. Ele é recoberto

pelo músculo platisma e se divide nos **ramos superiores** (inervação sensitiva da pele acima do osso hioide) e nos **ramos inferiores** (pelo do pescoço abaixo do osso hioide). Um dos ramos superiores forma uma anastomose (anteriormente: alça cervical superficial) com os ramos cervicais do nervo facial [VII] e, no curto percurso da fibra, também conduz as fibras motoras abaixo do músculo platisma (➤ Fig. 10.20).

Os **nervos supraclaviculares** constituem um grupo de nervos cutâneos que irradiam para o trígono cervical lateral com um formato de lâminas, e se posicionam na lâmina superficial do trígono omoclavicular e do músculo platisma. São definidos os seguintes nervos (➤ Fig. 10.20, ➤ Fig. 10.22):

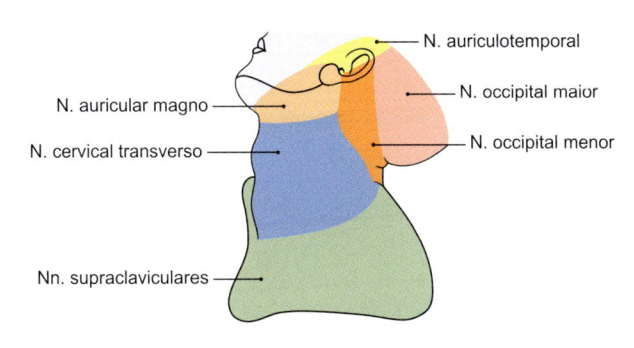

Figura 10.22 Inervação sensitiva da pele do pescoço e da cabeça pelos nervos do plexo cervical e os nervos occipitais maiores e terceiros.

- **Nervos supraclaviculares mediais**: inervação sensitiva da pele na região anterior da clavícula e a pele da parede torácica adjacente
- **Nervos supraclaviculares intermédios**: inervação sensitiva da pele na extremidade medial da clavícula, se estendendo à pele da parede torácica até a IV costela
- **Nervos supraclaviculares laterais**: inervação sensitiva da pele acima do acrômio da escápula e acima do músculo deltoide.

Ramos Musculares

Os ramos musculares do plexo cervical inervam diferentes grupos de músculos (➤ Fig. 10.23).

Um dos principais ramos motores deriva do **nervo frênico (C3-C5)**, que inerva o diafragma, mas também conduz fibras sensitivas ao pericárdio e peritônio adjacentes. Ele segue em um trajeto oblí-

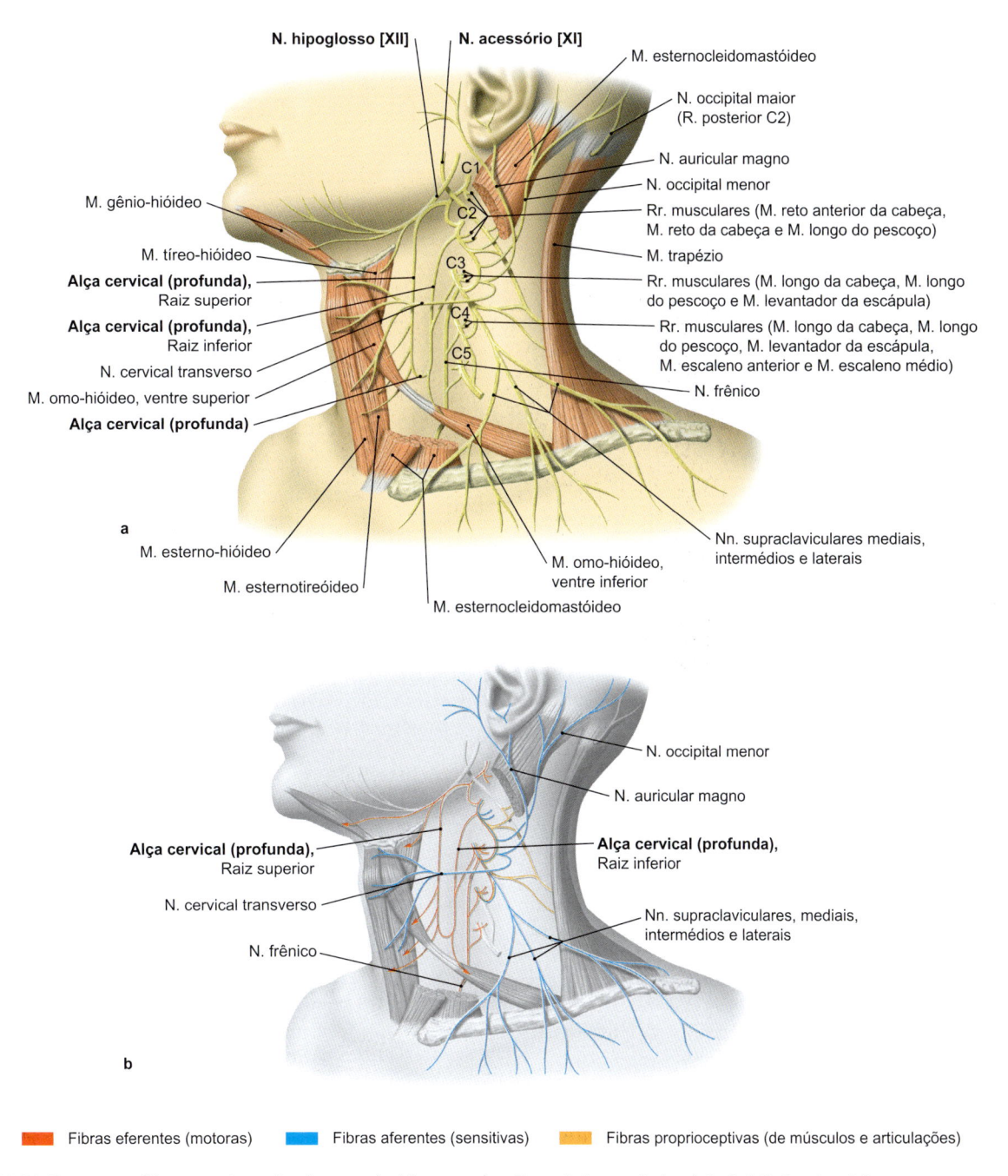

Fibras eferentes (motoras)   Fibras aferentes (sensitivas)   Fibras proprioceptivas (de músculos e articulações)

Figura 10.23 Ramos sensitivos e motores do plexo cervical (esquema). **a** Disposição anatômica. **b** Definição funcional dos ramos.

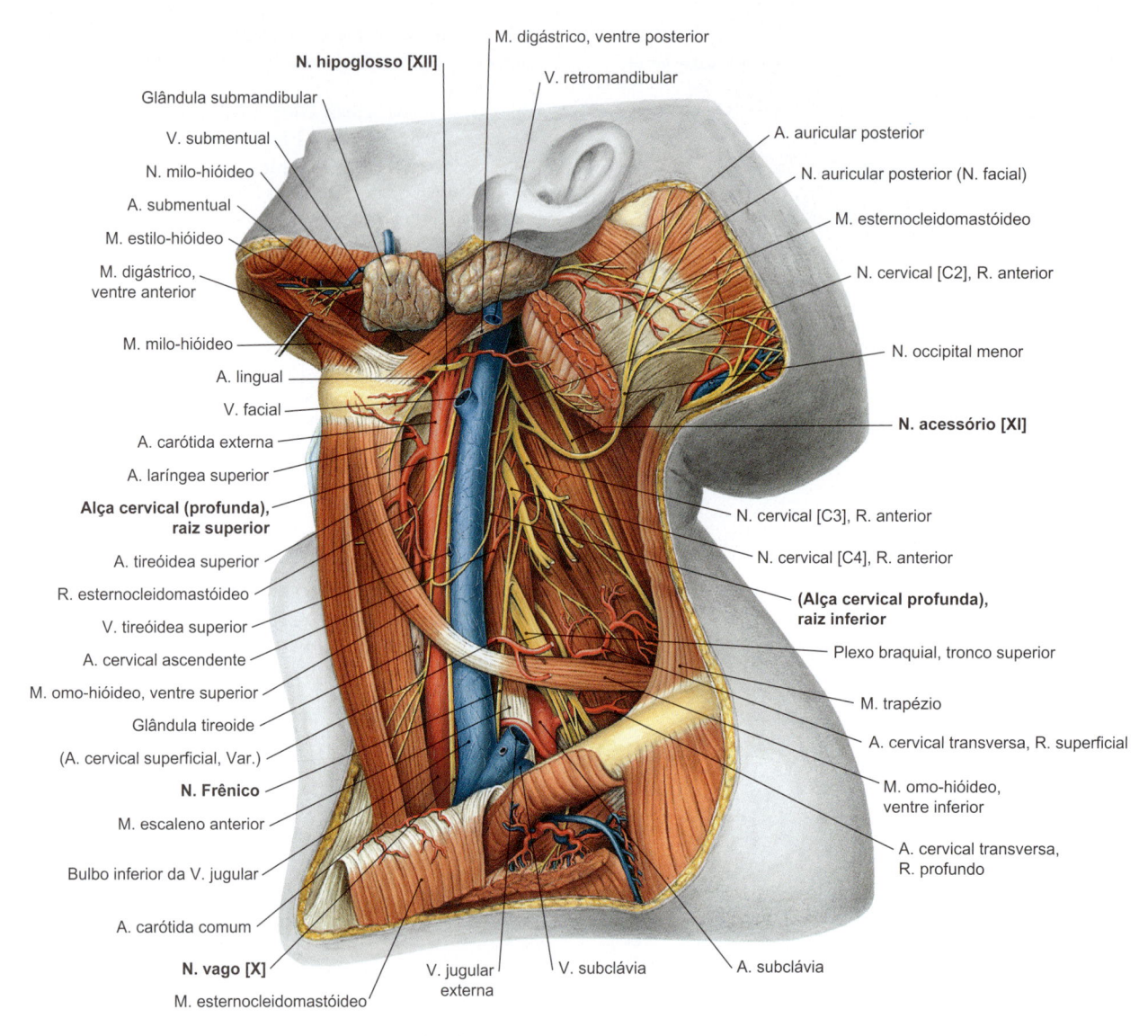

N. digástrico, ventre posterior

N. hipoglosso [XII]

V. retromandibular

Glândula submandibular

A. auricular posterior

V. submentual

N. auricular posterior (N. facial)

N. milo-hióideo

A. submentual

M. esternocleidomastóideo

M. estilo-hióideo

N. cervical [C2], R. anterior

M. digástrico, ventre anterior

M. milo-hióideo

N. occipital menor

A. lingual

V. facial

N. acessório [XI]

A. carótida externa

A. laríngea superior

Alça cervical (profunda), raiz superior

N. cervical [C3], R. anterior

A. tireóidea superior

N. cervical [C4], R. anterior

R. esternocleidomastóideo

(Alça cervical profunda), raiz inferior

V. tireóidea superior

Plexo braquial, tronco superior

A. cervical ascendente

M. omo-hióideo, ventre superior

M. trapézio

Glândula tireoide

A. cervical transversa, R. superficial

(A. cervical superficial, Var.)

M. omo-hióideo, ventre inferior

N. Frênico

M. escaleno anterior

A. cervical transversa, R. profundo

Bulbo inferior da V. jugular

A. carótida comum

N. vago [X]

M. esternocleidomastóideo

V. jugular externa

V. subclávia

A. subclávia

Figura 10.24 Vasos e nervos da região cervical lateral após a remoção do M. esternocleidomastóideo

quo acima do músculo escaleno anterior e entra no mediastino entre a artéria subclávia e o tecido subcutâneo, através da abertura superior do tórax (➤ Fig. 10.16, ➤ Fig. 10.24). No seu trajeto ao longo do músculo escaleno anterior, em direção ao mediastino, o nervo frênico é cruzado por duas artérias, a artéria cervical transversa e a artéria supraescapular (➤ Fig. 10.16).

A **alça cervical** (anteriormente: alça cervical profunda) é formada por um feixe de nervos cervicais C1-C3. Ela é formada por uma raiz superior (C1-C2) e uma raiz inferior (C2-C3), que envolve a veia jugular e está localizada na bainha carótica (➤ Fig. 10.23):

- A **raiz superior** conecta-se, ao longo do seu trajeto, ao nervo hipoglosso [XII]. No local onde o nervo hipoglosso [XII] cruza as artérias carótidas internas e externas, algumas fibras nervosas saem da raiz e assumem um trajeto descendente, entre os grandes vasos cervicais. A raiz superior inerva o ventre superior do músculo omo-hióideo e as partes superiores do músculo esterno-hióideo e do músculo esternotireóideo.
- A **raiz inferior**, finalmente, completa a alça nervosa e segue como ramo direto do plexo cervical, medial ou lateralmente à veia jugular interna, inferiormente.

Ambas as raízes da alça cervical se unem, em diferentes níveis adiante da artéria carótida comum e da veia jugular interna

(➤ Fig. 10.24). A partir deste ponto, os ramos da alça cervical seguem em direção ao ventre inferior do músculo omo-hióideo e às porções inferiores do músculo esterno-hióideo e do músculo esternotireóideo.

Plexo Braquial

O plexo braquial origina-se da união dos **ramos anteriores dos nervos espinais C5-C8** além do **1º nervo torácico** (T1). Os ramos anteriores emergem entre as origens do músculo escaleno anterior e do músculo escaleno médio, constituindo as raízes do plexo braquial. Na saída do hiato dos escalenos, são reunidos os ramos anteriores dos três cordões primários do plexo braquial (troncos) (➤ Tabela 10.15, ➤ Fig. 10.25).

Antes de entrar na axila, ao longo das artérias subclávias e axilares, os três troncos (tronco superior, médio e inferior) dividem-se em um ramo anterior e um ramo posterior, e se entrelaçam para formar três **cordões secundários** (fascículos laterais, mediais e posteriores) (veja também o ➤ Item 4.6.2). A partir dos fascículos, os nervos periféricos originam-se para inervar os membros superiores e partes da parede torácica. Devido ao cruzamento de fibras no plexo braquial, elas sempre participam de, pelo menos, dois nervos espinais.

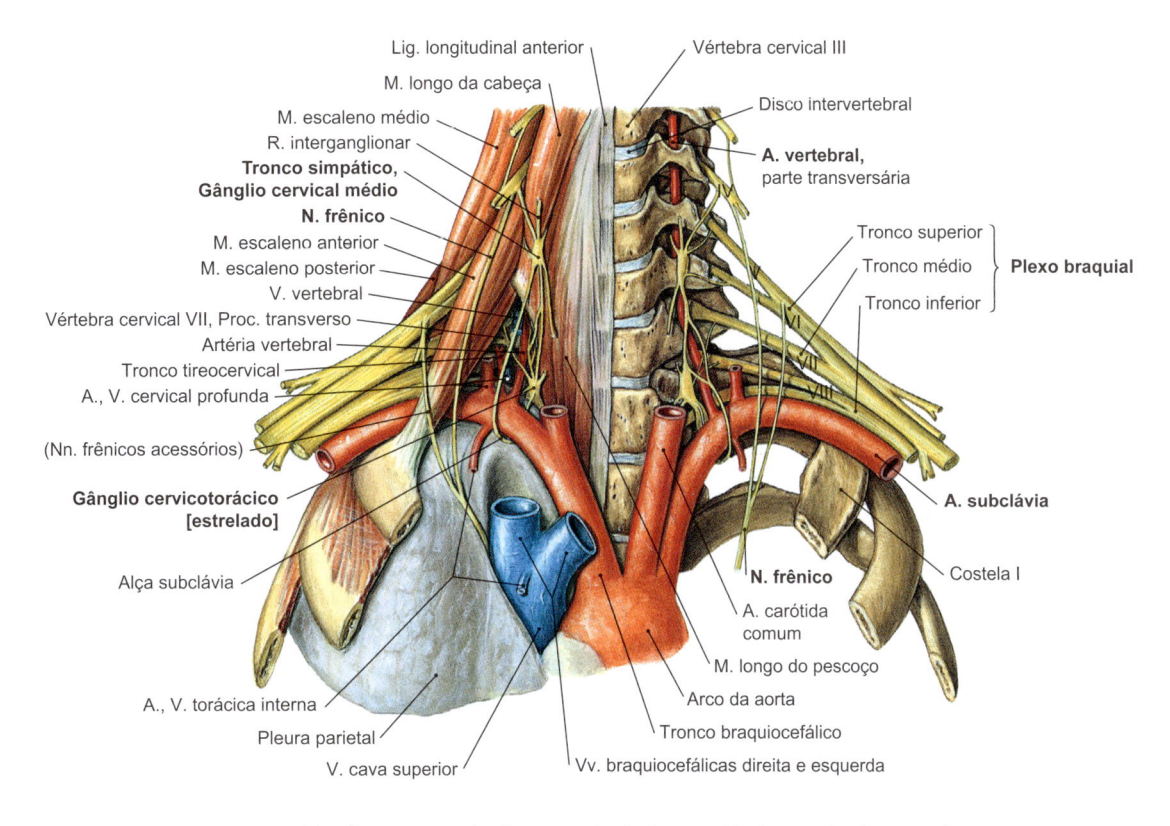

Figura 10.25 Vasos e nervos na transição do pescoço e do tórax em relação à extremidade superior (esquema).

A **parte supraclavicular** do plexo braquial inclui os ramos motores diretos que se originam nos três troncos. Eles emergem do plexo braquial, no trígono cervical lateral. Eles incluem:

- **Nervo dorsal da escápula** (C3-C5), que passa por dentro do músculo escaleno médio e se dirige para o músculo levantador da escápula e os músculos romboides, suas áreas-alvo.
- **Nervo torácico longo** (C5-C7), que atravessa o músculo escaleno médio e se projeta para baixo até a costela I, em direção ao músculo serrátil anterior, que ele inerva (➤ Fig. 10.16).
- **Nervo subclávio** (C5-C6), que inerva o músculo subclávio e pode fornecer fibras para o nervo frênico (nervos frênicos acessórios).
- **Nervo supraescapular** (C4-C6), que se dirige à escápula e passa embaixo do ligamento transverso superior da escápula (ao contrário da artéria supraescapular que, normalmente, passa acima do ligamento), para inervar os músculos supra--espinal e infraespinal (➤ Fig. 10.16).

Nervos Cranianos

Ao longo da região do crânio, seguem os ramos do nervo trigêmeo [V], do nervo facial [VII], do nervo glossofaríngeo [IX], do nervo vago [X], do nervo acessório [XI] e do nervo hipoglosso [XII] (➤ Tabela 10.16). Os nervos cranianos IX-XI e o nervo hipoglosso [XII], depois de passar através da base do crânio, seguem pelo espaço laterofaríngeo em estreita relação com a artéria carótida interna (➤ Fig. 10.12).

À medida que um dos ramos terminais do **nervo mandibular** [V/3] passa pelo **nervo milo-hióideo**, no sulco milo-hióideo da mandíbula, à frente do trígono submandibular, inerva o músculo milo-hióideo e o ventre anterior do músculo digástrico (➤ Fig. 10.15a, ➤ Fig. 10.16). O ventre posterior do músculo digástrico e o músculo estilo-hióideo são inervados pelos ramos do **nervo facial [VII]**. Na margem inferior da glândula parótida, o ramo cervical do nervo facial emerge do tecido da glândula e se desloca, em um trajeto diagonal, para frente e para baixo, para inervar o músculo platisma (➤ Fig. 10.20).

O **nervo glossofaríngeo [IX]** segue inferiormente, entre a artéria carótida interna e a veia jugular interna, através do espaço laterofaríngeo. Ele se situa na face posterior do músculo estilofaríngeo e segue entre esse músculo e o músculo estiloglosso, em direção à raiz da língua e a outras áreas de inervação (➤ Tabela 10.16).

Tabela 10.15 Composição e origem dos troncos primários do plexo braquial.

Ramos anteriores de	Tronco primário do plexo braquial
C5-C6	Tronco superior
C7	Tronco médio
C8-T1	Tronco inferior

Tabela 10.16 Nervos cranianos IX-XII com as ramificações e as áreas de inervação do pescoço.

Nervos cranianos	Área de inervação
N. glossofaríngeo [IX] • R. do M. estilofaríngeo • Rr. faríngeos • R. do seio carótico	• M. estilo-faríngeo • Plexo faríngeo • M. constritor superior da faringe • Parede do seio carótico/glomo carótico

N. vago [X]
• R. faríngeo
• N. laríngeo superior
  – R. externo
  – R. interno
• N. laríngeo recorrente
• Rr. cardíacos cervicais superiores/inferiores
	• Plexo faríngeo
	• M. cricotireóideo
	• M. constritor inferior da faringe
	• Membrana mucosa da metade superior da laringe
	• Musculatura intrínseca da laringe
	• Membrana mucosa da metade inferior da laringe
	• Plexo cardíaco

N. acessório [XI]	• M. esternocleidomastóideo • M. trapézio
N. hipoglosso [XII]	• Musculatura intrínseca e extrínseca da língua

O **nervo vago [X]** é o principal componente do sistema nervoso parassimpático e contém, também, fibras aferentes e eferentes viscerais (Item 9.3.10). Na área cervical, ele segue no interior da bainha carótica, como parte do trato vasculonervoso através do espaço laterofaríngeo (➤ Fig. 10.12), em direção do mediastino. Na porção cervical do nervo vago [X], originam-se as fibras para a inervação da faringe (ramos faríngeos), da laringe (nervo laríngeo superior, nervo laríngeo recorrente [o ramo terminal do nervo laríngeo recorrente também é chamado nervo laríngeo inferior]) e do coração (ramos cardíacos cervicais superiores e inferiores) (➤ Tabela 10.16).

O **nervo acessório [XI]** também passa pelo espaço laterofaríngeo e entra no ângulo superior do trígono carótico, antes do nível da veia jugular interna e abaixo do músculo esternocleidomastóideo, para a inervação motora do músculo trapézio (➤ Fig. 10.24).

O **nervo hipoglosso [XII]** segue anteriormente, através do espaço laterofaríngeo, no trígono carótico. Neste ponto, ele cruza a artéria carótida externa e a artéria carótida interna, assumindo um formato de arco e, durante o seu trajeto, ele passa através do trígono

submandibular. A partir deste nível, o nervo atinge a língua entre o músculo hioglosso e o músculo milo-hióideo (➤ Fig. 10.26).

> ### Clínica
>
> Uma **lesão do nervo hipoglosso [XII],** por exemplo, pela infiltração tumoral de uma metástase no linfonodo cervical, pode ser facilmente diagnosticada: a língua se afasta do lado acometido, sendo desviada para o lado sadio, porque os músculos da língua no lado sadio podem realizar o movimento, mas os músculos da língua do lado afetado não conseguem realizar o mesmo movimento.

Tronco Simpático (Parte Cervical)

O tronco simpático é composto de dois troncos nervosos arranjados de forma paralela, em uma posição paravertebral. Eles se estendem da espinha cervical até o cóccix. Cada um dos dois troncos é caracterizado por feixes de neurônios (e gânglios) que aparecem como nódulos em uma sequência segmentar. São diferenciadas:

• Parte cervical
• Parte torácica
• Parte lombar
• Parte sacral.

A parte torácica forma, na região superior, um gânglio localizado na cabeça da costela, revestido pela fáscia endotorácica. Este primeiro gânglio torácico, normalmente, é unido com o gânglio cervical inferior, formando um grande **gânglio cervicotorácico** (gânglio estrelado) com um comprimento de até 2 cm. O gânglio cervicotorácico se situa acima da cúpula pleural, atrás da artéria subclávia, no nível de saída da artéria vertebral. A **parte cervical do tronco simpático** está integrada na lâmina profunda da fáscia cervical, na frente dos músculos longos do pescoço e dos músculos longos da cabeça e atrás da bainha carótica, no sentido cranial (➤ Fig. 10.12, ➤ Fig. 10.16).

Por volta do nível da vértebra cervical IV, o tronco simpático penetra na lâmina profunda da fáscia cervical e prossegue no sentido cranial atrás da bainha carótica. Na altura da vértebra cervical III, o tronco simpático se torna novamente espesso nos dois lados do

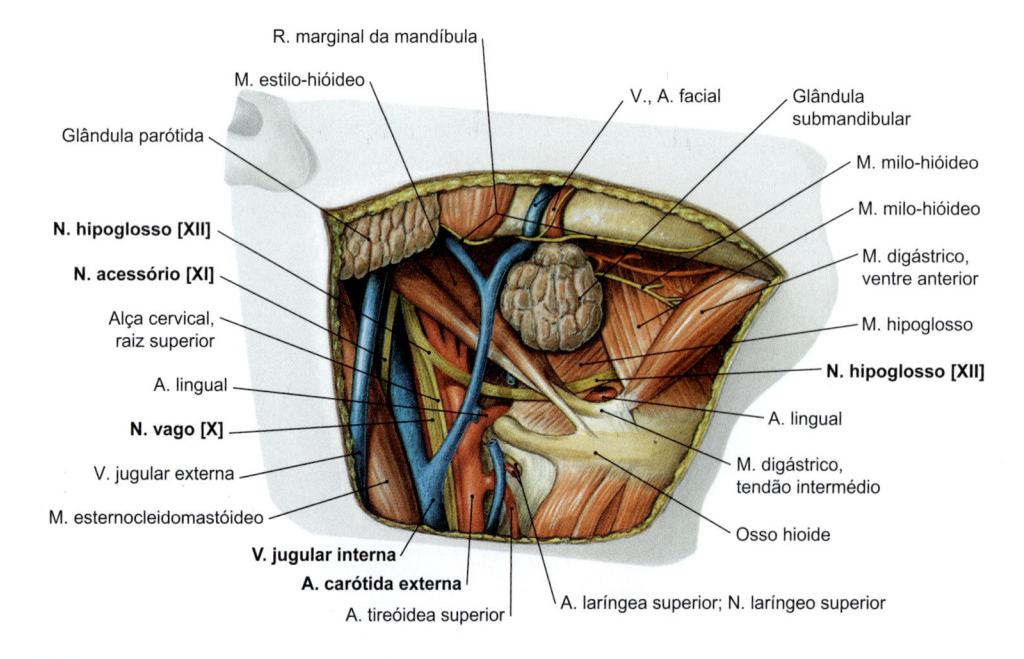

Figura 10.26 labels:
R. marginal da mandíbula
M. estilo-hióideo
Glândula parótida
N. hipoglosso [XII]
N. acessório [XI]
Alça cervical, raiz superior
A. lingual
N. vago [X]
V. jugular externa
M. esternocleidomastóideo
V. jugular interna
A. carótida externa
A. tireóidea superior
V., A. facial
Glândula submandibular
M. milo-hióideo
M. milo-hióideo
M. digástrico, ventre anterior
M. hipoglosso
N. hipoglosso [XII]
A. lingual
M. digástrico, tendão intermédio
Osso hioide
A. laríngea superior; N. laríngeo superior

Figura 10.26 Vasos e nervos na área superior do trígono carótico e do trígono submandibular, após a remoção das fáscias. Vista direita lateral inferior.

gânglio cervical superior. Entre o gânglio cervicotorácico e o gânglio cervical superior, forma-se irregularmente o **gânglio cervical médio** (na altura da vértebra cervical VI). As conexões entre os nervos espinais e o tronco simpático, normalmente, são formadas nos ramos comunicantes brancos para o tronco simpático e nos ramos comunicantes cinzentos a partir do tronco simpático de volta para o respectivo nervo espinal. Os ramos comunicantes brancos somente estão presentes na parte torácica e na parte lombar. Eles não estão presentes na parte cervical! As fibras simpáticas pré-ganglionares ascendentes são conectadas nos gânglios, depois continuam como fibras pós-ganglionares para diferentes áreas-alvo no tórax, no pescoço e na cabeça.

Gânglio Cervical Superior

O gânglio cervical superior situa-se anteriormente aos processos transversos das vértebras cervicais II e III e, com uma dimensão de 3 cm, constitui o maior gânglio cervical simpático. Ele também é a última estação de conexões das fibras simpáticas pós-ganglionares, que migram deste nível para as suas áreas de suprimento na cabeça. A partir do gânglio cervical superior se originam ramos comunicantes cinzentos para os nervos espinais C1-C4. Além disso, as fibras formam plexos ao redor das artérias carótidas internas e externas e atingem, com seus ramos, o gânglio parassimpático da cabeça (gânglio ciliar, pterigopalatino, submandibular, ótico). Então as fibras seguem para os órgãos-alvo sem maiores alterações. Outras fibras se dirigem ao coração.

Gânglio Cervical Médio

O gânglio cervical médio é, muitas vezes, pouco desenvolvido e pode estar completamente ausente em alguns indivíduos, sendo substituído por diversos outros gânglios menores, ou fusionado com o gânglio cervical inferior. Se estiver presente, ele pode ser observado na altura da vértebra cervical VI, próximo da artéria tireóidea inferior. A partir do gânglio, emergem ramos comunicantes cinzentos para os nervos espinais C5-C6, além de ramos para a tireoide e as glândulas paratircoides , e para o coração.

Gânglio Cervical Inferior

O gânglio cervical inferior, em geral, está fusionado com o primeiro gânglio torácico do tronco simpático, formando o **gânglio cervicotorácico** (gânglio estrelado). O gânglio cervical inferior situa-se anteriormente, em ambos os lados da cabeça e da costela I e na parte anterior do processo transverso da vértebra cervical VII. A partir deste gânglio, os ramos comunicantes cinzentos, estabelecem conexões com os nervos espinais C7-C8 e T1. Outros ramos saem como nervo espinal e seguem via alça subclávia para os vasos, além dos nervos cardíacos inferiores para o coração. Assim, as fibras atingem o esôfago, os brônquios, a traqueia, a laringe, a faringe e o coração.

10.4.4 Linfonodos do Pescoço

No pescoço existem cerca de 200-300 linfonodos, que são entrelaçados como uma corrente, principalmente ao longo da veia jugular interna. A grande quantidade (aproximadamente 30% de todos os linfonodos do corpo) pode ser explicada pela proximidade imediata da cavidade oral e da cavidade nasal, que são possíveis locais de entrada para agentes patogênicos e antígenos.
Ao longo da linha horizontal do mento e seguindo pela margem mandibular até a região occipital, existe uma cadeia de linfonodos,

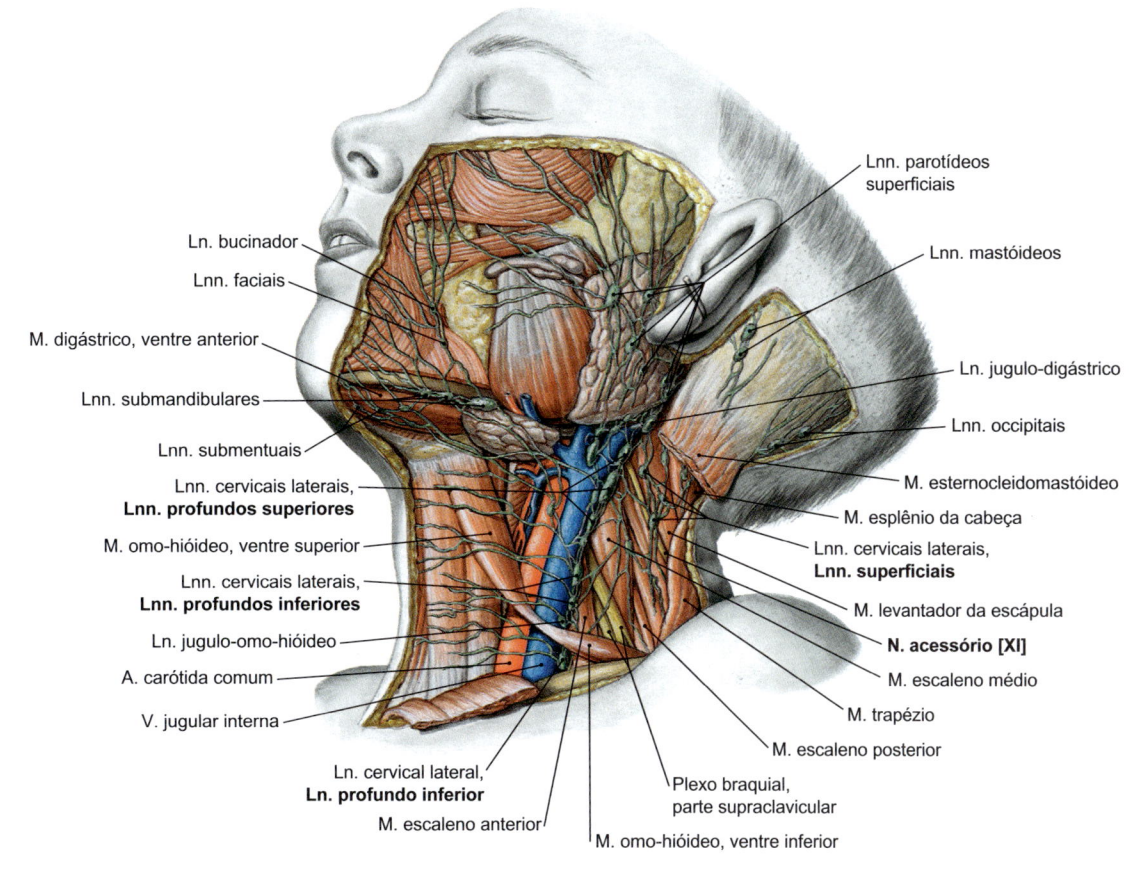

Figura 10.27 Vasos linfáticos com Lnn. superficiais e profundos da região lateral da cabeça e do pescoço. Criança, vista lateral após a remoção da pele e das fáscias.

Tabela 10.17 Linfonodos cervicais com o trajeto e a área de drenagem.

Linfonodo	Trajeto	Área de drenagem
Linfonodos cervicais anteriores		
• Lnn. cervicais anteriores superficiais – Lnn. Submentuais	Ao longo da V. jugular anterior	• Pele da região anterior do pescoço, drenagem dos lnn. profundos • Lábio inferior, assoalho da boca, dentes, língua, membrana mucosa da boca
• Lnn. cervicais anteriores profundos	Ao longo da via respiratória inferior; tanto lnn. coletores quanto regionais	
– Lnn. infra-hióideos		• Metade superior da laringe
– Lnn. pré-laríngeos		• Metade inferior da laringe
– Lnn. tireóideos		• Tireoide
– Lnn. pré-traqueais e paratraqueais		• Via respiratória e laringe
– Lnn. retrofaríngeos		• Parte laríngea da faringe, tuba auditiva, região posterior da cavidade nasal
Lnn. cervicais posteriores		
• Lnn. cervicais laterais superficiais	No M. esternocleidomastóideo, ao longo da V. jugular externa	• Lnn. regionais para: lóbulo da orelha, assoalho do meato acústico externo, pele acima da articulação da temporomandibular e parte inferior da glândula parótida • Drenagem dos Lnn. laterais profundos

• Lnn. cervicais laterais profundos superiores
  – Ln. jugulodigástrico cervical
  – Ln. lateral
  – Ln. anterior
	• Cruza a V. jugular interna e o M. digástrico, ventre posterior	• Lnn. regionais para:
		  – Tonsila palatina
		  – Base da língua
		  – Língua
		  – Lnn. submentuais
		  – Lnn. submandibulares
		  – Pele anterolateral do pescoço
		  – Parede torácica (glândula mamária)
		  – Nuca, ombros, pele lateral do pescoço
		  – Lnn. retroauriculares
		  – Lnn. occipitais

• Lnn. cervicais laterais profundos inferiores
  – Lnn. júgulo-omo-hióideos
  – Ln. lateral
  – Lnn. Anteriores
	• Cruzamento do tendão intermédio do M. omo-hióideo com a V. jugular interna	

• Lnn. supraclaviculares	• Ao longo da A. cervical transversa	
• Lnn. acessórios	• Região da nuca	

que funciona na drenagem da linfa da maior parte das regiões da cabeça. Outras cadeias de linfonodos, ao longo do pescoço, formando uma corrente seguindo as veias jugulares e os órgãos cervicais, funcionam como sistemas de drenagem linfática da cabeça e do pescoço (➤ Fig. 10.27). Eles estão basicamente divididos de acordo com a posição nos **linfonodos cervicais anteriores e laterais**. Na respectiva região, eles estão posicionados tanto superficialmente (**linfonodos superficiais**) quanto profundamente (**linfonodos profundos**) (➤ Tabela 10.17).

Os linfonodos profundos anteriores conduzem a linfa da laringe, tireoide e traqueia para os linfonodos cervicais laterais (➤ Fig. 10.28). Analogicamente à classificação do American Joint Committee of Cancer (AJAC), os linfonodos cervicais são divididos em **seis compartimentos (I-VI)** de cada lado (➤ Fig. 10.29).

Clínica

A drenagem linfática do pescoço é complexa, do ponto de vista clínico. No entanto, a maioria dos linfonodos do pescoço é de fácil palpação facilitando o diagnóstico histológico (biópsia). Em geral, um aumento de diversos linfonodos cervicais (**linfadenopatia cervical**) pode envolver diferentes causas, que não estão necessariamente limitadas às doenças na região da cabeça e do pescoço (p. ex., linfomas, infecções virais). Nos casos de suspeita ou na presença de metástases linfoides de um tumor maligno (p. ex., tumor da tireoide), a compartimentalização do AJAC (➤ Fig. 10.29) é usada para a cirurgia eletiva de remoção de linfonodos cervicais (dissecção do pescoço).

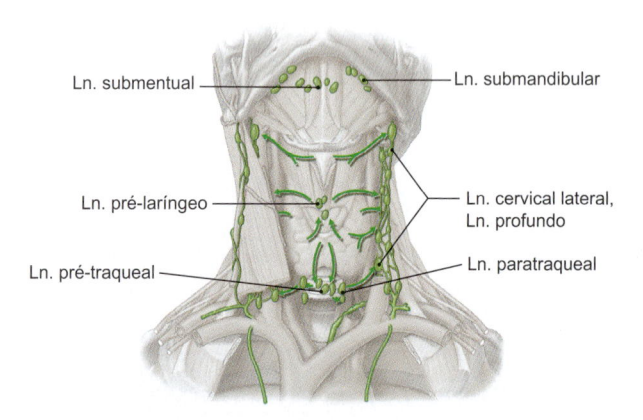

Ln. submentual — Ln. submandibular
Ln. pré-laríngeo — Ln. cervical lateral, Ln. profundo
Ln. pré-traqueal — Ln. paratraqueal

Figura 10.28 Drenagem linfática dos órgãos do pescoço e e a drenagem das vias aéreas para os linfonodos laterais profundos (esquema). [E460]

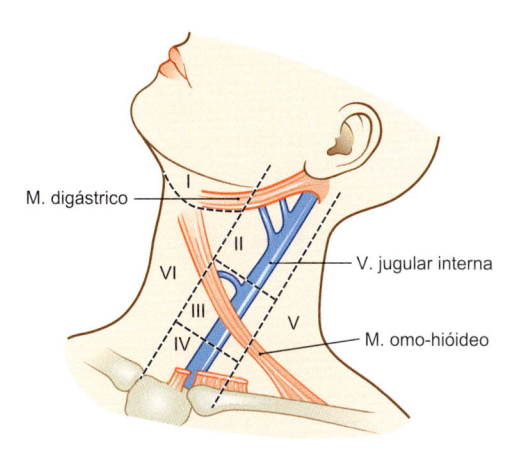

Figura 10.29 Divisão do pescoço/cabeça, em relação à região de drenagem linfática em seis compartimentos (AJAC).

A partir dos linfonodos cervicais profundos que se originam nos vasos linfáticos (vasos eferentes) ao longo da veia jugular interna, emergem os troncos jugulares direito e esquerdo. Em relação a esses vasos linfáticos, a linfa é drenada à direita pelo ducto linfático direito no ângulo venoso direito e à esquerda pelo ducto torácico no ângulo venoso esquerdo.

10.5 Tireoide e Glândulas Paratireoides
Michael Scholz

Competências

Após a leitura deste capítulo, você será capaz de:
- Descrever o desenvolvimento embrionário da tireoide e das glândulas paratireoides
- Descrever a estrutura e a função da tireoide e das glândulas paratireoides

10.5.1 Localização e Função

A tireoide (glândula tireoide) e as glândulas paratireoides (corpos epiteliais) estão localizadas anteriormente no pescoço, abaixo do nível da laringe (➤ Fig. 10.30).

A **tireoide (glândula tireoide)** é uma glândula relativamente grande, com um "formato em H" (peso aproximado em um adulto, 20-25 g). Ela é composta por dois lobos laterais (lobo direito e lobo esquerdo) interconectados pelo istmo. Elas se posicionam na altura da 2ª-3ª cartilagens da traqueia. Os lobos laterais envolvem as paredes laterais da traqueia e estão firmemente conectados com o tecido conectivo da cápsula fibrosa. Como resultado, a tireoide acompanha os movimentos da laringe e da traqueia durante a deglutição.

No sentido posteromedial, os lobos laterais da tireoide seguem até atingir o sulco entre a traqueia e o esôfago, onde passa o nervo laríngeo recorrente. No sentido posterolateral, a tireoide é adjacente à bainha carótica.

Clínica

No seu trajeto, o **nervo laríngeo recorrente** tem uma relação estreita com a artéria tiréoidea inferior. Como resultado, ele pode, por exemplo, ser lesionado em uma ressecção da tireoide. Se isso ocorrer (ou se somente for irritado

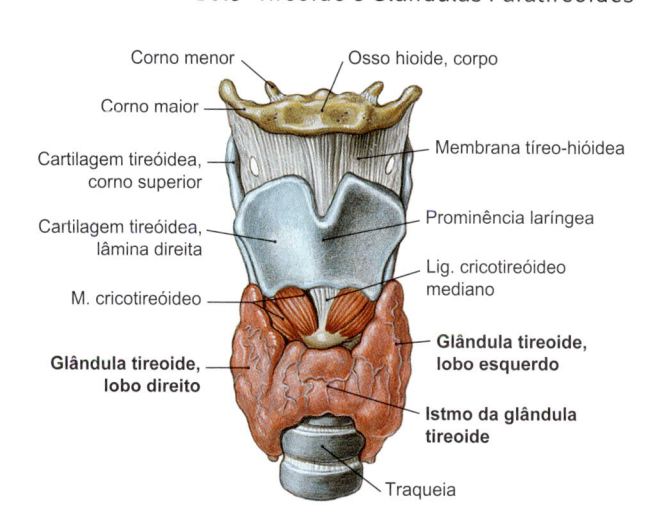

Figura 10.30 Posição da tireoide abaixo do nível da laringe, vista anterior.

mecanicamente), pode haver rouquidão pós-operatória ou podem ocorrer alterações na fonação. Portanto, estas cirurgias, atualmente, incluem uma neuromonitorização intraoperatória para localizar e identificar o nervo com segurança. Isso é muito importante nos casos de aumento da tireoide (p. ex., no bócio), porque a topografia normal do nervo laríngeo recorrente fica alterada (apesar de seu relacionamento estreito com a tireoide e com a artéria tiréoidea inferior, não é tão fácil localizá-lo). Cirurgias de bócio continuam a ser a causa mais comum de paralisia dos músculos da laringe.

As **glândulas paratireoides** são, normalmente, quatro glândulas individuais do tamanho de uma lente (2 superiores e 2 inferiores), que se situam na parede posterior (no entanto, existe grande variabilidade) da tireoide. Elas podem se posicionar no interior da tireoide ou do timo (corpos epiteliais ectópicos). O peso de um corpo epitelial é de aproximadamente 40 mg.

A tireoide e as glândulas paratireoides fazem parte dos órgãos endócrinos produtores de hormônio. Os **hormônios** produzidos nessas glândulas atuam difusamente no metabolismo e regulam o equilíbrio do iodo e do cálcio do corpo:
- Os hormônios da tireoide, a tri-iodotironina (T3) e a tetraiodotironina (tiroxina, T4), aumentam a taxa metabólica basal e estimulam o metabolismo energético, além dos processos de crescimento e de diferenciação.
- O hormônio calcitonina, produzido pelas células parafoliculares da tireoide (células C) é um antagônico funcional do hormônio da paratireoide sintetizado nas glândulas paratireoides. A calcitonina reduz o nível de cálcio do sangue, já o hormônio da paratireoide (paratormônio) aumenta este nível.

10.5.2 Desenvolvimento

Tireoide

A partir de, aproximadamente, o *24º dia* da fertilização, a glândula tireoide pode ser vista como espessamento medial do endoderma, na altura do 2º arco faríngeo, na base ectodérmica do estomodeu (➤ Fig. 10.31a). O espessamento epitelial, a partir do qual se originam as glândulas tireoides, brota inferiormente e no desenvolvimento do osso hioide para, finalmente, chegar a sua posição final, logo abaixo da cartilagem tireoide (➤ Fig. 10.31b). O tecido em desenvolvimento forma um lúmen alongado, mediano e estreito (**ducto tireoglosso**) que se comunica com a superfície dorsal da língua. O ducto está presente até a *6ª semana*. O brotamento da tireoide, que ainda não está dividido neste momento, inicia a sua diferenciação histológica, mesmo antes da definição dos lobos direito e esquerdo. A porção central (o verdadeiro brotamento da tireoide) permanece durante o crescimento, formando o istmo da tireoide, enquanto os dois lobos laterais se desenvolvem no sentido cranial.

Por volta da *7ª semana* do desenvolvimento embrionário, a tireoide assume o seu formato final e atinge a sua localização definitiva no pescoço. O istmo e a margem inferior dos dois lobos laterais da glândula tireoide estão localizados anteriormente à 2ª e 3ª cartilagens da futura traqueia. O ducto tireoglosso já regrediu neste momento; no entanto, a sua abertura proximal, na base da língua, permanece como pequena fossa mediana (**forame cego**) atrás do sulco terminal da língua (➤ Fig. 10.31b).

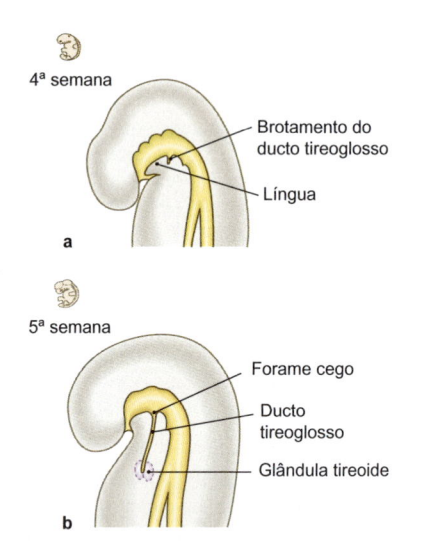

4ª semana

Brotamento do ducto tireoglosso

Língua

a

5ª semana

Forame cego

Ducto tireoglosso

Glândula tireoide

b

Figura 10.31 Desenvolvimento da tireoide. a Formação do brotamento da tireoide como um espessamento do epitélio, na base do estomodeu, na 4ª semana de desenvolvimento embrionário. **b** Redução do brotamento da tireoide na direção caudal e formação do ducto tireoglosso com uma conexão aberta com a raiz da língua. Crescimento de ambos os lobos laterais da tireoide até o final da 7ª semana de desenvolvimento embrionário. [E838]

Clínica

Ao longo do seu comprimento, o lúmen do ducto tireoglosso, a partir do forame cego, na raiz da língua até o istmo ou lobo piramidal, pode permanecer aberto e levar à formação de um **cisto cervical mediano** ou (no caso de abertura na pele da superfície anterior do pescoço), de uma **fístula cervical mediana** (➤ Fig. 10.33a). Em ambos os casos pode não haver grande significado clínico, a não ser que eles inflamem (embora possam ser esteticamente incômodos). Os cistos e as fístulas medianas podem ser diferenciados dos cistos e das fístulas laterais. Estas últimas surgem quando as fendas faríngeas ou o seio cervical (fenda presente durante a embriogênese, que representa a abertura comum do 2º-4º sulcos branquiais) não desaparecem por completo. Os **cistos cervicais laterais** se manifestam como protusões preenchidas com líquido na região lateral do pescoço; as **fístulas cervicais laterais** comumente atingem a margem anterior do músculo esternocleidomastóideo (➤ Fig. 10.33b).

Glândula Paratiroide

Em contraste com o desenvolvimento da glândula tireoide, as glândulas paratireoides se desenvolvem como projeções descendentes do 3º e 4º arcos faríngeos. Por volta da *6ª semana do desenvolvimento embrionário*, o 3º e 4º arcos faríngeos se diferenciam em um corpo epitelial, que está localizado na face posterior da tireoide.

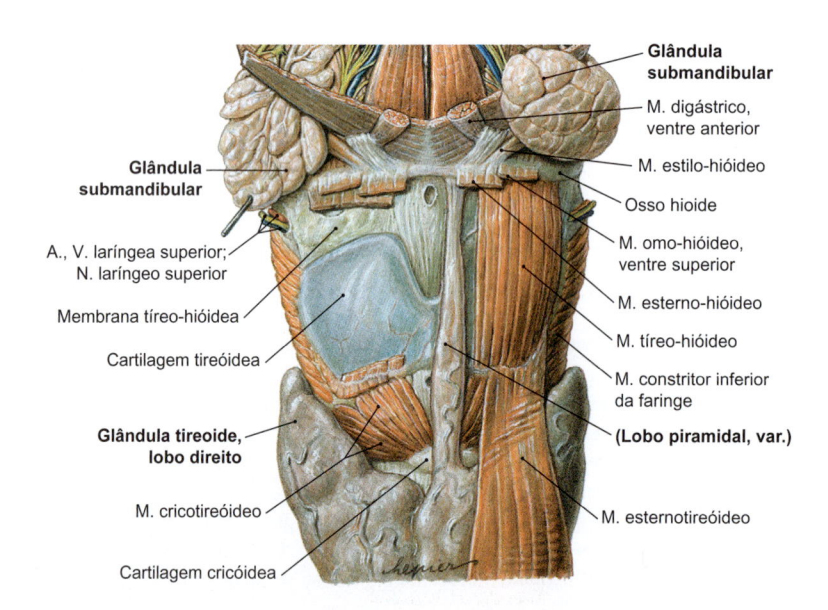

Glândula submandibular

M. digástrico, ventre anterior

M. estilo-hióideo

Osso hioide

M. omo-hióideo, ventre superior

M. esterno-hióideo

M. tíreo-hióideo

M. constritor inferior da faringe

(Lobo piramidal, var.)

M. esternotireóideo

Glândula submandibular

A., V. laríngea superior; N. laríngeo superior

Membrana tíreo-hióidea

Cartilagem tireóidea

Glândula tireoide, lobo direito

M. cricotireóideo

Cartilagem cricóidea

Figura 10.32 Lobo piramidal da tireoide nitidamente formado com conexão com o osso hioide, vista anterior.

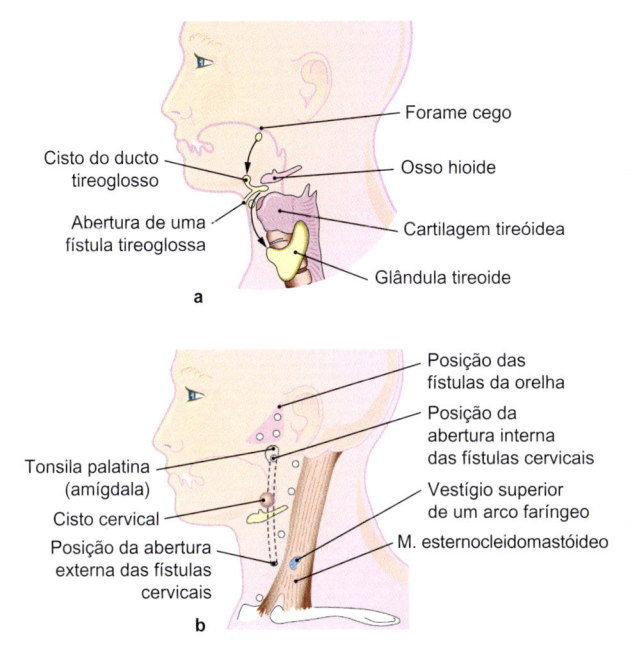

Figura 10.33 Cistos e fístulas do pescoço. a Possível localização dos cistos do ducto tireoglosso. As setas mostram o trajeto de descida do brotamento da tireoide, desde o forame cego até a cartilagem tireóidea da laringe. **b** Fístulas laterais do pescoço perfuram a pele na margem, anterior do músculo esternocleidomastóideo. [E581]

10.5.3 Ductos

Artérias

A tireoide é suprida como um órgão endócrino (➤ Fig. 10.34, ➤ Fig. 10.35). Ela é irrigada nos dois lobos por meio de duas artérias de diferentes origens:

- A **artéria tireóidea superior** emerge como primeiro ramo da artéria carótida externa, suprindo a parte superior do respectivo lobo da glândula tireoide e emite ramos na superfície anterior da tireoide.
- A **artéria tireóidea inferior** origina-se no tronco tireocervical (➤ Fig. 10.13) e emite ramos para as partes inferior e posterior

da tireoide (➤ Fig. 10.34). Ela segue, em forma de arco, ao redor do trato vasculonervoso em direção à cabeça (artéria carótida comum, nervo vago [X], veia jugular interna), e medialmente, distribuindo-se em sua área de suprimento.

As quatro glândulas paratireoides são supridas por ramos das **artérias tireóideas inferiores**.

> ### Clínica
>
> Em aproximadamente 10% da população, a **artéria tireóidea ima**, normalmente, se origina do tronco braquiocefálico e ascendente anteriormente à traqueia. Sua extensão pode variar e pode causar complicações clínicas em uma traqueostomia ou tireodectomia.

Veias

O sangue venoso da parte superior da glândula tireoide é drenado, de ambos os lados, por meio da **veia tireóidea superior** para a veia jugular interna (➤ Fig. 10.36). Ela contém um número maior de tributárias das **veias tireóideas médias** pareadas. Os vasos do **plexo venoso tireoidiano ímpar** formam uma rede de veias nas extremidades inferiores dos lobos e do istmo da tireoide (➤ Fig. 10.36). Eles conduzem o sangue por meio das **veias tireóideas inferiores**, ao longo da parte anterior da traqueia, em direção à veia braquiocefálica esquerda. No seu percurso inferior, essas veias também recebem tributárias venosas menores da traqueia e do esôfago.

> **N O T A**
>
> Os hormônios das glândulas tireoide e paratireoides são secretados no interior das veias.

Vasos Linfáticos

A linfa das glândulas tireoide e paratireoides é drenada pelos **linfonodos da tireoide**, ao longo dos vasos venosos, para os linfonodos cervicais laterais profundos. A partir da metade superior da tireoide, emergem vasos linfáticos para os **linfonodos pré-laríngeos**. A partir da metade inferior, os ductos linfáticos seguem para os **linfonodos pré-traqueais** anteriores ou para os **linfono-**

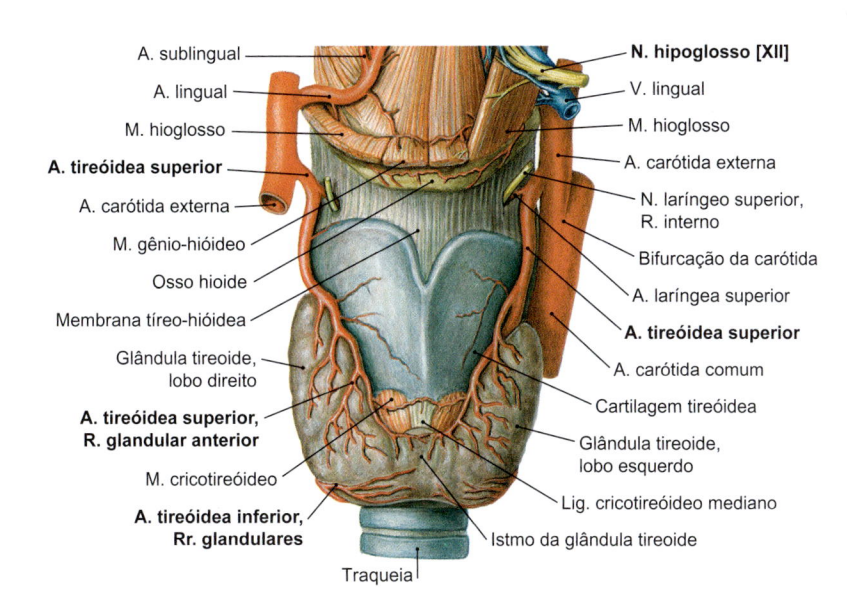

Figura 10.34 Área de suprimento e trajeto das artérias da laringe, vista anterior.

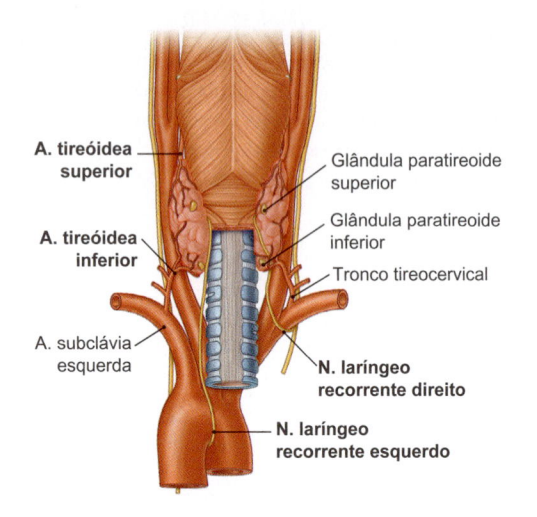

Figura 10.35 Artérias tireóideas superiores e inferiores e nervos laríngeos recorrentes direitos e esquerdos, vista posterior. [E402]

dos cervicais laterais profundos inferiores (➤ Tabela 10.17; ➤ Fig. 10.28).

Nervos

As glândulas tireoide e paratireoides são inervadas pelo **sistema nervoso autônomo** (sistema neurovegetativo). As fibras simpáticas pós-ganglionares se originam de três gânglios superiores (gânglio cervical superior, médio e inferior ou gânglio cervicotorácico = gânglio estrelado → fusão do gânglio cervical inferior com o primeiro ou os dois primeiros gânglios torácicos) e seguem com os vasos para os órgãos-alvo. As fibras parassimpáticas derivam do nervo vago [X] e chegam à tireoide e glândulas paratireoides por meio do nervo laríngeo superior (➤ Fig. 10.34) e do nervo laríngeo recorrente (➤ Fig. 10.35).

NOTA

A tireoide também tem uma relação anatômica com os nervos laríngeos recorrentes (nervos laríngeos inferiores). Seguindo o trajeto ao redor dos vasos arteriais (esquerda: ao redor do arco da aorta, direita: ao redor da artéria suclávia), os nervos seguem no sulco entre a traqueia e o esôfago no sentido cranial até a laringe, onde eles inervam os músculos intrínsecos da laringe.

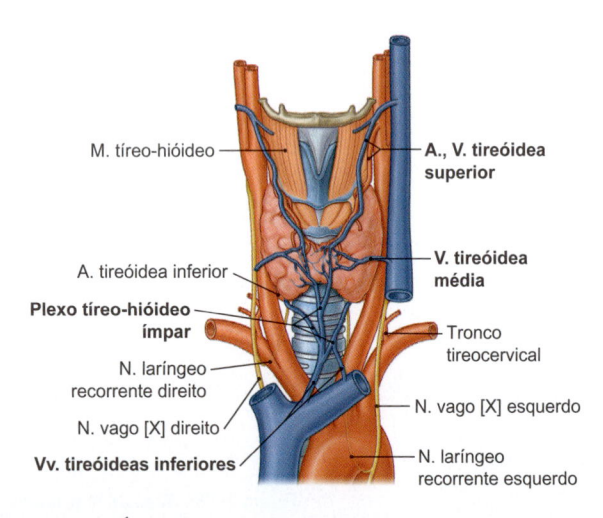

Figura 10.36 Áreas de drenagem e trajeto das veias da tireoide, vista anterior. [E402]

10.6 Laringe
Friedrich Paulsen

Competências

Após a leitura deste capítulo, você será capaz de:
- Descrever as principais funções da laringe, o seu suprimento sanguíneo, a drenagem linfática e a inervação
- Descrever o esqueleto da laringe e o seu conjunto de ligamentos
- Descrever as articulações da laringe, os músculos, além de suas funções e inervações
- Explicar termos que envolvem os sistemas de tensão e de regulação, além da subdivisão da laringe e do mecanismo de controle da abertura da laringe
- Relacionar a laringe, seus vasos sanguíneos e nervos com as estruturas vizinhas e definir os principais pontos de referência
- Reproduzir as principais características do desenvolvimento da laringe.

Caso Clínico

Câncer de Laringe

História Clínica
Um reparador de telhados de 53 anos foi encaminhado a um otorrinolaringologista. Na consulta, o homem contou que apresenta um quadro de rouquidão há algum tempo. Ele não sabe precisar há quanto tempo apresenta esse quadro. No relato da sua história, ele contou que, nos últimos 30 anos, fuma pelo menos um maço de cigarros por dia. O seu consumo de álcool é "normal", sem mais detalhes.

Exames Principais
Na laringoscopia, o otorrinolaringologista observou a presença de um grande tumor supraglótico na área da prega vestibular direita que invade a epiglote e compromete a identificação da comissura anterior e de parte da glote. No lado direito do pescoço, ele também percebeu um tumor de grande consistência, bem aumentado e indolor, que diagnosticou como um linfonodo aumentado. O médico marcou para o paciente uma consulta na clínica de otorrinolaringologia da universidade vizinha. Ele informou ao paciente que devem ser coletadas amostras de tecido para o diagnóstico adicional para descartar a existência de um tumor maligno. No entanto, ele deve estar ciente de que se trata de um câncer de laringe.

Exames Complementares
No hospital universitário, foram coletadas diversas amostras de tecidos para biópsias de diferentes partes da superfície do tumor, sob anestesia local. As amostras foram enviadas para a patologia. Os achados histopatológicos das diversas amostras obtidas levam ao diagnóstico de um carcinoma espinocelular não queratinizado. Agora segue uma ampla etapa de estadiamento do câncer. Trata-se de uma doença maligna supraglótica, que já invadiu o tecido adiposo localizado na frente da epiglote e que sobrepôs, no lado direito, à prega vocal. A comissura anterior e a cartilagem tireóidea já se mostram infiltradas. Além do linfonodo claramente aumentado, já existem metástases em outros linfonodos no mesmo lado. Não foram detectadas metástases à distância.

Quadro da Doença
Os tumores malignos da laringe são as doenças malignas mais comuns na cabeça e no pescoço com uma incidência de aproximadamente 40%, acometendo 8 em 100.000 habitantes/ano. Eles são 5-10 vezes mais comuns no sexo masculino

do que no sexo feminino . O pico da faixa etária acometida situa-se entre 55 e 65 anos. Em 95% dos casos, trata-se de um carcinoma espinocelular. Cerca de 60% dos cânceres da laringe se desenvolvem na área da glote, 40% são tumores supraglóticos. As principais causas são poluentes exógenos, principalmente o tabaco.

Tratamento e Evolução

Por causa dos achados histopatológicos, a laringe não pode ser preservada neste paciente. Ele foi informado sobre as extensas medidas terapêuticas e foi operado no dia seguinte após dar o consentimento. A laringe foi removida (laringectomia total). A transição para a faringe foi fechada, foi realizada uma traqueostomia na região da fossa jugular do paciente. No lado direito, foi feita uma dissecção das zonas II, III, V e VI de acordo com a classificação da American Academy of Otolaryngology, Head and Neck Surgery.

Depois da cirurgia, foram planejados controles minuciosos e um elaborado tratamento logopédico para que o paciente aprendesse a produzir a voz esofágica, devido à ausência da laringe.

No entanto, 5 dias após a cirurgia, foi observado que o paciente novamente portava um cigarro em suas mãos, em frente à entrada da clínica. Desta vez ele não fumava pela boca, mas pela traqueostomia.

10.6.1 Visão Geral

A laringe funciona na **proteção reflexa da via respiratória inferior**, impedindo a penetração de corpos estranhos e, ainda, ela atua na **fonação**. Ele também funciona na produção de um aumento na pressão abdominal. Como parte da via respiratória, a laringe está localizada entre a faringe e a traqueia. Outras glândulas, como a tireoide, o esôfago e os feixes vasculonervosos do pescoço apresentam relações topográficas com a laringe. A laringe é fixada no pescoço, por meio de ligamentos e de músculos, no interior dos espaços de tecidos conectivos cervicais, impedindo que a sua posição seja alterada durante a deglutição e a fonação. Esta fixação se deve à estreita relação com o osso hioide, com o qual está conectada via ligamentos.

> **NOTA**
> A **via respiratória inferior** inclui a laringe, a traqueia e a árvore brônquica.

Estrutura

A laringe é composta de um **esqueleto cartilaginoso**, que se ossifica, parcialmente, durante a vida. Os elementos do esqueleto são interconectados por **articulações verdadeiras** ou por tecidos conectivos, sendo mobilizada pela ação dos músculos. Alguns músculos fazem parte do sistema de controle, que abre a glote e outras partes do sistema de tensionamento, regulando o comprimento e a tensão das pregas vocais, durante a fonação (➤ Item 10.6.3).

Funções
Proteção

Os atos de deglutir, tossir ou espirrar causam uma interação coordenada da laringe com todas as estruturas adjacentes:

- Ao **deglutir**, a glote é fechada, as estruturas suprajacentes são estreitadas, a epiglote é movida ao longo do ádito da laringe e a laringe é deslocada para frente e para cima. A via respiratória é fechada na laringe e protegida contra a entrada de líquidos e de alimento.

- Ao **tossir** e **espirrar**, a glote e as suas estruturas superficiais são estreitadas por um curto período de tempo, a laringe é deslocada para frente e para cima e a glote é aberta subitamente, acompanhada por uma saída explosiva de ar (reflexo da tosse, Item 10.6.6).

Fonação

Inúmeros mecanismos, como volume, tensão e comprimento das pregas vocais, além da pressão do ar, estão envolvidos na **formação dos sons**. O tom depende da frequência da vibração das pregas vocais e do volume na força do fluxo de ar que, por sua vez, depende da tensão do diafragma e dos músculos respiratórios auxiliares (pressão de insuflação p).

Ao apalpar a proeminência laríngea com os dedos, no ato de deglutir, percebe-se como a laringe se desloca para cima; também é possível sentir como a laringe se desloca superiormente, na produção do som e quando a intensidade do som é aumentada.

Respiração

O calibre do lúmen da via respiratória pode ser modificado na laringe quando ocorre o movimento das pregas vocais.

10.6.2 Desenvolvimento

Pré-natal

O desenvolvimento da laringe está relacionado com o desenvolvimento da raiz da língua e dos arcos faríngeos, e ocorre entre a 4ª e 10ª semana de gestação. Entre o 2º e o 4º arco faríngeo, no final da *4ª semana* de gestação, a eminência hipobranquial se diferencia a partir de um brotamento bucofaríngeo. A sua extremidade inferior cresce no sulco laringotraqueal localizado entre o 4º e o 5º arco faríngeo e se diferencia como uma **eminência epiglótica**. Lateralmente ao sulco laringotraqueal, a **eminência ariten**óidea se desenvolve, a partir de um brotamento traqueobrônquico, por causa do seu rápido crescimento. Ele constringe o desenvolvimento do lúmen da traqueia separando-o do esôfago "em formato T". Neste período (*6ª semana de gestação*), a epiglote e a eminência aritenóidea estabelecem uma relação de proximidade e somente são separadas por uma fenda estreita (ádito da laringe) (linha superior do T). Na eminência aritenóidea permanece um espaço, com uma disposição retilínea ("glote primitiva", linha vertical do T). O crescimento rápido da eminência aritenóidea causa um **fechamento, de curto prazo, do lúmen da laringe**. Na *10ª semana*, o crescimento da laringe é completado e o lúmen laríngeo é recanalizado. As pregas da membrana mucosa da laringe (seio de Morgagni) se desenvolvem, e, de ambos os lados, os limites superiores e inferiores se diferenciam nas pregas vocais.

> **Clínica**
>
> Transtornos no fechamento, de curto prazo, do lúmen da laringe podem causar oclusões parciais ou completas fatais (**estenoses congênitas e diafragmas**). Além disso, são possíveis malformações da epiglote (**hipoplasia epiglótica ou aplasia epiglótica, presença de pregas ou fendas epiglóticas**).

A partir das eminências aritenóideas são diferenciadas as cartilagens aritenóideas; eminência epiglótica forma, enfim, a epiglote. As suas partes laterais se desenvolvem nas pregas ariepiglóticas. A tireoide e a cartilagem cricóidea surgem a partir do 4º e 5º arco faríngeo, os músculos internos da laringe se diferenciam do 6º arco faríngeo. O sistema de suspensão se desenvolve a partir do mesênquima adjacente, o epitélio surge a partir da endoderma do intestino primitivo anterior.

N O T A
Por causa da diferença nas origens das regiões superior e inferior da laringe, a partir do brotamento bucofaríngeo e do brotamento traqueobronquial – que se unem na altura do ventrículo laríngeo – a glote (espaço entre as pregas vocais) constitui um limite para o suprimento vascular, inervação e drenagem linfática.

Pós-natal

O recém-nascido é capaz de engolir líquidos e respirar ao mesmo tempo, porque a posição da laringe continua relativamente alta e a epiglote alcança o nível da parte nasal da faringe. O leite materno flui pelo **recesso piriforme** (➤ Item 10.6.3) da laringe para o interior do esôfago, sendo possível respirar ao mesmo tempo. Durante o crescimento da laringe, ela continua a aumentar no sentido caudal (**descida da laringe**). A via respiratória precisa agora ser fechada durante a deglutição para evitar a aspiração.

Durante a puberdade, ocorre um surto de crescimento de toda a laringe que difere em relação ao sexo. O tamanho da laringe aumenta muito em um período relativamente curto, de forma muito mais acentuada no sexo masculino do que no sexo feminino, afetando as estruturas da laringe, em diferentes níveis. Por exemplo, o comprimento das pregas vocais cresce a uma média de 1 cm no sexo masculino e apenas 3-4 mm no sexo feminino. Isso resulta em alterações da voz, que são muito mais perceptíveis no sexo masculino (**mudança de voz, mutação**). As causas da mudança de voz envolvem, essencialmente, alterações de coordenação causadas pelas diferentes velocidades de crescimento das estruturas envolvidas na formação da voz.

10.6.3 Esqueleto da Laringe

O esqueleto da laringe (➤ Fig. 10.37, ➤ Fig. 10.38) é composto pela cartilagem epiglótica, cartilagem tireóidea, cartilagem cricóidea, cartilagem aritenóidea, cartilagem cuneiforme e cartilagem corniculada (➤ Tabela 10.18).

Tabela 10.18 Cartilagens da laringe.

Cartilagem	Quantidade	Histologia da cartilagem	Ocorrência
Cartilagem epiglótica	Ímpar	Elástica	Periódica
Cartilagem tireóidea	Ímpar	Hialina	Periódica
Cartilagem cricóidea	Ímpar	Hialina	Periódica
Cartilagem aritenóidea	Par	Hialina (exceção: extremidade do Proc. vocal – elástica)	Periódica
Cartilagem corniculada, cartilagem de Santorini	Par	Elástica	Variável
Cartilagem cuneiforme, cartilagem de Wrisberg	Par	Elástica	Variável

Cartilagem do Esqueleto da Laringe
Epiglote

A base da epiglote (➤ Fig. 10.37b) é uma placa de cartilagem elástica perfurada (**cartilagem epiglótica**). Através dos orifícios, seguem os vasos, os nervos e os ductos excretores das glândulas subepiteliais.

A cartilagem continua a se desenvolver para frente e para baixo, para o interior do **pedículo da epiglote**.

Cartilagem Tireóidea

A cartilagem tireóidea (➤ Fig. 10.37a) é composta de duas placas, a lâmina direita e a lâmina esquerda, que se posiciona como um escudo protetor na frente da laringe, no nível das pregas vestibulares e vocais, que atuam na produção da voz. Anteriormente, elas se unem formando um ângulo mais projetado (no sexo masculino) e um ângulo ligeiramente obtuso (aproximadamente 120º, no sexo feminino). A junção com a **incisura tireóidea superior**, que se projeta anteriormente, formando a **proeminência larín-gea**, é tensionada cranialmente. Na margem inferior, a junção das duas placas mostra-se retraída na incisura tireóidea inferior. Externamente, na parte posterior das placas de cartilagem tireóidea, existe um **tubérculo tireóideo superior** e um **tubérculo tireói-**

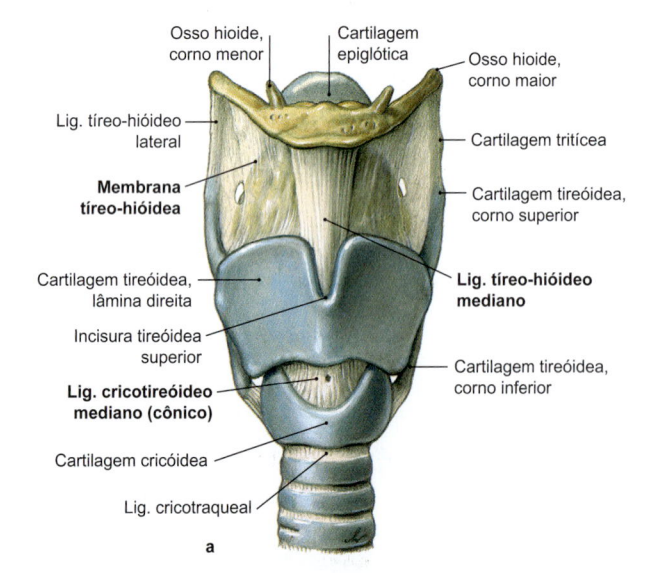

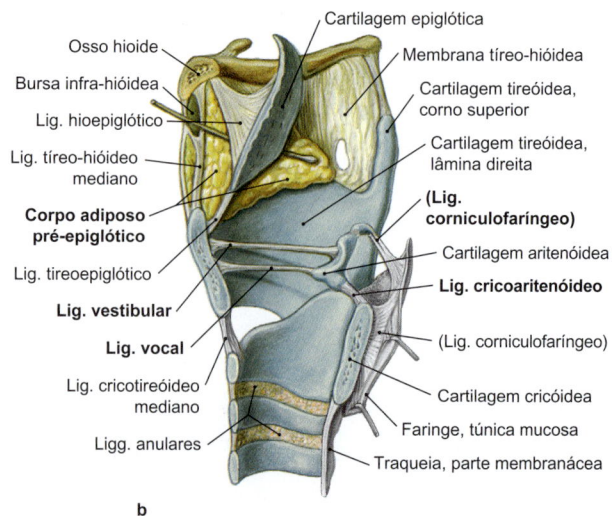

Figura 10.37 Esqueleto da laringe e ligamentos. a Vista anterior. **b** Vista medial na laringe em secção sagital.

deo inferior, que estão conectados por meio da linha oblíqua. Todas as projeções servem como zonas de inserção tendíneas. As margens posteriores das placas laterais se unem cranialmente no **corno superior** e caudalmente no **corno inferior**. Na face interna do corno inferior situa-se a superfície articular, as **faces articulares cricóideas**, formando a articulação com a cartilagem cricóidea.

Cartilagem Cricóidea

A cartilagem cricóidea (➤ Fig. 10.37) forma a base do esqueleto da laringe. Ela tem "formato de anel de vedação", sendo a vedação direcionada posteriormente como a **lâmina de cartilagem cricóidea** e direciona para a direita e para a esquerda, a partir da margem superior das superfícies articulares: acima de cada **face articular aritenóidea** para se articular com a respectiva cartilagem aritenóidea e lateralmente como face articular tireóidea para a articulação com a cartilagem tireóidea. Na região anterior, os anéis formam um arco estreito, o **arco cartilaginoso cricóideo**.

N O T A

A cartilagem cricóidea, no adulto, está situada no nível da vértebra cervical VI.

Cartilagem Aritenóidea

A cartilagem aritenóidea (➤ Fig. 10.37b) tem o formato de uma pirâmide de três lados. Cada cartilagem tem quatro faces:

- Uma **face anterolateral** (com colículo, crista arqueada, fóvea triangular e fóvea oblonga)
- Uma **face medial**
- Uma **face posterior**
- Uma base, **base da cartilagem aritenóidea** (com uma face para a articulação com a cartilagem cricóidea).

Além disso, cada cartilagem aritenóidea possui três processos:

- Anteriormente, um **processo vocal**, composto por uma cartilagem elástica na sua extremidade
- Lateralmente, um **processo muscular**
- Na extremidade, ápice da cartilagem aritenóidea

Cartilagem Cuneiforme e Cartilagem Corniculada

A cartilagem cuneiforme (cartilagem de Santorini) possui um "formato de gancho" e pode estar ausente. Ela se situa em contato com a cartilagem aritenóidea e se projeta embaixo da membrana mucosa, como um tubérculo corniculado. A cartilagem corniculada (cartilagem de Wrisberg) também é variável. Ela se eleva na prega ariepiglótica (ver posteriormente) como tubérculo cuneiforme (➤ Fig. 10.43).

Ligamentos da Laringe

As cartilagens da laringe (ossos da laringe) estão interconectadas por meio de articulações e pelo **sistema de suspensão do tecido conectivo**. O tecido conectivo, composto de ligamentos e membranas, juntamente com os músculos da laringe, músculos vizinhos e fáscia cervical, tem uma função essencial na mobilidade da laringe durante a respiração, a fonação e a deglutição. Os ligamentos podem ser subdivididos em **ligamentos internos da laringe e ligamentos externos da laringe** (➤ Tabela 10.19, ➤ Tabela 10.20, ➤ Fig. 10.37, ➤ Fig. 10.38).

Ligamentos entre a Laringe e o Osso Hioide

A margem superior da cartilagem tireóidea e a margem inferior do osso hioide estão conectadas por meio de uma **membrana tíreo-hióidea**, que na área da incisura tireóidea superior é reforçada pelo **ligamento tíreo-hióideo mediano** atingindo o corno maior do osso hioide (➤ Fig. 10.37a). Em cada **ligamento tíreo-hióideo lateral** está integrada uma cartilagem lateral elástica (**cartilagem tritícea**)

Suspensão da Epiglote

Abaixo da incisura tireóidea superior, se origina o **ligamento tireoepiglótico** na face interna da cartilagem tireóidea, que fixa o **pecíolo da epiglote** na cartilagem tireóidea (➤ Fig. 10.37b). A superfície anterior da epiglote, que está alinhada com o osso hioide, está fixada na superfície interna do osso hioide, por meio do

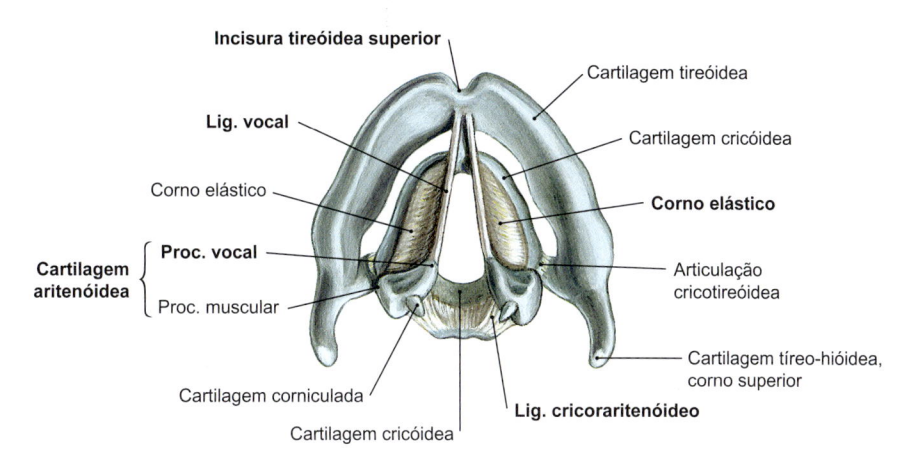

Figura 10.38 Esqueleto da laringe (sem a epiglote) com corno elástico, vista cranial.

Tabela 10.19 Ligamentos externos da laringe.

Ligamento/membrana	Elementos conectados	Observações
Membrana tíreo-hióidea	Osso hioide e cartilagem tireóidea	
Lig. tíreo-hióideo mediano	Osso hioide e cartilagem tireóidea, em posição mediana	Reforço da membrana tíreo-hióidea
Lig. tíreo-hióideo lateral	Osso hioide e cartilagem tireóidea na margem posterior da membrana tíreo-hióidea	Reforço da membrana tíreo-hióidea
Lig. cricotraqueal	Cartilagem cricóidea e traqueia	Fixa a cartilagem cricóidea na traqueia
Lig. cricofaríngeo	Cartilagem cricóidea e parte inferior da parede anterior da faringe	Fixa a cartilagem cricóidea na faringe

Tabela 10.20 Ligamentos internos da laringe.

Ligamento/membrana	Elementos conectados	Observações
Lig. tireoepiglótico	Cartilagem tireóidea e o pecíolo da epiglote	Fixa a epiglote na cartilagem tireóidea
Lig. cricotireóideo	Cartilagem tireóidea e cartilagem cricóidea	
Lig. cricotireóideo mediano (Lig. cônico)	Cartilagem tireóidea e cartilagem cricóidea	Reforço do lig. cricotireóideo
Lig. ceratocricóideo	Corno inferior da cartilagem tireóidea e parte posterolateral da cartilagem cricóidea	Reforça a cápsula da articulação cricotireóidea
Lig. crico-aritenóideo (posterior)	Lado traseiro da cartilagem tireóidea e a parte posterior da cartilagem cricóidea	Contém muito material elástico e serve para retrair a cartilagem cricóidea na posição de saída
Membrana fibroelástica	Traciona internamente a parede do espaço supra e subglótico e aproxima as pregas vocais e as pregas vestibulares	Isso inclui o corno elástico, ligg. vocais, membrana quadrangular e ligg. vestibulares
Cone elástico (➤ Fig. 10.38)	Margem superior e lateral da cartilagem cricóidea e do lig. vocal	Forte membrana elástica na parede do espaço subglótico, a margem superior do corno é reforçada elasticamente para os ligg. vocais, sua amplitude depende da posição da prega vocal, ele une as pregas vocais, na fonação, na saída do ar em jato
Lig. vocal	Cartilagem tireóidea (pelo tendão da prega vocal e nó elástico anterior) e proc. vocal (pelo nó elástico anterior) da cartilagem tireóidea	Margem superior engrossada do cone elástico na glote
Membrana quadrangular	No interior da parede do espaço supraglótico, traciona as margens da epiglote em direção às pregas vocais	Membrana elástica e delgada, na parede do espaço subglótico
Lig. vestibular	Conecta a cartilagem tireóidea com a respectiva cartilagem aritenóidea, acima do nível das pregas vocais	Margem inferior espessada da membrana quadrangular das pregas vocais

ligamento hioepiglótico. Entre a membrana tíreo-hióidea e a epiglote e, ainda, ao lado da epiglote, está o **corpo adiposo pré-epiglótico**, uma estrutura que desempenha um papel importante nas alterações de forma da epiglote durante a deglutição, para proteger a via respiratória inferior.

Ligamentos da Cartilagem Cricóidea

Anteriormente, as cartilagens tireóidea e cricóidea estão conectadas pelo **ligamento cricotireóideo**. Trata-se de uma sindesmose na qual a **parte mediana do ligamento cricotireóideo** é reforçada (➤ Fig. 10.37). Inferiormente, a cartilagem cricóidea está fixada pelo **ligamento cricotraqueal** no primeiro anel da traqueia. Posteriormente, o **ligamento cricofaríngeo** se irradia para o interior da parede da faringe.

> **N O T A**
> Acima da proeminência laríngea, a incisura tireóidea superior e a membrana tíreo-hióidea são palpáveis. Se o examinador deslizar os dedos no sentido caudal a partir da proeminência laríngea, ao longo da cartilagem tireóidea, chega ao **ligamento conoide**.

┌─ Clínica

Na manipulação da via respiratória superior, nos casos de dificuldade de respiração, o ligamento cricotireóideo mediano (ligamento conoide) serve como ponto de referência. Como medida de emergência, ele pode ser seccionado junto com o cone elástico (ver a seguir) (**coniotomia**) para atingir o espaço laríngeo logo abaixo das pregas vocais.

Articulações da Laringe

As cartilagens tireóidea e cricóidea estão conectadas por meio da **articulação cricotireóidea** pareada. Cada cartilagem é articulada com a cartilagem cricóidea formando a **articulação cricoaritenóidea.** As articulações são diartroses (articulações verdadeiras). No entanto, em uma menor porcentagem, a articulação cricotireóidea também pode ser uma sincondrose.

Articulação Cricotireóidea

A articulação cricotireóidea (➤ Fig. 10.37a) é uma articulação esférica. As faces côncavas laterais da tireoide e da cartilagem cricóidea articulam-se com as faces convexas cricóideas na região infe-

rior do corno inferior da cartilagem tireóidea. A cápsula articular é tensa e reforçada pelo **ligamento ceratocricóideo**, externamente. A articulação permite movimentos de deslizamento ao longo do plano sagital e movimentos rotacionais ao longo do plano transverso. Durante a rotação, a cartilagem cricóidea se aproxima da cartilagem tireóidea (➤ Fig. 10.39). O movimento de inclinação causa um aumento de tensão nas pregas vocais (ver a seguir, tensão geral das pregas vocais).

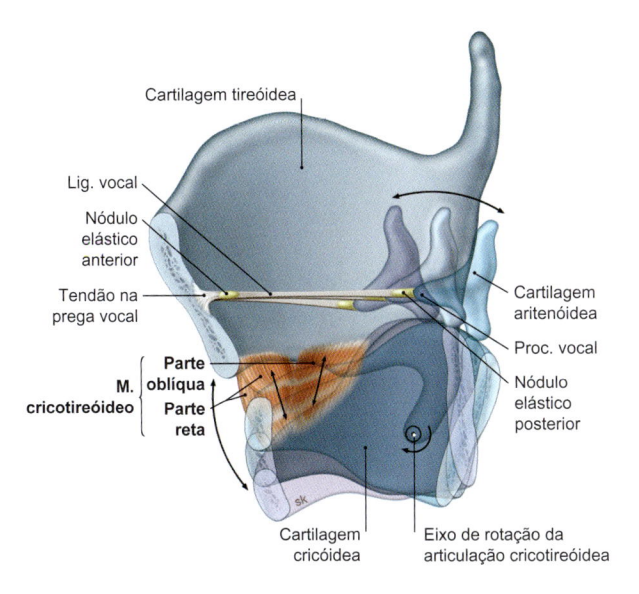

Figura 10.39 Músculos extrínsecos da laringe, músculo cricotireóideo. Vista medial em um corte sagital da laringe. A contração do músculo cricotireóideo inclina a cartilagem cricóidea com os movimentos sincronizados na articulação cricotireóidea. A prega vocal alonga e é tensionada de tal forma, que a cartilagem cricóidea, em relação à cartilagem aritenóidea, é inclinada posteriormente.

Articulação Cricoaritenóidea

Na articulação cricoaritenóidea , a base da cartilagem aritenóidea se articula com a margem posterior, lateral e superior da cartilagem cricóidea (➤ Fig. 10.37b). A superfície articular da cartilagem aritenóidea é mais arredondada e côncava; as superfícies articulares da cartilagem cricóidea têm formato oval e convexo (cilíndricas). Paralelamente ao eixo do cilindro, na articulação cricoaritenóidea, podem ser realizados movimentos de inclinação e de deslizamento e, assim, estes movimentos servem para abrir e fechar a glote e produzir tensões na prega vocal (➤ Fig. 10.37b). Se a cartilagem aritenóidea for desviada para fora como resultado de um movimento de rotação, o processo vocal e a abertura da glote são elevados e as pregas vocais são abduzidas. Uma rotação

interna da cartilagem aritenóidea, em combinação com uma redução e adução do processo vocal, causa o fechamento da glote. Os movimentos de inclinação podem ser combinados com movimentos de deslizamento. As cartilagens aritenóideas são movidas para frente ou para trás durante a abdução ou a adução das pregas vocais. A cápsula articular (cápsula articular cricoaritenóidea) é ampla e apresenta pouca tensão por causa das complexas possibilidades de movimento e não influencia o alinhamento da articulação. Posteriormente, a cápsula articular é reforçada na **articulação cricoaritenóidea** (posterior), que é composta, em grande parte, de tecido conectivo elástico (➤ Fig. 10.37b), que serve para guiar a cartilagem aritenóidea e compensa as forças elásticas do ligamento vocal.

Clínica

A paralisia completa de todos os músculos da laringe ocorre devido ao aumento na tensão dos ligamentos cricoaritenóideos posteriores atuando nas cartilagens aritenóideas, a chamada **"posição cadavérica"** das pregas vocais. Depois de intubações e extubações endotraqueais, laringoscopia ou broncoscopia, as cartilagens aritenóideas podem ser deslocadas no sentido posterolateral ou anteromedial; isso é chamado **ariluxação** (luxação da aritenóidea). Como a prega vocal, no lado afetado, fica imóvel, o paciente apresenta rouquidão. A causa são os sangramentos na cavidade da articulação ou a formação de uma efusão reativa depois de uma lesão das membranas sinoviais.

As contrações musculares podem fazer com que as superfícies da articulação se fundam levando à anquilose. A ariluxação pode ser distinguida de uma lesão do nervo. As articulações cricoaritenóideas são consideradas como articulações de extremidade largas. Portanto, são possíveis alterações degenerativas da cartilagem com a idade (**osteoartrite**), que alteram o fechamento da glote (adução das pregas vocais), durante a fonação, e com isso a qualidade da voz, além de infecções da articulação (**artrite**) e reumatismo (**artrite reumatoide**).

Músculos da Laringe

Os músculos da laringe, que derivam dos arcos faríngeos, estão subdivididos em relação à origem, posição e inervação em **múscu-**

Tabela 10.21 Músculos extrínsecos da laringe.

Inervação	Origem	Inserção	Função
M. cricotireóideo, parte interna (➤ Fig. 10.39)			
N. laríngeo superior, R. externo	Superfície interna da cartilagem cricóidea	Parte interna da cartilagem tireóidea e da membrana cricotireóidea	Tensiona as pregas vocais pela inclinação da cartilagem cricóidea (tensão geral)
M. cricotireóideo, parte externa com uma parte reta e uma parte oblíqua (➤ Fig. 10.39)			
N. laríngeo superior, R. externo	Superfície interna da cartilagem cricóidea	Margem inferior da placa da cartilagem tireóidea (parte reta), corno inferior da cartilagem tireóidea (parte oblíqua)	Tensiona as pregas vocais pela inclinação da cartilagem cricóidea (tensão geral)
M. constritor inferior da faringe, parte tireofaríngea			
N. laríngeo superior, R. externo, plexo faríngeo	Margem externa da cartilagem tireóidea	Parede da faringe	Eleva a faringe durante a deglutição, atua na tensão das pregas vocais
M. constritor inferior da faringe, parte cricofaríngea			
N. laríngeo superior, R. externo, plexo faríngeo	Parte posterior da superfície externa da cartilagem cricóidea	Parede da faringe	Indeterminado na faringe
M. tíreo-hióideo			
Raiz superior da alça cervical (profunda) do plexo cervical	Margem inferior da cartilagem tireóidea, superfície externa da cartilagem tireóidea	Corpo do osso hioide, corno maior do osso hioide	Eleva a faringe durante a deglutição, fixa a faringe durante a fonação

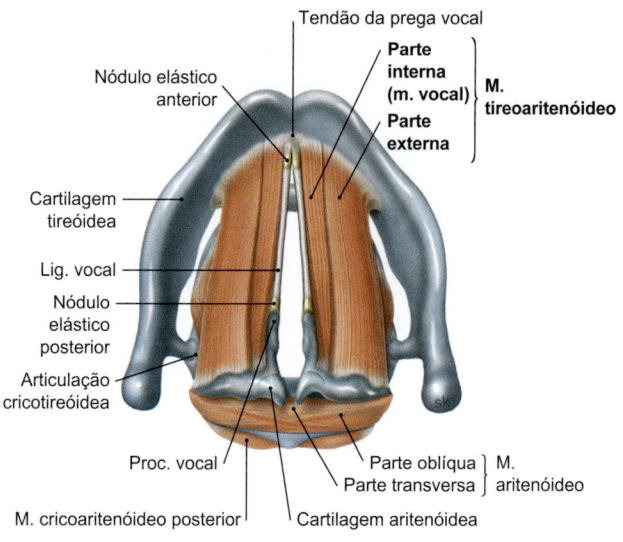

Figura 10.40 Músculos intrínsecos da laringe, vista superior. [L238]

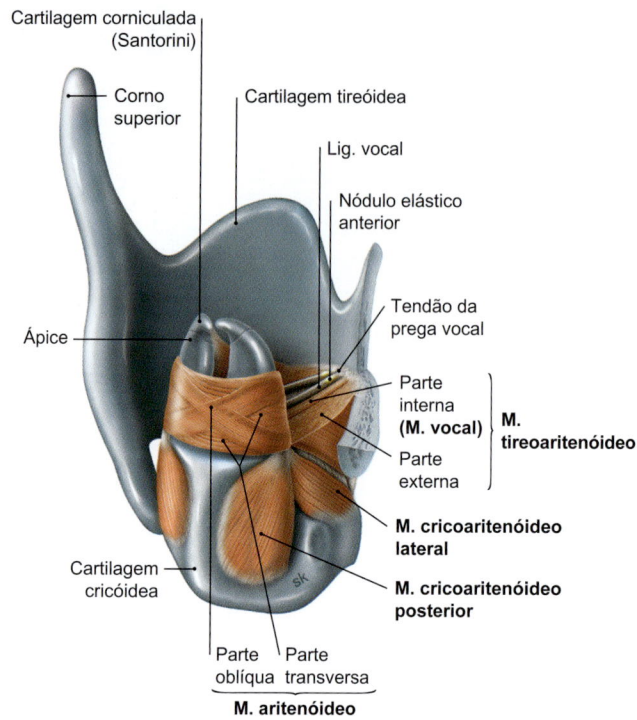

Figura 10.41 Músculos intrínsecos da laringe, vista oblíqua posterior. Cartilagem tireóidea parcialmente ressecada. [L238]

los intrínsecos e extrínsecos da laringe. Os músculos estriados são ricamente inervados e apresentam bom suprimento sanguíneo. Funcionalmente, eles servem para abrir e fechar a glote e alterar as tensões nas pregas vocais (alongando e encurtando). Os músculos que alteram o formato da glote pertencem ao sistema de controle; músculos que alteram a tensão são agrupados como sistema de tensionamento.

Músculos Extrínsecos da Laringe
Além do **músculo cricotireóideo**, que está localizado diretamente na laringe, fazem parte dos músculos da laringe o **músculo cons-**

tritor inferior da faringe (musculatura da faringe) que fazem parte da musculatura da faringe e o **músculo tíreo-hióideo** que faz parte do grupo de músculos inferiores ao osso hioide (musculatura infra-hióidea) (➤ Fig. 10.39, ➤ Tabela 10.21).

Músculos Intrínsecos da Laringe
A interface central dos músculos intrínsecos da laringe são as cartilagens aritenóideas, nas quais estão fixados ou são tensionados todos os músculos intrínsecos da laringe (➤ Fig. 10.40, ➤ Fig. 10.41, ➤ Fig. 10.42, ➤ Fig. 10.43, ➤ Tabela 10.22).

Sistema de Tensionamento
O sistema de tensionamento inclui as articulações e os músculos da laringe, além dos elementos do esqueleto da laringe. Ele influencia o volume, o formato e o comprimento da parte vibratória das pregas vocais. O **músculo cricotireóideo** regula o comprimento e a tensão dos ligamentos vocais e dos cones elásticos e causa um tensionamento geral das pregas vocais (➤ Fig. 10.39). A parte tireofaríngea do músculo constritor inferior da faringe está envolvida nessa ação. O **músculo cricoaritenóideo posterior** e o **ligamento cricoaritenóideo posterior** são envolvidos neste processo e estabilizam a cartilagem aritenóidea, de modo que não ela não seja capaz de inclinar para frente. A tensão é controlada pelo músculo vocal (parte interna do músculo tireoaritenóideo, ➤ Fig. 10.40, ➤ Fig. 10.42). As fibras do músculo seguem paralelas às pregas vocais (ligamento vocal) e estão parcialmente fixadas nas pregas vocais. A tensão pode ser aumentada pela contração isotônica e modificada pela contração isométrica, de tal forma que o músculo tenha uma influência decisiva na qualidade do som, na emissão da voz. A **parte cricofaríngea do músculo constritor inferior da faringe** (➤ Tabela 10.23) é capaz de reduzir, de forma ativa, a tensão da prega vocal.

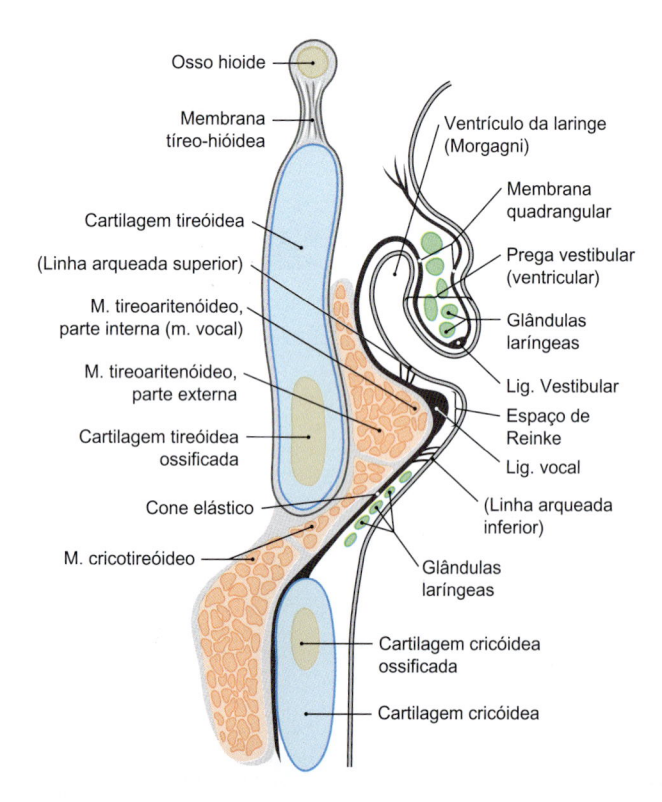

Figura 10.42 Corte frontal da laringe (esquema). [L126]

Tabela 10.22 Músculos intrínsecos da laringe.

Inervação	Origem	Inserção	Função
M. tireoaritenóideo, parte interna (m. vocal) (➤ Fig. 10.40, ➤ 10.41, ➤ 10.42)			
N. laríngeo inferior	Terço inferior do ângulo da cartilagem tireóidea (passa pelo tendão da prega vocal em direção à cartilagem tireóidea)	Proc. vocal, lateralmente ao lig. vocal e nódulo elástico posterior, fóvea oblonga da cartilagem aritenóidea	Fecha a parte intermembranácea da glote (encurta ou alonga as pregas vocais, contração isotônica), controla a tensão da prega vocal (parte oscilante da prega vocal, contração isométrica)
M. tireoaritenóideo, parte externa (➤ Fig. 10.40, ➤ 10.41, ➤ 10.42)			
N. laríngeo inferior	Terço inferior do ângulo da cartilagem tireóidea, lateralmente ao tendão da prega vocal	Crista arqueada da cartilagem aritenóidea	Fecha a parte intermembranácea da glote pela adução e abaixamento do proc. vocal
M. aritenóideo transverso (➤ Fig. 10.40, ➤ 10.41, ➤ 10.43)			
N. laríngeo inferior	Ângulo lateral e superfície posterior da cartilagem aritenóidea	Ângulo lateral e superfície posterior da cartilagem aritenóidea do lado oposto	Pela junção das duas cartilagens aritenóideas, fecha a parte intercartilagínea da glote
M. aritenóideo oblíquo (➤ Fig. 10.41)			
N. laríngeo inferior	Base da superfície posterior da cartilagem aritenóidea	Ápice da cartilagem aritenóidea do lado oposto	Fecha a parte intercartilagínea pela adução da cartilagem aritenóidea, rotação lateral do proc. vocal com leve abertura da parte intermembranácea
M. aritenóideo oblíquo, parte ariepiglótica (➤ Fig. 10.43)			
N. laríngeo inferior	Ápice da cartilagem aritenóidea	Margem lateral da epiglote	Abaixa a epiglote em ângulo reto
M. cricoaritenóideo lateral (➤ Fig. 10.40, ➤ 10.41)			
N. laríngeo inferior	Margem superolateral entre o arco e lâmina da cartilagem cricóidea	Proc. muscular da cartilagem aritenóidea	Fecha a parte intermembranácea da glote pela adução e elevação do proc. vocal da cartilagem aritenóidea, abre a parte intercartilagínea (triângulo do sussurro)
M. cricoaritenóideo posterior (➤ Fig. 10.40, ➤ 10.41, ➤ 10.43)			
N. laríngeo inferior	Face posterior da lâmina da cartilagem cricóidea	Proc. muscular da cartilagem aritenóidea	Abre a glote pela abdução e elevação do proc. vocal (até a abertura máxima) na inspiração

N O T A

Sistema de tensionamento: estruturas que influenciam o volume, o formato e o comprimento da parte vibratória das pregas vocais: elementos de esqueleto da laringe, articulações da laringe, músculos da laringe

Clínica

A voz emitida sob grande esforço causa uma diminuição da tensão do músculo vocal. Fala-se de uma **fraqueza interna**. A glote não pode mais ser fechada corretamente, surgindo certo grau de rouquidão na fala. Isso também envolve uma redução da produção do muco pelas glândulas laríngeas resultando em sobrecarga da voz (➤ Item 10.6.5).

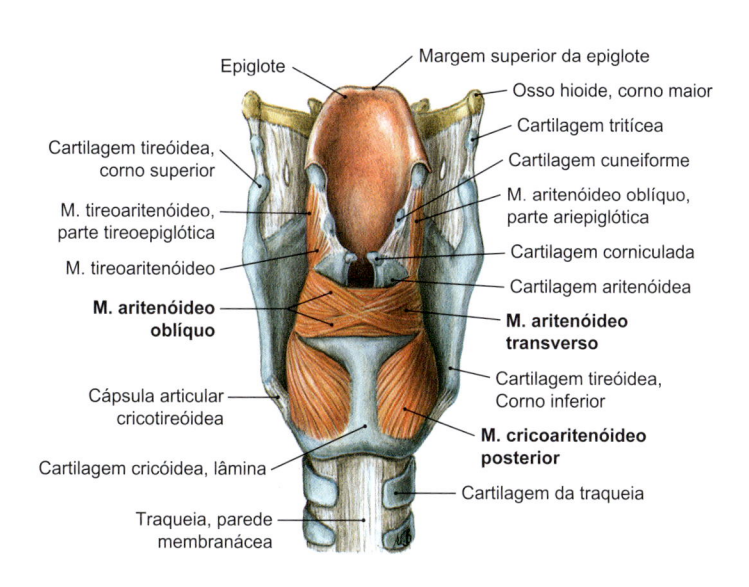

Figura 10.43 Músculos intrínsecos da laringe, vista posterior.

Sistema de Controle

O **músculo cricoaritenóideo posterior** é o principal músculo do sistema de controle (➤ Fig. 10.39, ➤ Fig. 10.40, ➤ Fig. 10.43) porque, por meio da abdução e da elevação do processo vocal da cartilagem aritenóidea, ele promove a abertura da glote e, com isso, maior poder na inspiração (➤ Fig. 10.44a). No entanto, o **músculo cricoaritenóideo lateral** pode abrir a glote de forma limitada: com a sua contração isolada, ele leva à formação do triângulo do sussurro (espaço triangular na área posterior da glote). Para melhorar a troca gasosa, a glote se mantém levemente aberta, em uma expiração calma, permitindo que o ar possa sair com certa facilidade. Este processo apresenta um período de duração mais prolongado do que a breve fase de inspiração com a glote completamente aberta. Na respiração de repouso, a rima da glote muda constantemente. No caso da **fonação** (➤ Fig. 10.44b), os processos vocais são unidos e a glote é levemente fechada. Nesta condição, os **músculos aritenóideos transversos e oblíquos** se contraem. Além disso, entram em ação os **músculos cricoaritenóideos laterais e tireoaritenóideos** e a mucosa nas cartilagens aritenóideas.

A **delicada tensão** da prega vocal, que é essencial para a fonação, é gerada pela parte interna do músculo tireoaritenóideo (**músculo vocal**). Contudo, essa ação não afeta apenas o sistema de tensionamento, mas também o sistema de controle. A parte externa do músculo tireoaritenóideo está envolvida na aproximação das pregas vocais. Todos os músculos podem ser contraídos de forma que eles permitam um fechamento firme da rima da glote para gerar elevadas pressões abdominais (p. ex., durante a defecação) ou para tossir. O fluxo do ar também é importante para a fonação, agindo de acordo com o princípio de Bernoulli (consulte um livro-texto de fisiologia) na dimensão da abertura da rima da glote. Como a prega vocal tem diâmetro menor do que a traqueia, o ar proveniente dos pulmões é acelerado e girado na altura da glote. Isso faz com que a membrana mucosa nas pregas vocais se movimente. A oscilação pode ficar visível por meio da estroboscopia (piscando uma luz, uma imagem virtual em câmara lenta que é visível virtualmente ao olho do observador). As vibrações da prega vocal, normalmente, são harmônicas. Devido à presença de tecido conectivo frouxo no espaço de Reinke (ver a seguir), produz-se uma tensão suficiente das pregas vocais que causam **deslocamentos das suas margens**, que resultam na vibração da membrana mucosa na margem livre da prega vocal (➤ Fig. 10.45). No retorno da membrana mucosa na direção da região infraglótica, as membranas mucosas nos dois lados se encontram e interrompem, por completo, o fluxo de ar em pouco tempo. O fluxo de ar força a abertura das duas membranas. Isso provoca uma alteração constante da interrupção e liberação do fluxo de ar (vibração). As pregas vocais oscilam diante da vibração do ar.

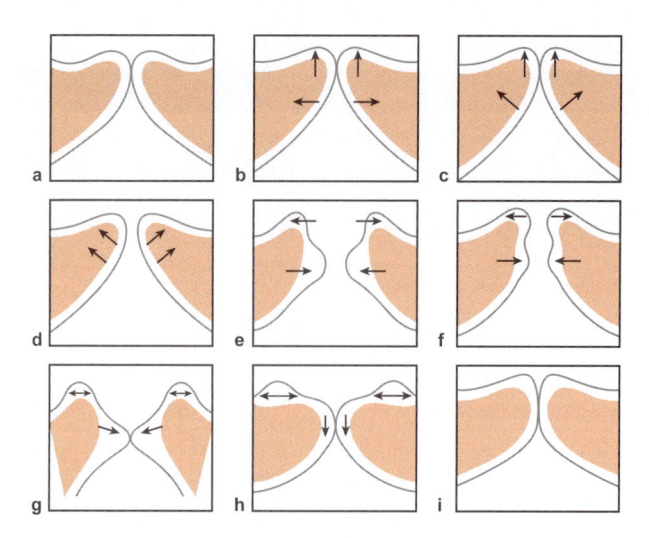

Figura 10.45 Deslocamentos da margem lateral da membrana mucosa da prega vocal durante a fase de abertura e de fechamento.
a Posição inicial, as pregas vocais estão fechadas. **b-d** A formação de uma pressão infraglótica que atinge o limite e força o afastamento das pregas vocais. Primeiro, as margens inferiores se afastam. O afastamento continua para cima até que ambas as pregas vocais estejam completamente separadas. **e-h** O ar respiratório pode passar através da abertura para a região supraglótica e para a faringe. O fluxo de ar causa um efeito de sucção lateral (efeito de Bernoulli), que resulta no deslocamento da margem lateral. O epitélio e o tecido conectivo frouxo, no espaço de Reinke das pregas vocais, são retraídos. As margens inferiores se fecham e as margens superiores acompanham o movimento assim que o fluxo de ar infraglótico é interrompido. Ocorre, assim, um rolamento do epitélio na base (ligamento vocal e músculo vocal) de baixo para cima. **i** As pregas vocais são unidas e a rima da glote é fechada. Como resultado, a pressão infraglótica é aumentada, fazendo com que o ciclo de fonação recomece. Os ciclos repetidos causam vibrações regulares. [L126]

Clínica

Na **paralisia** isolada e **unilateral do músculo cricoaritenóideo posterior,** a prega vocal, no lado afetado, assume uma posição paramediana; a **paralisia bilateral** causa um estreitamento da rima da glote, e está associado à dificuldade respiratória. **Disfonia** significa a presença de distúrbios na fonação. Isso inclui a **rouquidão** decorrente (rouquidão é um disfonia relativamente comum da voz, que está caracterizada pela voz rouca, alterada ou fraca) nos casos de **"paralisia pós-operatória"** unilateral. A perda completa da voz é chamada **afonia**. Principalmente no sexo feminino, pode haver fraqueza do músculo aritenóideo transverso (**fraqueza transversa**) com a presença de um triângulo de sussurro e resultando em voz rouca.

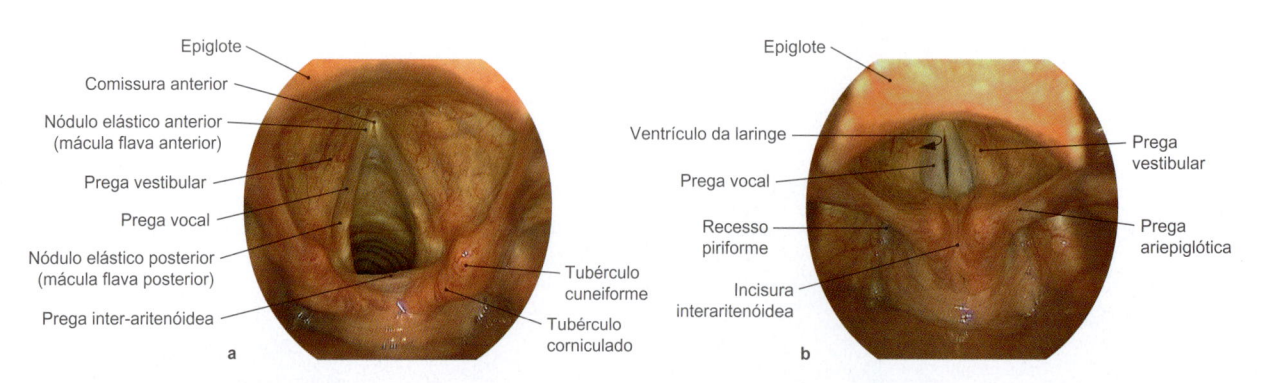

Figura 10.44 Laringoscopia direta: a Posição na respiração. **b** Posição na fonação. Prega interaritenóidea [T719]

Transição entre a Laringe e a Raiz da Língua

A margem superior da epiglote e a raiz da língua se comunicam através da prega glossoepiglótica mediana e da prega glossoepiglótica lateral. Entrc as pregas, estão localizadas as valéculas epiglóticas (esta área pertence à parte oral da faringe, ➤ Fig. 10.47).

Clínica

Corpos estranhos deglutidos podem ultrapassar a valécula epiglótica e pressionar a epiglote, deslocando-se em direção ao ádito da laringe e do restante da via respiratória. Isso resulta em **morte por engasgo**, com parada cardiorrespiratória causada pela irritação vagal, dos plexos nervosos e do nervo laríngeo ao engolir um fragmento grande e mal mastigado de alimento (*bolus*) que ficou preso na parte laríngea da faringe, de modo que não possa ser ejetado, mesmo com tosse intensa. Espinhas de peixe e ossos de frango ou outros corpos estranhos com pontas finas, comumente, ficam presos nas tonsilas palatinas (amígdalas).

Ádito da Laringe

A entrada da laringe (**ádito da laringe**, ➤ Fig. 10.43) é limitada pela:
- Margem superior da epiglote (➤ Fig. 10.50): projeta-se para o interior da parte oral da faringe.
- Pregas ariepiglóticas: dispõem-se desde a margem lateral da epiglote até as cartilagens aritenóideas, e cada uma contém um tubérculo corniculado e um tubérculo cuneiforme, que se ressaltam pela presença da cartilagem subjacente de mesmo nome.
- O espaço entre as duas cartilagens aritenóideas (incisura interaritenóidea; ➤ Fig. 10.44b): a largura desse espaço varia de acordo com a posição da cartilagem aritenóidea; a prega da mucosa situada entre as cartilagens aritenóideas é chamada prega interaritenóidea; ➤ Fig. 10.44a).

À direita e à esquerda do ádito da laringe, a mucosa se aprofunda entre as pregas ariepiglóticas, no lado medial, e entre o osso hioi-

de, a membrana tíreo-hióidea e a cartilagem tireóidea lateralmente ao recesso piriforme. No interior do recesso, é possível ver a prega do nervo laríngeo superior produzida por este nervo.

Clínica

As estruturas que limitam a laringe servem como orientação para a intubação. **Corpos estranhos** podem ficar retidos no recesso piriforme.

10.6.4 Divisão da Laringe

Anatomicamente, a laringe é dividida em:
- **Vestíbulo da laringe**; a partir da margem superior da epiglote até as pregas vocais
- **Parte média da laringe (glote)**; inclui a área entre as pregas vocais
- **Parte inferior da laringe (cavidade infraglótica)**; abaixo das pregas vocais até a margem inferior da cartilagem cricóidea

Clinicamente, a laringe é dividida em (➤ Fig. 10.46):
- **Supraglote (espaço supraglótico)**; a partir da margem superior superior da epiglote até as pregas vocais
- **Espaço transglótico (espaço glótico)**; a partir das pregas, incluindo os ventrículos da laringe e as pregas vocais
- **Subglote (espaço subglótico)**; a partir das pregas vocais até o nível da cartilagem cricóidea

Supraglote (Espaço Supraglótico)

Estende-se do ádito da laringe (entrada da laringe) até as pregas vestibulares e inclui a epilaringe (superfície laríngea da epiglote, pregas ariepiglóticas e o relevo da cartilagem aritenóidea).

Clínica

Reações alérgicas no ádito da laringe podem causar edemas agudos com dispneia acentuada, porque podem produzir um grande edema no tecido conectivo frouxo da laringe. Infecções bacterianas graves da **epiglote**, que ocorrem, especialmente, em crianças, podem ser fatais por causa do comprometimento das vias respiratórias.

Espaço Transglótico

Pertencem ao espaço transglótico:
- As pregas vestibulares e pareadas
- O tubérculo epiglótico
- O espaço vestibular (espaço entre as pregas vestibulares)
- Os ventrículos da laringe (Morgagni) pareados; cada ventrículo termina em um sáculo da laringe de tamanho individual (apêndice do ventrículo da laringe)
- Pregas vocais pareadas, que também são chamadas cordas vocais; elas representam o elemento central da glote (parte vocal da laringe).

Examinando de cima, as pregas vocais sobressaem na laringe mais do que as pregas vestibulares. Por causa da sua cobertura com epitélio escamoso, elas têm um aspecto mais pálido, em contraste com as pregas vestibulares avermelhadas.

A **glote** cobre a área da borda da prega vocal livre. Ela é justaposta com o espaço transglótico que inclui o espaço em volta da glote, a parte inferior das pregas vestibulares e os ventrículos da laringe.

A região anterior da glote com a comissura anterior é chamada **parte-intermembranácea** (consiste em quase dois terços do com-

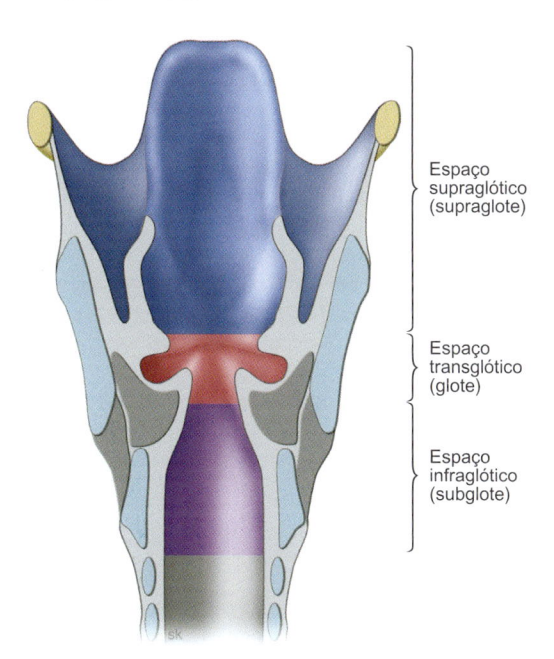

Espaço
supraglótico
(supraglote)

Espaço
transglótico
(glote)

Espaço
infraglótico
(subglote)

Figura 10.46 Regiões (compartimentos) da laringe.

primento das pregas vocais); a região posterior da glote entre as aritenóideas corresponde à **parte intercartilagínea**. As pregas vocais terminam atrás da transição da parte intercartilagínea na prega interaritenóidea.

Clínica

Um aumento do sáculo da laringe é chamado **laringocele**. Se o aumento for tão acentuado ao ponto de romper a membrana tíreo-hióidea, a laringocele pode ser palpável e visível externamente (**laringocele externa**).
Complicações incluem infecções da laringocele e deslocamentos das glândulas cervicais.

Cavidade Infraglótica (Espaço Subglótico, Região Infraglótica)

A cavidade infraglótica estende-se desde a face inferior das pregas vocais até a margem inferior da cartilagem cricóidea. É um espaço com formato cônico entre a margem livre da prega vocal, o declive da prega vocal e a margem inferior da cartilagem cricóidea. O limite superior pode ser localizado microscopicamente na linha arqueada inferior da prega vocal (➤ Fig. 10.42, Item 10.6.5). A margem inferior está situada no limite inferior da cartilagem cricóidea. No ângulo superior lateral, situam-se os cones elásticos e, mais inferiormente, estão os limites da cartilagem cricóidea. Embaixo, o espaço subglótico tem o formato de um cilindro que se afunila para cima como um cone elástico. A margem anterior forma o ligamento cricotireóideo mediano (ligamento cônico); a margem posterior corresponde à cartilagem cricóidea.

Clínica

Na maior parte das vezes, a cavidade da laringe pode ser inspecionada usando diversas técnicas (**exame direto da laringe, laringoscopia direta, laringoscopia indireta**) e, portanto, é acessível à inspeção.
A divisão da laringe em regiões é útil clinicamente nos exames de imagem para determinar a extensão (estadiamento) de um câncer. Apesar de a imagem por ressonância magnética (RM) ter maior sensibilidade, dentre todas as técnicas de imagem, nos casos de câncer, o procedimento padrão para obter uma imagem da laringe é a tomografia computadorizada (TC), porque a RM pode ser associada a variados artefatos de movimentos significativos da laringe.

10.6.5 Estrutura das Pregas Vocais e das Pregas Vestibulares

Componentes

A área central da **prega vocal** (➤ Fig. 10.42) é composta de:
- Epitélio escamoso não queratinado com diversas camadas
- Lâmina própria do tecido conectivo frouxo
- Ligamento vocal (segue superiormente na membrana quadrangular e inferiormente no cone elástico)
- Músculo vocal.

A **prega vestibular** é composta de:
- Epitélio ciliado respiratório com diversas camadas
- Lâmina própria de tecido conectivo frouxo, que contém diversas glândulas seromucosas e muito tecido linfoide que faz parte do tecido linfoide associado à mucosa (LALT = *larynx-associated lymphatic tissue*)

- Ligamento vestibular (pode ser considerado um espessamento da membrana quadrangular onde está integrado)
- Fascículo muscular estriado.

Epitélio e Lâmina Própria

A presença de um **epitélio escamoso de diversas camadas** é observada, normalmente, na margem livre das pregas vocais, nas pregas ariepiglóticas, na prega interaritenóidea e na margem superior da epiglote. Todas as outras regiões da laringe são recobertas por um **epitélio ciliado respiratório com diversas camadas**.

Clínica

Na idade avançada, o epitélio respiratório ciliado de diversas camadas é substituído por um epitélio escamoso, de modo que, nas pessoas mais idosas, grande parte da membrana mucosa é composta de epitélio escamoso. Substâncias exógenas (principalmente envolvendo o uso de tabaco e de álcool) contribuem para o desenvolvimento do **carcinoma espinocelular**.

As transições fisiológicas do epitélio escamoso da prega vocal no epitélio ciliado do ventrículo da laringe e da região infraglótica constituem as chamadas **linha arqueada superior** e **linha arqueada inferior** (➤ Fig. 10.42). Abaixo destas transições epiteliais, a lâmina própria é fixada na base da prega vocal por meio de um tecido conectivo rico em colágeno e denso, de modo que o tecido conectivo frouxo, abaixo do epitélio escamoso da prega vocal, forme um espaço (virtualmente) fechado (espaço de Reinke) (➤ Fig. 10.42). No outro lado da linha arqueada superior, a lâmina própria é composta de tecido conectivo frouxo, que contém muitas células do sistema imunológico, folículos linfoides e, principalmente na prega vestibular, inúmeras glândulas seromucosas, que conduzem as suas secreções para a superfície mucosa através de ductos delgados.
Abaixo da linha arqueada inferior encontram-se, na lâmina própria, inúmeras glândulas seromucosas menores da região infraglótica.

Estruturas de Abordagem (Acesso) da Prega Vocal

Anteriormente, as pregas vocais terminam na frente da comissura; posteriormente, a parte intercartilagínea penetra na prega interaritenóidea. Os ligamentos vocais inserem duas estruturas na frente da comissura (➤ Fig. 10.39, ➤ Fig. 10.40, ➤ Fig. 10.41):
- Os **nódulos elásticos anteriores** (visíveis como um espessamento amarelado durante o exame da laringe)
- O **tendão da prega vocal** entrando na cartilagem tireóidea (**tendão de Broyles**).

A inserção do ligamento vocal no processo vocal da cartilagem aritenóidea é seguida pelo **nódulo elástico posterior** (também visível na inspeção da laringe como um espessamento amarelado, ➤ Fig. 10.39, ➤ Fig. 10.40). Ela continua na cartilagem elástica do **processo vocal**, que, por sua vez, entra na cartilagem hialina do processo vocal. As diferentes estruturas na área da abordagem da prega vocal são usadas para atenuar a expansão das pregas vocais durante o processo de vibração e para permitir maior mobilidade durante a fonação e a respiração.

Clínica

Alterações nas pregas vocais (benignas ou malignas) levam ao fechamento incompleto da glote durante a fonação e estão associadas a rouquidão e, em um estágio avançado, dificuldade

---

na respiração. **Alterações benignas** podem ser causadas por sobrecarga (profissões que se expressam na fala) ou uso incorreto da voz e levar à formação de **nódulos nas pregas vocais**. No entanto, também podem ocorrer **granulomas causados por intubação,** pelo estímulo mecânico das intubações. Os tumores benignos mais comuns das pregas vocais são os **pólipos**; já o tumor maligno mais comum é o **carcinoma espinocelular**.

Acúmulos de líquido na área de Reinke (muitas vezes em fumantes do sexo feminino) estão associados a edema das pregas vocais e rouquidão, além de dificuldade na respiração (**edema de Reinke**). O acúmulo de líquido na lâmina própria na área supraglótica pode se manifestar como um **edema da glote**, por exemplo, nos casos de reações alérgicas. Estes também são acompanhados por rouquidão, ruídos respiratórios e até grave dificuldade na respiração.

10.6.6 Ductos

Artérias

As principais artérias da laringe (> Fig. 10.47) são:

- Artérias laríngeas superiores
- Artérias laríngeas inferiores
- Ramos cricotireóideos.

A **artéria laríngea superior** pareada, normalmente, se origina da artéria tireóidea superior (ramo da artéria carótida externa), nas proximidades da parte superior da cartilagem tireóidea (mas também pode se originar como um vaso independente, diretamente da artéria carótida interna, da artéria lingual ou da artéria facial) e depois penetra, juntamente com o ramo interno do nervo faríngeo superior (ver adiante), na membrana tíreo-hióidea. Raramente, ela também atinge o nível da cartilagem tireóidea, no interior da laringe através do forame tireoide. Na laringe, ela passa embaixo da membrana mucosa, no recesso piriforme. Seus ramos suprem a o ádito e o vestíbulo da laringe.

O suprimento sanguíneo da glote deriva do **ramo cricotireóideo** pareado, um ramo da artéria laríngea superior. Ele forma uma arcada curva com o ramo do lado oposto, na região anterior do ligamento cricotireóideo e, em casos raros, pode substituir por completo a artéria laríngea superior.

A **artéria laríngea inferior** pareada é um ramo da artéria tireóidea inferior (a partir do tronco tireocervical) e, juntamente com o nervo laríngeo inferior (ver a seguir), é elevada no canal entre o esôfago e a traqueia até a articulação cricotireóidea. Neste ponto, ela penetra no espaço entre as cartilagens tireóidea e cricóidea e supre, principalmente, os músculos dorsais (músculo cricoaritenóideo posterior e músculo aritenóideo).

Existem variadas anastomoses entre as artérias laríngeas.

Veias

As veias que drenam a laringe acompanham as artérias. Elas formam um amplo plexo mucoso. O sangue da **veia laríngea superior**, juntamente com o sangue do ramo venoso cricotireóideo, vai em direção à veia tireóidea superior e, daí, para a veia jugular in-

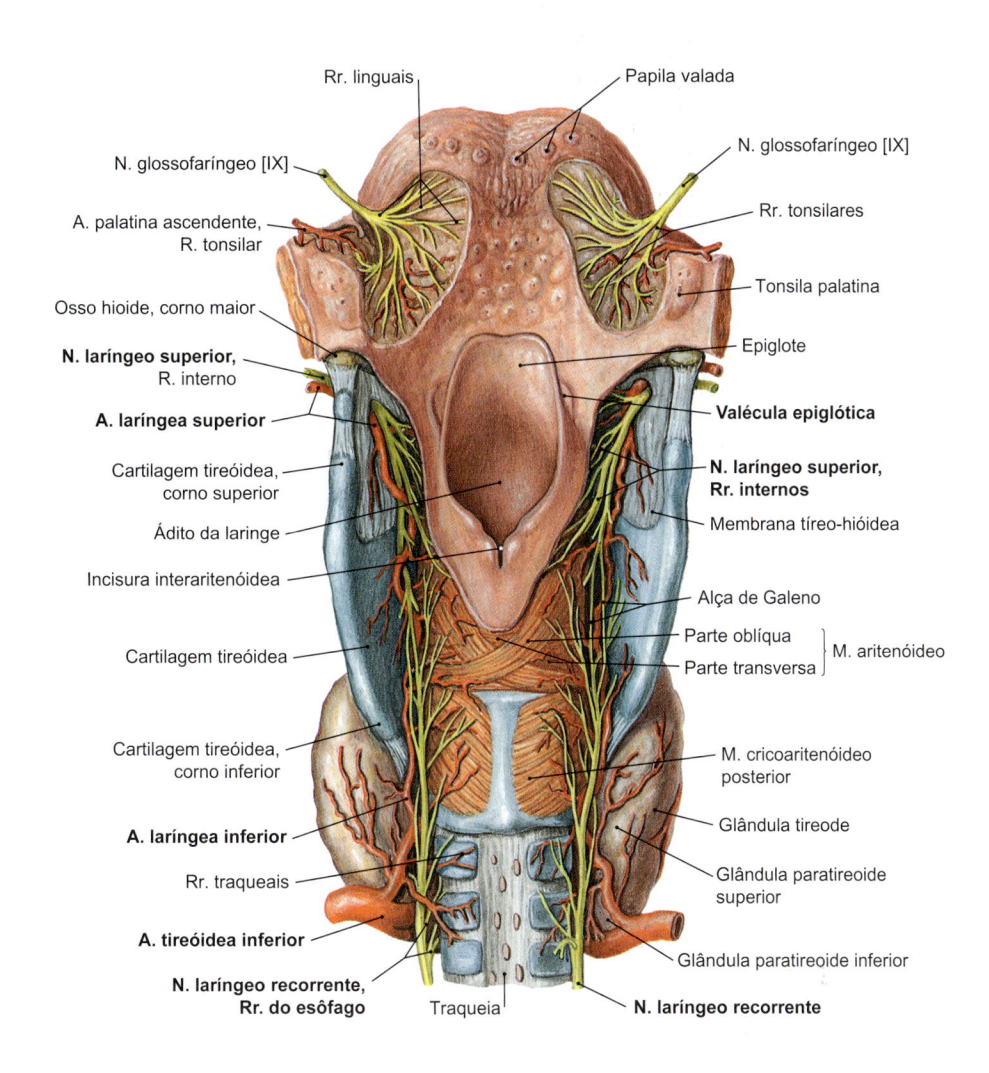

Rr. linguais
Papila valada
N. glossofaríngeo [IX]
N. glossofaríngeo [IX]
A. palatina ascendente, R. tonsilar
Rr. tonsilares
Osso hioide, corno maior
Tonsila palatina
N. laríngeo superior, R. interno
Epiglote
A. laríngea superior
Valécula epiglótica
Cartilagem tireóidea, corno superior
N. laríngeo superior, Rr. internos
Ádito da laringe
Membrana tíreo-hióidea
Incisura interaritenóidea
Alça de Galeno
Parte oblíqua
Parte transversa } M. aritenóideo
Cartilagem tireóidea
Cartilagem tireóidea, corno inferior
M. cricoaritenóideo posterior
A. laríngea inferior
Glândula tireode
Rr. traqueais
Glândula paratireoide superior
A. tireóidea inferior
Glândula paratireoide inferior
N. laríngeo recorrente, Rr. do esôfago
Traqueia
N. laríngeo recorrente

Figura 10.47 Artérias e nervos da laringe, vista posterior.

terna. A **veia laríngea inferior** drena o sangue na veia tireóidea inferior, que normalmente desemboca na veia braquiocefálica através do plexo da tireoide.

Vasos Linfáticos

A lâmina própria da mucosa da laringe é intercalada com uma rede densa de capilares linfáticos delgados, que se unem para formar coletores linfáticos maiores. Os vasos linfáticos acima das pregas vocais seguem, juntamente com a artéria laríngea superior, até os **linfonodos infra-hióideos** (linfonodos cervicais profundos). Os vasos linfáticos abaixo das pregas vocais drenam para os linfonodos pré-laríngeos (linfonodos de Delphi) e para os **linfonodos cervicais profundos superiores e inferiores**, nas proximidades da artéria tireóidea inferior (➤ Fig. 10.27). Na prega vocal, a drenagem linfática é direcionada primariamente no sentido posterior. Não existe separação entre a área de drenagem supraglótica e infraglótica e entre a área de drenagem direita e esquerda. Os linfonodos regionais drenam através dos linfonodos intermediários de coleta, para o tronco jugular direito e esquerdo.

Inervação

A inervação sensitiva e motora da laringe (➤ Fig. 10.47) é provida através de dois ramos do nervo vago [X], o nervo laríngeo superior e o nervo laríngeo inferior.

NOTA

O **reflexo da tosse** é um reflexo protetor polissináptico que serve para liberar as vias respiratórias dos corpos estranhos, de excessos de secreção e respondendo a outros estímulos potencialmente prejudiciais (estímulos da tosse). Os receptores que desencadeiam o reflexo estão presentes na mucosa da laringe. A informação é transmitida para o centro da tosse no bulbo, através das fibras nervosas sensitivas viscerais do nervo vago [X]. Ao estabelecer sinapses no núcleo ambíguo (número motor do nervo vago [X] e do nervo glossofaríngeo [IX]), a resposta ao estímulo é integrada para uma alça eferente e atinge os músculos laríngeos e os músculos respiratórios, que causa o fechamento da glote por um curto período e uma expulsão explosiva do ar. Como resultado, os corpos estranhos são expelidos para o meio externo.

Nervo Laríngeo Superior (➤ Fig. 10.47)

O nervo laríngeo superior origina-se no nível do gânglio inferior do nervo vago [X], segue medialmente, acompanhando a artéria carótida interna e seus ramos, na altura do osso hioide, com um ramo externo e um ramo interno:

- O **ramo externo** do nervo laríngeo superior segue ao longo da parede lateral da laringe, com um trajeto descendente, para a margem do músculo constritor inferior da faringe. Ele atravessa o músculo, suprindo a sua inervação motora e continua no sentido anteroinferior para o músculo cricotireóideo, que ele também inerva.
- O **ramo interno** do nervo laríngeo superior acompanha a artéria laríngea superior através da membrana tíreo-hióidea (➤ Item 10.6.3) em direção à laringe. Aqui, ele passa embaixo da membrana mucosa no seio piriforme (prega do nervo laríngeo). Ele inerva toda a membrana mucosa do ádito da laringe, do vestíbulo da laringe e da parte posterior da prega vocal. Na maioria dos casos, ele forma uma anastomose abaixo da membrana mucosa do seio piriforme com o nervo laríngeo inferior (**ramo comunicante com o nervo laríngeo inferior, anastomose de Galeno**).

Nervo Laríngeo Inferior (➤ Fig. 10.47)

O nervo laríngeo inferior é o ramo terminal do nervo laríngeo recorrente. O nervo laríngeo recorrente ramifica no lado direito,

na altura da parte descendente do arco aórtico, a partir do **nervo vago [X]**, seguindo posteriormente abaixo do ligamento arterial (ligamento de Botal) e, no sulco entre a traqueia e o esôfago, segue no sentido cranial em direção à laringe (➤ Fig. 9.40). No lado direito, ele emerge do nervo vago [X] na altura da artéria subclávia, cruzando-a da frente para trás, e entra no sulco entre a traqueia e o esôfago (➤ Fig. 9.40). Na altura do corno inferior da cartilagem tireóidea e do músculo cricoaritenóideo posterior, ele se divide em um ramo anterior e um ramo posterior:

- O **ramo anterior** inerva o músculo tireoaritenóideo e o músculo cricoaritenóideo lateral.
- O **ramo posterior** inerva o músculo cricoaritenóideo posterior e os músculos aritenóideos transverso e oblíquo. Além disso, ele é responsável pela inervação sensitiva da parte anterior das pregas vocais, da região infraglótica e de áreas da parte laríngea da faringe, do esôfago e da traqueia.

Clínica

Lesões no nervo laríngeo superior causam paralisia do músculo cricotireóideo. A tensão mecânica da prega vocal é reduzida, levando ao fechamento incompleto da glote com rouquidão e disfonia. Além disso, ocorrem distúrbios sensitivos no ádito da laringe e na região supraglótica, que podem causar quadros frequentes de engasgo.

A **paralisia do nervo laríngeo recorrente** está associada à **lesão do nervo laríngeo recorrente ou do nervo laríngeo inferior**. As causas são diversas (p. ex., tumores malignos, lesões devido à intubação, cirurgia na tireoide). Por causa da paralisia dos músculos intrínseco da laringe, a prega vocal no lado afetado situa-se na posição paramediana (**"posição cadavérica"**), levando à rouquidão. A lesão bilateral pode causar dificuldades fatais na respiração.

A **artéria lusória**, que ocorre com uma frequência de 0,4-2,6% é uma variante vascular, na qual a artéria subclávia direita se origina como último ramo do arco da aorta e pode estar situada atrás do esôfago, entre o esôfago e a traqueia ou na frente da traqueia, no lado direito do corpo. Se houver uma artéria lusória, o nervo laríngeo recorrente estará ausente no lado direito. O nervo laríngeo inferior emerge diretamente do nervo vago na altura da laringe e é colocado em risco no caso de intervenção cirúrgica na região.

10.7 Faringe
Wolfgang H. Arnold

A **faringe** é um tubo muscular fixado na superfície externa da base do crânio, na área do osso occipital, através da membrana faringobasilar. Ela fica na posicionada anteriormente à coluna cervical, terminando no nível da vértebra cevical VI e da cartilagem cricóidea, onde ela entra no esôfago. O seu lúmen, a **cavidade faríngea**, se comunica com a cavidade nasal, a orelha média, a cavidade oral, a laringe e o esôfago. No interior da cavidade faríngea, as vias respiratória e digestiva se cruzam. Funcionalmente, a faringe serve para conduzir o ar, para transportar o alimento, para a percepção de sabores e para a defesa imunológica (anel linfático da faringe ou de Waldeyer, ➤ Item 10.7.7).

10.7.1 Desenvolvimento

A musculatura da faringe deriva do 3º ao 5º arco faríngeo e está em contato com os elementos do esqueleto que se originam desses arcos faríngeos.

10.7.2 Regiões da Faringe

A faringe é dividida em três regiões de acordo com as suas aberturas:

- **Região superior** (parte nasal da faringe, nasofaringe ou epifaringe): está em conexão com a cavidade nasal através dos cóanos e com a orelha média através da tuba auditiva.
- **Região intermédia** (parte oral, orofaringe ou mesofaringe): é a transição entre a região superior e inferior, e está conectada com a cavidade oral através do istmo das fauces.
- **Região inferior** (parte laríngea da faringe, laringofaringe ou hipofaringe): está em conexão com a laringe através do ádito da laringe e segue inferiormente em direção ao esôfago.

Parte Nasal da Faringe

O cóano (cóano nasal) comunica a cavidade nasal com a parte nasal da faringe. A parte nasal da faringe forma o **arco faríngeo.** Aqui, a parede da faringe é composta de tecido conectivo denso (**fáscia faringobasilar**), que está fixado na base do crânio. Ela funciona como uma zona de adesão ao músculo constritor superior da faringe. Posteriormente, a fáscia é fixada no tubérculo faríngeo (➤ Fig. 9.5).

Desta região, o tecido conectivo continua como uma faixa mediana, a **rafe da faringe**, que funciona como zona de fixação para os músculos da faringe e continua no sentido caudal até as cristas cricofaríngeas. Abaixo da membrana mucosa (epitélio ciliado respiratório) da área posterior da região superior da parte nasal da faringe, sob a base do crânio, situa-se um aglomerado de tecido linfático, que forma uma protuberância, principalmente nas crianças, e constitui a **tonsila (amígdala) faríngea**. Anteriormente à tonsila, a **hipófise** pode estar localizada na superfície inferior do osso esfenoide no tecido conectivo, como vestígio embrionário do saco de Rathke. Na parede lateral, a tuba auditiva, que conecta a faringe com a orelha média, se abre dos dois lados. O óstio faríngico da tuba auditiva está limitado atrás e acima pelo **toro tubário**. O toro tubário prolonga-se para baixo e para trás através da **prega salpingofaríngea** (➤ Fig. 10.48). Ele é contornado em cima pelo músculo salpingofaríngeo (➤ Fig. 9.112). Abaixo da entrada da tuba auditiva, situa-se o toro do levantador, onde passa o músculo levantador do véu palatino (➤ Fig. 10.48). Abaixo do epitélio da abertura da tuba, está presente um tecido linfático que forma a **tonsila tubária**. A tonsila faríngea e a tonsila tubária pertencem ao anel linfático da faringe (anel linfático de Waldeyer, ➤ Item 10.7.7).

Clínica

Na infância, muitas vezes, ocorre a **hiperplasia da tonsila faríngea (adenoides, vegetação adenoide, popularmente chamada "pólipos")**. A tuba auditiva pode ser deslocada e a

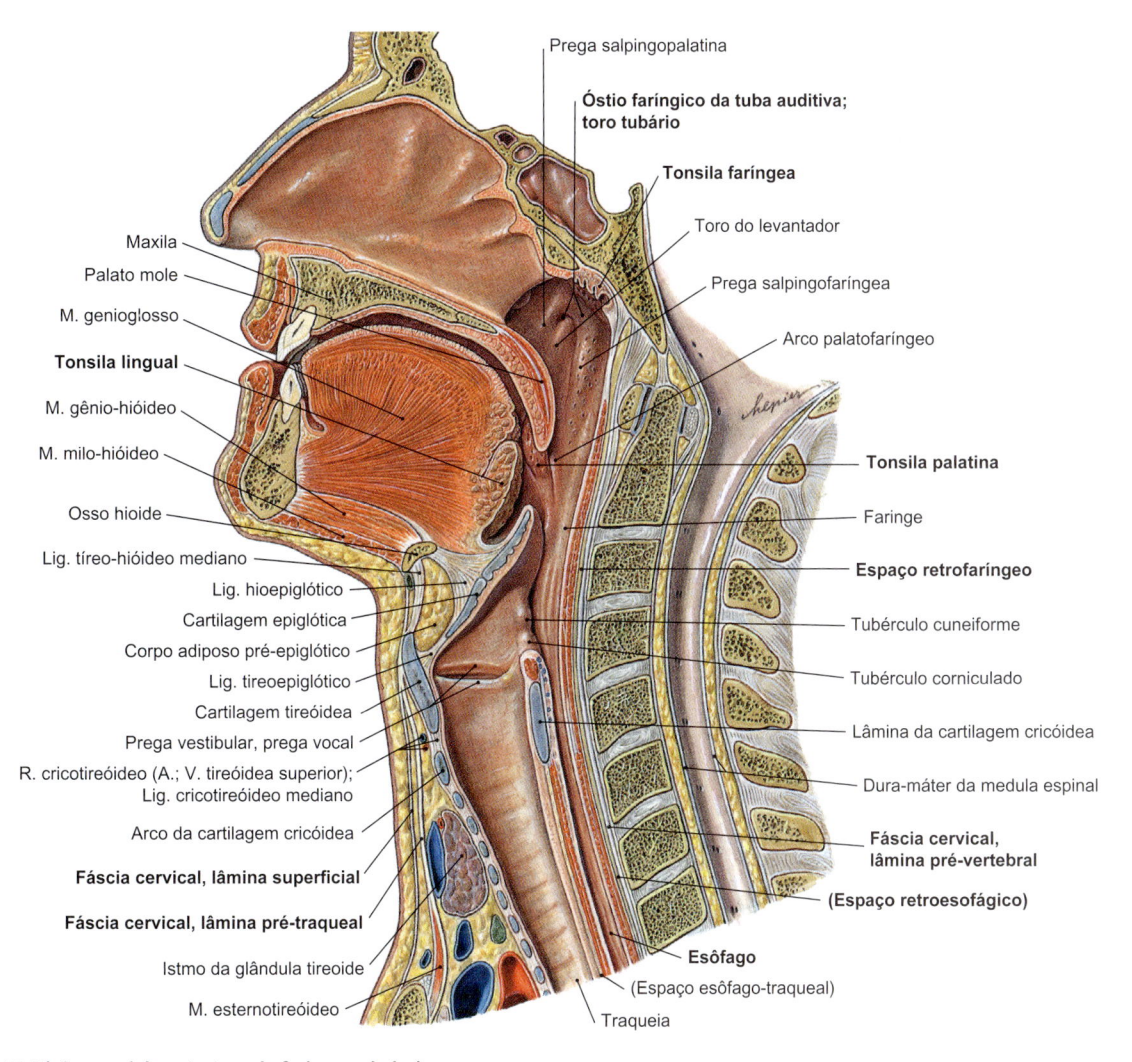

Figura 10.48 Visão geral da estrutura da faringe e da laringe.

Prega salpingopalatina
Óstio faríngico da tuba auditiva; toro tubário
Tonsila faríngea
Toro do levantador
Prega salpingofaríngea
Arco palatofaríngeo
Tonsila palatina
Faringe
Espaço retrofaríngeo
Tubérculo cuneiforme
Tubérculo corniculado
Lâmina da cartilagem cricóidea
Dura-máter da medula espinal
Fáscia cervical, lâmina pré-vertebral
(Espaço retroesofágico)
Esôfago
(Espaço esôfago-traqueal)
Traqueia
M. esternotireóideo
Istmo da glândula tireoide
Fáscia cervical, lâmina pré-traqueal
Fáscia cervical, lâmina superficial
Arco da cartilagem cricóidea
R. cricotireóideo (A.; V. tireóidea superior); Lig. cricotireóideo mediano
Prega vestibular, prega vocal
Cartilagem tireóidea
Lig. tireoepiglótico
Corpo adiposo pré-epiglótico
Cartilagem epiglótica
Lig. hioepiglótico
Lig. tíreo-hióideo mediano
Osso hioide
M. milo-hióideo
M. gênio-hióideo
Tonsila lingual
M. genioglosso
Palato mole
Maxila

ventilação da orelha média, restringida. Os resultados são infecções recorrentes dos ouvidos, que comprometem a audição e atrasam o desenvolvimento. Muitas vezes, o tratamento escolhido é a remoção das tonsilas (adenectomia).

Os resíduos da hipófise que algumas vezes permanecem na superfície inferior do osso esfenoide, no tecido conectivo em frente à tonsila faríngea, durante o desenvolvimento, pode ser o ponto de partida para um **craniofaringioma** durante a adolescência. Abaixo da mucosa entre a tonsila tubária e a tonsila palatina situa-se o tecido linfático, na chamada prega salpingopalatina. Depois da remoção das tonsilas palatinas (tonsilectomia ou admigdalectomia), pode ocorrer uma infecção bacteriana local, uma forma de faringite chamada **angina da prega salpingopalatina**. Pessoas afetadas podem apresentar dores no ouvido e no restante da cabeça, além de dificuldades de engolir.

Parte Oral da Faringe

A parte oral da faringe comunica-se com a cavidade oral através do istmo das fauces. A raiz da língua com a tonsila lingual é pressionada para o interior da parte oral da faringe (➤ Fig. 10.48). A epiglote é conectada à raiz da língua através da prega glossoepiglótica mediana e da prega glossoepiglótica lateral. Entre as pregas, encontram-se dois recessos (valéculas epiglóticas). Durante a deglutição, a parte oral da faringe é isolada da parte nasal, pelo movimento do palato mole em relação à parede posterior da faringe.

Parte Laríngea da Faringe

A parte laríngea da faringe é a maior porção da faringe. Ela tem uma conexão anterior com o ádito da laringe e termina no sentido inferiormente atrás da cartilagem cricóidea da laringe, a partir da qual ela se continua com o esôfago. Aqui está presente o primeiro estreitamento do esôfago (constrição faringoesofágica). A entrada da laringe é delimitada pela epiglote e pelas pregas ariepiglóticas. No limite área inferior, estão localizadas as faces posteriores das cartilagens aritenóideas e da cartilagem cricóidea caracterizadas pelos seus músculos. Entre as cartilagens aritenóideas situa-se a incisura interaritenóidea. A partir da margem lateral da epiglote, a prega glossoepiglótica lateral se desloca até a parede lateral da laringe. A partir da prega glossoepiglótica lateral, o nervo laríngeo superior e os vasos do mesmo nome seguem, inferiormente, para as pregas dos nervos laríngeos. Entre a cartilagem tireóidea e a prega ariepiglótica, está presente o **recesso piriforme**, através do qual líquidos e alimentos são conduzidos da raiz da língua até a entrada do esôfago.

Clínica

Corpos estranhos deglutidos podem irritar os nervos sensitivos da faringe e da laringe e causar uma reação vagal com reflexo de parada cardíaca, quando um grande fragmento de alimento (*bolus*) engolido permanece retido na faringe de tal modo que ele não possa ser liberado por meio da tosse.

10.7.3 Parede da Faringe

A parede da faringe é delgada e pode ser dividida em quatro camadas:

- **Túnica mucosa:** a parte nasal da faringe é composta, em grande parte, por epitélio ciliado respiratório; a parte nasal e a parte laríngea da faringe são compostas por epitélio escamoso estratificado não queratinizado. A mucosa contém pequenas glându-

las salivares, glândulas faríngeas e grande parte do tecido linfoide que faz parte do tecido linfoide associado à mucosa.
- **Tela submucosa** (tecido conectivo submucoso): conecta-se no sentido cranial com a túnica externa e a fáscia faringobasilar.
- **Túnica muscular:** inclui os músculos constritores e os músculos levantadores da faringe .
- **Túnica externa:** faz a conexão com as estruturas vizinhas. Posteriormente com o espaço retrofaríngeo, um espaço virtual que fixa a faringe na coluna cervical; lateralmente, com o espaço parafaríngeo, um espaço virtual que se conecta com as estruturas laterais do pescoço. Virtual significa que as fibras do tecido conectivo se conectam com as estruturas adjacentes (coluna cervical, estruturas cervicais), mas podem sofrer uma degeneração, como parte dos processos patológicos, criando espaços mais amplos que se estendem superiormente até a base do crânio e, inferiormente, até o mediastino.

N O T A

A parede da faringe não apresenta uma verdadeira camada muscular, como o restante do trato gastrointestinal. A região superior também não tem uma túnica muscular; aqui, o tecido conectivo da submucosa e a adventícia se unem para formar a fáscia faringobasilar.

10.7.4 Músculos da Faringe

A faringe é uma estrutura alongada e composta de dois anéis musculares (músculos constritores da faringe) e três músculos longitudinais (músculos levantadores da faringe).

Músculos Constritores da Faringe

Todos os três **músculos constritores da faringe** originam-se na parte anterior da estrutura da parede da cavidade oral e da laringe, envolvendo o lúmen da faringe, com as suas fibras superpostas como "telhas de um telhado", que se unem posteriormente ao tecido conectivo da **rafe da faringe** (➤ Fig. 10.49, ➤ Tabela 10.23). A rafe da faringe traciona o tubérculo faríngeo do osso occipital em direção ao esôfago. A parte inferior (**parte cricofaríngea**) da faringe (músculo constritor inferior da faringe) é composta de dois componentes musculares (**parte oblíqua e parte transversa = parte fundiforme = músculo de Killian**), que forma o triângulo de Killian, uma área de fraqueza muscular (➤ Fig. 10.49). Abaixo da parte transversa, é formado outro triângulo envolvendo os músculos oblíquos (**triângulo de Laimer**) por meio da musculatura que emerge obliquamente do esôfago. Ele se mostra invertido em relação ao triângulo de Killian. A parte transversa forma a base de ambos os triângulos.

Clínica

No triângulo de Killian, uma área de fraqueza muscular, muitas vezes são produzidos divertículos em homens de idade avançada (**divertículos da parte laríngea da faringe = divertículos de Zenker**). Esses divertículos são protuberâncias da parede da faringe, situadas no espaço retrofaríngeo. Se houver um acúmulo progressivo de restos alimentares no divertículo, pode ocorrer a regurgitação do alimento não digerido. Além disso, pode ocorrer dificuldade na deglutição. Uma ruptura do divertículo pode estar associada a infecção grave no espaço perifaríngeo (**abcesso perifaríngeo**), que pode se propagar para a base do crânio e o mediastino. Vias de propagação similares também podem ocorrer no caso de inflamações, que conseguem penetrar com facilidade na fina parede da faringe.

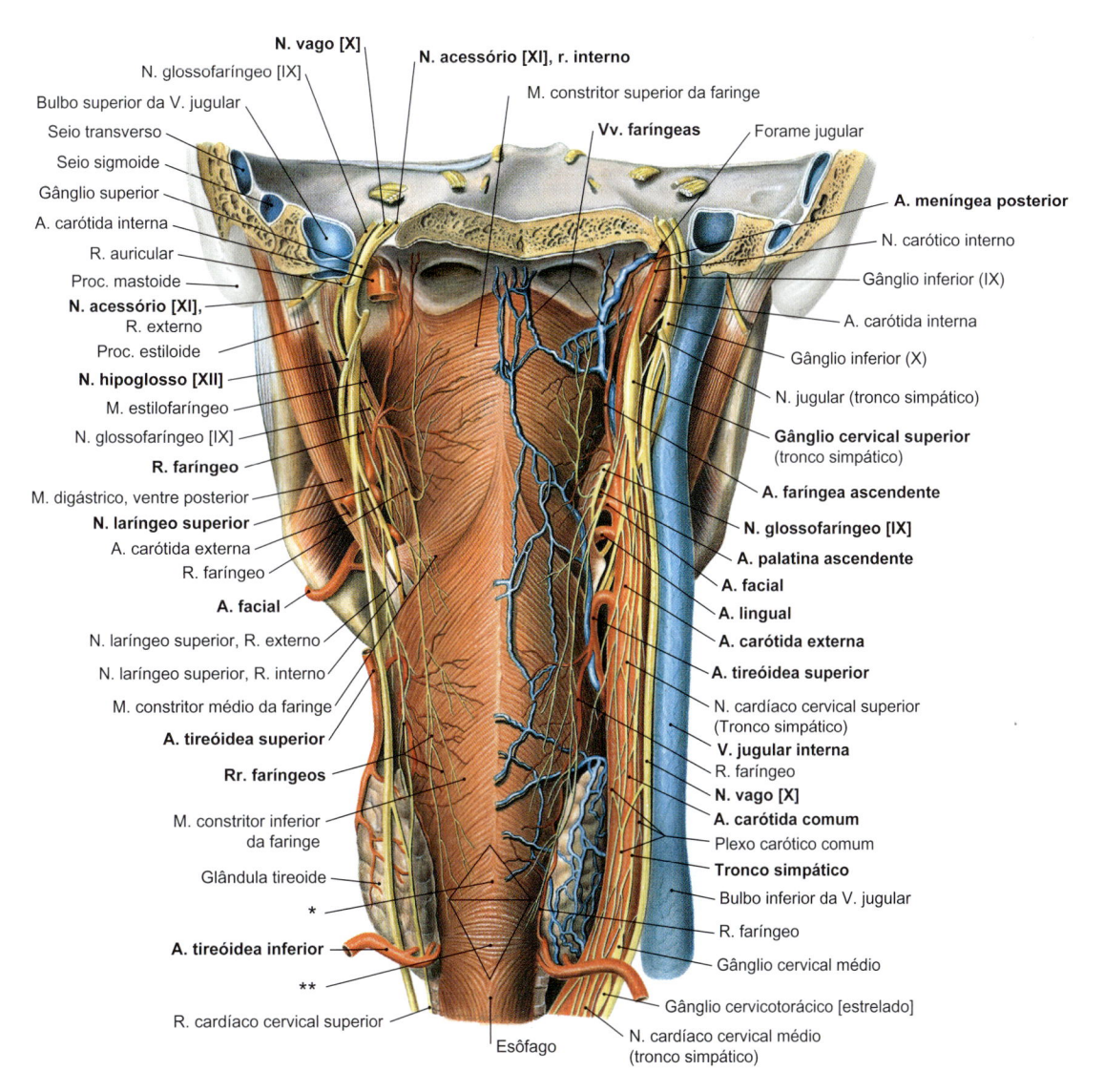

Figura 10.49 Visão geral dos músculos constritores da faringe. *Triângulo de Killian, **Triângulo de Laimer.

Músculos Levantadores da Faringe

Os **músculos levantadores da faringe** são o **músculo estilofaríngeo** (➤ Fig. 10.49), o **músculo salpingofaríngeo** e o **músculo palatofaríngeo** (➤ Fig. 10.50, ➤ Tabela 10.24). Eles tracionam entre as fibras dos músculos constritores superiores da faringe, abaixo da mucosa da laringe, onde são inseridos.

10.7.5 Ductos

Artérias e Veias

A faringe é suprida por meio de quatro artérias (➤ Tabela 10.25):

- A **artéria faríngea ascendente**, ramo da artéria carótida externa, posicionada na parede lateral da faringe e seguindo até a base do crânio.
- A **artéria palatina ascendente**, ramo da artéria facial que supre a parte anterior da faringe.
- A **artéria esfenopalatina**, ramo da artéria maxilar que também supre a parte anterior da faringe.
- A **artéria tireóidea inferior** que supre a parte inferior da faringe (➤ Fig. 10.49).

Abaixo da membrana mucosa e no nível dos músculos da faringe situa-se o **plexo venoso faríngico**, cujo sangue é drenado através das **veias faríngeas**, que desembocam na veia jugular interna.

Vasos Linfáticos

Toda a mucosa da faringe é intercalada com folículos linfoides que fazem parte do tecido linfático associado à mucosa. A linfa é conduzida desses folículos para os linfonodos cervicais profundos, através dos **linfonodos retrofaríngeos**.

Inervação

A inervação da faringe envolve componentes sensitivo, motor e secretor, a partir dos ramos do **nervo glossofaríngeo [IX]** e **nervo vago [X]** (nervo laríngeo superior). Os ramos formam o **plexo faríngeo** com fibras simpáticas pós-ganglionares oriundas do tronco simpático. Além disso, ocorre a participação de fibras do **nervo maxilar [V/2]** (ramo faríngeo do nervo pterigopalatino, ➤ Fig. 10.51).

> **N O T A**
> As fibras aferentes e eferentes do plexo faríngeo fazem parte do **reflexo de deglutição**, do **reflexo de engasgo** e do **reflexo de defesa,** que permanecem ativos mesmo durante o sono. O centro de coordenação desses reflexos fica situado no bulbo.

Tabela 10.23 Músculos constritores da faringe.

Inervação	Origem		Inserção	Função
M. constritor superior da faringe				
Rr. faríngeos do N. glossofaríngeo [IX] (plexo faríngeo)	• Parte pterigofaríngea:	Lâmina medial do Proc. pterigoide e hâmulo pterigóideo	Membrana faringobasilar, rafe da faringe	Juntamente com M. palatofaríngeo, a sua contração cria uma saliência que fecha a parte nasal da faringe durante a deglutição (anel de Passavant)
	• Parte bucofaríngea:	Rafe pterigomandibular	Membrana faringobasilar, rafe da faringe	Constrição da faringe, transporte do bolo alimentar
	• Parte milofaríngea:	Linha milo-hióidea da mandíbula		
	• Parte glossofaríngea	Mm. da língua		

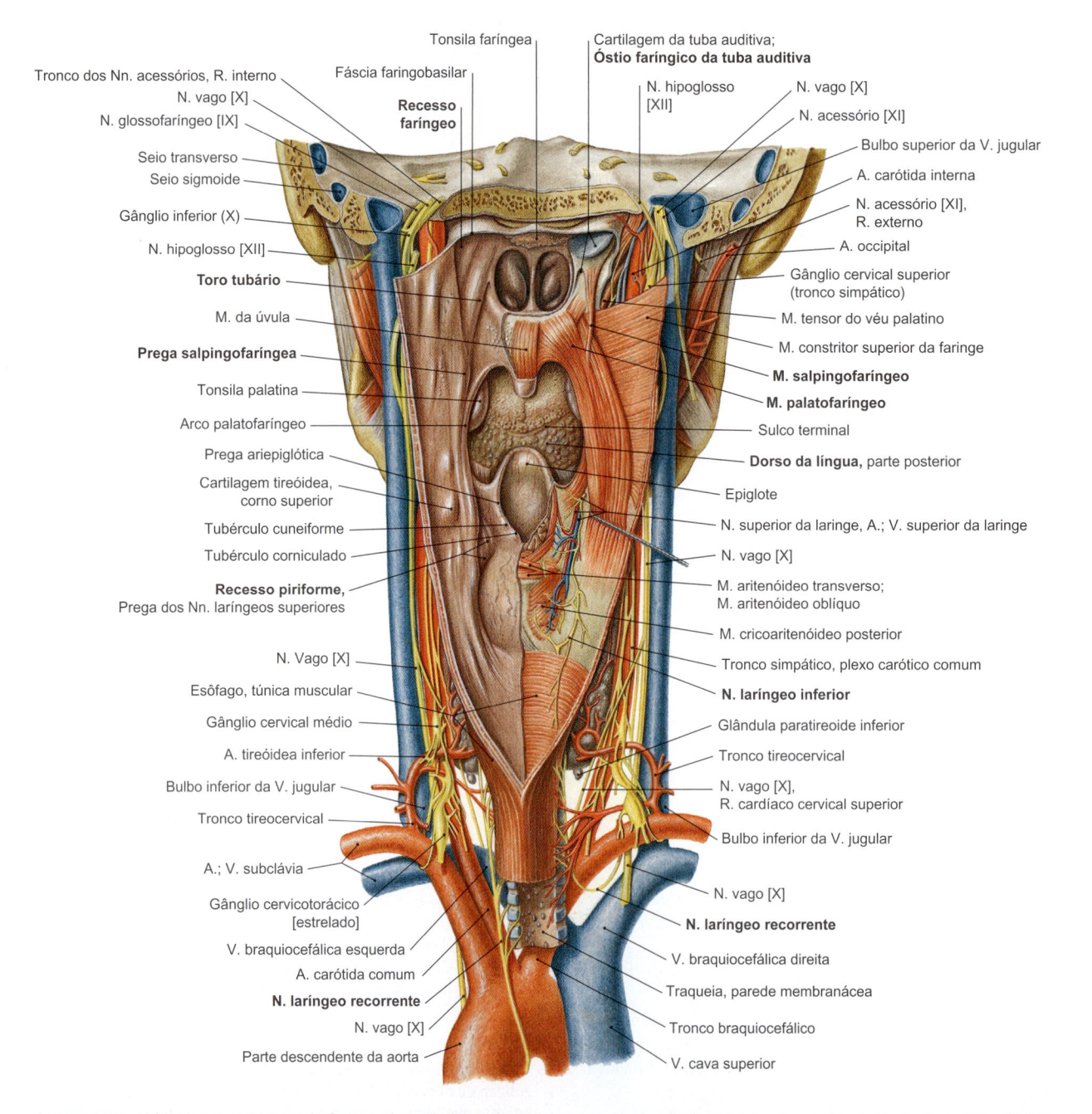

Figura 10.50 Músculos constritores da faringe com a faringe aberta e vasos e nervos da faringe, e os espaços parafaríngeo e laterofaríngeo.
Vista posterior.

Tabela 10.23 Músculos constritores da faringe. (*continuação*)

Inervação	Origem		Inserção	Função
M. constritor médio da faringe				
Rr. faríngeos do N. glossofaríngeo [IX] e do N. vago [X] (plexo faríngeo)	• Parte condrofaríngea:	Corno menor do osso hioide	Rafe da faringe	Constrição da faringe, transporte do bolo alimentar
	• Parte ceratofaríngea:	Corno maior do osso hioide		
M. constritor inferior da faringe				
Rr. faríngeos do N. vago [X] (plexo faríngeo)	• Parte tireofaríngea:	Linha oblíqua da cartilagem tireóidea	Rafe da faringe	Constrição da faringe, transporte do bolo alimentar
	• Parte cricofaríngea: – Parte oblíqua – Parte transversa	Cartilagem cricóidea		

Tabela 10.24 Músculos elevadores da faringe.

Inervação	Origem	Inserção	Função
M. estilofaríngeo			
Rr. faríngeos do N. glossofaríngeo [IX] (plexo faríngeo)	Proc. estiloide	Cartilagem tireóidea, irradia para a parede lateral da faringe	Elevação da faringe durante a deglutição
M. palatofaríngeo			
R. do M. estilofaríngeo do N. glossofaríngeo [IX]	Aponeurose palatina, hâmulo pterigóideo	Cartilagem tireóidea, irradia para a parede lateral da faringe	Elevação da faringe durante a deglutição
M. salpingofaríngeo			
Rr. faríngeos do N. glossofaríngeo [IX] (plexo faríngeo)	Margem posterior do óstio da tuba auditiva	Irradia para a parede lateral da faringe	Elevação da faringe durante a deglutição, abre a tuba auditiva

---

Clínica

Distúrbios circulatórios envolvendo as artérias vertebrais, que fornecem sangue para o tronco encefálico, estão, muitas vezes, associados a disfagia, incluindo soluços pela ação da saliva. Eles podem ser fatais, porque fazem com que o reflexo de engasgo e de defesa não funcionem corretamente.

10.7.6 Deglutição

Nos **recém-nascidos,** a epiglote atinge, superiormente, o nível da parte nasal da faringe. O leite na amamentação segue diretamente para o seio piriforme. Como resultado disso, a laringe não precisa ser fechada e o palato mole não precisa ser desviado em direção à faringe.

No caso de **crianças** e **adultos**, os tratos respiratório e alimentar se cruzam e, por isso, o trato respiratório precisa ser desconectado do trato alimentar, durante a deglutição. Nesta condição, o palato mole é desviado em direção à parede da faringe e a laringe é fechada por um tempo curto.

N O T A
Recém-nascidos conseguem respirar e engolir ao mesmo tempo.

A deglutição ocorre em **três fases**:
• **Fase oral**: é a fase voluntária do processamento do alimento e envolve, ainda, a salivação, no interior dentro da cavidade oral.

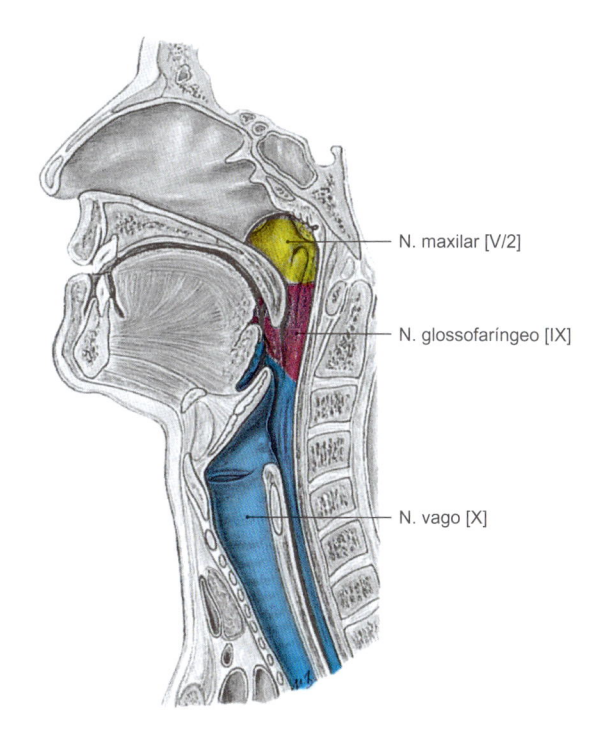

Figura 10.51 Inervação sensitiva da faringe.

— N. maxilar [V/2]
— N. glossofaríngeo [IX]
— N. vago [X]

Tabela 10.25 Visão geral do suprimento sanguíneo da faringe.

Tronco arterial	Ramo terminal	Área de suprimento
A. carótida externa	A. faríngea ascendente	Parede lateral e posterior da faringe
A. maxilar	A. esfenopalatina	Parte superior e anterior da faringe
A. facial	A. palatina ascendente	Parte média e anterior da faringe
A. subclávia	A. tireóidea inferior	Parte inferior da faringe

A língua é pressionada contra o palato mole através da contração dos músculos extrínsecos e o bolo alimentar é deslocado na direção ao istmo das fauces.

- **Fase faríngea**: é uma fase reflexa quando são coordenadas a segurança do trato respiratório e o transporte do alimento. Os músculos tensores do véu palatino e os músculos constritores superiores da faringe precisam contrair para formar o anel de Passavant, que fecha o acesso à parte nasal da faringe . O retorno para a cavidade oral é obstruído pelo sistema de esfíncter da musculatura do istmo das fauces e da língua. Além disso, o ádito da laringe e a glote são fechados.
- **Fase esofágica**: é caracterizada pela contração peristáltica da musculatura da faringe, de cima para baixo. Ao mesmo tempo, a contração dos músculos levantadores levanta a laringe, fazendo com que ela desloque o bolo alimentar. Componentes alimentares sólidos são transportados pelas ondas de contração peristáltica; líquidos são transportados imediatamente para o esôfago pela contração do assoalho da boca e da parte superior da faringe.

10.7.7 Anel Linfático da Faringe

O **anel linfático da faringe (anel linfático de Waldeyer)** é um grupo de tecidos linfoepiteliais localizado na junção da cavidade oral com a parte nasal da faringe. Esse anel funciona na defesa imunológica e pertence ao tecido linfoide associado à mucosa (MALT). Componentes do anel linfático da faringe são:

- Tonsila lingual (ímpar)
- Tonsila palatina (par)
- Funículo lateral (par)
- Tonsila tubária (par)
- Tonsila faríngea (ímpar).

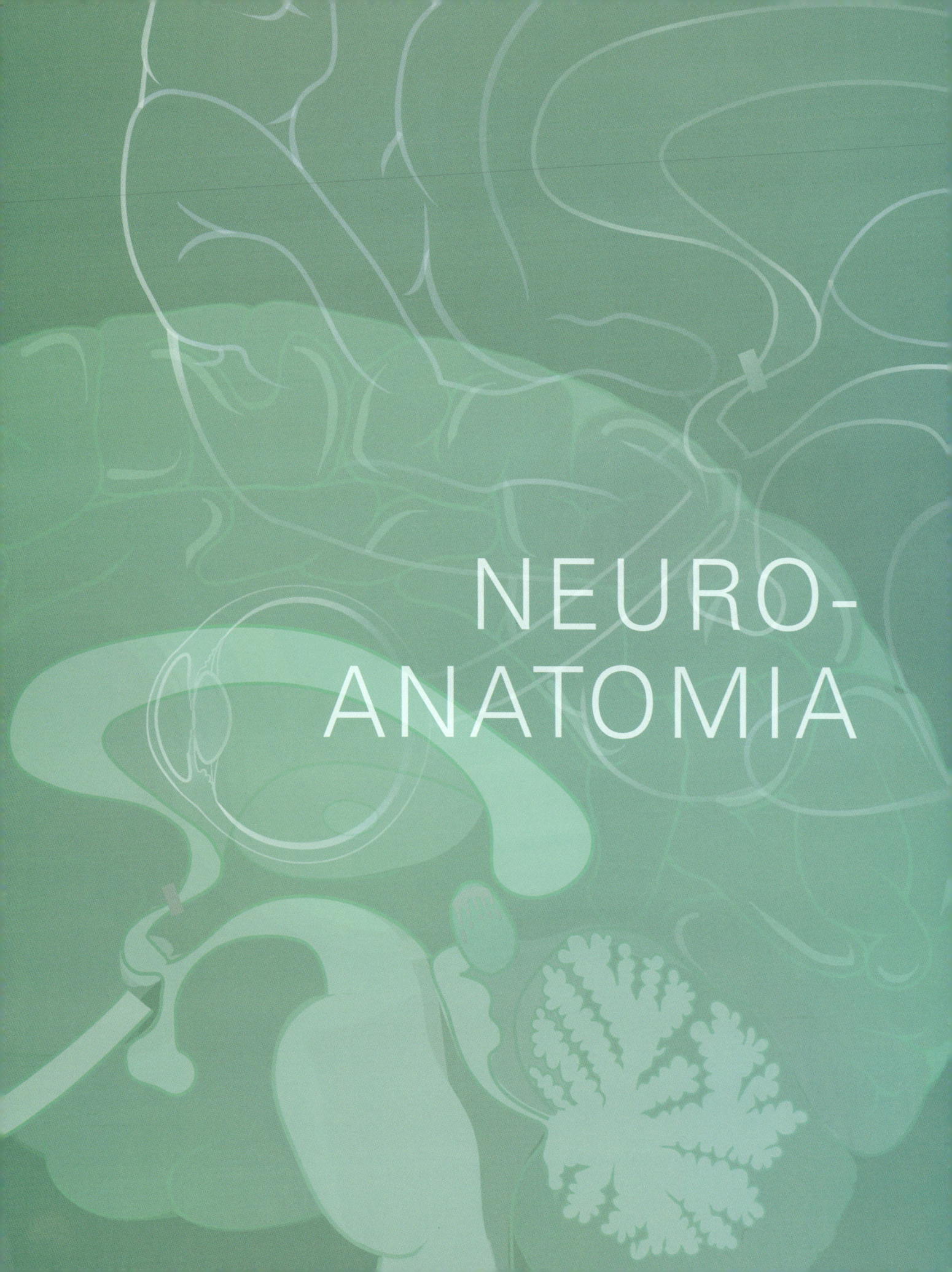

NEURO-ANATOMIA

11 Neuroanatomia Geral

11.1 Embriologia

Tobias M. Böckers

Competências

Após a leitura deste capítulo, você será capaz de:
- descrever os princípios básicos do desenvolvimento do sistema nervoso, com base na subdivisão do tubo neural em placas alares, placas basais, placa do teto e placa do assoalho
- explicar a organização morfológica do encéfalo e da medula espinhal de acordo com as etapas de diferenciação embrionárias

11.1.1 Visão Geral

Tanto o sistema nervoso central (SNC) quanto o sistema nervoso periférico (SNP) são derivados a partir do **ectoderma** do disco embrionário tridérmico. Durante o seu dobramento, forma-se o **tubo neural** primitivo que, subsequentemente, se desenvolve no encéfalo e na medula espinhal. Nesse processo, a parte cranial do tubo neural aumenta de tamanho e se torna espessada para formar as chamadas **vesículas encefálicas**, formando as estruturas primordiais para a futura diferenciação das porções do encéfalo. A partir do tubo neural primitivo, neuroblastos migram de modo a se tornarem **células da crista neural**, responsáveis pela formação do SNP.

Desenvolvimento Inicial

Após a fecundação, o zigoto permanece em estado de repouso durante aproximadamente 30 horas antes de as células (envolvidas pela **zona pelúcida**) se dividirem de modo predominantemente sincronizado (estágios de clivagem/divisão sem fase de crescimento, veja o ➤ Item 2.3.1). Após essas divisões de clivagem, segue-se o estágio de compactação e mórula (➤ Item 2.3.1). A mórula entra no lúmen uterino, e o líquido ao redor entra na mórula e dilata os espaços intercelulares. Esses espaços intercelulares confluem em um dos lados do embrião, formando a chamada **cavidade do blastocisto**. Uma camada externa circundante, formada por **células do trofoblasto** (que formarão a parte fetal da placenta), torna-se visível, apresentando-se distintas das **células do embrioblasto**, situadas internamente ("massa celular interna", que constituirá o

embrião) (➤ Item 2.3.2). O blastocisto finalmente escapa da zona pelúcida circundante ("eclosão") e, como um "blastocisto livre", fixa-se ao lúmen uterino entre o 5º e 6º dia.

Implantação (Nidação)

O embrião inicialmente "migra" para o local de implantação na mucosa uterina (endométrio), enquanto as células do trofoblasto se dividem, de forma muito dinâmica, até se fundirem umas às outras no local de penetração no endométrio, formando uma grande massa protoplasmática multinucleada (**sinciciotrofoblasto**, ➤ Fig. 11.1). Adjacentes ao embrião, as células do trofoblasto que permanecem em camada única formam o **citotrofoblasto**, proporcionando um constante reabastecimento por meio da rápida divisão celular para a formação de sinciciotrofoblasto. Isso permite que o **blastocisto** penetre na zona compacta do endométrio, até que, finalmente, o tecido epitelial do endométrio se posicione sobre o embrião implantado, recobrindo-o. No local de implantação, a falha da superfície é recoberta por um coágulo de obliteração (aproximadamente no 7º-8º dia). Além de seu crescimento dinâmico e invasivo, o sinciciotrofoblasto também inicia a produção e a secreção de importantes moléculas, tais como a gonadotrofina coriônica humana (hCG), um análogo do hormônio luteinizante (LH) que se liga aos receptores de LH nas células do corpo lúteo e induz a sua transformação em **corpo lúteo gravídico**. Nessa fase, o corpo lúteo produz maiores quantidades de progesterona e, portanto, sustenta a gravidez e impede a ocorrência do sangramento menstrual. Além disso, diferentes moléculas de sinalização são liberadas, suprimindo a resposta imunológica do sistema imunológico materno.

Desenvolvimento do Disco Embrionário

Na *segunda semana* de desenvolvimento, o embrioblasto continua a se diferenciar. O resultado é a formação de um **disco embrionário didérmico** (ou seja, com dois folhetos embrionários, epiblasto e hipoblasto, ➤ Item 2.4.1), enquanto a cavidade do blastocisto se torna o **saco vitelino primitivo**, revestido pelas células do hipoblasto. Entre as células do citotrofoblasto e o epiblasto, forma-se um espaço, que se torna cada vez maior (**cavidade amniótica primitiva**) e que vai sendo revestida por um epitélio de células do epiblasto subsequentemente diferenciadas (**cavidade amniótica definitiva**, ➤ Fig. 11.2b, ➤ Fig. 2.7). Finalmente, entre o embrião e o trofoblasto em rápido crescimento, novos espaços intercelulares se formam e vão aumentando progressivamente de tamanho e se fundindo uns aos outros. Esse espaço recém-criado é chamado celoma

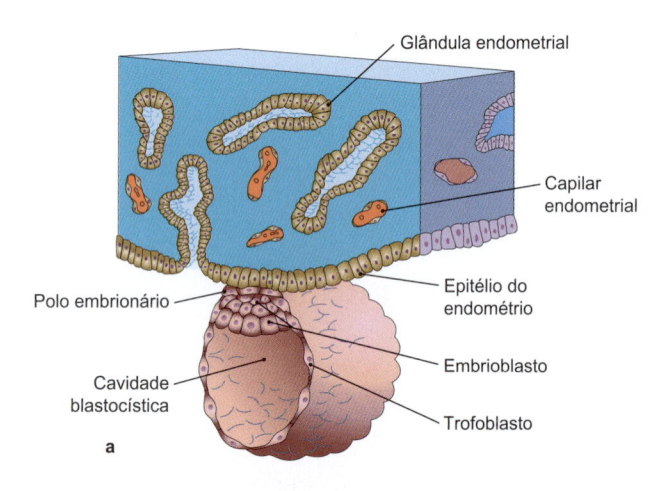

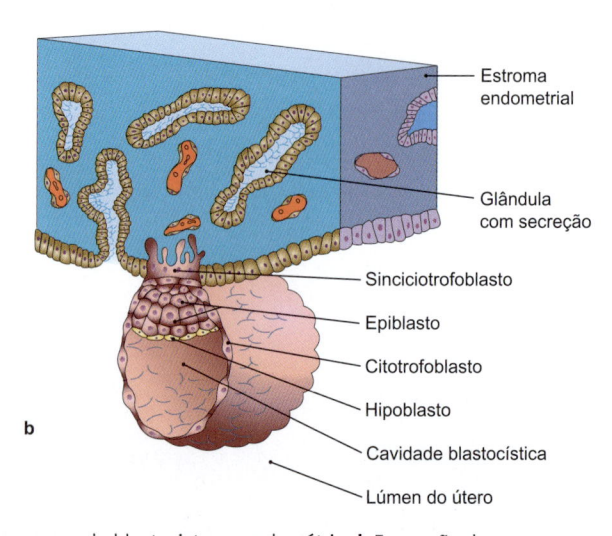

Figura 11.1 Início da implantação e da diferenciação do embrioblasto. a Ancoragem do blastocisto ao endométrio. **b** Formação do sinciciotrofoblasto e implantação no endométrio. [E347-09]

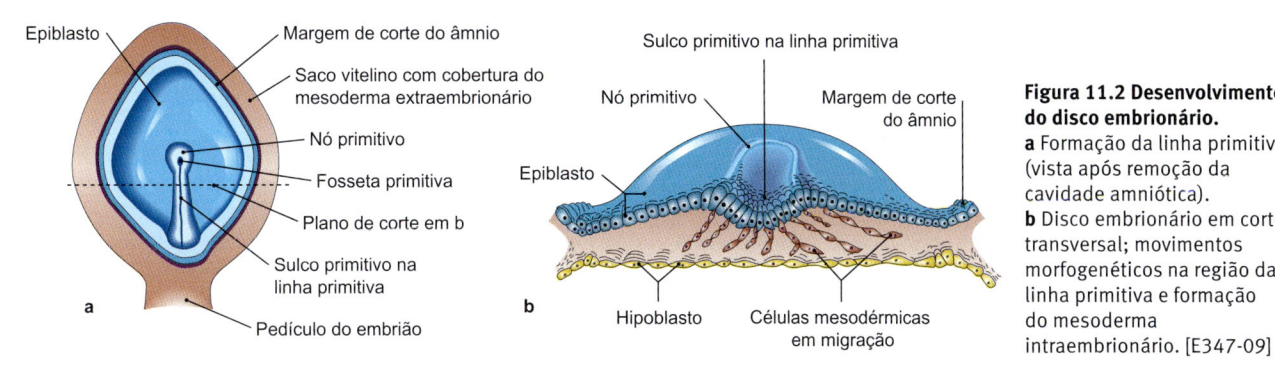

Figura 11.2 Desenvolvimento do disco embrionário.
a Formação da linha primitiva (vista após remoção da cavidade amniótica).
b Disco embrionário em corte transversal; movimentos morfogenéticos na região da linha primitiva e formação do mesoderma intraembrionário. [E347-09]

extraembrionário e marca a formação da cavidade coriônica. Sob a tração do crescimento, o saco vitelino primitivo se rompe e, em seguida, forma-se um saco vitelino secundário; nesse processo, um cisto exocelômico (restos do saco vitelino primário) frequentemente permanece retido na parede da cavidade coriônica.

Ao início da *terceira semana*, um espessamento, em forma de fita, torna-se visível no epiblasto, constituindo a **linha primitiva** (➤ Fig. 11.2, ➤ Item 2.4.2). Essa linha cresce da região caudal para a cranial e na metade do seu trajeto, aproximadamente, ela apresenta um alargamento arredondado, formando o **nó primitivo**. A linha primitiva e o nó primitivo formam invaginações, de modo que possam ser distinguidos um **sulco primitivo** e uma **fosseta primitiva**. Essas estruturas morfológicas servem como locais para uma dinâmica migração celular, a partir de células do epiblasto que são direcionadas profundamente. As células epiblásticas se liberam da linha primitiva e se interpõem entre o epiblasto e o hipoblasto. O folheto embrionário, assim recém-formado, é chamado **mesoderma intraembrionário**. As células epiblásticas restantes continuam a se diferenciar, de modo a formar o **ectoderma**. A partir do nó primitivo, uma haste celular cresce em direção cranial como uma estrutura axial, e é reconhecida como um eixo primitivo, a **notocorda** (ou cordomesoderma), que é de particular importância para as subsequentes etapas de desenvolvimento. O hipoblasto também é substituído por células do epiblasto (especialmente a partir da área da fosseta primitiva); essa camada celular constitui o **endoderma**. Em dois locais do embrião, o ectoderma e o endoderma se encon-

tram diretamente adjacentes um ao outro, uma vez que não há a formação de mesoderma intraembrionário entre os dois folhetos. Esses locais constituem as chamadas membrana bucofaríngea (em posição cranial, em que o endoderma constitui a placa pré-cordal, formando o futuro local da abertura da boca) e membrana cloacal (em posição caudal, futura região do ânus).

Dobramento do Embrião

O dobramento do embrião inclui uma série de alterações dinâmicas no formato do embrião no início do desenvolvimento que, em última instância, transforma o disco embrionário plano em uma estrutura tridimensional.

- **Dobramento lateral**: as margens laterais do disco embrionário crescem ventralmente, em direção ao saco vitelino, e em seguida se fundem "abaixo" do embrião. Como consequência, formam-se as paredes lateral e anterior do corpo (➤ Fig. 11.3, ➤ Item 2.8.2). Além disso, por meio desses movimentos de crescimento, partes do saco vitelino definitivo (endoderma) são deslocadas para o interior do embrião, de modo a criar uma estrutura tubular (**tubo digestório primitivo** ou **intestino primitivo**) dentro do embrião, que se estende da membrana bucofaríngea até a membrana cloacal.

- **Dobramento craniocaudal**: devido ao crescimento mais rápido e à subsequente diferenciação do tubo neural (➤ Fig. 11.3, ➤ Item 2.8.1), o embrião se encurva, assumindo um "formato de C", com a distinção da formação de um prega cefálica e uma prega caudal.

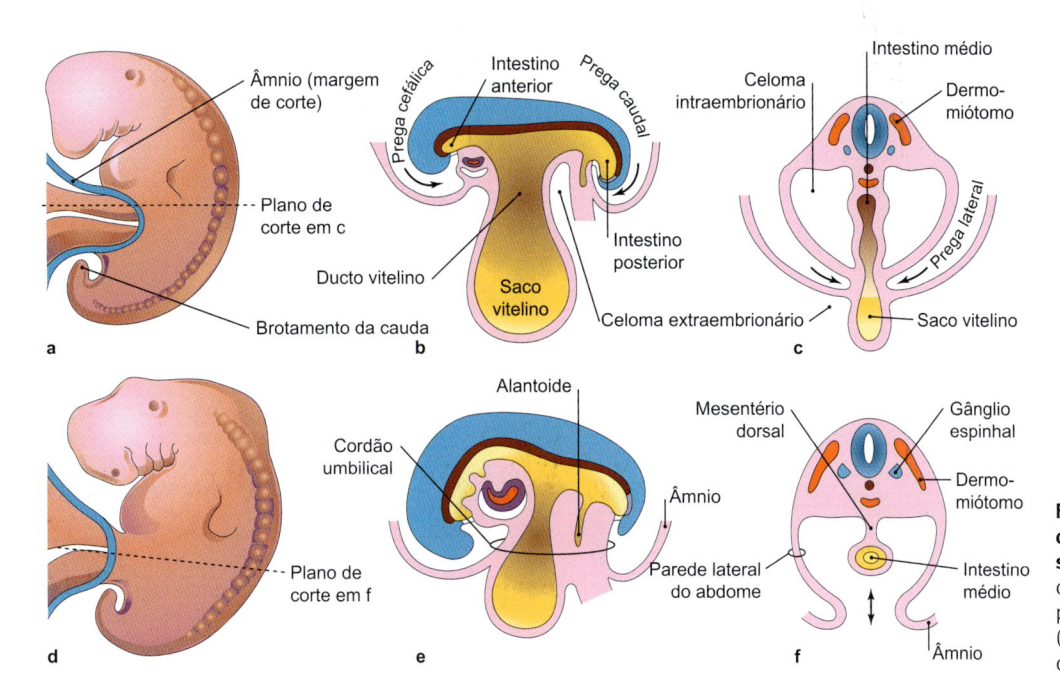

Figura 11.3 Dobramento do embrião na quarta semana. O preguamento craniocaudal (**b, e**) e o preguamento lateral (**c, f**) podem ser observados. [E347-09]

- **Formação do tubo neural (neurulação primária)**: sob a influência de substâncias mensageiras secretadas pelas células da notocorda, a formação de uma camada mais espessa de células ectodérmicas (**placa neural**) é, inicialmente, induzida no ectoderma suprajacente. Essas moléculas de sinalização são, dentre outras, fatores de crescimento, tais como TGF-β, ou inibidores, tais como as proteínas cordina ou Noggin. Por meio desses mediadores, fatores de transcrição específicos como a neurogenina são ativados, os quais, em seguida, induzem a diferenciação de células do ectoderma em neurônios ou das células gliais. No subsequente curso da neurulação, forma-se, na placa neural, uma delicada invaginação (**sulco neural**) com elevações laterais, as **pregas neurais** (➤ Item 2.5.2). Já nesse momento, pode-se observar uma orientação craniocaudal: o segmento acima do quarto par de somitos se desenvolve no futuro encéfalo, enquanto o segmento abaixo desse par se desenvolve na medula espinhal. Agora, as pregas neurais começam a se fundir uma à outra na altura dos 4º-6º pares de somitos e, continuando o processo de fusão nas direções cranial e caudal, formam o **tubo neural** (➤ Fig. 11.4). Nas extremidades do tubo neural em formação, persistem ainda pequenas aberturas, denominadas **neuroporos anterior** (rostral) e **posterior** (caudal). Através dessas aberturas, o lúmen do tubo neural ainda está conectado à cavidade amniótica, antes do fechamento do neuroporo anterior ao 24º *dia* e do neuroporo posterior ao 26º *dia*. O local do neuroporo anterior corresponde à lâmina terminal no cérebro adulto. O neuroporo

posterior está localizado na área do filamento terminal, ou no nível do 31º par de somitos, a partir do qual as vértebras sacrais I e II se formam mais tarde. Os segmentos da medula espinhal localizados caudalmente a S1 são formados por um brotamento secundário do neuroepitélio do tubo neural já formado. Esse processo também é chamado **neurulação secundária**. Na região marginal da placa neural, na transição com o ectoderma superficial, origina-se o primórdio da **crista neural**, que consiste em células que migram lateralmente a partir do tubo neural e, em seguida, se localizam dorsalmente em uma fina camada de tecido conjuntivo entre o ectoderma superficial e o tubo neural fechado. As células da crista neural formam, dentre outros, o futuro SNP.

> **N O T A**
>
> O SNC e o SNP são de origem **ectodérmica**. Os segmentos do SNC se desenvolvem a partir do tubo neural, que está inicialmente aberto em ambas as extremidades (**neuroporo anterior** e **neuroporo posterior**), em comunicação com a cavidade amniótica. O fechamento dessas aberturas ocorre no 24º dia (neuroporo anterior) e no 26º dia (neuroporo posterior). O SNP se diferencia a partir das células da crista neural, que surgem precocemente do tubo neural.

11.1.2 Desenvolvimento Subsequente do Encéfalo

Os estágios subsequentes do desenvolvimento dos segmentos do SNC, a partir do tubo neural, apresentam semelhanças em todos

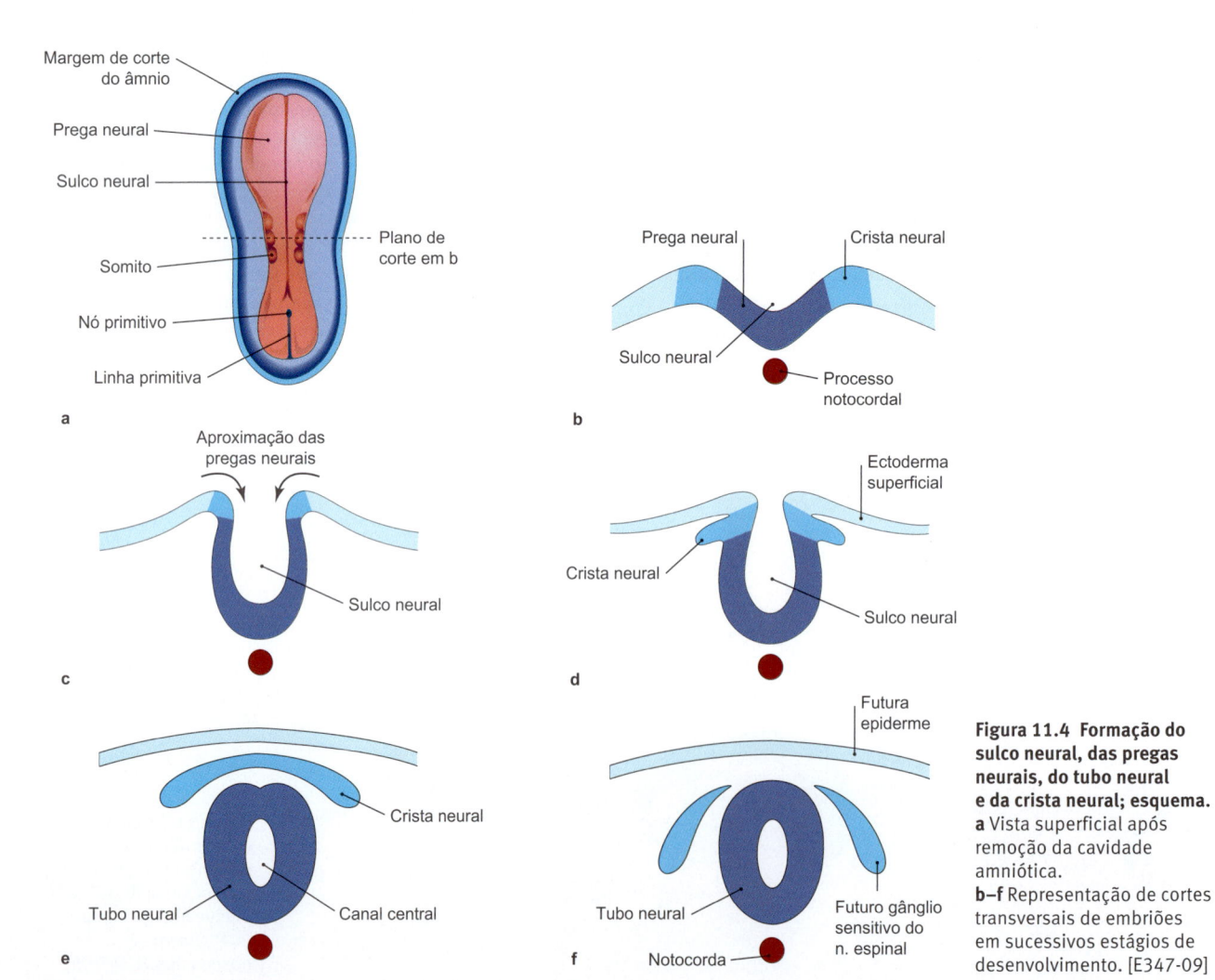

Figura 11.4 Formação do sulco neural, das pregas neurais, do tubo neural e da crista neural; esquema.
a Vista superficial após remoção da cavidade amniótica.
b–f Representação de cortes transversais de embriões em sucessivos estágios de desenvolvimento. [E347-09]

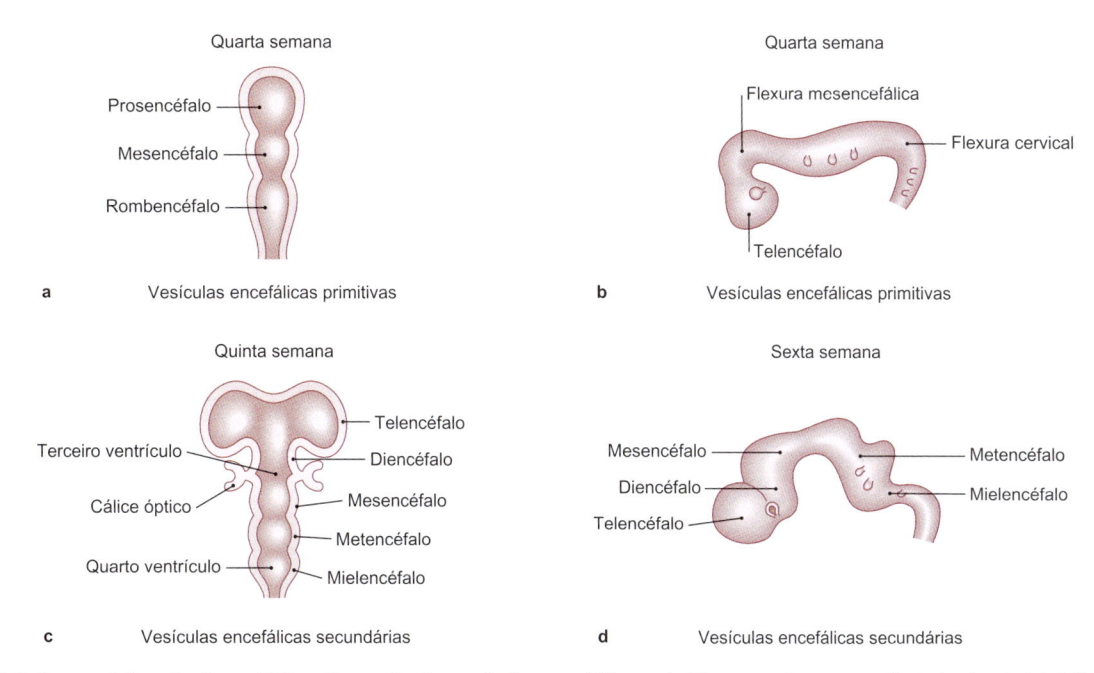

Figura 11.5 Desenvolvimento do encéfalo. a Formação das vesículas encefálicas primitivas, quarta semana. Corte horizontal. **b** A flexura mesencefálica e a flexura cervical tornam-se visíveis; quarta semana. Vista lateral. **c** Desenvolvimento das vesículas encefálicas secundárias; quinta semana. Corte horizontal. **d** Vesículas encefálicas secundárias, sexta semana; a flexura pontina torna-se visível. Vista lateral. [E838]

os segmentos, com base em uma subdivisão inicial do tubo neural em uma metade dorsal e uma metade ventral:

- A metade dorsal consiste nas **placas alares**, que estão conectadas entre si por meio da estreita **placa do teto**.
- A metade ventral inclui as **placas basais**, que, de modo correspondente, estão conectadas entre si por meio da **placa do assoalho**, situada ventralmente.

As placas alares e as placas basais são separadas umas das outras pelo **sulco limitante**. Em grande parte, essa organização morfológica também representa uma organização funcional, na medida em que as placas alares formam, principalmente, os núcleos aferentes (aferências somáticas/viscerais gerais e aferências somáticas/viscerais especiais), enquanto as placas basais formam, preferencialmente, núcleos eferentes (eferências somáticas/viscerais gerais e eferências somáticas/viscerais especiais).

Essa estrutura é a base para o subsequente desenvolvimento de todos os segmentos do encéfalo. Sob o ponto de vista histológico, o neuroepitélio, inicialmente homogêneo, do tubo neural é alterado para uma estrutura de três camadas:

- a **zona marginal** externa (rica em substância branca)
- a **zona do manto** intermediária (rica em substância cinzenta)
- a **zona ventricular**, voltada para o lúmen do tubo neural (forma preferencialmente as células da macroglia — como oligodendrócitos e astrócitos — além de células ependimárias)

No entanto, já ao início da *quarta semana*, a parte cranial do tubo neural se desenvolve de forma significativamente diferente da parte caudal. Acima do quarto par de somitos, após o fechamento do neuroporo anterior, podem ser observadas três **vesículas encefálicas primárias** (da região cranial para a caudal, ➤ Fig. 11.5a):

- a vesícula do **prosencéfalo**
- a vesícula do **mesencéfalo**
- a vesícula do **rombencéfalo**

Na *quinta semana de desenvolvimento*, a partir das três vesículas encefálicas primárias, formam-se cinco vesículas secundárias. Desse modo, na vesícula do prosencéfalo, forma-se um par adicional de protuberâncias (vesículas do **telencéfalo**), e o "resíduo vesicular" ímpar dá origem ao futuro **diencéfalo**. A vesícula do rombencéfalo,

no curso subsequente, se subdivide em um segmento cranial — o **metencéfalo** — e um segmento caudal — o **mielencéfalo** (➤ Fig. 11.5c, d). O lúmen do **tubo neural** se alarga ou se estreita, para a futura formação do sistema ventricular do SNC. O rápido crescimento do encéfalo e o pregueamento craniocaudal do embrião promovem o dobramento do tubo neural, de modo que sejam distinguidas flexuras: na área do mesencéfalo, a chamada **flexura cefálica**; uma **flexura pontina**, na área do rombencéfalo, anteriormente convexa (formada um pouco mais tarde); e a **flexura cervical**, na transição entre o mielencéfalo e a medula espinhal. Posteriormente, a flexura cervical fica aproximadamente na altura do forame magno ou na saída do primeiro nervo espinhal (➤ Fig. 11.5b).

Desenvolvimento da Ponte e do Bulbo

Quando se altera a perspectiva da estrutura externa do tubo neural para os processos de desenvolvimento que podem ser observados em corte transversal, nota-se que o desenvolvimento da ponte e do bulbo (partes do tronco encefálico) a partir da vesícula do mielencéfalo é relativamente comparável: o **canal central** se expande nesse segmento à medida que as placas alares, dorsalmente localizadas, se abrem como um livro e apenas a delgada placa do teto permanece como o teto do canal, juntamente com o futuro quarto ventrículo (➤ Fig. 11.6b). Assim, as placas alares e basais, separadas pelo sulco limitante, se tornam justapostas umas às outras. Por meio dessa dinâmica, as regiões dos futuros núcleos dos nervos cranianos ficam posicionadas lado a lado: os núcleos das fibras nervosas eferentes se encontram em posição paramediana, com um total de três grupos (eferências somáticas/viscerais gerais, eferências somáticas/viscerais especiais), enquanto os núcleos aferentes se encontram lateralmente àqueles (aferências somáticas/viscerais gerais e aferências somáticas/viscerais especiais). No entanto, neurônios das placas alares migram em direção ventral e aí formam, por exemplo, os núcleos olivares, ou a formação reticular. Os chamados **lábios rômbicos** também se formam a partir das placas alares, levando, subsequentemente, ao desenvolvimento do cerebelo (➤ Fig. 11.6, ➤ Item 12.4).

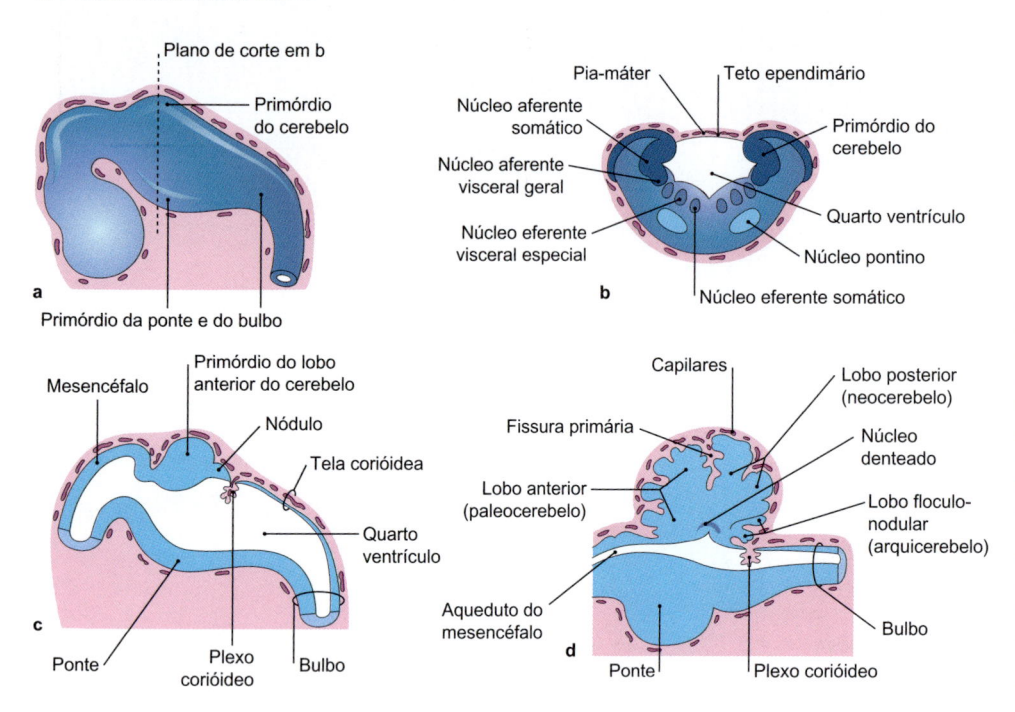

Figura 11.6 Desenvolvimento do encéfalo. a Representação esquemática do encéfalo na quinta semana. **b** Corte transversal através do rombencéfalo, no qual são observados os derivados das placas alares e basais. **c, d** Corte sagital da região do rombencéfalo com 6 semanas (**c**) e 17 semanas (**d**) de desenvolvimento. O progressivo desenvolvimento da ponte e do cerebelo está nitidamente reconhecível. [E347-09]

Desenvolvimento do Mesencéfalo

Durante o desenvolvimento, a **vesícula do mesencéfalo** é a que sofre as menores alterações. O lúmen do tubo neural se estreita devido a um intenso crescimento das paredes laterais, tornando-se, desse modo, o delicado aqueduto do mesencéfalo (ou de Sylvius), que conecta o terceiro e o quarto ventrículos encefálicos. O mesencéfalo é subdividido em uma placa do teto (**teto do mesencéfalo**) e em um segmento que inclui os dois terços ventrais, o

chamado **tegmento do mesencéfalo**, associado ao segmento mais anterior, a **parte basilar do mesencéfalo**. Os neuroblastos migram das placas alares para o teto do mesencéfalo e formam os pares de **colículos superiores e inferiores** (➤ Fig. 11.7b-e). Os neuroblastos das antigas placas basais, por sua vez, formam grupos de núcleos motores no tegmento do mesencéfalo (p. ex., o núcleo do nervo oculomotor). A origem do núcleo rubro e da substância negra é controversa, formando-se a partir de neuroblastos das placas

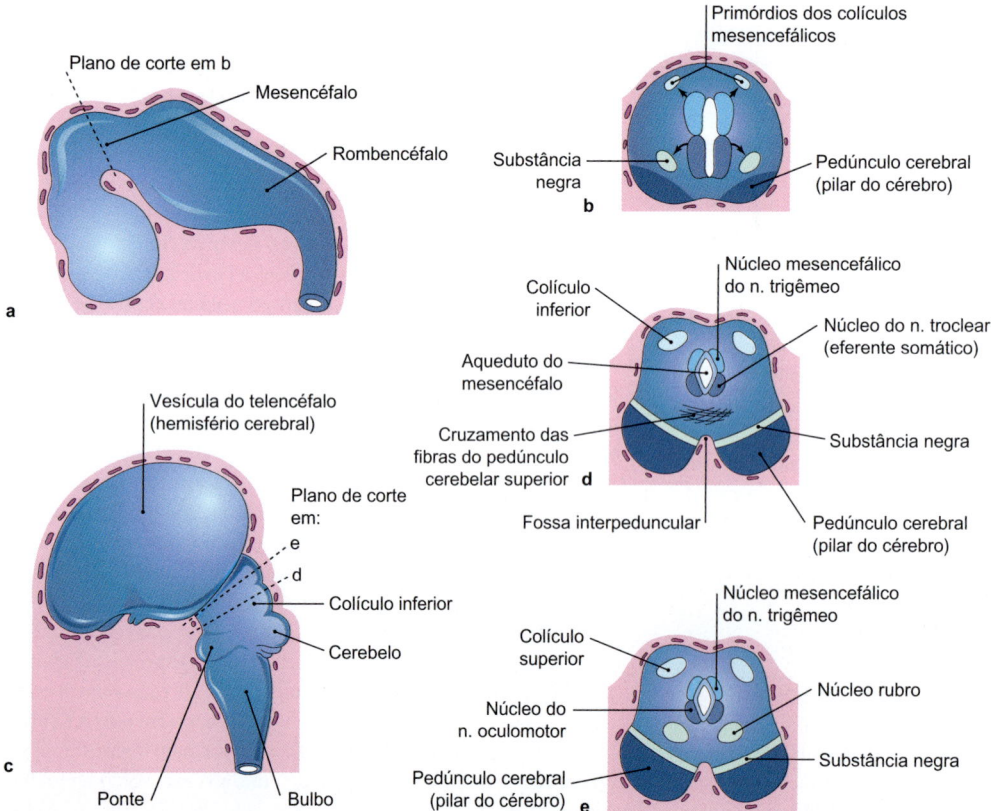

Figura 11.7 Desenvolvimento do mesencéfalo. a, b Quinta semana de desenvolvimento. **c, e** 11ª semana de desenvolvimento.

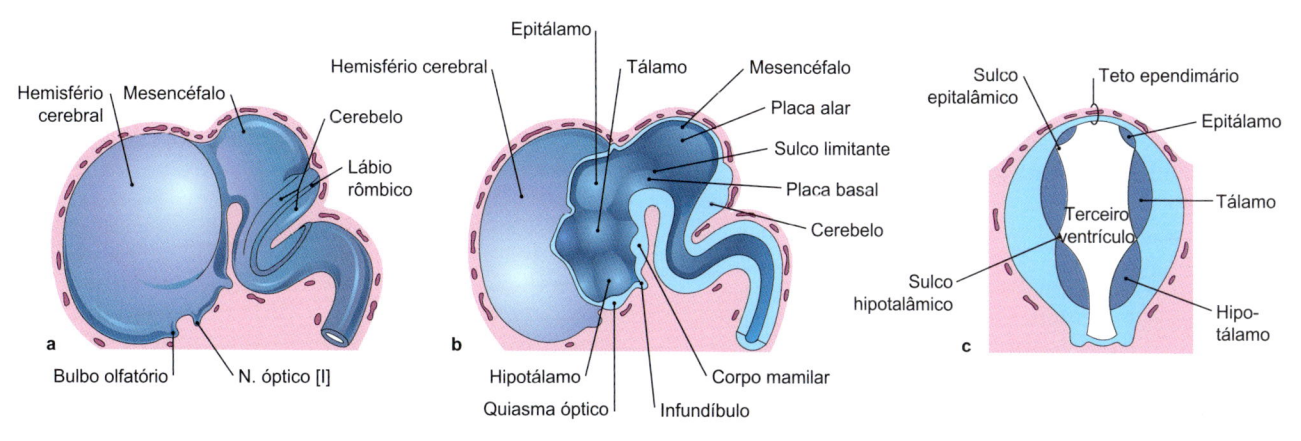

Figura 11.8 Desenvolvimento do encéfalo na sétima semana. a Vista superficial do encéfalo. **b** Corte mediano correspondente com o prosencéfalo e o mesencéfalo. **c** Corte transversal através do diencéfalo, no qual podem ser observados o epitálamo dorsalmente, o tálamo lateralmente e o hipotálamo ventralmente. [E347-09]

alares ou das placas basais. Por volta da *11ª semana de desenvolvimento*, a estrutura do mesencéfalo já alcançou a sua conformação definitiva (➤ Fig. 11.7c-e).

Desenvolvimento do Diencéfalo

A **vesícula do diencéfalo** origina o diencéfalo, ao qual pertencem o hipotálamo (associado à hipófise), o tálamo, o epitálamo e o subtálamo (➤ Fig. 11.8b, c). Os primórdios dos bulbos dos olhos também crescem a partir do diencéfalo. No cérebro adulto, devido à subsequente dinâmica de crescimento, especialmente com rela-

ção à maciça expansão do telencéfalo, os componentes do diencéfalo são visíveis apenas na superfície basal do cérebro.

O lúmen do canal neural se expande durante o desenvolvimento inicial para a formação do **terceiro ventrículo**. Por meio de intensas divisões celulares na parede lateral do tubo neural, formam-se o **epitálamo**, o **tálamo** e o **hipotálamo**. Desse modo, o **sulco epitalâmico** encontra-se entre o epitálamo e o tálamo, e o **sulco hipotalâmico** situa-se entre o tálamo e o hipotálamo. Os núcleos mediais do tálamo frequentemente se projetam para o terceiro ventrículo, de modo que, em cerca de 70% dos indivíduos, ambos

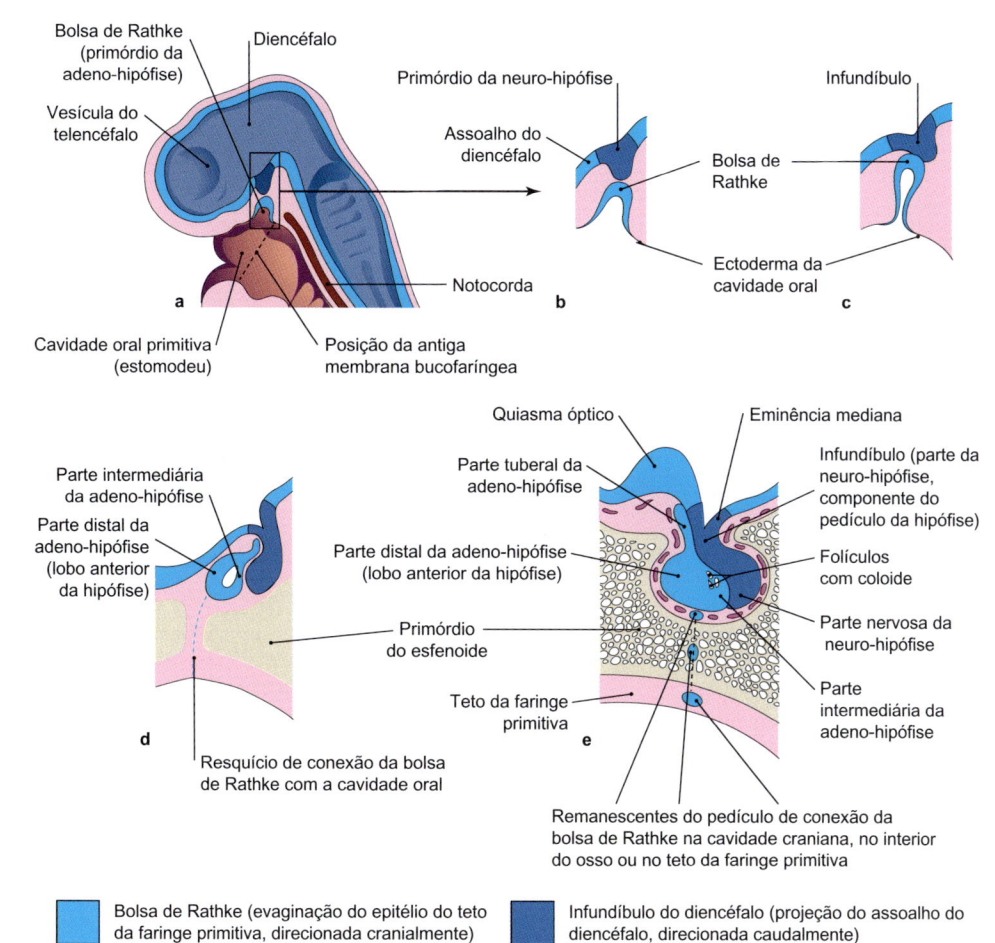

Figura 11.9 Desenvolvimento da hipófise. a Visão geral em corte mediano, mostrando o teto da faringe primitiva e o assoalho do diencéfalo. **b-d** Evaginação do epitélio da faringe primitiva (bolsa de Rathke, futura adeno-hipófise) e coalescência com o infundíbulo (futura neuro-hipófise). **e** Posição da hipófise. [E347-09]

599

os tálamos entram em contato na **aderência intertalâmica**. Na placa do teto, o **plexo corióideo** se forma para produzir o líquido cerebroespinhal e se projeta no interior do terceiro ventrículo. Na placa do assoalho, o **quiasma óptico** se encontra diretamente adjacente ao terceiro ventrículo (➤ Fig. 11.8b).

Todos os tratos que seguem a partir do ou para o telencéfalo precisam, em última instância, atravessar o diencéfalo. Uma parte desses tratos forma os feixes de substância branca constituindo a **cápsula interna** que, desse modo, desloca o subtálamo em direção lateral. Essas porções laterais do diencéfalo são então referidas como **globo pálido (pálido)**. O globo pálido encontra-se, portanto, no telencéfalo, mas se origina a partir das placas basais do diencéfalo e está integrado às funções ou a mecanismos de controle eferentes, mais precisamente motores.

A **hipófise** é uma glândula de origem ectodérmica, mas as porções de seu parênquima são provenientes de duas diferentes fontes ectodérmicas: a adeno-hipófise se desenvolve a partir do ectoderma do teto da faringe primitiva (ou intestino faríngeo), enquanto a neuro-hipófise deriva do assoalho neuroectodérmico do diencéfalo. Em torno do *36° dia de desenvolvimento*, o epitélio da faringe primitiva forma uma evaginação (a chamada **bolsa de Rathke**), que cresce em direção e sobre o pedículo da neuro-hipófise (o infundíbulo), terminando por se fundir a este, para a formação da hipófise (➤ Fig. 11.9).

Desenvolvimento do Telencéfalo

A **vesícula do telencéfalo** consiste em um segmento mediano e dois apêndices laterais que, subsequentemente, evoluem para a formação dos hemisférios cerebrais. Como a placa do teto cresce mais lentamente em comparação aos hemisférios, ela afunda ao longo da fissura longitudinal superior e, desse modo, se dispõe na região do futuro **corpo caloso**. A partir das placas basais e alares, e também da zona intermediária do tubo neural, desenvolve-se a **substância**

cinzenta – isto é, o córtex telencefálico, também chamado **pálio**. Na região das placas basais, o parênquima torna-se espessado. Os neurônios aí presentes formam os **núcleos da base** no assoalho dos ventrículos laterais. O **telencéfalo ímpar** corresponde às partes medianas do cérebro com a lâmina terminal e os tratos comissurais na região das antigas placas do teto e do assoalho. A placa basal do telencéfalo também cresce muito mais lentamente do que as paredes dos hemisférios, sendo subdivididas em um pálio ventral, lateral ou dorsal. Os pálios medial e dorsal crescem e formam o neocórtex (ou isocórtex). Assim que os hemisférios estabelecem contato entre si, o subsequente crescimento é inibido, criando o formato achatado dos hemisférios na fissura longitudinal do cérebro (➤ Fig. 11.10).

O rápido crescimento de cada hemisfério ocorre em "formato de C", no qual o pálio cresce inicialmente em direção ventral e rostral, formando, assim, o lobo temporal. Esse movimento de crescimento também é denominado **rotação dos hemisférios**, em que o eixo de rotação está localizado na futura região da ínsula. Tal região, devido ao crescimento dos hemisférios, também é deslocada da superfície para uma posição mais profunda na fissura ou sulco lateral. No telencéfalo propriamente dito, o **lobo frontal**, o **lobo parietal** e o **lobo temporal** já podem ser distinguidos. O **lobo occipital** só pode ser delimitado após a conclusão da rotação dos hemisférios. Na rotação descrita, também estão incluídas estruturas cerebrais situadas em posição mais profunda, tais como o sistema ventricular, o hipocampo, o fórnice, o giro do cíngulo, o núcleo caudado e o corpo caloso, explicando a sua estrutura macroscópica em "formato de C".

Formação dos Giros do Cérebro

Inicialmente, as estruturas superficiais do telencéfalo são lisas. Nas subsequentes fases do desenvolvimento, os giros e os sulcos são formados, aumentando, significativamente, a área de superfície do córtex. A **formação dos giros do cérebro (girificação)** inicia aproximadamente na *26ª semana*, com a formação de giros e

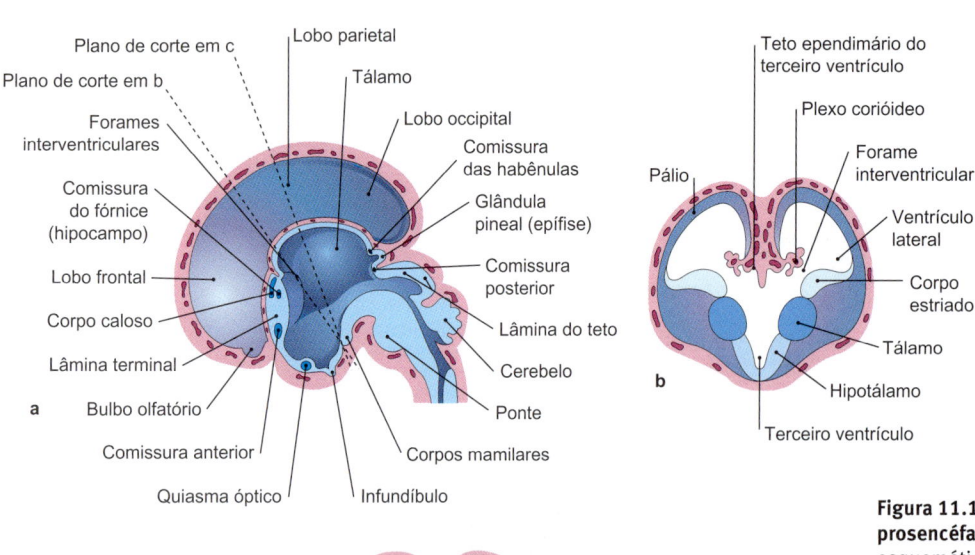

Figura 11.10 Desenvolvimento do prosencéfalo. a Representação esquemática da superfície medial do prosencéfalo na 10ª semana de desenvolvimento. **b** Corte transversal do prosencéfalo no nível dos forames interventriculares, mostrando o corpo estriado e os plexos corióideos dos ventrículos laterais. **c** Corte similar na 11ª semana de desenvolvimento. Devido ao crescimento da cápsula interna, o corpo estriado é subdividido em putame e núcleo caudado. [E347-09]

sulcos primários, que são quase idênticos em todos os humanos (p. ex., sulco do cíngulo, sulco central e sulco lateral). No final do *oitavo* mês de desenvolvimento, todos os principais sulcos primários estão organizados. No *nono mês*, desenvolvem-se os giros e sulcos secundários e terciários, apresentando, muito frequentemente, grandes variações entre os indivíduos (➤ Fig. 11.11).

Tipos de Córtex

De acordo com o desenvolvimento filogenético, diferentes tipos de córtex podem ser distinguidos:

- O **neocórtex** é filogeneticamente a parte mais recente do córtex cerebral, existindo apenas em mamíferos. Nos humanos, o neocórtex forma a maior parte da superfície do cérebro (cerca de 90%). Ele confronta com as áreas corticais filogeneticamente mais antigas, chamadas **arquicórtex** ou **"paleocórtex"**.
- Em uma classificação que considera o número de camadas diferenciáveis, o **isocórtex** (classicamente constituído por seis camadas) distingue-se do **alocórtex** (composto de três camadas) e do **mesocórtex** (zona de transição).
- O **paleopálio** (pálio = córtex mais a substância branca) descreve a parte mais antiga do cérebro, em particular o rinencéfalo (cérebro olfativo). A partir do **arquipálio**, que exibe um arquicórtex de três camadas, formam-se, em particular, partes do sistema límbico, como o hipocampo, o indúsio cinzento ou o fórnice.

Espaços Liquóricos Internos

Todos os espaços liquóricos internos (➤ Item 11.4.3) derivam do lúmen do tubo neural. Acima do quarto par de somitos, o lúmen se alarga para a formação das vesículas encefálicas, de modo que os **ventrículos laterais** (I e II) possam ser diferenciados na região do telencéfalo e que, através dos forames interventriculares, estão conectados com o **terceiro ventrículo**, no diencéfalo. O terceiro ventrículo, por sua vez, se afunila para formar o **aqueduto do mesencéfalo**. Esse aqueduto segue através do mesencéfalo e torna a se alargar na área do metencéfalo e do mielencéfalo para formar o **quarto ventrículo**, que se encontra em contato com espaços liquóricos externos (espaço subaracnóideo) através de aberturas medianas e laterais. Nos ventrículos, situam-se os plexos corióideos, responsáveis pela produção de líquido cerebroespinhal, que também acompanham o movimento rotacional dos hemisférios. No segmento da medula espinhal, o **canal central** permanece frequentemente fechado (obliterado).

> **N O T A**
>
> Os **espaços liquóricos internos** do SNC são formados pelo lúmen do tubo neural. Devido às diferentes dinâmicas de crescimento das partes do encéfalo, os respectivos diâmetros dos espaços de líquido cerebroespinhal são muito diferentes. A estrutura dos ventrículos laterais no telencéfalo resulta da direção de crescimento em "formato de C" de ambos os hemisférios cerebrais. Na medula espinhal, o lúmen se estreita para formar o canal central que, muitas vezes, está completamente obliterado.

Maturação Pós-natal

O cérebro é uma das poucas estruturas do corpo que ainda não amadureceu completamente após o nascimento. Ele precisa "amadurecer" no pós-parto e, futuramente, passar por subsequentes processos de maturação e de envelhecimento. O processo de maturação inclui a progressiva mielinização dos axônios e uma alteração dinâmica na estrutura e na quantidade de conexões sinápticas. Aos 3 anos de idade, cada neurônio cerebral contém cerca de 15.000 sinapses com outros neurônios, enquanto no momento do nascimento, apenas 2.500 haviam sido criadas. Entretanto, o processo de maturação também se evidencia, dentre outros fatores, pelo fato de que, até os 18 anos de idade, as conexões entre os neurônios (dependendo do tipo de neurônio e da região do cérebro) são reduzidas para aproximadamente 10.000 sinapses/neurônio.

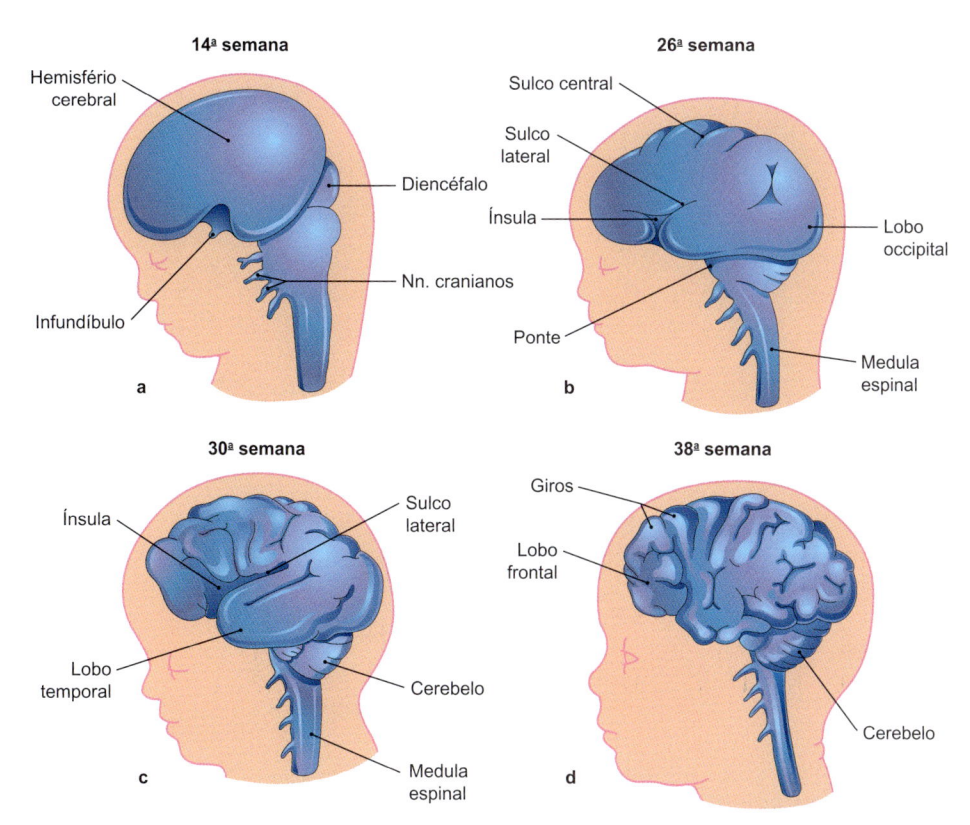

Figura 11.11 Representação esquemática do desenvolvimento progressivo dos giros e sulcos nos hemisférios cerebrais (girificação) em vista lateral esquerda. Em função dos eventos de crescimento, a região da ínsula se aprofunda e a fissura lateral é estreitada; os lobos do cérebro vão se tornando progressivamente mais delimitados. **a** 14ª semana; **b** 26ª semana; **c** 30ª semana; **d** 38ª semana. [E347-09]

11.1.3 Desenvolvimento da Medula Espinhal

No desenvolvimento embrionário e fetal, a parte caudal do tubo neural apresenta, inicialmente, um espessamento notável das placas alares e das placas basais. Subsequentemente, essas placas assumem diferentes funções: a partir das placas basais (ou **cornos anteriores** – com **neurônios motores**) se originam fibras eferentes que formam as **raízes anteriores** (ou raízes ventrais) dos nervos espinhais. Fibras aferentes convergem em direção às placas alares (ou **cornos posteriores** – com **neurônios sensitivos**) e formam as futuras **raízes posteriores** (ou raízes dorsais) dos nervos espinhais (➤ Fig. 11.12). As placas do assoalho e do teto regridem em função do desenvolvimento das placas alares e basais, e são sobrepostas por outras estruturas ou deslocadas para áreas mais profundas. Como resultado, a **fissura mediana anterior** e o sulco mediano posterior são delineados. Na região das placas do assoalho e do teto, as fibras cruzam, na medula espinhal, para o lado oposto. Devido aos processos de proliferação mostrados, o canal neural se estreita progressivamente e, a partir das *9ª-10ª semanas de desenvolvimento*, torna-se o estreito **canal central** da medula espinhal.

> ## Clínica
>
> As **malformações de fechamento** na região do neuroporo anterior ou do neuroporo posterior na região lombar (L5/S1) são particularmente impressionantes, podendo apresentar diferentes extensões longitudinais:
> Os **disrafismos** apresentam diferentes graus de gravidade ou de manifestações e podem afetar não somente o tecido nervoso, mas também as camadas teciduais suprajacentes (fechamento defeituoso dos arcos vertebrais, dos arcos vertebrais e das meninges, com e sem envolvimento do tecido nervoso). Em geral, o processo espinhoso dos arcos vertebrais é fendido; daí é derivado o nome clínico da doença – **"espinha bífida"**. Tal condição apresenta as seguintes manifestações:

- **Espinha bífida oculta**: em 10% da população, demonstrada apenas radiologicamente, caso necessário, ou pela presença de tufos de pelos proeminentes no local (➤ Fig. 11.13a).
- **Espinha bífida cística**: 0,1%, defeito mais frequente em recém-nascidos; envolvimento das meninges (meningocele) ou das meninges e do tecido nervoso (meningomielocele, ➤ Fig. 11.13b); a causa principal é uma deficiência de ácido fólico durante a gravidez.
- **Espinha bífida aberta**: defeito no qual a medula espinhal fica exposta (mielosquise).

Os defeitos de fechamento na região do neuroporo anterior são as malformações congênitas mais comuns do cérebro. Entre elas estão incluídas a **meningoencefalocele cranial** e a **anencefalia**. Nesses casos, os tecidos de cobertura, ou seja, as meninges e a calvária, também são afetados:

- No **crânio bífido**, esses defeitos de fechamento se encontram no plano mediano. Dependendo do tecido envolvido, considera-se como meningocele craniana, meningoencefalocele ou meningo-hidroencefalocele (com porções de um ventrículo encefálico no saco herniário).
- Em um distúrbio de fechamento particularmente precoce do neuroporo anterior, o desenvolvimento dos ossos do crânio e do primórdio do prosencéfalo é perturbado. Isso leva à **exencefalia**, a exposição do cérebro, que se apresenta patologicamente alterado e que degenera de modo definitivo. No entanto, o tronco encefálico é frequentemente funcional, de modo que o termo **"meroanencefalia"** seria o mais correto para tal malformação. A incidência é de 1:1.000 em um contexto familiar, de modo que um componente genético também deva ser considerado.

11.1.4 Desenvolvimento do Sistema Nervoso Periférico

Como já descrito, as **células da crista neural** deixam a parede epitelial do tubo neural durante a neurulação e, finalmente, se posicionam lateralmente ao tubo neural, abaixo do ectoderma superfi-

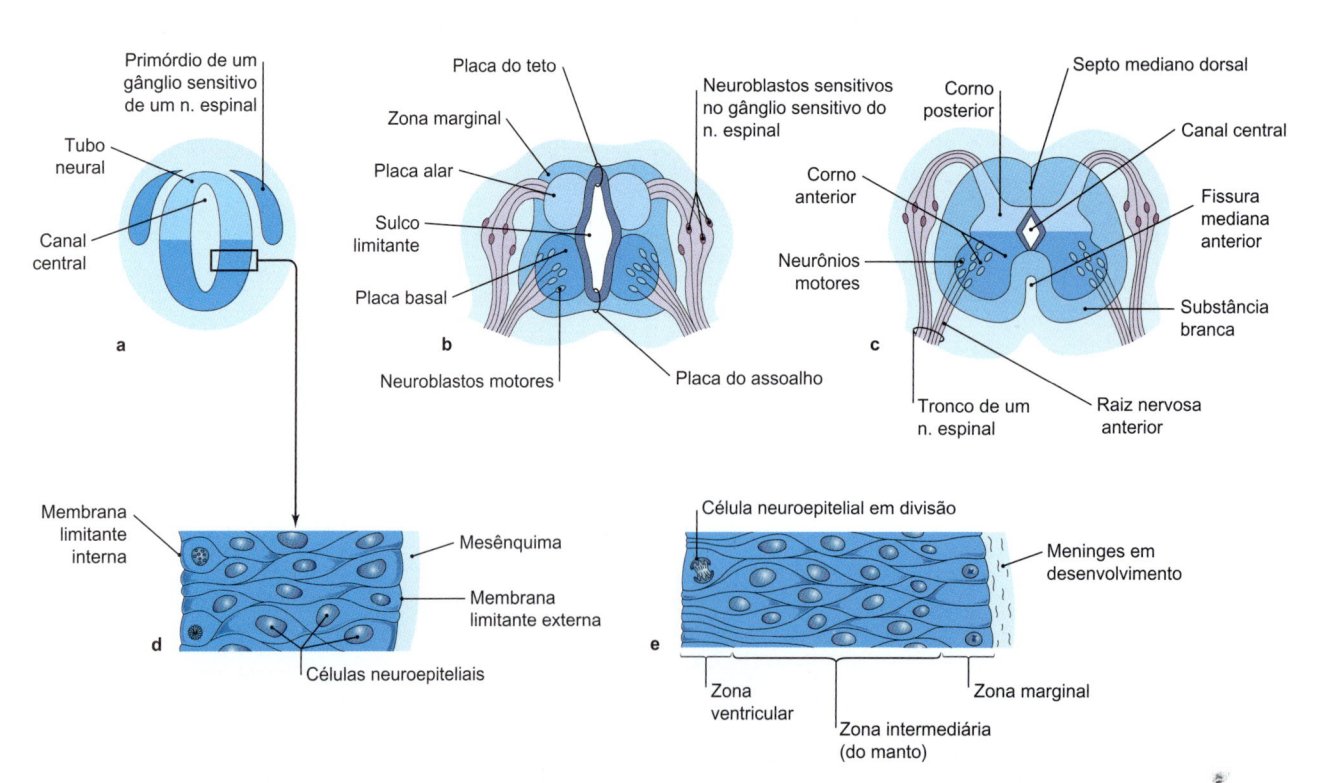

Figura 11.12 Desenvolvimento da medula espinhal a partir da porção caudal do tubo neural. **a** 23 dias. **b** Seis semanas. **c** Nove semanas. **d, e** A parede do tubo neural se espessa (**d**) e, finalmente, pode ser subdividida em três zonas (**e**). [E347-09]

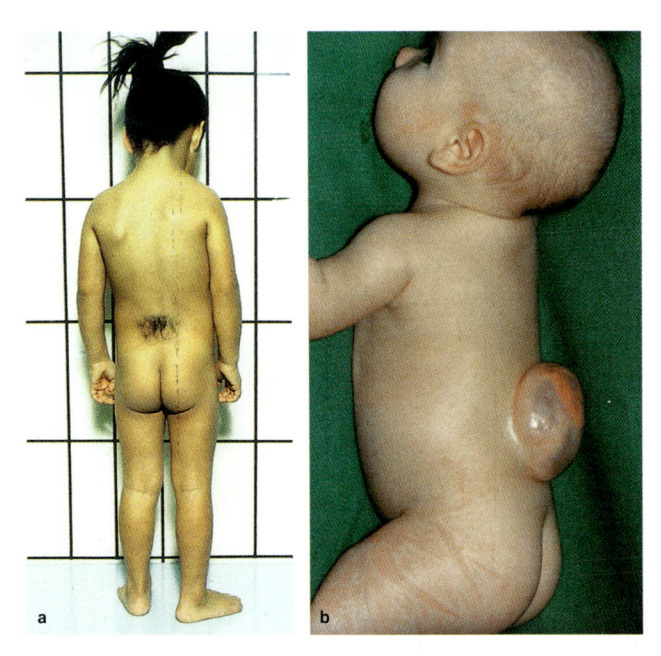

Figura 11.13 Disrafias espinhais com diferentes graus de gravidade. a Espinha bífida oculta apresentando a área da pele com tufo de pelos. **b** Meningomielocele na região lombar. [E347-09]

cial (formação da crista neural). Elas apresentam um comportamento de migração similar ao das células mesenquimais e comparável ao das células livres do tecido conjuntivo. A migração das células da crista neural está intimamente relacionada à diminuição da expressão de N-CAMs ("moléculas de adesão celular") e de caderinas, produzidas pelo tubo neural, bem como à expressão de integrinas em sua membrana plasmática. As células da crista neural dão origem a vários tipos celulares que estão localizados particularmente no sistema nervoso periférico (neurônios e células da glia, formação dos diferentes tipos de gânglios, medula da glândula suprarrenal) ou como melanócitos na pele. Entretanto, elas também dão origem a estruturas de tecido conjuntivo, tais como as cartilagens do esqueleto da face e a pia-máter.

11.2 Organização do Sistema Nervoso

Anja Böckers

11.2.1 Visão Geral

O sistema nervoso é essencialmente subdividido em um **sistema nervoso periférico** (**SNP**) e um **sistema nervoso central** (**SNC**). Enquanto o SNC se encontra bem protegido por ossos no interior do canal vertebral e da caixa craniana (➤ Fig. 11.14a), as estruturas do SNP deixam a proteção da coluna vertebral à medida que saem através dos forames intervertebrais. Além dessa delimitação

macroscópica, essa subdivisão também pode ser entendida sob o ponto de vista microscópico, uma vez que os prolongamentos dos neurônios (axônios) são envolvidos por diferentes células gliais isolantes: no SNC, os oligodendrócitos são os responsáveis pela formação da bainha de mielina, enquanto no SNP, essa função é realizada pelas células de Schwann. Da mesma forma, o envoltório mais externo do SNC, a meninge caracterizada como dura-máter, é contínuo com o epineuro (envoltório conjuntivo mais externo) dos nervos na região limítrofe entre o SNC e o SNP.

Sob o ponto de vista funcional, pode-se distinguir um **sistema nervoso autônomo** e um **sistema nervoso somático**, atuando no controle e na percepção sensorial inconsciente ou consciente, respectivamente. Ambos os sistemas fornecem informações ao SNC (aferências) ou transmitem informações do SNC para a periferia (eferências). Essa subdivisão funcional do sistema nervoso (➤ Fig. 11.14b) não é idêntica à organização morfológica do SNC em todos os segmentos.

┌─ **Clínica** ──────────────────────

A **avaliação clínica neurológica** consiste em um levantamento da história clínica e uma avaliação física. O levantamento da história clínica segue o procedimento geral, mas deve, em particular, obter também informações sobre doenças neurológicas preexistentes, lesões cerebrais traumáticas anteriores, doenças hereditárias neurológicas na família, fatores de risco e as funções autônomas do corpo. Técnicas de avaliação especiais para os sistemas funcionais e as funções dos nervos cranianos complementam o levantamento da história clínica direcionada para os sintomas e serão discutidas separadamente nos respectivos capítulos. Geralmente, em cada paciente, a função geral do SNC deve ser analisada por meio de uma avaliação orientada da consciência, da orientação em relação ao tempo, ao espaço, à própria pessoa e à sua memória, da capacidade de concentração e do humor básico. Na clínica, os distúrbios da consciência, por exemplo, estão divididos em:
- **Sonolência**: quantidade anormal de sono, facilidade em despertar, reação tardia ao apelo verbal, tempo de reação a estímulos dolorosos
- **Estupor**: sonolência anormalmente profunda, dificuldade de acordar, reação retardada, porém direcionada, contra estímulos dolorosos
- **Coma**: não mais despertável sob estímulos externos

Além disso, o grau de gravidade de um distúrbio de consciência também é avaliado quantitativamente ao se atribuir uma pontuação com base no comportamento espontâneo do paciente, nas reações a instruções verbais ou a estímulos dolorosos (**escala de coma de Glasgow**). Essa quantificação permite uma estimativa do distúrbio de consciência em curso. Os distúrbios específicos da consciência podem incluir desorientação, confusão mental ou distúrbios cognitivos como, por exemplo, delírios alcoólicos ou relacionados a drogas.

└───────────────────────────────

11.2.2 Organização do SNC

Estruturas

O SNC pode ser subdividido em **encéfalo** e **medula espinhal**. De modo correspondente ao desenvolvimento embriológico, o encéfalo é composto por cinco estruturas (➤ Item 11.1.1):
- **Bulbo, medula oblonga ou mielencéfalo**
- **Ponte**
- **Mesencéfalo**
- **Diencéfalo**
- **Telencéfalo ou cérebro**

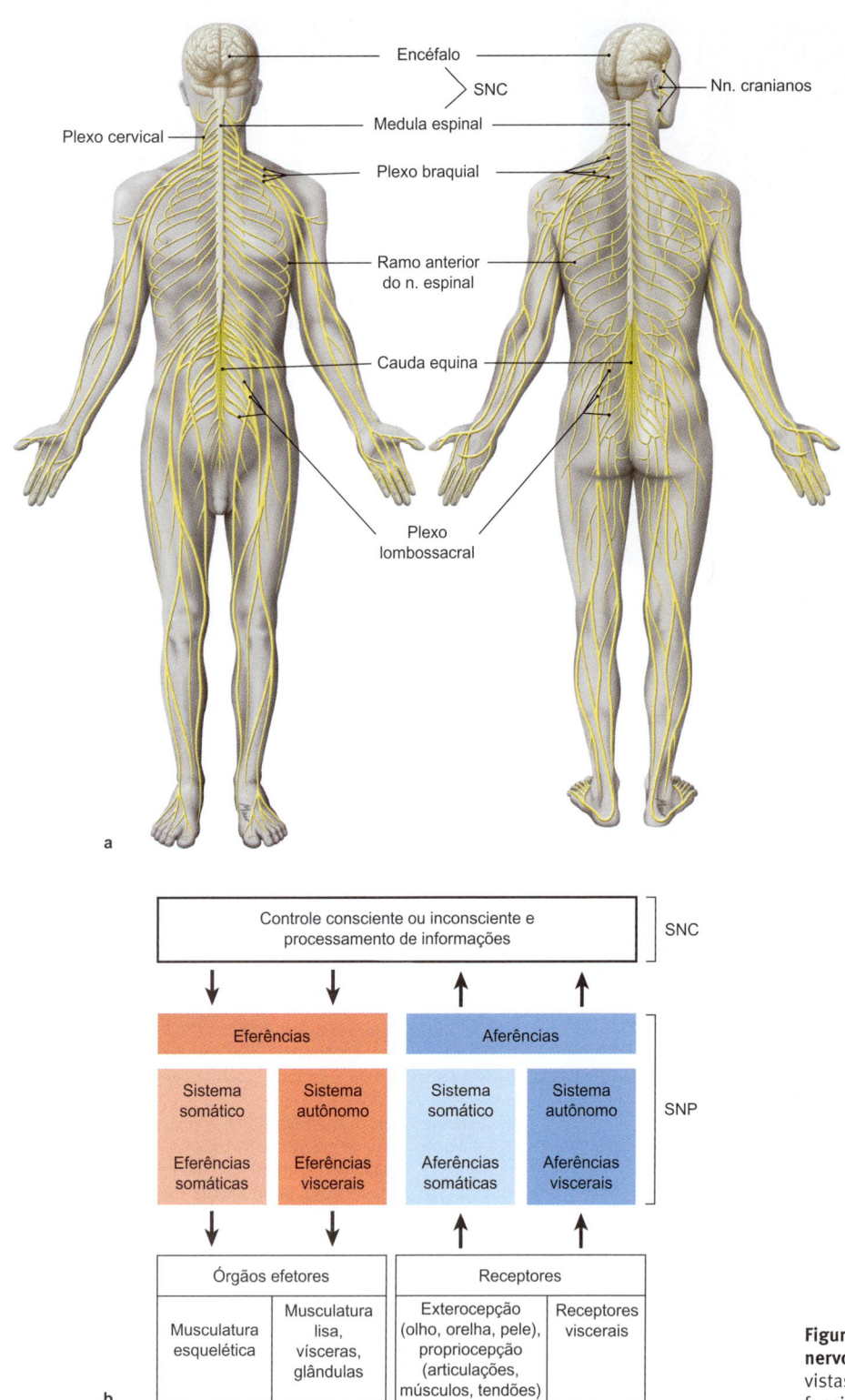

Figura 11.14 Organização do sistema nervoso. a Organização morfológica, vistas anterior e posterior. **b** Organização funcional. [L126]

O bulbo, a ponte e o mesencéfalo, em conjunto, formam o **tronco encefálico**. Posteriormente à ponte, situa-se o **cerebelo**.

Outras designações importantes, derivadas do desenvolvimento das vesículas encefálicas, são a combinação entre o telencéfalo e o diencéfalo, resultando no **prosencéfalo**, bem como a união entre a ponte e o cerebelo, formando o **metencéfalo**. O metencéfalo e o mielencéfalo, por sua vez, constituem o **rombencéfalo**.

Relações Posicionais

A descrição das relações posicionais no SNC (➤ Fig. 11.15) difere daquelas no tronco ou nos membros:

• Estruturas do tronco encefálico são descritas pela sua posição em relação a um eixo vertical que passa ao longo do tronco encefálico, o **eixo de Meynert**.

• Estruturas do telencéfalo ou do diencéfalo são descritas em relação a um eixo longitudinal através do antigo prosencéfalo (**eixo de Forel**).

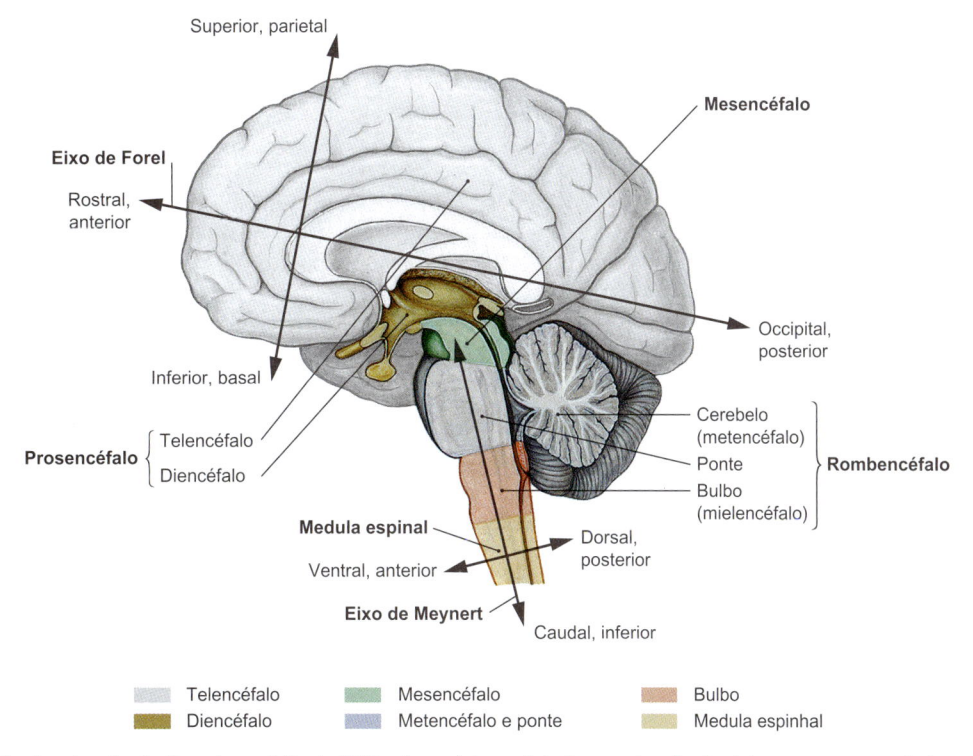

Figura 11.15 Relações de orientação e de posição do SNC e da medula espinhal; organização do sistema nervoso central.

A medula espinhal se estende caudalmente à parte do encéfalo adjacente a ela, o bulbo (medula oblonga). A medula espinhal se separa do bulbo quando o neuroeixo atravessa o forame magno do osso occipital. No interior do crânio, a superfície anterior da ponte se dispõe sobre o clivo, enquanto o cerebelo se encaixa na fossa posterior do crânio e é recoberto superiormente pelo tentório do cerebelo, uma duplicação da dura-máter. A posição do tentório do cerebelo, portanto, o limite entre o cérebro e o cerebelo, é marcada, na face externa do crânio, pela protuberância occipital externa. Acima desse ponto, encontra-se o lobo occipital do telencéfalo; enquanto o lobo temporal se situa na fossa média do crânio, o lobo frontal se situa na fossa anterior do crânio, e a superfície convexa do telencéfalo atinge a calvária.

11.2.3 Morfologia do SNC

A seguir, a conformação externa do SNC será descrita. A medula espinhal e o cerebelo serão descritos no Capítulo 12 (➤ Item 12.6 e ➤ Item 12.4).

Morfologia da Superfície

A aparência externa do cérebro geralmente não permite qualquer conclusão sobre sua função geral ou mesmo individual. O cérebro do adulto pesa, em média, 1,4 kg, com um dimorfismo específico em relação ao sexo, comparável às diferenças de altura e peso no sexo masculino e feminino. Em um estado de fixação, a consistência do cérebro é frequentemente descrita como semelhante ao "queijo tofu", sendo a tonalidade de sua superfície acinzentada. Em um espécime não fixado, o cérebro apresenta tonalidade mais clara, quase rosada, e consistência suave, que é mais parecida com a do parênquima hepático não fixado. A superfície do cérebro apresenta uma série regular de sulcos e mostra diferenças interindividuais.

Telencéfalo

O telencéfalo é a maior estrutura do SNC e constitui a região de controle superior e o local de percepção consciente das informações. Basicamente, ele é dividido em dois **hemisférios cerebrais**, que estão conectados entre si por meio do **corpo caloso** e encerram um sistema de cavidades preenchidas com líquido cerebroespinhal. Os hemisférios são separados um do outro pela **fissura longitudinal do cérebro**. Uma superfície convexa externa, a **face superolateral**, se continua com a face medial, a partir da **margem superior** e com a face inferior, a partir da margem inferolateral. Essa face inferior, por sua vez, se limita na área frontal, por meio da **face inferomedial**, com a face medial do cérebro, que finalmente atinge o corpo caloso. Os pontos terminais que se estendem ao redor são referidos como **polo frontal**, **polo temporal** e **polo occipital** (➤ Fig. 11.16).

O cérebro maduro é caracterizado pela presença de circunvoluções (**giros cerebrais**) e depressões (**sulcos cerebrais**) em sua superfície. Desse modo, distinguem-se os sulcos primários, que são comuns a todos humanos e já estão totalmente organizados no 8º mês de gestação, e os sulcos secundários e terciários, que apresentam variabilidade individual. Entre os sulcos delimitantes dos lobos estão incluídos:

- o sulco central, entre o lobo frontal e o lobo parietal
- o sulco lateral (sinônimo: fissura lateral), entre o lobo frontal e o lobo temporal
- o **sulco parietoccipital**, de acordo com o seu nome, localizado entre o lobo parietal e o **lobo occipital**, mas que só pode ser claramente distinguido nas faces mediais dos hemisférios cerebrais (➤ Fig. 11.16d).

Os quatro lobos mencionados anteriormente são claramente visíveis na face superolateral. Em termos gerais, no entanto, o cérebro contém seis lobos:

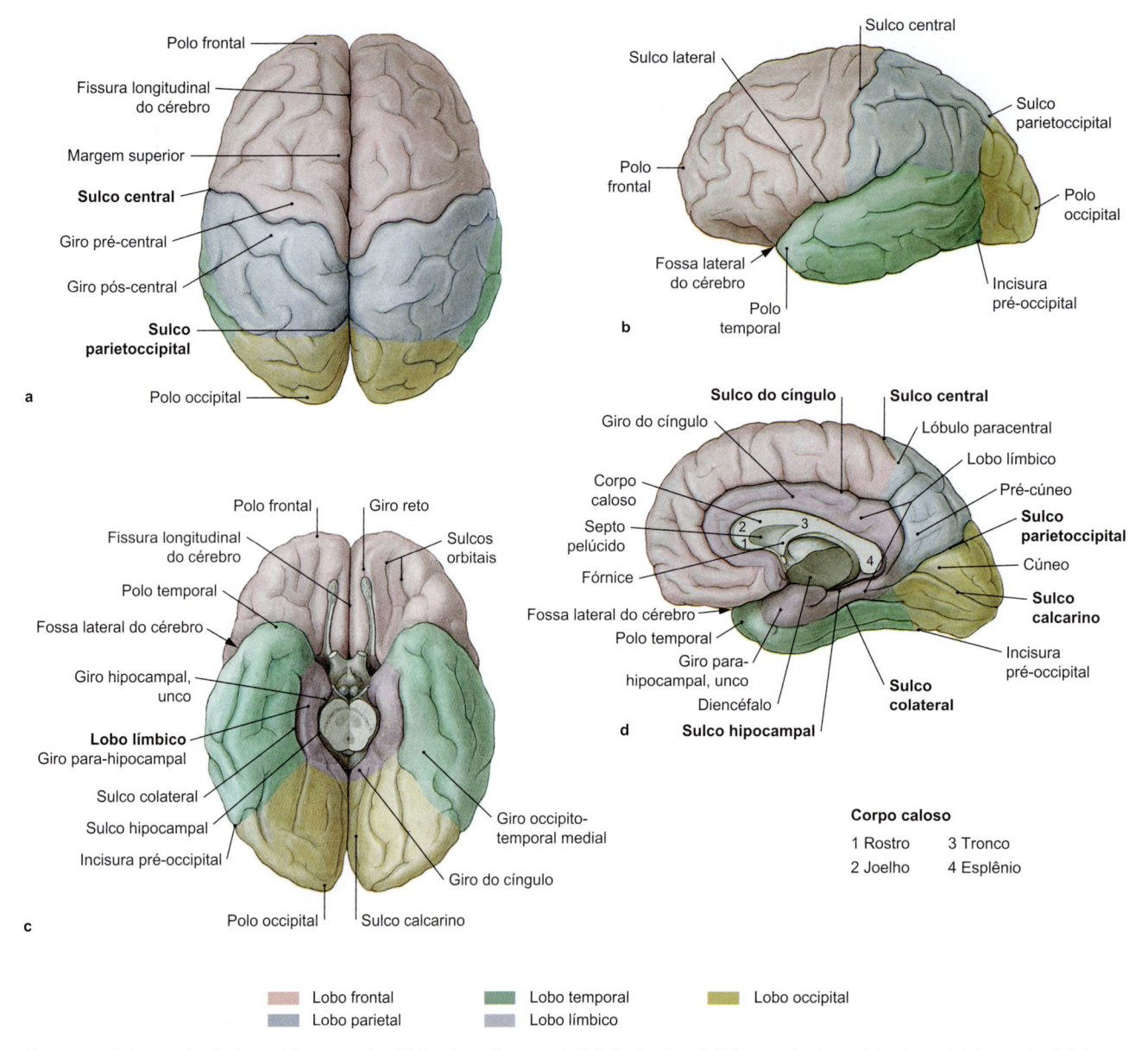

Figura 11.16 Lobos do cérebro. a Vista superior. **b** Vista lateral, com subdivisão dos hemisférios cerebrais em lobo frontal, lobo parietal, lobo temporal e lobo occipital. **c** Vista inferior. **d** Vista medial.

- O **lobo insular** se localiza na profundidade do sulco lateral, na **fossa lateral do cérebro**; como ele foi recoberto durante o desenvolvimento pelos lobos frontal, parietal e temporal, torna-se visível apenas quando esses lobos são afastados lateralmente (➤ Fig. 11.17).
- O **lobo límbico** torna-se visível apenas por meio de um corte mediano através do corpo caloso na face medial do cérebro. Ele inclui o **giro do cíngulo**, localizado na face medial, e sua continuação na face inferior, o **giro para-hipocampal**, separado do lobo temporal pelo **sulco colateral** (➤ Fig. 11.16c).

N O T A

O telencéfalo é subdividido em seis lobos: lobo frontal, lobo parietal, lobo occipital, lobo temporal, lobo insular e lobo límbico.

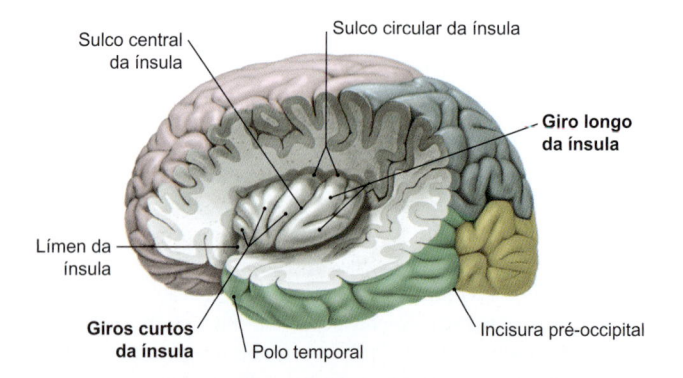

Figura 11.17 Giros e sulcos dos hemisférios cerebrais. Vista lateral a partir do lobo insular esquerdo, após remoção dos opérculos dos lobos frontal, parietal e temporal, que recobrem a região da ínsula. O lobo insular atua no processamento de informações olfatórias, gustatórias e viscerais.

Lobo Frontal

No lobo frontal, pode-se distinguir três circunvoluções principais na face superolateral: os **giros frontais superior, médio e inferior** (➤ Fig. 11.18). Em seu ponto de contato com o sulco lateral, o giro inferior pode ser subdividido, da região anterior para a posterior, nas **partes orbital, triangular e opercular**. Em ambas as partes posteriores está localizada a área motora da fala (área **de Broca**). Imediatamente anterior ao sulco central (o único sulco que corta a margem superior), se situa o **giro pré-central**, no qual está localizada a área motora primária. A face inferior do lobo frontal se caracteriza pela presença de giros irregulares e pelos sulcos orbitais. Em termos gerais, o **giro reto** está presente paralelamente à margem inferomedial. Ele é delimitado lateralmente pelo **sulco olfatório**, que segue no bulbo olfatório e no pedúnculo olfatório (➤ Fig. 11.16c).

Lobo Parietal

No lobo parietal, na face superolateral, lateralmente ao **giro pós-central**, que abriga a área somatossensorial primária, distinguem-se dois lóbulos: os **lóbulos parietais superior e inferior**. Na região limítrofe com o lobo temporal, dois giros menores podem ser descritos: o **giro supramarginal**, que se sobrepõe, "em formato de cúpula", à extremidade do sulco lateral, e o **giro angular, no extremo posterior** do sulco temporal superior. Um terceiro lóbulo, o **lóbulo paracentral**, segue em "formato de arco", na face medial, ao redor do sulco central e, uma vez que ele pode estar associado tanto ao lobo parietal quanto ao lobo frontal, esse lóbulo é subdividido de modo correspondente em parte frontal e parte parietal. Finalmente, a área cortical de formato quase retangular entre o lóbulo paracentral e o sulco parietoccipital constitui o **pré-cúneo** (➤ Fig. 11.16, ➤ Fig. 11.18).

Lobo Temporal

No lobo temporal, na face superolateral, assim como no lobo frontal, três circunvoluções principais podem ser distinguidas: os **giros temporais superior, médio e inferior**. O giro inferior forma a margem inferolateral e se continua, sem qualquer delimitação, com a face inferior. As características do giro temporal superior são particularmente proeminentes: no sulco lateral, são encontrados os **giros temporais transversos** (**giros transversos de Heschl**), que incluem a área auditiva primária. Na parte lateroposterior do giro temporal superior, o centro sensorial da fala (**centro de Wernicke**) está localizado no hemisfério dominante (o hemisfério esquerdo nos indivíduos destros). A vista inferior do lobo temporal se apresenta relativamente inespecífica, uma vez que o giro temporal inferior, separado pelo sulco occipitotemporal, segue os giros occipitotemporais lateral e medial (➤ Fig. 11.16c, ➤ Fig. 11.18).

Lobo Occipital

No lobo occipital, a face superolateral não apresenta peculiaridades específicas, de modo que as referências aos **giros occipitais** são bem genéricas. Na face medial, por outro lado, pode-se identificar uma área que se estende do sulco parietoccipital até o sulco calcarino e que, devido ao seu formato triangular, é referida como **cúneo** ("cunha"). O **sulco calcarino** se estende do polo occipital até o sulco parietoccipital no fundo do lobo. Nas áreas corticais imediatamente adjacentes do sulco calcarino está localizada a área visual primária. Logo abaixo do sulco calcarino se encontra o **giro lingual**. Caso os giros se posicionem em direção mais basal, a face inferior do lobo occipital torna-se mais proeminente, devido aos giros occipitotemporais medial e lateral, que não apresentam uma delimitação bem-definida em relação ao lobo temporal (➤ Fig. 11.16, ➤ Fig. 11.18).

Lobo Insular

O lobo insular é caracterizado por 5-9 circunvoluções em "formato de leque", que podem ser distinguidas nos **giros curtos**, em posição anterior, e nos **giros longos**, situados mais posteriormente, cada um deles terminando no **sulco circular da ínsula** (➤ Fig. 11.17).

Lobo Límbico

O lobo límbico, com sua parte principal, o **giro do cíngulo**, se estende em "formato de arco" sobre o corpo caloso na face medial e é delimitado, superiormente, pelo **sulco do cíngulo** e, inferiormente, pelo **sulco do corpo caloso**. Ao longo do seu trajeto, o giro do cíngulo se estreita para continuar, após a união com o giro lingual, como **giro para-hipocampal** na face inferior. Na extremidade rostral, o giro para-hipocampal se dobra ligeiramente em direção medial, formando um pequeno gancho, o **unco do giro hipocampal** (➤ Fig. 11.16c).

Diencéfalo

> **NOTA**
>
> O diencéfalo se estende do teto do terceiro ventrículo até a saída do aqueduto do mesencéfalo (ou aqueduto de Sylvius). Ele é subdividido em quatro estruturas em uma ordem simplificada, da região cranial para a caudal:
> - Epitálamo
> - Tálamo com metatálamo (metatálamo = corpos geniculados lateral e medial)
> - Hipotálamo, com a hipófise
> - Subtálamo

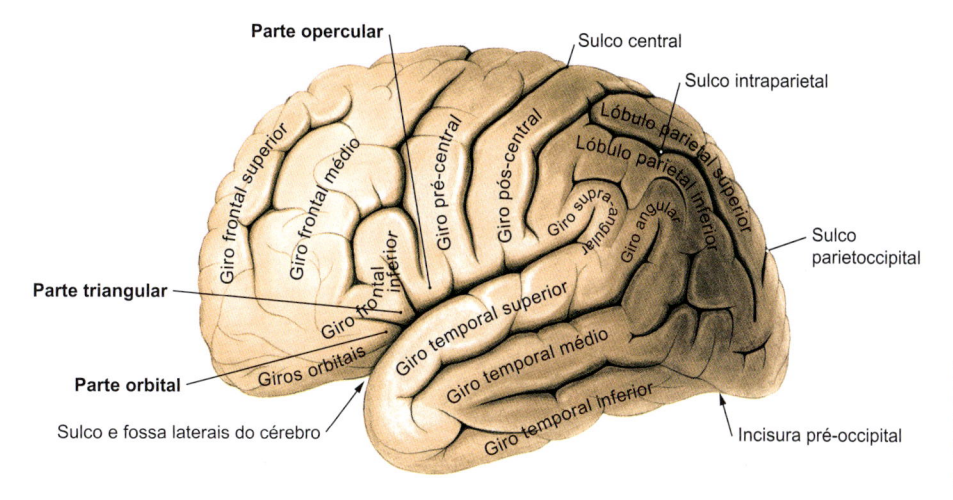

Parte opercular — Sulco central — Sulco intraparietal — Lóbulo parietal superior — Lóbulo parietal inferior — Sulco parietoccipital — Giro frontal superior — Giro frontal médio — Giro pré-central — Giro pós-central — Giro supramarginal — Giro angular — **Parte triangular** — Giro frontal inferior — Giro temporal superior — Giro temporal médio — **Parte orbital** — Giros orbitais — Sulco e fossa laterais do cérebro — Giro temporal inferior — Incisura pré-occipital

Figura 11.18 Giros e sulcos dos hemisférios cerebrais. Vista da região lateral esquerda do cérebro. O giro frontal inferior está subdividido nas partes orbital, triangular e opercular.

607

O diencéfalo é tanto um local de retransmissão entre o tronco encefálico e os hemisférios cerebrais quanto um importante local de coordenação entre os sistemas nervoso e endócrino. Externamente ele é pouco visível, pois é quase completamente recoberto pelo telencéfalo, devido ao extenso crescimento dos hemisférios cerebrais durante o desenvolvimento embrionário. Pequenos segmentos e estruturas podem ser identificados somente em vista basal (➤ Fig. 11.19): estes incluem o nervo óptico [II par craniano] e que após o cruzamento de fibras no **quiasma óptico** se continuam no **trato óptico**, juntamente com o primórdio do bulbo do olho, projetando-se a partir do diencéfalo durante o desenvolvimento. Em uma vista lateral, o trato óptico marca a transição do diencéfalo para o mesencéfalo. Ao longo de seu trajeto, o trato óptico se espessa em direção posterior, de modo a atingir o **corpo geniculado lateral**, que juntamente com o **corpo geniculado medial** é considerado como pertencente ao tálamo (que, por sua vez, é parte do diencéfalo). Ambos podem ser visualizados quando os lobos temporais são deslocados um pouco lateralmente em relação ao tronco encefálico. Anteriormente ao trato óptico, encontra-se, de cada lado, a **substância perfurada anterior**, que é atravessada por uma grande quantidade de pequenos vasos sanguíneos que penetram nas partes profundas do cérebro. Ela se encontra subjacente ao tubérculo olfatório, que faz parte do processamento sensorial olfatório. Imediatamente atrás do quiasma óptico, no ângulo formado pelo trato óptico divergente, em uma ordem da região anterior para a posterior, podem ser distinguidos o **pedículo da hipófise** (com o **infundíbulo**), o **túber cinéreo** e os **corpos mamilares**. Caso o lobo occipital e o cerebelo sejam separados um do outro, em uma vista a partir da região occipital, pode-se identificar, no

fundo do espaço subaracnóideo, a **glândula pineal**, uma estrutura que faz parte do epitálamo do diencéfalo.

A **subdivisão do diencéfalo em níveis** torna-se bem evidente apenas após um corte no plano mediano através do corpo caloso. Nesse corte, o terceiro ventrículo é aberto, de modo que agora o teto do terceiro ventrículo e a saída do aqueduto do mesencéfalo se tornam claramente visíveis. A parede lateral do terceiro ventrículo é formada pelo diencéfalo (➤ Fig. 11.20). O termo "subtálamo" se refere a agrupamentos de corpos celulares de neurônios, que originalmente se originaram da parte ventral do tálamo, mas que, ao longo do desenvolvimento, foram sendo afastados lateralmente do terceiro ventrículo. O **subtálamo** é, portanto, indistinguível em um corte mediano do cérebro.

Tronco Encefálico

A função do tronco encefálico é desempenhada, por um lado, pelos núcleos dos nervos cranianos aí localizados e, por outro lado, sob o ponto de vista funcional, pelo controle de respostas reflexas motoras, visuais ou auditivas e pela localização de importantes centros de manutenção da vida, como, por exemplo, o centro respiratório. O tronco encefálico é uma estrutura em "forma de haste", sobre a qual o telencéfalo se apoia como a "grande copa de uma árvore". Posteriormente, esse "tronco de árvore" tem o cerebelo como outra "pequena copa de árvore". A morfologia da superfície do tronco encefálico é bem estudada em posições anterior e lateral em preparações anatômicas; contudo, posteriormente, o tronco encefálico é, em grande parte, ocultado pelo cerebelo, de modo que ele fica visível posteriormente apenas quando o cerebelo é seccionado em seus pedículos de conexão, os **pedúnculos cerebelares** (➤ Fig. 11.21).

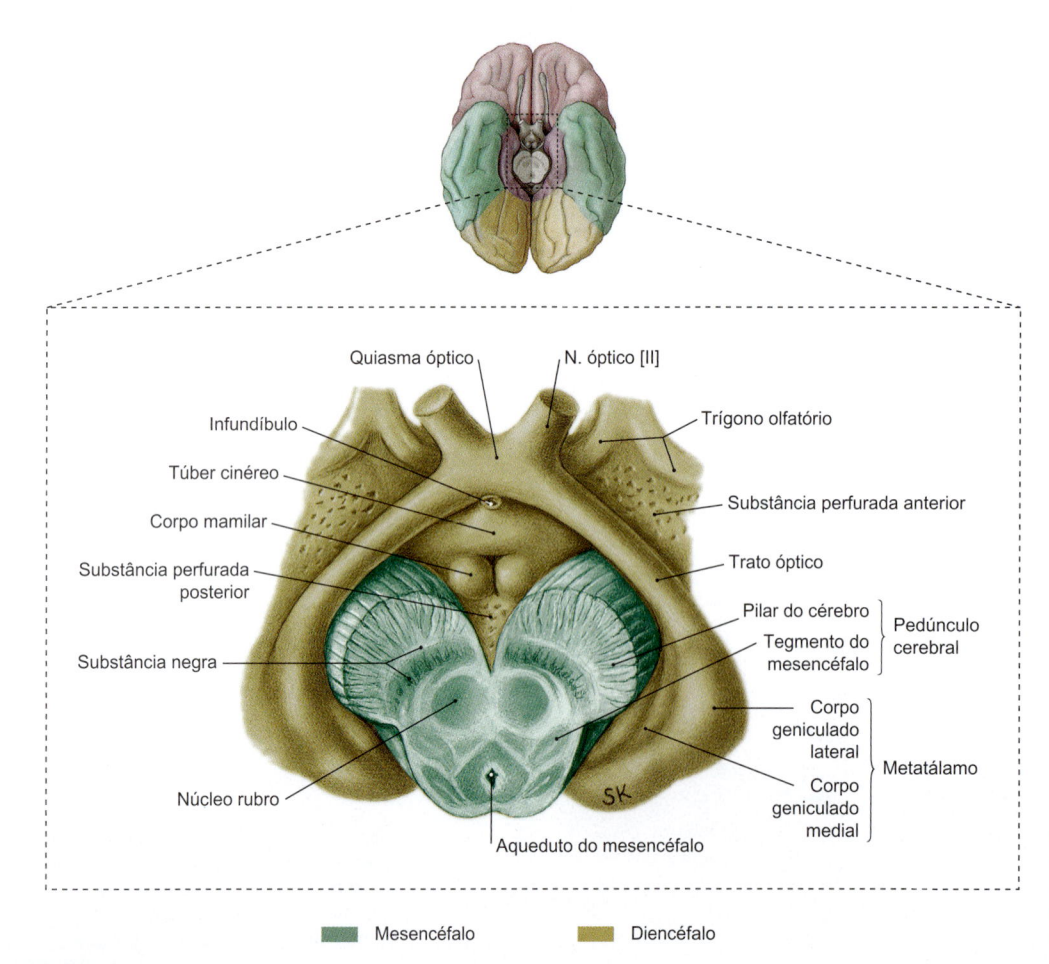

Figura 11.19 Diencéfalo, vista inferior. O pedúnculo cerebral foi seccionado no nível do mesencéfalo (linha tracejada na ➤ Fig. 11.20).

Mesencéfalo   Diencéfalo

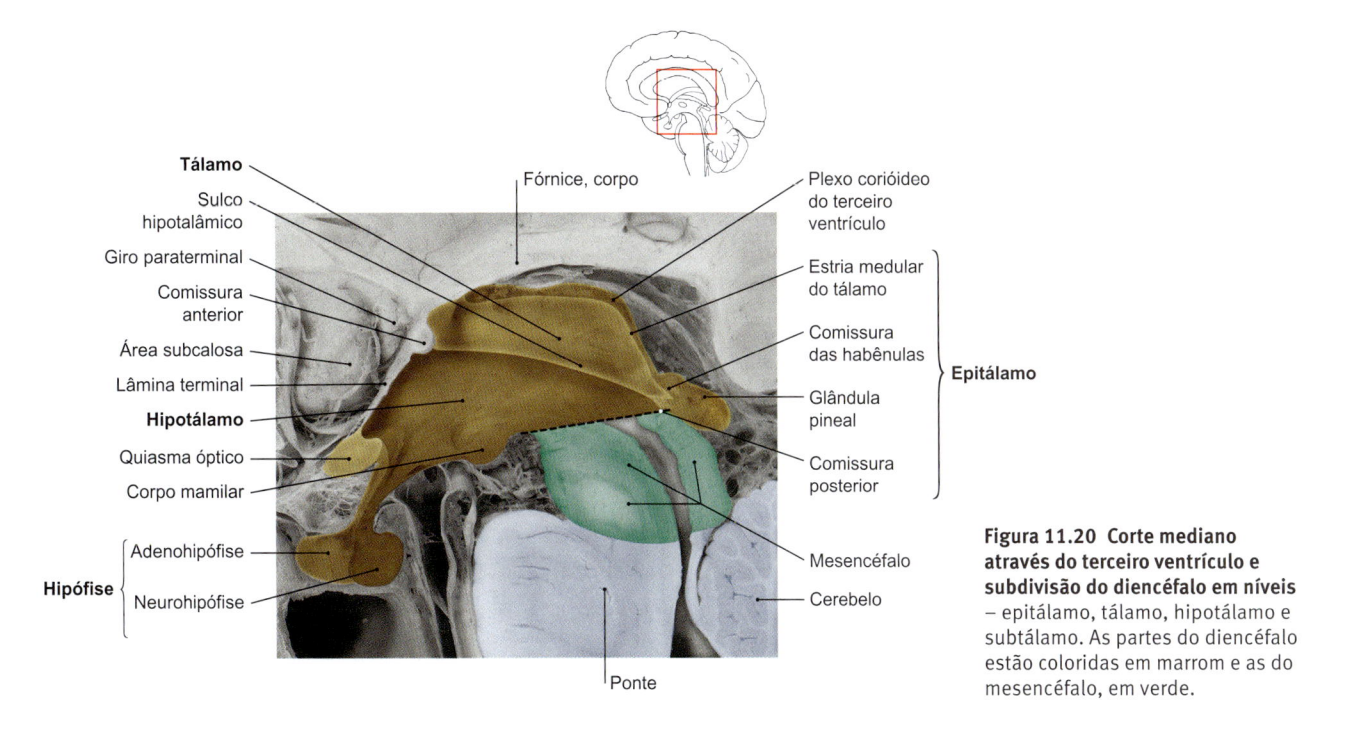

Figura 11.20 Corte mediano através do terceiro ventrículo e subdivisão do diencéfalo em níveis – epitálamo, tálamo, hipotálamo e subtálamo. As partes do diencéfalo estão coloridas em marrom e as do mesencéfalo, em verde.

NOTA

O tronco encefálico estabelece contato em direção rostral com o diencéfalo e se estende caudalmente até a decussação das pirâmides, antes de se continuar com a medula espinhal. Em uma sequência craniocaudal, ele é composto pelos seguintes segmentos:
• Mesencéfalo
• Ponte
• Bulbo (medula oblonga)
Os três segmentos têm como característica os locais de saída dos 12 pares de nervos cranianos (veja também o ➤ Item. 12.5)

O cérebro também está conectado ao tronco encefálico através de robustos pedículos de conexão (**pedúnculos cerebrais** ou **pilares do cérebro**), que seguem na face anterior do mesencéfalo (➤ Fig. 11.21c). Entre eles se situa a **fossa interpeduncular**. Os orifícios de passagem para numerosos pequenos vasos sanguíneos nesse local conferem a essa fossa um formato semelhante a uma peneira e, daí, o nome de **substância perfurada posterior**. Na face posterior, o mesencéfalo se estende da glândula pineal (epífise), em posição rostral, até os pedúnculos cerebelares superiores, em direção caudal. No mesencéfalo, destaca-se o seu típico relevo de superfície, caracterizado pela **lâmina do teto** ou **lâmina quadrigêmea**. Nela são distinguidos dois **colículos superiores** e dois **colículos inferiores**, cada um dos quais está conectado aos corpos geniculados laterais e mediais do diencéfalo, por meio de um **braço** de mesmo nome (➤ Fig. 11.21a). A área triangular entre os colículos inferiores e os pedúnculos cerebelares superiores também é denominada **trígono do lemnisco lateral**.

A proeminência da ponte, ou de suas fibras transversas, marca claramente o limite entre o mesencéfalo e a ponte. Da mesma forma, a ponte é delimitada inferiormente em relação ao bulbo pelo **sulco bulbopontino**. A ponte está conectada ao cerebelo através dos pedúnculos cerebelares médios. A remoção do cerebelo para a exposição posterior do tronco encefálico significa, de modo implícito, também a remoção do teto do quarto ventrículo, em "formato de tenda". Por meio desse procedimento, pode-se ver o fundo dessa

cavidade preenchida com líquido cerebroespinhal, a **fossa romboide**. O trajeto das **estrias medulares** marca a região limítrofe de trajeto transversal caudal da ponte em relação ao bulbo. Nessa região, as margens do teto ventricular (véu medular inferior) apontam em direção a um ponto situado no sulco mediano, o óbex e, assim, delimitam a fossa romboide em direção caudal. O sulco mediano se continua na medula espinhal e é acompanhado por sulcos de trajeto paralelo a ele, o sulco intermédio posterior e o sulco posterolateral. No nível do óbex, elevações discretas são encontradas nos funículos posteriores, caracterizadas como **tubérculos grácil e cuneiforme** (➤ Fig. 11.21a). A partir da região anterior, observa-se a protuberância abaulada do **bulbo**, que também é caracterizada pela presença de sulcos longitudinais, a fissura mediana anterior e o sulco anterolateral. Lateralmente à fissura mediana anterior, se projetam as **pirâmides** e, mais lateralmente, a **oliva**. No sulco anterolateral, anteriormente à oliva, e no sulco retro-olivar, posteriormente à oliva, vários nervos cranianos deixam o tronco encefálico. As fibras do trato piramidal que se entrecruzam na **decussação das pirâmides** finalmente delimitam caudalmente o bulbo.

11.2.4 Distribuição da Substância Cinzenta no SNC

Telencéfalo

Um corte frontal através do telencéfalo revela que, ao longo dos giros e sulcos, encontra-se uma camada de substância cinzenta de aproximadamente 0,5 cm de espessura, o **córtex cerebral**. Corpos celulares de neurônios e células gliais são tipicamente dispostos em seis camadas, sendo essa camada de substância cinzenta definida como **isocórtex** – em contraste com áreas de **alocórtex**, que exibem apenas três a quatro camadas, e as partes mais antigas sob o ponto de vista do desenvolvimento, o paleocórtex (p. ex., córtex olfatório) e o arquicórtex (p. ex., hipocampo). Internamente à substância cinzenta, está a substância branca do telencéfalo. Além do córtex cerebral, a substância cinzenta também está presente nas regiões profundas da substância branca do cérebro.

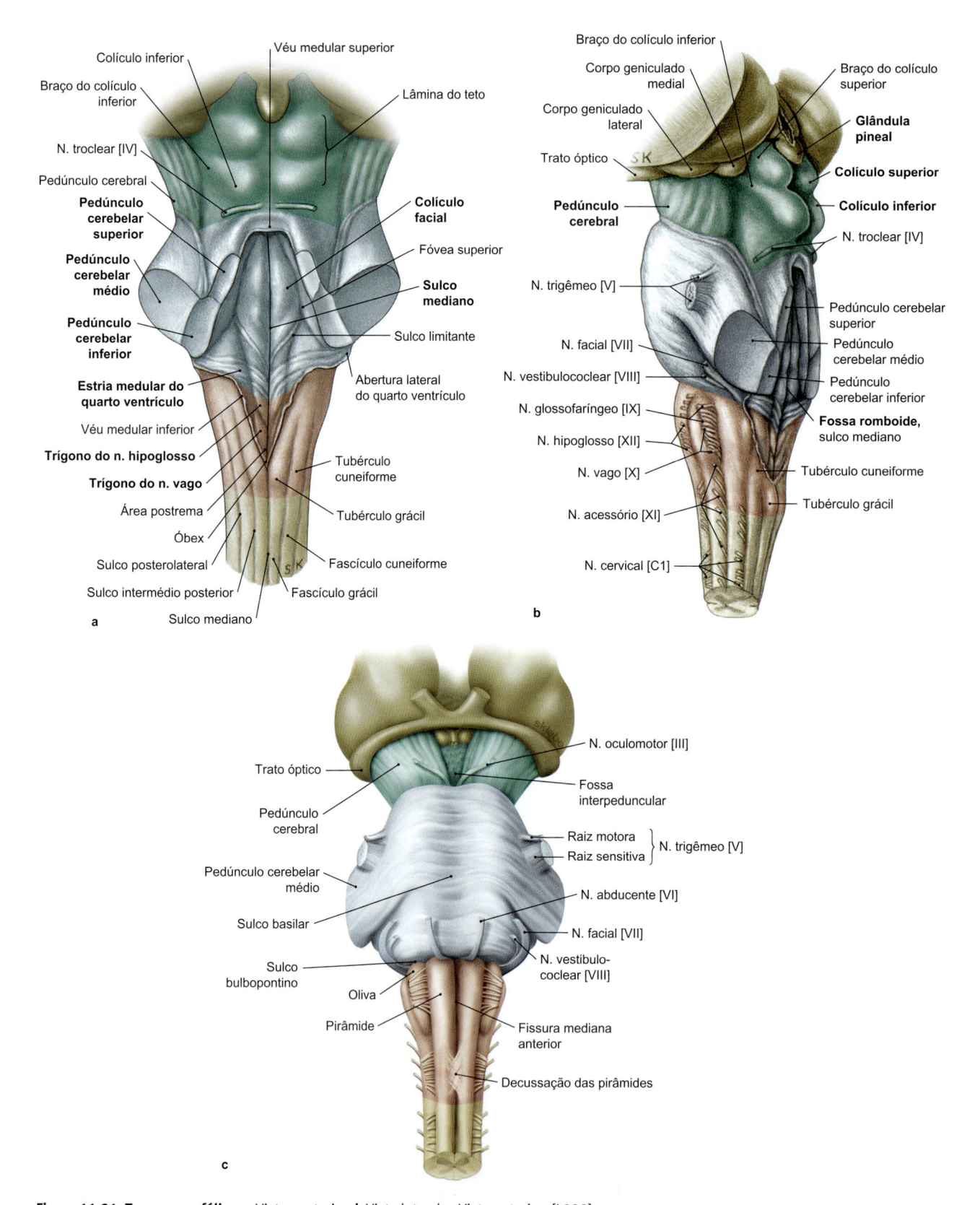

Figura 11.21 Tronco encefálico. a Vista posterior. **b** Vista lateral. **c** Vista anterior. [L238]

Sob o ponto de vista macroscópico, são distinguidas as áreas nucleares do núcleo caudado, claustro, putame, globo pálido, tonsila, além do tálamo, uma estrutura que faz parte do diencéfalo (➤ Fig. 11.22a).

Tronco Encefálico

Nenhuma camada cortical superficial pode ser identificada em secções transversas do tronco encefálico. Por um lado, são encontrados incorporados na substância branca pequenos agregados de corpos celulares de neurônios na forma de núcleos dos nervos cranianos e, por outro lado, são observadas as seguintes estruturas macroscopicamente visíveis e bem-definidas:

- a substância negra e o núcleo rubro, no mesencéfalo (➤ Fig. 11.22b)
- os núcleos pontinos, na ponte (➤ Fig. 11.22c)
- o núcleo inferior olivar, no bulbo (➤ Fig. 11.22d)

No tronco encefálico, as substâncias cinzenta e branca estão dispostas de forma distinta, constituindo três zonas longitudinais. Iniciando a partir da região anterior, existem fibras dispostas na primeira camada (p. ex., os pedúnculos cerebrais); em uma camada média, se encontram embebidos os núcleos dos nervos cranianos; e em um segmento posterior, se localizam os centros de reflexos superiores (teto, cerebelo). No mesencéfalo, essa tríplice

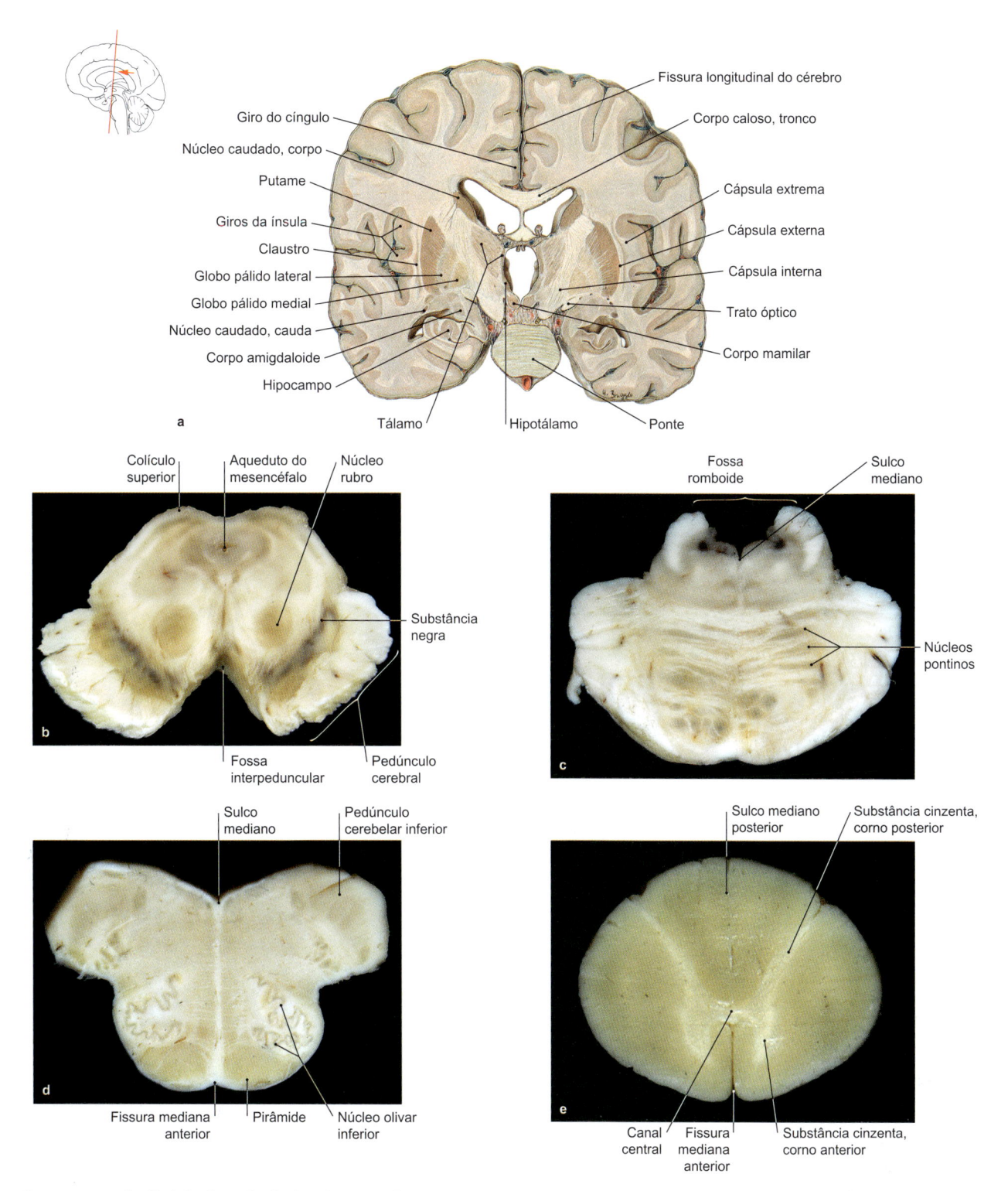

Figura 11.22 Distribuição das substâncias cinzenta e branca no SNC. a No telencéfalo, representada em um corte frontal no nível dos corpos mamilares. **b** No mesencéfalo. **c** Na ponte. **d** No bulbo. **e** Na medula espinhal. b-e [R247]

organização também é caracterizada constituindo a base, o tegmento e o teto.

Medula Espinhal

A mistura regional entre as substâncias cinzenta e branca não é observada na medula espinhal, de modo que, em contraste com o encéfalo, a medula espinhal é caracterizada por uma substância cinzenta central circundada pela substância branca. Em um corte transversal, a substância cinzenta da medula espinhal assume um "formato de borboleta" (➤ Fig. 11.22e).

11.2.5 Distribuição da Substância Branca no SNC

Enquanto a substância cinzenta reúne os corpos celulares dos neurônios, a substância branca é composta por fibras nervosas, ou seja, axônios mielinizados ou não mielinizados dos neurônios. Os axônios conectam os neurônios do SNC em diferentes distâncias. As fibras entre áreas do córtex do hemisfério cerebral do mesmo lado são chamadas **fibras de associação**. Caso essas fibras conectem áreas corticais de giros adjacentes, elas são caracterizadas

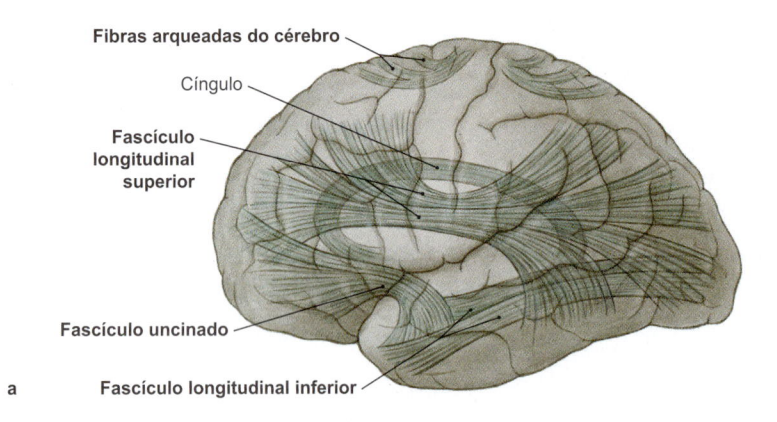

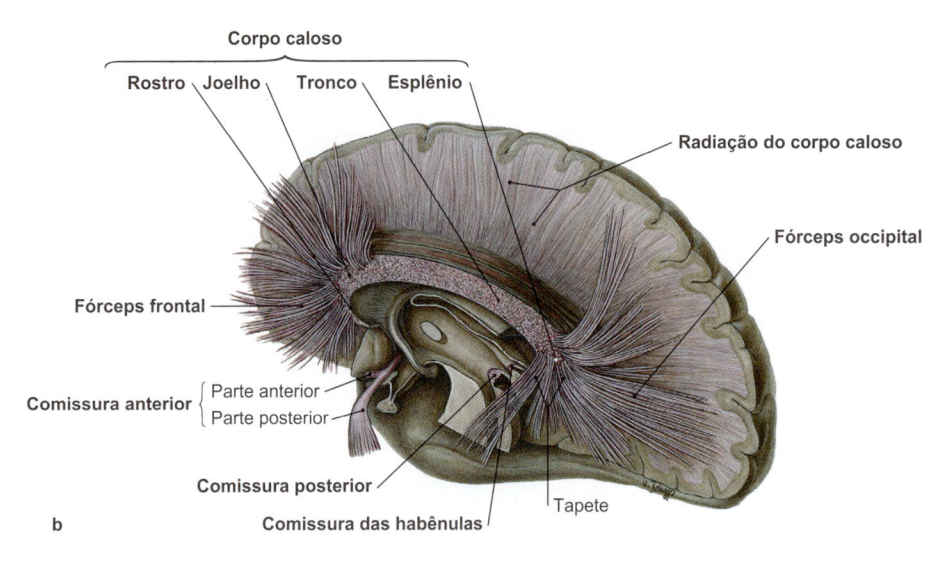

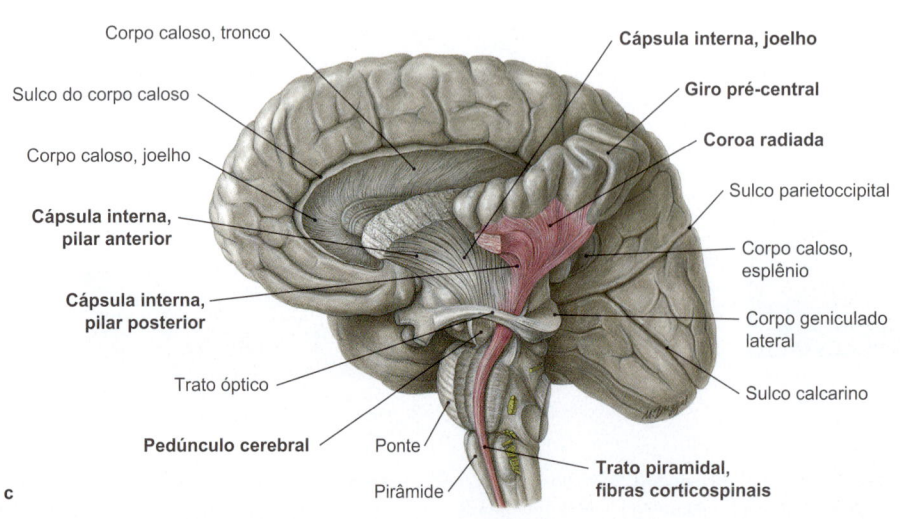

Figura 11.23 Sistemas de fibras do cérebro. a Tratos de associação (fibras nervosas de associação) e fibras de associação curta (fibras arqueadas do cérebro), que unem os giros adjacentes uns aos outros em "formato de U"; esquema, vista lateral esquerda do cérebro.
b Tratos comissurais (fibras nervosas comissurais). O corpo caloso foi amplamente seccionado no plano sagital mediano e fibras individuais do corpo caloso estão representadas. **c** Tratos de projeção (fibras nervosas de projeção). A cápsula interna e o trato piramidal estão representados no corte.

como **fibras arqueadas do cérebro**. Os fascículos assim formados conectam diferentes lobos do telencéfalo entre si. No entanto, esses sistemas de tratos são indistinguíveis em simples cortes horizontais ou frontais do cérebro. Apenas técnicas especiais de preparação anatômica, como a dissecção de fibras nervosas em um cérebro fixado, expõem essas fibras (➤ Fig. 11.23a).

Fibras comissurais são conjuntos de fibras que conectam os dois hemisférios. As fibras entre as áreas cerebrais correspondentes são referidas como fibras homotópicas, enquanto aquelas entre as áreas cerebrais não correspondentes são denominadas fibras heterotópicas. Os tratos comissurais são, frequentemente, bem demarcados macroscopicamente em cortes medianos. Esses tratos incluem o **corpo caloso**, de constituição robusta, e fascículos menores formados por fibras comissurais, tais como a comissura anterior, a comissura posterior ou a comissura do fórnice (➤ Fig. 11.23b).

Além disso, a substância branca também contém sistemas de fibras que conectam segmentos do cérebro, em diferentes níveis de localização; isto é, elas ascendem do córtex até segmentos caudais, ou no sentido oposto, a partir de segmentos caudais, como, por exemplo, da medula espinhal para o córtex. Tais sistemas de fibras são referidos como **fibras de projeção**. As fibras de projeção mais bem-definidas sob o ponto de vista macroscópico são a **cápsula interna** no telencéfalo e os pedúnculos cerebrais do mesencéfalo (➤ Fig. 11.23c).

Tabela 11.1 Sistemas de fibras da substância branca.

Sistema de fibras	Conexão
Fibras de associação	
Fascículo longitudinal superior	Lobo frontal com lobo parietal e lobo occipital
Fascículo longitudinal inferior	Lobo occipital com lobo temporal
Fascículo arqueado	Lobo frontal com lobo temporal (área de Broca com área de Wernicke)
Fascículo uncinado	Lobo frontal com a parte basal do lobo temporal
Cíngulo	Segmentos inferiores do lobo frontal com segmentos inferiores do lobo parietal e do lobo para-hipocampal
Fibras comissurais	
Corpo caloso	Lobos frontal, parietal e occipital de ambos os hemisférios
Comissura anterior	Trato olfatório; porções anteriores dos lobos temporais (tonsila, giro para-hipocampal) de ambos os hemisférios
Comissura posterior	Núcleos comissurais posteriores de ambos os hemisférios
Comissura do fórnice	Hipocampos de ambos os hemisférios
Fibras de projeção	
Trato corticospinal	Córtex cerebral (particularmente o giro pré-central) com a medula espinhal
Trato corticopontino	Córtex cerebral com áreas de núcleos da ponte
Trato corticonuclear	Córtex cerebral com áreas de núcleos de nervos cranianos do mesencéfalo, da ponte e do bulbo
Fórnice	Hipocampo com porções do sistema límbico e do diencéfalo
Fascículos talamocorticais	Tálamo com córtex cerebral

N O T A

Os principais sistemas de fibras do SNC estão resumidos na ➤ Tabela 11.1.

Clínica

A **ausência (agenesia) do corpo caloso** é uma das malformações mais frequentes (3-7 casos/1.000 nascimentos) na espécie humana. Diferentes causas promovem, entre a 5ª e a 16ª semanas de gestação, uma aplasia ou uma formação incompleta do corpo caloso, de modo que as conexões entre os hemisférios cerebrais esquerdo e direito não ocorram ou se tornem pouco desenvolvidas. As alterações no cérebro não necessariamente conduzem a um comportamento alterado. Os sintomas dependem, até certo ponto, da causa fundamental do distúrbio. Frequentemente, no entanto, além de deficiências neuropsiquiátricas, ocorrem também dificuldades na resolução de tarefas multimodais, tais como a resolução de problemas, compreensão da linguagem e de gramática ou a descrição de emoções com palavras (alexitimia).

Atualmente, uma **calosotomia** — transecção neurocirúrgica do corpo caloso — raramente é usada para o tratamento de epilepsia refratária, como no passado. Os pacientes com o corpo caloso seccionado (caracterizados como **pacientes de cérebro dividido**) chamam atenção pelo fato de que as informações processadas no hemisfério direito não se mostram disponíveis para o centro da fala localizado no hemisfério esquerdo (dominante) e, assim, embora eles possam ver e descrever o que veem, não são capazes de nomear o que estão vendo.

11.3 Meninges

Michael J. Schmeißer

Competências

Após a leitura deste capítulo, você será capaz de:
- descrever as três meninges e definir a sua posição topográfica em relação ao encéfalo e à medula espinhal
- descrever o suprimento sanguíneo das meninges e as causas e consequências de sangramentos meníngeos
- descrever a inervação das meninges e os dois procedimentos clínicos para o diagnóstico da meningite

11.3.1 Visão Geral

O encéfalo e a medula espinhal são envolvidos por um sistema de membranas de tecido conjuntivo, as **meninges** (encefálicas e espinhais, ➤ Fig. 11.24). São distinguidas uma meninge espessa (**paquimeninge**) e duas meninges delgadas (**leptomeninges**). A paquimeninge constitui a meninge mais externa, e consiste essencialmente na resistente **dura-máter**. As leptomeninges estão localizadas abaixo da dura-máter e consistem na **aracnoide-máter**, semelhante a uma teia de aranha, adjacente à superfície interna da dura-máter, e na **pia-máter**, imediatamente adjacente ao tecido nervoso. Entre a aracnoide-máter e a pia-máter há um espaço fisiológico, o **espaço subaracnóideo**. Trata-se do espaço liquórico externo, que envolve completamente o encéfalo e a medula espinhal (veja também o ➤ Item 11.4.4).

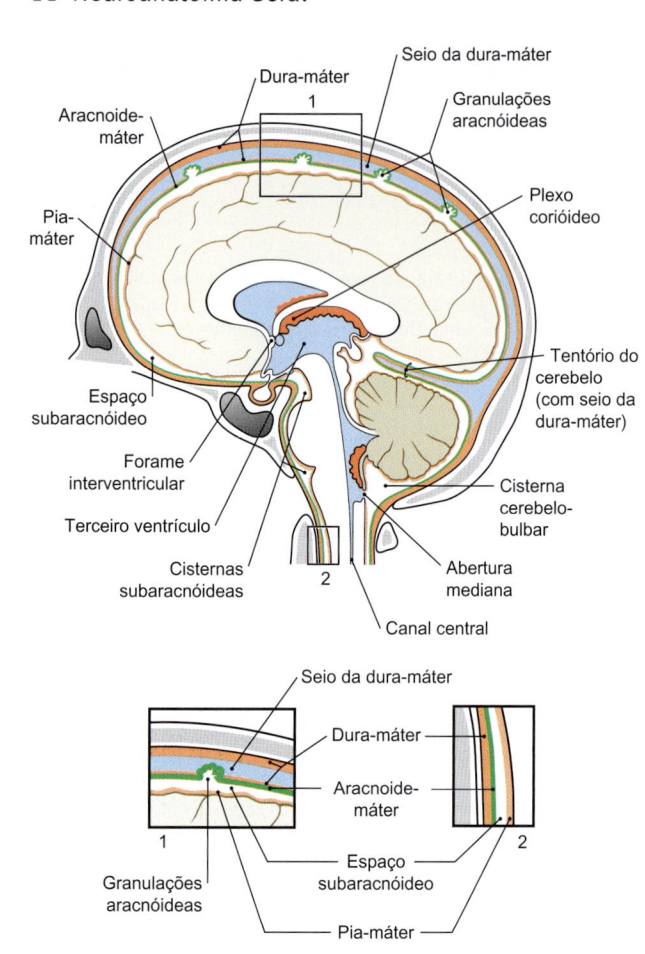

Figura 11.24 Relações de posição das meninges no interior do crânio em corte sagital. [L126]

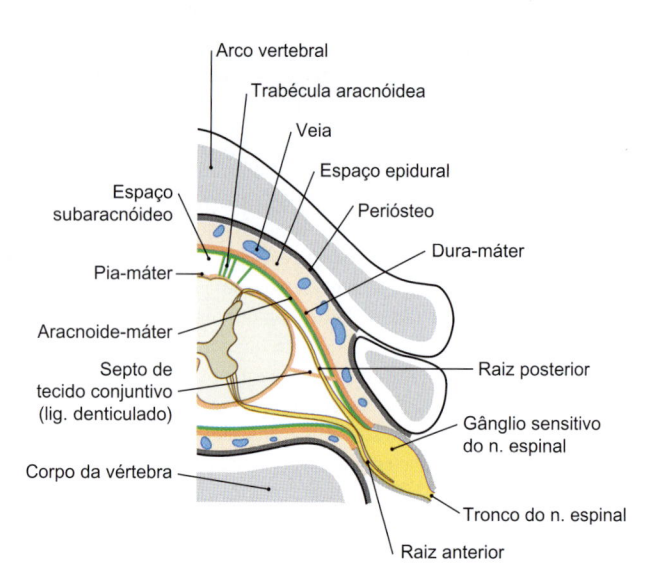

Figura 11.25 Relações de posição das meninges no interior do canal vertebral no nível da vértebra cervical IV, em corte transversal. [L126]

Clínica

No caso de um traumatismo cranioencefálico, a dura-máter e a aracnoide-máter podem se romper. Consequentemente, o espaço liquórico externo é aberto e pode se conectar com o meio externo (fístula liquórica), de modo que o líquido cerebroespinhal escape através do nariz (**rinoliquorreia**) ou da orelha (**otoliquorreia**). Para determinar se a secreção existente é realmente líquido cerebroespinhal, utiliza-se atualmente a β₂-transferrina, uma glicoproteína que, na isoforma β₂, ocorre apenas nesse líquido.

11.3.2 Embriologia

As meninges encefálicas e espinhais se desenvolvem a partir da **meninge primitiva**. Trata-se de um tecido conjuntivo mesenquimal que se origina da crista neural e do mesoderma paraxial e envolve o tubo neural. Com a formação das lamelas de delimitação da dura-máter, a meninge primitiva é separada em paquimeninge e leptomeninge.

11.3.3 Paquimeninge – Dura-máter

A dura-máter consiste, predominantemente, em um tecido conjuntivo denso, modelado, rico em fibras colágenas e, portanto, é uma espécie de "cápsula de órgão" do SNC. A **dura-máter do encéfalo** (**dura-máter encefálica**) se encontra diretamente fundida ao periósteo interno do crânio, de modo que não se pode dis-

tinguir, sob o ponto de vista intracraniano, qualquer espaço fisiológico entre a dura-máter e os ossos do crânio. A **dura-máter da medula espinhal** (**dura-máter espinhal**), no entanto, forma um saco tubular que circunda a medula espinhal e não se apresenta fundida ao canal vertebral ósseo, exceto pelos locais de fixação óssea no forame magno e no sacro. Assim, existe um **espaço peridural** espinhal (sinônimo: espaço peridural), que envolve o saco dural e que se encontra preenchido com tecido adiposo e um plexo venoso denso (plexo venoso vertebral interno) (➤ Fig. 11.25).

Clínica

A injeção de um anestésico local no espaço epidural (ou peridural), que envolve o saco dural espinhal, é referida como **anestesia peridural** (abreviatura: APD) (➤ Fig. 11.34).
A agulha é introduzida no espaço peridural, no plano sagital mediano, entre dois processos espinhosos, através de estruturas ligamentares da coluna vertebral, sem perfurar a dura-máter espinhal. Consequentemente, o anestésico local exerce seu efeito sobre as raízes espinhais e os gânglios sensitivos do nervo espinal, externamente à dura-máter.
A APD é utilizada em várias cirurgias e, em obstetrícia, para bloqueio da dor perioperatória (analgesia).

A dura-máter encefálica consiste em dois folhetos sobrepostos: a **lâmina externa**, aderida aos ossos do crânio, e a **lâmina interna**, voltada para o encéfalo. Em alguns locais no interior do crânio, esses dois folhetos se separam. Consequentemente, formam-se espaços alongados e revestidos por endotélio (**seios da dura-máter**), nos quais o sangue venoso do cérebro e das meninges é coletado e direcionado para a veia jugular interna (➤ Item 11.3.5, ➤ Item 11.5.8). Além disso, a lâmina interna forma **septos ou duplicações da dura-máter**, em formato de placas, que estruturam o espaço interno do crânio, separam determinadas partes do encéfalo umas das outras e, de certo modo, estabilizam a posição do encéfalo durante impactos mecânicos sobre o crânio. Esses septos formam as seguintes estruturas (➤ Fig. 11.26, ➤ Fig. 11.24, ➤ Fig. 11.27):

- **Foice do cérebro**: este septo dural, de superfície relativamente ampla, encontra-se alinhado em posição sagital mediana na fissura longitudinal do cérebro, e separa os dois hemisférios cerebrais, acima do corpo caloso. Em sua margem superior, ele contém o seio sagital superior, através do qual ele está fixado no teto do crânio. Em direção rostrocaudal, a foice do cérebro é fixada na crista etmoidal e na crista frontal; em posição occipital, na protuberância occipital interna. Em sua margem livre inferior, localiza-se o seio sagital inferior, que, em direção occipital, se continua com o seio reto, o qual, por sua vez, é fechado pela raiz da foice do cérebro. A partir desse ponto, a foice do cérebro se continua, de ambos os lados, com o tentório do cerebelo.

- **Tentório do cerebelo**: este septo dural em "formato de tenda" se estende em uma orientação horizontal-oblíqua no interior da fossa posterior do crânio, entre a face inferior dos lobos occipitais do cérebro e a face superior do cerebelo. Sua raiz está fixada em posição occipital, juntamente com a foice do cérebro, na protuberância occipital interna, no nível da confluência dos seios; lateralmente, ele se fixa pelas margens do seio transverso ao longo do occipital e, mais anterior e lateralmente à margem do seio petroso superior, na margem superior da porção petrosa do osso temporal. Em posição anterior e medial, a raiz do tentório do cerebelo segue até o dorso da sela turca do osso esfenoide, e se encontra fixada aos processos clinoides anteriores e posteriores. Entre os ramos do tentório, de ambos os lados, permanece um espaço em "formato de fenda" (**incisura do tentório**) para a passagem do tronco encefálico (no nível do mesencéfalo), além de vasos e de nervos cranianos.
- **Foice do cerebelo**: a foice do cerebelo é um septo dural curto, em "formato de crescente", que se encontra fixado à crista occipital interna na área occipital e que se projeta em direção posteroinferior na incisura posterior do cerebelo em orientação sagital mediana.
- **Diafragma da sela**: este septo dural, orientado horizontalmente, está fixado aos processos clinoides anteriores e posteriores, e se estende sobre a fossa hipofisial, na fossa média do crânio. Em sua região central, ele apresenta um orifício para a passagem do pedículo da hipófise.

11.3.4 Leptomeninges

Aracnoide-máter

Tanto no crânio quanto no canal vertebral, a aracnoide-máter se encontra adjacente à camada interna da dura-máter, formando uma membrana plana constituída por um "neurotélio". Desse modo, um espaço fisiológico entre a dura-máter e a aracnoide-máter está ausente, mas existe um espaço entre a aracnoide-máter e a pia-máter: o espaço subaracnóideo. Esse **espaço subaracnóideo** (espaço liquórico externo) é preenchido com líquido cerebroespinhal e, principalmente na região do encéfalo, é atravessado por inúmeras trabéculas de tecido conjuntivo, semelhantes a uma "teia de aranha" (**trabéculas aracnóideas**). Em alguns locais, o espaço subaracnóideo é ampliado de modo a formar cisternas, nas quais grandes artérias cerebrais e algumas raízes de nervos cranianos seguem, dentre outros (veja também o ➤ Item 11.3.2). Além disso, em direção à dura-máter, são encontradas protuberâncias da aracnoide-máter semelhantes a vilosidades (granulações aracnóideas). Essas **granulações aracnóideas**, em "formato de cogumelo", podem penetrar no lúmen dos seios da dura-máter e até mesmo nos ossos do crânio e nas veias diploicas. Essas estruturas são importantes vias de drenagem do líquido cerebroespinhal no sistema venoso e no seio sagital superior (fovéolas granulares ou granulações de Pacchioni, ➤ Fig. 11.27). Na medula espinhal, existem fovéolas granulares posteriormente, na região das raízes dos nervos espinhais. Essas granulações entram em contato com o plexo venoso epidural e garantem a drenagem do líquido cerebroespinhal da medula espinhal.

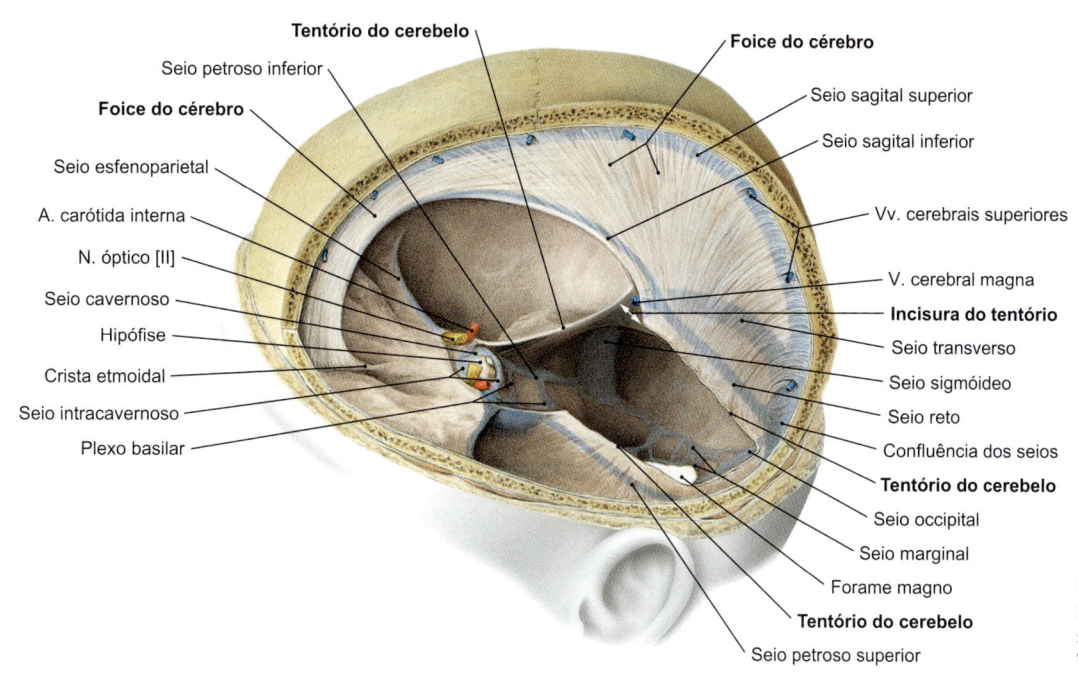

Figura 11.26 Dura-máter craniana e septos da dura-máter. Vista lateral.

Tentório do cerebelo
Seio petroso inferior
Foice do cérebro
Seio esfenoparietal
A. carótida interna
N. óptico [II]
Seio cavernoso
Hipófise
Crista etmoidal
Seio intracavernoso
Plexo basilar

Foice do cérebro
Seio sagital superior
Seio sagital inferior
Vv. cerebrais superiores
V. cerebral magna
Incisura do tentório
Seio transverso
Seio sigmóideo
Seio reto
Confluência dos seios
Tentório do cerebelo
Seio occipital
Seio marginal
Forame magno
Tentório do cerebelo
Seio petroso superior

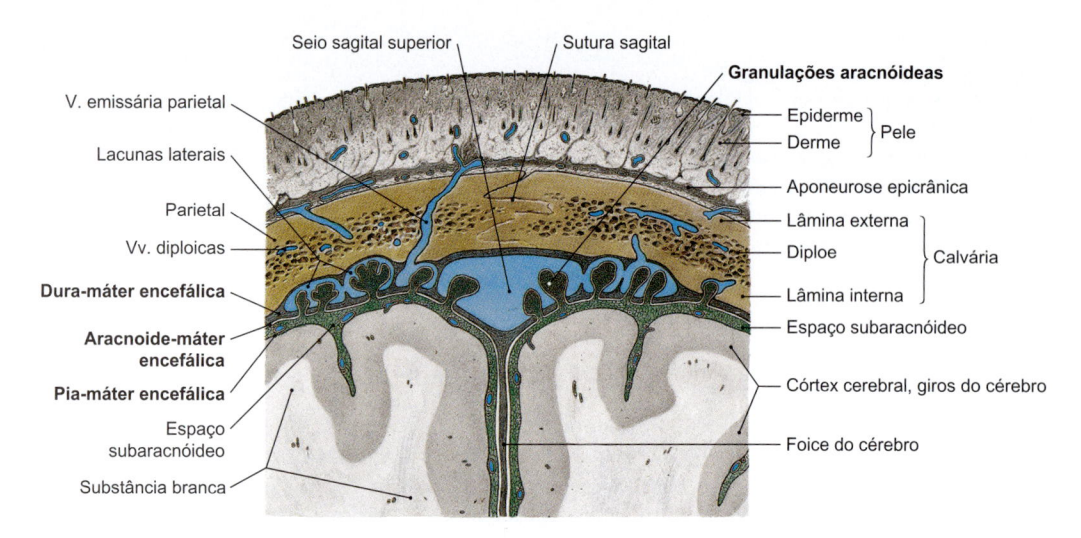

Seio sagital superior — Sutura sagital — **Granulações aracnóideas**

V. emissária parietal

Lacunas laterais

Parietal

Vv. diploicas

Dura-máter encefálica

Aracnoide-máter encefálica

Pia-máter encefálica

Espaço subaracnóideo

Substância branca

Epiderme — } Pele
Derme

Aponeurose epicrânica

Lâmina externa
Diploe — } Calvária
Lâmina interna

Espaço subaracnóideo

Córtex cerebral, giros do cérebro

Foice do cérebro

Figura 11.27 Calvária, meninges e seios da dura-máter. Corte frontal.

Clínica

Meningiomas são tumores de crescimento lento, quase sempre benignos, geralmente originários de células do neurotélio da aracnoide-máter. Preferencialmente, eles são encontrados na fenda inter-hemisférica, sobretudo na região do seio sagital superior (meningioma parassagital). Frequentemente, tais tumores passam despercebidos por um longo tempo, uma vez que o tecido circunjacente se adapta a eles, podendo, desse modo, atingir um tamanho considerável antes que, por exemplo, causem uma sintomatologia aguda. Quando submetidos a um tratamento cirúrgico, os casos de meningiomas têm um bom prognóstico com uma remoção do tecido tumoral tão radical quanto possível.

Pia-máter

A pia-máter encefálica (ou craniana) e a pia-máter espinhal se localizam diretamente adjacentes ao encéfalo e à medula espinhal. Em contraste com a dura-máter e a aracnoide-máter encefálicas, a **pia-máter encefálica** segue todos os giros e sulcos, acompanhando até os grandes vasos sanguíneos, em uma disposição perivascular, em meio ao parênquima encefálico. Esses espaços perivasculares são chamados espaços de Virchow-Robin. Uma característica típica da **pia-máter espinhal** é a presença do **ligamento denticulado**. Essa lâmina de tecido conjuntivo denso, orientada no plano frontal, se estende do forame magno até acima do primeiro nervo lombar, de ambos os lados, entre a medula espinhal e a dura-máter espinhal, consequentemente, atravessando a aracnoide-máter (➤ Fig. 11.25).

N O T A
No interior do crânio, a dura-máter e a aracnoide-máter se estendem sobre a superfície óssea e, portanto, sobre os giros e sulcos do encéfalo. A pia-máter, por outro lado, repousa diretamente sobre o tecido encefálico e, desse modo, segue invariavelmente os giros e os sulcos em suas porções profundas (➤ Fig. 11.27).

11.3.5 Vasos e Nervos das Meninges

Artérias e Veias
Entre os vasos da dura-máter encefálica, são distinguidos vasos privados (vasos meníngeos, artérias e veias meníngeas) e vasos públicos (seios da dura-máter). Os vasos privados são responsáveis pelo suprimento arterial e pela drenagem venosa da própria dura-máter, enquanto os vasos públicos conduzem o sangue venoso do encéfalo para a veia jugular interna. Curiosamente, a aracnoide-

máter não possui vasos sanguíneos próprios, mas a pia-máter (ricamente vascularizada) mantém seus vasos em comunicação direta com os vasos sanguíneos encefálicos.
São distinguidas as seguintes **artérias**:

- **Ramo meníngeo anterior, ramo** da artéria etmoidal anterior: supre a dura-máter encefálica da fossa anterior do crânio
- **Artéria meníngea média**, ramo da artéria maxilar: supre a maior parte da dura-máter encefálica, principalmente da fossa média do crânio e, parcialmente, também da fossa anterior do crânio
- **Artéria meníngea central**, ramo da artéria carótida interna: supre, principalmente, o tentório do cerebelo
- **Artéria meníngea posterior**, ramo da artéria faríngea ascendente: supre a maior parte da dura-máter encefálica da fossa posterior do crânio
- **Ramos meníngeos** da artéria vertebral ou da artéria occipital: suprem, também, partes da dura-máter encefálica na fossa posterior do crânio
- **Artérias radiculares** e **artérias medulares** derivadas de ramos espinhais: suprem a dura-máter espinhal

De modo geral, pares de **veias meníngeas** acompanham as artérias principais ou os ramos anteriormente mencionados.

N O T A
As **veias emissárias** são definidas como os segmentos venosos que conectam as veias cerebrais superficiais com os seios da dura-máter. Elas se estendem da superfície do encéfalo através do espaço subaracnóideo, da aracnoide-máter e da dura-máter encefálica até o respectivo seio.

Clínica

Um **hematoma epidural** intracraniano corresponde a uma coleção de sangue entre os ossos do crânio e a dura-máter encefálica. A causa está frequentemente associada a um traumatismo craniano no qual um vaso meníngeo, como a artéria meníngea média, se rompe. Na tomografia computadorizada do encéfalo, um hematoma epidural é hiperdenso (mais denso do que o tecido ao redor) e tem formato biconvexo, devido aos locais de fixação definidos da dura-máter às suturas dos ossos do crânio. O prognóstico é tanto melhor quanto mais rapidamente uma cirurgia é realizada, com a ligadura do vaso hemorrágico.
No **hematoma subdural** intracraniano, o sangue se acumula entre a dura-máter e a aracnoide-máter. O hematoma

subdural, em geral, também está associado a um traumatismo, mas as veias emissárias se apresentam rompidas, e pode levar muito mais tempo para que os primeiros sintomas apareçam. Na imagem da tomografia computadorizada, os hematomas subdurais são hiperdensos e uniconvexos. O tratamento é a cirurgia com a colocação de um dreno.

Um **hematoma subaracnóideo** geralmente ocorre quando um **aneurisma** de uma artéria no espaço subaracnóideo se rompe. Esse tipo de hemorragia também apresenta uma imagem hiperdensa na tomografia computadorizada, na qual o acúmulo de sangue pode ser visualizado, de acordo com a sua extensão, ao longo do espaço subaracnóideo, principalmente nas cisternas. Mais uma vez, o prognóstico com a cirurgia realizada o mais precocemente possível, com a ligadura da fonte de sangramento, desempenha papel importante.

Inervação

Com relação à sensibilidade, as meninges do encéfalo são, principalmente, inervadas por ramos do **nervo trigêmeo [V]**. No entanto, o **nervo glossofaríngeo [IX]** e o **nervo vago [X]**, bem como os **nervos espinhais cervicais**, também participam da sua inervação sensitiva.

Sob o ponto de vista topográfico, são distinguidos os seguintes ramos nervosos:

- Nervo trigêmeo [V]
  - **Ramo meníngeo anterior** do nervo etmoidal posterior (ramo do nervo nasociliar que, por sua vez, é ramo do nervo oftálmico [V/1]) para as meninges da fossa anterior do crânio
  - **Ramo meníngeo recorrente** (**ramo do tentório**) do nervo oftálmico [V/1] para o tentório do cerebelo
  - **Ramos meníngeos** do nervo maxilar [V/2] ou do nervo mandibular [V/3] para as meninges da fossa média do crânio
- Nervo glossofaríngeo [IX] e nervo vago [X]
  - **Ramos meníngeos** do nervo vago [X] e do nervo glossofaríngeo [IX] para a dura-máter da fossa posterior do crânio, com exceção do clivo
- Nervos espinhais cervicais
  - **Ramos sensitivos derivados de C1-C3** suprem as meninges do clivo, após a passagem pelo forame magno

Com relação à inervação autônoma, as meninges do encéfalo são inervadas, pela divisão parassimpática, por fibras oriundas dos gânglios da cabeça e, pela divisão simpática, por meio de fibras do gânglio cervical superior.

Na **medula espinhal**, os **ramos meníngeos** dos respectivos nervos espinhais segmentares assumem a inervação sensitiva e autônoma das meninges.

Clínica

Em comparação ao encéfalo e à medula espinhal, as meninges são extremamente sensíveis à dor. Essa sensibilidade à dor é especialmente evidente nos processos inflamatórios, como nos casos de **meningite**. Os pacientes afetados apresentam fortes dores de cabeça, acompanhadas de uma dolorosa rigidez do pescoço. Essa última se deve a uma irritação das meninges e também é referida como **meningismo**.

Na avaliação neurológica, o meningismo é detectado por meio da pesquisa de dois sinais:

- **Sinal de Brudzinski**: neste caso, a cabeça do paciente, em decúbito dorsal, é passivamente flexionada. Caso o paciente flexione as pernas reflexamente (para aliviar as meninges irritadas), o sinal é considerado positivo
- **Sinal de Kernig**: neste caso, o membro inferior estendido é elevado passivamente pelo médico, com o paciente em decúbito dorsal. Caso ocorra uma flexão ativa na articulação do joelho devido à irritação nas meninges, o sinal é positivo

11.4 Sistema Ventricular e Estruturas Adjacentes

Anja Böckers

Competências

Após a leitura deste capítulo, você será capaz de:
- descrever e demonstrar o fluxo do líquido cerebroespinhal em preparações anatômicas ou em um modelo do sistema ventricular a partir do seu local de formação, ao longo da respectiva sequência dos ventrículos, até os seus locais de reabsorção
- explicar pelo menos duas funções essenciais do líquido cerebroespinhal
- descrever os segmentos do sistema ventricular em cortes horizontais e frontais do encéfalo
- definir as estruturas formadoras das paredes dos ventrículos laterais e do terceiro ventrículo

11.4.1 Visão Geral e Organização

O encéfalo apresenta ao seu redor e em seu interior um volume constante de líquido cerebroespinhal, com função protetora, sendo encontrado nos espaços liquóricos externos (➤ Item 11.4.4) e nos espaços liquóricos internos (➤ Item 11.4.3). Os **espaços liquóricos internos** são câmaras encefálicas localizadas profundamente no encéfalo, revestidas por células ependimárias, e denominadas sistema ventricular, em sentido mais estrito. Eles incluem quatro ventrículos e o canal central (➤ Fig. 11.28):

- **Ventrículos laterais primeiro** (esquerdo) e **segundo** (direito), no telencéfalo
- **Terceiro ventrículo**, no diencéfalo
- **Quarto ventrículo**, no rombencéfalo
- **Aqueduto do mesencéfalo**, como conexão entre o terceiro e o quarto ventrículos
- **Canal central**, na medula espinhal

O **espaço liquórico externo** é essencialmente formado pelo espaço subaracnóideo, que envolve o encéfalo e a medula espinhal (➤ Item 11.4.4). Entre suas extensões, as **cisternas**, estão incluídas a cisterna interpeduncular, a cisterna circundante e a cisterna pontocerebelar.

O líquido cerebroespinhal (➤ Item 11.4.5) é produzido pelos plexos corióideos dos ventrículos, passa através da **abertura mediana (forame de Magendie)** e do par de **aberturas laterais (forames de Luschka)** do quarto ventrículo para o espaço liquórico externo, sendo aí absorvido. Os espaços liquóricos internos e externos contêm volume total de cerca de 140 mL de líquido cerebroespinhal. O sistema liquórico possui uma função de proteção mecânica e transporta nutrientes e produtos de degradação. Discute-se também se a composição do líquido cerebroespinhal exerce influências sobre vias de sinalização hormonais e homeostáticas, por meio de substâncias e de neurotransmissores que circulam nele.

11.4.2 Embriologia

Sistema Ventricular

Com o desenvolvimento das vesículas encefálicas a partir do tubo neural, ocorre, simultaneamente, o desenvolvimento do sistema ventricular a partir dos espaços internos do primórdio do encéfalo (➤ Item 11.1.1). As duas vesículas telencefálicas circundam o par de ventrículos laterais, enquanto o primórdio do futuro diencéfalo (derivado da segunda vesícula encefálica secundária) envolve o terceiro ventrículo. Após a rotação dos hemisférios cerebrais entre

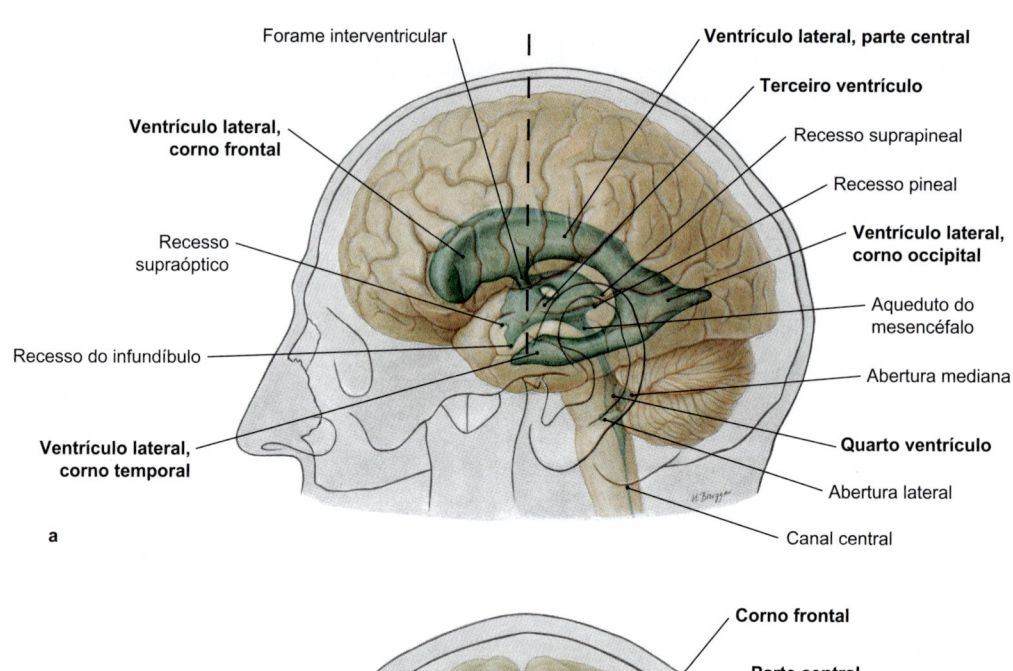

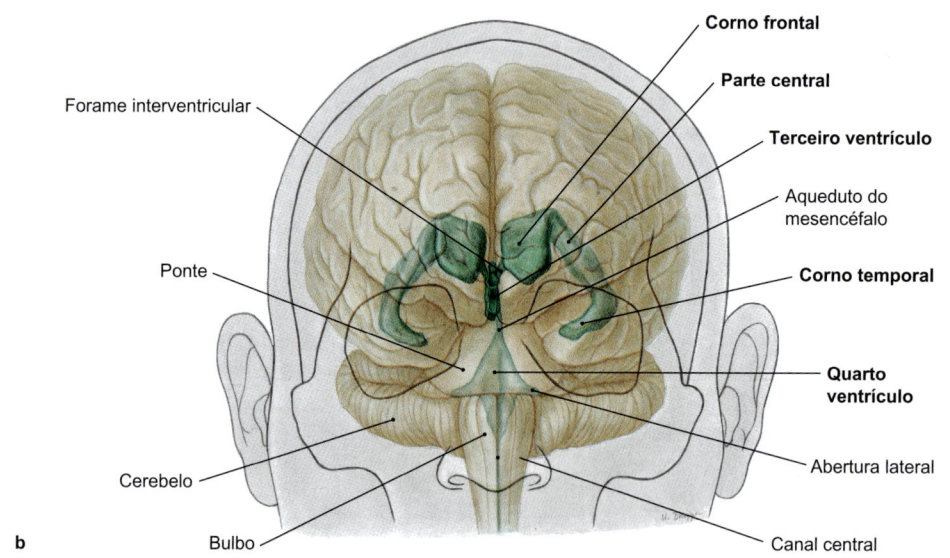

Figura 11.28 Ventrículos encefálicos. a Vista lateral esquerda. **b** Vista anterior.

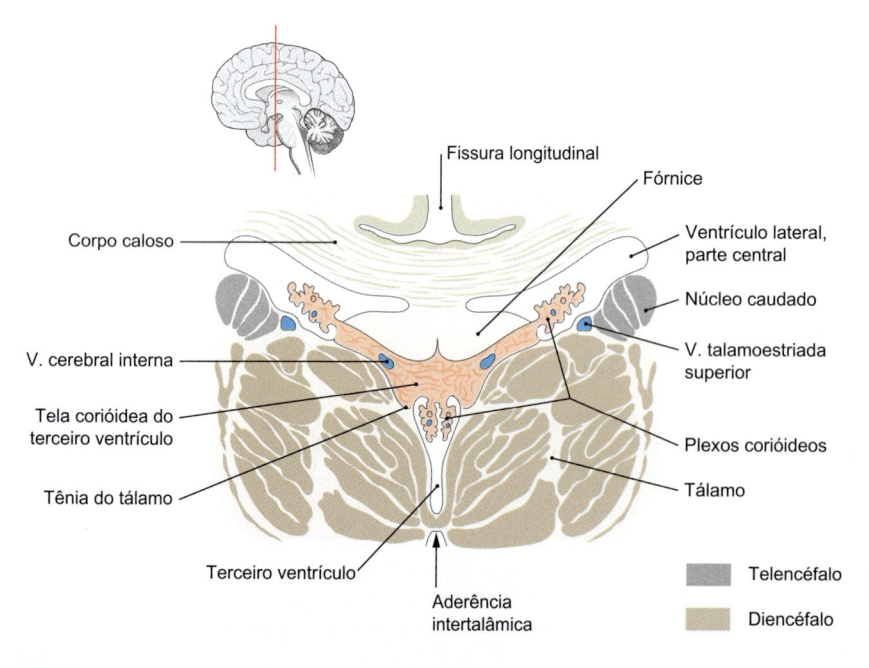

Figura 11.29 Plexos corióideos nos ventrículos laterais e no terceiro ventrículo; corte frontal esquemático.

os dois ventrículos laterais, permanecem apenas aberturas de pequenos óstios, os **forames interventriculares** (ou **forames de Monro**). Na região da vesícula encefálica secundária, situada no segmento do mesencéfalo, o lúmen do tubo neural se torna estreitado, devido a um intenso crescimento na parede do tubo neural, de modo que permanece apenas uma estreita passagem entre o terceiro e o quarto ventrículo, o **aqueduto do mesencéfalo**. O lúmen do tubo neural do rombencéfalo forma o quarto ventrículo, que se continua com o canal central do bulbo e da medula espinhal.

Desenvolvimento dos Plexos Corióideos

Os plexos corióideos se originam a partir do neuroepitélio das vesículas encefálicas por meio do crescimento de vasos sanguíneos da pia-máter que invaginam em direção ao epêndima. Nesses locais, a parede ventricular consiste no futuro epitélio do **plexo corióideo** e na **tela corióidea**, de tecido conjuntivo, uma diferenciação da pia-máter. Os vasos crescem em direção ao teto ependimário do quarto ventrículo, à parede medial dos ventrículos laterais e ao teto do terceiro ventrículo. Os dois últimos primórdios mencionados se formam na *sétima semana de desenvolvimento embrionário*, inicialmente unidos e, em seguida, se tornam separados, devido ao intenso crescimento do telencéfalo sobre os ventrículos laterais e o terceiro ventrículo. No entanto, os ventrículos laterais permanecem conectados um ao outro no decorrer do desenvolvimento, através dos forames interventriculares (➤ Fig. 11.29). Os plexos corióideos são, inicialmente, formados apenas na porção central dos ventrículos laterais, mas, durante o curso da rotação dos hemisférios, eles se expandem nos segmentos adjacentes (➤ Tabela 11.2). O limite entre o diencéfalo, com seus núcleos talâmicos e o núcleo caudado do telencéfalo, é marcado nos ventrículos laterais pelo trajeto da veia talamoestriada superior.

11.4.3 Espaços Liquóricos Internos

Ventrículos Laterais (Primeiro e Segundo)

Os ventrículos laterais (➤ Fig. 11.30) apresentam, de cada lado, disposição tubular, com "formato de C", com a abertura do "C" voltada na direção rostral e com dilatação alongada, em "formato de esporão", orientada posteriormente. O ramo superior do "C" se projeta no lobo frontal como o **corno frontal** (ou **anterior**), continuando-se com a **parte central** no lobo parietal e atingindo o lobo occipital do telencéfalo com o **corno occipital** (ou **posterior**). No entanto, uma dilatação triangular do tubo, o **trígono colateral**, também forma uma conexão de lúmen amplo no ramo inferior do "C", que, por sua vez, penetra no lobo temporal (**corno temporal** [ou **inferior**]).

Os ventrículos laterais são uma importante referência anatômica nos exames de imagens em cortes seriados (TC, IRM) do telencéfalo. As regiões dos núcleos da base e fibras de projeção clinicamente significativas, que, na sua totalidade, formam a cápsula interna, estão localizadas nas vizinhanças dos ventrículos laterais. O conhecimento dos limites dos ventrículos é, portanto, de alta relevância clínica. Para um entendimento básico, deve-se lembrar que o núcleo caudado, componente dos núcleos da base, também atinge sua máxima extensão seguindo a rotação dos hemisférios, como ocorre com os ventrículos laterais, de modo que ele se mantém adjacente à parede lateral dos ventrículos laterais tanto no corno frontal quanto no corno temporal. O tálamo permanece como componente do diencéfalo, que não sofre rotação, em posição mediobasal aos ventrículos laterais, mas lateralmente ao terceiro ventrículo.

> **N O T A**
> As estruturas associadas às paredes dos ventrículos laterais estão listadas na ➤ Tabela 11.2.

Terceiro Ventrículo

Os ventrículos laterais (primeiro e segundo ventrículos) se posicionam, de ambos os lados, em relação aos **forames interventriculares (de Monro)**, que conecta os ventrículos laterais ao terceiro ventrículo, que é ímpar. O terceiro ventrículo está localizado entre os dois tálamos, que normalmente são conectados por meio da **adesão intertalâmica**, e possui protuberâncias características, os recessos (➤ Fig. 11.28): anteriormente ao **recesso supraóptico**, em direção rostral, o quiasma óptico se encontra associado ao ventrículo, abaixo do qual o assoalho do terceiro ventrículo invagina, formando o **recesso infundibular** no infundíbulo (componente do pedículo hipofisário). O **recesso suprapineal** e o **recesso pineal**, orientados na direção occipital, se encontram intimamente associados à glândula pineal (epífise).

Aqueduto do Mesencéfalo

O terceiro ventrículo se comunica com o quarto ventrículo através do aqueduto do mesencéfalo (de Sylvius). O aqueduto se inicia na parte posterior do assoalho ventricular e segue entre a lâmina do teto e o tegmento, através do mesencéfalo, até o teto do quarto ventrículo. Ele é o local mais estreito entre os espaços liquóricos internos. Caso ele se torne mais estreitado ou até mesmo obliterado, os ventrículos laterais sofrem uma dilatação devido à estase do líquido cerebroespinhal (➤ Fig. 11.31).

Quarto Ventrículo

O quarto ventrículo se assemelha a uma tenda, com a extremidade direcionada para o cerebelo, enquanto a base aponta em direção

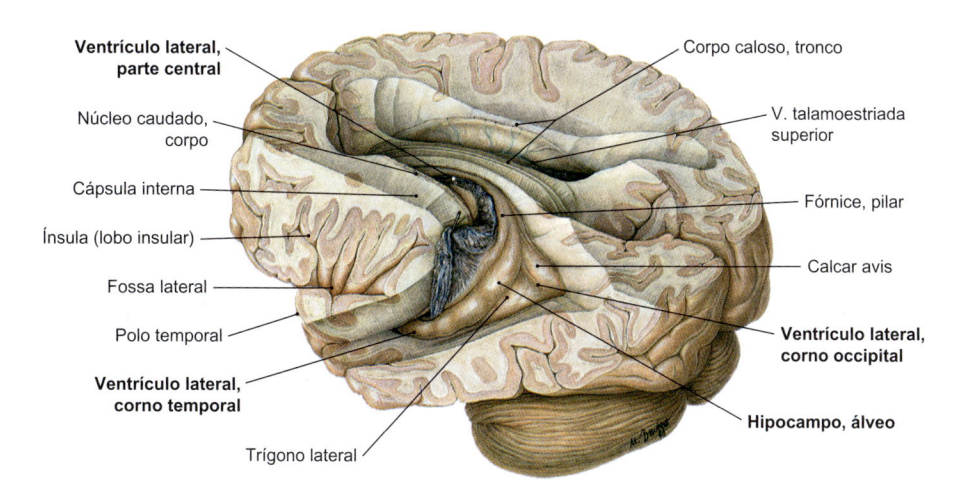

Ventrículo lateral, parte central

Núcleo caudado, corpo

Cápsula interna

Ínsula (lobo insular)

Fossa lateral

Polo temporal

Ventrículo lateral, corno temporal

Trígono lateral

Corpo caloso, tronco

V. talamoestriada superior

Fórnice, pilar

Calcar avis

Ventrículo lateral, corno occipital

Hipocampo, álveo

Figura 11.30 Ventrículos laterais.
Vista superior posterior esquerda; após remoção das partes superiores dos hemisférios cerebrais.

Tabela 11.2 Topografia dos ventrículos encefálicos.

Ventrículo e porção correspondente	Parede	Estruturas adjacentes	Plexos corióideos
Ventrículos laterais, cornos frontais	Teto	Corpo caloso (tronco)	Não
	Parede anterior	Corpo caloso (joelho)	
	Parede medial	Septo pelúcido	
	Parede lateral	Cabeça do núcleo caudado	
Ventrículos laterais, parte central	Teto	Corpo caloso	Sim
	Assoalho	Tálamo	
	Parede medial	Septo pelúcido, fórnice	
	Parede lateral	Corpo do núcleo caudado	
Ventrículos laterais, cornos occipitais	Teto	Substância branca do lobo occipital	Não
	Assoalho	Substância branca do lobo occipital	
	Parede medial	Calcar avis	
	Parede lateral	Radiação óptica	
Ventrículos laterais, cornos temporais	Teto	Cauda do núcleo caudado	Sim
	Assoalho	Hipocampo	
	Parede medial	Fímbria do hipocampo	
	Parede lateral	Cauda do núcleo caudado	
	Parede anterior	Tonsila	
Terceiro ventrículo	Teto	Tela corióidea do terceiro ventrículo	Sim
	Assoalho	Hipotálamo	
	Parede anterior	Lâmina terminal do terceiro ventrículo	
	Parede lateral	Tálamo, epitálamo	
Quarto ventrículo	Teto	Véu medular superior do cerebelo e véu medular inferior do cerebelo	Sim
	Assoalho	Fossa romboide	
	Parede lateral	Pedúnculos cerebelares	

anterior e é contornada pela **fossa romboide**. A fossa romboide é delimitada pelos pedúnculos cerebelares, pela ponte e, por meio da estria medular do quarto ventrículo, em trajeto horizontal, pelo bulbo (➤ Fig. 11.21; ➤ Item 11.1.2). O quarto ventrículo possui dilatações em "formato de braço", de ambos os lados, constituindo os **recessos laterais**. Em suas extremidades, o quarto ventrículo é conectado ao espaço liquórico externo (o espaço subaracnóideo) através das **aberturas laterais do quarto ventrículo (forames de Luschka)** e da **abertura mediana do quarto ventrículo (forame de Magendie)**. Inferiormente, o quarto ventrículo se continua com o canal central do bulbo e da medula espinhal.

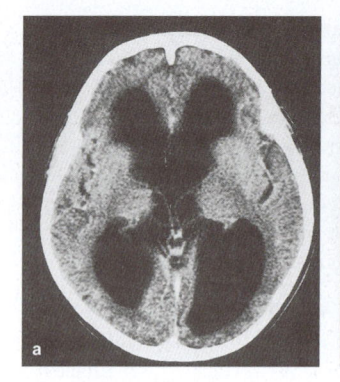 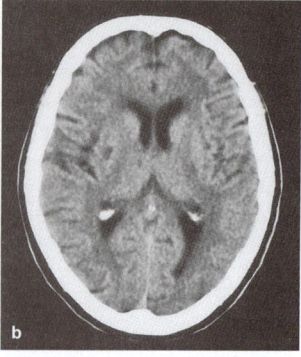

Figura 11.31 Distúrbios de drenagem do líquido cerebroespinhal na TC. a TC de uma paciente com distúrbio de drenagem do líquido cerebroespinhal, devido a um estreitamento do aqueduto do mesencéfalo. Os ventrículos encefálicos se apresentam intensamente dilatados com comprometimento do parênquima cerebral (hidrocefalia). A paciente apresentava intensas deficiências intelectuais e um considerável distúrbio na marcha. **b** TC de uma pessoa sadia para comparação. [R317]

Clínica

Caso ocorra a produção excessiva de líquido cerebroespinhal ou esse líquido não circule ou não possa ser reabsorvido, ocorre uma **hidrocefalia**. A causa mais frequente de hidrocefalia é uma obstrução que promove o acúmulo do líquido cerebroespinhal previamente à constrição (➤ Fig. 11.31). Se tal obstrução ocorrer antes que as suturas do crânio estejam fechadas, o aumento da pressão intracraniana pode levar a um aumento na circunferência da cabeça. Mais tarde, o aumento da pressão provoca dores de cabeça, náuseas e vômitos, distúrbios de consciência e de visão, estes últimos devido à congestão nas papilas dos nervos ópticos.

11.4.4 Espaços Liquóricos Externos | Espaço Subaracnóideo

O espaço subaracnóideo está localizado entre a aracnoide-máter e a pia-máter e envolve o encéfalo e a medula espinhal. A aracnoide-máter se expande através de irregularidades na superfície ou na base do encéfalo, resultando em expansões do espaço subaracnóideo, caracterizadas como cisternas. A maior dessas cisternas é a **cisterna cerebelobulbar**, que se estende entre o cerebelo e o bulbo. Ela pode ser puncionada através da membrana atlantoccipital (punção suboccipital). Acima do cerebelo, a **cisterna colicular** se expande na lâmina do teto, continuando-se, lateralmente, ao redor da ponte até a **cisterna circundante** e mantendo conexão rostral com a **cisterna interpeduncular**, localizada entre os pedúnculos cerebrais. A **cisterna basal** é definida como um sistema de múltiplas câmaras de pequenas expansões do espaço subaracnóideo, em particular na base do lobo frontal, que também inclui a **cisterna quiasmática** (➤ Fig. 11.32).

11.4.5 Líquido Cerebroespinhal (ou Líquor)

Os **plexos corióideos** e as células ependimárias dos ventrículos produzem, diariamente, cerca de 500 mL de líquido cerebroespinhal, ou seja, o volume médio de líquido cerebroespinhal (em torno de 140 mL) é renovado cerca de três vezes por dia.

Plexos Corióideos

Os plexos corióideos se projetam, com suas numerosas pregas vascularizadas, no interior do lúmen dos ventrículos, mas são fixados à pia-máter através das **tênias corióideas**. Como o epêndima,

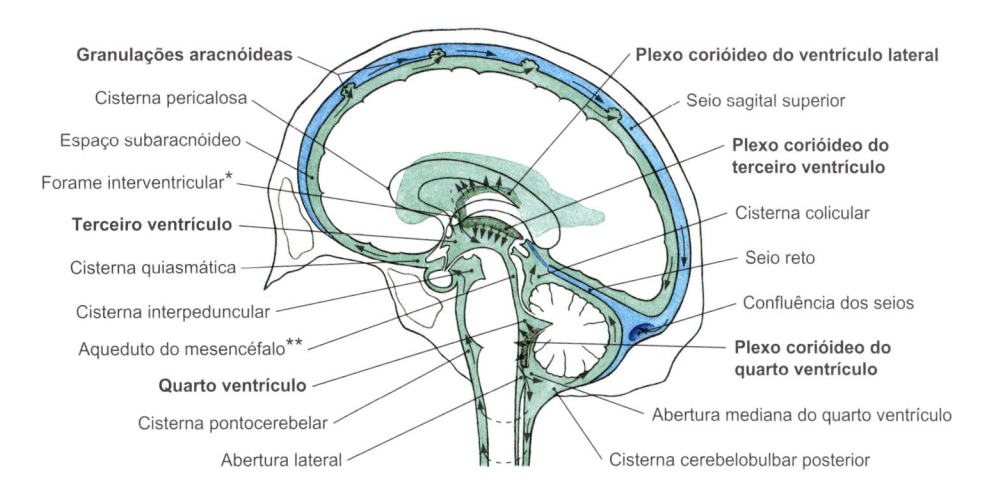

Granulações aracnóideas
Cisterna pericalosa
Espaço subaracnóideo
Forame interventricular*
Terceiro ventrículo
Cisterna quiasmática
Cisterna interpeduncular
Aqueduto do mesencéfalo**
Quarto ventrículo
Cisterna pontocerebelar
Abertura lateral

Plexo corióideo do ventrículo lateral
Seio sagital superior
Plexo corióideo do terceiro ventrículo
Cisterna colicular
Seio reto
Confluência dos seios
Plexo corióideo do quarto ventrículo
Abertura mediana do quarto ventrículo
Cisterna cerebelobulbar posterior

Figura 11.32 Esquema da circulação do líquido cerebroespinhal.

o epitélio dos plexos corióideos está organizado em uma camada única de células cúbicas e apresenta microvilos em sua margem apical, como especializações para um aumento adicional de sua superfície. Para proteger o encéfalo de possíveis influências patológicas, existe uma **barreira hematoliquórica** entre a circulação sanguínea e o líquido cerebroespinhal: um endotélio capilar fenestrado, as membranas basais do endotélio capilar e do epitélio do plexo, bem como as junções de oclusão que mantêm unidas as células epiteliais dos plexos corióideos. Os vasos envolvidos na formação das respectivas pregas vasculares dos plexos corióideos estão listados na ➤ Tabela 11.3.

Os plexos corióideos dos ventrículos laterais e do terceiro ventrículo se dispõem em "formato de T" ou em "formato de seta", com os ramos laterais do "T" quase horizontais, ou com as extensões laterais da extremidade da seta se estendendo para a face medial, na parte central e nos cornos temporais dos ventrículos laterais, enquanto o ramo longo vertical do "T", ou o eixo da seta, se posiciona no teto do terceiro ventrículo (➤ Fig. 11.33). O plexo corióideo do quarto ventrículo se projeta parcialmente para fora das aberturas laterais, em direção ao espaço subaracnóideo, e é referido clinicamente como **cesta de flores de Bochdalek.**

Tabela 11.3 Suprimento arterial dos plexos corióideos.

Ventrículo	Artéria
Ventrículos laterais	Artéria corióidea anterior (ramo da artéria carótida interna)
	Artéria corióidea posterior lateral (ramo da artéria cerebral posterior)
Terceiro ventrículo	Artéria corióidea posterior medial (ramo da artéria cerebral posterior)
Quarto ventrículo	Artéria cerebelar inferior posterior (ramo da artéria vertebral)
	Artéria cerebelar inferior anterior (ramo da artéria basilar)

Formação e Absorção de Líquido Cerebroespinhal

A partir de seu local de produção (os plexos corióideos e a camada ependimária de todos os ventrículos), o líquido cerebroespinhal circula através dos forames interventriculares para o terceiro ventrículo, através do aqueduto do mesencéfalo (de Sylvius) para o quarto ventrículo e, finalmente, através dos forames laterais e mediano para o espaço subaracnóideo e, portanto, em direção aos espaços liquóricos externos (➤ Fig. 11.32). Uma quantidade pequena é direcionada para o canal central da medula espinhal, enquanto o fluxo principal passa pela cisterna basal e pela convexidade dos

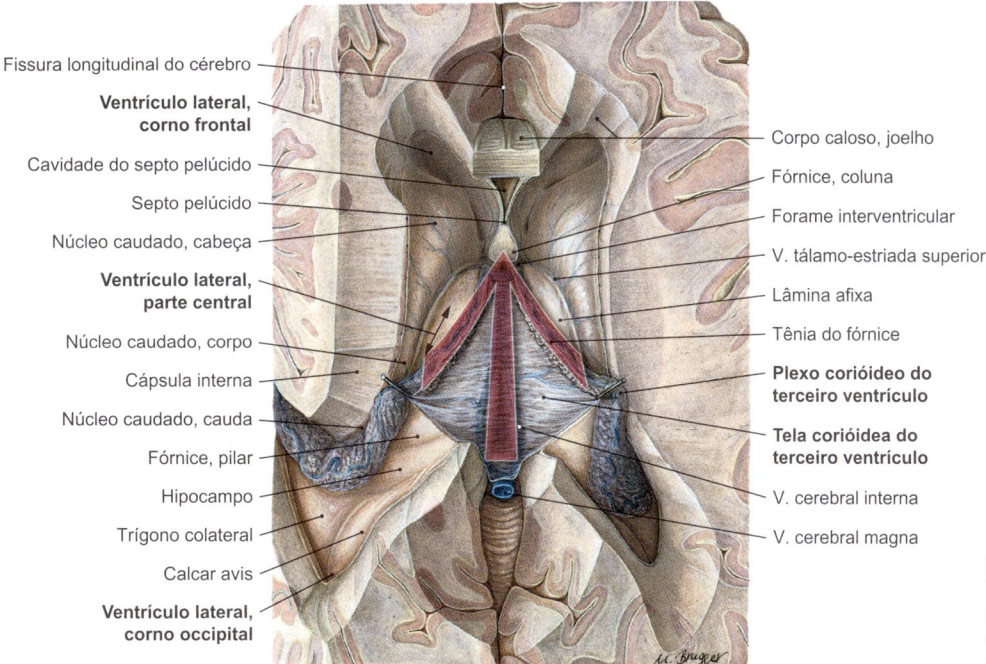

Fissura longitudinal do cérebro
Ventrículo lateral, corno frontal
Cavidade do septo pelúcido
Septo pelúcido
Núcleo caudado, cabeça
Ventrículo lateral, parte central
Núcleo caudado, corpo
Cápsula interna
Núcleo caudado, cauda
Fórnice, pilar
Hipocampo
Trígono colateral
Calcar avis
Ventrículo lateral, corno occipital

Corpo caloso, joelho
Fórnice, coluna
Forame interventricular
V. tálamo-estriada superior
Lâmina afixa
Tênia do fórnice
Plexo corióideo do terceiro ventrículo
Tela corióidea do terceiro ventrículo
V. cerebral interna
V. cerebral magna

Figura 11.33 Ventrículos laterais. Vista superior, após remoção da porção intermédia do corpo caloso e do pilar do fórnice.

621

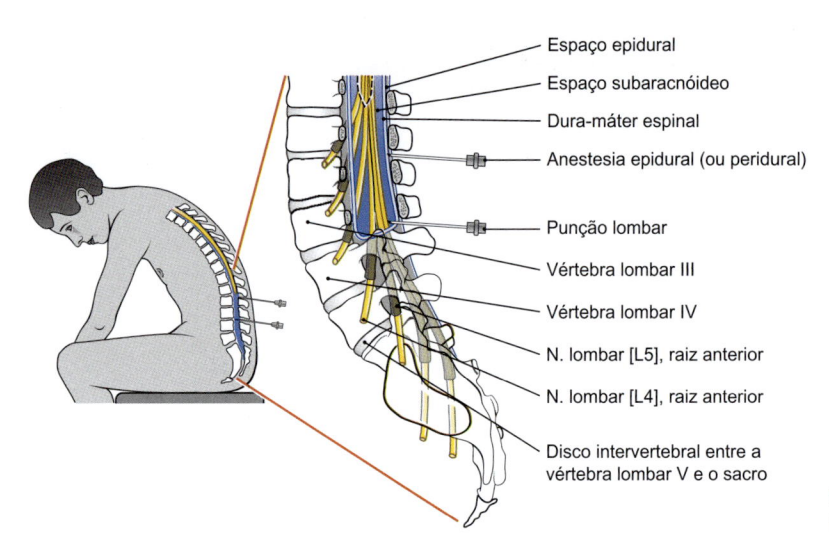

Espaço epidural

Espaço subaracnóideo

Dura-máter espinal

Anestesia epidural (ou peridural)

Punção lombar

Vértebra lombar III

Vértebra lombar IV

N. lombar [L5], raiz anterior

N. lombar [L4], raiz anterior

Disco intervertebral entre a vértebra lombar V e o sacro

Figura 11.34 Locais para a punção lombar e para a anestesia peridural.

hemisférios telencefálicos para o cerebelo e para o canal vertebral. A interação entre diferentes mecanismos de transporte é descrita: além de um batimento ciliar direcionado das células ependimárias da parede ventricular, consideram-se, também, as variações de pressão dependentes da respiração e uma corrente pulsátil devido a alterações do volume sistólico no encéfalo. O líquido cerebroespinhal circula em pequenas quantidades através do epêndima no espaço extracelular do encéfalo ou de volta para o sistema ventricular. Ele é, principalmente, reabsorvido através de vilosidades aracnóideas, em particular por meio das fovéolas granulares (**granulações de Pacchioni**), no seio sagital superior, para os seios venosos da dura-máter. Outras vias de drenagem podem ser encontradas ao longo de vasos sanguíneos e linfáticos dos nervos cranianos e das raízes dos nervos espinhais, no canal vertebral (➤ Fig. 11.32).

Composição do Líquido Cerebroespinhal

A formação do transparente líquido cerebroespinhal é um processo ativo no qual, por meio de uma Na^+-K^+-ATPase, um gradiente osmótico é construído e, assim, a água pode passar através de aquaporinas (proteínas canais) para o sistema ventricular. A formação do líquido cerebroespinhal pode ser reduzida pela inibição da enzima anidrase carbônica. Normalmente, o líquido cerebroespinhal contém 99% de água, com osmolaridade comparável à do sangue, mas significativamente menos proteínas (0,2%) e apenas algumas células isoladas (menos de 4 células/mL).

> ### Clínica
>
> A composição do líquido cerebroespinhal é, tipicamente, alterada em várias doenças. Para que o líquido cerebroespinhal seja examinado, o espaço subaracnóideo é puncionado com uma agulha (**punção lombar**). Em geral, o local de punção se situa entre os processos espinhosos das terceira e quarta ou quarta e quinta vértebras lombares, ou seja, em posição muito mais baixa do que a extremidade inferior da medula espinhal (cone medular, no nível da primeira ou segunda vértebra lombar, ➤ Fig. 11.34).

11.4.6 Órgãos Circunventriculares

Localização

Além das células ependimárias, outras células encefálicas também se encontram adjacentes aos espaços liquóricos. Em alguns locais do sistema ventricular, especialmente no terceiro e no quarto ventrículo, esses tipos celulares são tão numerosos e localmente con-

centrados que são descritos como órgãos circunventriculares (➤ Fig. 11.35). Eles geralmente se apresentam de modo ímpar e estão localizados, principalmente, no plano mediano do encéfalo. As características estruturais especiais desses órgãos são a presença de células ependimárias especializadas (**tanicitos**) e um endotélio capilar fenestrado, que não mantêm a barreira hematoencefálica nesses locais. Os tanicitos contêm quinocílios em sua membrana plasmática apical que podem estabelecer contato com o líquido cerebroespinhal.

Os órgãos circunventriculares são divididos em:
- Órgãos circunventriculares sensoriais, em sentido mais estrito:
  - **Órgão subfornicial**, na parede anterior do terceiro ventrículo
  - **Órgão vascular da lâmina terminal**, na lâmina terminal, imediatamente atrás do quiasma óptico
  - **Área postrema**, no assoalho da fossa romboide
- Órgãos circunventriculares secretores:
  - **Eminência mediana**, associada ao infundíbulo da neuro-hipófise
  - **Glândula pineal** (ou epífise)
  - **Neuro-hipófise**

O órgão subcomissural está presente, entre os humanos, apenas nas fases fetal e neonatal.

Função

Os órgãos circunventriculares são locais de comunicação entre a corrente sanguínea, com suas substâncias de sinalização — como neuropeptídeos (leptina, grelina, entre outros), citocinas, glicose ou hormônios — e o encéfalo ou o líquido cerebroespinhal. Por meio de suas conexões com o tronco encefálico e com o

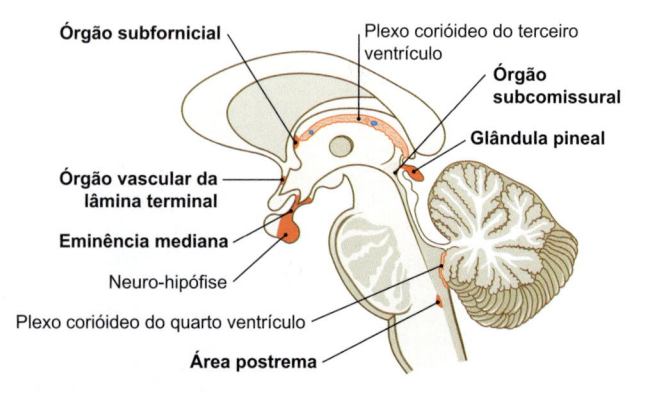

Órgão subfornicial

Plexo corióideo do terceiro ventrículo

Órgão subcomissural

Glândula pineal

Órgão vascular da lâmina terminal

Eminência mediana

Neuro-hipófise

Plexo corióideo do quarto ventrículo

Área postrema

Figura 11.35 Órgãos circunventriculares. Esquema de um corte sagital mediano.

hipotálamo, eles estão envolvidos na regulação endócrina e autônoma da ingestão de alimentos, da preservação de energia e do equilíbrio de líquidos, da temperatura corporal e do ciclo de sono e vigília. Consequentemente, são encontradas **fibras aferentes** ao órgão subfornicial derivadas do hipotálamo e **fibras eferentes**, que se projetam para e estimulam os neurônios secretores de vasopressina dos núcleos paraventricular e supraóptico, agindo, assim, na regulação do volume sanguíneo e da pressão arterial. Ao **órgão vascular da lâmina terminal** atribui-se um papel especial na alteração da temperatura corporal, ou no surgimento de febre, por meio de neurônios sensíveis à temperatura. Por sua vez, a **área postrema**, juntamente com o núcleo do trato solitário e o núcleo dorsal do nervo vago, forma o chamado complexo vagal. Ela recebe sinais da corrente sanguínea ou do líquido cerebroespinhal a partir de quimiorreceptores, e pode desencadear episódios de vômitos por meio desse complexo.

Clínica

A natureza específica dos órgãos circunventriculares abre uma variedade de possibilidades de tratamentos farmacológicos. Os exemplos são:
- O ácido acetilsalicílico que, sendo um inibidor de ciclo-oxigenase por meio de uma redução na formação de prostaglandinas, atua como um antipirético: na febre, a sensibilidade dos neurônios sensíveis à temperatura do órgão vascular da lâmina terminal é, por exemplo, reduzida pelas prostaglandinas endógenas do corpo. Esses neurônios, normalmente, iniciariam o processo de resfriamento fisiológico, mas, no estado febril, essa atividade é evocada de forma demorada ou não ocorre mais. O ácido acetilsalicílico reduz a formação de prostaglandinas, aumentando, assim, a sensibilidade dos neurônios, ajusta a percepção dos neurônios relacionada à febre e reduz o nível clínico da febre
- **Neurolépticos** para o tratamento de vômitos de origem central (êmese), por exemplo, após a administração de opioides: os neurolépticos se ligam aos receptores de dopamina, na área postrema, exercendo efeito antiemético

---

11.5 Vasos do Encéfalo

Thomas Deller

Competências

Após a leitura deste capítulo, você será capaz de:
- identificar e descrever as grandes artérias encefálicas em uma preparação anatômica (encéfalo com meninges)
- subdividir os grandes vasos em segmentos, explicar seus trajetos fora e no interior do crânio e identificar e descrever suas origens e seus ramos terminais
- descrever o círculo arterial na base do encéfalo e estabelecer suas variações
- associar as regiões de suprimento dos vasos encefálicos com as áreas funcionais do córtex cerebral (depois de ler o capítulo sobre o córtex cerebral) e desenhá-las em uma representação do cérebro (superposição do suprimento vascular e anatomia do cérebro)
- em um corte horizontal do encéfalo, descrever os vasos que suprem os diferentes segmentos da cápsula interna (suprimento vascular central)
- identificar os grandes seios da dura-máter no crânio aberto e representar as veias emissárias e as anastomoses venosas com as veias faciais

11.5.1 Visão Geral

Significado Clínico da Anatomia Vascular do Encéfalo

Todo médico terá que lidar repetidamente com os temas "distúrbios circulatórios do cérebro", "acidente vascular encefálico" ou "demência vascular" durante o transcorrer da sua trajetória profissional. Consequentemente, o conhecimento do trajeto anatômico dos vasos e de suas respectivas áreas de suprimento é de grande significado prático: caso ocorra a oclusão de uma artéria encefálica e, desse modo, a redução da perfusão (isquemia) da área do encéfalo suprida por essa artéria, a função dessa área não poderá mais ser mantida. De modo correspondente, o paciente sofrerá de sintomas neurológicos ("sintomas de ausência") típicos dessa área do encéfalo. Portanto, por exemplo, no caso de uma deficiência motora nas regiões da face e do membro superior juntamente com distúrbios motores da fala, pode-se suspeitar de um infarto envolvendo a artéria cerebral média, uma vez que se sabe que a artéria cerebral média supre as áreas cerebrais correspondentes. Nesse contexto, o progresso da Medicina, e especialmente nas chamadas "neurociências" — neurologia, neurocirurgia, neurorradiologia e psiquiatria —, por meio de novos procedimentos de exames de imagens (p. ex., angiorressonância magnética), tratamentos mais invasivos (p. ex., dissolução de trombos nos acidentes vasculares encefálicos) e técnicas neurocirúrgicas inovadoras, levou à necessidade de um conhecimento significativamente maior da anatomia vascular do encéfalo, em comparação com alguns anos atrás. A anatomia vascular do encéfalo, portanto, não é mais um "conhecimento especializado", mas um conhecimento básico necessário para muitas disciplinas clínicas.

Visão Geral das Artérias e das Veias

O suprimento sanguíneo do encéfalo envolve quatro artérias calibrosas: duas **artérias carótidas internas** (ramos da artéria carótida comum) e duas **artérias vertebrais** (ramos da artéria subclávia; ➤ Fig. 11.36). As duas artérias vertebrais se unem no nível do tronco encefálico e formam a artéria basilar, ímpar (sistema vertebrobasilar, ➤ Fig. 11.37, ➤ Fig. 11.38, ➤ Fig. 11.39). A partir das duas artérias carótidas internas e da artéria basilar, na base do cérebro, forma-se um circuito vascular poligonal, o **círculo arterial do cérebro** (ou **polígono de Willis**); (➤ Fig. 11.37, ➤ Fig. 11.38, ➤ Fig. 11.39). A partir desse circuito, se originam os vasos para ambos os hemisférios cerebrais. As áreas de suprimento das artérias cerebrais (veja a seguir: Topografia e regiões de suprimento das artérias) não estão restritas aos limites anatômicos dos lobos. Desse modo, por exemplo, a artéria cerebral média supre partes do lobo frontal, do lobo parietal e do lobo temporal. O suprimento do encéfalo depende do fluxo sanguíneo arterial através das grandes artérias encefálicas. Nos indivíduos saudáveis com um círculo arterial normal (➤ Fig. 11.37, ➤ Fig. 11.38, ➤ Fig. 11.39), três regiões de suprimento podem ser demonstradas por meio de avaliações angiográficas; desse modo, a **artéria carótida interna** geralmente supre o hemisfério do mesmo lado, com exceção do lobo occipital e partes do lobo temporal (região de suprimento da artéria carótida interna). O **sistema vertebrobasilar**, por outro lado, supre o tronco encefálico, o cerebelo e as demais porções dos hemisférios de ambos os lados (região de suprimento vertebrobasilar). No entanto, as regiões de suprimento dos vasos podem diferir dessa "situação normal", em um único paciente, devido a variações vasculares congênitas e/ou doenças vasculares. A **drenagem venosa do sangue** do encéfalo ocorre independentemente das artérias, por meio de vias venosas da dura-máter, os **seios da dura-máter** (➤ Fig. 11.40, ➤ Fig. 11.59). Tais seios recebem o sangue através de um sistema venoso superficial e um sistema venoso profundo; as veias na superfície do cérebro drenam por meio de **veias emissárias**, isto é, através das meninges, diretamente para um seio, enquanto as veias profundas do cérebro drenam o sangue para a **veia magna do cérebro** (ou **veia de Galeno**), ímpar, que mantém conexão com a rede de seios da dura-máter através do seio reto.

Fluxo Sanguíneo do Encéfalo

O encéfalo é perfundido por cerca de 15% do débito cardíaco e, consequentemente, recebe um **suprimento contínuo de oxigênio e de glicose**. Sem esse suprimento de sangue, a função do encéfalo falha em poucos minutos, uma vez que o encéfalo não contém reservas próprias de oxigênio ou de glicose.

Clínica

A **tolerância do encéfalo à isquemia** é de, no máximo, 7-10 minutos. Isso é de grande relevância para a reanimação de pacientes com parada cardíaca.

Mesmo quando a perfusão sanguínea do encéfalo diminui apenas temporariamente (p. ex., com a elevação ou o posicionamento ereto repentino do corpo), isso pode levar a uma **hipoperfusão temporária do encéfalo** e a uma falha funcional. O paciente sofre uma queda ("síncope" ou "desmaio"). Por meio do posicionamento horizontal do corpo, o fluxo sanguíneo cerebral se restabelece rapidamente, e o paciente recupera a consciência após um curto período de tempo.

O **fluxo sanguíneo global** através do encéfalo é mantido constante dentro de certos limites de pressão sanguínea (cerca de 80-120 mmHg) por meio de dilatação e de constrição nos vasos de resistência. Abaixo e acima desses valores, a pressão arterial no encéfalo também diminui/aumenta. Independentemente da pressão arterial global, o **fluxo sanguíneo regional** é controlado por fatores metabólicos locais. Esses estão intimamente relacionados com a atividade local do tecido nervoso. Quando os neurônios se encontram muito ativados, as concentrações de K^+, CO_2 e H^+ (acidose) em suas imediações aumentam. Isso leva a uma vasodilatação local.

Clínica

A correlação entre a atividade neuronal e a perfusão sanguínea é explorada nos **procedimentos funcionais de imagens** (ressonância magnética funcional, fMRI). O contraste "BOLD" (contrate dependente do nível de oxigenação sanguínea,

---

BOLD = *blood oxigenation level-dependent*) descreve a alteração no sinal da imagem em função do teor de oxigênio dos eritrócitos: quanto mais intensa a atividade dos neurônios em uma área, mais oxigênio é ali consumido, com o consequente aumento do fluxo sanguíneo regional (veja anteriormente) e da quantidade de hemoglobina oxigenada liberada nessa área. Isso se manifesta por um aumento de sinal mensurável nas áreas encefálicas ativadas. A fMRI pode, assim, ser utilizada para identificar regiões cerebrais que são ativadas, por exemplo, durante o aprendizado.

Nomenclatura

A **denominação das artérias encefálicas** é, como muitas vezes em anatomia, entendida de forma tradicional. De maneira geral, os nomes foram definidos com base nas relações topográficas e descrevem apenas aproximadamente a área do SNC que é suprida pela artéria. Desse modo, por exemplo, a artéria cerebral anterior se origina anteriormente a partir do círculo arterial do cérebro, mas depois segue com os seus ramos principais em direção posterior e supre grandes porções dos córtices frontal e parietal na região da margem lateral. Embora a artéria cerebelar superior siga um trajeto principalmente sobre o cerebelo, ela também supre, com seus ramos, segmentos funcionalmente importantes do tronco encefálico, e é por isso que uma oclusão dessa artéria acarreta deficiências combinadas do cerebelo e do tronco encefálico.

Além da nomenclatura anatômica internacional, frequentemente são usadas na clínica abreviaturas derivadas dos **nomes dos vasos em inglês** (p. ex., ACIP = artéria cerebelar inferior posterior [*PICA, posterior inferior cerebellar artery*], veja também ➤ Tabela 11.6).

Diferenças Individuais no Suprimento Vascular

O encéfalo tem, assim como muitas outras estruturas, variações no seu suprimento vascular. Tais variações podem ser inatas ou adquiridas. Uma **variação inata** é, por exemplo, a duplicação da artéria cerebral anterior direita (a pessoa em questão teria três artérias cerebrais anteriores). Também pode ocorrer a falta da formação dos vasos. Nas **alterações adquiridas** dos vasos, geralmente o diâmetro de um vaso existente é alterado; por exemplo, se a artéria comunicante posterior sofrer uma dilatação em função de uma oclusão da artéria carótida interna e a artéria cerebral média suprir através da região de suprimento vertebrobasilar.

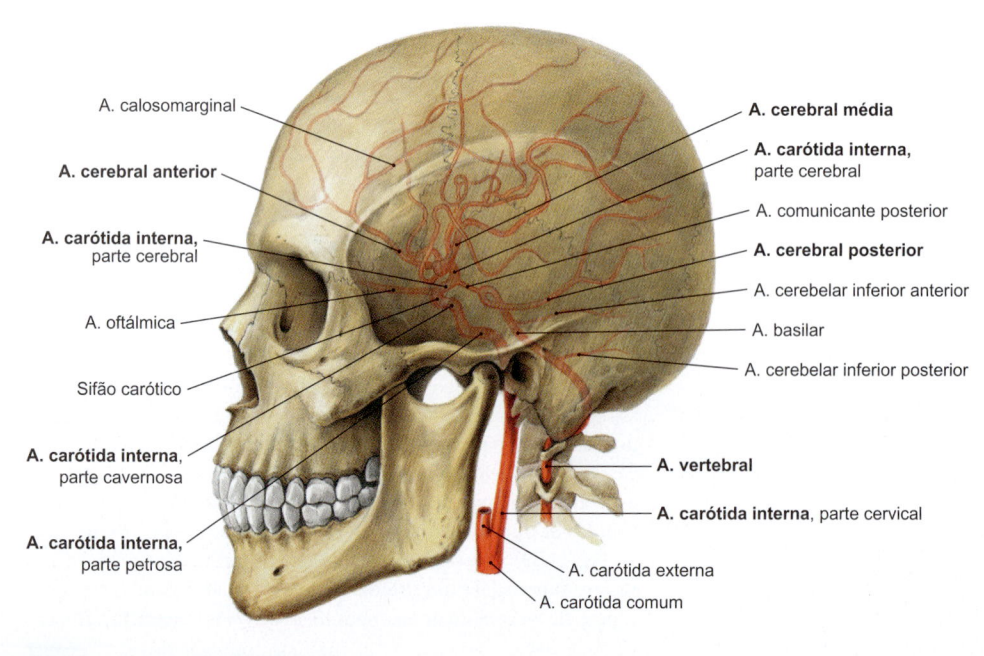

A. calosomarginal
A. cerebral anterior
A. carótida interna, parte cerebral
A. oftálmica
Sifão carótico
A. carótida interna, parte cavernosa
A. carótida interna, parte petrosa

A. cerebral média
A. carótida interna, parte cerebral
A. comunicante posterior
A. cerebral posterior
A. cerebelar inferior anterior
A. basilar
A. cerebelar inferior posterior
A. vertebral
A. carótida interna, parte cervical
A. carótida externa
A. carótida comum

Figura 11.36 Artérias internas da cabeça. O encéfalo é suprido por duas artérias carótidas internas e duas artérias vertebrais.

Anastomoses e Artérias Terminais

No caso de uma hipoperfusão vascular, a questão do nível de manutenção do fluxo sanguíneo no leito capilar por meio de conexões vasculares (colaterais) com outros vasos é de grande importância prática. O encéfalo tem toda uma gama de conexões colaterais, das quais as mais importantes são mencionadas a seguir.

Círculo Arterial do Cérebro (Polígono de Willis)

O círculo arterial (➤ Fig. 11.37, ➤ Fig. 11.39) foi demonstrado, em seu formato ideal (com todos os vasos comunicantes e patentes em todos os lados) em apenas metade (cerca de 45%) de todos os estudos de autópsia. Em outros casos, foram observadas variações, com as alterações mais frequentes (cerca de 20%-30%) afetando a artéria comunicante posterior e a artéria cerebral posterior.

Conexões com a Artéria Carótida Externa

A artéria oftálmica é o primeiro ramo intracraniano calibroso da artéria carótida interna (➤ Fig. 11.36, ➤ Fig. 11.39). Seu ramo terminal, a artéria dorsal do nariz, forma uma anastomose com a artéria angular, um ramo terminal da artéria facial (um ramo da artéria carótida externa). Desse modo, as regiões de suprimento da artéria carótida interna e da artéria carótida externa estão associadas entre si, com o sangue fluindo, em geral, a partir da artéria dorsal nasal para a artéria angular.

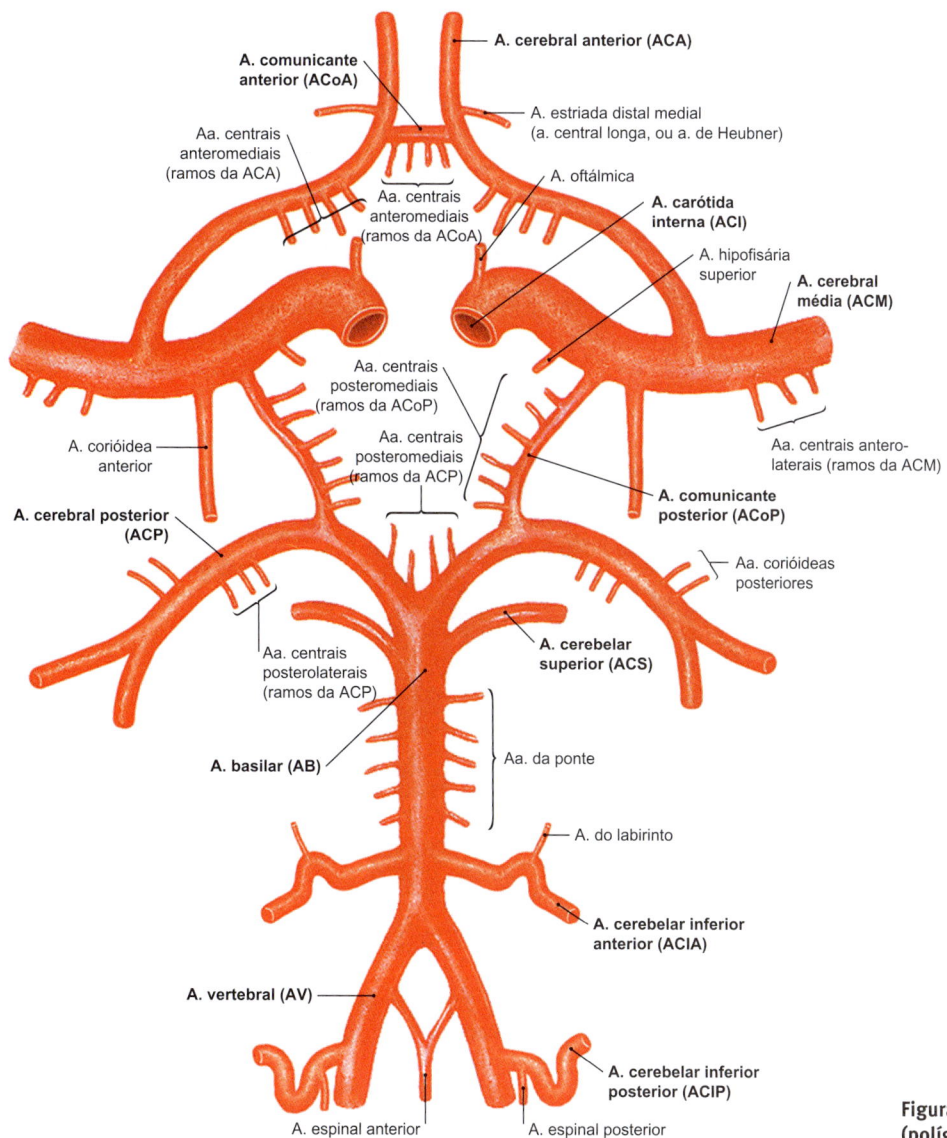

Figura 11.37 Círculo arterial do cérebro (polígono de Willis); esquema.

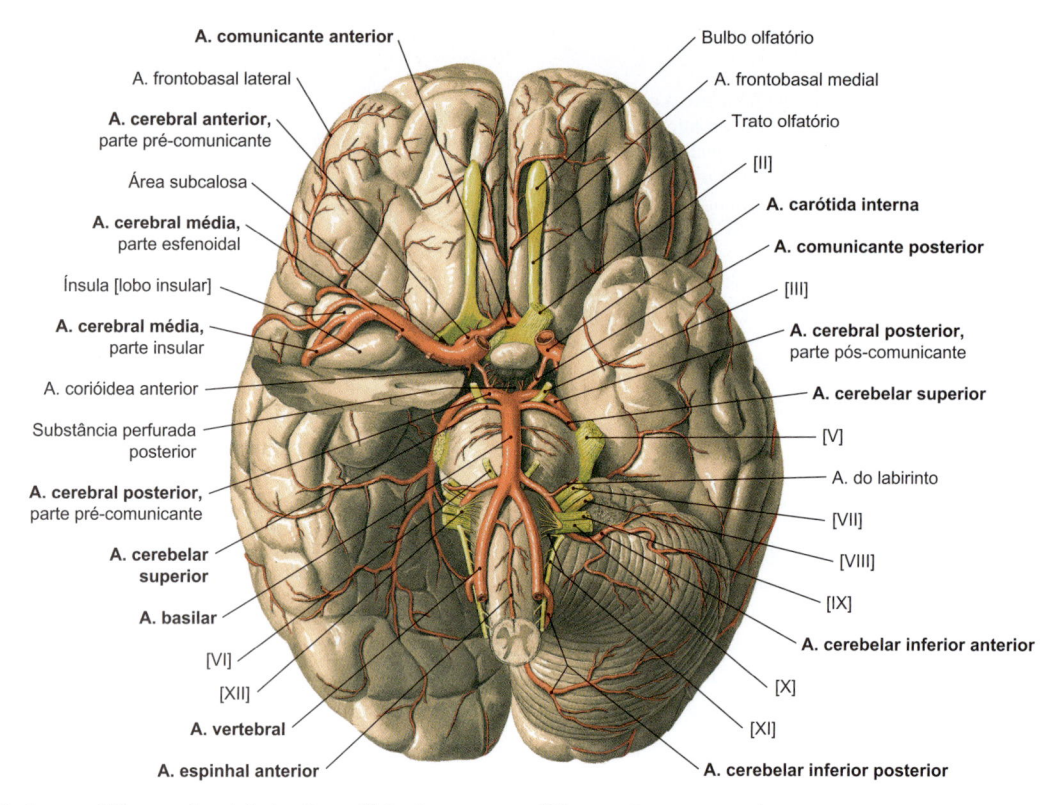

Figura 11.38 Aa. encefálicas na face inferior do encéfalo. Os vasos encefálicos estão representados em suas relações topográficas típicas. Para uma melhor representação do trajeto da a. cerebral média, uma parte do lobo temporal foi seccionada à direita. Para uma melhor visualização da a. cerebral posterior, a metade direita do cerebelo foi removida.

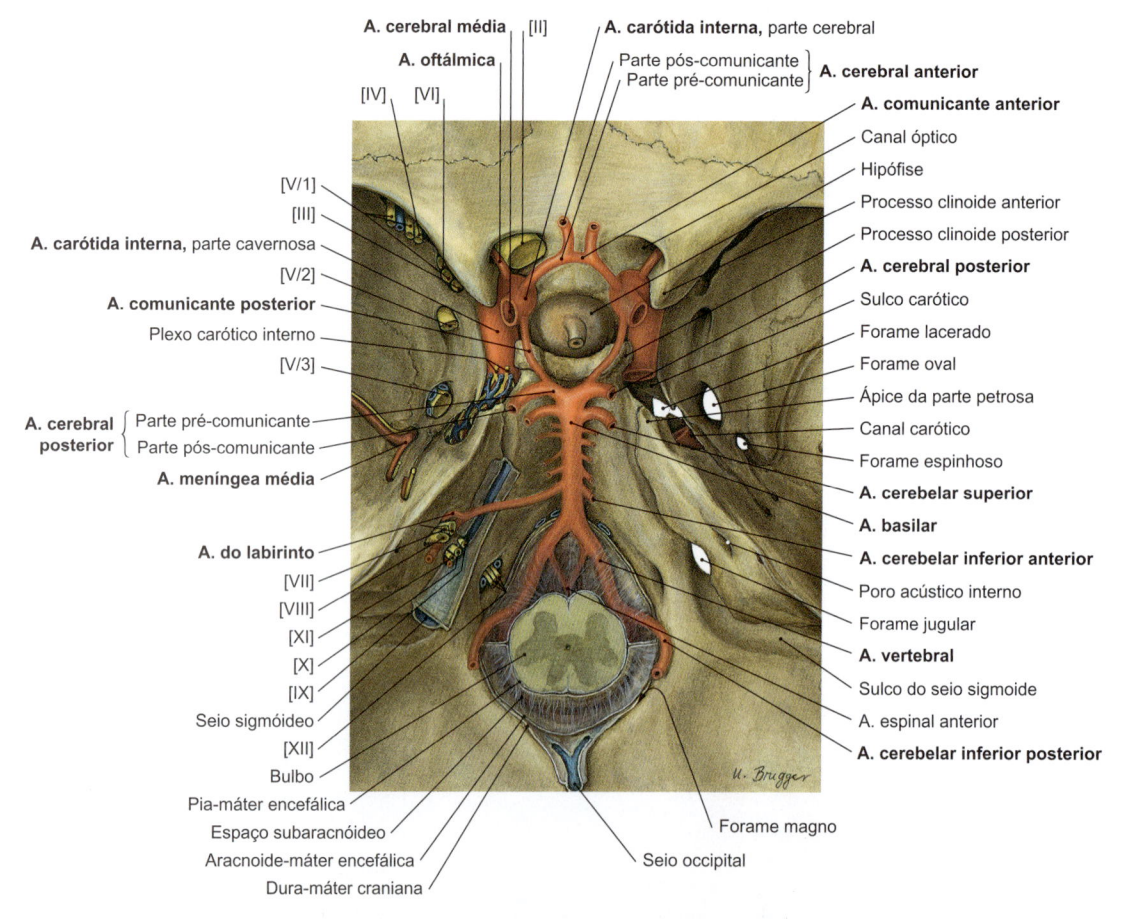

Figura 11.39 Artérias encefálicas e suas relações topográficas com a base do crânio. No lado direito, uma parte da artéria carótida interna foi removida. No indivíduo vivo, o forame lacerado subjacente a ela é fechado por uma placa de cartilagem fibrosa.

Conexões das Artérias Superficiais dos Hemisférios Cerebrais

Os ramos terminais das artérias cerebrais superficiais formam **anastomoses leptomeníngeas** na região dos hemisférios e do cerebelo – e também sobre o corpo caloso (anastomoses entre ramos terminais de ambas as artérias cerebrais anteriores, frequentemente entre as artérias calosomarginais e as artérias pericalosas, em ambos os lados). Entretanto, essas anastomoses não são suficientes para assumir completamente todo o suprimento de sangue no caso de uma hipoperfusão aguda de um vaso cerebral. Isso leva a um acidente vascular encefálico isquêmico. Por conseguinte, podemos designar tais vasos sanguíneos que suprem o cérebro como "artérias terminais funcionais". No entanto, os vasos colaterais leptomeníngeos não deixam de ser importantes, porque o suprimento por tais vasos faz com que a área do infarto não seja tão grande quanto no caso de um infarto cerebral sem tal suprimento.

Além disso, os vasos colaterais suprem as imediações do infarto (penumbra), de modo que esse parênquima pode sobreviver durante a reabertura do vaso ocluído (p. ex., por meio da dissolução de um trombo sanguíneo, "trombólise"). No entanto, isso precisa ser realizado rapidamente: "tempo é cérebro".

NOTA

Artérias terminais funcionais e artérias terminais

Um vaso sanguíneo sem anastomoses com outros vasos é referido como uma **artéria terminal**. Sua oclusão leva ao infarto da área suprida. No caso de um suprimento existente, embora insuficiente, devido a anastomoses com outros vasos, considera-se tais vasos então como **artérias terminais funcionais**. No encéfalo, são encontradas as duas formas de artérias terminais.

Suprimento Vascular Central

Os vasos centrais (p. ex., as artérias centrais anteromediais), após a sua emergência a partir do vaso principal, não formam ramos co-laterais importantes. Eles são considerados artérias terminais no sentido clássico. Sua oclusão leva a uma isquemia e à degeneração do tecido em sua área de suprimento.

11.5.2 Artéria Carótida Interna e Seus Ramos

Grandes porções anteriores do telencéfalo e do diencéfalo são supridas pela artéria carótida interna. A anatomia desse vaso é de grande importância clínica (ultrassonografia com Doppler dos

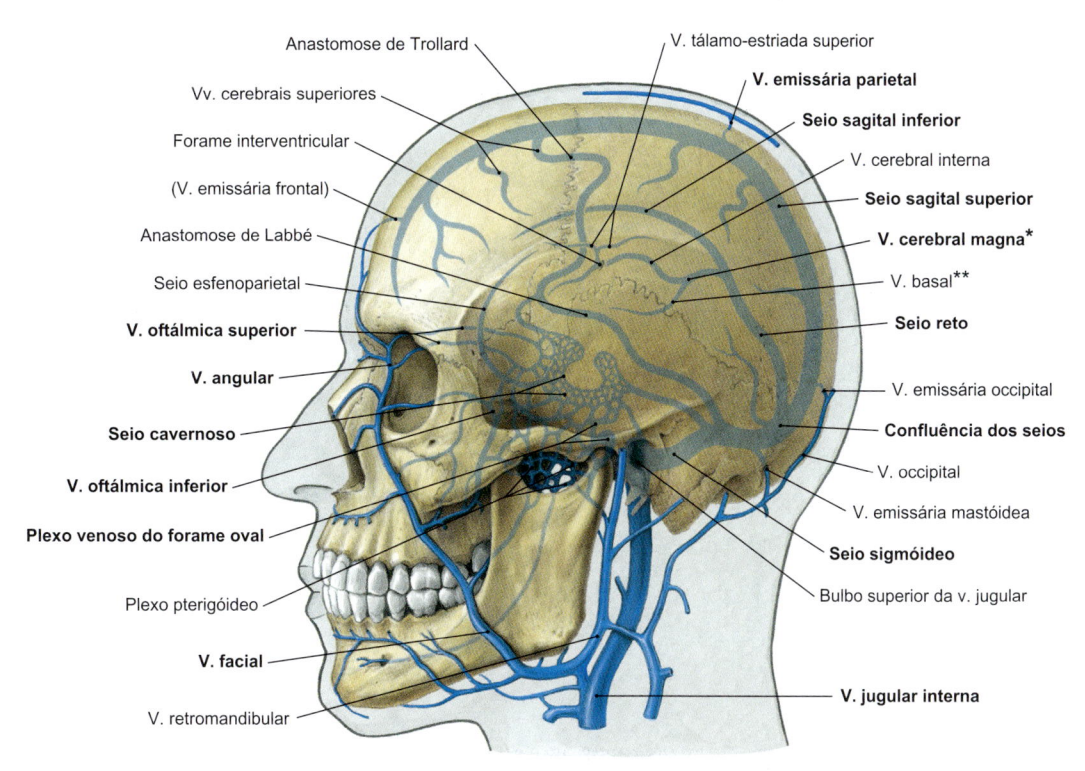

Figura 11.40 Veias internas e externas do encéfalo. As veias encefálicas coletam o sangue por meio de um sistema venoso superficial e de um sistema venoso profundo. Desse último, o sangue segue para os seios da dura-máter e para a veia jugular interna. *Veia de Galeno, **Veia de Rosenthal.

vasos do pescoço; angiografia). Sob o ponto de vista anatômico, são distinguidos quatro segmentos (➤ Fig. 11.41):

- **Parte cervical**: no pescoço; da bifurcação da carótida até a entrada no crânio
- **Parte petrosa**: no interior do canal carótico, na porção petrosa do osso temporal
- **Parte cavernosa**: no interior do seio cavernoso
- **Parte cerebral**: no espaço subaracnóideo, até a divisão em seus dois ramos terminais – artéria cerebral anterior e artéria cerebral média

Topografia

A **parte cervical** inicia com a bifurcação da carótida, que geralmente se encontra no nível da vértebra cervical IV. Em aproximadamente 50% dos casos, a artéria carótida interna se encontra posterolateralmente à artéria carótida externa. No entanto, como é difícil afirmar com certeza qual das duas artérias carótidas é a "interna" ou a "externa", devido a essa variabilidade de sua emergência, utiliza-se nas avaliações por meio de ultrassonografia do pescoço a circunstância anatômica de que a artéria carótida interna (em contraste com a artéria carótida externa) não emite ramos na região do pescoço (➤ Fig. 11.41). Desse modo, a artéria carótida interna pode ser definida com segurança. A **parte petrosa** inicia com a entrada no osso temporal. A artéria carótida interna segue no canal carótico e se estende posteriormente através do forame lacerado, que é fechado por uma fibrocartilagem. Em seu trajeto,

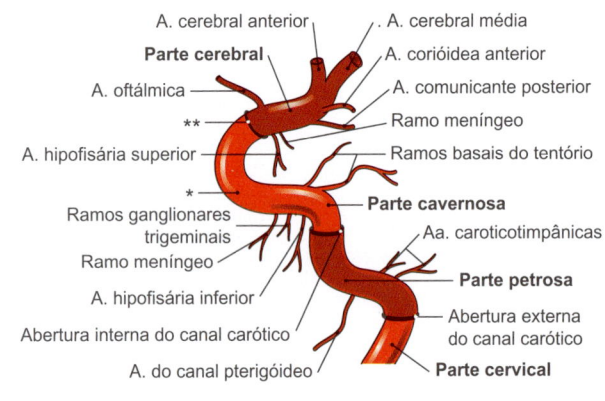

Figura 11.41 Segmentos da artéria carótida interna. Não há ramos provenientes da parte cervical, razão pela qual esta artéria pode ser distinguida, de forma segura, da artéria carótida externa, em um exame de ultrassonografia das estruturas do pescoço. [E402]. *Sifão carótico; **passagem através da dura-máter craniana na região do diafragma da sela.

ela emite ramos menores para a cavidade timpânica (**artérias caroticotimpânicas**; ➤ Fig. 11.41).

Após a saída do osso temporal, a artéria carótida interna segue através do sistema de câmaras venosas do seio cavernoso (**parte cavernosa**, ➤ Fig. 11:42). Inicialmente, ela se localiza na superfície lateral do corpo do osso esfenoide e estende-se para cima no sulco carótico. Abaixo do processo clinoide posterior, ela se vira em direção anterior e segue, horizontalmente, em direção ao processo clinoide anterior. Ali ela se posiciona imediatamente abaixo do nervo óptico. Em seu trajeto, a artéria carótida interna dá origem a **pequenos ramos para as meninges**, para o **gânglio trigeminal** e para a hipófise (**artéria hipofisária inferior**) (➤ Fig. 11.41).

A **parte cerebral** inicia assim que a artéria carótida interna abandona a dura-máter e entra em uma expansão (cisterna) do espaço subaracnóideo, que é nomeado de acordo com sua passagem nesse local (cisterna carótidea). Ela se estende, por um pequeno trajeto, em direção occipital e lateral, e vem a se posicionar abaixo da substância perfurada anterior. Nesse local, ela se divide em seus dois ramos terminais. Em seu trajeto, ela dá origem a quatro vasos (➤ Fig. 11.41):

- **Artéria oftálmica** (abaixo do nervo óptico; ➤ Fig. 11.39)
- **Artéria hipofisária superior**
- **Artéria corióidea anterior**
- **Artéria comunicante posterior**

O trajeto em "formato de alça" ("formato de S") da parte cavernosa e da parte cerebral, nas proximidades do processo clinoide anterior, se assemelha a um "saca-rolhas" ou a um "sifão". Portanto, esse segmento é denominado **sifão carótico**. Aproximadamente no nível do joelho do sifão ou logo em seguida, a artéria oftálmica emerge da artéria carótida interna (➤ Fig. 11.41).

NOTA

A **artéria carótida interna**
- origina-se no nível da vértebra cervical IV
- em 50% dos casos, origina-se posterolateralmente à artéria carótida comum
- não emite ramos vasculares na região do pescoço
- é subdividida em quatro segmentos anatômicos: parte cervical, parte petrosa, parte cavernosa e parte cerebral
- forma um segmento em "formato de S" (sifão carótico)
- tem a artéria oftálmica como seu primeiro ramo vascular de maior calibre
- ramifica-se para formar a artéria cerebral anterior e a artéria cerebral média
- supre a hipófise, o gânglio trigeminal, o bulbo do olho e os segmentos anteriores do telencéfalo e do diencéfalo

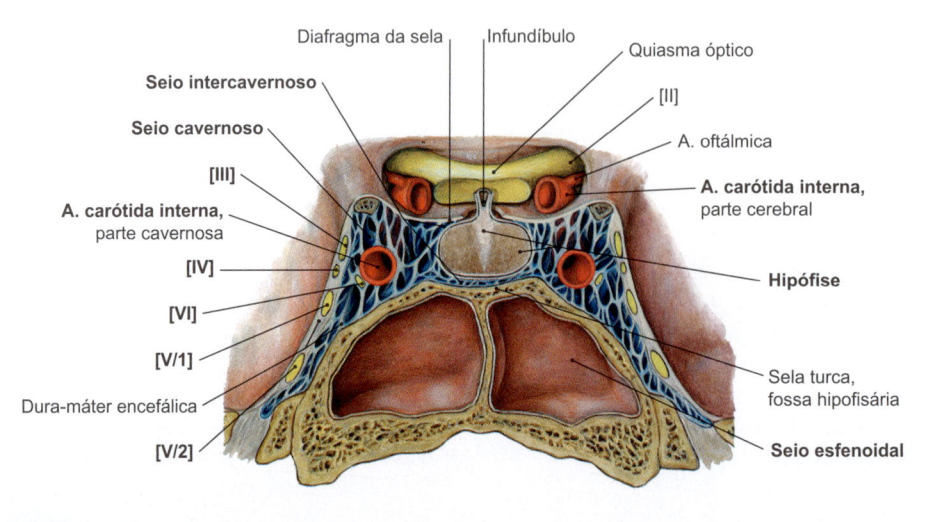

Figura 11.42 Parte cavernosa da artéria carótida interna. No sistema de câmaras do seio cavernoso, se situam a artéria carótida interna e o nervo abducente [VI]. Na parede do seio, se localizam o nervo oculomotor [III], o nervo troclear [IV], o nervo oftálmico [V/1] e o nervo maxilar [V/2]. Existem relações topográficas com a hipófise e com o seio esfenoidal.

Ramos da Artéria Carótida Interna

Os ramos vasculares imediatos da artéria carótida interna são:

- **Artérias hipofisárias**: a artéria hipofisária inferior se origina a partir da parte cavernosa e supre, essencialmente, a neuro-hipófise. As artérias hipofisárias superiores, derivadas da parte cerebral (➤ Fig. 11.41), suprem o pedículo da hipófise. A partir de seus capilares, formam-se as veias do sistema porta-hipofisário (veias portais hipofisárias), que se estendem para a adeno-hipófise (➤ Item 11.2.2), em que formam uma segunda rede capilar, ao redor de suas células endócrinas (sistema vascular de transporte para hormônios de regulação hipotalâmicos para a adeno-hipófise).
- **Artéria oftálmica**: o bulbo do olho e partes do esqueleto facial são supridos pela artéria oftálmica. Ela é o primeiro ramo arterial principal da artéria carótida interna. Juntamente com o nervo óptico, ela se estende através do canal do nervo óptico (➤ Fig. 11.39). Um dos seus ramos terminais penetra no nervo óptico como a artéria central da retina e atinge a retina do olho. Através de outro ramo terminal (artéria dorsal do nariz), ela forma uma anastomose com a artéria facial.
- **Artéria comunicante posterior** (➤ Fig. 11.37, ➤ Fig. 11.38, ➤ Fig. 11.41): esta artéria envia ramos para o interior do cérebro e supre porções do tálamo e do terceiro ventrículo (artérias centrais posteromediais, artéria talamotuberal). Ela segue sobre o trato óptico em direção occipital e se une à artéria cerebral posterior, anteriormente ao nervo oculomotor [III].
- **Artéria corióidea anterior** (➤ Fig. 11.37, ➤ Fig. 11.38, ➤ Fig. 11.41): ela supre partes internas importantes do cérebro (dentre outras, o ramo posterior da cápsula interna), além de partes do sistema visual (trato óptico, corpo geniculado lateral), dos plexos corióideos, da tonsila e do hipocampo. Ela também emite ramos para o mesencéfalo. A artéria corióidea anterior segue ao longo do trato óptico, gira em torno do unco do lobo temporal e atinge o ventrículo lateral.

Clínica

Pequenos trombos podem surgir a partir de lesões ateroscleróticas da artéria carótida interna. Caso se forme um trombo na artéria oftálmica e, a partir daí, esse trombo se desloque até a artéria central da retina, isso pode levar a uma cegueira unilateral, na maioria dos casos repentina e indolor. Se esse trombo é dissolvido, essa cegueira é apenas transitória (**amaurose fugaz**). No entanto, isso é um sinal importante de distúrbio de perfusão cerebral e pode ser um prenúncio de um grande acidente vascular encefálico (derrame).

Durante o período fetal, todos os três (!) vasos cerebrais são supridos pela artéria carótida interna. Contudo, após a ligadura da **artéria cerebral posterior**, na região de suprimento vertebrobasilar, o tronco vascular original da artéria cerebral posterior torna-se atrofiado, permanecendo apenas uma delgada artéria comunicante posterior como remanescente. Entretanto, em 20% dos casos, a situação vascular fetal é também observada em adultos ("forma fetal da artéria cerebral posterior"). Nesses casos, a artéria cerebral posterior faz parte da região de suprimento da artéria carótida interna.

Ramificação da Artéria Carótida Interna em Seus Ramos Terminais

A artéria carótida interna se estende sobre a substância perfurada anterior e se divide na extremidade medial do sulco lateral em seus dois ramos principais. A artéria cerebral média, desse modo, segue o trajeto original da artéria carótida interna, enquanto a artéria cerebral anterior dá origem a ramos quase perpendiculares a partir da artéria carótida interna e se estende em direção anteromedial para a fissura longitudinal do cérebro (➤ Fig. 11.38, ➤ Fig. 11.39).

Artéria Cerebral Anterior

A artéria cerebral anterior (➤ Fig. 11.38, ➤ Fig. 11.43) supre a parte anterior da superfície medial dos hemisférios e uma faixa cortical paralela à margem superior do cérebro. Ela emite ramos para o interior do cérebro, provendo o suprimento da cápsula

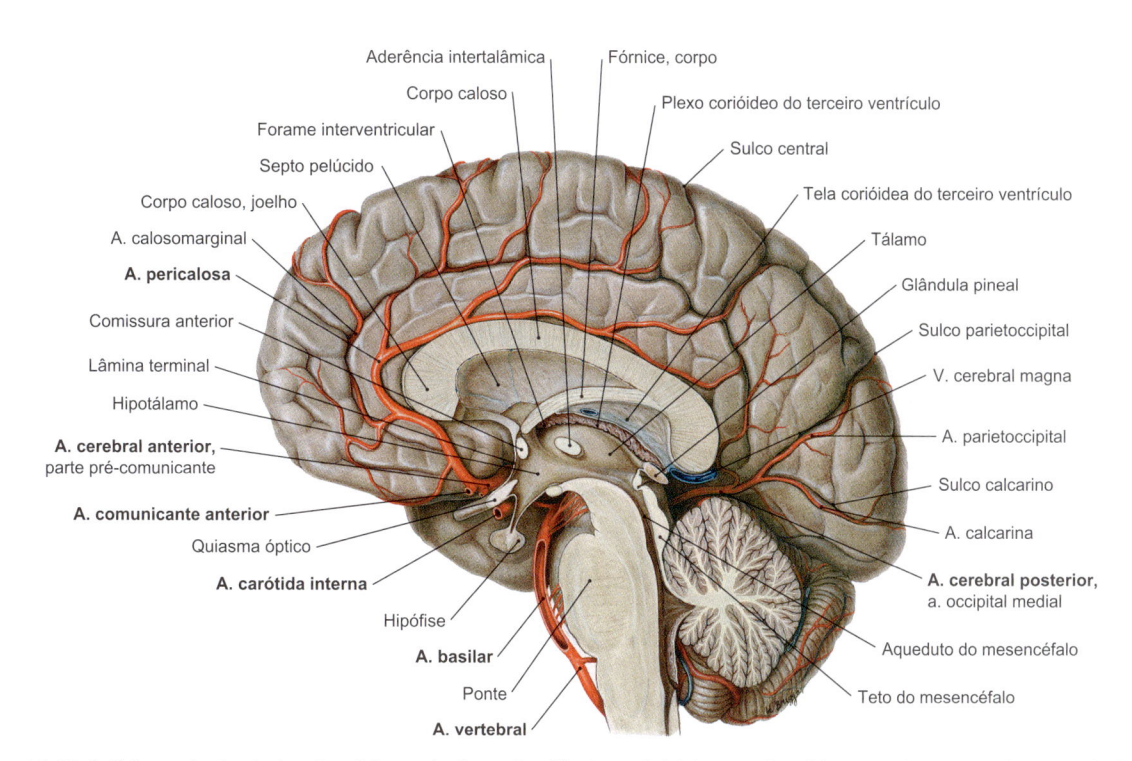

Figura 11.43 Artéria cerebral anterior. A artéria cerebral anterior dá origem, inicialmente, à artéria comunicante anterior para o lado oposto e, em seguida, se estende posteriormente em torno do corpo caloso. O lobo occipital é suprido pela artéria cerebral posterior.

interna (partes do ramo anterior) e dos núcleos da base. A partir da sua ramificação, ela segue em direção anteromedial para a fissura longitudinal do cérebro (➤ Fig. 11.38). Nesse local, ela se une à artéria cerebral anterior do lado oposto através da **artéria comunicante anterior**. Ao longo de seu trajeto, ela contorna o corpo caloso e, finalmente, se divide em dois ramos principais (➤ Fig. 11.43), a **artéria pericalosa** (entre o corpo caloso e o giro do cíngulo) e a **artéria calosomarginal** (acima do sulco do cíngulo). Os ramos da artéria cerebral anterior são:

- **Artérias centrais anteromediais**: elas já se ramificam no segmento inicial da artéria cerebral anterior e se estendem através da substância perfurada anterior para o interior do cérebro, em direção ao hipotálamo, ao fórnice e à lâmina terminal.
- **Artéria estriada distal medial** ("artéria recorrente de Heubner", ou artéria central longa): também se origina a partir do segmento inicial da artéria cerebral anterior (➤ Fig. 11.47) – normalmente ela emerge no nível da artéria comunicante anterior ou do segmento vascular imediatamente adjacente à artéria cerebral anterior. Ela forma uma alça reversa, segue em sentido antiparalelo à artéria cerebral anterior, em direção à

substância perfurada anterior, e supre o ramo anterior da cápsula interna e partes dos núcleos da base (➤ Fig. 11.47).
- **Artéria polar frontal**: ela se estende para as partes anteriores do cérebro.

A **artéria comunicante anterior** (➤ Fig. 11.37, ➤ Fig. 11.38) une as duas artérias cerebrais anteriores entre si. Ela pode ser duplicada e tem apenas cerca de 5 mm de comprimento. Além disso, esse vaso supre o quiasma óptico com ramos superficiais e envia ramos centrais para partes profundas do cérebro, por exemplo, para o giro do cíngulo, o hipotálamo e a área septal.

Clínica

Dilatações vasculares (aneurismas) não são raras na região do círculo arterial. Os mais comuns são os **aneurismas da artéria comunicante anterior** (até 40%). Na cirurgia de um aneurisma nessa área, certifique-se de que a artéria de Heubner não seja lesada. Os ramos centrais da artéria comunicante anterior também precisam ser poupados durante a cirurgia, senão pode ocorrer (felizmente, com caráter temporário na maioria das vezes) distúrbio pós-operatório da memória (síndrome da artéria comunicante anterior).

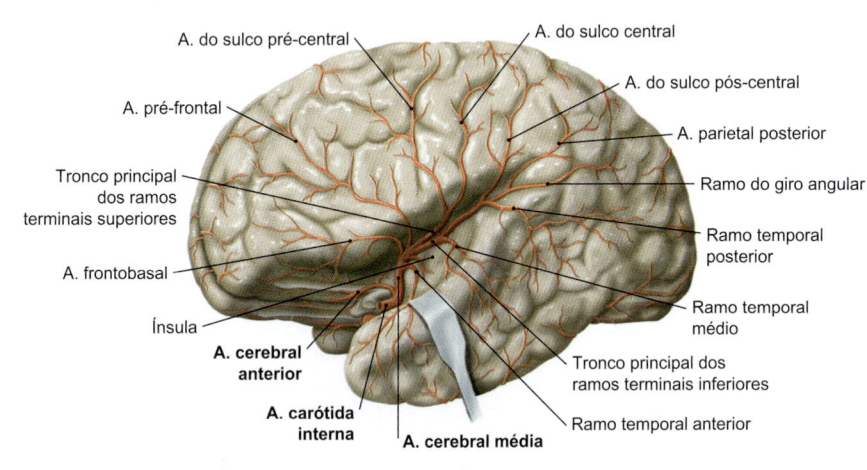

Figura 11.44 Artéria cerebral média sobre a face lateral do cérebro. O lobo temporal foi desviado para baixo por meio de um afastador, introduzido pelo sulco lateral, permitindo, assim, uma visão da fossa lateral com a artéria cerebral média e seus ramos. [L127]

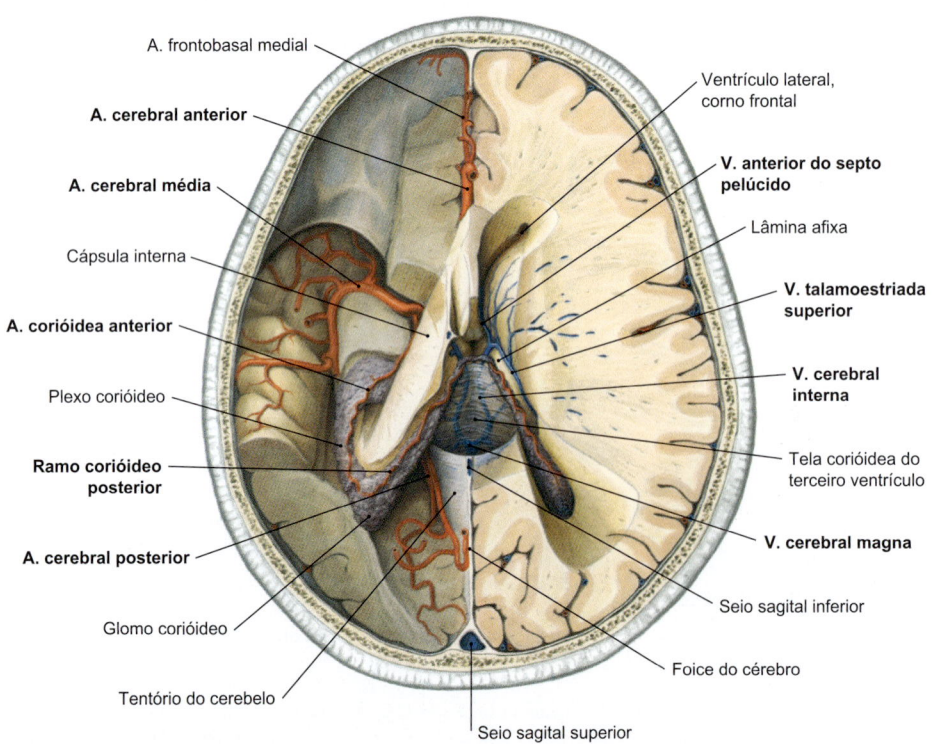

Figura 11.45 Artéria cerebral média, artérias corióideas, e veias internas do cérebro. Com a remoção de grandes áreas do cérebro, a fossa lateral (à esquerda) e os ventrículos laterais foram expostos. A artéria cerebral média se ramifica na fossa lateral. Nos ventrículos laterais, a artéria corióidea anterior (oriunda da região anterior inferior, ramo da a. cerebral interna) e as artérias corióideas posteriores laterais (oriundas da região dorsal superior, ramos da artéria cerebral posterior) formam um circuito vascular. No lado direito, está representado o sistema venoso interno nas imediações da tela corióidea do terceiro ventrículo.

Artéria Cerebral Média

A artéria cerebral média (➤ Fig. 11.44) supre a maior parte da superfície lateral do cérebro, a ínsula e (com ramos centrais) a cápsula interna (partes do ramo anterior e joelho) e os núcleos da base. Inicialmente, ela continua o trajeto da artéria carótida interna em direção lateral e, em seu segmento inicial, dá origem às **artérias centrais anterolaterais** para o suprimento do interior do cérebro (➤ Fig. 11.37, ➤ Fig. 11.47). Passando sobre a extremidade medial do sulco lateral, ela atinge a fossa lateral e se ramifica sobre a ínsula, originando vários ramos terminais (➤ Fig. 11.38, ➤ Fig. 11.44, ➤ Fig. 11.45). Esses vasos são denominados de acordo com sua respectiva região de suprimento (p. ex., artéria do sulco central; trajeto no sulco central).

11.5.3 Artérias Vertebrais/Artéria Basilar e Seus Ramos

Artéria Vertebral

As partes posteriores do córtex, do cerebelo e do tronco encefálico são supridas, predominantemente, por vasos derivados da região de suprimento vertebrobasilar (➤ Fig. 11.37, ➤ Fig. 11.38, ➤ Fig. 11.39, ➤ Fig. 11.46). De modo semelhante à artéria carótida interna, também podem ser distinguidos quatro segmentos na artéria vertebral:

- **Parte pré-vertebral**: derivada da artéria subclávia (origem no nível do corpo da vértebra torácica I) até o forame transversário da vértebra cervical VI
- **Parte transversária**: no interior dos forames transversários das vértebras cervicais II-VI
- **Parte atlântica**: transição para o atlas, arco do atlas, até a passagem pelo forame magno
- **Parte intracraniana**: em trajeto intracraniano, até a união com a artéria basilar.

Topografia

As **partes pré-vertebral e transversária** estão descritas no ➤ Item 3.3.2. A **parte atlântica** inicia na emergência da artéria vertebral a partir do forame transversário do corpo da vértebra cervical II. A artéria forma, inicialmente, um arco ("sifão vertebral"; extensão de reserva para os movimentos na articulação atlantoaxial) e, em seguida, atravessa o forame transversário do corpo da vértebra cervical I, gira em direção posterior e, finalmente, segue em direção medial através do sulco da artéria vertebral, no arco posterior do atlas. Ela atravessa a membrana atlantoccipital posterior e atinge o forame magno (➤ Fig. 11.46). Aqui se inicia a **parte intracraniana**. A artéria vertebral se estende da região posterior para a região anteromedial ao redor do bulbo e, aproximadamente no nível da transição bulbopontina, une-se à artéria basilar, ímpar. Em seu trajeto, ela dá origem à **artéria espinhal anterior** e à **artéria cerebelar inferior posterior** (➤ Fig. 11.38, ➤ Fig. 11.39, ➤ Fig. 11.46).

Clínica

Um **exame de Doppler da artéria vertebral** é possível através do atlas (parte atlântica). Ali ela se situa no fundo de um triângulo atravessado por três músculos curtos do pescoço (músculo reto posterior maior da cabeça; músculo oblíquo superior da cabeça e músculo oblíquo inferior da cabeça). Com a cabeça inclinada para a frente, a direção do fluxo de sangue através da artéria vertebral pode ser bem determinada.

NOTA

A **artéria vertebral**
- origina-se como um ramo da artéria subclávia, no nível do corpo da primeira vértebra torácica
- é subdividida em quatro partes anatômicas: parte pré-vertebral, parte transversária, parte atlântica e parte intracraniana
- no nível da transição bulbopontina, une-se com a artéria vertebral do lado oposto para formar a artéria basilar, de trajeto mediano e ímpar
- supre o tronco encefálico, o cerebelo e as porções occipitotemporais do cérebro
- pode ser evidenciada pela ultrassonografia no trígono da artéria vertebral

---

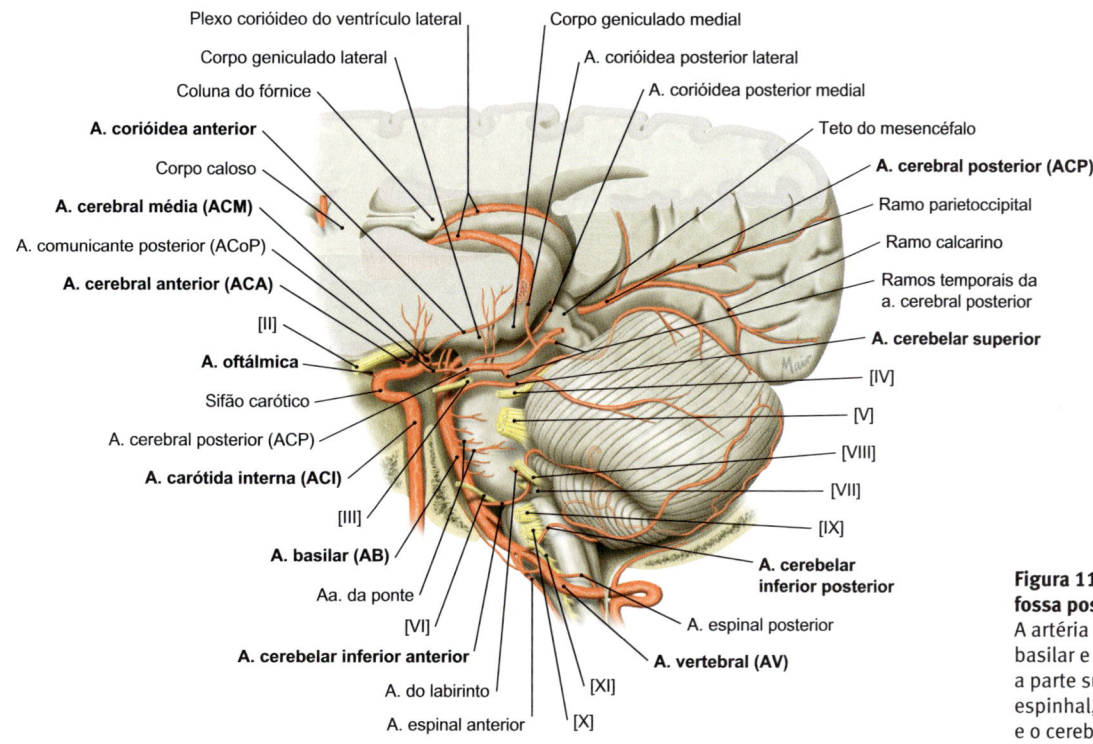

Plexo corióideo do ventrículo lateral
Corpo geniculado lateral
Coluna do fórnice
A. corióidea anterior
Corpo caloso
A. cerebral média (ACM)
A. comunicante posterior (ACoP)
A. cerebral anterior (ACA)
[II]
A. oftálmica
Sifão carótico
A. cerebral posterior (ACP)
A. carótida interna (ACI)
[III]
A. basilar (AB)
Aa. da ponte
[VI]
A. cerebelar inferior anterior
A. do labirinto
A. espinal anterior

Corpo geniculado medial
A. corióidea posterior lateral
A. corióidea posterior medial
Teto do mesencéfalo
A. cerebral posterior (ACP)
Ramo parietoccipital
Ramo calcarino
Ramos temporais da a. cerebral posterior
A. cerebelar superior
[IV]
[V]
[VIII]
[VII]
[IX]
A. cerebelar inferior posterior
A. espinal posterior
A. vertebral (AV)
[XI]
[X]

Figura 11.46 Artérias da fossa posterior do crânio.
A artéria vertebral, a artéria basilar e seus ramos suprem a parte superior da medula espinhal, o tronco encefálico e o cerebelo. [L127]

Ramos da Artéria Vertebral

Em seu trajeto, a artéria vertebral dá origem a numerosos ramos para os músculos do pescoço, para as meninges e para a medula espinhal (ramos espinhais; ➤ Fig. 11.37). Os principais vasos do segmento intracraniano são:

- **Artéria cerebelar inferior posterior** (➤ Fig. 11.38, ➤ Fig. 11.46): esta artéria é considerada o vaso encefálico mais variável, uma vez que a origem e a extensão da região de suprimento são muito diferentes de um indivíduo para o outro, podendo até mesmo estar ausentes. De modo geral, ela emerge da artéria vertebral no nível da oliva, se estende ao longo do tronco encefálico, forma uma alça muito característica sob o ponto de vista radiológico ("alça caudal") nas imediações das tonsilas do cerebelo, antes de atingir o verme e a região inferior dos hemisférios cerebelares por meio da valécula do cerebelo (➤ Fig. 11.46). Em seu trajeto, ela supre partes do bulbo e das regiões posterior e inferior do cerebelo (porções posteroinferiores). Frequentemente, ela também dá origem a uma **artéria espinhal posterior** para suprimento da medula espinhal. No entanto, essa artéria também pode se originar diretamente da artéria vertebral (cerca de 25%).
- **Artéria espinhal anterior**: ela se origina um pouco antes da confluência das artérias vertebrais (➤ Fig. 11.37, ➤ Fig. 11.48), se estende em direção inferior e, aproximadamente no nível do forame magno, se une com a artéria espinhal anterior do lado oposto. Ela supre as porções anteriores da medula espinhal (veja adiante: Suprimento vascular da medula espinhal).

Artéria Basilar
Topografia

A artéria basilar se origina das artérias vertebrais, aproximadamente no nível da transição entre a ponte e o bulbo. Ela segue no meio da ponte e, com seus ramos, supre grandes partes do tronco encefálico e do cerebelo. Aproximadamente no nível do mesencéfalo (cisterna interpeduncular), ela se divide, novamente, em dois vasos: as **artérias cerebrais posteriores** (➤ Fig. 11.38, ➤ Fig. 11.39).

Ramos da Artéria Basilar

Os ramos da artéria basilar são:

- **Artéria cerebelar inferior anterior** (➤ Fig. 11.38, ➤ Fig. 11.46): ela se origina no segmento inferior da artéria basilar e se estende para trás e para fora (trajeto posterolateral). Consequentemente, ela se situa, normalmente, em posição anterior aos nervos cranianos VI, VII e VIII, e se estende com o nervo facial [VII] e com o nervo vestibulococlear [VIII] em direção ao meato acústico interno. Aqui, ela frequentemente forma uma alça para a emissão da **artéria do labirinto** (➤ Fig. 11.39). Em seguida, ela segue para o cerebelo, suprindo-o em sua face inferior, e também emite ramos para porções laterais da ponte. A região de suprimento da artéria cerebelar inferior anterior depende do tamanho da região de suprimento da artéria cerebelar inferior posterior.
- **Artérias da ponte** (➤ Fig. 11.38, ➤ Fig. 11.46): estes vasos se originam diretamente da artéria basilar e, como curtos ramos mediais ou como longos ramos laterais, suprem as porções anteriores da ponte.
- **Artéria cerebelar superior** (➤ Fig. 11.38, ➤ Fig. 11.46): este vaso é a artéria cerebelar menos variável. Em geral, ela se origina um pouco antes da divisão da artéria basilar nas artérias cerebrais posteriores. A partir da artéria cerebral posterior, ela é, inicialmente, separada pelo nervo oculomotor [III]. A artéria cerebelar superior e a artéria cerebral posterior seguem inicialmente paralelas em direções lateral e posterior, sendo que a artéria cerebelar superior se estende abaixo do tentório do cerebe-

lo e a artéria cerebral posterior se estende acima do tentório do cerebelo. A artéria cerebelar superior supre as porções superiores do cerebelo e, com ramos para o tronco encefálico, também a parte posterior da ponte.

> **N O T A**
>
> A **artéria do labirinto** segue pelo meato acústico interno e supre a orelha interna. Em termos gerais, ela é um ramo da artéria cerebelar inferior anterior, mas também pode se originar de outra artéria cerebelar ou da artéria basilar.

> ## Clínica
>
> Distúrbios de perfusão das artérias da ponte podem fazer com que os tratos das fibras motoras na porção anterior da ponte sejam comprometidos e causem uma paraplegia aguda. Como as porções posteriores da ponte são supridas por ramos da artéria cerebelar superior, essas porções — nas quais se encontram importantes regiões relacionadas com a consciência (p. ex., a formação reticular) e os movimentos oculares — são capazes de permanecer em funcionamento. Em geral, os **pacientes com síndrome do encarceramento** são, portanto, totalmente conscientes e sem restrições do ponto de vista da cognição. No entanto, eles se apresentam completamente paralisados e podem se comunicar com o ambiente apenas por meio de movimentos oculares ou pelo ato de piscar. A ideia de estar preso em seu próprio corpo com clareza mental levou a inúmeros debates literários sobre o assunto. O caso do jornalista francês Jean-Dominique Bauby, que aos 43 anos sofreu um acidente vascular encefálico, que desencadeou a síndrome do encarceramento, é bastante conhecido. Em um estado paralisado, ele escreveu o livro "Le scaphandre et le papillon" ("O Escafandro e a Borboleta), identificando letras do alfabeto por meio de movimentos de piscar. Ele morreu logo em seguida à publicação do livro.

Artéria Cerebral Posterior

As artérias cerebrais posteriores são os ramos terminais da artéria basilar, originando-se, aproximadamente, no nível da cisterna interpeduncular (➤ Fig. 11.37, ➤ Fig. 11.38, ➤ Fig. 11.39, ➤ Fig. 11.46). Por meio de seus ramos, elas suprem grandes partes do mesencéfalo e porções occipitotemporais dos hemisférios cerebrais. As artérias cerebrais posteriores seguem paralelamente às artérias cerebelares superiores nas direções lateral e posterior. Elas se estendem sobre o tentório do cerebelo em direção ao lobo occipital e, em seu trajeto, originam vários grupos de vasos. Finalmente, elas se ramificam em seus ramos corticais terminais, suprindo o lobo occipital e partes dos lobos temporal e parietal (➤ Fig. 11.43, ➤ Fig. 11.46). Os ramos da artéria cerebral posterior são:

- **Artérias centrais posteromediais** (➤ Fig. 11.37): estes vasos se originam da porção inicial da artéria cerebral posterior, isto é, antes da emergência da artéria comunicante posterior. Elas penetram, juntamente com ramos vasculares centrais da artéria comunicante posterior, na substância perfurada posterior e suprem grandes porções do diencéfalo (tálamo, subtálamo, globo pálido e a parede do terceiro ventrículo).
- **Artérias centrais posterolaterais** (➤ Fig. 11.37): estes vasos emergem após a saída da artéria comunicante posterior a partir da artéria cerebral posterior e suprem partes do diencéfalo (pineal, tálamo, corpo geniculado medial) e do mesencéfalo.
- **Artérias corióideas posteriores** (➤ Fig. 11.45, ➤ Fig. 11.46): as artérias corióideas posteriores são variáveis em número. Elas se originam após a confluência da artéria comunicante posterior e seguem ao redor do diencéfalo, aproximadamente no nível do corpo geniculado lateral. Através da fissura corióidea, elas

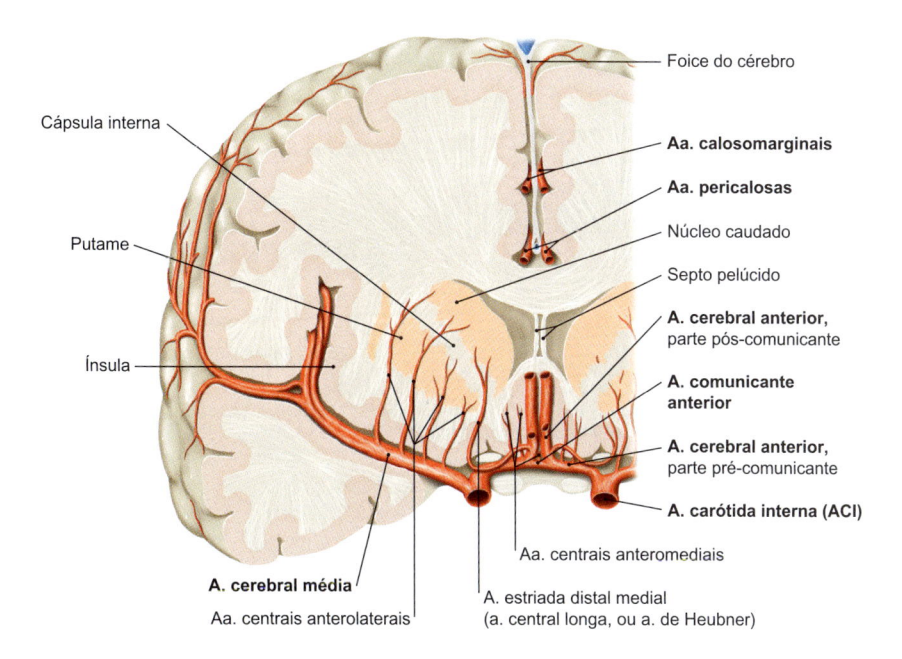

Foice do cérebro
Cápsula interna
Putame
Ínsula
Aa. calosomarginais
Aa. pericalosas
Núcleo caudado
Septo pelúcido
A. cerebral anterior, parte pós-comunicante
A. comunicante anterior
A. cerebral anterior, parte pré-comunicante
A. carótida interna (ACI)
Aa. centrais anteromediais
A. cerebral média
Aa. centrais anterolaterais
A. estriada distal medial (a. central longa, ou a. de Heubner)

Figura 11.47 Vasos centrais. A partir dos segmentos proximais das artérias cerebrais, bem como a partir das artérias comunicantes, se projetam artérias para o interior do cérebro. Esses vasos penetrantes são artérias terminais. Isso explica por qual motivo, no caso de oclusão de um desses vasos, ocorre infarto cerebral. [L127]

alcançam os plexos corióideos dos ventrículos laterais, onde emitem conexões com a artéria corióidea anterior. Ramos desses vasos também suprem o corpo geniculado lateral, outras partes do tálamo e o plexo corióideo do terceiro ventrículo.

11.5.4 Suprimento Vascular Central

O interior do prosencéfalo, isto é, os núcleos subcorticais, a substância branca com a cápsula interna e o diencéfalo, é suprido por artérias centrais (➤ Fig. 11.37, ➤ Fig. 11.47). Devido ao seu trajeto até regiões profundas do cérebro, esses vasos são chamados vasos "penetrantes". Eles formam grupos de vasos que se aprofundam na base do cérebro. Caso os vasos sejam removidos desse local, permanecem numerosos pequenos "orifícios" no tecido cerebral, que é conhecido como substância perfurada devido a esses pontos de entrada. Nesse contexto, podem ser distinguidas duas regiões:

- **Substância perfurada anterior**: ela se situa na face inferior do cérebro, delimitada anterior e lateralmente pelo trígono olfatório e, posteriormente, pelo trato óptico (➤ Fig. 11.19).
- **Substância perfurada posterior**: ela se situa no fundo da fossa interpeduncular do mesencéfalo (➤ Fig. 11.19.).

Além disso, vasos penetrantes adentram no parênquima cerebral também na região basal do diencéfalo. Os vasos penetrantes são adequadamente associados em grupos (➤ Tabela 11.4.).

N O T A

Os vasos centrais penetram através da base do cérebro e seguem em direção posterior, em um trajeto relativamente retilíneo. Consequentemente, pode-se correlacionar as **regiões de suprimento aproximadas desses vasos centrais** a partir do ponto de entrada dos vasos e da localização das regiões de núcleos em relação a tais locais de entrada:
- vasos anteromediais – estruturas anteromediais, como o núcleo caudado
- vasos anterolaterais – estruturas anterolaterais, como o globo pálido e o putame
- vasos posteriores – estruturas posteriores, como o tálamo e o hipotálamo

Além disso, porções internas do cérebro são supridas por vasos corióideos. Os vasos corióideos dos ventrículos laterais mantêm conexões uns com os outros através dos plexos corióideos e for-

Tabela 11.4 Vasos centrais.

Vaso/Grupo de vasos	Local de passagem	Origem	Região de suprimento (entre outras)
Artérias centrais anteromediais	Substância perfurada anterior	• Artéria cerebral anterior • Artéria comunicante anterior	• Cabeça do núcleo caudado • Globo pálido • Comissura anterior • Cápsula interna
Artérias centrais anterolaterais (artérias lenticuloestriadas)	Substância perfurada anterior	Artéria cerebral média	• Núcleo caudado • Putame • Globo pálido • Cápsula interna (vasos mediais)
Artérias centrais posteromediais	Substância perfurada posterior	• Artéria cerebral posterior • Artéria comunicante posterior	• Tálamo • Hipotálamo • Globo pálido
Artérias centrais posterolaterais	Substância perfurada posterior	Artéria cerebral posterior (parte pós-comunicante)	• Tálamo • Corpo geniculado medial • Colículos • Glândula pineal

mam um delicado circuito vascular, que une a região de suprimento da artéria carótida interna com a região de suprimento das artérias vertebral/basilar (➤ Fig. 11.45, ➤ Tabela 11.5).

Clínica

Distúrbios de perfusão vascular na região da artéria corióidea anterior ocasionam uma tríade de sintomas com deficiências motoras, sensitivas e visuais (**síndrome da artéria corióidea anterior**):
- Hemiplegia (devido ao comprometimento das vias motoras nos pedúnculos cerebrais)
- Distúrbios sensitivos (devido ao comprometimento do ramo posterior da cápsula interna)
- Hemianopsia (devido à deficiência do trato óptico e de partes da radiação óptica)

Tabela 11.5 Vasos corióideos.

Vaso	Origem	Região de suprimento
Artéria corióidea anterior	Artéria carótida interna	Trato óptico Cápsula interna (ramo posterior) Região anterior do hipocampo Pedúnculos cerebrais, tegmento do mesencéfalo Plexo corióideo
Artérias corióideas posteriores	Artéria cerebral posterior	Corpo geniculado lateral Hipocampo e fórnice Tálamo (segmento posterior) Porção posterior do mesencéfalo Glândula pineal

11.5.5 Suprimento Vascular da Medula Espinhal

A medula espinhal é suprida pelos seguintes vasos (➤ Fig. 11.48, ➤ Fig. 11.49):

- **Artéria espinhal anterior** (trajeto longitudinal na fissura mediana anterior)
- **Artérias espinhais posteriores** (pareadas; trajeto longitudinal logo após a entrada da raiz posterior)
- **Vaso corona** (conexões transversais entre as artérias espinhais na superfície da medula espinhal)

Devido à extensão da medula espinhal, os vasos sanguíneos suprem os segmentos medulares em diferentes níveis (➤ Fig. 11.48).

- No **nível cervical**, esses vasos correspondem às artérias vertebrais e seus ramos. As artérias vertebrais emitem, cada uma, um ramo em direção anterior, que se unem para formar a **artéria espinhal anterior**. Essa artéria se estende anteriormente à fissura espinhal anterior em direção inferior e supre os cornos anteriores, a base dos cornos posteriores e partes dos funículos laterais e anteriores. As artérias vertebrais também podem dar origem aos pares de artérias espinhais posteriores (25%). No entanto, esses vasos se originam muito mais frequentemente a partir da **artéria cerebelar posterior inferior** (caso normal). A artéria espinhal posterior supre os funículos posteriores e os cornos posteriores da medula espinhal. O **vaso corona** se forma entre essas artérias e supre, principalmente, a zona marginal dos funículos laterais e anteriores.
- No **nível toracolombar**, em princípio, os vasos sanguíneos podem estar orientados para a medula espinhal no nível de

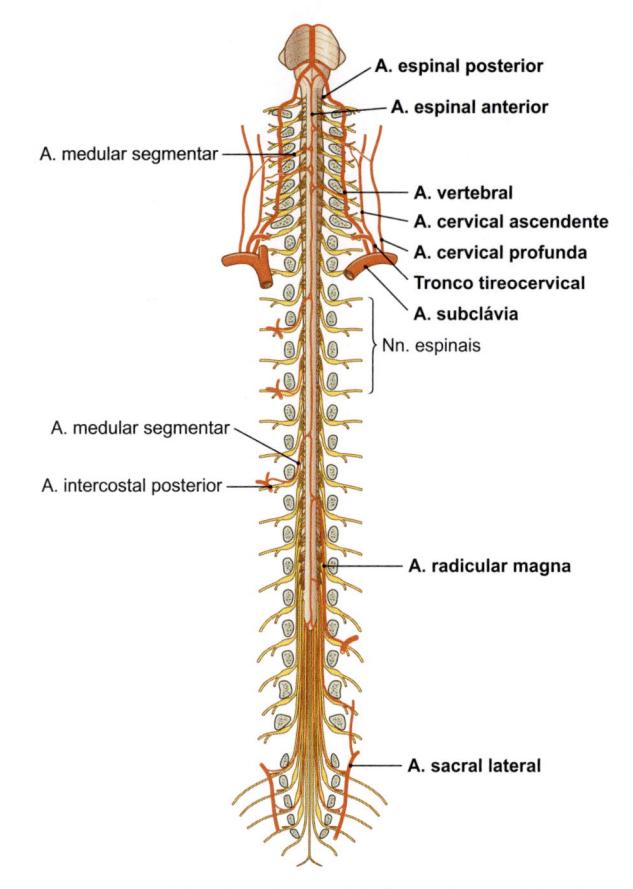

Figura 11.48 Artérias da medula espinhal. A medula espinhal é suprida em seus segmentos cervicais por ramos das artérias vertebrais e, em seus segmentos toracolombares, por ramos das artérias segmentares. [E402]

cada nervo espinhal (➤ Fig. 11.49). As artérias segmentares, especialmente as artérias intercostais posteriores e as artérias lombares, formam os **ramos espinhais**, como ramificações de seus ramos posteriores (➤ Item 3.3.2), que entram no canal vertebral através dos forames intervertebrais. Nessa região, cada ramo se divide em um ramo anterior e um ramo posterior, que seguem para as vértebras e para os ligamentos. Para as estruturas da medula espinhal, estende-se um terceiro ramo, a **artéria**

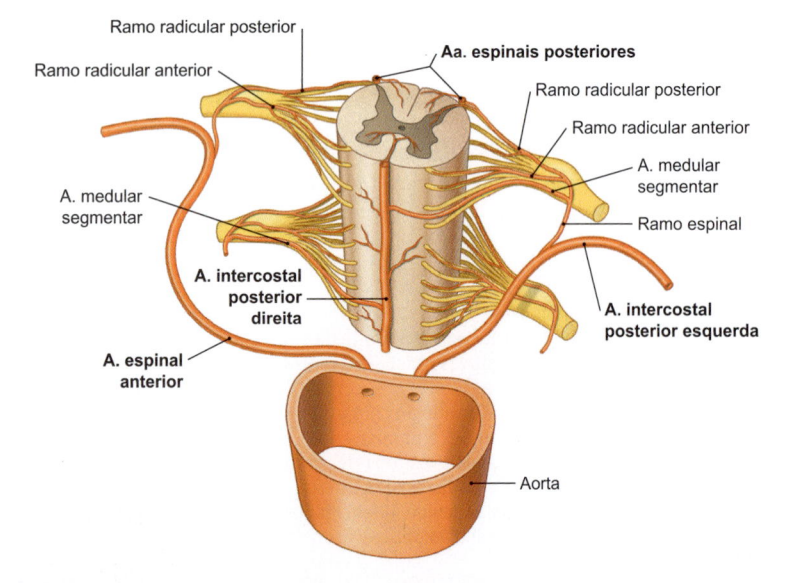

Figura 11.49 Suprimento segmentar da medula espinhal. A medula espinhal é suprida por uma artéria espinhal anterior (ímpar, no meio da medula espinhal), duas artérias espinhais posteriores (medialmente às raízes nervosas), além de um vaso corona entre esses vasos. No nível toracolombar, as artérias segmentares suprem esse sistema. [E402]

medular segmentar. Durante o desenvolvimento e amadurecimento da medula espinhal, cerca de 75% das artérias medulares segmentares regridem e formam as delicadas **artérias radiculares anteriores e posteriores** para o suprimento dos gânglios sensitivos dos nervos espinhais e das raízes nervosas. As demais artérias permanecem como artérias medulares segmentares, também originando artérias radiculares e atingindo a medula espinhal com seus ramos principais, suprindo-a juntamente com outras artérias medulares. O diâmetro das artérias medulares segmentares e de seus ramos pode variar. Frequentemente, no entanto, no nível da intumescência lombossacral, pode ser encontrada uma artéria radicular relativamente calibrosa, a qual, devido ao seu grande calibre, é denominada **artéria radicular magna** e, em geral, atinge a medula espinhal através do 10º ou 11º forame interventricular.

11.5.6 Topografia e Regiões de Suprimento das Artérias

A vascularização envolvida no suprimento do cérebro não está associada aos limites dos lobos ou das estruturas anatômicas cerebrais. Suas denominações, portanto, refletem a sua localização e suas regiões de suprimento apenas de forma "aproximada". Além

disso, existem diferenças interindividuais significativas na anatomia dos vasos cerebrais; em casos individuais, a anatomia difere bastante do "trajeto-padrão" dos vasos e de suas "regiões de suprimento padrão" mostrados aqui, o que explica a variedade de deficiências neurológicas relacionadas a distúrbios de natureza circulatória.

Topografia

O trajeto anatômico dos vasos individuais foi descrito nas seções anteriores. Os pontos mais importantes estão resumidos na ➤ Tabela 11.6. Além dos termos da terminologia anatômica, as artérias também são referidas com as abreviaturas internacionalmente aceitas, que se baseiam na terminologia anatômica e que são utilizadas na clínica.

Regiões de Suprimento das Artérias Cerebrais

Os grandes vasos cerebrais suprem (com variações interindividuais!) áreas características do cérebro. Se houver redução no fluxo sanguíneo (isquemia), desenvolve-se uma combinação de sintomas neurológicos que permite o diagnóstico do vaso afetado. O conhecimento sobre as regiões de suprimento das artérias é, portanto, a base da atividade clínica. A ênfase recai sobre os vasos que suprem a superfície do telencéfalo, a cápsula interna e o tronco encefálico.

Tabela 11.6 Topografia das artérias encefálicas.

Artéria	Topografa e características
Artéria carótida interna (ACI)	• Quatro segmentos anatômicos topograficamente definidos: parte cervical, parte petrosa, parte cavernosa e parte cerebral • Saída a partir do seio cavernoso, lateralmente ao quiasma óptico
Artéria oftálmica	• Primeiro grande vaso originado da artéria carótida interna • Origem abaixo do nervo óptico • Estende-se através do canal do nervo óptico para a cavidade orbital • Anastomose (artéria dorsal do nariz) com a artéria facial (artéria angular)
Artéria corióidea anterior	• Ramo vascular da artéria carótida interna • Estende-se ao longo do trato óptico para o corno inferior do ventrículo lateral
Artéria cerebral anterior (ACA)	• Segue lateralmente ao quiasma óptico em direção rostral • Estende-se na fissura longitudinal do cérebro • Segue acima do corpo caloso em direção occipital
Artéria comunicante anterior (ACoA)	• Entre as artérias cerebrais anteriores • Posição à frente do quiasma óptico
Artéria cerebral média (ACM)	• Estende-se ao redor do polo temporal para a fossa lateral do cérebro • Ramificação sobre a ínsula, saída a partir do sulco lateral e trajeto dos ramos sobre a superfície lateral do telencéfalo
Artéria vertebral (AV)	• Quatro segmentos anatômicos topograficamente definidos: parte pré-vertebral, parte transversária, parte atlântica, parte intracraniana • Estende-se anteriormente e forma a artéria basilar (aproximadamente na margem inferior da ponte)
Artéria cerebelar inferior posterior (ACIP)	• Saída a partir da artéria vertebral, no nível da oliva (no entanto, pode estar ausente) • Forma uma alça no nível das tonsilas do cerebelo (referência radiológica) • Entrada na valécula do cerebelo sobre o verme
Artéria basilar (AB)	• Trajeto no sulco basilar da ponte • Divisão nas artérias cerebrais posteriores (aproximadamente no nível do mesencéfalo)
Artéria cerebelar inferior anterior (ACIA)	• Saída a partir do segmento inferior da artéria basilar, ventralmente aos nervos cranianos VI, VII, e VIII • Trajeto em direção ao meato acústico interno, com a emissão da artéria do labirinto (regra geral) e, daí, para a face inferior do cerebelo
Artéria cerebelar superior (ACS)	• Origina-se abaixo do nervo oculomotor [III] a partir da artéria basilar • Trajeto abaixo do tentório do cerebelo • Estende-se em direção posterior para a superfície do cerebelo
Artéria cerebelar posterior (ACP)	• Origina-se acima ao nervo oculomotor [III] • Trajeto acima do tentório do cerebelo • Estende-se em direção posterior para a superfície occipitobasal do telencéfalo
Artéria comunicante posterior (ACoP)	• Conexão entre a artéria carótida interna e a artéria cerebral posterior • Segue lateralmente à hipófise e aos corpos mamilares

Superfície do Telencéfalo

A artéria cerebral anterior, a artéria cerebral média e a artéria cerebral posterior suprem o córtex cerebral. As suas respectivas regiões de suprimento se estendem sobre a face superolateral, a face medial e a face inferior (➤ Fig. 11.50, ➤ Fig. 11.51):

- Os ramos diretos da **artéria carótida interna** suprem a hipófise e a região intermediária do quiasma óptico. A artéria corióidea anterior, um ramo da artéria carótida interna (ver adiante), supre grandes porções internas do cérebro.

- A **artéria cerebral anterior** entra na fissura longitudinal do cérebro em uma posição anteromedial e segue sobre o corpo caloso até aproximadamente o sulco parietoccipital. Por meio dos seus ramos, ela supre a maior parte da superfície medial do lobo frontal e do lobo parietal, além do corpo caloso (➤ Fig. 11.51). Na face superolateral, ela atinge, com seus ramos, uma faixa de 2-3 cm de largura lateralmente à margem superior (➤ Fig. 11.50).

- A **artéria cerebral média** entra através da fossa lateral e atinge a superfície lateral do cérebro (➤ Fig. 11.50). Nessa região, ela supre partes do lobo frontal, do lobo parietal e do lobo temporal. Sua região de suprimento também abrange a extremidade do lobo temporal (polo temporal).

- A **artéria cerebral posterior** segue em direção ao lobo occipital e, em seu trajeto, supre grandes partes da face inferior e da face medial do cérebro (➤ Fig. 11.51), incluindo as partes inferiores do lobo temporal.

> **N O T A**
>
> A partir da **superfície do telencéfalo,** a artéria cerebral anterior supre os dois terços anteriores da superfície medial, a artéria cerebral média supre os dois terços da superfície lateral, e a artéria cerebral posterior supre as superfícies inferior e occipital do córtex cerebral.

Cápsula Interna e Porções Centrais do Telencéfalo e do Diencéfalo

O suprimento das áreas centrais do telencéfalo é de particular importância clínica. Os tratos de fibras derivados do córtex formam feixes e se estendem entre as regiões dos núcleos da base (núcleo caudado, tálamo, globo pálido, putame) através da cápsula interna. É facilmente compreensível que a diminuição do fluxo sanguíneo nesse "gargalo" cause déficits neurológicos graves. Devido à significativa expansão da cápsula interna no cérebro, não somente em direção longitudinal, mas também em direções posterior e basal, vários grupos de vasos sanguíneos centrais contribuem para o seu suprimento. Essas artérias se originam da artéria cerebral anterior, da artéria cerebral média e da artéria carótida interna (➤ Tabela 11.7; ➤ Fig. 11.52; ➤ Fig. 11.53). O ramo anterior da cápsula interna é suprido por ramos da artéria cerebral anterior e da artéria cerebral média; joelho e porções anteriores do ramo posterior são supridos por ramos da artéria cerebral média, e segmentos occipitais adicionais do ramo posterior são irrigados pela **artéria corióidea anterior**, um importante ramo central da artéria carótida interna. Ela se estende para o interior do cérebro e supre

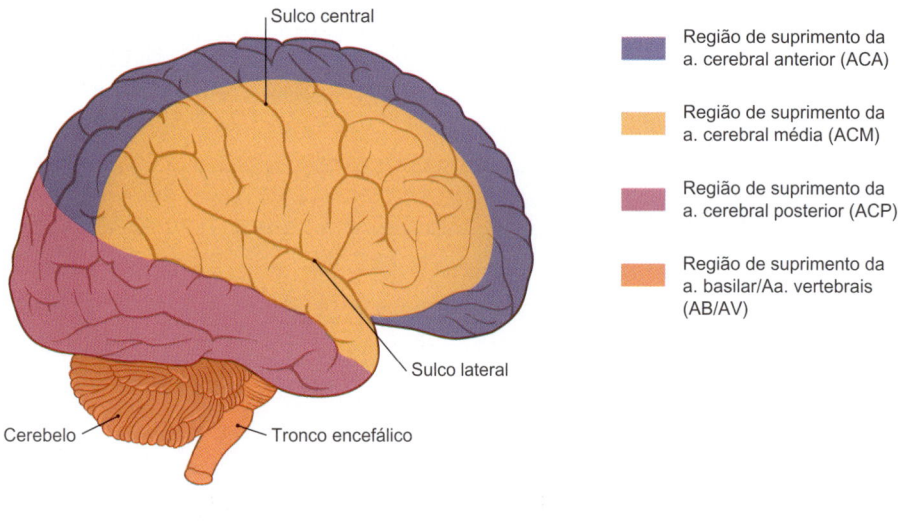

Região de suprimento da a. cerebral anterior (ACA)

Região de suprimento da a. cerebral média (ACM)

Região de suprimento da a. cerebral posterior (ACP)

Região de suprimento da a. basilar/Aa. vertebrais (AB/AV)

Figura 11.50 Regiões de suprimento das artérias cerebrais (telencéfalo). Vista lateral. [L126]

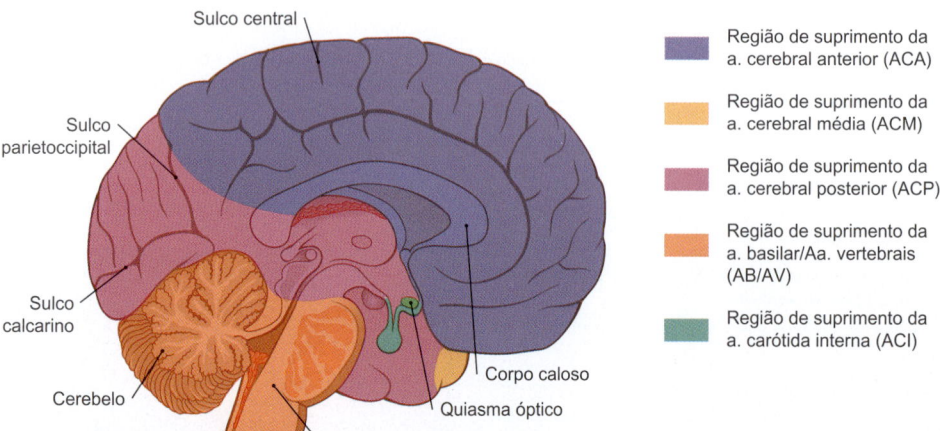

Região de suprimento da a. cerebral anterior (ACA)

Região de suprimento da a. cerebral média (ACM)

Região de suprimento da a. cerebral posterior (ACP)

Região de suprimento da a. basilar/Aa. vertebrais (AB/AV)

Região de suprimento da a. carótida interna (ACI)

Figura 11.51 Regiões de suprimento das artérias cerebrais (telencéfalo). Vista medial. [L126]

Tabela 11.7 Suprimento vascular da cápsula interna.

Cápsula interna	Artérias	Origem
Ramo anterior	Artérias centrais anteromediais	Artéria cerebral anterior
	Artéria estriada distal medial (artéria central longa, ou artéria recorrente de Heubner)	Artéria cerebral anterior
	Artérias centrais anterolaterais	Artéria cerebral média
Joelho	Artérias centrais anterolaterais	Artéria cerebral média
Ramo posterior	Artérias centrais anterolaterais	Artéria cerebral média
	Artéria corióidea anterior	Artéria carótida interna

regiões centrais do cérebro: ramo posterior da cápsula interna, hipocampo, tonsila e núcleos profundos do telencéfalo e do diencéfalo (➤ Fig. 11.52; ➤ Fig. 11.53). Sua região de suprimento varia intensamente.

Clínica

Nos casos de acidente vascular encefálico ou sangramento na região da cápsula interna, há dois vasos envolvidos com bastante frequência:
- Ramo da artéria cerebral anterior (pertencente às artérias centrais anteromediais): artéria estriada distal medial (sinônimos: artéria central longa, artéria recorrente, artéria de Heubner)
- Ramo da artéria cerebral média (pertencente às artérias centrais anterolaterais): artéria lenticuloestriada

Tronco Encefálico e Cerebelo

O tronco encefálico e o cerebelo são supridos por ramos do sistema vertebrobasilar. É fundamental entender que as artérias cerebelares não são apenas importantes para o suprimento do cerebelo, mas também têm papel crucial no suprimento do tronco encefálico.

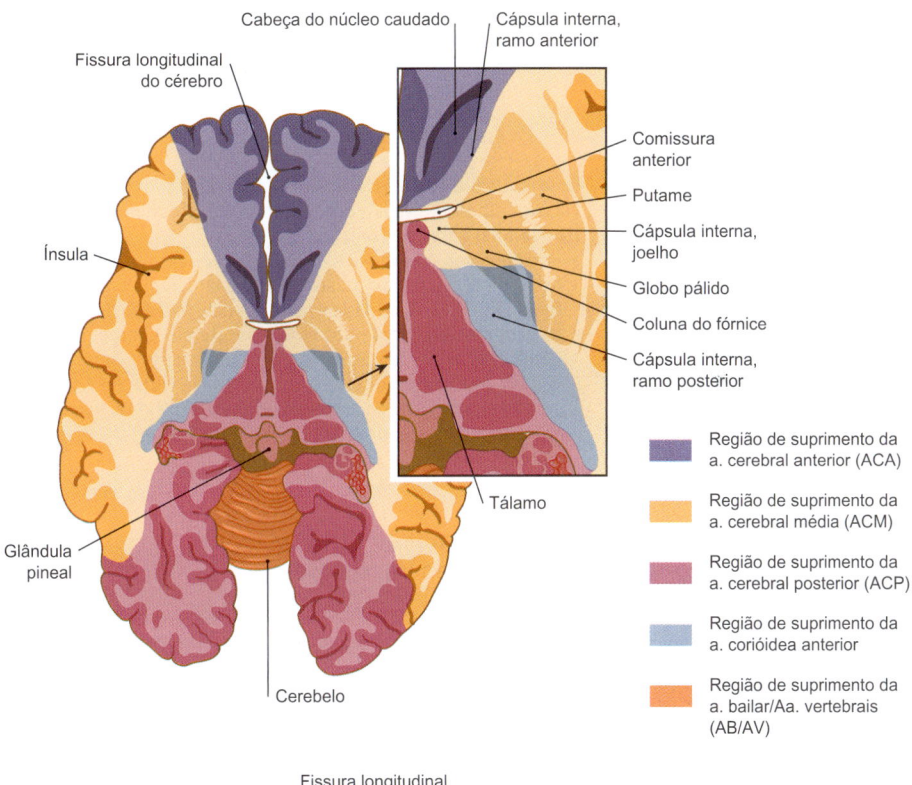

Figura 11.52 Regiões de suprimento das artérias cerebrais (telencéfalo). Corte transversal. [L126]

Região de suprimento da a. cerebral anterior (ACA)
Região de suprimento da a. cerebral média (ACM)
Região de suprimento da a. cerebral posterior (ACP)
Região de suprimento da a. corióidea anterior
Região de suprimento da a. bailar/Aa. vertebrais (AB/AV)

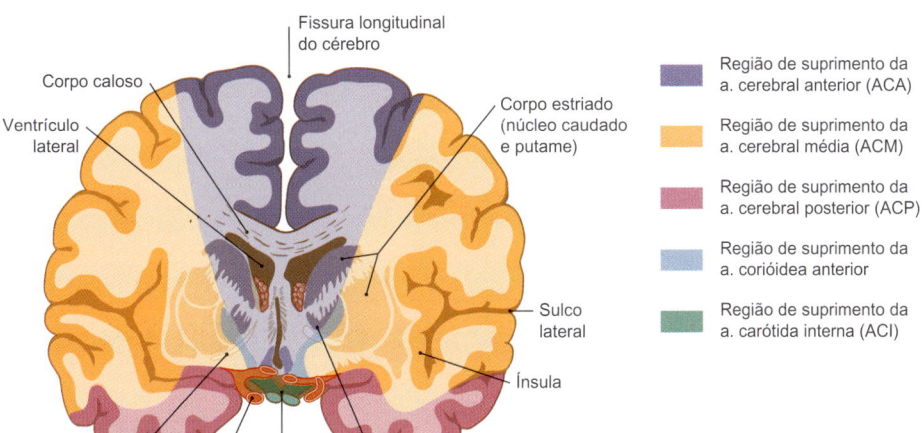

Figura 11.53 Regiões de suprimento das artérias cerebrais (telencéfalo). Corte frontal. [L126]

Região de suprimento da a. cerebral anterior (ACA)
Região de suprimento da a. cerebral média (ACM)
Região de suprimento da a. cerebral posterior (ACP)
Região de suprimento da a. corióidea anterior
Região de suprimento da a. carótida interna (ACI)

Tabela 11.8 Suprimento arterial do tronco encefálico.

Segmento do tronco encefálico	Região de suprimento medial	Região de suprimento lateral
Mesencéfalo	Artéria cerebral posterior	• Artéria cerebelar superior • Artéria cerebral posterior
Ponte	Artéria basilar (artérias da ponte)	• Artéria cerebelar superior • Artéria cerebelar inferior anterior (muito variável)
Bulbo	• Artérias vertebrais • Artérias espinhal anterior • Artérias espinhais posteriores	Artéria cerebelar inferior posterior

Tabela 11.9 Suprimento arterial do cerebelo.

Artéria	Região cortical	Região central
Artéria cerebelar superior (ACS; constante)	Parte superior do cerebelo	Núcleo denteado
Artéria cerebelar inferior anterior (ACIA; variável)	Parte inferior posterior do cerebelo	
Artéria cerebelar inferior posterior (ACIP; variável)	Parte inferior anterior do cerebelo	Demais núcleos cerebelares

Tabela 11.10 Suprimento arterial da medula espinhal.

Artéria	Regiões da medula espinhal
Artéria espinhal anterior	Cornos anteriores, base dos cornos posteriores, partes dos funículos anterolaterais
Artérias espinhais posteriores	Funículo posterior e cornos posteriores
Vaso corona	Regiões marginais dos funículos anterolaterais

Tronco Encefálico

No tronco encefálico, podem ser distinguidas duas regiões de suprimento, uma medial e outra lateral. A região de suprimento medial é suprida por ramos diretos da artéria vertebral, da artéria basilar ou da artéria cerebral posterior, enquanto a região lateral é suprida por ramos das artérias cerebelares (que, por sua vez, também se originam do sistema vertebrobasilar). No bulbo, ocorre ainda uma região de suprimento posterior, na qual a artéria espinhal posterior supre suas porções posteriores. Os vasos que suprem o tronco encefálico estão listados na ➤ Tabela 11.8 e na ➤ Fig. 11.54.

Cerebelo

O cerebelo é suprido por três artérias. A **artéria cerebelar superior** está constantemente presente e supre a parte superior do cerebelo e o núcleo denteado. As duas outras artérias cerebelares, a **artéria cerebelar inferior anterior** e a **artéria cerebelar inferior posterior**, suprem o restante do cerebelo, sendo que elas dependem uma da outra em relação a seu tamanho (ou seja, elas "competem" pela área restante e, por conseguinte, um aumento de tamanho, por exemplo, da artéria cerebelar inferior anterior é acompanhado de uma redução do tamanho da artéria cerebelar inferior posterior). Ao contrário do telencéfalo, ocorrem no cerebelo anastomoses entre as artérias superficiais e centrais; desse modo, o risco de um infarto isolado é menor. As relações anatômicas no cerebelo (caso normal) estão demonstradas na ➤ Tabela 11.9 e na ➤ Fig. 11.54.

Medula Espinhal

O suprimento da medula espinhal pode ser subdividido entre as regiões da artéria espinhal anterior, das artérias espinhais posteriores e do vaso corona. As regiões de suprimento estão relacionadas na ➤ Tabela 11.10 e na ➤ Fig. 11.55.

Clínica

Uma isquemia na área da artéria espinhal anterior leva a uma clássica síndrome de falência neurológica (**síndrome da artéria espinhal anterior**) com:
- Paraplegia abaixo do nível da lesão (choque espinhal na fase inicial, paralisia espástica na fase tardia; distúrbios das funções da bexiga urinária e do reto), devido à deficiência dos cornos anteriores e dos funículos laterais e anteriores
- Distúrbios na percepção da dor e da temperatura (funículo lateral) com preservação das sensações de vibração e de tato (funículo posterior); o chamado distúrbio sensitivo dissociado. Motivo: deficiência nos funículos anterior e lateral, com preservação do funículo posterior.

11.5.7 Designação Clínica dos Segmentos Vasculares

Na medicina clínica (especialmente nas "neurociências" – neurologia, psiquiatria, neurocirurgia e neurorradiologia), além da denominação anatômica dos vasos, também tem sido utilizada uma nomenclatura alfanumérica dos segmentos dos grandes vasos cerebrais. Devido à sua importância clínica, esses termos estão relacionados na ➤ Tabela 11.11 e comparados com as suas designações anatômicas. Na subdivisão da artéria carótida interna,

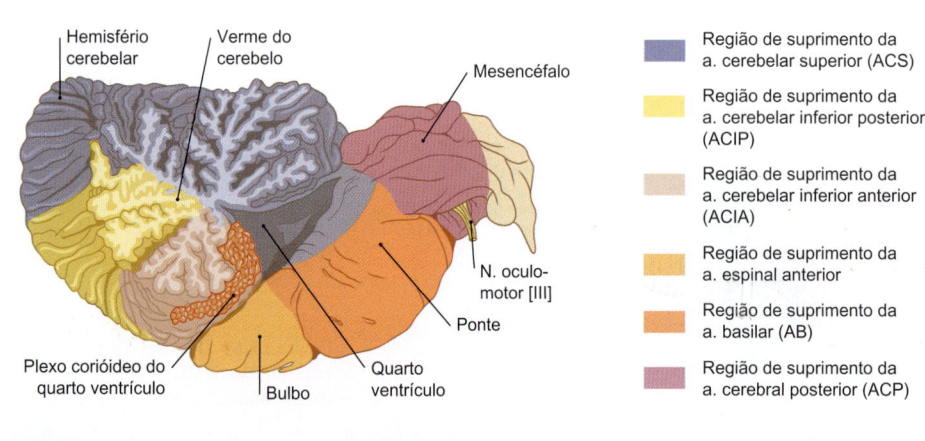

Região de suprimento da a. cerebelar superior (ACS)

Região de suprimento da a. cerebelar inferior posterior (ACIP)

Região de suprimento da a. cerebelar inferior anterior (ACIA)

Região de suprimento da a. espinal anterior

Região de suprimento da a. basilar (AB)

Região de suprimento da a. cerebral posterior (ACP)

Figura 11.54 Regiões de suprimento das artérias cerebrais (cerebelo e tronco encefálico). Corte sagital. [L126]

este livro usa o nome do segmento atualizado, segundo Bouthillier et al. (1996), que segue o fluxo sanguíneo da artéria carótida interna e adquiriu boa receptividade na nomenclatura clínica da área de neurorradiologia nos últimos anos.

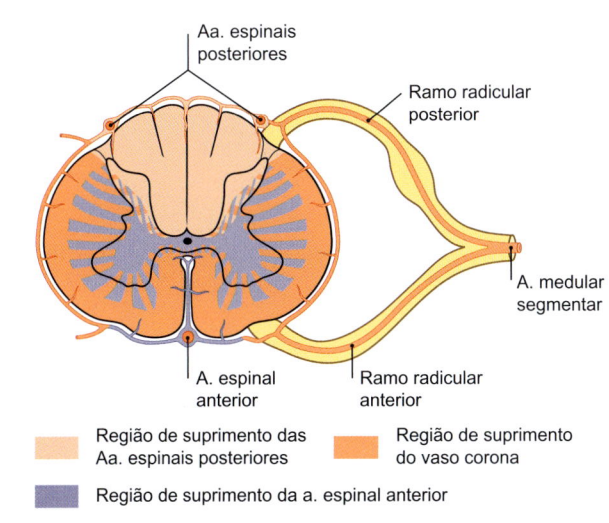

Figura 11.55 Regiões de suprimento da medula espinhal. Corte transversal. [L126]

11.5.8 Sistemas Venosos do Cérebro

Visão Geral
O sistema venoso do cérebro (➤ Fig. 11.40, ➤ Fig. 11.59) tem importância clínica menor em relação ao sistema arterial. No entanto, existem alguns quadros de doença importantes que envolvem, principalmente, os vasos sanguíneos venosos do cérebro. O trajeto das veias também é importante na neurocirurgia. Os sistemas venosos podem ser divididos em dois grupos:

• **Seios da dura-máter** (➤ Fig. 11.59)
• **Veias**
  – veias superficiais do cérebro
  – veias profundas (internas) do cérebro

Ambos os tipos de vasos venosos apresentam características específicas em relação às demais veias do corpo:

• não possuem válvulas venosas
• trajeto, geralmente, independente das artérias
• não apresentam uma túnica média típica (células musculares isoladas), portanto, possuem paredes delgadas
• paredes rígidas nos seios da dura-máter, por isso protegidas de um colapso

Drenagem Sanguínea do Cérebro
Locais de Saída
Os seios venosos da dura-máter (➤ Fig. 11.40, ➤ Fig. 11.59) estão em comunicação uns com os outros e também com veias extracranianas. Em uma representação simplificada, o sangue flui das veias superficiais e profundas do cérebro para os seios da dura-máter.

Tabela 11.11 Designações clínicas (radiológicas) dos segmentos dos grandes vasos encefálicos.

Artéria	Segmento	Topografia/estruturas anatômicas
Artéria carótida interna (ACI)	C1– cervical	Parte cervical
	C2 – petrosa	Parte petrosa, até a extremidade do canal carótico
	C3 – lacerada	Até um ligamento entre a língula esfenoidal e o ápice da porção petrosa do temporal ("ligamento petrolingual")
	C4 – cavernosa	No seio cavernoso, até a saída através da dura-máter, abaixo do processo clinoide
	C5 – clinoide	Entre o processo clinoide anterior e a base do esfenoide
	C6 – oftálmica	Até a saída da artéria comunicante posterior; saída da artéria oftálmica
	C7 – comunicante	Até a bifurcação da artéria carótida interna nas artérias cerebrais anterior e média
Artéria cerebral anterior (ACA)	A1	Parte pré-comunicante; do seu início até a saída da artéria comunicante anterior
	A2	Parte pós-comunicante; da artéria comunicante anterior até a saída da artéria calosomarginal; também conhecida como parte infracalosa
	A3	Parte pós-comunicante; distalmente à saída da artéria calosomarginal (artéria pericalosa); alguns distinguem ainda outros segmentos (A4 e A5)
Artéria cerebral média (ACM)	M1	Parte esfenoidal; da sua saída até a divisão em dois ou três ramos principais
	M2	Parte insular; na fossa lateral, acima da ínsula
	M3	Parte opercular; na fossa lateral, após a emissão dos ramos, em trajeto lateral, para a superfície cortical
	M4	Parte terminal; após a saída dos vasos a partir do sulco lateral
Artéria cerebral posterior (ACP)	P1	Parte pré-comunicante; da sua saída até a artéria comunicante posterior; segue através da cisterna interpeduncular
	P2	Parte circundante; da artéria comunicante posterior até a saída dos ramos temporais anteriores (no nível da cisterna circundante)
	P3	Parte colicular; dos ramos temporais anteriores até a bifurcação das artérias occipitais medial e lateral (no nível da cisterna colicular)
	P4	Parte calcarina; ramos terminais: artéria occipital medial e artéria occipital lateral
Artéria vertebral (AV)	V1	Parte pré-vertebral
	V2	Parte transversária
	V3	Parte atlântica
	V4	Parte intracraniana

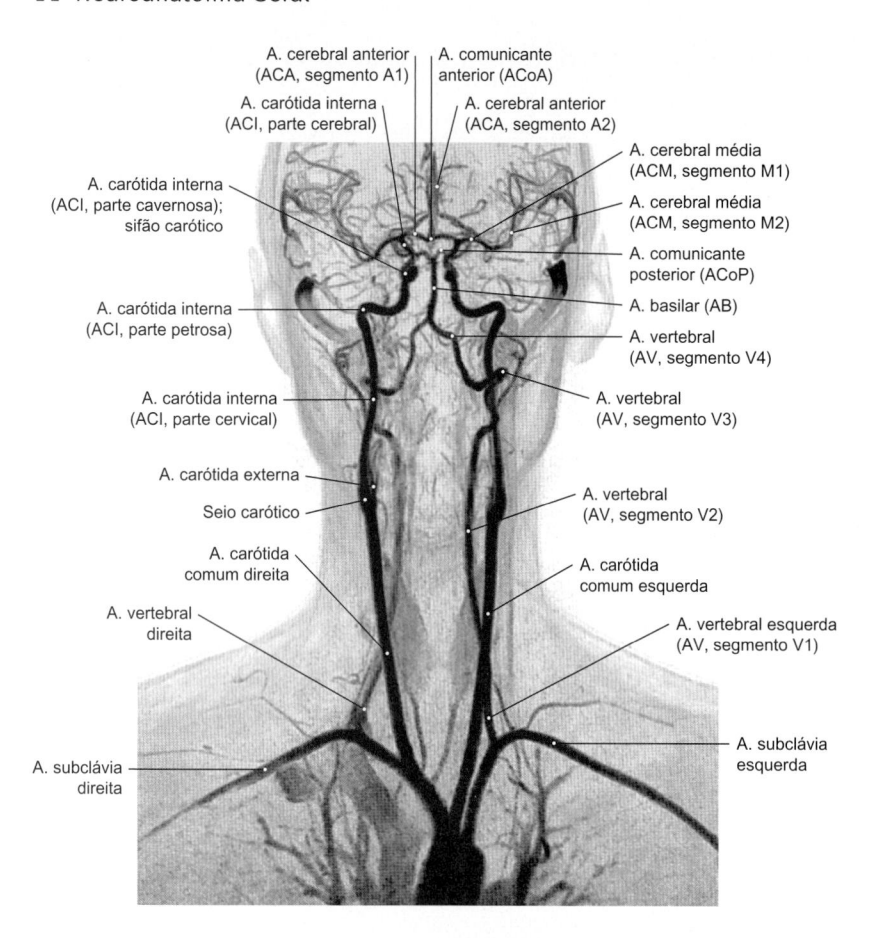

Figura 11.56 Angiografia por ressonância magnética das artérias encefálicas. Visão geral. [T786]

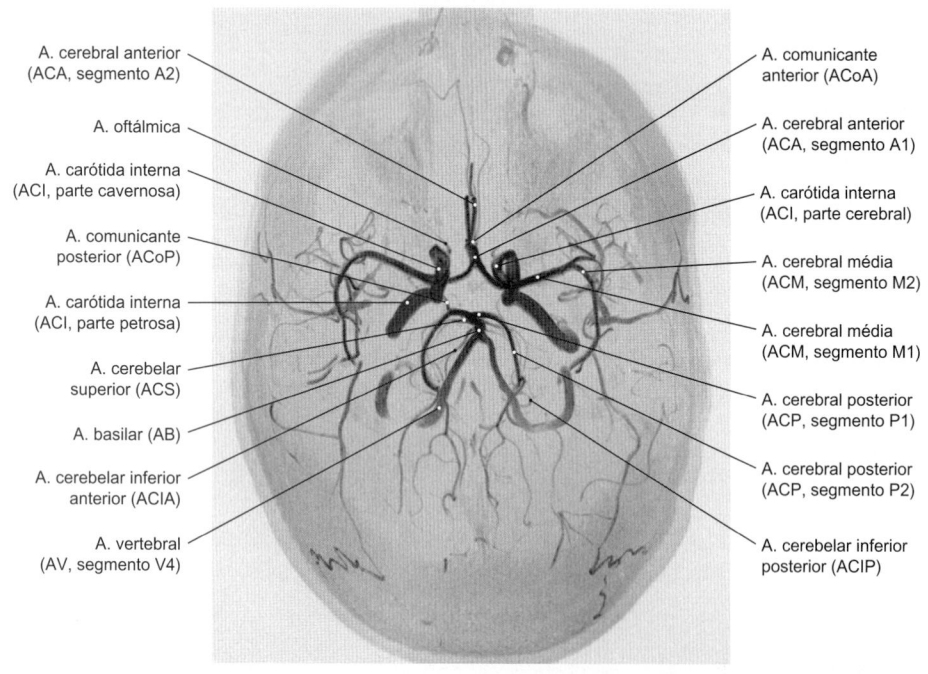

Figura 11.57 Angiografia por ressonância magnética das artérias. encefálicas. Visão inferior. [T786]

A partir daí, o sangue deixa o interior do crânio através de diferentes vias. Os principais locais de saída são:

- Seio sigmóideo da dura-máter, que drena para a veia jugular interna (forame jugular) → mais importante!
- Seio cavernoso, através do forame oval, que drena para o plexo pterigóideo
- Veias emissárias, que drenam para a veia occipital (forames emissários)

Além disso, existem pequenas veias intracranianas que drenam para veias extracranianas, através de aberturas na base do crânio (dentre outras, drenagem venosa através do forame magno, do forame oval e do canal carótico).

Veias Emissárias

As veias emissárias conectam os seios da dura-máter com as veias diploicas (grandes vasos venosos no interior da diploe dos ossos

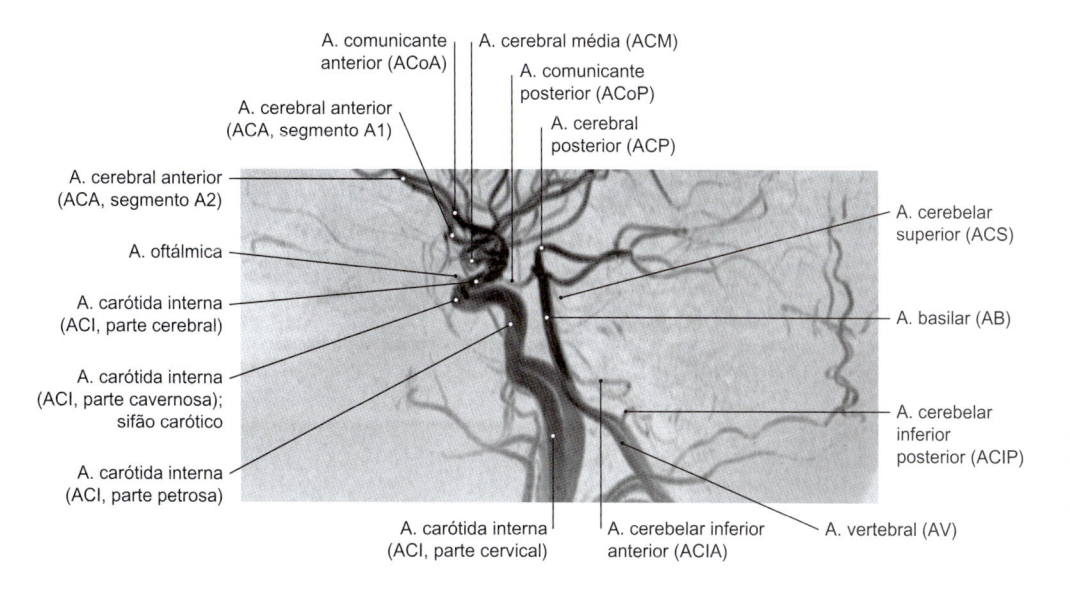

A. comunicante anterior (ACoA)
A. cerebral média (ACM)
A. cerebral anterior (ACA, segmento A1)
A. comunicante posterior (ACoP)
A. cerebral posterior (ACP)
A. cerebral anterior (ACA, segmento A2)
A. oftálmica
A. carótida interna (ACI, parte cerebral)
A. carótida interna (ACI, parte cavernosa); sifão carótico
A. carótida interna (ACI, parte petrosa)
A. cerebelar superior (ACS)
A. basilar (AB)
A. cerebelar inferior posterior (ACIP)
A. carótida interna (ACI, parte cervical)
A. cerebelar inferior anterior (ACIA)
A. vertebral (AV)

Figura 11.58 Angiografia por ressonância magnética das artérias encefálicas. Visão lateral, representação do sifão carótico. [T786]

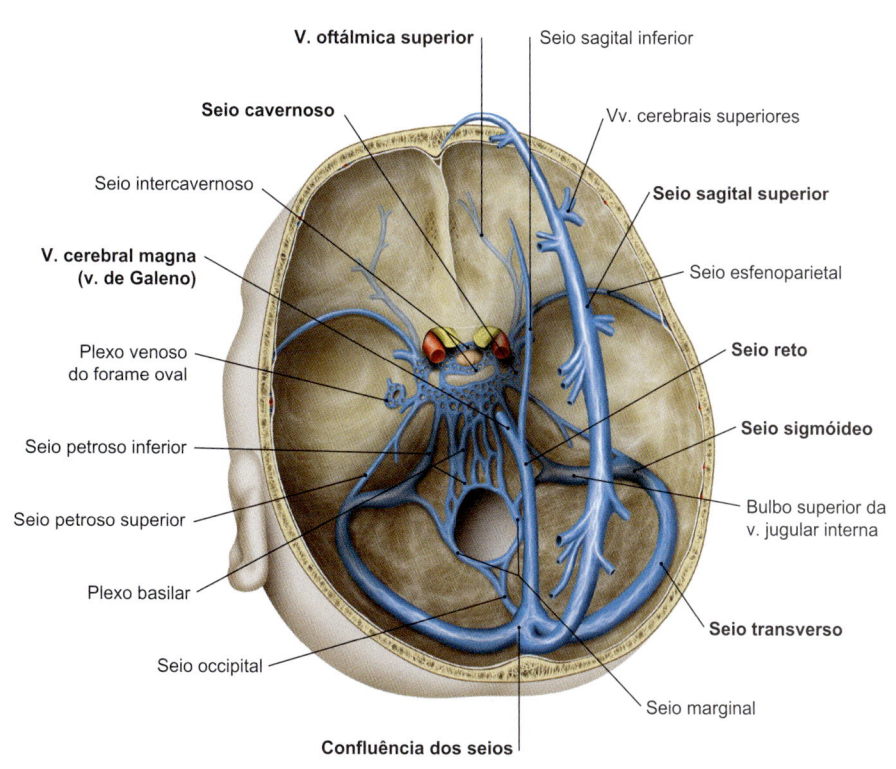

V. oftálmica superior
Seio sagital inferior
Seio cavernoso
Vv. cerebrais superiores
Seio intercavernoso
Seio sagital superior
V. cerebral magna (v. de Galeno)
Seio esfenoparietal
Plexo venoso do forame oval
Seio reto
Seio petroso inferior
Seio sigmóideo
Seio petroso superior
Bulbo superior da v. jugular interna
Plexo basilar
Seio occipital
Seio transverso
Seio marginal
Confluência dos seios

Figura 11.59 Esquema dos seios da dura-máter em projeção sobre a base do crânio.

planos do crânio) e com as veias extracranianas. Como essas veias não possuem válvulas, elas permitem a homogeneização rápida da pressão entre as flutuações interna e externa da pressão intracraniana. As veias emissárias são encontradas em associação a vários seios da dura-máter (➤ Fig. 11.40).

Anastomoses Venosas para a Veia Facial

O seio cavernoso recebe sangue a partir das veias oftálmicas. Essas veias se encontram conectadas à veia angular, uma tributária da veia facial, através da fissura orbital superior e da fissura orbital inferior. Sob certas condições, o sangue venoso pode fluir do interior do crânio, através dessas veias, para a veia facial e, em seguida, para a veia jugular interna (➤ Fig. 11.40).

Clínica

Como as veias e os seios da dura-máter não possuem válvulas, o sangue também pode retornar ao cérebro (refluxo sanguíneo). Como resultado, infecções originadas das partes moles da cabeça podem ser propagadas para os seios da dura-máter; por exemplo, uma infecção do lábio superior, conduzida pela veia angular, pode levar a uma trombose no seio cavernoso, de natureza bacteriana.

Veias

Telencéfalo e Diencéfalo

Podem ser distinguidas as **veias superficiais do cérebro,** que drenam o sangue a partir da superfície do cérebro, e as **veias profundas do cérebro**, através das quais o sangue flui oriundo das áreas centrais do cérebro.

641

Veias Superficiais

As veias superficiais do cérebro drenam o sangue oriundo das superfícies do telencéfalo e do diencéfalo para os seios da dura-máter (➤ Fig. 11.59, ➤ Fig. 11.60). Podem ser distinguidos três grupos de veias, que são conectados entre si através de grandes anastomoses venosas:

- **Veias cerebrais superiores**: drenagem direta para o seio sagital superior (➤ Fig. 11.59, ➤ Fig. 11.60)
- **Veia cerebral média**: ela coleta o sangue das veias nas proximidades do sulco lateral; drenagem para o seio esfenoparietal e, daí, para o seio cavernoso
- **Veias cerebrais inferiores**: drenagem diretamente para o seio transverso

As veias superficiais, que desembocam diretamente nos seios da dura-máter, oriundas da superfície do cérebro, precisam atravessar o espaço subaracnóideo e perfurar a aracnoide-máter e a dura-máter, de modo a se conectarem aos seios da dura-máter. Por isso, elas também são chamadas "**veias emissárias**" (➤ Fig. 11.60). O sangramento dessas veias pode levar a um hematoma subdural (➤ Item 11.3.5).

Veias Profundas

As veias Profundas do cérebro drenam o sangue das regiões centrais e desembocam, finalmente, através da veia cerebral magna, ímpar, no seio reto (➤ Fig. 11.61). De cada lado, a veia cerebral magna recebe duas tributárias principais: a **veia cerebral interna** drena o sangue da região posterior, oriundo da substância branca e dos núcleos centrais; a **veia basal** drena o sangue da região basal, oriundo da face inferior do cérebro e das áreas centrais adjacentes:

- **Veia cerebral interna**: ela se origina no nível do forame interventricular, devido à confluência de várias veias (➤ Tabela 11.12). No teto do terceiro ventrículo, ela segue em direção occipital e,

abaixo do esplênio do corpo caloso, une-se à veia cerebral interna do lado oposto para formar a veia cerebral magna (➤ Fig. 11.61).

- **Veia basal**: ela se origina na região da substância perfurada anterior, a partir de várias tributárias venosas (➤ Tabela 11.12); dentre outras, a partir das áreas corticais basais, da ínsula e de regiões centrais posteriormente adjacentes. Ela se curva ao redor do pedúnculo cerebral e desemboca na veia cerebral magna ou na veia cerebral interna (➤ Fig. 11.61).
- **Veia cerebral magna** (**veia de Galeno**): ela se origina da confluência das veias cerebrais internas e das veias basais, abaixo do esplênio do corpo caloso (➤ Fig. 11.61). No caso da existência de confluência das veias em um único ponto, forma-se a confluência venosa posterior. A veia cerebral magna tem apenas cerca de 1 cm de comprimento e conduz o sangue para o seio reto. Em seu local de desembocadura nos seios, ela se encontra fixada à dura-máter.

Clínica

O conhecimento da drenagem do sangue através do sistema venoso é importante no caso do desenvolvimento de "**doenças da altitude**". Essa condição ocorre em até 25% das pessoas que vão para locais sem aclimatização dentro de um curto espaço de tempo, a uma altura de 2.500 m. Em particular, os pacientes reclamam de dores de cabeça, tonturas e náuseas. Sob o ponto de vista patológico, acredita-se que o fluxo sanguíneo arterial do cérebro seja aumentado para manter a oxigenação diante da baixa pressão parcial de oxigênio. A maior quantidade de sangue tem que fluir através das veias, que se ampliam significativamente, ocasionando a dor de cabeça. Quanto menos o sangue escoa devido à anatomia individual do sistema venoso, mais as veias cerebrais ficam ingurgitadas e maior é a probabilidade da ocorrência de dores de cabeça nas grandes altitudes.

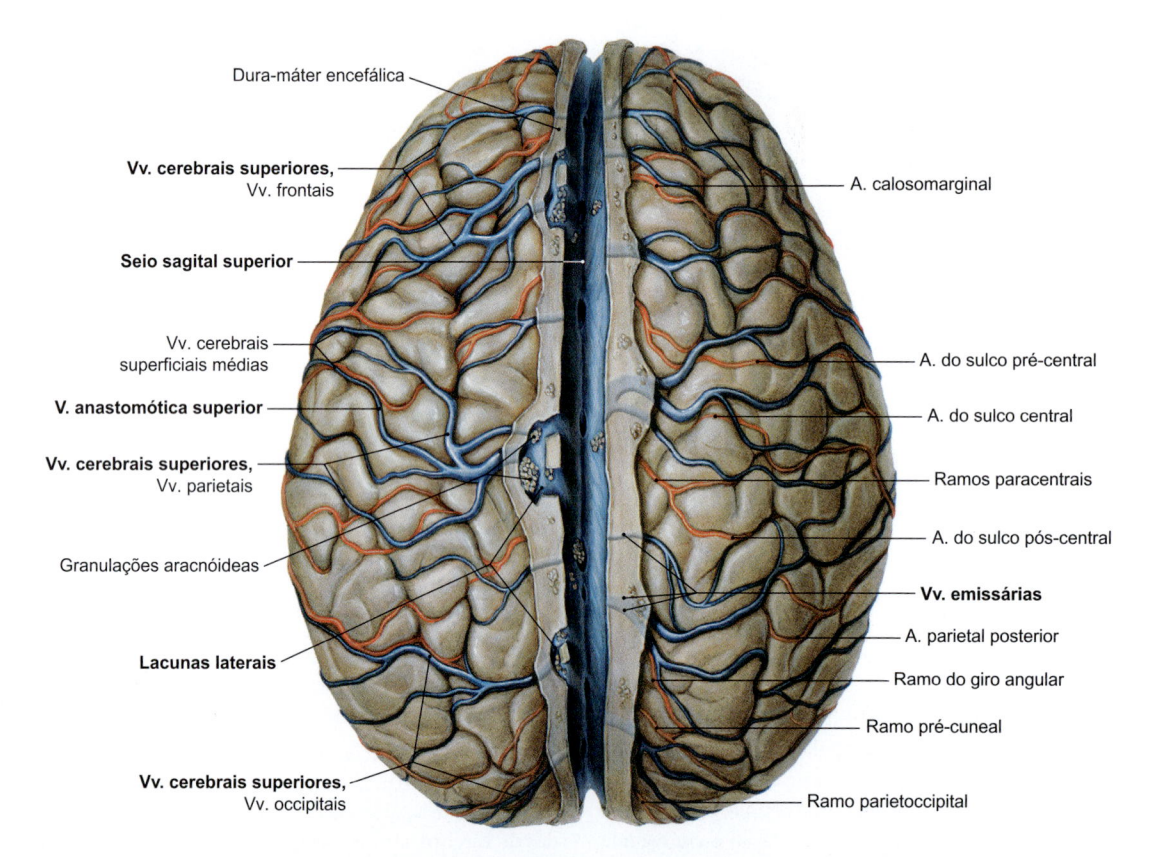

Figura 11.60 Veias superficiais do cérebro, veias emissárias, granulações aracnóideas e seio sagital superior.

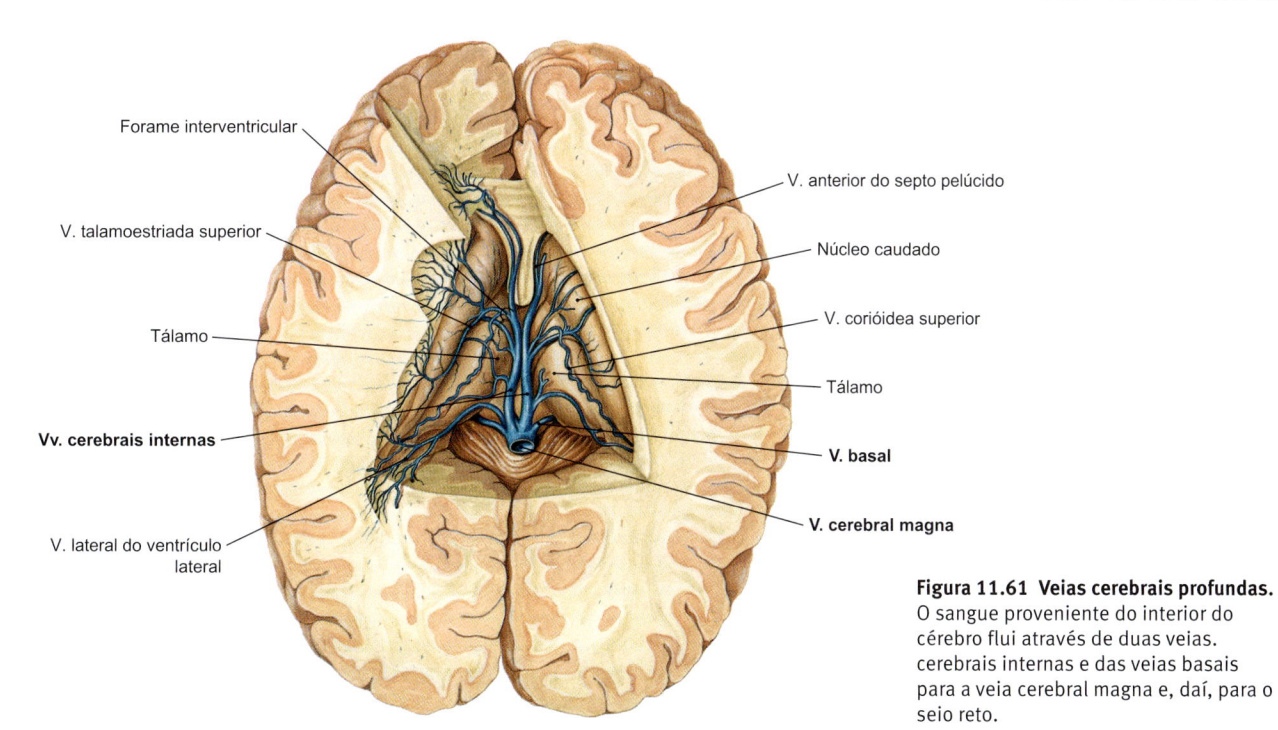

Figura 11.61 Veias cerebrais profundas.
O sangue proveniente do interior do cérebro flui através de duas veias. cerebrais internas e das veias basais para a veia cerebral magna e, daí, para o seio reto.

Tabela 11.12 Tributárias venosas da veia cerebral magna.

Veia	Principais tributárias	Região do cérebro
Veia cerebral interna	Veia corióidea superior	Plexo corióideo, hipocampo
	Veia do septo pelúcido	Septo pelúcido
	Veia talamoestriada	Núcleo caudado
Veia basal	Veia cerebral anterior	Corpo caloso e giros adjacentes
	Veia cerebral profunda	Putame, globo pálido

Tronco Encefálico e Cerebelo

A drenagem venosa do tronco encefálico e do cerebelo produz numerosas anastomoses na superfície do encéfalo. De forma geral, pode-se observar os seguintes locais com suas respectivas drenagens venosas:

- Partes rostrais (mesencéfalo, parte superior da ponte, região rostral do cerebelo): drenagem em direção rostral para a veia basal, para a veia cerebral magna e para o seio reto
- Partes intermédias (ponte, regiões cerebelares inferiores): drenagem em direção lateral para os seios da dura-máter
- Partes caudais (bulbo): drenagem nas direções lateral e caudal para os seios da dura-máter e para os plexos venosos espinhais

Medula Espinhal

As veias da medula espinhal formam numerosas anastomoses em sua superfície. Elas se comunicam, via **veias radiculares**, com o plexo venoso do espaço epidural, o **plexo venoso vertebral interno**. Esse plexo venoso drena o sangue através do plexo venoso vertebral externo para as veias intervertebrais e, daí, para a veia cava inferior. As veias radiculares se encontram intimamente relacionadas com a aracnoide-máter nas bainhas durais das raízes nervosas. Nesses locais, o líquido cerebroespinhal pode ser reabsorvido através de vilos aracnóideos, da mesma forma que nas granulações aracnóideas dos seios da dura-máter. Consequentemente, as veias da medula espinhal desempenham papel importante na circulação do líquor.

Tabela 11.13 Trajeto dos seios da dura-máter.

Seios da dura-máter	Trajeto e características
Seio sagital superior	• Extensão desde a foice do cérebro até a protuberância occipital interna • Trajeto na direção anteroposterior no sulco do seio sagital dos ossos do crânio • As veias emissárias desembocam neste seio ou nas lacunas laterais • Drena para a confluência dos seios
Seio sagital inferior	Trajeto na margem inferior da foice do cérebro até o seio reto
Seio reto	Origem no local de conexão entre a foice do cérebro e o tentório do cerebelo, a partir do seio sagital superior e da veia cerebral magna
Confluência dos seios	Junção entre os seios transverso, reto, sagital superior e occipital
Seio occipital	• Situa-se na linha média do osso occipital • Drena para a confluência dos seios
Seio marginal	• Circunda o forame magno • Conecta-se com o seio occipital e com o plexo venoso vertebral interno
Seio transverso	Da confluência dos seios, a partir do osso occipital, em direção lateral, até o seio sigmóideo
Seio sigmóideo	Trajeto em "formato de S" sobre o processo mastoide do osso temporal, em direção ao forame jugular e à veia jugular
Seio cavernoso	• Espaço venoso com múltiplas câmaras, de ambos os lados da sela turca • Mantém-se em conexão com o seio cavernoso do lado oposto através do plexo basilar no clivo • Região muito importante sob o ponto de vista topográfico (veja o quadro Nota)
Seios petrosos superior e inferior	• Trajeto nas margens superior e inferior da parte petrosa do osso temporal • Conexão do seio cavernoso com o seio sigmóideo

Seios da Dura-máter

O sangue venoso oriundo das veias cerebrais flui para os seios da dura-máter (➤ Fig. 11.59, ➤ Tabela 11.13). Esses condutos sanguíneos venosos situam-se entre as duas camadas da dura-máter (➤ Fig. 11.27). Portanto, eles são dotados de paredes tensas e não colapsam. Em sua face interna, eles são revestidos por um endotélio. Os seios da dura-máter se encontram diretamente adjacentes aos ossos do crânio e formam depressões rasas em suas superfícies. Em representações gráficas, os seios da dura-máter são, frequentemente, representados como sistemas de grandes tubos lisos (➤ Fig. 11.59). Na verdade, eles se originam a partir de redes venosas intradurais que se interligaram. Por isso, no interior dos tubos, existem estruturas trabeculares, assim como grandes saculações laterais (lacunas) e plexos venosos (➤ Fig. 11.60, ➤ Fig. 11.27). A estrutura interna dos seios da dura-máter é, portanto, heterogênea, ocorrendo consideráveis diferenças interindividuais. O sangue venoso segue, predominantemente, dois trajetos:

- em direção posterior (dorsal), para a confluência dos seios e, daí, através do seio reto e do seio sigmóideo, até a veia jugular
- em direção anterior e basal, para o seio cavernoso e, através dos seios petrosos superior e inferior, até a veia jugular (e o plexo pterigóideo)

N O T A
- Através do **seio cavernoso**, seguem a artéria carótida interna e o nervo abducente [VI]
- Na parede lateral do seio, seguem o nervo oculomotor [III], o nervo troclear [IV] e o nervo oftálmico [V]

Clínica

Uma grave e rara doença do cérebro é a **trombose do seio da dura-máter**. Essa condição pode ser causada por infecções purulentas na face (trombose séptica dos seios), mas também pode ocorrer espontaneamente associada à tendência aumentada para a coagulação do sangue (p. ex., na policitemia, mas também pela influência negativa de contraceptivos). Os pacientes sofrem de dores de cabeça, convulsões, paralisias e perturbação da consciência. O diagnóstico é feito por meio de exames de imagens (IRM, TC).

11.5.9 Representação do Sistema Vascular

O trajeto dos vasos cerebrais e a formação de uma circulação colateral na área do círculo arterial diferem entre os indivíduos. Consequentemente, nas intervenções cirúrgicas, a caracterização da condição circulatória de um determinado paciente antes da cirurgia é importante para a avaliação do risco-benefício e para o planejamento cirúrgico. Exemplos são as cirurgias dos vasos do encéfalo (p. ex., cirurgia de estenose da artéria carótida) ou cirurgias vasculares intracranianas (p. ex., aneurisma, angioma).

Angiografia, Angiotomografia Computadorizada e Angiorressonância Magnética

Para a análise das condições dos vasos sanguíneos, existem diferentes procedimentos. O procedimento clássico é a **angiografia** (ou angiografia de subtração digital). Nesse tipo de exame, um cateter é introduzido na artéria carótida interna ou na artéria vertebral, sendo, então, injetado um meio de contraste hidrossolúvel, contendo iodo. Várias imagens temporais sucessivas mostram o fluxo sanguíneo nas artérias, veias e capilares para uma real representação. Um segundo tipo de procedimento é a **angiotomografia computadorizada (angio-TC)**, no qual o meio de contraste contendo iodo é injetado por via endovenosa, de modo a delimitar claramente os vasos em relação aos tecidos. Na neurorradiologia, esse procedimento, atualmente, desempenha papel secundário. Em contraste com

esse procedimento, a **angiorressonância magnética (angio-IRM)** tornou-se cada vez mais utilizada nos últimos anos. Nesse método, que pode ser realizado com ou sem meio de contraste para IRM (meio de contraste sem iodo), os vasos cerebrais podem ser representados em três dimensões com alta resolução. Desse modo, o médico obtém, adicionalmente, uma visão sobre as correlações anatomotopográficas (➤ Fig. 11.56, ➤ Fig. 11.57, ➤ Fig. 11.58). É previsível que equipamentos "mais potentes" de IRM (dispositivos com intensidade superior de campo magnético) e avanços nos algoritmos de cálculo dos dados na IRM melhorem, ainda mais, a qualidade da representação vascular.

Exame de Ultrassonografia dos Vasos Encefálicos

Um método padrão para a avaliação dos vasos encefálicos é a ultrassonografia com efeito Doppler. Com essa técnica, as velocidades do fluxo sanguíneo nos vasos podem ser determinadas para detectar estenoses, vasoespasmos ou um refluxo da corrente sanguínea. Combinando a ultrassonografia com efeito Doppler e o imageamento por ultrassonografia ("imageamento de fluxo no modo B", conversão da ecogenicidade em tons de cinza e consequente representação das estruturas anatômicas), obtém-se a chamada "ultrassonografia duplex", uma vez que dois exames de ultrassonografia (Doppler e imageamento em modo B) são utilizados simultaneamente. Além disso, na ultrassonografia duplex, o sentido do fluxo sanguíneo é, frequentemente, codificado em cores ("Doppler colorido").

Ultrassonografia Duplex de Vasos Encefálicos Extracranianos

A ultrassonografia duplex é muito frequentemente utilizada na avaliação da artéria carótida e de seus ramos. Desse modo, estenoses ou calcificações no seio carótico ou no segmento proximal da artéria carótida interna podem ser identificados, ainda que apresentem redução do fluxo sanguíneo. A artéria carótida interna distingue-se da artéria carótida externa pelo fato de que a primeira não possui ramificações vasculares na região cervical. Além disso, por meio de ultrassonografia com efeito Doppler, pode-se identificar, também, uma inversão do fluxo sanguíneo na artéria vertebral (trígono da artéria vertebral, sobre o atlas) ou na artéria angular (ângulo medial do olho). Na artéria angular, uma inversão do fluxo sanguíneo significa que o sangue, que normalmente flui da artéria angular para a artéria facial, agora flui na artéria oftálmica, e daí para a artéria carótida interna. A inversão do fluxo na artéria angular indica oclusão da artéria carótida interna.

Ultrassonografia com Doppler de Vasos Encefálicos Intracranianos

Com a ultrassonografia, apesar das perdas sonoras consideráveis, pode-se avaliar os vasos sanguíneos no crânio quando os ossos do crânio são suficientemente delgados. Nesse sentido, as principais "janelas acústicas" são:

- A janela acústica temporal (através da porção escamosa do osso temporal), para a avaliação dos segmentos iniciais das artérias cerebrais e da porção intracraniana da artéria carótida interna
- A janela acústica nucal (através do forame magno), para a avaliação de segmentos intracranianos das artérias vertebrais e da artéria basilar
- A janela acústica orbital (através da órbita), para a avaliação da artéria oftálmica

O exame de Doppler transcraniano também permite a detecção de espasmos dos vasos cerebrais, por exemplo, como consequência de uma hemorragia subaracnóidea. Em pacientes graves com hemorragia subaracnóidea, portanto, um exame transcraniano é realizado diariamente como "monitoramento vascular".

12 Neuroanatomia Especial

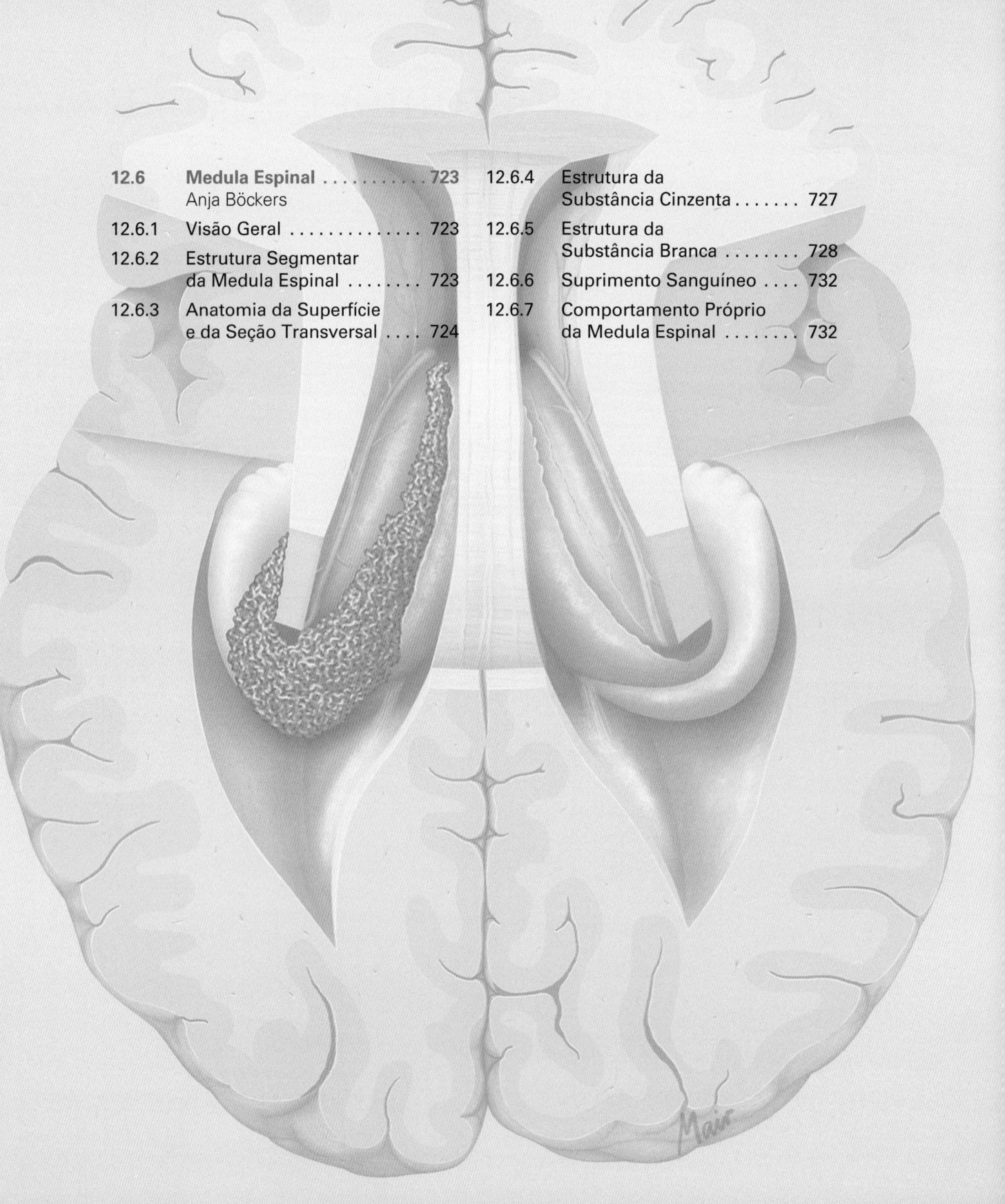

12.1 Telencéfalo

Competências

Após a leitura deste capítulo do livro, você será capaz de:
- Descrever a estrutura do telencéfalo, com suas estruturas componentes, e definir os critérios de classificação;
- Explicar as conexões do sistema de fibras do cérebro e as suas funções;
- Descrever as partes que compõem o neocórtex;
- Explicar a localização e a função das áreas corticais primárias e secundárias em cada um dos lobos;
- Definir a dominância hemisférica, exemplificando as consequências clínicas (neurológicas/psiquiátricas);
- Identificar o hipocampo, assim como as fímbria-fórnice nas seções frontal e horizontal, e explicar as suas relações com o sistema ventricular;
- Citar as regiões que fazem parte da formação hipocampal e descrever o fluxo de sinais através da formação hipocampal;
- Mostrar o córtex cingulado e suas porções em preparações anatômicas e definir o conhecimento básico das suas funções;
- Mostrar a área do paleocórtex e as áreas corticais olfatórias em preparações anatômicas;
- Explicar as conexões do paleocórtex com outras regiões do cérebro, especialmente em relação ao sistema límbico;
- Explicar a localização e a função dos núcleos subcorticais mais importantes e identificar nos cortes cerebrais em diferentes orientações;
- Explicar os sintomas da doença de Parkinson e da coreia de Huntington com base nos conhecimentos adquiridos sobre os circuitos neurais nos núcleos da base.

12.1.1 Visão Geral

Tobias M. Böckers

O **telencéfalo** (**cérebro**) engloba os dois **hemisférios cerebrais**, os **chamados núcleos subcorticais (núcleos da base)** e a **substância branca** (subcortical) em cada região cerebral. O telencéfalo responde por aproximadamente 80% da massa cerebral humana, estando a substância cinzenta localizada, principalmente, na superfície externa (córtex cerebral). A substância cinzenta do córtex cerebral, juntamente com a substância branca subjacente, também é chamada manto (**pálio**).

Mesmo quando observado macroscopicamente, o telencéfalo constitui uma porção significativa da superfície do cérebro. Em um primeiro exame pode-se distinguir os dois hemisférios cerebrais, separados entre si pela **fissura longitudinal do cérebro**. Pela **margem superior do cérebro (zona cortical parassagital)**, podemos perceber que os dois hemisférios se projetam para o interior da fissura longitudinal do cérebro. A dura-máter penetra nessa fissura (foice do cérebro), e, no fundo da fissura, o corpo caloso pode ser identificado. Separados por vários sulcos bem distintos, os seis lobos do telencéfalo podem ser delimitados (➤ Item. 11.2.3, ➤ Fig. 11.16, ➤ Fig. 11.17, ➤ Fig. 11.18):

O telencéfalo é a parte mais recentemente desenvolvida do cérebro humano e a base para as aptidões intelectuais especiais do homem. Ele controla a linguagem e a comunicação, é o ponto central de controle dos movimentos voluntários e da sensibilidade e controla ou influencia as emoções. É também a parte do cérebro essencial para a formação da consciência, bem como da memória.

12.1.2 Embriologia

Tobias M. Böckers

O telencéfalo desenvolve-se a partir da vesícula telencefálica, que se diferencia, ainda mais, em duas **vesículas telencefálicas** laterais. Estas estruturas crescem completamente por cima das partes restantes do cérebro em um movimento de crescimento em forma de "C" direcionado anteroinferiormente, permanecendo separadas medialmente pela fissura longitudinal. Assim, as porções do córtex lateral são projetadas na profundidade do sulco lateral. Esta parte do cérebro constitui a região da ínsula, e as camadas cerebrais sobrepostas, especialmente o lobo frontal, também são chamadas **opérculo**. Devido a este movimento de crescimento, o lobo frontal pode ser diferenciado dos lobos parietal, occipital e temporal no desenvolvimento fetal posterior.

Essas regiões do córtex são, inicialmente, lisas e, então, vão se tornando cada vez mais girificadas, ou seja, giros e sulcos característicos da superfície do cérebro se formam, o que aumenta significativamente a área do córtex. Ao longo do desenvolvimento, os feixes de fibras crescem em direção ao hemisfério oposto e atingem as regiões correspondentes do outro hemisfério. Essas conexões inter-hemisféricas são chamadas **vias comissurais** e conectam os hemisférios direito e esquerdo (**corpo caloso, comissura anterior, comissura do fórnix**). Como parte dos movimentos de crescimento, os lúmens das vesículas telencefálicas também se expandem para os tortuosos ventrículos laterais dos hemisférios, que têm comunicação com o III ventrículo do diencéfalo através do forame interventricular. Os **núcleos subcorticais** originam-se da placa basal na porção anterior da parede lateral de ambos os hemisférios. Nesta região, depois de uma expressiva divisão celular regional, desenvolve-se uma protuberância (gânglio), que, mais adiante, leva à formação do corpo estriado.

12.1.3 Divisão do Telencéfalo

Tobias M. Böcker

O telencéfalo pode ser dividido em três partes com base em critérios morfológicos (estrutura fina do córtex/estratificação): **neocórtex** (isocórtex), **arquicórtex** e **paleocórtex**. Essa divisão fundamenta-se na comparação com os cérebros de outros animais de diferentes níveis de classificação biológica (ou seja, diferentes estágios de desenvolvimento evolutivo). Esta abordagem anatômica comparativa também permite tirar conclusões a respeito de como o cérebro humano se desenvolveu na evolução e que partes do cérebro são filogeneticamente (de grego *phylon* = tribo e *genesis* = origem) "mais antigas" e quais são "mais recentes". Deste modo, uma parte filogeneticamente mais antiga também é detectável no cérebro de outros mamíferos, enquanto as partes filogeneticamente mais recentes do cérebro só podem ser observadas no cérebro de mamíferos mais desenvolvidos e, às vezes, apenas no cérebro humano (➤ Fig. 12.1).

- O **neocórtex** (➤ Item 12.1.5) também é chamado isocórtex com base em critérios histológicos. Seu volume aumentou significativamente durante a evolução até o homem, de modo que foram deslocados o paleocórtex para a base do cérebro e o arquicórtex para o lado médio basal do cérebro. As funções do neocórtex são complexas e incluem atividades motoras, sensoriais e associativas. Os neurônios nessa parte do córtex formam seis camadas predominantes.

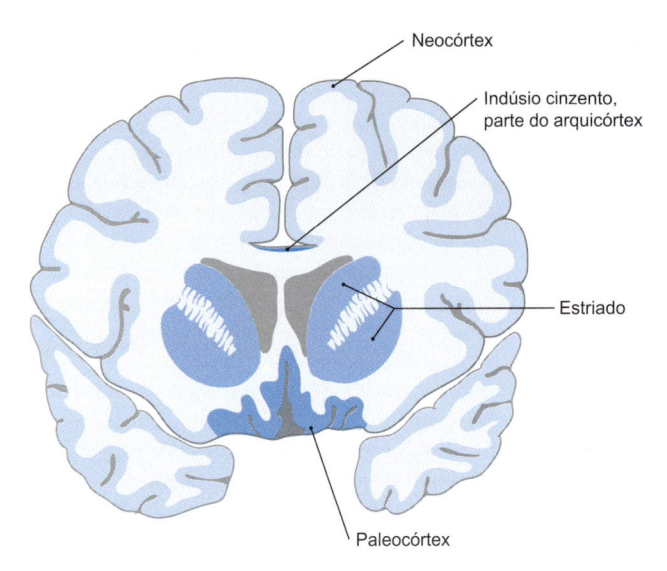

Figura 12.1 Partes do telencéfalo. [L126]

- O **alocórtex**, com três camadas predominantes, pode ser ainda subdividido nas seguintes partes:
  - O **arquicórtex** (➤ Item 12.1.6) envolve particularmente a formação hipocampal e exibe histologicamente uma estrutura em três camadas. O arquicórtex é a parte mais antiga do córtex, cujas tarefas são o controle das funções autônomas e da aprendizagem e da memória.
  - O **paleocórtex** (➤ Item 12.1.8) consiste, principalmente, em partes do rinencéfalo que se situam, especialmente, na base do cérebro. Ele exibe igualmente uma estrutura predominante de três camadas.

Além dessas partes do córtex, os **núcleos subcorticais** (➤ Item 12.1.9) também se desenvolvem a partir do telencéfalo. Estes núcleos incluem o corpo estriado (que consiste no núcleo caudado e no putame), o *nucleus accumbens*, o claustro e parte do globo pálido. Estes núcleos são descritos no ➤ Item 12.1.9 juntamente com o corpo amigdaloide e o núcleo basilar (de Meynert).

> **N O T A**
>
> Com base em critérios histológicos, morfológicos e anatômicos comparativos, a **região cortical do telencéfalo** é subdividida em três partes:
> - O **neocórtex** consiste predominantemente em seis camadas (isocórtex) e constitui a maior parte do telencéfalo.
> - O **arquicórtex** envolve a maior parte de três camadas (alocórtex) do sistema límbico.
> - O **paleocórtex** também apresenta predominantemente três camadas (alocórtex) e compõe essencialmente o rinencéfalo.
>
> Além disso, são incluídos os núcleos subcorticais, que se originam embrionariamente das vesículas telencefálicas.

12.1.4 Sistemas de Fibras do Telencéfalo

Tobias M. Böckers

As áreas cortical e medular do telencéfalo estão em contato próximo entre si, de modo que os tratos das fibras sob o córtex ou entre o córtex e outras partes do SNC ocupam um espaço relativamente amplo (**substância branca**). Com base nos tipos de conexão dos feixes de fibras, podemos distinguir fibras de associação, fibras comissurais e fibras de projeção (➤ Fig. 11.23, ➤ Item 11.2.5).

As **fibras da associação** podem ser subdivididas em subgrupos adicionais conforme o seu comprimento (➤ Fig. 11.23a):
- As fibras curtas, denominadas fibras U (**fibras arqueadas e curtas do cérebro**), conectam giros vizinhos,
- Feixes de fibras um pouco mais longos (**fibras arqueadas longas do cérebro**) conectam os giros mais distantes e
- Feixes de fibras de associação longas podem, eventualmente, conectar lobos distintos do mesmo hemisfério.

A título de exemplo, mencionamos aqui o **fascículo longitudinal superior**, que pode ser projetado nas preparações anatômicas, conectando o giro do lobo frontal e do lobo parietal com o giro do lobo occipital. O **fascículo longitudinal inferior** estabelece a conexão entre os lobos temporal e occipital, o **fascículo uncinado** situa-se entre o lobo frontal e o lobo temporal, e o **fascículo arqueado** conecta, dentre outros, a área sensorial da fala com a área motora da fala, a área de Broca (➤ Fig. 11.23a).

As fibras comissurais importantes são o corpo caloso, a comissura anterior e a comissura do fórnix (➤ Fig. 11.23b):
- O **corpo caloso** tem aproximadamente 10 cm de comprimento e conecta os lobos frontal, parietal e occipital de ambos os hemisférios, entre si . No corpo caloso, pode-se distinguir um joelho frontal com uma terminação pontiaguda, o rostro do corpo caloso, um tronco na parte média e uma eminência espessa posterior (esplênio). O tronco está conectado ao fórnix e ao septo pelúcido. Os feixes de fibras que se curvam são chamados, na parte anterior do corpo caloso, fórceps frontal menor (estendem-se até o lobo frontal) e na parte posterior, o fórceps occipital maior.
- A **comissura anterior** está em estreita relação topográfica com o rostro do corpo caloso ou com a parede anterior do III ventrículo e inclui, dentre outras, as fibras do trato olfatório.
- A **comissura do fórnix** constitui a conexão comissural da parte das pernas do fórnix. Nesta conexão passam os feixes de fibras do hipocampo de ambos os hemisférios.

Os **sistemas de fibras de projeção** formam um leque de fibras, também conhecido como **coroa radiada** (fibras que se estendem de, ou para, o córtex). Essas conexões de fibras estão densamente compactadas na área dos núcleos da base e atravessam áreas dos núcleos subcorticais em locais definidos (organização somatotópica). A maior concentração de fibras de projeção encontra-se na cápsula interna entre o globo pálido, o tálamo e o núcleo caudado. A cápsula interna é subdividida em um ramo anterior, um ramo posterior e um joelho. As fibras respectivas cruzam a **cápsula interna** em pontos definidos e permanecem dispostas somatotopicamente. Importantes fibras descendentes formam o trato piramidal (➤ Item 13.1), enquanto o extenso sistema de vias ascendentes se origina, particularmente, do tálamo como projeções talamocorticais (➤ Item 13.2). Entre o núcleo lentiforme e o claustro situa-se a **cápsula externa**, uma lâmina fina de substância branca e lateral ao claustro (até o córtex insular), e mais lateralmente encontra-se outra placa delgada de fibras, a **cápsula extrema**.

12.1.5 Neocórtex

Tobias M. Böckers

Geral

O **neocórtex** (**isocórtex**) é uma parte do córtex do telencéfalo formada, predominantemente, por seis camadas arranjadas uniformemente e, que no desenvolvimento evolutivo, na linhagem dos primatas, sofreu um expressivo aumento de volume, em comparação com outras partes do cérebro. Nos humanos, ele representa cerca de metade do peso do cérebro – cerca de 90% de todas as áreas do córtex cerebral são arranjadas como isocórtex. No total, a área do córtex cerebral nos humanos corresponde a aproximadamente 2,2 cm².

Funcionalmente, o neocórtex pode ser dividido em centros que, de forma interativa, são responsáveis pela percepção de estímulos externos em todas as suas modalidades ou conduzem a ações motivadoras. A definição de áreas funcionais, no entanto, deve ser considerada um modelo muito simplificado (ilustrativo) para as capacidades extremamente complexas do cérebro humano:

- As **áreas primárias** descrevem as áreas do córtex que recebem informações sensoriais diretamente do tálamo e que chegam à consciência (exceção, trato olfatório que não passa através do tálamo). Por essa razão, essas áreas correspondem às estações terminais das vias sensoriais (p. ex., vias auditivas, vias visuais). A área motora primária está situada no giro pré-central, a partir da qual a realização do movimento voluntário é iniciada por intermédio do trato corticospinal (trato piramidal).
- As **áreas secundárias** geralmente estão situadas nas proximidades das áreas primárias. Aqui, a informação é processada e conduzida ao próximo nível de integração. A informação é interpretada, e as primeiras consequências da experiência são iniciadas. Assim, variadas ações são planejadas emotivadas, por exemplo, os movimentos.
- As **áreas de associação** polimodais não são claramente associadas a uma área primária; em vez disso, são reciprocamente interconectadas a vários outros centros primários e secundários. Imagina-se que nelas, por exemplo, diferentes componentes experimentais são reprocessados

Laminação do Isocórtex

O córtex cerebral tem geralmente cerca de 4 mm de espessura, mas o córtex visual primário, por exemplo, tem apenas 2 mm. Em preparações histológicas seccionadas perpendicularmente à superfície do córtex, a **estrutura laminar de seis camadas** pode ser mais bem visualizada. Os métodos de coloração adequados para este tipo de observação são a coloração de Nissl (coloração dos núcleos e dos corpúsculos de Nissl) ou a coloração para mielina (coloração das bainhas de mielina), que mostram tais estratificações, seja citoarquitetural ou mieloarquiteturalmente (➤ Fig. 12.2). As camadas são numeradas de fora para dentro:

- **Camada molecular (lâmina I)**: nesta camada, apenas ocasionalmente são encontrados neurônios (ausência de células piramidais), cujas extensões seguem paralelamente à superfície do córtex, estabelecendo contatos sinápticos. Através da camada superficial da glia (membrana limitante superficial da glia), a pia-máter se fixa na lâmina molecular. Pode-se identificar, nesta camada, pequenas células chamadas células horizontais de Cajal-Retzius, que desempenham um papel especial na formação e na laminação do córtex (expressão de Reelin).
- **Camada granular externa (lâmina II)**: as características são pequenas "células não piramidais" (predominantemente células granulares gabaérgicas), densamente compactadas, com dendritos apicais curtos. Além disso, encontram-se poucas células piramidais glutamatérgicas.
- **Camada piramidal externa (lâmina III)**: distinguem-se três subcamadas com uma quantidade crescente de pequenas células piramidais (IIIa-c). Os dendritos apicais podem se estender até a camada I e lá terminando como um "ramo apical". As camadas IIIa e IIIb são, particularmente, afetadas em certas doenças neurodegenerativas (p. ex., na doença de Alzheimer).
- **Camada granular interna (lâmina IV)**: como na segunda camada, existem pequenas células não piramidais (células granulares) densamente compactadas, que recebem conexões aferentes, dentre outras, dos neurônios talamocorticais.

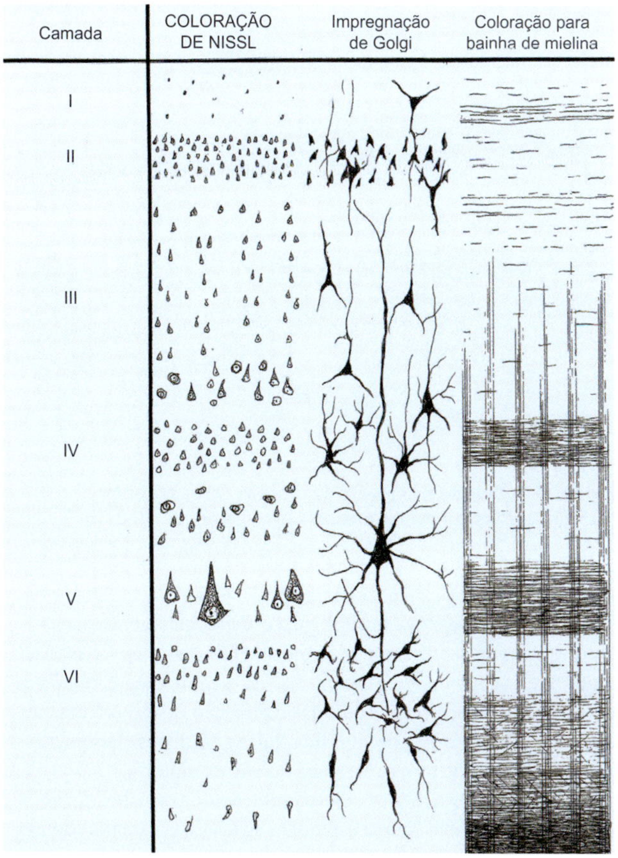

Figura 12.2 Estrutura de seis camadas do neocórtex.
[L240 / S010-2-16]

- **Camada piramidal interna (lâmina V)**: nesta camada encontram-se células piramidais de diferentes tamanhos que são muito grandes em algumas regiões do córtex, chamadas **células gigantes de Betz**. Os axônios desses neurônios glutamatérgicos têm potentes porções medulares e formam o giro pré-central do trato corticospinal e do trato corticonuclear.
- **Camada multiforme (lâmina VI)**: geralmente, esta camada pode ser subdividida em uma camada VIa, mais densa de células, e uma camada VIb, mais pobre em neurônios. Existem nela células piramidais menores com morfologias distintas.

Áreas Corticais

A estrutura em camadas bastante uniforme do isocórtex deriva de uma placa cortical, inicialmente arranjada uniformemente com células precursoras de neurônios e células da glia. As alterações subsequentes no desenvolvimento embrionário são determinadas uma vez por axônios que se insinuam na região e, em seguida, pela migração de neurônios corticais (pró-neurônios): os neurônios originados inicialmente são observados, mais tarde, nas camadas profundas do isocórtex, e os neurônios originados posteriormente, em camadas mais altas (p. ex., os últimos na camada II). Esse tipo de formação em camadas também é chamado "camadas de dentro para fora" ("*inside-out layering*").

A estrutura em seis camadas do isocórtex pode variar significativamente: as camadas individuais podem ser de diferentes larguras, e as células presentes podem diferir em densidade e tamanho.

A estrutura em camadas do cérebro humano foi analisada detalhadamente, podendo-se assim determinar as áreas de arquitetura em camadas idênticas e, portanto, construir um mapeamento do isocórtex que levou às chamadas áreas corticais de Brodmann

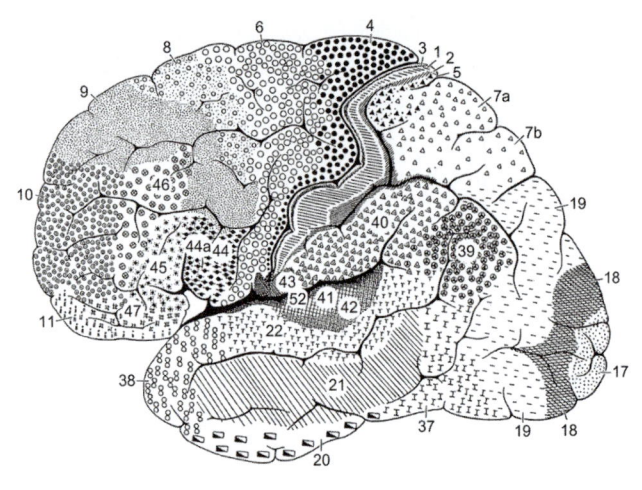

Figura 12.3 Divisão do cérebro de acordo com os critérios histológicos (as chamadas áreas de Brodmann). [S010-2-16]

(numeradas a partir do giro pós-central, ➤ Fig. 12.3). Essas áreas corticais não são apenas morfológica e histologicamente semelhantes, mas de acordo com o conhecimento atual, também assumem tarefas funcionais comparáveis. Surpreendentemente, nas áreas do córtex que agem como campos de projeção (p. ex., o córtex auditivo), encontram-se camadas de células granulares claramente visíveis, que são de rara ocorrência no córtex motor.

Uma unidade ainda menor na estruturação do isocórtex são as colunas de células finas que se estendem através das camadas do isocórtex e descrevem uma rede de aproximadamente 100 neurônios.

Tabela 12.1 Sulcos primários do córtex cerebral.

Sulco	Localização / caminho
Sulco central	Presente entre os lobos frontal e parietal; separa, assim, o giro pré-central (motor) do giro pós-central (somestésico)
Sulco lateral	Separa os lobos frontal, parietal e temporal uns dos outros; na profundidade estão a fossa lateral e a ínsula
Sulco parieto-occipital	Segue da margem superior do cérebro, na superfície medial do hemisfério até o sulco calcarino; separa os lobos parietal e occipital
Sulco calcarino	Segue como o sulco parieto-occipital na superfície medial e delimita o cúneo
Sulco do cíngulo	Separa o giro do cíngulo (lobo límbico) dos lobos frontal e parietal

Este sistema constitui os chamados **módulos primários**, que podem ser combinados para formar unidades organizacionais maiores que, então, formam unidades funcionais maiores.

Divisão do Neocórtex

Os sulcos primários formados (➤ Tabela 12.1) dividem o neocórtex em cinco lobos visíveis externamente (o sexto lobo, o lobo límbico, torna-se visível apenas a partir de uma seção mediana do corpo caloso na face medial do cérebro; ele inclui a face medial do giro do cíngulo, assim como a sua continuação na face inferior, o giro para-hipocampal, que é separado do lobo temporal pelo sulco colateral):

- Lobo frontal
- Lobo parietal

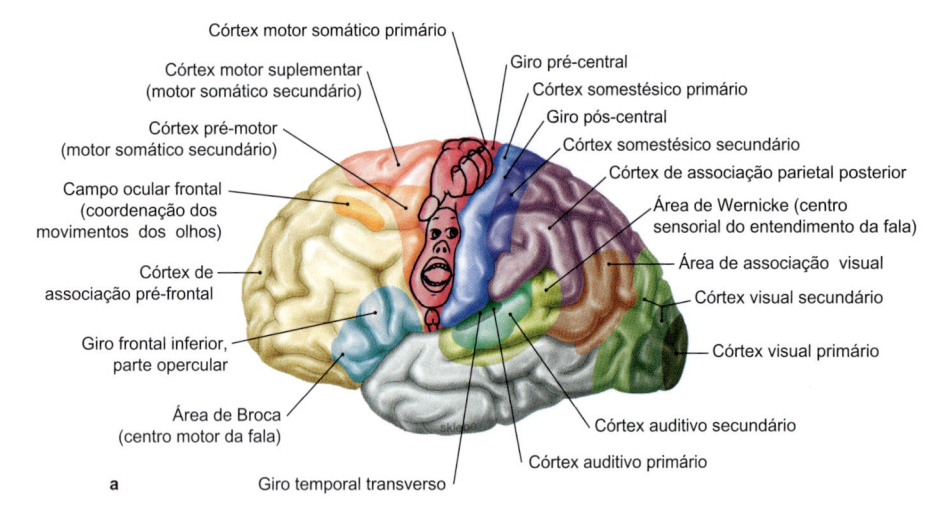

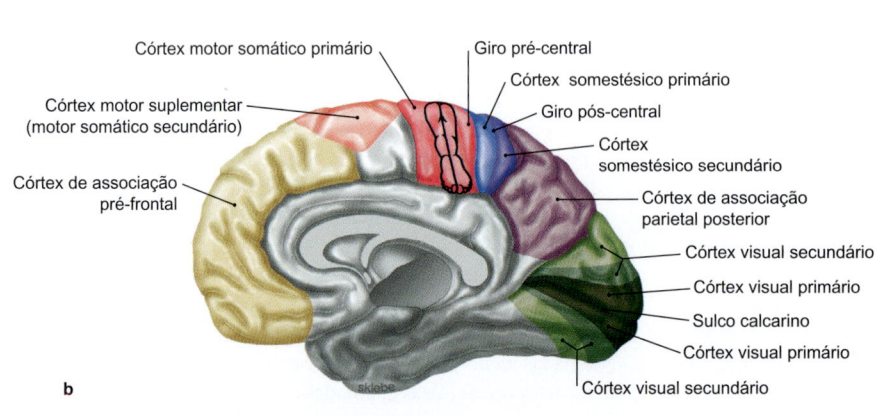

Figura 12.4 Áreas corticais funcionais dos hemisférios cerebrais. As funções corticais superiores, como a fala, estão associadas à interação de variadas regiões do córtex. As áreas primárias (p. ex., giro pré-central, córtex somestésico primário) distinguem-se das áreas secundárias e das áreas de associação (p. ex., córtex pré-motor, córtex motor suplementar). As áreas primárias e secundárias integram, cada uma, uma informação sensorial particular (p. ex., o córtex visual no lobo occipital para a percepção e interpretação dos impulsos visuais), áreas de associação (p. ex., córtex de associação pré-frontal) e ocupam a maior parte do córtex, modulando a integração de distintas informações complexas. **a.** Vista esquerda. A figura desenhada (homúnculo) representa a estrutura somatotópica no córtex motor somático primário. **b.** Vista medial. O córtex auditivo primário e secundário, bem como a área de Wernicke, se estendem além da margem superior do lobo temporal distante da sua superfície interna.

- Lobo temporal
- Lobo occipital
- Lobo da ínsula

Lobo Frontal

O **lobo frontal** estende-se do polo frontal do cérebro até o sulco central. Ele pode ser subdividido em três áreas principais: córtex motor primário (área de Brodmann 4), córtex pré-motor (área de Brodmann 6) e regiões pré-frontais (dentre outras, as áreas de Brodmann 9-12, ➤ Fig. 12.3).

Córtex Motor Primário

O córtex motor primário corresponde ao giro pré-central, situado diretamente adjacente ao sulco central e se estende sobre a margem superior do cérebro para o interior da fissura longitudinal do cérebro. Neste giro, são gerados os impulsos para a atividade motora voluntária, que são conduzidos através dos tratos piramidais (➤ Item 13.1) para os núcleos dos nervos cranianos motores e as células da coluna anterior na medula espinal. O giro pré-central exibe uma estrutura somatotópica bem definida, também conhecida como homúnculo e, por exemplo, revela uma representação particularmente ampla dos músculos da mão e da face (➤ Fig. 12.4). Esta região recebe sinais aferentes, dentre outros, do tálamo, das áreas pré-motoras, bem como das áreas corticais somestésicas.

Córtex Pré-motor

O córtex pré-motor (área 6) funcionalmente representa um centro para a seleção e o planejamento de programas de movimento, que são, então, transmitidos para o córtex motor, para que as ações motoras sejam realizadas. Além disso, acredita-se que esta região armazene os programas motores, por exemplo, que se baseiam na interação aprendida dos núcleos da base, cerebelo e partes do córtex.

No interior do córtex pré-motor (parcialmente também como uma área separada do córtex), situa-se o **campo ocular frontal (área 8)**, que é essencial para a iniciação e o planejamento dos movimentos oculares conjugados (movimentos de ajuste do olho). No giro frontal inferior do lobo frontal esquerdo (em aproximadamente 95% de todas as pessoas), situa-se o **centro motor da fala de Broca**, na parte opercular e, parcialmente, na parte triangular. Este centro é ativado pela percepção de frases e de palavras, terminologias, mas não realiza o controle motor da própria linguagem (córtex pré-motor). A compreensão da palavra falada situa-se na chamada área de Wernicke (área 22) (localizada na transição do lobo temporal [ver adiante] para o lobo parietal).

Clínica

Em uma irritação unilateral, o campo ocular frontal leva a um movimento ocular para o lado oposto. As **lesões dos campos oculares frontais** (p. ex., devido a hemorragia ou tumores), que estão associadas a uma disfunção unilateral da área 8, levam a um desvio do olhar de ambos os bulbos do olho para o lado afetado **(desvio conjugado)**. "O paciente olha para a lesão". No caso de uma disfunção do centro da fala de Broca (p. ex., devido a um infarto cerebral), a produção da fala é gravemente afetada **(afasia de Broca)**. A capacidade de nomear objetos e também de compreender a fala, no entanto, permanecem, muitas vezes, preservadas. Nos pacientes afetados, a estrutura da frase com frequência é incorreta, e observa-se um comprometimento na articulação das palavras.

Região Pré-frontal

A região pré-frontal (córtex pré-frontal) resume as regiões do córtex rostrais ao córtex pré-motor (até o polo frontal) e está intimamente associada ao maior desempenho cerebral mental, psicológico e social do homem. Com isso, tanto valores morais e comportamentos éticos quanto as realizações cognitivas mais elevadas, como o pensamento combinatório e de planejamento (e também o desenvolvimento da motivação da ação) parecem estar localizados nesta região do cérebro.

Lobo Parietal

O **lobo parietal** estende-se desde o sulco central, posteriormente, até a linha que define o sulco parieto-occipital. Este sulco é muito visível na face medial do cérebro e continua lateralmente. No lobo parietal, situam-se diferentes centros sensoriais:

- Diretamente atrás do sulco central situa-se o **giro pós-central** (➤ Fig 12.4), que, como o giro pré-central, com quem segue paralelo, se estende através da margem superior do cérebro até a fissura longitudinal do cérebro. Nesse giro (S1, áreas de Brodmann 3, 1, 2) está situada a área cortical somestésica primária do corpo. Nela chegam as informações proprioceptivas e sensitivas somáticas da pele da metade oposta do corpo, uma vez que os sistemas de feixes associados cruzam em diferentes pontos na região dos núcleos talâmicos (núcleo ventral posterior do tálamo, ➤ Item 12.2.3) para o lado oposto (➤ Item 13.3). Semelhante ao giro pré-central, há somatotopia e representação distintas das áreas da pele no giro pós-central. A visualização dessas projeções é designada como homúnculo (somestésico).
- Atrás do giro pós-central está presente uma área **cortical sensitiva secundária** (S2), que também é estruturada somatotopicamente, sendo de particular importância na interpretação de estímulos sensoriais.
- Além disso, ao giro pós-central, ou área cortical secundária, conecta-se o **córtex de associação parietal posterior** (áreas 5 e 7). Esta área recebe um grande número de sinais aferentes de outras áreas sensoriais primárias e secundárias e, em particular, é extremamente importante na orientação no espaço tridimensional (lado não dominante).
- A região do córtex sob o sulco intraparietal ou ao redor do **giro angular** (área 39) e do **giro supramarginal** do hemisfério dominante também é conhecida como "córtex matemático", porque nela, entre outras funções, está especialmente representada a integração da capacidade de lidar com números. O giro angular parece ser um ponto de conexão importante entre as informações visual e auditiva. Lesões nesta região são acompanhadas de deficiências correspondentes na leitura ou na escrita.
- Nas proximidades do giro pós-central, na região da área da mão e da boca, pode-se delimitar o **córtex vestibular primário**. Aqui terminam as vias aferentes das áreas do núcleo vestibular do tronco encefálico, que enviam sinais para as áreas do núcleo talâmico (➤ Item 13.5).

Lobo Temporal

O **lobo temporal** situa-se sob a fissura lateral de ambos os hemisférios cerebrais e passa sob o lobo parietal rostralmente, sem um limite claro.

- Uma área importante no lobo temporal situa-se na superfície posterior do giro temporal transverso. São dois giros transversais, também conhecidos como **convoluções de Heschl** (Área 41). Esta região é denominada área auditiva primária ou representa o córtex auditivo primário (➤ Fig. 12.4). Nela termina a via auditiva (➤ Item 13.4), que, com base nas respectivas frequências, é representada tonotopicamente em áreas especiais do córtex. Com isso, frequências baixas são integradas rostrolateralmente e as frequências mais altas, inferomedialmente ao longo da fissura lateral. Nesta área cortical primária, ocorre a percepção dos impulsos auditivos que, no entanto, não sofrem qualquer tipo de interpretação (as palavras, por exemplo, não são apreendidas), além disso, podem demonstrar uma ativação diferente com intensidades acústicas alteradas.

- Lateramente às convoluções de Heschl situa-se o **córtex auditivo secundário**, que recebe sinais aferentes do córtex auditivo primário. Nessas áreas, os sons recebem significados: os tons tornam-se melodias, palavras ou frases. No que diz respeito aos dois hemisférios, deve-se observar que a chamada área de Wernicke, também denominada centro sensorial da fala, situa-se no hemisfério dominante. O significado está relacionado, particularmente, à interpretação da linguagem. No hemisfério não dominante devem se situar, especialmente, as percepções para melodias (impressões auditivas não racionais).

Clínica

Uma **lesão do córtex auditivo primário** tem um impacto relativamente menor na disfunção unilateral da função auditiva (p. ex., comprometimento da audição direcional, dificuldade de distinção entre frequências / intensidades).
Uma **disfunção da área de Wernicke (afasia de Wernicke)** exerce um impacto significativo na compreensão da fala. A produção da fala e o tom da fala são preservados, entretanto, a palavra falada, muitas vezes, perde o sentido, e o paciente não é capaz de reconhecer a estrutura de uma frase.

Lobo Occipital

O **lobo occipital** corresponde à área cortical que se estende do sulco parieto-occipital até o polo posterior do cérebro. Em particular, o lobo occipital representa a área do córtex envolvida com o sistema visual (➤ Item 13.3).

- Na face medial do lobo occipital localiza-se um sulco bem marcado (sulco calcarino), cujos giros limitantes contêm o **centro visual primário** ou córtex visual primário (área 17). Esses giros estendem-se no polo occipital até a convexidade do cérebro (➤ Fig. 12.4). O córtex desta área é relativamente fino e contém uma faixa branca, chamada **estria occipital (estria de Gennari** ou estria de Vicq-D'azyr). A estria origina-se de fibras nervosas de associação na quarta camada desta região do isocórtex, e esta região do córtex recebe, ainda, a denominação de "área estriada". No centro visual primário, termina a radiação visual (vias aferentes oriundas, principalmente, do corpo geniculado lateral), isto é, os estímulos visuais são conscientemente percebidos nesta área cortical. Além disso, esta área cortical primária recebe a informação da retina em uma estrutura retinotópica bem distinta, de modo que a cada região da retina corresponde uma área no córtex visual primário. A estrutura de organização do córtex nas chamadas colunas é, particularmente, evidente no córtex visual, porque a excitação do córtex visual afeta uma coluna total na área retiniana, que se projeta verticalmente através de todas as camadas celulares.

- Ao redor do córtex visual primário, estão dispostas, em forma de concha, as áreas corticais visuais secundárias (áreas 18 e 19), que recebem seus sinais aferentes, principalmente do centro visual primário (área 17). Nessas regiões, os impulsos visuais são processados (p. ex., o reconhecimento, a lembrança) e encaminhados para outras áreas do córtex. Demonstrou-se experimen-

talmente que determinadas áreas são ativadas especialmente durante a visão das cores, enquanto outras áreas são envolvidas, por exemplo, no reconhecimento de faces.

Clínica

A lesão do córtex visual primário de um dos hemisférios **(cegueira cortical)** origina uma hemianopsia homônima. Isso significa que o campo de visão do lado oposto falha completamente.
A lesão das áreas corticais secundárias implica que o paciente pode receber os estímulos visuais, mas não pode "reconhecê-los ou associá-los" **(agnosia visual)**.

Lobo da Ínsula

O **lobo insular** foi desviado para o fundo durante o desenvolvimento embrionário. Localizado no assoalho da fissura (sulco) lateral, ele é coberto por estruturas telencefálicas, que são chamadas também de **opérculos**, podendo se distinguir o opérculo frontal, o opérculo parietal e o opérculo temporal. A ínsula tem uma forma aproximadamente triangular e é subdividida em um sulco central da ínsula em um polo oral e um polo caudal (➤ Fig. 11.17). Em direção à base do cérebro, a região da ínsula segue em direção ao rinencéfalo (paleocórtex).

Nesta região do cérebro, particularmente, são processadas **informações sensitivas viscerais** gerais, em especial a recepção do paladar (➤ Item 13.6, ➤ Item 13.7), mas também a percepção da dor e a percepção da posição e dos movimentos. A região da ínsula está fortemente associada ao corpo amigdaloide e ao hipotálamo, de modo que as informações motoras viscerais da ínsula também chegam ao tronco encefálico.

NOTA

Centros funcionais importantes nos lobos do neocórtex

- **Lobo frontal**
  - Giro pré-central (córtex motor primário, área 4 de Brodmann),
  - Córtex pré-motor (área 6 de Brodmann) com o campo ocular frontal (área 8, movimentos de ajuste do bulbo do olho) e centro motor da fala de Broca
  - Regiões pré-frontais (dentre outras, as áreas de Brodmann 9 – 12, "funções cerebrais superiores")
- **Lobo parietal**
  - Giro pós-central (córtex somestésico primário, S1, área de Brodmann 3, 1, 2)
  - Área cortical somestésica secundária (primeiro processamento da informação)
  - Córtex de associação parietal posterior (áreas 5 e 7, área de associação polimodal)
  - Giro angular (área 39) e giro supramarginal do hemisfério dominante ("córtex matemático")
  - Córtex vestibular primário (sinais aferentes das áreas dos núcleos vestibulares do tronco encefálico)
- **Lobo temporal**
  - Giro temporal transverso (córtex auditivo primário, área 41 convoluções de Heschl)
  - Córtex auditivo secundário (primeiro processamento da informação)
- **Lobo occipital**
  - Sulco calcarino (e giros limitantes formando o centro visual primário, área 17)
  - Áreas corticais visuais secundárias (áreas 18 e 19, primeiro processamento das informações)
- **Lobo da ínsula**
  - Processamento de informações sensitivas viscerais gerais
  - Em particular, a percepção do paladar, mas também a percepção da dor e a percepção de posição e dos movimentos

Dominância Hemisférica

À primeira vista, os dois hemisférios cerebrais parecem idênticos, mas ao realizarmos uma inspeção mais detalhada, podemos distinguir diferenças morfológicas: os sulcos e os giros secundários nas seções cerebrais correspondentes não são distribuídos simetricamente e seu comprimento, profundidade e forma são distintos. Além disso, o hemisfério esquerdo tem maior peso específico, e em 70% dos casos, o sulco lateral (de Sylvius) é mais extenso. Adicionalmente, também foram observadas diferenças funcionais entre os dois hemisférios. Isso é chamado **assimetria hemisférica**, que pode ser observada não apenas nos humanos, mas também em outros vertebrados. Enquanto muitas funções sensitivas somáticas e motoras somáticas são distribuídas simetricamente em ambos os hemisférios cerebrais. Broca já havia observado que o hemisfério em que se encontra o centro do motor da fala é o lado oposto da mão dominante – em uma pessoa destra, portanto, a área de Broca está situada no hemisfério esquerdo. Fala-se também de **dominância hemisférica**. Ela provavelmente não é inata, mas possivelmente é organizada e se desenvolve principalmente durante os primeiros anos de vida com a aquisição da linguagem. Isso também se torna aparente no fato de que a aquisição da linguagem ainda é possível quando se remove um hemisfério cerebral (hemisferectomia). Apenas quando o indivíduo atinge aproximadamente a idade de 15 anos é que o lado não dominante não pode mais aprender novas funções linguísticas. A regra generalizada estabelecida por Broca aplica-se na realidade a apenas aproximadamente 95% dos destros e 15% dos canhotos. Para a maioria dos canhotos, o centro motor da fala situa-se também no hemisfério esquerdo, ou em 15% deles, se localiza bilateralmente. Do mesmo modo pode ser demonstrado que a área cortical situada posteriormente ao córtex auditivo primário, o chamado **plano temporal**, no qual se encontra a área sensorial da fala (Wernicke), está estruturada assimetricamente e no hemisfério dominante (predominantemente esquerdo) é significativamente maior.

Os conhecimentos sobre a assimetria hemisférica e a localização dos centros funcionais importantes surgiram a partir dos seguintes estudos:

- Com o chamado teste de Wada, no qual foi realizada uma hemisferectomia transitória induzida farmacologicamente. Neste procedimento, antes da hemisferectomia, para determinar o hemisfério dominante, um hemisfério foi anestesiado através da injeção em lados separados, com um sedativo na artéria carótida interna.
- Em pacientes "*split-brain*", nos quais o corpo caloso foi seccionado cirurgicamente como um elemento de conexão entre ambos os hemisférios (p. ex., para tratar epilepsia resistente ao tratamento clínico). Roger Sperry estudou esses pacientes e também descobriu que não era mais possível após a cirurgia manter a comunicação entre os hemisférios em relação aos impulsos recebidos e o seu processamento, levando a distúrbios típicos para o paciente "*split-brain*" (ver quadro).

Um conhecimento adicional também foi obtido ao examinar minuciosamente os pacientes com lesões cerebrais situadas em apenas um dos hemisférios, que levam a perturbações funcionais específicas. Hoje, a ressonância magnética funcional oferece mais possibilidades para o entendimento dessas disfunções.

Clínica

As funções dos dois hemisférios, dominante e não dominante, são mediadas por uma rede neural densa para outras áreas corticais do mesmo hemisfério ou do hemisfério oposto, para os núcleos da base ou para o sistema límbico.

Se essas conexões são comprometidas, fala-se em síndrome de desconexão. Um exemplo são os **pacientes "*split-brain*"**, nos quais os hemisférios recebem e processam estímulos independentemente um do outro. No cotidiano, esses pacientes não apresentam uma clara limitação, mas em situações experimentais, alguns "sintomas de desconexão" são particularmente visíveis: se a imagem de um objeto do campo esquerdo de visão chegar às metades direitas das retinas de ambos os olhos, pacientes com "*split-brain*" não serão capazes de nomear este objeto. A informação é transmitida ao córtex visual primário do lobo occipital direito. No entanto, esta informação, após a secção do corpo caloso, não pode mais chegar o centro da fala localizado no hemisfério dominante (esquerdo). Os pacientes, entretanto, podem nomear um objeto que se encontra na mão dominante (direita).

As lesões da metade *dominante* do cérebro geralmente levam a distúrbios da fala e comprometem tanto o planejamento de sequências de movimentos complexos (apraxia) quanto o pensamento analítico. O hemisfério *não dominante* participa da linguagem formando ou percebendo elementos afetivos (p. ex., a entonação da fala). Além disso, no caso de lesões do hemisfério não dominante ocorrem falhas de funções não verbais, por exemplo, do pensamento espacial visual (córtex de associação parietal), da compreensão emocional da linguagem e da experiência, bem como da percepção da música. Há evidências de que o hemisfério não dominante, provavelmente, estaria mais envolvido no processamento de novas situações criativas, enquanto o hemisfério cerebral dominante, mais provavelmente, seria exigido em situações conhecidas, analíticas e bem praticadas. Enquanto o hemisfério esquerdo controla e processa primariamente a atenção do campo espacial contralateral (campo de visão), o hemisfério cerebral não dominante pode realizar as mesmas funções bilateralmente. Uma vez que o campo espacial contralateral é processado, principalmente, no córtex frontoparietal, as lesões, em particular, do hemisfério não dominante podem levar à **síndrome de heminegligência**, isto é, os pacientes não percebem o campo espacial contralateral e, em parte, também a sua própria metade corporal. Geralmente, é reconhecido que a assimetria do hemisfério ou a lateralização funcional do cérebro é mais pronunciada no sexo masculino do que no sexo feminino. Com isso, a concentração de hormônios sexuais (dependência do ciclo menstrual no sexo feminino) também deve ter uma influência moduladora sobre a magnitude da lateralização ou a comunicação inter-hemisférica.

12.1.6 Arquicórtex

Thomas Deller, Andreas Vlachos

Geral

O termo **arquicórtex** compreende uma parte do cérebro localizada filogeneticamente entre o paleocórtex e o neocórtex. Ele pode ser identificado em répteis, aves e mamíferos. Nos répteis, o arquicórtex é o centro de controle efetivo do telencéfalo. **Histologicamente**, o arquicórtex é uma estrutura predominantemente de três camadas. Ele pertence, consequentemente, ao alocórtex. O arquicórtex inclui, especificamente, a **formação hipocampal** e o **córtex cingulado**. O córtex cingulado é citoarquitetonicamente uma zona de transição entre o arquicórtex e o neocórtex e é, portanto, às vezes denominado "perialocórtex".

Funcionalmente, o arquicórtex é importante para os **processamentos de aprendizagem e de memória**. Além disso, ele faz parte do **sistema límbico** e, por meio dele, está densamente conectado às áreas do cérebro que são importantes para o controle de proces-

653

sos autônomos e emocionais. Ele atua nessas áreas e, também, é reciprocamente influenciado por elas.

Na medicina clínica e na pesquisa, o conhecimento da anatomia da formação hipocampal tornou-se cada vez mais importante. A formação hipocampal:

- Desempenha um papel importante nas doenças neurodegenerativas associadas à perda de memória (p. ex., doença de Alzheimer)
- Está envolvida nos sintomas clínicos de síndromes neuropsiquiátricas importantes (esquizofrenia, depressão, autismo)
- Está associada a uma forma comum de epilepsia, a epilepsia do lobo temporal (quadro)
- Serve como uma estrutura de orientação em imagens radiológicas transversais do cérebro
- Tornou-se um modelo de estudo do córtex cerebral, na pesquisa, por causa de sua estrutura comparativamente simples. Ela pode ser removida do cérebro de roedores jovens e mantida em cultura de células (culturas organotípicas de cortes). Nas culturas de tecido cerebral ("cérebro em um prato") continuam a amadurecer e podem ser investigadas especificamente.

Clínica

A **epilepsia do lobo temporal** (ELT) é uma epilepsia de ocorrência comum. A crise começa, geralmente, com uma "aura" (ou seja, distúrbio emocional que anuncia uma crise, por exemplo, na forma de sensações desagradáveis na região do estômago), seguida por sintomas motores (convulsões "focais", por exemplo, sob a forma de movimentos de mastigação gerando muitos ruídos até movimentos de todo o corpo) e perda de consciência. No hipocampo dos pacientes com epilepsia do lobo temporal encontra-se tipicamente uma "esclerose", isto é, uma degeneração de células nervosas e uma proliferação de células da glia. Nesta condição, a região CA1 do hipocampo ("setor de Sommer") é particularmente afetada. Até o momento, não foi definitivamente esclarecido se a esclerose do hipocampo seria a causa ou a consequência das convulsões. A epilepsia do lobo temporal nem sempre responde à medicação. Por conseguinte, em alguns casos não tratáveis por meio de medicamentos, são removidas partes da formação hipocampal de um dos lados do cérebro ("cirurgia da epilepsia"). Isso reduz consideravelmente o número de convulsões e alguns pacientes ficam livres das convulsões após a cirurgia.

Formação Hipocampal
Visão Geral e Terminologia

Sob o termo formação hipocampal, estão agrupadas citoarquitetonicamente várias regiões corticais. Em conformidade com a maioria dos autores neurocientíficos, a **formação hipocampal** inclui:

- Área entorrinal (também conhecida como: córtex entorrinal)
- Giro denteado (também conhecido como: fáscia denteada)
- Corno de Amon (também: próprio hipocampo)
- Subículo
- Pré-subículo e parasubículo

Essas áreas do cérebro são, em grande parte, interligadas unidirecionalmente umas às outras e formam uma unidade funcional.

NOTA

A forma do hipocampo se assemelha à barbatana de um monstro marinho mitológico, Hipocampo (grego: hipo, cavalo). Uma vez que esta criatura mítica tem a cabeça de um cavalo e a barbatana de um peixe, foi, então, chamada "cavalo marinho". O hipocampo também é, frequentemente, comparado a um cavalo-marinho.

As regiões da formação hipocampal são distinguidas devido à sua citoarquitetura, isto é, à sua estrutura anatomomicroscópica. As estruturas identificadas superficialmente no cérebro (giros, sulcos) são variáveis na forma e representam apenas pontos de orientação aproximados para a localização dessas áreas do córtex (➤ Item 12.1.5). As áreas do córtex da formação hipocampal estão localizadas, predominantemente, no hipocampo macroscópico (estrutura em forma de eminência no fundo do corno inferior do ventrículo lateral), no giro denteado e no giro para-hipocampal (com o unco). A formação do hipocampo torna-se mais fina em direção ao occipital e, eventualmente, continua como uma fina camada de substância cinzenta sobre o corpo caloso, que é chamado indúsio cinzento (*indusium griseum*).

Desenvolvimento e Neurogênese Pós-natal

O arranjo espacial das estruturas da formação hipocampal é difícil de entender sem considerar o ponto de vista evolutivo. O primórdio do hipocampo já está presente na nona semana de gestação (SG), na região mediana dos hemisférios cerebrais em desenvolvimento. No segundo trimestre (*15ª a 19ª semanas de gestação*), podem ser detectados os subcampos característicos do hipocampo, que se desenvolveram completamente até o giro denteado, no final da gestação (cerca de *34 semanas de gestação*). No giro denteado, o número de células aumenta até o sexto mês de vida, ou seja, esta área do córtex se desenvolve, em grande parte, na fase pós-natal. No giro denteado, novas células nervosas podem ser formadas ao longo da vida. Esta região do cérebro é considerada um "**nicho neurogênico**" do SNC. A capacidade de regenerar as células nervosas, contudo, diminui com a idade. Estima-se que sejam formadas até 700 novas células nervosas por dia na fáscia denteada adulta e, por conseguinte, aproximadamente 1,75% de todas as células nervosas nesta região do cérebro podem ser substituídas, ao longo de um ano. As células nervosas recém-formadas devem desempenhar um papel importante nos processos de memória. A formação hipocampal é muito característica no lobo temporal medial inferior. Ela obtém a sua forma por meio de uma **dobra em forma de "S" do córtex** (➤ Fig. 12.5). Neste processo morfogênico, o giro denteado se separa do corno de Amon e se apoia sobre ele como uma cúpula. Os axônios do córtex entorrinal chegam ao giro denteado perfurando a camada subjacente do subículo e a fissura do hipocampo e atingindo, assim, a superfície do giro denteado (➤ Fig. 12.11); essas fibras são chamadas trato perfurante (vias perfurantes). Esta via de projeção incomum permite um fluxo circular de informação através da formação hipocampal do córtex entorrinal até o giro denteado, ao corno de Amon e, finalmente, através do subículo, de volta ao córtex entorrinal (➤ Fig. 12.11). O primórdio do arquicórtex, o arquipálio, segue como uma estrutura cortical por meio da **rotação da vesícula hemisférica** (➤ Item 11.1). Com isso, no homem, a principal parte da formação hipocampal desloca-se para a face medial do lobo temporal. No entanto, partes do hipocampo, ainda, se situam acima e abaixo do corpo caloso. Assim, o hipocampo continua do lobo temporal ao corpo caloso, onde forma uma camada fina de substância cinza (indúsio cinzento) e branca (estrias longitudinais medial e lateral) e, finalmente, alcança a área subcalosa, abaixo do joelho do corpo caloso. Abaixo do corpo caloso, as fímbrias do hipocampo formam o fórnix (➤ Fig. 12.10).

Clínica

Há indícios de que **doenças neuropsiquiátricas** (p. ex., esquizofrenia, distúrbios do espectro autista) estejam associadas a distúrbios no desenvolvimento do hipocampo (bem como de outras áreas corticais).

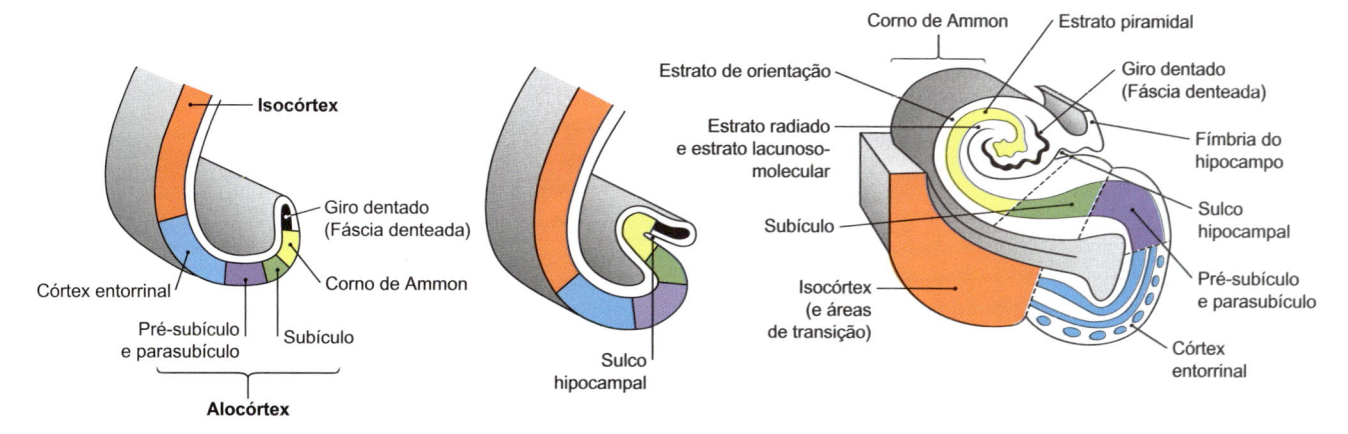

Figura 12.5 Desenvolvimento da formação hipocampal. A formação hipocampal se desenvolve devido de uma dobra em "forma de S" do córtex mediobasal. Giro denteado = preto; corno de Ammon CA1 = amarelo; complexo do subículo = verde; pré-subículo e parasubículo = roxo; córtex entorrinal = azul; córtex perirrinal = vermelho. [L126]

Macroscopia

A formação hipocampal se localiza na face medial do lobo temporal e segue ao longo de um arco, acima do corpo caloso. Dependendo da relação com o corpo caloso distinguem-se três **porções** macroscópicas:

- Hipocampo retrocomissural: lobo temporal
- Hipocampo supracomissural: acima do corpo caloso
- Hipocampo precomissural: abaixo do joelho do corpo caloso

NOTA

- O hipocampo divide-se em torno do corpo caloso: acima do corpo caloso, a substância cinzenta do hipocampo continua no indúsio cinzento. Abaixo do corpo caloso, a fímbria do hipocampo continua no fórnix.
- Na linguagem clínica tradicional (e também neste livro), "hipocampo" refere-se ao hipocampo retrocomissural.

Devido à inclinação da sua estrutura (➤ Fig. 12.5), a posição da formação hipocampal só pode ser parcialmente compreendida observando a superfície cerebral em vista anterior (➤ Fig. 12.6) e medial (➤ Fig. 12.7). Apenas após a abertura do corno inferior do ventrículo lateral é que se torna possível a visão livre e macroscópica do hipocampo (➤ Fig. 12.8).

Formação Hipocampal em Vista Anterior

Inferiormente no lobo temporal encontra-se o **sulco colateral**, que separa o giro occipitotemporal lateral do giro para-hipocampal (➤ Fig. 12.6, ➤ Fig. 12.7). A parte anterior do **giro para-hipocampal** já faz parte da formação hipocampal, onde se localiza o córtex entorrinal. Devido à presença de ilhotas celulares compactas na lâmina II desta região cortical, a superfície do cérebro, nesta área, quando ampliada por uma lupa, é irregular ou "verrucosa".

Formação Hipocampal em Vista Dorsomedial

A face medial do lobo temporal exibe no segmento anterior vários giros e sulcos menores (➤ Fig. 12.7, ➤ Fig. 12.12), pelos quais a anatomia desta região é relativamente complexa. Estes giros e sulcos são regularmente detectáveis na superfície do cérebro e são importantes para os procedimentos neurocirúrgicos na região do

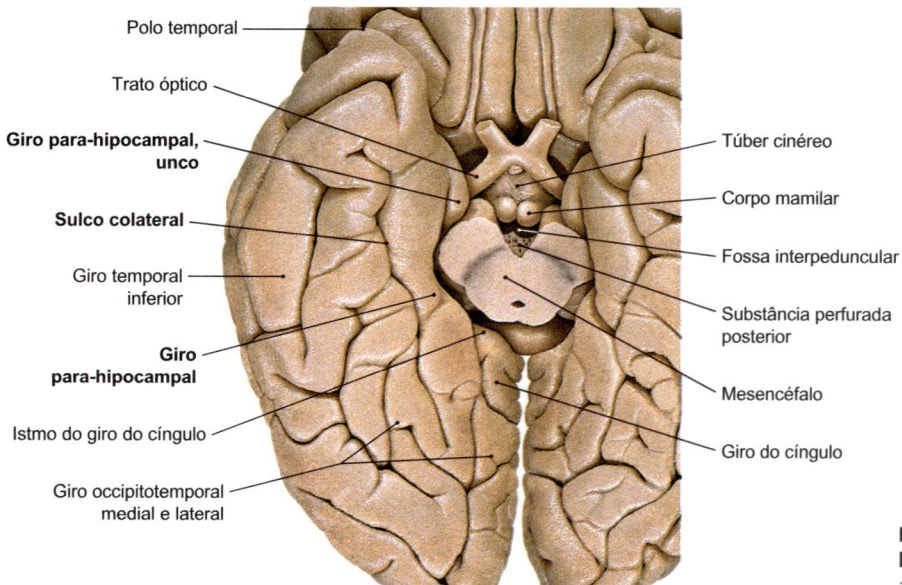

Figura 12.6 Giros e sulcos dos hemisférios cerebrais. Vista anterior, após a secção transversal do mesencéfalo.

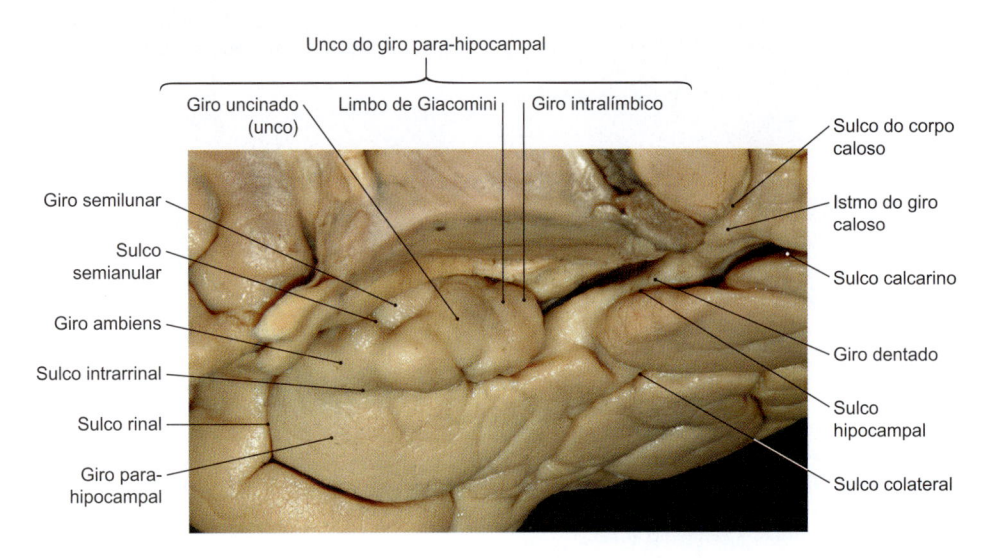

Unco do giro para-hipocampal

Giro uncinado (unco) — Limbo de Giacomini — Giro intralímbico

Giro semilunar

Sulco semianular

Giro ambiens

Sulco intrarrinal

Sulco rinal

Giro para-hipocampal

Sulco do corpo caloso

Istmo do giro caloso

Sulco calcarino

Giro dentado

Sulco hipocampal

Sulco colateral

Figura 12.7 Lobo temporal.
Vista dorsomedial. [R247]

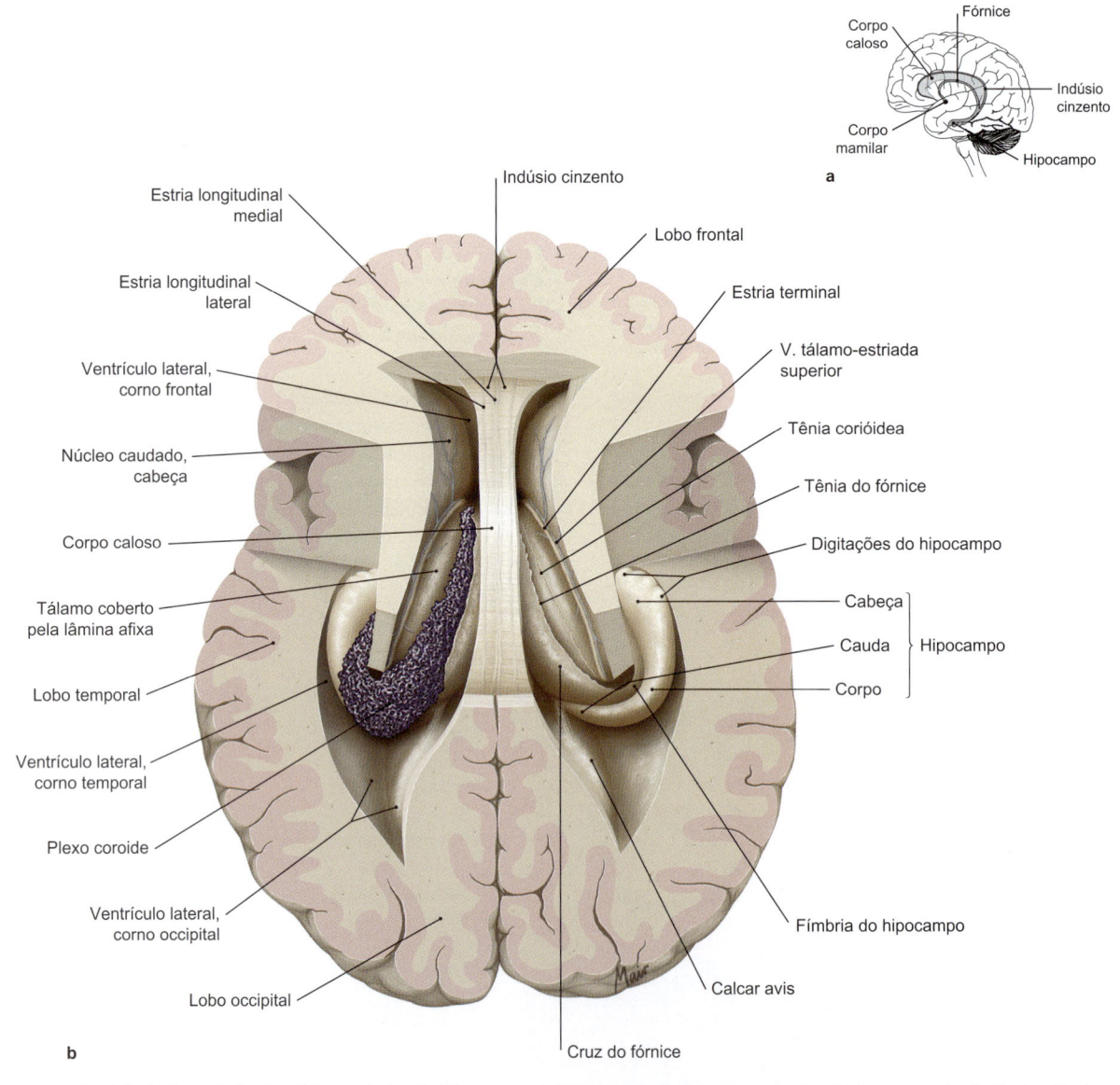

Estria longitudinal medial

Estria longitudinal lateral

Ventrículo lateral, corno frontal

Núcleo caudado, cabeça

Corpo caloso

Tálamo coberto pela lâmina afixa

Lobo temporal

Ventrículo lateral, corno temporal

Plexo coroide

Ventrículo lateral, corno occipital

Lobo occipital

Indúsio cinzento

Lobo frontal

Estria terminal

V. tálamo-estriada superior

Tênia corióidea

Tênia do fórnice

Digitações do hipocampo

Cabeça

Cauda ⎱ Hipocampo

Corpo

Fímbria do hipocampo

Calcar avis

Cruz do fórnice

Fórnice

Corpo caloso

Indúsio cinzento

Corpo mamilar

Hipocampo

a

b

Figura 12.8 Ventrículo lateral aberto, vista posterior do hipocampo. a Representação transparente do cérebro por meio de ilustração da disposição tridimensional do hipocampo. **b** Vista de cima, depois da abertura do ventrículo lateral, posterior e lateral. O hipocampo fica situado no fundo do corno inferior do ventrículo lateral e é coberto à esquerda pelo plexo coroide. Este foi removido no lado direito da imagem. [L127]

lobo temporal. O giro para-hipocampal é delimitado do **giro ambiens**, na direção anterior e medial por uma pequena indentação, o sulco intrarrinal. O giro ambiens, por sua vez, é separado do **giro semilunar** pelo sulco semianular. O giro ambiens e o giro semilunar contêm o córtex olfatório e são considerados partes do paleocórtex (➤ Item 12.1.8). Abaixo desses giros encontra-se o "gancho" (unco) do giro para-hipocampal. O unco, em geral, apresenta três concavidades que, de rostral para caudal, são chamadas de:

- Giro uncinado (córtex de transição entre o hipocampo e amígdala),
- Limbo de Giacomini (início do giro denteado), e
- Giro intralímbico (região CA3 do corno de Amon).

Abaixo do unco e medialmente ao giro para-hipocampal estão localizadas profundamente a fissura hipocampal, a continuação do giro denteado, bem como a fímbria do hipocampo. Seguindo-se estas estruturas em uma direção caudal, encontram-se duas concavidades alongadas, a fascíola cinérea (extremidade do giro denteado) e o giro fasciolar (região CA1). Este último continua em direção ao indúsio cinzento no corpo caloso.

Formação Hipocampal em Vista Posterior (Ventrículos Laterais Abertos)

Por meio da abertura dos ventrículos laterais, posterior e lateralmente, observam-se as concavidades do córtex que deram ao hipocampo macroscópico essa denominação (➤ Fig. 12.8). O hipocampo é espessado na frente ("cabeça") e forma o **pé do hipocampo** com várias indentações, que também são chamadas **digitações do hipocampo**. Esta área lembra a barbatana do animal mitológico "Hipocampo". No meio, o hipocampo forma uma eminência ("corpo") pouco estruturada na superfície, que se estende ao esplênio do corpo caloso e torna-se mais fino ("cauda"). Ele se funde no giro fasciolar e continua no indúsio cinzento. Na face medial do

hipocampo, direcionado para a fissura do hipocampo, encontra-se a fímbria do hipocampo.

No hipocampo macroscópico, são encontrados os sulcos da fáscia denteada, do corno de Amon e do subículo. O arranjo característico dessas regiões é mais bem compreendido em secções frontais no hipocampo médio (➤ Fig. 12.9, ➤ Fig. 12.11, ver adiante). No hipocampo anterior, ao contrário, a orientação é muito mais difícil, porque o hipocampo aqui se curva em direção medial e, portanto, a sua identificação exige a superposição de várias secções frontais (➤ Fig. 12.9).

Fímbria e Fórnix

Os axônios do hipocampo formam, em sua superfície, uma camada de substância branca, o álveo. A partir daí, eles se projetam para a faixa de fibras da fímbria, que se apóia sobre o hipocampo e o giro denteado e, com eles, segue caudalmente (➤ Fig. 12.9, ➤ Fig. 12.10). Abaixo do corpo caloso, a fímbria se separa do hipocampo e forma as **colunas do fórnix** (➤ Fig. 12.10). No trajeto posterior, ambas as colunas do fórnix se unem e formam, inicialmente, a **comissura do fórnix** na qual, dentre outras, as fibras comissurais entre as duas formações hipocampais são cruzadas e, em seguida, formam rostralmente o **corpo do fórnix**. No entanto, no nível do forame interventricular, esta estrutura se divide novamente em duas colunas (➤ Fig. 12.11, a, b), as quais se dividem cada uma em dois feixes de fibras, que seguem na frente e atrás da comissura anterior:

- Fibras pré-comissurais (para os núcleos da região septal, região pré-óptica, hipotálamo)
- Fibras pós-comissurais (para o corpo mamilar)

A porção posterior da comissura do fórnix, com ambas as colunas do fórnix, se assemelha, se observada de cima e em uma angulação posterior, a uma harpa da antiguidade (harpa de Davi, também: "**psaltério**", ➤ Fig. 12.10).

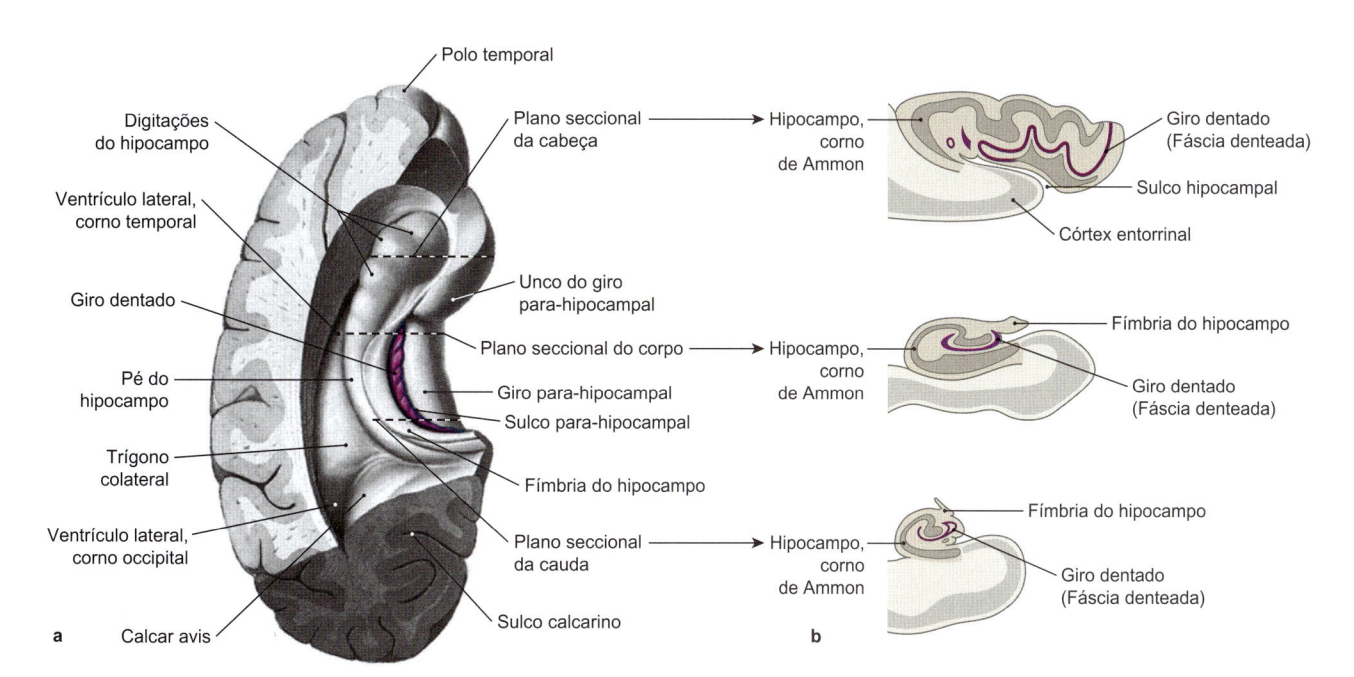

Figura 12.9 Hipocampo. a Hipocampo no corno inferior do ventrículo lateral aberto. **b** Seções transversais do hipocampo através da região da cabeça, do corpo e da cauda. Observe as diferenças no arranjo das células principais. Nos segmentos anteriores, as regiões do hipocampo são mostradas várias vezes pelas seções frontais, enquanto nos segmentos do corpo e da cauda, o arranjo "clássico" das regiões do hipocampo pode ser observado. [L127]

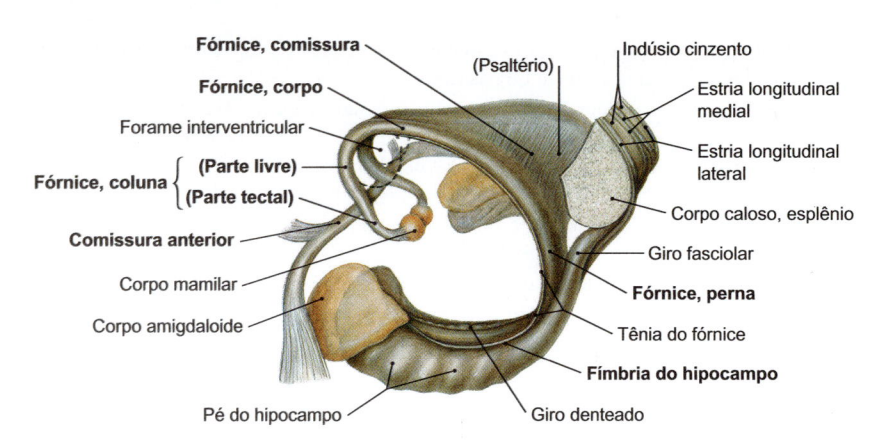

Figura 12.10 **Comissura anterior, fórnice e hipocampo, bem como indúsio cinzento.** Vista lateral.

Regiões e Conexões da Formação Hipocampal
Visão Geral

A formação hipocampal é considerada uma estrutura conjugada ("formação"), porque suas regiões corticais envolvidas são anatomicamente próximas e muito caracteristicamente relacionadas entre si. Células nervosas excitatórias formam um circuito, a partir do córtex entorrinal para o giro denteado, para o corno de Amon e o subículo e deste, de volta para o córtex entorrinal. Uma vez que estas conexões estão situadas no interior da formação hipocampal, elas também são denominadas conexões *intrínsecas*. Como um caso particular dessas conexões intrínsecas, os axônios comissurais intrínsecos podem ser observados interligando as regiões das formações hipocampais de ambos os lados.

As conexões intrínsecas ou entre as formações hipocampais são contrastadas com as conexões *extrínsecas*, nas quais a formação hipocampal se conecta tanto ao córtex quanto a outras estruturas subcorticais.

Conexões Intrínsecas da Formação Hipocampal
Fluxo de Informação Através da Formação Hipocampal

No córtex entorrinal são coletadas informações de áreas corticais e dos órgãos sensoriais. A partir daí, elas passam pelo trato perfurante e chegam às células granulares do giro denteado (➤ Fig. 12.11c). Seus axônios, as chamadas fibras musgosas, predominantemente se projetam para a região CA3 do corno de Amon, de onde a informação ainda remanescente do corno de Amon atinge os neurônios da região CA1 (através das vias "colaterais de Schaffer"), antes de ser direcionada de lá para o subículo e, finalmente, de volta para o córtex entorrinal.

As conexões da formação hipocampal (e o fluxo de informação através da formação hipocampal) podem ser compreendidas mais facilmente quando se visualiza um corte histológico realizado perpendicularmente ao eixo longitudinal do hipocampo na região média ("corpo") (Fig 12.8 e ➤ Fig. 12.11c). Em tal secção encontram-se todas as regiões do hipocampo e suas conexões típicas de fibra.

Córtex Entorrinal

O córtex entorrinal é o "portão de entrada para o hipocampo". Ele recebe aferências olfativas diretas (córtex entorrinal rostral) e outras aferências de muitos campos de associação sensorial multimodal (ou seja, informações sensoriais já processadas). Histologicamente, é considerado parte do alocórtex, isto é, está estruturado de forma diferente do isocórtex de seis camadas. Notável em sua estrutura é a sua subdivisão em uma camada superficial e outra profunda, separadas por uma lâmina dissecante livre de células. Na camada superficial encontram-se as ilhas celulares, que são identificadas como pequenas papilas na superfície do giro para-hipocampal (discutidas anteriormente). Os axônios das células nervosas superficiais seguem como trato perfurante para o giro denteado e para o corno de Amon (➤ Fig. 12.11c).

Giro Denteado

O giro denteado assenta-se como uma cúpula sobre o corno de Amon. Suas células nervosas, as células granulares, estão situadas em uma faixa celular densamente compacta. Os axônios do trato perfurante fazem contatos com os dendritos das células granulares na camada molecular. Os axônios das células granulares, por sua vez, seguem para o corno de Amon como "fibras musgosas". Lá terminam nos dendritos das células piramidais da região CA3 (➤ Fig. 12.11c).

A área imediatamente abaixo das células granulares é chamada **zona subgranular**. Nela se situa o nicho neurogênico, no qual novas células nervosas do cérebro adulto também podem ser formadas.

Corno de Amon

O corno de Amon consiste em uma a duas camadas celulares de células piramidais que contornam o giro denteado (➤ Fig. 12.11c). Devido à morfologia celular e às conexões celulares, o corno de Amon se subdivide em quatro regiões, das quais a região CA3 e CA1 são, particularmente, importantes para a compreensão do fluxo de informação através da formação hipocampal:

- As células piramidais CA3 recebem informações através das fibras musgosas das células granulares. Elas projetam com seus axônios para fora da formação hipocampal (via álveo na fimbria), no entanto, também formam colaterais importantes, as fibras "colaterais de Schaffer", que se movem no interior do hipocampo para a região CA1.
- As células piramidais CA1 comportam-se de forma semelhante e também se projetam para fora da formação hipocampal, contudo, as suas fibras colaterais também se projetam para o complexo do subículo (➤ Fig. 12.11c).

Complexo do Subículo

Subículo, pré-subículo e parassubículo seguem a região CA1. O subículo é identificado histologicamente por uma faixa celular mais ampla. As células nervosas desta região projetam-se para fora da formação hipocampal e de volta ao córtex entorrinal (➤ Fig. 12.11c). A função desta região ainda não está bem esclarecida.

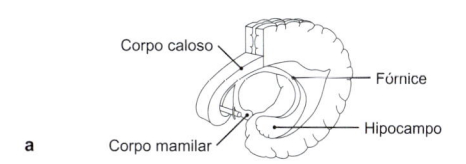

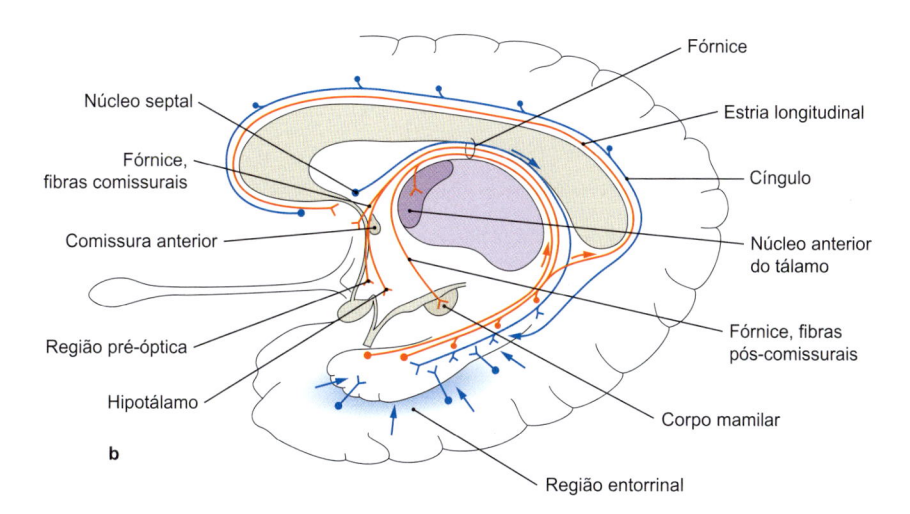

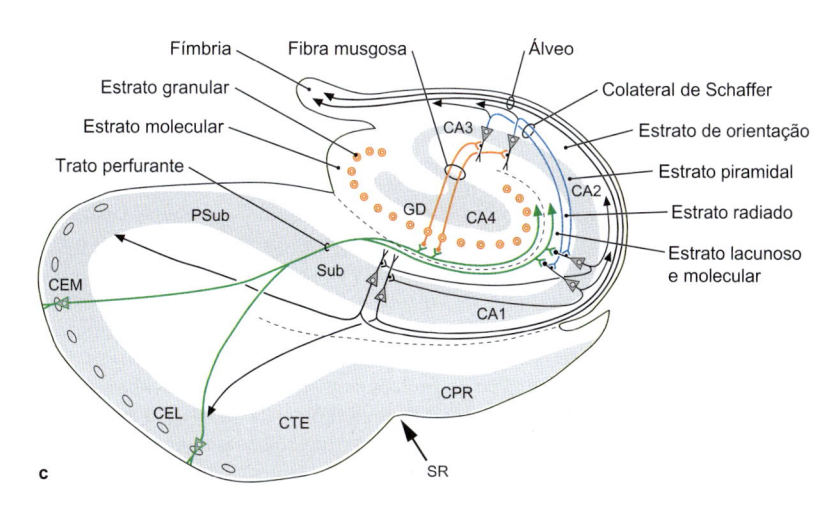

Figura 12.11 Conexões da formação hipocampal, circuito de Papez. a Visão geral. **b** Circuito de Papez. **c** Regiões da formação hipocampal e suas interconexões intrínsecas. Corte frontal através da porção média ("corpo") do hipocampo; CA = corno de Ammon, GD = giro dentado, Sub = subículo, PSub = pré-subículo, CEM / CEL = córtex entorrinal medial / lateral, CTE = córtex transentorrinal, CPR = córtex perirrinal, SR = sulco rinal. [L127], [L141]

Conexões comissurais da formação hipocampal

As duas formações hipocampais estão intimamente interligadas via comissura do fórnix. No homem, as conexões comissurais são observadas, especialmente, na região do complexo subículo e do córtex entorrinal. Esta forte conexão entre as duas formações hipocampais é, provavelmente, responsável pelo fato de que só ocorrem graves distúrbios de memória quando há uma disfunção simultânea de ambos os hipocampos.

> **Clínica**
>
> Na **epilepsia do lobo temporal** grave e resistente à terapia clínica, podem ser removidas as porções afetadas da formação hipocampal para tratar convulsões de um lado. A perda de *um* hipocampo não leva aparentemente a distúrbios de memória. A remoção de *ambos* os hipocampos, no entanto, leva a uma amnésia grave, predominantemente anterógrada, isto é, incapacidade de armazenar novos conteúdos de memória e de lembrá-los.

Conexões Extrínsecas da Formação Hipocampal
Conexões Corticais

As conexões *aferentes* da formação hipocampal com o córtex cerebral passam pelo córtex entorrinal (descrito anteriormente) e o subículo. O giro denteado e o corno de Amon são "isolados" do neocórtex. Assim é assegurado que as informações nas regiões sejam processadas sucessivamente (e, portanto, sequencialmente). As conexões *eferentes* da formação hipocampal com o córtex também passam através do córtex entorrinal e do complexo do subículo. A formação do hipocampal projeta de volta às regiões multimodais do córtex da associação e estabelece contatos com essas vastas áreas do neocórtex. Desta forma, o conhecimento que foi aprendido, na formação hipocampal, pode ser permanentemente transferido para a memória de longo prazo. Em longo prazo, os traços de memória são, então, armazenados no neocórtex.

Conexões Subcorticais

A formação hipocampal é uma estrutura antiga do cérebro ("arquicórtex"). Pela sua "idade" correspondente, ela está também

659

diretamente e, muitas vezes, em ambas as direções, relacionada com os filogeneticamente antigos núcleos subcorticais do diencéfalo e do tronco encefálico. As conexões neocorticais mais jovens foram virtualmente "ligadas por flange" a este sistema existente e conduzidas através do córtex entorrinal como uma "interface" para a formação hipocampal.

A estreita conexão com as estruturas subcorticais que, elas próprias, fazem parte ou estão intimamente relacionadas com o "sistema límbico", explica por que razão o hipocampo recebe informações sobre os estados autônomos e emocionais do nosso corpo e, inversamente, pode influenciá-lo ("Funções da formação hipocampal", a seguir). Muitas dessas conexões subcorticais alcançam ou saem do hipocampo via fímbria e fórnix. As conexões mais importantes estão listadas a seguir.

- **Núcleos septais**: por meio das fibras pré-comissurais (veja anteriormente) as fibras de todas as áreas do corno de Amon chegam ao septo. Reciprocamente, os axônios colinérgicos (neurotransmissor: acetilcolina) e gabaérgicos (neurotransmissor: GABA) seguem do núcleo septal para o hipocampo. Esta conexão ("projeção septo-hipocampal") é importante para a aprendizagem e a memória.

- **Prosencéfalo basal**: o "prosencéfalo basal" corresponde, geralmente, a um grupo de núcleos situados na região basal anterior do cérebro. Estes incluem os núcleos septais/a estria diagonal de Broca, o **núcleo basilar (Meynert)**, a substância inominada e o *nucleus accumbens*. Esses núcleos contêm muitas fibras colinérgicas que se ramificam na formação hipocampal e muitas áreas do córtex, isto é, "difusamente" supridos com acetilcolina ("**sistema colinérgico**"). A inervação colinérgica controla o nível de atividade das células nervosas e é importante para a plasticidade neuronal e, com isso, para a aprendizagem e a memória.

- **Corpos mamilares**: Através das fibras pós-comissurais, segue uma conexão de fibras potente do subículo aos corpos mamilares. Nesta área, as informações do hipocampo e da amígdala se encontram unidas e são transmitidas para o tálamo (trato mamilotalâmico, circuito de Papez). A função exata desses núcleos e desses tratos ainda não é bem compreendida, mas este sistema desempenha um papel importante na formação da memória e na recuperação dos conteúdos de memória, uma vez que a destruição desses núcleos ou do trato mamilotalâmico está associada a **amnésia** grave (incapacidade de armazenar ou recuperar novos conteúdos de memória).

- **Amígdala**: várias regiões da formação hipocampal, particularmente o subículo e o córtex entorrinal, estão associadas à amígdala (➤ Item 13.10). A amígdala é um centro importante para o controle de reações emocionais e autônomas e significativas para a nossa memória emocional (p. ex., reações de ansiedade).

- **Sistemas moduladores**: o processamento específico da informação, na formação hipocampal, é influenciado por vias do tronco encefálico. Estas vias aferentes do tronco encefálico terminam com seus axônios distribuídos difusamente em toda a formação do hipocampo, influenciando o estado de atividade de todo o sistema. Essas vias incluem, entre outros, sistemas liberadores de dopamina (da área tegmental ventral), noradrenalina (do *locus coeruleus*), serotonina (do núcleo da rafe) e histamina. O significado clínico dos sistemas moduladores é considerável, pois os efeitos de muitos psicotrópicos usados para tratar condições neuropsiquiátricas se baseiam na influência desses sistemas (p. ex., inibidores seletivos da recaptação da serotonina [ISRS] para o tratamento da depressão).

NOTA

As **conexões** da **formação hipocampal** são:
- Conexões neocorticais (via córtex entorrinal, o "portão de entrada ao hipocampo"; complexo do subículo)
- Conexões intrínsecas (córtex entorrinal giro denteado CA3 CA1 complexo do subículo córtex entorrinal)
- Conexões comissurais (particularmente, córtex entorrinal e subículo)
- Conexões subcorticais (núcleos septais, corpos mamilares, amígdala, tronco encefálico etc.)

Clínica

Uma deficiência de tiamina (vitamina B$_1$), por exemplo, devido ao abuso crônico do álcool, pode levar à atrofia bilateral dos corpos mamilares, do tálamo, do cerebelo e do lobo frontal. No estágio final da resultante **síndrome de Wernicke-Korsakow**, os pacientes sofrem de **amnésia** grave (distúrbio da memória), combinada com **confabulações** espontâneas (narração de histórias objetivamente falsas) e **ataxia** (distúrbio da coordenação dos movimentos).

Funções da Formação Hipocampal

A formação hipocampal é uma das áreas corticais mais bem pesquisadas atualmente. Para esse propósito, contribuíram tanto a pesquisa da neurociência comparada (p. ex., estudos de hipocampo animal) quanto imagens funcionais do hipocampo humano. Em uma visão geral, podem ser diferenciadas:

- **Funções de aprendizagem e de memória**: o hipocampo é uma área importante no controle das nossas funções de aprendizagem e de memória. Ele é necessário na nossa memória declarativa. Estas condições incluem a memória semântica que armazena o "conhecimento sobre o mundo" (p. ex., que Goethe descreveu em "Fausto"), e a memória episódica-biográfica que registra os acontecimentos das nossas próprias vidas.

- **Representação espacial do ambiente** ("sistema de navegação do cérebro"): partes da formação hipocampal são responsáveis pelo fato de que temos disponível uma "representação interna" do espaço no qual atualmente nos situamos fisicamente.

- **Conexões com o sistema límbico**: nosso sistema nervoso armazena não apenas acontecimentos, mas também emoções relacionadas. O sistema límbico assume, portanto, essas funções de interconectar a memória do hipocampo às funções neuroendócrinas, autônomas e emocionais (➤ Item 13.10).

Clínica

As doenças neurodegenerativas levam a uma perda insidiosa de células nervosas do cérebro. Se a formação hipocampal for afetada, isso leva a distúrbios da memória espacial e da capacidade de orientação. Também é perdida a capacidade de armazenar novas experiências e novos conhecimentos. A doença neurodegenerativa mais conhecida que lesiona a formação hipocampal é a **doença de Alzheimer**. No cérebro das pessoas acometidas são encontrados depósitos de proteínas extracelulares ("placas amiloides") e agregados de proteína intracelular da proteína tau hiperfosforilada ("alterações neurofibrilares"). Estas últimas causam a destruição das células nervosas e a atrofia do córtex cerebral. Mesmo nos estágios iniciais da doença, a formação hipocampal é afetada. A desorientação espacial (paciente "corre" ou "se perde") e a perda de retenção de memória são as consequências. Na fase tardia, a doença envolve o neocórtex e as memórias existentes também são "apagadas". Finalmente o paciente não se lembra nem de si mesmo, nem de acontecimentos de sua vida.

Na doença de Alzheimer, o sistema colinérgico é afetado, em uma primeira etapa. Portanto, ocorre uma "deficiência de acetilcolina" no cérebro dos pacientes. Uma vez que a acetilcolina desempenha um papel na aprendizagem e na memória, tenta-se como parte da terapia aumentar a quantidade de acetilcolina nas sinapses, tratando pacientes com inibidores da acetilcolinesterase, a enzima que degrada a acetilcolina. No entanto, este tratamento só é eficaz nos estágios iniciais da doença e, em geral, também apenas temporariamente.

Suprimento Vascular do Hipocampo

O suprimento vascular da formação hipocampal é de grande importância clínica para a cirurgia de epilepsia do lobo temporal. O hipocampo macroscópico, devido à sua extensão longitudinal, é irrigado por várias artérias que formam anastomoses em sua superfície. Os dois vasos determinantes para a sua irrigação são a **artéria cerebral posterior** (irrigação dos dois terços occipitais do hipocampo) e a **artéria coróidea anterior** (irrigação do terço rostral). A proporção relativa desses vasos na irrigação do hipocampo é variável. Esta "variabilidade em detalhes" é típica do suprimento vascular da superfície do cérebro (➤ Item 11.5).

Clínica

Distúrbios circulatórios unilaterais da artéria cerebral posterior podem levar a distúrbios transitórios na função da memória (amnésia). Clinicamente têm prioridade ("principal"), no entanto, outros sintomas (p. ex., a perda visual), pois uma lesão unilateral do hipocampo pode ser compensada pelo hipocampo do lado oposto.
Distúrbios circulatórios bilaterais das Aa. cerebrais posteriores podem levar a uma lesão simétrica de ambos os hipocampos. As consequências são, então, agudas e persistentes, principalmente os distúrbios da memória anterógrada.

Córtex Cingulado

As áreas arquicorticais nas adjacências imediatas do corpo caloso envolvem essa estrutura como um cinturão passando longitudinalmente (*Cingulum*, do latim: cinto, ➤ Fig. 12.4).
Em termos de citoarquitetura, são distinguidas várias regiões que, em parte, são orientadas nas áreas de Brodmann e com diferentes funções atribuídas. Estas regiões incluem, de anterior a posterior:
- Região subgenual – partes do giro do cíngulo abaixo do joelho do corpo caloso
- Córtex cingulado – anterior parte rostral do giro do cíngulo
- Córtex cingulado – posterior parte caudal do giro do cíngulo
- Região retrosplenial – continuação do giro do cíngulo, abaixo do esplênio do corpo caloso

As funções do córtex cingulado foram estudadas usando imagens funcionais. Resumidamente, as funções atribuídas foram:
- Córtex cingulado anterior: funções cognitivas (reconhecimento de erros, aprendizagem por recompensa) e autônomas (entre outras, a combinação de sentimentos e reações autonômicas)
- Córtex cingulado posterior: memória biográfica, autoconsciência, autorreflexão

Clínica

Distúrbios nas áreas do córtex cingulado levam a alterações cognitivas. O **córtex cingulado** está, portanto, envolvido nos sintomas complexos de condições neuropsiquiátricas (depressão, esquizofrenia, transtornos de ansiedade, distúrbios de condução).

12.1.7 Paleocórtex

Thomas Deller, Andreas Vlachos

Visão Geral

O paleocórtex é a parte filogeneticamente mais antiga do córtex. Em pequenos mamíferos simples, como, por exemplo, o ouriço, ele domina o cérebro. O paleocórtex consiste, principalmente, no córtex olfatório e está intimamente ligado ao sistema olfatório. As estruturas do paleocórtex são:
- Bulbo olfatório
- Trato olfatório
- Núcleo olfatório anterior
- Tubérculo olfatório
- Núcleo septal
- Região periamigdaloide
- Região pré-piriforme

O bulbo olfatório e o trato olfatório desenvolvem-se do telencéfalo e são componentes do cérebro. Eles são, portanto, partes filogenéticas e anatômicas sistemáticas do paleocórtex. Histologicamente, eles diferem significativamente do isocórtex de seis camadas e fazem parte do alocórtex. Detalhes sobre essas estruturas paleocorticais podem ser encontrados no ➤ Item 13.6.

> **NOTA**
> Devido à importância funcional do paleocórtex em relação ao sentido do olfato, o termo paleocórtex é frequentemente associado ao termo **rinencéfalo**. Esta designação geralmente se limita apenas ao córtex cerebral olfatório no sentido estrito, isto é, o paleocórtex sem o bulbo e o trato olfatório.

Estrutura Macroscópica

A utilização paralela da nomenclatura para estruturas macroscópicas (p. ex., giro) e áreas microscópicas (p. ex., áreas de Brodmann) dificulta a aprendizagem de estruturas no sistema nervoso central. As estruturas macroscopicamente identificadas são apenas quase idênticas às áreas histologicamente delineadas. No entanto, elas são de importância prática porque podem ser identificadas com o auxílio de técnicas de imagem e podem servir como pontos de referência importantes nas cirurgias.

> **NOTA**
> As estruturas macroscopicamente visíveis do córtex (p. ex., giros e sulcos) auxiliam a orientação no cérebro. Essas estruturas são variáveis na sua forma e são apenas quase idênticas às áreas corticais histologicamente delineadas (p. ex., as áreas de Brodmann).

O paleocórtex localiza-se na superfície basal do cérebro (➤ Fig. 12.12). Ele se estende do lobo frontal basal ao lobo temporal medial:

Lobo Frontal

Abaixo do lobo frontal encontra-se rostralmente uma pequena estrutura distendida em forma de bulbo, o bulbo olfatório. A partir deste bulbo, o trato olfatório se estende caudalmente no sulco olfatório. Em seguida, ele se alarga e forma o trígono olfatório do qual geralmente se separam dois feixes, a estria olfatória medial e a estria olfatória lateral. As estrias podem englobar uma pequena estrutura poligonal, que é então chamada tubérculo olfatório. Entre as estrias olfatórias encontra-se a substância perfurada anterior. Aqui se situam os vasos centrais das Aa. cerebrais anteriores e mediais, que se aprofundam e seguem para as áreas internas do cérebro (➤ Item 11.5). A substância perfurada anterior é delimitada caudalmente pela estria diagonal de Broca (região do núcleo do prosencéfalo basal, ➤ Item 13.10) e pelo trato óptico.

Lobo Temporal

Partes do paleocórtex foram deslocadas durante a filogênese no lobo temporal medial, particularmente na área do giro para-hipocampal, assim como em dois giros menores medialmente localizados, que são chamados giro ambiens e giro semilunar (➤ Fig. 12.12, ➤ Fig. 12.7). Inferiormente a esses giros se localiza o unco, na qual se situam partes da formação hipocampal (arquicórtex) (➤ Item 12.1.6, Fig 12.7).

Áreas Corticais Olfatórias

As áreas corticais, que estão em ligação direta com as células nervosas eferentes (células mitrais) do bulbo olfatório, constituem, na sua totalidade, o córtex olfatório. Essas áreas incluem, principalmente, as áreas paleocorticais, mas também outras áreas corticais. As partes paleocorticais compreendem:

- Tubérculo olfatório
- Núcleos septais e estria diagonal de Broca
- Área pré-piriforme
- Área periamigdaloide

As outras áreas são:

- Região entorrinal (parte lateral)
- Núcleo cortical anterior da amígdala (parte do grupo do núcleo corticomedial)

O **tubérculo olfatório** corresponde, macroscopicamente, a uma pequena eminência localizada abaixo do trígono olfatório ou presente na substância perfurada anterior. Os **núcleos septais** estão situados abaixo do septo pelúcido, o qual não contém células nervosas na espécie humana. A área **pré-piriforme** encontra-se no giro ambiens e nas áreas corticais ao redor da estria olfatória lateral; a área periamigdaloide situa-se no giro semilunar. Adicionalmente a essas áreas paleocorticais seguem, também, axônios do bulbo olfatório diretamente para o **córtex entorrinal** (parte do arquicórtex), que se localiza no giro para-hipocampal e, em parte, no giro ambiens, bem como para o **núcleo cortical anterior** da amígdala.

> **N O T A**
> **Giro ambiens e giro semilunar**
>
> No giro ambiens e no giro semilunar estão situadas grandes porções da área pré-piriforme e da área periamigdaloide. Resumidamente, elas são, muitas vezes, denominadas "centro olfatório" cortical do cérebro humano.

Área piriforme é um termo geral que abrange várias regiões corticais que formam o lobo piriforme em mamíferos mais simples. Nela se situa o córtex olfatório, que é, em particular, muito desenvolvido em animais macrosmáticos (animais com um sentido do olfato muito bem desenvolvido, por exemplo, os roedores). A área piriforme inclui área pré-piriforme, a área periamigdaloide e a área entorrinal. Essas áreas também recebem em determinados animais (microsmáticos) uma entrada direta do bulbo olfatório (córtex olfatório).

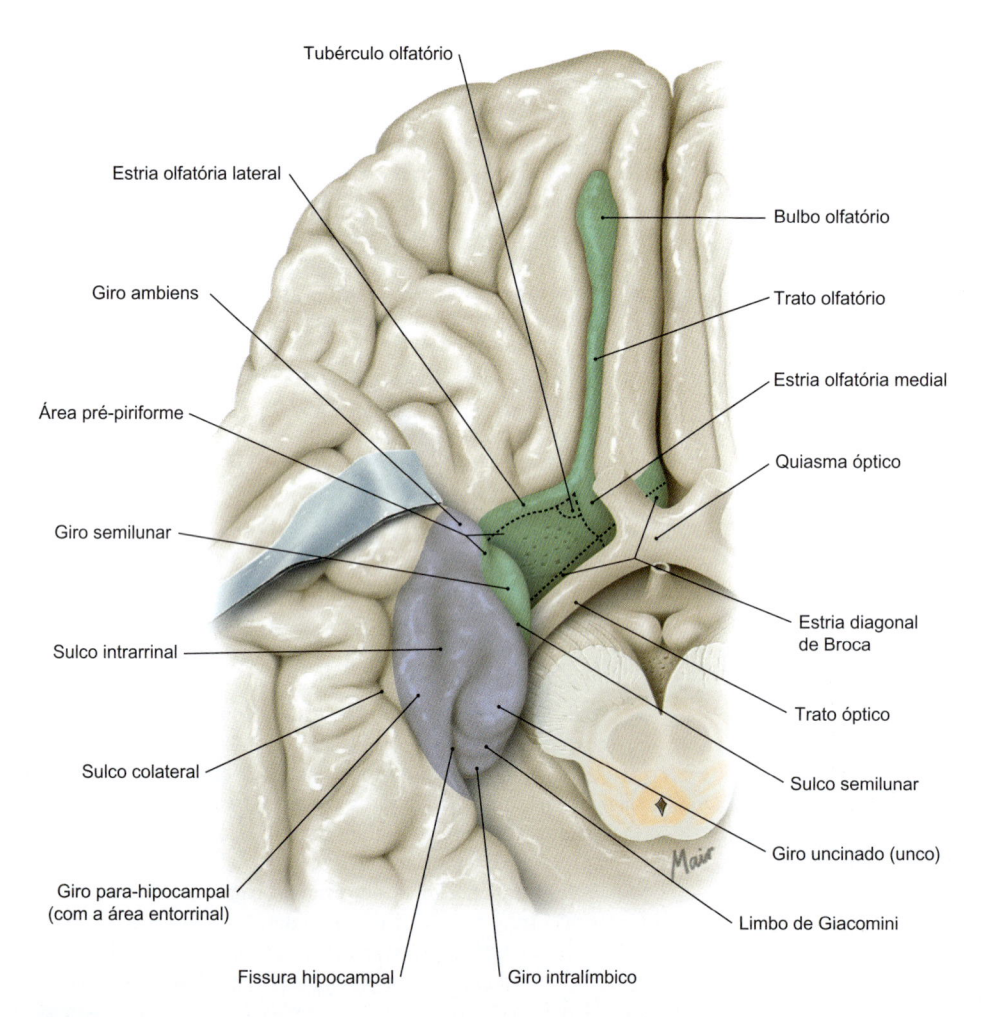

Figura 12.12 Estruturas paleocorticais (verdes) e arquicorticais adjacentes (roxas) na face basal do cérebro. [L127]

Conexões do Paleocórtex

O paleocórtex caracteriza-se como uma estrutura cortical filogeneticamente antiga devido a duas particularidades em suas conexões anatômicas:

- **Informação sensorial direta do bulbo olfatório**: as áreas do córtex olfatório na base do cérebro têm conexões diretas com o bulbo olfatório. Os outros sentidos, por outro lado, chegam o córtex cerebral somente após uma interconexão na região do tálamo. Pode-se então afirmar que "os odores vão diretamente para o cérebro".
- **Conexão estreita com diferentes partes do sistema límbico** (➤ Item 13.10): as regiões cerebrais do sistema límbico conduzem o controle central das funções corporais autônomas e neuroendócrinas, reações emocionais fundamentais e processos de aprendizagem e de memória específicos. A estreita conexão entre o paleocórtex e o sistema límbico é perfeitamente compreendida filogeneticamente, uma vez que o controle dos processos autônomos do corpo é uma condição muito básica para a vida e também uma função cerebral "antiga". Por meio das conexões ao sistema límbico, mas, também, parcialmente pelas conexões com o tálamo e a região da ínsula, as áreas corticais olfatórias afetam outras áreas do cérebro.

Clínica

Doenças neurodegenerativas importantes e comuns (p. ex., doença de Alzheimer, doença de Parkinson) podem ser acompanhadas por distúrbios do sentido do olfato, em uma fase inicial. O exame do sentido do olfato por meio de testes olfativos padronizados é, portanto, apresentado como um marcador inicial diagnóstico para doenças neurodegenerativas. Além disso, existem hipóteses para a patogênese de doenças neurodegenerativas que sugerem que partículas de toxinas ou infecciosas poderiam entrar no sistema nervoso central através do sistema olfatório. No entanto, essas hipóteses ainda precisam ser comprovadas.

12.1.8 Núcleos subcorticais

Michael J. Schmeißer

Visão Geral

Como núcleos subcorticais denomina-se um grupo de estruturas de substância cinzenta localizado no interior da substância branca de cada hemisfério. Esses núcleos incluem, primariamente, os **núcleos da base**, um grupo de núcleos importante do sistema motor. Além disso, existem outros núcleos subcorticais, tais como a **amígdala** (também os corpos amigdaloides) e o **núcleo basilar de Meynert**. Esses núcleos têm em comum o fato de que podem influenciar as funções cerebrais superiores, como a aprendizagem e a memória, bem como a motivação e a emoção.

Núcleos da Base

No sentido mais estrito, são os seguintes os chamados núcleos da base (➤ Fig. 12.13, ➤ Fig. 12.14):

- **Estriado** (também comhecido corpo estriado), constituído pelo **núcleo caudado** e **putame**
- **Pálido** (também conhecido como globo pálido)

O globo pálido ontogeneticamente já não pertence mais ao telencéfalo, mas ao diencéfalo. Além disso, o **núcleo subtalâmico** do diencéfalo e a **substância negra** do mesencéfalo estão funcionalmente associados aos núcleos da base. Na literatura, eles são, muitas vezes, considerados componentes diretos dos núcleos da base.

Corpo Estriado

O **núcleo caudado** ("cauda") é uma estrutura arqueada, na forma de "C", e pode ser dividido em três partes: cabeça, corpo e cauda (➤ Fig. 12.13b). A cabeça localizada rostralmente apresenta-se um pouco distendida, enquanto o corpo e a cauda se tornam mais estreitos em seu trajeto. Topograficamente, o núcleo caudado fica, em toda a sua extensão, na vizinhança imediata do respectivo ventrículo lateral. A cabeça está situada no lobo frontal e forma a base e o limite lateral no corno frontal (anterior) (➤ Fig. 12.13c); o corpo localiza-se no lobo parietal, no assoalho da parte central (➤ Fig. 12.13d); e a cauda, no lobo temporal, no teto do corno temporal (inferior) (➤ Fig. 12.13c, d). O **putame** situa-se um pouco lateralmente e basal ao núcleo caudado e tem a forma de um disco oval. Nas seções cerebrais, pode-se ver claramente que o putame encontra-se na medula do córtex da ínsula e é contornado lateralmente pela cápsula externa e, medialmente, pelo globo pálido (➤ Fig. 12.13c, d). Ontogeneticamente, o núcleo caudado e o putame originam-se do mesmo primórdio e no curso do desenvolvimento são progressivamente separados um do outro, de rostral a caudal, pela vascularização do feixe de fibras da cápsula interna. As conexões em forma de estria, claramente identificadas nas seções cerebrais rostrais e, particularmente, nas frontais, entre o núcleo caudado e o putame eram, portanto, as mesmas estruturas. Adicionalmente, o **corpo estriado** também pode ser dividido em corpo estriado dorsal e ventral; o corpo estriado dorsal constitui uma parte muitas vezes maior. Para o corpo estriado ventral considera-se apenas as secções basais ventrais da cabeça do núcleo caudado e do putame que, nesta área, estão interconectados através do chamado ***nucleus accumbens***. O *nucleus accumbens* tem, principalmente, duas secções cerebrais frontais reconhecíveis, uma parte lateral, o núcleo que se assemelha ao corpo estriado ventral, e uma parte medial, o córtex, que representa uma região de transição para a amígdala adjacente.

Globo Pálido

O globo pálido (núcleo pálido), que parece mais claro nas secções cerebrais, situa-se medialmente ao putame e é delimitado, morfologicamente, por uma lâmina medular lateral (ou externa) (➤ Fig. 12.13). Além disso, distinguem-se uma parte lateral e uma parte medial, que são separadas pela lâmina medular medial (ou interna) (➤ Fig. 12.13c, d).

Núcleo Subtalâmico

Trata-se de um núcleo central biconvexo do diencéfalo ventral, localizado medialmente à cápsula interna e abaixo do tálamo (➤ Fig. 12.13d).

Substância Negra

A substância negra é um núcleo no mesencéfalo e consiste em duas partes: a parte reticular e a parte compacta. Detalhes sobre a posição e a aparência externa da substância negra são apresentados no ➤ Item 12.1.8.

N O T A

O termo **núcleo lentiforme** é comumente usado na literatura para agrupar o putame e o globo pálido, já que eles apresentam, em conjunto, a forma de uma lente (núcleo lentiforme). Devido aos aspectos ontogênicos e funcionais, no entanto, o uso deste termo não é muito significativo, porque o putame deriva do telencéfalo e pertence, funcionalmente, ao corpo estriado, enquanto o globo pálido deriva do diencéfalo e é funcionalmente uma estrutura própria.

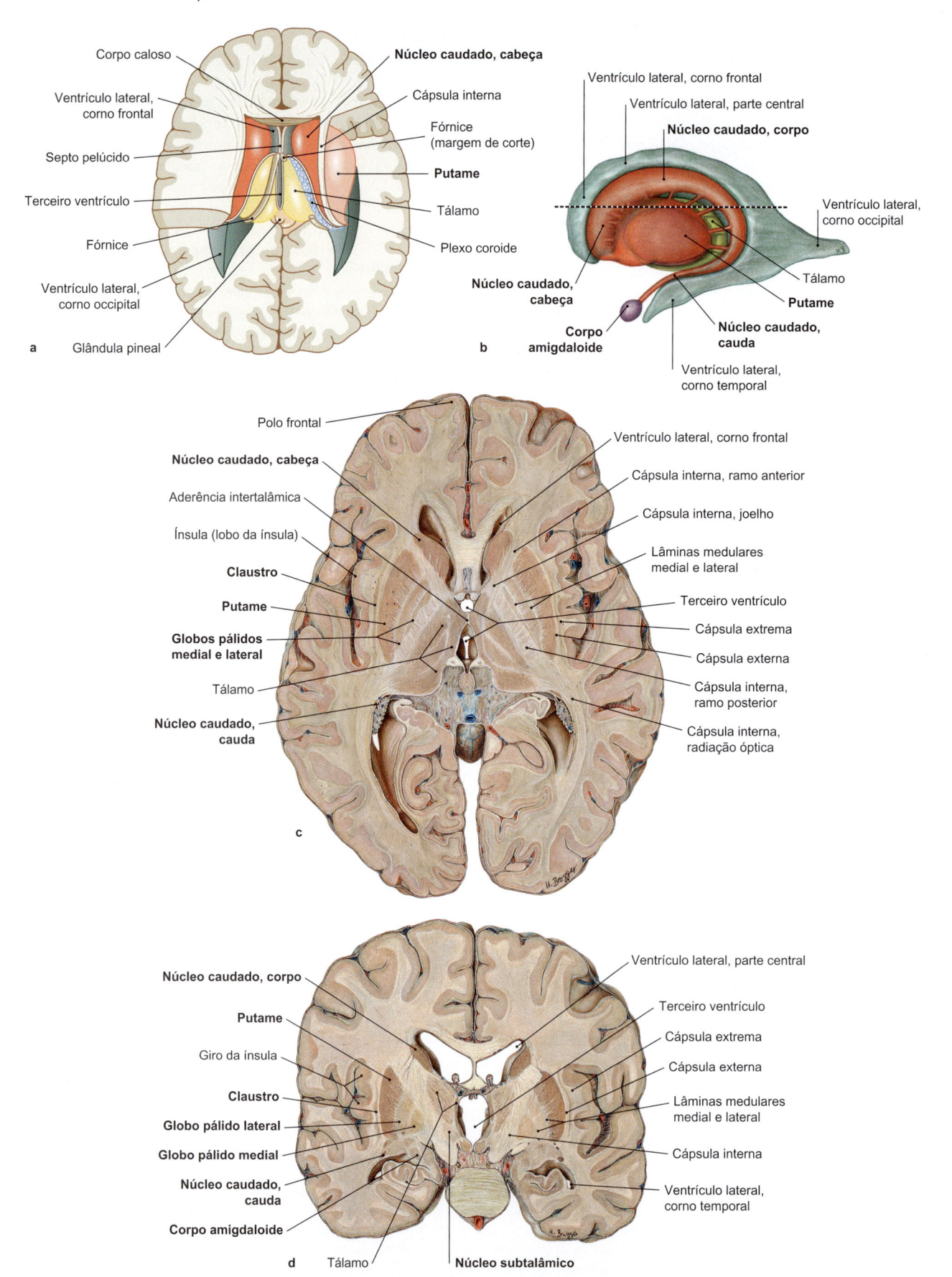

Figura 12.13 Anatomia macroscópica e anatomia das seções transversais das estruturas dos núcleos subcorticais. a, b Núcleos da base, tálamo e ventrículo lateral. **c** Seção horizontal através do nível médio do III ventrículo. **d** Seção frontal no nível dos corpos mamilares. a [L126]

Estrutura Interna e Conexões de Fibras dos Núcleos da Base
Corpo Estriado Dorsal

O corpo estriado desempenha um papel fundamental como o principal ponto de entrada para os núcleos da base. Aproximadamente 75% de suas células nervosas são neurônios de projeção gabaérgicos inibitórios, de tamanho médio e cujos dendritos secundários apresentam muitas espinhas dendríticas – por isso o termo **"neurônios espinhosos médios", MSN** (do inglês *medium spiny neurons*"). Nessas "espinhas" terminam:

- particularmente axônios glutamatérgicos de neurônios de projeção excitatórios do córtex cerebral. Essas vias **aferentes corticostriadas** (➤ Fig. 12.14a, b, fibras/setas negras) se originam, dependendo de onde se encontram internamente no estriado dorsal, de áreas frontal e parietal ipsilaterais e, portanto, principalmente das áreas do córtex motor e sensorial e podem excitar os neurônios MSnervo

- também **aferentes nigrostriados** (➤ Fig. 12.14a, b, fibras/setas cinza-escuro). Esses axônios dopaminérgicos, de neurônios de projeção da substância negra, da parte compacta, podem modular a atividade dos neurônios MSnervo

Atualmente, postula-se que haja dois grupos e, portanto, **duas vias de projeção dos neurônios MSN** no interior do estriado dorsal, a via direta e a indireta (➤ Fig. 12.14b). Ambas as vias têm em comum o fato de que terminam no ponto de saída principal dos núcleos da base, o **complexo pálido-medial**. Este complexo consiste atualmente na reunião do pálido medial e da parte reticular da substância negra e contém grandes neurônios de projeção gabaér-gicos inibitórios, cujos axônios seguem até os neurônios dos núcleos talâmicos motores e os inibem (➤ Fig. 12.14a, b, fibras/setas amarelas). Em relação às conexões, o complexo pálido-medial também envia fibras eferentes para o tronco encefálico (➤ Fig. 12.14b, fibras/setas amarelas) e, assim, pode influenciar os centros motores do tronco encefálico e da medula espinal. Morfológica, bem como funcionalmente, existem diferenças importantes entre as vias direta e indireta:

- Neurônios MSN da via direta (➤ Fig. 12.14a, b, fibras/setas vermelhas) se projetam, com seus axônios, diretamente nas células nervosas inibitórias do complexo pálido-medial e podem inibi-las. Após a ativação corticostriada dos neurônios MSN da via direta, há, portanto, uma "inibição da inibição" e, por consequência, uma ativação dos núcleos talâmicos motores, o que resulta em uma excitação de determinadas áreas do córtex. Geralmente, isso leva a um **aumento na atividade motora** e movimentos "desejáveis" são promovidos.

- Neurônios MSN da **via indireta** (➤ Fig. 12.14a, b, fibras/setas verdes) projetam seus axônios inibidores, inicialmente, para os neurônios de projeção gabaérgicos inibitórios do globo pálido lateral, cujos axônios eferentes estão ligados ao núcleo subtalâmico podendo, por sua vez, inibir estes núcleos. Estes últimos, no entanto, são excitatórios e projetam terminações glutamatérgicas para o complexo pálido-medial. Após a ativação corticostriada dos neurônios MSN da via indireta ocorre, por conseguinte, inicialmente, a "inibição da inibição" – e com isso a ativação do núcleo subtalâmico, que tem como consequência a

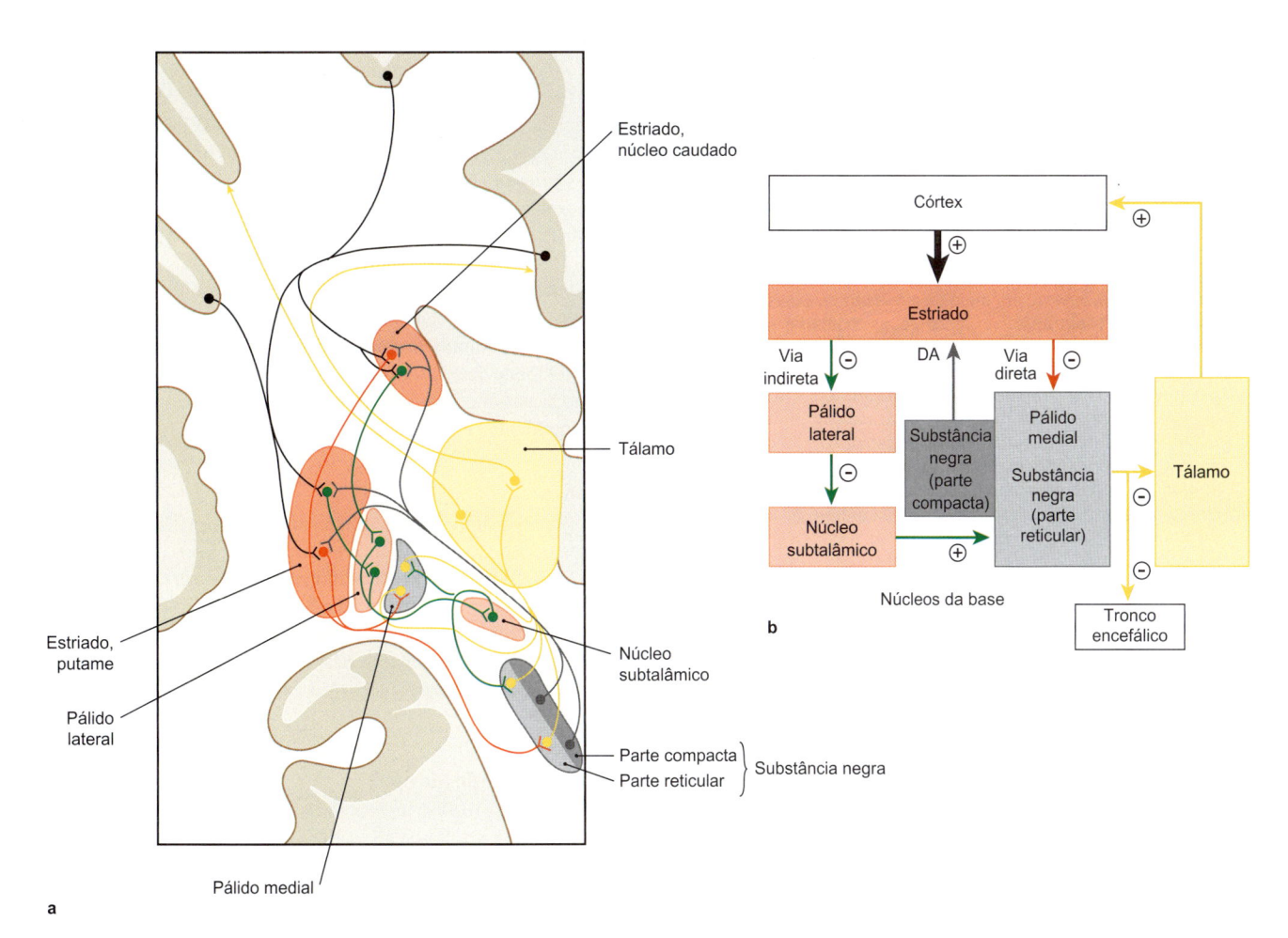

Figura 12.14 Topografia e representação esquemática das interconexões neuronais no interior dos núcleos da base. [L126]

ativação do complexo pálido-medial, a inibição de núcleos talâmicos motores e, finalmente, uma inibição de determinadas áreas corticais. Geralmente, isso leva a uma **inibição da atividade motora**, e movimentos "indesejados" são suprimidos. Fibras dopaminérgicas nigrostriadas (➤ Fig. 12.14a, b, fibras/setas cinzas-escuro) podem, nessa associação, através de receptores de dopamina correspondentes, aumentar a atividade da via direta e inibir a via indireta.

Clínica

A **doença de Parkinson** se caracteriza por uma degeneração dos neurônios dopaminérgicos da substância negra, parte compacta e, com isso, a perda de fibras nigrostriadas. No sentido mais amplo, isso estimula a atividade da via indireta e inibe a via direta. A consequência é uma *inibição geral da atividade motora* e o acionamento do movimento é comprometido. O quadro resultante se chama acinesia (falta de movimento), um dos três sintomas cardinais de Parkinson. Ela provoca nos pacientes afetados, particularmente, uma marcha com passos curtos e falta de movimento dos membros superiores ao caminhar. Além disso, muitas vezes, ocorre um movimento espontâneo unilateral, mesmo em repouso, o *tremor*, assim como uma rigidez muscular geral, o *rigor*. Apesar da pesquisa intensiva, ainda pouco se sabe sobre as causas exatas dessa doença neurodegenerativa. Terapeuticamente, tem sido usada, por várias décadas, a substância L-dopa, que atravessa a barreira hematoencefálica e é metabolizada no SNC para dopamina. Tenta-se, dessa forma, equilibrar farmacologicamente a perda da dopamina endógena. Outra possibilidade terapêutica é a introdução neurocirúrgica, estereotáxica de eletrodos de estimulação bilateral, a *estimulação cerebral profunda*. Este método é utilizado no estágio avançado da doença e leva a uma inibição da atividade do núcleo subtalâmico e uma atenuação da via indireta e intensificação da via direta.

A **coreia de Huntington** é uma doença neurodegenerativa autossômica dominante com alterações no gene Huntington. O efeito fisiopatológico resultante nas células nervosas correspondentes ainda não é bem compreendido atualmente, apesar da pesquisa intensiva. Curiosamente, nesta doença, há em particular, uma degeneração dos neurônios de projeção gabaérgicos estriados, sendo, inicialmente, afetados, em especial, os neurônios da via indireta. Como consequência predomina a atividade da via direta, que se manifesta clinicamente por meio de movimentos excessivos involuntários com tônus muscular reduzido, as chamadas *hipercinesias coreicas*.

No caso de **disfunção unilateral do núcleo subtalâmico**, por exemplo, devido à isquemia, a atividade da via indireta é inibida de forma aguda. Clinicamente, isso se manifesta em movimentos de arremesso proximais, fulgurantes e acentuados. Este *hemibalismo* afeta as extremidades contralaterais do corpo, porque as fibras motoras do trato corticospinal são interconectadas à "alça dos núcleos da base" e, finalmente, assumem o controle da musculatura do membro, cruzando no bulbo (medula oblonga) de ipsilateral para contralateral.

Corpo Estriado Ventral, Nucleus Accumbens

O corpo estriado ventral e, particularmente, o *nucleus accumbens* ocupam certa posição especial dentro dos núcleos da base. Esta parte do corpo estriado também contém neurônios MSN que, ao contrário daqueles do corpo estriado dorsal, recebem, preferencialmente, conexões aferentes glutamatérgicas das áreas do córtex pré-frontal e de áreas límbicas, como o hipocampo e amígdala, assim como aferentes dopaminérgicos da área tegmental ventral do mesencéfalo. Os neurônios MSN do corpo estriado ventral se projetam no segmento do globo pálido ventral, que está conectado a núcleos talâmicos e que, por sua vez, enviam seus axônios eferentes para áreas do córtex pré-frontal e o córtex límbico.

Outros Núcleos Subcorticais do Telencéfalo
Amígdala

O "complexo da amígdala", chamado de amígdala, localiza-se anteriormente ao hipocampo, na parte medial do lobo temporal anterior e limita-se lateralmente com corno temporal (inferior) do ventrículo lateral (➤ Fig. 12.13d). Citoarquitetonicamente, a amígdala divide-se morfológica, assim como funcionalmente, em diferentes núcleos e subnúcleos. Dessa forma, destacamos particularmente três grupos de núcleos: núcleos superficiais, laterobasais e centromediais:

- Os **núcleos laterobasais** são o principal ponto de entrada para as aferências do sistema límbico, do tálamo e de diferentes áreas do córtex sensorial (p. ex., auditivo, visual, gustativo, visceral).
- Os **núcleos superficiais** recebem sinais aferentes predominantemente olfatórios.
- Os **núcleos centromediais** recebem sinais aferentes do hipotálamo e do tronco encefálico.

Todos os núcleos listados projetam vias eferentes de volta para as mesmas regiões das quais eles receberam suas vias aferentes, os núcleos laterobasais adicionalmente para os corpos estriados dorsal e ventral, bem como para o núcleo basilar de Meynert (a seguir). Além disso, há conexões extensas entre núcleos superficiais e laterobasais, assim como no interior dos núcleos centromediais. Curiosamente, nos núcleos superficiais e laterobasais encontram-se neurônios de projeção, principalmente glutamatérgicos, enquanto nos núcleos centromediais encontram-se neurônios de projeção, principalmente gabaérgicos.

Funcionalmente, a amígdala é uma estação de comutação crucial, particularmente envolvida em reações emocionais, pois pode integrar vários impulsos aferentes e, através de suas projeções eferentes, pode desencadear respostas apropriadas e razoáveis do tipo somatomotor, endócrino e visceral à situação correspondente.

Claustro

O claustro, a "parede frontal", é uma área de disposição sagital mais estreita de substância cinzenta localizada entre a cápsula externa e a cápsula extrema, na vizinhança imediata do córtex da ínsula (➤ Fig. 12.13c, d). Sua função básica ainda não foi devidamente esclarecida. As caracteristicas morfológicas são, no entanto, a existência de uma população relativamente uniforme de neurônios, bem como conexões recíprocas extensas com várias áreas do córtex.

Núcleo Basilar de Meynert

Trata-se de um grupo de neurônios colinérgicos, localizados abaixo do putame e do globo pálido e acima da amígdala, que envia sinais eferentes para todo o córtex cerebral. Essas projeções são muito importantes para os processos de atenção seletiva relacionados a estímulos visuais, bem como para armazenar informações da aprendizagem dos conteúdos de memória.

12.2 Diencéfalo

Tobias M. Böckers

Competências

Após a leitura deste capítulo, você será capaz de:
- Descrever os componentes e a importância funcional do diencéfalo
- Explicar a estrutura organizacional e a função do tálamo dorsal
- Descrever as diferentes partes e funções do hipotálamo e do epitálamo.

12.2.1 Visão Geral

Níveis do Diencéfalo

O **diencéfalo** divide-se estrutural e funcionalmente em quatro "níveis", que, por sua vez, contêm núcleos com funções específicas. De dorsal (posterior) para ventral (anterior) distinguem-se:

- Epitálamo (➤ Item 12.2.2): É o nível superior do diencéfalo e localiza-se no tálamo. Aqui se situam, entre outros, a glândula pineal, a habênula (núcleos habenulares, estria medular do tálamo) e a comissura posterior. Em contraste com as outras partes do diencéfalo, não emerge do epitálamo praticamente nenhuma projeção cortical.

- **Tálamo dorsal** (➤ Item 12.2.3): Consiste em um complexo de núcleos relativamente grande e densamente compacto, com a forma de "um feijão", de ambos os lados do III ventrículo e que se estende de anterior para posterior. O corpo geniculado também é denominado **metatálamo**, no entanto pertence também funcionalmente ao tálamo dorsal.

- **Subtálamo (Tálamo ventral)** (➤ Item 12.2.5): Forma uma zona de transição entre o diencéfalo e o mesencéfalo e também é chamado zona motora do diencéfalo. Situam-se no subtálamo, consequentemente, importantes núcleos para o controle motor (globo pálido, núcleo subtalâmico). Os núcleos do subtálamo projetam-se, principalmente, para núcleos do diencéfalo, mas recebem sinais aferentes do córtex.

- **Hipotálamo** (➤ Item 12.2.4): o nível inferior do diencéfalo consiste em núcleos e de tratos de fibras, que se localizam no assoalho do III ventrículo ou na região das paredes laterais inferiores dos ventrículos. Os neurônios do hipotálamo projetam-se, em particular, no interior do diencéfalo, nas áreas límbicas e no tronco encefálico. Além disso, o hipotálamo controla os circuitos regulatórios endócrinos e autônomos e modula as emoções e os comportamentos.

Embriologia

O **diencéfalo** é formado, durante o desenvolvimento embrionário, a partir da primeira vesícula cerebral primitiva (prosencéfalo) que evolui, no curso de uma diferenciação continuada, para a vesícula telencefálica (telencéfalo) e para a vesícula diencefálica (diencéfalo) (➤ Item 11.1). Da vesícula diencefálica forma-se, então, o diencéfalo com as suas diferentes porções. Além disso, no estágio inicial do desenvolvimento, crescem a partir do diencéfalo, as vesículas ópticas. A diferenciação embrionária começa na área do hipotálamo posterior (5ª *semana*), em seguida, desenvolve-se o epitálamo (6ª *semana*) e, posteriormente, o subtálamo (tálamo ventral), assim como o tálamo dorsal.

Localização e Morfologia Externa

De acordo com o seu desenvolvimento, o diencéfalo tem uma estreita relação topográfica e funcional com o **telencéfalo**, ao qual é adjacente cranial e rostralmente, sem um limite claro entre eles. Devido ao imenso crescimento das vesículas telencefálicas, o diencéfalo é quase completamente coberto pelo telencéfalo. Nas preparações anatômicas do cérebro, partes do diencéfalo situam-se na base do cérebro após a remoção do corpo caloso, pode-se identificar o tálamo na profundidade lateral ao III ventrículo. Do ponto de vista evolutivo, o globo pálido pertence ao diencéfalo (subtálamo) e no decorrer do desenvolvimento cerebral posterior se desloca para o telencéfalo (➤ Item 12.1). Caudalmente, o diencéfalo se continua com o **mesencéfalo** sem um limite evidente.

O diencéfalo inclui o **III ventrículo** ou forma o limite lateral deste espaço subaracnóideo. No diencéfalo, podemos obervar, muitas vezes, nas paredes do ventrículo, pequenos órgãos ímpares. Estes órgãos possuem um epêndima especializado com tanicitos, que são fenestrados no plexo vascular local (os chamados órgãos circunventriculares, OCV). Assim, a barreira hematoencefálica não existe nesses órgãos, de modo que substâncias do sistema nervoso podem ser trocadas diretamente com o sangue (região hematoencefálica).

A extensão natural e a estrutura dos diferentes níveis do diencéfalo são bem visualizadas em uma seção sagital mediana (➤ Fig. 12.15b). A **hipófise** ou neuro-hipófise tem, via haste hipofisária (ou pedúnculo hipofisário), uma conexão com o hipotálamo, que forma o assoalho do III ventrículo. Na área de transição, o pedúnculo hipofisário se alarga em forma de funil em direção ao infundíbulo. Anteriormente ao pedúnculo hipofisário, observa-se o quiasma óptico. Além disso, as áreas do núcleo hipotalâmico delimitam lateralmente as porções inferiores do III ventrículo até o **sulco hipotalâmico**. Este sulco marca o limite do tálamo dorsal, cujo núcleo medial cria um relevo no ventrículo. Anterior a este núcleo medial localiza-se, bilateralmente, o **forame interventricular**, a conexão do III ventrículo com o ventrículo lateral. Acima dos núcleos talâmicos, localizados posteriormente (➤ Fig. 12.15), estão presentes a glândula pineal, a comissura da habênula e a comissura posterior. Além disso, identifica-se a tela corióidea do III ventrículo que se liga à tênia do tálamo.

Em uma vista **basal** do cérebro (➤ Fig. 11.19) pode-se identificar as estruturas do limite externo do hipotálamo: ele se estende entre o quiasma óptico e os corpos mamilares. Entre essas estruturas, pode-se observar o funil do infundíbulo com a hipófise anexada (➤ Fig. 12.16). (Na preparação anatômica, a hipófise com frequência se rompe, de modo que se mantém visível, então, um recesso do infundíbulo aberto).

NOTA

O **diencéfalo** desenvolve-se, embrionariamente, a partir da primeira vesícula cerebral primitiva (prosencéfalo). Ele é, posteriormente, recoberto completamente pelo telencéfalo, de modo que apenas algumas partes da base do cérebro não preparadas são diretamente identificáveis. Devido à posição específica e à função, os diferentes núcleos e os tratos de fibras do diencéfalo assumem

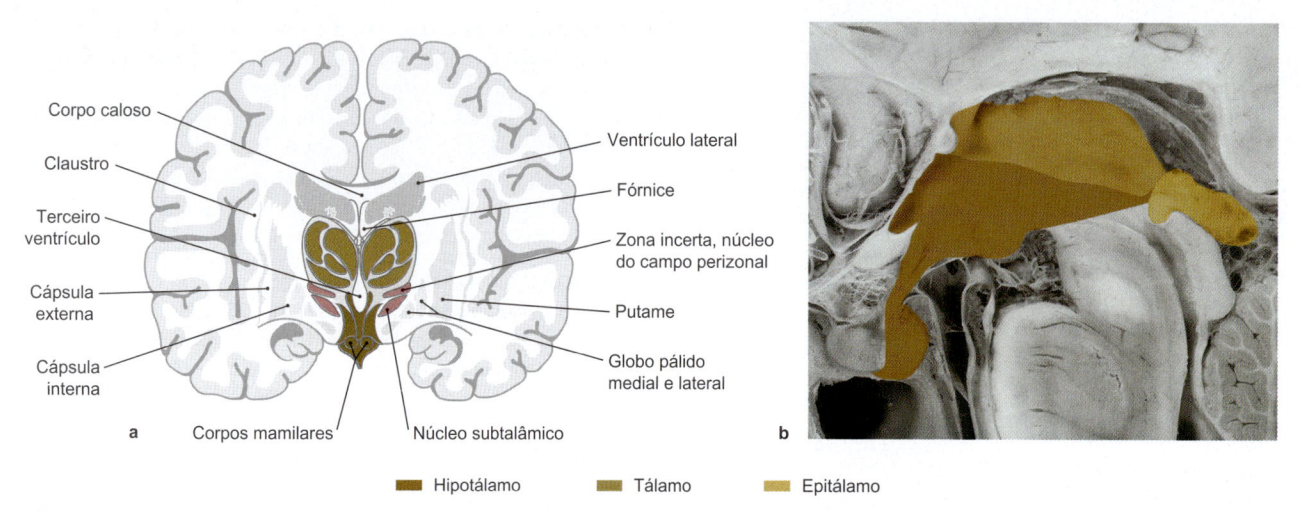

■ Hipotálamo	■ Tálamo	■ Epitálamo

Figura 12.15 Diencéfalo. O arranjo em forma de níveis e a dimensão lateral das porções do diencéfalo são marcados em cores. **a** Dimensão do diencéfalo na secção frontal (altura dos corpos mamilares). **b** Diencéfalo no corte sagital mediano. a [L126]

uma função extremamente importante na modulação e no controle dos impulsos nervosos que entram e saem do córtex cerebral (especialmente os **núcleos talâmicos**). Além disso, o diencéfalo atua como o centro superior de regulação endócrina e autônoma para o controle central de vários circuitos regulatórios hormonais e circadianos, envolvidos na manutenção da homeostase (especialmente o **hipotálamo** e o **epitálamo**).

12.2.2 Epitálamo

O epitálamo localiza-se posterosuperiormente no diencéfalo e forma, também, parcialmente o teto do III ventrículo. O epitálamo inclui:
- A **glândula pineal** (ou epífise)
- A **comissura posterior**
- Os núcleos da **habênula** (núcleos habenulares)
- A **comissura da habênula**

Glândula Pineal
A glândula pineal é um órgão neuroendócrino, em forma de "cone", no qual os neurônios especializados podem produzir o

hormônio melatonina. A glândula pineal pesa cerca de 100 mg e localiza-se atrás do III ventrículo "sobre" a lâmina quadrigêmea (➤ Fig. 12.15b). A produção e a liberação do hormônio são organizadas por meio de um circuito de controle polissináptico (➤ Fig. 12.17). A ausência de incidência de luz/escuridão é, nesse processo, recebida através do bulbo do olho e, subsequentemente, o sinal é transmitido, inicialmente, através do **trato retino-hipotalâmico** e, então, pelo **núcleo supraquiasmático**. A partir daí, o circuito de controle neuronal continua através do **núcleo paraventricular** do hipotálamo, do **núcleo intermediolateral** na medula espinal e do **gânglio cervical superior** para a glândula pineal. A escuridão leva à liberação da melatonina (hormônio da escuridão), que faz a regulação fina do ritmo dia-noite (ritmo circadiano), um ritmo gerado através do núcleo supraquiasmático, induzindo o sono profundo e influenciando outros circuitos de controle hormonal (p. ex., capacidade reprodutiva em ciclos anuais no reino animal).

Comissura Posterior
A comissura posterior estabelece, especialmente, uma conexão entre os **núcleos pré-tectais** direito e esquerdo e contém fibras dos

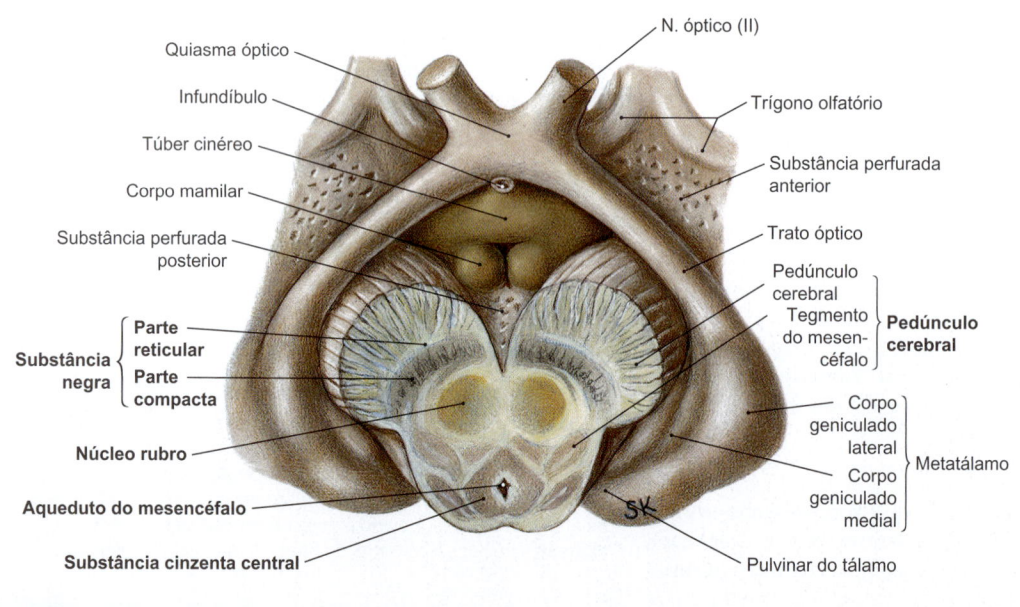

Figura 12.16 Partes do hipotálamo em vista basal do cérebro (infundíbulo, corpos mamilares).

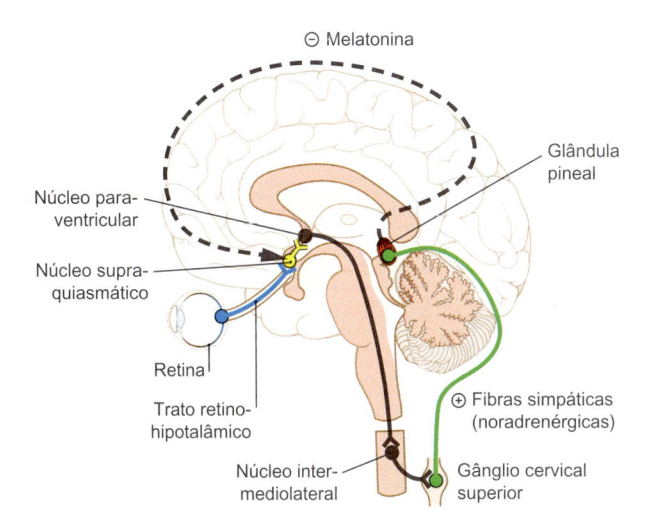

Figura 12.17 Circuito da glândula pineal.

núcleos da comissura posterior (de Darkschewitsch), dos núcleos talâmicos dorsais e dos colículos superiores. O significado específico da comissura posterior deve estar localizado na coordenação do reflexo pupilar bilateral.

Núcleos Habenulares e Comissura da Habênula

Os **núcleos habenulares** (medial e lateral) se localizam sob o epêndima do III ventrículo e recebem, entre outras, fibras aferentes do rinencéfalo e do hipotálamo, através das **estrias medulares do tálamo**. Há também conexões com o globo pálido, o tálamo e a substância negra. As estrias medulares do tálamo se agrupam posteriormente nas habênulas que, então, seguem como pedículo epifisial na glândula pineal. Através da **comissura da habênula**, os núcleos habenulares, de ambos os lados, se ligam aos sistemas aferentes correspondentes.

A função do complexo habenular é, particularmente, o processamento da dor, a regulação endócrina (entre outras, a reprodução e o ciclo de sono-vigília) e a aprendizagem de recompensas.

12.2.3 Tálamo

Visão Geral

O tálamo (tálamo dorsal) representa uma parte do diencéfalo, que consiste em núcleos especializados densamente compactos e separados por lâminas finas de substância branca. Ele se situa, como uma estrutura alongada, em alinhamento paralelo a ambos os lados do III ventrículo. Ao mesmo tempo, ele forma o assoalho da parte central do ventrículo lateral. Rostralmente, ele se estende aproximadamente até o forame interventricular, lateralmente é delimitado pela cápsula interna ou pelos núcleos do telencéfalo (globo pálido, putame) (➤ Fig. 12.15). Em mais de 70% dos casos, os núcleos talâmicos mediais, de ambos os lados, se curvam no III ventrículo e estabelecem um contato (**aderência intertalâmica**). No entanto, este contato não é uma conexão neural como uma via comissural. O tálamo realiza funções essenciais com o objetivo de comunicação das áreas do córtex com a periferia e da periferia com as regiões cerebrais centrais ("portão para a consciência"). Assim, todas as percepções sensoriais (com exceção do sistema olfatório) são comutadas no tálamo, em núcleos especializados que estão envolvidos no controle do sistema motor e estão integrados em diferentes circuitos de controle subcorticais (p. ex., no sistema límbico). Além disso, o tálamo participa de processos autônomos e motores somáticos (➤ Fig. 12.18).

O tálamo consiste em numerosos núcleos (núcleos talâmicos), que são estruturalmente divididos em três áreas nucleares ou grupos de núcleos por meio de lâminas (**lâmina medular medial interna**) (➤ Fig. 12.19):

- Grupo ventrolateral (**núcleos ventrolaterais**)
- Grupo medial (**núcleos mediais**)
- Grupo anterior (**núcleos anteriores**), neste grupo a lâmina medular medial interna divide-se assumindo uma forma de "Y".

Além disso, podem-se diferenciar, morfologicamente, os **núcleos intralaminares** incluídos no interior da lâmina medular medial interna, os **núcleos mediais**, o núcleo **pulvinar** localizado em direção occipital, e os **núcleos reticulares** (separados dos núcleos ventrolaterais pela lâmina medular lateral). Os grupos de núcleos correspondentes podem, muitas vezes, ser subdivididos em outras unidades funcionais menores (no total, existem mais de 100 áreas de núcleos individuais). Distinguem-se, dessa forma, núcleos específicos (paliotálamo), que controlam áreas corticais definidas (campos de projeção primária e campos de associação) e núcleos não específicos (troncotálamo), que se projetam para o tronco encefálico e algumas áreas corticais mais difusas (a seguir).

Importantes Conexões Neuronais

Radiações Talâmicas

O tálamo dorsal está no centro de muitas vias de comunicação entre o córtex e as áreas cerebrais subcorticais (➤ Fig. 12.18). Assume-se que todas as áreas do córtex tenham conexões com o tálamo. Esses tratos de fibras, também visíveis macroscopicamente, que conectam a medula espinal, o tronco encefálico e o cerebelo, através do tálamo ao córtex cerebral, denominam-se **radiações talâmicas** (➤ Fig. 12.20). No interior destes tratos de projeção, podem ser identificados o **pedúnculo anterior do tálamo** (ao lobo frontal), o **pedúnculo superior** (ao lobo parietal), o **pedúnculo posterior** (ao lobo occipital) e o **pedúnculo inferior** (ao lobo temporal). As conexões corticotalâmicas e talamocorticais são, principalmente, glutamatérgicas e entram na lâmina IV do córtex cerebral, estabelecendo conexões predominantemente recíprocas;

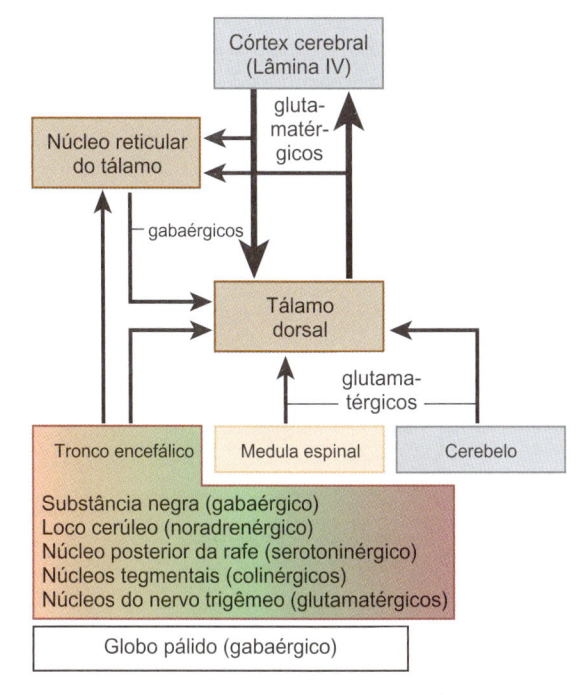

Figura 12.18 Conexões aferentes e eferentes do tálamo dorsal.
[L126]

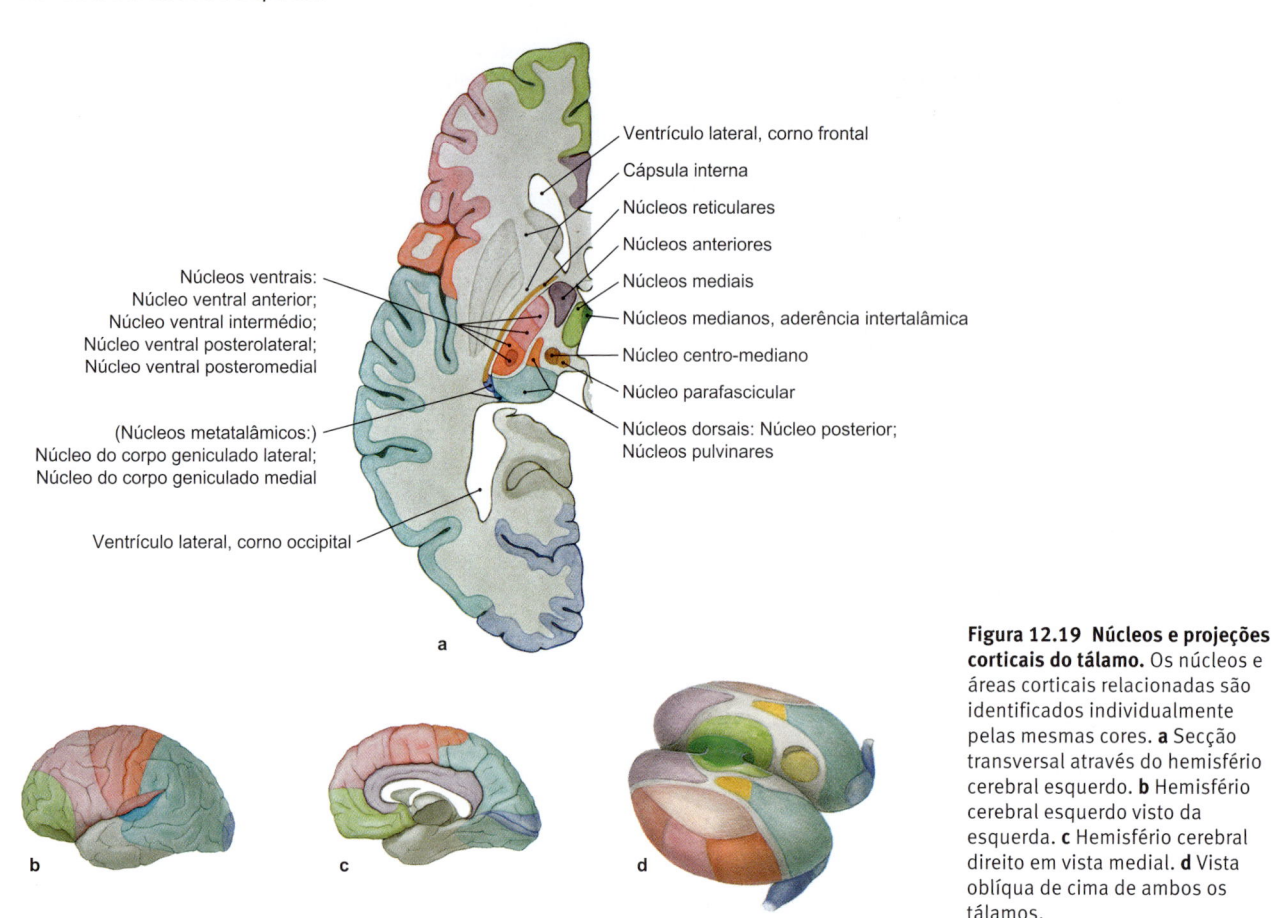

Ventrículo lateral, corno frontal

Cápsula interna

Núcleos reticulares

Núcleos anteriores

Núcleos mediais

Núcleos medianos, aderência intertalâmica

Núcleo centro-mediano

Núcleo parafascicular

Núcleos dorsais: Núcleo posterior;
Núcleos pulvinares

Núcleos ventrais:
Núcleo ventral anterior;
Núcleo ventral intermédio;
Núcleo ventral posterolateral;
Núcleo ventral posteromedial

(Núcleos metatalâmicos:)
Núcleo do corpo geniculado lateral;
Núcleo do corpo geniculado medial

Ventrículo lateral, corno occipital

a

b   c   d

Figura 12.19 Núcleos e projeções corticais do tálamo. Os núcleos e áreas corticais relacionadas são identificados individualmente pelas mesmas cores. **a** Secção transversal através do hemisfério cerebral esquerdo. **b** Hemisfério cerebral esquerdo visto da esquerda. **c** Hemisfério cerebral direito em vista medial. **d** Vista oblíqua de cima de ambos os tálamos.

das áreas cerebrais localizadas mais profundamente (tronco encefálico, medula espinal, cerebelo), o tálamo dorsal recebe particularmente sinais aferentes (➤ Fig. 12.18).

Núcleos Específicos e Inespecíficos

A divisão funcional do tálamo não é uniformemente descrita e está sujeita a alterações constantes devido aos resultados de

pesquisas atuais. Basicamente, distingue-se o paliotálamo do troncotálamo:

- O **paliotálamo** descreve os núcleos talâmicos, que estão específica e regularmente em contato com áreas especializadas do córtex (**núcleos específicos**).
- O **troncotálamo**, ao contrário, agrupa uma série de núcleos que recebe sinais aferentes a partir do tronco encefálico e dos núcleos da base (p. ex., núcleo centro-mediano e núcleos

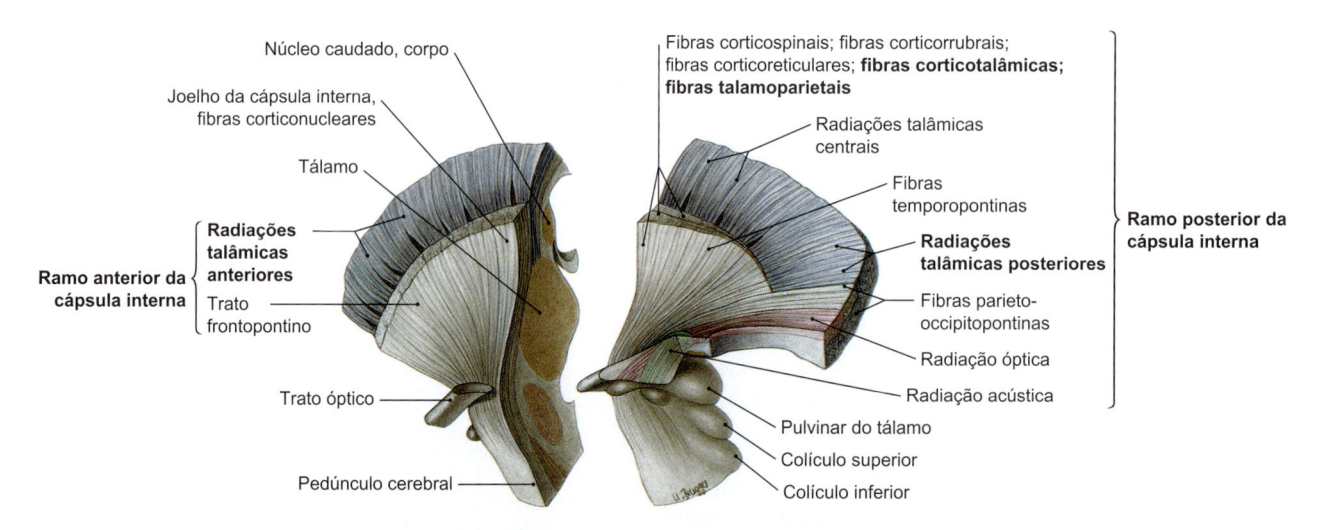

Núcleo caudado, corpo

Joelho da cápsula interna, fibras corticonucleares

Tálamo

Radiações talâmicas anteriores

Ramo anterior da cápsula interna

Trato frontopontino

Trato óptico

Pedúnculo cerebral

Fibras corticospinais; fibras corticorrubrais; fibras corticoreticulares; **fibras corticotalâmicas; fibras talamoparietais**

Radiações talâmicas centrais

Fibras temporopontinas

Radiações talâmicas posteriores

Fibras parieto-occipitopontinas

Radiação óptica

Radiação acústica

Ramo posterior da cápsula interna

Pulvinar do tálamo

Colículo superior

Colículo inferior

Figura 12.20 Radiações talâmicas e cápsula interna. Vista a partir da esquerda; separadas em duas partes por meio de uma secção frontal. Os núcleos talâmicos projetam, em grande parte, para o córtex. Seus tratos formam partes do ramo anterior e do ramo posterior da cápsula interna. Aos tratos pertencem as radiações talâmicas anteriores e posteriores. Outros tratos são as fibras corticotalâmicas e as fibras talamoparietais.

intralaminares) e as suas fibras eferentes irradiam para áreas corticais individuais ou para a formação hipocampal, bem como para outros núcleos do sistema límbico (**núcleos não específicos**). Eles devem ter, entre outros, um papel nos processos de aprendizagem e de memória.

Os núcleos específicos importantes são:

Núcleos Anteriores

Eles são a interface entre o giro do cíngulo (sistema límbico) e o trato mamilotalâmico. Macroscopicamente, eles se situam entre os ramos curtos em forma de "Y" da lâmina medular medial interna. Os núcleos podem ser distinguidos posteriormente em núcleos anterodorsal, anteromedial e anteroventral. O trato mamilotalâmico termina nesses núcleos homo ou contralateralmente. Outros sistemas aferentes se originam do córtex (fórnix), do tronco encefálico e do globo pálido. Importantes vias eferentes seguem para o giro do cíngulo e o giro para-hipocampal. O significado deve estar relacionado à modulação do comportamento emocional e da atenção.

Núcleos Mediodorsais e Núcleos Medianos

Esses núcleos talâmicos projetam-se para o córtex pré-frontal. Eles podem ser divididos em uma porção nuclear de células grandes e de células pequenas. Ambas as partes recebem importantes sinais aferentes do rinencéfalo e da amígdala. As vias eferentes chegam, particularmente, às regiões do córtex frontal e do giro do cíngulo. A função deve estar especialmente envolvida na modulação das emoções, mas também se mostra importante nos processos de aprendizagem e de memória.

Pulvinar

O pulvinar posiciona-se na interface entre o sistema visual e as áreas associativas do córtex visual. É um núcleo relativamente grande que ocupa cerca de um terço do tálamo dorsal. Importantes vias aferentes se originam de outros neurônios diencefálicos (núcleo de integração), existem conexões recíprocas importantes com o lobo parietal e o lobo temporal. O pulvinar é considerado uma estrutura particularmente importante para o pensamento simbólico e a compreensão da fala, no contexto da integração de impulsos ópticos e auditivos.

Núcleo Ventral Lateral, Núcleo Ventral Anterior e Núcleo Ventrobasal

Estes núcleos estão envolvidos na projeção específica do córtex motor primário, com informações a partir dos núcleos da base, da substância negra e do cerebelo (também chamado tálamo motor), e são, portanto, a estação de retransmissão mais importante do sistema motor do cérebro. Os núcleos ventrais contêm neurônios grandes e pequenos, cada um recebendo aferências da substância negra, do globo pálido ou dos núcleos cerebelares. Os sinais eferentes chegam aos núcleos específicos do córtex motor, da área pré-motora ou da área motora suplementar.

Núcleo Ventral Posterolateral e Núcleo Ventral Posteromedial

Esses núcleos têm uma projeção específica sobre o córtex somestésico primário (sobre o pedúnculo talâmico superior). Ambos os núcleos recebem vias aferentes do lemnisco medial (informação sensorial) ou do lemnisco espinal (temperatura, dor). Os sinais eferentes chegam ao córtex somestésico primário (giro pós-central) e ao secundário. A somatotopia permanece preservada nesta cadeia de interconexões e pode ser compreendida em todos os ní-

veis de transferência. Esses núcleos são, portanto, essenciais para a transmissão cortical da informação mencionada e a modulação das sensações (p. ex., a experiência da dor).

Suprimento Sanguíneo

O suprimento arterial do tálamo ocorre por meio de vários troncos vasculares da irrigação cerebral. Da artéria comunicante posterior se origina a **artéria talamoperfurante anterior**, que irriga, principalmente, o tálamo rostral. A **artéria talamoperfurante posterior** irriga os grandes núcleos do tálamo; uma lesão vascular resultaria em graves distúrbios da consciência. Da artéria cerebral posterior se origina a **artéria talamogeniculada**; aqui, uma obstrução levaria a distúrbios sensoriais e acatisia.

> **Clínica**
>
> **Sangramentos nas áreas dos núcleos talâmicos** podem levar a alterações da personalidade, déficits motores, bem como dor espasmódica e parestesia (disestesia) devido às lesões em áreas de núcleos específicos. As crises dolorosas também são denominadas **dor talâmica**. Se núcleos inespecíficos forem afetados, isso geralmente causará uma redução da consciência.

12.2.4 Hipotálamo

Visão Geral e Divisão

O hipotálamo localiza-se de ambos os lados do III ventrículo, abaixo dos grupos dos núcleos talâmicos (descritos no ➤ Item 12.2.3), anteriormente ao subtálamo, e se estendendo através do infundíbulo até a neuro-hipófise. Ele também faz parte do assoalho do III ventrículo. O hipotálamo apresenta **núcleos hipotalâmicos** específicos e inclui a **hipófise** (mais precisamente, a neuro-hipófise). Topograficamente, o hipotálamo está em contato estreito com os nervos ópticos ou o quiasma óptico. Na base do cérebro pode-se determinar a extensão do hipotálamo entre o quiasma óptico, o respectivo trato óptico e os corpos mamilares (➤ Fig. 12.15, ➤ Fig. 12.16). O hipotálamo corresponde a apenas cerca de 0,3% do cérebro humano, no entanto, constitui um centro de controle das funções basais essenciais do corpo humano, tais como a temperatura, o equilíbrio hídrico e o equilíbrio eletrolítico, a ingestão de alimentos, o ciclo de sono-vigília e o equilíbrio hormonal (homeostase). Além disso, ele influencia, em grande medida, o comportamento social (entre outros, os afetos e o comportamento sexual) e também o sistema nervoso autônomo, tanto o sistema nervoso simpático quanto o parassimpático. Dessa forma, ele controla e coordena quase todos os sistemas de comunicação neural e humoral. A peculiaridade do hipotálamo está, entre outras, também no fato de que os neurônios dos núcleos hipotalâmicos assumem uma função neurossecretora e, dessa forma, podem converter estímulos em sinais humorais.

Regiões e Zonas

A substância cinzenta do hipotálamo é, em parte, muito densamente compacta (**núcleos** do hipotálamo), mas também apresenta uma parte menos densamente arranjada (**áreas** do hipotálamo). As áreas compostas, principalmente, de substância cinzenta, também são conhecidas como pobremente mielinizadas, enquanto as áreas com predominância de substância branca (tratos) são ricas em mielina. Uma estrutura organizada no hipotálamo é construída de tal forma que a substância cinzenta é dividida, inicialmente, em regiões na seção sagital, de rostral a caudal. Assim, se situa sobre o quiasma óptico a região pré-óptica ou região quiasmática, sendo esta seguida pela zona intermediária (tuberal) e, então, pela zona posterior (Fig 12.21, ➤ Tabela 12.2):

- O **grupo de núcleos quiasmáticos** inclui, entre outros, o núcleo supraquiasmático (marcapasso central do ritmo circadiano, ciclo sono-vigília, a temperatura corporal, a pressão sanguínea), os núcleos paraventricular e supraóptico (produção de hormônio antidiurético [ADH] e oxitocina e transporte axonal [trato hipotálamo-hipofisial]) na neuro-hipófise e os núcleos pré-ópticos (envolvimento na regulação da pressão arterial, da temperatura corporal, do comportamento sexual, do ciclo menstrual e da gonadotropina).
- O **grupo de núcleos intermediários** inclui os núcleos tuberais, dorsomedial, ventromedial e arqueado (ou infundibular = semilunar) (produção e secreção de hormônios liberadores e inibidores da liberação dos hormônios adeno-hipofisários, participação no circuito regulador da ingestão de água e de alimentos).
- O **grupo de núcleos posteriores** inclui, entre outros, os núcleos mamilares nos corpos mamilares, que são integrados ao sistema límbico, através das vias aferentes do fórnice e eferentes para o tálamo (fascículo mamilotalâmico). Eles influenciam as funções sexuais e desempenham um papel importante na memória e nas emoções. Por meio do fascículo mamilotegmental, eles estão em contato com o tegmento do mesencéfalo.

Na secção frontal, essas zonas podem, em sua extensão lateral, ainda ser divididas em periventricular, medial e lateral.

Divisão Funcional

Uma divisão funcional dos núcleos do hipotálamo resulta de suas funções específicas em importantes circuitos reguladores hormonais. Portanto, distinguem-se um sistema neuroendócrino magnocelular e um parvocelular.

Sistema Neuroendócrino Magnocelular

Este sistema agrupa neurônios neurossecretores de núcleos que sintetizam hormônios da neuro-hipófise (parte neuronal) e os transportam ao longo de seus axônios. Além disso, inclui o **núcleo paraventricular** e o **núcleo supraóptico** (acima do nervo óptico) que produzem os peptídeos hormonais vasopressina (hormônio antidiurético, ADH) e a oxitocina e os conduzem até a neuro-hipófise através do trato hipotálamo-hipofisial. Nos botões terminais dos axônios, esses hormônios passam por modificação translacio-

Tabela 12.2 Estrutura do hipotálamo em regiões, zonas, áreas e núcleos importantes.

Zona periventricular	Zona medial	Zona lateral
Região pré-óptica / quiasmática		
Núcleo pré-óptico mediano Núcleos periventriculares pré-óptico e anterior Núcleo supraquiasmático	Área pré-óptica medial (Núcleo pré-óptico medial) Área hipotalâmica anterior (Núcleo hipotalâmico anterior) Núcleo paraventricular Núcleo supraóptico Núcleos intersticiais do hipotálamo anterior	Área pré-óptica lateral Área hipotalâmica lateral Núcleos intersticiais do hipotálamo anterior
Região intermediária (tuberal)		
Núcleo arqueado	Núcleo ventromedial Núcleo dorsomedial	Área hipotalâmica lateral Núcleos tuberais laterais Núcleo tuberomamilar
Região posterior (mamilar)		
Núcleo periventricular posterior Área hipotalâmica posterior (núcleo hipotalâmico posterior)	Núcleo mamilar medial e lateral	Área hipotalâmica lateral Núcleo tuberomamilar

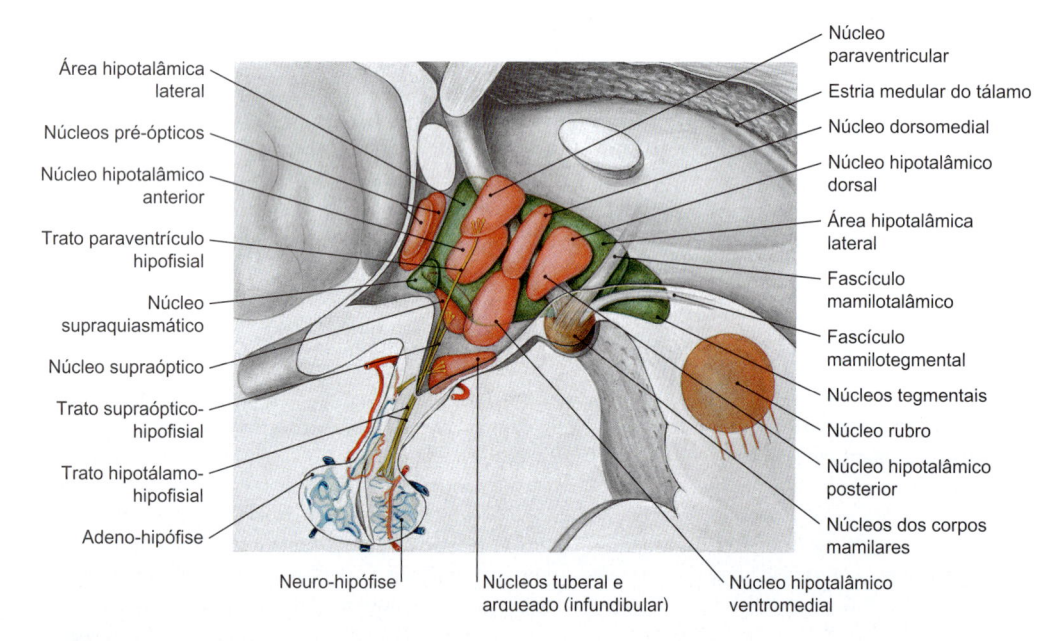

Figura 12.21 esquema labels:
Área hipotalâmica lateral · Núcleos pré-ópticos · Núcleo hipotalâmico anterior · Trato paraventrículo-hipofisial · Núcleo supraquiasmático · Núcleo supraóptico · Trato supraóptico-hipofisial · Trato hipotálamo-hipofisial · Adeno-hipófise · Neuro-hipófise · Núcleos tuberal e arqueado (infundibular) · Núcleo hipotalâmico ventromedial · Núcleo paraventricular · Estria medular do tálamo · Núcleo dorsomedial · Núcleo hipotalâmico dorsal · Área hipotalâmica lateral · Fascículo mamilotalâmico · Fascículo mamilotegmental · Núcleos tegmentais · Núcleo rubro · Núcleo hipotalâmico posterior · Núcleos dos corpos mamilares

Figura 12.21 Hipotálamo com áreas dos núcleos (representação transparente). Vista medial. As áreas dos núcleos do hipotálamo são subdivididas de acordo com sua posição em grupos de núcleos quiasmáticos, intermediários e posteriores.

nal, são armazenados e, finalmente, liberados por meio de sinais específicos. Nas preparações histológicas, é evidente a forma de armazenamento desses hormônios, os chamados **corpúsculos de Herring**. A **vasopressina** regula, particularmente, a excreção da água pelo rim e está envolvida significativamente, por conseguinte, na regulação do equilíbrio hídrico e eletrolítico. A **oxitocina** estimula a contração das células muscularcs lisas (entre outros, também estimula a ejeção de leite da glândula mamária e a contração uterina pós-parto).

Clínica

Distúrbios nas concentrações dos hormônios hipotalâmicos podem ter graves efeitos na homeostase do organismo. Por exemplo, o **diabetes insípido central** pode se desenvolver quando o pedúnculo hipofisário (trato hipotálamo-hipofisial) se rompe na fratura da base do crânio. A produção ou a liberação de vasopressina (hormônio antidiurético, ADH) pela neuro-hipófise é, consequentemente, comprometida. O ADH é um hormônio peptídico (nove aminoácidos) que reduz a excreção de água na urina promovendo a incorporação de aquaporinas nos ductos coletores do rim. Deve-se distinguir **diabetes insípido** central de **renal**, que pode ser explicada, por exemplo, por uma resistência congênita ou adquirida do rim ao ADH.

Sistema Neuroendócrino Parvocelular

Este sistema inclui áreas nucleares que, por meio da liberação de hormônios de "liberação" ou de "inibição" (liberinas e estatinas, tais como o hormônio liberador da tireotropina [TRH] ou hormônio liberador da corticotropina [CRH]) controlam a atividade secretora dos lobos anterior e médio da hipófise (**adeno-hipófise**). A adeno-hipófise não se origina, do ponto de vista evolutivo, no diencéfalo, em vez disso se sobrepõe como uma dobra do epitélio do teto faríngeo da neuro-hipófise. As células da adeno-hipófise são, portanto, reguladas por uma rede fina de vasos venosos (sistema venoso portal) localizada no assoalho do **infundíbulo** e na **eminência mediana**. Lá terminam os axônios dos neurônios neurossecretores parvocelulares, de modo que os hormônios peptídicos produzidos entrem (a partir da artéria hipofisária superior) na corrente sanguínea do sistema venoso portal (ausência de barreira hematoencefálica). O segundo território de drenagem venosa portal se localiza na adeno-hipófise, cujas células produtoras de hormônios são, assim, estimuladas pelas respectivas liberinas e estatinas. Dessa forma, a produção e a secreção das células hormonais da adeno-hipófise estão sob controle hipotalâmico, nas proximidades. Por meio dos "mecanismos de *feedback*" hormonais, o sistema regula as liberações dos hormônios, de forma autônoma, de acordo com as concentrações dos hormônios circulantes.

O sistema parvocelular inclui, entre outros, o **núcleo infundibular** (ou núcleo arqueado), que envolve, em forma de anel, a entrada afunilada para a hipófise. Os neurônios do núcleo infundibular formam uma protrusão na região basal do hipotálamo ("túber" cinéreo). Com seus axônios delgados e não mielinizados, essas células nervosas constituem o contingente principal do sistema hipotálamo-hipofisário de pequenas células (**trato tuberoinfundibular**). Por meio desse trato, os hormônios hipotalâmicos são secretados para o sistema venoso portal na eminência mediana.

Além disso, o **núcleo ventromedial**, que se limita posterior e lateralmente com o núcleo infundibular, também faz parte desse sistema. Ele recebe, principalmente, sinais aferentes do sistema límbico e desempenha um papel importante na regulação da fome e da sa-

ciedade. Finalmente, o **núcleo periventricular**, o **núcleo paraventricular** (parte de células pequenas), o **núcleo supraquiasmático** e o **núcleo dorsomedial** também são associados ao sistema parvocelular.

NOTA

A **circulação portal** da hipófise é organizada a partir da artéria hipofisária superior. O primeiro território de irrigação venosa localiza-se na eminência mediana do hipotálamo, a área terminal dos axônios neurossecretores dos neurônios parvocelulares. Estes vasos liberam suas estatinas e liberinas ("hormônios de liberação e de inibição") no sangue do sistema venoso portal. O segundo território de irrigação está situado na adeno-hipófise. Nela, as células secretoras de hormônio recebem os sinais estimuladores ou inibidores e são finamente reguladas.

Áreas de Núcleos Hipotalâmicos Importantes e Conexões Neuronais

Núcleo Supraquiasmático

O núcleo supraquiasmático, que se localiza acima do quiasma óptico (zona periventricular), está no centro da regulação do **ritmo circadiano** do organismo. Os neurônios do núcleo supraquiasmático podem sintetizar vários hormônios peptídicos (p. ex. ADH, TRH). No entanto, eles também expressam os chamados "genes do relógio" e receptores de melatonina. Por meio das variações da concentração de melatonina no sangue, eles integram a informação dia-noite, mas, no entanto, também estão em conexão direta com os neurônios da retina. Os neurônios do núcleo supraquiasmático podem gerar um ritmo endógeno, geneticamente fixo, de atividade espontânea ("relógio interno"), que pode ser transmitido por meio de vias hormonais e neuronais para outras estruturas cerebrais (sincronização). Os sinais **aferentes** derivam do núcleo do trato retino-hipotalâmico, bem como do córtex límbico e do núcleo da rafe. Os sinais **eferentes** são, em grande parte, locais e ativam neurônios de outros núcleos hipotalâmicos.

Núcleos Tuberomamilares

Os núcleos tuberomamilares se localizam na porção posterior ou mamilar do hipotálamo. Nesses núcleos existem neurônios produtores de histamina e adenosina, que estão particularmente envolvidos nos circuitos reguladores do sono, do despertar, do nível de atenção e do ritmo circadiano. Os sinais **aferentes** atingem os núcleos tuberomamilares do bulbo, do hipotálamo e do prosencéfalo. Suas **projeções** chegam a outros núcleos hipotalâmicos, ao cerebelo, bem como a áreas do córtex, que passam por esse tipo de ativação. Os neuropeptídeos hipotalâmicos específicos associados ao sono (p. ex., orexinas) podem influenciar a atividade dos neurônios dos núcleos tuberomamilares.

Clínica

A **narcolepsia** é uma síndrome caracterizada essencialmente por sonolência diurna excessiva, cataplexia (perda repentina do tônus muscular), paralisia durante o sono e alucinações hipnagógicas. A causa desta condição, muito provavelmente, é a perda seletiva de células de hipocretina / orexina no hipotálamo. No cérebro de pacientes afetados, podem ser medidas apenas concentrações muito baixas de orexinas (orexina 1 e 2). Curiosamente, a narcolepsia também é identificada em cães, estando associada a uma mutação do receptor de hipocretina-2 (orexina-2).

Núcleos Mamilares

Os núcleos mamilares (lateral e medial) são grupos de neurônios na parte posterior do hipotálamo que ressaltam a estrutura externa dos corpos mamilares na face basal do cérebro. Através do fórnice e do pedúnculo mamilar, esses núcleos recebem sinais **aferentes** do hipocampo e do tronco encefálico. Importantes sinais **eferentes** deixam esses núcleos através dos fascículos mamilotalâmico e mamilotegmental em direção aos núcleos talâmicos anteriores e aos núcleos tegmentais anterior e posterior. Através dos sinais aferentes e eferentes mencionados, esses núcleos fazem parte do circuito de Papez ou do sistema límbico. Além disso, os neurônios devem estar envolvidos na regulação do sistema motor subcortical.

Núcleo Infundibular/Núcleo Arqueado

Além do papel no sistema de regulação parvocelular (descrito anteriormente), este núcleo também tem uma função importante na regulação do apetite e do crescimento. Assim, é possível identificar neurônios que sintetizam os **neuropeptídeos orexígenos** NPY (neuropeptídeo Y) e AgRP (proteína relacionada ao gene agouti). Acredita-se que esses neurônios estejam envolvidos, por meio da expressão de receptores de leptina, na regulação da sensação da fome ou da saciedade. Eles são, especificamente, liberados diretamente, dependendo dos níveis de grelina e de leptina no sangue. Os sinais **aferentes** partem de neurônios de outros núcleos hipotalâmicos e do sistema límbico.

> **NOTA**
>
> A **ingestão de alimentos (sensação da fome)** é regulada por uma interação complexa de moléculas de sinalização produzidas e secretadas central e perifericamente. Uma dessas moléculas de sinalização é a **leptina**, produzida no tecido adiposo. A deficiência da leptina é percebida centralmente no hipotálamo, por meio dos sítios de ligação específicos, e ativa a sensação de fome. Dessa forma, no hipotálamo, diferentes núcleos atuam em conjunto com uma **rede oréxica**. Esta rede inclui, entre outros, o núcleo paraventricular e o núcleo arqueado. Outros peptídeos envolvidos na regulação da ingestão de alimentos são o peptídeo **galanina**, que intensifica a absorção de gordura e o peptídeo opioide, que aumenta a absorção de proteínas. O **neuropeptídeo Y (NPY)** é, provavelmente, o estimulante conhecido mais intenso para a ingestão de alimentos. O hormônio liberador de corticotropina (CRH) é um dos antagonistas conhecidos do NPY para a regulação da sensação de fome.
>
> Atuam como **orexígenos** (estimulantes da sensação de fome): o neuropeptídeo Y (NPY), o peptídeo relacionado ao gene agouti (AgRP), a galanina, as orexinas A e B, os opioides, o hormônio concentrador da melanina (MCH), a noradrenalina (receptor α-2), o ácido gama-aminobutírico (GABA), a grelina e a β-endorfina. Atuam como **anorexígenos** (diminuem a sensação de fome): o hormônio estimulador dos melanócitos (α-MSH), o hormônio liberador de corticotropina (CRH), o peptídeo 1 tipo glucagon (GLP-1), o glucagon, transcrito regulado pela cocaína e pela anfetamina (CART), o hormônio liberador da tireotropina (TRH) e a interleucina β (IL-β).

Área Hipotalâmica Anterior

Esta área inclui os **núcleos hipotalâmicos anteriores** e a área pré-óptica medial. Essas áreas nucleares também enviam informações para a parte quiasmática do hipotálamo e, entre outras funções, estão envolvidas na termorregulação e no comportamento sexual. Curiosamente, mostrou-se que essas áreas nucleares apresentam diferentes tamanhos nos sexos masculino e feminino, de modo que se assume que essas áreas poderiam contribuir, entre outras funções, na identidade de gênero.

Áreas Hipotalâmicas Lateral e Posterior

Estas áreas se localizam no hipotálamo posterolateral. A área hipotalâmica lateral é a região limite entre o hipotálamo e o telencéfalo. Nela se situam vias aferentes e eferentes para o tronco encefálico, cerebelo e medula espinal. A área hipotalâmica posterior (AHP) localiza-se na parte posterior do hipotálamo e tem conexões de fibras com o mesencéfalo. Essas áreas nucleares também estão envolvidas na regulação da ingestão de alimentos e reagem, por exemplo, a alterações na concentração da glicose no sangue.

> **NOTA**
>
> Os núcleos do **hipotálamo** são conectados, por meio de muitas vias aferentes/eferentes (a maioria recíprocas), a outras regiões do cérebro (especialmente a porções do sistema límbico).
> A ➤ Tabela 12.3 resume as interconexões mais importantes.

Hipófise

A hipófise se localiza na fossa hipofisial da sela turca e é separada do próprio sistema nervoso central por uma lâmina da dura-máter (**diafragma da sela**). A haste hipofisária, ou pedúnculo hipofisário (constituída por axônios dos neurônios magnocelulares), funciona como estrutura de conexão com o hipotálamo, que atravessa um delgado espaço do diafragma da sela.

> **NOTA**
>
> A hipófise se desenvolve a partir de diferentes partes do cérebro (também, ➤ Item 11.1.2):
> • O lobo posterior da hipófise (**neuro-hipófise**) cresce para fora do diencéfalo, constituindo-se no sítio de liberação neurossecretora da oxitocina e da vasopressina (hormônio antidiurético, ADH), a partir dos axônios dos núcleos supraóptico e paraventricular.
> • O lobo anterior da hipófise (**adeno-hipófise**) se sobrepõe, como uma dobra do epitélio do teto faríngeo da neuro-hipófise. Na sua porção mediana, muitas vezes, são observadas estruturas císticas, que representam resíduos do lúmen da bolsa de Rathke.

A **adeno-hipófise** também é um órgão endócrino central e pode ser dividida em três partes (parte distal, parte intermédia, parte tuberal). A produção hormonal (➤ Tabela 12.4) e a secreção são controladas por neurônios do hipotálamo (liberinas, estatinas), que chegam à adeno-hipófise através da circulação portal:

• **Parte distal:** representa a maior parte da adeno-hipófise. Nela estão presentes células capazes de produzir e secretar hormônios (➤ Tabela 12.4). Os hormônios ACTH, α-MSH e β-endorfina são produzidos em um tipo de células da adeno-hipófise, a partir de uma molécula precursora comum (pró-opiomelanocortina, POMC, que é clivada nos respectivos peptídeos ativos).

Tabela 12.3 Aferentes e eferentes do hipotálamo.

Aferentes importantes do hipotálamo	Eferentes importantes do hipotálamo
Sistema límbico	Córtex cerebral, núcleos talâmicos
Hipocampo	Núcleos dos nervos cranianos,
Corpo amigdaloide	formação reticular
Região septal	Medula espinal
Córtex olfatório	Interior do hipotálamo
Formação reticular, corno posterior	no contexto do sistema
da medula espinal, núcleos dos	magnocelular para neuro-hipófise
nervos cranianos sensitivos	
Retina	
Interior do hipotálamo	
Córtex da ínsula	

Tabela 12.4 Hormônios da adeno-hipófise.

Hormônio	Característica de coloração	Função	Via de regulação hipotalâmica
Parte distal			
Prolactina (PRL)	Acidófila	Síntese de leite	Prolactostatina (dopamina)
Hormônio do crescimento (GH, STH)	Acidófila	Crescimento	GHRH (somatoliberina)
Corticotropina (ACTH)	Basófila	Estimulação da glândula suprarrenal	CRH (corticoliberina)
Melanotropina (α-MSH)	Basófila	Pigmentação da pele	CRH (corticoliberina)
β-endorfina	Basófila	Receptor opioide	CRH (corticoliberina)
Hormônio folículo estimulante (FSH)	Basófila	Maturação de oócito / espermatozoide	GnRH
Hormônio luteinizante (LH)	Basófila	Ovulação, formação de corpo amarelo	GnRH
Tireotropina (TSH)	Basófila	Estimulação de células tireoidianas	TRH (tireoliberina)
Parte intermédia			
Corticotropina (ACTH)	Basófila	Estimulação da glândula suprarrenal	CRH (corticoliberina)
Melanotropina (MSH)	Basófila	Pigmentação da pele	CRH (corticoliberina)
β-endorfina	Basófila	Liga-se a receptor opioide	CRH (corticoliberina)
Parte tuberal			
Células específicas da parte tuberal	Cromofóbica	Ritmo circadiano / ritmo sazonal	? (melatonina)

- **Parte intermédia:** a parte intermédia consiste em uma faixa de células irregulares e, muitas vezes, é formada de maneira rudimentar na espécie humana.
- **Parte tuberal:** a parte tuberal se ajusta em torno do pedúnculo hipofisário (túber cinéreo) e se fixa ao hipotálamo. As células específicas cromofóbicas expressam receptores de melatonina e produzem subunidades da tireotropina.

Clínica

Existem várias formas de **tumores** benignos ou malignos **da adeno-hipófise**, que podem ser classificados sob um critério funcional ou histológico/anatômico. Os tumores secretores mais frequentes secretam prolactina, seguidos pelo hormônio do crescimento (GH) e corticotropina (CRH). Mas também há tumores com hormônios ativos:

- Prolactinoma (adenomas produtores de **prolactina**) leva às mulheres à infertilidade, com sinais de masculinização (mudança no cabelo, hirsutismo), ausência de menstruação (amenorreia) e produção de leite na glândula mamária (galactorreia).

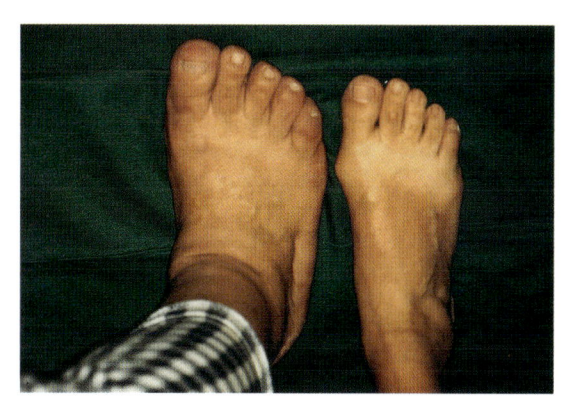

Figura 12.22 Acromegalia. Pé de um paciente com acromegalia (esquerda) em comparação com o pé de um paciente saudável com a mesma altura. [R236]

- A hipersecreção do **hormônio do crescimento** (GH ou STH) nos estágios iniciais do crescimento do corpo pode levar ao crescimento extremo do corpo (gigantismo). Nos adultos, ocorre um quadro de acromegalia com aumento do nariz, língua, mandíbula, mãos e pés (➤ Fig. 12.22).
- Os raros tumores produtores de **ACTH** estimulam o córtex da glândula suprarrenal, com sinais de produção excessiva de hormônios esteroides (incluindo o cortisol). A síndrome envolvendo hipertensão, estrias, "obesidade abdominal" e vermelhidão da bochecha constitui a "síndrome de Cushing" central.

Nos grandes tumores, o seio cavernoso ou o quiasma óptico podem ser comprimidos, pois são regiões localizadas topograficamente muito próximas:

- A compressão do **seio cavernoso** pode comprometer, por exemplo, os nervos cranianos III ou IV
- Uma compressão do **quiasma óptico** interrompe seletivamente as fibras da via visual que cruzam e resulta em um quadro de hemianopsia bitemporal ("visão em túnel").

Do ponto de vista cirúrgico, os tumores descritos podem ser acessados e removidos pela via nasal, que conduz através do seio esfenoidal.

12.2.5 Subtálamo

O subtálamo localiza-se abaixo do tálamo e atrás do hipotálamo, abaixo do epitálamo (➤ Fig. 12.15a). Por outro lado, ele estabelece uma relação inferior com o mesencéfalo. Os neurônios do subtálamo estão em contato próximo com o tálamo dorsal. O **núcleo subtalâmico** é importante na coordenação dos movimentos e possui conexões de fibras próximas ao **pálido** (do ponto de vista evolutivo, também se desenvolve como parte do diencéfalo, ➤ Item 12.1.8).

12.3 Tronco Encefálico

Michael J. Schmeißer, Stephan Schwarzacher

Competências

Após a leitura deste capítulo, você será capaz de:
- Nomear as três partes que compõem o tronco encefálico e descrever as suas características embrionárias, topográficas e morfológicas respectivas
- Explicar os sistemas funcionais do tronco encefálico, incluindo os principais reflexos sediados no tronco encefálico e os sistemas neurotransmissores envolvidos.
- Esclarecer o significado dos dois termos clínicos "síndrome mesencefálica" e "síndrome de Wallenberg" com base em princípios anatômicos.

O **tronco encefálico** é composto pelo **mesencéfalo**, **ponte** e **bulbo**. Esta divisão macroscópica é contrastada com a classificação derivada do desenvolvimento do cérebro. Ontogeneticamente, o mesencéfalo (➤ Item 12.3.1) se origina especificamente da vesícula intermédia das três vesículas cerebrais primárias; a ponte e o bulbo (➤ Item 12.3.2) (e o cerebelo, ➤ Item 12.4), por outro lado, se originam da vesícula inferior.

O interior do tronco encefálico é composto por núcleos (substância cinzenta) e tratos (substância branca). Os núcleos são basicamente os **núcleos motores dos nervos cranianos** (III-XII) e sensitivos primários. Além disso, existem núcleos de comutação que processam a informação dos e para os núcleos dos nervos cranianos (p. ex., o núcleo de coordenação dos movimentos do bulbo do olho, da via auditiva, do sistema vestibular), mas também **centros autônomos** importantes, tais como o centro respiratório e o centro cardiovascular, além da chamada **formação reticular**. Há também núcleos de comutação para sinais aferentes do cerebelo e núcleos de sistemas neurotransmissores monoaminérgicos (serotonina, noradrenalina, dopamina).

12.3.1 Mesencéfalo

Visão Geral

O **mesencéfalo** está situado na parte superior do tronco encefálico e se limita cranialmente com o diencéfalo e abaixo com a ponte. Ele se divide em três partes, que podem ser muito bem definidas em secções transversais:

- **Base do mesencéfalo**: está localizada anteriormente e contém os **pedúnculos cerebrais**, nos quais passam importantes vias descendentes como, por exemplo, o trato piramidal.
- **Tegmento do mesencéfalo**: ele se limita com a base do mesencéfalo e contém, entre outras estruturas, a **substância negra** com os neurônios dopaminérgicos e o **núcleo rubro**, ambos núcleos importantes do sistema extrapiramidal, além d**os núcleos dos nervos cranianos III e IV**, dos **núcleos da rafe do mesencéfalo**, da **substância cinzenta central** e do **aqueduto do mesencéfalo**, a conexão entre o III e o IV ventrículos.
- Lâmina (ou placa) quadrigêmea do **teto do mesencéfalo**: Ela se localiza posteriormente e contém em seus **colículos,** importantes estações de comutação do sistema visual e auditivo.

Embriologia

O mesencéfalo se desenvolve a partir da vesícula média, dentre as três vesículas cerebrais primárias, constituindo a **vesícula mesencefálica**. Em relação às outras partes do encéfalo, o mesencéfalo cresce menos intensamente no decurso do desenvolvimento encefálico e, por conseguinte, torna-se o **istmo encefálico**. A delimitação entre a vesícula mesencefálica e a vesícula do rombencéfalo caudal é embriologicamente precoce na primeira segmentação do tubo neural rostral, e é regulada por morfogenes do **organizador do istmo** embrionário. É fundamental para a estrutura encefálica e em relação à posição do encéfalo no crânio.

NOTA

Morfogenes ou fatores de transcrição como, por exemplo, o gene pax, também estão envolvidos na diferenciação geral do SNC e na formação dos diferentes núcleos. Nas pesquisas exploram-se os padrões de expressão desses genes para identificar detalhadamente os grupos de núcleos.

Observada no plano horizontal, a parede do tubo neural espessa-se internamente, onde as células da placa basal e da placa alar migram e formam os núcleos. O canal neural torna-se, posterior-

mente, o aqueduto do mesencéfalo. Os neuroblastos da placa alar formam o colículo no teto do mesencéfalo, e os neuroblastos da placa basal, os núcleos motores no tegmento do mesencéfalo (p. ex., núcleo rubro, substância negra, núcleos dos nervos cranianos oculomotores [III e IV]). As fibras corticopontinas, corticonucleares e corticospinais que passam no interior da base do mesencéfalo derivam do córtex cerebral e, portanto, pertencem ontogeneticamente ao telencéfalo. Elas seguem o princípio geral de que os axônios sempre emergem do corpo das células nervosas e que as fibras (axônios) de todos os tratos são originadas ontogeneticamente do corpo associado. Ainda como uma consequência, os sistemas de feixes (susbtância branca) geralmente emergem mais tardiamente em relação às áreas dos núcleos (substância cinzenta). De modo correspondente, os núcleos frequentemente são atravessados por fibras após a sua origem (p. ex., as fibras ascendentes do **lemnisco medial** saem do rombencéfalo, através do tegmento do mesencéfalo).

Localização e Morfologia Externa

Examinando o mesencéfalo em uma vista anterior ou basal (➤ Fig. 12.23a), ficam bem evidentes as duas hastes ou **pedúnculos cerebrais** que convergem caudalmente, além da **fossa interpeduncular** localizada entre eles. Na fossa interpeduncular, emerge o nervo oculomotor (III) e as Aa. centrais posteriores. Removendo-se as meninges durante a dissecação do tronco encefálico produz-se, devido a esses pontos de entrada, uma área com pequenos orifícios, que é, então, denominada **substância perfurada posterior**. Rostramente a esta área estão situados, medialmente, os corpos mamilares, assim como, um pouco mais lateralmente, segue o trato óptico do diencéfalo; e abaixo dos pedúnculos cerebrais seguem os feixes de fibras da ponte.

Obervado lateralmente (➤ Fig. 12.23b), cada pedúnculo cerebral está separado pelo sulco lateral do mesencéfalo, que forma o limite, externamente visível, com o tegmento do mesencéfalo. Posteriormente ao tegmento situa-se o **trígono do lemnisco lateral** e abaixo dessa região segue parte da via auditiva (**lemnisco lateral**). Observado posteriormente (➤ Fig. 12.23c) identifica-se o teto do mesencéfalo, devido a um relevo superficial inconfundível, a chamada **lâmina quadrigêmea** (ou **placa quadrigêmea** ou lâmina tectal). Aqui se distinguem os dois colículos superiores maiores dos dois colículos inferiores menores. De cada lado, o colículo superior está conectado, pelo **braço do colículo superior,** ao **corpo geniculado lateral** (via visual) do tálamo, e o colículo inferior conecta-se, pelo **braço do colículo inferior,** ao **corpo geniculado medial** (via auditiva) do tálamo. Logo abaixo aos colículos inferiores, o nervo troclear (IV) emerge como um nervo craniano único, para ambos os lados, posteriormente ao tronco encefálico e segue na superfície lateral do mesencéfalo em torno da cisterna ambiente, em uma direção anterior. Rostralmente, o mesencéfalo estabelece uma relação de proximidade com o pulvinar do tálamo, no diencéfalo, bem como nas habênulas com a glândula pineal; inferiormente, os pedúnculos cerebelares superiores, com véu medular superior localizado entre eles, formam o limite com a ponte.

Clínica

O mesencéfalo, que atravessa a incisura do tentório, é cercado, nesta área, pelas margens livres do tentório do cerebelo e é banhado pelo líquido cerebrospinal da cisterna ambiente. Devido a essas relações topográficas, no caso de lesões supratentoriais ocupadoras de espaço (p. ex., sangramento, tumor), pode ocorrer que a porção medial do lobo temporal

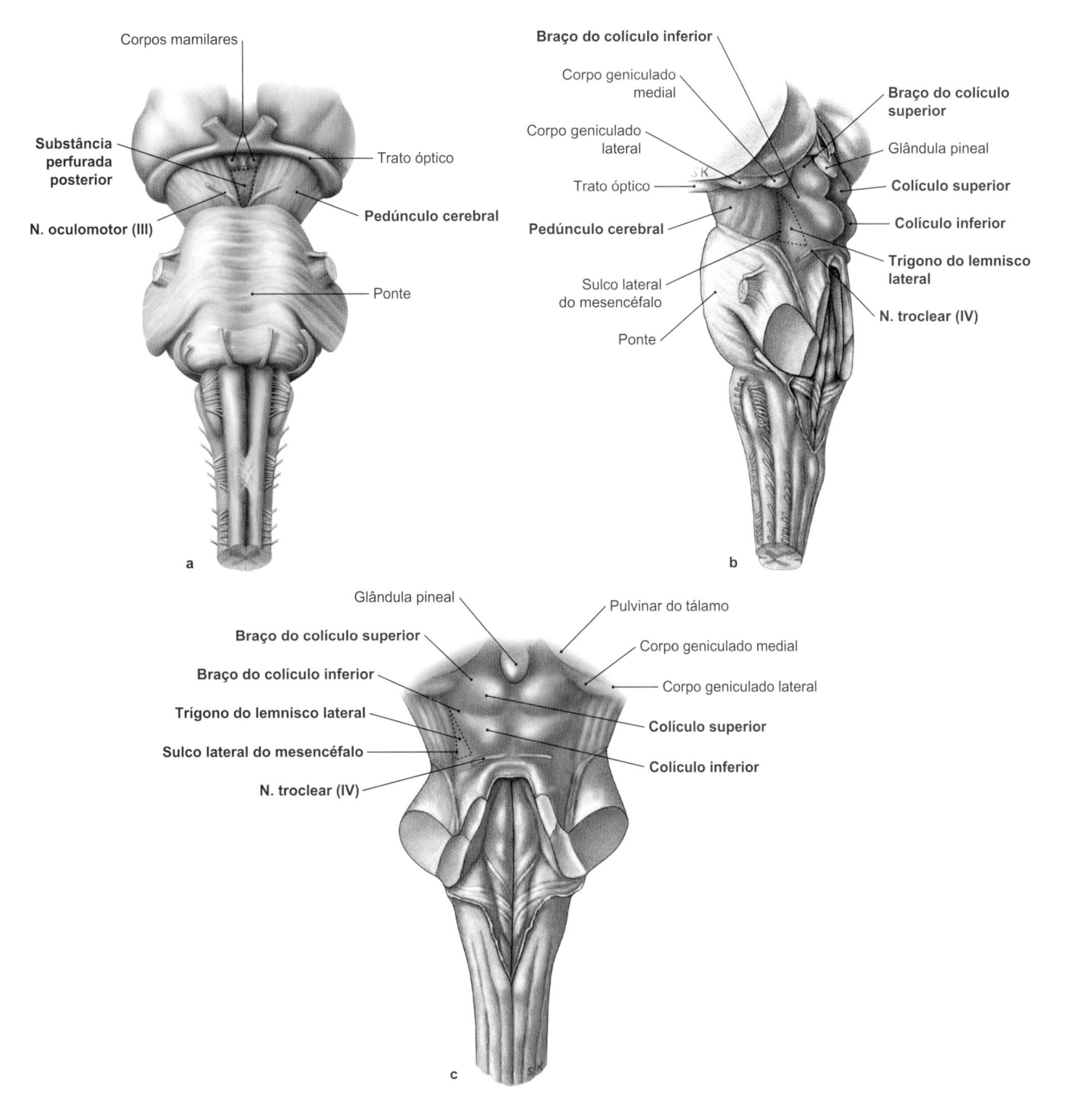

Figura 12.23 Mesencéfalo. a Vista anterior. **b** Vista lateral. **c** Vista posterior. [L238]

seja pressionada no espaço da fissura correspondente entre o mesencéfalo e o tentório do cerebelo e, por conseguinte, fique encarcerado (**"herniação superior"**). Isso pode resultar em numerosos sintomas neurológicos, tais como:

- Déficit no nervo oculomotor (III) ipsilateral com dilatação da pupila
- Compressão do trato piramidal nos pedúnculos cerebrais com paralisia concomitante, espasmos de extensão das extremidades e hiper-reflexia.
- Compressão do sistema de vias internas e dos centros autônomos da substância cinzenta central do mesencéfalo, que pode levar a distúrbios na função cardiovascular, distúrbios autônomos e perda da consciência. Esta condição é conhecida como **síndrome do mesencéfalo**.

Estrutura Interna

Em secções transversais (➤ Fig. 12.24), as três porções do mesencéfalo, de anterior a posterior, são claramente distinguidas:

- Base do mesencéfalo com os pedúnculos cerebrais
- Tegmento do mesencéfalo
- Teto do mesencéfalo

Base do Mesencéfalo com os Pedúnculos Cerebrais

Os pedúnculos cerebrais consistem em fibras de projeção. Eles podem estar associados a sistemas de vias específicas. Basicamente, diferencia-se em cada pedúnculo:

- Fibras de projeção do cérebro para os núcleos da ponte (**fibras corticopontinas**)

677

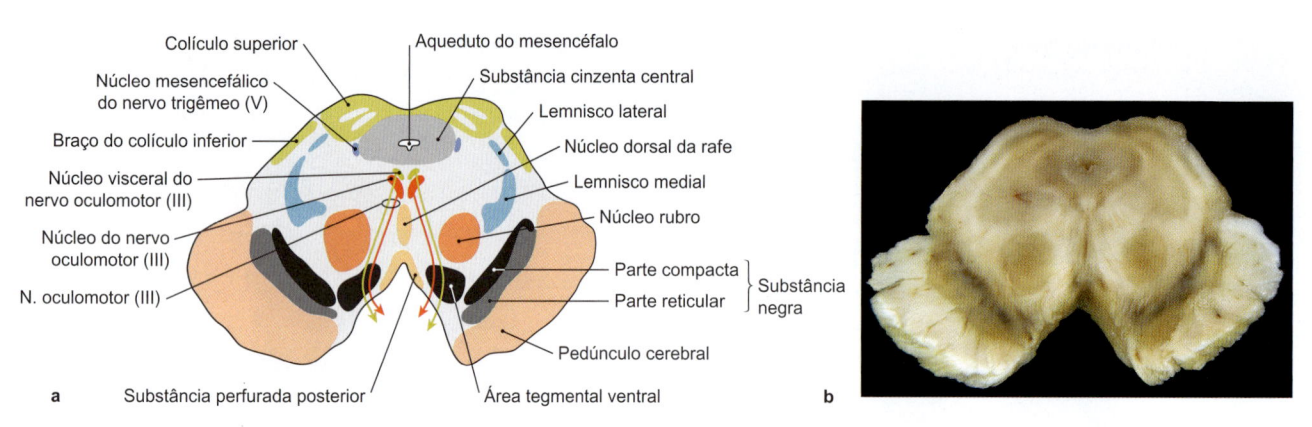

Figura 12.24 Corte transversal através do mesencéfalo anteriormente à saída do nervo oculomotor. **a** Representação esquemática [L126]. **b** Peça anatômica [R247].

- Fibras de projeção do trato piramidal, que se originam no cérebro e seguem para os núcleos dos nervos cranianos ou até a medula espinal (**fibras corticonucleares e corticospinais**)

No interior de um pedúnculo cerebral, essas fibras são organizadas somatotopicamente. Fibras corticopontinas do córtex frontal seguem medialmente, lateralmente às fibras corticopontinas, estão presentes, inicialmente as fibras corticonucleares e, em seguida, as fibras corticospinais, e, assim, as fibras corticopontinas passam lateralmente, sendo originadas do córtex parietal e occipital. Com isso, as fibras de projeção do trato piramidal, no interior dos pedúnculos cerebrais, estão flanqueadas pelos respectivos sistemas de fibras corticopontinas.

Tegmento do Mesencéfalo
Substância Negra

Diretamente atrás do pedúnculo cerebral encontra-se a substância negra, um núcleo especialmente importante do sistema dopaminérgico. Esta substância se mostra macroscopicamente negra por causa do elevado teor de melanina nos pericários dos neurônios dopaminérgicos locais e, portanto, pode ser facilmente idenficada em preparações de cortes do mesencéfalo. Microscopicamente, distinguem-se duas partes:

- A **parte compacta** que é a maior parte da substância negra e está localizada mais posteriormente. Nela se localizam os neurônios dopaminérgicos que estão densamente compactados entre si.
- A **parte reticular** é a menor parte da substância negra, localizada mais anteriormente. Nela se situam neurônios gabaérgicos que não estão tão densamente compactados como na parte compacta.

A substância negra recebe vias aferentes tanto da área motora ou pré-motora do córtex cerebral quanto do corpo estriado. As vias eferentes enviam neurônios dopaminérgicos à parte compacta no corpo estriado (**fibras nigrostriadas**) e neurônios gabaérgicos, à parte reticular, especialmente no tálamo.

Clínica

No exame neuropatológico em um espécime anatômico, a **doença de Parkinson** se caracteriza por uma forte palidez da substância negra (parte compacta). Esta palidez é causada pela perda morfológica da população de neurônios dopaminérgicos locais.

Área Tegmental Ventral

Mediamente à substância negra situa-se outra população de neurônios particularmente dopaminérgicos, a chamada área tegmental ventral. A partir desta área, seguem, primariamente, fibras de projeção eferentes para as áreas corticais e límbicas, tais como o córtex pré-frontal, o hipocampo, a amígdala e o *nucleus accumbens*, constituindo o sistema dopaminérgico mesocorticolímbico.

Núcleo Rubro

Diretamente atrás da área tegmental ventral, situa-se uma área nuclear com uma coloração avermelhada, devido ao elevado teor de ferro dos neurônios nela situados, em uma secção anatômica, em peça fresca, constituindo o núcleo rubro, que se estende rostrocaudalmente, aproximadamente desde o limite do diencéfalo até a margem caudal do colículo superior. Microscopicamente, distinguem-se duas partes:

- A **parte parvocelular** situada mais rostral e contendo pequenos neurônios que, primariamente, através da cápsula interna, recebem conexões aferentes do córtex cerebral ipsilateral (**trato corticorubral**), mas também, em uma dimensão menor, recebe terminações, através do pedúnculo cerebelar superior, de fibras aferentes do núcleo denteado do cerebelo contralateral. As fibras eferentes projetam seus neurônios através do **trato tegmental central** ipsilateral em direção à oliva inferior e, portanto, pertencem ao sistema motor extrapiramidal, constituindo o sistema córtico-rubro-olivo-cerebelar.
- A **parte magnocelular** está localizada inferiormente e, nos humanos, é pouco desenvolvida. Ela recebe sinais através do pedúnculo cerebelar superior, em particular por meio de vias aferentes dos núcleos do cerebelo globoso e emboliforme contralaterais. Em uma pequena medida também terminam nesta região fibras aferentes do córtex cerebral ipsilateral. Os neurônios da parte magnocelular projetam-se através do **trato rubrospinal** – nos humanos, também pouco desenvolvido – primariamente para a medula espinal contralateral.

Aqueduto do Mesencéfalo e Substância Cinzenta Central

No tegmento dorsal localiza-se, precisamente na linha média, o **aqueduto do mesencéfalo**. Esta estrutura canalicular conecta o III ventrículo, localizado no diencéfalo, com o IV ventrículo, localizado no rombencéfalo.

O aqueduto do mesencéfalo está envolvido por uma aglomeração de substância cinzenta, a chamada **substância cinzenta central** ou substância cinzenta periaquedutal. Este é um centro de integração complexo para funções predominantemente autônomas. Morfologicamente, mantém, primariamente, numerosas conexões recíprocas com o hipotálamo e estruturas do sistema límbico, com centros autônomos da ponte e do bulbo, assim como com vários núcleos dos nervos cranianos. Funcionalmente, a substância cinzenta central, entre outras funções, participa no controle autonômico central e coordena os reflexos de ansiedade e de fuga, bem como age em vários núcleos de nervos cranianos envolvidos na emissão da voz. Também tem um papel fundamental na inibição da dor endógena, porque seus neurônios correspondentes se projetam para a medula espinal através dos núcleos da rafe, e lá inibem os impulsos dolorosos, por meio de interneurônios inibitórios (➤ Item 13.8).

Clínica

Farmacologicamente, o conhecimento a respeito do comportamento da substância cinzenta central é utilizado no tratamento da dor central, porque as células nervosas locais recebem terminações aferentes endorfinogênicas do sistema endógeno de inibição da dor. As endorfinas exercem seus efeitos através de receptores opioides. Como parte da **terapia central de dor,** um opioide como a morfina ou derivados da morfina pode atingir esses receptores e ativar o sistema endógeno de inibição da dor, estimulando os neurônios na substância cinzenta central.

Núcleo Dorsal da Rafe

Anteriormente à substância cinzenta central situam-se, na linha média, os núcleos da rafe mesencefálicos serotonérgicos, que também são agrupados como núcleo dorsal da rafe (➤ Item 12.3.3). Eles se projetam localmente para o mesencéfalo, bem como, predominantemente, ascendem para o diencéfalo e o telencéfalo.

Núcleos e Vias dos Nervos Cranianos

No mesencéfalo rostral, localiza-se anteriormente ao aqueduto do mesencéfalo, junto à linha média, o **núcleo do nervo oculomotor (III)** e, logo posteriormente, o **núcleo visceral do nervo oculomotor (III) (de Edinger-Westphal)**. O **núcleo do nervo troclear (IV)** localiza-se no mesencéfalo abaixo, lateralmente ao núcleo mesencefálico da rafe. Logo lateralmente à substância cinzenta central situa-se o núcleo mesencefálico do nervo trigêmeo (V), com seu grande corpo celular característico nas preparações histológicas. Trata-se do pericário dos neurônios pseudounipolares proprioceptivos dos músculos mastigatórios. Os seguintes **sistemas ou tratos** também passam através do tegmento do mesencéfalo: formação reticular, lemnisco medial, lemnisco lateral, trato espinotalâmico, trato tegmental central, trato tetospinal, fascículos longitudinais medial e posterior, além da decussação do pedúnculo cerebelar superior.

Teto do Mesencéfalo

O teto do mesencéfalo consiste na lâmina quadrigêmea. Esta lâmina, por sua vez, é composta pelos dois colículos superiores e os dois colículos inferiores.

Colículos Superiores

Cada um dos colículos superiores se compõe de sete camadas e é um importante centro de reflexo visual. Nesta condição, eles recebem, através dos respectivos braços dos colículos superiores, especificamente sinais aferentes do sistema visual, dentre outros, sinais retinotectais diretamente do nervo óptico ou do trato óptico, do córtex visual localizado no lobo occipital e do campo ocular frontal, e também da medula espinal e dos colículos inferiores. Os sinais eferentes emergem dos colículos superiores através do **trato tectobulbar** até os núcleos motores do tronco encefálico e, através do **trato tectospinal,** aos motoneurônios da medula espinal. Devido a essas conexões, os colículos superiores podem, a partir de estímulos visuais, mediar reações, tais como, fechar as pálpebras ou virar a cabeça com um *flash* de luz. Por outro lado, eles

também desempenham um papel importante no giro da cabeça e dos olhos na direção de um estímulo acústico. Além disso, eles são de grande importância para a coordenação de movimentos de ajuste rápido dos olhos, chamados "movimentos sacádicos". A função de integração dos colículos superiores permite que o olhar seja direcionado o mais rápido possível para os alvos correspondentes e, dessa forma, permita que os olhos rastreiem objetos em movimento.

Colículos Inferiores

Os colículos inferiores são uma estação de comutação importante do sistema auditivo e cada um é composto por um núcleo grande e dois núcleos menores: o núcleo central, o núcleo pericentral e o núcleo externo. Os sinais aferentes terminam no núcleo central do lemnisco lateral da via auditiva, estruturado tonotopicamente; os sinais eferentes passam através do braço do colículo inferior para o corpo geniculado medial do tálamo, onde são conectados aos neurônios da via auditiva que chegam ao córtex auditivo.

12.3.2 Ponte e Bulbo

Visão Geral

A ponte e **o bulbo** estão associadas, juntamente com o **cerebelo,** ao **rombencéfalo**. O rombencéfalo recebe este nome devido à fossa romboide, a superfície posterior, composta pela ponte e o bulbo, assume uma forma de diamante, constituindo o "assoalho" ou a parede frontal do IV ventrículo. Rostralmente, o rombencéfalo é topograficamente separado do mesencéfalo pelo tentório do cerebelo. Abaixo, o bulbo atravessa o forame magno e se continua com a medula espinal. A ponte e o bulbo recebem tratos ascendentes e descendentes das regiões rostrais do cérebro que estão conectadas com o cerebelo e a medula espinal, e incluem os núcleos dos nervos cranianos subtentoriais (V-XII), centros autônomos vitais para a respiração, a circulação e a função digestiva, as porções caudais do sistema vestibular e auditivo, bem como os núcleos de vias cerebelares aferentes.

Clínica

Clinicamente, as **lesões na ponte e no bulbo** são, muitas vezes, graves, pois podem levar a distúrbios respiratórios e circulatórios que ameaçam a vida, bem como a interrupção do controle motor descendente ou da via sensitiva ascendente.

Embriologia

Ontogeneticamente, o rombencéfalo se desenvolve a partir da vesícula caudal entre as três vesículas cerebrais primárias, a **vesícula rombencefálica**. A delimitação do mesencéfalo ocorre muito precocemente. Trata-se da primeira divisão rostrocaudal do tubo neural, na área do primórdio do cérebro. Originalmente, o rombencéfalo é organizado em oito **rombômeros** dispostos rostrocaudalmente. No entanto, esta estrutura é amplamente perdida, em contraste com a estrutura segmentar induzida pelos somitos da medula espinal durante o desenvolvimento. Apenas tardiamente o cerebelo assume um posicionamento posterior. Paralelamente, os núcleos pontinos se desenvolvem na região rostral anterior. Estes núcleos formam, posteriormente, a eminência anterior característica da parte basilar da ponte. Lateralmente, elas continuam nos pedúnculos cerebelares médios, que envolvem o rombencéfalo original (o pedúnculo dorsal da ponte) como uma ponte que segue posteriormente em direção ao cerebelo. De acordo com sua morfologia posterior, a ponte e o cerebelo são denominados **metencéfalo** e são delimitados do **mielencéfalo** ou bulbo.

Ponte

Localização e Morfologia Externa

A ponte está localizada acima do clivo e limita-se cranialmente com os pedúnculos cerebrais do mesencéfalo, assim como se limita inferiormente com o bulbo, a partir do qual é separado pelo sulco bulbo-pontino transverso. Na superfície anterior (➤ Fig. 12.25a), dominam os feixes de fibras transversais, que passam lateralmente a cada **pedúnculo cerebelar médio**. Medianamente encontra-se um sulco longitudinal, o sulco basilar onde passa a artéria basilar. À direita e à esquerda deste sulco estão duas eminências longitudinais, projetadas pelas fibras do trato piramidal dispostas longitudinalmente. Lateralmente a essas fibras emerge, de cada lado, na transição da ponte com o pedúnculo cerebelar médio, o nervo trigêmeo com a raiz motora e a raiz sensitiva; anteriormente à margem inferior da ponte, na região medial do sulco bulbopontino emerge o nervo abducente e da margem inferior lateral da ponte emergem o nervo facial e o nervo vestibulococlear, no chamado ângulo ponto-cerebelar (➤ Fig. 12.25b). Este ângulo está localizado entre a margem inferior da ponte, a margem inferior do pedúnculo cerebelar

médio e a margem inferior do pedúnculo cerebelar inferior, posicionando-se rostral e posteriormente à oliva inferior do bulbo. A superfície posterior da ponte (➤ Fig. 12.25c) corresponde à metade rostral da fossa romboide e se torna visível somente após a remoção do cerebelo. Aqui se situa, entre outros, o colículo facial, uma eminência criada pelo joelho interno do nervo facial.

Estrutura Interna

A ponte e o bulbo se desenvolveram ontogenicamente de maneira homogênea, como consequência, as estruturas internas exibem continuidade e o sulco bulbopotino não apresenta um limite interno claro. A ponte é subdividida em uma parte anterior, a **parte basilar da ponte** e uma parte posterior, a **parte dorsal da ponte**. Isto é particularmente fácil de visualizar no corte transversal (➤ Fig. 12.26). A parte basilar, que determina a volumosa eminência anterior da ponte, ocupa, dessa forma, aproximadamente os dois terços anteriores da superfície. Posteriormente, ela se une à parte dorsal da porção pontina original do rombencéfalo, continuando-se com a parte rostral do bulbo.

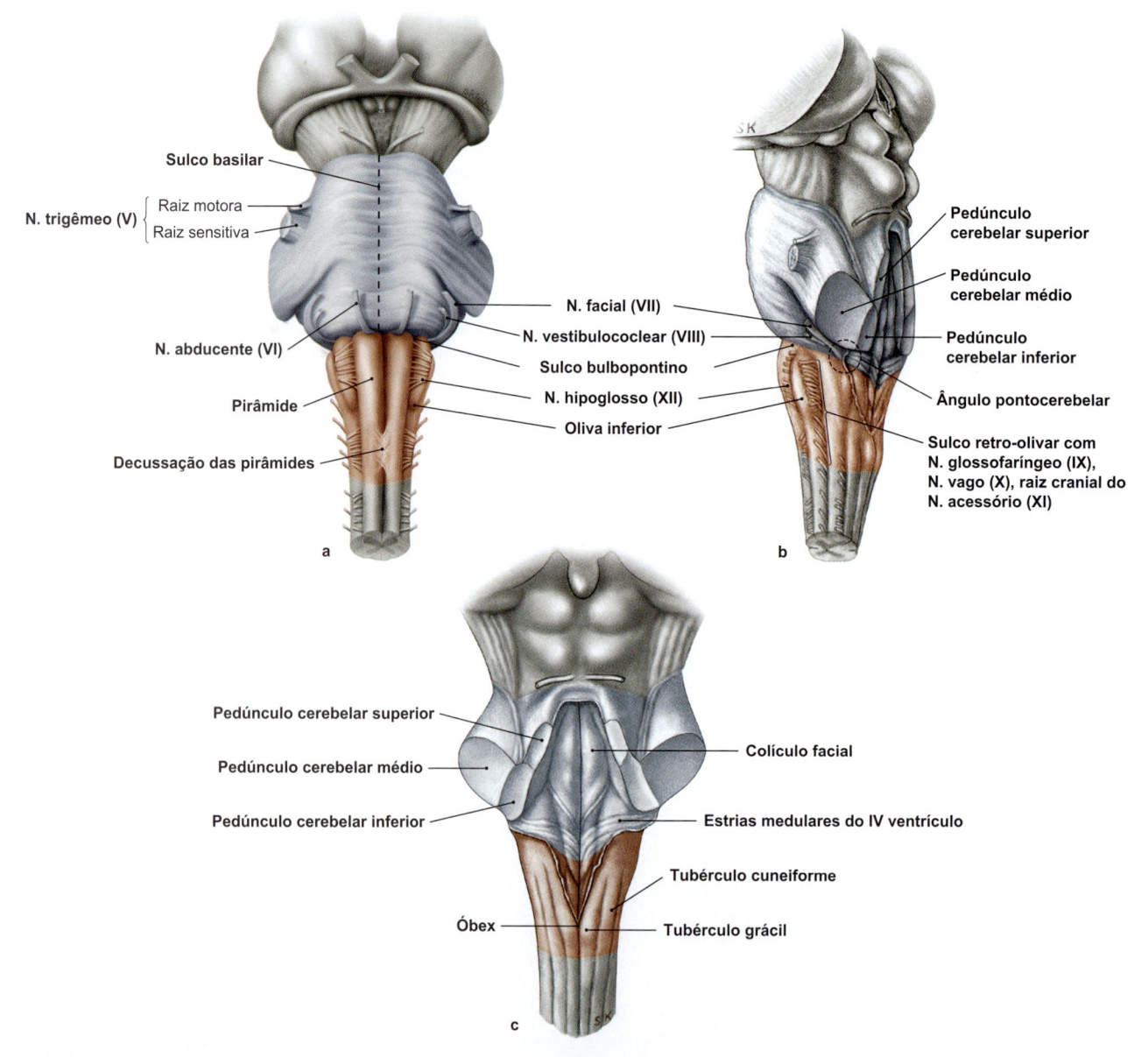

Figura 12.25 Ponte e bulbo. a Vista anterior. **b** Vista lateral. **c** Vista posterior. [L238]

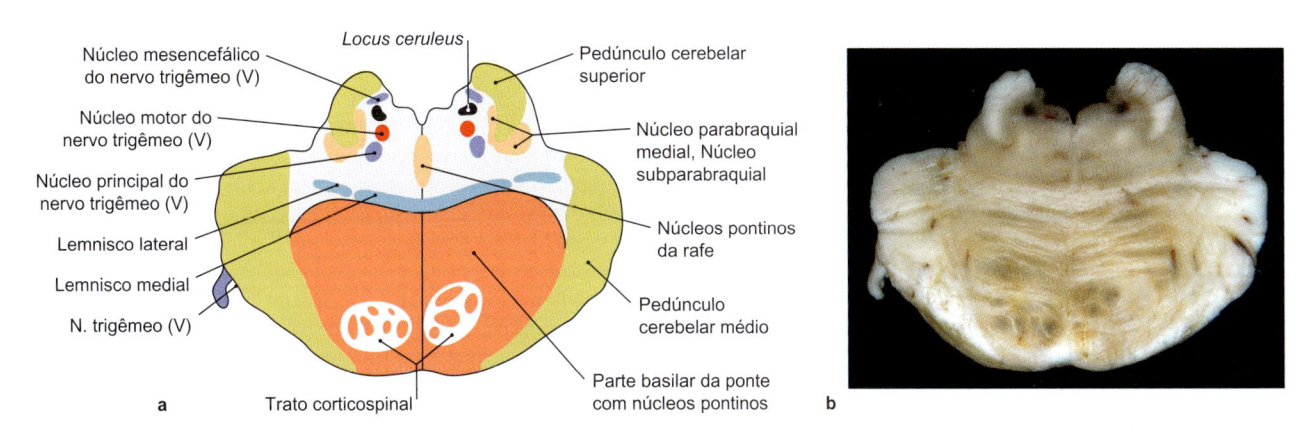

Figura 12.26 Corte transversal através da ponte, anteriormente ao nível de emergência do N. trigêmeo. **a** Representação esquemática [L126]. **b** Preparação anatômica. [R247]

Parte Basilar da Ponte

Na substância branca desta região da ponte são encontradas tanto fibras longitudinais quanto transversais (**fibras longitudinais e transversais da ponte**), além de numerosas inclusões de substância cinzenta entre elas, os **núcleos da ponte**. As fibras longitudinais da ponte continuam com os feixes de fibras do pedúnculo cerebral e, portanto, contêm o trato piramidal que atravessa a ponte, bem como projeções corticopontinas que terminam nos neurônios dos núcleos pontinos. Seus axônios, por sua vez, seguem como fibras transversas da ponte, para o lado oposto correspondente e alcançam o pedúnculo cerebelar médio, chegando ao córtex do cerebelo. O trato piramidal divide-se em inúmeros fascículos na entrada da parte basilar da ponte, cruzando a substância cinzenta e, depois de atravessar a ponte, novamente se unem em uma estrutura comum, a pirâmide.

Parte Posterior da Ponte

A parte posterior da ponte, como o bulbo situado imediatamente abaixo, é subdividida na rafe mediana e nas partes laterais, contendo numerosos núcleos do sistema do tronco encefálico, a formação reticular e os núcleos dos nervos cranianos pontinos (V-VIII). Lateralmente, a ponte se continua nos pedúnculos cerebelares. Em contraste com a parte basilar, que é estruturada de forma semelhante em todos os planos transversais, existem diferenças significativas na parte posterior da ponte dependendo da altura do nível de corte transversal correspondente:

- Na **metade rostral**, localiza-se o complexo de núcleos trigeminais. A este complexo pertencem o núcleo motor do nervo trigêmeo, localizado posterolateralmente, e o núcleo principal do nervo trigêmeo localizado mais lateralmente. Posterior a estes núcleos situa-se o trato mesencefálico do nervo trigêmeo e as partes caudais do núcleo mesencefálico do nervo trigêmeo. Na região da linha média, estão localizados os **núcleos pontinos da rafe**, e abaixo e anterior ao **pedúnculo cerebelar superior,** o *locus ceruleus* pigmentado, uma parte importante do sistema catecolaminérgico central. Além disso, os **núcleos parabraquiais medial e lateral**, e também o **núcleo subparabraquial (de Kölliker-Fuse)**, são encontrados diretamente ao lado e, também, anteriormente ao pedúnculo cerebelar superior. Esses núcleos formam o grupo respiratório pontino para regulação central da função respiratória.
- Na **metade inferior** encontram-se diretamente atrás dos núcleos pontinos da parte basilar, o **corpo trapezoide** e, lateralmente a este, a oliva superior (**núcleo olivar superior**), ambos núcleos da via auditiva (➤ Tabela 5.12, ➤ Item 13.4). Anterior

a estes núcleos, ao longo da linha média, situa-se a rafe da ponte com os núcleos pontinos da rafe serotoninérgicos caudais. Anterolateralmente se localiza o **núcleo do nervo facial (VII)**. Os axônios dos motoneurônios localizados no interior deste núcleo seguem no interior da ponte, inicialmente na direção posterior e envolvem inferior e medialmente o **núcleo do nervo abducente (VI)** situado na superfície posterior, e posteriormente seguem lateralmente para a superfície anterior da ponte, e no ângulo pontocerebelar emergem do tronco encefálico, em conjunto com o nervo vestibulococlear. Os **núcleos vestibulares** estão localizados posteriormente, no fundo da fossa romboide, na região da junção bulbopontina. Podemos destacar quatro subnúcleos – núcleos vestibular medial, lateral, superior, inferior que recebem todas as fibras das porções vestibulares do nervo vestibulococlear e enviam axônios para o cerebelo (➤ Tabela 12.5, ➤ Item 13.5). Anteriormente aos núcleos vestibulares estão os núcleos cocleares dorsal e ventral (➤ Item 13.4).

Os seguintes **sistemas ou tratos** passam pela parte posterior: lemnisco medial, lemnisco lateral, trato tegmental central, fascículos longitudinais medial e posterior, tratos mesencefálico e espinal do nervo trigêmeo. As fibras do **lemnisco medial** que cruzam na decussação do lemnisco do bulbo seguem, inicialmente, na parte inferior da ponte, diretamente ao lado da linha média, posteriormente e ao longo do corpo trapezoide, e chegam no seu trajeto rostral cada vez mais lateralmente, atingindo a superfície dorsolateral no mesencéfalo caudal. Eles recebem na parte rostral da ponte as fibras do núcleo principal do nervo trigêmeo. Lateralmente, se une o lemnisco lateral. Anteriormente segue o **fascículo longitudinal medial,** ao lado da linha média na parte inferior da fossa romboide.

Bulbo

Localização e Morfologia Externa

O bulbo corresponde à parte caudal do rombencéfalo. Posiciona-se anteriormente ao clivo e se estende inferiormente até o forame magno. A superfície anterior (➤ Fig. 12.25a) do bulbo é caracterizada, medialmente, pela presença da eminência longitudinal da pirâmide. Inferiormente, as duas pirâmides se estreitam e a maioria das fibras descendentes do trato corticospinal cruza na **decussação das pirâmides**, que marca o limite com a medula espinal. Diretamente ao lado da pirâmide, encontramos a **oliva inferior**, que pode ser bem definida como uma área de núcleo oval no relevo externo. Essa estrutura constitui um importante ponto de referência anterior: sua extensão corresponde exatamente ao bulbo rostral " aberto", isto é, ela começa no sulco bulbopontino e chega inferiormente até o óbex. Entre a pirâmide e a oliva inferior, emergem as raízes do nervo hipoglosso (XII), posteriormente à oliva inferior, no sulco **retro-olivar**, emergem as raízes do nervo glossofaríngeo (IX) e do nervo vago (X), assim como a raiz craniana do nervo acessório (XI) (➤ Fig. 12.25a, b). Posteriormente, o bulbo se apoia no cerebelo com o qual está conectado, através dos dois pedúnculos cerebelares inferiores. Na área do bulbo, o IV ventrículo se estreita em direção inferior até o canal central – então pode-se diferenciar uma parte rostral (parte aberta do bulbo = metade caudal da fossa romboide) de uma parte caudal (parte fechada do bulbo) (➤ Fig. 12.25c). O ponto de entrada para o canal central denomina-se óbex. Ele serve como um ponto de referência importante para determinar a altura rostrocaudal das seções transversais através do rombencéfalo. Lateral e inferiormente, a fossa romboide faz limite com as eminências dos núcleos grácil e cuneiforme (**tubérculo grácil e tubérculo cuneiforme**), que passam para a medula espinal nas eminências longitudinais correspondentes dos funículos grácil e cuneiforme, no trato do funículo posterior.

Estrutura Interna do Bulbo

O bulbo (➤ Fig. 12.27), assim como a ponte, é dividido em uma rafe mediana (**núcleos medulares da rafe**) e partes laterais, que contém vários núcleos do sistema do tronco encefálico e da formação reticular, bem como os núcleos bulbares dos nervos cranianos (IX-XII). Lateralmente, a área é envolvida pelos pedúnculos cerebelares inferiores.

Metade Rostral

Na metade rostral (parte aberta do bulbo = metade caudal da fossa romboide), destacam-se anteriormente a pirâmide e a oliva inferior. Na região posterior localizam-se os núcleos do funículo posterior, os núcleos grácil e cuneiforme, lateralmente seguem os pedúnculos cerebelares inferiores em direção ao cerebelo.
No corte transversal, é muito bem visível macroscopicamente a **oliva inferior**, o maior núcleo do bulbo. É possível identificar faixas sinuosas espirais características (fibras trepadeiras), que são formadas por vários corpos celulares pequenos e densamente compactados, onde podem ser distinguida uma série de subnúcleos. No geral, a oliva inferior é um núcleo de comutação acima do cerebelo, que processa, principalmente, informações espinal e vestibular.
O **núcleo do nervo hipoglosso (XII)** fica diretamente em torno do canal central ou no assoalho do IV ventrículo. Ele consiste em núcleos inferiores ventrais e dorsais envolvidos na inervação de diferentes músculos da língua. Posteriormente ao núcleo do nervo hipoglosso encontra-se o **núcleo dorsal do nervo vago (X)** e, posteriormente a estes dois núcleos, o **núcleo do trato solitário**

(IX, X) que, na porção rostral, também possui núcleos dos nervos gustativos.
Diretamente no óbex localiza-se, na região mediana e posterior do canal central, a pequena **área postrema** com um ramo lateral direito e esquerdo, que está em comunicação direta com o núcleo do trato solitário. A área postrema contém fibras aferentes viscerais vagais e constitui o centro do vômito. Na área postrema, não existe a barreira hematoencefálica.
Posterolateralmente situam-se os **núcleos sensitivos principal e espinal do nervo trigêmeo (V)**. Posteriormente ao núcleo espinal do nervo trigêmeo, localizam-se, na parte rostral do bulbo, as porções caudais dos **núcleos vestibulares**, assim como o **núcleo salivatório inferior (IX)**. Na parte ventrolateral do bulbo encontra-se o **núcleo ambíguo**, que reúne os motoneurônios da musculatura branquial do 3º ao 6º arco faríngeo (IX, X, parte medular do XI), ou seja, os músculos da laringe e da faringe. Ele forma uma parte compacta rostrocaudal longitudinal, que como o núcleo ambíguo próprio cruza todo bulbo, bem como o grupo de núcleos para-ambíguos específicos anteriores a esta parte compacta, incluindo a formação externa, que contém os neurônios parassimpáticos para a inervação cardíaca (➤ Tabela 12.5, ➤ Item 13.9). Na vizinhança imediata, anteriormente ao núcleo ambíguo encontram-se os grupos da regulação respiratória bulbar, com o **complexo pré-Bötzinger** como centro respiratório do bulbo. Mediais ao centro respiratório, na parte ventrolateral do bulbo, estão localizados os núcleos do centro cardiovascular bulbar, que enviam, entre outros, neurônios adrenérgicos para os neurônios simpáticos da medula espinal.

Metade Caudal

Na metade caudal (parte fechada do bulbo = transição para a medula espinal), a oliva inferior não é mais visível, e a área da seção transversal é significativamente reduzida. Os cortes são as extensões caudais afuniladas **das áreas de núcleos** da parte rostral do bulbo (núcleo ambíguo, núcleo dorsal do nervo vago, núcleo do trato solitário, núcleo do nervo hipoglosso) que, em parte, chegam até a medula espinal ou continuam em vias (tratos) para/da medula espinal. A transição entre o limite caudal do bulbo e a medula espinal é discreto, e, assim, considera-se uma zona de transição. O corno anterior e posterior da medula espinal é claramente delimitado pelas raízes espinais que entram e saem de C1 na direção rostral.
Os seguintes **sistemas de vias** seguem através do bulbo: lemnisco medial, trato tegmental central, fascículos longitudinais medial e posterior, trato espinal do nervo trigêmeo, trato corticonuclear e trato corticospinal, trato espinotalâmico, trato espinocerebelar.
Os axônios dos núcleos do funículo posterior seguem anterior e

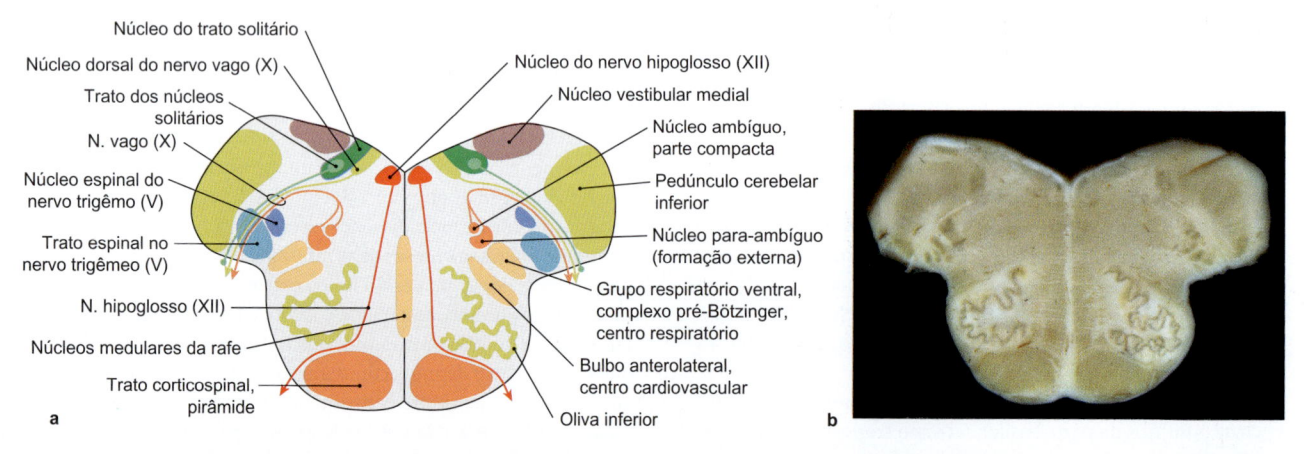

Núcleo do trato solitário
Núcleo dorsal do nervo vago (X)
Trato dos núcleos solitários
N. vago (X)
Núcleo espinal do nervo trigêmo (V)
Trato espinal no nervo trigêmeo (V)
N. hipoglosso (XII)
Núcleos medulares da rafe
Trato corticospinal, pirâmide

Núcleo do nervo hipoglosso (XII)
Núcleo vestibular medial
Núcleo ambíguo, parte compacta
Pedúnculo cerebelar inferior
Núcleo para-ambíguo (formação externa)
Grupo respiratório ventral, complexo pré-Bötzinger, centro respiratório
Bulbo anterolateral, centro cardiovascular
Oliva inferior

a   b

Figura 12.27 Corte transversal através do bulbo anteriormente ao nível de emergência do nervo vago. **a** Representação esquemática [L126]. **b** Preparação anatômica. [R247]

medialmente e cruzam, na linha média, anteriormente ao núcleo do nervo hipoglosso, na decussação do lemnisco e, finalmente, ascendem.

Clínica

Uma **lesão bilateral dos núcleos dos nervos cranianos motores** no bulbo provoca uma **paralisia bulbar**. Os músculos da língua e da faringe são paralisados e sofrem atrofia, de modo que as pessoas clinicamente afetadas são identificadas por uma fala enrolada e disfagia. Uma causa possível é a doença neurodegenerativa do motoneurônio, por exemplo, a esclerose lateral amiotrófica (ELA).

NOTA

Para examinar a **fossa romboide**, removemos o cerebelo seccionando os três pedúnculos cerebelares e observa-se a parte de trás da ponte e do bulbo (➤ Fig. 12.25c). Identificamos, assim, a forma romboide, epônimo do "assoalho" ou parede anterior do IV ventrículo. Os ramos rostrais da fossa romboide são delimitados pelos pedúnculos cerebelares, os ramos caudais pelo local de conexão da tela corióidea do IV ventrículo, no bulbo. Na área central, onde o IV ventrículo tem sua maior extensão lateral, estão presentes os recessos laterais esquerdos e direitos com as aberturas laterais. Essa extensão lateral marca o limite posterior entre a ponte e o bulbo. Além disso, este limite é indicado pelas estrias medulares do IV ventrículo, que são estrias transversais ao assoalho da fossa romboide e fazem parte da via auditiva. Rostralmente, o relevo superficial da fossa romboide funciona como um ponto de referência para a localização dos núcleos pontinos dos nervos cranianos (V-VIII) e inferiormente localizamos os núcleos bulbares dos nervos cranianos (IX, X, XII).

12.3.3 Sistemas Funcionais do Tronco Encefálico

A interconexão anatômica dos sistemas funcionais do tronco encefálico é tão complexa quanto a diversidade de suas funções. O tronco encefálico contém núcleos de comutação que processam informações de e para os núcleos dos nervos cranianos III-XII (p. ex., os núcleos de coordenação dos movimento dos olhos, a via auditiva, o sistema vestibular, mas também centros autonômicos importantes, como os centros respiratórios e cardiovasculares, que, dentre outras funções, interconectam vias aferentes e eferentes autônomas do nervo vago). Também existem núcleos de comutação para vias aferentes cerebelares e núcleos de sistemas neurotransmissores monoaminérgicos (serotonina, noradrenalina, dopamina). As relações funcionais são apresentadas nos respectivos capítulos (sistemas sensitivos, nervos cranianos, cerebelo, sistema nervoso autônomo).

Reflexos Mediados no Tronco Encefálico

O entendimento sobre as funções do tronco encefálico e, em particular, das interconexões subjacentes, ajuda a compreender a orientação dos reflexos do tronco encefálico e seus componentes reflexos aferentes ou eferentes dos nervos cranianos que integram essas funções neuronais (➤ Tabela 12.5). Além disso, o exame dos reflexos do tronco encefálico ou dos reflexos dos nervos cranianos é de importância vital e central em todas as anamneses (p. ex., primeiros socorros em pessoas inconscientes). O mesmo modelo de organização dos componentes do sistema nervoso central, também se aplica na distinção entre:

- um sistema nervoso somestésico que reage aos estímulos ambientais, por meio das informações aferentes e dos componen-

Tabela 12.5 Visão geral da anatomia funcional do tronco encefálico.

Centro / Sistema	Função / reflexo	Núcleo ou região cerebral	Nervo craniano componente aferente envolvido	Núcleo do nervo craniano ou medula espinal, componente eferente envolvido
Olho / visão	Reflexo pupilar	Área pré-tectal	Nervo óptico (II)	Núcleo visceral do nervo oculomotor
	Oculomotor	Centro pré-oculomotor, colículos superiores	Nervo óptico (II)	Núcleo do nervo oculomotor (III), núcleo do nervo troclear (IV), núcleo do nervo abducente (VI)
	Reflexo corneopalpebral, fechamento das rimas palpebrais		Núcleo principal do nervo trigêmeo (V)	Núcleo do nervo facial (VII)
Orelha / audição	Audição direcional, movimento da cabeça para a fonte sonora	Núcleo olivar superior, corpo trapezoide, colículos inferiores	Núcleos cocleares (VIII)	Medula espinal (corno anterior, parte cervical)
Equilíbrio	Postura, orientação espacial	Núcleo olivar inferior, cerebelo	Núcleos vestibulares (VIII)	Medula espinal
Nariz	Reflexo do espirro	Centro respiratório, bulbo anterolateral	Núcleo principal do nervo trigêmeo (V/2)	Núcleo ambíguo (IX, X), medula espinal (corno anterior)
Trato gastrointestinal	Sabor, saliva		Porção rostral do núcleo do trato solitário (VII, IX, X)	Núcleo salivatório superior (VII) e inferior (IX)
	Deglutição	Centro da deglutição, bulbo anterolateral	Núcleo principal do nervo trigêmeo (V/2, V/3), núcleo medial do trato solitário (IX, X)	Núcleo motor do nervo trigêmeo (V/3), núcleo do nervo facial (VII), núcleo ambíguo (IX, X), núcleo do nervo hipoglosso (XII)
	Vômito	Área postrema	Núcleo medial do trato solitário (X)	Núcleo dorsal do nervo vago (X)
	Digestão (dentre outros, secreção de suco gástrico, bile, suco pancreático e peristaltismo)		Núcleo medial do trato solitário (X)	Núcleo dorsal do nervo vago (X)
Respiração	Reflexos respiratórios (incluindo reflexo de estiramento do pulmão, reflexo da tosse)	Centro respiratório, bulbo anterolateral	Núcleo lateral do trato solitário (X)	Núcleo ambíguo (IX, X), núcleo do nervo hipoglosso (XII), medula espinal (corno anterior)
Coração/circulação	Reflexos cardiovasculares (p. ex., reflexos de barorreceptores e quimiorreceptores)	Centro circulatório, bulbo anterolateral	Núcleo dorsolateral do trato solitário (IX, X)	Núcleo ambíguo, formação externa (X), simpático, medula espinal: corno lateral

tes eferentes envolvendo os movimentos promovidos pelos músculos esqueléticos
- um sistema nervoso autônomo que controla e mantém funções corporais por intermédio de vias aferentes e eferentes autônomas

Para ambos os sistemas se aplicam as regras básicas de organização: o princípio da hierarquia rostrocaudal ou a influência ordenada de centros superiores se opõem ao princípio do controle local ou a interconexão oligossináptica mais curta possível entre aferentes e eferentes, ou seja, os arcos reflexos rápidos. Isso resulta no modelo do "sistema de escada de corda", isto é, a coexistência de sistemas ascendentes e descendentes interligados em todos os níveis rostrocaudais (da medula espinal ao córtex cerebral), mas, ao mesmo tempo, sujeitos a um controle hierárquico rostrocaudal. Assim, existe um modelo básico a partir do qual a primeira conexão nervosa central sempre ocorre no nível da entrada do sinal aferente, por exemplo, no controle dos movimentos respiratórios no nível do bulbo (reflexo respiratório).

A ➤ Tabela 12.5 apresenta uma visão geral das funções do tronco encefálico ou dos reflexos do tronco encefálico, e as suas interconexões podem, assim, ser definidas.

Formação Reticular

A formação reticular corresponde às porções do tronco encefálico que não apresentam feixes de fibra ou áreas de núcleos claramente delimitadas histologicamente. A área da formação reticular situa-se nas regiões internas do tronco encefálico (tegmento do mesencéfalo, parte dorsal da ponte, bulbo) entre a rafe mediana e os tratos e as áreas dos núcleos contíguos. Caracteristicamente são grupos mais ou menos isolados de células nervosas de diferentes tamanhos, bem como feixes de fibras, que atravessam a área da formação reticular em todas as direções. Concluiu-se, então, que a formação reticular é uma rede difusa composta de muitos neurônios conectados entre si que atravessa todo o tronco encefálico e, segundo alguns autores, também o diencéfalo e a parte cervical da medula espinal.

A esta rede quase intrínseca do tronco encefálico também foram atribuídas certas funções, por exemplo, o sistema ativador reticular ascendente (**SARA**). Este sistema, sob a influência serotoninérgica dos núcleos da rafe, provoca uma ativação ascendente dos sistemas motores, a partir da medula espinal, bem como de núcleos autônomos centrais até o hipotálamo e o sistema límbico. Como consequência, o corpo é alterado para um estado de alerta e de atenção bem intensificados.

Naturalmente, uma definição tão difusa da formação reticular desafia uma delimitação clara. Quanto mais se conhece os grupos de núcleos individuais e suas funções (p. ex., pela evidência de transmissores e receptores específicos), mais essa perspectiva é substituída por uma descrição detalhada de áreas e de sistemas individuais. No entanto, a diversidade aparentemente desordenada dos sistemas do tronco encefálico é uma expressão da regulação filogeneticamente antiga, "amadurecida" e complexa das funções corporais autônomas vitais.

Rafe e Núcleos da Rafe, Sistema Serotoninérgicos

Em todas as secções do tronco encefálico numerosas **fibras comissurais** cruzam a linha média, incluindo, não apenas as vias ascendentes e descendentes longas, mas, também, a maior parte dos axônios dos grupos de núcleos locais que coordenam bilateralmente. A totalidade das fibras que cruzam acima da linha média denomina-se **rafe**. Dependendo do nível do tronco encefálico considerado, distinguem-se rafes mesencefálica, pontina e bulbar. Nos níveis da rafe, neurônios serotoninérgicos estão incorporados em vários grupos de núcleos, chamados **núcleos da rafe** mesencefálica, pontina e bulbar. Tipicamente o **sistema serotoninérgico** (mas também para outros sistemas monoaminérgicos, tais como o

Tabela 12.6 Sistemas neurotransmissores monoaminérgicos do tronco encefálico.

Nome do núcleo	Localização no tronco encefálico	Neurotransmissor envolvido	Estruturas-alvo
Substância negra, parte compacta	Limite entre a base e o tegmento do mesencéfalo	Dopamina	Corpo estriado
Área tegmental ventral (ATV)	Tegmento do mesencéfalo	Dopamina	Córtex cerebral, sistema límbico, *nucleus accumbens*
Núcleo ou *locus ceruleus*	Parte da formação reticular no tegmento da ponte	Noradrenalina	Córtex cerebral, sistema límbico, tálamo, hipotálamo, cerebelo
Núcleos da rafe	Grupo de núcleos na região da rafe do mesencéfalo até o bulbo	Serotonina	SNC amplamente

sistema dopaminérgico, histaminérgico ou noradrenérgico, ➤ Tabela 12.6) apresenta uma determinada concentração de serotonina no corpo do neurônio, de alguns núcleos relativamente pequenos do tronco encefálico, de onde alcançam, por meio de fibras axonais ramificadas, grande parte do encéfalo e da medula espinal. No caso do sistema serotoninérgico, todas as áreas do SNC e, microscopicamente, quase todos os neurônios, sem exceção, são estimulados diretamente por meio de uma rede densa de axônios terminais. Esses terminais correspondem, muitas vezes, a botões pré-sinápticos ampliados e, como consequência, são chamados terminais varicosos. Eles liberam serotonina no espaço extracelular, podendo atuar sobre receptores de serotonina pós-sinápticos nos neurônios-alvo. Como consequência, projetou-se a imagem de um sistema de regadores, portanto uma distribuição aparentemente indiscriminada de serotonina para todas as células nervosas do SNC. No entanto, o efeito é bem diferenciado:
- A excitação pós-sináptica é obtida em numerosos receptores de serotonina, muito diferentes e, em parte, também de ação inversa, muito específicos para as células-alvo individuais.
- Os neurônios dos núcleos da rafe apresentam diferentes vias de estimulação: os núcleos da rafe mesencefálica dorsal e medial enviam axônios para dois sistemas concorrentes para o mesencéfalo, diencéfalo e telencéfalo, enquanto os núcleos da rafe bulbares e pontinos agem no rombencéfalo e na medula espinal.
- Outra característica notável é a inervação particularmente densa dos núcleos aferentes somáticos primários no tronco encefálico e na medula espinal, especialmente os tratos de dor, bem como os núcleos eferentes somáticos primários, ou seja, os motoneurônios. Dessa forma, o sistema pode aumentar a atenção aos estímulos ambientais que chegam (aferentes) e intensificar a reação somática, ou seja, a ativação da musculatura esquelética.

Clínica

De acordo com o conhecimento atual, tanto as projeções noradrenérgicas do núcleo caeruleus quanto as projeções serotoninérgicas dos núcleos da rafe têm um significado clínico importante no curso da patogênese de distúrbios do humor, tais como, a depressão. Esta desordem psiquiátrica, que é muito comum em nossa sociedade, é baseada na deficiência de noradrenalina e/ou serotonina na fenda sináptica. Esta deficiência pode ser antagonizada pela administração contínua de inibidores seletivos da recaptação de noradrenalina e/ou serotonina que, em muitos pacientes, leva a uma melhora acentuada nos sintomas.

12.3.4 Suprimento Sanguíneo do Tronco Encefálico

Todas as partes do tronco encefálico recebem sangue arterial do **território** de irrigação **vertebrobasilar** posterior. Os vasos arteriais individuais emergem, dessa forma, diretamente das Aa. vertebrais ou da artéria basilar (p. ex., os ramos da ponte) ou de seus respectivos ramos, tais como, as artérias cerebelares (➤ Item 12.4.6). Embora a rede de vasos arteriais do tronco encefálico possa ser, superficialmente, muito variável, distinguem-se nos planos horizontais três áreas de irrigação relativamente constantes: um território vascular anterior, um lateral e um posterior. As seguintes porções do tronco encefálico são supridas pelo respectivo território vascular:

- Anterior: sistemas de vias localizadas no plano paramediano, como o trato piramidal, assim como a parte medial do lemnisco medial, além dos núcleos dos nervos cranianos III, IV, VI, XII
- Lateral: sistemas de vias localizadas lateralmente e os núcleos dos nervos cranianos V, VII, IX, X, XI
- Posterior: núcleos posteriores, núcleos vestibulares, pedúnculos cerebelares, teto do mesencéfalo

Clínica

Os distúrbios circulatórios arteriais do tronco encefálico, devido à proximidade espacial estreita de vários núcleos e tratos vitais, muitas vezes, levam a manifestações variadas de déficits e, frequentemente, são fatais. Um exemplo é a **síndrome de Wallenberg**. Trata-se de um enfarte unilateral da parte posterolateral do bulbo, devido a um distúrbio circulatório envolvendo a artéria cerebelar posterior inferior (PICA = "*posterior inferior cerebellar artery*"). Os sintomas são amplos e altamente variáveis: vertigem rotacional e uma tendência de queda para o lado da lesão (núcleos vestibulares, oliva inferior), hemiataxia ipsilateral (pedúnculo cerebelar inferior, cerebelo), déficit sensorial contralateral dissociado (núcleos grácil e cuneiforme, trato espinotalâmico), disfagia e voz rouca (núcleo ambíguo), síndrome de Horner e pulso acelerado (centro simpático e centro cardiovascular na porção anterolateral do bulbo), assim como distúrbios respiratórios (centro respiratório da porção anterolateral do bulbo com o complexo pré-Bötzinger).

12.4 Cerebelo

Michael J. Schmeißer

Competências

Após a leitura deste capítulo, você será capaz de:
- Descrever a anatomia superficial do cerebelo, a partir de uma preparação anatômica macroscópica ou um modelo anatômico e explicar a sua organização funcional.
- Citar as secções anatômicas correspondentes através do cerebelo, dos núcleos cerebelares e dos pedúnculos cerebelares e ilustrar seu o envolvimento respectivo em circuitos de comutação ou sistemas de fibra.
- Explicar que tipos de procedimentos/recursos clínico-neurológicos podem ser utilizados para avaliar que partes do cerebelo são funcional e anatomicamente importantes.

12.4.1 Visão Geral

O cerebelo situa-se no nível da ponte, uma parte do rombencéfalo, e forma junto com ela o **metencéfalo**. Ele se localiza na **fossa posterior do crânio**, apoiando-se no tronco encefálico posteriormen-

te e está conectado com o tronco, de cada lado através de três pedúnculos (**pedúnculos cerebelares**). Os pedúnculos contêm vias aferentes e eferentes através das quais o cerebelo está conectado direta ou indiretamente com outras regiões encefálicas. Macroscopicamente, o cerebelo intensamente sulcado divide-se em três **porções**:
- O **verme do cerebelo** na linha média,
- Os **hemisférios do cerebelo**, à direita e à esquerda do verme.

A **substância cinzenta** é encontrada, predominantemente, no **córtex cerebelar** em três camadas e nos **núcleos cerebelares**; a substância branca ocupa os pedúnculos cerebelares, envolve o **corpo medular do cerebelo** e infiltrando-se nas circunvoluções do córtex.

Funcionalmente, o cerebelo é o principal responsável pelo ajuste fino inconsciente dos movimentos corporais, em relação à coordenação da sequência de movimentos e pela manutenção do tônus muscular e o equilíbrio.

O corte sagital mediano através do verme (➤ Fig. 12.28) mostra a imagem da "árvore da vida". Esta denominação se baseia no arranjo característico de substância cinzenta e branca visível neste plano de corte. A partir do corpo medular "em forma de tronco", "ramificam" as lâminas da medula do cerebelo que vão se tornando cada vez mais finas, até as circunvoluções pronunciadas "em forma de folha" do córtex cerebelar (**folhas do cerebelo**).

12.4.2 Embriologia

O desenvolvimento do cerebelo começa na segunda metade do período embrionário entre a *quinta e a sexta semanas*. Ele surge, principalmente, da parte metencefálica do rombencéfalo e, parcialmente, também das regiões caudais do mesencéfalo. São cruciais neste contexto as partes posterolaterais de ambas as placas alares, que formam os chamados **lábios rômbicos**. Seus segmentos superiores fornecem a maior parte do tecido de origem neuroepitelial dos dois **primórdios cerebelares**, que se fundem um com o outro à medida que crescem no plano mediano e, eventualmente, formam uma eminência transversa, posteriormente côncava, a **placa cerebelar**. Suas áreas laterais aumentam ao máximo e desenvolvem, mais tarde, os hemisférios cerebelares e a porção mediana forma o verme do cerebelo. Por meio da formação do primeiro sulco horizontal do cerebelo, a **fissura posterolateral**, as partes caudais da placa cerebelar são delimitadas como **lobo floculonodular** (filogeneticamente: arquicerebelo) na *12ª semana*. Na *14ª semana*, devido à formação de outro sulco horizontal, a **fissura primária**, se desenvolve na porção superior o **lobo anterior** (filogeneticamente: **paleocerebelo**, onde está presente o verme do

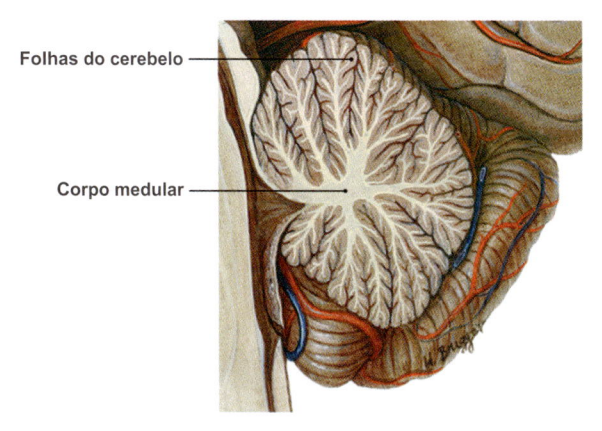

Figura 12.28 Seção sagital mediana através do cerebelo.

cerebelo) e o **lobo posterior** (filogeneticamente: **neocerebelo**). Após a *16ª semana*, ocorre o desenvolvimento de mais fissuras, orientadas horizontalmente, para a divisão em lobos, lóbulos e circunvoluções em formas de folhas, as folhas do cerebelo.

12.4.3 Localização e Morfologia Externa

Relações Topográficas

O cerebelo localiza-se na fossa posterior do crânio e delimita-se anteriormente com a ponte, o bulbo e o IV ventrículo. Cranialmente, limita-se – separado pelo **tentório do cerebelo**, formado pela dura-máter com o lobo occipital e as partes posteriores do lobo temporal do cérebro; póstero-inferiormente limita-se com o osso occipital ou cisterna cerebelobulbar. Ele envolve o bulbo posterior e lateralmente e se estende lateralmente até as proximidades da ponte, de modo que o IV ventrículo é completamente coberto por ele.

> **Clínica**
>
> O conhecimento anatômico das relações topográficas do cerebelo desempenha um papel crucial no tratamento cirúrgico dos tumores da fossa posterior do crânio. O **acesso cirúrgico** aos **tumores infratentoriais** (p. ex., um schwanoma do nervo vestibular = "neurinoma do acústico" no ângulo pontocerebelar) geralmente é obtido pela abertura da fossa posterior do crânio, após a remoção temporária de partes do osso occipital. Dependendo do tipo e da localização do tumor (cerebelar vs. extracerebelar), as partes do cerebelo não afetadas ou que obstruam o campo cirúrgico são cuidadosamente afastadas com a ajuda de uma espátula e, dessa forma, protegidas.

Anatomia de Superfície

As circunvoluções estreitas e em forma de folhas do cerebelo (**folhas do cerebelo**) são separadas umas das outras por variados sulcos profundos, aproximadamente paralelos entre si (**fissuras do cerebelo**). A **fissura posterolateral** subdivide o cerebelo em duas partes principais: o **lobo floculonodular** e **corpo do cerebelo**. Este último é subdividido pela fissura primária em **lobo anterior** e **lobo posterior**. Sulcos adicionais subdividem esses lobos em **lóbulos**. Na superfície cerebelar, há uma diferenciação basicamente em três níveis.

Superfície Superior

Esta superfície (➤ Fig. 12.29) está direcionada para o tentório do cerebelo ou o cérebro. Os limites entre o verme e os hemisférios

cerebelares dificilmente são identificados nesta superfície. No entanto, a **fissura primária** e a **fissura horizontal** são claramente visíveis. Este último sulco na realidade não é um limite funcional, mas forma uma linha divisória entre a superfície superior e a superfície inferior.

Superfície Inferior

A superfície inferior (➤ Fig. 12.30) é direcionada para o osso occipital ou a cisterna cerebelobulbar. Nesta superfície identificamos particularmente, ao lado do verme claramente delimitável e dos dois hemisférios cerebelares, as duas **tonsilas do cerebelo**. Os componentes mais caudais dos hemisférios envolvem a parte posterolateral do bulbo e, portanto, se localizam imediatamente na margem do forame magno.

> **Clínica**
>
> Se houver um aumento na pressão intracraniana (p. ex., por edema cerebral, hemorragia ou tumor), o cerebelo pode ser deslocado caudalmente. Suas estruturas caudais, como as tonsilas cerebelares serão, assim, pressionadas contra o forame magno e encarceradas entre o bulbo e as estruturas ósseas (**herniação tonsilar** ou **herniação inferior**). Uma consequência possível é a compressão do bulbo com o desenvolvimento da síndrome bulbar (perda de reflexos do tronco encefálico, ➤ Item 12.3.3). Sem a redução da pressão presente, a lesão resultante do centro respiratório e cardiovascular no tronco encefálico pode levar à morte do paciente.

Superfície Anterior

A superfície anterior do cerebelo (➤ Fig. 12.31) é direcionada para o IV ventrículo e o tronco encefálico. Nesta superfície, são evidentes, particularmente, os pedúnculos cerebelares (**pedúnculos cerebelares superior, médio e inferior**), através dos quais o cerebelo se une ao tronco encefálico. Os pedúnculos cerebelares superiores se limitam, de ambos os lados, medialmente com o **véu medular superior** ímpar, uma placa fina de fibras de substância branca, que representa uma ligação entre o cerebelo e a lâmina quadrigêmea e forma o teto superior do IV ventrículo. Uma segunda placa medular pareada, o **véu medular inferior**, conecta o cerebelo com o bulbo e, portanto, corresponde ao teto inferior do IV ventrículo. Além disso, identifica-se o **flóculo** (localizado abaixo do pedúnculo cerebelar médio) e o **nódulo** (porção do verme abaixo do véu medular superior) que, se unem como lobo floculonodular, sendo delimitados do restante do

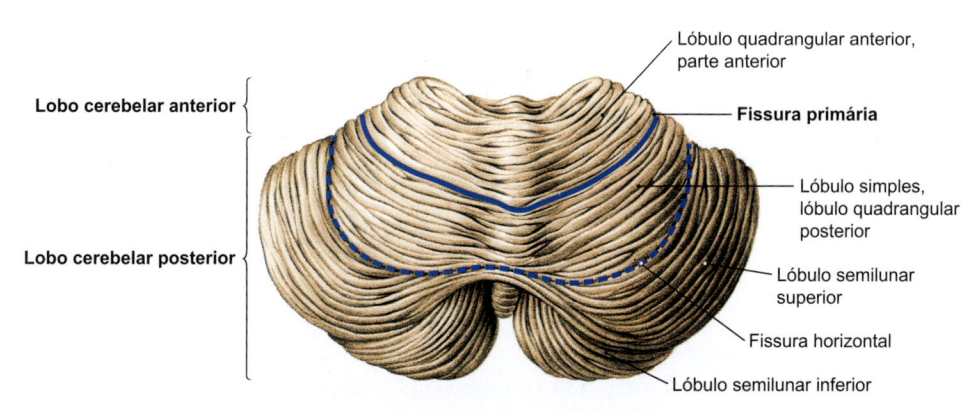

Lobo cerebelar anterior

Lobo cerebelar posterior

Lóbulo quadrangular anterior, parte anterior

Fissura primária

Lóbulo simples, lóbulo quadrangular posterior

Lóbulo semilunar superior

Fissura horizontal

Lóbulo semilunar inferior

Figura 12.29 Superfície superior do cerebelo.

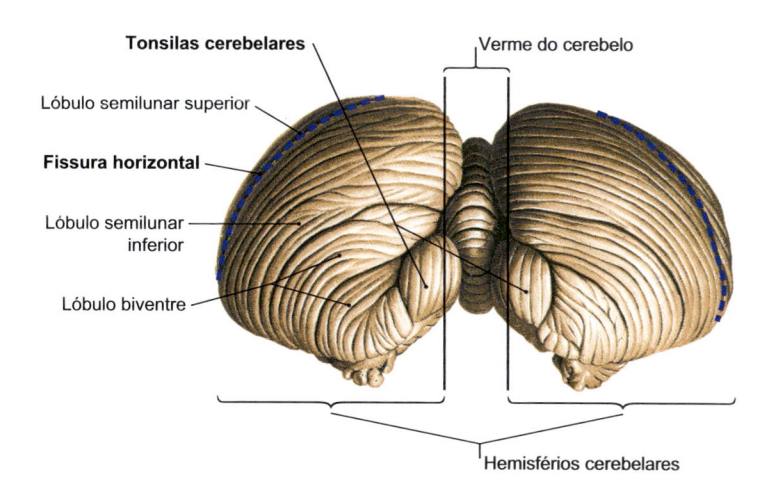

Figura 12.30 **Superfície inferior do cerebelo.**

cerebelo por meio da fissura posterolateral. O flóculo e o nódulo são conectados por fibras nervosas ao **pedúnculo do flóculo**.

Estrutura Funcional

Funcionalmente, o cerebelo é dividido em três partes (➤ Fig. 12.32).

Cerebelo Vestibular

Esta parte compreende o lobo floculonodular e está conectada estreitamente tanto por fibras aferentes, quanto por fibras eferentes ao sistema vestibular da orelha interna. Além disso, possuem conexões eferentes para o centro oculomotor da formação reticular e para os núcleos musculares dos bulbos dos olhos. O cerebelo vestibular atua, principalmente, no **controle do sistema motor postural** (estabilização da postura ereta e da marcha), **coordenação fina dos movimentos oculares** e coordenação de ambas as funções com o órgão do equilíbrio (**manutenção do equilíbrio**).

Cerebelo Espinal

Esta parte compreende o verme (sem o nódulo), na zona paravermiana de ambos os hemisférios (parte intermédia), bem como a maior parte dos lobos cerebelares anteriores. O cerebelo espinal recebe fibras aferentes diretamente da medula espinal e está conectado indiretamente à medula espinal por fibras eferentes, através do núcleo rubro e a formação reticular. Ele é, em grande parte, responsável pela **regulação do tônus muscular** e, juntamente com o cerebelo vestibular, controla o **sistema motor postural**.

Cerebelo Pontino

Esta parte envolve a maior área do cerebelo, a parte dos hemisférios cerebelares localizados lateralmente à zona paravermiana. Ele é conectado por fibras aferentes, principalmente, com a ponte (e, portanto, indiretamente com o cérebro) e, em parte com a oliva, bem como por via eferente com o núcleo rubro e o tálamo. O cerebelo pontino age, principalmente, na **coordenação motora objetiva precisa e da musculatura da fala**.

Clínica

O uso abusivo crônico do álcool pode levar a lesões permanentes do cerebelo, em particular a uma **atrofia do verme do cerebelo**. Com isso compromete partes do cerebelo vestibular (nódulo) e do espinocerebelo (verme e zona paravermiana). Os pacientes afetados não são capazes de coordenar os movimentos oculares e não conseguem manter o equilíbrio (devido a déficits no cerebelo vestibular e no cerebelo espinha). Como consequência, podem desenvolver uma deficiência na estabilização do olhar (p. ex., movimentos oculares repentinos ou correção múltipla da posição do olho ao tentar fixar um novo objeto movido no campo de visão) ou uma ataxia cerebelar (padrões posturais e da marcha instáveis devido à oscilação do corpo e tendência a quedas).

12.4.4 Estrutura Interna

A estrutura histológica básica do córtex cerebelar é importante para a compreensão das interconexões e vias do cerebelo. A substância cinzenta, isto é, os agrupamentos dos corpos das células nervosas, é encontrada no interior do cerebelo, predominantemente no córtex cerebelar e nos núcleos cerebelares.

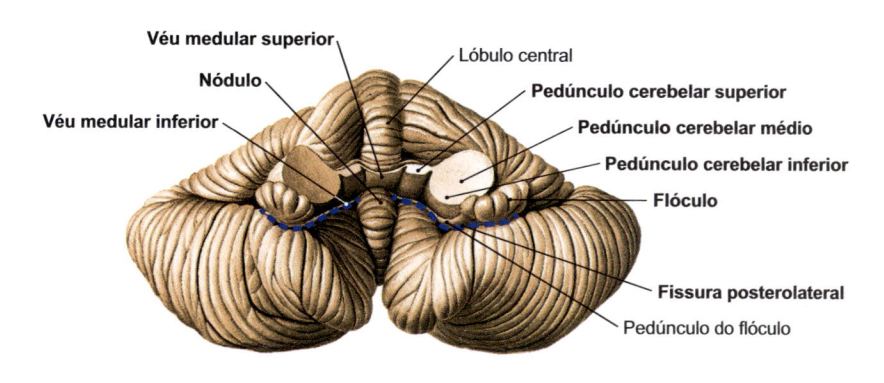

Figura 12.31 **Superfície anterior do cerebelo.**

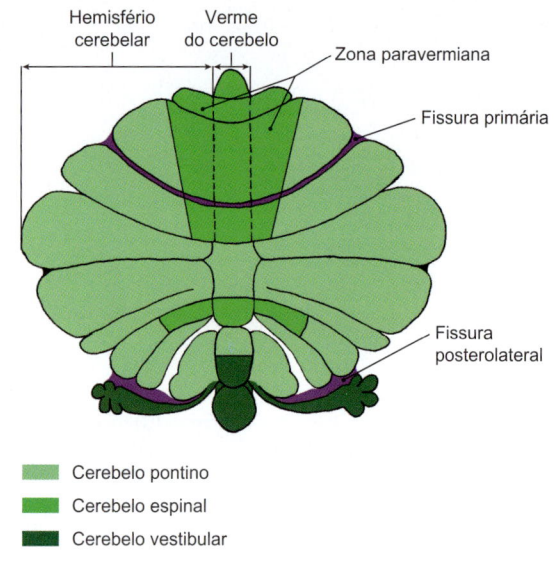

Hemisfério cerebelar
Verme do cerebelo
Zona paravermiana
Fissura primária
Fissura posterolateral

- Cerebelo pontino
- Cerebelo espinal
- Cerebelo vestibular

Figura 12.32 Divisão funcional-anatômica do córtex cerebelar difuso. [R247]

Córtex Cerebelar

O córtex cerebelar, em contraste com o córtex cerebral, mostra uma estrutura em três camadas. De fora para dentro, elas são:

- A camada molecular (**estrato molecular**, camada mais externa): baixa densidade de neurônios, grande quantidade de prolongamentos de células nervosas (particularmente dendritos de células de Purkinje e axônios de células granulares) e sinapses
- A camada celular de Purkinje (**estrato de células de Purkinje** ou ganglionar, camada média): predominantemente corpos de células de Purkinje, assim como células da glia de Bergmann (astrócitos especializados)
- A camada celular granular (**estrato granuloso**, camada mais interna): principalmente o corpo das células granulares

NOTA

O cerebelo possui mais de 50% de todos os **neurônios do encéfalo** e, portanto, mais neurônios do que o restante do encéfalo. Em termos de porcentagem, as células granulares no estrato granuloso do córtex cerebelar representam a maior proporção de células nervosas (cerca de 99% de todos os neurônios do córtex cerebelar).

O cerebelo recebe **entrada de fibras aferentes** tanto a partir das chamadas **fibras musgosas** (projeções axonais de neurônios dos núcleos da ponte, da medula espinal, da formação reticular ou dos núcleos vestibulares) quanto de **fibras trepadeiras** (projeções axonais do complexo olivar inferior do bulbo). Esta entrada é, em ambos, os casos **excitatória/glutamatérgicas**:

- Os axônios das fibras musgosas terminam no estrato granuloso e ativam, principalmente, as células granulares. Estas últimas, por sua vez, enviam suas projeções axonais, as chamadas fibras paralelas, ao estrato molecular e formam, dentre outras, sinapses excitatórias/glutamatérgicas na árvore dendrítica distal das células de Purkinje.
- Os axônios das fibras trepadeiras seguem diretamente no estrato molecular e, semelhantes às fibras paralelas, formam sinapses excitatórias/glutamatérgicas nos dendritos das células de Purkinje.

Crucial agora é a função das **células de Purkinje**. Elas são os únicos neurônios do córtex cerebelar que enviam um axônio que sai do córtex cerebelar. Dessa forma, as células de Purkinje são um **elemento central de integração** de todos os circuitos de comutação neurais, que incluem o córtex cerebelar como uma "estação de comutação". Curiosamente, as células de Purkinje são **inibitórias** e terminam com seus axônios nos neurônios dos núcleos cerebelares, onde formam **sinapses gabaérgicas** inibitórias.

Clínica

Ao contrário das lesões anteriormente descritas, parece que as disfunções do cerebelo e de seus circuitos de comutação também estão associadas a danos nas funções cerebrais superiores, por exemplo, interação social e comunicação. Neste contexto, provavelmente a integridade das células de Purkinje desempenha um papel crucial. Então é de ocorrência frequente, por exemplo, que no material de necrópsias de pacientes com **autismo**, exista um número reduzido de células de Purkinje em certas áreas corticais do cerebelo.

Núcleos Cerebelares

Incorporado no corpo medular do cerebelo, o cerebelo pontino encontra-se, de cada lado, quatro núcleos cerebelares, que são identificados particularmente em secções transversais ou secção oblíqua através do pedúnculo cerebelar superior baseado na sua respectiva forma macroscópica característica. A seguir, eles são listados de lateral para medial (**>** Fig. 12.33):

- **Núcleo denteado**: localizado mais lateralmente, aparece como uma faixa de dobra serrilhada em "forma de U"; a sua abertura anteromedial é chamada hilo do núcleo denteado
- **Núcleo emboliforme**: núcleo mais alongado localizado medialmente ao hilo do núcleo denteado

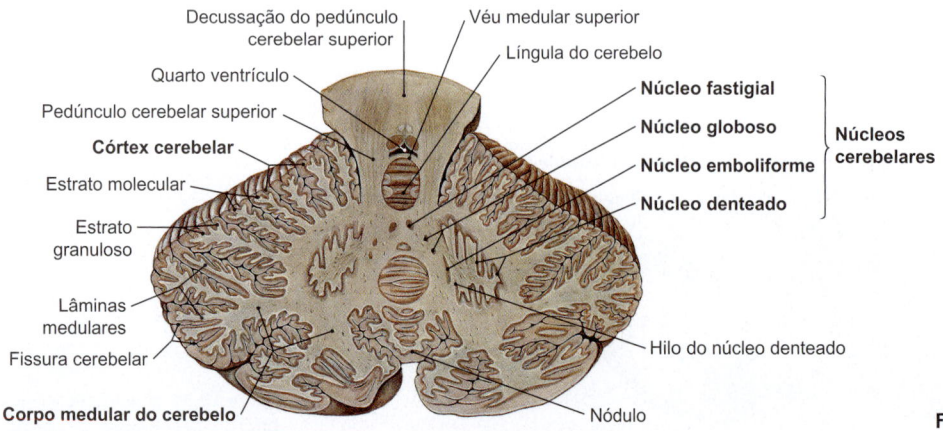

Decussação do pedúnculo cerebelar superior
Véu medular superior
Língula do cerebelo
Quarto ventrículo
Pedúnculo cerebelar superior
Córtex cerebelar
Estrato molecular
Estrato granuloso
Lâminas medulares
Fissura cerebelar
Corpo medular do cerebelo
Núcleo fastigial
Núcleo globoso
Núcleo emboliforme
Núcleo denteado
Núcleos cerebelares
Hilo do núcleo denteado
Nódulo

Figura 12.33 Núcleos cerebelares.

- **Núcleo globoso**: núcleo arredondado localizado medialmente ao núcleo emboliforme, muitas vezes bipartido
- **Núcleo fastigial**: núcleo ovoide localizado mais medialmente

Os núcleos cerebelares recebem a entrada de fibras aferentes, principalmente das células de Purkinje do córtex cerebelar. Devido ao fato de que cada núcleo cerebelar recebe fibras aferentes, respectivamente de uma área topograficamente diferente do córtex cerebelar, torna-se possível estabelecer algumas correlações funcionais:

- Núcleo denteado – cerebelo pontino
- Núcleo emboliforme – cerebelo espinal
- Núcleo globoso – cerebelo espinal
- Núcleo fastigial – cerebelo vestibular, cerebelo espinal

N O T A

Os núcleos emboliforme e globoso do cerebelo são, funcionalmente, muito semelhantes, porque ambos recebem os seus sinais aferentes do cerebelo espinal. Eles podem, portanto, ser agrupados em um único núcleo, o chamado **núcleo interpósito do cerebelo**.

Nos núcleos cerebelares encontramos, principalmente, neurônios multipolares que projetam suas vias eferentes para outras regiões do encéfalo. Estas fibras de projeção formam, no seu destino final, particularmente, sinapses excitatórias/glutamatérgicas.

Pedúnculos Cerebelares

O cerebelo está conectado ao tronco encefálico, de cada lado, por meio de três **pedúnculos cerebelares**, através dos quais passam todas as vias aferentes e eferentes do cerebelo. O volume dos pedúnculos cerebelares individuais e com isso também seu respectivo conteúdo de fibras é visível nas secções das preparações anatômicas, especialmente, em cortes frontais das faces anteriores (➤ Fig. 12.31).

- **Pedúnculo cerebelar superior**: o pedúnculo cerebelar superior contém, predominantemente, fibras eferentes, originadas de todos os quatro núcleos cerebelares, que seguem, principalmente, para o núcleo posterior ventrolateral do tálamo (trato cerebelotalâmico), e para o núcleo rubro no mesencéfalo (trato cerebelorrubral). Além disso, as fibras aferentes chegam a partir da medula espinal (trato espinocerebelar anterior, superior, cervico-espinocerebelar).

- **Pedúnculo cerebelar médio**: o pedúnculo cerebelar médio, que é o mais nítido, localiza-se mais lateralmente e contém apenas fibras aferentes (fibras pontocerebelares), que se originam nos núcleos da ponte (núcleos pontinos).

- **Pedúnculo cerebelar inferior**: o pedúnculo cerebelar inferior situa-se medialmente ao pedúnculo cerebelar médio e se divide em duas porções: um trato externo de fibras, o chamado **corpo restiforme**, que contém apenas fibras aferentes (trato espinocerebelar posterior, fibras cuneocerebelares, trato trigeminocerebelar, trato olivocerebelar, trato reticulocerebelar), e uma porção adjacente medial, o chamado **corpo justarrestiforme**, com fibras eferentes (trato cerebelovestibular) e fibras aferentes (trato vestibulocerebelar).

N O T A

No interior dos pedúnculos cerebelares, a relação entre fibras aferentes e eferentes é de aproximadamente 40:1. Isso enfatiza o papel central do cerebelo dentro do complexo de integração de sinais aferentes.

12.4.5 Vias de Condução

Vias de Condução Aferentes

Nas vias de condução aferentes do cerebelo (➤ Fig. 12.34), distinguem-se os sistemas de fibras trepadeiras e o sistema de fibras musgosas.

As **fibras trepadeiras** se originam a partir do complexo olivar inferior, segue como **trato olivocerebelar,** através do pedúnculo cerebelar inferior e cruzam para o lado oposto, em parte para os núcleos cerebelares, mas, especialmente, para todas as populações de células de Purkinje do córtex cerebelar.

As **fibras musgosas** têm várias áreas de origem. A característica comum de todas as fibras musgosas é o fato de terminarem nas células granulares do córtex cerebelar:

- **Fibras musgosas espinocerebelares** se originam na medula espinal e terminam no cerebelo espinal do mesmo lado. Inicialmente, denomina-se **trato espinocerebelar anterior**, o trato que atravessa o pedúnculo cerebelar superior. Por outro lado, o **trato espinocerebelar posterior** e o **trato cuneocerebelar** seguem no interior do pedúnculo cerebelar inferior.

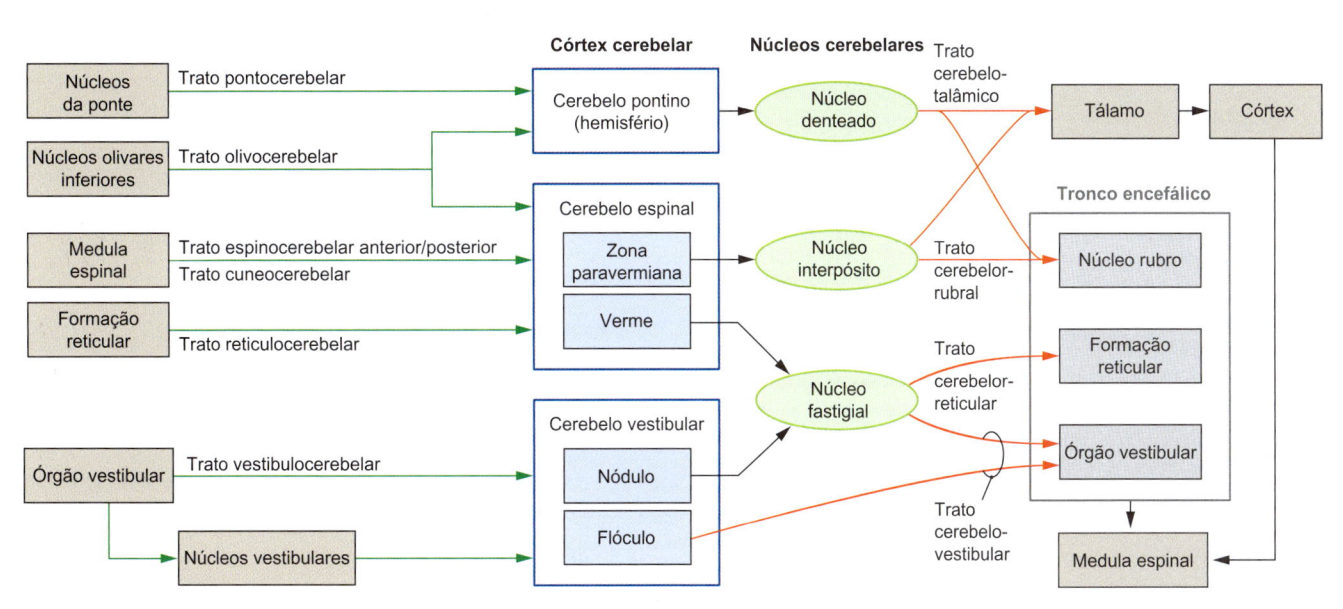

Figura 12.34 Conexões aferentes e eferentes do cerebelo. [L141]

- As fibras musgosas trigeminocerebelares se originam dos três núcleos aferentes somáticos do nervo trigêmeo (V) e chegam, semelhante às fibras musgosas espinocerebelares, através do pedúnculo cerebelar inferior, na área do cerebelo espinal do mesmo lado.
- **Fibras musgosas pontocerebelares** se originam dos núcleos da ponte (**núcleos pontinos**), cruzam como **trato pontocerebelar** através do pedúnculo cerebelar médio no lado oposto e terminam, dessa forma, no cerebelo pontinho do lado oposto.
- **Fibras musgosas reticulocerebelares** se originam na formação reticular, atravessam como **trato reticulocerebelar** o pedúnculo cerebelar inferior e terminam, bilateralmente, no cerebelo espinal.
- **Fibras musgosas vestibulocerebelares** a partir de partes dos núcleos vestibulares, essas fibras chegam diretamente, como **trato vestibulocerebelar** através do corpo justarestiforme do pedúnculo cerebelar inferior, bilateralmente no cerebelo vestibular.

Vias de Condução Eferentes

Com a exceção de algumas fibras destinadas ao sistema vestibular, todas as outras fibras eferentes do córtex cerebelar (➤ Fig. 12.34) estabelecem conexões sinápticas nos **núcleos cerebelares**. Aqui as seguintes conexões de destacam:

- Vias eferentes do **cerebelo pontino** ou dos **hemisférios cerebelares** se projetam, em particular, no núcleo denteado, fibras eferentes da **zona paravermiana** do **cerebelo espinal** se conectam ao núcleo interpósito, onde elas são respectivamente comutadas seguindo por neurônios de projeção, que atingem, principalmente, através do **trato cerebelotalâmico**, o tálamo contralateral ou, através do **trato cerebelorrubral**, o núcleo rubro contralateral.
- Vias eferentes do **cerebelo espinal** ou do **verme**, assim como do **cerebelo vestibular** ou do **nódulo** se projetam para o núcleo fastigial onde predominantemente ocorre uma comutação para os núcleos vestibulares e para a formação reticular, de ambos os lados. Essas conexões de fibras formam o **trato cerebelovestibular** e o **trato cerebeloreticular**.
- A maioria das fibras eferentes do **cerebelo vestibular** ou do **lóbulo floculonodular** passa, no entanto, sem comutação nos núcleos cerebelares, diretamente para os núcleos vestibulares.
- De todos os núcleos cerebelares seguem fibras do núcleo olivar para o complexo olivar inferior.

12.4.6 Suprimento Sanguíneo

No cerebelo chegam três artérias, que se originam posteriormente do território do sistema vertebrobasilar:

- **artéria cerebelar superior**, ramo da artéria basilar: supre as porções superiores dos hemisférios e do verme do cerebelo, assim como o núcleo denteado
- **artéria cerebelar inferior anterior**, ramo da artéria basilar: supre o flóculo e as regiões periféricas da superfície dos hemisférios cerebelares.
- **artéria cerebelar inferior posterior**, ramo da parte intracraniana da artéria vertebral: supre as porções inferiores dos hemisférios e do verme do cerebelo, assim como os núcleos emboliforme, globoso e fastigial.

As veias do cerebelo seguem independentes das artérias e podem ser associadas às seguintes áreas de drenagem:

- Sangue da superfície anteromedial e superomedial – Área de drenagem da veia cerebral magna: **veia cerebelar pré-central, veia superior do verme, veias cerebelares superiores mediais**
- Sangue da superfície superolateral Área de drenagem do seio reto: **veias cerebelares superiores laterais**

- Sangue da superfície inferolateral – Área de drenagem do seio petroso superior: **veia petrosa**
- Sangue da superfície inferomedial – Área de drenagem do seio transverso: **veia inferior do verme, veias cerebelares inferiores**

A extensão das áreas de irrigação ou drenagem depende do calibre dos respectivos vasos e mostram grandes diferenças entre os indivíduos. Além disso, existem inúmeras anastomoses, tanto entre as artérias quanto entre as veias.

Clínica

No exame clínico-neurológico, pode-se suspeitar de uma **lesão cerebelar** por meio de distúrbios da regulação do equilíbrio, da coordenação do movimento, da estabilização do olhar e do tônus muscular. Importante aqui é a avaliação geral orientada de todas as três entidades anátomo-funcionais do cerebelo ao longo do exame.

Inicialmente, examina-se o **cerebelo espinal** e o **cerebelo vestibular**, por meio do chamado **teste de Romberg**. Solicita-se ao paciente que fique na postura ereta, com os pés juntos e paralelos e alinhados para frente, e presta-se atenção, tanto com os olhos do paciente abertos quanto fechados a uma tendência de queda ou oscilação exagerada do corpo.

Se o paciente começa a balançar e isso não aumenta ao fechar os olhos, fala-se em **ataxia cerebelar**. Devido à proximidade anatômica, uma lesão combinada do cerebelo espinal e o cerebelo vestibular é, geralmente, a causa deste quadro (perturbação da regulação do equilíbrio e distúrbio da regulação do tônus muscular).

Na etapa seguinte, testa-se o **cerebelo pontinho**, através do chamado **teste dedo-nariz**. Pede-se ao paciente, inicialmente com os olhos abertos, depois com os olhos fechados, para levar a extremidade do dedo indicador até a extremidade do nariz em um movimento amplo sem apoiar o cotovelo. Se o cerebelo pontino estiver lesionado, é exibida a chamada **dismetria** ou **hipermetria**, acompanhada de um **tremor de intenção**. O dedo indicador não é mais trazido articuladamente para a extremidade do nariz, em vez disso o dedo avança com um tremor irregular para um ponto além do alvo (perturbação da função motora-alvo).

Outros possíveis "sintomas cerebelares" são, por exemplo, uma **fala escandida** (confusa, monótono, pronúncia hesitante por perturbação da função motora da fala), **movimentos oculares de sacada** com **nistagmo de grande amplitude** (perturbação do nervo oculomotor) e a chamada disdiadococinesia, um comprometimento da interação rápida dos músculos antagonistas, tais como durante o uso de uma chave de fenda (perturbação da coordenação da sequência de movimentos).

12.5 Nervos Cranianos

Anja Böckers, Michael J. Schmeißer

Competências

Após a leitura deste capítulo, você será capaz de:
- Citar os 12 nervos cranianos
- Mostrar os locais de saída dos 12 nervos cranianos, na preparação anatômica ou em um modelo cerebral
- Esboçar o arranjo bidimensional dos núcleos dos nervos cranianos no tronco encefálico (➤ Fig. 12.39a) e, dessa forma, citar os nomes e as características e as funções dos núcleos dos nervos cranianos
- Ilustrar uma visão geral do suprimento arterial dos núcleos dos nervos cranianos

Nota: Os nervos cranianos também são descritos no "➤ Item 9.3".

12.5.1 Visão Geral

Os **nervos cranianos** são 12 pares que deixam o sistema nervoso central (SNC) na base do cérebro ou do tronco encefálico. Para uma compreensão simplificada, podemos considerar, inicialmente, certas semelhanças com os nervos espinais, que deixam a medula espinal, aos pares em direção à periferia. No entanto, não se ajustam a esse tipo de disposição o nervo olfatório (I) e o nervo óptico (II), que com base na ontogênese são considerados partes do cérebro. Além disso, existem outras diferenças entre os nervos espinais e os nervos cranianos (➤ Tabela 12.7): enquanto os nervos espinais distribuem, primariamente por segmentos, os nervos cranianos não segue esse padrão segmentar e, em parte, seguem de forma tão complexa entre as meninges ou através de determinadas cavidades e aberturas cranianas para os seus órgãos-alvo na área da cabeça ou do pescoço, que é necessária uma compreensão topográfica significativamente maior para poder compreender estes trajetos. Enquanto quase todos os nervos cranianos têm seus órgãos-alvo na área da cabeça ou pescoço, uma parte das fibras do nervo vago (X) segue para até a cavidade abdominal, atingindo até o ponto de Cannon-Böhm na flexura esquerda do colo (flexura esplênica).

Os nervos espinais apresentam quatro tipos diferentes de fibras, enquanto nos nervos cranianos , podem ser distinguidas sete tipos de fibras, considerando que nem todos os nervos cranianos pos-

Tabela 12.7 Características dos nervos cranianos em comparação com os nervos espinais.

Nervo espinal	Nervo craniano
Arranjo segmentar	Arranjo não segmentar
31 pares de nervos espinais (principalmente)	12 pares de nervos cranianos
Saída da medula espinal	Saída do tronco encefálico
Atravessam os forames intervertebrais dispostos em segmentos	Atravessam as aberturas da base do crânio não dispostos em segmentos
4 modalidades funcionais das fibras	7 modalidades funcionais das fibras
Órgãos-alvos primariamente abaixo da abertura superior do tórax	Órgãos-alvo principalmente acima da abertura superior do tórax

suem todos os sete tipos . No geral, diferencia-se, comparando com os nervos espinais:

- **Fibras eferentes somáticas gerais** para a inervação dos músculos esqueléticos
- **Fibras aferentes somáticas gerais** que conduzem impulsos da pele (exterocepção), órgão tendinoso de Golgi ou fuso muscular (propriocepção)

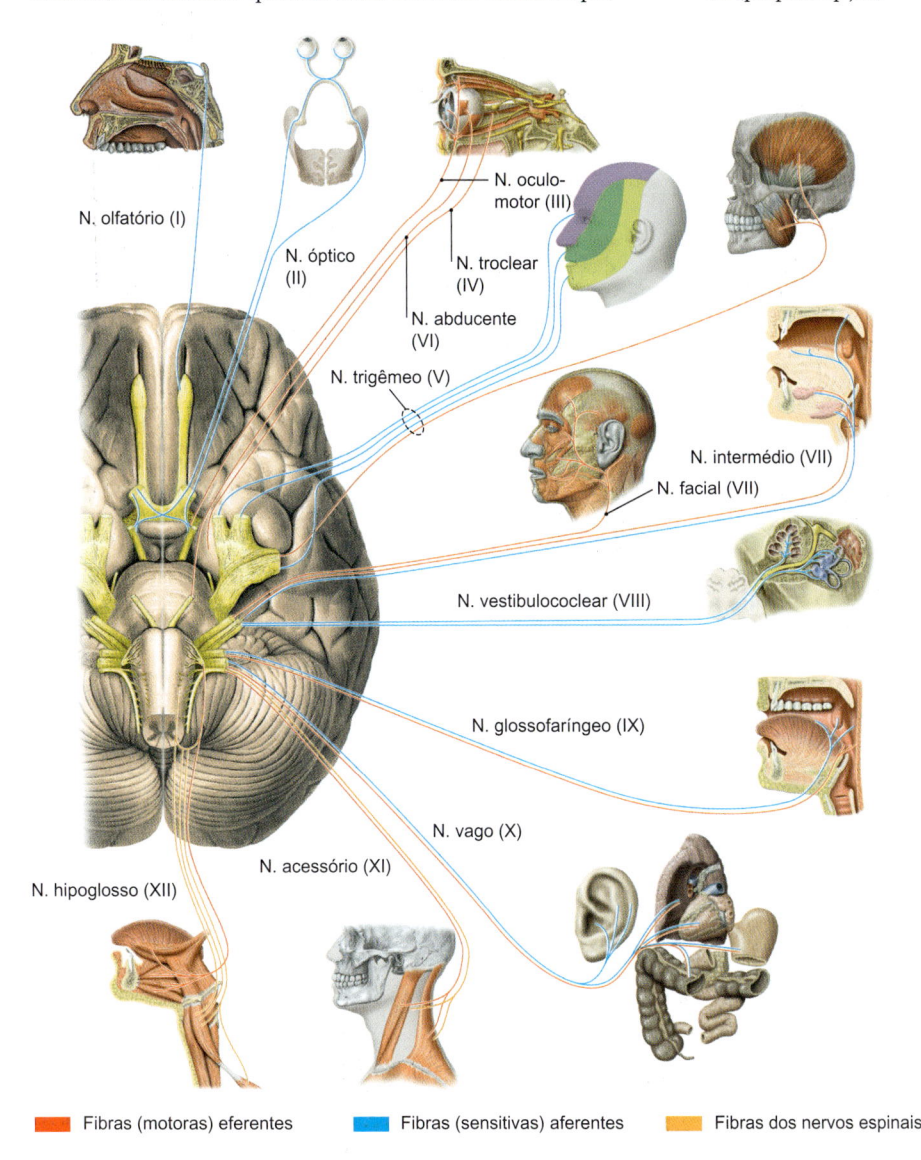

N. olfatório (I)

N. óptico (II)

N. oculo-motor (III)

N. troclear (IV)

N. abducente (VI)

N. trigêmeo (V)

N. intermédio (VII)

N. facial (VII)

N. vestibulococlear (VIII)

N. glossofaríngeo (IX)

N. vago (X)

N. acessório (XI)

N. hipoglosso (XII)

Figura 12.35 Cérebro, tronco encefálico e cerebelo com os locais de saída dos 12 pares de nervos cranianos, que são numerados na sequência de sua saída de rostral para caudal em números romanos (I-XII). Vista basal. O primeiro nervo craniano é um prolongamento do cérebro que foi deslocado para frente durante o desenvolvimento, o nervo óptico (II) correspondente a uma eversão frontal do diencéfalo.

■ Fibras (motoras) eferentes   ■ Fibras (sensitivas) aferentes   ■ Fibras dos nervos espinais

- **Fibras eferentes viscerais gerais** para a inervação parassimpática das fibras musculares lisas e glândulas
- **Fibras aferentes viscerais gerais**, que conduzem impulsos das mucosas, vísceras e vasos sanguíneos para o SNC.

Além disso, nos nervos cranianos, considerando o seu desenvolvimento embrionário, a partir dos arcos faríngeos, distinguem-se as fibras consideradas "especiais". Assim, encontram-se nos nervos cranianos também:

- **Fibras eferentes viscerais especiais** para a inervação dos músculos estriados derivados dos aros branquiais, por exemplo, os músculos da mastigação.
- **Fibras aferentes viscerais especiais**, que conduzem impulsos a partir dos epitélios sensitivos dos receptores olfativos e gustativos.

As fibras do epitélio sensitivo do olho e da orelha são exceções e, portanto, não são classificadas como aferentes viscerais especiais, em vez disso denominam-se **aferentes somáticas especiais**. Além disso, os tipos de fibras são, muitas vezes, definidos de forma inconsistente na literatura. Consequentemente, as fibras do nervo olfatório, em alguma extensão também são denominadas aferentes viscerais especiais.

As fibras autônomas espinais saem da medula espinal através da raiz anterior e no caso do sistema simpático no seu curso posterior, no gânglio paravertebral ou pré-vertebral, são interconectadas a um segundo neurônio pós-ganglionar. No sistema parassimpático, esta interconexão com o segundo neurônio ocorre, geralmente, em gânglios viscerais, por exemplo, na parede intestinal. Este princípio de interconexão também se aplica às partes de **fibras autônomas** dos nervos cranianos. As sinapses nos gânglios simpáticos ocorrem topograficamente distantes dos órgãos, de modo que as fibras pós-ganglionares seguem um longo trajeto e chegam como um plexo nervoso fino, acompanhando os vasos arteriais, para os órgãos-alvo na região da cabeça e do pescoço.

Tabela 12.8 Modalidades funcionais das fibras, distinguidas por eferentes e aferentes.

Modalidades funcionais das fibras	Inervação
Eferentes	
Eferentes somáticos gerais	motor: músculo esquelético
Eferentes viscerais gerais	parassimpático: glândulas, músculo liso
Eferentes viscerais especiais	motor (origem branquial): musculatura da faringe
Aferentes	
Aferentes somáticos gerais	proprioceptivo (articulações, músculos) e exteroceptivo (sensibilidade da pele)
Aferentes viscerais gerais	interoceptivo (sensibilidade da mucosa, vasos sanguíneos)
Aferentes viscerais especiais	Órgãos olfatório e gustativo
Aferentes somáticos especiais	Sensitivo: órgãos visuais, auditivos e do equilíbrio

N O T A

Nos nervos cranianos, podem ser distinguidos sete tipos distintos de fibras nervosas (➤ Tabela 12.8). Contudo, nem todos os nervos cranianos apresentam todos os tipos de fibras.

No total, podem ser diferenciados 12 pares de **nervos cranianos**, que determinam a estrutura dos capítulos seguintes (➤ Fig. 12.35). Os nervos cranianos são numerados consecutivamente de rostral a caudal por meio de números romanos. Dessa forma, os primeiros quatro nervos cranianos (I-IV) têm seu ponto de saída no mesencéfalo ou outro local rostral ao mesencéfalo. Os quatro nervos cranianos seguintes do (V-VIII) na ponte e os quatro nervos cranianos inferiores (IX-XII) no bulbo ("**regra dos 4**").

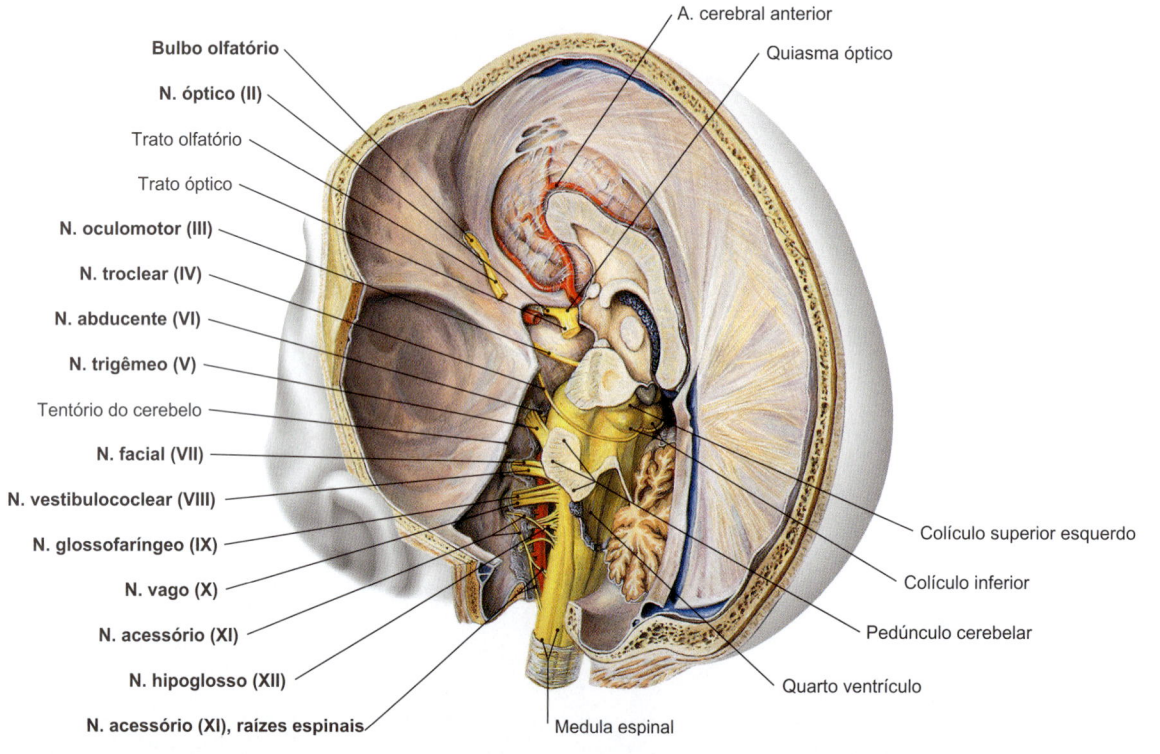

Figura 12.36 Locais de saída dos nervos cranianos no tronco encefálico e seus trajetos no espaço subaracnoide. Vista superior esquerda depois da remoção das metades esquerdas do cérebro e do cerebelo, bem como do tentório do cerebelo. O nervo abducente tem o trajeto intracraniano extradural mais longo até o ponto de passagem através da base do crânio.

Os **locais de emergência dos nervos cranianos** são dispostos, portanto, na face anterior em uma fileira medial e outra fileira lateral, em relação ao tronco encefálico:

- Na fileira medial segue cranialmente o ponto de saída das raízes anteriores dos nervos espinais. Nesta disposição, o nervo oculomotor (III), o nervo abducente (VI) e o nervo hipoglosso (XII) saem do SNC.
- A fileira lateral forma a continuação do sulco posterolateral, a depressão na qual a raiz posterior emerge da medula espinal. No bulbo, portanto, localizam-se no sulco retro-olivar esses locais de saída laterais do nervo glossofaríngeo (IX), do nervo vago (X) e do nervo acessório (XI). Mais cranialmente, estão dispostos os locais de saída do nervo trigêmeo (V) e do nervo facial (VII).

O nervo troclear (IV) é uma exceção a esse respeito, porque é o único nervo craniano na face posterior do mesencéfalo que sai do SNC e possui o curso intradural mais longo (➤ Fig. 12.36).

O **nome dos 12 nervos cranianos** na ordem correta pode ser facilmente lembrado ou repetido usando o mnemônico (NT: em português) "O objeto de ouro tinha teias de aranha... fazendo a vassoura girar, varrendo o armário horripilante", onde seus pontos de saída no tronco encefálico estão localizados de acordo com o princípio quatro descrito acima. A "regra dos 4" também inclui:

- Quatro nervos que conduzem fibras eferentes viscerais gerais (III, VII, IX e X)
- Quatro nervos cranianos, cujos números são divisores de 12, possuem núcleos eferentes somáticos localizados no tronco encefálico (III, IV, VI e XII)

Os 12 nervos cranianos são representados do ➤ Item 12.5.4 ao ➤ Item 12.5.16:

- A primeira seção descreve as respectivas saídas dos nervos cranianos na face basal do cérebro ou do tronco encefálico.
- A segunda seção consiste, essencialmente, em um gráfico resumido dos nervos cranianos com seus órgãos-alvo (➤ Fig. 12.37) o trajeto do nervo periférico correspondente é descrito no ➤ Item 9.3.
- Na terceira seção, os respectivos núcleos dos nervos cranianos, a sua posição, componentes e funções são descritos, assim como as suas conexões aferentes e eferentes para outras seções e sistemas cerebrais centrais.
- Finalmente, cada um dos 12 nervos cranianos é descrito de forma que as suas funções podem ser testadas no contexto de um exame clínico-neurológico.

12.5.2 Embriologia

Para uma compreensão topográfica da localização dos núcleos dos nervos cranianos no tronco encefálico, é crucial a descrição do seu arranjo longitudinal. Para isso, deve-se notar que os núcleos dos nervos cranianos não devem ser entendidos como acúmulos de neurônios redondos ou esféricos, em vez disso semelhantes à medula espinal se organizam em colunas nucleares descontínuas, que também podem se estender por longas distâncias, por exemplo, da ponte até o bulbo. Para um entendimento tridimensional de suas posições, essa imagem deve, então, ser expandida pelo arranjo mediolateral dos núcleos individuais dos nervos cranianos. Este arranjo mediolateral é derivado do desenvolvimento embrionário do rombencéfalo.

Já no desenvolvimento inicial, é possível diferenciar no tubo neural uma **placa do assoalho** apontando na direção ventromediana da notocorda e uma **lâmina tectal** orientada na direção dorsomediana do tubo neural. Entre estas duas placas se localizam, na metade dorsal do tubo neural, as **placas alares**, que são separadas pelo **sulco limitante** da metade ventral do tubo neural das chamadas **placas basais** (➤ Fig. 12.38a). A diferenciação adicional dos neurônios nas placas alares e basal é controlada pelo processo notocordal, que suprime os genes dorsalizadores com substâncias específicas. Como consequência, os motoneurônios se formam a partir de neuroblastos próximos da notocorda do tubo neural (nas placas basais), enquanto se diferenciam de anterior a posterior com um gradiente de concentração crescente dessas substâncias, os neurônios eferentes viscerais, os aferentes viscerais e os aferentes somáticos. Finalmente, com o desenvolvimento da ponte, o canal central se alarga até o IV ventrículo de modo que a lâmina tectal se estreita até o teto ventricular ependimal e as placas alares e basal são abertas, como as páginas de um livro, cuja espinha é formada pela anterior placa do assoalho (➤ Fig. 12.38b). Assim, as partes dorsais da parede do tubo neural se deslocam lateralmente, seguido ventralmente pelos neurônios aferentes viscerais, depois pelos eferentes viscerais e, finalmente, pelos neurônios eferentes somáticos o mais medialmente.

As respectivas colunas dos núcleos estão situadas na vizinhança imediata do assoalho do IV ventrículo. Especificamente, isso significa que a coluna do núcleo aferente somático especial do nervo craniano VIII (**núcleos vestibulares e cocleares**) situa-se o mais

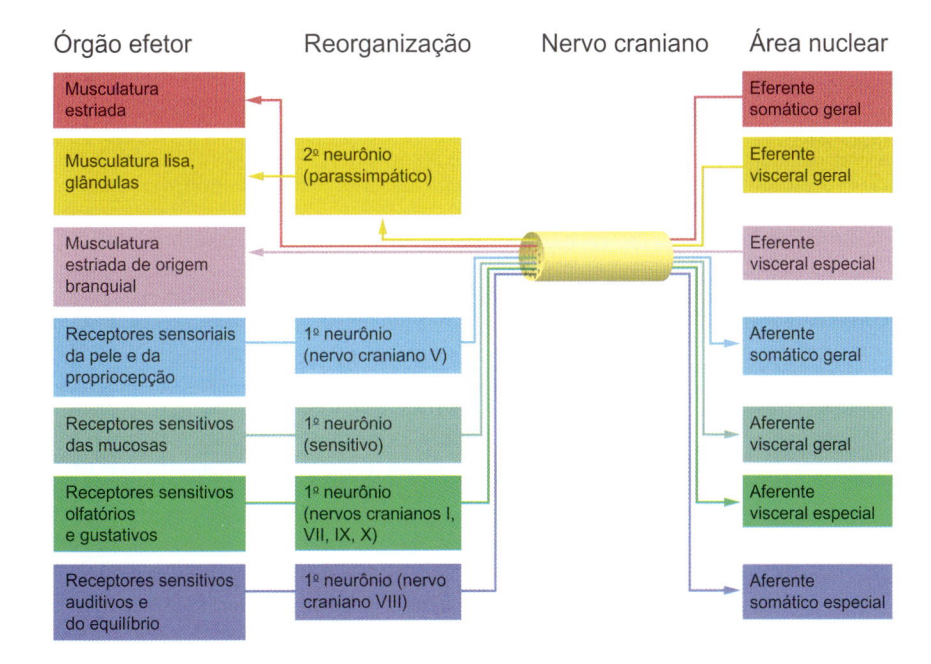

Órgão efetor	Reorganização	Nervo craniano	Área nuclear
Musculatura estriada			Eferente somático geral
Musculatura lisa, glândulas	2º neurônio (parassimpático)		Eferente visceral geral
Musculatura estriada de origem branquial			Eferente visceral especial
Receptores sensoriais da pele e da propriocepção	1º neurônio (nervo craniano V)		Aferente somático geral
Receptores sensitivos das mucosas	1º neurônio (sensitivo)		Aferente visceral geral
Receptores sensitivos olfatórios e gustativos	1º neurônio (nervos cranianos I, VII, IX, X)		Aferente visceral especial
Receptores sensitivos auditivos e do equilíbrio	1º neurônio (nervo craniano VIII)		Aferente somático especial

Figura 12.37 Modalidades funcionais das fibras dos nervos cranianos (núcleos) com possíveis interconexões ou pontos de reorganização e os respectivos órgãos efetores. [L127]

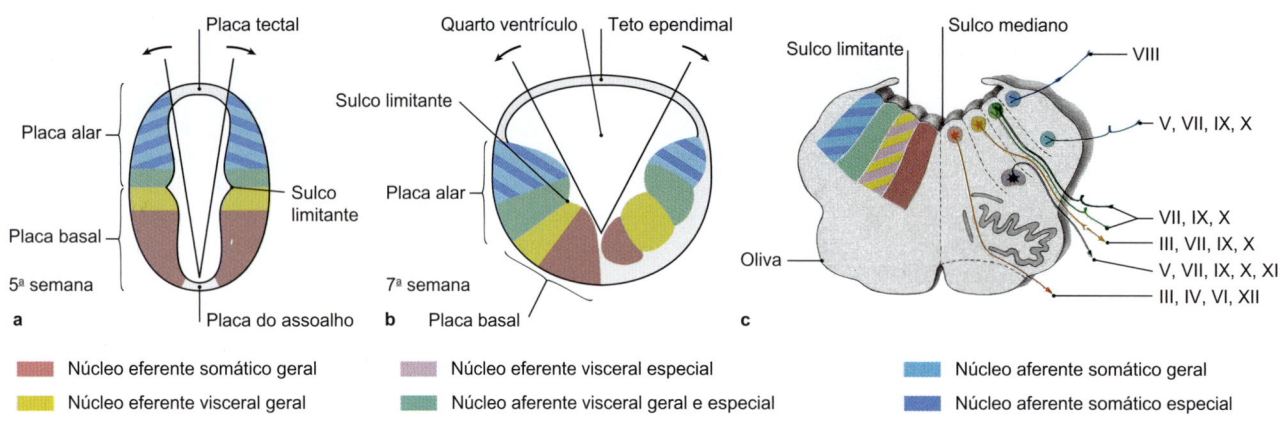

Figura 12.38 Desenvolvimento do rombencéfalo e o arranjo mediolateral dos núcleos dos nervos cranianos de acordo com as suas funções.
a Originalmente há um arranjo dorsoventral no tubo neural (5ª. semana de desenvolvimento). **b** Este arranjo se altera com o alargamento do canal central até o quarto ventrículo (7ª semana de desenvolvimento) em uma disposição mediolateral. **c** As modalidades funcionais das fibras individuais são atribuídas aos respectivos núcleos dos nervos cranianos. a, b [L126]

distante lateralmente, seguindo-se medioventralmente pelos núcleos aferentes viscerais especiais e gerais (**núcleos do trato solitário**) dos nervos cranianos VII, IX e X (➤ Fig. 12.38c). Medialmente ao sulco limitante se conectam à coluna dos núcleos eferentes viscerais gerais dos nervos cranianos III, VII, IX e X, os **núcleos acessórios do nervo oculomotor**, **núcleos salivatórios superior e inferior** e o **núcleo dorsal do nervo vago** ("regra dos 4", citada previamente). No entanto, o núcleo eferente visceral geral do nervo craniano III não tem contato imediato com o IV ventrículo, mas se localiza mais cranialmente no mesencéfalo. Entre esta coluna de núcleos e o sulco mediano encontra-se, finalmente, a coluna de núcleos eferentes somáticos gerais, que é composto pelos núcleos dos nervos cranianos III, IV, VI e XII, o **núcleo do nervo oculomotor**, **núcleo do nervo troclear**, **núcleo do nervo abducente** e **núcleo do nervo hipoglosso** ("regra dos 4", citada previamente).

Tabela 12.9 Correlação dos nervos cranianos mais importantes com os arcos faríngeos respectivos e os músculos branquiogênicos associados.

Arco faríngeo	Nervo do arco faríngeo	Músculos
1º Arco faríngeo (arco mandibular)	Nervo trigêmeo (V); Nervo mandibular (V/3)	músculos da mastigação músculo milo-hióideo ventre anterior do músculo digástrico músculo tensor do tímpano músculo tensor véu palatino
2º Arco faríngeo (arco hioide)	Nervo facial (VII)	músculos da mímica facial músculo estilo-hióideo ventre posterior do músculo digástrico músculo estapédio
3º Arco faríngeo (arco faríngeo)	Nervo glossofaríngeo (IX)	musculatura faríngea músculo estilofaríngeo músculo elevador véu palatino
4º Arco faríngeo (arco laríngeo)	Nervo vago (X) com Nervo laríngeo superior	musculatura da laringe musculatura da faringe: músculo cricotireóideo
5º Arco faríngeo	regride –	regride –
6º Arco faríngeo	Nervo vago (X) com o Nervo laríngeo inferior (Nervo recorrente)	musculatura interna da laringe musculatura superior do esôfago

A coluna dos núcleos aferentes somáticos gerais também é lateral, mas não se aproxima ao assoalho do IV ventrículo, mas segue no interior do tronco encefálico. Esta coluna é composta pelos neurônios dos nervos cranianos V, VII, IX e X, dispostos longitudinalmente nos **núcleos mesencefálicos, pontinos e espinais do nervo trigêmeo**. O mesmo se aplica à coluna dos núcleos eferentes viscerais especiais dos nervos cranianos V, VII, IX, X e XI, cujos neurônios inervam músculos de origem branquial na região da cabeça e pescoço e que incluem o **núcleo motor do nervo trigêmeo**, o **núcleo do nervo facial**, o **núcleo ambíguo** e o **núcleo do nervo acessório** (➤ Fig. 12.39).

O último grupo de núcleos mencionados (V, VII, IX, X e XI) está intimamente ligado, em sua disposição, com o desenvolvimento dos arcos faríngeos. Dessa forma, a musculatura de um arco faríngeo é inervada, respectivamente, por um desses nervos cranianos, "os nervos do arco faríngeo". Correspondentemente, cada um dos nervos cranianos acima mencionados pode ser associado a um determinado arco faríngeo (➤ Tabela 12.9). A raiz espinal do nervo acessório, com seu trajeto direcionado cranialmente, é denominada, de forma inconsistente, em parte, como eferente visceral especial ou como eferente somática.

12.5.3 Suprimento Arterial

Um distúrbio da perfusão arterial pode levar ao infarto do tronco encefálico, à necrose consecutiva na área de perfusão de estruturas neuronais localizadas e, assim, à perda de função correspondente. Os sintomas observados permitem, consequentemente, tirar conclusões sobre a localização das áreas afetadas do tronco encefálico e do vaso acometido.

De forma simplificada, o **tronco encefálico** com os núcleos dos nervos cranianos aí situados faz parte da área de irrigação das Aa. vertebrais, que se unem, no nível da transição do bulbo com a ponte, na artéria basilar. De modo correspondente, as áreas de núcleos do **bulbo** são irrigadas pela artéria vertebral ou seus ramos, as áreas nucleares da **ponte** pela artéria basilar e seus ramos. O **mesencéfalo** não está tão claramente associado a apenas um vaso, mas aqui, também, há um suprimento arterial constante das seções transversais do tronco encefálico através de um território de irrigação anterior, posterior e lateral:

• O território de irrigação anterior segue, com seus ramos paramedianos, no tronco encefálico e supre as áreas dos núcleos eferentes somáticos gerais dos nervos cranianos III, IV, VI e XII (➤ Item 12.5.1, "regra dos 4"). De acordo com a sua localização, o fluxo sanguíneo deriva da artéria espinal anterior ou dos

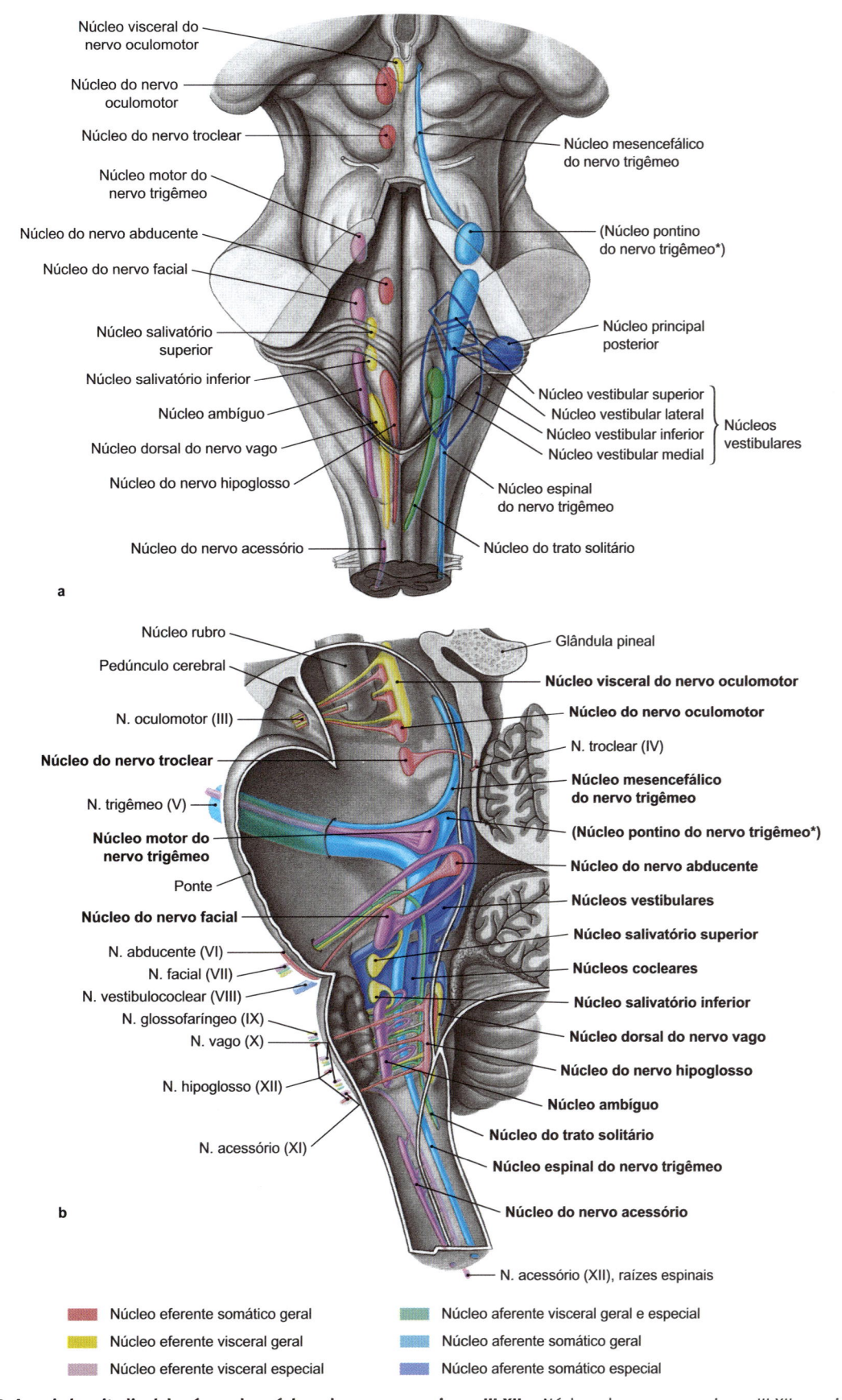

Figura 12.39 Arranjo longitudinal das áreas dos núcleos dos nervos cranianos III-XII. a Núcleos dos nervos cranianos III-XII, em vista posterior do tronco encefálico ou da fossa romboide. O lado direito da imagem mostra as terminações das vias aferentes nos respectivos núcleos, a metade esquerda da imagem mostra as origens dos núcleos das vias eferentes. **b** Visão geral espacial das áreas dos núcleos eferentes e aferentes dos nervos cranianos III-XII e seus trajetos no tronco encefálico a partir do plano mediano; * clínica: Núcleo sensitivo principal do nervo trigêmeo.

ramos paramedianos da artéria vertebral, dos ramos mediais das Aa. pontinas da artéria basilar e da artéria cerebelar superior e dos ramos interpedunculares da artéria cerebral posterior, na região do mesencéfalo.

- A área de suprimento lateral envolve os núcleos dos nervos cranianos V, VII, IX, X e XI, através dos ramos da artéria cerebelar anterior inferior, da artéria basilar e através dos ramos laterais (representados pelos ramos circunferentes curtos e longos) da Aa. pontinas, ramos da artéria basilar.
- A área de suprimento posterior é, eventualmente, irrigada a partir da artéria espinal posterior, ramo da artéria vertebral ou por meio dos ramos da artéria cerebelar posterior inferior e supre, dentre outros, os núcleos vestibulares.

A proximidade topográfica estreita dos nervos cranianos com as artérias cerebrais basais durante o seu trajeto intracraniano, até o local de passagem óssea é, muitas vezes, a causa de sintomas clínicos ou dos déficits dos nervos cranianos. Assim, um vaso pode comprimir o nervo craniano imediatamente adjacente, devido a uma dilatação aneurismática.

NOTA

- O nervo oculomotor (III) passa através da fossa interpeduncular, situando-se nas proximidades imediatas da artéria cerebral posterior ou, posteriormente, no trajeto da artéria comunicante posterior.
- No meato acústico interno, a artéria cerebelar anterior inferior emerge da artéria do labirinto e, nesta área, está localizada no ângulo pontocerebelar, na proximidades imediatas do nervo facial (VII) e do nervo vestibulococlear (VIII).
- O ramo mais calibroso da artéria vertebral, a artéria cerebelar posterior inferior, passa, no seu segmento inicial, próximo da oliva, nas vizinhanças imediatas do nervo hipoglosso ou das raízes dos nervos cranianos, ao longo do forame jugular.

Clínica

Em caso de **déficit funcional de um nervo craniano**, primeiro deve ser feito um diagnóstico subsequente para distinguir se é uma lesão supranuclear ou se se trata de uma lesão do núcleo do nervo craniano ou se o nervo craniano está comprometido em seu trajeto periférico. Para isso, o conhecimento da localização exata dos núcleos dos nervos cranianos, seus locais de saída e as respectivas estruturas adjacentes são essenciais para poder definir, com precisão, o local da lesão. Devido às relações topográficas que existem entre os nervos cranianos, é muito comum clinicamente, portanto, detectar lesões combinadas dos nervos cranianos, nos quadros clínicos, por exemplo, quando os nervos cranianos inferiores estão intimamente relacionados à medida que atravessam as aberturas na base do crânio (p. ex., através do forame jugular). Lesões isoladas do nervo craniano especialmente dos nervos cranianos III até o VIII – são, frequentemente, causadas por hemorragia ou infarto das artérias do tronco encefálico.

12.5.4 Nervo Olfatório (1º Nervo Craniano, NC I)

Michael J. Schmeißer

Competências

Após a leitura deste capítulo, você será capaz de:
- Descrever a posição específica do nervo olfatório, em relação aos nervos cranianos III-XII, explicando, dessa forma, a diferença entre uma célula sensorial primária e secundária.
- Diferenciar clinicamente uma lesão do nervo olfatório de uma lesão do nervo trigêmeo.

O **nervo olfatório (I)** é uma denominação que envolve um conjunto de cerca de 20 fibras nervosas finas (**filamentos olfatórios**) cercadas por meninges. Este nervo contém axônios não mielinizados de neurônios olfatórios bipolares e, a partir da mucosa olfativa na parte superior da cavidade nasal, atravessam a lâmina cribriforme do osso etmoide e segue até a fossa anterior do crânio e o **bulbo olfatório** (➤ Fig. 9.32). O nervo olfatório (I) não é, portanto, um nervo craniano típico, com um trajeto de fibras periféricas e uma área de núcleo central. Em vez disso, ele corresponde à primeira parte do trato olfatório do SNC (➤ Item 13.6.2) e, portanto, está associado ao telencéfalo. Ainda não há um consenso sobre a classificação das suas fibras: basicamente, as fibras que conduzem impulsos do epitélio sensitivo dos receptores olfatórios são denominadas fibras aferentes viscerais especiais. No entanto, em relação às fibras do nervo olfatório (I) na literatura, essas fibras são, também, consideradas como fibras aferentes somáticas especiais (➤ Item 12.5.1). Os neurônios olfatórios são **células sensoriais primárias** que captam impressões sensoriais olfatórias, através de seus dendritos e transmitem essas informações ao SNC, por meio de seus axônios. Células sensoriais secundárias na realidade também recebem impulsos, no entanto, elas não podem transmiti-las diretamente ao SNC.

Clínica

Exame

No contexto de uma anamnese detalhada, pergunta-se inicialmente a respeito de **distúrbios olfatórios e gustativos**. Um distúrbio sensorial olfatório é difícil de diagnosticar pela anamnese, porque com frequência se manifesta como um distúrbio gustativo. Para um **exame funcional** objetivo do sentido do olfato, o paciente fecha os olhos e, em cada uma das narinas, várias substâncias aromáticas são oferecidas para o teste do olfato. Muito importante neste contexto é o consequente "teste do olfato" com substâncias irritantes, tais como amônia, porque estes não são percebidos pelo nervo olfatório (I), em vez disso são percebidos na mucosa nasal através de ramos do nervo trigêmeo (V). Se o paciente acometido não perceber as substâncias aromáticas ou irritantes, possivelmente houve lesão da mucosa nasal. Se paciente reage à irritação, mas não às substâncias aromáticas, um distúrbio neurogênico, por exemplo, do nervo olfatório (I) é muito provável.

Lesão do nervo

Em uma fratura da base do crânio, o nervo olfatório pode ser rompido na área de sua passagem óssea da cavidade nasal na fossa anterior do crânio. Isso pode levar a uma redução do olfato (**hiposmia**) ou a uma perda completa do sentido do olfato (**anosmia**).

12.5.5 Nervo Óptico (2º Nervo Craniano, NC II)

Michael J. Schmeißer

Competências

Após a leitura deste capítulo, você será capaz de:
- Descrever a posição específica do nervo óptico, em comparação com os nervos cranianos III-XII
- Explicar o que é um papiledema e quais as causas que devem ser considerados a esse respeito.

Semelhante ao nervo olfatório, o **nervo óptico (II)** também não se trata de um nervo craniano clássico, mas de uma estrutura nervosa central da via visual rodeada pelas meninges e oligodendrócitos, que está associada ao diencéfalo. Suas fibras exclusivamente aferentes somáticas especiais são axônios agrupados, inicialmente não mielinizados, mas que apresentam uma mielinização em um trajeto posterior, envolvendo as células ganglionares multipolares da retina (➤ Item 9.3.2), que retransmitem a informação visual e terminam, principalmente, no corpo geniculado lateral (CGL) do tálamo. O disco óptico, que aparece como um disco amarelado na inspeção do fundo do olho marca o início do nervo óptico no pólo dorsal do bulbo do olho. Em seu trajeto posterior, assumindo uma ligeira "forma de S", o nervo óptico é, inicialmente, incorporado no corpo adiposo retrobulbar da órbita, passa completamente pelo anel tendíneo comum (zônula ciliar de Zinn) e, finalmente, chega como o único nervo através do canal óptico, na fossa média do crânio, onde ele se une ao nervo óptico do lado oposto, formando o quiasma óptico, acima da hipófise (via visual, ➤ Item 13.3.1). Diretamente atrás do bulbo do olho, a artéria e a veia central da retina seguem internamente ao nervo óptico (II) e chegam por essa via até a retina.

Clínica

Exame

O paciente inicialmente é questionado sobre a sua **visão** geral, porque uma lesão do nervo óptico pode estar associada apenas à perda parcial da visão ("visão turva", "manchas escuras"), mas, muitas vezes, também leva à cegueira. Em exame orientado deve ser realizado em sequência, separadamente para cada olho, avaliando acuidade visual (usando uma Tabela de visão) e o campo visual (por meio de perimetria manual com o dedo). Além disso, o exame dos **reflexos pupilares** é essencial, uma vez que o componente aferente da via reflexa segue, em sua maior parte, através do nervo óptico. Assim, no caso de uma lesão na via reflexa, nem uma reação à luz (constrição da pupila = miose) ipisilateral nem contralateral é desencadeada quando se examina o olho afetado, enquanto a resposta reflexa é normal, em ambos os olhos, quando se estimula o olho saudável.

Lesão do nervo

Uma inflamação aguda do nervo óptico (**neurite do nervo óptico** ou neurite retrobulbar) é caracterizada, principalmente, por uma perda de visão unilateral potencialmente reversível. Os pacientes afetados relatam uma "visão turva", onde o exame do fundo do olho, associada a avaliação do disco óptico, muitas vezes não resulta em achados patológicos ("o paciente não vê nada e o médico oftalmologista também não vê nada"). Em cerca de um terço dos casos, a neurite óptica é o primeiro achado da esclerose múltipla (EM) em pessoas jovens, uma doença autoimune relativamente comum do SNC.

O aumento da pressão intracraniana (tal como ocorre em um tumor cerebral ou em uma hemorragia cerebral) pode comprimir os nervos ópticos, de ambos os lados. Esta condição é acompanhada por uma estase de sangue venoso, que causa um edema oftalmoscopicamente visível dos discos do nervo óptico que agora protraem o bulbo. É o chamado **papiledema**.

12.5.6 Nervo Oculomotor (3º Nervo Craniano, NC III)

Michael J. Schmeißer

Competências

Após a leitura deste capítulo, você será capaz de:
- Citar as estruturas efetoras do nervo oculomotor
- Enumerar os núcleos do nervo oculomotor, ilustrar suas localizações topográficas e explicar detalhadamente suas respectivas funções.
- Descrever os achados clínicos na paresia oculomotora e identificar as possíveis causas.

O **nervo oculomotor** (III) é um nervo craniano clássico e juntamente com o nervo troclear (IV) e o nervo abducente (VI), constituem os três nervos cranianos que controlam os movimentos do bulbo do olho ("nervos da musculatura ocular"). Por meio de sua inervação eferente somática geral, quase todos os músculos estriados extrínsecos do olho, pode mover o bulbo do olho para baixo e medialmente, medialmente, para cima e medialmente e para cima e lateralmente. Além disso, suas fibras eferentes somáticas gerais são as principais responsáveis pela elevação das pálpebras. As fibras eferentes viscerais gerais inervam os músculos lisos intrínsecos do bulbo do olho. Eles provocam a constrição da pupila (miose) e aumentam a curvatura do cristalino (➤ Fig. 12.41).

Trajeto e Ramos

O nervo oculomotor emerge do tronco encefálico, medialmente ao pedúnculo cerebral, na fossa interpeduncular do mesencéfalo (➤ Fig. 12.40). Ele, inicialmente, segue entre a artéria cerebelar superior e a artéria cerebral posterior e passa, lateralmente, através da dura-máter a partir da artéria comunicante posterior e o processo clinoide posterior. Em seguida, entra no seio cavernoso e passa através da sua parede lateral como o nervo supremo (➤ Fig. 12.46). Em seguida, ele entra na órbita através da parte

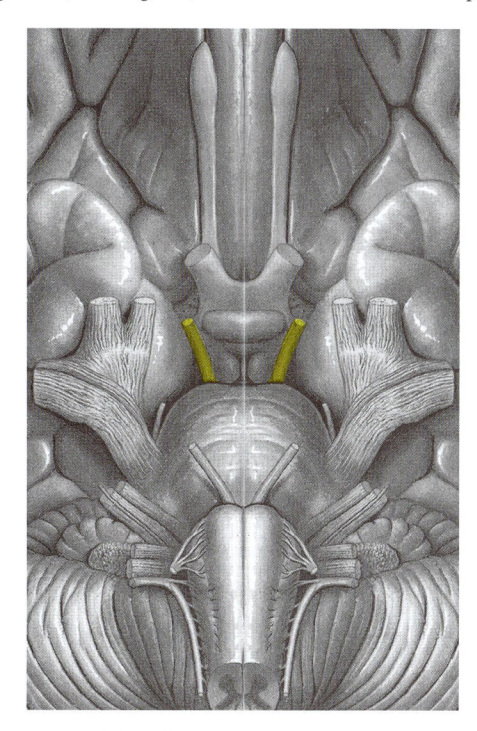

Figura 12.40 Local de saída do nervo oculomotor. O nervo craniano III emerge diretamente acima da ponte. Vista anterior.

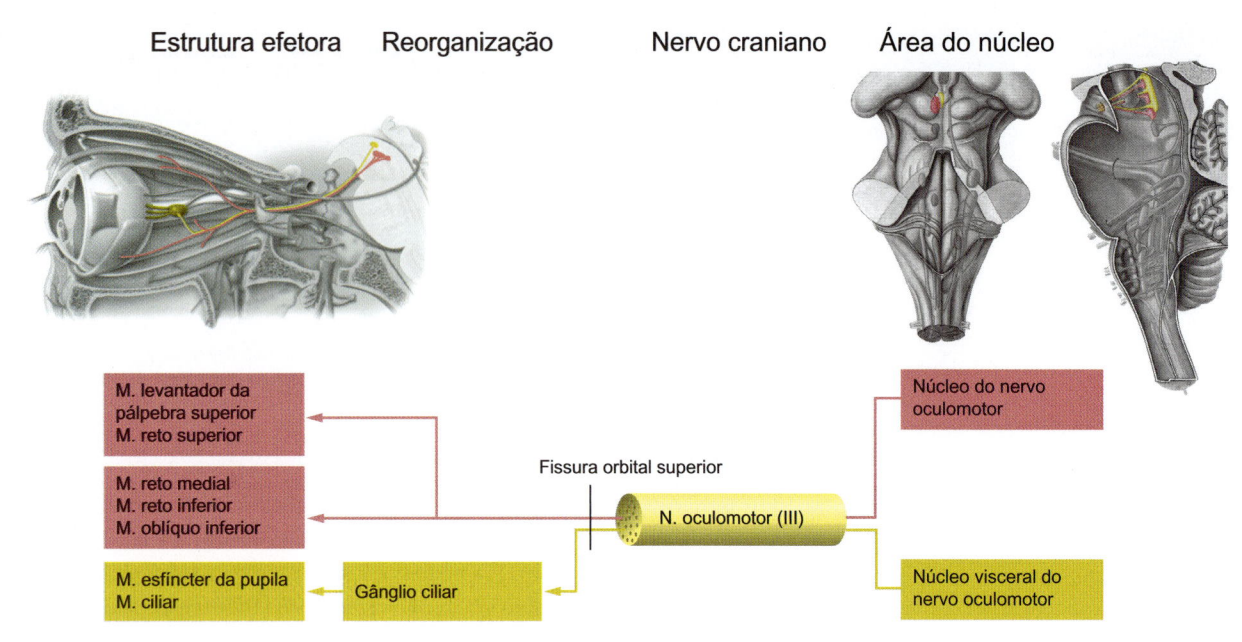

Figura 12.41 Trajeto, ramos e modalidades funcionais das fibras do nervo oculomotor, esquerdo. Vista lateral. [L127]

medial e inferior da fissura orbital superior e atravessa o anel tendíneo comum (zônula ciliar de Zinn). Aqui ele se divide em seus ramos terminais:

- **Ramo superior**: este ramo menor, com fibras eferentes somáticas gerais, supre o músculo reto superior (elevação do bulbo do olho, combinado com ligeira adução e rotação interna) e o músculo levantador da pálpebra superior (elevação da pálpebra superior).
- **Ramo inferior**: este ramo maior, com fibras eferentes somáticas gerais, supre o músculo reto medial (adução do bulbo do olho), o músculo reto inferior (abaixamento do bulbo do olho, combinado com ligeira adução e rotação externa) e o músculo oblíquo inferior (elevação do bulbo do olho, combinado com uma ligeira abdução).
- **Ramo no gânglio ciliar**: Este ramo eferente visceral geral segue para o gânglio ciliar (➤ Item 9.3.3). Suas fibras parassimpáticas fazem sinapses nesse gânglio, gerando as fibras pós-ganglionares e seguem para o músculo esfíncter da pupila (constrição da pupila = miose) e para o músculo ciliar (relaxamento das fibras zonulares e, com isso, aumentando a curvatura do cristalino na acomodação à visão próxima).

Núcleos do Nervo Craniano e Conexões Centrais

Considerando seus dois tipos de fibra, o nervo oculomotor possui dois núcleos específicos do nervo craniano: o **núcleo do nervo oculomotor**, eferente somático geral e o **núcleo visceral do nervo oculomotor** (núcleo de Edinger-Westphal), eferente visceral geral. Ambos os núcleos, situam-se no mesencéfalo, adjacentes, no nível dos colículos superiores (➤ Fig. 12.41). O núcleo do nervo oculomotor localiza-se anteriormente ao aqueduto do mesencéfalo e posteriormente ao núcleo rubro, próximo da linha média. Ele consiste em várias partes, destacando-se o núcleo caudal central, que é único, e contém os corpos dos motoneurônios para o músculo levantador da pálpebra superior, de ambos os lados. O núcleo visceral do nervo oculomotor localiza-se medial e posterior ao núcleo do nervo oculomotor, ainda mais próximo da linha média.

As **interconexões dos "núcleos dos músculos oculares"** e suas conexões com centros supranucleares e pré-oculomotores são extremamente complexas (➤ Item 13.3.3). São importantes, dentre outros, os **neurônios internucleares**, que se localizam próximos dos neurônios motores eferentes somáticos gerais, nos "núcleos

dos músculos oculares". Através deles, os "núcleos dos músculos oculares" individuais são interligados no tronco encefálico. A projeção internuclear mais bem estudada localiza-se no **fascículo longitudinal medial (FLM)** e conecta os neurônios internucleares do núcleo do nervo abducente aos neurônios internucleares de um subnúcleo contralateral do núcleo do nervo oculomotor. Além disso, o núcleo visceral do nervo oculomotor desempenha um papel crucial no reflexo pupilar e no reflexo da acomodação, bem como na reação de convergência (➤ Item 13.3.2).

Clínica

Exame

Na **inspeção geral**, observa-se, em primeiro lugar, a posição das pálpebras, em uma análise mais detalhada a posição dos bulbos dos olhos e das pupilas sempre comparando os dois lados. Além disso, o paciente é avaliado a respeito da possibilidade de imagens duplas. No caso de déficit do nervo oculomotor, estas imagens, enquanto se olha lateralmente, em direção ao lado da lesão, as imagens duplas são menos acentuadas, mas nunca desaparecem completamente. Em relação ao **exame motor ocular** geral e combinado e, assim, avaliando os "nervos dos músculos oculares": oculomotor (III), troclear (IV) e abducente (VI) solicita-se agora ao paciente que ele mantenha o dedo indicador em um ponto na altura dos olhos a uma distância de aproximadamente 20 a 30 cm, fixe os olhos no dedo e o acompanhe com os olhos para outro ponto, desviando o dedo em variadas direções. Testamos os movimentos sequenciados do olho ao mover o dedo indicador em todas as direções de visão (cranial caudal, medial lateral e suas combinações). Se o nervo oculomotor estiver lesionado, o bulbo do olho, no lado afetado, será desviado lateralmente e para baixo, já no início do exame e, geralmente, não é capaz de acompanhar o dedo indicador. A **reação de convergência** é testada com o dedo indicador na altura dos olhos conduzido em direção ao nariz do paciente. Certifique-se de que ambos os bulbos se movam para o centro do campo visual e, ao mesmo tempo, uma miose reflexa ocorra em ambos os olhos. Por fim, verifique o **reflexo pupilar**. No caso de um déficit do nervo oculomotor, componente eferente do arco reflexo falha, de modo que nem uma reação direta nem indireta à luz é desencadeada no olho afetado.

Lesão do nervo

O quadro completo de uma **paresia oculomotora** caracteriza-se pelos seguintes três sintomas cardinais:

- Ptose palpebral (queda da pálpebra superior) devido ao déficit do músculo levantador da pálpebra superior
- Desvio mantido do bulbo do olho lateralmente e para baixo, devido ao déficit dos músculos reto superior, reto medial, reto inferior e oblíquo inferior
- Midríase (dilatação da pupila) devido ao déficit do músculo esfíncter da pupila

Em um exame mais detalhado, também é notável que a acomodação para o ponto próximo (devido ao déficit do músculo ciliar) e a reação de convergência (devido ao déficit de um dos dois Mm. reto medial) já não são possíveis. Além disso, os pacientes acometidos relatam visão dupla.

As seguintes causas devem ser consideradas nos casos de paresia oculomotora ou ser excluídas por meio de técnicas de imagem:

- Aneurismas dos vasos intracranianos que seguem nas proximidades do nervo, por exemplo, as Aa. cerebrais posteriores ou Aa. comunicantes posteriores
- Trombose do seio cavernoso
- Tumores da base do crânio ou da órbita
- Fraturas da base do crânio
- Inflamação das meninges na área da base do cérebro.

Além disso, pode haver um aumento da pressão intracraniana e subsequente deslocamento da massa cerebral através da incisura do tentório ("herniação superior"), a chamada **síndrome clival**. Nesta condição, o nervo oculomotor é comprimido contra a margem óssea do clivo, devido ao deslocamento da massa cerebral, entrando em um estado de estimulação (inicialmente, pupila ipsilateral estreita) e finalmente um déficit (pupila ipsilateral dilatada, não responsiva à luz).

12.5.7 Nervo Troclear (4º Nervo Craniano, NC IV)

Michael J. Schmeißer

Competências

Após a leitura deste capítulo, você será capaz de:
- Citar os órgãos efetores e os núcleos do nervo troclear
- Descrever, com detalhes, o trajeto topográfico do nervo troclear
- Descrever os achados clínicos da paralisia do nervo troclear e as possíveis causas

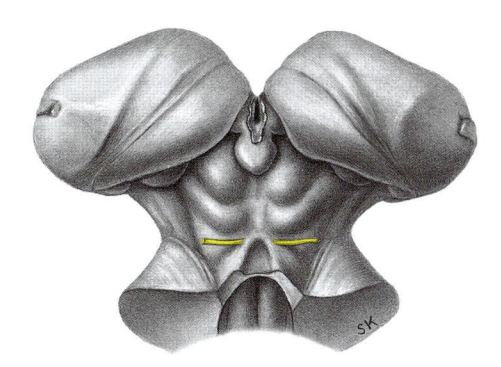

Figura 12.42 Locais de saída do N. troclear. O quarto nervo craniano emerge abaixo do colículo inferior. Vista posterior.

O **nervo troclear (IV)** é um nervo craniano composto exclusivamente por fibras eferentes somáticas gerais. Ele é o mais delgado de todos os nervos cranianos e é responsável pela inervação motora do músculo oblíquo superior (➤ Fig. 12.43). Na visão frontal (visão direta), este músculo pode girar o bulbo do olho para dentro e movê-lo para baixo e lateralmente. No entanto, se o olho estiver em uma posição de adução, o músculo oblíquo superior é o principal responsável por desviar o bulbo do olho lateralmente e para baixo.

Trajeto

O nervo troclear emerge como o único nervo craniano posterior, logo abaixo do colículo inferior do tronco encefálico (Figura 12.42). Ele segue no interior da cisterna ambiente entre a artéria cerebelar superior e a artéria cerebral posterior, ao redor dos pedúnculos cerebrais, na direção basal anterior e, finalmente, atravessa a dura-máter para entrar na parede lateral do seio cavernoso. Aqui ele segue diretamente abaixo do nervo oculomotor (➤ Fig. 12.46). Finalmente, ele atravessa a porção lateral da fissura orbital superior, sendo o nervo posicionado mais lateralmente, em relação ao anel tendíneo comum (zônula ciliar de Zinn), passando abaixo do teto da órbita inervando o músculo oblíquo superior.

Núcleos do Nervo Craniano e Conexões Centrais

Uma vez que o nervo troclear apresenta apenas um tipo de fibra, há também apenas um núcleo envolvido, o **núcleo do nervo troclear** eferente somático geral. Este núcleo se localiza no mesencéfalo, no nível do colículo inferior e anteriormente ao aqueduto do mesencéfalo (➤ Fig. 12.43). As fibras eferentes cruzam para o lado oposto, antes de emergir posteriormente no tronco encefálico.

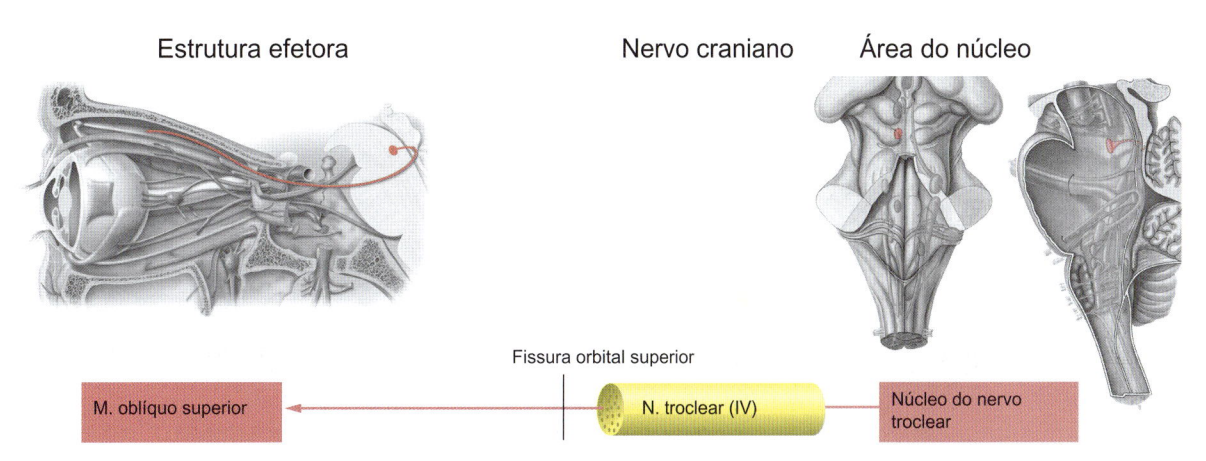

Estrutura efetora

Nervo craniano   Área do núcleo

Fissura orbital superior

M. oblíquo superior ← N. troclear (IV) ← Núcleo do nervo troclear

Figura 12.43 Trajeto, ramos e modalidades funcionais das fibras do n. troclear, esquerdo. Vista lateral. [L127]

Semelhante ao já que mencionado em relação ao nervo oculomotor, as **interconexões dos "núcleos dos músculos oculares" do nervo coclear** entre si e suas conexões com centros supranucleares e pré-oculomotores são extremamente complexas (➤ Item 13.3). Além disso, uma única via ou primariamente associada ao nervo troclear não é descrita.

Clínica

Exame

Provavelmente o paciente já pode mostrar uma inclinação da cabeça durante a inspeção. Em seguida, avalia-se a posição dos bulbos dos olhos. De forma semelhante aos exames realizados em relação aos outros dois "nervos oculares", o exame clínico começa com a realização dos movimentos sequenciados dos olhos, já descritos no caso do nervo oculomotor e questiona-se a respeito do surgimento das imagens duplas. Em uma lesão isolada do nervo troclear, o olho ainda pode ser movido em todas as principais direções do olhar. Portanto, o diagnóstico clínico de uma lesão isolada do nervo troclear, na ausência de um posicionamento assimétrico da face é bastante difícil de ser realizado.

Lesão do nervo

Em uma **paresia causada pela lesão do nervo troclear**, o bulbo afetado é desviado medialmente e para cima e girado discretamente para fora. Imagens duplas distorcidas obliquamente resultantes são referidas, particularmente, quando se olha para baixo e medialmente. Os pacientes acometidos por este tipo de lesão, claramente apresentam uma postura assimétrica e permanente da cabeça para o lado não acometido. Esta postura é adotada para compensar a impossibilidade de rotação para dentro do bulbo do olho. As causas de uma paresia pela lesão do nervo troclear são semelhantes às da paresia devido à lesão do nervo oculomotor, porque ambos os nervos seguem adjacentes. Portanto, observa-se, dependendo da causa, uma lesão combinada de ambos os nervos.

12.5.8 Nervo Trigêmeo (5º Nervo Craniano, NC V)

Anja Böckers

Competências

Após a leitura deste capítulo, você será capaz de:
- Citar as estruturas efetoras dos três ramos do nervo trigêmeo
- Descrever detalhadamente as estações neuronais do sistema aferente trigeminal
- Diferenciar clinicamente as lesões periféricas das lesões centrais do nervo trigêmeo

---

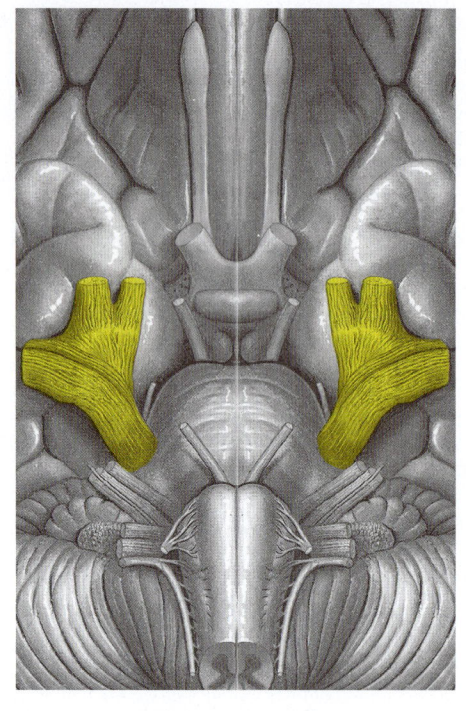

Figura 12.44 Locais de saída do nervo trigêmeo. O nervo craniano V emerge lateralmente na ponte. Vista anterior.

O nome do **nervo trigêmeo (V)** decorrente da sua divisão em três ramos principais para a inervação da cabeça: o **nervo oftálmico (V/1)**, o **nervo maxilar (V/2)** e o **nervo mandibular (V/3)**. O nervo trigêmeo é um nervo craniano misto, pois apresenta fibras aferentes somáticas gerais e fibras eferentes viscerais especiais, porque ele que supre a musculatura originada do primeiro arco faríngeo. Isto inclui os músculos da mastigação, partes dos músculos do assoalho da boca (músculo milo-hióideo, ventre anterior do músculo digástrico) e pequenos músculos da tuba auditiva ou da cavidade timpânica (músculo tensor do véu palatino, músculo tensor do tímpano). As fibras aferentes somáticas gerais conduzem particularmente a sensibilidade tátil, bem como as sensações de temperatura e de dor da pele da face. Os músculos da mímica facial que se projetam sob a pele da face, no entanto, são supridos pelo nervo facial (VII).

Trajeto e Ramos

A divisão do nervo trigêmeo nesses dois tipos de fibras já é, macroscopicamente, visível na sua emergência do tronco encefálico, na região lateral da ponte (➤ Fig. 12.44). Aqui, pode-se distinguir

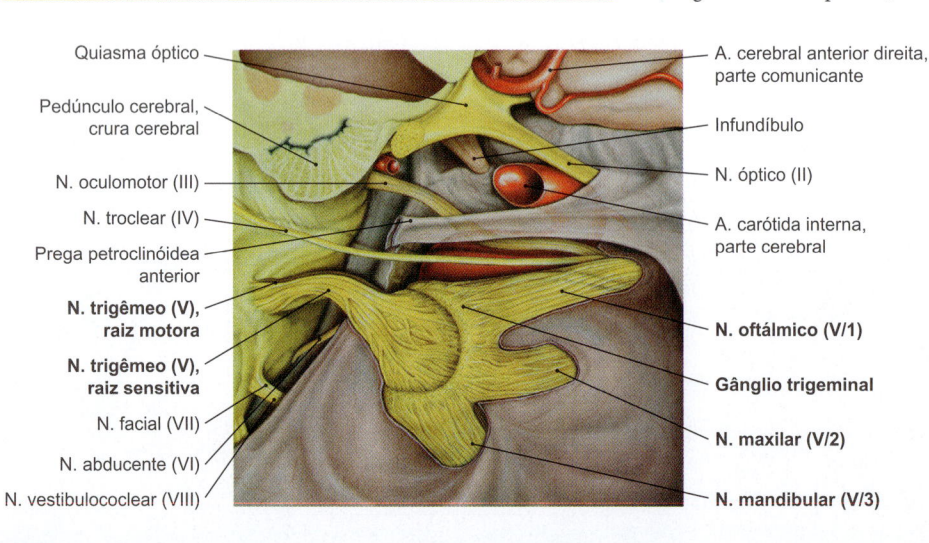

Quiasma óptico

Pedúnculo cerebral, crura cerebral

N. oculomotor (III)

N. troclear (IV)

Prega petroclinóidea anterior

N. trigêmeo (V), raiz motora

N. trigêmeo (V), raiz sensitiva

N. facial (VII)

N. abducente (VI)

N. vestibulococlear (VIII)

A. cerebral anterior direita, parte comunicante

Infundíbulo

N. óptico (II)

A. carótida interna, parte cerebral

N. oftálmico (V/1)

Gânglio trigeminal

N. maxilar (V/2)

N. mandibular (V/3)

Figura 12.45 Visão da fossa média do crânio, do lado direito. A cavidade trigeminal (Cavidade de Meckel foi exposta, após a remoção da dura-máter e da aracnoide-máter. Observa-se o gânglio trigeminal, com seu contorno em forma de "lua crescente", e a divisão gerando os três ramos do trigêmeo: o n. oftálmico com a sua passagem através da fissura orbital superior, na órbita, o n. maxilar e a sua passagem pelo forame redondo para a fossa pterigopalatina e o n. mandibular com sua passagem pelo forame oval para a fossa infratemporal.

uma **raiz sensitiva do nervo trigêmeo** maior (sinônimo: porção maior) e uma **raiz motora do nervo trigêmeo** (sinônimo: porção menor). Ambas as partes do nervo trigêmeo passam sobre a margem superior da parte petrosa do osso temporal para formar o **gânglio trigeminal** (gânglio de Gasser) em uma duplicação da dura-máter em forma de bolsa, o **cavo trigeminal**. O gânglio trigeminal está localizado na face anterior da extremidade da parte petrosa do osso temporal, na impressão trigeminal. Este gânglio contém, em grande parte, os corpos dos neurônios sensitivos pseudounipolares, que são, de acordo com seus territórios de inervação, organizados somatotopicamente na disposição posteroanterior. Imediatamente após o gânglio, o nervo trigêmeo emite seus três ramos principais, que deixam, respectivamente, a fossa média do crânio através de diferentes aberturas na base do crânio (➤ Fig. 12.45).

NOTA

Para uma compreensão funcional simplificada, deve-se observar a seguinte divisão aproximada dos territórios de distribuição dos ramos do nervo trigêmeo, na cabeça:
- **Nervo oftálmico (V/1):** área acima da pálpebra inferior, incluindo a região frontal até a linha da crista frontal, isto é, a área da pele incluindo as cavidades da cabeça, ou seja, as órbitas e os bulbos dos olhos
- **Nervo maxilar (V/2):** área situada entre a pálpebra inferior e o lábio superior, isto é, a área da pele, incluindo as aberturas da cabeça, ou seja, a cavidade nasal e a região superior da mandíbula superior e área adjacente
- **Nervo mandibular (V/3):** área situada entre o lábio inferior e a linha do mento, isto é, a área da pele, incluindo a área adjacente à abertura da cabeça, ou seja, a cavidade oral e a área adjacente da mandíbula; o nervo mandibular segue como o único ramo trigeminal com fibras eferentes viscerais especiais para os músculos do primeiro arco faríngeo.

A cada um dos três ramos do trigêmeo atribui-se a um gânglio. Nestes, no entanto, não são comutadas as fibras sensitivas, em vez disso as sinapses envolvem as respectivas fibras eferentes viscerais gerais de outros nervos cranianos:
- **Nervo oftálmico (V/1):** o gânglio ciliar na órbita com comutação de fibras eferentes viscerais gerais do nervo oculomotor (III).
- **Nervo maxilar (V/2):** o gânglio pterigopalatino na fossa pterigopalatina com comutação de fibras eferentes viscerais gerais do nervo facial (VII)
- **Nervo mandibular (V/3):** o gânglio ótico no forame oval com comutação de fibras eferentes viscerais gerais do nervo glossofaríngeo (IX)

Cada um dos três ramos do nervo trigêmeo supre a sensibilidade de uma área da dura-máter. Para simplificar, a inervação da dura-máter pode ser descrita da seguinte forma:
- **Nervo oftálmico (V/1):** Dura-máter da fossa anterior do crânio
- **Nervo maxilar (V/2)** e **Nervo mandibular (V/3):** Dura-máter da fossa média mediado crânio; a dura-máter da fossa posterior do crânio não é inervada pelo nervo trigêmeo (V), mas pelos ramos meníngeos do nervo vago (X) e do nervo glossofaríngeo (IX).

As fibras eferentes viscerais especiais se originam no núcleo motor do nervo trigêmeo localizado na ponte, as fibras aferentes somáticas gerais terminam em uma coluna alongada de núcleos, que começa como núcleo mesencefálico do nervo trigêmeo no mesencéfalo, atinge até o núcleo principal (sinônimo: núcleo pontino) na ponte e continua através de todo o bulbo, no núcleo espinal do nervo trigêmeo.

Clínica

Uma crise dolorosa, extremamente intensa, grave e penetrante, geralmente limitada a um dos lados da face, constitui a chamada de **neuralgia do trigêmeo**. As crises, geralmente, duram apenas alguns segundos, raramente mais de dois minutos. Entre as crises, o paciente, geralmente, está livre de sintomas, mas a evolução geral do quadro é progressiva. A causa é, frequentemente, um contato patológico vaso-nervo entre a artéria cerebelar superior e o nervo trigêmeo (na sua emergência do tronco encefálico). Primariamente, a neuralgia do trigêmeo é tratada com medicação, mas se este tipo de tratamento não tiver sido bem-sucedido, procedimentos invasivos podem ser considerados. Estes procedimentos incluem a punção percutânea através da bochecha ou do forame oval para relizar uma termocoagulação do gânglio trigeminal. Este método é destrutivo e, portanto, também reduz a sensação tátil na área de um ou mais ramos do trigêmeo (hipoestesia). Outro procedimento terapêutico é a descompressão microvascular. Neste caso, o contato patológico vaso-nervo, anteriormente referido, é eliminado por meio da interposição de um enxerto, por exemplo, uma pequena esponja de teflon.

Nervo Oftálmico

O nervo oftálmico (V/1) é um nervo puramente aferente, que transmite os impulsos da área da órbita, do bulbo do olho, incluindo a córnea, a pele da região frontal até a sua linha da crista e o dorso do nariz (➤ Fig. 12.49), mas também transmite a sensibilidade da mucosa que reveste as células etmoidais, o seio esfenoidal, do septo nasal e da dura-máter da fossa anterior do crânio. Ele constitui a base do reflexo corneopalpebral.

Clínica

O **reflexo corneopalpebral** é um mecanismo de proteção reflexa do olho: efeitos mecânicos aplicados na córnea levam ao fechamento da rima palpebral. O reflexo corneopalpebral é um reflexo extrínseco, que é particularmente testado quando se avalia um estado neurológico em pacientes inconscientes (ver adiante). Ele pode estar ausente nas lesões do nervo periférico, mas também no caso de uma lesão grave do tronco encefálico. Normalmente, o reflexo é desencadeado ao se tocar a córnea com um cotonete de algodão, mas o desencadeamento do reflexo também é possível por meio da ação de uma luz ofuscante ou de estímulos acústicos. Os impulsos excitatórios são conduzidos através de fibras do nervo oftálmico. Após a conexão central no complexo do núcleo trigeminal, o arco reflexo prossegue polissinapticamente através do colículo superior, da formação reticular e, finalmente, chega ao complexo núcleo do nervo facial. A partir daqui, os impulsos eferentes chegam através do nervo facial até musculatura da mímica (músculo orbicular do olho), que gera o fechamento da rima palpebral.

As fibras do nervo oftálmico (V/1) passam pelo gânglio trigeminal, no seu trajeto em direção à fissura orbital superior através do **seio cavernoso**, ou em seu limite lateral, através da dura-máter. O seio cavernoso se posiciona, em ambos os lados, lateralmente ao corpo do osso esfenoide, com o seio esfenoidal (➤ Fig. 12.46) localizado no seu interior. Ainda no interior do seio cavernoso, o nervo oftálmico origina o ramo meníngeo recorrente (sinônimo: ramo tentorial) para a dura-máter da fossa anterior do crânio e o tentório do cerebelo. Antes de penetrar na fissura orbital superior, o nervo oftálmico emite seus três ramos principais (➤ Fig. 12.47, ramos do nervo em cor verde claro):
- **Nervo nasociliar** (1º ramo principal): Ele segue através do anel tendíneo para a parede medial da órbita. Aqui ele se divide nos dois **nervos etmoidais anterior e posterior**:
  O **nervo etmoidal anterior** atravessa o forame etmoidal anterior e chega com seu **ramo meníngeo** a fossa anterior do crânio, emerge então através da lâmina cribriforme e chega, assim, na cavidade nasal. Seus **ramos nasais anterior lateral e septal** inervam a porção anterior da cavidade nasal e o septo nasal, bem como as células etmoidais anteriores. Seus ramos terminais dei-

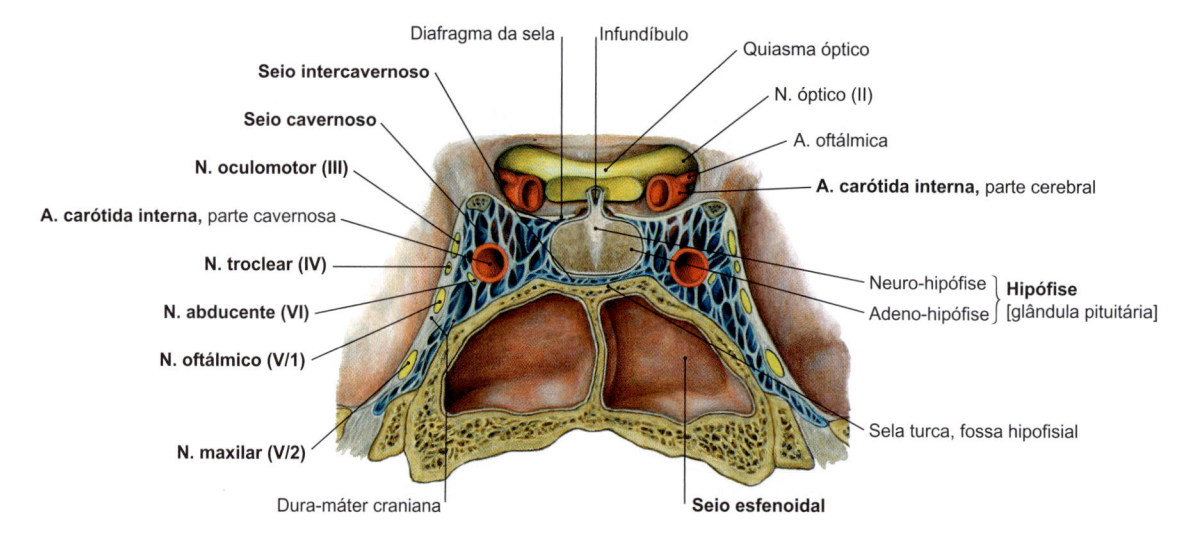

Figura 12.46 Seção frontal através do seio cavernoso, no nível da hipófise (glândula pituitária). Vista posterior. Os seios cavernosos cercam o corpo do osso esfenoide, em ambos os lados, com a sela turca e a fossa hipofisial. Na parede lateral do seio cavernoso segue o n. oculomotor (III), o n. troclear (IV), o n. oftálmico (V/1) e o n. maxilar (V/2). O n. abducente (VI) e a. carótida interna estão centralmente localizados no seio cavernoso.

xam a cavidade nasal novamente como **ramos nasais externos** para a área da pele do dorso do nariz até a extremidade do nariz. O **nervo etmoidal posterior** também chega às células etmoidais posteriores através do forame etmoidal posterior. O trajeto do **nervo nasociliar**, finalmente, segue pelo **nervo infratroclear**, cujos ramos suprem o ângulo medial do olho. Os ramos sensitivos seguem para o gânglio ciliar com os **nervos ciliares curto e longo** até o bulbo do olho e suprem a córnea e a conjuntiva.

- **Nervo frontal** (2º ramo principal): Ele segue ao longo do teto da órbita e com seus dois terminais, o **nervo supraorbital** e o **nervo supratroclear**, suprem a sensibilidade da pele da região frontal, o seio frontal e a pálpebra superior.
- **Nervo lacrimal** (3º ramo principal): segue ao longo da parede lateral da órbita, acima do músculo reto lateral até a glândula lacrimal. Aqui, através do **ramo comunicante com o nervo zigomático,** se une às fibras eferentes viscerais gerais pós-ganglionares do nervo facial (VII), oriundas do gânglio pterigopalatino. As fibras sensitivas também chegam ao ângulo lateral do olho, inervando a pálpebra superior e a conjuntiva ocular.

Clínica

De acordo com estimativas, cerca de 90% da população é portadora do vírus da varicela-zóster, após encerrada uma infecção por varicela. Os vírus permanecem nos nervos da medula espinal e podem ser reativados pelo estresse, luz ultravioleta ou como resultado de um sistema imunológico enfraquecido (p. ex., por AIDS ou quimioterapia). As eflorescências típicas da pele, com formação de bolhas que drenam uma secreção purulenta e se distribuem no dermátomo do gânglio da raiz sensitiva do nervo espinal acometida. Uma vez que a maioria dos dermátomos torácicos, em forma de faixa, dos nervos intercostais é afetada, use-se também o termos "cobreiro" ou "zona" (**herpes-zóster**). Além disso, os vírus também podem permanecer nos gânglios dos nervos cranianos da cabeça, muitas vezes nos gânglios do nervo trigêmeo, de modo que as bolhas tipicamente se espalham nas áreas de inervação cutânea do nervo oftálmico, nervo maxilar ou nervo mandibular, como no caso de herpes da boca. Se o primeiro ramo do trigêmio for afetado (➤ Fig. 12.48), usa-se também o termo **herpes-zóster oftálmico**, que é muito doloroso, devido à infestação simultânea do epitélio ocular, da córnea e da conjuntiva e pode levar à cegueira do olho afetado.

Nervo Maxilar

O nervo maxilar (V/2) é um nervo cujas fibras são puramente aferentes conduzindo impulsos da região da pálpebra inferior, da bochecha e do lábio superior. A sua área de inervação cutânea também abrange a pele acima do arco zigomático e a região temporal (➤ Fig. 12.49). Além disso, ele também conduz fibras aferentes das membranas mucosas das áreas posterior e inferior da cavidade nasal, do seio maxilar, do palato e da maxila, incluindo os dentes superiores associados, assim como das meninges da fossa média do crânio. Após a sua passagem através do gânglio trigeminal, ele segue junto com o nervo oftálmico através do seio cavernoso, no entanto, ele se localiza ainda mais basolateralmente no limite lateral do seio (➤ Fig. 12:46) antes de chegar na fossa pterigopalatina, através do forame redondo. Os ramos do nervo maxilar (V/2) são representados em laranja na ➤ Figura 12.47:

- Ainda no interior do crânio, um **ramo meníngeo** do nervo maxilar emerge para a inervação da dura-máter da fossa média do crânio. Na fossa pterigopalatina o nervo maxilar se ramifica:
- As fibras do **nervo zigomático** se unem às fibras eferentes viscerais gerais pós-ganglionares do nervo facial (VII), entrando na órbita através da fissura orbital inferior e emitindo estas fibras através do **ramo comunicante com o nervo zigomático** na direção da glândula lacrimal. As fibras trigeminais aferentes somáticas gerais seguem ao longo da parede lateral da órbita e entram com os ramos zigomático-temporal e zigomático-facial pelos canais de mesmo nome através do osso zigomático até a superfície da face para inervar a pele da região temporal, acima do osso zigomático e o ângulo lateral do olho.
- Os **ramos alveolares superiores posteriores** suprem os dentes molares superiores, juntamente com as áreas adjacentes do seio maxilar e a gengiva. Os **ramos alveolares superiores mediais e anteriores** do nervo infraorbital (a seguir) suprem os dentes pré-molares, caninos e incisivos correspondentes. O conjunto de todos os ramos alveolares superiores forma o **plexo dental superior**.
- O **nervo infraorbitário** é o ramo terminal do nervo maxilar (V/2). Ao contrário dos ramos anteriores, ele passa primeiro através da fissura orbital inferior na órbita, mas sai da órbita, em seguida, através do canal infraorbital para chegar no teto do

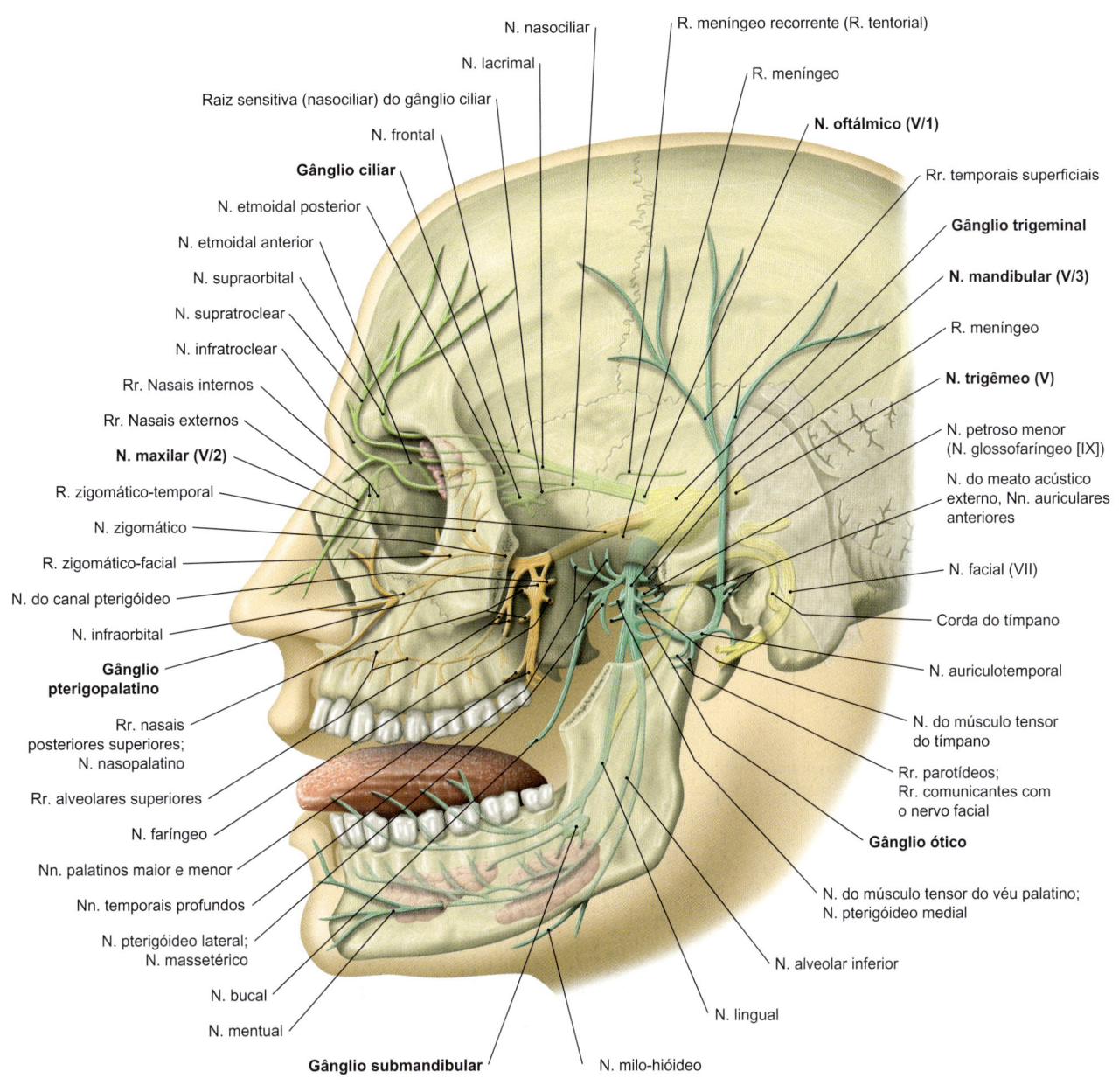

Figura 12.47 Nervo trigêmeo esquerdo com a divisão nos ramos principais: n. oftálmico (V/1) (verde claro), n. maxilar (V/2) (laranja) e n. mandibular (V/3) (turquesa). Vista lateral.

seio maxilar anteriormente e sair abaixo dos olhos através do forame infraorbital (Ponto de impressão trigeminal V/2, ➤ Fig. 12.49, metade esquerda da imagem).

- Os **ramos nasais posteriores superiores laterais e mediais** entram, medialmente, na cavidade nasal, através do forame esfenopalatino, até atingir a mucosa da parede nasal lateral, da parte nasal da faringe e da tuba auditiva. Um ramo descendente no septo, o **nervo nasopalatino**, finalmente atinge, através do canal incisivo, a cavidade oral ou a membrana mucosa acima do palato duro e uma pequena porção do septo nasal. Esses ramos mencionados são, no conjunto, denominados como **ramos ganglionares do gânglio pterigopalatino**.
- Inferiormente, o **nervo palatino maior** e os **nervos palatinos menores** emergem através dos respectivos canais de mesmo nome, na fossa pterigopalatina, e chegam através dos correspondentes forames palatinos maior e menor à mucosa dos palatos duro e mole.

Nervo Mandibular

O nervo mandibular (V/3), em contraste com os outros dois ramos do nervo trigêmeo, é um nervo misto. Ele forma a porção mais espessa, deixando o gânglio trigeminal, unindo-se à raiz motora, antes de ambos chegarem na fossa infratemporal, através do forame oval, na fossa média do crânio. Resumindo, o nervo mandibular é responsável pela inervação aferente somática geral de toda a região mandibular. Ele supre o mento e a região anterior da orelha (➤ Fig. 12.49), a área adjacente da mandíbula inferior incluindo os dentes inferiores, a mucosa da bochecha e o dorso da língua (dois terços anteriores da língua), bem como as meninges da fossa média do crânio.

As fibras eferentes viscerais especiais inervam a musculatura, que é derivada do miótomo do primeiro arco faríngeo. Estes componentes incluem os músculos da mastigação e partes dos músculos do assoalho da boca, bem como os "tensores" na tuba auditiva e no tímpano (músculo tensor véu palatino e músculo tensor do tímpano). O nervo mandibular (V/3) se origina após deixar a cavidade craniana

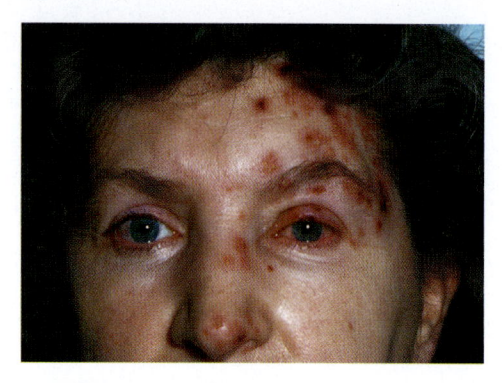

Figura 12.48 Herpes-zóster oftálmico. A pele no território de irrigação do primeiro ramo do trigêmeo é acometida, mas também o epitélio da superfície ocular, como a córnea e a conjuntiva. A conjuntiva está claramente avermelhada e a fissura palpebral reduzida. [E943]

- **Ramo meníngeo** recorrente, que retorna ao interior do crânio, juntamente com a artéria meníngea média, através do forame espinhoso e chega, enfim, até a dura-máter. Diretamente abaixo do forame oval, o nervo mandibular se liga medialmente ao gânglio ótico (➤ Fig. 12.47, fibras nervosas turquesas) antes de se dividir em uma porção anterior e uma posterior.
- O tronco do nervo anterior também é denominado nervo mastigatório, porque dele deriva a maior parte das fibras eferentes viscerais especiais para os músculos da mastigação:
  - Os **nervos pterigóideos lateral e medial** são ramos delgados que seguem diretamente para os músculos da mastigação. O nervo pterigóideo medial, geralmente, origina a maior parte das fibras eferentes viscerais especiais para o músculo tensor do véu palatino e o músculo tensor do tímpano.
  - Os **nervos temporais profundos** para o músculo temporal e o **nervo massetérico** para o músculo masseter fornecem a inervação eferente visceral especial para a elevação da mandíbula.
  - O único ramo com fibras aferentes do **nervo mastigatório** é o **Nervo bucal**: ele penetra o músculo bucinador e inerva a mucosa da bochecha com as porções bucais adjacentes da gengiva.
- O tronco principal posterior do nervo mandibular contém fibras mistas:

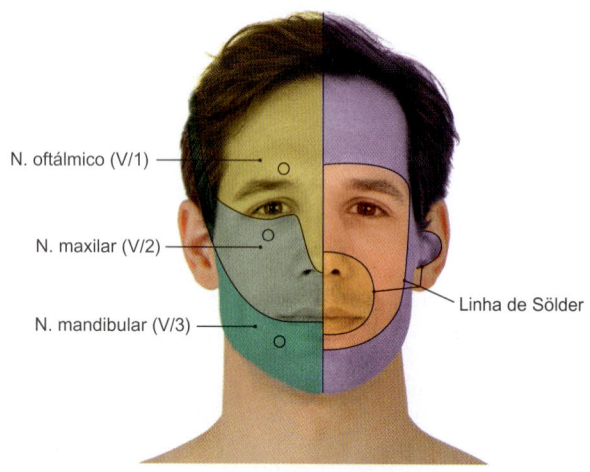

Figura 12.49 Território de inervação da pele da face pelo n. trigêmeo, locais de saída do nervo e sensibilidade protopática. Na metade esquerda da face (metade direita da imagem), a estrutura somatotópica da sensibilidade protopática é representada, na metade direita da face, os territórios de inervação e os locais de saída do nervo dos três ramos periféricos do trigêmeo. [K340]

N. oftálmico (V/1)
N. maxilar (V/2)
N. mandibular (V/3)
Linha de Sölder

- **Nervo auriculotemporal**: ele forma um nó, em seu trajeto lateral, ao redor da artéria meníngea média. Suas fibras aferentes somáticas gerais, eventualmente, atingem a pele da área anterior da orelha e por meio de um pequeno ramo, o **nervo do meato acústico externo**, ao redor do canal auditivo externo e do tímpano. Juntamente com os ramos da artéria temporal superficial, seus ramos alcançam a região temporal, superiormente. Além disso, o nervo auriculotemporal recebe as fibras eferentes viscerais gerais pós-ganglionares do nervo glossofaríngeo (IX), a partir do gânglio ótico, para a inervação da glândula parótida.
- **Nervo alveolar inferior**: segue inferiormente, entre os dois Mm. pterigóideos. No forame mandibular, ele penetra na parte óssea do canal alveolar inferior da mandíbula e supre, com seus ramos finos do **plexo dental inferior**, os dentes inferiores, com a gengiva adjacente. No forame mentual, o nervo alveolar inferior penetra como **nervo mentual,** em uma posição superficial (ponto de impressão trigeminal V/3, ➤ Fig. 12.49, metade esquerda da imagem) e supre a pele do mento e do lábio inferior. Pouco antes de entrar no forame mandibular, ele ramifica dando origem ao **nervo miloióideo** para a inervação eferente visceral especial do músculo milo-hióideo e o ventre anterior do músculo digástrico.
- **Nervo lingual**: Ele segue medial ao nervo alveolar inferior e quase paralelo a ele inferiormente, mas não penetra no forame mandibular, em vez disso atinge a base da língua. Ele inerva os dois terços anteriores da mucosa da língua, por meio de fibras aferentes somáticas gerais e as glândulas sublinguais por meio de fibras eferentes viscerais gerais. Já na sua porção craniana, as fibras eferentes viscerais gerais pré-ganglionares do nervo lingual se unem às fibras gustativas aferentes viscerais especiais do nervo corda do tímpano, ramo do nervo facial (VII). As fibras eferentes viscerais gerais em seu trajeto posterior são comutadas no gânglio submandibular e controlam a secreção das glândulas sublingual e submandibular. As fibras gustativas, presentes no nervo corda do tímpano chegam de papilas gustativas do dorso e do ápice da língua, se unem ao nervo lingual e, atingem por fim o nervo facial (VII) através da fissura petroescamosa.

Núcleos do Nervo Trigêmeo

O nervo trigêmeo próprio é composto apenas por dois tipos de fibras, as fibras eferentes viscerais gerais se unem ao tronco principal do nervo apenas na periferia. Assim, podem ser distinguidas fibras eferentes viscerais especiais com os núcleos correspondentes do nervo craniano e fibras aferentes somáticas gerais com um complexo de núcleos associados. Este último componente forma a continuação rostral dos neurônios do corno posterior da medula espinal, de modo que surgem aqui analogias entre o sistema aferente espinal e o sistema aferente do nervo trigêmeo. Em ambos os sistemas, dependendo da modalidade sensitiva, localizam-se aqui diferentes vias neuronais da interconexão: a condução de impulsos epicrítico, proprioceptivo e protopático (condução de mecanoceptores, termoceptores e nociceptores) da pele e das mucosas deve ser considerada separadamente. Ao contrário dos outros núcleos de nervos cranianos, este complexo trigeminal pode como consequência ser diferenciado em três núcleos, de acordo com as modalidades sensitivas descritas (➤ Fig. 12.50).

Núcleo das Fibras Eferentes Viscerais Especiais

O **núcleo motor do nervo trigêmeo** localiza-se na parte posterior da ponte e atinge a região lateral da zona periaquedutal, e também o ângulo lateral do IV ventrículo. Neste núcleo estão situados os corpos neuronais que projetam as fibras eferentes viscerais espe-

Estrutura efetora   Reorganização   Nervo craniano   Área do núcleo

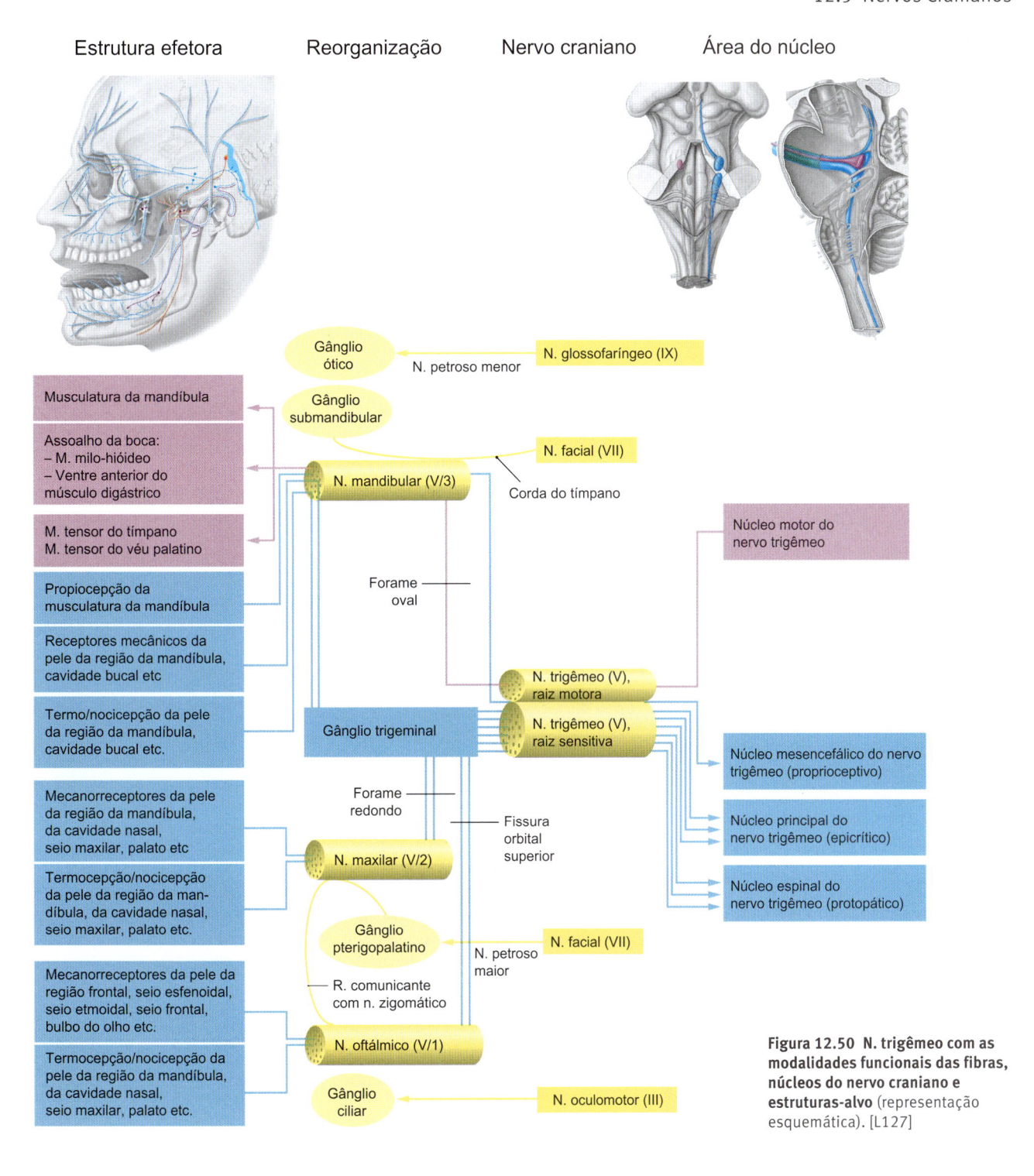

Figura 12.50 N. trigêmeo com as modalidades funcionais das fibras, núcleos do nervo craniano e estruturas-alvo (representação esquemática). [L127]

ciais que, como uma raiz motora, seguem com o nervo mandibular para a musculatura da mandíbula.

Núcleo das Fibras Aferentes Somáticas Gerais
Núcleo Mesencefálico do Nervo Trigêmeo

Esta raiz motora recebe fibras aferentes proprioceptivas dos fusos musculares dos músculos da mastigação, formando o **trato mesencefálico do nervo trigêmeo,** no tronco encefálico, e atingem o **núcleo mesencefálico do nervo trigêmeo,** localizado no mesencéfalo. Os corpos desses neurônios aferentes proprioceptivos não se localizam no gânglio trigeminal, mas diretamente no núcleo mesencefálico. O núcleo mesencefálico do nervo trigêmeo é, portanto, também identificado como um **gânglio central único.**

Núcleo Principal (Pontino) do Nervo Trigêmeo

Os corpos das outras fibras aferentes estão situados no gânglio trigeminal. Os impulsos da discriminação fina dos mecanorreceptores são conduzidos, a partir daqui, através do axônio central no segundo neurônio até o **núcleo principal (pontino) do nervo trigêmeo** na região superior da ponte, aproximadamente no nível do ponto de emergência do nervo trigêmeo.

705

Núcleo Espinal do Nervo Trigêmeo

Mecanorreceptores ligeiramente discriminatórios também se projetam através do gânglio trigeminal, mas a partir desse gânglio, segue-se um segundo neurônio no **núcleo espinal do nervo trigêmeo**. Na parte inferior do núcleo espinal do nervo trigêmeo terminam, também, as fibras dos termorreceptores e nociceptores trigeminais. O núcleo espinal do nervo trigêmeo, alongado, atravessa bem lateralmente todo o bulbo e continua, inferiormente até o corno posterior da medula espinal (C6). Ele é estruturado somatotopicamente na disposição anteroposterior, na qual as fibras aferentes ou neurônios do nervo mandibular (V/3) são posicionados mais posteriormente, do nervo oftálmico (V/1) mais anteriormente, com uma porção localizada entre eles para o nervo maxilar (V/2). Clinicamente mais importante é a somatotopia desses núcleos do nervo craniano na orientação rostrocaudal: aferentes da zona perioral se localizam no núcleo mais rostral, enquanto considerando o aumento da distância da fissura labial, as fibras aferentes terminam mais inferiormente no núcleo. Esta somatotopia das fibras do nervo trigêmeo corresponde a linhas de limite concêntricas, as **linhas de Sölder**, os territórios de cobertura sensitivos centrais da pele da face (➤ Fig. 12.49, metade direita da imagem).

┌ Clínica

No caso de uma **lesão central nuclear do nervo trigêmeo**, observa-se um distúrbio na sensibilidade, com um padrão em "casca de cebola", enquanto que na lesão periférica do nervo trigêmeo, tipicamente as áreas de distribuição do nervo oftálmico (V/1), do nervo maxilar (V/2) e do nervo mandibular (V/3) são afetadas isoladamente ou combinadas.

Conexões Centrais do Nervo Trigêmeo

As conexões neuronais centrais dos núcleos do nervo trigêmeo compreendem, por um lado, a regulação da função mastigatória, por exemplo, a pressão da mastigação, o controle reflexo, mas também a percepção consciente de sensações na pele e mucosas na região da cabeça.

Núcleo Mesencefálico do Nervo Trigêmeo

Para esses mecanismos de controle, os neurônios do núcleo mesencefálico formam sinapses diretas com os neurônios do núcleo motor do nervo trigêmeo. Os impulsos proprioceptivos dos músculos da mastigação se projetam diretamente para os neurônios motores. Essa conexão monossináptica no sistema motor é, por fim, comparável a um reflexo intrínseco muscular (➤ Item 12.6.7), como, por exemplo, o reflexo do tendão patelar. Analogamente, considera-se aqui um **reflexo intrínseco do músculo masseter**.

Núcleo Motor do Nervo Trigêmeo

O núcleo motor do nervo trigêmeo também recebe impulsos aferentes da face e da cavidade oral, que chegam a esse núcleo, secundariamente, por meio de neurônios dos núcleos trigeminais sensitivos e interneurônios da formação reticular. Através da formação reticular, o sistema límbico também influencia a atividade do núcleo motor. As fibras aferentes mais importantes, no entanto chegam ao núcleo através de fibras corticonucleares, para o controle do motor voluntário, que emergindo a partir do córtex motor chegam ao complexo do núcleo, bilateralmente, através da cápsula interna. Lesões unilaterais destas fibras, por exemplo, no caso de um acidente vascular encefálico, permanecem, muitas vezes, assintomáticas devido à inervação bilateral do núcleo, enquanto uma lesão direta do complexo do núcleo leva a uma atrofia muscular ipsilateral.

Núcleo Principal (Pontino) do Nervo Trigêmeo

Impulsos de discriminação fina de pontos, sensações de vibração e da sensação da pressão mastigatória sobre o periodonto são percebidos conscientemente pelo corpo, sendo transmitidos, a partir do segundo neurônio no núcleo principal do nervo trigêmeo, através do tálamo, para o córtex somestésico. Estes axônios eferentes do núcleo principal cruzam, principalmente, para o lado oposto e formam o **trato trigeminotalâmico anterior**, que se une ao lemnisco medial e, no tálamo, o terceiro neurônio atinge o **núcleo ventral posteromedial** (fibras espinais aferentes atingem, ao contrário, o **núcleo ventral posterolateral** no tálamo). As fibras não cruzadas alcançam o tálamo ipsilateral, através do **trato trigeminotalâmico posterior** antes de ser transmitidas ao córtex. Este trato posterior também conduz a sensação de toque e de pressão da cavidade oral, incluindo os dentes.

Núcleo Espinal do Nervo Trigêmeo

A interconexão de impulsos das sensações de dor e de temperatura, na região da cabeça (sensibilidade protopática) é organizada de forma análoga ao sistema espinotalâmico da medula espinal. Em vez do gânglio sensitivo do nervo espinal, encontra-se aqui o corpo do primeiro neurônio no **gânglio trigeminal,** que conduz os impulsos ao segundo neurônio no **núcleo espinal do nervo trigêmeo**. As fibras eferentes centrais deste núcleo, então, cruzam para o lado oposto e, juntamente com as fibras eferentes do núcleo principal do nervo trigêmeo, seguem no **trato trigeminotalâmico anterior** até o **núcleo ventral posteromedial** do tálamo (3º neurônio), mas também, até os núcleos talâmicos intralaminares. Os impulsos desta modalidade sensorial também são levados à consciência, por meio de projeções talamocorticais.

Mais conexões neuronais do núcleo espinal do nervo trigêmeo podem ser encontradas na **formação reticular**. Funcionalmente, essa interconexão resulta em um aumento geral da atividade no SNC. Isso pode ser bem ilustrado, por exemplo, pelo fato de que a estimulação das fibras nasais trigeminais com sais voláteis (amônia) foi utilizada no século 18 como uma forma de terapia padrão para tonturas e desmaios. Estimulação trigeminal intensa pelo uso de uma substância com odor forte na cavidade nasal (V/2), pelo sabor "acre" na cavidade oral (V/3) ou nos olhos (V/1), por exemplo, no corte de cebola, muitas vezes, conduzem a um aumento reflexo das secreções salivar ou lacrimal, de modo que aqui terminam as conexões neuronais ao núcleo eferente visceral geral (Núcleo salivatório superior e inferior).

NOTA

Nas **lesões do tronco encefálico**, por exemplo, devido a um enfarte cerebral, ocorrem, muitas vezes, lesões combinadas do núcleo e do trato espinal do nervo trigêmeo e do trato espinotalâmico, porque ambos estão em estreita proximidade topográfica na parte lateral do tronco encefálico. Com isso, usualmente as sensações de tempretaura e de dor, da metade ipsilateral da face, é abolida e, ao mesmo tempo, as mesmas sensações no lado oposto do corpo é comprometida, uma vez que estas fibras espinais cruzam no nível deste segmento.

┌ Clínica

O exame do nervo trigêmeo sempre é **realizado comparando os dois lados da face** e deve fornecer indícios para diferenciar entre uma lesão do nervo periférico e uma lesão central do núcleo. Dessa forma testa-se
- a sensação de dor nos pontos de emergência dos três ramos periféricos do nervo trigêmeo pela pressão bilateral do polegar (a sensibilidade à pressão dos pontos de saída, normalmente não dolorosa, é um sinal de irritação do nervo)

- a sensibilidade nas áreas de inervação dos três ramos do nervo trigêmeo e, as correspondentes linhas de limite dos núcleos, com um cotonete
- a capacidade funcional dos músculos da mastigação pela palpação e avaliação do músculo masseter e músculo temporal na elevação da mandíbula (no caso de uma lesão dos Mm. pterigóideos, a mandíbula geralmente desvia para o lado afetado ao abrir a boca)
- o reflexo corneopalpebral, tocando suavemente a córnea com uma bola de algodão
- o reflexo íntrinseco do masseter percutindo o músculo masseter com um martelo de reflexo.

12.5.9 Nervo Abducente (6º Nervo Craniano, NC VI)

Michael J. Schmeißer

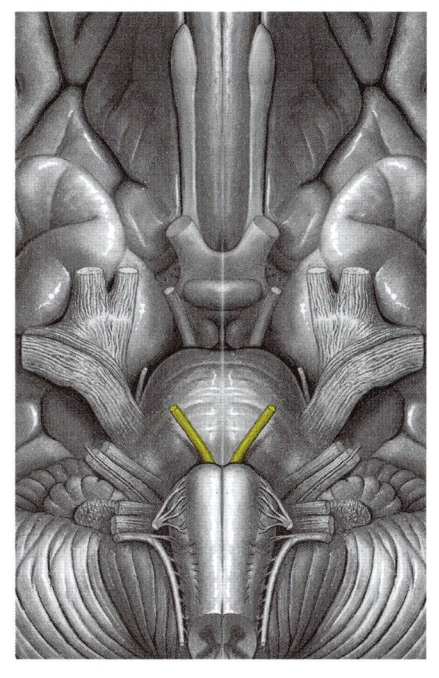

Figura 12.51 Locais de saída do n. abducente. O nervo craniano VI emerge abaixo da ponte. Vista anterior.

┌───┐
Competências

Após a leitura deste capítulo, você será capaz de:
- Citar o órgão efetor e o núcleo do nervo abducente
- Explicar o trajeto topográfico do nervo abducente com a maior precisão possível
- Descrever os achados clínicos de uma paresia por lesão do nervo abducente e identificar as possíveis causas
└───┘

O **nervo abducente (VI)** conduz fibras eferentes somáticas gerais e é responsável pela inervação motora do músculo reto lateral, que abduz o bulbo do olho (➤ Fig. 12.52).

Trajeto e Ramos

O nervo abducente emerge diretamente abaixo da ponte, próximo da linha média do tronco encefálico (➤ Fig. 12.51). Ele passa, então, através da cisterna da ponte em direção anterior, chega no clivo sob a dura-máter, cruza em seu trajeto posterior extradural o ápice da parte petrosa do osso temporal, e entra no seio cavernoso, no qual ele não segue como um único nervo craniano em sua margem, mas em vez disso ele atravessa o seio (➤ Fig. 12.46). Ele entra na órbita em uma direção médio-caudal através da fissura orbital superior entre o ramo superior do nervo oculomotor e o ramo nervo nasociliar do nervo oftálmico. Finalmente, ele passa pelo anel tendíneo comum (zônula ciliar de Zinn) em direção ao músculo reto lateral (➤ Fig. 12.52).

Dois aspectos devem ser enfatizados na anatomia topográfica de nervo abducente:

- De todos os nervos cranianos, ele possui o trajeto intracraniano e extradural mais longo.
- Ele é o único nervo craniano que cruza o seio cavernoso.

Núcleo do Nervo Craniano e Conexões Centrais

Devido à sua composição de fibras, o nervo abducente possui um núcleo de nervo craniano eferente somático geral, o **núcleo do nervo abducente**. Este núcleo se localiza na parte posterior da ponte sob o assoalho da fossa romboide. Topograficamente significativo é o trajeto posterior do núcleo do nervo abducente, sendo contornado pelas fibras do nervo facial (VII), claramente visível nas imagens de secções horizontais. Esta alça ao redor do núcleo do nervo abducente é denominada **joelho interno do nervo facial** (veja adiante).

As **interconexões dos "núcleos dos músculos oculares"** entre si e sua conexão com o centro supranuclear, pré-oculomotor são extremamente complexas (➤ Item 13.3). Em particular para os movimentos oculares horizontais conjugados, é importante o **fascículo longitudinal medial (FLM)**, que conecta o núcleo do nervo abducente com um subnúcleo contralateral do núcleo do nervo oculomotor (➤ Item 12.5.6).

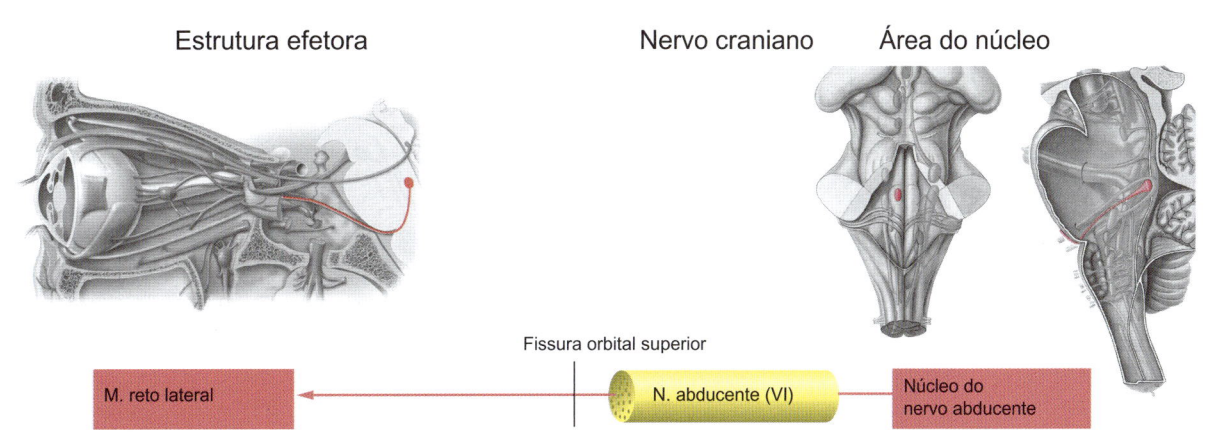

Estrutura efetora   Nervo craniano   Área do núcleo

Fissura orbital superior

| M. reto lateral | ← | N. abducente (VI) | ← | Núcleo do nervo abducente |

Figura 12.52 Trajeto, ramos e modalidades funcionais das fibras do nervo abducente, lado esquerdo. Vista lateral. [L127]

Clínica

Exame

Para o exame do nervo abducente, observa-se inicialmente como no exame dos outros "nervos oculares", a posição dos bulbos dos olhos, realizando-se, em seguida, o exame dos movimentos sequenciados dos olhos, já descritos no exame clínico para o nervo oculomotor e questiona-se sobre a presença de imagens duplas.

Paresia por lesão do nervo abducente

No caso de uma paresia por lesão do nervo abducente, o olho do lado afetado não pode mais ser abduzido devido a um déficit do músculo reto lateral e é levemente direcionado medialmente. Com isso são produzidas imagens duplas, que aumentam, especialmente, quando se olha lateralmente. Devido ao seu longo trajeto intracraniano e extradural, ao longo do clivo, o nervo abducente está particularmente vulnerável nas fraturas da base do crânio. Além disso, uma trombose do seio cavernoso pode levar a uma paresia devido à lesão do nervo abducente (geralmente combinada com paresias de lesões de outros músculos oculares).

12.5.10 Nervo Facial (7º Nervo Craniano, NC VII)

Michael J. Schmeißer

Competências

Após a leitura deste capítulo, você será capaz de:
- Citar as estruturas efetoras do nervo facial
- Enumerar os núcleos do nervo facial, explicar a sua posição topográfica e suas respectivas funções detalhadamente
- Descrever os achados clínicos da paresia devido à lesão do nervo facial, diferenciar entre a paresia facial periférica e central e explicar as possíveis causas correspondentes

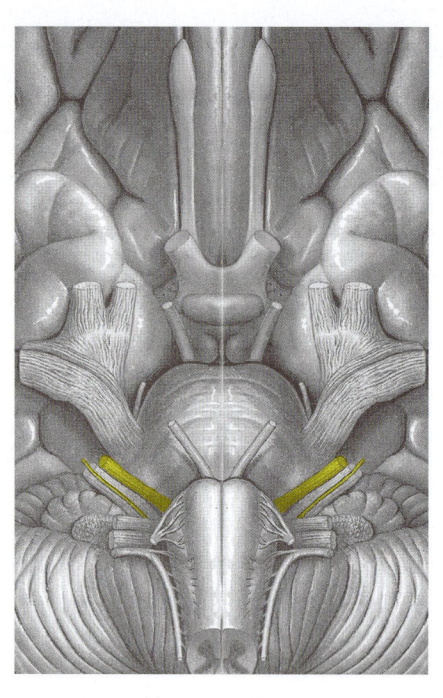

Figura 12.53 Ponto de saída do nervo facial. O nervo craniano VII emerge no ângulo pontocerebelar. Vista anterior.

Uma das principais funções do nervo facial (VII) é a inervação motora da musculatura da mímica facial. Isso também explica seu nome "nervo facial". Uma vez que tanto o nervo facial quanto os músculos da mímica facial derivam do segundo arco faríngeo, as fibras nervosas motoras correspondentes são classificadas como eferentes viscerais especiais. Além disso, o nervo facial contém

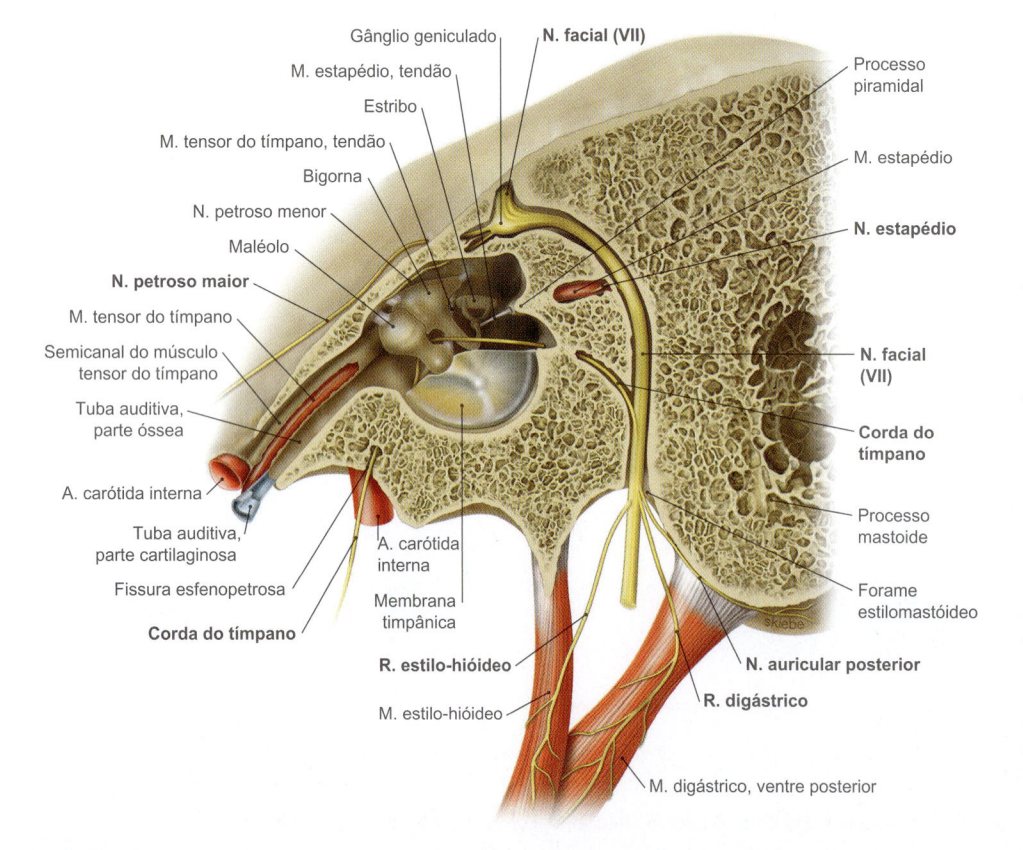

Figura 12.54 Trajeto do nervo facial no osso temporal.
Secção longitudinal através do canal do nervo facial, vista a partir da esquerda. Aproximadamente 1 cm após a entrada no osso petroso, através do poro acústico interno, o n. facial forma, com o gânglio geniculado, o joelho externo do nervo facial. O tronco principal do nervo segue, então, na parte óssea do canal do nervo facial até o forame estilomastóideo. No interior do osso temporal, ele emite os seguintes ramos: n. petroso maior, n. estapédio, corda do tímpano. No forame estilomastóideo ele se ramifica, gerando o n. auricular posterior e os rr. digástrico e estilo-hióideo.

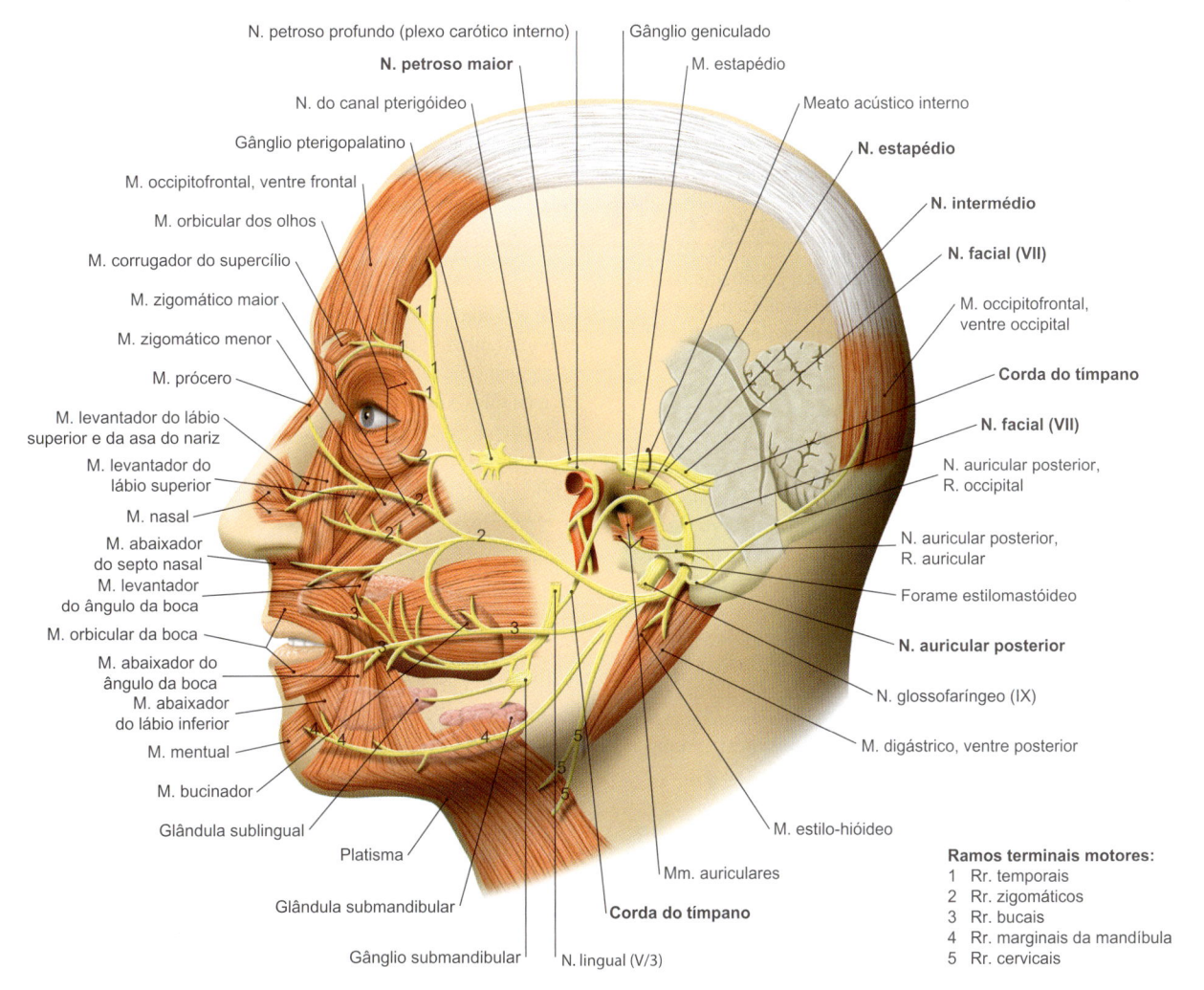

N. petroso profundo (plexo carótico interno)

N. petroso maior

N. do canal pterigóideo

Gânglio pterigopalatino

M. occipitofrontal, ventre frontal

M. orbicular dos olhos

M. corrugador do supercílio

M. zigomático maior

M. zigomático menor

M. prócero

M. levantador do lábio superior e da asa do nariz

M. levantador do lábio superior

M. nasal

M. abaixador do septo nasal

M. levantador do ângulo da boca

M. orbicular da boca

M. abaixador do ângulo da boca

M. abaixador do lábio inferior

M. mentual

M. bucinador

Glândula sublingual

Platisma

Glândula submandibular

Gânglio submandibular

N. lingual (V/3)

Gânglio geniculado

M. estapédio

Meato acústico interno

N. estapédio

N. intermédio

N. facial (VII)

M. occipitofrontal, ventre occipital

Corda do tímpano

N. facial (VII)

N. auricular posterior, R. occipital

N. auricular posterior, R. auricular

Forame estilomastóideo

N. auricular posterior

N. glossofaríngeo (IX)

M. digástrico, ventre posterior

M. estilo-hióideo

Mm. auriculares

Corda do tímpano

Ramos terminais motores:
1. Rr. temporais
2. Rr. zigomáticos
3. Rr. bucais
4. Rr. marginais da mandíbula
5. Rr. cervicais

Figura 12.55 Nervo facial. Visão geral do trajeto do n. facial, depois de emegir do ângulo pontocerebelar, até a emissão dos seus ramos na glândula parótida (representação esquemática).

outros tipos de fibras, que podem ser resumidas no chamado **nervo intermédio,** ramo do nervo facial:

- fibras eferentes viscerais gerais para a inervação parassimpática da glândula lacrimal e das glândulas salivares (exceto a glândula parótida)
- fibras gustativas aferentes viscerais especiais dos dois terços anteriores da língua
- fibras aferentes somáticas gerais da orelha externa (➤ Fig. 12.56).

Curso e Ramos

O nervo intermédio e o nervo facial propriamente dito deixam o tronco encefálico rostral à oliva no chamado ângulo pontocerebelar (➤ Fig. 12.53). Eles entram através do poro e do meato acústico interno, juntamente com o nervo vestibulococlear (VIII) no osso temporal e, em seguida, passa como um tronco nervoso comum em um canal ósseo, o chamado **canal do nervo facial**. Aproximadamente 1 cm depois da entrada neste canal, o tronco nervoso se transforma no assim chamado joelho externo do nervo facial (**gânglio geniculado**), seguindo um trajeto posterolateral e segue na parede posterior da cavidade timpânica, em forma de arco, inferiormente até o **forame estilomastóideo**, através do qual ele emerge da base do crânio. Finalmente, ele se divide em seus ramos terminais, no interior da glândula parótida que, no entanto, não é inervada nem por fibras eferentes nem por fibras aferentes do nervo facial.

Em seu trajeto através do canal do nervo facial, o nervo facial emite os seguintes ramos, de proximal a distal (➤ Fig. 12.54):

- **Nervo petroso maior**: Esse ramo eferente visceral geral deixa o tronco do nervo facial, no gânglio geniculado, atravessa o hiato do canal do nervo petroso maior até a superfície anterior do osso temporal e seguindo em um sulco próprio, recoberto pela dura-máter, chega no canal pterigóideo do osso esfenoide, através do forame lacerado. Aqui ele se unir com o nervo petroso profundo, simpático. Ambos os nervos seguem, juntos, como **nervo do canal pterigóideo** na fossa pterigopalatina. No gânglio pterigopalatino as fibras eferentes viscerais gerais do nervo petroso maior são comutadas, produzindo as fibras pós-ganglionares. As fibras secretoras pós-ganglionares se unem, em parte, no trajeto posterior, com o nervo zigomático, ramo do nervo maxilar (V/2) e com ele chegam à órbita e com o nervo lacrimal do nervo oftálmico (V/1) chegam até a glândula lacrimal, ou eles seguem como nervos palatinos e nervos nasais posteriores para a parte superior do palato ou para as glândulas nasais posteriores.
- **Nervo para o músculo estapédio**: Este é um ramo eferente visceral especial responsável pela inervação motora do músculo estapédio da orelha média.
- **Nervo corda do tímpano ou corda timpânico**: Este ramo do nervo facial contém, particularmente, fibras gustativas eferentes viscerais gerais, assim como fibras aferentes viscerais especiais. O nervo corda do tímpano segue retrogradamente, a partir do canal

do nervo facial, através de seu canal ósseo próprio, de volta a orelha média. Na orelha média, ele segue medialmente para o tímpano entre o cabo do martelo e a bigorna. Em seguida, ele segue sobre a fissura esfenopetrosa ou fissura petrotimpânica (diferentes dados na literatura), na fossa infratemporal, e se une posteriormente ao nervo lingual (V/3), conduzindo suas fibras ao gânglio submandibular ou aos dois terços anteriores da língua. No gânglio submandibular, as fibras eferentes viscerais gerais são comutadas, gerando fibras pós-ganglionares. Estas últimas suprem a irrigação secretora das glândulas sublingual e submandibular.

No forame estilomastóideo, o nervo facial se ramifica no **nervo auricular posterior**, **ramo digástrico** e **ramo estilo-hióideo**. O nervo auricular posterior supre, com suas fibras eferentes viscerais especiais, o músculo occipitofrontal (ramo occipital) e, com suas fibras aferentes somáticas gerais (ramo auricular), a pele sobre a concha da orelha. Os ramos digástrico e estilo-hióideo inervam, com as fibras eferentes viscerais especiais, o ventre posterior do músculo digástrico e o músculo estilo-hióideo (Fig. 12.55).

Depois do nervo facial (VII) ter deixado o canal do nervo facial, através do forame estilomástoideo, ele forma um plexo de fibras eferentes viscerais especiais (o **plexo intraparotídeo**), no interior da glândula parótida, na fossa retromandibular. Consequentemente formam-se dois troncos nervosos principais, dos quais o mais cranialmente localizado (ramo temporofacial, clinicamente o ramo frontal) com os **ramos temporais** supre a musculatura da região frontal e das pálpebras, e o localizado mais caudalmente (ramo cervicofacial) com os **ramos zigomático e bucal**, o **ramo marginal da mandíbula** e o **ramo cervical**, inerva a musculatura da bochecha, lábios e mento (➤ Fig. 12.55).

Os ramos listados emergem, em "forma de leque", a partir da margem anterior da glândula parótida e atingem subcutaneamente a musculatura da mímica facial.

Núcleos do Nervo Craniano e Conexões Centrais

De acordo com suas quatro qualidades de fibra, o nervo facial possui quatro núcleos do nervo craniano (➤ Fig. 12.56):

- As fibras eferentes viscerais especiais para suprir a musculatura da mímica facial e os músculos estapédio, digástrico e estilo-hióideo têm a sua origem no **núcleo do nervo facial**. Este complexo de núcleo motor, possuindo um grupo de células superior e outro inferior, localiza-se na parte inferior da região posterior da ponte. As suas fibras eferentes seguem, inicialmente, na direção posterior e se enrolam de caudal para posterior ao redor do núcleo do nervo abducente anterolateralmente, formando o chamado joelho interno do nervo facial. O joelho do nervo facial forma uma eminência, identificada na visão posterior do tronco encefálico ou da fossa romboide, chamada colículo do nervo facial.
- Os corpos dos neurônios eferentes viscerais gerais localizam-se no **núcleo salivatório superior** parassimpático, que fica na vizinhança direta do núcleo do nervo facial, na ponte.
- As fibras aferentes viscerais especiais (gustativas) do nervo facial terminam na parte superior do complexo do núcleo do trato solitário, que também é denominado **núcleo oval**, um componente dos **núcleos do trato solitário** e está situado no bulbo.
- No **núcleo espinal do nervo trigêmeo** terminam poucas fibras aferentes somáticas gerais da pele da concha da orelha.

O núcleo do nervo facial eferente visceral especial recebe fibras aferentes diretas e indiretas de áreas importantes do **sistema motor**, dentre outras, do córtex motor, dos centros motores do tronco encefálico e da medula espinal. A **mímica voluntária**, por exemplo, é controlada por projeções diretas, que se originam do córtex motor e passam pelo trato corticonuclear para o núcleo do nervo facial. A **mímica emocional**, em contraste, parece ser controlada por projeções indiretas no núcleo do nervo facial a partir do

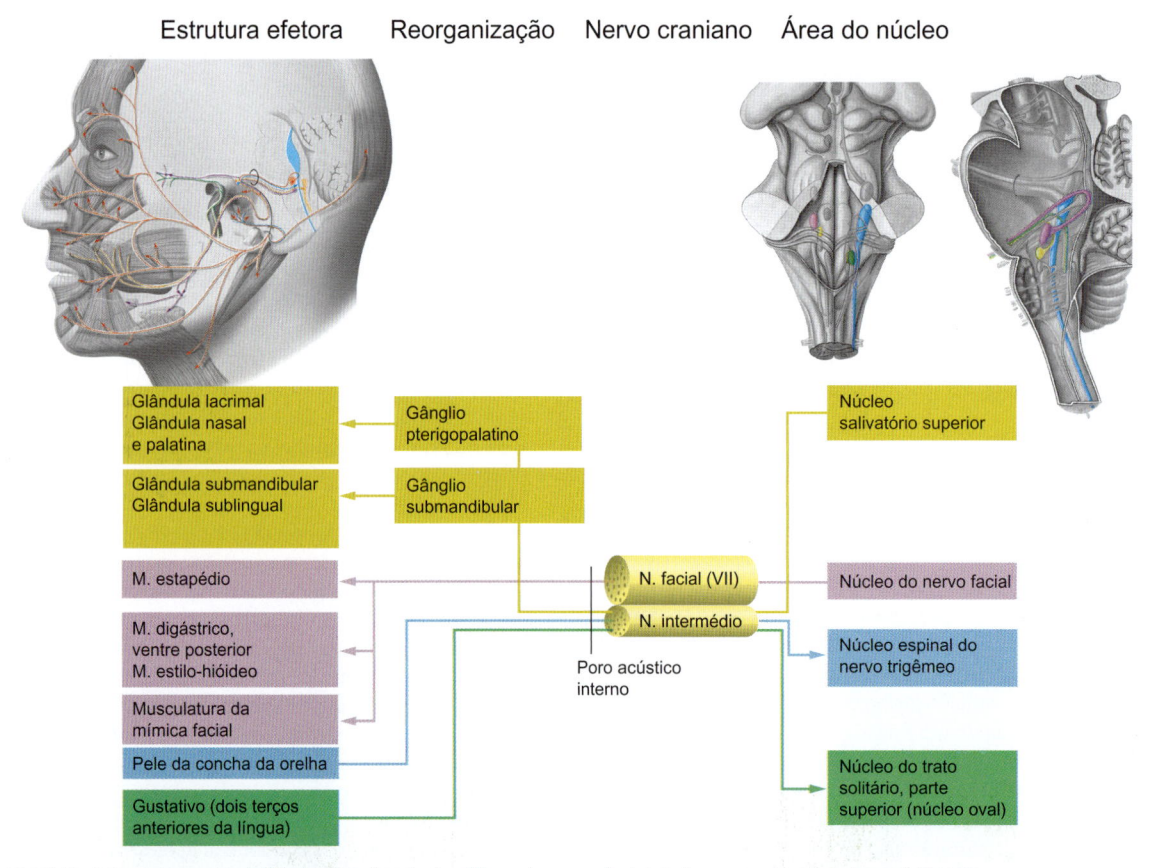

Estrutura efetora   **Reorganização**   **Nervo craniano**   **Área do núcleo**

Figura 12.56 Trajeto, ramos e modalidades funcionais das fibras do nervo facial, lado esquerdo. Vista lateral. [L127]

sistema límbico. A zona lateral da formação reticular, no tronco encefálico, serve como uma estação intermediária de sinapses. Além disso, o núcleo do nervo facial recebe, dentre outras, entrada aferente de **núcleos de retransmissão acústicos**, por exemplo, do complexo de núcleos da oliva superior. Este serve para regular os movimentos do estribo, no caso de sons intensos, pela contração do músculo estapédio, inervado pelo nervo estapédio e assim, atenuar a transmissão do som para a orelha interna.

Existe outra conexão importante entre o núcleo oval do complexo de núcleos do trato solitário, a formação reticular e os núcleos do nervo facial, os núcleos motores do nervo trigêmeo e salivatório. Isto é de grande importância na seleção de alimentos (transmissão de estímulos gustativos através do nervo corda do tímpano, ramo do nervo facial) e ingestão de alimentos (p. ex., indução da secreção salivar através do nervo corda do tímpano, ramo do nervo facial).

Clínica

Exame

Pela inspeção bilateral da face verifica-se a simetria facial e a função dos ramos do nervo facial, compostos de fibras eferentes viscerais especiais que suprem os músculos da mímica facial. Uma queda do ângulo da boca fornece o primeiro indício do lado da lesão do nervo facial. Pede-se ao paciente agora para franzir a testa e fechar os olhos (teste da função do ramo temporofacial, do plexo intraparotídeo, localizado cranialmente, com os ramos temporais clinicamente: "ramo frontal"), para insuflar as bochechas, fazer um bico com a boca, assobiar e mostrar os dentes (teste da função do ramo cervicofacial do plexo intraparotídeo, localizado inferiormente com os ramos zigomático, bucal, marginal da mandíbula e cervical). Aqui deve ser observado, especialmente, se o paciente ainda consegue ou não franzir a testa nos dois lados e fechar os dois olhos:

- Se houver a chamada **paresia facial central**, o franzir da testa, assim como, muitas vezes, o fechamento das rimas palpebrais, permanece intacta, de ambos os lados, em contraste com o restante da musculatura da mímica facial do lado afetado.
- Por outro lado, se há **paresia facial periférica**, todos os músculos da mímica facial do lado afetado estão

paralisados. Em uma tentativa de franzir a testa, ela permanece lisa, e ao tentar fechar a rima palpebral, devido ao fechamento incompleto da pálpebra (lagoftalmo), é visível a rotação fisiológica para cima do bulbo do olho (fenômeno de Bell).

Se a paresia facial central for clinicamente excluída, os sintomas característicos concomitantes podem indicar a localização da lesão no trajeto periférico do nervo facial. Estes incluem:

- Olhos secos devido à redução da secreção lacrimal (lesão antes da emergência do nervo petroso maior)
- Uma maior sensibilidade com relação aos estímulos acústicos (lesão antes da emergência do nervo estapédio)
- Distúrbios da secreção salivar e da função gustativa (lesão antes da emergência do nervo corda do tímpano).

Paresia devido à lesão do nervo facial

Basicamente, distingue-se entre uma paresia devido à lesão do nervo facial periférica e central. O sintoma clínico cardinal de ambas as formas é a paralisia flácida da musculatura da mímica facial, onde, em uma paresia supranuclear, central, o lado oposto ao da lesão é afetado e poupa os músculos dos olhos e frontais (veja anterior). Isto é explicado pelo fato de que o grupo de núcleos superiores do respectivo núcleo do nervo facial, que controla os músculos do olho e frontais, através do "ramo frontal", é inervado por fibras corticonucleares de ambas as metades do cérebro. Portanto, a sua inervação central, no caso de lesões do lado oposto é assegurada pelas fibras do mesmo lado (➤ Fig. 12.57). Clinicamente, é extremamente importante ser capaz de diferenciar entre a paresia central e periférica do nervo facial, porque a paresia central, ao contrário da paresia periférica, quase sempre se deve a um acidente vascular encefálico (isquemia ou hemorragia geralmente ocorrem na região da cápsula interna) que afeta as fibras supranucleares. Dessa forma, as medidas diagnósticas e terapêuticas devem ser tomadas rapidamente para limitar a extensão do dano cerebral. Uma paresia periférica do nervo facial, por outro lado, surge, por exemplo, de um trauma crânio-encefálico com fratura do osso temporal ou devido a infecções na orelha média ou interna e no osso temporal. Frequentemente, no entanto, nenhuma causa clara pode ser determinada e, assim, considera-se uma causa idiopática na paresia envolvendo o nervo facial.

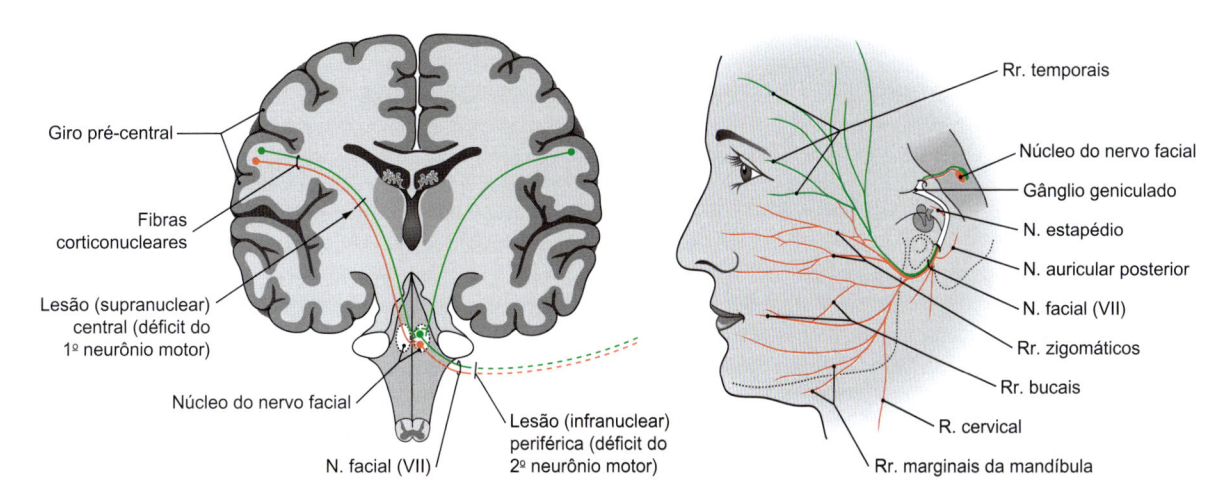

Figura 12.57 Conexões corticonucleares e trajeto periférico do nervo facial. Na figura da esquerda são representadas, de forma simplificada, as conexões centrais do núcleo do nervo facial. As vias corticonucleares para a porção do núcleo superior se originam de ambos os hemisférios (verde). A parte do núcleo inferior só é estimulada pelo hemisfério contralateral (vermelho). Na figura da direita, são representadas as fibras que emergem das partes dos núcleos superior e inferior até a periferia correspondente. Na figura da esquerda, observa-se um exemplo de possíveis locais de lesão nos casos de uma paresia devido à lesão nervo facial central (supranuclear) e periférica (infranuclear).

12.5.11 Nervo Vestibulococlear (8º Nervo Craniano, NC VIII)

Michael J. Schmeißer

Competências

Após a leitura deste capítulo, você será capaz de:
- Descever os tipos de fibras do nervo vestibulococlear
- Descrever os sintomas clínicos que podem ocorrer devido à ocorrência de um neuroma do acústico

- O **nervo vestibulococlear (VIII)** (sinônimo: nervo estatoacústico) é composto pelo nervo vestibular e pelo nervo coclear (nervo auditivo) e contém tanto fibras aferentes somáticas especiais quanto fibras eferentes. As fibras aferentes somáticas especiais:

- **Nervo vestibular** é a extensão aferente central do primeiro neurônio da via do equilíbrio (bipolar, corpo celular no gânglio vestibular, no meato acústico interno, ➤ Item 13.5)
- **Nervo coclear** é a extensão aferente central do primeiro neurônio da via auditiva (bipolar, corpo celular no gânglio espiral na cóclea, ➤ Item 13.4)

Uma peculiaridade são as fibras eferentes do nervo vestibulococlear. Essas extensões axonais eferentes de neurônios do complexo da oliva superior são responsáveis pela inervação eferente das células ciliadas da orelha interna. Essas fibras compõem o **feixe olivococlear**. As fibras seguem, inicialmente, no nervo vestibular e se transferem, no interior do meato acústico interno para o nervo coclear, chegando às células ciliadas (➤ Fig. 12.59).

Trajeto e Ramos

O nervo vestibulococlear emerge um pouco inferolateralmente ao nervo facial (VII) a partir do tronco encefálico, rostralmente à oliva, no chamado ângulo pontocerebelar (➤ Fig. 12.58) e, em seguida, passa com as suas divisões compostas pelo nervo vestibular e pelo nervo coclear, em conjunto com o nervo facial, através do poro e do meato acústico interno na porção petrosa do osso temporal (➤ Fig. 12.59).

Núcleos do Nervo Craniano e Conexões Centrais

Existem seis núcleos associados ao nervo vestibulococlear:
- Dois **núcleos cocleares** se localizam na ponte (núcleos cocleares posterior e anterior, ➤ Item 13.4). Suas fibras eferentes centrais mais importantes seguem no **lemnisco lateral** a parte da via auditiva que conecta os núcleos cocleares com os colículos inferiores do mesencéfalo.
- Quatro **núcleos vestibulares** localizam-se na ponte e no bulbo [núcleos vestibular superior (de Bechterew), vestibular inferior (de Roller), vestibular lateral (de Deiters) e vestibular medial (de Schwalbe), ➤ Item 13.5]. Eles estão interligados centralmente, de forma muito mais complexa, do que os núcleos cocleares. Eles recebem fibras aferentes do órgão vestibular, da medula espinal e do cerebelo, e projetam fibras eferentes através do tálamo para o córtex, para centros pré-oculomotores e para os núcleos dos músculos oculares, assim como de volta ao cerebelo e à medula espinal. Essas numerosas conexões de fibras servem, finalmente, para manter o equilíbrio do corpo e para poder acompanhar os objetos com os olhos, mesmo quando mudar a posição do corpo.

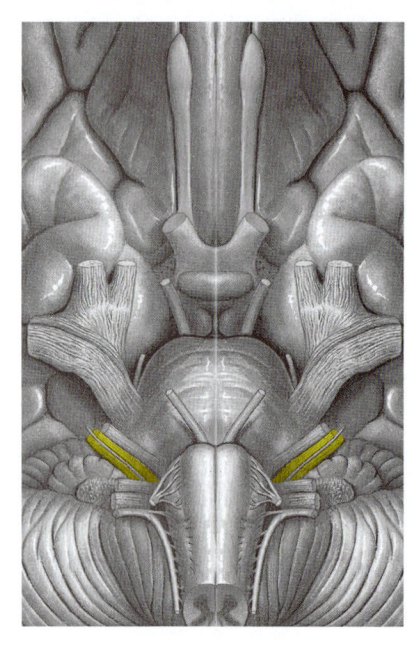

Figura 12.58 Local de saída do nervo vestibulococlear. O nervo craniano VIII emerge no ângulo pontocerebelar. Vista anterior.

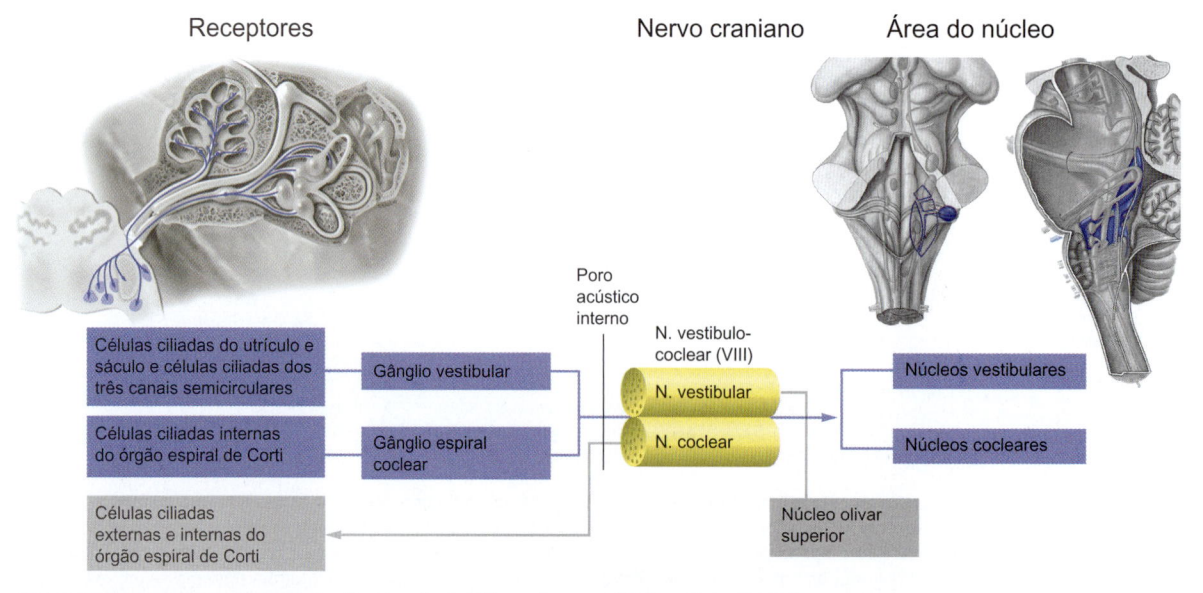

Figura 12.59 Trajeto, ramos e modalidades funcionais das fibras do n. vestibulococlear. [L127]

Exame

A audição orientada pode ser testada ao estalar do dedo unilateral ou bilateralmente, simultanemente no nível da(s) orelha(s). Para definir o tipo de perda auditiva, pode-se diferenciar entre um distúrbio da condução do som e um distúrbio neurossensorial sonoro, por meio de um diapasão. Em uma lesão da parte coclear é provável um distúrbio neurossensorial sonoro.

Testa-se o componente vestibular por meio de um teste de equilíbrio (p. ex., teste de Romberg, ➤ Item 12.4.6) e um exame minucioso dos movimentos sequenciados dos olhos. Em uma lesão ou déficit do componente vestibular, pode ocorrer uma tendência de queda e nistagmo.

Neuroma do acústico

Por neuroma do acústico se entende um tumor benigno que envolve as células de Schwann da bainha do nervo vestibulococlear e cresce lenta e progressivamente. Pela compressão resultante do nervo, podem ocorrer a perda de audição gradual, tonturas, náuseas, tendência de queda para o lado afetado e nistagmo patológico. Muitas vezes, a compressão afeta não apenas o nervo vestibulococlear mas, também, o nervo facial localizado topograficamente na vizinhança imediata, pelo qual pode se desenvolver conjuntamente uma paresia facial periférica.

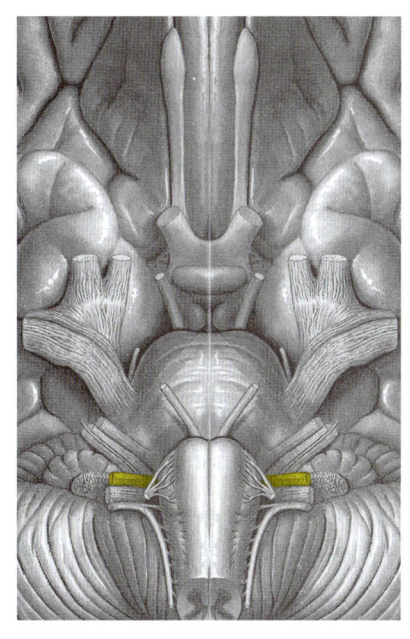

Figura 12.60 Ponto de saída do nervo glossofaríngeo. O nervo craniano IX emerge no sulco retro-olivar entre a oliva e o pedúnculo cerebelar inferior, no bulbo.

12.5.12 Nervo Glossofaríngeo (9º Nervo Craniano, NC IX)

Anja Böckers

O nome do nervo craniano IX já elucida seus órgãos-alvo: o **nervo glossofaríngeo (IX)** é um nervo craniano branquiogênico, associado ao terceiro arco faríngeo, que é responsável, particularmente, pela inervação do terço posterior da língua ("glosso") e a região contígua da faringe ("faríngeo"), incluindo o palato mole. Ele assume funções críticas na coordenação da deglutição, em especial para isso, na separação necessária entre o trato respiratório e o trato digestivo no palato mole, na formação da fala, na percepção do gosto amargo no terço posterior da língua, bem como na regulação respiratória e circulatória.

Trajeto e Ramos

O nervo glossofaríngeo, juntamente com o nervo vago (X) e o nervo acessório (XI) emerge do tronco encefálico, no sulco retro-olivar, entre a oliva e o pedúnculo cerebelar inferior (➤ Fig. 12.60). Juntamente com esses nervos, ele emerge da cavidade craniana através do forame jugular. O nervo glossofaríngeo é um nervo craniano misto com cinco tipos distintos de fibras. Desconsiderando-se a subdivisão do núcleo do trato solitário em uma parte superior e uma parte inferior, podem se distinguir quatro núcleos correspondentes do nervo craniano (➤ Fig. 12.61). No forame jugular, o nervo glossofaríngeo, à semelhança do nervo vago, forma dois gânglios:

- O **gânglio superior** é o menor dos dois e contém os corpos dos neurônios pseudounipolares aferentes somáticos gerais.
- O **gânglio inferior** é um pouco maior e contém os corpos dos neurônios pseudounipolares aferentes viscerais gerais e especiais.

O tronco principal do nervo glossofaríngeo, então, segue inferiormente entre o músculo estilofaríngeo, seu músculo guia e o músculo estiloglosso localizado medialmente para alcançar a base da língua, em forma de um arco (➤ Fig. 12.62). Em seu trajeto, ele emite ramos para a orelha média, para a glândula parótida e para o glomo e o seio carótico:

- **Nervo timpânico**: o nervo timpânico emerge do nervo glossofaríngeo, no gânglio inferior, com fibras eferentes viscerais gerais e aferentes viscerais gerais. Através do **canal timpânico**, ele chega na orelha média, onde, no promontório, juntamente com as fibras simpáticas dos nervos caroticotimpânicos, forma o **plexo timpânico**:
  - A partir daqui, o ramo tubário chega à tuba auditiva para prover a sua inervação sensitiva.
  - O **nervo petroso menor** deixa a cavidade timpânica, novamente, atravessando o tegmento timpânico, através do **hiato ou canal do nervo petroso menor,** e retorna ao interior do crânio. Ele segue na face anterior da parte petrosa do osso temporal, entrando no **forame lacerado**, e por esse trajeto chega na fossa infratemporal. A comutação para as fibras eferentes viscerais gerais pós-ganglionares ocorre no **gânglio ótico**, que se situa diretamente no forame oval, medialmente ao nervo mandibular (V/3). Esta conexão entre nervo timpânico e o gânglio ótico também se denomina anastomose de Jacobson. Finalmente, as fibras pós-ganglionares se unem ao nervo auriculotemporal, ramo do nervo mandibular (V/3) e através deste ramo e do nervo facial (VII) chega à glândula parótida. Os ramos menores, na cavidade oral, inervam glândulas salivares menores da bochecha e dos lábios, as glândulas bucais e labiais.
- **Ramo do seio carótico**: ele segue para os quimiorreceptores e barorreceptores no glomo carótico e no seio carótico.

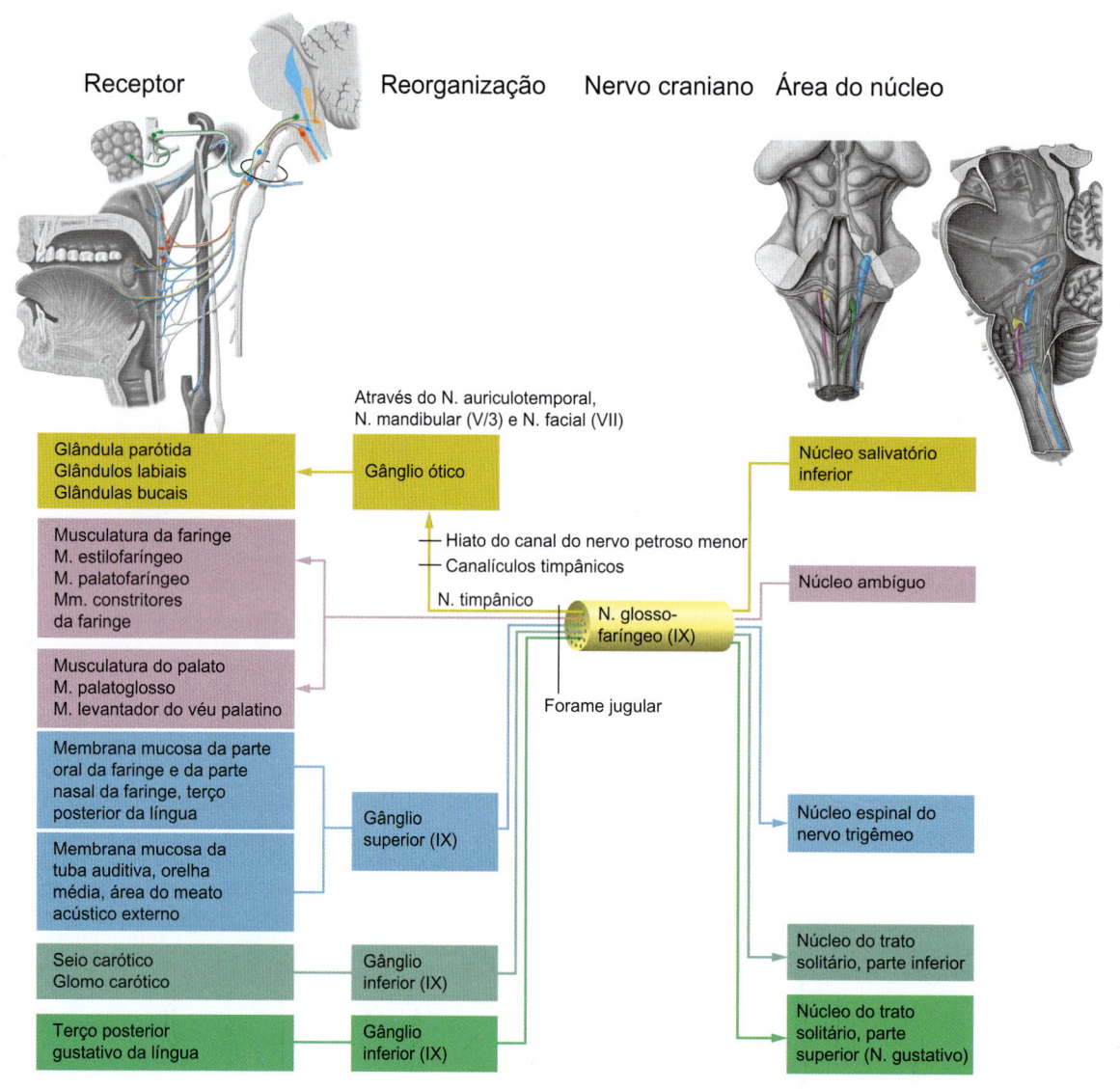

Receptor   Reorganização   Nervo craniano   Área do núcleo

Figura 12.61 Nervo glossofaríngeo com suas modalidades funcionais de fibras, núcleos do nervo craniano e estruturas-alvo. [L127]

- **Ramo do músculo estilofaríngeo**: ele inerva o músculo guia do nervo glossofaríngeo, o músculo estilofaríngeo.
- **Ramos faríngeos**: juntamente com os ramos do nervo vago (X), eles formam o **plexo faríngeo** para a inervação motora e sensitiva da faringe. Outras fibras motoras suprem os Mm. palatoglosso e palatofaríngeo, o músculo salpingofaríngeo, assim como músculos e mucosas do palato mole.
- **Ramos tonsilares**: eles assumem o suprimento sensitivo da tonsila palatina, da fossa tonsilar e do istmo das fauces.
- **Ramos linguais**: eles enviam fibras sensitivas ao terço posterior da língua, associadas às papilas circunvaladas no sulco terminal.

Clínica

O nervo glossofaríngeo segue, a partir de seu ponto de saída do tronco encefálico na proximidade topográfica da artéria cerebelar inferior anterior. No caso de um **trajeto aberrante da artéria cerebelar inferior anterior**, por exemplo, entre os pontos de saída do nervo glossofaríngeo e do nervo vago, pode ocorrer a condução de um impulso patológico. Como consequência, pode surgir uma dor unilateral incipiente, do tipo crise, da língua, do palato mole ou da faringe, com dificuldades na deglutição (**neuralgia glossofaríngea**). Os impulsos patológicos também podem ser transmitidos através do núcleo do trato solitário ao nervo dorsal do nervo vago e para o nervo vago e, em casos raros, pode levar à bradicardia reflexa ou assistolia reflexa (parada cardíaca). Terapeuticamente, os vasos e nervos podem ser separados uns dos outros por microcirurgia.

Núcleos do Nervo Craniano e Conexões Centrais

Podem-se diferenciar quatro tipos diferentes de núcleos do nervo craniano:

- Os motoneurônios das fibras eferentes viscerais especiais do nervo glossofaríngeo localizam-se (juntamente com os do nervo vago (X) e do nervo acessório (XI)) no **núcleo ambíguo**. Esta área de núcleo fica situada na formação reticular ventrolateral do bulbo.
- O núcleo das fibras eferentes viscerais gerais, o **núcleo salivatório inferior**, é responsável pela inervação das glândulas salivares e está posicionado mais inferiormente no tronco encefálico. Esta área de núcleos fica no limite entre a ponte e o bulbo.

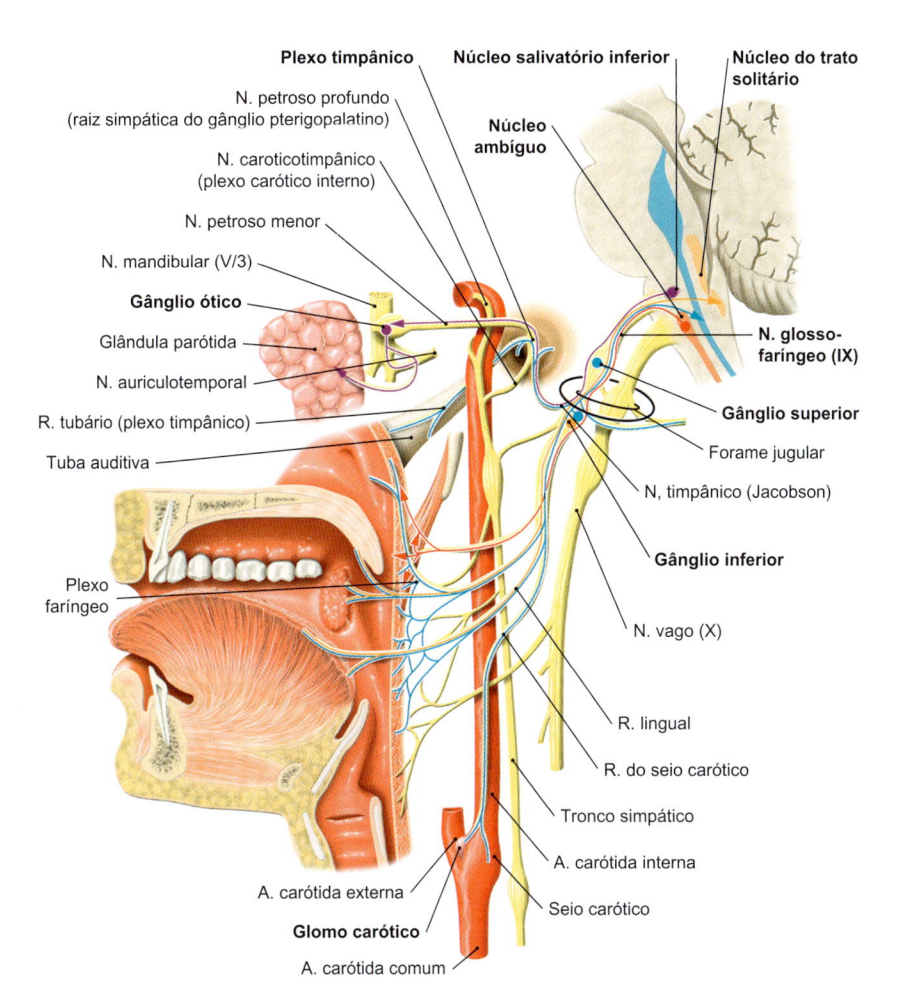

Plexo timpânico

Núcleo salivatório inferior

Núcleo do trato solitário

N. petroso profundo
(raiz simpática do gânglio pterigopalatino)

Núcleo ambíguo

N. caroticotimpânico
(plexo carótico interno)

N. petroso menor

N. mandibular (V/3)

Gânglio ótico

Glândula parótida

N. glosso-faríngeo (IX)

N. auriculotemporal

R. tubário (plexo timpânico)

Gânglio superior

Tuba auditiva

Forame jugular

N, timpânico (Jacobson)

Gânglio inferior

Plexo faríngeo

N. vago (X)

R. lingual

R. do seio carótico

Tronco simpático

A. carótida interna

A. carótida externa

Seio carótico

Glomo carótico

A. carótida comum

Figura 12.62 Trajeto do nervo glossofaríngeo. Representação esquemática na secção sagital mediana.

- As fibras gustativas do nervo glossofaríngeo, mas também do nervo facial (VII) e do nervo vago (X) terminam no **núcleo do trato solitário**. O trato solitário se estende desde o núcleo do nervo facial até inferiormente no cruzamento das vias piramidais. Ele exibe uma estrutura somatotópica e funcional. Enquanto os neurônios-alvo do nervo corda do tímpano e do nervo petroso maior do nervo facial (VII) estão em sua seção rostral, os neurônios-alvo do nervo glossofaríngeo estão organizados inferiormente, seguidos pelos neurônios do nervo vago (X). A porção superior, a **parte superior** ou **núcleo gustativo,** para as fibras gustativas, pode ser diferenciada, assim, da **parte inferior** do núcleo do trato solitário, responsável pelas fibras aferentes viscerais gerais, dentre outras, de barorreceptores e quimiorreceptores do seio carótico e do glomo carótico.
- Os corpos dos neurônios aferentes somáticos gerais situam-se no gânglio superior do nervo glossofaríngeo e terminam no **núcleo espinal do nervo trigêmeo**. Esta área de núcleos estende-se rostralmente da região limite entre a ponte e o bulbo e o núcleo principal do nervo trigêmeo até muito inferiormente para passar suavemente para a lâmina I-V da medula espinal. Aqui terminam também as fibras aferentes somáticas gerais que, na verdade, se originam do nervo facial (VII) e do nervo vago (X), mas são transmitidas, principalmente, através do nervo trigêmeo como um "prestador de serviços".

Os núcleos do nervo glossofaríngeo recebem fibras aferentes do córtex, mas também da formação reticular. Os impulsos eferentes, em particular a condução do impulso gustativo, são transmitidos, a partir do núcleo do trato solitário, atingem o núcleo ambíguo e,

através do trato tegmental central, finalmente atingem o núcleo basal ventral medial do tálamo do mesmo lado. Após outra comutação nesta área nuclear, as fibras gustativas atingem o opérculo parietal ou o córtex da ínsula. O núcleo do trato solitário, devido às suas conexões neuronais, é um ponto crucial de comutação na regulação circulatória ou base do **reflexo barorreceptor:** um aumento da pressão arterial ativa os barorreceptores no seio carótico. Fibras aferentes se projetam através do ponto de comutação do núcleo do trato solitário com neurônios cardioinibitórios, na parte ventral do núcleo ambíguo. A partir daí, as vias descendentes atingem o núcleo intermediolateral na parte torácica da medula espinal e ascendem ao hipotálamo, o que resulta em uma inibição do sistema simpático. Como consequência, a frequência cardíaca e a resistência vascular periférica diminuem e a pressão arterial cai. Estreitamente ligado com o núcleo para a regulação circulatória localiza-se, na porção anterolateral do núcleo do trato solitário ou do bulbo, o chamado **centro respiratório**, o gerador do ritmo para inspiração e expiração. Estes neurônios respiratórios ritmogênicos, denominados como complexo pré-Bötzinger, conduzem impulsos ao nervo frênico e nervos intercostais. O estímulo respiratório e, portanto, os impulsos aferentes emitidos para esses neurônios provêm de quimiorreceptores centrais e periféricos em relação ao pH do líquido cerebrospinal ou do sangue ou surgem, não quimicamente, pela irritação dos receptores de estiramento no pulmão. A respiração também é regulada pelos núcleos parabranquiais na ponte, que, a partir dos impulsos do sistema límbico, por exemplo, em um estado de ansiedade, sinaliza um aumento na frequência respiratória para o centro respiratório.

715

O nervo glossofaríngeo também é um componente importante do **reflexo da deglutição** (veja anterior). O ato de deglutir em si requer a cooperação coordenada da língua [nervo hipoglosso (XII)], da sensibilidade da mucosa na boca e faringe [nervo trigêmeo (V) e nervo glossofaríngeo (IX)], faringe [nervo glossofaríngeo (IX)], laringe [nervo vago (X)] e esôfago. Os neurônios envolvidos são ativados e inibidos coordenadamente por uma estreita conexão dos núcleos dos nervos cranianos envolvidos, através da formação reticular lateral e intermediária no bulbo. Além disso, o nervo glossofaríngeo ou o núcleo trato solitário desempenha um papel importante no processo do **reflexo do vômito**. O reflexo de vômito é um reflexo protetor que deve proteger o corpo da absorção de substâncias nocivas. Vários estímulos podem causar o seu desencadeamento: uma irritação da parede posterior da faringe através do nervo glossofaríngeo, intoxicações, alterações hormonais, desencadeados por estímulos ópticos, vestibulares ou olfativos. Esses impulsos aferentes excitam, por fim, o núcleo do trato solitário e a área postrema ("centro do vômito") para ativar, através da formação reticular, os órgãos-alvo necessários para o mecanismo do vômito.

12.5.13 Nervo Vago (10º Nervo Craniano, NC X)

Anja Böckers

O **nervo vago (X)** (do latim *Vagari* = vagar, espalhar) é o nervo que mais atinge inferiormente o corpo, dentre todos os nervos cranianos, chegando às cavidades torácica e abdominal. É o maior nervo

parassimpático do corpo e inclui a porção craniana do sistema nervoso autônomo parassimpático. Além disso, ele é um nervo craniano branquiogênico, formado pela fusão dos nervos do 4º, 5º e 6º arcos faríngeos. O nervo vago compartilha, em grande parte, seus núcleos do nervo craniano com o nervo glossofaríngeo (IX), daí resultam analogias neuroanatômicas e funcionais ou sobreposições. O nervo vago assume a inervação eferente visceral especial da laringe e, em parte também da faringe (músculo constritor inferior da faringe) e do palato mole (músculo levantador do véu palatino). Sem ele, não seria possível uma função respiratória e da fala normais. Suas fibras eferentes viscerais gerais suprem a musculatura lisa e as glândulas desde o pescoço até o nível da flexura esquerda do colo (flexura esplênica), o chamado ponto de Cannon-Böhm, com o qual controla a secreção de glândulas e o peristaltismo no trato gastrointestinal. Além disso, como ocorre também com o nervo glossofaríngeo (IX), ele assume, por meio da condução de impulsos de receptores de estiramento nos pulmões, funções importantes na regulação respiratória ou, através de receptores no átrio direito e na parede da aorta, na regulação circulatória. Juntamente com o nervo facial (VII) e o nervo glossofaríngeo (IX), ele também conduz fibras aferentes viscerais especiais, fibras gustativas, de receptores da faringe e da epiglote. Em resumo, o nervo vago é um nervo craniano misto com cinco tipos distintos de fibras que, no tronco encefálico, contudo, quando não se leva em consideração a divisão do núcleo do trato solitário em uma parte superior e uma parte inferior, encontra-se a sua correspondência em quatro diferentes núcleos do nervo craniano (➤ Fig. 12.64).

Trajeto e Ramos

Semelhante ao nervo glossofaríngeo (IX), o nervo vago (X) deixa o bulbo no sulco retro-olivar (➤ Fig. 12.63), atravessa o espaço baracnoide e sai da cavidade craniana juntamente com o nervo glossofaríngeo e o nervo acessório (XI) através do forame jugular. Aqui, o nervo vago se associa a um **gânglio superior** (sinônimo: **gânglio jugular**) e um **gânglio inferior** (sinônimo: **gânglio nodoso**). No gânglio superior encontram-se, em analogia ao nervo glossofaríngeo (IX), corpos de neurônios aferentes somáticos gerais, no gânglio inferior, corpos de neurônios pseudounipo-

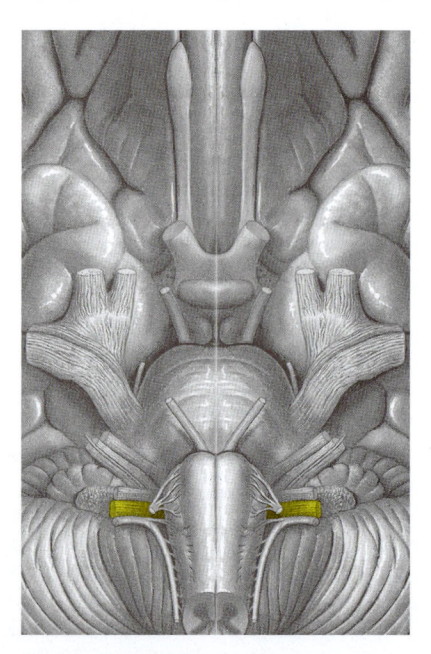

Figura 12.63 Local de saída do nervo vago. O nervo craniano X emerge no sulco retro-olivar, entre o local de saída do n. glossofaríngeo (cranial) e do n. acessório (caudal).

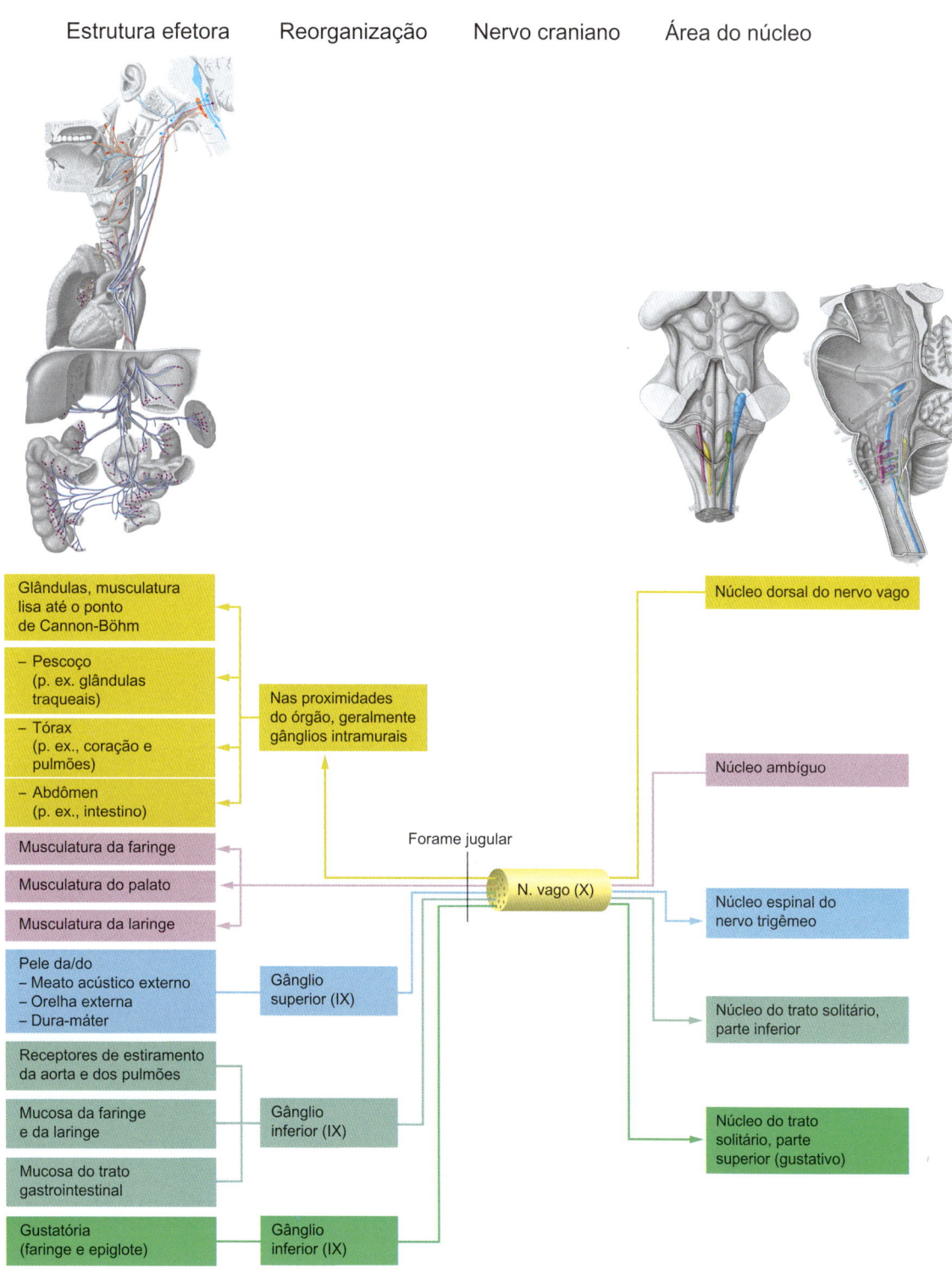

Estrutura efetora   Reorganização   Nervo craniano   Área do núcleo

Figura 12.64 Nervo vago com suas modalidades funcionais de fibras, núcleos do nervo craniano e estruturas-alvo. [L127]

lares aferentes viscerais gerais e especiais. Juntamente com a veia jugular interna, o nervo vago segue inferiormente e, em seu trajeto posterior, pode ser subdividido nas correspondentes **parte cervical**, **parte torácica** e **parte abdominal**.

Diretamente no nível do forame jugular, no gânglio superior, o nervo vago recebe dois ramos aferentes somáticos gerais (➤ Fig. 12.65):

- **Ramo meníngeo**: inerva a dura-máter na região da fossa posterior do crânio.

- **Ramo auricular**: passa através do canalículo mastóideo e da fissura timpanomastóidea para o meato acústico externo, suprindo a sensibilidade local.

Um pouco mais inferior ao gânglio inferior, a parte cervical do nervo vago origina os seguintes dois ramos:

- **Ramo faríngeo**: Este ramo é formado, essencialmente, por fibras da raiz cranial do nervo acessório (XI) que, inicialmente, se unem ao nervo vago, mas, posteriormente em seu trajeto, irradiam no **plexo faríngeo**. Juntamente com o nervo glossofaríngeo (IX), as fibras eferentes viscerais gerais deste ramo nervoso chegam às glândulas da faringe, as fibras eferentes viscerais especiais chegam aos músculos da faringe e as fibras aferentes viscerais gerais deste ramo inervam a mucosa da faringe.

- **Nervo laríngeo superior**: este se divide em um ramo externo e um ramo interno. O **ramo externo** supre o único músculo extrínseco da laringe, o músculo cricotireóideo. O **ramo interno** atravessa a membrana tireo-hióidea, responsável pela sensibilidade da membrana mucosa, acima da rima da glote.

Em seu trajeto posterior, em direção inferior, entre a veia jugular interna e a artéria carótida interna, o nervo vago origina mais ramos:

- **Ramos cardíacos cervicais superiores e inferiores**: Eles seguem para o **plexo cardíaco**, que se unem por trás do arco da aorta. Os impulsos cardioinibitórios atingem a musculatura atrial por meio dessas fibras. Assim, as fibras do nervo vago direito atuam, preferencialmente, no nó sinusal e as fibras do nervo vago esquerdo atuam no nó atrioventricular do sistema excito-condutor do coração. O nervo vago é responsável por um efeito cronotrópico negativo e inotrópico negativo no coração. As fibras aferentes desses ramos nervosos conduzem impulsos dos receptores de pressão da parede da aorta ou do átrio direito e, portanto, formam o ramo aferente do reflexo hipotensor do nervo vago.

- **Nervo laríngeo recorrente**: do ponto de vista do desenvolvimento, ele é considerado o nervo do sexto arco faríngeo. Ele emerge do nervo vago, na região da abertura superior do tórax. O nervo laríngeo recorrente esquerdo dá uma volta, de anterior a posterior ao redor do arco da aorta, o nervo laríngeo recorrente direito analogamente dá uma volta ao redor da artéria subclávia direita. Ambos os ramos do nervo vago, então, seguem cranialmente entre a traqueia e o esôfago e emitem ramos com os mesmos nomes aos órgãos adjacentes do pescoço. Finalmente, o nervo laríngeo recorrente, como nervo laríngeo inferior, atinge entre a cartilagem cricóidea e a cartilagem tireóidea do esqueleto laríngeo do interior da laringe e lá é responsável pela inervação sensitiva da mucosa abaixo do nível da rima da glote e todos os demais músculos da laringe.

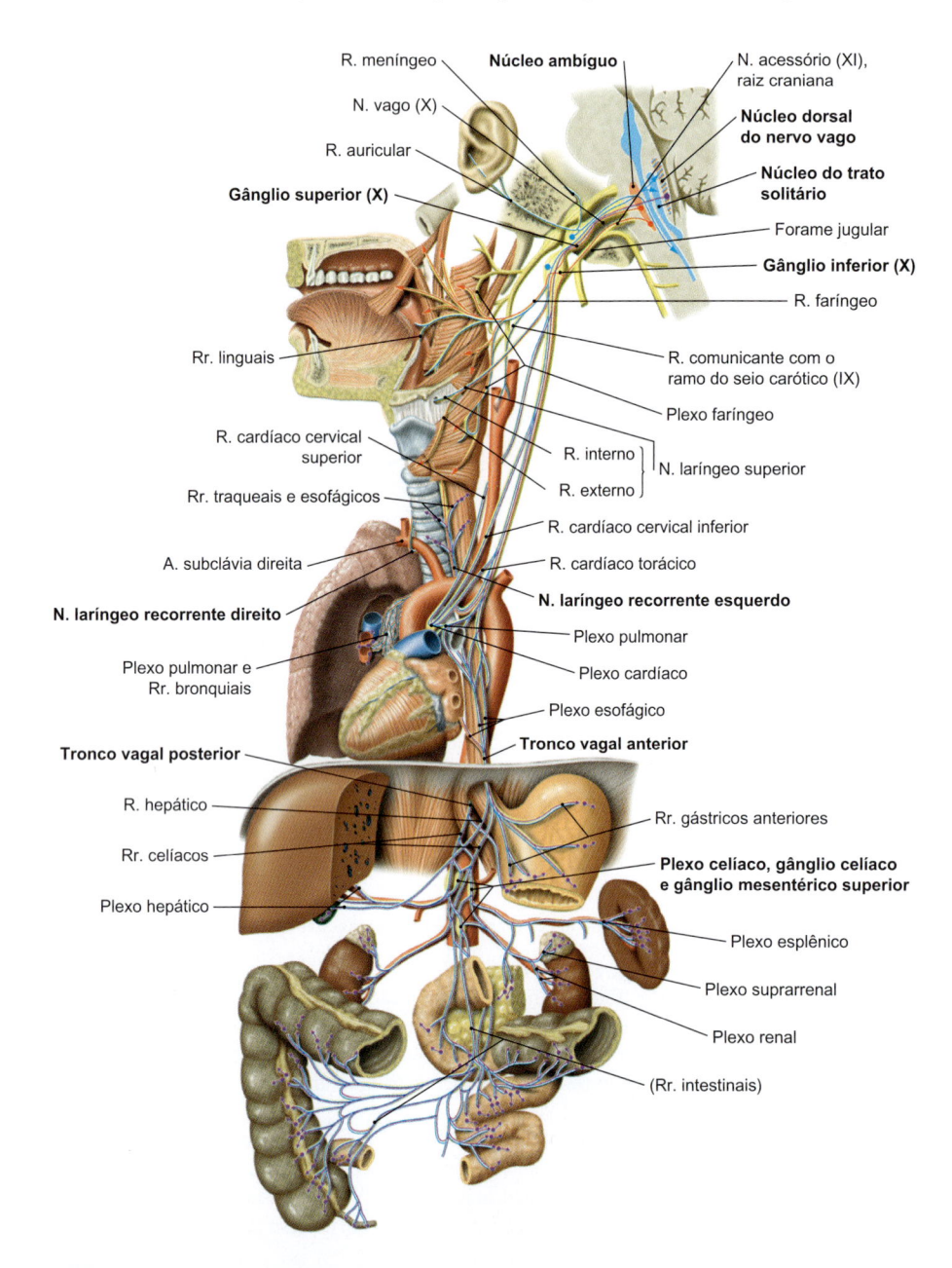

Figura 12.65 Trajeto do nervo vago na região da cabeça, do tórax e do abdômen.

No trajeto posterior através da cavidade torácica, os **ramos cardíacos torácicos** deixam diretamente o nervo vago. Eles atingem também o **plexo cardíaco**. A inervação do pulmão ocorre bilateralmente envolvendo ambos os nervos vagos através dos **ramos bronquiais**, que se unem posteriormente aos brônquios principais e formam o **plexo pulmonar**.

Ao redor do esôfago, o nervo vago forma outro plexo, o **plexo esofágico**, que prolonga, inferiormente, os dois troncos vagais. Devido à rotação embrionária do estômago em 90° à direita, o nervo vago esquerdo forma o **tronco vagal anterior** localizado na parede anterior do esôfago, enquanto o nervo vago direito forma o **tronco vagal posterior** na parede posterior. Ambos deixam a cavidade torácica através do hiato esofágico e chegam na face anterior e posterior do estômago. Enquanto o tronco anterior supre apenas o estômago (até o píloro) e o fígado, o tronco vagal posterior atinge também o gânglio celíaco e, juntamente, com as fibras nervosas do sistema simpático, os órgãos abdominais até o ponto de Cannon-Böhm (transição do terço médio ao terço distal do colo transverso). As fibras parassimpáticas pré-ganglionares, ao contrário do nervo glossofaríngeo ou do nervo facial na região da cabeça, geralmente, são comutadas nas fibras pós-ganglionares apenas nos gânglios intramurais de órgãos. Inferiormente ao ponto de Cannon-Böhm, a inervação parassimpática ocorre através de neurônios sacrais, originados no corno lateral da medula espinal.

Clínica

Uma menina de 13 anos de idade foi tratada no ambulatório de neurologia por vários meses por causa de distúrbios de consciência de curta duração, as chamadas ausências. A imagem diagnóstica não revelou nada digno de nota e a terapia medicamentosa realizada, até então, não trouxe qualquer melhora do quadro. Uma nova anamnese mais detalhada deixou claro que os distúrbios da consciência eram precedidos por uma estimulação, por exemplo, a limpeza mecânica do meato acústico externo. Finalmente, os testes funcionais confirmaram que a paciente apresentava uma irritação da parede posterior do meato acústico externo, levando a uma reatividade excessiva do nervo vago (**ramo auricular**) com bradicardia resultante. Após a interrupção das manipulações, a paciente ficou completamente livre de sintomas novamente. O **nervo laríngeo recorrente** é particularmente vulnerável em seu trajeto por trás dos lobos da glândula tireoide, durante uma cirurgia da tireoide como, por exemplo, a remoção da glândula (tireoidectomia). Se for lesionado de um dos lados, pode ocorrer um quadro de rouquidão, mas no caso de uma lesão bilateral, o paciente pode sufocar porque o nervo laríngeo recorrente supre o músculo cricoaritenóideo posterior, que é essencial para a abertura inspiratória da glote.

Núcleos do Nervo Craniano e Conexões Centrais

Semelhante ao nervo glossofaríngeo (IX), o nervo vago (X) é um nervo misto cujos tipos de fibras também são associados a quatro núcleos do nervo craniano (➤ Fig. 12.64):

- Os neurônios responsáveis pela inervação eferente visceral especial dos músculos derivados dos arcos faríngeos, da laringe e do palato mole, são os neurônios do **núcleo ambíguo**. Este núcleo localiza-se no bulbo e pode ser subdividido em uma coluna de núcleo dorsal e outra ventral:
  - A **coluna dorsal de núcleos** compreende os neurônios eferentes viscerais no sentido próprio, que o nervo vago compartilha com o nervo glossofaríngeo (IX) e o nervo acessório (XI) e, portanto, possui uma estrutura somatotópica pouco definida.
  - A **coluna ventral de núcleos** não contém neurônios motores de músculos de origem branquial, em vez disso está associado funcionalmente, através de seus neurônios cardioinibitórios, preferencialmente ao núcleo dorsal do nervo vago.

- As fibras eferentes viscerais gerais do nervo vago se originam do **núcleo dorsal do nervo vago**. Este núcleo se estende desde o bulbo rostralmente até um nível mais inferior, no cruzamento das vias piramidais. Esta área de núcleos se forma perto do óbex e lateralmente ao trígono do nervo hipoglosso, no assoalho da fossa romboide, o **trígono do nervo vago**.

- Os corpos de neurônios aferentes viscerais especiais se localizam no gânglio inferior do nervo vago e enviam seus axônios orientados centralmente para o **núcleo do trato solitário** (núcleo solitário). Semelhante ao nervo facial (VII) e ao nervo glossofaríngeo (IX), essas fibras gustativas terminam na seção rostral dos complexos dos núcleos, o **núcleo gustativo**. Na seção caudal destes núcleos do nervo craniano, os axônios orientados centralmente dos neurônios aferentes viscerais gerais, cujos corpos estão localizados no gânglio inferior do nervo vago, estão interconectados. Aqui, os impulsos são transmitidos viscerais (p. ex., dor visceral através da ativação de receptores de dor, "sensação de repleção abdominal" através da ativação de receptores de estiramento), da faringe e da laringe. Da mesma forma, aqui também são transmitidas informações inconscientes que são indispensáveis para a regulação respiratória ("reflexo de Hering-Breuer") ou para a regulação circulatória (barorreceptores no átrio direito, na parede da aorta ou no seio carótico). O nervo vago consiste em 80% de fibras nervosas aferentes, demonstrando a grande importância dessa informação aferente no interior do corpo.

- Em um menor grau, o nervo vago também conduz impulsos aferentes somáticos gerais da sensação de toque, dor e temperatura de pequenas áreas de pele da concha da orelha, da parede posterior do meato acústico externo e da dura-máter na fossa posterior do crânio. Os axônios centrais do primeiro neurônio formam sinapses no **núcleo espinal do nervo trigêmeo** com o segundo neurônio correspondente. Em um arranjo somatotópico, o nervo trigêmeo (V), o nervo facial (VII), o nervo glossofaríngeo (IX) e o nervo vago (X) compartilham esta parte do núcleo do quinto nervo craniano. Este núcleo forma a continuação rostral das lâminas I-V do corno posterior da medula espinal e termina rostralmente ao núcleo principal do nervo trigêmeo (➤ Item 12.5.8).

O **núcleo ambíguo** possui semelhante ao nervo glossofaríngeo (IX) uma conexão neural estreita com o **núcleo do trato solitário**. Além disso, ele recebe impulsos aferentes da formação reticular e através da via corticonuclear do córtex cerebral. O núcleo do trato solitário é um local de comutação central para o controle das funções respiratórias e circulatórias, tanto para o nervo glossofaríngeo quanto para o nervo vago. O núcleo ambíguo também envia fibras para o **núcleo dorsal do nervo vago**. Este último, por sua vez, recebe sinais aferentes do núcleo salivatório e é controlado por centros hipotalâmicos (núcleo paraventricular do tálamo) e pelo sistema límbico (núcleo central da amígdala). Essas conexões neuronais são a base da regulação da ingestão e digestão de alimentos: mesmo antes da ingestão alimentar, na chamada fase cefálica, os impulsos da formação reticular excitam o núcleo dorsal do nervo vago. Após a ingestão do alimento, os quimiorreceptores e os mecanorreceptores no estômago e no intestino delgado são excitados e transmitem impulsos através de aferentes vagais ao núcleo do trato solitário. Neurotransmissores (glutamato), mas, também, hormônios enteroendócrinos, como, por exemplo, a colecistoquinina atuam, dessa maneira, no núcleo do trato solitário. Este núcleo projeta sinais inibidores no núcleo dorsal do nervo vago, cujos axônios, por sua vez, atingem os gânglios intramurais. Em resumo, esses circuitos neuronais constituem o chamado **reflexo vago-vagal**.

O **núcleo espinal do nervo trigêmeo** faz parte do sistema somestésico, ou mais precisamente, do sistema trigeminoaferente.

A partir dele impulsos, dentre outros, sensação de dor e de temperatura, que cruzam o tálamo para o núcleo ventral posteromedial (3º neurônio) se projetam (fibras trigeminotalâmicas) e atingem o córtex somestésico.

Clínica

O exame funcional do nervo vago inclui o teste do reflexo do vômito e a avaliação do palato mole durante a fonação (➤ Item 12.5.12). Além disso, também se deve avaliar a voz: a afonia e a rouquidão podem ser sinais de uma inervação comprometida da laringe. Na anamnese deve se questionar também sobre a presença de disfagia, alterações dos hábitos intestinais e transpiração. Para um exame geral orientado das funções nervosas autônomas, devem ser aferidos e avaliados a frequência e o ritmo cardíacos.

12.5.14 Nervo Acessório (11º Nervo Craniano, NC XI)

Anja Böckers

Competências

Após a leitura deste capítulo, você será capaz de:
- Citar as estruturas efetoras do nervo acessório
- Citar os núcleos do nervo acessório e explicar as suas funções
- Descrever o déficit funcional típico do nervo acessório por meio de descrições de texto ou imagens

O **nervo acessório (XI)** é um nervo craniano branquiogênico, que supre, com suas fibras eferentes viscerais especiais, o músculo trapézio e o músculo esternocleidomastóideo. No entanto, há dúvidas se ele se trata de um nervo craniano verdadeiro, porque a sua área de núcleo espinal, o **núcleo do nervo acessório**, se localiza nas células do corno anterior cervical da medula espinal, enquanto a sua área de núcleo craniano é a porção basal do **núcleo ambíguo** e, dessa forma, está associada ao nervo vago. De modo correspondente, as fibras originadas de C1-C7 podem ser reunidas na **raiz espinal do nervo acessório** e as fibras originadas no núcleo ambíguo podem ser reunidas na **raiz craniana do nervo acessório**.

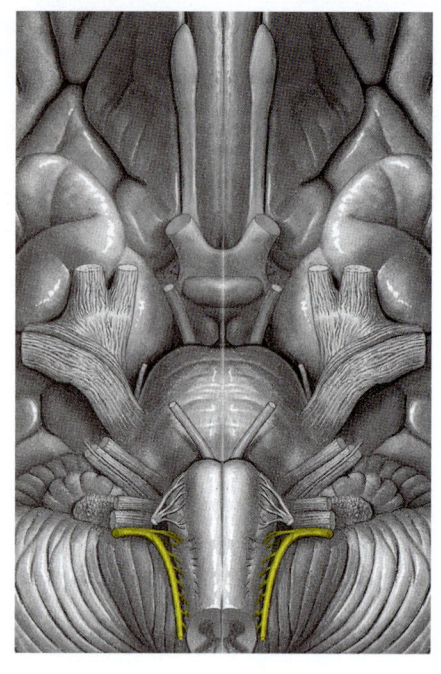

Figura 12.66 Local de saída da raiz espinal do nervo acessório. O nervo craniano XI emerge na margem lateral do tronco encefálico, posteriormente à oliva.

Trajeto e Ramos

A raiz espinal do nervo acessório ascende por trás da oliva, entre as raízes anterior e posterior da medula espinal, em uma direção cranial e, através do forame magno, penetra no crânio. Depois de se unir à raiz craniana na parte nervosa do forame jugular, o nervo acessório atravessa a base do crânio de novo para fora (➤ Fig. 12.66).

Imediatamente após a sua passagem, geralmente entre os gânglios superior e inferior do nervo vago, as fibras da raiz craniana emergem, mais uma vez, como o **ramo interno** do nervo acessório e se unem ao nervo vago para suprir em conjunto a musculatura da faringe e da laringe (➤ Fig. 12.67, ➤ Fig. 12.68). O tronco princi-

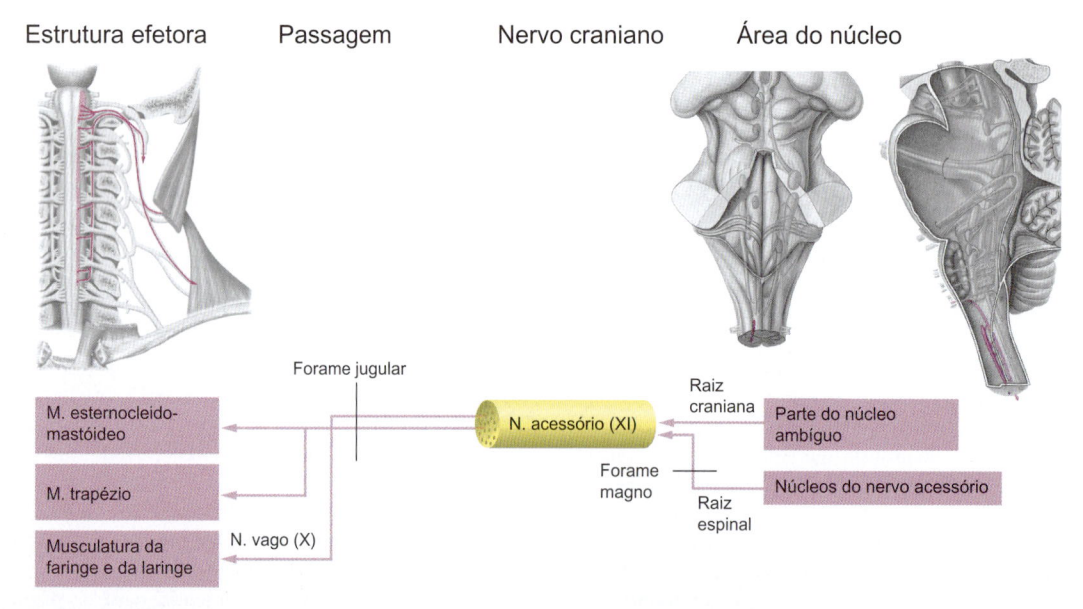

| Estrutura efetora | Passagem | Nervo craniano | Área do núcleo |

Figura 12.67 Nervo acessório com suas modalidades funcionais de fibra, núcleos do nervo craniano e estruturas-alvo. [L127]

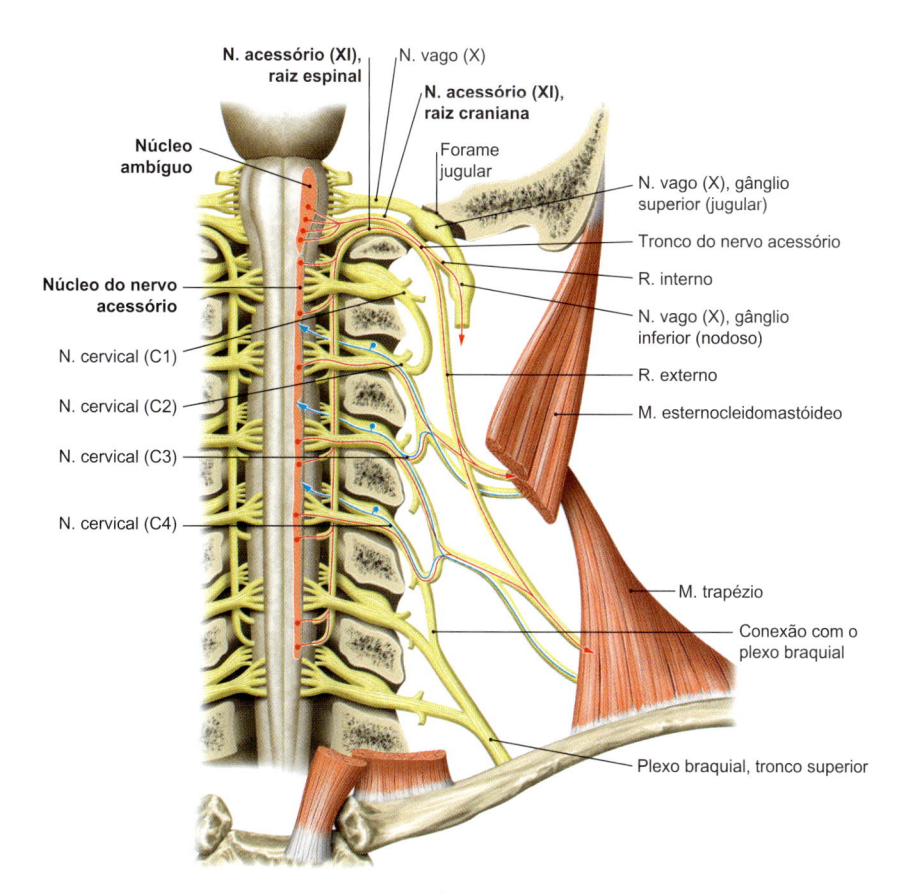

N. acessório (XI), raiz espinal

N. vago (X)

N. acessório (XI), raiz craniana

Núcleo ambíguo

Forame jugular

N. vago (X), gânglio superior (jugular)

Tronco do nervo acessório

R. interno

N. vago (X), gânglio inferior (nodoso)

R. externo

M. esternocleidomastóideo

Núcleo do nervo acessório

N. cervical (C1)

N. cervical (C2)

N. cervical (C3)

N. cervical (C4)

M. trapézio

Conexão com o plexo braquial

Plexo braquial, tronco superior

Figura 12.68 Nervo acessório. Vista em secção frontal, canal vertebral e crânio abertos.

pal, o **ramo externo**, finalmente atinge a região cervical lateral, onde emite ramos eferentes viscerais ao músculo esternocleidomastóideo. Ao longo do músculo levantador da escápula, ele segue mais posteriormente em direção ao músculo trapézio. No entanto, ambos os músculos também recebem fibras direto dos segmentos cervicais (C1-C4) através dos quais o núcleo do nervo acessório também transmite impulsos proprioceptivos desses músculos.

Núcleos do Nervo Craniano e Conexões Centrais

Além das fibras aferentes primárias da própria musculatura, o núcleo do nervo acessório recebe fibras reticoespinais do sistema motor extrapiramidal, bem como fibras aferentes piramidais através das vias corticospinais ou nucleares da região pré-central do córtex. As conexões centrais do núcleo ambíguo já foram citadas em relação ao nervo glossofaríngeo (IX) (➤ Item 12.5.12) e nervo vago (X) (➤ Item 12.5.13).

─ Clínica ─

Exame

A contração unilateral do músculo esternocleidomastóideo leva a uma rotação da cabeça para o lado oposto e uma inclinação da cabeça para o mesmo lado. A funcionalidade do músculo esternocleidomastóideo é testada pelo médico girando a cabeça contra a resistência de sua própria mão, comparando os dois lados. Do mesmo modo, a funcionalidade da parte descendente do músculo trapézio pode ser avaliada levantando-se a cintura escapular ("dar de ombros") contra a resistência da mão do examinador ou pela abdução do braço acima de 90°. Após uma lesão prolongada do nervo acessório, deve ser considerada a possibilidade de uma atrofia muscular que, em casos extremos, pode levar a um torcicolo ou a uma escápula alada.

12.5.15 Nervo Hipoglosso (12º Nervo Craniano, NC XII)

Anja Böckers

┌─ **Competências** ─

Após a leitura deste capítulo, você será capaz de:
• Citar as estruturas efetoras do nervo hipoglosso
• Mostrar a localização do trígono do nervo hipoglosso em um modelo ou uma preparação anatômica da fossa romboide
• Por meio de uma imagem ou uma descrição dos achados de um exame clínico, identificar uma lesão unilateral do nervo hipoglosso.

O 12º nervo craniano, o **nervo hipoglosso (XII)**, é um nervo espinal cranializado que se desenvolve a partir dos ramos anteriores dos segmentos cervicais superiores.

Trajeto e Ramos

O nervo hipoglosso emerge do tronco encefálico da face anterior do bulbo, entre a pirâmide e a oliva, como o único nervo craniano no sulco anterolateral (➤ Fig. 12.69). Ele segue no **canal do nervo hipoglosso** através da base do crânio e supre com suas fibras eferentes somáticas gerais, tanto os músculos intrínsecos quanto os extrínsecos da língua, com exceção do músculo palatoglosso, (➤ Item 9.7.5).

Depois de emergir do interior do crânio, o nervo hipoglosso se estende, em um trajeto arqueado, na direção póstero-lateral para o interior do **espaço laterofaríngeo** e, dessa forma, se enrola lateralmente ao redor do nervo vago e da artéria carótida externa. Ele então cruza abaixo do ventre posterior do músculo digástrico e

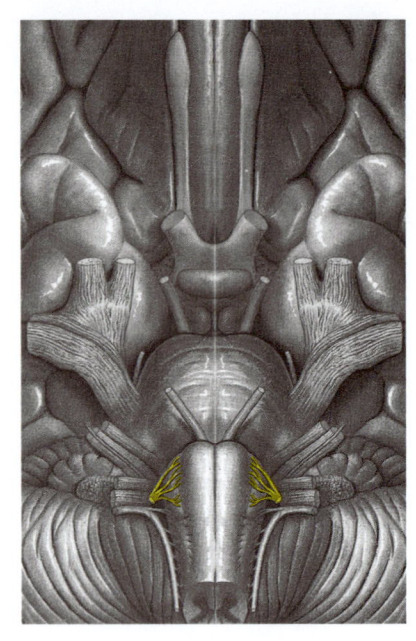

Figura 12.69 Local de saída do nervo hipoglosso. O nervo craniano XII emerge na face anterior do tronco encefálico, no sulco anterolateral entre a oliva e a pirâmide.

se localiza na porção craniana do trígono carótico, antes de, finalmente, atingir a língua entre os músculos hipoglosso e milo-hióideo. No seu trajeto periférico, ele se une, após 3 a 4 cm, às fibras dos ramos anteriores dos dois nervos cervicais superiores (C1-C2), que seguem, ainda, na chamada **raiz superior** da **alça cervical do nervo hipoglosso**. No entanto, uma parte dessas fibras retorna ao nervo hipoglosso para inervar o músculo tireo-hióideo e o músculo gênio-hióideo. Juntamente com as fibras dos segmen-

tos C2-C3 (a **raiz inferior**), a raiz superior forma a **alça cervical do nervo hipoglosso** no nível da transição do ventre superior com o ventre inferior do músculo omo-hióideo. Esta disposição é importante para a inervação dos músculos infra-hióideos. Neste trajeto simplificado são descritos, no entanto, um grande número de desvios, como uma raiz adicional proveniente do nervo vago em aproximadamente 15% dos casos (➤ Fig. 12.70).

Núcleo do Nervo Craniano e Conexões Centrais

A área do núcleo do nervo hipoglosso, o **núcleo do nervo hipoglosso**, se localiza no bulbo ao lado do sulco mediano, próximo do assoalho da fossa romboide. Este ponto, que faz parte da área do núcleo no assoalho da fossa romboide, denomina-se **trígono do nervo hipoglosso**. O núcleo do nervo hipoglosso é cercado por grupos menores de neurônios, que, na sua totalidade, são chamados grupos núcleos peri-hipoglossos. No próprio núcleo principal, vários subgrupos podem ser distinguidos, podendo ser associados, em seu arranjo, aos respectivos ramos e músculos-alvo do nervo hipoglosso.

Ao contrário dos nervos espinais, o núcleo do nervo hipoglosso não recebe qualquer fibra aferente somática direta de seus músculos-alvo. Assim, também não há no núcleo do nervo hipoglosso, arcos reflexos monossinápticos. Contudo, existem arcos reflexos bissinápticos ou polissinápticos, que são importantes para o comportamento coordenado do processo de mastigação. Suas fibras aferentes são enviadas ao núcleo do nervo hipoglosso, através do complexo de núcleos do nervo trigêmeo ou através do núcleo do trato solitário. Outras fibras aferentes se originam da formação reticular e do córtex motor, cujos impulsos atingem o núcleo primário do nervo craniano, cruzando através de fibras corticonucleares que seguem na cápsula interna. As lesões dessas fibras aferentes centrais levam, portanto, à fraqueza contralateral da língua, enquanto as lesões do próprio núcleo do nervo hipoglosso levam à fraqueza homolateral da língua.

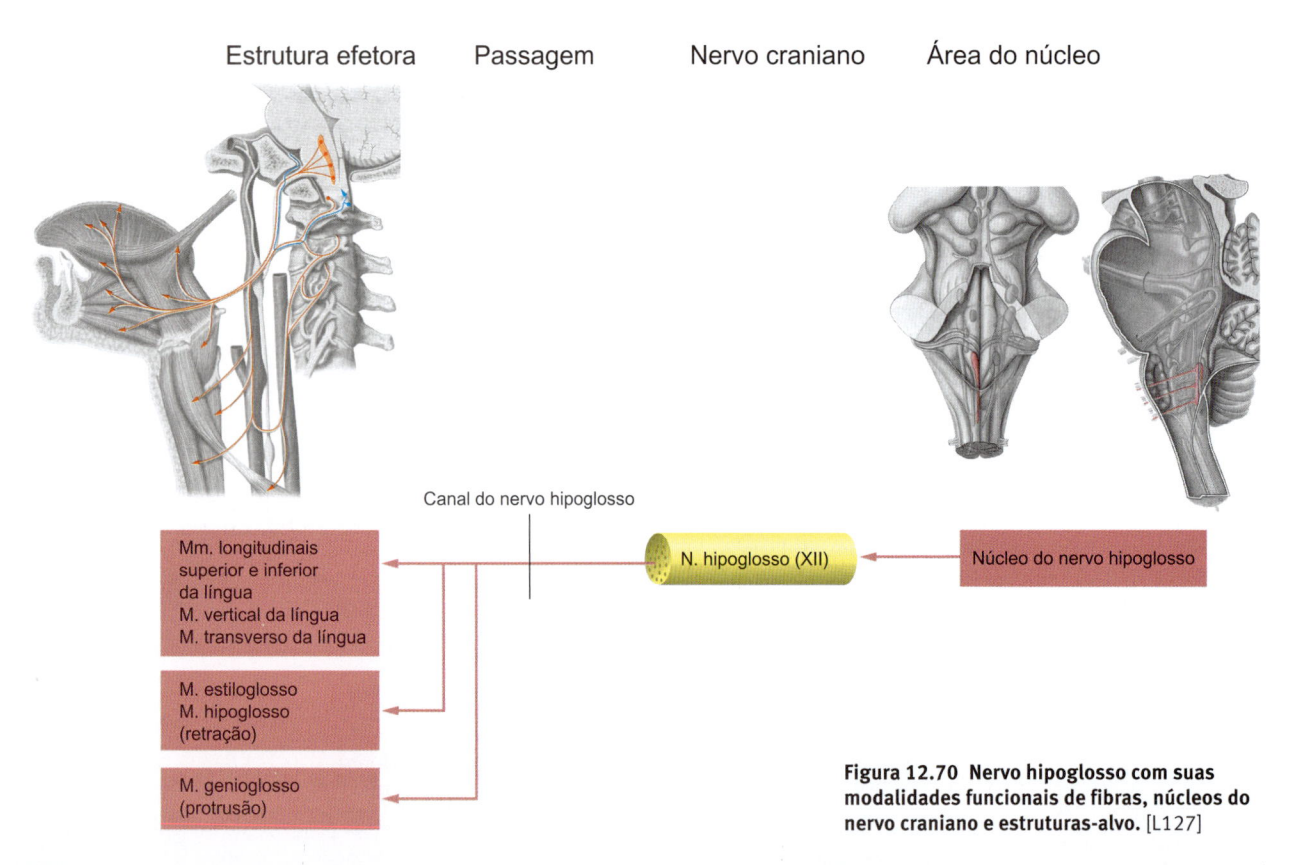

Estrutura efetora | Passagem | Nervo craniano | Área do núcleo

Canal do nervo hipoglosso

Mm. longitudinais superior e inferior da língua
M. vertical da língua
M. transverso da língua

M. estiloglosso
M. hipoglosso (retração)

M. genioglosso (protrusão)

N. hipoglosso (XII)

Núcleo do nervo hipoglosso

Figura 12.70 Nervo hipoglosso com suas modalidades funcionais de fibras, núcleos do nervo craniano e estruturas-alvo. [L127]

Exame

Testa-se a funcionalidade do nervo hipoglosso pedindo que o paciente ponha a língua para fora (falar "A" faz parte, simultaneamente, do exame clínico do nervo vago). Dessa maneira avalia-se se há uma atrofia ou fasciculação (espasmos/tremores musculares) dos músculos da língua ou se a língua pode ser projetada para fora da boca em um trajeto retilíneo ou se desvia para um lado do corpo. Além disso, o desenvolvimento da linguagem ("fala enrolada") e o comportamento de beber e a deglutição devem ser avaliados.

Lesão do nervo

Em uma lesão de uma porção *periférica* do nervo ou dos *núcleos do nervo craniano*, o ápice da língua desvia do lado saudável para o lado paralisado devido ao comprometimento, agora predominante, do músculo genioglosso.

Em uma lesão supranuclear, os músculos contralaterais da língua são comprometidos, de modo que, no *defeito central*, o ápice da língua é referência da metade do cérebro onde se localiza. Devido à posição paramediana próxima aos núcleos do nervo hipoglosso, uma lesão bilateral desses núcleos é comum.

Além de uma lesão isolada do nervo hipoglosso, por exemplo, depois de cirurgias na artéria carótida externa, doenças sistêmicas inflamatórias, vasculares ou neoplásicas também podem ser a causa dos sintomas subjacentes. Como o nervo acessório, juntamente com o nervo vago (X), o nervo glossofaríngeo (IX) e a veia jugular, deixa a base do crânio através do forame jugular, frequentemente todos os três nervos são afetados simultaneamente em lesões do forame jugular. Isso resulta em uma sintomatologia combinada que, pode ser revelada em um exame clínico, além da disfagia ou paralisia do músculo trapézio, também aparece o sinal do "desvio da úvula" positivo (➤ Item 12.5.12) ou o déficit do reflexo do vômito. Uma vez que o ramo meníngeo da artéria faríngea ascendente também entra no crânio através do forame jugular, os sintomas dos pacientes podem ser acompanhados por dor de cabeça, possivelmente devido a uma hipoperfusão das meninges. Como um todo considera-se a **síndrome do forame jugular**. Se o nervo hipoglosso também for afetado, essa lesão combinada dos nervos cranianos caudais também é chamada **síndrome de Collet-Sicard**.

12.6 Medula Espinal

Anja Böckers

Após a leitura deste capítulo, você será capaz de:
- Apresentar a figura 12.74 e, mais importante, a figura 12.75 em uma palestra livre
- Descrever a posição da cadeia neuronal (corpos de neurônios, trajeto dos axônios e cruzamentos dos tratos de fibras) em relação aos sistemas de vias ascendentes e descendentes
- Descrever o suprimento sanguíneo à medula espinal e definir as consequências clínicas associadas, especialmente os déficits funcionais.

12.6.1 Visão Geral

A **medula espinal** é recoberta pelas meninges e alojada no canal vertebral. No adulto, tem cerca de 40 45 cm de comprimento e um formato cilíndrico, mas exibe alargamentos cervical e sacral,

a **intumescência cervical** e a **intumescência lombossacral**. Cranialmente limita-se com a área da decussação da pirâmide, com o bulbo e atinge, com a sua extremidade caudal, o cone medular, até o nível da primeira ou da segunda vértebras lombares. Como ocorre em todas as partes do sistema nervoso central (SNC), há também, no interior da medula espinal, uma cavidade que, no entanto, é apenas um tubo estreito e com extremidade cega, o **canal central**. Uma característica da medula espinal é a sua estrutura em substância cinzenta e substância branca, em um sistema nervoso somático e autônomo, bem como em sistemas de fibras eferentes e aferentes. Como fibras eferentes se denominam as vias descendentes de unidades superiores de controle que coordenam, por exemplo, o sistema motor. As fibras aferentes são correspondentes às vias ascendentes do cérebro que, por exemplo, transmitem impulsos do interior do corpo ou da superfície do corpo para níveis superiores.

12.6.2 Estrutura Segmentar da Medula Espinal

Segmentos da Medula Espinal

Já na quarta semana de gestação começa o desenvolvimento da medula espinal, a partir do tubo neural (➤ Item 12.5.2). Sob a influência do mesoderma, que se une ao tubo neural e exibe uma organização metamérica em somitos, também é induzida uma estrutura segmentar da medula espinal. Esta estrutura segmentar da medula espinal não é visível externamente, no entanto, pode ser compreendida com base nas raízes espinais emergentes nos segmentos. As raízes espinais estão associadas às estruturas mesodérmicas de seu segmento de origem, os chamados dermatomiótomos. Do ponto de vista do desenvolvimento pode se deduzir, por um lado, vias aferentes oriundas de receptores das áreas de pele correspondentes aos segmentos, os dermátomos, por outro lado, a relação a músculos específicos do segmento, os chamados músculos de referência (➤ Fig. 12.71, ➤ Tabela 12.10). No geral, pode se distinguir 31-33 segmentos espinais que são:
- 8 **segmentos cervicais** (parte cervical),
- 12 **segmentos torácicos** (parte torácica)
- 5 **segmentos lombares** (parte lombar) e
- 5 **segmentos sacrais** (parte sacral)

Os segmentos da medula espinal se distribuem em um número irregular de **segmentos coccígeos** (parte coccígea).

Tabela 12.10 Segmentos da medula espinal mais comumente examinados clinicamente, e seus músculos de referência associados.

Segmento da medula espinal	Músculo referência	Dermátomo
C5	Músculo deltoide	Lateral do úmero; região do ombro
C6	Músculo bíceps braquial, músculo braquiorradial	Polegar; região tenar
C7	Músculo tríceps braquial	Dedo médio
C8	Mm. interósseos da mão	Dedo mínimo; região hipotenar
L3	Músculo quadríceps femoral, músculo iliopsoas	Face medial do joelho
L4	Músculo tibial anterior	Face medial da perna
L5	Músculo extensor longo do hálux	Região do hálux
S1	Músculo tríceps sural	Região lateral da perna e do pé

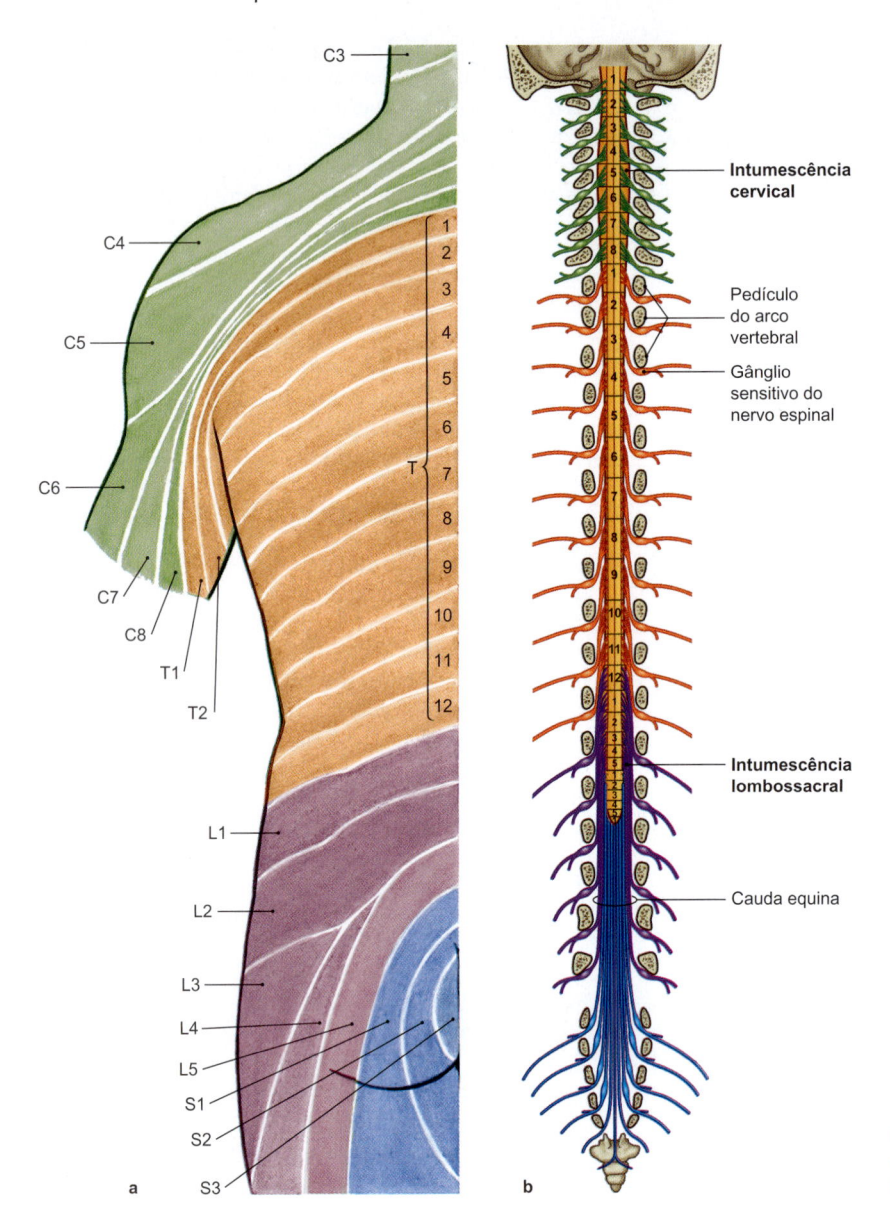

C3

C4

C5

C6

C7

C8

T1

T2

L1

L2

L3

L4

L5

S1

S2

S3

a

b

Intumescência
cervical

Pedículo
do arco
vertebral

Gânglio
sensitivo do
nervo espinal

Intumescência
lombossacral

Cauda equina

**Figura 12.71 Segmentos da medula
espinal e seus dermátomos associados.**
b [E402]

Filamentos Radiculares

De cada segmento emergem vários filamentos da raiz, os **filamentos radiculares**, que se agrupam como raízes anterior e posterior, formando um nervo espinal. As raízes cervicais anteriores e posteriores exibem um trajeto quase horizontal até seu ponto de saída do canal vertebral, o forame intervertebral. Assim, o primeiro nervo espinal (C1) sai do canal vertebral entre o occipital e o atlas. As raízes dos segmentos da medula espinal situados mais caudalmente saem cada vez mais verticais porque, de acordo com a ascensão relativa e progressiva da medula espinal, eles têm um trajeto mais alongado no interior do canal vertebral para o seu segmento associado atingir o forame intervertebral. Os segmentos da medula espinal lombar se localizam, como consequência, geralmente no nível dos corpos vertebrais torácicos X-XI. Deve se notar que o corpo vertebral em si não pode ser palpado no exame clínico, mas apenas seu processo espinhoso pode ser palpado, cuja extremidade, no entanto, geralmente se estende por 1,5 vez a altura do corpo vertebral ainda mais inferiormente. Os segmentos mais inferiores da medula espinal, Co1-Co3, se localizam correspondentemente no nível do cone medular (nível do corpo vertebral L1/L2), mas as

raízes do nervo espinal associadas ainda seguem até o final do saco dural (altura do corpo vertebral S1/S2) e apenas lá abandonam o canal vertebral ou o hiato sacral. A totalidade desses filamentos radiculares lombares e sacrais forma a **cauda equina**. Seus filamentos flutuam na cisterna terminal ou lombar cheia de líquido cerebrospinal e, ao contrário da própria medula espinal, não são suscetíveis a lesões nas punções lombares. O cone medular é fixado por meio uma estrutura filamentar de tecido conjuntivo contendo células da glia, o **filamento terminal**, ao saco dural (altura do corpo vertebral S1/S2) ou através da sua parte dural ao canal vertebral (altura do corpo vertebral Co1/Co2) (➤ Fig. 12.72a).

12.6.3 Anatomia da Superfície e da Seção Transversal

Anatomia da Superfície

A superfície da medula espinal se caracteriza pela presença de sulcos longitudinais. O sulco mais profundo, a **fissura mediana anterior**, localiza-se no plano mediano da superfície anterior da medula espinal. Na face posterior, ocorre a formação de um sulco longitudinal menos profundo, constituindo o **sulco mediano posterior**. Ain-

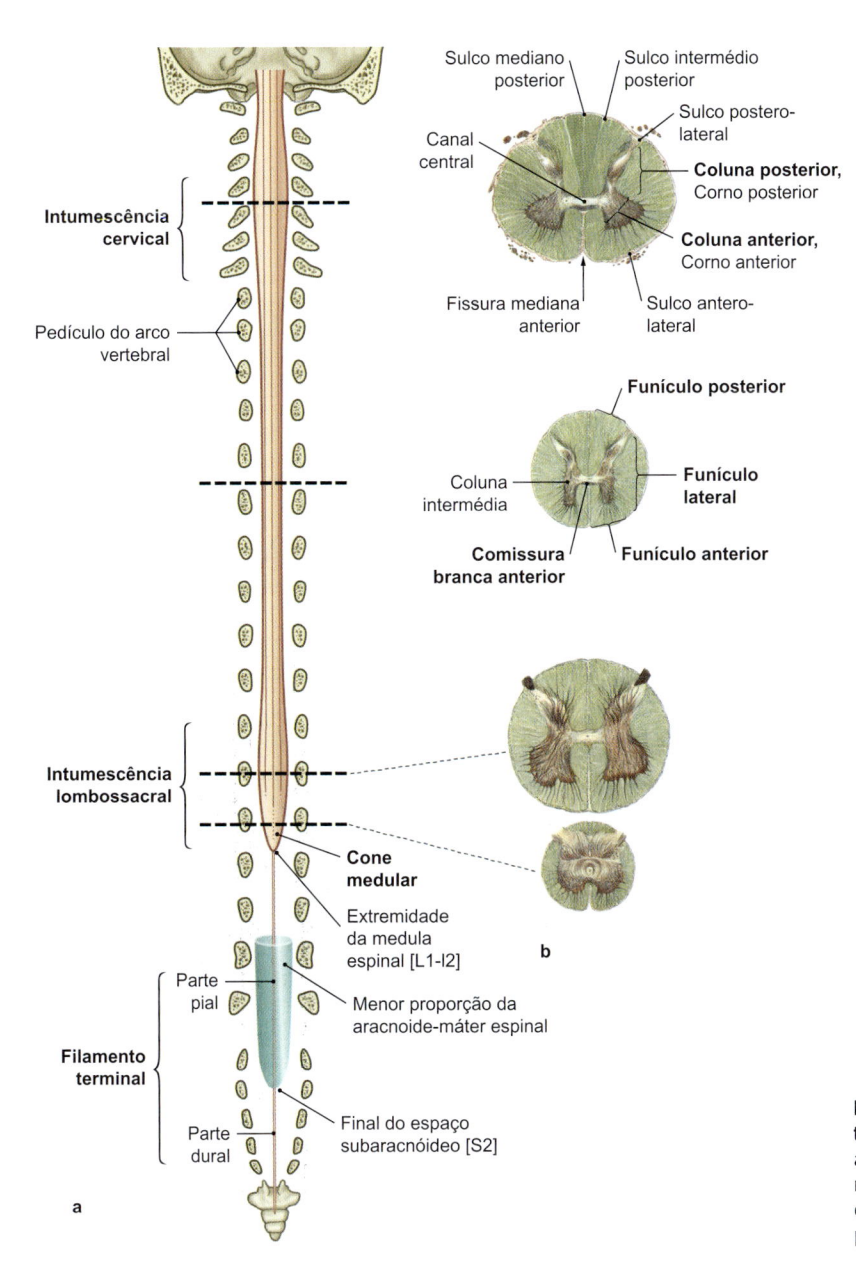

Figura. 12.72 Medula espinal e secções transversais em vários níveis. a uma visão anterior da medula espinal com as raízes nervosas. [E 402] **b** Seções transversais na altura das linhas tracejadas mostrando a parte cervical, parte torácica, parte lombar e parte sacral.

da mais superficial e marcada devido à emergência dos respectivos filamentos radiculares, encontra-se, lateralmente, ao lado da fissura mediana anterior, o **sulco anterolateral** com a saída da raiz anterior ou motora e lateralmente ao sulco mediano posterior, situa-se o **sulco posterolateral** com a emergente raiz posterior ou raiz sensitiva. Na região cervical, entre o sulco mediano posterior e o sulco posterolateral, pode ainda ser delimitado o **sulco intermédio**, que separa o **fascículo grácil** e o **cuneiforme** (➤ Fig. 12.72b).

Anatomia da Seção Transversal

As seções transversais através da medula espinal mostram distintamente a distribuição típica de substância cinzenta e branca (➤ Fig. 12.72b): ao contrário do encéfalo, a substância cinzenta tem uma forma "de borboleta" no interior da medula espinal e está envolvida pela substância branca.

Substância Cinzenta

Na substância cinzenta, especialmente na porção toracolombar, pode-se distinguir um **corno posterior**, um **corno lateral** e um **corno anterior**. Analogamente, usam-se os termos **coluna posterior**, **coluna intermédia (lateral)** e **coluna anterior** quando se prefere descrever esta área tridimensionalmente (➤ Fig. 12.74). O corno posterior divide-se de anterior para posterior em **base, colo, cabeça** e **ápice** e, finalmente, atinge posteriormente, através da denominada **substância gelatinosa**, o sulco posterolateral. Os dois cornos laterais estão ligados entre si por pontes de substância cinzenta dispostas, respectivamente, anterior e posteriormente ao canal central, formando as **comissuras cinzentas anterior e posterior.**

Substância Branca

A substância branca divide-se em:

- um **funículo anterior** entre a fissura mediana anterior e o sulco anterolateral
- um **funículo lateral** entre o sulco anterolateral e o sulco posterolateral
- um **funículo posterior** entre o sulco posterolateral e o sulco mediano posterior

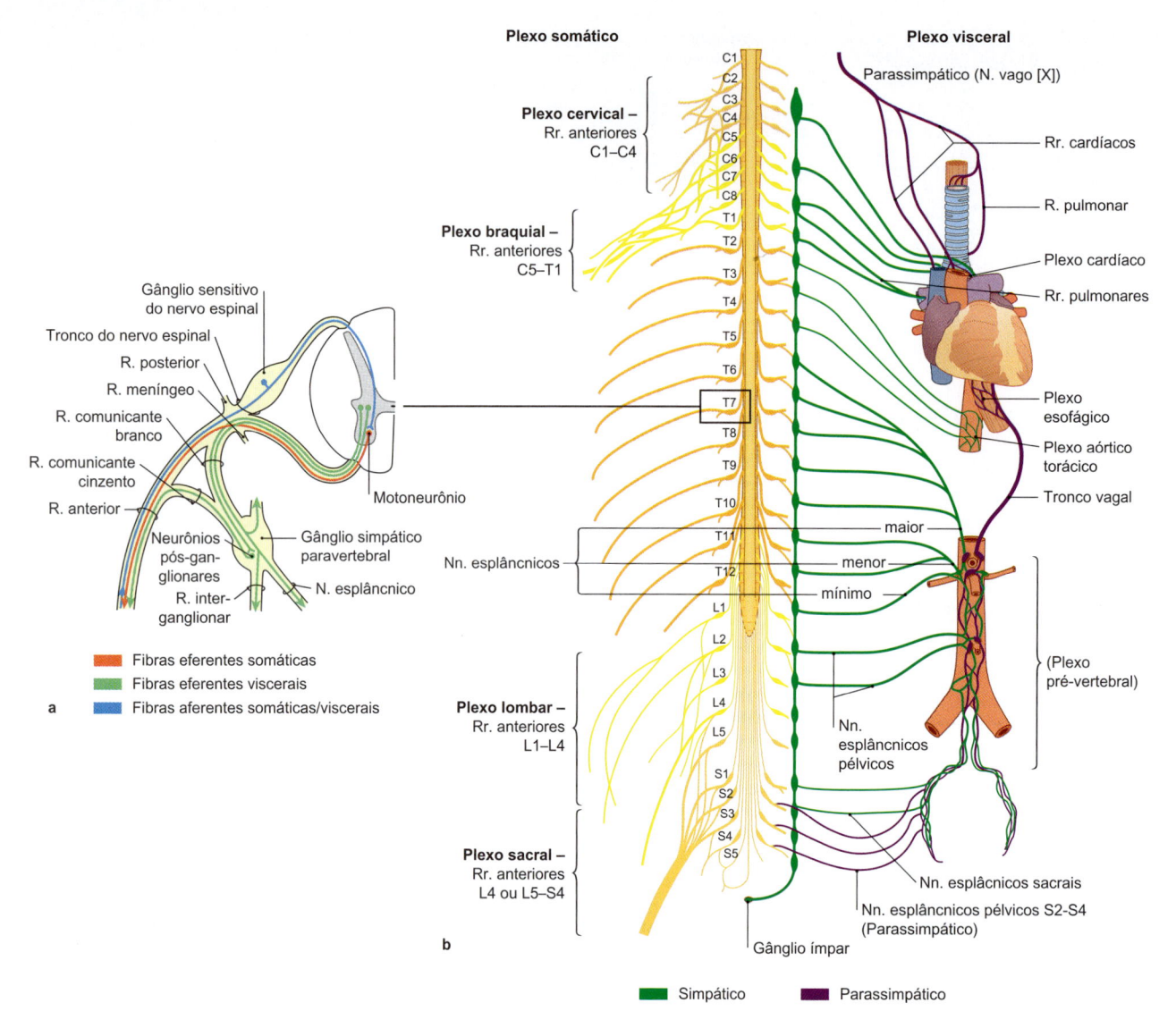

Figura 12.73 Nervo espinal e plexo nervoso. a Composição e ramificação de um nervo espinal torácico [L126]. **b** Somático (metade esquerda da imagem) e plexo nervoso autônomo (metade direita da imagem) [E402].

Os dois funículos anteriores são, semelhantes à estrutura da substância cinzenta, ligados, entre si, por fibras que cruzam a linha média, a **comissura branca anterior**.

Uma comparação das secções transversais da medula espinal em diferentes níveis revela também, além de diferentes diâmetros da medula espinal, que a quantidade de substância branca diminui de cranial para caudal. Assim, ela é mais bem desenvolvida na medula cervical, o que é explicado como consequência de que, por um lado, aumenta a quantidade de vias sensitivas que se unem na medula espinal de caudal para cranial e, por outro lado, diminui a quantidade de vias motoras que deixam a medula espinal. Na intumescência cervical e na intumescência lombossacral, o corno anterior é particularmente volumoso e com um arranjo arredondado devido ao elevado número de motoneurônios-α para a inervação dos músculos dos membros. Na secção transversal torácica, o corno lateral com as células nervosas simpáticas nele situadas pode ser claramente identificado (➤ Fig. 12.72b).

Raiz Espinal, Nervo Espinal e Plexo Nervoso

A **raiz anterior** contém os axônios de células nervosas dos cornos anterior e lateral que deixam a medula espinal através do sulco an-

terolateral e, portanto, são chamados eferentes. Como esses axônios, dentre outros, se originam dos neurônios motores localizados no corno anterior, a raiz anterior também é denominada **raiz motora**. A **raiz posterior**, ao contrário, contém axônios de células nervosas pseudounipolares dos gânglios espinais (**gânglio sensitivo do nervo espinal**), localizados no forame intervertebral na transição do sistema nervoso central (SNC) e sistema nervoso periférico (SNP) (➤ Fig. 12.73a). Esses axônios transmitem impulsos para a medula espinal e, portanto, são aferentes, assim também usa-se o termo **raiz sensitiva**.

Imediatamente após o gânglio sensitivo do nervo espinal, as fibras das raízes motora e sensitiva se unem para formar o tronco do nervo espinal que, por consequência, contém um grupo misto de fibras (motoras somáticas, sensitivas somáticas e autônomas). Este tronco do nervo espinal se divide, prontamente, em seus ramos terminais: **ramo meníngeo**, **ramo posterior**, **ramo anterior**, assim como, na região toracolombar, em **ramo comunicante branco**, que transmite fibras pré-ganglionares do **tronco simpático**. Reciprocamente, os impulsos simpáticos são redirecionados de volta ao nervo espinal através do **ramo comunicante cinzento**, um pouco menos mielinizado (➤ Fig. 12.73a).

O ramo posterior do nervo espinal é responsável pela inervação da musculatura própria do dorso e a inervação sensitiva da área de pele sobrejacente. O ramo anterior supre a parede anterior do tronco ou forma plexos nervosos na porção cervical e lombossacral para inervação dos membros, formando o chamado **plexo nervoso somático**. Assim, podemos distinguir os seguintes plexos (➤ Fig. 12.73b, metade da esquerda):

- Plexo cervical (C1-C4)
- Plexo braquial (C5-T1)
- Plexo lombar (L1-L4)
- Plexo sacral (L4-S4)

A referência unissegmentar inicial de um segmento da medula espinal a um dermatomiótomo se perde nessas áreas, porque as fibras nervosas de diferentes segmentos se misturam. Como consequência, um segmento da medula espinal pode inervar vários músculos ou se distribuir em vários dermátomos e, inversamente, um músculo ou um determinado dermátomo pode estar associado a vários segmentos da medula espinal (plurissegmentar).

Clínica

Uma irritação ou lesão nas raízes nervosas denomina-se síndrome da raiz ou **radiculopatia**. Uma das causas mais comuns desta condição é a herniação do disco intervertebral, na qual, geralmente, o núcleo pulposo de um disco intervertebral pressiona as raízes do nervo localizadas nas proximidades. Os segmentos mais comumente afetados são os discos intervertebrais da coluna cervical inferior (C4-C7) e da transição lombossacral (p. ex., L4/L5 e L5/S1). Os sintomas típicos incluem déficit na sensibilidade, fraqueza muscular ou paralisia muscular e a perda de reflexos intrínsecos musculares. Na prática clínica, o diagnóstico diferencial entre uma localização radicular e uma localização periférica de uma lesão nervosa é crucial. Os sintomas radiculares seguem a estrutura segmentar da medula espinal, isto é, uma lesão da raiz nervosa L4 apresenta déficits sensitivos no dermátomo L4 ou uma fraqueza do músculo relacionado ao segmento L4, o músculo tibial anterior. Se for lesionado o nervo periférico, que se encontra distal à formação do plexo e, portanto, já carreia fibras de vários segmentos, os sintomas não seguem a estrutura segmentar, em vez disso segue o padrão de inervação do nervo periférico.

Além do plexo nervoso somático, também é formado o **plexo nervoso autônomo** (➤ Fig. 12.73b, metade da direita). Os corpos das células nervosas das fibras simpáticas se localizam no corno lateral da medula espinal (C8-L3), deixam a medula espinal através da raiz anterior e, através dos ramos comunicantes brancos, atingem o tronco simpático (➤ Fig. 12.73b). Este tronco é composto de 21-25 gânglios dispostos na posição paravertebral e interconectados através dos **ramos interganglionares**. Por meio dessas conexões e do feedback dos ramos comunicantes cinzentos, os impulsos simpáticos também são distribuídos de superior e inferiormente além dos segmentos C8-L3 (circuito de divergência). Assim eventualmente, os nervos espinais de todos os segmentos transportam fibras simpáticas que, portanto, suprem as glândulas e vasos dos membros, por exemplo, produzindo sudorese ou vasoconstrição. Outros tratos de fibras eferentes não interconectadas aos gânglios do tronco simpático são os **nervos esplâncnicos** que, particularmente, no tórax e no abdômen, formam o plexo nervoso visceral pré-vertebral. Esses plexos nervosos contêm, além das fibras simpáticas, também fibras parassimpáticas, ou provenientes da porção cranial do parassimpático, o nervo vago (X) ou que se originam dos corpos das células nervosas dos cornos laterais dos segmentos sacrais da medula espinal S2-S4.

12.6.4 Estrutura da Substância Cinzenta

A substância cinzenta da medula espinal é composta pelos corpos das células nervosas, mas também por uma integração conjunta de processos de células da glia, dendritos e axônios mielinizados e não mielinizados. Esta rede como um todo é denominada neurópilo.

Estrutura de Acordo com as Estruturas-alvo

As diferentes células nervosas podem ser diferenciadas de acordo com as respectivas estruturas-alvo de seus axônios em três grupos: células radiculares, células internas e células cordonais:

- As **células radiculares** se localizam na coluna anterior ou intermédia, suas fibras são eferentes somáticas ou viscerais e formam a raiz anterior.
- As extensões dos neurônios das **células internas** não deixam a substância cinzenta. As células internas geralmente atuam como interneurônios inibitórios glicinérgicos da medula espinal.
- As fibras nervosas das **células cordonais** formam feixes de fibras ou cordões que, então, permanecem no interior da medula espinal e, assim, fazem parte do chamado **aparelho próprio** da medula espinal, ou estabelecem uma conexão ascendente para as estruturas superiores do SNC e, assim, fazem parte do chamado **aparelho de conexão**. Este terceiro tipo de célula nervosa da substância cinzenta, as células cordonais, localizam-se, principalmente, na coluna posterior.

A diferenciação funcional dos neurônios em células cordonais ou radiculares ou a distribuição em um corno anterior e posterior é induzida durante o desenvolvimento embrionário pela corda dorsal ou pelos sinais moleculares liberados por ela.

Estrutura de Acordo com a Citoarquitetura

A substância cinzenta da medula espinal também é dividida, de acordo com Rexed, baseado na citoarquitetura específica. De acordo com Rexed, a substância cinzenta se divide em um total de 10 camadas, as **lâminas**, que são numeradas de posterior a anterior. Simplificadamente, a coluna posterior está associada às lâminas I-VI, a coluna intermédia à lâmina VII e a região ao redor do canal central está associada à lâmina X, enquanto a coluna anterior inclui as lâminas VIII e IX (➤ Fig. 12.74).

A seguir, é apresentado um resumo das lâminas com significado anatômico ou clínico importante. A coluna posterior recebe fibras aferentes somáticas e viscerais. Os corpos dos neurônios pseudounipolares, que medeiam essas modalidades sensoriais (como as sensações de dor e de temperatura), se localizam no gânglio sensi-

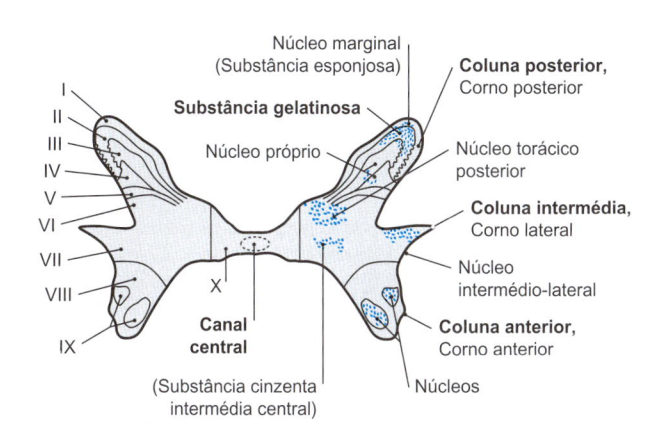

Figura 12.74 Estrutura laminar da substância cinzenta. Corte transversal através de um segmento da medula espinal torácica (T10).

tivo do nervo espinal. Este primeiro neurônio conduz impulsos exteroceptivos, por exemplo, dos receptores de dor na pele, impulsos interoceptivos das vísceras, ou impulsos proprioceptivos dos músculos esqueléticos ou receptores da articulação e do tendão (➤ Fig. 12.76). O axônio orientado centralmente das células do gânglio espinal atinge as lâminas I-III, através da raiz posterior no corno posterior. Aqui se localizam as células cordonais, como o **núcleo marginal** (na **lâmina I, substância esponjosa** ou nas lâminas II-III, **substância gelatinosa**). Estas células cordonais constituem, assim, o segundo neurônio da via de transmissão da dor (nocicepção) e enviam os seus axônios centralmente para os segmentos craniais da medula espinal ou para áreas de núcleos encefálicos (por ex., o tálamo). Nas lâminas I e II não ocorre apenas a condução da dor, mas também o processamento da sensação de dor, por exemplo, no sentido de uma inibição da transmissão da dor ao segundo neurônio (➤ Item 13.8).

Os impulsos proprioceptivos da sensibilidade profunda também atingem o corno posterior através da raiz posterior. No entanto, as células cordonais ou o segundo neurônio encontra-se no **núcleo próprio** nas lâminas III e IV – na medula toracolombar também na coluna de núcleos do **núcleo torácico posterior** (**núcleo dorsal**, núcleo de Stilling-Clarke) das lâminas V-VI, uma região de origem das vias espinocerebelares. A lâmina VII é composta pela maior parte da coluna intermédia. Aqui se situam dois grupos de núcleos importantes: na medula espinal torácica por um lado, os corpos dos primeiros neurônios simpáticos no **núcleo intermediolateral**, na medula espinal sacral, o primeiro neurônio parassimpático nos **núcleos parassimpáticos sacrais**.

Nas lâminas VIII e IX dos cornos anteriores localizam-se, além das células internas e interneurônios das células radiculares, os motoneurônios α e γ. Estes motoneurônios nos grupos ou colunas celulares localizados nessas lâminas exibem um arranjo somatotópico, que tem importância crucial para a localização diagnóstica de uma lesão na medula espinal. Os motoneurônios da musculatura próxima do tronco, se situam mais medialmente, nas proximidades da fissura mediana anterior, enquanto os motoneurônios das partes distais do corpo, tais como as mãos e os pés, se localizam mais lateralmente. Os neurônios dos músculos dos membros estão adicionalmente dispostos somatotopicamente também no plano sagital, de modo que os neurônios dos músculos extensores se localizam preferencialmente na porção anterior do corno anterior, enquanto os neurônios dos músculos flexores se posicionam mais posteriormente.

Clínica

De particular relevância clínica são as lesões isoladas de grupos específicos de células nervosas da medula espinal. Os grupos de células nervosas das lâminas VIII e IX são, frequentemente, acometidos, os motoneurônios-α. A lesão isolada deste segundo neurônio do sistema de vias motoras tem como consequência uma paralisia muscular flácida e o déficit dos reflexos intrínsecos musculares com a sensibilidade preservada. Enquanto o primeiro motoneurônio permanece intacto no giro pré-central, os motoneurônios da medula espinal e os núcleos dos nervos cranianos motores são afetados. Uma das causas dessa morte celular é a infecção endêmica pelo vírus da poliomielite, no passado relativamente frequente. Em 95% dos casos, a infecção é assintomática, mas também pode levar ao envolvimento do SNC no quadro da doença da **poliomielite (pólio)**. Devido a um programa de vacinação consistente, inicialmente com vacina de vírus vivo e, desde 1998, também com uma vacina de vírus morto, a doença é considerada, atualmente, praticamente extinta na Alemanha. Outra causa da lesão dos motoneurônios-α conduz a um quadro de **atrofia muscular espinal** e abrange todo um espectro de doenças neuromusculares geneticamente determinadas. Em particular, a atrofia muscular espinal é uma doença da infância que apresenta sintomas de fraqueza muscular e atrofia muscular simétricas, geralmente próximas do tronco. A doença se manifesta comumente nos primeiros meses de vida. A forma mais grave de atrofia muscular espinal é a doença aguda e infantil de Werdnig-Hoffmann. Nas crianças acometidas, ela pode levar à insuficiência respiratória e fraqueza para mamar com risco de morte. Atualmente, não há cura para a atrofia muscular espinal, de modo que a prioridade terapêutica é o aconselhamento pré-natal de famílias afetadas e tratamento sintomático ou prevenção de possíveis complicações.

12.6.5 Estrutura da Substância Branca

As fibras presentes na substância branca podem ser subdivididas naquelas que permanecem na medula espinal (**aparelho próprio**) e aquelas que estabelecem uma conexão com outras partes do SNC (**aparelho de conexão ou de condução**). Estas últimas ocupam o volume principal da substância branca, enquanto as fibras do aparelho próprio cobrem a substância cinzenta com uma camada fina, os feixes fundamentais (fascículo próprio) e estabelecem conexões intersegmentares (➤ Fig. 12.75).

Aparelho Próprio

O aparelho próprio controla as atividades intrínsecas da medula espinal, que ocorrem involuntaria e primariamente independentes dos centros supraespinais. Estes centros supraespinais, no entanto, podem modular essas funções por meio de vias descendentes no sentido de facilitação ou de inibição – as atividades intrínsecas da medula espinal. As atividades intrínsecas da medula espinal, no sentido mais estreito, incluem os reflexos espinais, como os reflexos intrínsecos, os reflexos extrínsecos e os reflexos viscerais. Morfologicamente, além dos fascículos próprios que, de acordo com a sua posição, se distinguem em um grupo anterior, lateral e posterior, é possível delimitar o **trato posterolateral**, na extremidade do corno posterior, com fibras intersegmentares. Ao aparelho próprio também pertencem os tratos descendentes colaterais do funículo posterior, que seguem na parte cervical da medula espinal como fascículo interfascicular (trato em vírgula de Schultze) entre os fascículos cuneiforme e grácil ou na parte torácica da medula espinal como fascículo septomarginal (campo de Flechsig) que se localiza no plano mediano do funículo posterior.

Aparelho de Conexão ou de Condução

O aparelho de condução inclui os tratos de fibras, que funcionalmente ou ascendem da medula espinal para o cérebro (aferentes) ou, inversamente, descendem do cérebro para a medula espinal (eferentes). Ambos os tratos estão distribuídos entre os funículos medulares espinais descritos anteriormente. Tanto os tratos ascendentes quanto os descendentes exibem uma estrutura somatotópica, que é distintamente pronunciada e com representação especialmente na parte cervical da medula espinal.

N O T A

Os tratos de fibras com um trajeto longo se concentram externa ou medialmente às raízes posteriores, isto é:
- Os tratos de fibras sacrais mais longos se localizam mais superficiais ou laterais na medula espinal
- As fibras cervicais são mais centrais ou mediais, próximas da substância cinzenta

Uma exceção a esta correlação é o funículo posterior, no qual as fibras estão dispostas preferencialmente de medial (fibras sacrais) para lateral (fibras cervicais). A seguinte descrição do aparelho de condução segue a estrutura funcional em tratos de fibras descendentes ou ascendentes.

Tratos Descendentes

Em princípio, podem ser distinguidos tratos descendentes motores somáticos e autônomos (➤ Tabela 12.11). A funcionalidade do sistema nervoso autônomo periférico é controlada por vários núcleos no tronco encefálico e no hipotálamo, enquanto através de tratos descendentes são influenciados os neurônios pré-ganglionares no corno lateral da medula espinal (➤ Item 13.9). As fibras motoras, por sua vez, podem ser subdivididas em fibras **piramidais** e **extra-piramidais** (➤ Item 13.1). Ambas, direta ou, principalmente, indiretamente, através de interneurônios influenciam as células radiculares, os motoneurônios α e γ. A quantidade principal desses tratos motores localiza-se nos funículos anterior e lateral, que também são reunidos no **funículo anterolateral** (➤ Fig. 12.75).

Trato Piramidal

As fibras piramidais, o chamado **trato piramidal**, contêm, por um lado, **fibras corticonucleares**, ou seja, fibras que terminam nos núcleos motores dos nervos cranianos do tronco encefálico e, por outro lado, **fibras corticospinais** que terminam na medula espinal. O trato piramidal se origina no córtex motor primário (giro pré-central) estruturado somatotopicamente, mas também em áreas corticais pré-motoras secundárias do lobo frontal e uma pequena porção (20%) também no córtex sensitivo do lobo parietal. As fibras do córtex sensitivo não apresentam uma função motora primária, em vez disso terminam no corno posterior da medula espinal e modulam percepções sensitivas. As fibras do trato piramidal derivadas do córtex motor são organizadas somatotopicamente, ao longo dos seus trajetos através da cápsula interna do telencéfalo e através dos pedúnculos cerebrais do mesencéfalo. Depois que as fibras corticonucleares emergem do trato piramidal, no tronco encefálico, as demais fibras atingem a pirâmide no bulbo, onde 70 90% de suas fibras cruzam para o lado oposto na **decussação das pirâmides,** localizada um pouco inferiormente e continuam na medula espinal como **trato corticospinal lateral**

(➤ Fig. 12.75). As fibras não cruzadas passam pelo **trato corticospinal anterior** (➤ Fig. 12.75), no funículo anterior, ao lado da fissura longitudinal anterior, atingindo os segmentos da medula espinal para, então, cruzar para o lado oposto através da comissura anterior da substância branca (➤ Item 13.1). Enquanto o trato corticospinal anterior já termina na medula cervical, as fibras dos tratos laterais se estendem até a medula sacral (S4). Funcionalmente, o trato piramidal controla, particularmente, o desempenho motor fino da musculatura distal dos membros. Além disso, o trato corticospinal tem uma função de controle sobre o aparelho próprio e, portanto, pode inibir os reflexos intrínsecos ou suprimir os reflexos primitivos, tais como o reflexo de Babinski, que se expressa nos recém-nascidos devido à imaturidade na mielinização do trato piramidal.

Sistema Extrapiramidal

O termo **sistema extrapiramidal (SEP)** reúne todas as fibras de projeção motoras que não seguem no trato piramidal. Ambos os sistemas, contudo, estão estreitamente interconectados e não devem ser considerados de forma independente entre si.

> **N O T A**
> O sistema extrapiramidal (SEP), em contraste com as fibras piramidais monossinápticas, é estruturado de forma polissináptica, tem diferentes áreas de origem, não cruza uniformemente para o lado oposto do corpo e termina particularmente nos motoneurônios γ.

As áreas de origem do SEP estão localizadas nos núcleos subcorticais, que exibem, no entanto, densas conexões com o córtex cerebral e o cerebelo. As áreas de origem nos núcleos vestibulares medial e lateral, no núcleo rubro, no núcleo olivar inferior, na lâmina tectal do mesencéfalo e na formação reticular estão relacionadas, respectivamente, com o trato vestibulospinal medial e lateral, o trato rubrospinal, o trato olivospinal e o trato tectospinal e reticulospinal (➤ Fig. 12.75). Com base nas suas principais funções, eles também podem ser reunidos em um grupo medial ou lateral (➤ Tabela 12.11). Como **trato lateral**, o trato rubrospinal (Monakow) tem a sua origem a partir do núcleo rubro no mesencéfalo. Ele está estruturado somatotopicamente. Suas fibras cruzam na decussação tegmental anterior para o lado oposto,

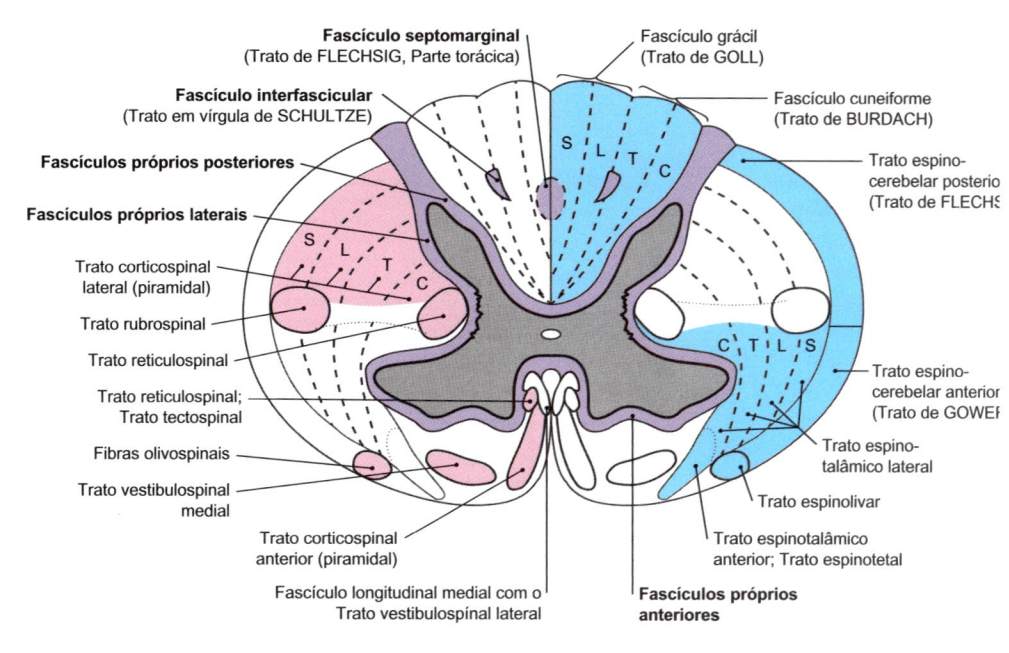

Trato corticospinal
lateral (piramidal)

Trato rubrospinal

Trato reticulospinal

Trato reticulospinal;
Trato tectospinal

Fibras olivospinais

Trato vestibulospinal
medial

Fascículo septomarginal
(Trato de FLECHSIG, Parte torácica)

Fascículo interfascicular
(Trato em vírgula de SCHULTZE)

Fascículos próprios posteriores

Fascículos próprios laterais

Fascículo grácil
(Trato de GOLL)

Fascículo cuneiforme
(Trato de BURDACH)

Trato espino-
cerebelar posterio
(Trato de FLECHS

Trato espino-
cerebelar anterior
(Trato de GOWEF

Trato espino-
talâmico lateral

Trato espinolivar

Trato corticospinal
anterior (piramidal)

Trato espinotalâmico
anterior; Trato espinotetal

Fascículo longitudinal medial com o
Trato vestibulospinal lateral

Fascículos próprios anteriores

Figura 12.75 Esquema de organização da substância branca. Secção transversal através de um segmento cervical inferior da medula espinal.
Azul = Tratos ascendentes,
Rosa = Tratos descendentes
Violeta = Sistemas próprios

Tabela 12.11 Sistemas de vias aferente e aferentes do sistema de condução da substância branca da medula espinal.

Tipo	Via/Sistema	Trato/fascículo
Sistemas de vias descendentes (eferentes)		
Fibras autônomas	➤ Item 13.9	
Fibras nervosas motoras	Trato piramidal	Trato corticospinal lateral
		Trato corticospinal anterior
	Sistema extrapiramidal	Trato lateral: trato rubrospinal
		Tratos mediais:
		Trato tectospinal
		Trato reticulospinal
		Tratos vestibulospinais
		medial e lateral
Sistemas de vias ascendentes (aferentes)		
Fibras proprioceptivas	Sistemas do funículo posterior	Fascículo grácil
		Fascículo cuneiforme
Fibras de condução da dor	Sistema espinotalâmico	Trato espinotalâmico lateral
		Trato espinotalâmico anterior
		Trato espinorreticular
		Trato espinotectal
	Sistema espinocerebelar	Trato espinocerebelar posterior
		Trato espinocerebelar anterior
		Trato espinocerebelar superior
		Trato espino-olivar

antes de seguir inferiormente no funículo lateral, imediatamente anterior ao trato corticospinal lateral na medula espinal. Semelhante às fibras do trato piramidal, os impulsos do trato rubrospinal ativam a contração dos músculos flexores e inibem a contração dos músculos extensores. Ele também exerce influência sobre o tônus muscular da musculatura da distal dos membros e controla os músculos esqueléticos das porções distais dos membros, especialmente em relação ao membro superior, o que é importante após um comprometimento do trato piramidal.

Os **tratos mediais,** preferencialmente, medeiam o controle do tônus muscular e os movimentos pouco precisos da musculatura do tronco, assim como da parte proximal dos membros. A função principal desses tratos é, portanto, a estabilização da posição do corpo e do equilíbrio. Além disso, esses tratos influenciam o tônus básico da musculatura, as funções motoras posturais e o equilíbrio postural, condições necessárias na respectiva posição corporal e a coordenação das sequências de movimentos. Uma mudança na postura da cabeça ou do restante do corpo e a percepção de sinais acústicos ou visuais geralmente requerem uma rápida adaptação motora corporal. Os sistemas motores postural e de equilíbrio postural são controlados por meio de uma contração aumentada dos extensores e a inibição correspondente dos flexores.

Os estímulos dos receptores do órgão vestibular (órgão do equilíbrio), na orelha interna, influenciam o controle do sistema motor postural por meio da interconexão nos núcleos vestibulares. Os **tratos vestibulospinais medial e lateral** se originam, respectivamente, nos núcleos vestibulares medial e lateral e se estendem, inferiormente, até o ponto médio da parte torácica da medula espinal, onde o trato medial inferior é menos desenvolvido e se localiza nas proximidades da comissura branca anterior. O trato vestíbulospinal lateral segue no funículo anterior da medula espinal do mesmo lado e é dividido somatotopicamente (➤ Item 13.5).

O **trato reticulospinal** se origina tanto dos núcleos superiores (pontinos) quanto inferiores (bulbares) da formação reticular. Suas fibras seguem tanto homolateral quanto contralateral, no funículo anterior, e terminam nos motoneurônios α e γ, em particular envolven-

do o controle da musculatura axial do tronco e da parte proximal dos membros. As fibras do **trato tectospinal** se originam da lâmina tectal do mesencéfalo. A lâmina tectal recebe impulsos ópticos, através dos colículos superiores e impulsos auditivos através dos colículos inferiores, que no contexto de um mecanismo de proteção, por exemplo, a exposição a um som muito alto e súbito, tem como consequência os movimentos reflexos da cabeça e do pescoço. As fibras do trato tectospinal cruzam na **decussação tegmental posterior**, seguem no funículo anterior da medula espinal e atingem, de forma indireta, os neurônios motores da musculatura do pescoço.

Tratos Ascendentes

Os tratos ascendentes conduzem impulsos aferentes da periferia do corpo ou do interior do corpo para o cérebro. O corpo do primeiro neurônio desses sistemas funcionais situa-se no gânglio sensitivo do nervo espinal, os tratos próprios de fibras - ou seja, o axônio deste primeiro neurônio ou a conexão sináptica no corno posterior do segundo neurônio – seguem centralmente no funículo anterolateral ou no funículo posterior. No geral, pode-se distinguir um **sistema do funículo posterior**, um **sistema espinotalâmico (anterolateral)** e um **sistema espinocerebelar** (Figura 12.75).

Sistema do Funículo Posterior

O sistema do funículo posterior localiza-se, como o nome sugere, no funículo posterior. A modalidade sensitiva transmitida aqui inclui:

- Percepções sensoriais, como pressão e vibração
- A sensação de tato fino da pele
- Percepção de profundidade no interior do corpo, com informações sobre a posição do corpo (de receptores musculares, tendíneos e articulares).

O sistema do funículo posterior é composto por dois fascículos:

- O fascículo grácil (de Goll) é medial. Ele se orgina na parte sacral da medula espinal e assume a condução de impulso para o membro inferior.
- O fascículo cuneiforme (de Burdach) se une lateralmente e se estende, em forma de cunha, até o corno posterior. Dessa forma, ele se origina apenas na parte torácica da medula espinal (T3) e conduz as modalidades sensitivas descritas anteriormente para o membro superior.

As vias do funículo posterior não cruzam na medula espinal, mas somente após a sua comutação homolateral nos **núcleos grácil e cuneiforme** do bulbo (➤ Item 13.2.3). Em seu trajeto, as vias do funículo posterior são organizadas somatotopicamente.

Clínica

Uma das doenças causadas por deficiência vitamínica mais comum na Europa Ocidental é a **deficiência da vitamina B$_{12}$**. São particularmente afetadas as mulheres durante a gestação, que têm um aumento do consumo de vitaminas, pacientes após abuso de óxido nitroso ou alcóolatras crônicos, cujas células parietais no estômago, devido à inflamação crônica, não podem mais produzir o "fator intrínseco" necessário para a absorção de vitamina B$_{12}$ no íleo. Como consequência, há uma doença sistêmica que se manifesta com anemia e, particularmente, um quadro espinal, provocado por uma desmielinização dos axônios, preferencialmente envolvendo o funículo posterior e o trato piramidal nas partes cervical e torácica da medula espinal. Em 90% dos pacientes, ocorrem, no início da doença, prioritariamente, os distúrbios proprioceptivos: parestesia simétrica, instabilidade na marcha e, posteriormente, um quadro motor, com paralisia ou hiperatividade dos reflexos intrínsecos, sempre combinados com sintomas sensitivos. Com uma reposição de vitamina B$_{12}$, 50% dos pacientes apresentam uma regressão completa dos sintomas.

Sistema Espinotalâmico

O sistema espinotalâmico faz parte do **sistema anterolateral**, também associado aos sistemas de vias menores, como o **trato espinoreticular** e **espinotectal**. O sistema espinotalâmico, no sentido mais estreito, é composto pelos **tratos espinotalâmicos lateral** e **anterior**. Por meio deste sistema são transmitidas as sensações táteis e de pressão (mecanossensitivos), bem como de dor (nocicepção) e a percepção de temperatura (➤ Item 13.2.3, ➤ Item 13.8):

- O **trato espinotalâmico lateral** é estruturado somatotopicamente, de modo que as fibras cervicais se localizam centralmente nas proximidades do corno anterior.
- O **trato espinotalâmico anterior** se une medialmente ao trato lateral, onde suas fibras se misturam às do trato espinotectal.

Sistema Espinocerebelar

Este sistema transmite informações proprioceptivas dos fusos musculares e do órgão tendinoso de Golgi do mesmo lado, para o cerebelo. Assim, o cerebelo recebe informações sobre a posição das articulações e dos membros. As vias essenciais do sistema são o **trato espinocerebelar posterior (de Flechsig)** e o **trato espinocerebelar anterior (de Gower)** (➤ Fig. 12.76, ➤ Item 13.2.3). Ambos os tratos não estão presentes na parte cervical da medula espinal, de modo que informações das modalidades sensitivas mencionadas anteriormente para a metade superior do corpo é transmitida ao cerebelo, por meio de tratos de fibras menores, as **fibras cuneocerebelares** e o **trato espinocerebelar superior** (➤ Item 13.2.3). Conexões indiretas de fibras entre a medula espinal e cerebelo chegam por meio o **trato espino-olivar** no funículo anterior contralateral para a oliva e cruzam como **trato olivocerebelar,** de volta, para o hemisfério cerebelar do mesmo lado. A conexão adicional dessas fibras no interior do cerebelo está descrita no ➤ Item 12.4.

Clínica

Em 1851, o neurologista Brown-Séquard descreveu, pela primeira vez, o complexo de sintomas de uma lesão completa semilateral na medula espinal (**síndrome de Brown-Séquard**). Ao contrário do quadro de uma lesão transversal completa, o quadro em uma lesão unilateral na medula espinal não é uniforme, o que é explicado pelas diferentes localizações dos cruzamentos das fibras: No lado da lesão, o trato piramidal é seccionado, o que leva a uma paralisia equilateral, homolateral, inicialmente flácida e, em seguida, espástica a partir desta área e inferiormente. Da mesma forma, as vias do funículo posterior e a maioria das vias espinocerebelares saem da medula espinal de forma não cruzada (direta), de modo que aqui também se observam sintomas homolaterais com perda da sensibilidade tátil fina e da sensibilidade profunda. O trato espinotalâmico e, portanto, a percepção de temperatura e de dor −cruza, em cada nível segmentar da medula espinal, de modo que ocorre um distúrbio sensitivo correspondente no lado oposto e para baixo. As vias autônomas descendentes para os centros reflexos simpáticos e parassimpáticos seguem bilateralmente, de modo que as funções vesical e retal são, geralmente, preservadas após uma lesão unilateral.

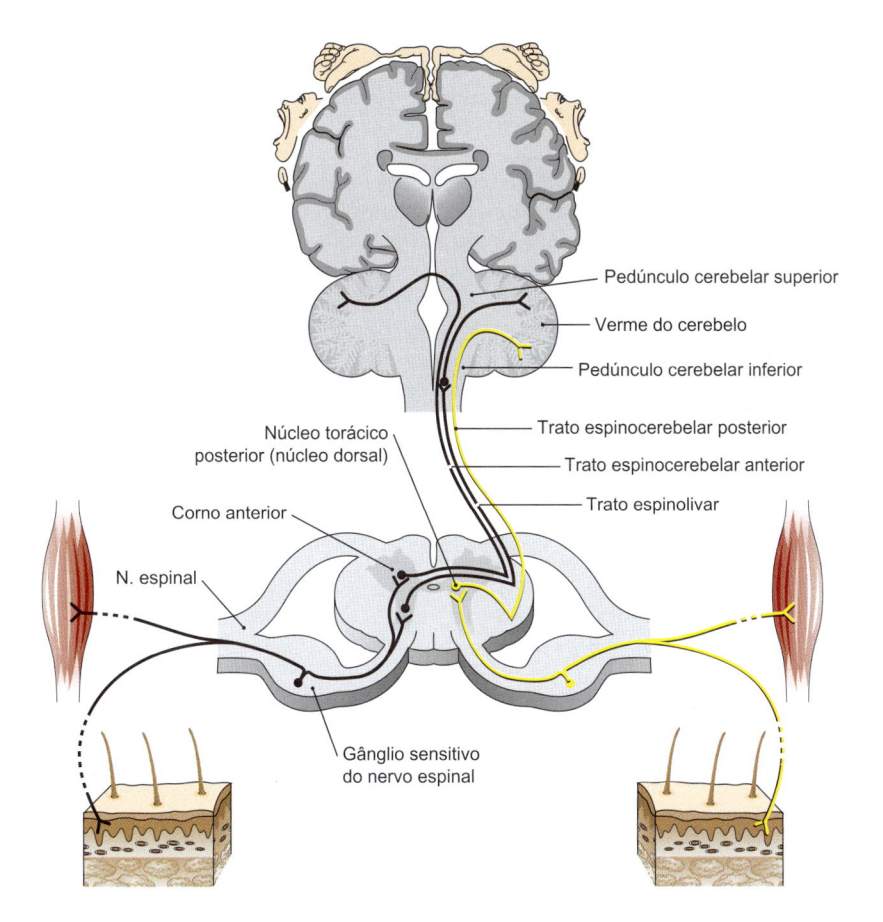

Figura 12.76 Condução da sensibilidade profunda inconsciente (vias aferentes), sistema espinocerebelar.

12.6.6 Suprimento Sanguíneo

Irrigação Sanguínea Arterial

Artérias da Medula Espinal

A irrigação arterial da medula espinal ocorre por uma rede vascular fina, que é suprida por três vasos longitudinais. Distingue-se a artéria espinal que segue anteriormente em relação à fissura mediana anterior, e o par de Aa. espinais posteriores, menos desenvolvidas, que se localizam medialmente em relação às raízes posteriores:

- A **artéria espinal anterior** é formada no nível do segmento C1-C2 da medula espinal, como ramos de ambas Aa. vertebrais. Ela supre através dos **ramos medulares mediais (Aa. do sulco)**, que seguem na profundidade da fissura mediana anterior, os dois terços anteriores da medula espinal envolvendo o corno anterior, a comissura branca, a comissura cinzenta anterior, o trato anterolateral e a base do corno posterior, com o núcleo dorsal.

- As **Aa. espinais posteriores** se originam, principalmente, a partir da artéria cerebelar inferior posterior de mesmo lado, que se origina da artéria vertebral. Elas suprem o terço dorsal restante.

Todas as três artérias se comunicam entre si através do plexo vascular (vasocorona), vasos delgados transversais na superfície da medula espinal. Os ramos vasculares que penetram a medula espinal são classificados como artérias terminais funcionais.

Influxo Segmentar

As artérias espinais recebem influxos segmentares, que derivam das áreas de suprimento da artéria subclávia (artéria vertebral, artéria cervical ascendente, artéria cervical profunda), da parte torácica da artéria aorta (Aa. intercostais posteriores) e da parte abdominal da artéria aorta (Aa. lombares). Para o suprimento do cone medular e da cauda equina, também participam a artéria sacral lateral e a artéria ileolombar, ramo da artéria ilíaca interna (➤ Fig. 11.48, ➤ Fig. 11.49 no ➤ Item 11.5). Entre as áreas de suprimento, mencionadas anteriormente, os vasos são, frequentemente, muito delgados e recebem apenas influxos segmentares inconstantes. Os distúrbios circulatórios ocorrem, portanto, particularmente nos segmentos da medula espinal T4 e L1. Na altura das intumescências, o suprimento arterial, ao contrário, é bastante seguro devido os vários influxos segmentares. Clinicamente importante e, portanto, digno de ser mencionado é o suprimento arterial da intumescência lombossacral através da **artéria radicular magna (Adamkiewicz)**, que geralmente se origina no nível de T9-L5 da artéria intercostal posterior esquerda. O diâmetro da artéria radicular magna situa-se entre 0,7 e 1,3 mm, portanto, ela pode ser denominada "magna" em comparação com o diâmetro de apenas 0,3 0,5 mm da artéria espinal anterior.

O suprimento arterial segmentar da medula espinal é realizado pelo ramo espinal, que recebe o sangue através do ramo dorsal da artéria intercostal posterior. O ramo espinal atravessa o forame intervertebral e se divide, no nível da raiz posterior, nas respectivas curtas **Aa. radiculares anterior e posterior**, que fornecem uma irrigação sanguínea ao gânglio sensitivo do nervo espinal e à raiz posterior, enquanto a **artéria medular segmentar** assume a irrigação da substância da medula espinal e as Aa. espinais anterior e posterior fornecem o sangue para esses sistemas arteriais (➤ Fig. 11.49, ➤ Item 11.5).

Clínica

Distúrbios circulatórios ou uma oclusão da artéria espinal anterior causam lesões à substância cinzenta dos cornos anterior e lateral, bem como do trato anterolateral, excetuando o corno posterior e o funículo posterior. As possíveis causas incluem processos patológicos na parte abdominal da aorta,

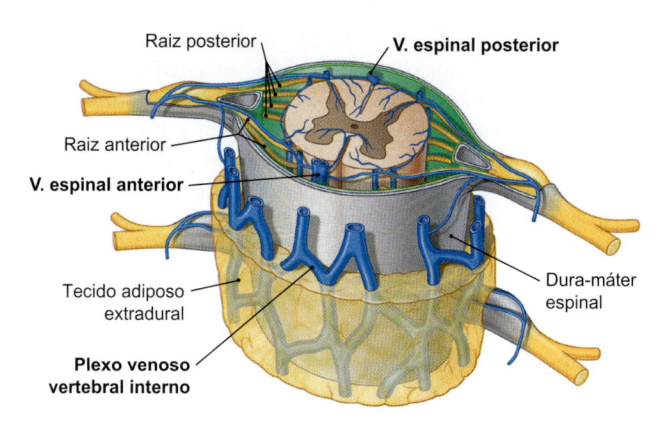

Figura 12.77 Veias do canal vertebral. [E402]

arteriosclerose grave ou trombose. A sintomatologia constitui a **síndrome da artéria espinal anterior** e se desenvolve de forma rápida e progressiva com *dor radicular* e, finalmente, um *distúrbio de sensibilidade dissociado*. Isto significa que, em ambos os lados, a sensibilidade recebida do funículo posterior (tato, vibração) e a sensação de dor e de temperatura é comprometida bilateralmente, pela lesão do trato espinotalâmico. A doença se completa por paralisia bilateral (paresia) depois da lesão do trato piramidal, assim como distúrbios vesical e retal. Uma terapia aguda visa aumentar a circulação sanguínea da medula espinal, por exemplo, por inibidores da agregação plaquetária, para obter uma pressão de perfusão suficiente e para tratar o edema vasogênico. No entanto, 20% dos pacientes morrem na fase aguda.

Drenagem Venosa

Semelhante à irrigação arterial, o sangue venoso flui das veias internas da medula espinal que seguem radialmente para **a veia espinal anterior** ou a **veia espinal posterior** mais calibrosa e que se situa no sulco mediano posterior (➤ Fig. 12.77). Uma circulação adicional segue, então, através das **veias Radiculares,** ao longo da raiz posterior, para o plexo venoso do espaço epidural, o **plexo venoso vertebral interno**. Através dos forames intervertebrais, as **veias intervertebrais** deixam o canal vertebral. Elas transportam sangue da medula espinal, da dura-máter e do plexo venoso vertebral interno e se conectam ao **plexo venoso vertebral externo** anterior e posteriormente à coluna vertebral. No entanto, elas, também, estabelecem conexões com as veias intercostais, veias lombares e as veias associadas às artérias descritas anteriormente. As veias intervertebrais formam uma rede anastomótica sem válvulas, entre o plexo venoso interno e externo da coluna vertebral. No conjunto, esse sistema venoso constitui uma importante anastomose entre as veias cavas.

12.6.7 Comportamento Próprio da Medula Espinal

Reflexo Intrínseco e Reflexo Extrínseco

Um reflexo é a resposta involuntária e homogênea de determinadas estruturas efetoras devido à ativação dos receptores. As fibras aferentes que conduzem ao SNC e as fibras eferentes que chegam ao órgão efetor formam um **arco (circuito) reflexo**.

Os reflexos ocorrem tanto no sistema nervoso somático quanto no sistema nervoso autônomo, onde os **reflexos viscerais** do sistema nervoso autônomo, em contraste com os **reflexos somáticos**, geralmente estão conectados, de forma polissináptica, e, portanto, podem ser classificados como reflexos extrínsecos (discutido adiante).

Reflexo Intrínseco

Um reflexo intrínseco se caracteriza pelo fato de que o receptor que recebe o estímulo e a resposta ao estímulo se localizam na mesma estrutura, de modo que existe apenas uma única comutação de vias aferentes e eferentes (monossináptica) e a mediação reflexa envolve apenas um segmento da medula espinal (➤ Fig. 12.78, lado esquerdo). O teste dos reflexos intrínsecos musculares somáticos específicos de segmento é clinicamente muito importante para a localização diagnóstica de lesões da medula espinal (➤ Tabela 12.12). O estímulo desencadeador de um reflexo intrínseco muscular é o alongamento do fuso muscular, por exemplo, por meio de uma leve percussão com um martelo de reflexo, no tendão muscular. As fibras aferentes do tipo Ia dos fusos musculares estimulam os motoneurônios α (monossinápticos) e desencadeiam uma contração do músculo. Ao mesmo tempo, colaterais dos aferentes Ia também estimulam interneurônios inibitórios, o que causa uma inibição recíproca do músculo antagonista (polissináptico). O reflexo é considerado, completamente, como um reflexo intrínseco da medula espinal. No entanto os arcos reflexos também estão sob controle supraspinal e podem, por exemplo, ser acionados por níveis superiores. Essa condição fica clara quando os reflexos do membro inferior são mais facilmente evocados por uma tensão muscular do membro superior. Essa facilitação ocorre devido à convergência de vários estímulos subliminares que, então, em conjunto provocam uma despolarização dos neurônios motores. O fenômeno da facilitação é utilizado no exame neurológico na **manobra de Jendrassik**, um epônimo em homenagem a um neurologista húngaro.

Reflexos Extrínsecos

Um reflexo extrínseco se caracteriza pelo fato de que o estímulo e a resposta a esse estímulo não se localizam na mesma estrutura, há sempre várias comutações de vias aferentes para eferentes (polissinápticos) e a mediação reflexa ocorre em vários segmentos da medula espinal (➤ Fig. 12.78, lado direito, ➤ Tabela 12.12). Podemos distinguir reflexos puramente somáticos, puramente viscerais e mistos:

- Os **reflexos somáticos,** geralmente, envolvem respostas motoras a estímulos sensoriais, isto é, uma ativação dos receptores da pele (p. ex., temperatura, dor) leva a uma resposta motora. Nesta categoria se enquadram os **reflexos de fuga** ou **reflexos protetores,** como o **reflexo flexor.** Um estímulo doloroso, por exemplo, um estímulo doloroso no pé leva a uma ativação reflexa dos músculos flexores do mesmo lado e, assim, ocorre um afastamento do pé do agente estimulante. Ao mesmo tempo, a postura corporal também é reforçada pela ativação dos músculos extensores contralaterais no membro inferior de apoio.
- Analogamente aos reflexos puramente somáticos, também existem **reflexos** puramente **viscerais,** envolvendo o sistema nervoso autônomo. Usa-se o termo **reflexos visceroviscerais** quando as vias aferentes e eferentes se localizam em estruturas do sistema nervoso autônomo. Esses reflexos inconscientes não estão interconectados apenas na medula espinal, mas, também, no nível do tronco encefálico, porque a inervação visceral parassimpática se prolonga até o ponto de Cannon-Böhm, através do nervo vago, cujos núcleos estão localizados no tronco encefálico. Dessa

Tabela 12.12 Reflexos intrínsecos e extrínsecos somáticos com a atribuição correspondente dos segmentos da medula espinal para diagnóstico clínico-neurológico.

Reflexo	Estímulo desencadeador	Resposta reflexa	Segmento da medula espinal
Reflexos intrínsecos			
Reflexo do tendão do bíceps braquial	Percussão no tendão do bíceps braquial	Contração do Músculo bíceps braquial (flexão na articulação do cotovelo, supinação)	C6 (C5 – C6)
Reflexo do tendão do tríceps braquial	Percussão no tendão do tríceps	Contração do Músculo tríceps braquial (extensão na articulação do cotovelo)	C7 (C6 – C8)
Reflexo patelar	Percussão no tendão patelar	Contração do Músculo quadríceps femoral (extensão na articulação do joelho)	L3 (L2 – L4)
Reflexo do tendão do calcâneo	Percussão no tendão do calcâneo	Contração do Músculo tríceps sural (flexão plantar do pé)	S1 (L5 – S2)
Reflexos extrínsecos			
Reflexo cremastérico	Estimular a pele na face medial da coxa	Contração do músculo cremaster (elevação dos testículos)	L1 – L2
Reflexo cutâneo-abdominal	Estimular a pele lateral do abdômen	Contração da musculatura da parede abdominal ipsilateral (p. ex., músculo oblíquo externo do abdômen)	T6 – T12
Reflexo anal	Estimular a pele anal	Contração do músculo esfíncter externo do ânus	S3 – S5

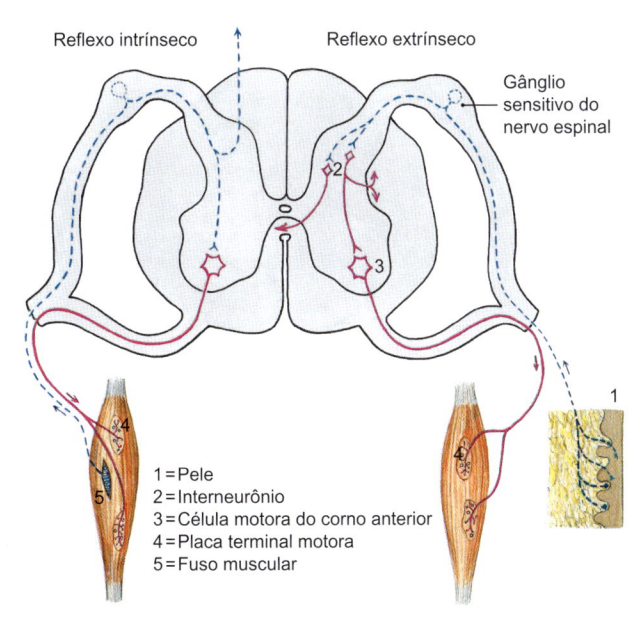

Reflexo intrínseco   Reflexo extrínseco

Gânglio sensitivo do nervo espinal

1 = Pele
2 = Interneurônio
3 = Célula motora do corno anterior
4 = Placa terminal motora
5 = Fuso muscular

Figura 12.78 Reflexos da medula espinal. Reflexo intrínseco monossináptico (lado esquerdo) e reflexo extrínseco polissináptico (lado direito).

forma, os impulsos dos receptores de estiramento na parede dos órgãos ocos influenciam a função da musculatura do órgão. Por exemplo, o estiramento da parede do estômago após a ingestão de alimentos leva ao aumento no peristaltismo gástrico.

- Os **reflexos mistos** podem ser **viscerossomáticos** ou **somatoviscerais**. Um exemplo clinicamente significativo de um reflexo viscerossomático organizado por segmentos pode envolver, por exemplo, uma **defesa muscular**, uma tensão "rígida" dos músculos da parede anterior do abdome, a víscera, por exemplo, é irritada devido a um processo inflamatório. Reciprocamente, a aplicação de calor, ou seja, um estímulo na pele, envolvendo um reflexo somatovisceral (cutâneo-visceral), segue por vias eferentes viscerais e leva ao relaxamento da musculatura intestinal.

Centros Funcionais Espinais

Na medula espinal, situam-se alguns **centros reflexos espinoviscerais** importantes envolvendo o sistema nervoso autônomo, através dos quais os reflexos visceroviscerais são controlados. Alguns exemplos são:

- Na parte cervical da medula espinal, o centro cilioespinal (C8-T1), ativa a dilatação da pupila por meio de seus eferentes simpáticos para o músculo dilatador da pupila
- Nos segmentos da parte toracolombar da medula espinal (T11-L1) um **centro reflexo simpático**, que com seus eferentes inerva os órgãos pélvicos masculinos ou femininos, sendo essencial para funções como a ejaculação e a função de preservar permanentemente a continência dos esfíncteres anal e vesical.
- No corno lateral da parte sacral da medula espinal, o **centro parassimpático para os órgãos pélvicos** (S2-S4), controla as fun-

ções de ereção, bem como de defecação e de micção como antagonistas do anteriormente mencionado centro simpático para os órgãos pélvicos.

Sob condições fisiológicas, o reflexo espinal envolvido no controle da micção e da defecação envolve um nível superior, em um centro de controle supraespinal.

Clínica

Nos casos de paraplegia, devido a uma lesão nesses tratos de conexão, o reflexo da micção é, inicialmente, abolido e, depois de algum tempo, é compensado pela ação de um reflexo espinal. Dependendo do nível da lesão na medula espinal e, assim, dos danos associados aos centros reflexos autônomos, desenvolve-se um reflexo vesical espinal (lesão acima do centro reflexo sacral) ou uma *incontinência por transbordamento* espinal (lesão do centro reflexo sacral).

A **síndrome da cauda equina** refere-se a uma lesão abaixo do corpo vertebral da segunda vértebra lombar (L2), na região da cauda equina, com lesões envolvendo uma ou várias raízes nervosas. As causas mais comuns são tumores, hérnias de disco ou traumatismo. Comumente, os pacientes se queixam de paralisia flácida dos membros inferiores, onde os músculos do quadril, geralmente, não são afetados. Além dos distúrbios da bexiga ou do reto com incontinência por transbordamento (porque também podem ser afetadas as fibras eferentes do centro reflexo parassimpático) ocorre a chamada, "anestesia em sela", isto é, um distúrbio de sensibilidade na face medial da coxa e da região anal. Terapeuticamente, é necessária uma descompressão neurocirúrgica imediata pela remoção do agente compressivo.

13 Sistema Funcional

Acidente Vascular Encefálico

História

Um homem de 63 anos de idade chega de manhã cedo à sala de emergência porque, quando se barbeava, notou de imediato que o ângulo direito da sua boca estava um pouco inclinado para baixo. Ao tomar café, o líquido escorria da boca de forma imperceptível, e ele sentia dificuldade de levantar o braço direito. No trajeto do domicílio para o hospital, ele percebeu que já não era capaz de se deslocar de forma independente. Sua esposa relatou que ela frequentemente já observava a queda do ângulo da boca, mas que esse desvio sempre voltava ao normal dentro de algumas horas e, portanto, também não procurou o médico. A história medicamentosa mostra que o paciente havia sido tratado há muitos anos com anti-hipertensivos (hipotensivos), diuréticos e baixa dose de ácido acetilsalicílico. Até cerca de 10 anos atrás, o paciente fumava cerca de 40 cigarros por dia.

Exame Inicial

O médico de plantão percebeu que a fala do paciente parece "esmaecida". Após a realização do exame físico, observou-se, dentre outros sinais, que o paciente não conseguia fechar a boca completamente, mas era capaz de franzir a testa de ambos os lados. A musculatura do braço (direito) apresentava paralisia flácida, e a força muscular máxima no membro inferior direito era cerca de 10% da força observada no lado esquerdo.. Um estímulo aplicado na região plantar direita mostrou abdução do hálux, caracterizando "sinal de Babinski" positivo.

Provável Diagnóstico

O paciente mostrou sinais e sintomas compatíveis com acidente vascular encefálico (apoplexia). Com base na história anterior, sabe-se que já houve leves episódios frequentes de deficiência funcional, com remissão completa. Tais episódios são chamados acidentes isquêmicos transitórios (AIT).

Patogênese

Possíveis causas de acidente vascular encefálico são o suprimento arterial deficiente (isquemia) ou sangramentos, que ocorrem com frequência na região da cápsula interna. Em geral, são decorrentes de alterações patológicas da parede vascular de artérias intracranianas, que são especialmente frequentes quando há fatores de risco como hipertensão por longo período e/ou uso abusivo de nicotina. Se as vias corticonucleares e o nervo facial são afetados, como neste caso, ocorrerá enfraquecimento dos músculos da expressão facial no lado oposto da face ("queda do ângulo da boca"). Em virtude da inervação central bilateral das áreas dos núcleos motores centrais para o suprimento dos músculos da região superior da face, os músculos da expressão facial acima do olho não são afetados. A paralisia flácida adicional dos membros superior e inferior do lado direito mostra que o trato corticospinal esquerdo também está afetado (após semanas a meses essa paralisia se transforma em paralisia espástica). O desencadeamento de reflexos patológicos (neste caso, o reflexo de Babinski) também indica lesão central.

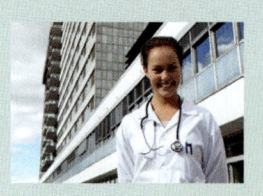

O caso que descrevemos é mostrado a você na apresentação de pacientes durante o seu estágio em neurologia. Os seus objetivos de aprendizado são "os fatores de risco e a classificação da isquemia cerebral". Para isso, você prepara um cartão de notas.

Isquemia Cerebral

1. Fatores de risco *(também os FR vasculares clássicos!)*

Hipertensão arterial, tabagismo, obesidade, diabetes melito,

consumo elevado de álcool, sedentarismo, hipercolesterolemia,

história familiar de acidente vascular encefálico, idade, sexo masculino

Também: fibrilação atrial, estenose da artéria carótida interna.

2. Classificação dos distúrbios vasculares encefálicos

- **Estenose assintomática:** *estenose, mas sem sintomas*

- **AIT** *(acidente isquêmico transitório): sintomas < 24 horas*

- **Acidente vascular encefálico progressivo:** *sintomas em curso*

    crescentes, apenas parcialmente reversíveis

- **Acidente vascular encefálico completo:** *danos irreversíveis*

    ao tecido encefálico

13.1 Sistema Motor Somático

Tobias M. Böckers

Competências

Após a leitura deste capítulo, você deverá ser capaz de:
- Definir o sistema piramidal e extrapiramidal e descrever exatamente os tratos correspondentes com seus trajetos e funções
- Denominar as estruturas envolvidas na realização de movimentos voluntários
- Explicar os sintomas de um acidente vascular encefálico

13.1.1 Visão Geral

O sistema motor somático (eferente somático) é responsável pela geração e pela condução de sinais para o controle dos movimentos e da sequência de movimentos, além da postura corporal por meio da inervação dos músculos estriados esqueléticos. Nesse sistema estão incluídas áreas corticais específicas para planejamento, coordenação e execução dos movimentos, sistemas de vias de condução descendentes no encéfalo e na medula espinal (p. ex., trato piramidal), assim como estações de interação neuronal no tronco encefálico (neurônios motores) com os nervos cranianos ou os nervos espinais (nervos periféricos) correspondentes. Esta cascata de interconexão compõe o **sistema piramidal**.

Deve-se observar, no entanto, que, para os movimentos direcionados, outras áreas corticais ou regiões nucleares são essenciais. Os axônios provenientes dessas regiões também terminam na me-

dula espinal e formam tratos definidos. Estes regulam os sinais e os padrões de movimento do sistema piramidal, mas também podem iniciar ou alterar os movimentos. As regiões encefálicas envolvem especialmente o cerebelo, os núcleos da base, o núcleo rubro, a substância negra e a formação reticular. Essas regiões encefálicas e as vias correspondentes constituem o **sistema motor extrapiramidal** (SMEP). Devido à estreita interconexão dos sistemas piramidal e extrapiramidal (ambos os sistemas são importantes, p. ex., para o equilíbrio, bem como para a postura corporal fisiológica e para o processamento dos movimentos), mas também devido à inervação de partes do SMEP pelo trato piramidal, uma separação clara desses sistemas é um processo muito bem-definido. No entanto, este capítulo apresenta a anatomia das partes do sistema motor somático – de grande utilização na medicina clínica – na classificação tradicional.

13.1.2 Componente Central

Sistema Piramidal

O sistema motor é dividido em sistemas piramidal e extrapiramidal; funcionalmente, ambos são ativados em conjunto e atuam em cooperação tão estreita que não é possível fazer uma separação clara de atividades.

Um olhar mais atento para o sistema motor piramidal mostra que várias áreas corticais estão envolvidas. Além do **córtex motor primário,** da área pré-motora e do **córtex de associação parietal,** as fibras descendentes para o trato piramidal são incluídas e, ainda, o **campo ocular frontal** (área 8 de Brodmann), a **região de Broca** (áreas 44 e 45 de Brodmann) e o **córtex motor suplementar** (área 6 de Brodmann, zona cortical parassagital medial; ➤ Tabela 13.1, ➤ Fig.13.1). Além disso, áreas sensoriais exercem

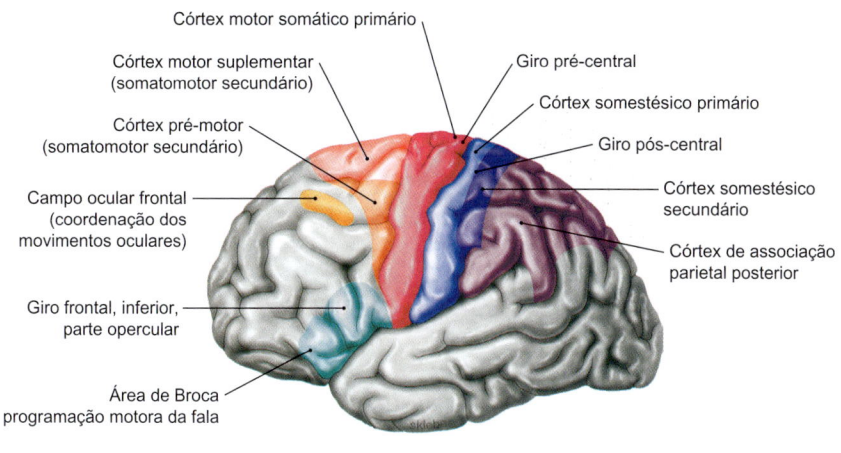

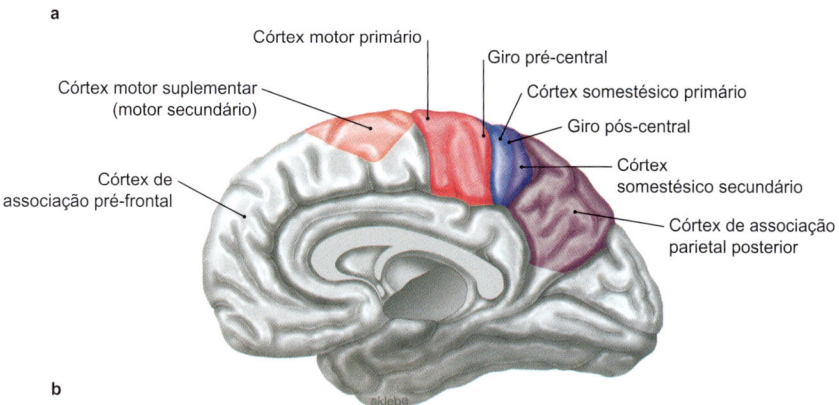

Figura 13.1 Áreas do córtex envolvidas na coordenação motora. a Visão lateral. **b** Vista medial.

Tabela 13.1 Sistema piramidal.

Cadeia de neurônios	Grupo de neurônios
Primeiro neurônio	Neurônios no córtex motor primário, M1 (giro pré-central, área 4 de Brodmann), mas também em parte os neurônios da área pré-motora (área 6 de Brodmann na convexidade) ou do córtex de associação parietal (área 5 de Brodmann; ➤ Fig 13.1, ➤ Fig. 13.2).
Segundo e terceiro neurônios	Neurônios motores α espinais (também, neurônios motores γ), a maioria deles, no entanto, chega ao segmento da medula espinal através de interneurônios espinais (os neurônios motores α espinais inervam, então, os músculos esqueléticos)

grande influência, como parte de uma "alça de *feedback*" (campos corticais primário e secundário), durante a realização dos movimentos. Essas regiões do córtex igualmente integradas ao sistema piramidal também são importantes, dentre outros fatores, para a mediação dos movimentos oculares conjugados (**trato corticomesencefálico**), para a linguagem e o ajuste fino de sequências de movimentos complexos.

Trato Piramidal

O trato piramidal é composto pelo **trato corticospinal** (para os respectivos neurônios motores na medula espinal) e pelo **trato corticonuclear** (para os núcleos motores dos nervos cranianos). Os neurônios eferentes originam-se, principalmente, do giro pré-central dos hemisférios cerebrais direito e esquerdo, que,

então, convergem em ambos os lados em direção aos núcleos da base (➤ Fig. 13.2, ➤ Fig. 13.3).

Os sistemas de vias mostram uma **segmentação somatotópica** clara que pode ser acompanhada, em ordem apropriada, até a medula espinal (➤ Item 12.6.5). No giro pré-central está localizada, em vista lateral, a grande representação dos músculos da mão, da face e da língua. Cranialmente na transição para a fissura longitudinal do cérebro, está representado o tronco, o membro inferior pende sobre a zona cortical parassagital na fissura longitudinal do cérebro (➤ Fig. 13.1). As áreas corticais não refletem apenas a representação somatotópica, mas também a extensão do respectivo campo cortical para o músculo esquelético específico ou para os respectivos grupos musculares. Assim, as dimensões das áreas motoras corticais são bem distintas, e isso mostra a importância dos músculos da mão e da face no processo evolutivo do homem. A representação no giro pré-central é chamada **"homúnculo"** (➤ Fig. 13.3).

As duas partes do trato piramidal seguem, então, caudalmente entre os núcleos da base através da cápsula interna (trato corticospinal: pilar posterior; trato corticonuclear: joelho do corpo caloso; ➤ Fig. 13.4, ➤ Tabela 13.2), e passam, no mesencéfalo, nos pilares do cérebro em direção à ponte. Neste trajeto, o **trato corticonuclear** termina, então, parcialmente não cruzado, bem como após o cruzamento nas regiões dos núcleos motores contralaterais dos nervos cranianos (V, VII, IX-XII).

Há uma característica especial do **núcleo do nervo facial [VII]**. Os músculos da expressão facial da parte superior da face de ambos os lados são inervados por fibras do trato corticonuclear direito e esquerdo, e os músculos da expressão facial abaixo dos olhos, apenas por fibras cruzadas. Em uma lesão unilateral das

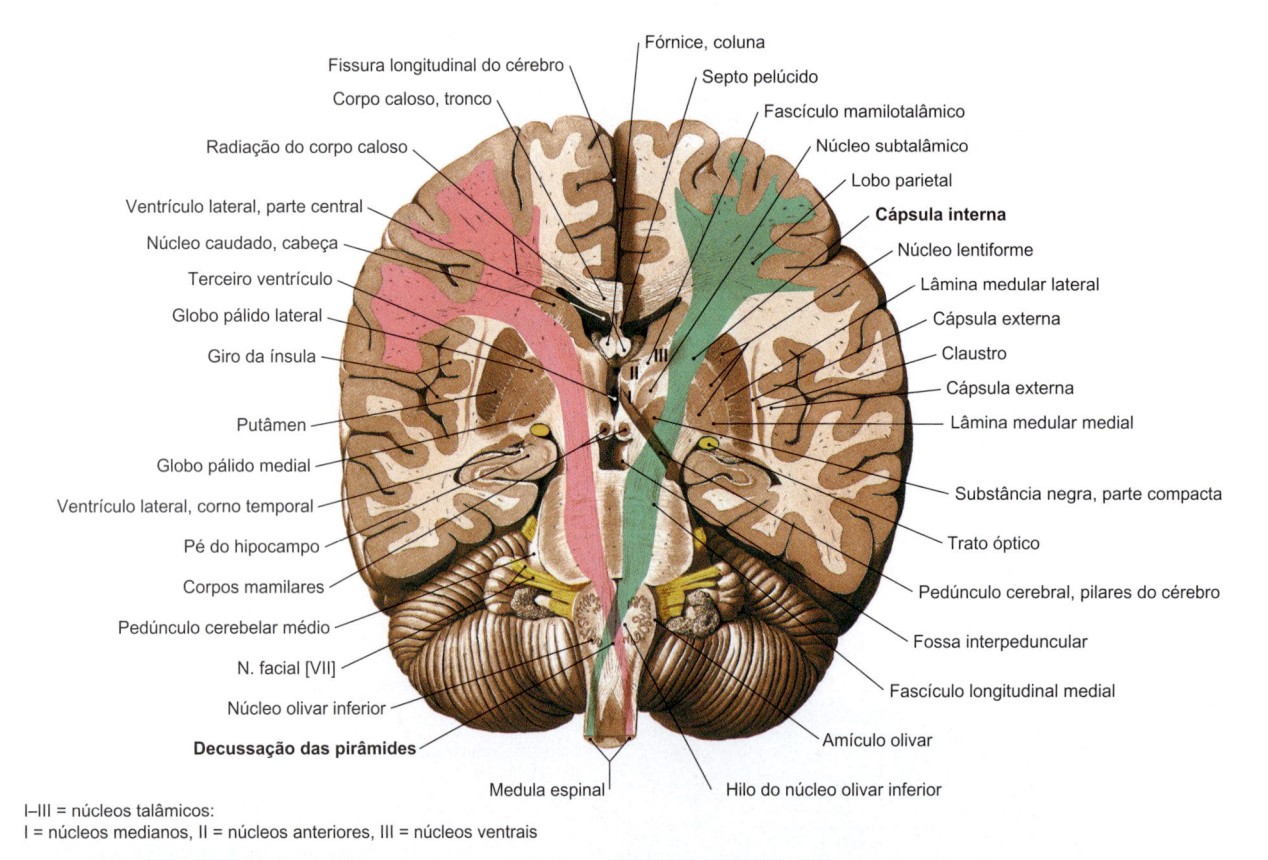

Fissura longitudinal do cérebro
Corpo caloso, tronco
Radiação do corpo caloso
Ventrículo lateral, parte central
Núcleo caudado, cabeça
Terceiro ventrículo
Globo pálido lateral
Giro da ínsula
Putâmen
Globo pálido medial
Ventrículo lateral, corno temporal
Pé do hipocampo
Corpos mamilares
Pedúnculo cerebelar médio
N. facial [VII]
Núcleo olivar inferior
Decussação das pirâmides
Medula espinal

Fórnice, coluna
Septo pelúcido
Fascículo mamilotalâmico
Núcleo subtalâmico
Lobo parietal
Cápsula interna
Núcleo lentiforme
Lâmina medular lateral
Cápsula externa
Claustro
Cápsula externa
Lâmina medular medial
Substância negra, parte compacta
Trato óptico
Pedúnculo cerebral, pilares do cérebro
Fossa interpeduncular
Fascículo longitudinal medial
Amículo olivar
Hilo do núcleo olivar inferior

I–III = núcleos talâmicos:
I = núcleos medianos, II = núcleos anteriores, III = núcleos ventrais

Figura 13.2 Via piramidal, trato piramidal e núcleos da base, núcleos basais. Corte oblíquo em camadas do ramo posterior da cápsula interna, os pedúnculos cerebrais e o bulbo seccionados. Vista anterior; a via piramidal está destacada em cores: à direita, rosa; à esquerda, verde.

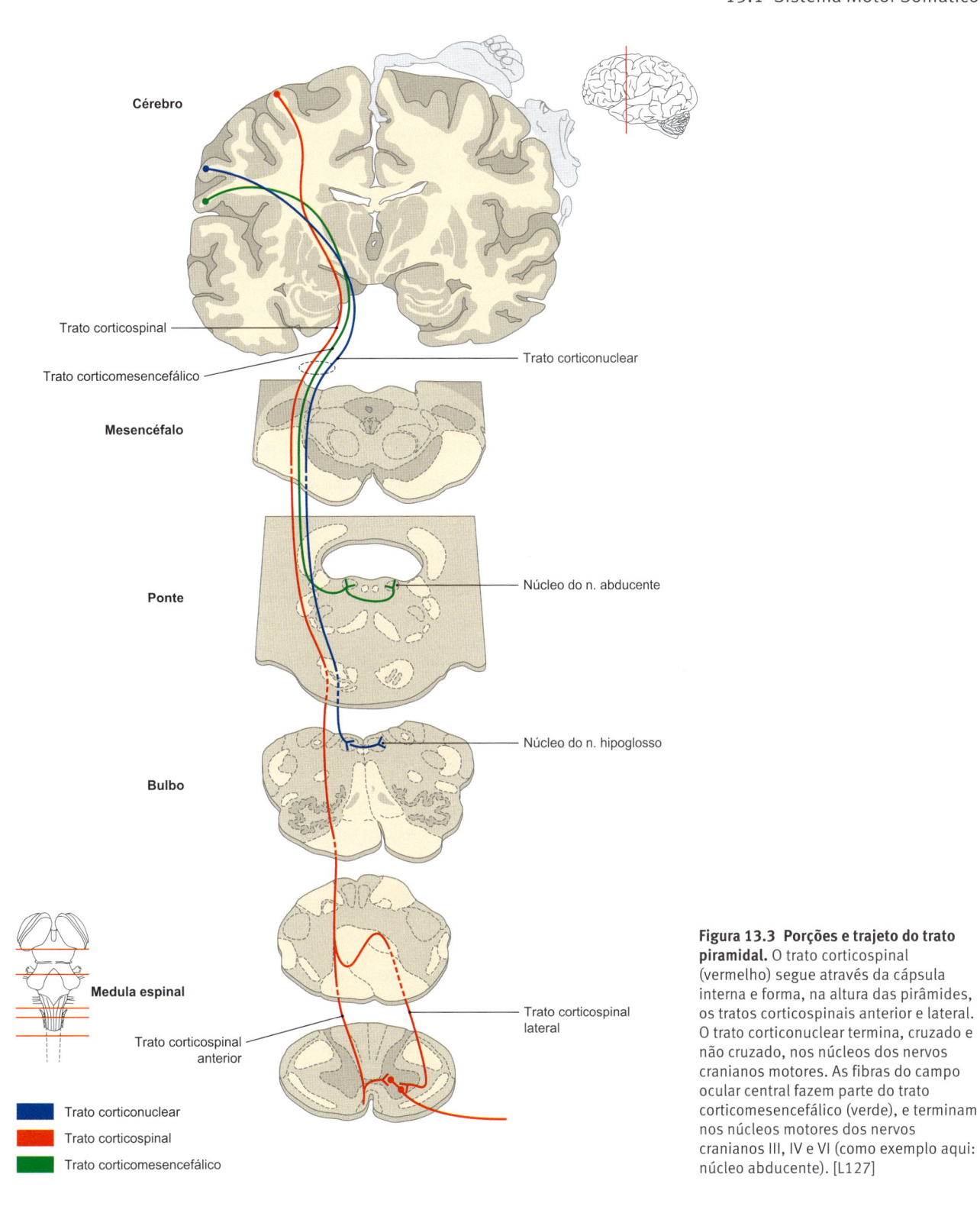

Cérebro

Trato corticospinal

Trato corticomesencefálico

Trato corticonuclear

Mesencéfalo

Núcleo do n. abducente

Ponte

Núcleo do n. hipoglosso

Bulbo

Trato corticospinal lateral

Medula espinal

Trato corticospinal anterior

■ Trato corticonuclear
■ Trato corticospinal
■ Trato corticomesencefálico

Figura 13.3 Porções e trajeto do trato piramidal. O trato corticospinal (vermelho) segue através da cápsula interna e forma, na altura das pirâmides, os tratos corticospinais anterior e lateral. O trato corticonuclear termina, cruzado e não cruzado, nos núcleos dos nervos cranianos motores. As fibras do campo ocular central fazem parte do trato corticomesencefálico (verde), e terminam nos núcleos motores dos nervos cranianos III, IV e VI (como exemplo aqui: núcleo abducente). [L127]

vias corticonucleares, os músculos superiores da face são, portanto, ainda inervados ("**paralisia facial central**", ➤ Item 12.5.10). Uma parte especial do trato corticonuclear é o **trato corticomesencefálico**, cujas fibras se originam da área 8 (campo ocular central) do córtex cerebral. Essas fibras seguem principalmente cruzadas para os núcleos motores dos nervos oculares (nervos cranianos III, IV, VI), agindo sinergicamente após estimulação (movimento do olhar conjugado).

Na ponte, as **fibras corticospinais** são menos densamente compactadas, mas depois se agrupam novamente abaixo da ponte na face ventral do bulbo em um feixe de fibras, que parece uma **pirâmide** triangular. Próximo à altura da transição do bulbo com a medula espinal, o trato agora se divide e forma, após o cruzamento de cerca de 80% das fibras contralaterais, o **trato corticospinal lateral**. As fibras não cruzadas seguem como **trato corticospinal anterior** através da medula espinal e cruzam finalmente na altura do respec-

Tabela 13.2 Vias e suprimento sanguíneo arterial da cápsula interna.

Localização	Vias	Suprimento sanguíneo
Ramo anterior (pilar anterior)	• Trato frontopontino • Radiação talâmica anterior	Aa. centrais anteromediais (a partir da A. cerebral anterior)
Joelho (*genu*)	• Trato corticonuclear	Aa. centrais anterolaterais (a partir de A. cerebral média) = Aa. lenticuloestriadas
Ramo posterior (pilar posterior)	• Trato corticospinal • Trato corticorrubral e trato corticorreticular • Radiação talâmica central (de núcleos do tálamo rostrais para o córtex motor) • Radiação talâmica posterior (do corpo geniculado lateral e outros núcleos talâmicos para os lobos parietal e occipital) • Trato parietotemporopontino e trato occipitopontino • Radiação óptica (do corpo geniculado lateral ao lobo occipital) • Radiação acústica (do corpo geniculado medial até o lobo temporal)	Ramos da cápsula interna (da A. coroide anterior)

tivo segmento da medula espinal. Por fim, os tratos terminam nos respectivos neurônios motores α (geralmente via interneurônios) no corno anterior da medula espinal (ver também ➤ Item 12.6.5).

Tratos Corticopontinos

Os tratos corticopontinos não podem ser associados aos sistemas piramidal e extrapiramidal clássicos, mas, devido à sua função, fazem parte do sistema motor. Eles se originam de áreas corticais definidas e terminam principalmente na ponte. Tratam-se de vias de fibras que se originam dos lobos parietal e temporal (**trato parieto-temporopontino**), assim como do lobo occipital (**trato occipito-pontino**) e do lobo frontal (**trato frontopontino**). Essas vias de fibras também passam pela cápsula interna e terminam nos núcleos da ponte. Após a conexão sináptica nos neurônios dos núcleos pontinos, seus axônios seguem através do pedúnculo cerebelar médio para o hemisfério contralateral do cerebelo (trato cortico-pontocerebelar). As fibras transversais na região da ponte são chamadas de **fibras pontinas transversais** e são identificadas também macroscopicamente na face ventral da ponte. Através dessas vias, são conduzidos os sinais eferentes do cerebelo, que alcançam, como fibras musgosas, especialmente as células granulares do cerebelo.

Sistema Extrapiramidal

Filogeneticamente mais antigo em comparação com o sistema do trato piramidal, o sistema motor extrapiramidal (SMEP) consiste em sistemas de fibras descendentes que se originam em diferentes regiões nucleares do tronco encefálico e seguem cruzados ou não cruzados no trato anterolateral da medula espinal (➤ Fig. 13.5). É composto pela **formação reticular** (trato reticulospinal), pelo **núcleo rubro** (trato rubrospinal), pelo **teto do mesencéfalo** (colículos superiores, trato tetoespinal) e pelos **núcleos vestibulares lateral e medial** (trato vestibulospinal). Essas regiões nucleares estão, por sua vez, sob influência direta ou indireta de fibras corticais. Elas coordenam os movimentos, especialmente os involuntários, e asseguram o tônus muscular e o equilíbrio. Com isso, elas recebem aferências do cerebelo e do córtex cerebral e mantêm estreitas ligações com os núcleos da base, aqui em particular com

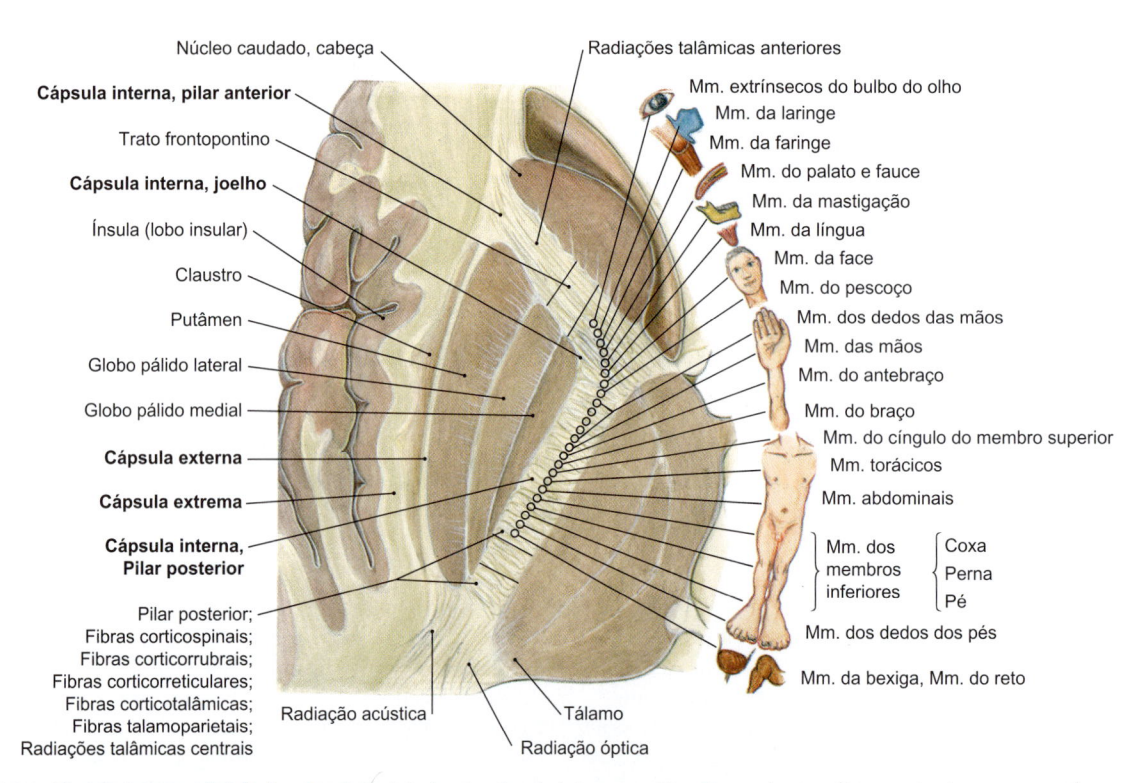

Figura 13.4 Cápsula interna; divisão funcional. No interior da cápsula interna, as vias descendentes são organizadas somatotopicamente. As fibras corticonucleares seguem no joelho da cápsula, as fibras corticospinais para os membros superiores, tronco e membros inferiores são dispostas somatotopicamente da frente para trás, no ramo posterior.

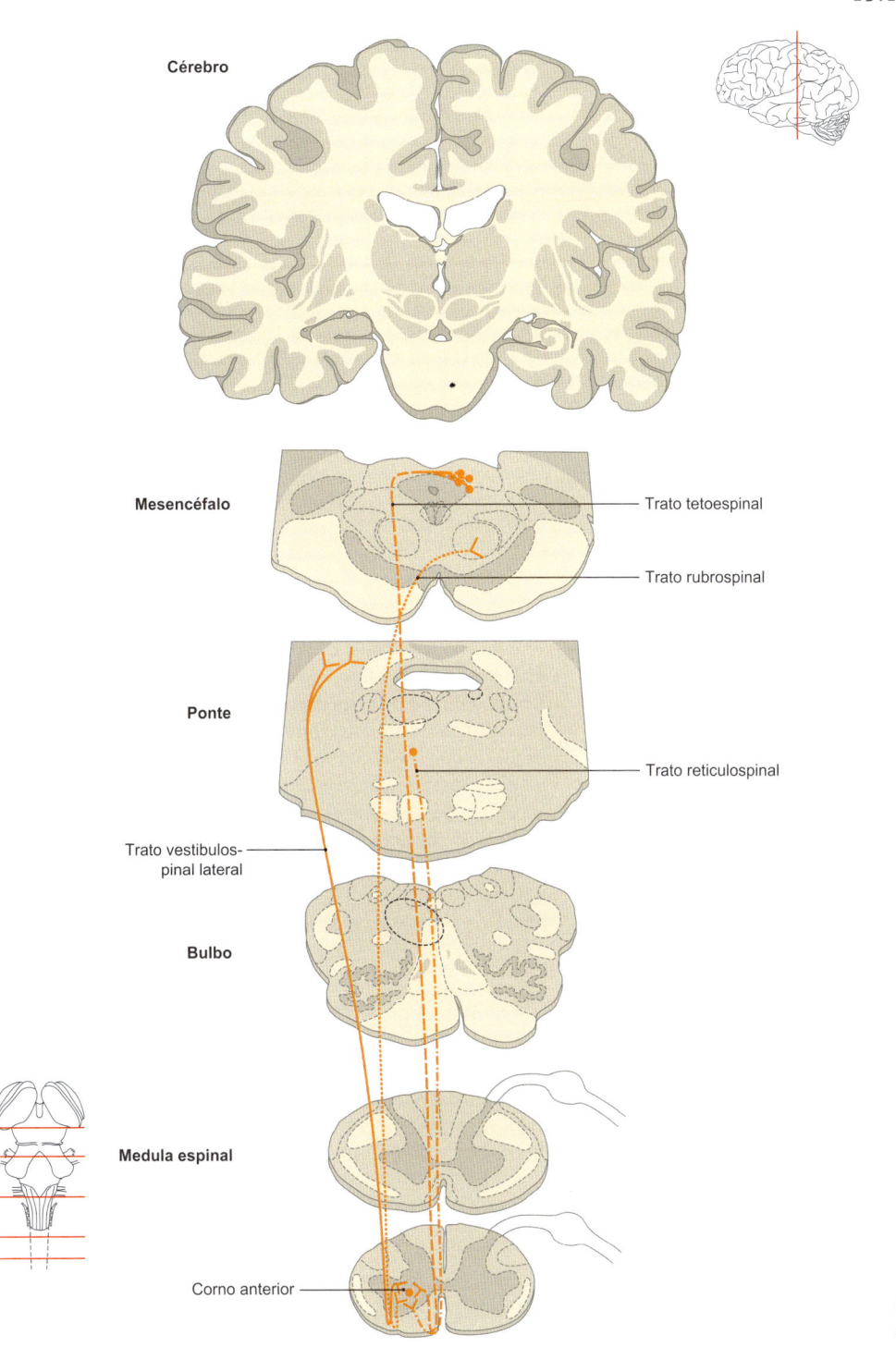

Cérebro

Mesencéfalo — Trato tetoespinal

— Trato rubrospinal

Ponte — Trato reticulospinal

Trato vestibulos-
pinal lateral

Bulbo

Medula espinal

Corno anterior —

**Figura 13.5 Sistema motor
extrapiramidal (SMEP).** [L127]

o estriado (resumido como SMEP em sentido amplo). O SMEP é organizado como uma cadeia neuronal e, consequentemente, integra várias regiões nucleares de forma multissináptica.

Os tratos reticulospinal, vestibulospinal e tetoespinal formam anatômica e funcionalmente um **sistema medial** que estabelece contato especialmente com os neurônios motores localizados medialmente no corno anterior para os músculos do tronco e dos membros inferiores (incluindo a função motora na posição ortostática). Da mesma forma que as vias corticospinais, o trato rubrospinal também pertence ao **sistema lateral** e inerva, por meio dos neurônios motores lateral no corno anterior da medula espinal, predominantemente a musculatura distal, em particular do membro superior, e define padrões de movimento dos braços e das mãos.

Córtex Motor

As áreas do córtex motor influenciam direta ou indiretamente o SMEP por meio da inervação dos núcleos da base (**trato corticoestriatal**, estriado e pálido), que, então, por meio do cerebelo ou da substância negra, regulam a atividade dos neurônios da formação reticular, do teto (colículos superiores) ou do núcleo rubro. O trato corticospinal também contém colaterais, que inervam diretamente a substância negra e as respectivas regiões nucleares extrapiramidais no tronco encefálico.

Trato Reticulospinal, Fibras Reticulospinais

O trato reticulospinal tem sua origem na formação reticular da ponte ou do bulbo. Portanto, diferenciam-se o **trato pontorreti-culospinal** (origem na ponte) e o **trato bulborreticulospinal** (origem na formação reticular do bulbo). O primeiro segue não cruzado no funículo anterior da medula espinal, o segundo desce cruzado e não cruzado no funículo lateral. Esses sistemas de fibras inervam direta ou indiretamente os neurônios motores α e γ no corno anterior medula espinal e coordenam a postura e o movimento por meio da integração de sinais corticais e sensoriais.

Trato Tetoespinal

As fibras do trato tetoespinal se originam nas camadas profundas do **colículo superior** da lâmina quadrigeminal (lâmina do teto), seguem contralateralmente no funículo anterior da medula espinal e inervam, por meio de interneurônios, os neurônios motores na região do pescoço. Assim, elas medeiam a excitação dos músculos contralaterais e a inibição dos músculos ipsilaterais do pescoço – e controlam os movimentos reflexos da cabeça e do pescoço (p. ex., movimentos do olhar).

Trato Vestibulospinal

O trato vestibulospinal pode ser dividido ainda em trato vestibulospinal lateral e trato vestibulospinal medial:

- O trato **vestibulospinal lateral** se origina de neurônios do núcleo vestibular lateral. As suas fibras seguem não cruzadas até a medula espinal lombossacral. Os estímulos aqui conduzidos são especialmente importantes para a mediação das informações de posição e de equilíbrio. Por meio de aferentes cerebelares que alcançam o núcleo vestibular lateral, há uma ligação muito estreita com o cerebelo. Diferentemente do trato piramidal ou do trato rubrospinal, os neurônios motores α e γ são excitados ou inibidos de tal forma que os extensores se tornam tensos e os flexores se tornam relaxados.
- As fibras do **trato vestibular medial** se originam do núcleo vestibular medial e seguem homo e contralateralmente até a medula espinal torácica.

Trato Rubrospinal

Originando-se do núcleo rubro no mesencéfalo, o trato rubrospinal segue, subdividido somatotopicamente, para a medula espinal.

Ele cruza para o lado oposto (**decussação tegmental ventral**, trato tegmental ventral), conecta-se por meio de mais sistemas de vias dispersos a outras regiões cerebrais (p. ex., cerebelo, núcleos dos nervos cranianos) e, então, segue na medula espinal no funículo lateral. As vias também terminam direta ou indiretamente nos neurônios motores α e γ. Elas exercem um efeito excitatório sobre os flexores e inibem os extensores.

> **N O T A**
>
> O **sistema motor extrapiramidal (SMEP)** é um sistema de fibras oriundas das regiões nucleares do tronco encefálico com uma atividade essencial no controle de movimentos conscientes e inconscientes. Este sistema envolve ações adicionais, que são essenciais, por exemplo, para o equilíbrio, a postura, a tensão muscular, a força e a direção do movimento, assim como em relação aos movimentos reflexos, na forma de contínuas "alças de *feedback*" na dinâmica do movimento considerado. Por isso, os sistemas piramidais e extrapiramidais são funcionalmente interdependentes. Como alternativa, propõe-se uma divisão em um sistema motor lateral e um medial, que integram as vias de fibras piramidais e extrapiramidais. O SMEP também está direta ou indiretamente sob o controle de centros corticais.

13.1.3 Componente Periférico

Os sistemas motores descendentes anteriormente mencionados inervam indiretamente (por meio de interneurônios), mas também diretamente os neurônios motores α e γ no tronco encefálico e na medula espinal. Essas conexões sinápticas com o neurônio motor e seus eferentes são chamadas, em conjunto, de **via motora final.** Os axônios dos respectivos neurônios motores, que estão funcionalmente organizados em colunas no corno anterior da medula espinal, inervam os músculos estriados esqueléticos (➤ Fig. 13.6). As células do corno anterior, os axônios correspondentes e as fibras musculares inervadas por eles constituem a **unidade motora.**

> **N O T A**
>
> - **A paralisia flácida** ocorre principalmente por lesões da unidade motora. O quadro de paralisia flácida inclui: redução da força muscular, hipo ou atonia da musculatura, hipo ou arreflexia e atrofia muscular.
> - **As paralisias espásticas** ocorrem pela lesão das vias motoras centrais (na fase aguda de uma lesão das vias centrais, observa-se inicialmente uma paralisia flácida, porque os reflexos

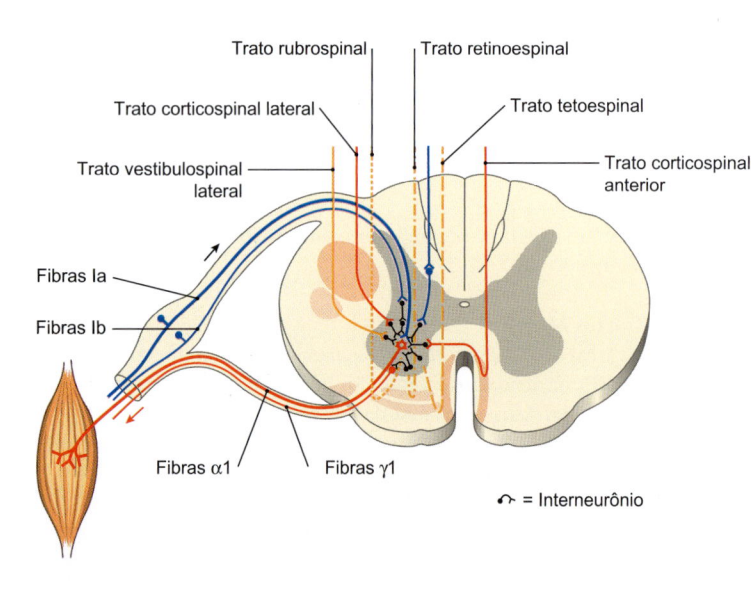

Figura 13.6 **Via motora final e unidade motora.**
Neurônios motores α e γ na medula espinal recebem conexões – geralmente por meio de interneurônios – de diferentes vias de fibras do sistema piramidal e extrapiramidal. Neurônios motores individuais com seus axônios e as fibras musculares por eles inervadas constituem a unidade motora. Por meio de fibras aferentes, os neurônios motores também recebem informações das fibras musculares correspondentes (p. ex., através de receptores de distensão). [L127]

Trato rubrospinal
Trato retinoespinal
Trato corticospinal lateral
Trato tetoespinal
Trato vestibulospinal lateral
Trato corticospinal anterior
Fibras Ia
Fibras Ib
Fibras α1
Fibras γ1
↶ = Interneurônio

- de estiramento são suprimidos). A síndrome de paralisia espástica compreende: redução da força e habilidades motoras finas, aumento do tônus espástico, aumento dos reflexos de estiramento, redução dos reflexos extrínsecos, ocorrência de **reflexos patológicos** (p. ex., reflexo de Babinski, reflexo de Oppenheim) nos músculos inicialmente preservados.
- O **sinal de Babinski** é positivo quando, após o leve estímulo na margem lateral da região plantar, o hálux se move em direção dorsal, e os outros dedos se movem em direção plantar. Esta resposta reflexa é normal em recém-nascidos, mas, com o tempo, a resposta se altera no curso da maturação neuronal.
- O **reflexo de Oppenheim** é um movimento idêntico dos dedos dos pés após o leve toque da margem anterior da tíbia.

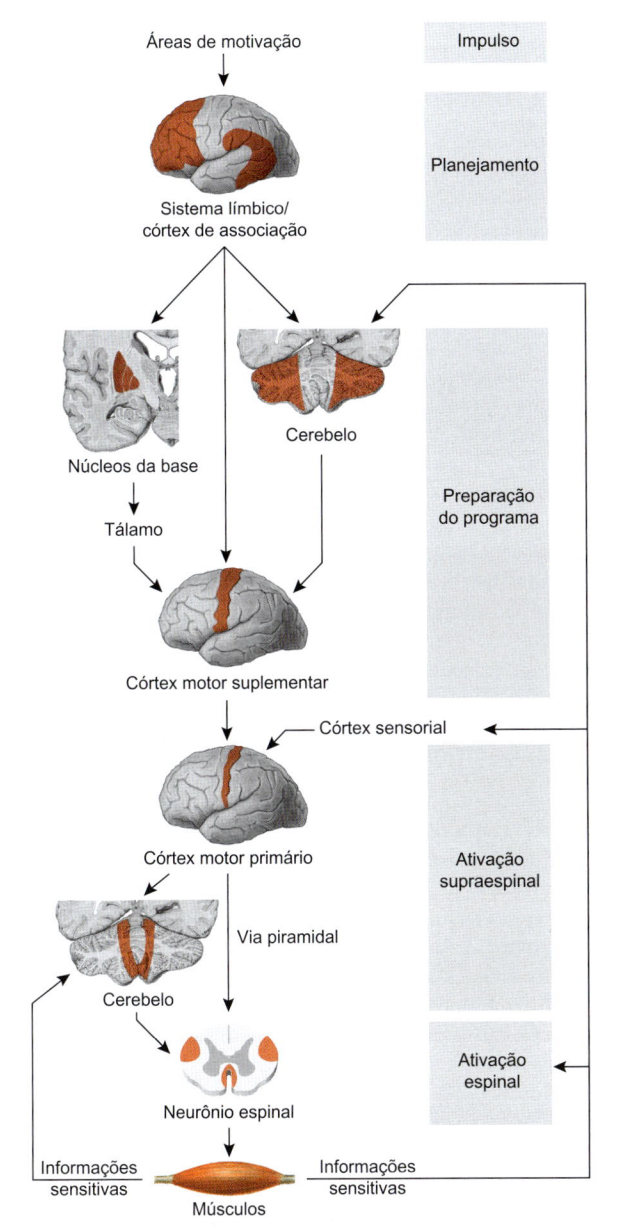

Figura 13.7 Planejamento e realização de movimentos voluntários. [L127]

Labels in figure: Áreas de motivação; Impulso; Sistema límbico/córtex de associação; Planejamento; Núcleos da base; Cerebelo; Tálamo; Preparação do programa; Córtex motor suplementar; Córtex sensorial; Córtex motor primário; Via piramidal; Cerebelo; Ativação supraespinal; Neurônio espinal; Ativação espinal; Informações sensitivas; Músculos; Informações sensitivas

Clínica

Avaliação

Como parte de um exame neurológico, avalia-se a funcionabilidade do sistema motor, especialmente pela avaliação do tônus muscular, da força muscular e das respostas reflexas; além de uma possível redução da massa muscular, assim como a presença de contrações musculares involuntárias (fasciculações, possivelmente espasmos) ou contrações musculares espontâneas (mioclônicas).

- O **tônus muscular** é avaliado em pacientes relaxados por meio do movimento passivo dos membros. Com isso, aparecem alterações patológicas, por exemplo, *espasticidade* (aumento espasmódico do tônus muscular), *rigidez* (aumento do tônus muscular com movimentos convulsivos e desarticulados, "fenômeno da roda denteada") ou, em paresias (paralisias) completas ou incompletas, *hipertonia* ou *atonia* (redução ou ausência de tônus muscular).
- A **força muscular** é determinada pela tensão de um músculo ou por um grupo muscular agindo contra a resistência do examinador e pode ser classificada em um escore de 1 a 5. Paralisias latentes nos membros também são identificadas pela sustentação dos membros, contra a gravidade, por cerca de 20 segundos, uma vez que, em seguida, ocorre a queda do membro afetado.
- Os **reflexos intrínsecos ou extrínsecos**, que levam a contrações musculares influenciáveis a partir de um estímulo, fornecem informações adicionais sobre a possível interferência do circuito de controle motor. Por exemplo, no caso de uma lesão das vias descendentes que se conectam com o neurônio motor da medula espinal (p. ex., sistema do trato piramidal), os reflexos intrínsecos são aumentados pela atividade do SMEP. No entanto, os reflexos extrínsecos, que são conectados por múltiplos segmentos, são, muitas vezes, atenuados ou ausentes.

Doenças Importantes do Sistema Motor Somático

As doenças neurodegenerativas (acometem os neurônios motores) são classificadas em **"doença do neurônio motor superior"** e **"doença do neurônio motor inferior"**:

- Se o primeiro neurônio motor no córtex motor ou o axônio deste neurônio for acometido por uma lesão ou doença, clinicamente, ocorre uma paralisia espástica (p. ex., acidente vascular encefálico, esclerose múltipla, lesão intracraniana). Deve-se observar que, nas lesões isoladas do primeiro neurônio motor (p. ex., por um infarto cortical local no lobo pré-central), ocorre paralisia flácida.
- Se o segundo neurônio motor for acometido, ocorre paralisia flácida (p. ex., por **poliomielite, síndrome de Guillain-Barré**, lesão do plexo ou de um nervo periférico).

No entanto, também há doenças nas quais ambos os neurônios motores são afetados (p. ex., **esclerose lateral amiotrófica,** que pode se apresentar como uma mistura de lesões espástica e flácida). Além disso, as doenças nas regiões encefálicas, que estão envolvidas na função motora, podem causar lesões proeminentemente motoras. Estas incluem, em particular, o cerebelo (➤ Item 12.4) e os núcleos da base (➤ Item 12.1.8), que estão envolvidos nos sintomas da **doença de Parkinson**, na **coreia de Huntington** e no **hemibalismo**.

13.1.4 Realização dos Movimentos Voluntários

As estruturas anatômicas ilustradas atuam, em estreita colaboração, na realização de movimentos voluntários. Assim, a realização do movimento pode ser, teoricamente, reproduzida em uma sequência de processos, que estão sediados em diferentes regiões do encéfalo. A **motivação** para o movimento surge no sistema límbico, o **planejamento** ocorre, então, no córtex pré-frontal e no córtex de associação. Esse estímulo é posteriormente conduzido ao córtex pré-motor e ao córtex motor suplementar. Neles são **programados** os primeiros **esquemas de movimento.** Por fim, o estímulo chega ao córtex motor primário, que evoca o movimento. Paralelamente a essas etapas, os hemisférios do cerebelo e os núcleos da base são especialmente envolvidos nos processos por meio de uma "alça de *feedback*" para **controlar** o movimento, por exemplo, em intensidade e direção. Com a ativação das vias piramidais, o sistema extrapiramidal também é ativado e, com isso, sob a excitação simultânea de vias de fibras, o movimento é estimulado por meio dos neurônios motores na medula espinal. No curso do movimento realizado, ele é, ainda, controlado, refinado e reajustado, em virtude das informações sensitivas somáticas constantes (p. ex., tônus muscular, posição articular), que são conduzidas pelos diferentes centros funcionais do encéfalo (➤ Fig. 13.7).

13.2 Sistema Sensitivo Somático

Anja Böckers

Competências

Após a leitura deste capítulo, você deverá ser capaz de:
- Descrever, em uma apresentação livre, o sistema funcional aferente espinal com as cadeias de neurônios representadas na ➤ Fig. 13.8, ➤ Fig. 13.9
- Explicar a cadeia de neurônios do sistema funcional aferente espinal e trigeminal com suas diferentes características
- Identificar as áreas de projeção cortical do sistema funcional sensitivo somático no modelo ou amostra do encéfalo
- Explicar anatomicamente os sintomas clínicos da síndrome de Brown-Séquard

Caso Clínico

Infarto Cortical

História

Um homem de 45 anos de idade (destro) apresentou-se na clínica médica com a queixa de que o seu braço direito estava "ausente". Quando questionado, ele revelou que acordou de manhã e pensou que o braço de sua esposa estava em cima do seu tórax. Mas isso era improvável porque sua esposa estava deitada de frente para ele. Ele simplesmente empurrou o braço para baixo e voltou a dormir. Após cerca de uma hora ele acordou novamente e procurou no escuro o caminho para o banheiro. Mas ele não conseguia encontrar a maçaneta do banheiro apenas com o tato. Ele teve a sensação de que o seu braço não lhe pertence, e que ele não apresentava qualquer sensação de tato. Então, em pânico, começou a chamar a esposa e percebeu que também a sua fala estava esmaecida. Após uma hora, no entanto, todos os sintomas haviam desaparecido.

Exame Inicial

O exame clínico-neurológico não mostra evidências.

Outros Exames Diagnósticos

A ultrassonografia e a ressonância magnética dos vasos do pescoço mostram uma lesão da A. carótida comum esquerda com oclusão trombótica da bifurcação que se estende para a A. carótida interna esquerda. Como resultado, observou-se um infarto agudo na região cortical do sulco temporal superior (seção dorsal). O ECG e a ecocardiografia não mostraram qualquer evidência.

Tratamento e Evolução

O paciente recebeu um medicamento trombolítico (heparina). Após alguns meses do quadro inicial, ele apresentou, por curtos momentos, a mesma sensação de que o seu braço não mais lhe pertencia.

Patogênese

Os sintomas descritos são chamados de **assomatognosia**. Frequentemente, esta condição ocorre em distúrbios nas áreas de associação sensitiva somática, especialmente no lobo parietal.

13.2.1 Visão Geral

O sistema sensitivo somático é responsável pelo registro, pela transmissão e pelo processamento de percepções sensitivas da superfície corporal (pele) e do interior do corpo (sensibilidade profunda). Os exteroceptores da pele detectam estímulos mecânicos, térmicos e de dor (nocicepção). Existem também receptores especiais e sistemas de vias para a **propriocepção**, a autopercepção do corpo. Dessa forma, diferencia-se a percepção **exteroceptiva** da superfície corporal da percepção **interoceptiva** do interior do corpo. Dependendo do tipo de sensação, consideram-se:
- **Sistema espinotalâmico** para a percepção de dor e temperatura (anteriormente, também sistema **protopático**)
- **Sistema do funículo posterior** (anteriormente, **sistema epicrítico**) para a percepção mecânica da sensação tátil, de pressão e vibração, mas também para uma pequena parte da propriocepção
- **Sistema espinocerebelar** para um componente principal de condução de impulsos proprioceptivos

Essas percepções sensitivas são conduzidas ao córtex cerebral por meio do **sistema aferente espinal** (➤ Item 12.6.5) ou da região de cabeça através do **sistema aferente trigeminal.**

13.2.2 Componente Periférico

Um estímulo sensitivo somático na pele leva à excitação de diferentes **receptores cutâneos**, nos quais, segundo a sua morfologia, distinguem-se as terminações nervosas livres e corpusculares:
- Através das **terminações nervosas livres** são mediados diferentes tipos de sensações por meio de fibras Aδ ou C, como pressão, dor, temperatura ou prurido. A sensação de temperatura envolve dois tipos de termorreceptores, que estão alocados em diferentes áreas da pele e, em geral, são excitados por temperaturas frias (25 °C) ou quentes (34 a 45 °C) com uma atividade máxima. A *nocicepção* é realizada por outras terminações nervosas livres, que reagem a estímulos mecânicos, mas também a estímulos polimodais (mecânicos, químicos ou térmicos). O *prurido* é, novamente, percebido pelo seu próprio conjunto de receptores de "prurido" da pele.
- **As terminações nervosas corpusculares** conduzem sensações de tato por meio de fibras Aβ mais rápidas de forma mais

específica (sensibilidade epicrítica). Esses mecanorreceptores estão, por um lado, nas camadas superficiais de pele sem pelos (células de Merkel e corpúsculos de Meissner) ou nas camadas profundas da derme (corpúsculos de Vater-Pacini e Ruffini) e geram predominantemente um potencial de ação nos neurônios associados. Dependendo de tipo do mecanorreceptor e da localização da área da pele, esses receptores são distribuídos em diferentes áreas, de modo que existem campos receptivos de diferentes tamanhos. Por exemplo, na extremidade do dedo com tamanho médio de 1 a 2 mm, na coxa, no entanto, de 40 mm.

Nos proprirreceptores, estão incluídos os fusos musculares, os órgãos tendinosos de Golgi e os receptores articulares, que medeiam os impulsos da sensibilidade profunda e do sentido de posição.

13.2.3 Componente Central

Visão Geral

Do respectivo receptor sensorial específico partem fibras nervosas através de um primeiro neurônio pseudounipolar, cujo corpo celular está localizado no gânglio sensitivo do nervo espinal ou no gânglio trigeminal (➤ Tabela 13.3). A transmissão central chega ao tálamo por meio de diferentes funículos da medula espinal e, finalmente, chega ao córtex somestésico primário no lobo parietal (➤ Tabela 13.3). Nesta região, os estímulos sensitivos são conscientemente percebidos. No córtex funcional primário serão incluídas as áreas 1, 2, bem como 3a e b, de Brodmann. Em geral, o córtex somestésico primário é somatotopicamente subdividido, então, com base no tamanho dos campos receptivos, sendo, então, criada a imagem invertida de um homúnculo sensorial (➤ Fig. 13.8). Como o córtex somestésico primário emite sinais a outras regiões corticais, essas áreas não devem ser consideradas vias finais do sistema sensitivo somático, mas um ponto de comutação de um circuito de comutação neuronal, que, por exemplo, exerce influência na função motora por meio de projeções no trato piramidal. Além disso, uma parte dos estímulos é projetada no córtex somestésico secundário na região do opérculo parietal ou no córtex de associação somestésica (áreas 5 e 7 de Brodmann) para uma avaliação interpretativa das sensações percebidas. Aqui convergem, dentre outros, impulsos vestibulares relacionados com as posições corporais.

Tabela 13.3 Sistema somestésico.

Cadeia de neurônios	Localização
Primeiro neurônio	Pericário de células ganglionares pseudounipolares no gânglio sensitivo do nervo espinal ou no gânglio trigeminal
Segundo neurônio	No corno posterior
	No núcleo cuneiforme ou núcleo grácil do bulbo
	No núcleo dorsal
	Ou no núcleo espinal do nervo trigêmeo
Terceiro neurônio	Pericário no núcleo ventral posterolateral contralateral do tálamo
Quarto neurônio	Córtex somestésico primário: giro pós-central e lobo paracentral
(Quinto neurônio	Córtex somestésico secundário: opérculo parietal)

Sistema Aferente Espinal

No sistema aferente espinal são incluídos o **sistema do funículo posterior**, o **sistema espinotalâmico (anterolateral)** e o **sistema espinocerebelar** (➤ Fig. 13.8, ➤ Fig. 13.9), que conduzem as percepções sensitivas dos membros superiores e inferiores e do tronco. As percepções da região de cabeça não são mediadas por meio dos nervos espinais ou do sistema aferente espinal, mas por nervos cranianos, especialmente pelo sistema aferente trigeminal (ver a seguir).

Sistema do Funículo Posterior

O sistema do funículo posterior (anteriormente sistema epicrítico) situa-se no **funículo posterior** da medula espinal. Nos tipos de sensações nele conduzidas estão incluídas sensações de pressão e de vibrações da pele e sensações de tato fino da pele. Uma lesão nas vias do funículo posterior causa, surpreendentemente, poucos déficits para o paciente, porque, provavelmente, uma parte da sensibilidade também é mediada pelo sistema anterolateral. Comumente, os pacientes têm dificuldade de reconhecer, pelo tato, números ou letras que se desenham na pele.

Clínica

Como parte de um **exame neurológico**, pode ser avaliada a funcionabilidade do sistema do funículo posterior, comparando a sensação tátil de uma área da pele com aquela da metade do corpo não afetada. Outra possibilidade é uma comparação da sensação tátil entre as extremidades proximal e distal. O estímulo tátil pode ser evocado por meio de uma bola de algodão passada na pele, com os olhos fechados. Um segundo método, mais preciso, que também possibilita uma comparação com os valores-padrão, é a **discriminação de 2 pontos.** Neste caso, determina-se a distância mínima entre 2 pontos de estímulo, no qual o paciente percebe os dois estímulos sensitivos distintos (valor-padrão na extremidade do dedo, 3-5 mm). Da mesma forma, pode-se avaliar a **sensação de vibração (palestesia)** por meio de um estímulo provocado pelo movimento de um diapasão (128 Hz) em oscilação; a base do diapasão é, então, posicionada sobre um relevo ósseo (p. ex., proc. estiloide ou maléolo medial) e o paciente diz quando ele já não sente qualquer oscilação. Neste momento, observa-se no diapasão o valor atual em uma escala de 0 a 8. Para a avaliação da **sensação de posição (propriocepção)**, tocam-se as articulações dos dedos do pé, ou do pé, do paciente lateralmente, e levemente é provocada uma flexão ou extensão do dedo. O paciente deve informar, com os olhos fechados, a direção do movimento do dedo da mão ou do pé.

A propriocepção a partir do interior do corpo – de receptores dos músculos, tendões e articulações – também é conduzida para o funículo posterior, fornecendo informações de posição corporal como uma percepção profunda. Os potenciais dos receptores mecânicos são conduzidos para a medula espinal por meio de fibras Aβ rápidas. Através de colaterais intersegmentares são conectados reflexos intrínsecos e extrínsecos no sistema próprio da medula espinal (➤ Item 12.6.7), a parte principal das fibras segue, no entanto, através do funículo posterior ipsilateral (➤ Item 12.6.5). Ambas as vias não cruzam na medula espinal, mas apenas após a sua conexão ipsilateral para os **núcleos grácil e cuneiforme** do bulbo como **fibras arqueadas internas** (➤ Fig. 13.10). Nesse ponto de intersecção **(decussação do lemnisco medial)** e no interior do **lemnisco medial**, nos núcleos talâmicos e na área cortical somestésica primária (giro pós-central do lobo parietal), a somatotopia é sempre mantida. Na decussação, os feixes de fibras do membro inferior estão localizados anteriormente àqueles dos

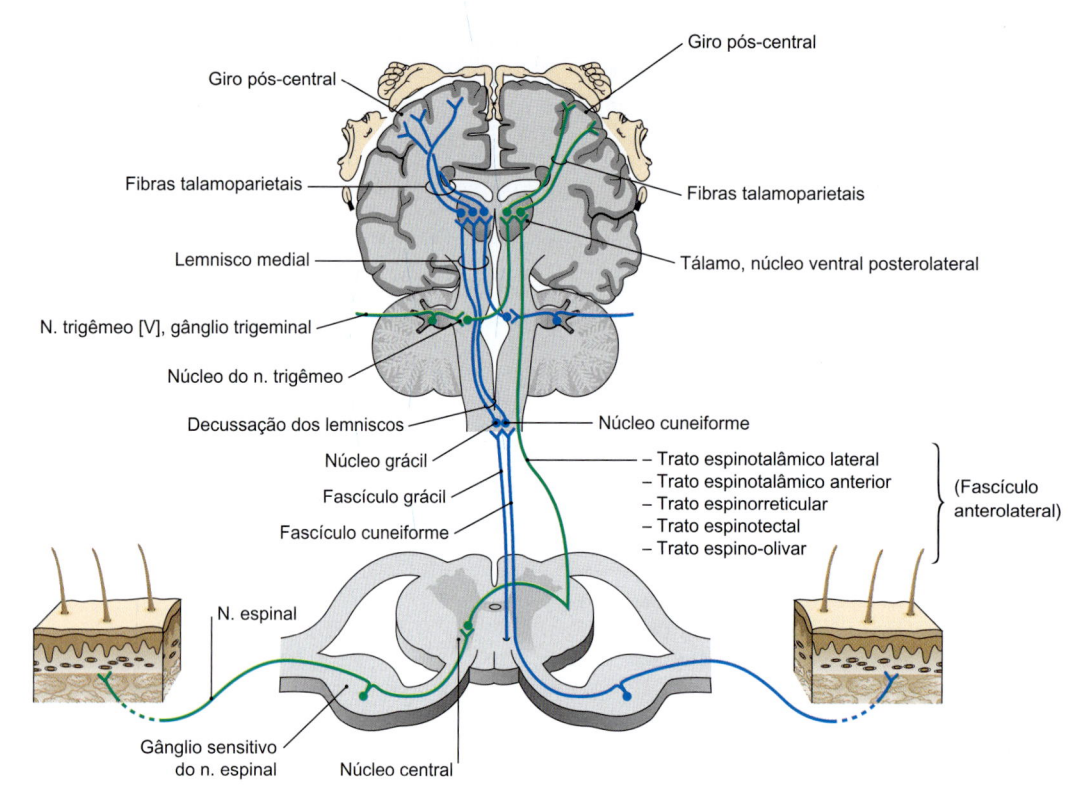

Figura 13.8 Condução da sensibilidade epicrítica e trajeto do sistema do funículo posterior (azul), dos sistemas aferente espinal e aferente trigeminal; processamento da dor/temperatura e trajeto do sistema neoespinotalâmico (verde), bem como do sistema aferente espinal e trigeminal.

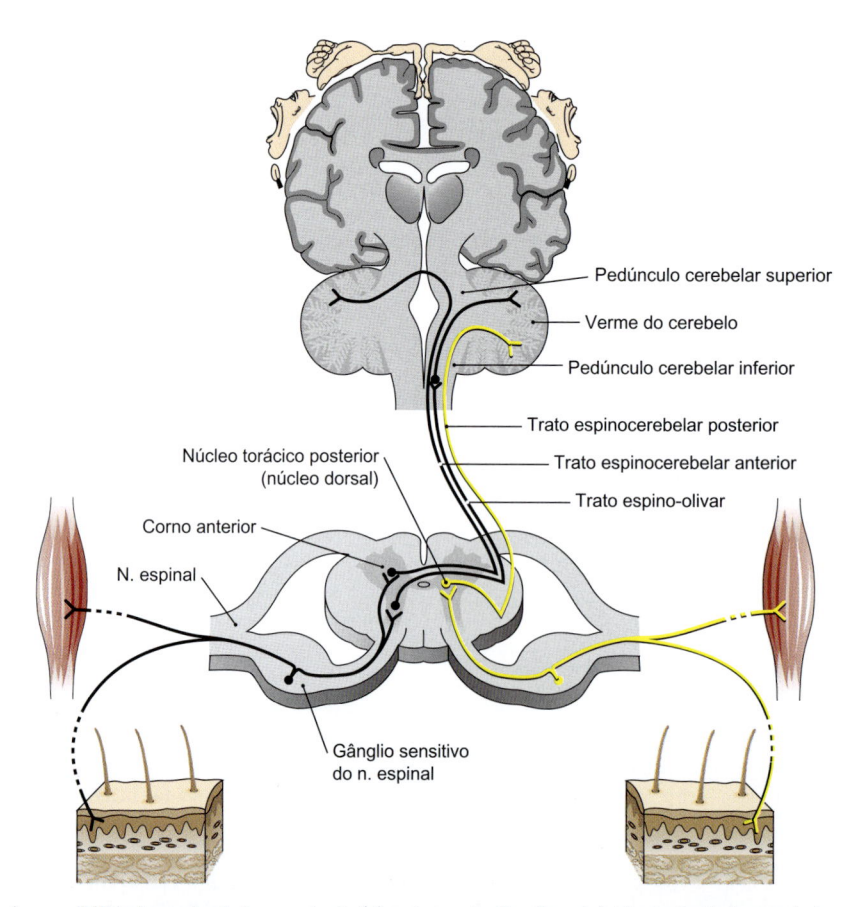

Figura 13.9 Condução da sensibilidade profunda inconsciente (vias de condução aferente). Via do funículo cerebelar anterior (trato espinocerebelar anterior, preto) e do funículo cerebelar posterior (trato espinocerebelar posterior, amarelo).

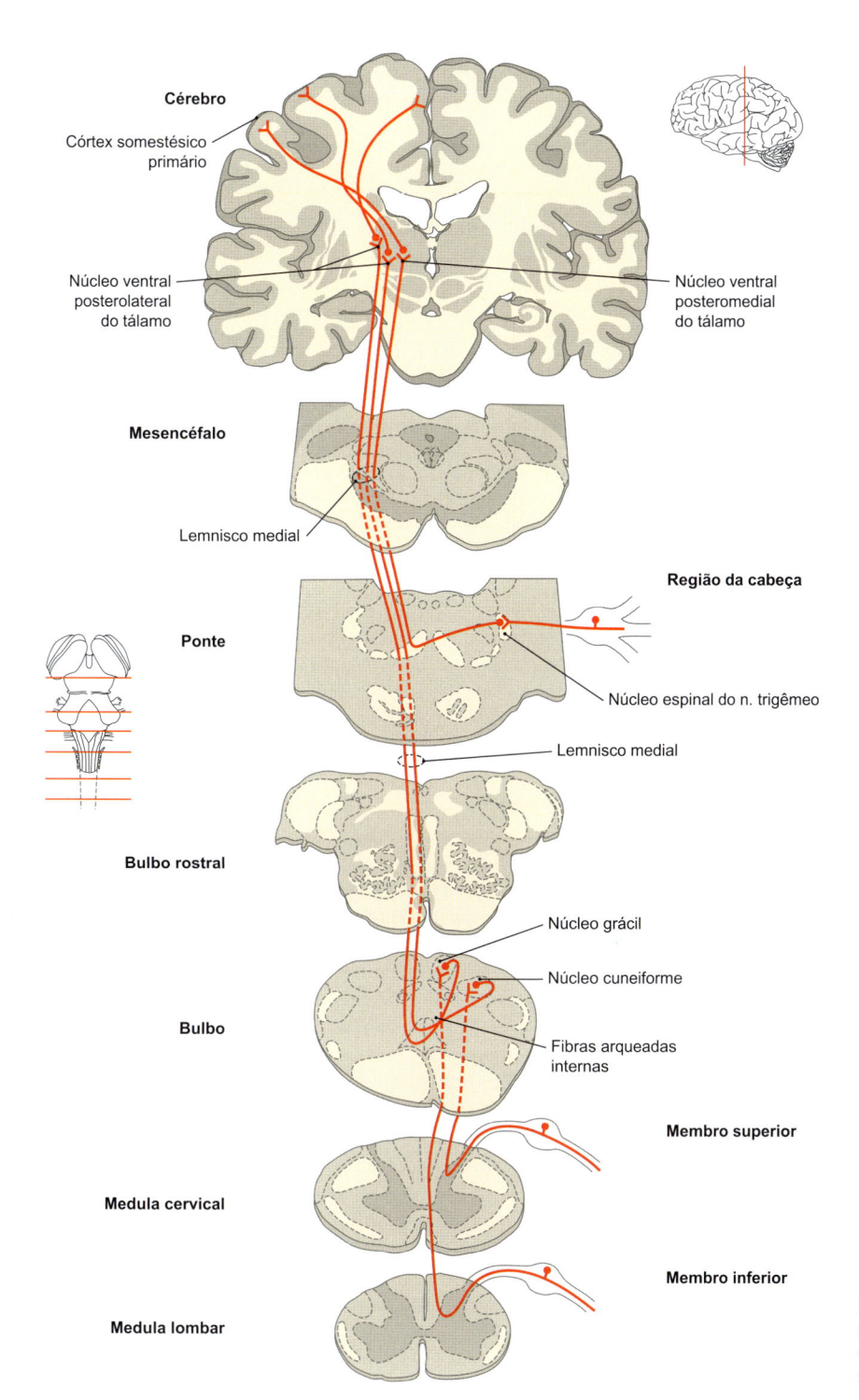

Cérebro

Córtex somestésico primário

Núcleo ventral posterolateral do tálamo

Núcleo ventral posteromedial do tálamo

Mesencéfalo

Lemnisco medial

Região da cabeça

Ponte

Núcleo espinal do n. trigêmeo

Lemnisco medial

Bulbo rostral

Núcleo grácil

Núcleo cuneiforme

Bulbo

Fibras arqueadas internas

Membro superior

Medula cervical

Membro inferior

Medula lombar

Figura 13.10 Sensibilidade epicrítica do sistema do funículo posterior aferente espinal e para a região da cabeça do sistema aferente trigeminal. [L127]

membros superior. Na ponte, as fibras do lemnisco medial rodam 90° para que as fibras do membro inferior se localizem lateralmente e as fibras do membro superior, medialmente. Os axônios do segundo neurônio alcançam, via **trato bulbotalâmico**, o terceiro neurônio da via do funículo posterior, o **núcleo ventral posterolateral** no tálamo. Os axônios desses neurônios seguem como fibras talamocorticais (fibras talamoparietais) através do pilar posterior da cápsula interna e estabelecem a conexão com o córtex. Enquanto o córtex somestésico primário sustenta apenas impulsos da metade contralateral do corpo, o córtex somestésico secundário (áreas 5 e 7 de Brodmann) também recebe impulsos bilaterais.

Sistema Espinotalâmico

O sistema espinotalâmico (antes sistema protopático, ➤ Item 12.6.5) pode ser subdividido em sistema paleoespinotalâmico e **sistema neoespinotalâmico**. Ambos os sistemas são fundamentais para a percepção da dor. Neste ponto, será considerado primeiramente apenas o sistema neoespinotalâmico, enquanto a totalidade das fibras envolvidas na percepção e no processamento da dor é apresentada no ➤ Item 13.8. Por meio das fibras Aδ e C (a fibra C pobremente mielinizada), são conduzidas para esse sistema as percepções de pressão e de tato grosseiro (sensibilidade mecânica), bem como a percepção da dor (nocicepção) e de temperatura. O corpo celular do **primeiro neurônio** deste sistema de vias está localizado, como no sistema do funículo posterior, no gânglio sensitivo do nervo espinal (➤ Fig. 13.8) ou no gânglio trigeminal. O axônio chega à medula espinal também através da raiz posterior, em que, no corno posterior – especialmente nas lâminas I e II –, é conectado diretamente ou por meio de interneurônios conduzidos nas células funiculares (**segundo neurônio**). Já neste primeiro ponto de conexão, a percepção da dor pode ser reforçada ou inibida (➤ Item 13.8). No trato posterolateral (**trato de Lissauer**) esses axônios emitem colaterais em cada um dos segmentos superiores e inferiores. As fibras do axônio do segundo neurônio cruzam, finalmente, na mesma altura segmentar na comissura branca anterior, para o lado oposto, para chegar ao **terceiro neurônio** no funículo lateral (**núcleo ventral posterolateral**) como no trato espinotalâmico e após associação ao **lemnisco medial** (➤ Fig. 13.8, ➤ Item 13.8).

O **trato espinotalâmico** consiste em um trato lateral e um trato anterior (➤ Item 12.6.5). Eles diferem não apenas na sua posição e tamanho, mas também na sua função geral:

- O **trato lateral** contém principalmente os axônios dos neurônios de projeção da lâmina I e transmite o impulso para dor percebida como rápida e aguda e a percepção da temperatura.
- O **trato anterior**, por outro lado, conduz preferencialmente os axônios dos neurônios de projeção oriundos da lâmina V e, consequentemente, os impulsos de dor percebidos como lento e contuso, assim como de receptores mecânicos pouco discriminativos. Suas fibras podem seguir tanto cruzadas quanto diretas. Devido a esses impulsos polimodais do receptor no trato espinotalâmico anterior, este trato também conduz impulsos de receptores mecânicos pouco discriminativos (que são geralmente conduzidos através do funículo posterior), de modo que uma falha no funículo posterior pode ser clinicamente bem compensada.

A maior parte das fibras do sistema espinotalâmico chega ao tálamo após conexão através da cápsula interna do **córtex somestésico primário**. No entanto, muitas fibras também terminam em áreas nucleares subcorticais, que participam de uma forma especial no processamento da dor (➤ Item 13.8). Isso é particularmente verdadeiro para as fibras do trato anterior e de sistemas de vias menores, do trato espinorreticular e espinotectal, que terminam na formação reticular ou no teto mesencefálico do tronco encefálico. Na maioria dos casos, esses são os axônios dos neurônios de projeção das lâminas VII e VIII, que seguem não cruzados e terminam em núcleos do tálamo mediais e intralaminares.

Clínica

Avaliação

Na avaliação do estado neurológico de um paciente, examina-se também a funcionalidade das sensações de temperatura e de dor. Para isso, a área da pele a ser examinada é estimulada em comparação com o lado oposto de modo casual ou com a extremidade pontiaguda ou com a extremidade romba de um estilete de exame neurológico, enquanto o paciente, com os olhos fechados, deve especificar o tipo de estímulo. Se forem mostradas anormalidades na percepção de dor, testa-se a sensação de temperatura por meio de uma haste de metal quente ou fria sobre a pele.

Dor Referida

Vias aferentes de dor oriundas do interior do corpo projetam-se, com aferentes somáticos da pele, nas mesmas células funiculares de um segmento da medula espinal (convergência). Os centros supraespinais podem, portanto, não mais diferenciar o local de origem primário ou associá-lo à pele. Por exemplo, um paciente com uma inflamação na vesícula biliar, por conseguinte, sente uma **dor referida** na área de pele segmentar no ombro, a chamada **zona de Head**. Comumente são observados um excesso de sensibilidade (hiperestesia) e maior sensibilidade à dor (hiperalgesia).

Distúrbio de Sensibilidade Dissociada

O distúrbio de sensibilidade dissociada é a perda da sensação de dor e de temperatura, mantendo-se, contudo, as sensações de tato e de vibração e o sentido de posição. Anatomicamente, um distúrbio da função do sistema anterolateral ocorre com a função do funículo posterior intacta. Este quadro é observado em lesões envolvendo um dos lados da medula espinal (hemissecção) (➤ Fig. 13.11). O complexo de sintomas na hemissecção da medula espinal é referido como síndrome de **Brown-Séquard** e compreende paralisia no mesmo lado da lesão com sinal de Babinski positivo, perda homolateral da função do funículo posterior, mas perda contralateral da função espinotalâmica. O distúrbio da sensibilidade dissociada também é observado em lesões de fibras espinotalâmicas na região do seu ponto de conexão na comissura branca. Devido à somatotopia do trajeto das fibras nesta vida, os sintomas das lesões extramedulares (p. ex., tumor) mostram uma tendência bastante crescente de expansão e, em processos intramedulares (p. ex., **siringomielia**, formação de cavidades no centro da medula espinal), uma ocorrência cada vez mais frequente.

Sistema Espinocerebelar

A proprioceção (sensibilidade profunda) inclui os sentidos de posição, movimento e força do corpo. Enquanto a proprioceção percebida conscientemente é conduzida através das vias do funículo posterior (ver anteriormente), a proprioceção inconsciente, indispensável para o processo de movimento, segue através de sistemas espinocerebelares, que correspondem às vias de fibras aferentes para o cerebelo. Os impulsos dos proprioceptores do membro inferior são conduzidos através de vias dos tratos cerebelares anterior e posterior (**tratos espinocerebelares anterior [de Gower] e posterior [de Flechsig]**), enquanto aqueles do membro superior chegam ao espinocerebelo através das **fibras cuneocerebelares** e das vias do trato cerebelar superior (**trato espinocerebelar superior**).

Nesse sistema de vias ascendentes também são encontrados corpos celulares pseudounipolares do **primeiro neurônio** nos gânglios sensitivos do nervo espinal. Os seus axônios dirigidos centralmente alcançam o corno posterior da medula espinal através da raiz posterior, e as vias colaterais de axônios alcançam, no funículo posterior, segmentos adjacentes da medula espinal. A principal massa das fibras forma, no entanto, na lâmina VII (de Rexed) sinapses com as células funiculares que, na sua totalidade, em forma de colunas, formam os **núcleos dorsais de Stilling-Clarke** (sinônimo: núcleo torácico posterior), uma coluna nuclear que se estende entre os segmentos T1 e L2. Os axônios deste **segundo neurônio** se agrupam no **trato espinocerebelar posterior (de Flechsig)**, que segue do mesmo lado no funículo lateral, através do pedúnculo cerebelar inferior, para o mesmo hemisfério cerebelar. Outra parte das fibras é conectada nas lâminas V-VII, mas cruza já no nível segmentar através da comissura branca para o lado oposto, para seguir no funículo lateral do lado oposto, superiormente, como **trato espinocerebelar anterior (de Gower)**. Essas fibras cruzam, no entanto, uma segunda vez antes de entrar, através do pedúnculo cerebelar superior, no cerebelo ("duplo cruzamento"), de modo que elas também terminam no hemisfério cerebelar do mesmo lado, como fibras musgosas.

Ambos os tratos são somatotopicamente divididos, mas diferem no tipo de impulsos conduzidos e na sua função: através do funículo posterior, o cerebelo mantém os impulsos para controlar a interação de grupos de músculos individuais de um membro, enquanto o trato anterior (com campos receptivos maiores e, portanto, informações menos precisas) exerce influência sobre a função motora de um membro inteiro.

De forma análoga ao trato espinocerebelar anterior em relação ao membro inferior, em relação ao membro superior está presente um **trato espinocerebelar superior**, cujos segundos neurônios estão localizados nos quatro segmentos cervicais inferiores e cujos axônios seguem, através de ambos pedúnculos cerebelares, para o cerebelo. O equivalente do funículo cerebelar posterolateral para o membro superior são as **fibras cuneocerebelares**. Suas vias aferentes também seguem do mesmo lado no funículo posterior e chegam, no bulbo, ao **núcleo cuneiforme acessório (de Monakow)**, em que, após conexão com o segundo neurônio, alcançam regiões cerebelares vermais e paravermais do mesmo lado, como **fibras arqueadas externas posteriores**, via pedúnculo cerebelar. Além dessas fibras de projeção espinais diretas no cerebelo, também existem **sistemas de vias proprioceptivas indiretas**, que seguem, por exemplo, através do complexo olivar inferior para o cerebelo (➤ Fig. 13.10).

Sistema Aferente Trigeminal

As informações sensitivas da região de cabeça não são conduzidas através da medula espinal, mas, sim, através de fibras aferentes de quatro nervos cranianos. A sensibilidade somática exteroceptiva da pele é conduzida, principalmente, através do nervo trigêmeo [V], enquanto o nervo facial [VII], o nervo glossofaríngeo [IX] e o nervo vago [X] transmitem preferencialmente a sensibilidade visceral.

Sensação Tátil

Os corpos celulares do primeiro neurônio não estão propriamente localizados no gânglio sensitivo do nervo espinal, e sim no **gânglio trigeminal (de Gasser)** (➤ Fig. 13.10). O axônio chega ao núcleo pontino do nervo trigêmeo, o **principal núcleo sensitivo do nervo trigêmio**. Os axônios do segundo neurônio seguem, então, para o lado oposto no **trato trigeminotalâmico anterior** ou do mesmo lado, no **trato trigeminotalâmico posterior**, para o tálamo. Ambos formam o **lemnisco trigeminal,** que alcança o lemnisco medial e, finalmente, chega ao **núcleo ventral posteromedial**. Neste é conectado ao terceiro neurônio, cujas fibras também chegam ao giro pós-central através da cápsula interna.

Sensibilidade Profunda

Uma exceção marca a condução dos sinais aferentes proprioceptivos dos músculos da mastigação: os corpos celulares desses neurô-

nios pseudounipolares *não* estão geralmente localizados no gânglio trigeminal. Pelo contrário, as fibras chegam, através da raiz motora, diretamente ao **núcleo mesencefálico do nervo trigêmeo** no SNC, de modo que se considera este núcleo o único gânglio central do corpo. Por meio das vias eferentes, que seguem do núcleo mesencefálico para o núcleo motor do nervo trigêmeo, os músculos da mastigação são controlados reflexamente, uma ação necessária para o desenvolvimento de uma força adequada na mordida.

Sensação de Dor e de Temperatura

As fibras aferentes também alcançam o gânglio trigeminal (primeiro neurônio) para, então, chegar à parte caudal do **núcleo espinal do nervo trigêmeo** (segundo neurônio), que, em princípio, corresponde à estrutura do corno posterior da medula espinal. Essa região nuclear se estende como uma coluna nuclear alongada a partir da medula cervical superior até as partes caudais da ponte e é dividida somatotopicamente. Após a conexão estabelecida, as fibras seguem para o lado oposto – no trato espinotalâmico – e chegam, de forma análoga à sensibilidade epicrítica, ao terceiro neurônio no **núcleo ventral posteromedial** do tálamo para, finalmente, terminar no giro pós-central.

Também são descritas fibras trigeminocerebelares, que se originam todos os três núcleos trigeminais aferentes somáticos e como fibras musgosas chegam ao espinocerebelo do mesmo lado, através dos pedúnculos cerebelares superior e inferior.

Córtex Somestésico

Na periferia, diferentes modalidades sensoriais de diversos receptores são percebidas no SNC e, inicialmente, enviadas através de sistemas distintos de vias neuronais. O córtex assume funcionalmente a integração desses estímulos sensoriais para desenvolver uma percepção consciente. O **córtex somestésico primário** envol-

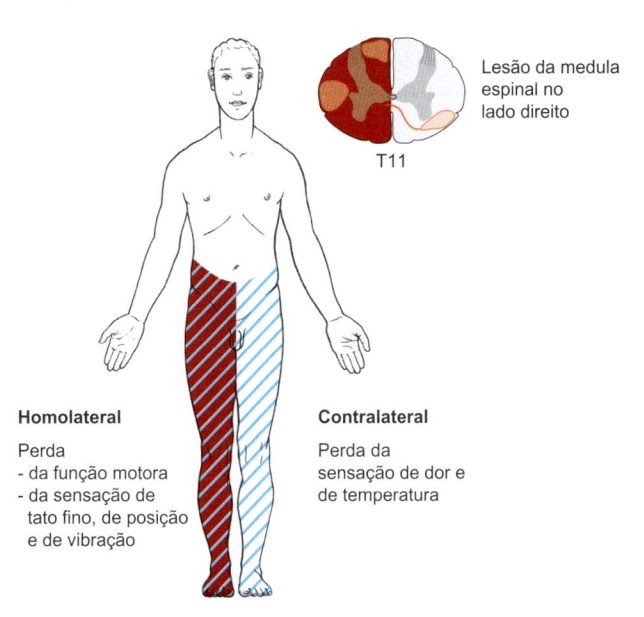

Lesão da medula espinal no lado direito

T11

Homolateral

Perda
- da função motora
- da sensação de tato fino, de posição e de vibração

Contralateral

Perda da sensação de dor e de temperatura

Figura 13.11 Síndrome de Brown-Séquard com hemissecção de medula espinal na altura de T11 com hemiplegia resultante, perda da sensação de temperatura e de dor no lado oposto e lesão da sensação de tato fino, sensação de vibração e de posição do mesmo lado.

ve as áreas 1, 2 e 3a e b de Brodmann no giro pós-central do lobo parietal. Mais uma vez, compreende-se uma separação das projeções específicas de modalidade do tálamo ventrobasal, na qual os estímulos aferentes mecânicos envolvidos na sensibilidade tátil primeiramente se projetam na lâmina IV das áreas 1 e 3b de Brodmann. Em contrapartida, as vias aferentes proprioceptivas se projetam nas áreas 2 e 3a de Brodmann, e as sensações de temperatura e de dor, na área 3 de Brodmann. Especialmente na área 2 de Brodmann, convergem diferentes modalidades sensoriais de uma mesma coluna de células nervosas. O tamanho dos campos receptivos periféricos está relacionado no córtex somestésico primário com a imagem de um homúnculo sensorial, no qual os campos receptivos corticais devido a conexões de divergência e convergência são maiores que aqueles dos receptores periféricos. Além disso, os campos receptivos corticais podem aumentar ou se reorganizar por meio de processos de aprendizado e sequências de movimento comumente repetidas. Em casos extremos, a propriocepção pode ser comprometida e pode ocorrer descontrole da função motora nas regiões do corpo afetadas. Por exemplo, em 14% a 16% dos músicos profissionais ocorre distonia focal (distúrbio de movimento) dos dedos, na qual contrações involuntárias sustentadas levam a um mau posicionamento.

Por meio de mecanismos ainda não claramente conhecidos, ocorre no córtex somestésico primário, além da percepção primária da sensibilidade sensorial, uma percepção sensorial subjetiva. A principal interpretação das informações sensitivas somáticas, no entanto, segue apenas no **córtex somestésico secundário,** uma

pequena área no sulco lateral (fissura sylviana), o opérculo parietal (➤ Fig. 13.12). Aqui seguem juntos – conectados através do corpo caloso – impulsos de estímulos de ambas as metades corporais. Uma lesão desta região pode levar a um quadro no qual objetos tocados não sejam mais reconhecidos (agnosia tátil). Projeções eferentes estendem-se desde o córtex somestésico secundário, por um lado, para os **campos de associação somestésica** (córtex pós-parietal, áreas 5 e 7 de Brodmann), por outro, para região insular e para o sistema límbico. Nos campos de associação, os estímulos visuais são ligados aos estímulos sensitivos somáticos ou exercem certa influência sobre as fibras eferentes na região pré-central em relação ao controle motor.

Durante o desenvolvimento infantil, a integridade do sentido tátil e da propriocepção é essencial para o desenvolvimento adequado das habilidades motoras, como andar ou segurar objetos. Além disso, também tem sido demonstrado que os estímulos táteis são essenciais para o desenvolvimento saudável das habilidades de comunicação e sociais.

13.3 Sistema Visual

Michael J. Schmeißer

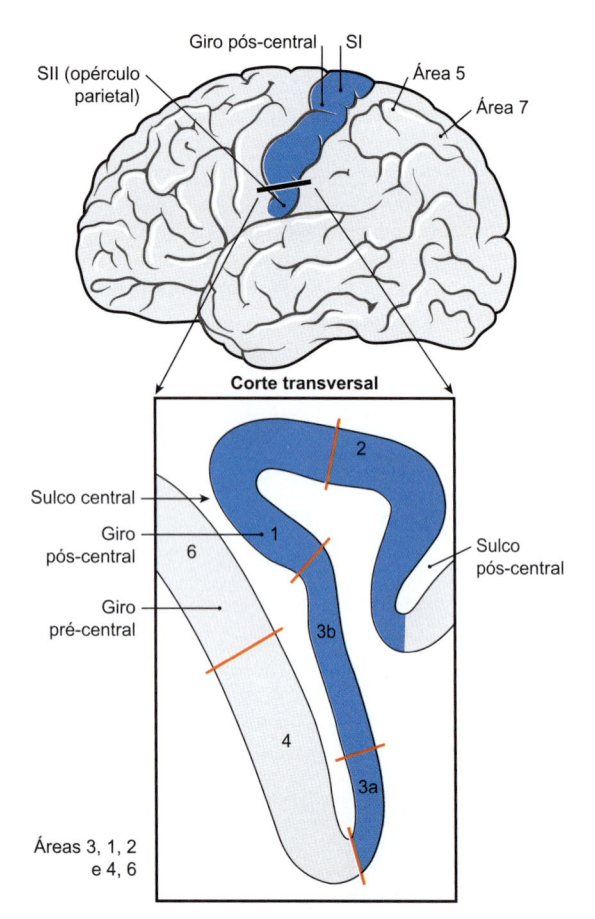

Figura 13.12 Campo cortical somestésico primário (sin.: áreas de 3, 1, 2 de Brodmann), área cortical somestésica secundária no opérculo parietal (SII) e córtex de associação somestésica (áreas 5 e 7 de Brodmann) do lobo parietal. [L126]

Tratamento e Próximos Passos

A paciente recebeu por 3 dias 1 g diário de metilprednisolona, por via intravenosa. Como a neurite óptica – especialmente com ocorrência repetida e em pacientes jovens – pode indicar a existência de esclerose múltipla (EM), a paciente passou por um exame de ressonância magnética de todo o sistema nervoso central (SNC) e uma punção lombar, para excluir achados típicos de EM.

13.3.1 Via Visual

A via visual é um sistema aferente do SNC, responsável por transmitir para a consciência as impressões visuais. Ela não tem qualquer componente periférico, tendo origem na **retina** e terminando no **córtex visual** no lobo occipital do cérebro.

N O T A

Dependendo se o receptor conectado ao primeiro neurônio é um cone ou um bastonete, a cadeia neuronal da via visual consiste em 4 cones ou 5 bastonetes. Os primeiros 3 ou 4 neurônios situam-se, assim, no interior da retina; o 4º ou o 5º neurônio está localizado no corpo geniculado lateral (CGL) do diencéfalo.

Retina

Na retina (túnica interna do bulbo do olho, ➤ Item 9.4.4), é projetada a parte perceptível do ambiente com os olhos imóveis, um parâmetro conhecido como campo visual. A maior parte do campo visual é compartilhada por ambos os olhos, apenas uma pequena parte externa do campo visual é sempre percebida apenas por um dos olhos. A projeção do campo visual na retina é representada de forma invertida, como em um espelho, mas de cabeça para baixo. A retina contém os primeiros 3 ou 4 receptores da via visual (➤ Fig. 13.13):

- Receptor (primeiro componente da via visual): **células fotorreceptoras** (cones ou bastonetes)

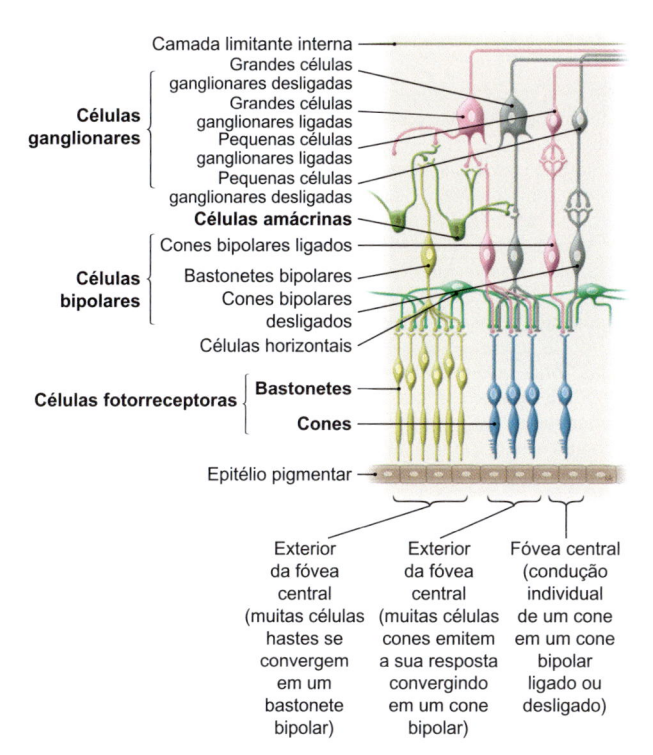

Figura 13.13 Conexão neuronal da retina.

- Primeiro neurônio: **células bipolares** (conectam-se tanto nos cones quanto nos bastonetes)
- Segundo neurônio dos cones bipolares: **células ganglionares**
- Terceiro/quarto neurônio dos bastonetes bipolares: **células amácrinas/células ganglionares**

Nas células ganglionares, distinguem-se, de acordo com o seu tamanho, os neurônios **magnocelulares** e **parvocelulares**, que formam o **sistema M** ou **P**. O sistema M é responsável pelo reconhecimento de movimentos, e o sistema P, pelo reconhecimento de cores e de formas.

Componentes da Via Visual
Nervo Óptico

Os segundo, terceiro e quarto neurônios da via visual têm extensão relativamente longa, que inicialmente segue no interior do nervo óptico [II]. Este nervo craniano é formado a partir da fusão de todos os axônios de células ganglionares da retina, passa através da órbita e une-se, depois da entrada na fossa média do crânio, ao nervo óptico do lado oposto, formando o quiasma óptico (➤ Item 9.3.2, ➤ Item 12.5.5).

Quiasma Óptico

No quiasma óptico cruza cerca da metade de todas as fibras que compõem o nervo óptico no lado oposto. Tratam-se, então, de fibras oriundas da metade nasal da retina (que projetam os campos visuais temporais) – as fibras da metade temporal da retina, no entanto, não cruzam. Clinicamente importante são as estreitas relações topográficas entre o quiasma óptico e a hipófise, que se situa abaixo do quiasma, e a artéria carótida interna, que se posiciona lateralmente ao quiasma.

Trato Óptico

No trato óptico, que passa anterolateralmente aos pilares do cérebro do mesencéfalo, seguem as fibras da metade temporal da retina provenientes do olho do mesmo lado, assim como fibras da metade nasal da retina provenientes de olho do lado oposto. Assim, cada trato óptico contém as fibras da metade da retina correspondente – no trato direito, as fibras da metade direita da retina de ambos os olhos e, por conseguinte, as informações a partir do campo visual esquerdo; no trato esquerdo, as fibras da metade esquerda da retina de ambos os olhos e, portanto, as informações do campo visual direito. A maior parte das fibras termina como raiz lateral no CGL do tálamo; pequenas partes, **projeções extrageniculares**, se ramificam antes. Estas projeções incluem, por exemplo, a projeção retino-hipotalâmica, que segue para o núcleo supraquiasmático do hipotálamo e, assim, contribui para a regulação do ritmo circadiano; ou a raiz medial, que segue, através do braço do colículo superior, para o colículo superior e para a área pré-tectal do mesencéfalo e, com isso, está integrada no reflexo visual e na função oculomotora.

Corpo Geniculado Lateral

No CGL, termina a extensão do terceiro/quarto neurônio e ocorre a conexão para o quarto/quinto neurônio da via visual. Este é um **neurônio de projeção geniculocortical**. O CGL é constituído por seis camadas; os neurônios das duas primeiras camadas são especialmente grandes e pertencem ao sistema M. Os neurônios das camadas 3 a 6 são bem pequenos e pertencem funcionalmente ao sistema P. Em virtude da orientação das fibras dos axônios retinais no trato óptico, o CGL contém as informações visuais do respectivo campo visual contralateral.

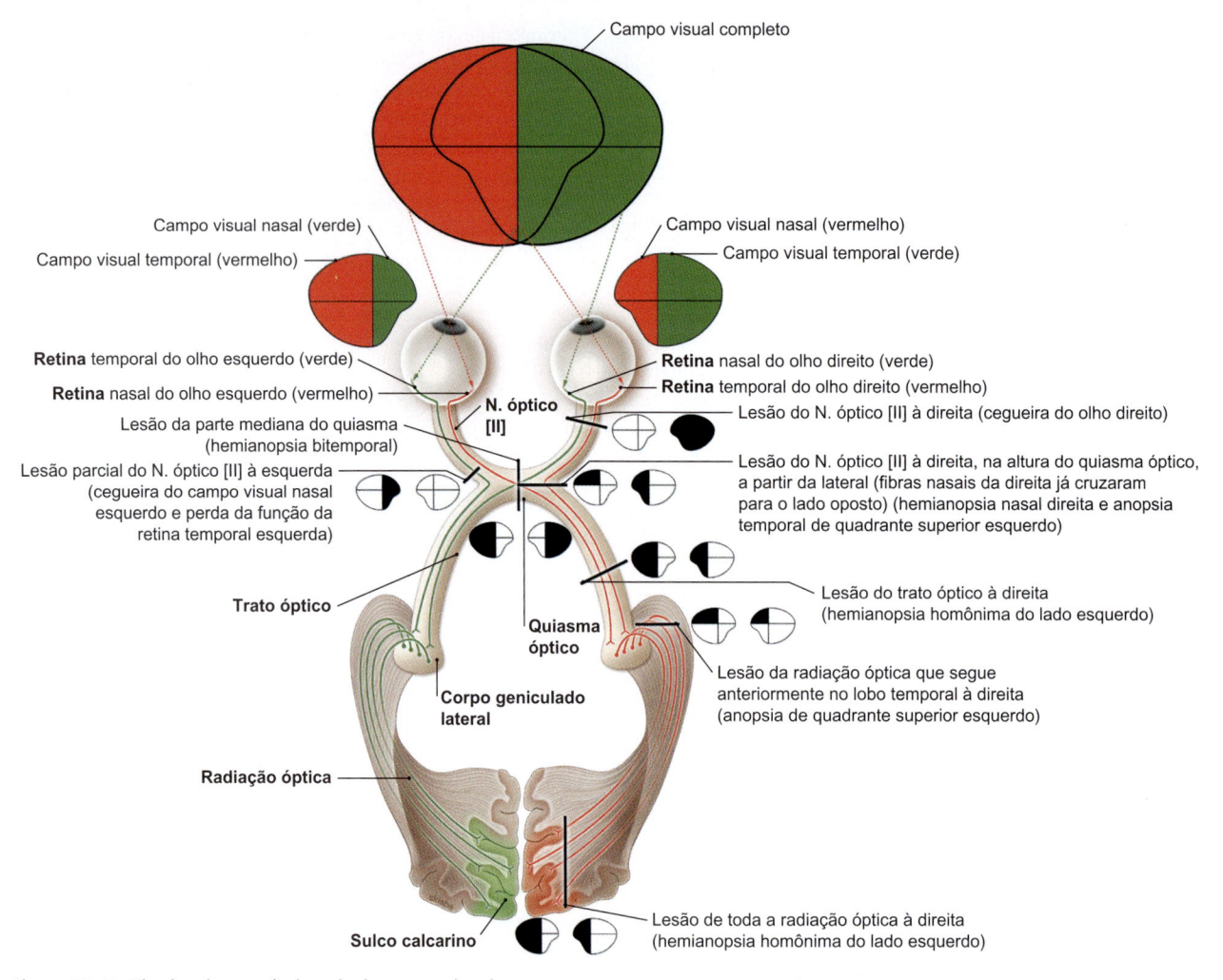

Campo visual completo

Campo visual nasal (verde)

Campo visual temporal (vermelho)

Campo visual nasal (vermelho)

Campo visual temporal (verde)

Retina temporal do olho esquerdo (verde)

Retina nasal do olho esquerdo (vermelho)

N. óptico [II]

Retina nasal do olho direito (verde)

Retina temporal do olho direito (vermelho)

Lesão do N. óptico [II] à direita (cegueira do olho direito)

Lesão da parte mediana do quiasma (hemianopsia bitemporal)

Lesão parcial do N. óptico [II] à esquerda (cegueira do campo visual nasal esquerdo e perda da função da retina temporal esquerda)

Lesão do N. óptico [II] à direita, na altura do quiasma óptico, a partir da lateral (fibras nasais da direita já cruzaram para o lado oposto) (hemianopsia nasal direita e anopsia temporal de quadrante superior esquerdo)

Trato óptico

Quiasma óptico

Lesão do trato óptico à direita (hemianopsia homônima do lado esquerdo)

Corpo geniculado lateral

Lesão da radiação óptica que segue anteriormente no lobo temporal à direita (anopsia de quadrante superior esquerdo)

Radiação óptica

Sulco calcarino

Lesão de toda a radiação óptica à direita (hemianopsia homônima do lado esquerdo)

Figura 13.14 Via visual e possível perda do campo visual.

Radiação Óptica

O axônio do quarto/quinto neurônio da via visual passa pela radiação óptica ou radiação de Gratiolet, que segue inicialmente no lobo temporal, e, mais adiante, através da parte posterior do ramo posterior (parte retrolenticular) da cápsula interna, até o lobo occipital.

Córtex Visual

As fibras geniculocorticais terminam no córtex visual primário (área 17 de Brodmann). Esta área está localizada no polo occipital de cada lado do **sulco calcarino.** O córtex visual de cada lado contém, como o CGL, as informações visuais do respectivo campo visual contralateral. Assim, a parte superior do campo visual cortical está representada abaixo do sulco calcarino, e a parte inferior do campo visual, acima do sulco calcarino. Como uma concha, a área 17 de Brodmann é cercada pelas áreas 18 e 19, que fazem parte do córtex visual secundário e continuam a processar os estímulos visuais.

N O T A

Toda a via visual é **retinotopicamente** dividida. Isso significa que os campos adjacentes da retina nos neurônios vizinhos são projetados no interior da via visual. Além disso, para a impressão visual, são representadas importantes partes da retina por meio de áreas particularmente grandes na via visual: então, a projeção, que se origina na fóvea central da retina – do local do sono profundo – ocupa a grande área tanto no interior do CGL quanto no córtex visual no polo occipital.

Clínica

Se a via visual for lesionada em locais definidos, ocorre falha do campo visual (**escotoma; ➤ Fig. 13.14).** Uma oclusão vascular da artéria central da retina ou um grave traumatismo craniano com o envolvimento da órbita pode levar, por exemplo, à completa lesão da retina ou do nervo óptico antes de esse nervo chegar ao quiasma óptico e, com isso, resultar em cegueira do olho afetado **(amaurose).** Em outras lesões da via visual, é possível inferir clinicamente o tipo do escotoma com base na localização da lesão. Se, por exemplo, o paciente percebe apenas as respectivas partes nasais dos campos visuais de ambos os olhos (visão em túnel), há lesão mediana das fibras nasais que cruzam no quiasma óptico e que representam a parte temporal do campo visual **(hemianopia bitemporal).** Se, no entanto, o paciente perceber apenas um campo visual, trata-se de uma lesão ou do quiasma óptico lateralmente, do trato óptico contralateral ou de toda a radiação óptica contralateral ou córtex visual contralateral **(hemianopsia homônima).**

Há, na prática clínica, também, a ocorrência de disfunções, por exemplo, anopsia de quadrante, ou achados muito raros, como a hemianopia binasal causada por uma lesão bilateral do quiasma óptico lateralmente. A extensão de um escotoma pode ser detectada pelo oftalmologista por meio de uma avaliação sistemática do campo visual **(perimetria).** As causas podem ser várias, por exemplo, o quiasma óptico pode ser danificado por um tumor da hipófise ou por um aneurisma da artéria carótida interna. O trato óptico, a radiação óptica ou o córtex visual podem ser afetados funcionalmente devido a distúrbios circulatórios, alterações inflamatórias (p. ex., esclerose múltipla), ou por tumores cerebrais. Portanto, um exame de imagem do cérebro (TC ou RM) é geralmente necessário para a avaliação diagnóstica de um escotoma.

13.3.2 Reflexos Visuais

Além da transmissão de estímulos visuais para o córtex cerebral (consciência), na avaliação completa da função visual, são de grande importância os seguintes ajustes: de claro-escuro, de perto-longe e da linha visual. Essas funções são reguladas por meio do **reflexo pupilar**, bem como pelos **sistemas de acomodação e de convergência**.

Reflexo Pupilar

O reflexo pupilar (resposta da pupila à luz) leva a estreitamento da pupila (**miose**) em ambos os olhos, mesmo quando há exposição à luz apenas em um dos olhos (➤ Fig. 13.15):

- O componente aferente do reflexo consiste nos axônios das células ganglionares da retina, que se ramificam antes de chegar ao CGL a partir do trato óptico e seguem, através da raiz medial, para a área pré-tectal do mesencéfalo. Nesta área eles estabelecem sinapses com os neurônios pré-tectais que se projetam tanto homo quanto – através da comissura posterior – contralateralmente, em geral, associados ao núcleo acessório eferente visceral do nervo oculomotor (por isso o estreitamento das pupilas de ambos os olhos com exposição à luz apenas em um dos olhos: **reação consensual à luz**).

- Os neurônios pré-ganglionares ali localizados enviam, por meio do ramo reflexo eferente parassimpático, via nervo nervooculomotor [III] correspondente, para o gânglio ciliar no interior da órbita, em que ocorre a última sinapse. As fibras pós-ganglionares seguem, finalmente, pelos nervos ciliares curtos, para o músculo esfíncter da pupila.

Na escuridão ocorre dilatação da pupila (**midríase**). Esta, em contraste com a miose, é conduzida pelo sistema simpático:

- Neste caso, o ramo de reflexo aferente também é constituído por axônios retino-pré-tectais. A partir da área pré-tectal, segue, no entanto, outra conexão dos neurônios correspondentes através da substância cinzenta central até o centro ciliospinal no núcleo intermediolateral, da zona intermédia, no corno lateral da medula espinal na altura de C8-T3.

- Aqui está o ramo reflexo simpático eferente. As fibras pré-ganglionares passam do centro ciliospinal através de ramos comunicantes para o gânglio cervical superior. Após o estabelecimento de sinapses, as fibras pós-ganglionares seguem, então, pela via de condução periarterial e, finalmente, através do plexo carótico interno até o interior do crânio. A maior parte das fibras segue inicialmente em conjunto com o nervo oftálmico através da fissura orbital superior para o interior da órbita, em seguida, segue sem sinapses através do gânglio ciliar e chega, finalmente, através dos nervos ciliares curtos, ao músculo dilatador da pupila.

Clínica

Em uma lesão da retina ou do nervo óptico, o componente aferente do reflexo pupilar é interrompido. Ocorre, então, não apenas a cegueira, mas também a **rigidez pupilar reflexa**.

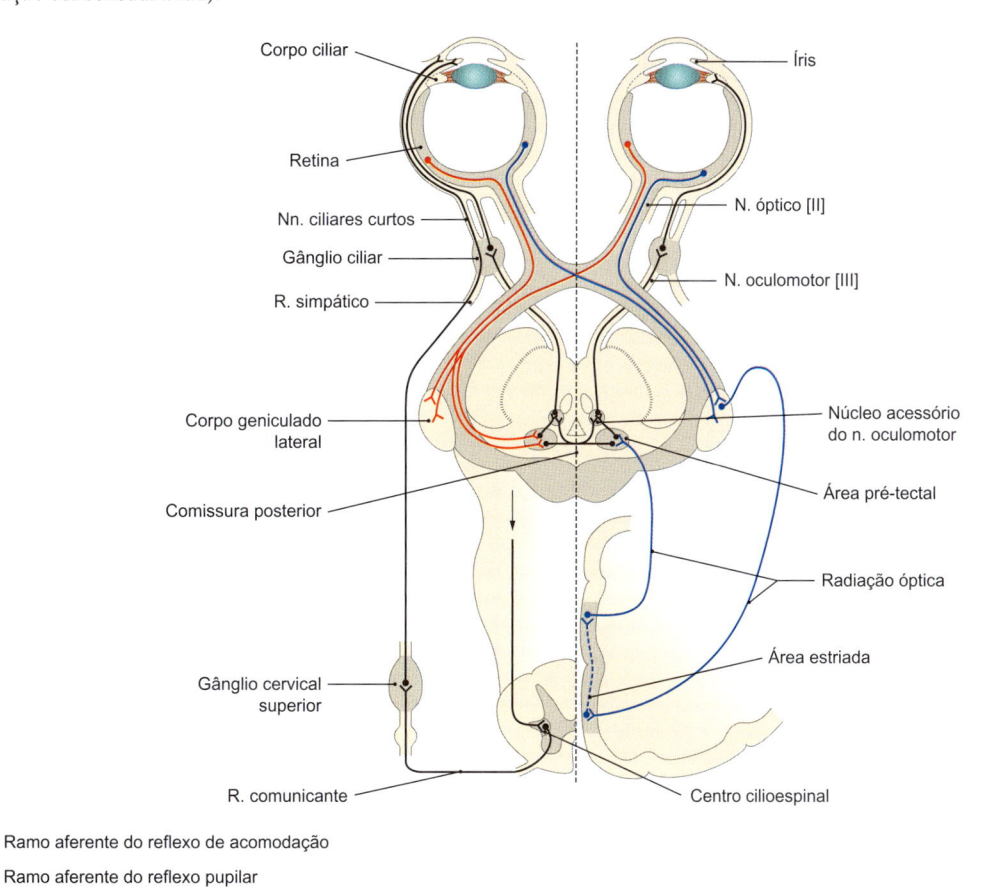

Corpo ciliar
Íris
Retina
N. óptico [II]
Nn. ciliares curtos
Gânglio ciliar
N. oculomotor [III]
R. simpático
Corpo geniculado lateral
Núcleo acessório do n. oculomotor
Comissura posterior
Área pré-tectal
Radiação óptica
Área estriada
Gânglio cervical superior
R. comunicante
Centro ciliospinal

■ Ramo aferente do reflexo de acomodação
■ Ramo aferente do reflexo pupilar
■ Ramo eferente do reflexo pupilar e de acomodação

Figura 13.15 Reflexo pupilar (à esquerda) e de acomodação (à direita). [L126]

amaurótica. Isso significa que a reação à luz direta no olho afetado é perdida. Na iluminação do olho saudável, no entanto, a reação à luz consensual, indireta, no olho afetado é resgatável, pois o componente eferente do reflexo está intacto. Na lesão do componente eferente do reflexo, por exemplo, no caso de uma lesão do nervo oculomotor [III], a reação à luz tanto direta quanto indireta no olho afetado está ausente. Isso caracteriza a **rigidez pupilar absoluta**.

No caso de lesão no mesencéfalo, pode ocorrer perda da reação à luz em ambos os olhos, pela interrupção bilateral das conexões entre a área pré-tectal e o núcleo do nervo oculomotor. Essa condição é conhecida como **rigidez pupilar**

Reflexo de Acomodação e Reflexo de Convergência

Para que os olhos se ajustem a um objeto próximo, é necessário aumentar o poder de refração da lente por meio da **acomodação** e direcionar para o centro a linha do olhar por meio da **reação de convergência,** aumentando, ainda, a profundidade de foco por meio do estreitamento da pupila pela **miose** (➤ Fig. 13.15):

- O componente aferente do reflexo, de cada lado, corresponde à via visual completa até o córtex visual e, portanto, contém as informações de ambos os olhos.
- Os neurônios do córtex visual se projetam no componente eferente do reflexo, por meio do braço dos colículos superiores até a área pré-tectal, e são conectados como no reflexo fotomotor (cruzados ou não). Aumento da força de refração da lente é, neste caso, obtido por meio da contração do músculo ciliar, inervado pelas fibras eferentes viscerais gerais do nervo oculomotor [III]; a miose é obtida por meio da contração do músculo esfíncter da pupila, inervado pelas mesmas fibras.

A reação de convergência também é mediada pelo nervo oculomotor [III]; no entanto, por meio de suas fibras eferentes somáticas gerais para os músculos do bulbo do olho. Para isso, os neurônios do núcleo do nervo oculomotor, provenientes da área pré-tectal, cujos axônios chegam ao músculo reto medial através do nervo oculomotor, precisam ser excitados para mover o respectivo bulbo do olho para o centro da visão. Ao mesmo tempo, obtém-se o relaxamento do músculo reto lateral a partir da área pré-tectal através do fascículo longitudinal medial e suas conexões com o núcleo do nervo abducente.

13.3.3 Controle da Função Oculomotora

Para a correta realização do movimento rápido dos olhos (sacádico) e dos movimentos lentos de acompanhamento do olho, bem como da fixação em objetos, enquanto a cabeça e o corpo estão em movimento, o ajuste coordenado de núcleos musculares individuais no tronco encefálico é essencial. Impulsos correspondentes de diferentes nervos e estruturas musculares – tais como da retina, dos proprioceptores dos músculos extrínsecos do bulbo do olho, do aparelho vestibular, do córtex cerebral e do cerebelo – seguem, inicialmente, para os **centros supranucleares**, onde ocorre pré-integração desses impulsos. Esses centros enviam, subsequentemente, sinais específicos para os núcleos musculares oculares apropriados. Entre os centros supranucleares, devemos considerar:

- **Colículos superiores:** trata-se de um centro de reflexo oculomotor no mesencéfalo, que ajuda o olho a detectar e acompanhar objetos em movimento. Apresentam uma área sensorial superficial aonde chegam fibras da retina, do córtex visual e do campo ocular frontal. Além disso, há uma área profunda que recebe diferentes impulsos aferentes de múltiplas regiões do cérebro (aferentes somáticas, auditivas, motoras) e, portanto, funciona como um centro de integração multimodal. Neurônios da área superficial projetam sinais eferentes para o corpo geniculado lateral e, através do pulvinar do tálamo, para o córtex visual secundário. Os neurônios da área profunda projetam sinais eferentes para o tronco encefálico e para a medula espinal.
- **Área pré-tectal:** funcionalmente, a área pré-tectal é importante para o reflexo pupilar, o reflexo de acomodação e para os movimentos de convergência (➤ Item 13.3.2). Essa região do mesencéfalo está localizada rostralmente aos colículos superiores e contém aferentes da retina, CGL e colículos superiores. Projeções eferentes seguem as projeções aferentes ou se conectam com outros centros supranucleares, assim como núcleos dos músculos oculares, por exemplo, o núcleo acessório do nervo oculomotor.
- **Núcleo dorsal do nervo oculomotor (nervo intersticial de Cajal):** esta região nuclear mesencefálica está localizada lateralmente ao polo rostral do núcleo do nervo oculomotor e participa especialmente na evocação dos movimentos verticais do olhar e da cabeça. O componente eferente está associado à área pré-tectal, mas também a outros centros supranucleares. Os componentes eferentes passam através da comissura posterior, principalmente para o núcleo contralateral do nervo oculomotor, bem como para o núcleo do nervo troclear.
- **Núcleo intersticial rostral do fascículo longitudinal medial (RiMLF):** este núcleo também está localizado no mesencéfalo e coordena movimentos oculares verticais principalmente para baixo. Ele se encontra rostralmente ao núcleo dorsal do nervo oculomotor e dorsomedial ao núcleo rubro. Ele recebe aferências do PPRF (ver adiante) e dos colículos superiores. As projeções eferentes seguem para os núcleos oculomotor e troclear, do mesmo lado.
- **Formação reticular pontina paramediana (PPRF):** esta parte da formação reticular faz parte dos grupos celulares da zona medial na ponte, recebe sinais aferentes corticais contralaterais e projeta sinais eferentes no núcleo abducente, do mesmo lado. Funcionalmente, a PPRF é, por conseguinte, importante para os movimentos oculares horizontais.
- **Complexo nuclear vestibular e fascículo longitudinal medial (FLM):** por meio da combinação dessas estruturas, ocorre o reflexo vestibulo-ocular (➤ Item 13.5). Desempenham um papel decisivo as projeções eferentes dos núcleos vestibulares para os núcleos dos músculos extrínsecos do bulbo do olho, através do FLM
- **Núcleo prepósito do nervo hipoglosso:** este núcleo está localizado no bulbo, rostralmente ao núcleo do nervo hipoglosso, e tem grande importância no planejamento e na execução dos movimentos oculares. Além disso, presume-se que ele integre sinais de movimento para manter a posição do olho. Sinais aferentes permitem que o núcleo prepósito mantenha o centro do olhar frontal de ambos os lados, a partir do núcleo dorsal do nervo oculomotor, do RiMLF e da área pré-tectal. Projeções eferentes seguem para todos os núcleos dos músculos extrínsecos do bulbo do olho, tanto homo quanto heterolateral.

Clínica

Clinicamente, são distinguidas as paralisias dos olhares horizontal e vertical. Ambos os tipos são, em geral, induzidos por uma lesão dos centros de integração e de coordenação oculomotoras centrais relacionadas.

A **paralisia do olhar horizontal** ocorre por uma lesão supranuclear ou nuclear do PPRF. A lesão supranuclear pode afetar áreas corticais, assim como o campo ocular frontal ou estruturas subcorticais como a cápsula interna. Como as vias descendentes associadas cruzam no trajeto para a ponte, a lesão supranuclear acometerá mais levemente o PPRF heterolateral e mais fortemente o PPRF homolateral. Com isso, "o paciente olha para a sua lesão". Na lesão unilateral, o PPRF na altura da ponte, predomina. Em contraste, na lesão heterolateral do PPRF, "o paciente olha para longe da sua lesão".

A **paralisia do olhar vertical** ocorre por uma lesão do tegmento mesencefálico e, especificamente, do núcleo dorsal do nervo oculomotor, da comissura posterior, ou do núcleo intersticial rostral do FLM (RiFLM). Em uma lesão das duas primeiras estruturas, ocorre paralisia contralateral do olhar para cima, uma vez que as fibras para os núcleos dos músculos extrínsecos do bulbo do olho correspondentes cruzam. Em contrapartida, uma lesão do RiFLM leva à paralisia do olhar para baixo, do mesmo lado, porque as fibras para os núcleos dos músculos extrínsecos do bulbo do olho correspondentes não cruzam.

Os "núcleos dos músculos extrínsecos do bulbo do olho" no tronco encefálico também devem se conectar um ao outro, de forma consistente, de modo que os movimentos comandados por esses músculos individualmente sejamcoordenados. Para isso, atuam os neurônios internucleares já mencionados no ➤ Item 12.6, que no interior de determinados núcleos oculomotores são encontrados agrupados, como no núcleo do nervo oculomotor e no núcleo do nervo abducente. Esses dois núcleos são ligados entre si por meio de uma conexão de fibra recíproca, que segue no **fascículo longitudinal medial**. Essa via internuclear é responsável pela coordenação do músculo reto lateral (inervado pelo nervo abducente) e do músculo reto medial (inervado pelo nervo oculomotor) nos movimentos oculares horizontais conjugados (contração do músculo reto lateral homolateral e músculo reto medial heterolateral no olhar homolateral). Na realização da reação de convergência, essa conexão é, no entanto, inibida no FLM, de modo que ambos os bulbos dos olhos possam ser dirigidos medialmente por meio de uma contração simultânea de ambos os músculos retos mediais.

Clínica

Uma lesão inflamatória no tronco encefálico na esclerose múltipla pode, dependendo da extensão, afetar um ou ambos os lados do fascículo longitudinal medial. Isso é expresso como **oftalmoplegia internuclear** (OIN). Neste caso, quando se olha para o lado oposto ao da lesão, o olho do lado afetado não pode ser aduzido, e são formadas imagens duplas. É clinicamente importante que a reação de convergência seja mantida e, quando se olha para a frente, não é observada qualquer má posição do bulbo do olho. A inervação periférica do músculo reto medial pelo nervo oculomotor [III] se mantém, especificamente, totalmente intacta, somente a coordenação da contração simultânea deste músculo associada à contração do músculo reto lateral do lado oposto é perdida.

13.4 Sistema Auditivo

Anja Böckers

Competências

Após a leitura deste capítulo, você deverá ser capaz de:
- Descrever o sistema de função auditiva (via direta/indireta) com base na cadeia neuronal apresentada na ➤ Figura 13.17
- Definir pelo menos três funções importantes da via auditiva (p. ex., percepção consciente de estímulos auditivos, audição direcionada, conexões do reflexo auditivo)
- Descrever as funções do córtex auditivo secundário para a formação e entendimento da linguagem com base em lesões específicas

---

Caso Clínico

Lesão do Corpo Trapezoide

História

Uma paciente de 45 anos de idade relatou ao seu otorrinolaringologista que vem apresentando dificuldade de conversar em espaços com muitas pessoas; além disso tinha notado que, muitas vezes, não podia distinguir qual dentre os aparelhos de telefone de seu escritório estava tocando de fato. Ela também tinha problemas para distinguir a direção de objetos em movimento em meio do ruído: então ela não podia dizer, de pé em uma pista, sem olhar, em que direção o trem se dirigia na estação. Quando questionada, ela relatou que sofria, havia 10 anos, de cefaleia e zumbido do lado direito.

Exame Inicial

O exame neurológico não mostrou qualquer evidência clínica.

Outros Exames Diagnósticos

Os sintomas descritos pela paciente são objetivados com um teste especial, no qual a diferença do tempo de trânsito do sinal é medida em ambas as orelhas. Além disso, observou-se leve perda assimétrica da audição na faixa de baixa frequência (500 Hz). O exame de diagnóstico por ressonância magnética (RM) mostrou, por fim, uma lesão pontina entre o tegumento e a parte ventral da ponte, que pode ser mais provavelmente explicada por uma malformação vascular e anatomicamente coincidindo com a área do corpo trapezoide.

Patogênese

A lesão do corpo trapezoide compromete os componentes aferentes para o complexo olivar superior do lado oposto, e com isso, prejudicando a troca de impulso binaural, que é essencial para a audição direcionada.

13.4.1 Visão Geral

O sistema auditivo é dividido em três componentes: de transdução do som, de condução dos sinais e de processamento da informação sonora. O som é primeiramente recebido pela orelha externa através do deslocamento do ar, e, então, a onda sonora é conduzida através do tímpano, amplificada pelos movimentos da cadeia ossicular e, finalmente, transmitida para a orelha interna. A porção central do sistema auditivo começa com as células sensoriais receptoras de estímulo que compõem o órgão **espiral (órgão de Corti)** na orelha interna e alcança, por meio de uma cadeia de neurônio, composta de pelo menos cinco elementos, o córtex auditivo primário no lobo temporal do telencéfalo. O processamento do som e a sua interpretação, percebidos no córtex conscientemente como fala ou melodia, ocorrem nas áreas corticais secundárias adjacentes. A percepção de estímulos auditivos do ambiente é uma importante função sensorial que assegura a sobrevivência, uma vez que desempenha função de proteção. Além disso, o sistema auditivo é importante para a mediação de informações e de emoções. A estreita ligação entre a audição e a linguagem é evidenciada, principalmente, na infância, quando o desenvolvimento da linguagem sofre algum retardo ou até se torna impossível em virtude de uma lesão do sistema auditivo. O estímulo acústico é representado pela progressão de ondas acústicas, que são caracterizadas por sua frequência (medida em hertz [Hz]) e sua amplitude (medida em decibéis [dB]). O ouvido saudável pode perceber frequências entre os 18 Hz e 18 kHz, uma faixa que correponde à linguagem , situada entre 250 Hz e 4.000 Hz, e uma intensidade de 40 a 80 dB. As "intensidades de ruído" acima de 140 dB podem provocar lesões permanentes da orelha interna e até mesmo levar à surdez.

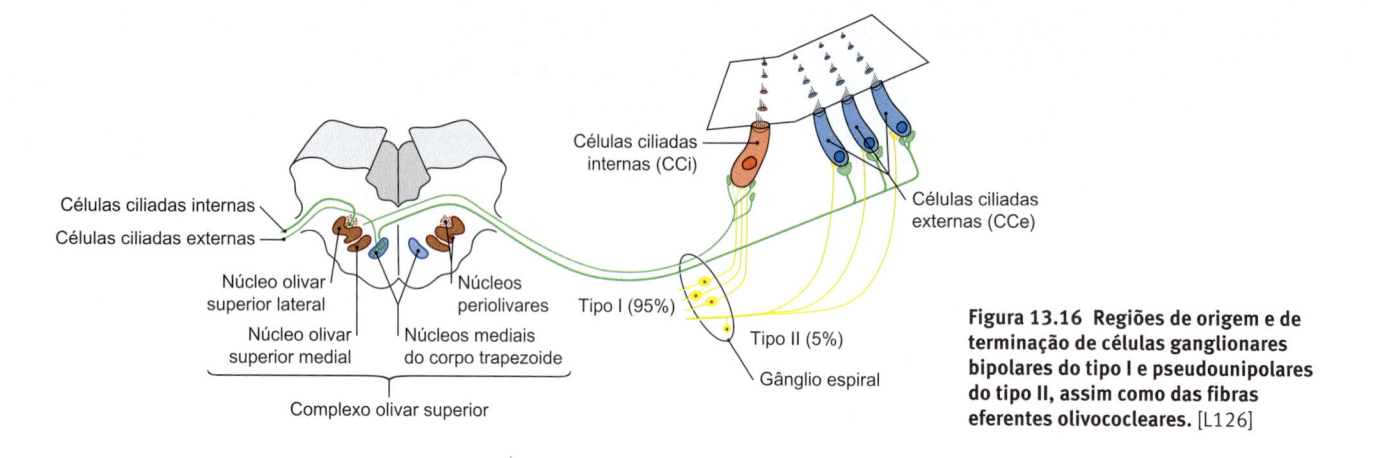

Células ciliadas internas (CCi)

Células ciliadas internas

Células ciliadas externas

Núcleo olivar superior lateral

Núcleo olivar superior medial

Núcleos periolivares

Núcleos mediais do corpo trapezoide

Complexo olivar superior

Células ciliadas externas (CCe)

Tipo I (95%)

Tipo II (5%)

Gânglio espiral

Figura 13.16 Regiões de origem e de terminação de células ganglionares bipolares do tipo I e pseudounipolares do tipo II, assim como das fibras eferentes olivococleares. [L126]

13.4.2 Componente Periférico

No órgão espiral (de Corti), estão localizadas as células sensoriais cocleares, dispostas em uma linha de células ciliadas internas e em três linhas de células ciliadas externas. Essas células ciliadas são células epiteliais especializadas, e não células nervosas; portanto, são conhecidas como células sensoriais secundárias. As células ciliadas expõem na membrana celular apical cerca de 50 a 120 estereocílios organizados por tamanho, que são ligados entre si por filamentos de proteínas (ligações apicais, ou *tip links*) e, por isso, sempre reagem em conjunto. O estímulo mais adequado para despolarização e liberação do transmissor das células sensoriais é o desvio dos estereocílios na direção do estereocílio mais longo pelo contato com a membrana tectória no órgão espiral. Então, 10 a 20 células ciliadas internas conduzem os seus impulsos em conjunto com uma célula ganglionar bipolar no **gânglio espiral**, que está localizado no modíolo da cóclea óssea e em cuja base é formado o nervo coclear ou a **parte coclear do nervo vestibulococlear [VIII]** (➤ Fig. 13.16).

As células ciliadas externas recebem conexões de fibras aferentes primeiramente das células pseudounipolares ganglionares tipo II. No entanto, estas fibras representam no total apenas 5% de todas as células ganglionares do gânglio espiral, e seus axônios dirigidos centralmente não compõem, em grande parte, o nervo coclear, mas assumem funções de coordenações cocleares intrínsecas (➤ Fig. 13.16).

É importante observar que a parte coclear, ao contrário do entendimento básico geral de um órgão receptor de estímulo, contém não apenas fibras aferentes, mas também fibras eferentes, que fazem sinapses com as células ciliadas internas e com as bases celulares de células ciliadas externas (➤ Item 12.5.11, nervo vestibulococlear [VIII]). Essas fibras eferentes se origam no complexo olivar superior e são denominadas **ramo olivococlear**. Após deixar o tronco encefálico, essas fibras seguem inicialmente para o nervo vestibular para, então, no canal auditivo interno, passar para o nervo coclear (**anastomose de Oort**). Assim, as fibras que terminam nas células ciliadas internas provêm da porção ipsilateral do complexo olivar superior lateral. Em contrapartida, as células ciliadas externas têm a sua origem no complexo olivar superior medial, localizadas contralateralmente.

Cada tipo de som produz uma pressão sonora, que primeiramente desvia a perilinfa em um movimento de onda e, finalmente, também o órgão espiral (de Corti), constituído de células sensoriais, na membrana basilar, produzindomovimentos vibratórios.

Em geral, a membrana basilar na base da cóclea é mais estreita (0,1 mm), mais firme e mais elástica que aquelas na cúpula da cóclea (0,5 mm), de modo que, dependendo da frequência sonora, diferentes porções da membrana basilar entram em vibração: porções próximas da base são ativadas por altas frequências (16.000 Hz) e porções próximas da extremidade são ativadas por ondas de baixas frequências (20 Hz). Isso resulta em uma liberação de impulso tonotópico, que é representado pelas células ganglionares e segue o mesmo padrão tonotópico em toda a via auditiva, assim como no córtex auditivo primário. No caso do som de baixa intensidade, no entanto, as vibrações da membrana basilar não são suficientes para produzir despolarização, de modo que elas devem ser reforçadas mecanicamente apenas por um processamento coclear das células ciliadas externas para excitar as células ciliadas internas.

Clínica

Na prática otorrinolaringológica, são diferenciados alguns tipos de deficiência auditiva. Em um **distúrbio da condução do som**, a transmissão do som na orelha externa ou na orelha média é comprometida. Com isso, a condução do som por meio do movimento do ar é afetada, enquanto a condução óssea do som continua intacta. A condução aérea ou óssea é avaliada pelo teste de diapasão descrito por Rinne e Weber. Se, no entanto, ocorrer lesão na orelha interna, diz-se que houve **distúrbio da percepção do som**. Estritamente falando, essa deficiência auditiva pode, no entanto, ser sensorial (orelha interna especificamente) ou neuronal – portanto, retrococlear. No exame funcional da orelha interna e no processamento de impulso central, já podem ser registrados antes do desenvolvimento da fala, ainda na infância, o **"potencial evocado auditivo do tronco encefálico"** (PEATE). Para isso, são analisados os potenciais evocados auditivos (PEA) de acordo com a estimulação auditiva padrão da orelha interna por meio de eletrodos superficiais no couro cabeludo e avaliadas, dentre outros parâmetros, a latência e a amplitude.

13.4.3 Componente Central

Os corpos celulares do primeiro neurônio da via auditiva central estão localizados no **gânglio espiral,** no modíolo da cóclea (➤ Fig. 13.17, ➤ Tabela 13.4). O axônio segue centralmente no **nervo vestibulococlear** através do canal auditivo interno e chega ao tronco encefálico no ângulo pontocerebelar junto com o nervo facial [VII]. Ali estão localizados, no recesso lateral do IV ventrículo, os núcleos cocleares aferentes somáticos especiais, que são subdivididos em um grupo anterior e um grupo posterior e, assim, constituem o segundo neurônio da via auditiva. Cada núcleo coclear mostra tonotopia com disposição de frequência crescente de baixo para cima em orientação anteroposterior.

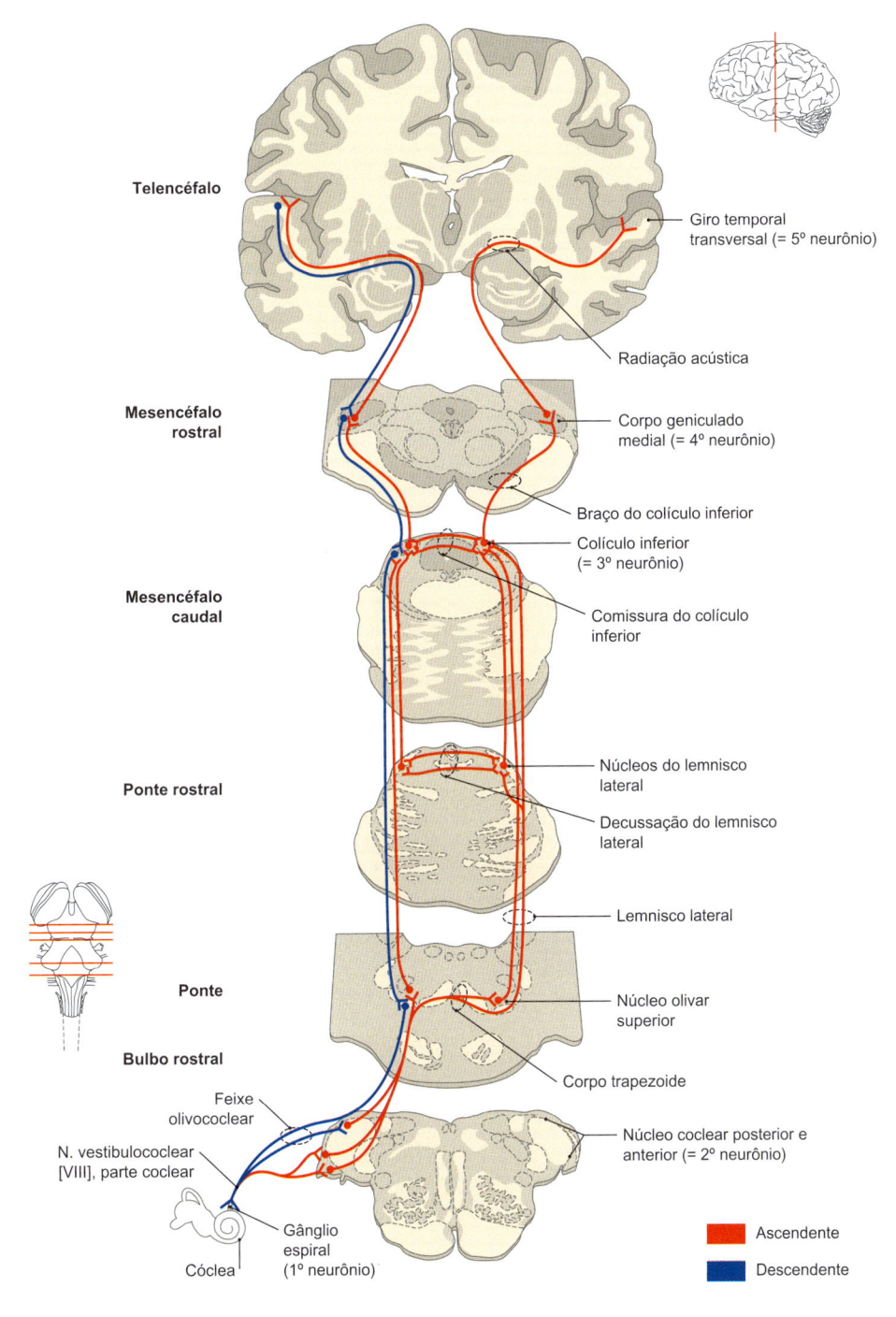

Telencéfalo

Giro temporal
transversal (= 5º neurônio)

Radiação acústica

Mesencéfalo
rostral

Corpo geniculado
medial (= 4º neurônio)

Braço do colículo inferior

Colículo inferior
(= 3º neurônio)

Mesencéfalo
caudal

Comissura do colículo
inferior

Núcleos do lemnisco
lateral

Ponte rostral

Decussação do lemnisco
lateral

Lemnisco lateral

Ponte

Núcleo olivar
superior

Bulbo rostral

Feixe
olivococlear

Corpo trapezoide

N. vestibulococlear
[VIII], parte coclear

Núcleo coclear posterior e
anterior (= 2º neurônio)

Gânglio
espiral
(1º neurônio)

Cóclea

Ascendente

Descendente

**Figura 13.17 Estações neuronais
importantes e cruzamentos das vias
auditivas centrais** (esquema). [L127]

O **núcleo coclear anterior** envia os impulsos que recebe quase inalterados ao complexo olivar superior ipsilateral e contralateral. As fibras que cruzam formam, assim, um feixe denso de fibras, o **corpo trapezoide**, no qual, em determinados núcleos (como os **núcleos do corpo trapezoide**), podem ocorrer mais uma sinapse. Os axônios do **núcleo coclear posterior**, em contrapartida, cruzam

Tabela 13. 4 Sistema auditivo.

Cadeia de neurônios	Grupo de neurônios
Primeiro neurônio	Células ganglionares tipo I no gânglio espiral
Segundo neurônio	Núcleos cocleares anterior e posterior na transição entre a ponte e o bulbo no recesso lateral do IV ventrículo.
(Via auditiva indireta)	(Núcleos olivares superiores, se necessário através do núcleo do corpo trapezoide)
Terceiro neurônio	Núcleo central do colículo inferior no teto mesencefálico
Quarto neurônio	Corpo geniculado medial do metatálamo
Quinto neurônio	Giro temporal transversal (de Herschl), área 41 de Brodmann no lobo temporal

completamente para o outro lado e alcançam diretamente, sem sinapses (**via auditiva direta**), **os colículos inferiores, no teto do mesencéfalo,** através do **lemnisco lateral**. Já na altura do tronco encefálico, ou no **complexo olivar superior**, convergem informações a partir de ambas as orelhas internas, o que cria a base anatômica para a audição direcionada. O complexo olivar superior é o ponto de conexão final da **via auditiva indireta** e consiste nos **núcleos olivares superiores** e nos **núcleos periolivares**. O complexo nuclear situa-se anteriormente ao núcleo do nervo abducente [VI] no joelho interno do nervo facial e consiste em uma porção lateral e em uma porção média: a porção lateral emite os seguintes componentes eferentes:
- Para os colículos inferiores
- Para reflexos auditivos, também para os músculos da orelha média, para o músculo estapédio e para o músculo tensor do tímpano
- O feixe olivococlear, anteriormente descrito, de volta para as células ciliadas da cóclea.

A audição direcionada se baseia, dentre outros, na determinação da diferença da duração binaural na porção medial ou da diferença do nível binaural na porção lateral do complexo. As fibras cruzadas chegam ao **lemnisco lateral**, que, através da **decussação do lemnisco lateral (de Probst)**, possibilita outra troca de fibras entre as metades do corpo, no tronco encefálico, e chegam ao **núcleo central**, o terceiro neurônio (via auditiva direta) ou o quarto/quinto neurônio (via auditiva indireta) do colículo inferior. Os **colículos inferiores** são divididos tonotopicamente de lateral para medial de acordo com a ordem crescente de frequência. Eles são conectados através da comissura dos colículos inferiores, de modo que os estímulos percebidos binauralmente possam ser intercambiados. Os colículos inferiores também são conhecidos como centro de reflexo auditivo, no qual as reações do corpo, provocadas pelo ruído, são interligadas, por exemplo, à retração a partir de um golpe. Através do **braço dos colículos inferiores** passam os componentes eferentes desse terceiro neurônio para o **copo geniculado medial** (CGM) do metatálamo, no diencéfalo (> Fig. 13.17). O quarto (quinto/sexto) neurônio está localizado no **núcleo dorsal** do CGM e mostra novamente uma tonotopia com frequências ascendentes de lateral para medial, análogas às do colículo inferior. Os axônios desse grupo nuclear finalmente alcançam, através da **radiação acústica** na parte posterior da cápsula interna, os córtices auditivos primários, os **giros temporais transversais (de Heschl)** (> Fig. 13.17). Essa área cortical (área 41 de Brodmann) inclui, nas camadas corticais III e IV, o quinto (sexto/sétimo) neurônio da via auditiva e leva novamente à divisão tonotópica anterior de lateral para medial. Aqui ocorre o aumento da consciência dos sons, tons e dos padrões acústicos simples. Palavras isoladas, falas ou melodias são processadas apenas no córtex auditivo secundário adjacente. No córtex auditivo secundário, estão incluídas as áreas 42 e 22 de Brodmann e a **área sensorial da fala (de Wernicke)**. Esta área está localizada no hemisfério dominante, ao passo que a região análoga no hemisfério não dominante é responsável pelo processamento não racional e interpretação da linguagem. A audição e a fala são, então, intimamente ligadas: através das **fibras arqueadas** (sinônimo: fascículo arqueado) seguem vias eferentes da área sensorial da fala (Wernick) para a área do processamento **motor da fala (área de Broca).**
Outras conexões estreitas para os centros funcionais telencefálicos, por exemplo, para o córtex visual, seguem através do **giro angular** – na extremidade parietal do sulco temporal superior – e formam a base neuronal da leitura. Além da via auditiva descrita, no sentido estrito, também se deve observar que as **vias corticais descendentes** conectam todas as estações da via auditiva entre si.

Portanto, há fibras, que seguem especialmente da lâmina V do córtex auditivo primário até, preferencialmente, o colículo inferior ipsilateral. Acredita-se que essas fibras corticofugais – desencadeadas por processos de aprendizagem acústicos – induzem uma reorganização de estruturas subcorticais, que levam a um processamento seletivo dos estímulos acústicos significativos para o comportamento. Portanto, ruídos não relevantes podem ser "ocultados" e ruídos importantes podem ser percebidos claramente.

Clínica

Um comprometimento da área de Wernicke do hemisfério dominante constitui a chamada **afasia sensorial** e é acompanhada de dano na compreensão da fala, que passa a não ser entendida. Contudo, a produção da fala é fluente, e a pronúncia, normal. As palavras e as frases são, no entanto, frequentemente alteradas e tornam-se sem sentido (parafasias) ou até mesmo inventadas (neologismos), enquanto a melodia e a entonação são preservadas. Os pacientes quase não podem se fazer entender, o seu distúrbio geralmente não é consciente, e, portanto, dá ao observador a falsa impressão de um quadro de confusão geral.
Na **afasia motora**, devido a uma falha na área de Broca, a formação da fala e a articulação são comprometidas, sendo preservada a compreensão da fala. Um comprometimento do giro angular do hemisfério dominante significa para a pessoa acometida que ela não pode identificar com palavras as estruturas percebidas visualmente. Isso se aplica aos objetos observados, mas, de forma abstrata, naturalmente também na escrita observada, que já não pode ser lida corretamente. Este último fato descreve um distúrbio da leitura (**alexia**) e, consequentemente, também da escrita (**agrafia**).

13.5 Sistema Vestibular
Anja Böckers

Competências

Após a leitura deste capítulo, você deverá ser capaz de:
- Descrever as conexões das fibras aferentes e eferentes dos núcleos vestibulares
- Explicar como a conexão central do sistema vestibular age no controle do equilíbrio e na estabilização do olhar

Caso Clínico

Lesão Periférica do Sistema Vestibular

Um paciente de 45 anos de idade se apresenta na clínica com quadro de vertigem e percepção de imagens duplas verticais. Ele relata que não pode mais ouvir do lado esquerdo. Quando questionado, ele negou que tenha tido anteriormente alguma doença ocular, auditiva ou cerebral.

Exame Inicial

No exame, são observados, além de nistagmo horizontal de início espontâneo (em geral, um movimento ocular involuntário de duas fases) para a direita, também estrabismo do olho esquerdo direcionado para baixo e inclinação da cabeça para a esquerda. Esses sintomas são clinicamente considerados uma "reação de inclinação ocular".

Outros Exames Diagnósticos

Um teste calórico do sistema vestibular esquerdo não mostra qualquer resposta a estímulos. Na RM, nenhuma lesão central pode ser identificada.

Diagnóstico

Os achados (nistagmo para o lado saudável e estrabismo, e inclinação da cabeça para o lado da lesão) indicam lesão periférica aguda do sistema vestibular, já que ela pode ocorrer em uma lesão no trajeto periférico do nervo vestibular ou devido a uma disfunção otolítica do sistema vestibular.

Tratamento e Evolução

O paciente é tratado com esteroides intravenosos. Os sintomas da "reação de inclinação ocular" são quase completamente reversíveis dentro de 6 meses por mecanismos de compensação central.

13.5.1 Visão Geral

O sistema vestibular é responsável, especialmente, por manter o equilíbrio do corpo diante das mudanças de posicionamento ou durante os movimentos corporais. As alterações de posição e os movimentos são percebidos pelo sistema vestibular na orelha interna, os impulsos retransmitidos são funcionalmente associados aos impulsos proprioceptivos, conduzidos pelo órgão tendinoso de Golgi e pelos fusos musculares através da medula espinal, mas também do sistema visual, para garantir estabilização do olhar. Os núcleos vestibulares no bulbo formam um centro de integração fundamental, que possibilita um ajuste rápido nas mudanças de posição ou nos movimentos do corpo. Esse ajuste ocorre inconscientemente, isto é, sem conexão cortical direta. Para prover a participação da consciência da impressão sensorial, assim como ocorre em outros sistemas sensoriais, é necessária outra conexão através do tálamo para o córtex. No entanto, em relação ao sistema vestibular, nenhuma área cortical primária pode ser claramente identificada. Pelo contrário, são discutidas até 10 áreas diferentes envolvidas no processamento do impulso, entre elas, o sulco intraparietal, o córtex parietoinsular, o córtex somestésico e o hipocampo.

13.5.2 Componente Periférico

As células sensoriais do sistema vestibular estão localizadas na membrana do labirinto da orelha interna, na **mácula dos sáculos**, na mácula dos utrículos e nas **cristas ampulares** dos canais semicirculares. Aqui, as células sensoriais maculares percebem as acelerações lineares e as células sensoriais ampulares percebem as acelerações rotacionais, que são registradas por meio do fluxo da endolinfa no sistema vestibular. As células sensoriais são células ciliadas que se assemelham estruturalmente às células ciliadas do órgão espiral (de Corti) na cóclea. Elas correspondem a células epiteliais modificadas e são denominadas **células sensoriais secundárias**. Um movimento dos estereocílios apicais pelos deslocamentos da endolinfa em direção ao quinocílio marginal da célula sensorial leva à hiperpolarização, e um movimento da endolinfa desviando na direção oposta ao quinocílio marginal leva à despolarização. As células ciliadas vestibulares são inervadas por células ganglionares bipolares do **gânglio vestibular**, cujo axônio segue em direção ao SNC, através do **nervo vestibular**, um componente do nervo vestibulococlear [VIII] que se dirige para o ângulo pontocerebelar

13.5.3 Componente Central

Visão Geral

O nervo vestibular conduz as suas fibras aferentes para os núcleos vestibulares (➤ Fig. 13.18, ➤ Tabela 13.5). Uma pequena parte das fibras oriundas do sistema vestibular, no entanto, chega diretamente, através do pedúnculo cerebelar inferior (corpo justarresti-

Tabela 13.5 Sistema vestibular.

Cadeia de neurônios	Grupo de neurônios
Primeiro neurônio	Células ganglionares no gânglio vestibular
Segundo neurônio	Núcleos vestibulares superior, lateral, inferior e medial na transição entre a ponte e o bulbo
Terceiro neurônio	Tálamo (núcleo posterior ventrolateral)
Quarto neurônio	Córtex: sulco intraparietal, área parietoinsular, giro pós-central, área 7 de Brodmann e hipocampo

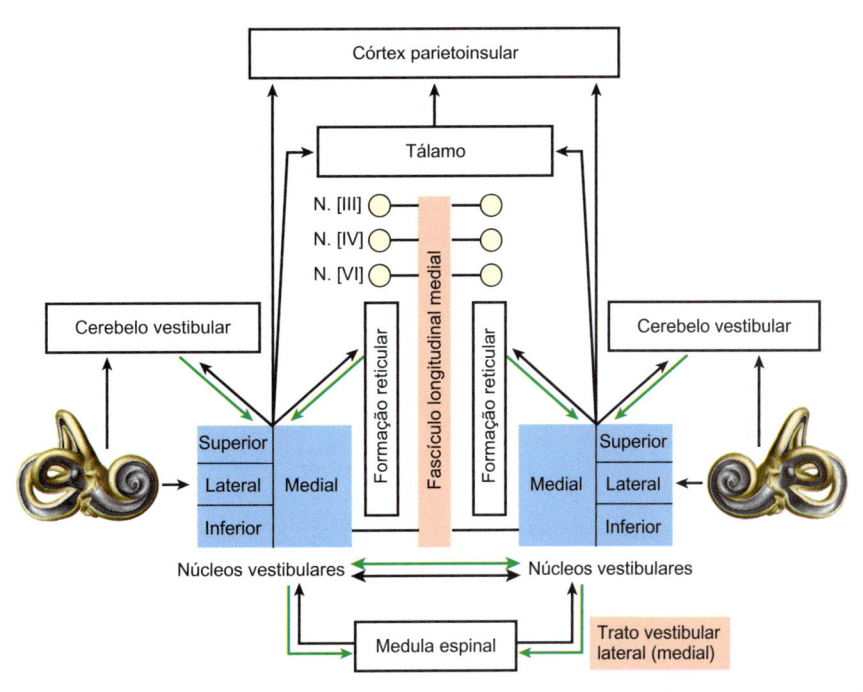

Figura 13.18 Importantes vias aferentes e eferentes dos núcleos vestibulares, que agem como núcleos de integração (esquema). [L126]

forme), ao cerebelo vestibular ou ao lóbulo floculonodular (trato cerebelar sensorial direto). O nervo vestibular conduz, no seu segmento inicial, fibras eferentes do sistema auditivo (feixes olivococleares). Essas fibras, no entanto, não têm – como se sabe até agora – qualquer significado funcional para o sistema vestibular. Os núcleos vestibulares, por fim, são importantes núcleos de integração de impulsos proprioceptivos, visuais e vestibulares. Quatro núcleos vestibulares principais são distinguidos, os núcleos vestibulares superiores (de Bechterew), laterais (de Deiters), inferiores (de Roller) e inferiores, parte magnocelular (de Schwalbe). A sua posição é projetada no bulbo e na parte caudal da ponte, anteriormente ao pedúnculo cerebelar inferior ou superior. Todos os quatro núcleos recebem conexões aferentes do sistema vestibular. Nos núcleos vestibulares, no entanto, também convergem outras vias aferentes, especialmente dos núcleos do fastígio oriundos do cerebelo vestibular, projeções bilaterais da medula espinal, que seguem, dentre outros, nas vias do funículo posterior, e aferentes do núcleo espinal do nervo trigêmeo. Da mesma forma, são redirecionados de diferentes partes do SNC, por exemplo, impulsos ópticos, através da formação reticular, indiretamente para o núcleo vestibular. As informações recebidas são processadas nos núcleos vestibulares, influenciando, por fim, as funções motoras da postura e da sustentação corporal. Isso se manifesta morfologicamente nos sistemas de vias eferentes para a medula espinal:

- **Trato vestibulospinal lateral:** também é associado ao sistema motor extrapiramidal (SMEP) e se origina, preferencialmente, no núcleo vestibular lateral. Esse trato não cruzado e organizado somatotopicamente chega à parte sacral da medula espinal e termina direta ou indiretamente nos neurônios motores α ou γ no corno anterior. As suas fibras são responsáveis pelo controle do equilíbrio, aumentando o tônus dos músculos antigravitários (extensores) e ao mesmo tempo inibindo o tônus dos flexores antagonistas.

- **Trato vestibulospinal medial:** inicia no núcleo vestibular medial, segue inicialmente no fascículo longitudinal medial e alcança, finalmente, os neurônios motores tanto homo quanto heterolateralmente nas partes cervical e torácica da medula espinal.

Além disso, este sistema de vias faz parte do SMEP e permite que ele responda às mudanças de posição do corpo com movimentos compensatórios da cabeça. Além de fibras vestibulocerebelares diretas, através dos núcleos vestibulares também passam fibras como trato cerebelar sensorial indireto (fibras musgosas), via pedúnculo cerebelar inferior, para o cerebelo vestibular. A rápida interligação dos impulsos provenientes dos núcleos vestibulares nos núcleos musculares oculares localizados no tronco encefálico (núcleos dos nervos cranianos III, IV, VI) e no **núcleo dorsal do nervo oculomotor** (de Cajal; ver a seguir) é decisiva para a coordenação dos movimentos oculares ou para a estabilização do olhar. Essas fibras eferentes são provenientes de todos os quatro núcleos vestibulares e seguem em feixes longitudinais (**fascículo medial longitudinal**), passando anteriormente ao aqueduto do mesencéfalo, em direção cranial. Também importantes para a estabilização do olhar, especialmente para o controle de movimentos oculares horizontais, são as ligações recíprocas dos núcleos vestibulares com a formação reticular pontina paramediana. Através da porção anterior da via em alça medial (lemnisco medial), extensões de fibras eferentes dos núcleos vestibulares mediais e superiores, como **trato vestibulotalâmico**, alcançam finalmente, em ambos os lados, o tálamo lateroposterior e medial dorsal (**núcleo posterior ventrolateral**), para, dali, serem conduzidas para uma percepção consciente da posição do corpo, da sensação de espaço e de consciências corporais específicas, por exemplo, no **córtex vestibular parietoinsular**. Projeções no hipotálamo se tornarão responsáveis, dentre outros, pela ocorrência de náuseas e vômitos associados a tonturas por exemplo, em casos de enjoo.

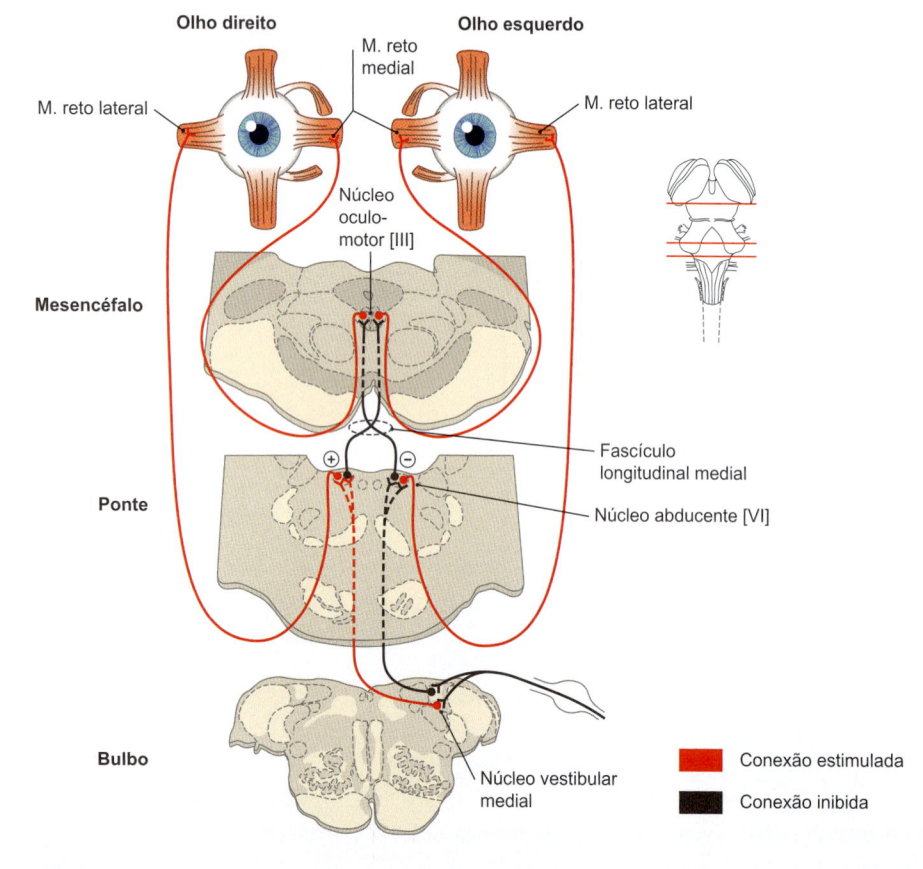

Figura 13.19 Conexão do reflexo vestibulo-ocular no estímulo do canal semicircular lateral esquerdo, por exemplo, na rotação da cabeça para a esquerda. [L127]

Conexão estimulada

Conexão inibida

Reflexo Vestibulo-ocular

Uma função essencial do órgão vestibular ocorre durante os movimentos da cabeça, adaptando a posição dos olhos, de modo que a imagem resultante seja reproduzida ao mesmo tempo em ambos os olhos com máxima nitidez (fóvea central). Este processo de adaptação ocorre de modo reflexo por meio de conexões das vias descritas anteriormente e de regiões nucleares, especialmente através do **fascículo longitudinal medial**. Uma estimulação das células sensoriais das cristas ampulares do canal semicircular lateral durante a rotação da cabeça (para a esquerda) leva ao aumento da frequência do impulso no nervo vestibular esquerdo (➤ Fig. 13.19). Através dos núcleos vestibulares, os neurônios motores no núcleo contralateral do nervo abducente ativam a contração do músculo reto lateral direito. Interneurônios situados no núcleo do nervo oculomotor ipsilateral, por sua vez, ativam o músculo reto medial esquerdo. Do mesmo modo, os músculos oculares antagonistas são inibidos por meio do sistema do ducto semicircular mútuo e o núcleo vestibular medial. Os movimentos da cabeça levam a um movimento dos olhos no sentido oposto. Através da formação reticular, surge adicionalmente uma via indireta para coordenar os movimentos oculares. O **núcleo dorsal do nervo oculomotor (intersticial de Cajal)** está localizado na extremidade cranial do fascículo longitudinal medial, em grande proximidade do núcleo do nervo oculomotor. Ele contém, além das vias aferentes do núcleo vestibular, vias aferentes da retina, que, dentre outras funções, são importantes para a interligação do reflexo fotomotor pupilar (➤ Item 13.3.2). É um importante ponto de conexão entre os sistemas óptico e vestibular, incluindo a coordenação de movimentos verticais do olhar e da cabeça.

13.6 Sistema Olfatório
Michael J. Schmeißer

O **trato olfatório** é um sistema neuronal aferente que faz a mediação entre o cérebro e a os estímulos de diferentes odores. Inicia na mucosa nasal (**região olfatória**) e termina no córtex olfatório primário (**córtex olfatório**), que está localizado no cérebro em posição fronto ou temporobasal. Curiosamente, o trato olfatório é a única via sensorial que, no seu caminho para o córtex, não faz sinapse no tálamo e, em grande parte, segue não cruzada.

NOTA
A cadeia de neurônios do trato olfatório consiste em duas células. O primeiro neurônio está localizado na mucosa olfatória da cavidade nasal, e o segundo neurônio, no bulbo olfatório.

As estações individuais do trato olfatório e a **cadeia de neurônios** associada são descritas a seguir. Como ilustração, é apresentada a ➤ Figura 13.20.

13.6.1 Região Olfatória

A **mucosa olfatória** na espécie humana estende-se em uma pequena área de alguns centímetros quadrados da mucosa nasal. Ela se situa acima da concha nasal superior na parede lateral da cavidade nasal e na área oposta do septo nasal. O epitélio da mucosa olfatória exposto na cavidade nasal contém as células sensoriais olfatórias ou **neurônios olfatórios**. Trata-se do primeiro neurônio do trato olfatório. Os neurônios olfatórios são **células sensoriais primárias** bipolares. **Sendo quimiorreceptores, as células sensoriais** recebem o estímulo – uma substância aromática – e através de seus dendritos encaminham esse padrão de excitação diretamente para o SNC.

13.6.2 Trajeto das Vias Olfatórias

Filamentos Olfatórios

Os feixes de axônios dos neurônios olfatórios, que passam através da lâmina cribriforme do osso etmoidal sob a forma de cerca de 20 fibras nervosas não mielinizadas finas, são chamados filamentos olfatórios, ou nervo olfatório [I] (➤ Item 9.3.1, ➤ Item 12.5.4), e terminam, de cada lado, no **bulbo olfatório**.

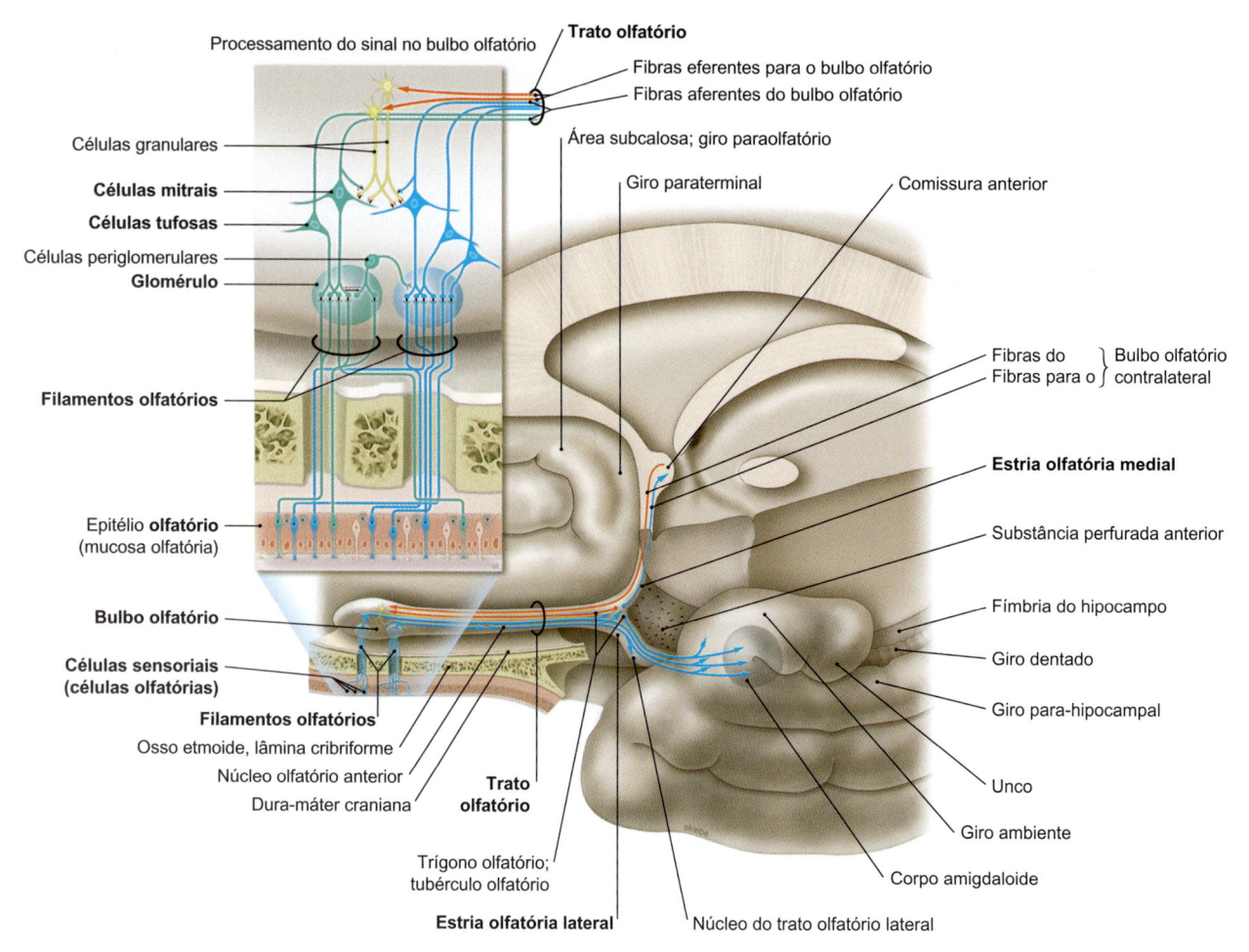

Figura 13.20 Conexões do trato olfatório.

Bulbo Olfatório

O bulbo olfatório é constituído por seis camadas. Os axônios dos neurônios olfatórios terminam em estruturas especializadas, os **glomérulos**. Neles se formam principalmente **sinapses glutamatérgicas excitatórias** com dendritos primários de células mitrais e células tufosas, os segundos neurônios do trato olfatório. Os seus axônios deixam o bulbo como fibras aferentes através do trato olfatório.

Além das células mitrais e tufosas, no bulbo olfatório também estão localizados os **interneurônios GABAérgicos**, por exemplo, os **neurônios periglomerulares** e as células granulares. Esses interneurônios estabelecem contatos sinápticos inibitórios com as células mitrais e tufosas e podem influenciar, assim, a transmissão do sinal no trato olfatório. Eles são, por sua vez, modulados por fibras eferentes que seguem da região nuclear no telencéfalo e no tronco encefálico para o bulbo olfatório. Com isso, a atividade dos interneurônios bulbares pode ser modulada.

Trato Olfatório

O trato olfatório está localizado no **pedúnculo olfatório** e contém, dentre outros, os axônios das células mitrais e tufosas do bulbo olfatório. No trígono olfatório, o trato olfatório se divide nas estrias olfatórias medial e lateral:

- A **estria olfatória lateral** segue lateralmente à **substância perfurada anterior** e chega ao córtex olfatório.
- A **estria olfatória medial**, no entanto, termina no tubérculo olfatório e na região septal.

No interior do trato olfatório, próximo ao trígono olfatório, encontra-se outra região nuclear, o **núcleo olfatório anterior**. A função exata dessa estrutura para o processamento de sinal no trato olfatório ainda não está totalmente clara. Ele é, no entanto, conectado às estruturas ipsi e contralaterais do sistema olfatório. Assim, neste núcleo, os axônios provenientes do bulbo olfatório ipsilateral são interligados aos neurônios, cujas projeções seguem através da comissura anterior para o bulbo olfatório contralateral e, em parte, também para o córtex contralateral.

13.6.3 Córtex Olfatório

Outras regiões do **córtex frontal e temporobasal** fazem parte das áreas corticais olfatórias primárias. Estão incluídas, em primeira linha, o **córtex piriforme** (também córtex pré-piriforme), com uma posição basal na região de transição entre os lobos frontal e temporal; além disso, a **área entorrinal** localizada no giro para-hipocampal, situada dorsalmente, o **córtex periamigdaloide** (giro semilunar e giro ambiente) e as regiões anteriores do **córtex insular.** O córtex periamigdaloide é uma interface especialmente importante do sistema límbico, emitindo conexões amígdalo-hipotalâmicas, para o sistema nervoso autônomo. As impressões sensoriais olfatórias são percebidas conscientemente nas **áreas corticais olfatórias secundárias** e processadas (análise, reconhecimento, interpretação, avaliação), dentre outros, no sistema límbico (p. ex., hipocampo) e no **córtex orbitofrontal posterior.** Especialmente nesta última região, é atribuído um papel crucial na percepção e na discriminação dos odores.

13.7 Sistema Gustativo

Anja Böckers

Competências

Após a leitura deste capítulo, você deverá ser capaz de:
• Descrever o sistema funcional gustativo com as cadeias de neurônios apresentadas na ➤ Fig. 13.21

Caso Clínico

Distúrbio do Paladar na Embolia Vertebrobasilar

História

Um homem de 32 anos de idade sem doenças significativas preexistentes é levado para a sala de emergência com hemiparesia esquerda súbita e visão dupla vertical. Na suspeita de um acidente vascular encefálico, o paciente é imediatamente tratado de acordo com as diretrizes. Com um tratamento trombolítico (coágulo sanguíneo dissolvido), os sintomas neurológicos melhoraram significativamente, mas o paciente relatou espontaneamente que já não conseguia perceber se o alimento ou a bebida tinham gosto doce ou azedo.

Exame Diagnóstico

Os achados da TC mostram uma área infartada no tálamo direito (hemisfério não dominante) e no mesencéfalo. Esse infarto acometeu, também, o trato tegmental central ipsilateral e, portanto, o segundo neurônio do trato gustativo e o terceiro neurônio no núcleo ventral posteromedial do tálamo.

Diagnóstico

O achado indica um distúrbio unilateral do sentido do paladar, mas também deixa evidente que, nos humanos, algumas fibras possivelmente cruzam para o lado oposto. Como causa, pode ser diagnosticada, neste caso, uma oclusão vascular embólica na área da circulação vertebrobasilar. Na ecocardiografia transesofágica foi identificado um forame oval aberto de 4 mm, até então não diagnosticado, de modo que um êmbolo proveniente da circulação venosa pode ter sido formado e se deslocado através do átrio direito diretamente para o átrio esquerdo e, com isso, para o fluxo de saída arterial para a A. vertebral.

13.7.1 Componente Periférico

Cerca de 2.000 **botões gustativos**, principalmente sobre a língua, mas também no palato mole e na epiglote, são responsáveis pela percepção sensorial na periferia. Os botões gustativos estão localizados nas papilas, podendo se distinguir três formas de papilas: **papilas circunvaladas, papilas fungiformes** e **papilas foliáceas.**

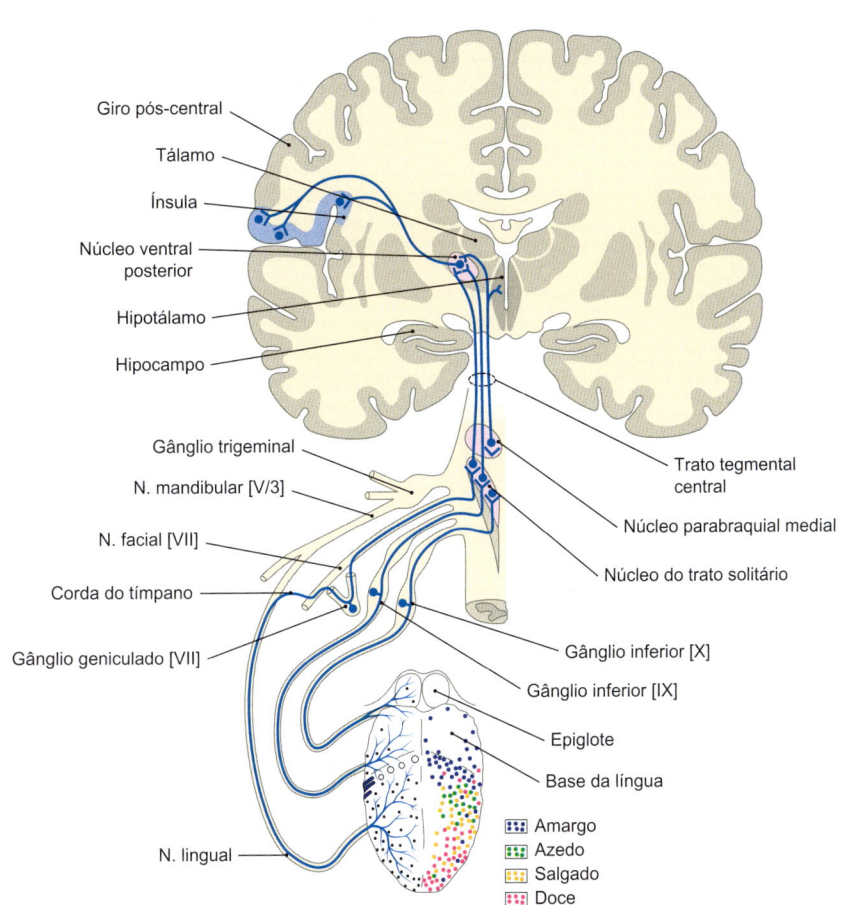

Figura 13.21 **Língua humana com a epiglote e as vias do paladar.** [L127]

Cada botão gustativo é composto de diferentes tipos de células. As células sensoriais epiteliais funcionam como células receptoras próprias e podem perceber as cinco categorias primárias do paladar – doce, azedo, salgado, amargo e "umami" (glutamato). Percepções sensoriais como picante ou a sensação de gelado causada pelo mentol, por exemplo, surgem, no entanto, por uma estimulação dos termorreceptores da língua, que conduzem os seus impulsos através do nervo trigêmeo [V]. As células sensoriais próprias do paladar, com as suas fibras não mielinizadas, fazem sinapses com o plexo axônico localizado na superfície basal dos botões gustativos. Elas também são conhecidas como **células sensoriais secundárias**, porque as células sensoriais não produzem potencial de ação, que somente ocorre na sinapse a partir do primeiro neurônio aferente. A membrana mucosa da boca e da faringe é inervada por três diferentes nervos cranianos que conduzem o potencial de ação resultante ao **núcleo do trato solitário** centralmente situado no bulbo:

- Os botões gustativos dos dois terços anteriores da língua conduzem impulsos nervosos através do nervo facial, ramo intermédio [VII] (➤ Item 9.3.7, ➤ Item 12.5.10).
- Os botões gustativos do terço posterior da língua conduzem impulsos nervosos através do nervo glossofaríngeo [IX] (➤ Item 9.3.9, ➤ Item 12.5.12).
- Os botões gustativos da epiglote conduzem impulsos nervosos através do nervo vago [X] (➤ Item 9.3.10, ➤ Item 12.5.13).

Os corpos celulares do primeiro neurônio estão localizados como células ganglionares pseudounipolares no **gânglio geniculado** [VII], no **gânglio petroso** [IX] do nervo glossofaríngeo ou no **gânglio nodoso** do nervo vago [X] (➤ Fig. 13.21).

13.7.2 Componente Central

O respectivo axônio centralmente dirigido das células ganglionares passa através do meato acústico interno (para o nervo facial [VII]), ou do forame jugular (para os nervos glossofaríngeo [IX] e vago [X]) para o interior do crânio e chega, finalmente, ao núcleo do trato do solitário – especialmente a sua parte craniana, a **parte gustatória (núcleo gustatório)** – ,onde estabelece sinapses com o segundo neurônio. A parte gustatória é somatotopicamente estruturada, de modo que os aferentes da parte intermédia do nervo facial terminam rostralmente, aqueles do nervo glossofaríngeo, inferiormente, e aqueles do nervo vago, caudalmente. Os interneurônios no interior da região nuclear enviam conexões para os botões subdiafragmáticos do nervo vago, que, dentre outros, também controlam a mobilidade do estômago.

As fibras do segundo neurônio seguem ipsilateralmente no **trato tegmental central** ou, ligadas ao **lemnisco medial**, para o terceiro neurônio no **tálamo (núcleo ventral posteromedial)**. A percepção consciente do paladar resulta de projeções talamocorticais – de acordo com a localização do homúnculo – na parte inferior do giro pós-central, mas também na **região cortical insular anterior** do lobo temporal e no opérculo do lobo frontal. Essas áreas corticais gustatórias primárias também são divididas somatotopicamente. Uma parte menor das fibras segue diretamente do tálamo ou indiretamente do núcleo do trato solitário através do **núcleo parabraquial medial** também para o hipotálamo e para o corpo amigdaloide, e exerce ali a sua influência nas funções corporais autônomas, como o apetite, a sensação de saciedade ou a ligação da percepção do sabor com as emoções (➤ Fig. 13.21).

13.8 Sistema Nociceptivo
Anja Böckers

Competências

Após a leitura deste capítulo, você deverá ser capaz de:
- Definir o termo "dor"
- Identificar as diferentes formas de dor e descrever as suas vias anatômicas de condução
- Explicar, usando a terminologia técnica, por que a dor está frequentemente associada a reações autônomas e emocionais
- Explicar em que pontos no SNC, e por meio de que circuitos, uma modulação da sensação de dor é possível endogenamente ou pela administração de opiáceos

Caso Clínico

Síndrome ICDA

História

Na consulta ambulatorial em uma residência clínica externa no Irã, é trazida uma lactente de 12 meses de idade com episódios recorrentes de febre, diarreia e pele seca. A menina é a segunda filha de pais consanguíneos. A gestação e o parto ocorreram sem problemas, e o desenvolvimento corporal e mental estava normal. Os pais, no entanto, haviam notado há alguns meses que a criança está chorando pouco e não reagia adequadamente a estímulos dolorosos.

Exame Inicial

A menina apresenta úlceras profundas nas extremidades dos dedos, nos lábios e na língua. O exame neurológico mostrou reflexos musculares intrínsecos ligeiramente atenuados e sensibilidade tátil normal com sensação de temperatura preservada, mas, obviamente, nenhuma resposta a estímulos dolorosos.

Exame Diagnóstico

Os principais sintomas da falta de sensibilidade a estímulos superficiais e profundos à dor, bem como a disfunção autônoma com anidrose, ou a ausência de transpiração (diarreia e pele seca) podem ser explicados por uma doença congênita muito radiculopatia, conhecida como síndrome ICDA ("insensibilidade congênita à dor com anidrose").

Patogênese

A causa dessa doença é uma mutação autossômica recessiva do gene do receptor neurotrófico tirosina quinase tipo I e um distúrbio associado da formação de NGF ("fator de crescimento nervoso") na fase embrionária. A falta de sensibilidade à dor frequentemente resulta em um comportamento de automutilação, que começa, com a primeira dentição, com lesões de mordidas nos lábios, bochecha, língua e dedos. Em geral, durante a vida, os pacientes sofrem traumatismos com fraturas ósseas e osteomielite complicada (inflamação da medula óssea). Além do aconselhamento familiar, é necessário um tratamento sintomático que tenha como objetivo a prevenção da automutilação e das complicações, frequentemente desfigurantes, dela resultantes. Nas cirurgias, no entanto, devido à presença da sensação tátil, é necessária a anestesia.

13.8.1 Visão Geral

A dor é definida como uma "experiência sensorial ou emocional desagradável, que é associada a um dano tecidual real ou potencial, ou descrita pela pessoa acometida como se tal dano fosse a causa" (International Association for the Study of Pain). A dor é, portanto, uma percepção subjetiva, que não apenas é determinada pela percepção de impulsos dolorosos, mas que surge de processos neuronais complexos no sentido do processamento ou da modulação da dor. Em princípio, são distinguidas a **dor aguda** e a **dor crônica**. A dor aguda "fisiológica" assume função protetora importante, pois sinaliza o corpo para se afastar o mais prontamente possível de situações de perigo. Essa função protetora, no entanto, não se aplica à dor crônica, e, assim, a dor é mais provável que seja um sintoma fisiopatológico.

Na seguinte seção, serão abordados especialmente os circuitos neuronais da dor fisiológica aguda, considerando o processamento da dor. De acordo com o local de origem, podem ser definidas diferentes formas de dor:

- Dor provocada perifericamente
  - **Dor somática superficial**, causada por meio de nocicepção na pele e nos músculos
  - **Dor somática profunda**, que conduz impulsos das articulações e tendões
  - **Dor visceral**, provocada por estímulos químicos, por distensão de órgãos das cavidades viscerais ou por espasmos da musculatura lisa visceral
- Dor mediada centralmente, como a **dor talâmica**, a **dor psicossomática** ou a **dor referida** no nível espinal

13.8.2 Condução da Dor

A dor é um sinal indispensável para a sobrevivência e a preservação da integridade do corpo. A percepção da dor e a condução do impulso já são, portanto, precocemente designadas no desenvolvimento filogenético. Podem ser distinguidas três diferentes vias ascendentes que conduzem a dor.

Trato Arquiespinotalâmico

Este trato forma o sistema mais antigo de vias nociceptivas e segue principalmente no sistema intrínseco da medula espinal. Os corpos celulares do primeiro neurônio estão localizados no gânglio espinal (neurônios pseudounipolares; ➤ Tabela 13.6). Os impulsos de dor passam, então, no corno posterior para a lâmina II (substância gelatinosa), para alcançar, após a conexão no segundo neurônio local, múltiplos segmentos adjacentes descendentes e ascendentes, envolvendo sinapses múltiplas. As fibras desse sistema difuso de vias seguem cranialmente, tanto cruzadas quanto não cruzadas, até a **substância cinzenta periaquedutal** (SCP) (sinônimo: **substância cinzenta central**) do tronco encefálico e até os núcleos intralaminares do tálamo (núcleo centromediano e núcleo parafascicular). Fibras colaterais deste

Tabela 13.6 Conexões do sistema nociceptivo.

Cadeia de neurônios	Grupo de neurônios
Primeiro neurônio	Pericário de células ganglionares pseudounipolares no gânglio sensitivo do nervo espinal ou no gânglio trigeminal
Segundo neurônio	No corno posterior da medula espinal (lâminas II, IV-VIII) ou núcleo espinal do nervo trigêmeo
Terceiro neurônio	Pericário do tálamo: • Núcleo ipsilateral ventral posterolateral (para o trato espinotalâmico) • Núcleo contralateral ventral posteromedial (para o trato trigeminotalâmico) • Pericário dos núcleos intralaminares
Quarto neurônio	• Córtex somestésico primário: giro pós-central • Hipotalâmico, sistema límbico • Tronco encefálico (substância cinzenta central, teto, formação reticular)

sistema medeiam, através de projeções para o hipotálamo e para o sistema límbico, respostas à dor visceral, emocional e autônoma.

Trato Paleoespinotalâmico

Junto com o trato arquiespinotalâmico, essas fibras medeiam preferencialmente a dor profunda e somática lenta, percebida sem grande intensidade e geralmente associada a reações autônomas. Além disso, esse sistema constitui uma rede neuronal ou uma estrutura de matriz, que está envolvido em diferentes – especialmente subcorticais – níveis decisivos no processamento da dor. Essa estrutura matricial mostra principalmente os componentes emocionais e afetivos da percepção da dor (➤ Fig. 13.22). Os axônios do primeiro neurônio também chegam ao corno posterior da medula espinal, são multimodais e conduzem impulsos mecânicos e termossensíveis. As fibras do segundo neurônio cruzam predominantemente para o outro lado e formam, finalmente, o **trato espinotalâmico anterior**, que chega, em seu trajeto ascendente, a diferentes regiões subcorticais; dentre elas, os núcleos mediais e intralaminares do tálamo, mas também a substância cinzenta periaquedutal (**trato espinomesencefálico**). Outras regiões-alvo subcorticais são a formação reticular mesencefálica (**trato espinorreticular**), o teto (**trato espinotectal**) e os núcleos parabraquiais na ponte. Esses últimos se projetam diretamente no hipotálamo e no corpo amigdaloide e, com isso, se correlacionam com o processamento autônomo e afetivo da dor. O trato mencionado é considerado, junto com o trato espinotalâmico lateral (ver adiante), um **sistema anterolateral**. Eles chegam, após sinapse no tálamo, a diferentes áreas corticais, entre outras a área 3 de Brodmann e o córtex frontal. Com isso, as fibras ascendentes da medula espinal seguem, tanto cruzadas quanto diretas, para os núcleos talâmicos de ambos os hemisférios.

Além dessa "via principal", há, no entanto, também outras "vias auxiliares" que, iniciando na formação reticular, através do núcleo talâmico intralaminar, chegam ao giro do cíngulo (parte do sistema límbico) e ao córtex insular. Aqui, novamente, as projeções do sistema límbico no hipotálamo se tornam responsáveis pela reação autônoma a um estímulo doloroso (transpiração, náuseas). Projeções retrógradas, a partir do córtex frontal para o sistema límbico, estão funcionalmente relacionadas com a reação emocional ao estímulo da dor.

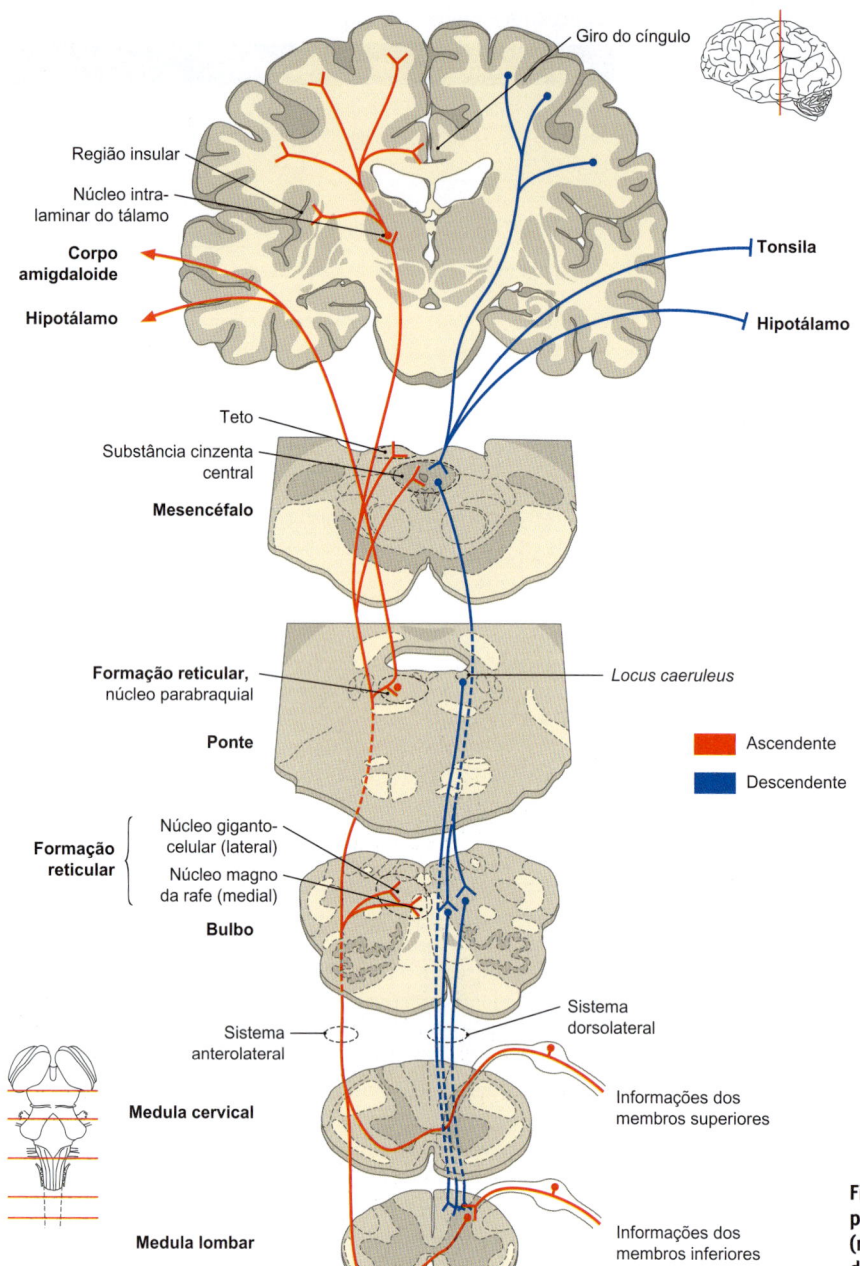

Giro do cíngulo

Região insular

Núcleo intra-
laminar do tálamo

**Corpo
amigdaloide**

Hipotálamo

Tonsila

Hipotálamo

Teto

Substância cinzenta
central

Mesencéfalo

Formação reticular,
núcleo parabraquial

Locus caeruleus

Ponte

Ascendente

Descendente

Núcleo giganto-
celular (lateral)

**Formação
reticular**

Núcleo magno
da rafe (medial)

Bulbo

Sistema
dorsolateral

Sistema
anterolateral

Medula cervical

Informações dos
membros superiores

Medula lombar

Informações dos
membros inferiores

**Figura 13.22 Vias ascendentes do trato
paleoespinotalâmico na condução da dor
(metade esquerda) e vias de fibras
descendentes moduladoras da dor (metade
direita)** em um esquema simplificado. [L127]

Trato Neoespinotalâmico

Este trato conduz a dor somática "clássica" – percebida como
aguda e rápida – a partir da pele e dos músculos dos membros
inferiores e superiores. Ele possibilita a distinção da dor quanto a
localização, intensidade e tipo. Os axônios centrais do primeiro
neurônio terminam no corno posterior (lâmina I) e são conduzidos, após sinapse e cruzamento das fibras na comissura anterior
no feixe anterolateral, como **trato espinotalâmico lateral**, para o
tálamo, especialmente o **núcleo ventral posterolateral** e o **núcleo
ventral posteroinferior**. O estímulo da dor é exata e conscientemente localizado por meio de projeções corticais no córtex sensorial primário somatotopicamente estruturado (giro pós-central).
A transmissão da dor na cabeça e no pescoço ocorre através do
primeiro neurônio, cujos corpos celulares estão localizados no
gânglio trigeminal. Os axônios dirigidos centralmente chegam

ao núcleo espinal do nervo trigêmeo no bulbo, nele ocorrem
sinapses no segundo neurônio e, então, alcançam, através do
trato trigeminotalâmico contralateral no lemnisco medial,
o **núcleo ventral posteromedial** do tálamo. Neste núcleo, terminam, em especial, as fibras Aδ rápidas, enquanto as fibras C mais
lentas são interligadas sinapticamente aos núcleos intralaminares
do tálamo.

Condução da Dor Visceral

A dor visceral, por exemplo, oriunda dos órgãos abdominais, chega ao SNC também através de fibras nervosas de neurônios pseudounipolares dos gânglios sensitivos do nervo espinal e seguem,
após sinapses no **sistema anterolateral**, para os centros supraespinais. Em parte, esses neurônios aferentes também fazem contatos
sinápticos com neurônios que se encontram na base do corno

posterior, na proximidade do canal central. Os axônios desses neurônios não seguem no sistema anterolateral, mas, sim, nas partes mediais dos funículos posteriores. A interligação no terceiro neurônio ocorre, então, nos **núcleos grácil e cuneiforme** no bulbo. A partir daí, os axônios se projetam através do lemnisco medial nos núcleos ventrais posteriores do tálamo.

— Clínica ——

Essas projeções na coluna do funículo posterior são consideradas a via principal para a mediação da dor visceral. A sua transecção **("mielotomia da linha média")** pode, portanto, ser aplicada, junto com outros procedimentos neurocirúrgicos, para o tratamento da dor refratária ao tratamento clínico, por exemplo, em uma doença tumoral na região abdominal ou pélvica.

13.8.3 Processamento da Dor

O conhecimento do processamento da dor e das estruturas envolvidas introduz abordagens terapêuticas para o tratamento de dor. A dor pode ser provocada perifericamente quando o nociceptor é estimulado direta ou indiretamente. Um exemplo de estimulação indireta é uma resposta inflamatória do tecido a uma lesão: a presença de substâncias no tecido lesionado, como prótons, ácido araquidônico, histamina ou prostaglandinas, leva a aumento da sensibilidade à dor. Um tratamento com analgésico baseia-se no local de origem da dor (periférica) ou é dirigido às vias de condução da dor (central).

— Clínica ——

Perifericamente, as prostaglandinas levam a aumento da sensibilidade à dor ligando-se a receptores acoplados à proteína G e aumentando os níveis de cAMP intracelulares nos nociceptores. Agindo em outro local de ação nos canais de sódio, elas reduzem simultaneamente o limiar de despolarização dos nociceptores. Os **fármacos anti-inflamatórios não esteroides** (AINEs), tais como ácido acetilsalicílico ou ibuprofeno, inibem a ciclo-oxigenase – a enzima crucial na biossíntese de prostaglandinas – e desenvolvem, assim, um potencial analgésico (e anti-inflamatório) de ação periférica.
Para o tratamento analgésico central, são administrados **opioides** altamente potentes (derivados do ópio, que é produzido a do suco espesso das cápsulas da papoula).
Eles atuam centralmente por ligação a três diferentes classes de receptores opioides (receptor μ, receptor δ e receptor κ). Uma concentração especialmente elevada desses receptores é observada, dentre outros, na medula espinal (lâmina I), na substância cinzenta central, no hipotálamo, nos núcleos caudado e da rafe e no hipocampo. No entanto, os opioides também influenciam outras funções centrais importantes, como a função respiratória, as funções cardiovasculares, o apetite, o peristaltismo intestinal e o humor, e desenvolvem um alto potencial de dependência.

A seção seguinte abordará o centro de processamento da dor e as formas gerais de um tratamento analgésico.

Modulação Espinal dos Impulsos de Dor Recebidos

Já na década de 1960, Melzack e Wall descreveram um mecanismo conhecido como **"teoria da comporta"** no processamento da dor espinal: interneurônios inibitórios regulariam os impulsos de dor

recebidos no nível do segmento. Eles seriam ativados por fibras sensoriais colaterais a partir da pele e se projetariam no segundo neurônio da condução da dor na lâmina I do corno posterior ou núcleo espinal do nervo trigêmeo. Em geral, eles usam glicina, GABA ou opioides como transmissores inibidores e, portanto, causam inibição pré-sináptica às fibras de dor. Uma percepção não dolorosa na pele suprime a transmissão de estímulos dolorosos ("fechamento do portão da dor").

— Clínica ——

A "teoria do portão da dor" fornece a base fisiológica da **estimulação nervosa elétrica transcutânea (TENS)** utilizada para o tratamento da dor ou na acupuntura. Como a lâmina I é rica em receptores opioides, a **aplicação de opioides** local ou sistêmica também tem efeito analgésico.

Modulação Central por Vias Descendentes

Os tratos descendentes exercem, através de interneurônios também no nível espinal, influência no processamento da dor. Primeiramente, a dor é suprimida (ver anteriormente), mas pode, em algumas situações, também ser reforçada. Essas projeções supraespinais do tronco encefálico se originam da formação reticular (núcleo da rafe magno) e da **substância cinzenta periaquedutal** (SCP) no mesencéfalo. Elas seguem no **funículo lateral dorsolateral** caudalmente e terminam como vias excitatórias nos interneurônios inibitórios ou nos neurônios espinais, que monossinapticamente chegam ao tálamo (➤ Fig. 13.22).
A SCP contém conexões aferentes e envia fibras eferentes para o **núcleo da rafe magno**. Em seguida, essa região nuclear, assim como o **núcleo gigantocelular**, cria, através de projeções serotoninérgicas, conexões com o corno posterior da medula espinal e inibe, nesta região, a condução da dor. Da mesma forma, ambos os centros se comunicam com o *locus caeruleus*, que envia fibras noradrenérgicas ao corno posterior. Os pontos de conexões centrais do processamento da dor, aqui representados, são geralmente ricos em receptores opiáceos. Tais receptores são a estrutura-alvo para os neurotransmissores, opiáceos endógenos (β-endorfinas, encefalinas ou dinorfinas), que são liberados em situações de estresse agudo, ou para opiáceos de introdução exógena – por exemplo, por aplicação sistêmica ou intratecal (no espaço entre a pia-máter e aracnoide) – para obter alívio da dor .
O sistema de vias descendentes descrito, e a SCP, é ativado, dentre outros, por intermédio de fibras ascendentes provenientes da medula espinal, que chegam à SCP por meio do núcleo gigantocelular e, assim, completam um circuito neuronal modulador da dor.

Modulação Central pelos Centros Gerais

O sistema de vias descendentes da SCP também é ativado por fibras corticais. Este sistema tem origem no hipotálamo, no córtex pré-frontal e no corpo amigdaloide, que, neste contexto, são considerados essenciais para o processamento emocional e motivacional da dor, exercendo contribuição importante para a integração emocional da dor e causando reações como medo e ansiedade aos estímulos dolorosos. A influência de mecanismos de processamento central também é clara no exemplo do efeito placebo: o efeito de um medicamento placebo para o alívio subjetivo da dor é demonstrável em aproximadamente um terço de todas as pessoas e pode ser relacionado com o aumento da atividade dos receptores opioides μ, dentre outros no giro cingulado.

767

13.9 Sistema Nervoso Autônomo

Thomas Deller

Competências

Após a leitura deste capítulo, você deverá ser capaz de:
- Descrever a divisão do sistema nervoso em diferentes partes (somático, autônomo, central, periférico)
- Traçar esquematicamente o circuito eferente visceral
- Identificar os neurotransmissores do sistema nervoso simpático e parassimpático
- Descrever a estrutura do sistema nervoso simpático (sistema toracolombar) e, assim, distinguir as conexões nos gânglios paravertebrais e pré-vertebrais
- Traçar um diagrama de circuito de fibras simpáticas a partir da medula espinal, através do nervo espinal, até o órgão-alvo
- Identificar os gânglios simpáticos nas preparações anatômicas
- Descrever a estrutura do sistema parassimpático (sistema craniossacral)
- Identificar o trajeto das fibras parassimpáticas na região da cabeça, os gânglios cranianos a que estão interligadas e seus órgãos-alvo, e indicar nas preparações anatômicas
- Descrever a autonomia do sistema nervoso entérico
- Descrever as habilidades aferentes viscerais e sua importância para o arco reflexo autônomo e para o sistema de controle autônomo
- Identificar os componentes-chave do sistema nervoso autônomo e localizar a posição dos "centros" importantes (p. ex., centro respiratório, centro cardiovascular) nas preparações anatômicas
- Identificar o hipotálamo no cérebro e definir a sua função como o centro de controle superior do sistema nervoso autônomo

13.9.1 Visão Geral

Homeostase

A vida humana está ligada à manutenção de um ambiente interno constante do corpo. O corpo dispõe de um "valor nominal" fisiológico de estado de equilíbrio corporal (homeostase). Os "sensores" (p. ex., quimiorreceptores) quantificam o "valor real" de um parâmetro corporal e passam esta informação para um "controlador" (p. ex., centro respiratório do tronco encefálico). Este centro compara os valores ideais e os valores reais e reage por meio de "variáveis de correção" apropriadas (p. ex., impulso respiratório) a um desvio do equilíbrio (➤ Fig. 13.23).

Sistemas de Regulação do Corpo

Perturbação da homeostase pode ocorrer por estímulos ambientais (p. ex., temperatura externa), a partir do interior do corpo (p. ex., aumento da pCO_2) ou a partir do SNC (p. ex., respostas emocionais). Em muitos dos ciclos de regulação que o sistema restaura ao estado de equilíbrio, o sistema nervoso autônomo está envolvido. Ele reage rapidamente (em segundos) a alterações do valor ideal e ajusta as funções do corpo às novas exigências. Além disso, ele está intimamente ligado, através do hipotálamo, ao sistema endócrino e ao sistema imunológico, que desempenham papéis centrais na manutenção, a longo prazo, da homeostase e no seu ajuste necessário, eventualmente de mais longo prazo, do "valor ideal". A atividade do sistema nervoso autônomo não é, como regra, controlada conscientemente; ele regula o ambiente interno do corpo independentemente, por isso é chamado de sistema nervoso "autônomo".

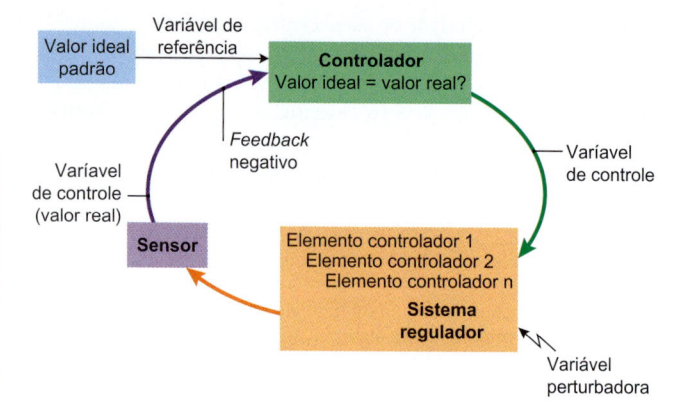

Figura 13.23 Circuito regulatório homeostático. Por meio de um sensor, o valor real de uma variável é medido. O controlador compara o valor medido com o valor ideal fisiológico e altera, em caso de incompatibilidade, as variáveis que antagonizam o desvio do valor ideal. Esta forma de regulação é chamada de *feedback* negativo. [L127]

Anatomia

Partes do sistema nervoso autônomo estão localizadas no SNC (p. ex., hipotálamo, tronco encefálico e neurônios da medula espinal) e no SNP (p. ex., gânglios autônomos). Ele contém uma porção aferente, que conduz as informações a partir do interior do corpo para o SNC ("aferentes viscerais") e porções eferentes, que modulam a função das células do corpo ("eferentes viscerais"). As células-alvo dos axônios eferentes viscerais – considerando as diferentes funções – são muito diversas (células musculares lisas, células glandulares, células de gordura, células imunes etc.). Em comparação, os axônios eferentes somáticos do sistema nervoso somático controlam "apenas" os músculos esqueléticos.

> **N O T A**
> O sistema nervoso autônomo alcança, com os seus axônios eferentes viscerais, uma variedade de células corporais (células musculares lisas, células glandulares, células de gordura, células imunes etc.). O músculo esquelético é inervado, em contraste, por axônios eferentes somáticos.

Arco Reflexo Autônomo

A manutenção da homeostase requer circuitos regulatórios simples (p. ex., alças de acoplamento negativo), que operam, nos níveis dos gânglios, da medula espinal e do tronco encefálico (➤ Fig. 13.23 e ➤ Fig. 13.25). Para isso – como no sistema nervoso somático –, as informações aferentes viscerais são processadas e conectadas aos neurônios eferentes viscerais: os **axônios aferentes viscerais** são constituídos, em geral, por células ganglionares pseudounipolares, que estão localizadas nos gânglios sensitivos dos nervos espinais e cranianos. Estes enviam a sua extensão periférica para os órgãos e a sua extensão central para a medula espinal ou o tronco encefálico. Por meio de mais interligações centrais, as informações do interior do corpo alcançam, finalmente, os **neurônios eferentes viscerais**, que, por sua vez, podem ajustar a função do órgão (arco reflexo autônomo polissináptico).

Controle Central

Os circuitos de controle autônomo que segue amplamente independente nos níveis da medula espinal e do tronco encefálico são influenciados por vias descendentes a partir do cérebro (➤ Fig. 13.29). De forma simplificada, é possível destacar dois níveis hierárquicos centrais de controle:

- **Centros de controle autônomos no tronco encefálico**: estão incluídos, por exemplo, o centro cardiovascular e o centro respiratório no bulbo. Os neurônios nessas regiões recebem informações aferentes viscerais da periferia e controlam, de forma complexa, o sistema cardiovascular e a respiração.
- **Centros de controle autônomos no telencéfalo e no diencéfalo**: estão incluídos o hipotálamo e o corpo amigdaloide, que processam as informações a partir do interior do corpo e podem iniciar alterações de comportamento, por exemplo, ingestão de bebidas ou de alimentos. Além disso, essas áreas do cérebro apresentam interfaces com outros sistemas de controle, como o sistema endócrino. Por meio de uma cadeia de células nervosas autônomas, em diferentes regiões nucleares do tronco encefálico (➤ Fig. 13.29), os centros de controle autônomos superiores podem, finalmente, influenciar a função dos neurônios eferentes viscerais no tronco encefálico e na medula espinal.

13.9.2 Função Eferente Visceral

Visão Geral

A **parte eferente visceral** do sistema nervoso autônomo é subdividida no nível do tronco encefálico e da medula espinal, assim como do SNP, em duas partes funcional e estruturalmente diferentes (➤ Fig. 13.24). Elas são chamadas de sistema nervoso "**simpático**" e sistema nervoso "**parassimpático**". Desses dois, foi delineado, há alguns anos, o sistema nervoso entérico, o sistema nervoso do trato gastrointestinal. Os sistemas simpático e parassimpático agem de forma antagônica em muitas situações. Eles podem ser compreendidos como dois controles de um único sistema, que pode ser orientado em uma ou em outra direção. O sistema nervoso entérico é influenciado por esses dois sistemas, porém, ele controla as funções intestinais, em grande parte, de forma autônoma. Assim, são distinguidos três sistemas com base em suas funções principais.

- **Sistema nervoso simpático:** é ativado para aumentar o desempenho (p. ex., pelo esforço do corpo, ou em situações de emergência; "luta/fuga"). Fala-se, portanto, de um sistema ergotrópico (consumo de energia). Ele controla, dentre outros, a regulação da temperatura (glândulas sudoríparas), o tônus vascular e a dilatação da pupila, estimula a atividade cardíaca, dilata os bronquíolos e aumenta a atividade de numerosos músculos oclusivos (esfíncteres) de órgãos internos (➤ Fig. 13.26).
  O sistema nervoso simpático alcança todas as regiões do corpo, inclusive a parede do tronco e os membros (p. ex., inervação vascular e cutânea). Em uma atividade simpática, todo o sistema pode ser ajustado ou preparado para um estado de "luta/fuga". O corpo é recolocado, temporariamente, em um "estado de alarme" especialmente eficiente. Ao mesmo tempo, e na "mesma direção", a atividade cardíaca, a pressão arterial e a transpiração aumentam, a pupila dilata e os bronquíolos se expandem. O corpo pode, assim, reagir o mais rapidamente aos perigos externos.
- **Sistema nervoso parassimpático:** é ativado para reabastecer o armazenamento de energia do corpo (p. ex., em um período de repouso). Portanto, fala-se de um sistema trofotrópico (direcionado à alimentação; recuperação da energia). Ele controla as glândulas da cabeça, a leva à constrição da pupila e à acomodação da lente, estimula a atividade intestinal, diminui a frequência dos batimentos cardíacos, reduz o calibre dos brônquios e

estimula a micção e a ereção. Em contraste com o sistema simpático, o sistema nervoso parassimpático não supre nem os membros nem a parede do tronco (➤ Fig. 13.26). Pelo contrário, ele medeia o reflexo específico do órgão, e não ajusta o sistema "global".
- **Sistema nervoso entérico:** controla a motilidade (peristaltismo) e a digestão (p. ex., função das glândulas) do intestino. Ele funciona predominantemente de forma autônoma (plexo vegetativo intramural, plexo submucoso e mientérico), mas é influenciado pelos sistemas simpático e parassimpático. O sistema nervoso parassimpático exerce efeito estimulante sobre a motilidade intestinal e a secreção das glândulas intestinais, enquanto o sistema simpático aumenta o tônus dos músculos esfinctéricos (p. ex., piloro).

Clínica

Estresse Negativo (Angústia) e Sistema Nervoso Autônomo

O estresse negativo pode surgir como resultado de estímulos mentais ou físicos (estressores) e ser percebido como adverso, ameaçador ou penoso. Diante de tais estímulos, o corpo responde, dentre outras maneiras, com aumento da tensão, isto é, uma ativação reforçada do sistema nervoso simpático. Se a situação de estresse negativo for mais duradoura, a ativação do sistema nervoso simpático pode ser reforçada permanentemente, o que é acompanhado por aumento da liberação dos chamados hormônios do estresse (p. ex., glicocorticoides, catecolaminas). Isso provoca, por sua vez, sintomas vegetativos funcionais (p. ex., aumento da frequência cardíaca, distúrbio do ritmo cardíaco, aumento da pressão arterial, nervosismo) percebidos pelo indivíduo e sentidos como um estresse adicional ("círculo vicioso"). A ativação muito prolongada do sistema nervoso simpático e a liberação prolongada da liberação de hormônios do estresse podem levar até a exaustão corporal e mental.

NOTA

Os **sistemas simpático e parassimpático** constituem o ramo eferente visceral do sistema nervoso autônomo. Eles agem em muitas situações como "controles" opostos para a configuração da atividade corporal em direção a "luta/fuga" ou "repouso/digestão". Os dois sistemas podem ser bem diferenciados no nível da medula espinal e no sistema nervoso periférico (SNP). No entanto, eles são apenas uma parte de todo o sistema autônomo, ao qual ainda fazem parte o sistema nervoso entérico, o ramo aferente visceral, assim como o centro autônomo superior.

Princípios de Interligação e Neurotransmissores
Princípios Gerais

Comparando-se a inervação eferente somática do músculo esquelético com a inervação eferente visceral de diferentes células-alvo autônomas, observa-se diferença importante na ligação periférica dos dois sistemas (➤ Fig. 13.24). Enquanto a inervação eferente somática de uma fibra muscular esquelética segue diretamente, ou seja, sem mais interligações, através dos axônios dos neurônios motores α da medula espinal, os axônios eferentes viscerais são conectados, pelo menos uma vez, em um gânglio autônomo (exceção: medula suprarrenal). Tanto no sistema simpático quanto no sistema parassimpático, o primeiro neurônio está localizado no SNC (medula espinal ou tronco encefálico) e é chamado de **neurônio pré-ganglionar**. O seu axônio (axônio pré-ganglionar) alcança um gânglio autônomo e é ali conectado ao segundo neurônio

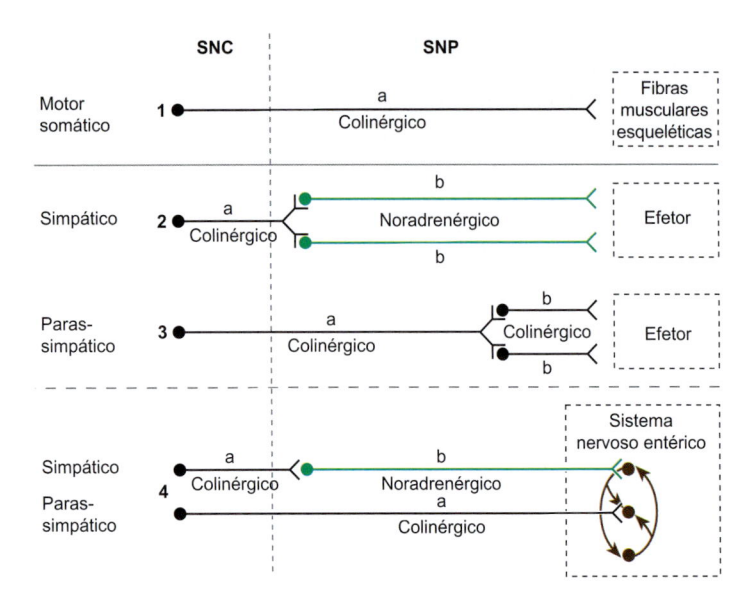

Figura 13.24 Esquema de conexões da inervação motora periférica no sistema nervoso somático e autônomo; 1 = neurônio motor somático, 2 = neurônio eferente visceral do sistema simpático, 3 = neurônio eferente visceral do sistema parassimpático, 4 = neurônios eferentes viscerais e sua influência no sistema nervoso entérico. a = primeiro neurônio; b = segundo neurônio. [L141]

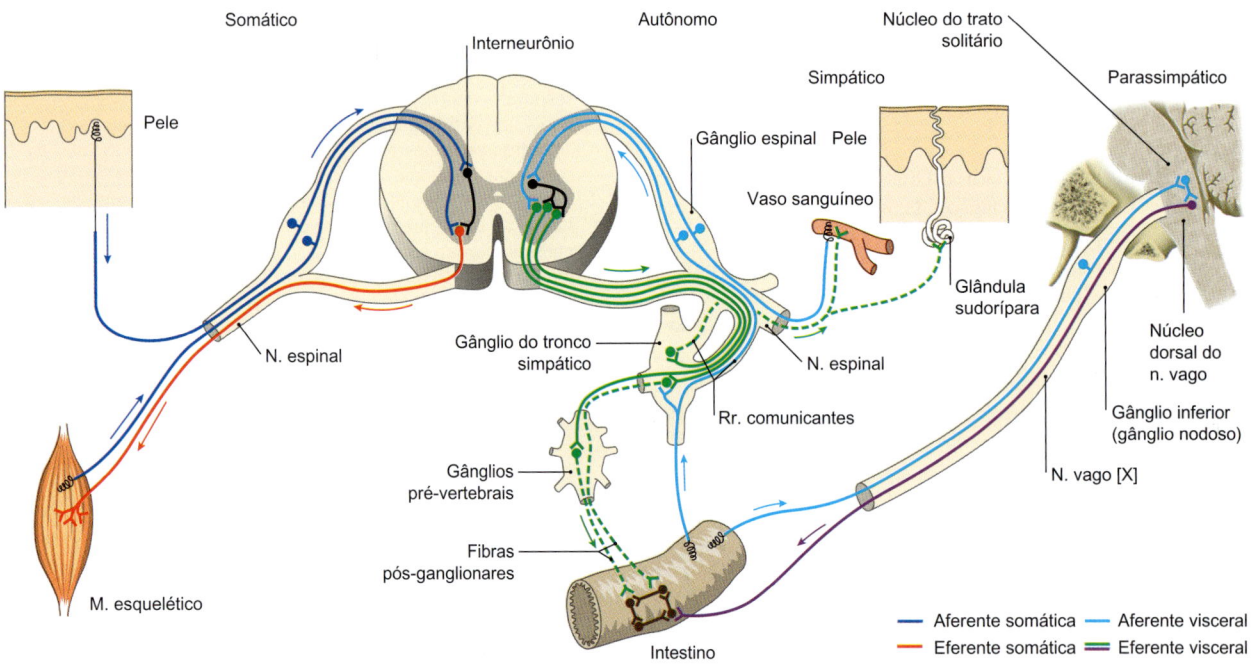

Figura 13.25 Comparação da organização do sistema nervoso somático e autônomo (medula espinal e SNP). No sistema nervoso somático (à esquerda), as informações aferentes chegam, por meio dos prolongamentos das células dos gânglios sensitivos do n. espinal, diretamente (arco reflexo monossináptico) ou indiretamente, aos neurônios motores α do corno anterior da medula espinal. No caso do sistema simpático, as informações aferentes viscerais chegam, por meio das células dos gânglios sensitivos do n. espinal, primeiramente aos interneurônios da medula espinal. Através de uma ou mais estações sinápticas, elas finalmente chegam aos neurônios eferentes viscerais, no corno lateral da medula espinal. A partir daí, os axônios eferentes viscerais pré-ganglionares (linha verde, sólida) seguem para os gânglios paravertebrais do tronco simpático ou para os gânglios pré-vertebrais na região da aorta. Após a sua sinapse nos gânglios, os axônios pós-ganglionares (linha verde, tracejada) seguem para os seus respectivos órgãos-alvo. No caso do sistema parassimpático (aqui, o N. vago), as informações aferentes viscerais chegam, através do gânglio inferior do N. vago, primeiramente ao núcleo do trato solitário no tronco encefálico. Lá elas estabelecem sinapses no núcleo dorsal do n. vago. Através do N. vago, as fibras eferentes viscerais retornam à periferia do corpo (arco reflexo vagovagal). [L127]

(**neurônio pós-ganglionar**). O seu axônio (axônio pós-ganglionar) chega, finalmente, ao órgão-alvo.

NOTA

Nos gânglios autônomos, os axônios pré-ganglionares são conectados aos axônios pós-ganglionares (células ganglionares multipolares). Nos gânglios sensitivos (gânglios cranioespinais), no entanto, não ocorre qualquer tipo de sinapse (células ganglionares pseudounipolares).

Sistemas Simpático e Parassimpático

Os sistemas simpático e parassimpático podem ser diferenciados na medula espinal e no tronco encefálico, assim como no SNP, com base na localização do primeiro e do segundo neurônios (➤ Fig. 13.26):

- No sistema simpático, o primeiro neurônio está localizado no corno lateral da medula espinal na altura dos segmentos C8-L3, por isso o sistema simpático também é chamado de "sistema toracolombar" (➤ Fig. 13.25 a ➤ Fig. 13.27).

No sistema parassimpático, o primeiro neurônio está localizado no tronco encefálico e na região sacral da medula espinal nos segmentos S2-5, razão pela qual o sistema parassimpático também é chamado de "sistema craniossacral" (➤ Fig. 13.26 e ➤ Fig. 13.28).

Além disso, a posição dos segundos neurônios dos dois sistemas difere:

- No sistema simpático, eles estão localizados distantes do órgão (tronco simpático ou gânglios pré-vertebrais).
- No sistema nervoso parassimpático, eles estão localizados em gânglios individuais (cabeça) ou na proximidade de um órgão-alvo (restante do corpo) e, em muitos casos, eles se situam, ainda, no interior do órgão. Fala-se também, portanto, de gânglio "intramural" (no interior das paredes de um órgão; ➤ Fig. 13.24).

Sistema Nervoso Entérico

O sistema nervoso entérico está situado na parede do intestino. Nele estão localizadas células ganglionares autônomas no plexo mioentérico e no plexo submucoso. Estes plexos formam um amplo circuito autônomo, que, no entanto, pode ser influenciado pelos sistemas simpático e parassimpático. As conexões nervosas simpáticas e parassimpáticas no intestino seguem, por sua vez, o princípio das conexões, delineado anteriormente (➤ Fig. 13.24).

Neurotransmissores

Os sistemas simpático e parassimpático diferem, em parte, em relação aos seus mensageiros químicos. Ambos os sistemas utilizam a acetilcolina entre o primeiro e o segundo neurônios. Na sinapse entre o axônio pós-ganglionar e as células-alvo, os axônios do sistema simpático liberam, no entanto, predominantemente, a noradrenalina, enquanto os axônios do sistema parassimpático liberam a acetilcolina. Uma exceção a esta regra são as glândulas sudoríparas inervadas simpaticamente e alguns poucos vasos sanguíneos especializados; aqui também, o sistema simpático recorre à acetilcolina.

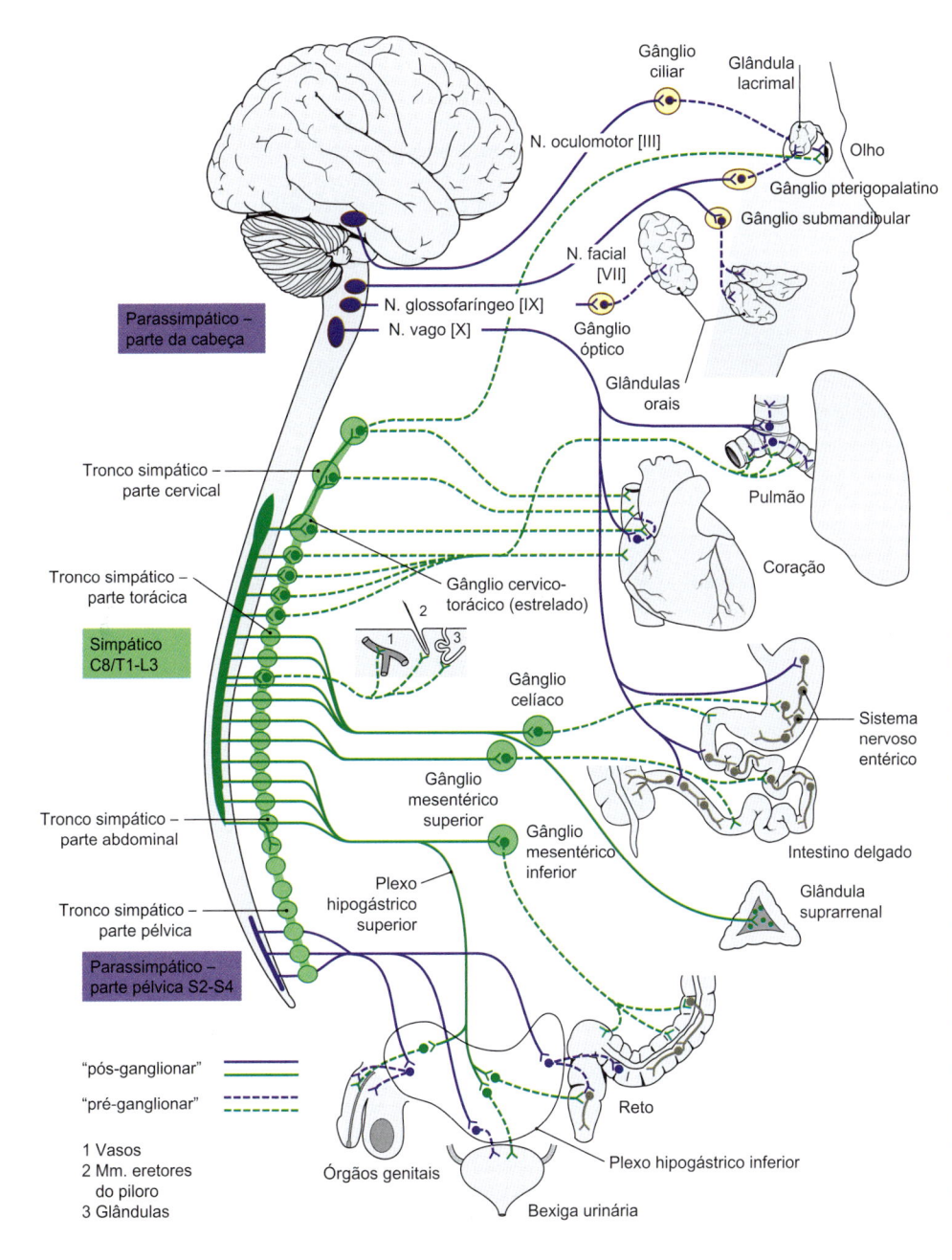

Figura 13.26 Sistemas simpático e parassimpático. São mostrados os dois componentes eferentes viscerais do sistema nervoso autônomo, da medula espinal até os seus efetores periféricos. Os neurônios do sistema estão presentes na medula espinal na altura dos segmentos C8/T1-L3 (sistema toracolombar) e alcançam com os seus axônios os gânglios simpáticos paravertebrais (tronco simpático) ou pré-vertebrais. Após estabelecer as conexões sinápticas, os axônios simpáticos seguem com os nervos ou ao redor dos vasos para os seus órgãos-alvo. Os neurônios do sistema parassimpático estão situados no tronco encefálico e na medula espinal sacral (sistema craniossacral). Seus axônios seguem para os gânglios parassimpáticos na região da cabeça ou para os gânglios próximos dos órgãos do corpo. Após estabelecer as sinapses no segundo neurônio, eles também inervam os seus respectivos órgãos-alvo. [L106]

771

N O T A

As glândulas sudoríparas da pele são inervadas pelo sistema nervoso simpático. O neurotransmissor desses axônios simpáticos pós-ganglionares é a acetilcolina (exceção!).

Receptores

As células-alvo dos axônios eferentes viscerais são providas de diferentes receptores e subtipos de receptores em relação aos respectivos neurotransmissores. Por meio dessas diferenças na ocupação do receptor das células-alvo, um neurotransmissor pode ter efeitos distintos nas diferentes células-alvo. Em relação ao tratamento clínico, isso é particularmente importante porque têm sido desenvolvidos fármacos, que, por meio dos diferentes receptores, podem influenciar seletivamente a função de certos órgãos internos (p. ex., medicamentos "cardiosseletivos" que agem especialmente no coração).

Medula Suprarrenal

Um papel especial no esquema de conexão do sistema nervoso autônomo é desempenhado pela medula suprarrenal. Ela contém células que correspondem a neurônios simpáticos modificados e podem liberar catecolamina no sangue em situações de "luta/fuga" ("injeção de adrenalina"). Em termos evolutivos, ela deriva da crista neuronal e de paragânglios. É, portanto, considerada "o maior paragânglio do corpo".

Dentro da lógica do esquema de conexão do sistema simpático (➤ Fig. 13.24), a medula suprarrenal corresponde a um gânglio simpático, cujas células ganglionares não desenvolvem qualquer axônio, mas liberam os seus neurotransmissores diretamente na corrente sanguínea. Por conseguinte, a medula suprarrenal também é inervada diretamente por axônios pré-ganglionares do sistema nervoso simpático.

Sistema Simpático
Neurônio Pré-ganglionar

O **primeiro neurônio** está localizado no corno lateral da substância cinzenta da medula espinal, nos segmentos da medula espinal C8-L3. Ali estão localizados os neurônios pré-ganglionares que seguem para os membros e para a parede do tronco, mais lateralmente, e os neurônios que seguem para os órgãos internos, mais medialmente.

O **axônio mielinizado** segue com as fibras radiculares anteriores do segmento e forma, com estas fibras, o nervo espinal (➤ Fig. 13.25). Como **ramo comunicante branco**, este deixa novamente o nervo espinal e segue para o tronco simpático.

Neurônio Pós-ganglionar

O **segundo neurônio** é encontrado em locais diferentes (➤ Fig. 13.25 a ➤ Fig. 13.27):
- Nos gânglios do tronco simpático
- Nos gânglios pré-vertebrais fora do tronco simpático
- Nos gânglios pélvicos (caso especial)

Além disso, também é possível identificar pequenos gânglios simpáticos em alguns plexos autônomos ou nervos. Estes não serão abordados com mais detalhes aqui.

Os **axônios pós-ganglionares** deixam os gânglios simpáticos e seguem como axônios não mielinizados para os órgãos-alvo. O trajeto exato será discutido a seguir. Em princípio:
- Um grupo de axônios dos gânglios do tronco simpático segue, através dos ramos comunicantes cinzentos, para todos os nervos espinais e, através destes nervos, para a parede do corpo e os membros.
- Um segundo grupo de axônios dos gânglios do tronco simpático segue, através do plexo vascular, para os órgãos-alvo na região da cabeça e, através dos nervos autônomos (p. ex., nervos cardíacos), para as vísceras do tronco.

- Axônios de gânglios pré-vertebrais seguem para as vísceras abdominais e pélvicas.
- Os axônios de gânglios pélvicos seguem para os órgãos genitais.

Localização Anatômica dos Gânglios
Gânglios do Tronco Simpático

Os gânglios do tronco simpático estão localizados em ambos os lados junto da coluna vertebral (➤ Fig. 13.26 e ➤ Fig. 13.27). Devido à sua localização, são também chamados de "gânglios paravertebrais". Eles são interligados, em direção à coluna vertebral, através dos **ramos interganglionares**. Por meio dessas pontes de ligação, as fibras nervosas autônomas pré-ganglionares alcançam os gânglios acima e abaixo do seu segmento de entrada.
- **Região torácica e lombar (C8-L3):** aqui está localizado um gânglio para cada cabeça de costela. Os gânglios recebem, através de ramos comunicantes brancos, fibras pré-ganglionares da medula espinal (➤ Fig. 13.25).
- **Tronco simpático cervical:** acima de C8, o tronco simpático não recebe qualquer entrada direta dos nervos espinais (ou seja, nenhum ramo comunicante branco). No entanto, ele continua, através dos ramos interganglionares, em cada três gânglios cervicais (➤ Fig. 13.26 e ➤ Fig. 13.27). Os gânglios cervicais recebem as suas fibras pré-ganglionares de C8 e os segmentos torácicos superiores que, nesta altura, se associam ao tronco simpático ascendem, através dos ramos interganglionares, até a região do pescoço.
- **Tronco simpático pélvico:** abaixo de L3, os troncos simpáticos também não recebem mais qualquer entrada direta dos nervos espinais (ou seja, ramo comunicante branco). Os troncos simpáticos continuam com alguns gânglios lombares e sacrais até a pelve e se unem, finalmente, na sua extremidade caudal, no **gânglio ímpar** (➤ Fig. 13.26, ➤ Fig. 13.27). Os troncos simpáticos recebem as suas fibras pré-ganglionares de neurônios da região superior da parte lombar da medula espinal, que, na altura de seus respectivos nervos espinais, seguem no tronco simpático e, a partir dele, através dos ramos interganglionares, descem para a pelve.

N O T A

Comumente, o gânglio cervical inferior se funde com o gânglio torácico I e é, então, chamado de gânglio cervicotorácico (**gânglio estrelado**). Ele está localizado anteriormente à cabeça da primeira costela.

Gânglios Pré-vertebrais

Esses gânglios estão localizados na linha média do corpo anteriormente à aorta e seus ramos de saída para os órgãos peritoniais e os rins. Devido à sua localização anterior à coluna vertebral, eles são referidos como "gânglios pré-vertebrais". Eles estão envolvidos por uma densa rede nervosa vegetativa na superfície anterior da parta abdominal da aorta (às vezes essa rede também é chamada de plexo celíaco). A localização, o tamanho e o número exato dos gânglios individuais são variáveis. Eles são muitas vezes denominados, de acordo com as relações de saída dos ramos da rede vascular da aorta:
- Gânglios celíacos
- Gânglio mesentérico superior
- Gânglios aorticorrenais
- Gânglio mesentérico inferior

Os gânglios recebem fibras pré-ganglionares da medula espinal. Essas fibras seguem, com os ramos comunicantes brancos, para o tronco simpático, mas não fazem sinapses no tronco, mas seguem como **nervos esplâncnicos** para os gânglios pré-vertebrais (➤ Fig. 13.26).

De acordo com a sua posição (altura do segmento), distinguem-se:

- nervos esplâncnicos torácicos (região do tronco)
- nervos esplâncnicos maior e menor (abdome e retroperitôneo superior)
- nervos esplâncnicos lombares (retroperitôneo inferior e pelve)

Gânglios Pélvicos

Os gânglios pélvicos são gânglios mistos que contêm neurônios parassimpáticos e simpáticos. Eles, portanto, representam um caso especial. Estão localizados na rede nervosa vegetativa, de ambos os lados dos órgãos pélvicos e inervam, predominantemente, os órgãos genitais. O gânglio ao lado do colo do útero é chamado de plexo uterovaginal (gânglio de Frankenhäuser). Mesmo quando as células nervosas dos sistemas simpático e parassimpático estão localizadas adjacentes a esses gânglios, elas podem ser bem separadas com métodos de detecção modernos (p. ex., imuno-histoquímica).

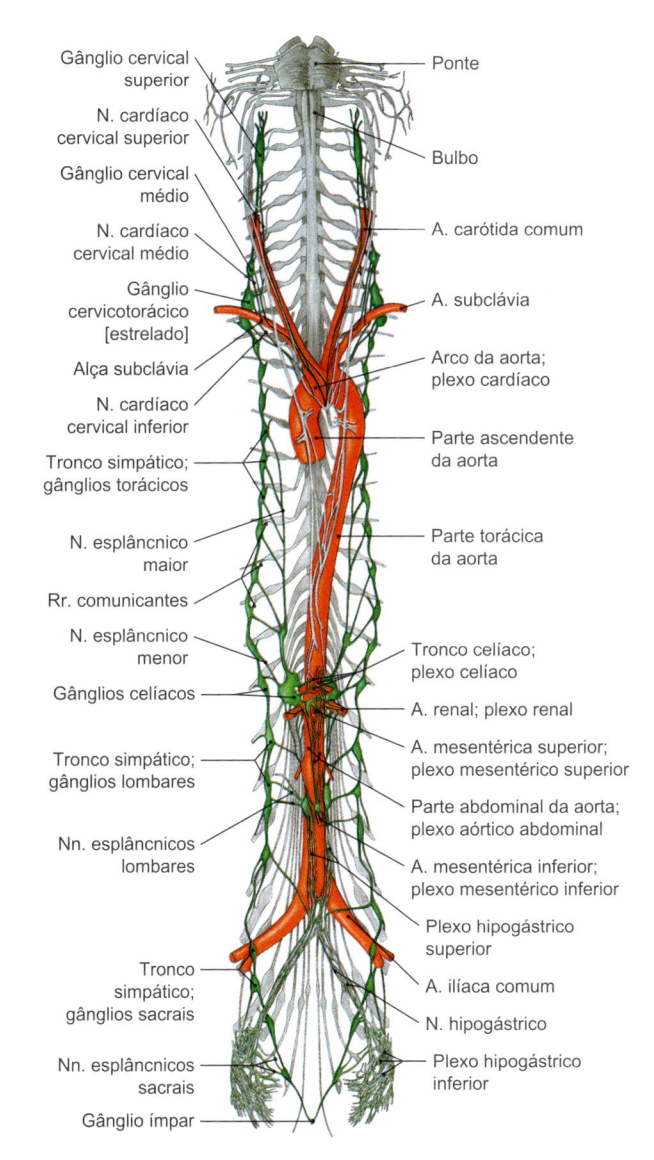

Figura 13.27 Sistema nervoso simpático. Representação esquemática do sistema nervoso simpático em uma relação anatomotopográfica. Os axônios simpáticos emergem, com os Nn. espinais, da medula espinal, chegam aos gânglios no tronco simpático ou pré-vertebrais e, finalmente, seguem com os vasos ou os nervos para os órgãos-alvo.

Artérias – o "Corrimão" do Sistema Simpático

Os gânglios do sistema nervoso simpático não estão localizados diretamente nos órgãos. Para contornar a distância entre os gânglios e os órgãos-alvo, as fibras simpáticas pós-ganglionares usam as artérias adjacentes. Esses vasos são, por um lado, inervados pelas fibras simpáticas (plexo nervoso ao redor do vaso), por outro lado, são também usados como uma estrutura de condução para alcançar os órgãos-alvo reais. A estreita relação do sistema nervoso simpático com os vasos é especialmente clara em algumas partes do corpo, nos quais são formadas alças nervosas ao redor do vaso (p. ex., alça subclávia). Ali, os nervos e os vasos trocam fibras vegetativas. Os plexos nervosos simpáticos ao redor do vaso são sistematicamente designados com o nome do vaso, por exemplo, plexo vertebral ou plexo hepático.

Sistema Parassimpático

A estrutura do sistema parassimpático corresponde, em princípio, à estrutura do sistema simpático. Neste sistema também se encontram dois neurônios interconectados. Para fins práticos, é útil subdividir o sistema parassimpático em três partes:

- Parassimpático craniano – nervos cranianos III, VII, IX: suprimento da cabeça
- Parassimpático craniano – nervo craniano X: suprimento das vísceras cervicais, torácicas e abdominais (até o ponto de Cannon-Böhm)
- Parassimpático sacral: suprimento das vísceras abdominais (a partir do ponto de Cannon-Böhm) e pélvicas

Enquanto na cabeça e na pelve podemos observar os gânglios individuais do sistema parassimpático, as células ganglionares do sistema parassimpático estão localizadas no restante do corpo, geralmente nas proximidades de um órgão ou podem ser, ainda, intramurais.

Parassimpático Craniano – Nervos Cranianos III, VII, IX

O neurônio pré-ganglionar (neurônio 1) do parassimpático craniano está localizado nas regiões nucleares do tronco encefálico (➤ Tabela 13.7). As fibras pré-ganglionares se ligam aos respectivos nervos cranianos e alcançam os gânglios parassimpáticos. Deles seguem, por meio das fibras pós-ganglionares, para seus órgãos-alvo.

Tabela 13.7 Sistema parassimpático craniano (nervos cranianos III, VII e IX).

Nervo craniano	Primeiro neurônio	Segundo neurônio	Órgãos-alvo
Nervo oculomotor [III]	Núcleo acessório do nervo oculomotor (de Edinger-Westphal)	Gânglio ciliar	• Músculo ciliar • Músculo esfíncter da pupila
Nervo facial [VII]	Núcleo salivatório superior	Gânglio pterigopalatino	• Glândula lacrimal • Mucosas
		Gânglio submandibular	• Glândula submandibular • Glândula sublingual • Mucosas
Nervo glossofaríngeo [IX]	Núcleo salivatório inferior	Gânglio ótico	• Glândula parótida • Mucosas

Tabela 13.8 Sistema parassimpático craniano (nervo vago [X]).

Nervo craniano	Primeiro neurônio	Segundo neurônio	Órgãos-alvo
Nervo vago [X]	Núcleo ambíguo (formação externa)	Gânglios intramurais	Vísceras cervicais, coração e pulmão
	Núcleo dorsal do nervo vago	Gânglios intramurais	Glândulas abdominais
		Gânglios do sistema nervoso entérico	Intestino

Parassimpático Craniano – Nervo Vago [X]

O nervo vago difere dos outros nervos cranianos com fibras nervosas parassimpáticas, uma vez que não exerce a sua ação na cabeça, e sim no pescoço e na região torácica e abdominal. Ele segue como nervo "disperso" pelo corpo (➤ Item 12.5.13) e alcança, com o tubo intestinal, o cólon transverso (ponto de Cannon-Böhm). Os neurônios pré-ganglionares estão localizados em duas regiões nucleares:

- Os neurônios que se originam do **núcleo dorsal do nervo vago** chegam às vísceras abdominais (➤ Tabela 13.8).
- Os neurônios que se originam em uma parte anatomicamente definida do **núcleo ambíguo** (também chamada de "formação externa" ou "coluna ventral") chegam aos órgãos no pescoço e tronco e levam à redução da atividade cardíaca, assim como à constrição bronquiolar.

Nos seus órgãos-alvo, as fibras pré-ganglionares são, finalmente, conectadas. As fibras pós-ganglionares formam, junto com fibras do sistema simpático, o plexo autônomo no interior dos órgãos (via autônoma final, ver a seguir).

Parassimpático Sacral

Os neurônios pré-ganglionares estão localizados nos segmentos S2-4. Eles seguem, com os nervos esplâncnicos pélvicos (nome antigo: nervos erigentes), para o gânglio pélvico (contendo tanto células ganglionares simpáticas quanto parassimpáticas) ou para os gânglios intramurais na região dos órgãos (p. ex., bexiga urinária, reto). Eles controlam a função intestinal, genital e da bexiga urinária (➤ Tabela 13.9).

Via Terminal
Plexo Orgânico Autônomo

Os sistemas simpático e parassimpático chegam aos seus órgãos-alvo através do plexo vegetativo que acompanham as artérias (simpático) ou através dos nervos ou da rede de nervos (simpático e parassimpático). Nos órgãos, as fibras autônomas pós-ganglionares de ambos os sistemas se misturam e formam uma rede nervosa autônoma comum. Nesse plexo nervoso autônomo, os sistemas simpático e parassimpático não são mais separáveis macroscopicamente. Isso é conseguido, no entanto, com os métodos de detecção adequados no nível microscópico (p. ex., técnicas histoquímicas, imunocoloração).

Tabela 13.9 Sistema parassimpático sacral.

Parte	Primeiro neurônio	Segundo neurônio	Órgãos-alvo
Parassimpática sacral	S2-4	Gânglios pélvicos	Órgãos genitais
		Gânglios intramurais	• Colo distal • Reto, bexiga urinária • Partes do ureter

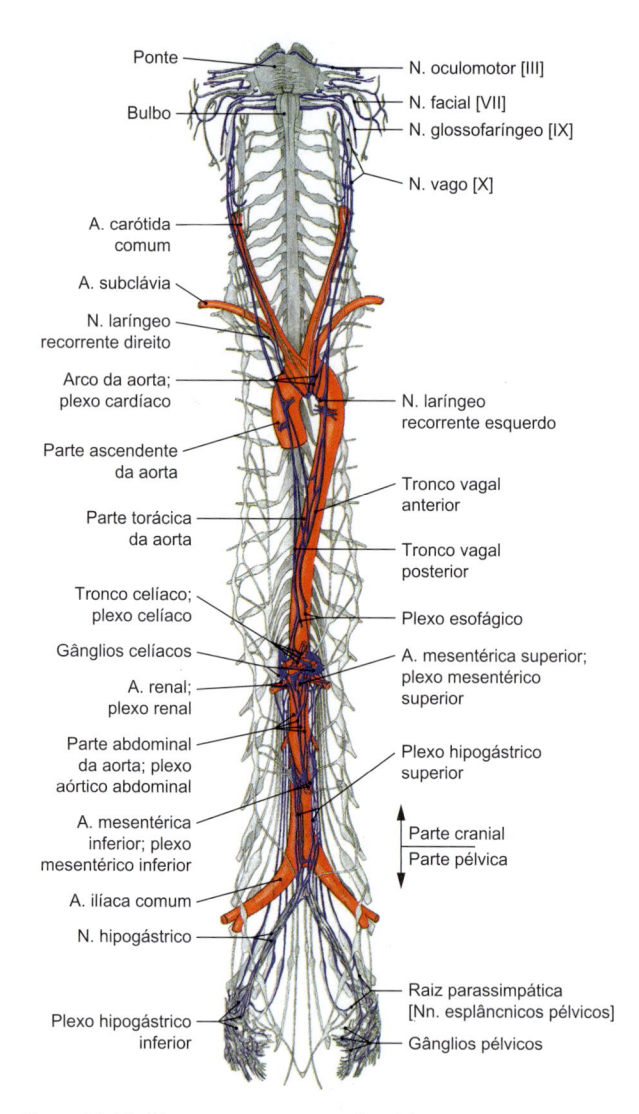

Figura 13.28 Sistema nervoso parassimpático. Representação esquemática do sistema nervoso parassimpático em uma relação anatomotopográfica. Os axônios parassimpáticos na região da cabeça seguem, através dos nervos cranianos, para os gânglios parassimpáticos e, daí, para os seus órgãos-alvo, na cabeça. Os órgãos torácicos e abdominais são inervados predominantemente pelo N. vago [X]. A última seção do intestino e os órgãos pélvicos recebem a sua inervação parassimpática da medula sacral.

Sinapses Autônomas

As fibras pós-ganglionares formam nas suas células-alvo, ou nas suas proximidades (p. ex., células musculares lisas ou células glandulares), pequenas distensões (varicosidades). Estas podem terminar diretamente na célula-alvo ou ser observadas em alguns intervalos. No último caso, refere-se como **"sinapse en-passant"**, que pode alcançar, através de uma transmissão "a distância", um grande número de células em um volume de tecido (ver adiante).

Neurotransmissores, Neuromoduladores, Receptores

Os efeitos específicos das sinapses autônomas em suas células-alvo são explicados de acordo com as diferentes condições neuroquímicas nas sinapses autônomas. As diferenças dizem respeito a:

- Neurotransmissores (p. ex., acetilcolina *vs* noradrenalina)
- Composição de neurotransmissores-receptores (p. ex., receptores de acetilcolina muscarínicos e nicotínicos, receptores adrenérgicos alfa e beta)
- Neuromoduladores

Os neuromoduladores são substâncias liberadas nas sinapses que, em geral, são difundidas através do tecido e podem, assim, alcançar múltiplas sinapses. Especialmente as sinapses "*en passant*" do sistema nervoso autônomo utilizam esta forma de transmissão de informações. Em contraste com os neurotransmissores, que medeiam respostas rápidas, os neuromoduladores atuam lentamente e modulam a excitabilidade das células-alvo por longo tempo. Os neuromoduladores importantes do sistema nervoso autônomo são:
- Simpático: neuropeptídeo Y (NPY), ATP
- Parassimpático: peptídeo intestinal vasoativo (VIP), substância P

Sistema Nervoso Entérico
O sistema nervoso entérico constitui um amplo circuito neuronal autônomo na parede ("intramural") do trato gastrointestinal. Ele controla o peristaltismo (mistura dos conteúdos intestinais e o transporte aboral do quimo), a atividade das glândulas (p. ex., secreção de suco gástrico) e a absorção. Há dois tipos de plexo no sistema entérico:
- Plexo mientérico (de Auerbach) na túnica muscular para o controle da túnica muscular e da motilidade intestinal
- Plexo submucoso (de Meissner) na tela submucosa para o controle das funções das mucosas (lâmina muscular da mucosa; secreção glandular; fluxo sanguíneo da mucosa)

O sistema nervoso entérico opera de forma autônoma, preservando, mas modulando as influências de neurônios pós-ganglionares dos sistemas simpático e parassimpático (➤ Fig. 13.24).

Controle Local do Peristaltismo Intestinal
Para controlar o peristaltismo intestinal, é necessário apenas um circuito regulatório local simples, que se situa completamente no interior da parede intestinal. Assim, um neurônio sensitivo percebe a distensão de uma seção da parede por meio do conteúdo intraluminar. Para continuar este transporte aboralmente, ele estabelece contato, através de interneurônios, em direção ascendente no intestino (sentido oral), e ativa neurônios motores excitatórios e, em direção descendente no intestino (sentido aboral), ativa neurônios motores inibitórios. Desta forma, ocorre, na extremidade oral, contração do intestino, e na extremidade aboral, relaxamento dos músculos. O conteúdo intestinal continua a fluir direcionalmente. Curiosamente, o sistema nervoso entérico é "dirigido" neste sentido funcional. Se for considerado, por exemplo, um segmento do intestino, este gira e se estabelece novamente na "direção errada", ele age como um elemento de retardo. Isso pode ser aproveitado especialmente em doenças do aparelho digestivo.

Arco Reflexo Envolvendo os Gânglios Simpáticos
O mecanismo descrito anteriormente para controlar o peristaltismo intestinal é um mecanismo local. No entanto, o peristaltismo intestinal de segmentos mais distantes do intestino também pode influenciar os processos de distensão em outro segmento do intestino. Para este fim, o sistema nervoso entérico usa reflexos vegetativos, que são interligados por meio de gânglios simpáticos. As fibras aferentes viscerais estabelecem contato, neste caso (exceção!) com células ganglionares da parede intestinal, e seguem para as células ganglionares simpáticos pré-vertebrais. Estas, por sua vez, inibem, com as fibras motoras viscerais, o peristaltismo nos segmentos do intestino em direção oral e evitam aglomeração de segmentos intestinais distais já distendidos.

N O T A
As células ganglionares aferentes viscerais são encontradas nos gânglios espinais, nos gânglios dos nervos cranianos e na parede intestinal.

Influência Central dos Sistemas Simpático e Parassimpático
O peristaltismo intestinal é modulado com sinais aferentes viscerais centrais às necessidades de todo o organismo. Influências psicológicas nessa função intestinal também são mediadas desta forma. Assim, os sistemas eferentes viscerais centrais têm função um pouco diferente dos elementos reguladores locais do sistema nervoso entérico. O sistema simpático inibe a atividade intestinal e aumenta o tônus dos músculos oclusivos (esfíncteres), enquanto o sistema parassimpático estimula a atividade intestinal e relaxa os músculos esfinctéricos.

De acordo com a conexão envolvida, o sistema parassimpático apresenta uma característica especial: enquanto o sistema simpático alcança os gânglios pré-vertebrais através dos nervos esplâncnicos e as fibras pós-ganglionares do sistema simpático inervam os gânglios intestinais (situação típica), no sistema parassimpático, as fibras pré-ganglionares inervam diretamente as células ganglionares intestinais.

13.9.3 Função Aferente Visceral

Visão Geral
O sistema aferente visceral é tão importante quanto o sistema eferente visceral para o funcionamento do sistema nervoso autônomo. O sistema aferente visceral percebe estímulos da periferia, que são processados no nível dos órgãos, gânglios, medula espinal ou cérebro, e representam o ramo aferente do controle predominantemente reflexo das vísceras. Como ocorre no sistema nervoso somático, o componente aferente forma uma unidade com o componente eferente, e pode-se denominar também sistema **sensoriomotor visceral** (análogo ao sistema sensoriomotor no sistema nervoso somático).

N O T A
Ao contrário da parte eferente visceral do sistema nervoso autônomo, a parte aferente visceral *não é* dividida em sistemas simpático e parassimpático.

Células Nervosas Aferentes Viscerais
Os neurônios aferentes viscerais estão localizados:
- Nos gânglios espinais
- Nos gânglios cranianos (especialmente IX, X)
- Parcialmente intramural nos órgãos (especialmente intestinos, coração)

Neurônios Aferentes Viscerais nos Gânglios Espinais
Nos gânglios aferentes espinais estão localizadas as células ganglionares pseudounipolares, que são associadas ao sistema nervoso autônomo. Elas seguem, com a sua extensão periférica, para as vísceras e chegam, com a sua extensão central, ao corno posterior da medula espinal (➤ Fig. 13.25).

As funções e as conexões dos prolongamentos periféricos dos neurônios aferentes viscerais são mais complexas que as dos neurônios aferentes somáticos. Os neurônios aferentes somáticos essencialmente conduzem a informação sensorial para o SNC, enquanto prolongamentos periféricos dos neurônios aferentes viscerais liberam transmissores no local do estímulo (regulação local) e/ou podem desenvolver colaterais para as células ganglionares autônomas dos sistemas simpático e parassimpático.

Por meio dessas conexões diretas com os gânglios surgem, logo abaixo do nível da medula espinal, arcos reflexos curtos, através dos quais as funções viscerais são reguladas.

Neurônios Aferentes Viscerais nos Gânglios Cranianos
As informações aferentes viscerais do interior do corpo chegam aos centros de controle superior do tronco encefálico através de

Tabela 13.10 Aferentes viscerais para o tronco encefálico.

Nervo	Gânglio	Núcleo central	Órgãos de origem
Nervo glossofaríngeo [IX]	Gânglio inferior	Núcleo do trato solitário	• Corpo carótico • Seio carótico
Nervo vago [X]	Gânglio inferior (gânglio nodoso)	Núcleo do trato solitário	• Corpúsculos na região cervical e torácica • Vísceras torácicas • Trato gastrointestinal

fibras aferentes viscerais do nervo glossofaríngeo [IX] e do nervo vago [X]. Vias ascendentes provenientes da medula espinal desempenham papel muito menor (diferença importante em relação ao sistema aferente somático). Os neurônios aferentes viscerais desses dois nervos cranianos estão localizados em gânglios aferentes viscerais próprios (➤ Tabela 13.10).

- **Nervo glossofaríngeo [IX]:** conduz sinais aferentes do seio carótico e do corpo carótico, assim como de outros corpúsculos, para a região da cabeça. No seio carótico, estão presentes barorreceptores, que são importantes para o controle da pressão arterial (reflexo barorreceptor). No corpo carótico, situam-se quimiorreceptores, que detectam o teor de oxigênio e de dióxido de carbono no sangue.
- **Nervo vago [X]:** além dos receptores aferentes provenientes dos pequenos corpúsculos na região cervical e torácica (quimiorreceptores), o nervo vago conduz a maioria dos sinais aferentes viscerais dos órgãos do tronco. Assim, ele leva informações das vísceras torácicas (coração, pulmão) e do trato gastrointestinal para o cérebro.

As projeções centrais de ambos os nervos cranianos chegam, no bulbo, ao **núcleo do trato solitário.** Este núcleo é uma espécie de "porta" para os sinais aferentes viscerais dos órgãos internos para o cérebro (ver adiante).

> **N O T A**
> Para a regulação de órgão central, o nervo vago [X] é o nervo aferente visceral mais importante do corpo.

Gânglios Aferentes Viscerais nos Órgãos

Diferentemente do sistema nervoso somático, as células nervosas aferentes viscerais, associadas ao sistema nervoso autônomo também estão localizadas em alguns órgãos. Especialmente no intestino, existem numerosas células nervosas aferentes viscerais, que seguem com seus prolongamentos centrais para os gânglios pré-vertebrais e, através destes, controlam a motilidade do intestino ao longo de extensos segmentos. No coração também são descritos neurônios aferentes viscerais.

13.9.4 Arco Reflexo Autônomo e Circuito Regulatório

A função das vísceras é regulada em diferentes níveis. Todos os níveis têm em comum o fato de que os estímulos são percebidos e, subsequentemente, ocorre resposta regulatória (➤ Fig. 13.23). Os níveis são:

- Nível do órgão (reações locais de fibras periféricas e reflexos locais no interior do órgão)
- Reflexos no nível dos gânglios autônomos
- Reflexos no nível da medula espinal
- Circuito regulatório, incluindo os centros superiores

Reações locais e reflexos no nível do órgão são possíveis por:
- Axônios aferentes viscerais que, imediatamente após um estímulo, podem liberar um transmissor e, portanto, a resposta ao estímulo é mais simples e mais direta
- Neurônios aferentes viscerais (especialmente no sistema nervoso entérico), que são interligados com os neurônios eferentes motores próximos e regulam o peristaltismo

Os reflexos no nível do gânglio ocorrem quando as fibras aferentes estabelecem contato direto com os gânglios e controlam as funções viscerais evitando a medula espinal. Esses reflexos ocorrem tanto no simpático quanto no parassimpático, por exemplo, no controle, mencionado anteriormente, do peristaltismo intestinal através de axônios aferentes viscerais das células ganglionares intestinais. Eles alcançam, com seus prolongamentos, os gânglios pré-vertebrais e controlam a motilidade do intestino por segmentos extensos.

Os reflexos no nível da medula espinal são comuns. Neurônios aferentes viscerais nos gânglios espinais seguem, com os seus axônios, para o corno posterior da medula espinal. Ali eles são conectados, através de interneurônios, a neurônios eferentes viscerais, que podem estar localizados em diferentes segmentos (alturas) da medula espinal. Este arco reflexo autônomo da medula espinal se assemelha nas suas conexões (por interneurônios; polissinapticamente; vários segmentos da medula espinal são ligados um ao outro) ao arco reflexo polissináptico do sistema nervoso somático. Uma posição especial ocupa a medula espinal em relação ao reflexo dos órgãos pélvicos. Como, além dos neurônios simpáticos na medula espinal lombar, também estão envolvidos neurônios parassimpáticos na medula espinal sacral, há um elevado grau de autonomia da medula lombossacral para a regulação da micção ou da defecação.

> ┌─ **Clínica** ─────────────────────
> O controle da micção, que em grande parte ocorre no nível da medula espinal, paraplegia, é parcialmente mantido acima da coluna lombossacral. Embora não seja mais possível o controle voluntário da micção, pode ser treinado o esvaziamento reflexo da bexiga urinária por meio de estímulos externos (p. ex., pela percussão da parede abdominal). Fala-se, então, de um **"reflexo da bexiga"**.

Os circuitos regulatórios, incluindo os centros superiores, geralmente emergem dos órgãos internos. Suas informações aferentes viscerais seguem predominantemente com o nervo vago para o núcleo do trato solitário e alcançam – a partir deste núcleo aferente visceral – outras regiões nucleares autônomas e centros no cérebro (ver adiante). Nessas regiões, as informações são processadas, portanto, ajustadas aos valores ideais e às informações dos centros de controle superiores. Finalmente, eles voltam a influenciar, através dos sistemas simpático e parassimpático, as funções viscerais. Através do hipotálamo, eles também ganham conexão com o sistema endócrino, quando são possíveis ajustes aos valores ideais a longo prazo (ver adiante).

Reflexos vagovagais são um exemplo simples de reflexo no nível do tronco encefálico. Eles são importantes, dentre outros, para o controle das funções gastrointestinais (secreção glandular, motilidade intestinal). Através no nervo vago seguem sinais aferentes inicialmente para o núcleo do trato solitário. Dali, eles são conectados aos núcleos eferentes viscerais do nervo vago (núcleo dorsal do nervo vago ou núcleo ambíguo). Através destes núcleos, sinais eferentes vagais retornam para os órgãos-alvo.

---Clínica---

Em um "desmaio" (**síncope vasovagal**), ocorre repentina redução da frequência cardíaca e, com isso, do débito cardíaco. Simultaneamente, o tônus vascular é reduzido e a pressão arterial diminui ainda mais. O cérebro não é mais suficientemente irrigado, e o paciente perde a consciência. Este fenômeno, que pode ser provocado por diferentes fatores físicos e psicológicos (p. ex., redução da ingestão de líquidos, infecção gastrointestinal, dor, estresse), é mediado pelo nervo vago. Aferentes do nervo vago alcançam o tronco encefálico. Dali, eles chegam ao núcleo vagal eferente visceral e à região depressora do centro cardiovascular (➤ Item 13.9.5). Isso leva, por um lado – mediado vagalmente –, à bradicardia e, por outro lado – mediado por redução do tônus simpático –, à vasodilatação. Os dois juntos levam, finalmente, à síncope.

13.9.5 Regulação Central do Sistema Nervoso Autônomo

O controle central do sistema nervoso autônomo ocorre em diferentes níveis do SNC, que estão intimamente interligados (➤ Fig. 13.29).
- **Medula espinal:** aqui se situam os neurônios dos sistemas simpático e parassimpático no corno lateral da medula toracolombar e sacral.
- **Tronco encefálico inferior** (núcleos e regiões do bulbo e da ponte): aqui se situam os centros de controle superiores para o controle reflexo do sistema cardiovascular, da respiração, da função gastrointestinal e do controle da bexiga urinária.
- **Tronco encefálico superior** (especialmente o mesencéfalo): aqui são modulados a percepção da dor e o controle autônomo.
- **Prosencéfalo** (regiões nucleares e regiões do diencéfalo e telencéfalo): através desses núcleos, o controle autônomo e o sistema endócrino são controlados. As necessidades autônomas levam a alterações de comportamento (hipotálamo). Por outro lado, os processos mentais e emocionais encontram conexão, através do sistema límbico, com o sistema nervoso autônomo central (➤ Item 13.10).

Nível da Medula Espinal e Tronco Encefálico
Além das regiões nucleares autônomas da medula espinal e das regiões nucleares parassimpáticas do tronco encefálico (➤ Item 12.2.4), há outras regiões no nível do tronco encefálico que são consideradas centros de controle para determinados sistemas de órgãos.

Núcleo do Trato Solitário
Este núcleo é o principal ponto de convergência aferente visceral para as áreas do tronco encefálico e para os centros superiores. Aqui são reunidos sinais aferentes viscerais dos nervos cranianos X (informações de baro e quimiorreceptores) e X (informações das vísceras cervicais, torácicas e abdominais). O núcleo é estruturado viscerotopicamente e é dividido em três componentes:
- Componente craniano (aferentes gustativos)
- Componente intermediário (aferentes do trato gastrointestinal)
- Componente caudal (aferentes dos vasos e do coração, pulmão e quimiorreceptores)

O núcleo do trato solitário conduz suas informações autônomas para os centros de controle respiratórios e cardiovasculares adjacentes, bem como para outros núcleos mais centrais. Aferentes gastrointestinais são processados nele ou imediatamente nas suas proximidades, razão pela qual ele também pode ser considerado como centro bulbar do controle gastrointestinal.

Centro do Vômito
Imediatamente adjacente ao núcleo do trato solitário está localizado, na região do óbex, o centro do vômito. Ele é suprido diretamente por fibras aferentes vagais. Além disso, esta é uma das áreas em que é abolida funcionalmente a barreira hematencefálica. Estímulos diretos do nervo vago ("vômito periférico") e toxinas ("vômito central") mas também pressão intracraniana elevada, estímulos vestibulares ou enjoos podem provocar, através dessa área do tronco encefálico, forte contração antiperistáltica do trato gastrointestinal.

Centro Respiratório
O centro respiratório está localizado na **formação reticular** da região ventrolateral do bulbo e em partes da ponte. Ele controla a respiração, em grande parte, de forma reflexa. Centros suprapontinos exercem influência modulatória, por exemplo, no canto e na fala.

Localização dos Neurônios
As células nervosas envolvidas da respiração constituem, na formação reticular, uma cadeia de neurônios, disposta longitudinalmente, que segue da área ventrolateral do bulbo em direção à ponte. Esses neurônios, no interior da formação reticular – e devido às suas propriedades funcionais (em animais) –, podem ser identificados apenas com colorações especiais. Dentro dessas cadeias de neurônios, podem ser distinguidos outros grupos funcionais que apresentam diferentes funções na respiração.

Anatomia Funcional
Os músculos envolvidos na respiração são controlados diretamente por neurônios inspiratórios e expiratórios. Esses neurônios eferentes estão sob o controle de células nervosas que produzem o ritmo respiratório (geradores de ritmo). Este ritmo, uma sequência regular de inspiração e expiração, já se inicia no útero antes do nascimento e assegura o fornecimento de oxigênio desde o nascimento até a morte. O gerador de ritmo mais importante é o **núcleo pré-Bötzinger**, um grupo de neurônios situado na formação reticular bulbar

Reflexos Respiratórios
Esses reflexos são de grande importância para a função pulmonar. A sua base estrutural é a conexão anatômica entre as células do centro respiratório no tronco encefálico. Apresentados de forma simplificada, eles consistem em um ramo aferente, um processamento central e um ramo eferente. Aferentes autônomos chegam ao **núcleo do trato solitário** do tronco encefálico ("porta de entrada para os aferentes autônomos") através do nervo vago [X] e do nervo glossofaríngeo [IX]. O **nervo vago** contém, dentre outras, informações sobre a complacência pulmonar, que são a base do reflexo de Hering-Breuer. O **nervo glossofaríngeo** conduz, dentre outras, informações originadas nos quimiorreceptores, que são importantes para o impulso respiratório. Por meio das células nervosas do núcleo do trato solitário, essas informações são distribuídas aos vários grupos de neurônios respiratórios. Estes neurônios processam as informações e convergem com os seus axônios aos neurônios efetores inspiratórios e expiratórios, que, finalmente, atuam na contração e no relaxamento dos músculos respiratórios e, com isso, definem a frequência respiratória e a amplitude da respiração.

Centro Cardiovascular
O centro cardiovascular está localizado, predominantemente, na formação reticular da região rostrodorsal do bulbo. Ele controla a pressão arterial e as funções do coração e coordena todas as

influências nervosas sobre o sistema cardiovascular. Os estímulos se originam da periferia do corpo, mas também de centros autônomos no hipotálamo, mesencéfalo (substância cinzenta central) e ponte (núcleo parabraquial). Os neurônios do centro cardiovascular têm propriedades de marco-passo e mantêm controle vertical na inervação dos vasos ("pressão arterial medular").

Localização Anatômica

As células nervosas do centro cardiovascular estão localizadas medialmente aos centros respiratórios situados mais ventrolateralmente. Tal como acontece com o centro respiratório, colorações especiais são necessárias para identificar os grupos de células nervosas do centro cardiovascular, presentes no tronco encefálico. De forma simplificada, pode-se lembrar de que os neurônios que aumentam a pressão arterial (neurônios pressores) estão localizados predominantemente rostral e lateral, enquanto os neurônios que diminuem a pressão arterial (neurônios depressores) estão localizados predominantemente em posição caudal e medial.

Anatomia Funcional e Reflexos

Através do centro cardiovascular, são mediados importantes reflexos cardiovasculares (p. ex., barorreflexos, reflexos cardíacos, reflexos cardiopulmonares, reflexos químicos). Como ocorre no centro respiratório, no centro cardiovascular também são diferenciados um ramo aferente, um processamento central e um ramo eferente. Sinais aferentes chegam ao centro cardiovascular através do **núcleo do trato solitário** ("porta de entrada para os aferentes autônomos"). O **nervo vago** conduz informações do coração, de barorreceptores e de quimiorreceptores a partir do arco aórtico e de seus ramos, enquanto o **nervo glossofaríngeo** conduz informações dos quimiorreceptores do corpo carótico. A partir do núcleo do trato solitário, as informações autônomas da periferia são distribuídas:

- Para o hipotálamo
- No mesencéfalo (substância cinzenta central)
- Para a região dorsolateral da ponte (*locus caeruleus*, núcleo parabraquial)
- Para a área ventral do bulbo

Essas regiões do encéfalo processam as informações e atuam sobre o centro cardiovascular que, por sua vez, controla os sistemas parassimpático e simpático. Os efeitos do sistema **parassimpático** são mediados por intermédio do nervo vago, e aqueles do sistema **simpático** (tônus vascular e a função cardíaca), por meio de conexões às células nervosas simpáticas pré-ganglionares no corno lateral da medula espinal.

Em resumo, isso significa que as funções cardiovasculares são medidas por sensores periféricos, ajustadas no centro cardiovascular da parte inferior do tronco encefálico a valores-padrão e adaptados através dos sistemas simpático e parassimpático. Esse circuito regulatório básico é influenciado por centros superiores no cérebro (p. ex., taquicardia na excitação emocional).

Centro de Micção Pontino

A função da bexiga urinária é controlada pela medula espinal e por uma região nuclear situada na parte rostral da ponte ("núcleo de Barrington"):

- No **nível espinal**, a contração do músculo esfíncter interno da uretra aumenta de forma reflexa quando a bexiga urinária está enchendo (**reflexo de continência**).
- Quando o enchimento da bexiga urinária excede certo volume (e pressão), as células do **centro de micção pontino** são ativadas por vias espinais ascendentes, e é iniciado o **"reflexo de micção espinobulboespinal"**, no qual três grupos de células espinais são ativados:

- As células simpáticas pré-ganglionares na parte lombar da medula espinal são inibidas, reduzindo o tônus do músculo esfíncter interno da uretra.
- As células parassimpáticas pré-ganglionares na parte sacral da medula espinal são ativadas, levando à contração do músculo detrusor da bexiga.
- As células nervosas que suprem o músculo esfíncter externo (estriado) da uretra (voluntário) são inibidas e, desse modo, o fluxo de urina é liberado. Essas células nervosas estão localizadas na parte sacral de medula espinal e constituem o núcleo de Onuf. O trajeto periférico dessas fibras segue através do nervo pudendo.

O centro de micção pontino está sob o controle de centros superiores, que podem controlar ou inibir o reflexo da micção. Assim, o indivíduo pode controlar o momento da micção.

Núcleo Parabraquial

O núcleo parabraquial está localizado na parte rostral da ponte, próximo do pedúnculo cerebelar superior (antes chamado de braço conjuntival; daí o nome do núcleo). Ele contém, por um lado, aferentes provenientes da parte autônoma do núcleo do trato solitário e os conduz centralmente ("estação de retransmissão" e "interface") e, por outro lado, a ele conduz sinais aferentes centrais do corpo amigdaloide. Por meio de sinais eferentes em direção ao bulbo e à a medula espinal, ele envia respostas autônomas associadas aos estados emocionais fortes (p. ex, ansiedade). De forma simplificada, pode-se dizer que ele prepara as reações de "luta/fuga" do corpo.

Mesencéfalo – Substância Cinzenta Central

A substância cinzenta central envolve um grupo de células nervosas encontrada em imediata proximidade ao aqueduto do mesecéfalo (portanto, também substância cinzenta "periaquedutal"). Esta substância é um ponto de conexão entre os centros autônomos do tronco encefálico e o hipotálamo. Sua função principal é integrar respostas autônomas e somáticas à dor e ao estresse – crucial para a percepção e a modulação da dor no nível da medula espinal. Além disso, a sua estimulação provoca comportamentos defensivos e reações autônomas e somáticas ligadas e eles (p. ex., aumento da pressão arterial, taquicardia, aumento no tônus muscular). A substância cinzenta central prepara, assim, o corpo, com suas as funções orgânicas autônomas e somáticas para uma situação de perigo.

Clínica

Após a estimulação da **substância cinzenta central**, ocorre, no nível da medula espinal, uma intensa **analgesia**. Esta resposta é fruto da atividade de uma cadeia de neurônios que se origina na substância cinzenta periaquedutal, passa através dos núcleos serotoninérgicos da rafe, no tronco encefálico e termina na substância gelatinosa da medula espinal. Ali as fibras aferentes de dor são inibidas por receptores pré--sinápticos, o que impede a condução da dor no segundo neurônio aferente. Esse fenômeno, no qual sinais aferentes não dolorosos fecham a "porta de entrada" para estímulos aferentes dolorosos, constitui a **"teoria da porta da dor"**. Na analgesia central com opiáceos, os neurônios da substância cinzenta periaquedutal (mas também outros neurônios), associados a numerosos receptores opioides, são ativados. Com isso, o "sistema antidor" próprio do corpo pode ser estimulado por medicamentos, e pode-se obter a analgesia.

Prosencéfalo[1]

No prosencéfalo são encontrados núcleos e áreas corticais que, por um lado, têm grande influência na função autônoma do sistema

---

[1]Nota da Revisão Científica: o prosencéfalo envolve o telencéfalo e o diencéfalo.

nervoso autônomo e, por outro lado, também realizam funções que já não estão diretamente relacionados com o sistema nervoso autônomo (p. ex., corpo amigdaloide – memória emocional). Esses núcleos geralmente são integrados a múltiplos circuitos de conexões centrais (p. ex., no interior do sistema límbico) e também exercem variadas funções. Isso deixa claro que, por razões didáticas e sistemáticas, a separação estabelecida do sistema nervoso em um sistema nervoso "autônomo" e um sistema nervoso "somático", a partir um certo grau de complexidade das regiões do cérebro, já não faz muito sentido prático.

A intensa conexão entre os núcleos com outras porções do sistema nervoso, que têm importância funcional no sistema nervoso autônomo, ajudando a manter a homeostase do corpo, também é necessária para prover alterações comportamentais complexas. Por exemplo, um animal com sede intensa começa a buscar água e, nesse período, ajusta outras atividades até que encontre água e sacie a sua sede. Para resolver o problema da categorização funcional das "estruturas cerebrais autônomas centrais", pode-se considerar o hipotálamo, bem pragmaticamente, o "centro de controle mais elevado" do sistema nervoso autônomo. Além do seu papel como controlador autônomo mais elevado, ele é também o mais importante regulador do sistema endócrino e, assim, pode coordenar ambos os sistemas, que são responsáveis pela manutenção da homeostase do corpo. Suas conexões com níveis cognitivos mais elevados (p. ex., experiência emocional e psicológica) também possibilitam a adoção de comportamentos complexos de todo o organismo, que também são responsáveis pela homeostase (ver adiante).

Hipotálamo

O hipotálamo controla os mecanismos de ajuste que mantêm o organismo em homeostase e assegura a sua sobrevivência física e a sua reprodução. Ele é considerado o centro hierárquico mais elevado do sistema nervoso autônomo. Anatomicamente, por meio do **fascículo longitudinal dorsal**, ele é reciprocamente conectado a todos os centros autonômicos hierarquicamente "inferiores" no tronco encefálico e na medula espinal. Entre as funções essenciais do hipotálamo, estão:

* Regulação da temperatura corporal
* Regulação do equilíbrio hídrico
* Regulação da ingestão alimentar e do metabolismo
* Sono e ritmo circadiano
* Influência no comportamento sexual e social

Para cumprir essas funções, são necessárias alterações coordenadas nos múltiplos níveis de controle ou seja, alterações nas funções orgânicas, alterações hormonais e alterações no comportamento. O hipotálamo pode exercer essas funções de coordenação supramencionadas porque ele se organiza, através de conexões, ao restante do sistema nervoso autônomo, aos sistemas endócrino, neuroendócrino e límbico e, na forma de circuitos neuronais, também por meio de "programas" para a sua atividade coordenada.

NOTA

O hipotálamo é o centro de coordenação central mais importante da homeostase do corpo.

Um exemplo da atividade do hipotálamo é a regulação do equilíbrio hídrico. A partir de sinais dos osmorreceptores, o hipotálamo registra o estado interno do corpo (p. ex., hipovolemia). Ele ajusta, então, as funções de órgãos periféricos, via sistema nervoso autônomo, para a situação atual (p. ex., aumento da frequência cardíaca, constrição vascular). Através do sistema endócrino, ele aumenta a secreção de ADH e induz ao nível comportamental uma ingestão de líquido (percepção de "sede", ingestão de líquido ou procura por uma fonte de líquido). Com a ingestão de líquido e a restauração da homeostase, este "modelo de atividade" é encerrado.

Regiões Nucleares

Os núcleos do hipotálamo são descritos em outra parte deste livro (➤ Item 12.2.4). Neste ponto – com exceção do núcleo paraventricular, que desempenha papel especial no controle autônomo –, são resumidas apenas as áreas e os núcleos mais importantes para a controle da homeostase (➤ Tabela 13.11).

Núcleo Paraventricular

Este núcleo é um bom exemplo da estreita integração dos sistemas de controle. Embora seja considerado apenas "um" núcleo, ele contém diferentes grupos de células, que têm diversas ações no controle endócrino e autônomo:

* Partes magnocelulares – projeção para a neuro-hipófise: secreção de oxitocina e de ADH
* Partes parvocelulares – hormônios de liberação para a adeno-hipófise: CRH, dopamina
* Partes parvocelulares – projeção para centros autônomos e neurônios autonômicos pré-ganglionares no tronco encefálico e na medula espinal.

Assim, o núcleo controla os efetores do sistema endócrino e do sistema autônomo. A proximidade das diferentes células em um mesmo núcleo indica a necessidade biológica de ajuste mútuo entre o sistema nervoso autônomo e o sistema endócrino do corpo.

Conexões

Os sinais aferentes chegam inicialmente ao hipotálamo lateral. De lá, há conexões para as outras regiões nucleares hipotalâmicas, que, por sua vez, estão intimamente interligadas. Isso coloca o hipotálamo na posição de ajustar e coordenar as funções dos seus diferentes núcleos. As conexões eferentes são funcionalmente compostas por três grupos:

* Conexões com o sistema límbico (p. ex., através dos corpos mamilares)

Tabela 13.11 Núcleos do hipotálamo e suas funções homeostáticas.

Área	Região nuclear	Função
Área hipotalâmica anterior	Núcleo supraquiasmático	Ritmo circadiano
	Núcleos pré-ópticos	Controle da liberação de gonadotropina na adeno-hipófise
	Núcleo supraóptico	Secreção de ADH, oxitocina
	Núcleo paraventricular	Secreção de ADH, oxitocina, ingestão de alimentos; regulação da secreção de hormônio do estresse através de CRH
Área hipotalâmica intermediária	• Núcleo infundibular (arqueado) • Células nervosas periventriculares	Controle da adeno-hipófise; comportamento da ingestão de alimentos
	• Núcleo ventromedial • Núcleo dorsomedial	Regulação do comportamento de ingestão de alimentos e de líquidos
Área hipotalâmica posterior	Núcleo hipotalâmico posterior, corpos mamilares	Termorregulação, controle autônomo
Área hipotalâmica lateral		Comportamento da ingestão de alimentos

- Conexões com as regiões corticais (ligação à consciência, percepção de "necessidades", como sede, fome, saciedade)
- Conexões com as áreas autônomas do tronco encefálico e da medula espinal

Fascículo Longitudinal Dorsal

Através deste sistema de vias, o hipotálamo se conecta com os centros autônomos situados em níveis abaixo. O fascículo longitudinal dorsal (feixe de Schütz) segue, através do tronco encefálico, até a medula espinal e emite, no seu trajeto, fibras para todos os núcleos autônomos.

Corpo Amigdaloide

O corpo amigdaloide (➤ Item 12.1.8) é um núcleo central do sistema límbico (➤ Item 13.10), e é essencial para a avaliação emocional das percepções sensoriais. Desempenha papel importante na resposta ao estresse e medeia o comportamento do medo e da ansiedade. Os sintomas autônomos associados às sensações de medo (taquicardia, aumento da pressão arterial, transpiração excessiva, sintomas gastrointestinais, boca seca) são comunicados, através das conexões eferentes do corpo amigdaloide, para o hipotálamo (núcleo lateral), para a substância cinzenta periaquedutal e para regiões autônomas do tronco encefálico.

Áreas Corticais

Duas áreas corticais estão intimamente ligadas ao hipotálamo, às quais é atribuída particular importância na conexão do hipotálamo com a consciência. Neste contexto, ambas estão intimamente ligadas entre si e a outras áreas corticais.

Córtex Cingular Anterior

O córtex cingular anterior (➤ Item 12.1.6) é um importante centro de conexão com o sistema límbico (➤ Item 13.10) e liga este sistema, por um lado, ao neocórtex e à ínsula e, por outro, através do hipotálamo e do tronco encefálico, ao sistema nervoso autônomo. Por meio dessas conexões, as emoções podem influenciar as funções dos órgãos internos.

Ínsula

A ínsula é considerada por alguns autores como o "córtex interoceptivo primário" e, assim, é funcionalmente oposta ao córtex somestésico no giro pós-central. De modo semelhante ao córtex somestésico, ela apresenta uma organização viscerotópica e contém, dentre outros, através do tálamo, componentes aferentes provenientes dos órgãos internos, da pele e dos músculos. Ela integra essas informações às emoções e às informações cognitivas, uma função importante para uma percepção consciente do próprio corpo e dos estímulos que emergem dele. Assim, a ínsula é uma conexão cortical entre o sistema nervoso autônomo "inconsciente" e o sistema nervoso somático "consciente".

Conexões das Regiões Autônomas Centrais e Regiões Nucleares

As regiões nucleares autônomas, descritas anteriormente, são conectadas entre si de diferentes formas e, comumente, por meio de múltiplos pontos de interconexões. Isso torna complexo o controle central do sistema nervoso autônomo. Essa complexidade é resultado das diversas funções do sistema nervoso autônomo e da conexão necessária a uma variedade de regiões do cérebro, que, por sua vez, estão relacionadas com outras atividades. Os esquemas de conexão centrais bem simplificados (➤ Fig. 13.29) facilitam a visão geral.

Vias Eferentes Viscerais

O ponto de agrupamento central para as informações eferentes viscerais descendentes do córtex e do sistema límbico é o **hipotálamo**, que está ligado, por meio do fascículo longitudinal dorsal, aos núcleos e centros eferentes viscerais do tronco encefálico e da medula espinal (➤ Fig. 13.29). Abaixo do nível de controle do hipotálamo chegam, ainda, sinais eferentes da substância cinzenta central e do núcleo parabraquial, ao tronco encefálico. No nível do tronco encefálico, os dois sistemas eferentes viscerais se separam: os eferentes parassimpáticos seguem dos núcleos dos nervos cranianos eferentes viscerais para os órgãos-alvo e são conectados nos gânglios próximos dos órgãos. Eferentes simpáticos seguem dos centros autônomos do tronco encefálico para o corno lateral da medula espinal e, dali, após a conexão com os gânglios simpáticos (tronco simpático ou pré-verebral), para os órgãos.

Vias Aferentes Viscerais

O ponto de convergência central para informações aferentes da periferia do corpo é **o núcleo do trato solitário** (➤ Fig. 13.29). Este recebe informações aferentes viscerais a partir do nervo glossofaríngeo [IX] e do nervo vago [X]. Ele retransmite as informações e chega, no nível do bulbo, aos centros de controle bulbares para o coração, a circulação e a respiração, assim como aos núcleos eferentes viscerais do nervo vago (núcleo dorsal do nervo vago; núcleo ambíguo, formação externa). O núcleo do trato solitário conduz as informações aferentes através do fascículo longitudinal dorsal e também a partir dos núcleos localizados mais centralmente para, por exemplo, o núcleo parabraquial, a substância cinzenta central e o hipotálamo. A essas regiões chegam, com as suas extensões, o sistema límbico (corpo amigdaloide, núcleos septais) e algumas áreas corticais (córtex cingular anterior, ínsula).

> **NOTA**
> O **controle cortical do sistema nervoso autônomo** – em contraste com o controle cortical do sistema nervoso somático – tem efeito modulador, pois as funções básicas essenciais ao funcionamento do sistema nervoso autônomo são asseguradas já no nível das vias reflexas locais. Quando estão presentes estressores externos ("perigo"), as informações corticais podem influenciar o sistema eferente visceral, através do hipotálamo e de áreas autônomas no tronco encefálico. Esta influência das regiões neocorticais não é controlada conscientemente, mas é realizada pela ativação de circuitos neuronais filogeneticamente antigos. O efeito dessa influência é reportado, finalmente, de volta através do corpo, envolvendo informações aferentes, e alcança, com isso, o nível da percepção consciente ("eu sinto palpitações quando estou com medo").

13.9.6 Resumo e Objetivos

O sistema nervoso autônomo é de extrema importância para o **controle de funções vitais do órgão**. Ele sustenta a homeostase do corpo e ajusta as funções orgânicas aos diferentes estímulos que poderiam promover perturbações Contudo, sua ação não é isolada, mas em conjunto com o sistema endócrino, o sistema imunológico e o sistema nervoso somático.

O conhecimento do sistema nervoso autônomo tem especial importância para o **diagnóstico e o tratamento de doenças.** Muitos medicamentos interferem direta ou indiretamente no arco reflexo autônomo ou nos mecanismos de controle, que envolvem, também, o sistema nervoso autônomo. Aqui apresentamos as estruturas anatômicas através das quais o sistema nervoso autônomo produz os seus efeitos, algumas ainda pouco conhecidas. De modo geral, neste sistema, os axônios e as células ganglionares são mais complexos e de propagação mais difusa, e também o efeito comumente não é mediado por uma célula em uma segunda célula, mas

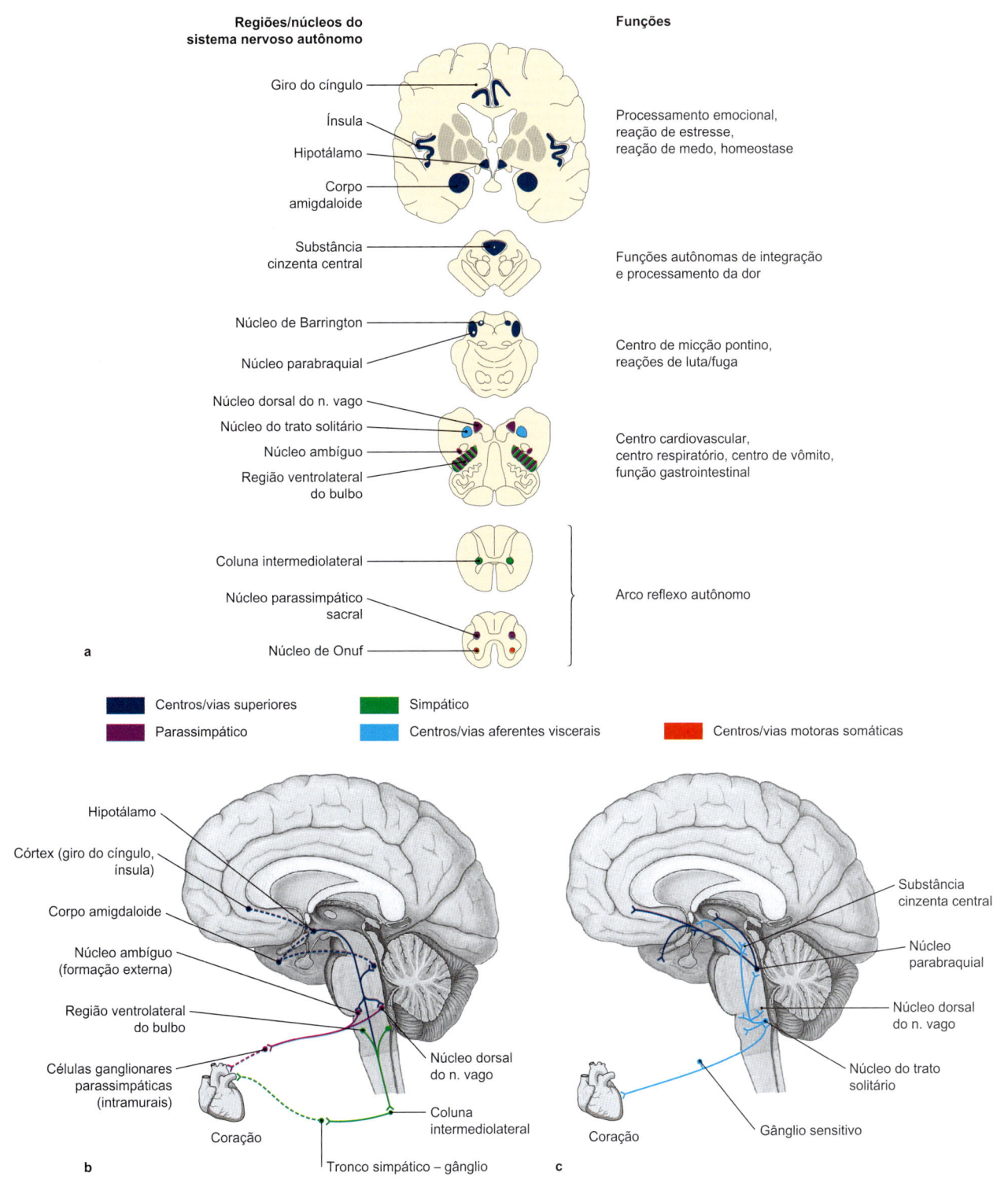

Regiões/núcleos do
sistema nervoso autônomo

Funções

Giro do cíngulo

Ínsula

Hipotálamo

Corpo amigdaloide

Processamento emocional, reação de estresse, reação de medo, homeostase

Substância cinzenta central

Funções autônomas de integração e processamento da dor

Núcleo de Barrington

Núcleo parabraquial

Centro de micção pontino, reações de luta/fuga

Núcleo dorsal do n. vago

Núcleo do trato solitário

Núcleo ambíguo

Região ventrolateral do bulbo

Centro cardiovascular, centro respiratório, centro de vômito, função gastrointestinal

Coluna intermediolateral

Núcleo parassimpático sacral

Núcleo de Onuf

Arco reflexo autônomo

a

- ■ Centros/vias superiores
- ■ Parassimpático
- ■ Simpático
- ■ Centros/vias aferentes viscerais
- ■ Centros/vias motoras somáticas

Hipotálamo

Córtex (giro do cíngulo, ínsula)

Corpo amigdaloide

Núcleo ambíguo (formação externa)

Região ventrolateral do bulbo

Células ganglionares parassimpáticas (intramurais)

Coração

Núcleo dorsal do n. vago

Coluna intermediolateral

Tronco simpático – gânglio

b

Substância cinzenta central

Núcleo parabraquial

Núcleo dorsal do n. vago

Núcleo do trato solitário

Coração

Gânglio sensitivo

c

Figura 13.29 Regiões encefálicas autônomas centrais e regiões nucleares. Em diferentes níveis do SNC, estão localizados núcleos e grupos de células nervosas envolvidos no controle central do sistema nervoso autônomo. Eles estão intimamente interligados. **a** Células nervosas autônomas estão localizadas no nível da medula espinal, do tronco encefálico, diencéfalo e prosencéfalo. A divisão em neurônios "parassimpáticos" e "simpáticos" ocorre até o nível do tronco encefálico inferior. No nível acima, os dois controles do sistema nervoso autônomo não são mais significativamente distinguíveis. **b** Exemplo para a interação dos neurônios eferentes viscerais no controle dos órgãos internos. Os neurônios no hipotálamo, o ponto de conexão autônomo nervoso central mais importante, bem como os neurônios nos núcleos do tronco encefálico alcançam, com os seus axônios, diretamente ou através de cadeias de neurônios, os centros autônomos no bulbo ou na medula espinal. A partir daí, os axônios parassimpáticos pré-ganglionares seguem, através dos nervos cranianos – aqui através do N. vago [X] –, para os seus respectivos órgãos-alvo. Os mesmos centros podem influenciar, com fibras descendentes, os neurônios simpáticos no corno lateral da medula espinal. Desta forma, o sistema nervoso autônomo pode ser controlado em dois sentidos.
c Exemplo de aferentes viscerais para os núcleos centrais. As informações aferentes viscerais chegam ao SNC através do núcleo do trato solitário, estabelecendo sinapses e, então, chegam diretamente aos centros no tronco encefálico inferior (arco reflexo autônomo no nível do tronco encefálico) ou, através de cadeias de neurônios ascendentes, às regiões mais centrais do encéfalo. [L127]

781

é direcionado através da transmissão de grandes volumes em grupos celulares inteiros. Os neuromoduladores desempenham papel decisivo para a especificidade do efeito do sistema nervoso autônomo. As pesquisas atuais tentam decifrar o papel desses neuromoduladores e encontrar um "código autônomo", que poderia levar, em última análise, a uma compreensão mais profunda do controle das funções orgânicas.

13.10 Sistema Límbico

Thomas Deller

13.10.1 Visão Geral

O termo "sistema límbico" envolve um sistema funcional – semelhante ao sistema motor e ao sistema sensitivo somático. Enquanto o conceito de "sistema" nos casos dos sistemas motor ou sensitivo somático surge com base nas conexões anatômicas e funcionais compreensíveis, o termo "sistema límbico" desenvolveu-se historicamente (ver adiante). Ele se refere a um grupo de estruturas estreitamente relacionadas anatomicamente sem considerar, inicialmente, a sua função. Com isso, também se torna compreensível por que razão tanto o termo "sistema límbico" quanto os componentes deste sistema estão envolvidos em muitas questões controversas até hoje.

Funções

As funções importantes e clinicamente relevantes do sistema límbico são:
- **Função de memória:** ele contém regiões nucleares importantes (especialmente a formação hipocampal) para a aprendizagem declarativa (conhecimento empírico, memória biográfica ou episódica).
- **Reações emocionais:** núcleos do sistema límbico (especialmente o corpo amigdaloide) "avaliam" as impressões sensoriais e as memórias e as conectam aos sentimentos; esta é uma importante base biológica para os distúrbios de medo e de pânico.
- **Aprendizagem de recompensa:** o sistema límbico faz parte da rede motivacional do cérebro e, portanto, está envolvido em doenças psiquiátricas, com transtornos da experiência emocional e de motivação ("distúrbios afetivos", p. ex., depressão) ou distúrbios do sistema de recompensa ("distúrbios de adição")
- **Regulação autônoma:** relações entre o sistema límbico e o sistema nervoso autônomo (especialmente o hipotálamo) formam a base biológica para a influência de processos cognitivos sobre o corpo. Esta é a base biológica de doenças psicossomáticas e sintomas autônomos nas doenças psiquiátricas.

Cenário Histórico

Pierre Paul Broca (médico francês, 1824-1880) descreveu as primeiras grandes estruturas límbicas e as resumiu. Ele observou que, em torno dos feixes, estão localizadas estruturas corticais longitudinais que os contornam como uma bainha (do latim, *limbus*)

(➤ Fig. 12.7). Essas estruturas, que são divididas em um anel externo (incluindo giro do cíngulo, giro para-hipocampal) e um anel interno (incluindo o hipocampo, fórnice), foram por eles denominadas "**lobo límbico**".

James W. Papez (anatomista norte-americano, 1883-1958) pesquisou as conexões de fibras no cérebro e descreveu, em 1937, com base na densidade das ligações anatômicas entre determinadas zonas, que se situam parcialmente no lobo límbico, um circuito neuronal, que é chamado hoje de "circuito de Papez" (➤ Item 13.10.3). Ele sugeriu que este circuito controla as zonas de emoção do cérebro. Mesmo que esta hipótese esteja agora ultrapassada e estruturas importantes do circuito de Papez com a aprendizagem e a memória tenham sido interligadas, a sua proposta foi de grande importância científica eteórica na época.

As primeiras evidências experimentais da importância das estruturas do lobo temporal para as emoções foram apresentadas em 1939 nos experimentos de Heinrich Klüver (psicólogo alemão e norte-americano, 1897-1979) e Paul Bucy (neurocirurgião norte-americano, 1904-1992), que mostraram que o comportamento emocional e social em animais de experimentação foi muito alterado, após a remoção de ambos os lobos temporais.

Paul D. McLean (médico e fisiologista norte-americano, 1913-2007) introduziu finalmente o termo "sistema límbico" na literatura e estendeu as regiões límbicas especialmente ao corpo amigdaloide.

> **N O T A**
> Atualmente, o termo "sistema límbico" é usado para resumir as regiões do cérebro que podem influenciar as reações autônomas e neuroendócrinas, assim como as emoções (medo, raiva, euforia, repugnância). O uso do termo tem, portanto, essencialmente, um benefício educacional de apresentar da forma mais simples possível, e parcialmente compreensível, as bases biológicas complexas das emoções e dos processos psíquicos.

13.10.2 Componentes do Sistema Límbico

O sistema límbico pode ser dividido em partes corticais e regiões nucleares subcosticais. Além disso, existem algumas outras regiões nucleares que estão muito estreitamente ligadas ao sistema límbico:
- **Partes corticais** do sistema límbico:
  - Córtex cingular (incluindo a área retroespinal)
  - Formação hipocampal (incluindo o córtex entorrinal, subículo)
- **Áreas centrais** do sistema límbico:
  - Núcleos septais/banda diagonal de Broca
  - Corpo amigdaloide
- Regiões nucleares intimamente ligadas ao sistema límbico (dependendo do autor, também componentes do sistema límbico):
  - Núcleo anterior do tálamo
  - *Nucleus accumbens*
  - Corpos mamilares
  - Núcleos ventromediais do hipotálamo
  - Núcleos habenulares
  - Regiões nucleares do mesencéfalo (incluindo a área tegmental ventral)

13.10.3 Circuitos Neuronais do Sistema Límbico

As várias regiões nucleares podem ser associadas a diferentes circuitos neuronais. Em virtude das estreitas conexões anatômicas entre si, as mesmas estruturas podem também estar envolvidas em diversos circuitos. Em última análise, não existe consenso na literatura sobre *os* circuitos límbicos. No presente momento, são apresentadas as conexões mais clinicamente relevantes e mais importantes para a compreensão do sistema límbico.

Clínica

"Uma simples conversa pode ser um tratamento médico?" A importância da **psicoterapia** no tratamento de doenças é discutida cada vez mais. O fato é que os processos neuronais no cérebro levam a comportamentos e, vice-versa, os processos comportamentais e cognitivos reagem à rede neuronal. As redes neuronais do cérebro são estruturas plásticas que – dependendo da experiência com o ambiente – mudam constantemente. Isso significa que a aprendizagem de novos comportamentos (terapia comportamental, esportes e terapia com exercícios) e a análise da própria vida (abordagem psicológica profunda, lembranças de experiências passadas) podem levar, basicamente, a mudanças biológicas, por exemplo, alterações neuronais da expressão de genes, da composição de proteínas, do número de células nervosas recém-formadas (neurogênese), da estrutura das células nervosas (p. ex., o número e a forma das sinapses) e das funções das redes neuronais. O sistema límbico está envolvido diretamente em muitos desses processos (memórias de vida, emoções, aprendizado de novos comportamentos). A psicoterapia, por conseguinte, pode ser considerada uma forma de intervenção terapêutica que pode modificar o cérebro na sua função e na sua estrutura.

Circuito de Papez – "Memória Declarativa"

Este circuito foi descrito há muito tempo devido às densas conexões de fibras entre as regiões envolvidas (➤ Item 13.10.1). Suas **estações de conexão** são:

- Formação hipocampal, e desta através da
- Fimbria/fórnice para os
- Corpos mamilares, continuando através do
- Trato mamilotalâmico para os
- Núcleos anteriores do tálamo, para
- O giro do cíngulo

E, finalmente, de volta para à formação hipocampal (➤ Fig. 12.11). A **importância do círculo** de informações no interior do "circuito de Papez" é controversa. O fato é que os componentes importantes do circuito de Papez estão envolvidos nos processos de memória e a sua disfunção leva a distúrbios da memória episódica e biográfica (hipocampo, corpos mamilares, giro do cíngulo). Um importante fluxo de informações envolve a transferência de informações do hipocampo para o giro do cíngulo (➤ Item 12.1.6). Este giro está conectado a regiões neocorticais e envolvido na formação de traços de memória e na recuperação da memória. Nesse sentido, o circuito de Papez pode ser um elemento importante do sistema de memória declarativa (➤ Item 12.1.6).

Circuito do Corpo Amigdaloide – "Reações Emocionais"

O corpo amigdaloide (➤ Item 12.1.8) é – assim como a formação hipocampal – um elemento central do sistema límbico. Com base na sua citoarquitetura, são definidos três grandes **grupos nucleares** (grupos nucleares corticomedial, basolateral e centromedial), cujos componentes aferentes e eferentes diferem em detalhes. Para uma compreensão geral do circuito do corpo amigdaloide será, neste momento, apresentada apenas uma visão geral das interligações do corpo amigdaloide e sua relevância funcional. **Funcionalmente**, o corpo amigdaloide é importante para o controle de **reações autônomas** (p. ex., frequência cardíaca, pressão arterial, frequência respiratória) e **emocionais** (p. ex., ansiedade, agressão, desejo sexual, comportamento alimentar). Além disso, certas formas de aprendizagem (condicionamento, aprendizagem do medo) são dependentes do corpo amigdaloide. Essas funções são, em parte, compreendidas com base nas **conexões anatômicas** do corpo amigdaloide:

- O corpo amigdaloide é estreitamente conectado ao **hipotálamo** (fibras amidalofugais ventrais; estria terminal), o que explica a sua influência no sistema nervoso autônomo.
- O corpo amigdaloide contém entradas importantes de informações, a partir da **formação hipocampal** e do **córtex cingular**. Através destas estruturas, os acontecimentos da vida, por exemplo, são mensurados e relacionados a emoções. Por meio de conexões do corpo amigdaloide para a formação hipocampal, o resultado dessa avaliação emocional é reportado de volta à formação hipocampal. Esta estrutura irá, então, decidir sobre a transferência de uma lembrança para a memória de longo prazo.
- Por fim, o corpo amigdaloide ainda é conectado a numerosas **regiões nucleares do tronco encefálico** (p. ex., área tegmental ventral), que podem modular a sua atividade. Por intermédio dessas conexões, o sistema de recompensa, por exemplo (ver a seguir), pode influenciar a mensuração emocional dos acontecimentos.

> **NOTA**
>
> O **corpo amigdaloide** desempenha um papel central nas emoções e nos comportamentos emocionalmente controlados. Por meio das conexões com o hipocampo, as emoções são associadas à aprendizagem e à memória. Por intermédio das conexões com o hipotálamo, as emoções podem ser associadas às reações autônomas.

Circuito Mesolímbico – "Aprendizagem de Recompensa"

Células dopaminérgicas no mesencéfalo (área tegmental ventral) projetam-se para o ***nucleus accumbens***. Esta via neuronal é também conhecida como "**via mesolímbica**" (trato mesencefálico-límbico) e forma a base anatômica para o comportamento de aprendizagem relacionado com o desempenho ("aprendizagem de recompensa"). O *nucleus accumbens* está localizado adjacente ao estriado ventral anterior (alguns autores, portanto, o chamam de "estriado ventral") e recebe sinais aferentes do corpo amigdaloide, do hipocampo e do córtex pré-frontal. Ele se projeta no globo pálido. A partir de experimentos de estimulação, é possível perceber que a estimulação do *nucleus accumbens* leva à euforia e a uma sensação de prazer. No entanto, ele também pode ser ativado fisiologicamente pelo sistema mesolímbico, por exemplo, quando uma tarefa difícil é resolvida adequadamente. Dessa forma, o comportamento "correto" é avaliado e leva a **emoções positivas** (efeito "aha!" ou efeito "eureca!", "euforia", "sensação de prazer"). Essas reações reforçam o comportamento ("aprendizagem de recompensa"). Por meio das conexões ao sistema motor basal (projeção para o globo pálido), o *nucleus accumbens* pode levar à sensação de "querer praticar as ações", isto é, a sensação de euforia pode levar a alterações de comportamento.

Circuito do Hipotálamo – "Regulação Autônoma"

Este circuito conecta o **sistema límbico** ao hipotálamo e, através do hipotálamo, ao **sistema nervoso autônomo.** Desta forma, os acontecimentos, as memórias e as emoções podem provocar reações autônomas, por exemplo, um aumento da frequência cardíaca. Os principais componentes deste circuito são os seguintes:

- A formação hipocampal (via fimbria/fórnice)
- O corpo amigdaloide (via estria terminal; fibras amidalofugais ventrais)

- Os núcleos septais
- A banda diagonal de Broca (via estria medular do tálamo), assim como
- Diferentes regiões nucleares do tronco encefálico via trato mamilotegmental; feixe prosencéfalico medial (ver adiante), que se projetam todos ao hipotálamo.

Feixe Prosencefálico Medial – "Feixes Fibrosos do Sistema Límbico"

Na literatura, associado ao sistema límbico, comumente se encontra o termo "feixe prosencéfalico medial" (**fascículo telencefálico medial**). Este componente se refere a um feixe de fibras, na base do cérebro, no qual os axônios provenientes de diferentes regiões nucleares do sistema límbico seguem juntos:

- A partir de rostral são **axônios descendentes** do prosencéfalo basal, do corpo amigdaloide e do córtex olfatório, que seguem para a parte lateral do hipotálamo e para o tegmento do tronco encefálico. Eles conectam estruturas límbicas ao hipotálamo.
- A partir de níveis inferiores, **axônios ascendentes** se originam das estruturas do tronco encefálico que estão ligadas ao sistema límbico. Estes axônios incluem as fibras dopaminérgicas da área tegmental ventral para o *nucleus accumbens* ("sistema mesolímbico"). Uma estimulação elétrica do feixe prosencéfalico medial pode, portanto, levar à sensação de euforia e prazer, pois o sistema de recompensa do cérebro é ativado.

Clínica

As síndromes do sistema límbico são:
- **Hipocampo** – lesão bilateral: distúrbio da formação de novos conteúdos de memória (predominantemente amnésia anterógrada); afetado precocemente pela doença de Alzheimer
- **Corpo amigdaloide** – lesão bilateral: síndrome de Klüver-Bucy: desejo sexual desinibido (hipersexualidade), perda da percepção de medo, testar todos os objetos com a boca (tendência oral), comportamento exploratório desinibido
- **Sistema mesolímbico** e *nucleus accumbens* – comportamento de adição: "aprendizagem de recompensa" é um mecanismo importante no desenvolvimento do distúrbio de adição
- **Giro do cíngulo** – lesão bilateral: mutismo acinético
- **Corpos mamilares** – lesão bilateral: síndrome de Wernicke-Korsakow

Bibliografia

Livros

Aumüller G, Aust G, Doll A. Duale Reihe – Anatomie. 2. A. Stuttgart: Thieme, 2010.

Benninghoff A, Drenckhahn D. Anatomie. Makroskopische Anatomie, Embryologie und Histologie des Menschen, Bd. 1. 17. A. München – Jena: Elsevier, 2008.

Benninghoff A, Drenckhahn D. Anatomie. Makroskopische Anatomie, Embryologie und Histologie des Menschen, Bd. 2. 16. A. München – Jena: Elsevier, 2004.

Blumenfeld H. Neuroanatomy Through Clinical Cases. Sunderland: Sinauer Ass., Inc., Publishers, 2002.

Büttner-Ennever JA, Horn AKE. Olszewski and Baxter's Cytoarchitecture of the Human Brainstem. 3rd ed. Basel: Karger, 2014.

Deller T, Sebesteny T. Fotoatlas Neuroanatomie, 1. A. korr. Nachdruck. München – Jena: Elsevier, 2007.

Drake RL, Vogl W, Mitchell AWM. Gray's Anatomie für Studenten. München – Jena: Elsevier, 2007.

Drenckhahn D, Waschke J. Benninghoff/Drenckhahn – Taschenbuch Anatomie. 2. A. München: Elsevier, 2008.

Duvernoy HM, Cattin F, Risold P-Y. The Human Hippocampus: Functional Anatomy, Vascularization and Serial Sections. 4th ed. Heidelberg: Springer, 2013.

Feneis H. Anatomisches Bildwörterbuch der internationalen Nomenklatur. 10. A. Stuttgart: Thieme, 2008.

Förderreuther S. Kapitel Kopfschmerzen und andere Schmerzen, Trigeminusneuralgie. In: Diener H-C, Weimar C (Hrsg.). Leitlinien für Diagnostik und Therapie in der Neurologie. Herausgegeben von der Kommission „Leitlinien" der Deutschen Gesellschaft für Neurologie (AWMF-Leitlinie 030/016). Stuttgart: Thieme, 2012.

Grifka J, Kuster M. Orthopädie und Unfallchirurgie. Heidelberg: Springer, 2011.

Hudspith MJ, Siddall PJ, Munglani R. Physiology of Pain in Foundations of Anesthesia by Hemmings and Hopkins. 2nd ed. St. Louis: Elsevier – Mosby, 2006.

Kahle W, Frotscher M. Taschenatlas Anatomie: Bd. 3, Nervensystem und Sinnesorgane. 9. A. Stuttgart: Thieme, 2005.

Kandel ER et al. Principles of Neural Science. 5th ed. New York: McGraw-Hill Professional, 2012.

Klinke R et al. Physiologie. 6. A. Stuttgart: Thieme, 2009.

Kretschmann H-J, Weinrich W. Klinische Neuroanatomie und kranielle Bilddiagnostik. 3. A. Stuttgart: Thieme, 2002.

Krstić RV. Human Microscopic Anatomy. Heidelberg: Springer, 1991.

Kummer B. Biomechanik. Köln: Deutscher Ärzte-Verlag, 2005.

Lang J, Wachsmuth W. Lanz-Wachsmuth – Praktische Anatomie – Bein und Statik. 2. A. Heidelberg: Springer, 2004.

Lang J. Klinische Anatomie der Nase, Nasenhöhle und Nebenhöhlen. Stuttgart: Thieme, 1988.

Lang KG. Augenheilkunde. Stuttgart: Thieme, 2008.

Leonhardt H, Tillmann B. Rauber/Kopsch – Innere Organe, Bd. 2, Stuttgart: Thieme, 1987.

Lippert H, Pabst R. Arterial Variations in Man. München: J.F. Bergmann, 1985.

Lippert H. Lehrbuch Anatomie. 8. A. München: Elsevier, 2011.

Loeweneck H, Feifel G, Wachsmuth W. Lanz-Wachsmuth – Praktische Anatomie – Bauch, 2. A. Heidelberg: Springer, 2004.

Lüllmann-Rauch R. Taschenlehrbuch Histologie. 4. A. Stuttgart: Thieme, 2012.

Mai JK, Paxinos G. The Human Nervous System. 3rd ed. San Diego, London: Academic Press, 2012.

Moore KL, Dalley AF, Agur AMR. Clinically Oriented Anatomy. 6th ed. Wolters Kluwer Health, 2010.

Moore KL, Persaud TVN, Torchia MG, Viebahn C. Embryologie. 6. A. München: Elsevier, 2013.

Müller-Vahl H, Mumenthaler M, Stöhr M, Tegenhoff M. Läsionen peripherer Nerven und radikuläre Syndrome. Stuttgart: Thieme, 2014.

Netter FH. Atlas der Anatomie, 4. A. München: Elsevier, 2008.

Nieuwenhuys R, Voogd J, van Huijzen Chr. Das Zentralnervensystem des Menschen. 2. A. Springer, Heidelberg, 1991.

Paulsen F, Waschke J. Sobotta Atlas der Anatomie – Innere Organe. 23. A. München: Elsevier, 2010.

Paulsen F. Anatomy and physiology of the nasolacrimal ducts. In: Weber R, Keerl R, Schaefer SD, Della Rocca RC (eds). Atlas of Lacrimal Surgery. Berlin, Heidelberg, New York: Springer, 2007:1-13.

Paulsen K. Einführung in die Hals-, Nasen-, Ohrenheilkunde. Stuttgart: Schattauer, 1978.

Poeck K, Hacke W. Neurologie, 10. A. Heidelberg: Springer, 1998.

Purves D et al. Neuroscience, 3rd ed. Sunderland: Sinauer Ass., Inc., Publishers, 2004.

Robertson D et al. Primer on the Autonomic Nervous System. 3rd ed. San Diego, London: Academic Press, 2012.

Rohen J, Lütjen-Drecoll E. Funktionelle Anatomie des Menschen. Stuttgart: Schattauer, 2006.

Rohen J, Lütjen-Drecoll E. Funktionelle Embryologie. 4. A. Stuttgart: Schattauer, 2011.

Schiebler TH, Korf H-W. Anatomie. 10. A. Heidelberg: Steinkopff, 2007.

Schünke M, Schulte E, Schumacher U. Prometheus Lernatlas der Anatomie – Allgemeine Anatomie und Bewegungssystem. 2. A. Stuttgart: Thieme, 2007.

Schünke M. Funktionelle Anatomie – Topografie und Funktion des Bewegungssystems. 2. A. Stuttgart: Thieme 2014.

Speckmann E-J, Hescheler J, Köhling R. Physiologie. 5. A. München: Elsevier, 2008.

Squire LR et al. (eds.). Fundamental Neuroscience. 4th ed. San Diego, London: Academic Press, 2012.

Standring S. Gray's Anatomy. 39th ed. Edinburgh: Churchill Livingstone – Elsevier, 2005.

Standring S. Gray's Anatomy. 40th ed. Edinburgh: Churchill Livingstone – Elsevier, 2008.

Steward O. Functional Neuroscience. New York: Springer, 2000.

Strutz J, Mann W. Praxis der HNO-Heilkunde. Kopf- und Halschirurgie. 2. A. Stuttgart: Thieme, 2010.

Szabo K, Hennerici MG (Hrsg.). The Hippocampus in Clinical Neuroscience. Front Neurol Neurosci. Basel: Karger, 2014.

Tillmann B, Schünke M. Taschenatlas zum Präparierkurs. Eine klinisch orientierte Anleitung. Stuttgart: Thieme, 1993.

Tillmann B, Töndury G, Zilles K. Rauber/Kopsch – Bewegungsapparat, Bd. 1. 3. A. Stuttgart: Thieme 2003.

Tillmann B, Töndury G, Zilles K. Rauber/Kopsch – Topographie der Organsysteme, Systematik der peripheren Leitungsbahnen, Bd. 4. Stuttgart: Thieme, 1988.

Tillmann B, Wustrow F. Kehlkopf. In: Berendes J, Link R, Zöllner F. (Hrsg.) Hals-Nasen-Ohren-Heilkunde in Praxis und Klinik. Bd. IV/1. Stuttgart, New York: Thieme, 1982:1-101.

Tillmann B. Farbatlas der Anatomie Zahnmedizin – Humanmedizin. Stuttgart: Thieme, 1997.

Von Lanz T, Wachsmuth W. Lanz-Wachsmuth – Praktische Anatomie – Arm. 2. A. Heidelberg: Springer, 2004.

Welsch U, Kummer W. (Hrsg.). Lehrbuch Histologie, 4. A. München: Elsevier, 2014.

Zilles K, Tillmann B. Anatomie. 1. A. Heidelberg: Springer, 2010.

Bibliografia

Trabalhos originais e artigos de revisão

Abdul-Khaliq H, Berger F. Die Diagnose wird häufig zu spät gestellt. Dtsch Arztebl Int 2011;108(31-32):1433 ff.

Antoniadis G et al. Iatrogene Nervenläsionen. Dtsch Arztebl Int 2014;111 (16):273 ff.

Assmus H, Antoniadis G, Bischoff C. Karpaltunnel-, Kubitaltunnel- und seltene Nervenkompressionssyndrome. Dtsch Arztebl Int 2015;112 (1-2):14 ff.

Bajo VM, King AJ. Cortical modulation of auditory processing in the midbrain. Frontiers in Neural Circuits 2013;6:114.

Benarroch EE. Circumventricular organs, receptive and homeostatic functions and clinical implications. Neurology 2011;77(12):1198–204.

Bigioli P et al. Upper and lower spinal cord blood supply: The continuity of the anterior spinal artery and the relevance of the lumbar arteries. J Thorac Cardiovasc Surg 2004;127:1188–92.

Bosco G, Poppele RE. Proprioception from a spinocerebellar perspective. Physiological Reviews 2001;81:539–68.

Bouthillier A, van Loveren HR, Keller JT. Segments of the internal carotid artery: a new classification. Neurosurgery 1996;38:425–32.

Cascio CJ. Somatosensory processing in neurodevelopmental disorders. J Neurodevelop Disorder 2010;2:62–9.

Chiappedi M, Bejor M. Corpus callosum agenesis and rehabilitative treatment. Italian Journal of Pediatrics 2010;36:64–70.

Claes S et al. Anatomy of the anterolateral ligament of the knee. Journal of Anatomy 2013;223:321–8.

Deluca J, Diamond BJ. Aneurysm of the anterior communicating artery: A review of neuroanatomical and neuropsychological sequelae. J Clin Exp Neuropsych 1995;17:100–21.

Eftekhar B et al. Are the distributions of variations of circle of Willis different in different populations? Results of an anatomical study and review of literature. BMC Neurology 2006;6:22

Elbert T et al. Alteration of digital representations in somatosensory cortex in focal hand dystonia. Neuro Report 1998;9(16):3571–5.

Eliot L. The trouble with sex differences. Neuron 2011;72(6):895–8.

Esaki T et al. Surgical management for glossopharyngeal neuralgia associated with cardiac syncope: two case reports. Br J Neurosurg 2007;21(6):599–602.

Etkin A, Egner T, Kalisch R. Emotional processing in anterior cingulate and medial prefrontal cortex. Trends Cognitive Sci 2011;15:85–93.

Fowler CJ, Griffiths D, de Groat WC. The neural control of micturition. Nat Rev Neurosci 2008;9:453–66.

Gates P. Work out where the problem is in the brainstem using "the rule of 4". Pract Neurol 2011;11:167–72.

Goost H et al. Frakturen des oberen Sprunggelenks. Dtsch Arztebl Int 2014;111 (21):377 ff.

Goto F, Ban Y, Tsutumi T. Bilateral acute audiovestibular deficit with complete ocular tilt reaction and absent VEMPs. Eur Arch Otorhinolaryngol 2011;268:1093–6.

Griffiths TD et al. Sound movement detection deficit due to a brainstem lesion. J Neurol Neurosurg Psychiatry 1997;62:522–6.

Günther P, Rübben I. Akutes Skrotum im Kinder- und Jugendalter. Dtsch Arztebl Int 2012;109(25):449 ff.

Hamon M et al. Consensus document on the radial approach in percutaneous cardiovascular interventions: position paper by the European Association of Percutaneous Cardiovascular Interventions and Working Groups on Acute Cardiac Care and Thrombosis of the European Society of Cardiology. EuroIntervention 2013;8:1242–51.

Handley TPB et al. Collet-Sicard syndrome from thrombosis of the sigmoid-jugular complex: A case report and review of the literature. Int J Otolaryngol. 2010;2010:1–5.

Hendrikse J et al. Distribution of cerebral blood flow in the circle of Willis. Radiology 2005;235:184–9.

Hoksbergen AW et al. Absent collateral function of the circle of Willis as risk factor for ischemic stroke. Cerebrovasc Dis 2003;16:191–8.

Janni W et al. Sentinel-Node-Biopsie und Axilladissektion beim Mammakarzinom. Dtsch Arztebl Int 2014;111 (14):244 ff.

Jelev L. Some unusual types of formation of the Ansa cervicalis in humans and proposal of a new morphological classification. Clin Anat 2013;26(8):961–5.

Johanson CE et al. Multiplicity of cerebrospinal fluid functions: New challenges in health and disease. Cerebrospinal Fluid Res 2008;5:10.

Kapoor K, Singh B, Dewan LI. Variations in the configuration of the circle of Willis. Anat Sci Int 2008;83:96–106.

Kawashima T, Sasaki H. Gross anatomy of the human cardiac conduction system with comparative morphological and developmental implications for human application. Ann Anat 2011;193:1–12.

Kutta H, Knipping S, Claassen H, Paulsen F. Update Larynx: funktionelle Anatomie unter klinischen Gesichtspunkten. Teil 1: Entwicklung, Kehlkopfskelett, Gelenke, Stimmlippenansatz, Muskulatur. HNO 2007;55:583–98.

Kutta H, Knipping S, Claassen H, Paulsen F. Update Larynx: Funktionelle Anatomie unter klinischen Gesichtspunkten. Teil 2: Kehlkopfschleimhaut, Blutgefäßversorgung, Innervation, Lymphabfluss, Altersveränderungen. HNO 2007;55:661–75.

Kutta H, Steven P, Paulsen F. Anatomical definition of the subglottic region. Cells Tissues Organs 2006;184:205–14.

Labenz J et al. 2015. Epidemiologie, Diagnostik und Therapie des Barrett-Karzinoms. Dtsch Arztebl Int 2015;112 (13):224 ff.

Labib S et al. Congenital insensitivity to pain with anhydrosis: a report of a family case. Pan Afr Med J 2011;9:33–8.

Lanz U, Engelhardt TO, Giunta R. Neues aus der Handchirurgie. Bayerisches Ärzteblatt 2012;9:432 ff.

Lavezzi AM, Matturri L. Functional neuroanatomy of the human pre-Bötzinger complex with particular reference to sudden unexplained perinatal and infant death. Neuropathology 2008;28:10–6.

Lloyd S. Accessory nerve: anatomy and surgical identification. J Laryngol Otol 2007;121(12):1118–25.

Lopez C, Blanke O. The thalamocortical vestibular system in animals and humans. Brain Research Reviews 2011;67:119-46.

Mai H-X, Cheng L, Chen Q-C. Neural interactions in unilateral colliculus and between bilateral colliculi modulate auditory signal processing. Frontiers in Neural Circuits 2013;7:68.

Marinkovic S, Milisavljevic M, Puskas L. Microvascular anatomy of the hippocampal formation. Surg Neurol 1992;37:339–49.

Melzack R, Wall PD. Pain mechanism: A new theory. Science 1965;150(3699):971–9.

Meyer K. Primary sensory cortices, top-down projections and conscious experience. Prog Neurobiol 2011;94(4):408–17.

Ossipov MH, Dussor GO, Porecca F. Central modulation of pain. J Clin Invest 2010;120(11):3779–87.

Palacek J. The role of dorsal columns pathway in visceral pain. Physiol Res 2004;53:125–30.

Paulsen F et al. Arching and looping of the internal carotid artery with relation to the pharynx – frequency, embryology, and clinical implications. J Anat 2000;197:373–81.

Paulsen F, Tillmann B. Functional anatomy of the posterior insertion of the human vocal ligament. Eur Arch Otorhinolaryngol 1997;254:442–8.

Paulsen F, Tillmann B. Struktur und Funktion des ventralen Stimmbandansatzes. Laryngo-Rhino-Otol 1996;75:590–6.

Paulsen F. Anatomie und Physiologie der ableitenden Tränenwege. Ophthalmologe 2008;105:339–45.

Paulsen F. The human nasolacrimal ducts. Adv Anat Embryol Cell Biol 2003;170:1–106.

Raptis D et al. Differentialdiagnose und interdisziplinäre Therapie des Analkarzinoms. Dtsch Arztebl Int 2015;112(14):243 ff.

Rogers RC, McTigue DM, Hermann GE. Vagovagal reflex control of digestion: afferent modulation by neural and "endoendocrine" factors. Am J Physiol 1995;268(1 Pt 1):G1–10.

Rüb U et al. Anatomically based guidelines for systematic investigation of the central somatosensory system and their application to a spinocerebellar ataxia type 2 (SCA2) patient. Neuropathol Appl Neurobiol 2003;29:418–33.

Safari A, Khaledi AA, Vojdani M. Congenital insensitivity to pain with anhidrosis (CI-PA): A case report. Iran Red Crescent Med J 2011;13(2): 134–8.

Schaller B, Lyrer Ph. A. spinalis-anterior-Syndrom: Eine wichtige Differentialdiagnose zu den akuten nicht-traumatischen Rückenmarksquerschnittssyndromen. Praxis 2001;90:1420–7.

Schild HH. Therapieoptionen beim Chylothorax. Dtsch Arztebl Int 2013;110(48);819 ff.

Szabo K et al. Hippocampal lesion patterns in acute posterior cerebral artery stroke. Stroke 2009;40:2042–5.

Tascioglu AO, Tascioglu AB. Ventricular anatomy: illustrations and concepts from antiquity to renaissance. Neuroanatomy 2005; 4:57–83.

Thakar A, Deepak KK, Kumar SS. Auricular syncope. J Laryngol Otol 2008;122(10):1115–7.

Thömke F et al. Cerebrovascular brainstem diseases with isolated cranial nerve palsy. Cerebrovasc Dis 2001;13:147–55.

Thompson D. Hydrocephalus. Neurosurgery 2009;27:130–4.

Tsivgoulis G et al. Bilateral ageusia caused by a unilateral midbrain and thalamic infarction. J. Neuroimaging 2011;21:263–5.

Tubbs RS et al. Cranial roots of the accessory nerve exist in the majority of adult humans. Clin Anat 2014;27(1):102–7.

Wengen DF et al. Diagnostik der Liquorrhoe bei Schädelbasisläsionen. Schweiz Med Wochensch 2000;130:1715–25.

Wiesmann M et al. Identification and anatomic description of the anterior choroidal artery by use of 3D-TOF source and 3D-CISS MR imaging. AJNR 2001;22:305–10.

Wilson MH et al. Cerebral venous system and anatomical predisposition to high-altitude headache. Ann Neurol 2013;73:381–9.

Wise E, Malik O, Husain M. Lesson of the month. Is that your arm or mine? Clin Med 2010;10:633–4.

Wittkowski W, Bockmann J, Kreutz MR, Böckers TM. Cell and molecular biology of the pars tuberalis of the pituitary. Int Rev Cytol 1999;185:157–94.

Wright BL, Lai JT, Sinclair AJ. Cerebrospinal fluid and lumbar puncture: a practical review. J Neurol 2012;258 (8):1530–45.

Wülker N, Mittag F. Therapie des Hallux valgus. Dtsch Arztebl Int 2012;109(49):857 ff.

Zylka-Menhorn V. A. radialis ist Zugang erster Wahl. Dtsch Arztebl Int 2013:110(10):398 ff.

Índice Remissivo

As principais páginas estão identificadas com números em **negrito**.

A

AB (artéria basilar) 635
Abdome 5, 346
– recesso 346
Abdome inferior
– recesso 347
Abdução radial
– mão 163
Abdução ulnar
– mão 163
Abertura
– canal carótico, abertura externa 426
– canal carótico, abertura interna 424
– da boca 514
– da pálpebra 437
– da polpa 263
– – remoção de cáries 517
– dos vestíbulos 581
– ducto lacrimonasal 508
– lateral do quarto ventrículo (forame de Luschka) 617, 620
– mediana do quarto ventrículo (forame de Magendi) **617**, 620
– nasais 507
– oral 514
– pélvica
– – inferior 202
– – superior 202
– superior/inferior do tórax 136
Ablatio retinae (descolamento da retina) 486
Abscesso
– perifaríngeo 586
– perimandibular 513
– retrofaríngeo 554
– soalho da boca 536
Abscesso cerebral
– otite média 494
Abscesso de Bartholin 394
Abscesso peritoneal 348
ACA (artéria cerebral anterior) **635**, 639
ACD (artéria coronária direita) 276
Aceleração do desenvolvimento (aceleração) 7
Acesso intraósseo
– tíbia 215
Acetábulo 204
– artérias 209
Acetilcolina **771**, 774
ACI (artéria carótida interna) **635**, 639
Acidente vascular encefálico (AVE) 627, 736
– cápsula interna 637
Ácido acetilsalicílico 623
Ácido biliar 327
Ácido clorídrico
ACM (artéria cerebral média) **635**, 639
Ações do coração 35
ACom (artéria comunicante anterior) 635
Acomodação 754
AComP (artéria comunicante posterior) 635
ACP (artéria cerebral posterior) **635**, 639
ACPI (artéria cerebelar posterior inferior) **635**, 685
Acromegalia 675
ACS (artéria cerebelar superior) 635
ACTH (hormônio adrenocorticotrófico, corticotrofina) **674**, 675

Acuidade visual
– curvatura da córnea 471
Adeno-hipófise 673, **674**
– hormônios da 675
– tumores da 675
Adenoma/hiperplasia da próstata 372, 387
Aderência intertalâmica 600, 619, **669**
Adiposidade 7
Ádito
– da laringe **581**, 586
– do antro mastóideo 494
– orbital 473, **477**
Afasia
– motora 758
– sensitiva 758
Afasia de Broca 651, 758
Afasia de Wernicke 652, 758
Aferentes viscerais
– central 775
– hipotálamo 780
Afonia **580**, 720
Ageusia 764
Agger nasi 507
Agnosia visual 652
Agrafia 758
AICA (artéria cerebelar inferior anterior) 635
AIFP (articulação interfalângea proximal) 163
AIVA (artéria interventricular anterior) 275
AIVP (artéria interventricular posterior) 275
Ajuste da impedância 495
Alantoide 63, 65
Alça
– cervical **548**, 564
– – nervo hipoglosso **469**, 722
Alça muscular
– músculos da cintura escapular 150
– do levantador do ânus (m. puborretal) 373
Alça puborretal 371
Alcoolismo, crônico
– atrofia do cerebelo 687
Alexia 758
Alocórtex 601, 609, **648**
Alteração na voz 574
Altura de elevação, músculos 32
Altura oclusal 526
Álveo do hipocampo 657
Amastia 81
Amaurose 629, 752
Amelia 145
Ameloblastina 517
AMF (articulação metacarpofalângica) 163
Amnésia 660
– anterógrada 784
– síndrome de Wernicke-Korsakow 660
Âmnio 63, 64
Amnioblasto 51, 52
Amniocentese 65
Amniota 65
Amplitude de movimentos 11
Ampola
– da tuba uterina 395
– do ducto deferente 368
– do reto 371, **373**
Analgesia 778
Anastomose arteriovenosa 37
– rede, grande 346
Anastomose da glândula lacrimal 540

Anastomose de Bühler (arco de Bühler) **315**, 322, 323, 341, 348
Anastomose de Drummond 323
Anastomose de Galeno (ramo comunicante com o nervo laríngeo inferior) 584
Anastomose de Jacobson 447, **465**, 495, 540, 713
Anastomose de Oort 756
Anastomose de Riolan 315, 322, **323**, 349
Anastomose leptomeníngea 627
Anastomose portocava 38, 290, **333**, 334, 377
– cirrose hepática 324
– hipertensão portal 290, 331
– varizes do esôfago 312
Anastomose retroperitoneal 334
Anastomoses cavocavais **87, 300**, 407, 408
Anastomoses da escápula 191
Anatomia 5
– subdivisões 5
Anel
– femoral 251
– fibrocartilagíneo 490
– fibroso 121, 122
– fibroso direito/esquerdo do coração 271
– inguinal
– – profundo 103
– – superficial 103
– tendíneo comum 455, 460, **478**, 697, 698
– umbilical 101
Anel anorretal, palpável 371
Anel faríngeo de Waldeyer 498, 528, 533, 584, 585, **590**
Anel inguinal
– profundo 103
– superficial 103
Anel tendíneo de Zinn (anel tendíneo comum do bulbo do olho) 455, 460, **478**, 697, 698
Anel umbilical 101
Anencefalia **55**, 602
Anestesia do plexo, axilar 565
Anestesia em "sela" 734
Anestesia peridural 614
Anestesia por infiltração
– maxila 521
Aneurismas
– artéria comunicante anterior 629
– artérias cerebrais 617
Anexos
– localização intraperitoneal 395
– órgão genital, feminino 392
Anfiartrose **24**, 163, 165
– articulação do tarso 225
– articulação sacroilíaca 205
– articulação tibiofibular 215
Angina da prega salpingopalatina 586
Angina pectoris 276
Angiogênese 260
Angiografia
– artérias cerebrais 644
Angiografia por ressonância nuclear magnética
– artérias cerebrais 640, 641
Angiografia por tomografia computadorizada/ressonância magnética 644
Ângulo
– da boca 437

Índice Remissivo

G

Índice Remissivo

Índice Remissivo

X

Z

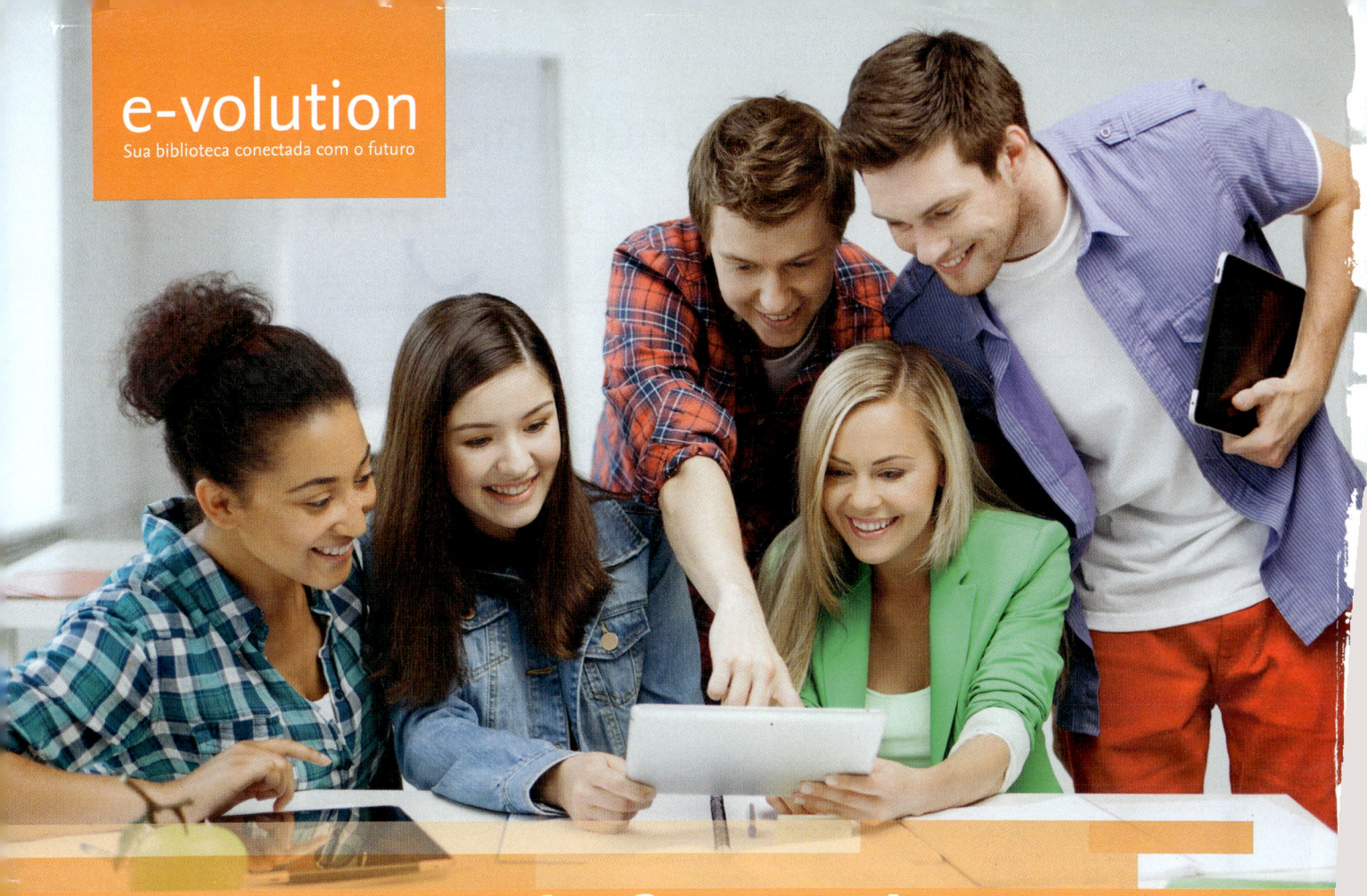

Entenda e memorize a anatomia pintando com *Sobotta – Anatomia para Colorir*

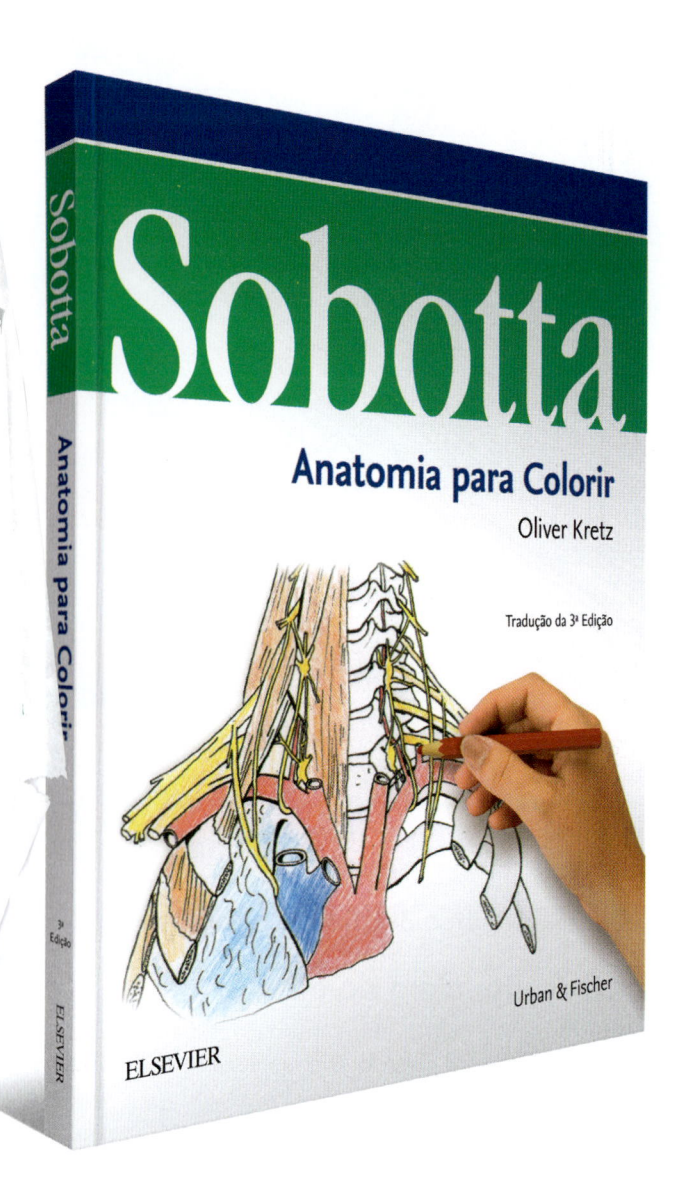

O livro *Sobotta – Anatomia para Colorir* é uma forma diferente de aprender a Anatomia Humana. Desenhos esquemáticos para colorir e textos simples tornam esta obra especial e única para o ensino e aprendizagem desta disciplina tão importante para a formação profissional.

A estrutura em tópicos apresentada neste livro é baseada no mundialmente renomado *Sobotta – Atlas de Anatomia Humana* e acompanha o *Sobotta – Anatomia Clínica*.

A obra apresenta desenhos com detalhes anatômicos essenciais para seu estudo, incluindo ainda:

- Mais de 100 seções de imagens e textos
- Notas explicativas curtas em cada figura, que enfatizam detalhes importantes
- Evidências clínicas que estabelecem referências práticas
- Esboços para os planos de corte e as direções de vistas, que ajudam na orientação

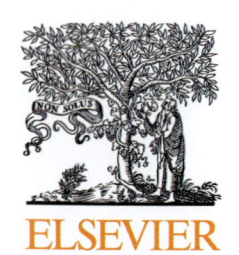

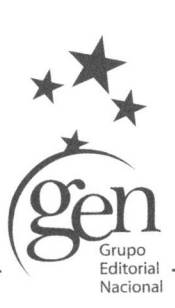

Grupo
Editorial
Nacional

O GEN | Grupo Editorial Nacional – maior plataforma editorial brasileira no segmento científico, técnico e profissional – publica conteúdos nas áreas de ciências exatas, humanas, jurídicas, da saúde e sociais aplicadas, além de prover serviços direcionados à educação continuada e à preparação para concursos.

As editoras que integram o GEN, das mais respeitadas no mercado editorial, construíram catálogos inigualáveis, com obras decisivas para a formação acadêmica e o aperfeiçoamento de várias gerações de profissionais e estudantes, tendo se tornado sinônimo de qualidade e seriedade.

A missão do GEN e dos núcleos de conteúdo que o compõem é prover a melhor informação científica e distribuí-la de maneira flexível e conveniente, a preços justos, gerando benefícios e servindo a autores, docentes, livreiros, funcionários, colaboradores e acionistas.

Nosso comportamento ético incondicional e nossa responsabilidade social e ambiental são reforçados pela natureza educacional de nossa atividade e dão sustentabilidade ao crescimento contínuo e à rentabilidade do grupo.